# Handbuch der Urologie
## Encyclopedia of Urology · Encyclopédie d'Urologie
*Gesamtdisposition · Outline · Disposition générale*

| | Allgemeine Urologie | General Urology | Urologie générale |
|---|---|---|---|
| I | Geschichte der Urologie<br>Anatomie und Embryologie | History of urology<br>Anatomy and embryology | Histoire d'urologie<br>Anatomie et embryologie |
| II | Physiologie und pathologische Physiologie | Physiology and pathological physiology | Physiologie normale et pathologique |
| III | Symptomatologie und Untersuchung von Blut, Harn und Genitalsekreten | Symptomatology and examination of the blood, urine and genital secretions | Symptomatologie et examens du sang, de l'urine et des sécrétions annexielles |
| IV | Niereninsuffizienz | Renal insufficiency | L'insuffisance rénale |
| V/1 | Radiologische Diagnostik | Diagnostic radiology | Radiologie diagnostique |
| V/2 | Radiotherapie | Radiotherapy | Radiothérapie |
| VI | Endoskopie | Endoscopy | Endoscopie |

| | Spezielle Urologie | Special Urology | Urologie spéciale |
|---|---|---|---|
| VII/1 | Mißbildungen | Malformations | Malformations |
| VII/2 | Verletzungen. Urologische Begutachtung | Injuries. The urologist's expert opinion | Traumatismes. L'expertise en urologie |
| VIII | Entleerungsstörungen | Urinary stasis | La stase |
| IX/1 | Unspezifische Entzündungen | Non-specific inflammations | Inflammations non-spécifiques |
| IX/2 | Spezifische Entzündungen | Specific inflammations | Inflammations spécifiques |
| X | Die Steinerkrankungen | Calculous disease | La lithiase urinaire |
| XI | Tumoren | Tumours | Les tumeurs |
| XII | Funktionelle Störungen | Functional disturbances | Troubles fonctionnels |
| XIII/1 | Operative Urologie I | Operative urology I | Urologie opératoire I |
| XIII/2 | Operative Urologie II | Operative urology II | Urologie opératoire II |
| XIV | Gynäkologische Urologie | Gynaecological urology | Urologie de la femme |
| XV | Die Urologie des Kindes | Urology in childhood | Urologie de l'enfant |
| XVI | Schlußbetrachtungen<br>General-Register | Retrospect and outlook<br>General index | Conclusions<br>Table des matières |

# HANDBUCH DER UROLOGIE

# ENCYCLOPEDIA OF UROLOGY

# ENCYCLOPÉDIE D'UROLOGIE

HERAUSGEGEBEN VON · EDITED BY
PUBLIÉE SOUS LA DIRECTION DE

**C. E. ALKEN**
HOMBURG (SAAR)

**V. W. DIX**
LONDON

**H. M. WEYRAUCH**
SAN FRANCISCO

**E. WILDBOLZ**
BERN

VIII

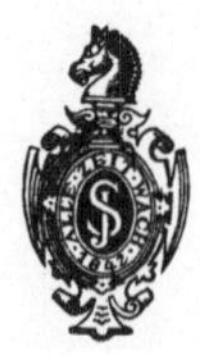

SPRINGER-VERLAG · BERLIN · GÖTTINGEN · HEIDELBERG · 1962

# ENTLEERUNGSSTÖRUNGEN

VON

**R. CHWALLA**
WIEN

**U. COMUZZI**
FLORENZ

**F. DE GIRONCOLI**
FLORENZ

**G. HARTMANN**
WIEN

**Z. KAIRIS**
ATHEN

**R. ÜBELHÖR**
WIEN

MIT 299 ABBILDUNGEN

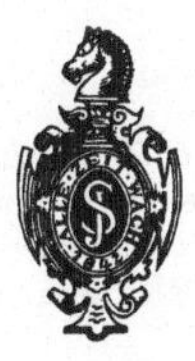

SPRINGER-VERLAG · BERLIN · GÖTTINGEN · HEIDELBERG  1962

ISBN-13: 978-3-642-86588-6      e-ISBN-13: 978-3-642-86587-9
DOI: 10.1007/978-3-642-86587-9

# Inhalt

# Mitarbeiter von Band VIII

Rudolf Chwalla, Dozent Dr. med., Primararzt a.D., Wien (Österreich).

Umberto Comuzzi, Professor Dr. med., Wissenschaftlicher Assistent der Urologischen Abteilung im Ospedale di Camerata, Florenz (Italien).

Franco de Gironcoli, Professor Dr. med., Chefarzt der Urologischen Abteilung im Ospedale di Camerata, Florenz (Italien).

Gottfried Hartmann, Professor Dr. med., Vorstand des Pathologisch-Bakteriologischen Instituts des Kaiserin-Elisabeth-Spitals, Wien (Österreich).

Zanis Kairis, Dr. med., o. Professor der Urologie an der Universität Athen, Chefarzt der Chirurgisch-Urologischen Klinik des Krankenhauses Evangelismos, Athen (Griechenland).

Richard Übelhör, Professor Dr. med., Chefarzt der Urologischen Abteilung des Krankenhauses der Stadt Wien-Lainz, Wien (Österreich).

# Die Entleerungsstörungen der oberen Harnwege[1]

Von

Z. KAIRIS

Mit 162 Abbildungen

## A. Allgemeine Vorbemerkungen

Das Bestreben, alle pathologisch-anatomischen und klinischen Äußerungen der Entleerungsstörungen der oberen Harnwege in einem Handbuchbeitrag zusammenfassend darzustellen, ist ein Produkt der neueren Zeit. Früher wurden diese Krankheitsbilder auf diejenigen Kapitel verteilt, in denen die Hydronephrose — mit ihren Untereinteilungen, wie Hydrocalix, Pyelektasie, Prähydronephrose —, der Hydroureter, der Megaureter, die pädiatrische und gynäkologische Urologie, die neurologischen Störungen usw. behandelt wurden. Wenn man weiß, wie weit entfernt man noch von der einheitlichen Erkenntnis dieser mannigfaltigen Krankheitsbilder ist, kann man sich mit Recht fragen, wozu jetzt eine solche Schematisierung dienen kann. Der Wert einer solchen synthetischen Bestrebung liegt aber darin, daß sie, abgesehen von ihren praktischen, der Therapie dienenden Ergebnissen, auch für die Ätiologie im Sinne einer vergleichenden Betrachtung nützlich ist.

Der Sammelbegriff „Entleerungsstörungen der oberen Harnwege" ist anatomisch, aber auch ätiologisch tatsächlich zu weitgehend, um alle Folgezustände der verschiedensten Krankheitsprozesse des ganzen Harntraktes zusammenfassen zu können. Trotzdem bleibt als Hauptvertreter dieser zahlreichen Krankheitsformen die Hydronephrose, die entweder als Einzelerscheinung oder als Begleitzustand bzw. Endstadium das klinische Bild der meisten dieser Erkrankungen beherrscht.

Daß die Hydronephrose bei dieser Gruppe von Erkrankungen eine vielseitige Rolle spielt, wird durch die Tatsache betont, daß der Ausdruck in der Terminologie viele Autoren schon seit langem nicht befriedigt und daß immer nach einer genaueren Bezeichnung gesucht worden ist. Dies ist verständlich, wenn man überlegt, wie viele Abstufungen dieses Krankheitsbildes — vom sehr imponierenden Stadium einer großen Sackniere bis zur „Zwerghydronephrose" oder weiter bis zur „kleinen schmerzhaften Hydronephrose", welche kaum vom Normalen abweicht — unter diesen Sammelbegriff fallen. Anlaß zu ähnlichen Überlegungen gibt die Pathologie des Harnleiters, wenn man sich die entsprechenden Abstufungen von den kleinen Dilatationen bis zu den exzessiven Erweiterungen dieses Organs vor Augen hält.

---

[1] Die in diesem Kapitel niedergelegten persönlichen Erfahrungen stützen sich auf das während einer 24jährigen Tätigkeit gesammelte Material der Chirurgisch-Urologischen Klinik des Krankenhauses „Evangelismos" in Athen. Sämtliche Abbildungen stammen aus dem Krankengut dieser Klinik. Es ist mir eine angenehme Pflicht, dem Personal der Klinik, besonders aber meinen Oberärzten, den Herren Priv.-Doz. Dr. N. MAVRIKIOS, Dr. SP. NAUMIDIS und Dr. A. CAMMENOS für ihre tatkräftige Hilfe bei der Zusammenstellung der klinischen Unterlagen zu danken.

Die Nomenklatur über Hydronephrose ist sehr umfangreich und es hat keinen Zweck, alle diese verschiedenen Bezeichnungen anzuführen. Die älteren Autoren haben Benennungen vorgeschlagen, die nicht mehr in Gebrauch sind, wie *Hydrops renalis* (Rokitansky), *Cystennephrose* (Küster), *Uronephrose* (Guyon und Albarran), *Hydronephrose* oder *Nephrohydrose* (Aschoff), neuerdings *Harnstauungsniere, Rückstauungsniere, Verstopfungsniere* usw. Für Anfangsstadien sind auch *Pyelektasie, Prähydronephrose, Megapyelon* (Boeminghaus), *partielle Hydronephrose, Hydrocalix* usw. in Gebrauch.

Nach Ascoli ist die Endung ...ose nicht zutreffend. Er weist darauf hin, daß sie nur für morphologische Veränderungen degenerativen Charakters angewandt wird und empfiehlt daher die Bezeichnung *Pyelektasie* oder *Nephropyelektasie*.

Auch für die Harnleitererweiterungen ist die Nomenklatur nicht weniger vielseitig. Im Gegensatz zu dem gewöhnlich benutzten Ausdruck *Hydroureter* empfahl Papin *Ureterhydrose*. Alken sieht in der Bezeichnung *Ureterektasie* eine bessere Charakterisierung dieses krankhaften Zustandes. Für den *Mega-* oder *Megaloureter* ist von Chauvin die Bezeichnung *Dolichoureter* und von Virgillo *Dolichomegaureter* angewandt.

In der Tat kann man auf den Sammelbegriff „Hydronephrose", den schon 1841 Rayer einführte, bzw. auf das Adjektiv „hydronephrotisch" nicht verzichten und ihn aus der Fachsprache ausschließen, selbst wenn er von seiner ursprünglichen, streng pathologisch-anatomischen Bedeutung — der renalen, anfänglich aseptischen Verstopfung — vieles verloren hat. Wie es sonst auch oft in der wissenschaftlichen Terminologie geschehen ist, haben sich viele Ausdrücke eingebürgert, die nicht mehr den erweiterten Begriffen der neueren Erkenntnisse entsprechen. Dies trifft besonders bei dem Ausdruck „Hydronephrose" zu, welche sich schon in allen Sprachen eingebürgert hat und fast ausschließlich benutzt wird.

Es wäre übrigens sehr schwierig, eine streng pathologisch-anatomische Bezeichnung für einen Sammelbegriff zu finden, der sich auf keine bestimmte Krankheit bezieht, sondern nur ein Syndrom darstellt. Wie könnte man denn sonst ein Syndrom benennen, welches, um an einen treffenden Ausdruck von Dossot zu erinnern, fast die gesamte Urologie umfaßt: „Es genügt, um sich davon zu überzeugen, in einem Handbuch der Urologie das Kapitel über die Ätiologie der Hydronephrose zu lesen, man hat dabei den Eindruck, das ganze Inhaltsverzeichnis zu überblicken. Es werden hierbei nicht nur alle Erkrankungen des oberen Harntraktes, sondern auch viele der unteren Harnwege aufgezählt wie auch eine Anzahl von krankhaften Zuständen anderer Systeme."

Eine sichere Ausgangsbasis für eine klare Begriffsbestimmung ist sehr schwierig, und so erklärt es sich, warum einige Autoren, wie z.B. Boshamer, in Lehrbuchbearbeitungen die Hydronephrose zu den Pseudotumoren der Niere zählen. Boshamer erkennt allerdings an, daß diese Unterbringung der Hydronephrose nur bedingt gerechtfertigt ist, da die Mehrzahl der Fälle keine bedeutende Organvergrößerung aufweist. Dasselbe könnte man, wenn auch in geringerem Ausmaße, von den Harnleitererweiterungen sagen. Da die stauungsbedingten Erweiterungen der oberen Harnwege auf mannigfaltige mechanische und funktionelle Momente zurückzuführen sind, ergeben sich hieraus Schwierigkeiten, auf die eine zusammenfassende Darstellung des Gesamtproblems stößt.

Der anatomische Begriff der Hydronephrose ist allerdings ein sehr alter. Schon Vesal hat in seinem „Fabrica corporis humani", Basel 1543, die anatomischen Stadien der Hydronephrose graphisch anschaulich dargestellt (Blasucci). Diese „anatomische" Periode der Hydronephrose erstreckte sich über die Mitte des vorigen Jahrhunderts hinaus. Zu ihren Anhängern müssen wir noch Rayer zählen, welcher als erster, wie schon gesagt, diese Bezeichnung prägte.

Es wurde allgemein angenommen, daß mechanische Ursachen für die Entstehung dieses krankhaften Zustandes verantwortlich zu machen waren. Die Chirurgen orientierten sich mit der Zeit immer besser über die Art des mechanischen Hindernisses. Oft ließen sich neben und sogar häufiger als die *erworbenen*

Hindernisse auch *angeborene* Ursachen der Stauung feststellen, welche zu dem klaren und einwandfreien Schluß führten, daß die Ätiologie kongenital sei.

Daß außer den mechanischen — angeborenen oder erworbenen — auch andere schwerer zu erklärende Faktoren existieren, ergab sich mit der Zeit aus der Entwicklung der Therapie, welche sich parallel zu den obigen Fortschritten gestaltete. Um die Jahrhundertwende beschäftigten sich die Chirurgen, da wo die Ausdehnung der Organveränderungen nicht zur Nephrektomie zwang, gelegentlich mit der Korrektion der mechanischen Abflußhindernisse. Gerade die Erkenntnis, daß nicht alle Fälle der Hydronephrose auf diese mechanische Korrektion günstig reagierten, führte wiederum zu einer neuen Einstellung, nämlich, daß diese nicht nur von morphologischem Gesichtspunkt betrachtet werden dürfen, sondern daß auch dynamische Faktoren das Krankheitsbild bedingen können. Dieser Begriff der „dynamischen" Hydronephrose ist schon von ISRAEL und FEDOROW, den „Altmeistern des Faches", definiert worden.

Für die *dynamischen* Erweiterungen konnte lange keine einheitliche Ätiologie gefunden werden. Für manche Fälle lag der kongenitale Faktor einwandfrei fest, bei anderen wurde der erworbene und manchmal der neurogene festgestellt, doch befriedigten diese Erklärungen nicht immer, und die Ätiologie blieb unklar. Darunter fallen Fälle einer bestimmten Gruppe, die allerdings zur Minderheit gehören und Eigentümlichkeiten aufweisen, welche an eine Dystrophie anderer Organe erinnern. Ihren Eigenschaften nach können sie zu den idiopathischen gezählt werden. So stellten sich allmählich dem ursprünglich alleinigen, *mechanischen* Begriff drei neue Entstehungsfaktoren gegenüber: der *kongenitale*, der *dynamische* und der *idiopathische*. Besonders nach dem ersten Dezennium dieses Jahrhunderts hat die Kontrastdarstellung der Harnwege durch die Pyelographie, zuerst die retrograde und dann die intravenöse, zur klaren Identifizierung dieser Begriffe beigetragen.

Die daraus erzielten Erkenntnisse haben sich allgemein verbreitet. In Deutschland hat v. LICHTENBERG den Begriff der Systemerkrankung betont. In Frankreich haben LEGUEU und FEY mit Hilfe der Pyelographie und der Pyeloskopie die dynamischen Komponenten weitgehend erforscht, in den Vereinigten Staaten hat NARATH das genauere Studium der Muskelverhältnisse im Nierenbecken und in den Kelchen in seinem fundamentalen Werk „Renal Pelvis and Ureter", New York 1951, behandelt und dabei wichtige Folgerungen über die anatomischen und funktionellen Verhältnisse des normalen und pathologischen Nierenbeckens aufgestellt.

Die Fortschritte der Technik haben allmählich zu immer feineren Untersuchungsmethoden geführt (Röntgenkymographie, Kinoradiographie usw.), durch welche das Studium der Motilität der Entleerungsvorgänge sehr gefördert wurde (GREGOIR, KIIL). Neuerdings hat KIIL (1957) die Untersuchungsergebnisse der letzten Jahre zusammengestellt und, sich auf die Manometrie stützend, sie mit eigenen neueren Erfahrungen ergänzt. Ferner hat sich AUVERT (1957) eingehend mit der Frage des pyelo-renalen Rückflusses beschäftigt und ist dabei zu allgemeingültigen Schlüssen gelangt, welche auch das Kapitel der Entleerungsstörungen betrafen.

Einen neuen Abschnitt in der Entwicklung der modernen Auffassung der Entleerungsstörungen der Niere stellt die Besprechung des in Barcelona 1949 anläßlich des internationalen Urologen-Kongresses gehaltenen Referates (DEMING, DOSSOT, HELLSTRÖM, GIERTZ und LINDBLOM, ZAMITH) dar, bei dem übrigens die Bezeichnung „Hydronephrose" allgemein angewandt wurde.

Heute scheint das Studium der Entstehungsursachen der Hydronephrose zu einem allgemein akzeptierten Punkt gelangt zu sein. Wir erkennen allmählich an,

daß auch scheinbar ganz eindeutigen mechanischen Hindernissen oft keine primäre
ätiologische Bedeutung zukommt. Dagegen treten oft gleichzeitig mechanische
*und* dynamische Faktoren auf, deren Wirkung zeitlich nicht immer zusammenfällt, die aber schließlich doch ungünstige Entleerungsbedingungen verursachen.

So sind wir zu der Erkenntnis gelangt, daß die ätiologischen Momente sich
nicht scharf voneinander abgrenzen lassen, sondern daß sie sich oft überschneiden.
Wenn wir der Reihe nach den mechanischen, den kongenitalen, den dynamischen,
den neurogenen und den idiopathischen Faktor betrachten, so können wir vom
ätiologischen Standpunkt aus nur unter der *ersten* oder der *letzten* Gruppe Fälle
finden, welche ausschließlich zu der einen oder der anderen gehören. Eine mechanische Hydronephrose *mit* oder *ohne* Hydroureter infolge eines einwandfrei
erworbenen Entleerungshindernisses (z. B. einer Steineinklemmung) kann in der

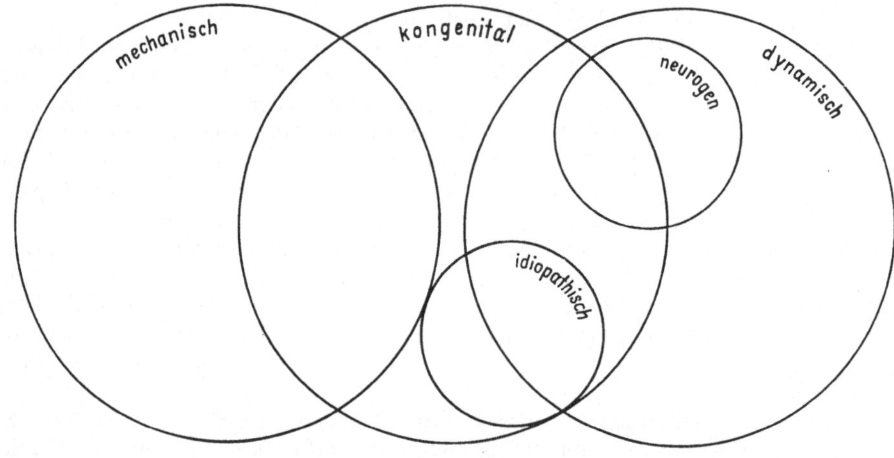


Abb. 1. Schematische Darstellung der gegenseitigen Beziehungen der Entstehungsfaktoren
bei Entleerungsstörungen

Mehrzahl der Fälle als absolut betrachtet werden. Andererseits ist ein gigantischer,
aseptischer Megaureter mit der charakteristischen Abnahme der Erweiterung
kranialwärts als ein reines Beispiel der idiopathischen Form des Krankheitsbildes
anzusehen. Doch liegen zwischen diesen beiden Extremen alle anderen Fälle,
bei denen zwei oder mehrere Ursachen zusammen auftreten können. Will man
also die gegenseitigen Beziehungen dieser Entstehungsfaktoren präzisieren, so
ergeben sich in den meisten Fällen bestimmte Kombinationen. Es wird der
Versuch gemacht, diese Verhältnisse in einem Schema zu veranschaulichen
(Abb. 1).

Im Gegensatz zu den Schwierigkeiten, die die Pathophysiologie und die Ätiologie bieten, ist man bei der Pathologie und der Klinik der Entleerungsstörungen
sicherer in der Erkenntnis, wie übrigens auch die umfangreiche und präzise
Nomenklatur zeigt.

Vom pathologischen Standpunkt aus ist die Hydronephrose eine *partielle
(Hydrocalix)* oder eine *totale*, eine *intrarenale* oder eine *extrarenale*, eine *aseptische*
oder eine *infizierte*, eine *unilaterale* oder eine *bilaterale* usw. Klinisch werden
noch mehr Untereinteilungen angeführt: *latent* oder *schmerzhaft, akut* oder
*chronisch verlaufende, komplette* oder *inkomplette (intermittierende)* usw. Auch
bei den Uretererweiterungen wird die *totale* oder *segmentäre*, die *aseptische* oder
*infizierte*, die *unilaterale* oder *bilaterale* Form beschrieben.

Die Vielseitigkeit des klinischen Bildes ergibt sich aus den obigen Ausführungen, zugleich gibt sie aber eine Vorstellung über die große klinische Bedeutung des Syndroms der Entleerungsstörungen. Es handelt sich um Erkrankungen, welche, wenn sie auch anfänglich den ableitenden Teil des Harntraktes betreffen, doch den Zustand des Nierenparenchyms früher oder später beeinträchtigen, um schließlich zu seiner Zerstörung zu führen. Die Bedeutung dieses Vorganges für die Nierenfunktion, die eine der wichtigsten des menschlichen Körpers ist, ist klar und braucht hier nicht betont zu werden. Eine eingehende Behandlung aller dazu gehörenden Fragen ist jedoch erforderlich. Die Entstehung der Entleerungsstörungen, ihre pathologischen Äußerungen, ihre Krankheitserscheinungen, ihr Verlauf und ihre Behandlungsmöglichkeiten bilden deshalb den Zweck der folgenden Kapitel.

## B. Pathophysiologie. Experimentelle Hydronephrose

Das Wissen um die Bedeutung der Auswirkungen der Stauungsvorgänge für die Entwicklung der Hydronephrose geht hauptsächlich auf Forschungen der letzten 40 Jahre zurück. Eine vielseitige klinische und experimentelle Arbeit wurde von verschiedenen Autoren geleistet, welche mit den Namen von HINMAN, FUCHS, BLATT, ZANNE und neuerdings von GRAUHAN, BABICS und RÉNYI-VÁMOS und vielen anderen verknüpft ist. Dies entspricht den Richtlinien der modernen Chirurgie im allgemeinen, welche sich nicht mehr ausschließlich mit den anatomischen Veränderungen beschäftigt, sondern sich auch für die Störungen der Funktion interessiert.

Grundlegend für diese Fortschritte sind die Untersuchungen der letzten Jahre gewesen, welche sich mit den *anatomischen* und den *physiologischen* Verhältnissen der harnableitenden Wege befaßten. Durch diese wurde viel dazu beigetragen, den Mechanismus der Entleerungsstörungen zu verstehen. Hiervon sind besonders der grobe und der feinere Bau des Muskelapparates des Nierenbeckens und des Ureters, der Begriff der Abgangsstelle des Ureters — der Junctio ureteropelvica —, die Konfiguration des Ureters und besonders seines intramuralen Teils usw. hervorzuheben.

Neben den älteren klassischen Arbeiten haben sich in letzter Zeit ROSE, HAMM, MOORE und WILSON (1933), JEWETT (1940), ROBINS und FISCHMANN (1948) und LÖFGREN (1957) mit der Differenzierung des normalen und des pathologischen Nierenbeckens beschäftigt. Die zusammenfassendste Bearbeitung dieses Themas hat NARATH veröffentlicht. Die durch diese Arbeiten gewonnenen Erkenntnisse sind von großer Bedeutung für die Interpretation des Pyelogramms. Bestimmte Begriffe sind dadurch klarer geworden. So gibt es z.B. nach JEWETT keine absolute Junctio ureteropelvica, sondern das Nierenbecken geht in eine trichterförmige Verlängerung in den Ureter über. Wenn ein einengender Halsteil zu erkennen ist, handelt es sich um eine Stenose, besonders wenn eine Pyelektasie mitbesteht. Dies bestätigt die Annahme, daß die Niere und der Ureter funktionell als eine Einheit aufzufassen sind.

Ebenso wichtig waren die physiologischen Erkenntnisse der letzten Zeit, welche u.a. die Innervation des Nierenbeckens und des Ureters und den Entleerungsmechanismus des Nierenbeckens betreffen. Hier ist besonders die Pyeloskopie angewandt worden und hat zur Lösung vieler Fragen beigetragen (JONA 1934 und 1936). So sind z.B. LEGUEU, FEY und PALAZZOLI auf Grund pyeloskopischer Untersuchungen zu dem Schluß gekommen, daß zwischen Nierenbecken und Ureter, wenn kein anatomischer, so doch mindestens ein funktioneller Sphincter vorhanden sein muß, der für die Entleerung des Nierenbeckens sorgt.

Während bei den Entleerungsstörungen der oberen Harnwege die grobanatomischen und histologischen Veränderungen ein verhältnismäßig gut durchforschtes Gebiet sind, ist die Pathophysiologie immer noch so kompliziert, daß durch die Zusammenarbeit der Klinik und des Experimentes und trotz der vielen neuen wissenschaftlichen Fortschritte nicht alle diesbezüglichen Fragen gelöst sind. Beide Forschungsgebiete sind jedoch neuerdings für diesen Zweck gut ausgerüstet, besonders die Klinik, der die modernen röntgenologischen Methoden mit Hilfe der Kontrastdarstellung große Möglichkeiten zum Studium der Vorgänge am lebenden Menschen geben. Aber auch der experimentellen Forschung stehen heute vollständigere Mittel zur Verfügung. Weitgehende Erkenntnisse wurden für die Entstehungsursachen der mechanischen Hydronephrose gewonnen. Dagegen entgehen uns noch viele die Entstehung der dynamischen Hydronephrose betreffende Fragen.

Jede Stauung der harnableitenden Wege — ganz gleich, ob sie durch Verschluß oder Stase verursacht wird — bringt eine Erweiterung des Nierenbeckens und der Kelche mit sich. Der Umfang der Schädigung hängt von der Stelle des Verschlusses und dem Grad der Okklusion ab. Anfangs betrifft die Erweiterung nur das Nierenbecken, später aber dehnt sie sich rückwärts bis in die Kelche aus, welche sich auf Kosten des Parenchyms erweitern. Bei tiefliegendem Hindernis im Ureter entwickelt sich die Erweiterung am Nierenbecken und am Ureterteil bis zur Verschlußstelle. Liegt die Obstruktion hoch, dann ist die Niere eher der Schädigung ausgesetzt, besonders wenn das Nierenbecken intrarenal entwickelt ist.

Beim Verschluß, selbst wenn er vollständig ist, sezerniert die Niere weiter, wodurch sie sich in ihrer Funktion von anderen Drüsen unterscheidet. Das Organ setzt seine Tätigkeit fort, auch wenn die Verstopfungsvorgänge eine fortgeschrittene Schädigung verursacht und es fast zerstört haben. Bei Entleerungsstörungen wird der ausgeschiedene Urin wieder resorbiert. Es erfolgt also eine Wechselbeziehung zwischen Exkretion und Rückresorption. Wenn ein Mißverhältnis zwischen diesen beiden Vorgängen auftritt, entsteht die Hydronephrose, welche demnach, grob ausgedrückt, das Resultat dieses gestörten Vorganges ist (HINMAN). Eine Reihe von Mitteilungen befaßte sich mit den diesbezüglichen pathophysiologischen Fragen (BOEMINGHAUS 1929; SCHÖN und EBSTER 1932; TRATTNER 1932; CIDDIO und MADDALENA 1934; N. SERRALLACH, F. SERRALLACH und AMELL y SANS 1936; PILCHER, JESSE, BOLLMANN und MANN 1937; MORISON 1939; SHARE 1952; KERR 1954). Es konnten Beobachtungen über die Motilität des Nierenbeckens zuerst mit Hilfe der Pyeloskopie (LEGUEU, FEY und PALAZZOLI 1927; BEAUFOND und PORCHER 1927; LAUBER und SCHERER 1940), später mit der Röntgenkymographie (MAINTZ und MEESE 1938) gemacht werden. DAVIS hat 1954 die Gesamtergebnisse seiner Arbeiten über manometrische Untersuchungen verschiedener Teile des Nierenbeckens und die Folgen der Rückstauung veröffentlicht.

Verschiedene Fragen des Problems der Hydronephrose wurden experimentell und klinisch untersucht. So haben LÖFFLER (1933), MAATZ (1941), FUMAGALLI und MARCHESI (1944), LAUBER und JATHO (1944) über das Verhalten des *Muskelapparates des Nierenbeckens und des Ureters* berichtet. Demnach zeigt sich anfangs, infolge des erhöhten Druckes, eine starke Hypertrophie der Muskulatur des Nierenbeckens, welche augenscheinlich eine kompensatorische Hypertrophie des Abwehrmuskels darstellt, durch die das Parenchym geschützt werden soll. Falls der Stauungsprozeß lange andauert, wird eine Verdünnung und Abschwächung der Nierenbeckenwand verursacht. Dadurch wird die Muskulatur insuffizient, und sie wird schließlich durch Bindegewebe ersetzt.

Über die Veränderungen des *Nierenarteriensystems* bei der Hydronephrose haben u. a. HINMAN und MORISON (1926) und EGGER (1938) berichtet. Alle Gefäße, welche im Parenchym kreisförmig angeordnet sind, sind einer Spannung unterworfen, durch die sie verlängert werden. Daraus resultiert eine Ischämie des Parenchyms. Außerdem ergibt sich durch den Druck des gestauten Nierenhohlsystems eine venöse Stase. Obwohl diese Vorgänge allmählich eine Atrophie des Nierengewebes hervorrufen, ist diese gewöhnlich nicht total. Bestimmte Teile der Niere können hiervon weniger betroffen werden, so daß der Ausfall der Funktion durch sie kompensiert wird.

Auch SLATER und MANDEL (1954) haben die Entwicklung des hydronephrotischen Prozesses vom Standpunkt des Nierenkreislaufs untersucht. Anfangs tritt eine Schädigung der zentral angeordneten Gefäße auf (Aa. interlobares), später greift dieser Prozeß auf die peripher verlaufenden Gefäße über (Aa. interlobulares und arciformes). Durch einen klinischen Fall konnten die Autoren mit Hilfe der Aortographie und des Retropneumoperitoneums beweisen, daß die durch die Hauptarterienäste zirkulierende Blutmenge sich dabei in beträchtlichem Maße vermindert. Als Ursache wird angegeben, daß wegen der Herabsetzung der Funktion für das Organ keine großen Mengen Blut mehr erforderlich sind.

Nach MORI (1932) muß zwischen Hydronephrosebildung und Kollateralbahnen derselben Niere ein enger Zusammenhang bestehen. Doch ist von diesem Standpunkt aus ein Unterschied zwischen den intermittierenden und den kompletten Hydronephrosen zu machen. Bei intermittierender Hydronephrose sind bis zur Bildung der Kollateralbahnen genügend Zeit und Möglichkeiten vorhanden. Diese Entwicklung kann sich vollziehen ehe die Atrophie des Parenchyms einsetzt. Dagegen ruft ein akuter Verschluß die Zirkulationsstörung ohne Kollateralbahnen eine vorzeitige Atrophie des Nierenparenchyms hervor.

Neuerdings haben BABICS und RÉNYI-VÁMOS (1955) eingehende Untersuchungen über den *Lymphkreislauf der Niere* und dessen Bedeutung für einzelne pathologische Prozesse angestellt. Dabei sind auch Stauungszustände und ihre Rückwirkungen mitberücksichtigt worden: „Im Falle eines Verschlusses des Nierenbeckens, in dem der Hydronephrose vorausgehenden Zustande erweitern sich die Lymphgefäße, weil die Menge der eiweißhaltigen Flüssigkeit im Interstitium zugenommen hat. Die Erweiterung ist also kompensatorischen Charakters und wird nicht durch Obstruktion bedingt. Nach dem Verschluß des Nierenbeckens stellt die Niere ihre Tätigkeit nicht ein, und der aus dem Höhlensystem redifundierende Harn befreit große Histaminmengen, unter deren Wirkung die Permeabilität der Capillarwände zunimmt. Infolgedessen gelangen über normale Bluteiweißmengen in das Interstitium und in das Bindegewebe. Daraus resultiert ein Ödem, und die Lymphgefäße erweitern sich zum Abtransport dieses Ödems. Die Kompression der Blutgefäße und der Anstieg des Nierenbeckendruckes sind nicht an der Zugrundegehung der verschlossenen Niere in erster Linie beteiligt. Den Störungen der inneren Säftezirkulation muß eine viel größere Bedeutung zugeschrieben werden." Die Autoren bringen gemäß ihrer Anschauung eine schematische Darstellung der pathophysiologischen Vorgänge bei der Entstehung der Hydronephrose (Tabelle 1).

Über *biochemische Fragen* betreffs der Entwicklung der Hydronephrose haben u. a. auch HENNINGER und SITKA (1936), LEVY, MASON, HARRISON und BLALOCK (1937), GILIBERTI (1938), EICHELBERGER und ROMA (1938), WILMER (1943), HOMBURGER, FORBES und DESJARDINS (1950), KEATES (1954) mitgeteilt.

*Funktionelle Untersuchungen* an der hydronephrotischen Niere haben SCHNEIDER (1935), MAATZ, und KRÜGER (1947), STEFANI (1938), MAITLAND (1949) gemacht. Nach MAATZ und KRÜGER kommt dem gesteigerten Nierenbeckendruck

Tabelle 1. *Entstehung der Hydronephrose.* (Nach Babics und Rényi-Vámos.)

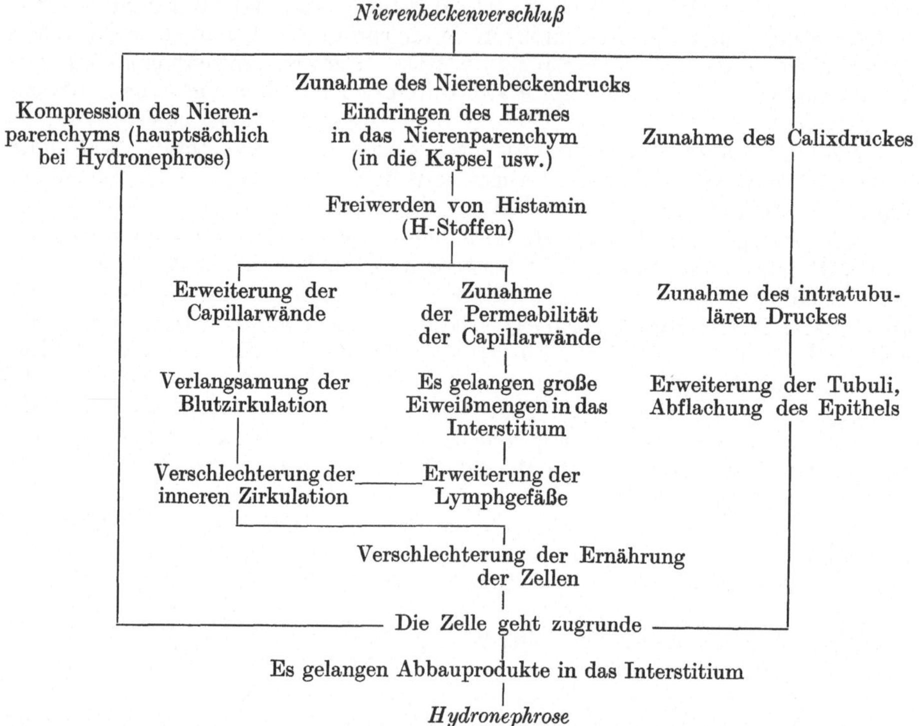


nur ein begrenzter Einfluß auf die Durchblutung zu. Stefani glaubt, daß bei der Rückstauung des Urins im Nierenbecken weder die funktionelle Störung noch die Druckveränderungen im arteriellen System für die schlechte Nierenfunktion ausschließlich verantwortlich zu machen sind. Nach ihm spielen besondere biochemische Wirkungen eine wichtige Rolle, zumal festgestellt ist, daß die Niere am intermediären Harnstoffwechsel einen nicht unbeträchtlichen Anteil hat.

Über die Rolle der *Infektion* bei der Entstehung der Erweiterung des Nierenbeckens und des Ureters haben Stefanesco-Galatzi (1928), Scott (1934), Ruland (1947), Duvergey (1948) berichtet. Danach soll jeder entzündliche Prozeß der Schleimhaut eine Parese der unterliegenden Muskulatur verursachen, und so erklären sich die Nierenbeckenerweiterungen bei der Genese nach Pyelitis, die ohne mechanische Hindernisse entstehen. Peracchia (1930) hat von entgegengesetzter Seite diese Frage experimentell untersucht. Er weist darauf hin, daß die Stasis im Ureter eine Ansiedlung von im Blutkreislauf befindlichen Bakterien an der Niere begünstigt.

Wir möchten hier auf zwei interessante Gesichtspunkte hinsichtlich der Entwicklung der Hydronephrose näher eingehen. Es handelt sich nämlich um die *Theorie des funktionellen Ausgleiches* bei der Hydronephrose und um den *Faktor des Alters.*

Hinman hat 1926 die Theorie über „renal-counterbalance" aufgestellt und so ein neues medizinisches Schlagwort eingeführt: Danach soll, wenn die eine Niere hydronephrotisch verfallen ist, das andere Organ funktionell einspringen. Im Falle einer Wiederherstellung der hydronephrotischen Niere z.B. durch eine

Plastik, ist eine vorübergehende Erholung des operierten Organs möglich. Da jedoch der Arbeitsanreiz fehlt, wird sie in der nächsten Zeit zugrunde gehen, wenn die gesunde Niere ihre Tätigkeit durch Erkrankung nicht einstellt. Nur wenn die andere Niere Funktionsstörungen aufweist, überträgt der Organismus die Arbeit auf das wiederhergestellte Organ, damit es seine Funktion wieder aufnimmt. HINMANs Theorie hat in Amerika viel Anklang gefunden, und die Indikationsstellung hat sich darauf eingestellt. Aber die meisten europäischen Autoren (WILDBOLZ, HRYNTSCHAK, DEUTICKE u. a.) haben in ihrem klinischen Betrieb nicht dieselben Erfahrungen gemacht. Neuerdings hat auch WEBER mitgeteilt, daß die Nachuntersuchungen seiner Patienten, welche schon vor 3—6 Jahren eine Plastik überstanden hatten, eindeutig gegen die Ansicht von HINMAN sprechen. WEBER hat in keinem seiner Fälle ein Nachlassen der Funktion der plastisch operierten Hydronephrose beobachtet.

Der zweite Gesichtspunkt betrifft den Faktor des Alters. GRAUHAN verdanken wir diesbezügliche Beobachtungen, nach welchen der Zeitpunkt, in dem die Entleerungsstörungen einsetzen, ausschlaggebend ist für die Form und die Entwicklung der Hydronephrose. Bei älteren Patienten ist nur eine mäßige Erweiterung des Nierenbeckens zu verzeichnen. Dagegen entstehen die großen Sacknieren bei jungen Menschen, besonders wenn das Abflußhindernis während des embryonalen Lebens oder im Kindesalter einsetzt. Nach diesen Ausführungen schwindet das Parenchym bei älteren Leuten erheblich, während es im Kindesalter nur eine große Abflachung erfährt, so daß der tubuläre Apparat verschont bleibt. Diese klinischen Befunde wurden von BOEMINGHAUS auch experimentell festgestellt. Er prüfte bei Hunden verschiedenen Alters die Wirkungen der Unterbindung des Harnleiters. Ähnliche experimentelle Untersuchungen führte MAATZ aus und kam z.T. zu ähnlichen Ergebnissen.

Bei den Versuchen von MAATZ treten bei Hunden mit einer Ureterstenose die Unterschiede am stärksten zum Vorschein. Während bei alten Tieren, nach gleich lang andauernder Harnstauung so gut wie keine äußere Veränderung der Gestalt des Organs zu erkennen ist, wird bei jungen Hunden die Niere schnell und stark deformiert. Diese Verhältnisse liegen beim ,,jugendfrischen", aber schon ausgewachsenen Tier zwischen den beiden Extremen. MAATZ fand also einen Unterschied nicht nur zwischen ganz jungen und alten, sondern auch zwischen jüngeren, ausgewachsenen und älteren Tieren. Hinsichtlich der feingeweblichen Veränderungen sieht man an der Niere des jungen Tieres, neben einzelnen erweiterten Kanälchen, deren Epithel stark abgeflacht ist, andere, die gar nicht erweitert sind, und auch solche, deren Lumen nicht mehr mit Sicherheit zu erkennen ist. Nur an ganz vereinzelten Stellen treten die Tubuli contorti mit ihrer stärkeren Färbung mit Eosin hervor. Dabei sind die einzelnen Tubuli durch ein reichlich vermehrtes Zwischengewebe fast überall stark auseinandergedrängt. Die Glomeruli bleiben meistens unverändert. Beim alten Hund bietet sich histologisch ein ganz anderes Bild. Hier sieht man die ganze Niere auf dem Schnitt als ein gleichmäßiges, großes Maschenwerk, welches im Gegensatz zu den bei jungen Tieren gemachten Befunden steht. Alle Tubuli sind mäßig stark dilatiert, ihre Epithelien derartig abgeflacht, daß sie z.T. kaum noch zu erkennen sind. Die einzelnen Kanälchen zeigen sich als scharf begrenzte, dünnwandige Rohre. Das Zwischengewebe ist nur in den kleinen Lücken, zwischen den eng aneinander liegenden und aneinander abgeplatteten Kanälchen in geringem Grade vermehrt. Auch in diesem Falle bleiben die Glomeruli unverändert. Es bestehen also zwischen den beiden Gruppen ziemlich konstante Unterschiede, welche man grundsätzlich als altersabhängig bezeichnen darf.

Alle oben angeführten Beobachtungen sind wichtig und dienen zur besseren Erläuterung des Vorganges der hydronephrotischen Entwicklung. Demnach ist der hydronephrotische Prozeß als eine Abwehrmaßnahme zu betrachten, mit welcher die Niere gegen jede Schädigung eines Entleerungshindernisses reagiert. Dieses biologische Vorgehen, welches der Organismus übrigens bei jeder ähnlichen Gelegenheit anwendet, äußert sich in diesem Falle mit dem Versuch einer Anpassung der harnableitenden Wege; d.h. daß das Nierenbecken, der Ureter und die Harnblase so lange wie möglich durch Muskelhypertrophie und Erweiterung versuchen, das Nierenparenchym, welches für alle Lebensvorgänge von besonderer Wichtigkeit ist, zu schützen. Diese Fähigkeit hat aber ihre Grenzen. Das Stadium der Kompensation wird überschritten, und schließlich lassen sich irreparable Schädigungen nicht mehr vermeiden.

Die Frage der Folgen des mechanischen Verschlusses wurde auch mit Ureterunterbindung *experimentell* untersucht. Zu diesen experimentellen Ergebnissen sind klinische Erfahrungen von gynäkologischer Seite, nach akzidenteller Unterbindung des Ureters, bei Operationen hinzugekommen.

Es hat sich herausgestellt, daß die Unterbindung eine Hydronephrose zur Folge hatte. Neben den älteren Autoren haben sich HINMAN und MORISON (1926), KABESHIMA (1928), PERACCHIA (1930), JOHNSON (1932), MAZZARELLI (1933), CRACIUM und ZANNE (1935), JAKSY (1935), BINET und SERINGE (1936) der Unterbindung des Ureters als experimentelle Methode bedient.

Daß dieser experimentelle Weg nicht der richtige sei, ist zuerst von KAIRIS (1926) bemerkt worden. Durch die Ureterunterbindung werden die reinen Folgen des Ureterverschlusses nicht aufgewiesen, weil durch die feste Abschnürung seine Adventitia sowie die anderen Schichten seiner Wandung geschädigt werden. Letzteres genügt schon an sich, um eine Erweiterung des Harnleiters bzw. des Nierenbeckens ganz unabhängig vom Verschluß seines Lumens zu bewirken. Um die Integrität des Ureters zu bewahren, sind nach dieser experimentellen Methode von der Blase her in das Ureterostium kompakte und perforierte Verschlußstäbchen eingeführt und hierbei die Veränderungen beim kompletten und inkompletten Ureterverschluß studiert worden.

Seitdem ist dieser Gedankengang, die Folgen der mechanischen Stauung mit anderen Mitteln als mit der Ureterunterbindung zu untersuchen, weiter verfolgt worden. So hat PIERACCINI (1930) die Kompression des Harnleiters mittels einer Kocher-Klemme im Experiment angewandt und neben anderen die dabei entstehenden Entleerungsstörungen studiert. Zu demselben Zweck hat SUSSI (1932) sich der Drehung des Harnleiters bedient. MORI (1932) erzeugte Stenosen am Kaninchenureter mit Hohlzylindern, in die Catgutfäden verschiedener Stärke eingeführt waren. SARTESCHI (1950) bediente sich der Durchtrennung und Knotung des Ureters, ähnlich wie bei der alten Methode von KAWASOYE. BENJAMIN, BETHEIL, EMMEL, RAMSEY und WATSON (1956) haben eine Harnleiterobstruktion durch Anlegung eines Aluminiumstreifens verursacht.

LÖFFLER (1933) hat zur Erzeugung eines unvollständigen Ureterverschlusses ein $^1/_2$ mm dickes Drahtstück mit Seide um den Ureter entlang geknüpft. Nach der Knotung hat er den Draht wieder herausgezogen. PIERACCINI (1930), PIERACCINI und LUCARELLI (1931) haben mit einem unserer Versuchsmethode ähnlichen Verfahren kleine perforierte Glastuben in den Ureter eingeführt, um den unvollständigen Verschluß zu erreichen. Im Gegensatz hierzu erfolgte die Einführung des Fremdkörpers nach Ureterotomie. Dabei wurden besonders Beobachtungen gemacht über den Einfluß, den die Obstruktion auf die Peristaltik des Ureters ausübt, und Schlüsse gezogen, die die unblutige Behandlung der Harnleitersteine betreffen. Bei großen Glastuben wird die Fortsetzung der peristaltischen Welle stark beeinträchtigt, was durch den Druck des Fremdkörpers auf die Muskelschicht zu erklären ist. Abgesehen von der Dilatation des oberhalb der Einklemmung befindlichen Teils des Ureters wird auch allmählich eine atonische Erweiterung des unteren Teils hervorgerufen, welche von PIERACCINI als Hypotonie aufgefaßt wird. Der Vorgang weist also hauptsächlich einen mechanischen, z.T. aber auch einen dynamischen Faktor auf.

POZZAN (1935) hat zur Erzeugung eines temporären Verschlusses einen Laminariastift in den Ureter eingeführt. Neuerdings ist auch von HOLDER (1956) derselbe experimentelle Weg verfolgt worden. Bei diesen letzten Arbeiten befassen sich beide Autoren mit der mechanischen Hydronephrose und besonders mit ihrer Rückbildungsfähigkeit (s. weiter unten).

Für spezielle Fragestellungen sind Abweichungen von den üblichen experimentellen Methoden gemacht worden, welche hier auch erwähnt werden sollen. Es sei auf die Versuche von SCHMIDT (1955) hingewiesen, durch die bewiesen wird, daß die Erzeugung einer Hydronephrose nicht unbedingt von der Funktion der Glomeruli abhängig ist. Er hat Versuche an einem Knochenfisch (Porichthys notatus) des Pazifischen Ozeans angestellt, welcher bekanntlich eine aglomeruläre Niere besitzt. Ebenfalls sind die Versuche von PERSKY, STORAASLI und AUSTEN (1955) und PERSKY, BONTE und AUSTEN (1956) erwähnenswert, durch welche die Resorptionswege bei der Hydronephrose im Tierexperiment und ähnliche Fragen nach Anwendung radioaktiven Materials mit der Methode der radioaktiven Indikatoren untersucht werden. Dasselbe Mittel haben GUZE und O'SHEA benutzt, um experimentell nach direkter Bestrahlung eine sich langsam entwickelnde inkomplette Okklusion des Ureters herbeizuführen. Damit ist die Empfänglichkeit der Niere zur Infektion nach intravenöser Zuführung von Bakterien bei Entleerungsstörung untersucht worden.

Die Ergebnisse dieser verschiedenen experimentellen Arbeiten stimmen in dem Punkte überein, daß der totale sowie der unvollständige Verschluß des Ureters eine hydronephrotische Erweiterung verursachen, welche aber im zweiten Fall geringer im Ausmaß und langsamer in der Entwicklung ist.

Interessant ist es, dem weiteren Schicksal solcher Hydronephrosen nachzugehen. JAKSY hat 1935 experimentell durch die Ureterunterbindung die auf hydronephrotischer Grundlage entstandene *Atrophie der Niere* untersucht. Er unterscheidet zwei Stadien, erstens dasjenige, bei welchem die Stauung unter Beibehaltung der Nierenfunktion auftritt und zweitens das Stadium, bei welchem das Nierenparenchym atrophisch wird. Nach der Unterbindung des Ureters stellen sich tiefergreifende, mikroskopisch sichtbare Veränderungen im Interstitium schon in der ersten Woche ein. Die Atrophie der Niere entsteht durch den Druck auf das Parenchym der ständig zunehmenden Flüssigkeit im Nierenbecken und durch die Kompression der interlobären Arterien und Venen. Danach (dieser Zeitpunkt liegt maximal ungefähr ein Jahr nach der Ligatur), d.h. nachdem die Tätigkeit des Parenchyms aufgehört hat, beginnt der cystische Tumor allmählich abzunehmen. Es entsteht eine Atrophie des Sackes, die der Autor als *hydronephrotische Atrophie* bezeichnet.

Die *Klinik* hat auch wiederholte Beweise für die obenbeschriebenen Ergebnisse gebracht. So konnte HOWARTH (1950) bei einem Fall von Beckenniere nach akzidenteller Unterbindung des Ureters feststellen, daß die feste Ligatur Hydronephrosen erzeugt und keine primäre Nierenatrophie verursacht. Doch werden diese operativen Befunde meistens frühzeitig — höchstens wenige Monate nach der Ligatur — behoben, bevor das Organ endgültig atrophisch geworden ist.

Gegenüber den so aufschlußreichen und positiven Ergebnissen bei der mechanischen Hydronephrose gibt es nur wenige entsprechende Versuche, durch die eine *dynamische* Hydronephrose erzeugt wird. Dabei sind hauptsächlich experimentelle Untersuchungen von BLATT (1928), MINDER (1931), PEPERE (1934), RAGNOTTI (1934), CAPORALE (1926 und 1935) und ZANNE (1936) zu erwähnen.

Es wurde meistens die Zerstörung der Adventitia des Ureters ausgeführt, durch welche eine Hydronephrose hervorgerufen wurde, deren Ursache auf eine Innvervationsstörung zurückzuführen wäre. Es wird angenommen, daß durch diese letztere und nicht nur durch die Narbenbildung an der Ureterwand die Entleerungsstörung entstand.

Einen Vorbehalt hinsichtlich der Charakterisierung dieser Art von Hydronephrosen hat, nicht mit Unrecht, RAGNOTTI geäußert. Er meint, daß in der mechanischen Entnervung, welche in der Entfernung der Adventitia des Ureters besteht, die Ursache der dadurch entstehenden dynamischen Hydronephrose, bei der es sich streng betrachtet um eine anatomische

Äußerung handelt, zu suchen ist. Da sie durch die anatomische Veränderung der Harnleiterwand bedingt wird, darf sie nicht nur als reine Folge der dadurch entstehenden nervösen Störung betrachtet werden.

Mingazzini hat über die Bedeutung der *Entnervung des Nierenstiels* bei Erzeugung der experimentellen Hydronephrose berichtet. Auch McCaughan (1932) hat die Folgen der Nierenentnervung auf den Harndruck studiert. Lichtenauer (1947) hat experimentell den Einfluß der einzelnen peripheren vegetativen Bahnen auf die Motilität des Nierenbeckens und des Harnleiters geprüft. Er verfolgte im Tierexperiment bei Hunden die gesonderte Durchtrennung des Vagus, des Splanchnicus und des Grenzstranges des Sympathicus. Bei Variationen des Versuches wurden die vorderen und hinteren Rückenmarkswurzeln einzeln oder gemeinsam durchtrennt. Der Autor betont, daß dieses Ergebnis den klinischen Erfahrungen bei Megacolon und der Megacystis entsprechen. Er führt auch den Tonusverlust des Ureters bei der Schwangerschaft auf eine Übererregbarkeit des sympathischen Nervensystems zurück.

Es ist jedoch schwer, bei den Ergebnissen solcher experimenteller Arbeiten die Rolle eventuell mitwirkender mechanischer Faktoren (Sklerose der Harnleiterwand, stenosierende Periureteritis usw.) ganz auszuschließen. Neuerdings hat Giunti (1958) mit einer solchen Fragestellung Tierexperimente angestellt, indem er eine Infiltration der Harnleiterwand entweder mit einer Lösung Diphtheriebakterientoxin oder mit einer Papaverinlösung vornahm. Bei der ersten Versuchsgruppe waren aus unbekannten Gründen alle Ergebnisse negativ, während bei der zweiten Gruppe Erweiterungen der Kelche und des Harnleiters verschiedenen Grades entstanden sind. Somit konnten die letztgenannten Resultate für die Beantwortung der Frage bewertet werden. Aus einigen Ergebnissen schließt Giunti ferner, daß die Entwicklung einer dynamisch bedingten Hydronephrose durch Zusammentreffen mit einem entzündlichen Prozeß merklich gefördert werden kann.

Vereinzelte Arbeiten befassen sich mit der Frage der *poststenotischen Erweiterung des Harnleiters*, welche nicht selten jenseits des Hindernisses beobachtet wird (Franche 1938; Bibus und Hohenfellner 1956). Die Pathogenese dieses Phänomens ist um so interessanter als oft festgestellt wird, daß diese Erweiterung sich auch nach Behebung des Harnabflußhindernisses meistens nicht zurückbildet. Die Ursache ist nicht klar. Franche, der der Frage nachgegangen ist und auch die Ansichten Marions ausspricht, glaubt, ohne auf die Möglichkeit nervöser Einflüsse verzichten zu können, daß sie meistens einer Atonie der Uretermuskulatur zuzuschreiben ist. Mit der Zeit stellen sich definitive Veränderungen der Ureterwand ein, welche auch nach einer gut gelungenen Operation sich nicht mehr zurückbilden können.

# C. Ätiologie

Daß der Versuch zur Einteilung der Abflußstörungen nach ätiologischen Gesichtspunkten gleichzeitig neben der theoretischen auch eine praktische Bedeutung hat, geht aus der Tatsache hervor, daß Prognose und Aussichten der Therapie davon abhängig sind. Andererseits gibt das Bestreben, eine Interpretation für alle in der Praxis vorkommenden Fälle zu finden, klinische Unterlagen für das nähere Verständnis der Pathogenese.

Von einer genauen Einteilung aller Formen kann nicht die Rede sein, da — wie weiter oben wiederholt betont wurde — eine Überschneidung der einzelnen Typen eher die Regel als die Ausnahme darstellt. In großen Zügen unterscheiden wir im klinischen Gebrauch erstens die *mechanischen* Entstehungsursachen und zweitens die *nichtmechanischen* oder *dynamischen*, zu denen wir die Funktions- bzw. Innervationsstörungen u.dgl.m. hinzuzählen müssen.

Man darf aber auch einen dritten Begriff nicht übersehen. Es handelt sich um den *konstitutionellen Faktor*, welcher, wenn er auch nicht klar zu bestimmen ist, doch mit Recht seit längerer Zeit mitberücksichtigt wird.

# I. Vorwiegend mechanische Ursachen

Wenn im folgenden die mannigfaltigen Ursachen der mechanischen Hydronephrose sowie des Hydroureters angeführt werden, so ist man sich durchaus bewußt, daß diese oft nur z.T. die Entstehung der pathologischen Veränderungen in jedem einzelnen Fall erklären können. Es wurde bis jetzt wiederholt betont, daß die mechanische und die funktionelle Form der Hydronephrose ineinander übergehen, ohne daß ein Hinweis zu finden ist, welche von den beiden die ursprüngliche ist. Trotzdem bilden heutzutage die mechanischen Ursachen den konkreten Teil unseres Wissens über die Ätiologie der Entleerungsstörungen.

Es hat nicht an Versuchen gefehlt, eine *Einteilung* dieser Entstehungsursachen zu machen, und man findet in der Literatur viele solche Vorschläge, die unter verschiedenen Gesichtspunkten das Gebiet mehr oder weniger vollständig behandeln.

Sehr übersichtlich hat v. LICHTENBERG die Einteilung der Abflußhindernisse topographisch wie folgt festgesetzt:

1. Störungen an der Kelch-Beckengrenze.
2. Solche am Ureterabgang.
3. Im Verlauf des Harnleiters.
4. An der Einmündung des Harnleiters in die Blase.
5. Am Blasenausgang.
6. In dem prostatischen Teil der Harnröhre.
7. In der distalen Harnröhre.
8. Am Orificium externum.

Von einem anderen Standpunkt aus hat BOEMINGHAUS die Hindernisse in *extra-* und *intraureterale* Störungen eingeteilt. Zu den ersten gehören fixierte Ureterknickungen, Verwachsungen des Ureters mit dem Nierenbecken, den Ureter behindernde oder komprimierende Narbenstränge, Tumoren und schließlich akzessorische Gefäße. Zu den intraureteralen gehören Klappenbildungen am Ureterabgang, Falten, Spornbildungen, angeborene oder erworbene Strikturen usw.

Von pathologisch-anatomischer Seite gibt HERBUT die ausführlichste Aufzählung der Entstehungsursachen der mechanischen Hydronephrose, die er in 4 Kategorien einteilt und zwar in die *Kongenitalen*, die *Entzündlichen*, die *Neoplastischen* und die *Mechanischen*. Unter Berücksichtigung dieser 4 Kategorien werden die verschiedenen Ursachen topographisch wie folgt angeführt (Tabelle 2).

Viele Autoren versuchen auf Grund ihres mehr oder weniger zahlreichen klinischen Materials die Entstehungsursachen zu klassifizieren. Es ist aber nicht leicht, zu der oben angeführten Aufzählung wesentlich neue Gesichtspunkte für die Ätiologie hinzuzufügen. Trotzdem glauben wir, daß es nützlich ist, folgende Einteilungen anzuführen, um die verschiedenen Ansichten über diese Frage miteinander vergleichen zu können.

KALO (1933) hat vom topographischen Gesichtspunkt aus die Hydronephrose in 3 Gruppen eingeteilt:

1. Fälle, bei denen die Entleerungsstörungen in der Niere bzw. im Nierenbecken liegt.

Tabelle 2. *Entstehungsursachen der mechanischen Hydronephrose.* (Nach Herbut.)

| Sitz des Hindernisses | Art des Hindernisses | | | |
| --- | --- | --- | --- | --- |
| | Kongenital | Entzündlich | Neoplastisch | Mechanisch |
| Niere | Verlagerung Abnorme Verbindung der Nierenfascie Formveränderungen Verschmelzungsniere Dystope Niere Cysten des unteren Pols | Nierenabsceß Echinokokkus | Tumoren: Adenocarcinome Carcinom Papilläres Cystadenom Fibrom Sarkom Embryom Gutartige Tumoren: Lipom Myxom Fibrosarkom Metastatische Tumoren | Wanderniere Steine Torsion des Hilus Traumatische Ruptur |
| Nierenbecken und Ureter | Doppelbildung Hypoplasie Stenosis Knickungen Dorsaler Verlauf Divertikel Cysten Faltenbildung Ureterocele Aberrante Gefäße und Stränge | Einfache Ureteritis Bestrahlungsureteritis Spastische Ureteritis Proliferative Ureteritis Tuberkulose Leukoplakie Schistostomiasis Periureteritis Periureteritischer Absceß | Benigne und maligne Tumoren des Nierenbeckens oder des Ureters oder der benachbarten Organe Druck des graviden Uterus | Steine Trauma (chirurgisch oder nichtchirurgisch) Fistel Einstülpung des Ureters Hernie des Ureters Nephroptosis Totaler Prolaps des Ureters Verminderung des Muskeltonus während der Schwangerschaft |
| Blase | Blasensklerose | Cystitis Trigonitis Proliferative Cystitis Tuberkulöse Cystitis Lues Schistostomiasis Echinokokkus | Benigne und maligne Tumoren | Neurogene Ursachen Steine Fremdkörper |
| Prostata | Cysten Hyperplasie | Akute, chronische Prostatitis Absceß Echinokokkus | Prostatahypertrophie Carcinom | Steine |
| Harnröhre | Hypospadie mit Stenose Atresie Divertikel Cysten Hypertrophie des Verumontanums Faltenbildungen | Unspezifische Urethritis Gonorrhoe (Striktur) Absceß der Cowperschen Drüsen Absceß der Harnröhre Tuberkulose Lues Lymphopathia venereum | Papillom Adenom usw. Metastatische Tumoren | Fremdkörper Steine Ruptur Striktur Prolaps |
| Über die Harnröhrenöffnung hinaus | Phimose Paraphimose | Akute, chronische Entzündung | Carcinom des Penis oder des Präputiums | Steine des Präputialsackes |

2. Fälle, bei denen das Hindernis unabhängig von der Niere in den krankhaften Veränderungen des Harnleiters zu suchen ist.

3. Diejenigen Fälle, bei denen die Entleerungsstörungen der Blase als Ursache anzusehen sind.

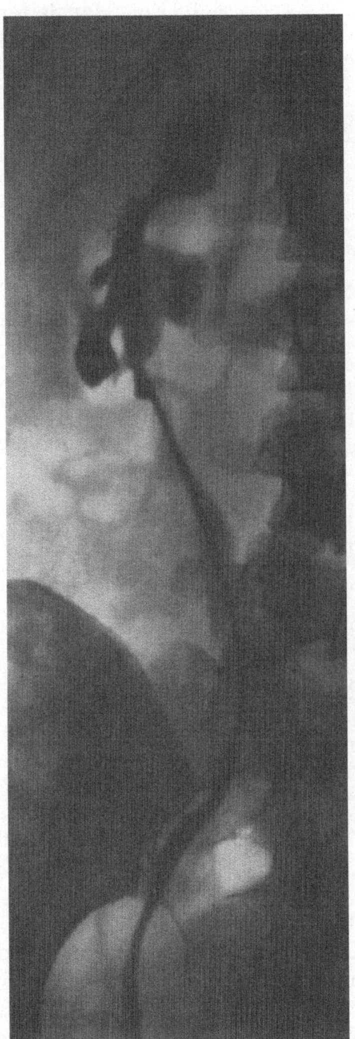

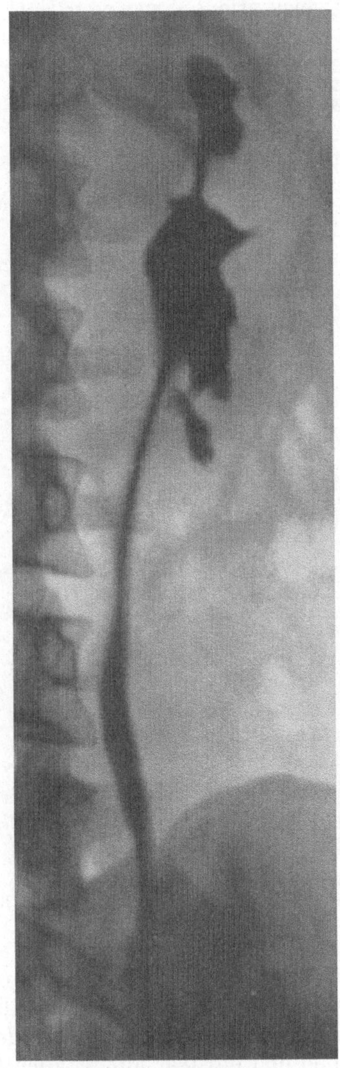

Abb. 2                    Abb. 3

Abb. 2. Angeborene Rotation der rechten Niere bei einer 37jährigen Patientin. Retrogrades Pyelogramme: Pyelektasie mit ausgesprochener Erweiterung des oberen Kelches

Abb. 3. 27jährige Patientin. Multiple Solitärcysten der linken Niere. Retrogrades Pyelogramm: Behinderung des Abflusses und Deformierung des Nierenbeckens. Operation: Excision der Cysten. Entlastung der Abführwege

BOBBIT (1937) unterscheidet 4 Entstehungsarten der Hydronephrose durch äußere Einwirkung:

1. Durch überzählige Nierengefäße oder — seltener — bindegewebige Stränge.

2. Tumoren der Nieren, der Bauchorgane oder retroperitoneale Prozesse entzündlicher und neoplastischer Natur.

3. Traumen oder Innervationsstörungen des Nierenbeckens oder des Ureters.

4. Fibrose des Harnleiters durch Bestrahlungsschäden oder durch maligne Tumoren.

LICH, MAURER und BARNES (1956) unterscheiden als Entstehungsursachen der Pyelektasie 3 Typen von Entleerungshindernissen des oberen Ureters:

1. Ein Harnleiterhindernis an der pyeloureteralen Verbindungsstelle (Strang oder überzähliges Gefäß).

2. Eine ausgedehnte Harnleiterstriktur.

3. Mangelhafte segmentäre Peristaltik des Ureters.

Obige Aufzählung der verschiedenen Ansichten über die Entstehungsursachen zeigt, wie schwer es ist, innerhalb der Grenzen der mechanischen Ätiologie zu bleiben, und wie unvermeidlich der Übergang in die dynamische Ätiologie ist. In ähnlichem Sinne haben viele andere Autoren allgemein über die Ätiologie berichtet (KATZENSTEIN 1927; HOSFORD 1932; BACCARINI 1933; LEPOUTRE 1934; PASCHKIS 1936; ALLEGRETTI 1937; PEACOCK 1937; MATHÉ 1937; ÖSTLING 1942; DEMING 1943; CHEVASSU 1949; LICH und MAURER 1955).

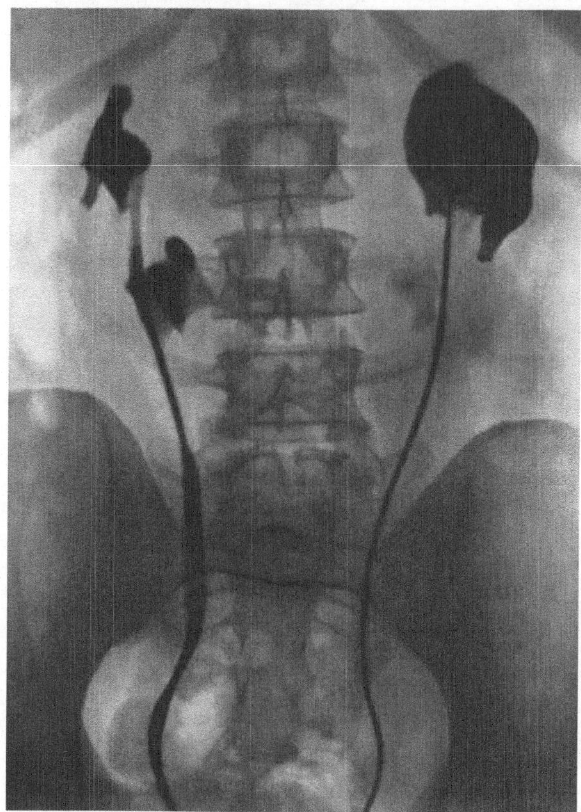

Abb. 4. Hydronephrotische Erweiterung der linken Hälfte einer Hufeisenniere bei einem 39jährigen Patienten. Retrogrades Pyelogramm

Es ist vergeblich, immer nur *einen* ursächlichen Faktor in der Genese der Hydronephrose zu suchen. Manchmal sind sogar *mehrere* gleichzeitig vorhanden. BLASUCCI gibt ein gutes Beispiel der Zusammenwirkung mehrerer Entstehungsursachen: Es kann bei einer *Wanderniere* gleichzeitig eine *fixierte Ureterknickung* bestehen und darüber hinaus auch noch eine *Entzündung* hinzutreten. In diesem Falle sind gleichzeitig *3* Entstehungsursachen für die Hydronephrose verantwortlich zu machen.

Wenn wir nur die häufigsten der *mechanischen* Entstehungsursachen der Reihe nach anführen wollen (Mißbildungen, überzählige Gefäße, Stenosen des Ureters verschiedener Ätiologie, Wanderniere, Traumen, Entzündungen, Steine, Tumoren, periphere Harnabflußhindernisse, gynäkologische Erkrankungen, krankhafte Prozesse anderer Systeme), so ergibt sich doch eine beträchtliche Anzahl von Untereinteilungen, welche hier anschließend beschrieben werden.

Mißbildungen. Eine große Menge von Mitteilungen befaßt sich mit dem ursächlichen Zusammenhang von Entleerungsstörungen bei Mißbildungen (KINI,

ORTHO, EDIN und KESAVASWAMI u. a.). Daß bei mißgebildeten Organen sekundäre Erkrankungen prozentual viel häufiger auftreten als bei normalen Nieren, ist seit langem bekannt. Es scheint sogar, daß die Harnstauung eine der häufigsten dieser pathologischen Erscheinungen ist. Es werden in diesem Zusammenhang alle möglichen Formen der angeborenen Anomalien beschrieben, und es würde zu weit führen, alle im Literaturverzeichnis enthaltenen Arbeiten hier im einzelnen zu erwähnen. Einige Fälle aus der Literatur werden jedoch als Beispiele angeführt.

THIEMANN (1933) hat 3 Fälle von *Cystennieren* mit Verschluß des Ureters und anschließender Hydronephrose beobachtet. Er hält die Cystenbildung für das Primäre in der Ätiologie der Hydronephrose. CORNWELL (1946) hat eine Riesenhydronephrose bei einer *Doppelniere* beobachtet. Vereinzelt steht in der Literatur die Beobachtung von CARLSON (1946): Es handelt sich um eine *überzählige Niere*, welche eine Kompression auf den Ureterhals des normalen Organs mit anschließender Hydronephrose verursachte. Die Mißbildung war ein Zufallsbefund bei der Operation wegen Nephrolithiasis bei einer 34jährigen Frau.

CASTAÑO, ORTIZ und GRIMBERG haben 1946 eine infizierte Hydronephrose bei der einen Hälfte einer *Hufeisenniere* beobachtet und operiert. Ähnliche Fälle von Entleerungsstörungen bei Hufeisennieren sind in der

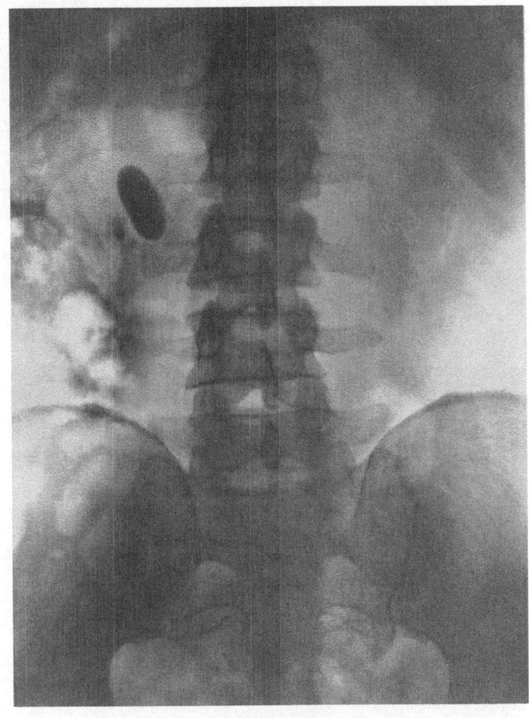

Abb. 5 a

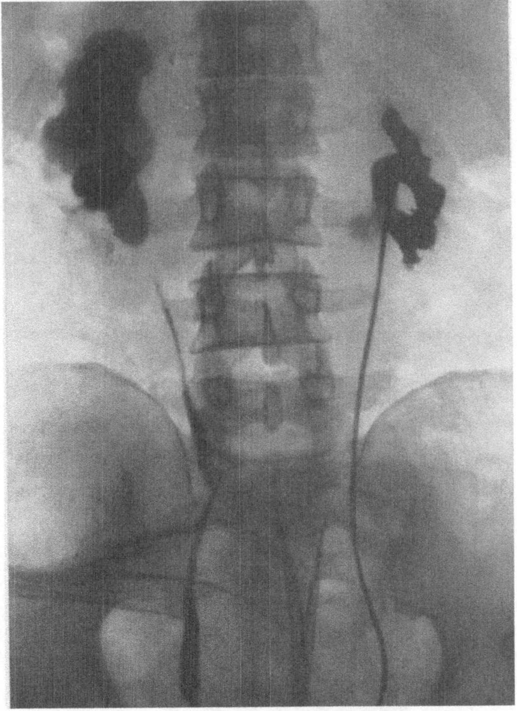

Abb. 5 b     2

Abb. 5 a u. b. Hufeisenniere bei einem 30jährigen Patienten. Hydronephrotische Erweiterung der rechten Hälfte mit Steinbildung. a Übersichtsaufnahme. b Beiderseitige ascendierende Pyelographie. Operation: Pyelotomie. Entfernung des Steines

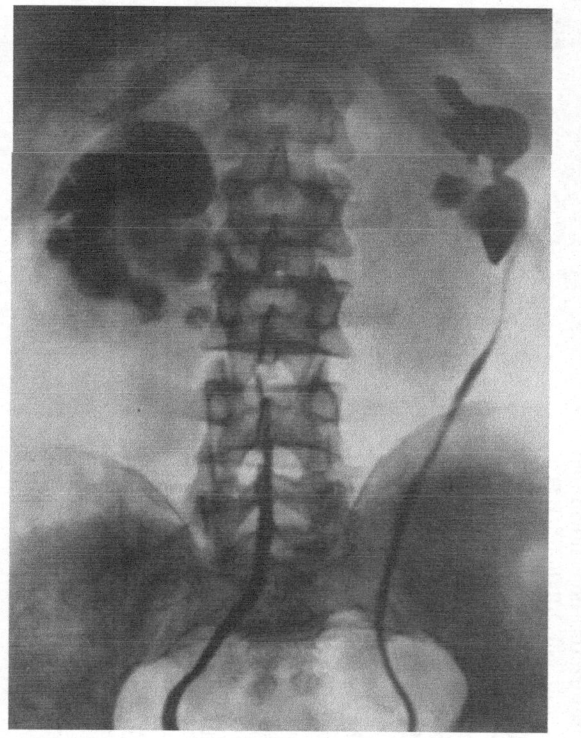

Abb. 6. Hufeisenniere bei einem 34jährigen Patienten. Hydronephrotische Erweiterung der rechten Hälfte mit Steinbildung. Retrogrades Pyelogramm. Operation: Entfernung der Steine durch Nephrotomie

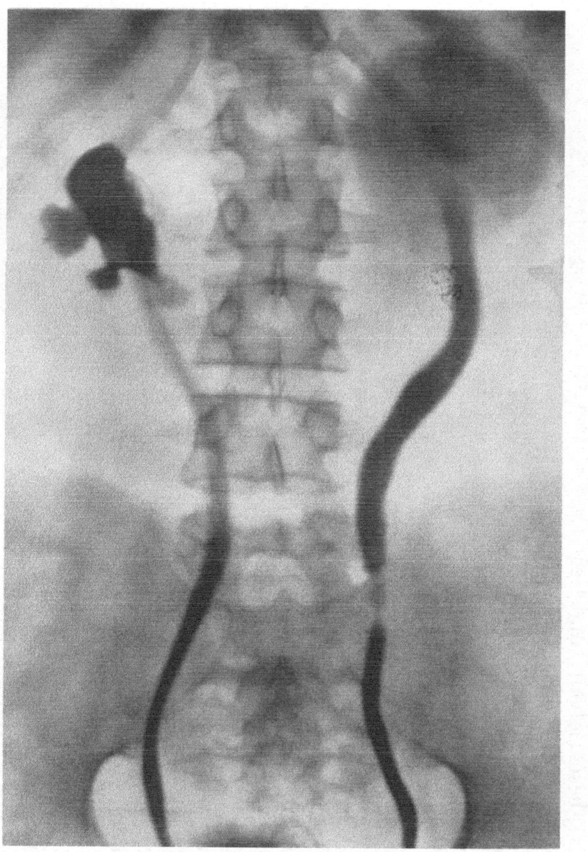

Abb. 7. Hufeisenniere bei einem 23jährigen Patienten. Retrogrades Pyelogramm: Starke Erweiterung des linken Nierenbeckens infolge eines eingeklemmten Harnleitersteines

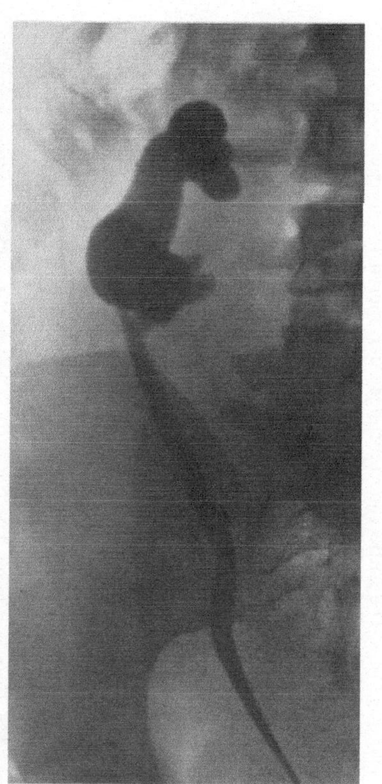

Abb. 8. Lumbale Dystopie der rechten Niere bei einer 29jährigen Patientin. Retrogrades Pyelogramm: Pyelektasie. Keine Beschwerden

Literatur häufig zu finden. Ebenso häufig sind die Fälle hydronephrotischer Degeneration *dystoper Nieren.* Unter anderem hat Oraison (1928) einen Fall intermittierender Hydronephrose bei abnorm beweglicher Beckenniere mit Tor-

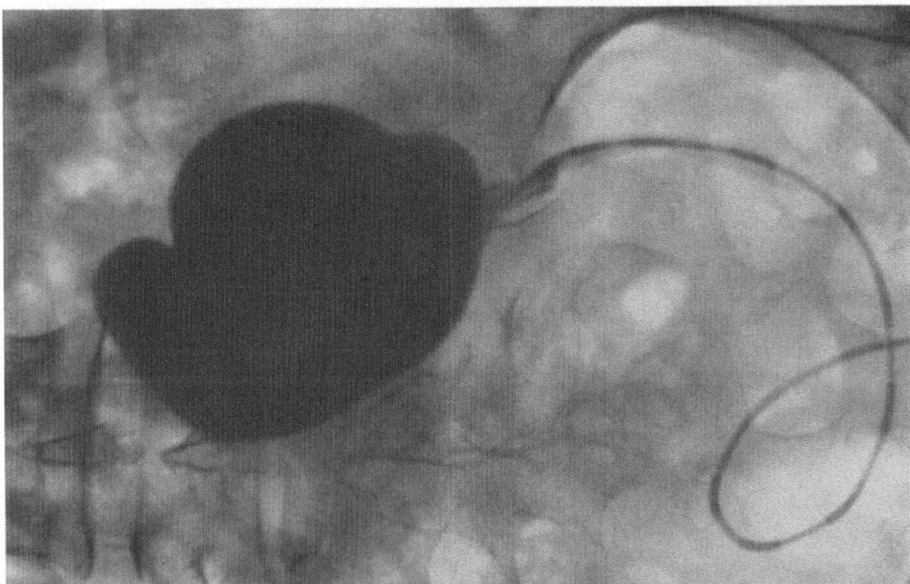

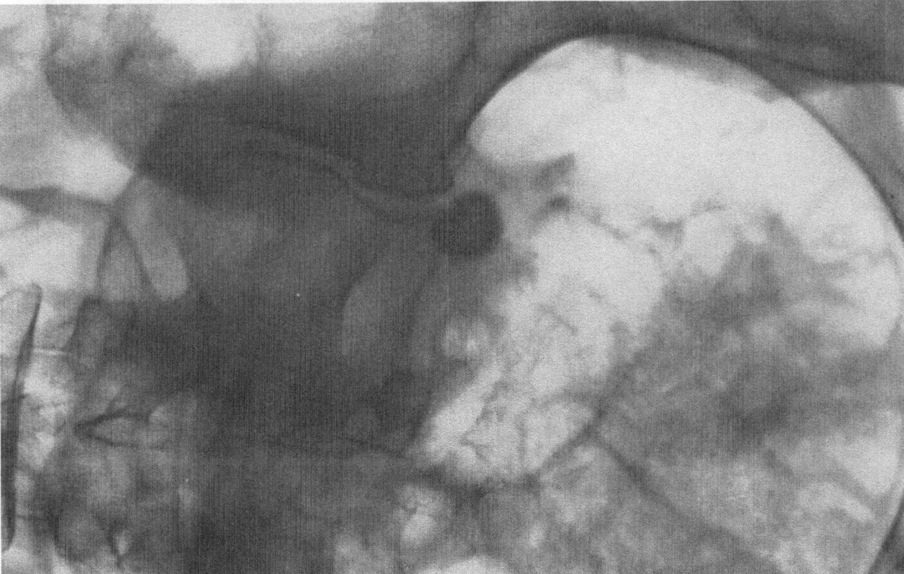

Abb. 9a u. b. Iliacale Nierendystopie bei einer 54jährigen Patientin mit Hydronephrose und Steinbildung. a Übersichtsaufnahme. b Retrogrades Pyelogramm. Operation: Nephrektomie

sion um ihre Längsachse mitgeteilt. Funfack (1948) hat über eine pelvine Dystopie der linken Niere mit Steinbildung und mäßiger Hydronephrose berichtet.

Beispiele verschiedener Mißbildungen, die in Verbindung mit Entleerungsstörungen auftreten, zeigen wir in den Abb. 2—25. Einen typischen Fall von *Drehungshemmung der rechten Niere*

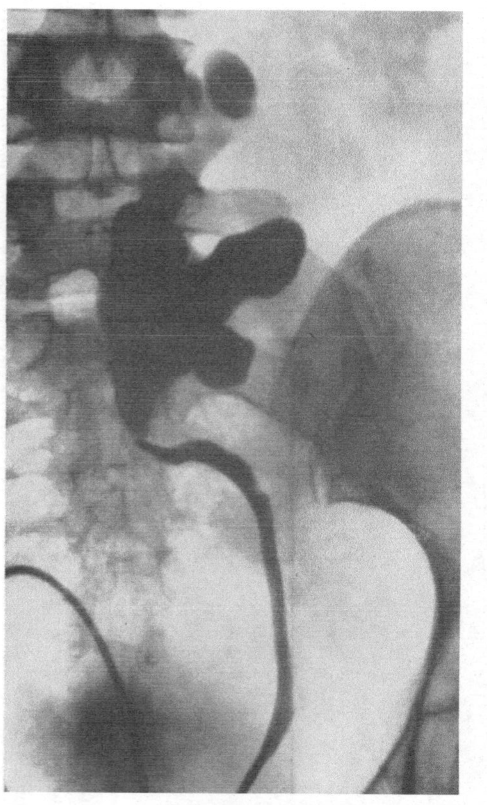

Abb. 10. Kongenitale Dystopie der linken Niere bei einer 20jährigen Patientin. Retrogrades Pyelogramm: Mäßige Erweiterung des Nierenbeckens

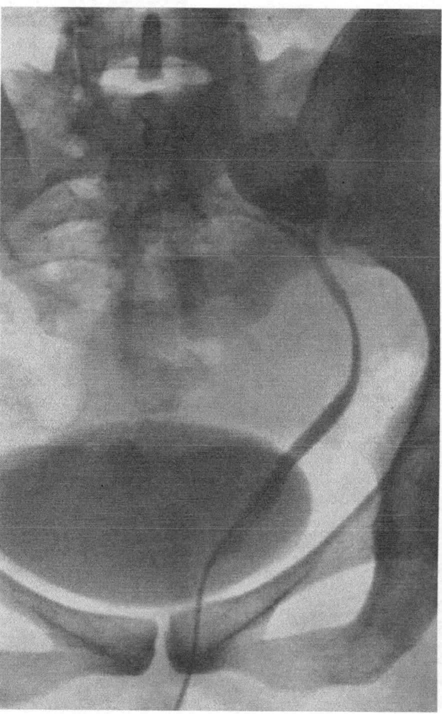

a

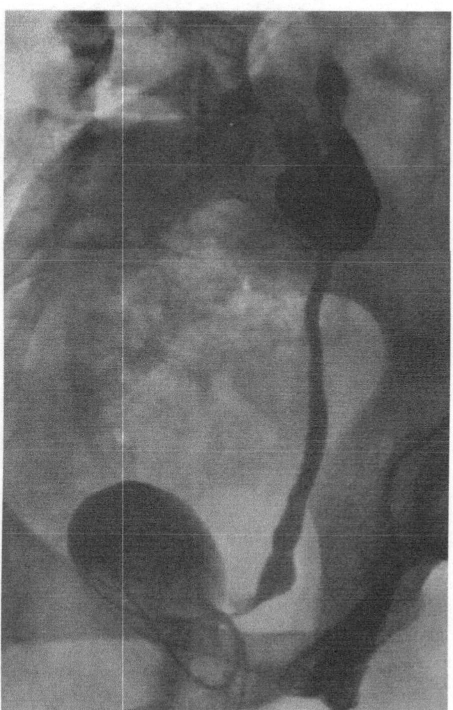

b

Abb. 11a u. b. 45jährige Patientin mit Harninkontinenz. Dystopie der linken Niere mit abnorm gelegener Mündung des Harnleiters in die Vagina. Infizierte Hydronephrose. a Retrogrades Pyelogramm mit gleichzeitiger Cystographie. b Retrogrades Pyelogramm mit gleichzeitiger Kolpographie. Operation: Extraperitoneale Entfernung der hydronephrotischen dystopen Niere

zeigt Abb. 2. Es besteht eine mäßige Dilatation des Nierenhohlraumsystems, welche besonders am unteren Kelch zum Ausdruck kommt. Abb. 3 zeigt eine Deformierung des Nierenbeckens

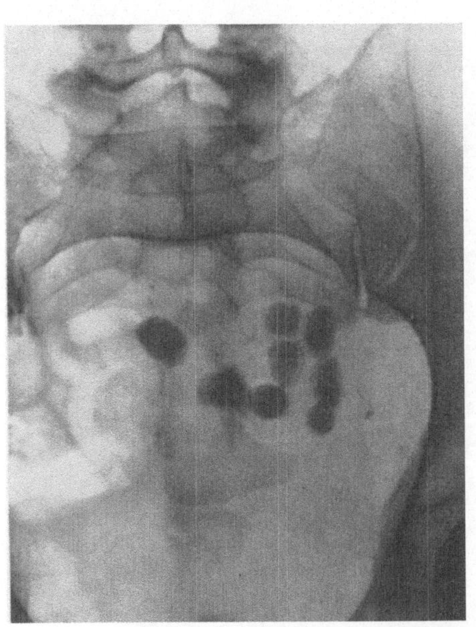

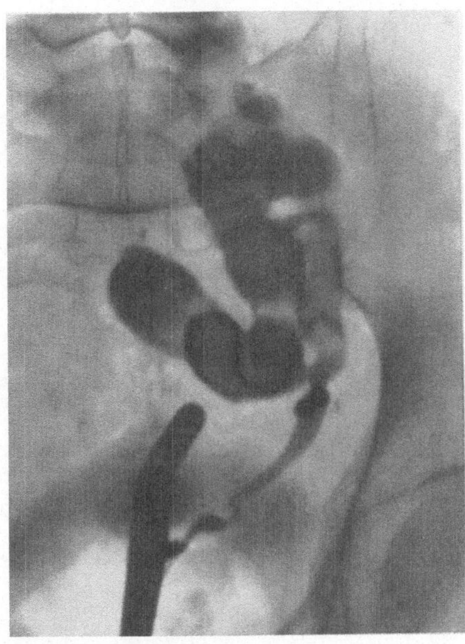

a             b

Abb. 12a u. b. 61jähriger Patient. Linksseitige pelvine Dystopie mit Steinbildung. a Übersichtsaufnahme. b Retrogrades Pyelogramm

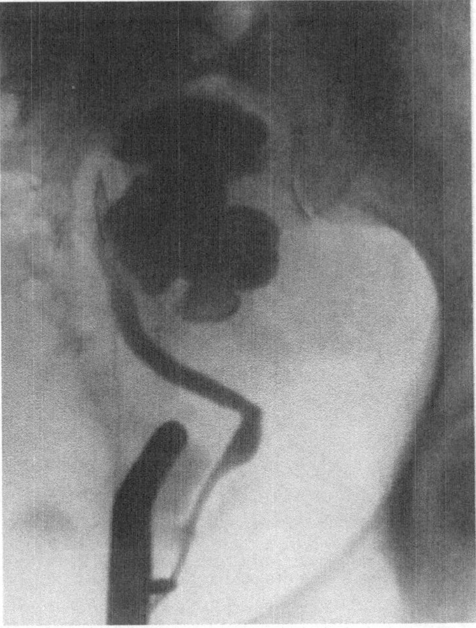

Abb. 13. Hydronephrotische Beckenniere mit Steinbildung bei einer 43jährigen Frau. Retrogrades Pyelogramm. Operation: Retroperitoneale Entfernung der Niere

bei einem Fall von *multiplen Solitärcysten der linken Niere* durch Entleerungsstörung verursacht. Abb. 4—7 betreffen Fälle von *Hufeisenniere* mit ausgesprochenen Stauungserscheinungen an der einen Hälfte, welche meistens durch Steinbildung kompliziert werden. Verschiedene Formen von *kongenitalen Anomalien der Nierenlage* zeigen Abb. 8—13. Alle weisen eine mehr oder weniger ausgesprochene Erweiterung des Nierenbeckens mit oder ohne

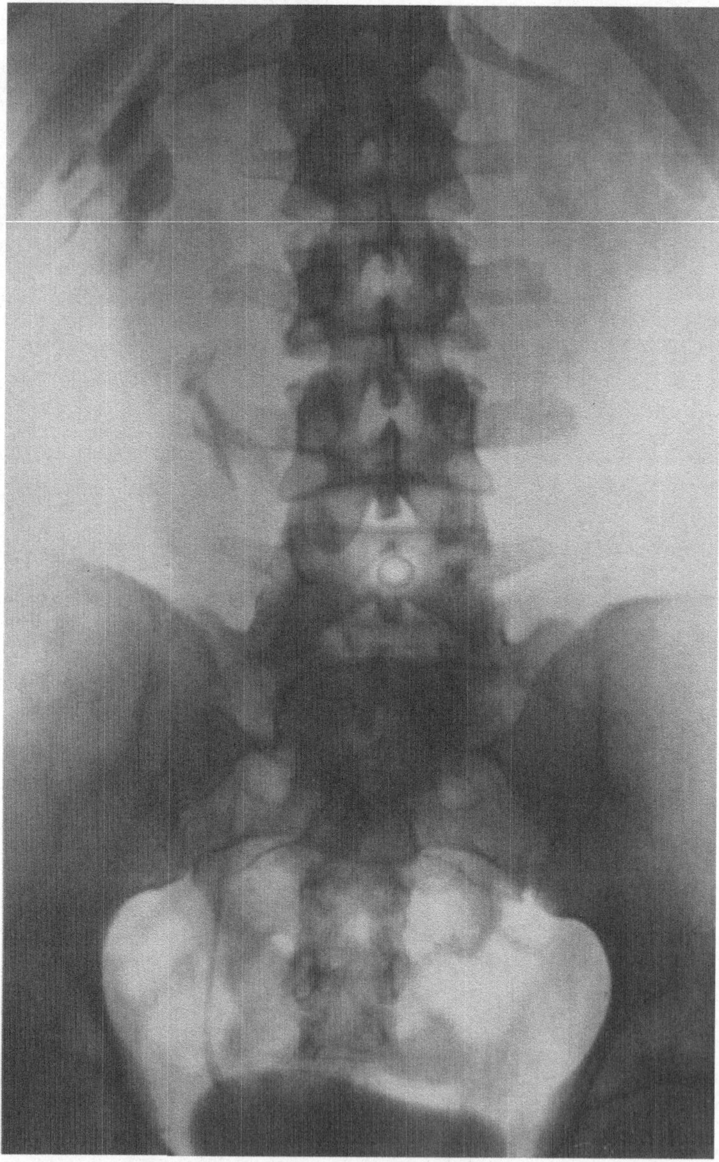

Abb. 14. Gekreuzte Nierendystopie bei einem 28jährigen Patienten. Intravenöses Pyelogramm: Leichte Erweiterung des oberen Nierenbeckens

sekundärer Steinbildung auf. Außer den typischen Fällen von lumbaler, sakraler und pelviner Dystopie ist auch die seltene Variation der *Dystopie mit abnorm gelegener Mündung des einzig vorhandenen Harnleiters in die Vagina* vertreten (Abb. 11a und b). Abb. 14 zeigt einen Fall *gekreuzter Nierendystopie* mit leichter Dilatation des kranialen Nierenbeckens. Verschiedene Formen *hypoplastischer* Nieren mit hydronephrotischer Erweiterung werden auf Abb. 15—18 gezeigt. Daß die Kleinheit der Niere kongenitaler Natur war, wurde bei den

3 operierten Fällen durch den Eingriff bestätigt. Bei *Nierenbeckenverdoppelung* mit vorhandener Stauung ist bekanntlich das untere Nierenbecken am häufigsten erweitert, da bei diesem die Bedingungen zur Dilatation besonders gegeben sind. Im Gegensatz dazu zeigen

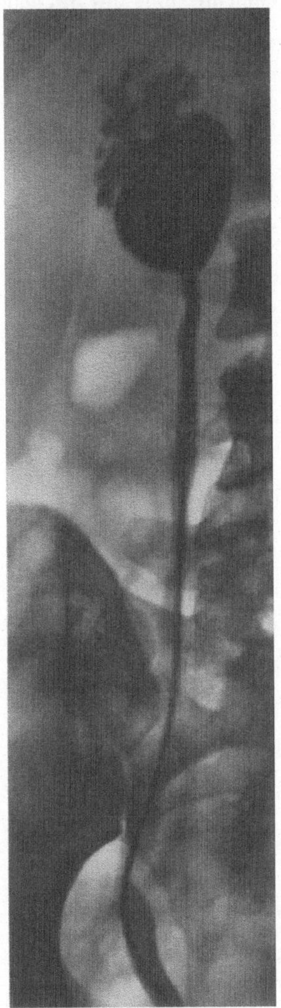

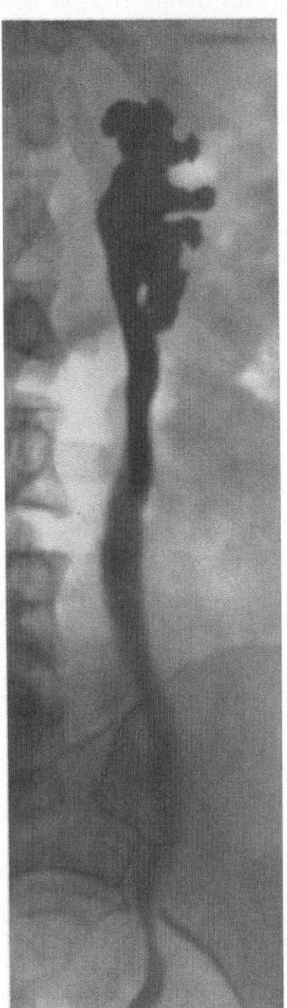

Abb. 15                                    Abb. 16

Abb. 15. Angeborene Hypoplasie der rechten Niere mit extrarenaler Hydronephrose bei einem 28jährigen Patienten. Retrogrades Pyelogramm. Keine Beschwerden. Konservative Therapie

Abb. 16. Angeborene Hypoplasie der linken Niere mit starker Erweiterung bei einer 43jährigen Patientin. Retrogrades Pyelogramm. Operation: Nephrektomie

wir in Abb. 24 einen solchen Fall mit hydronephrotischer Erweiterung des oberen Nierenbeckens und in Abb. 25 eine Pyelektasie beider Nierenbecken.

In diese Rubrik gehören auch die Fälle von Hydronephrosebildung durch *abnormen dorsalen Ureterverlauf*, welche neuerdings immer häufiger festgestellt werden (ÜBELHÖR 1936, MAY 1938, DERBES und LANASA 1937, KAIRIS 1957 u. a.). Bekanntlich handelt es sich um die atypische Lage des Ureters, bei welcher dieser hinter der Vena cava verläuft. Es kommt dabei sehr oft zu Stauungszuständen und zu Erweiterung des Nierenbeckens durch den Druck, den das große Gefäß auf den Harnleiter ausübt.

Unsere Beobachtung betrifft einen Fall von Pyelektasie der rechten Niere, bei welchem das
Ausscheidungspyelogramm schon Anhaltspunkte für die in Frage stehende Anomalie gegeben
hatte (Abb. 19a). Diese Annahme wurde durch die ascendierende Pyelographie bestätigt:
Der erweiterte Harnleiter zieht nach unten und biegt dann in Höhe des 3. Lendenwirbels

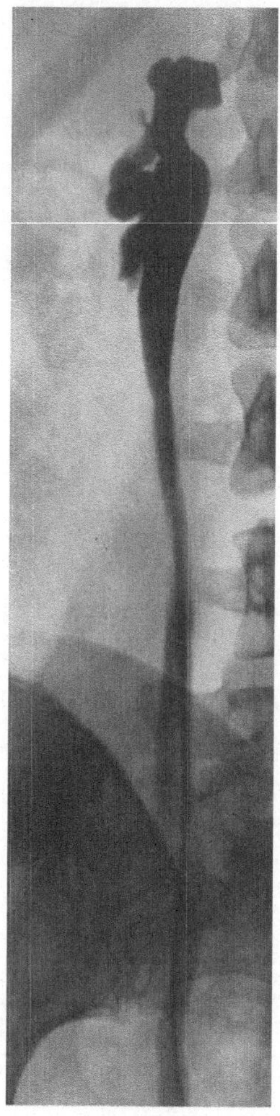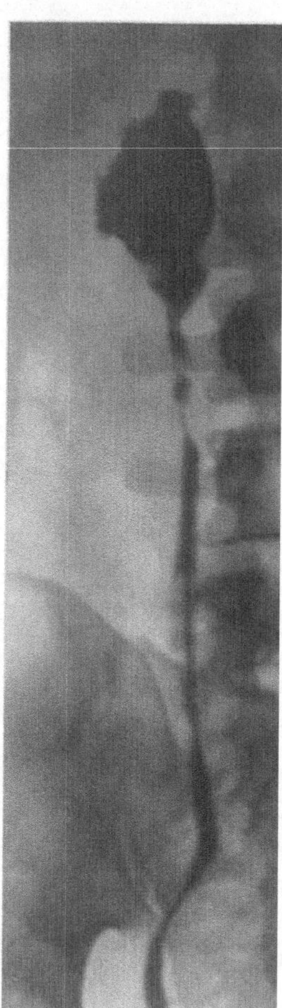

Abb. 17                                                    Abb. 18

Abb. 17. Rechtsseitige hydronephrotische Zwergniere bei einer 30jährigen Patientin. Retrogrades Pyelogramm.
Operation: Nephrektomie

Abb. 18. Angeborene Hypoplasie der rechten Niere mit Hydronephrosenbildung bei einer 37jährigen Patientin.
Retrogrades Pyelogramm. Operation: Nephrektomie

rechtwinklig gegen die Wirbelsäule ab. Weiter unten sieht man den Ureter wieder. Er
verläuft jetzt senkrecht über die Mitte der Wirbelsäule hinaus, um in der Gegend der Arti-
culatio sacroiliaca wieder auf den normalen Weg zurückzukehren (Abb. 19b). Bei der Operation wurde die Diagnose bestätigt. Nach Freilegung des Ureters hinter den Vena cava wird
dieser nahe dem erweiterten Nierenbecken an der Stelle seiner größten Erweiterung durchtrennt. Reposition und Resektion eines etwa 3 cm langen Stückes. Wiedervereinigung durch
End-zu-End-Anastomose über einen dünnen Katheter, der zur Schienung dient. Nephrostomie. Unmittelbare postoperative Folgen bleiben komplikationslos. Danach Bildung eines
Konkrementes, welches jedoch 2 Monate später nicht nachzuweisen war. Gleichzeitig wurde

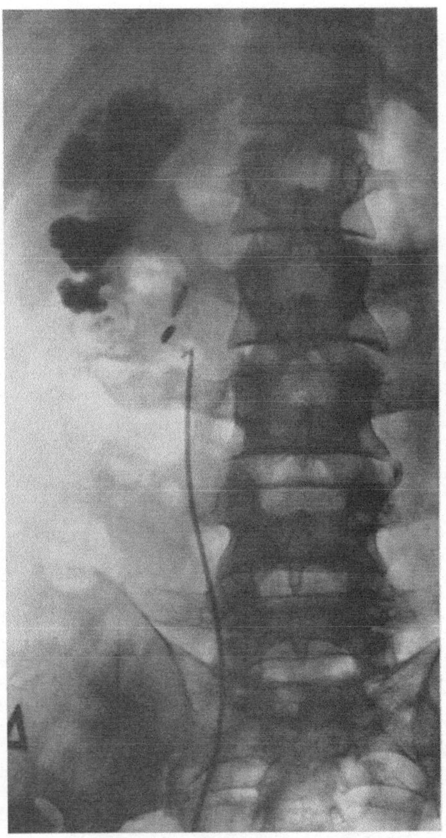

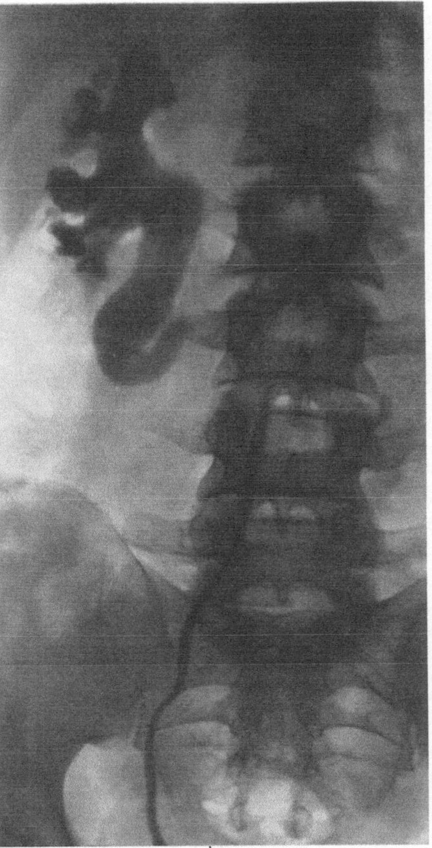

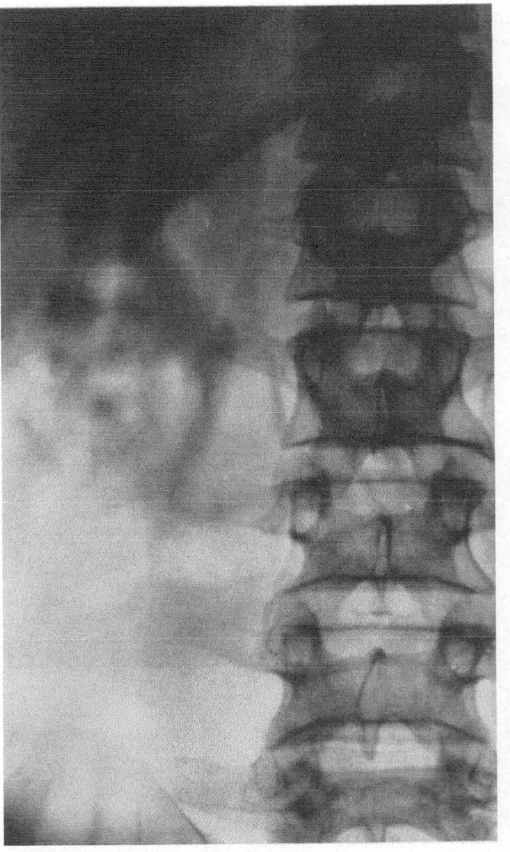

Abb. 19a—c. Dorsaler Verlauf des rechten Ureters mit Pyelektasie bei einem 37jährigen Patienten. a Ausscheidungspyelogramm. Andeutung des rechtwinkligen Verlaufs des oberen Drittels des Harnleiters. b Retrogrades Pyelogramm: Für die Mißbildung charakteristischer Verlauf des Harnleiters. c Retrogrades Pyelogramm nach der Operation (Durchtrennung und Reposition des Ureters, Resektion eines Teiles und End-zu-End-Anastomose). Gutes Frühresultat. Später Steinbildung vor der Anastomose, doch spontaner Abgang der Konkremente

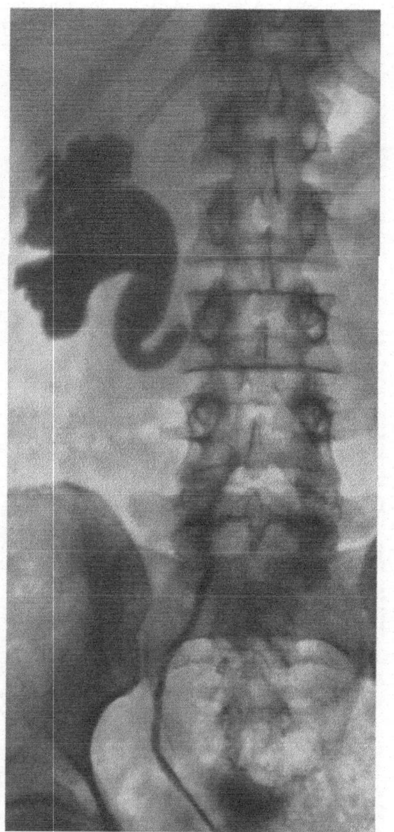
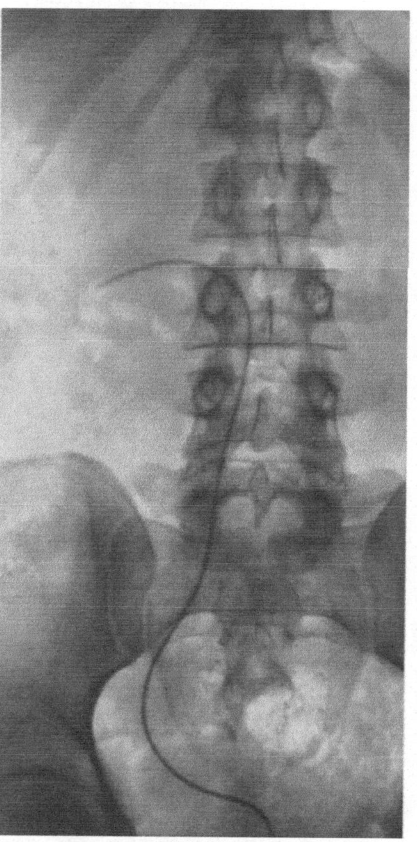
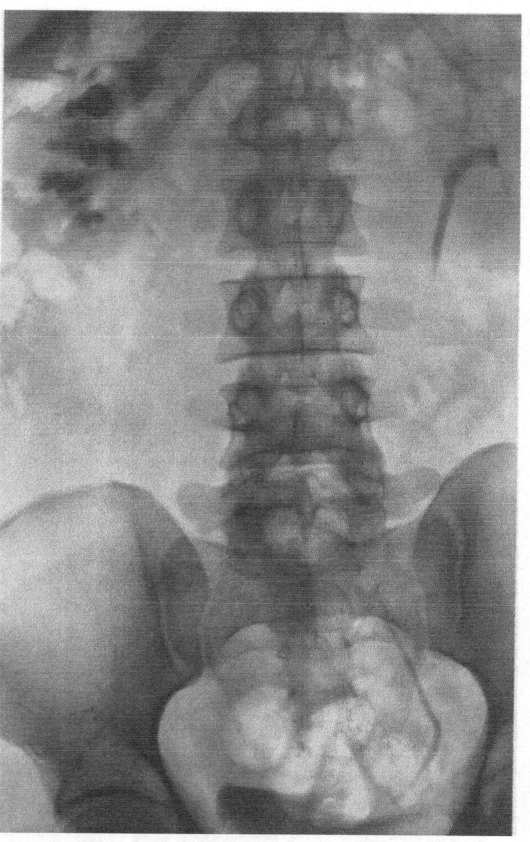

a          b          c

Abb. 20a—c. Rechtsseitige Prähydronephrose mit sekundärer Steinbildung bei dorsalem Verlauf des Ureters bei einem 29jährigen Patienten. Operation: Entfernung des Steines durch Pyelotomie. Durchtrennung und Reposition des Ureters, Resektion eines Teiles und End-zu-End-Anastomose. Gutes Frühresultat. a Ausscheidungspyelogramm. b Übersichtsaufnahme mit eingelegtem Katheter. c Retrogrades Pyelogramm

eine gewisse Rückbildung der Erweiterung des Nierenbeckens festgestellt (Abb. 19 c). Ein zweiter Fall von dorsalem Ureterverlauf mit Prähydronephrose (Abb. 20 a—c) variierte durch sekundäre Steinbildung. Bei der Operation, nach Entfernung des Steins durch Pyelotomie, gestaltete sich der Eingriff wie im vorigen Fall.

Eine andere seltene Mißbildung des Ureters, welche man eventuell mit einer Entleerungsstörung in Verbindung bringen kann, ist auf Abb. 21 a und b dargestellt. Es handelt sich um ein *angeborenes echtes Divertikel des pelvinen Harnleiters*. Gleichzeitig bestand auf derselben Seite eine kongenitale Hydronephrose, welche kaum als Folgeerscheinung des Divertikels zu erklären ist.

Über den Zusammenhang von Hydronephrose und *anormaler 12. Rippe* hat ISELIN (1941) berichtet. Bei einem Fall verschwanden nach Abtragung des abgeknickten Rippenstückes und Nephropexie die Schmerzen, was den Verfasser veranlaßte, letztere dem Druck des Rippenendes auf die Niere zuzuschreiben.

CUTURI (1940) hat über einen Fall beiderseitiger *skoliogenen Hydronephrose* berichtet, der nur bedingt in diese Rubrik gehört. Er bespricht die Beziehungen zwischen Skoliose und Erkrankungen der Niere und glaubt in seinem Falle, bei dem Hydronephrose auf beiden Seiten festgestellt wurde, den Zusammenhang zwischen diesen beiden Erkrankungen feststellen zu können.

Überzählige Gefäße. Eine sehr große Anzahl von Arbeiten beschäftigt sich mit der Rolle, die die zum unteren Pole führenden überzähligen Nierenarterien bei der Entstehung der Hydronephrose spielen (MARION 1928, DELARINE 1928, CAPORALE 1929, SCHMIDT 1930, LE CLERC-DANDOY 1932, PALIARD, CIBERT und ROLLAND 1933, FITZGERALD 1933, BOURLAND 1934, HAND 1934, FLANDRIN 1935, DE BERNARDIS 1936, LANDFRIED 1938, CICERI 1938).

Nach PAPIN hat ROKITANSKY als erster in seiner Anatomie (1842) das Vorhandensein eines anomalen Zweiges der Nierenarterie als Ursache einer Hydronephrose festgestellt.

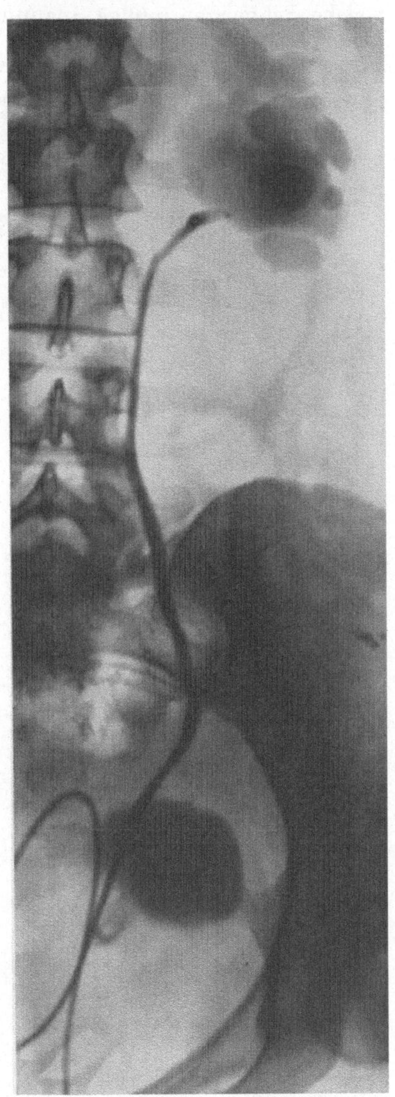

Abb. 21 a. Linksseitige kongenitale Hydronephrose bei einer 35jährigen Patientin. Gleichzeitiges Bestehen eines angeborenen Divertikels des pelvinen Teils des Harnleiters. a Retrogrades Pyelogramm, wobei sich auch das Ureterdivertikel füllt

Die ältere Literatur wird ausführlich von ANDLER (1926) angeführt, welcher neben der Mitteilung von 13 selbstbeobachteten Fällen die bis dahin feststehenden Ansichten über das Problem ausgiebig behandelt.

Über die *Häufigkeit* der akzessorischen Gefäße in den Statistiken über Hydronephrose berichten mehrere Autoren. PETRÉN (1934) hat bei 20% von 72 Fällen gefunden, daß ein akzessorisches Gefäß für die Entstehung der Hydronephrose verantwortlich ist. TEPOSU und DANICICO (1933) berichten, daß unter

40 Operationen für Hydronephrose 11mal die entscheidende Rolle eines akzessorischen Gefäßes festgestellt wurde (27,5%). Es gibt auch aberrante Arterien, welche Schmerzen infolge Spannung verursachen, ohne daß eine Hydronephrose

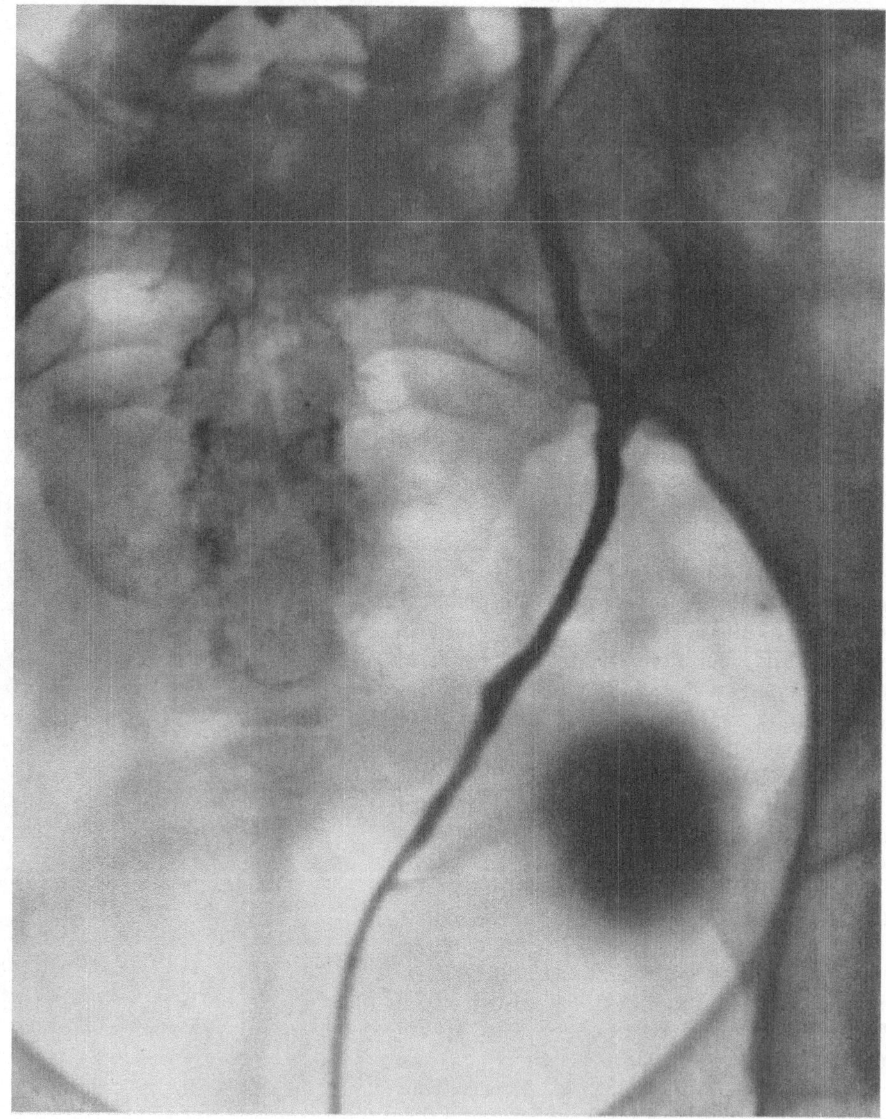

Abb. 21 b. Ureterographie, die die Verbindung des Divertikels mit dem Ureterlumen zeigt.
Operation: Exstirpation des Divertikels. Nephrektomie

gebildet wird. Ockerblad (1952) hat über diese seltene Möglichkeit auf Grund von 5 selbstbeobachteten Fällen berichtet.

Auch bei *Kindern* ist das Vorhandensein überzähliger Gefäße als Ursache von Hydronephrose beobachtet worden. Fister und Smith haben 1931 bei 2 Fällen, in denen die Nephrektomie ausgeführt wurde, die unbestreitbare Rolle des akzessorischen Gefäßes bestätigt. Später hat NIXON (1953) bei 78 Fällen von Hydronephrosen bei Kindern ähnliche Beobachtungen gemacht.

Der *Mechanismus* der überzähligen Gefäße gab Anlaß zu vielen Erörterungen. Es steht außer Zweifel, daß die aberranten Gefäße kongenital sind, die Symptome jedoch erst beim Erwachsenen erscheinen. Man hat das Nachlassen der Elastizität der Gefäße dafür verantwortlich gemacht sowie den allmählich fortschreitenden Tiefstand der Niere. QUINBY hatte 1929 die Ursache in der langjährigen Pulsation der Arterie gesehen. Neuerdings neigt man dazu, den aberranten Gefäßen eine eher untergeordnete Rolle zuzuscheiben. HENI und RIETHMÜLLER (1948) glauben, daß ein ursächlicher Zusammenhang zwischen solchen Gefäßen und der erhöhten Krampfbereitschaft des Nierenbeckensystems besteht. WOLFROMM und JANVIER (1951) behaupten, daß „selbst wenn ein aberrantes Gefäß das klarste Bild einer Kompression des Beckenhalses gibt, ist die Atonie des Nierenbeckens diejenige, die manchmal in Wirklichkeit die Arbeit leistet. Das aberrante Gefäß hat nur eine nebensächliche Rolle gespielt; es hat sich nur nebenher am Spiel beteiligt". Daß diese Überlegungen eine gewisse Berechtigung haben, beweist die große Zahl der Fälle, bei denen ein aberrierendes Gefäß keine Folgen zeigte. Andererseits ist es verständlich, daß bei einer Hydronephrose, die aus anderer Ursache entstanden ist, das früher vorhandene Gefäß eine Kreuzung mit angeblicher Entleerungsstörung aufweisen kann, ohne daß diese Störung primär war.

In Ausnahmefällen befindet sich die Kreuzung des Gefäßes mit dem Ureter *tiefer* als gewöhnlich. Wir bringen in den Abb. 27 und 28 Operationsaufnahmen von Hydronephrosen, welche zweifellos auf eine Kreuzung eines bedeutenden Gefäßstranges zurückzuführen sind. Die Überschneidung des überzähligen Gefäßes ist bei dem einen Falle dicht am Hilus klar zu sehen, während sich bei den anderen die Kreuzung etwas weiter als gewöhnlich vom Hilus entfernt befindet. Beide Male war die hydronephrotische Zerstörung der Niere derartig, daß die Exstirpation aus-

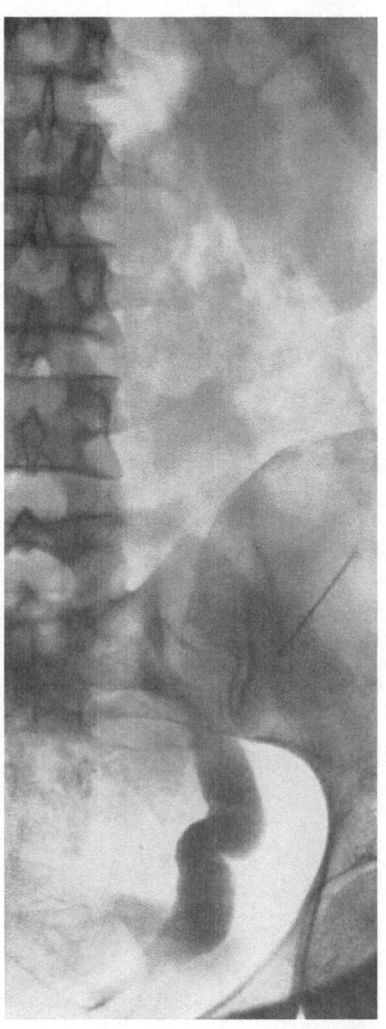

Abb. 22. Retrogrades Pyelogramm bei einer 30jährigen Patientin. Cystischer Prolaps der linken Harnleitermündung mit starker Erweiterung des pelvinen Teiles. Spaltung des Ostiums durch endoskopische Elektrokoagulation. Rückbildung des Hydroureters

geführt werden mußte. Auch die pathologisch-anatomische Untersuchung der Operationspräparate ergab keine andere mechanische Ursache der Hydronephrose, und es bestand kein Anlaß, das Vorhandensein eines dynamischen Faktors anzunehmen. CAMPBELL (1933) hat ebenfalls solche Fälle beobachtet. Auch CHARLET, CIBERT und GERDIL (1955) berichteten über 2 ähnliche Beobachtungen. Bei dem einen Falle wurde sogar, bei der Operation eines tief-

sitzenden Uretersteines, die Kreuzung eines aberranten Gefäßes dicht an der
Blase festgestellt. Oberhalb dieser Stelle war der Ureter dilatiert.

J. Duvergey und H. Duvergey (1948) haben über einen seltenen Fall von
Kompression des Ureters mit anschließender Hydronephrose durch *Nervenfasern,*

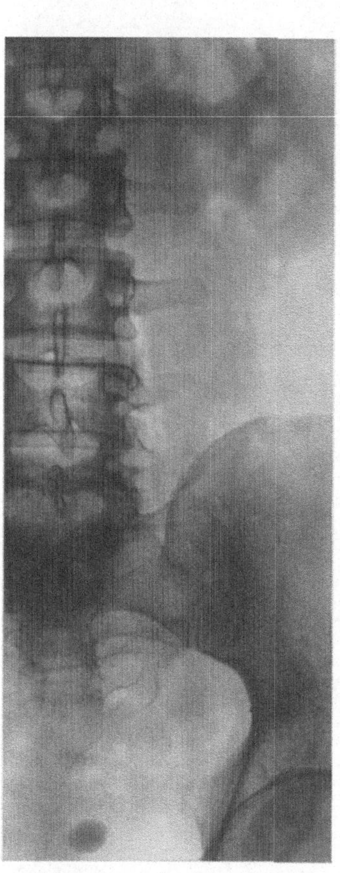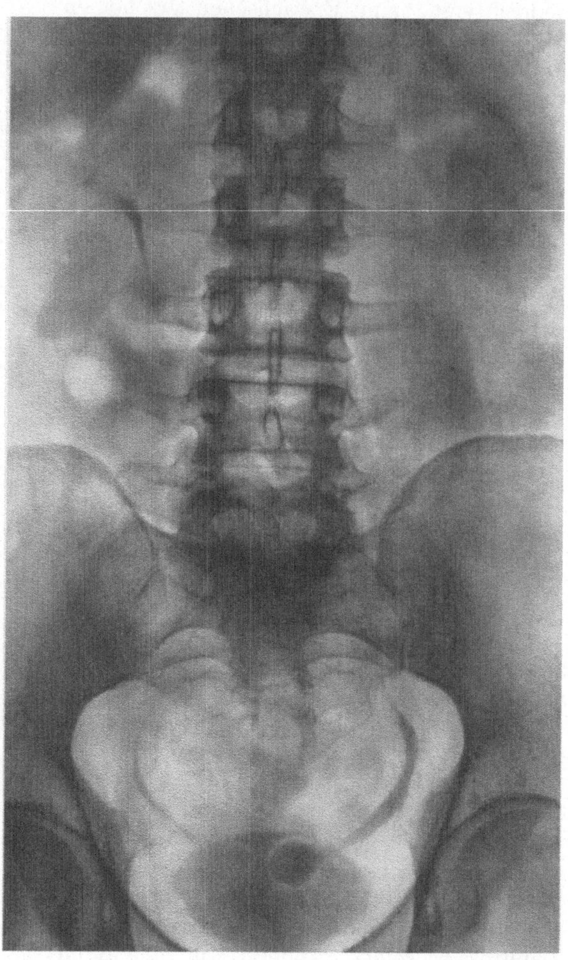

a                                                    b

Abb. 23a u. b. 53jähriger Patient. Angeborener cystischer Prolaps der linken Harnleitermündung mit Steinbil-
dung. a Übersichtsaufnahme. b Intravenöses Pyelogramm: Mäßige Dilatation des pelvinen Harnleiters ohne
Anzeichen einer Erweiterung des Nierenbeckens. Endoskopische Spaltung der Mündung durch Elektrokoagulation.
Lithotripsie

die vom Hilus zum anderen Pol führten, berichtet. Die Resektion der Nerven,
die gleichzeitig mit der Nephropexie durchgeführt wurde, brachte Heilung,
welche auch pyelographisch bestätigt wurde.

Stenosen des Harnleiters. Unter den ursächlichen Faktoren spielen verschiedenartige Stenosen des Harnleiterabganges, seltener aber seines tiefer
gelegenen Teils eine bedeutende Rolle. Ihre Ätiologie ist nicht immer klar, es
scheint aber, daß sie meistens kongenitaler Natur ist.

Die von Hunner in Amerika aufgestellte Theorie, daß die Ureterstenosen nicht
selten sind, oft verkannt bleiben und die Entstehungsursache vieler Affektionen,

darunter auch der Hydronephrose sind, fand bekanntlich in Europa keinen großen Anklang. Mit der Zeit hat es sich erfahrungsgemäß bewiesen, daß diese Ureterveränderungen selten einwandfrei festgestellt werden können.

Abgesehen von den Originalmitteilungen von HUNNER und seiner Mitarbeiter, haben viele amerikanische Autoren, darunter PEACOCK und HAIN (1926) das Thema

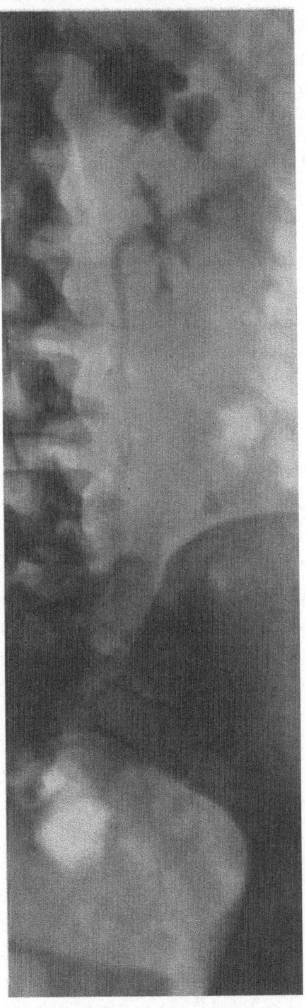

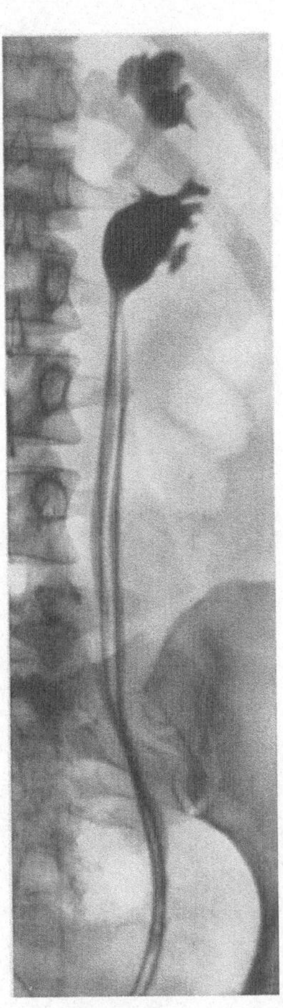

Abb. 24. Nierenbeckenverdoppelung links bei einer 25jährigen Patientin. Intravenöses Pyelogramm: Hydronephrotische Erweiterung des oberen Nierenbeckens

Abb. 25. Verdoppelung des linken Nierenbeckens und des Ureters bei einer 32jährigen Frau. Retrogrades Pyelogramm: Pyelektasie beider Nierenbecken

behandelt. Als Ursachen wurden vorangegangenes Trauma, Streptokokkeninfektion, gynäkologische Prozesse usw. angeführt. Auch auf die Möglichkeit des Zusammenfallens von Strikturen und Steinen wurde hingewiesen.

In Europa wurde die Frage nachgeprüft, und LEGUEU und FEY (1928) einerseits und zum anderen DUVERGEY (1928) gaben ihre Erfahrungen hierüber bekannt. Sie halten die Beweise für diese Fälle oft als unzureichend und glauben, daß dem Prozeß sehr oft eine dynamische Ätiologie zugrunde liegt.

Auch für die Stenosen des *Harnleiterabganges* ist die Ätiologie nicht ganz klar. BIBUS und HOHENFELLNER fanden diese Veränderung nur 6mal und meinten, daß sie meist *angeborenen* und selten *erworbenen* Ursprungs sei. So haben Hancock und Smith (1939) bei einem Fall von Nephrektomie eine Stenose des Ureterabganges festgestellt, ohne die Ursache derselben erklären zu können. Stuckens, welcher das Thema 1959 in einem Referat vor dem Belgischen Urologenkongreß ausführlich behandelt hat, glaubt, daß die Mehrzahl der Fälle kongenitalen Ursprungs ist.

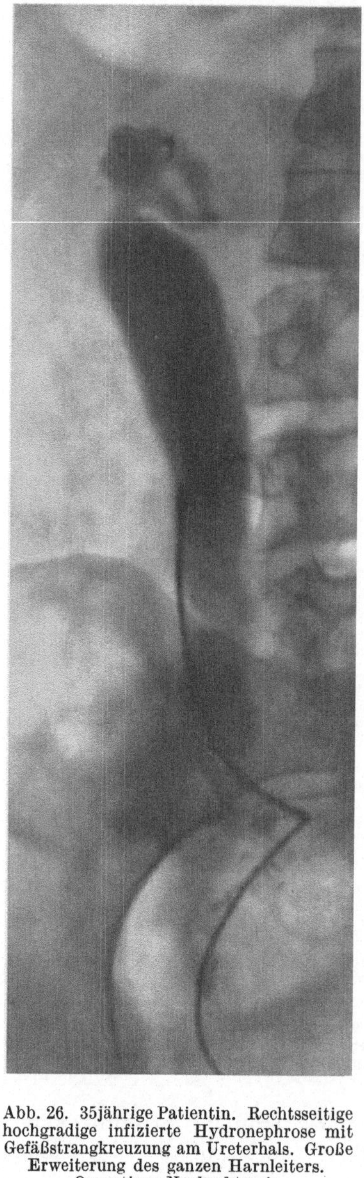

Abb. 29—38 zeigen verschiedene Formen von Entleerungsstörungen infolge von Ureterstenosen, welche ätiologisch teils als kongenital teils als erworben aufzufassen sind. Manchmal aber blieb bei diesen Fällen die Ätiologie unklar.

Chwalla (1956) erwähnt unter den seltenen Ursachen der Hydronephrose die nicht traumatischen Narben am Ureter bzw. seiner Schleimhaut, deren Entstehungsursache er als genetisch rätselhaft bezeichnet. Er hat 4 solche Fälle beobachtet und betont, daß Stenosen oft nur durch das eröffnete Nierenbecken festzustellen sind.

Neuerdings wird über *kongenitale Klappenbildungen*, welche lediglich die Schleimhaut des Ureters betreffen, viel berichtet. Lasio (1949) hat einen solchen Fall beobachtet und Wall und Wachter (1952) haben über ein doppelseitiges Auftreten berichtet. Simon, Culp und Parkhill (1955) fanden solche Veränderungen selten im Bereich des Ureterabganges, viel öfter aber tiefer unten nach dem pelvinen Abschnitt des Harnleiters hin. Im Falle von Roberts (1956) wurde bei der Autopsie eines Neugeborenen eine solche kongenitale Faltenbildung in der Nähe der Blase, welche schon den totalen Untergang der Niere verursacht hatte, festgestellt. Lich und Barnes (1957) haben solche Veränderungen öfters angetroffen und meinen, daß sie nicht durch äußere Ursachen zu erklären sind. Neuerdings haben Foroughi und Turner (1959) über eine solche Beobachtung berichtet. Der Befund war, wie sie betonen, durch die Theorie von Chwalla ätiologisch gut zu erklären.

Im großen und ganzen scheinen doch die Beweise für solche echte Stenosebildungen des Ureters nicht immer ausreichend zu sein. Überzeugend sind dagegen bestimmte Fälle, bei denen eine einwandfreie, entzündliche Entstehungsursache festgestellt wurde, wie z.B. im Falle von Kraus (1934), welcher eine im Anschluß an Appendicitis aufgetretene Ureterstriktur beobachtete.

Eine einwandfrei festgestellte Ursache, die Abflußstörungen bedingt, stellt der *cystische Prolaps der vesicalen Uretermündung (Ureterocele vesicalis)* dar. Diese, bekanntlich oft beobachtete Mißbildung, ist meistens mit einer Stenose

Abb. 26. 35jährige Patientin. Rechtsseitige hochgradige infizierte Hydronephrose mit Gefäßstrangkreuzung am Ureterhals. Große Erweiterung des ganzen Harnleiters. Operation: Nephrektomie

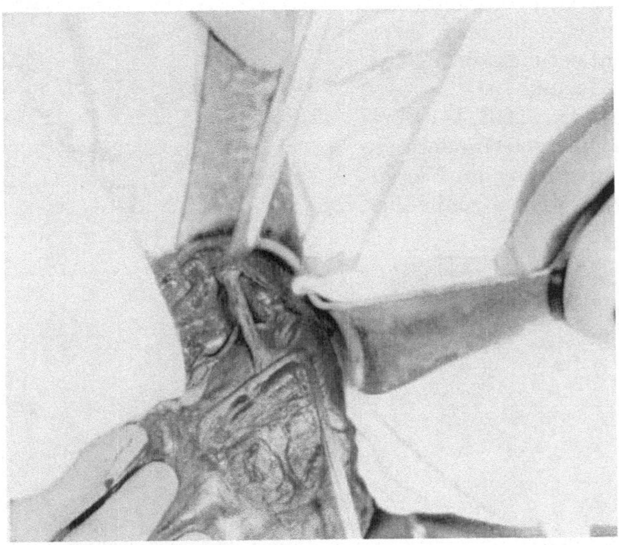

Abb. 27. Hydronephrose mit Kreuzung eines überzähligen Gefäßes bei einem 35jährigen Patienten. Operationsaufnahme, bei welcher die Überschneidung, dicht am Hilus, klar zu sehen ist. Nephrektomie

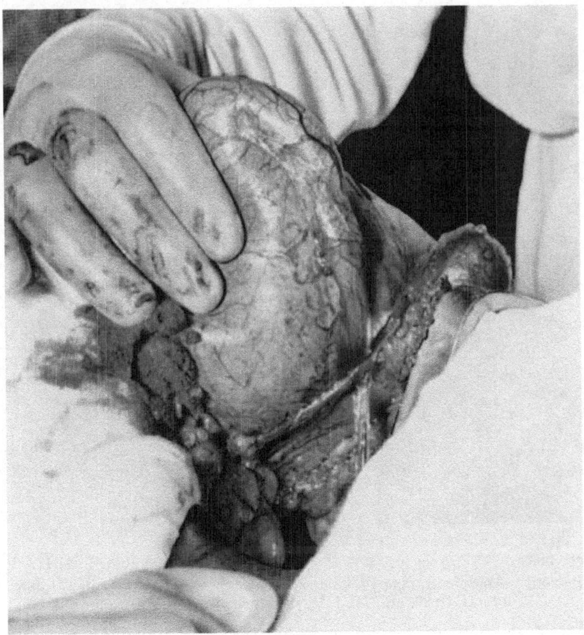

Abb. 28. Hochgradige Hydronephrose, durch akzessorisches Gefäß verursacht, bei einer 40jährigen Patientin
Operationsaufnahme, bei welcher die Kreuzung des Gefäßstranges, etwas weiter als gewöhnlich vom Hilus entfernt, klar erkennbar ist. Nephrektomie

des Ostiums verbunden, welche die Entleerungsstörung erklärt. Sie ist anfangs
auf den pelvinen Teil des Ureters beschränkt (Abb. 22), um sich später allmählich
auf das ganze Nierenbecken-Harnleitersystem auszudehnen. In der Mündungs-

cyste befinden sich oft ein oder
mehrere Steine, welche auch ihrer-
seits zu der Entleerungsstörung beitragen (Abb. 23a und b).

Wanderniere. Daß bei fort-
geschrittenem Grad von Wanderniere
eine Entleerungsstörung im Nierenbecken entsteht, welche schließlich

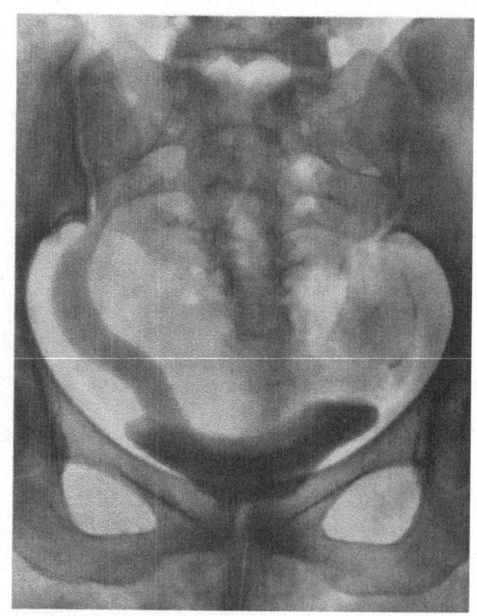

Abb. 30a

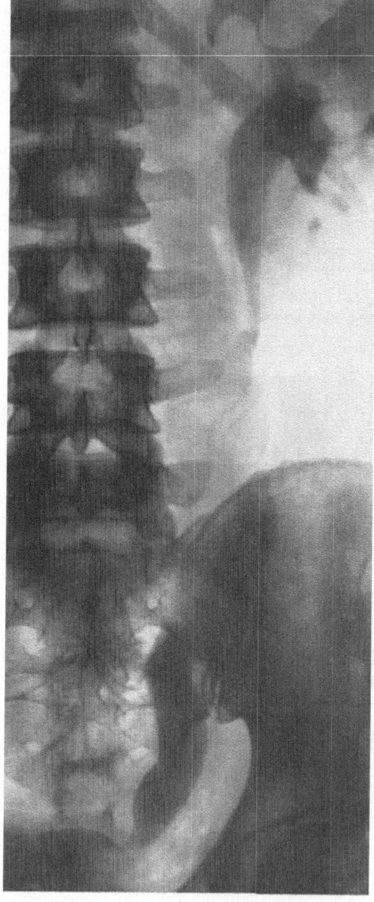

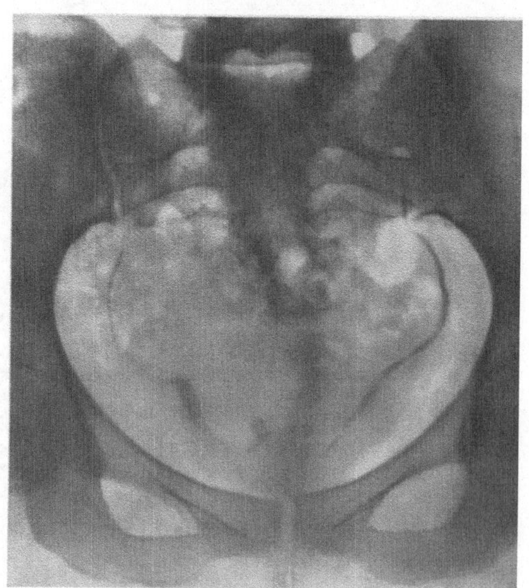

Abb. 29                  Abb. 30b

Abb. 29. 44jähriger Patient. Ausscheidungspyelogramm: Angeborene Stenose der linken Harnleitermündung mit Hydroureter und Pyelektasie mittleren Grades

Abb. 30a u. b. 22jährige Patientin mit Harninkontinenz. Abnorm gelegene Mündung des rechten Harnleiters in die Harnröhre mit Stenose des Ostiums. Erweiterung des unteren Drittels des Ureters. Operation: Cystotomie. Freilegung des Ureters, Spaltung der Mündung und Verlegung derselben in die Blase. a Ausscheidungspyelogramm vor der Operation. b Rückbildung der Erweiterung etwa 40 Tage nach der Operation. Besserung der Harnkontinenz

zu einer Hydronephrose führen kann, ist seit langem bekannt. Die Literatur
verzichtet darauf, neue Argumente für diesen ätiologischen Faktor zu bringen.
Neuerdings ist man aber doch etwas skeptisch hinsichtlich der Häufigkeit dieser
Erscheinungen, die in der alten Literatur so oft erwähnt wurden. Einen Vorbehalt

hatte BERNASCONI schon 1931 geäußert. Er hat 4 Fälle beobachtet, bei denen entweder aberrante Gefäße oder Strikturen des Ureterhalses bei der Operation

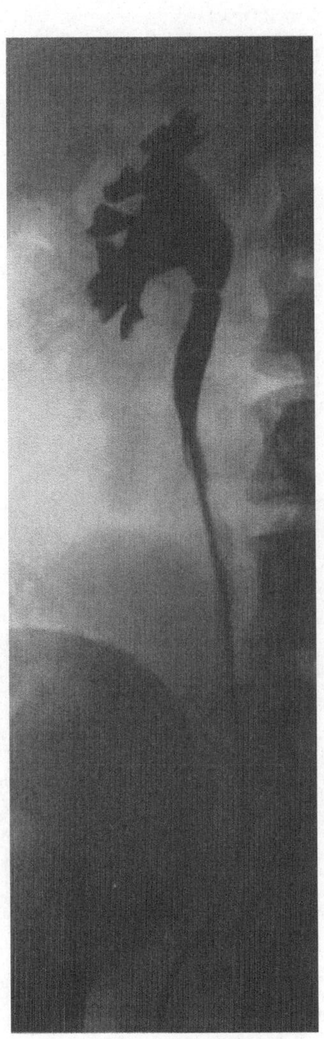

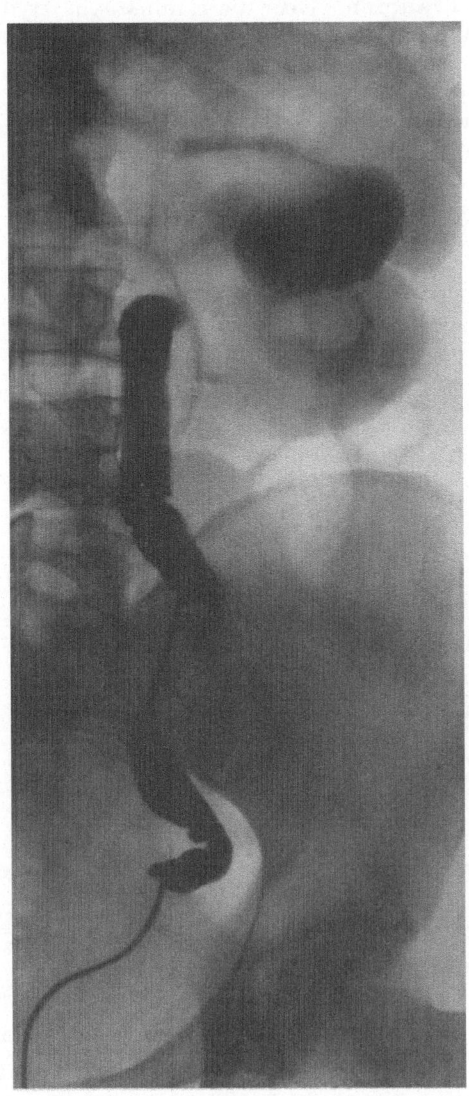

Abb. 31        Abb. 32

Abb. 31. Pyelektasie mit Periureteritis bei einer 28jährigen Patientin. Retrogrades Pyelogramm. Operation: Ureterolyse

Abb. 32. Linksseitige hochgradige Hydronephrose mit Hydroureter und Nierensteinen bei einem 27jährigen Patienten. Retrogrades Pyelogramm: Angeborene Stenose der Harnleitermündung. Nephrektomie

festgestellt wurden. Solche Fälle von Wandernieren mit verschiedenen Stadien von Stauung zeigen die Abb. 39—42.

Wenn eine Hydronephrose durch abnorme Beweglichkeit der Niere entsteht, dann handelt es sich meistens um die intermittierende Form. Erst während des

Anfalls ergeben sich alle Vorbedingungen für ihre Entstehung, und nur das Hinzutreten der Infektion macht die Erscheinungen permanenter.

Traumen. Über die traumatische Hydronephrose sind die Belege nicht so zahlreich. Gut begründete Fälle sind ab und zu beschrieben worden. So hat ADLER-RACZ (1928) eine sehr voluminöse Hydronephrose traumatischer Ätiologie beobachtet. Es handelte sich um einen 17jährigen Jungen, bei dem sich

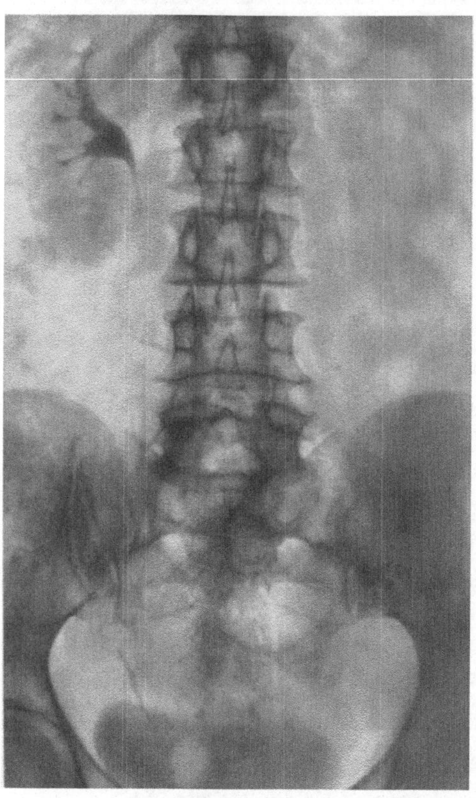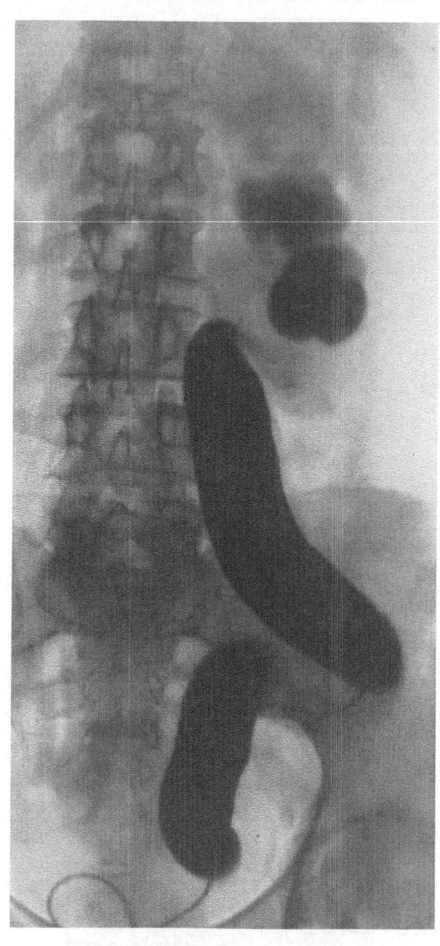

a       b

Abb. 33a u. b. Linksseitige hochgradige Hydronephrose mit Hydroureter bei einer 57jährigen Patientin infolge von angeborener Stenose der vesicalen Harnleitermündung. a Ausscheidungspyelogramm. b Retrogrades Pyelogramm. Operation: Totale Nephroureterektomie

nach einem Sturz, nach 7 Monaten eine Hydronephrose entwickelte, deren Inhalt 9 Liter betrug. Der Autor meint, daß in der Literatur niemals ein so schnelles Wachstum beschrieben wurde.

Beim Falle von BLUMENSAAT (1936) kam es durch Hufschlag zur *Ruptur* der linken Niere. Drei Monate nach dem Unfall wurde eine Hydronephrose exstirpiert. Als Ursache erwies sich eine narbige Uretereinengung. RUPPANNER hat 1942 einen Fall von traumatischer Hydronephrose als Folge einer Skistockverletzung beobachtet. Im Falle BÜCHNERS (1951) wurde eine mäßige Abflußbehinderung der Niere infolge von Stecksplittern vorgefunden. Der Fremdkörper saß dicht am linken Nierenbecken, und als Abflußhindernis verursachte er eine deutliche Erweiterung des Beckens und der Kelche.

EISENDRATH hat die Frage von *Ureterstrikturen* und Hydronephrose als Endfolge von Nierenverletzungen behandelt. Er betont die Notwendigkeit von Kontrolluntersuchungen bei konservativer Behandlung von Traumen der Niere und späterer anschließender Heilung.

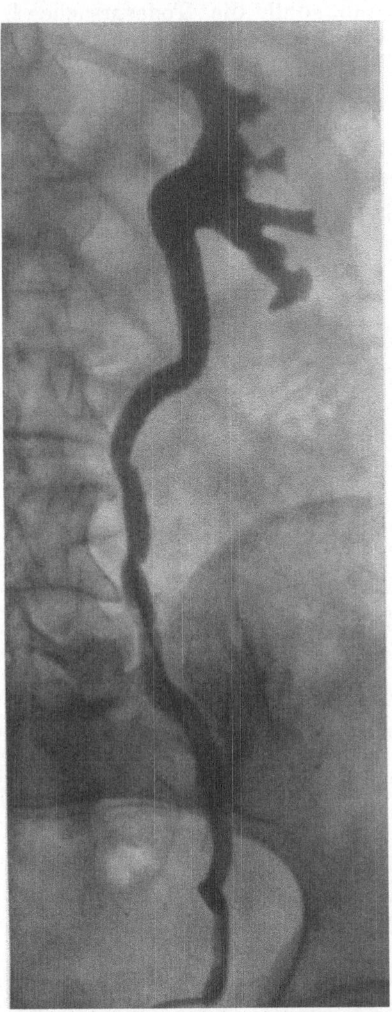

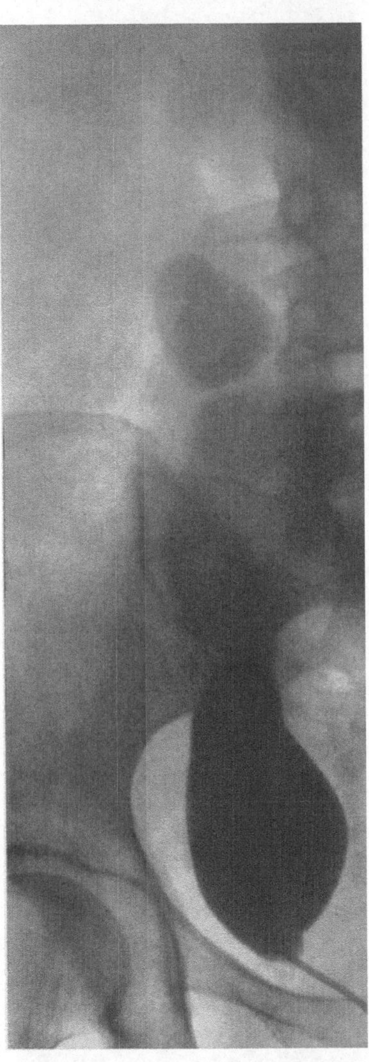

Abb. 34. Retrogrades Pyelogramm bei einem 65jährigen Patienten mit Schmerzen in der linken Niere und langandauernden pyelonephritischen Anfällen. Stenose der Harnleitermündung mit Pyelektasie und Ureterektasie leichten Grades

Abb. 35. Rechtsseitige Hydronephrose mit Hydroureter infolge von angeborener Stenose der vesicalen Harnleitermündung bei einer 57jährigen Patientin. Retrogrades Pyelogramm. Operation: Nephroureterektomie

Eine Komplikation der Hydronephrose beschrieb PERRIN (1939), die er bei einem Fall beobachtete, bei dem die Hydronephrose durch ein Trauma in eine *Hämatonephrose* umgewandelt wurde.

Entzündungen. Hinsichtlich der Entzündungen als ursächliche Faktoren der Entleerungsstörungen wirken besonders Eiteransammlungen oder entzündliche Infiltrationen oder sogar einfache Sklerosen als Kompression. Auch der die Atonie auslösende Faktor der Entzündung ist zu beachten. LAUGE-HANSEN hat über 10 Fälle von Psoasabscessen, bei welchen die Pyelographie eine Hydronephrose zeigte, berichtet. Bei manchen handelte es sich um eine bilaterale Entleerungsstörung und eine Verlegung des Harnleiters. Der Autor erinnert daran, daß die Todesursache beim Psoasabsceß oft die Urämie sein soll. Über ähnliche Fälle von Psoasabscessen, die sekundär zu Spondylitis auftraten,

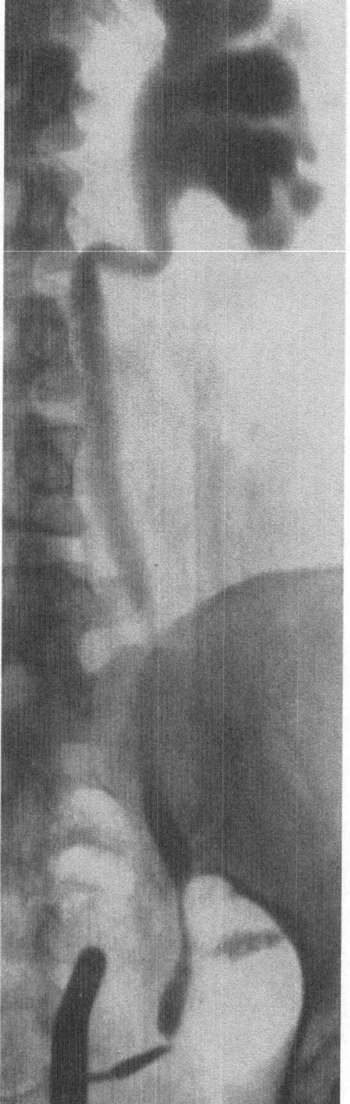

Abb. 36. Angeborene Stenose des pelvinen Teiles des Harnleiters mit Bildung einer mäßigen Hydronephrose. Retrogrades Pyelogramm durch Chevassu-Sonde

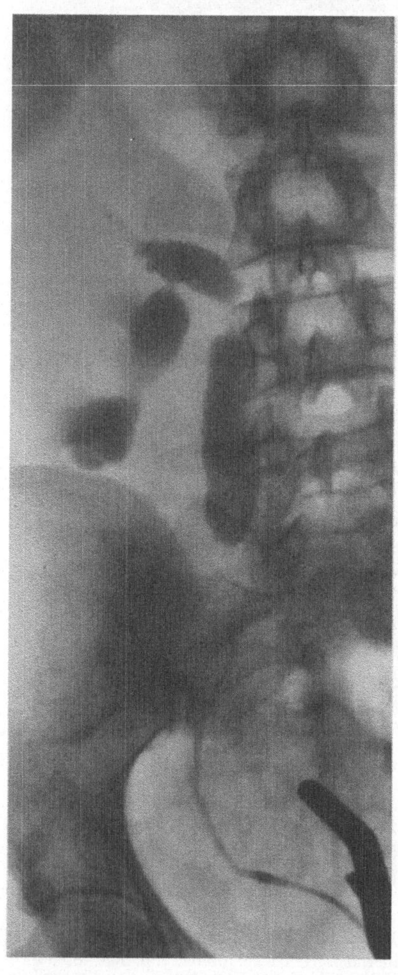

Abb. 37. Lange Striktur des pelvinen Harnleiters unklarer Ätiologie. Ausgesprochene Erweiterung des oberen Teiles und des Nierenbeckens. Retrogrades Pyelogramm. Füllung durch Chevassu-Sonde

berichteten sowohl THOMAS und KINSELLA (1931) als auch GAYET (1947). Der Ureter war in den tuberkulösen Prozessen der Nachbarschaft eingebettet, es entstand eine Hydronephrose aber keine spezifische Infektion der Niere.

Als Beispiele verschiedener entzündlicher Ursachen, welche zur Erzeugung von Entleerungsstörungen beigetragen haben, mögen Abb. 43—46 dienen. Besonders interessant ist ein Fall von Hydronephrose bei *Ureteritis cystica* (Abb. 44). Als Abflußhindernis fanden sich stark entwickelte Cysten der Ureterschleimhaut. Bei der Operation wurde besonders am oberen Drittel des Ureters eine Anhäufung solcher Cysten aufgefunden, welche die Obstruktion bewirkten[1]. Abb. 45a u. b zeigen die Wirkung, die ein *paranephritischer Absceß* auf die Entleerung des Nierenbeckens hatte. Diese sind z. T. auf die Kompression der Nierenbecken bzw. Harnleiterwand, z. T. auch auf die durch die Entzündung resultierende Atonie zurückzuführen. Bemerkenswert ist die 1 Monat nach Eröffnung des Abscesses völlige Wiederherstellung der Niere.

Neuerdings wird oft in der Literatur auf die Obstruktion des Ureters durch retroperitoneale und spezifische Entzündungsprozesse hingewiesen. Die häufigste Form, die als *Periureteritis plastica* bezeichnet wird, kann ein-

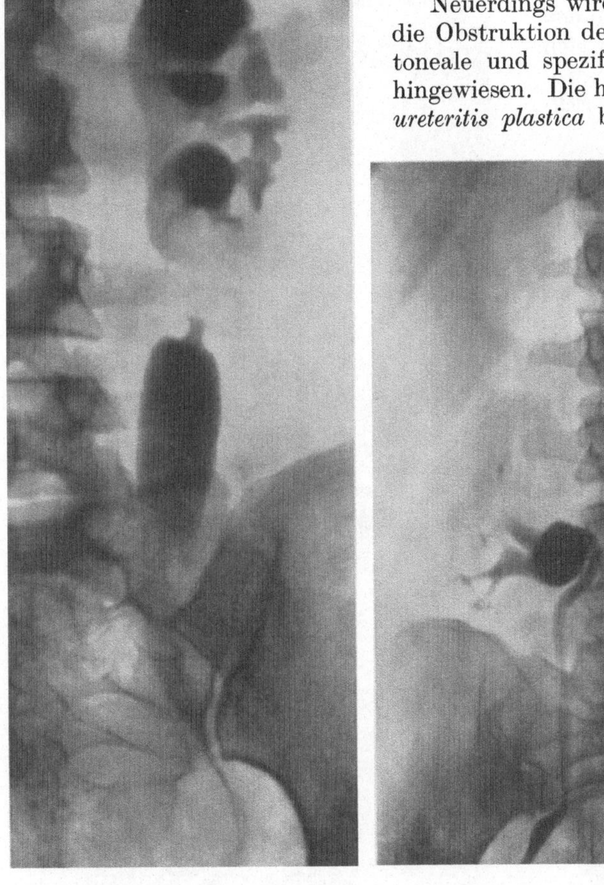
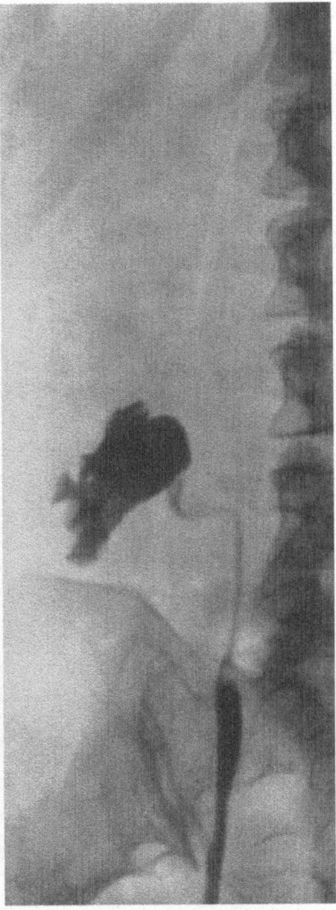

Abb. 38      Abb. 39      Abb. 40

Abb. 38. Retrogrades Pyelogramm bei einer 32jährigen Patientin: Angeborene lange Stenose des oberen Teils des Ureters. Operation: Ureterotomie mit Intubation. Raffung des extrarenal sehr erweiterten Nierenbeckens. Nephrostomie

Abb. 39. Retrogrades Pyelogramm bei Wanderniere mit leichter Erweiterung des Nierenbeckens

Abb. 40. Retrogrades Pyelogramm bei einer 40jährigen Patientin. Senkung der rechten Niere mit mäßiger Erweiterung des Nierenbeckens

seitig, aber auch doppelseitig auftreten. Die Ätiologie ist nicht ganz klar. Aus diesem Grunde wurde die Krankheit von manchen Autoren als idiopathisch bezeichnet. Über typische Fälle berichteten in letzter Zeit MILLER, LIPIN,

---

[1] Der Fall entspricht genau dem von J. u. W. ISRAEL in ihrer Chirurgie der Niere und des Harnleiters, Abb. 67, dargestellten Präparat aus der Pathologisch-Anatomischen Sammlung des Städtischen Krankenhauses im Friedrichshain.

Meisel und Long (1952), Vest und Barelare (1953), Mirabile und Spillane (1955), Ducrot (1955), Cibert, Durand und Rivière (1957), Raper (1956), Hejtmancik und Magid (1956), Talbot und Mahoney (1957), Iozzi und Murphy (1957), Houston (1957), Park und Jones (1958) und Mulvaney (1958).

Hier muß man auch den Fall von Hammesfahr (1947) erwähnen, welcher ebenfalls zu diesen Grenzfällen der kongenitalen und entzündlichen Entstehungsursache gehört. Es handelt sich um einen Fall von Hydronephrose, durch *abnorme Fett-*

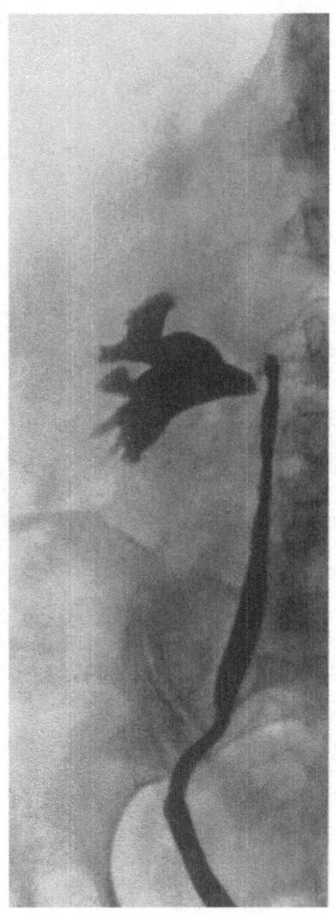

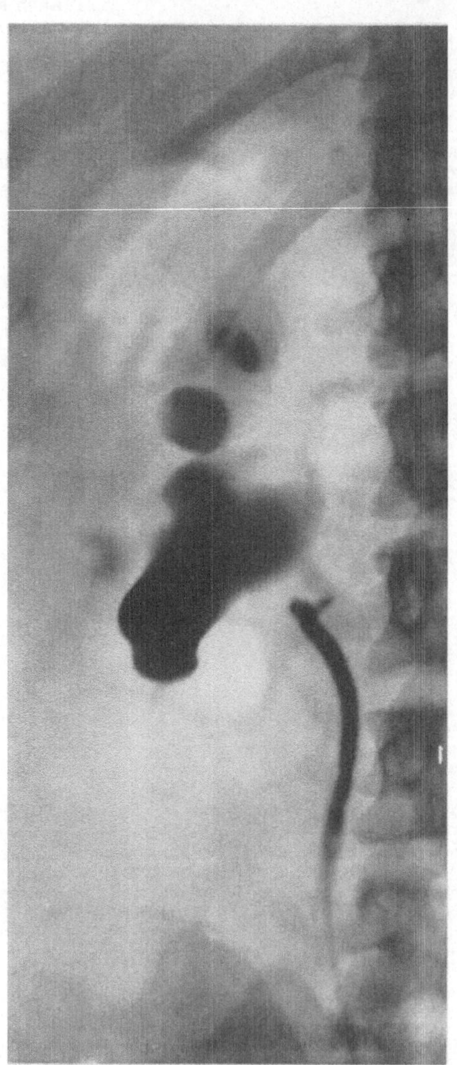

Abb. 41
Abb. 42

Abb. 41. Retrogrades Pyelogramm bei einer 40jährigen Patientin. Rechtsseitige Wanderniere mit mäßiger Pyelektasie. Scharfe Abknickung des Harnleiters

Abb. 42. Retrogrades Pyelogramm bei einem 18jährigen Mädchen mit entzündlichen Erscheinungen an der rechten Niere. Operation: Bedeutende Ptosis mit Hydronephrosenbildung. Ureterolyse und Nephropexie

*entwicklung im Nierenhilus* entstanden. Der Autor meint, es sei wahrscheinlich eine kongenitale Hyperplasie des das Nierenbecken normalerweise umgebenden Fettgewebes. Durch die pathologisch-anatomische und histologische Untersuchung „scheinen entzündliche Momente nur eine sekundäre Rolle gespielt zu haben".

Bei spezifischen Entzündungen und besonders bei *Nierentuberkulose* ist manchmal eine Grundlage für eine *unspezifische Hydronephrose der anderen Niere* gegeben, durch narbige Stenosierung des Ureterostiums. Viele solche Fälle sind in der Literatur der letzten Jahre enthalten.

Wir bringen in Abb. 46 einen selbstbeobachteten Fall von symptomatischer Erweiterung des ganzen linken pyeloureteralen Systems bei narbiger Stenose der Uretermündung im

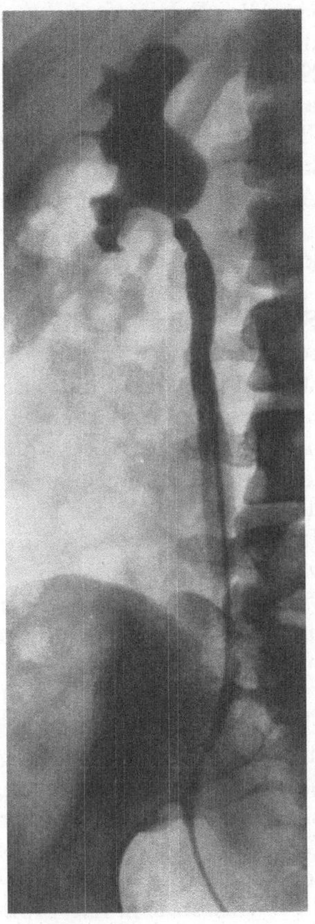 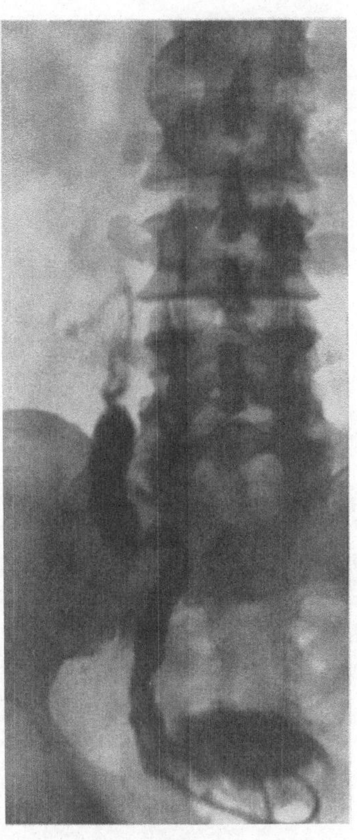

<table>
<tr><td>Abb. 43</td><td>Abb. 44</td></tr>
</table>

Abb. 43. 26jährige Patientin mit entzündlichen Erscheinungen an der rechten Niere. Retrogrades Pyelogramm. Unter der Diagnose von Cystopyelitis konservative (medikamentöse) Therapie. Erhebliche Besserung der Beschwerden

Abb. 44. Hydronephrose bei Ureteritis cystica. 65jähriger Mann. Retrogrades Pyelogramm. Nephroureterektomie. Nach 2 Jahren Exitus an Urämie. Wahrscheinlich Wiederholung desselben Prozesses an der linken Seite

Anschluß an Tuberkulose der rechten Niere. Abb. 47 zeigt einen ähnlichen Fall, in dem durch die Operation nach PUIGVERT ein gutes Resultat erzielt wurde.

Eine typische solche Beobachtung haben CIBERT und CAVAILHER (1947) beschrieben. Es handelte sich um einen Fall von Ureterohydronephrose infolge narbiger Stenose des Ostiums bei intakter Blase, bei einem schon wegen Tuberkulose nephrektomierten Patienten. Therapeutisch wurde eine Uretero-Cystoanastomose ausgeführt.

Nach manchen Autoren ist ein narbiger Prozeß im Bereich der Uretermündung nicht unbedingt notwendig, um eine solche „kontralaterale" Hydronephrose zu erzeugen. FANARA (1947) meint, daß hierfür eine Dyskinese des Ureterostiums

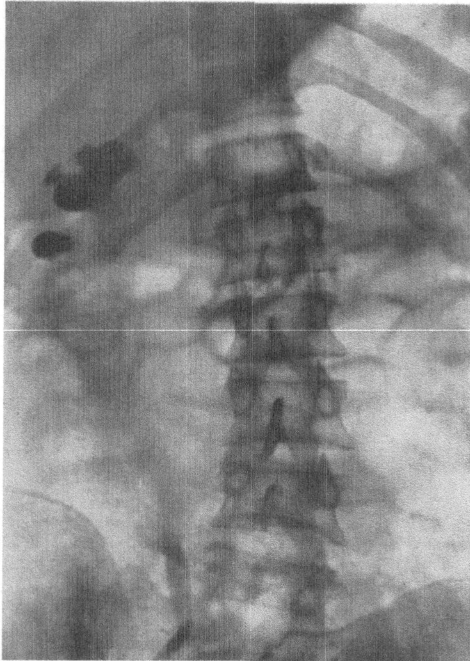

a

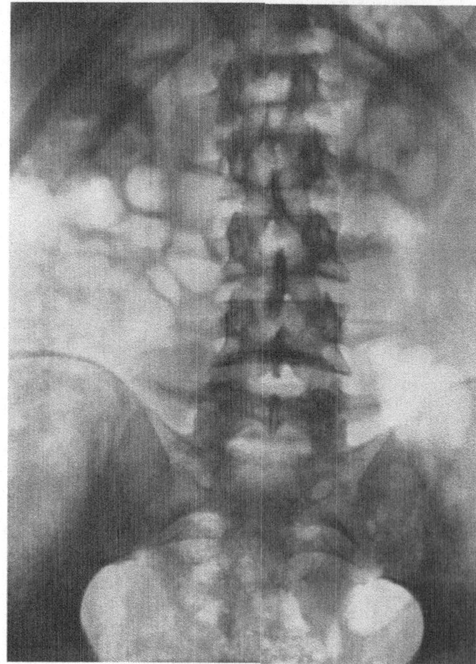

b

Abb. 45 a u. b. Rechtsseitiger paranephritischer Absceß bei einem 18jährigen Jungen. a Retrogrades Pyelogramm. Deutliche Erweiterung des ganzen Hohlsystems. Unscharfe Darstellung der oberen 2 Drittel des Harnleiters. b Ausscheidungspyelogramm 1 Monat nach Eröffnung und Drainage des Abscesses. Völlige Wiederherstellung der Niere und des Ureters

infolge von Spasmus genügt. Er stützt sich auf eigene Erfahrungen und hält diese Spasmen nach Nephrektomien der erkrankten Seite für reversibel.

Daß bei solchen Fällen funktionelle Folgen seitens des pyelo-ureteralen Systems der gesunden Seite auftreten können, ist nicht ausgeschlossen, daß sie aber zur Bildung einer Hydronephrose führen können, wird von den meisten Autoren mit Skepsis aufgenommen.

Steine. Es ist seit langem bekannt, daß verschiedene Lokalisationen und Krankheitsformen der Steinkrankheit einen häufigen Faktor der Entleerungsstörungen darstellen. Das Abflußhindernis kann bei aseptischen Fällen rein mechanisch sein, bei Hinzutreten der Infektion können atonische Zustände des Nierenbeckens hinzukommen. In einer Reihe von Bildern sind verschiedene solche Folgen des Steinverschlusses auf das Nierenbecken und den Ureter wiedergegeben (Abbildung 48—54).

Es besteht die Frage, die bei solchen Fällen auch geklärt werden muß, ob die Steinbildung mit der darauffolgenden Entleerungsstörung oder das Gegenteil das *Primäre* ist. Es ist oft schwer, hierüber zu entscheiden. Auf Grund des in Griechenland vorkommenden großen Steinmaterials glauben wir jedoch, daß die Steinbildung sehr oft vorangeht. Eine langjährige Beobachtung vieler Patienten nach der Operation gab uns Beweise hierfür. In solchen Fällen ist es bei der Indikationsstellung von praktischer Bedeutung, nach Möglichkeit die primäre Steinbildung von der sekundären zu unterscheiden. Bei der zweiten ist es notwendig, neben der Entfernung des Steines auch die Abflußverhältnisse zu verbessern, um ein Steinrezidiv zu vermeiden (Foley).

Falls die erste Annahme zutreffen sollte, müßte die Zahl der Recidive

nach konservativen Operationen, die zur Entfernung von Steinen ausgeführt
werden, viel größer sein. Bekanntlich schwankt aber die Angabe über die
Häufigkeit der Rezidivbildung in den meisten neueren Statistiken zwischen
15—20%, höchstens bis 25%. Wäre die sekundäre Steinbildung häufiger, dann
würde auch die Zahl der darauffolgenden Rezidive bestimmt viel höher sein.

Nicht ganz zu den selben Folgerungen gelangen GALLIZIA und BANCHIERI,
die bei der Untersuchung ihrer Fälle von Steinkrankheit gleichzeitig Entleerungs-

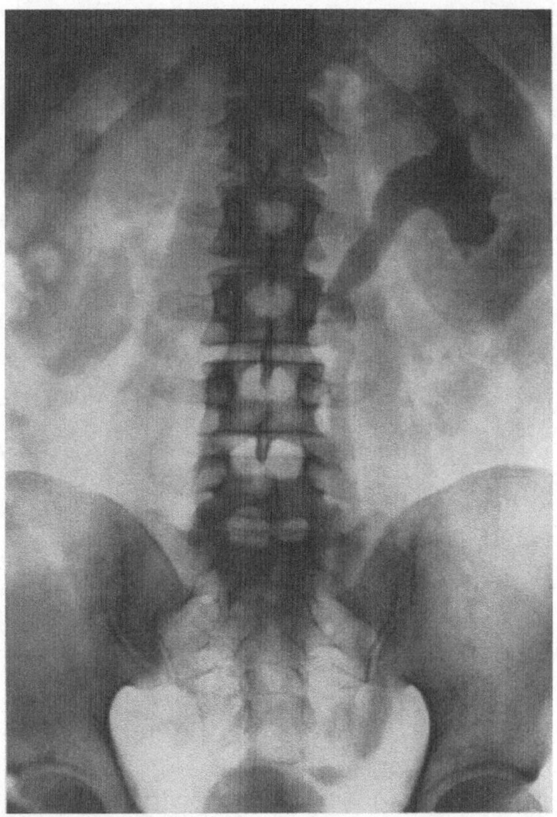

Abb. 46. Tuberkulose der rechten Niere bei einem 28jährigen Patienten. Schrumpfblase mit narbiger Verengung
der linken Uretermündung. Symptomatische Erweiterung des ganzen linken pyeloureteralen Systems. Intravenöses Pyelogramm

störungen festgestellt haben. Bei 76 Fällen waren neben den Steinen folgende
pathologischen Zustände vorhanden, welche eine ursächliche Rolle bei der Entstehung der Konkremente spielen könnten: Stenosen des Ureterabganges (14),
aberrante Gefäße (13), Ureterknickungen (6), Ureterstrikturen (9), Ptosis mit
Rotation (3), Kelchstenosen (2), perinephritische Narben (6), kurze Hilusformation
(4), Cystenniere (1), Hufeisenniere (2), Doppelniere (1), Nierenbecken-Papillom
(1), extrapelvine Neubildung (1), dynamische Störungen (8) und ohne Befund (5).
Die Autoren betonen, daß neben der Entfernung des Steines die Korrektion des
Abflußhindernisses das Wichtigste bei der Behandlung sei.

Tumoren. Je nach ihrer Lokalisation verursachen oft Neubildungen des
uropoëtischen Systems Entleerungsstörungen, hauptsächlich aber bilden die

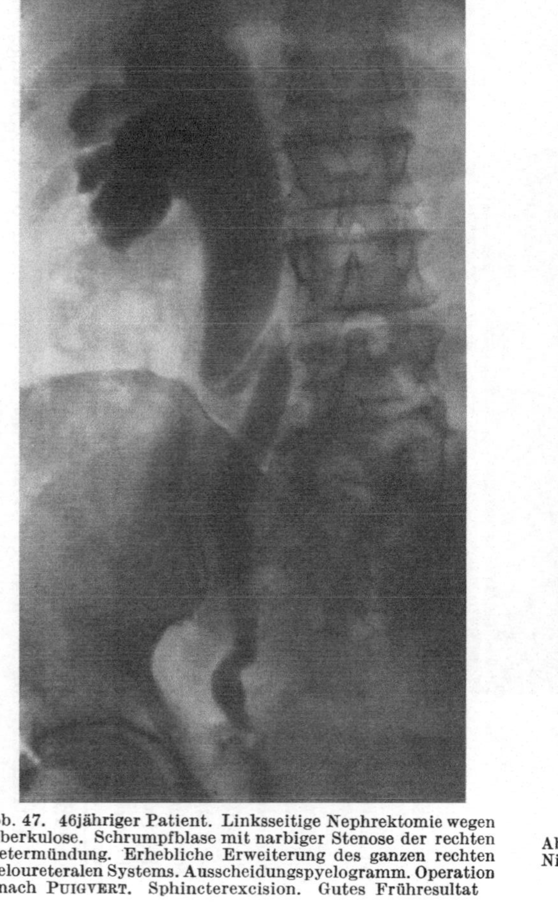

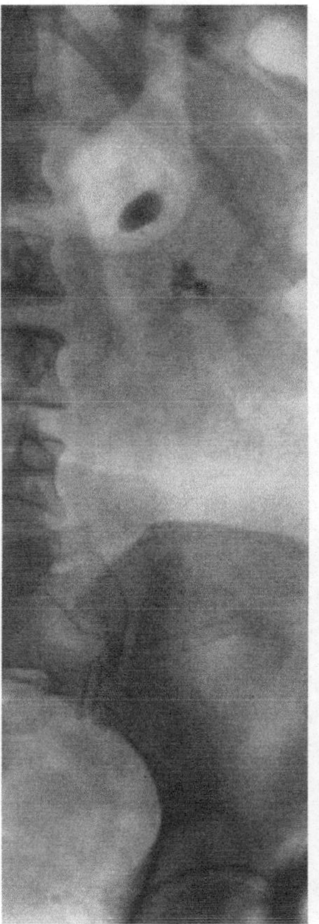

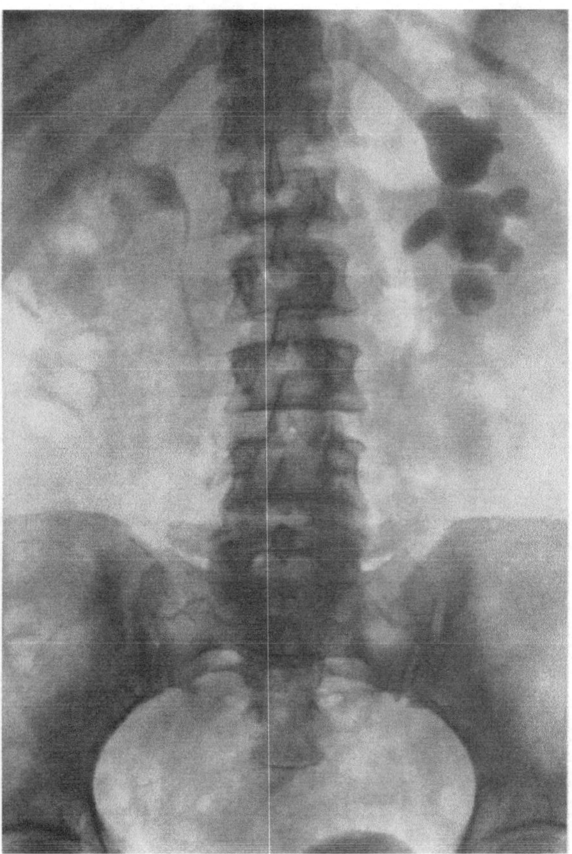

Abb. 47. 46jähriger Patient. Linksseitige Nephrektomie wegen Tuberkulose. Schrumpfblase mit narbiger Stenose der rechten Uretermündung. Erhebliche Erweiterung des ganzen rechten pyelouretralen Systems. Ausscheidungspyelogramm. Operation nach PUIGVERT. Sphincterexcision. Gutes Frühresultat

Abb. 48a u. b. 45jährige Patientin mit Koliken in der linken Niere. a Übersichtsaufnahme: Verschlußstein des Nierenbeckens. Sekundäre Steinbildung im unteren Kelch. b Intravenöses Pyelogramm: Prähydronephrose durch den Steinverschluß. Sonst kein anderes Abflußhindernis. Entfernung der Steine durch Pyelotomie

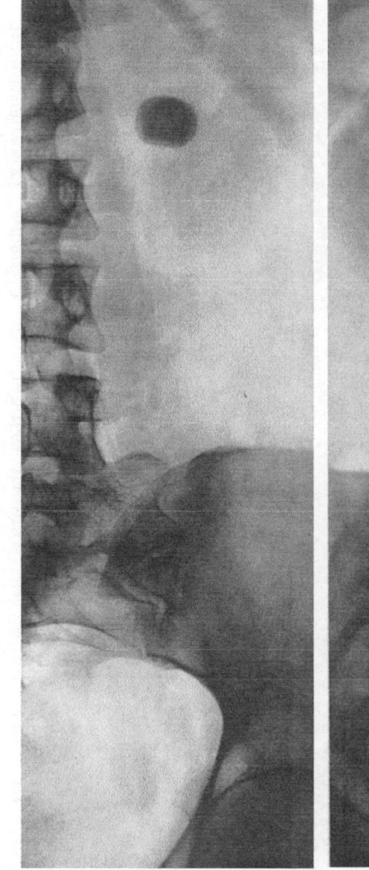

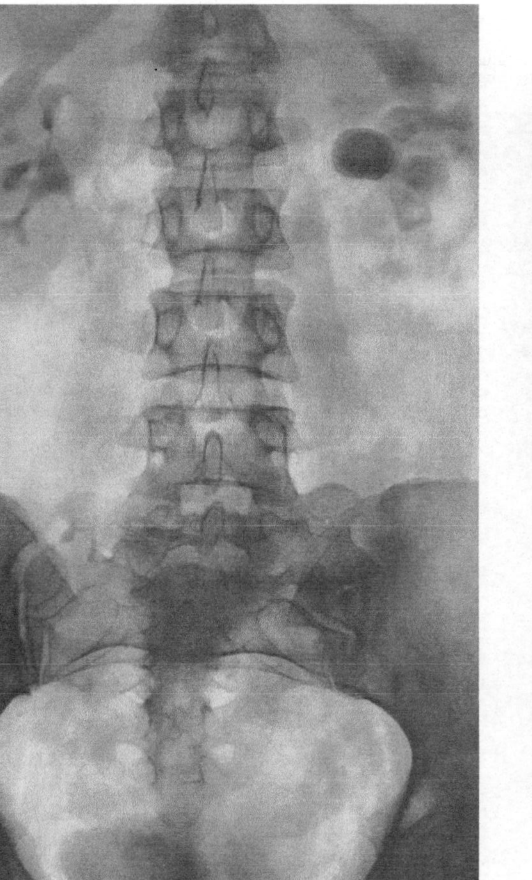

a

b

Abb. 49a u. b. 26jährige Patientin mit Steinrezidiv in der linken Niere. a Übersichtsaufnahme. b Intravenöses Pyelogramm: Verschlußstein des Nierenbeckens mit Hydronephrose. Entfernung des Steines durch Pyelotomie

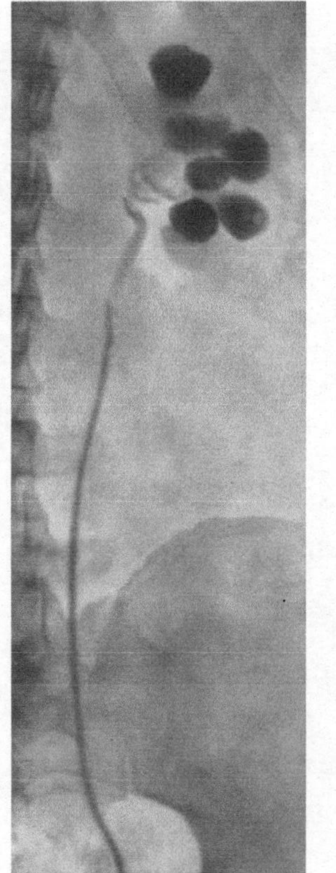

Abb. 50. 42jähriger Patient mit Koliken in der linken Niere. Retrogrades Pyelogramm: Hydronephrose infolge eines strahlendurchlässigen Steines des Nierenbeckens. Nephrektomie

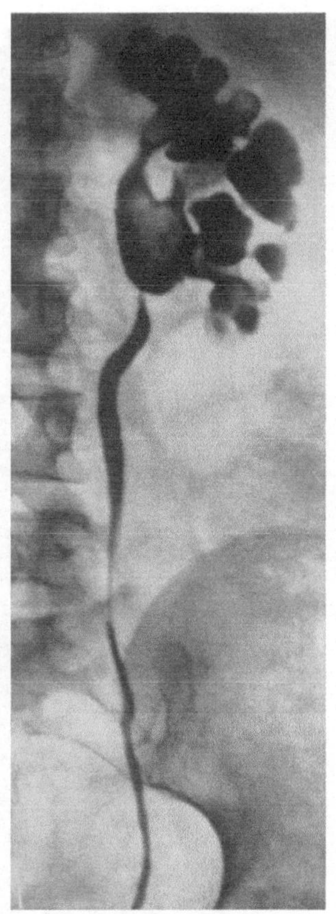

Abb. 51. Multiple strahlendurchlässige Steine der linken Niere bei einer 30jährigen Patientin. Retrogrades Pyelogramm: Bildung einer Hydronephrose. Nephrektomie

Harnleitertumoren die markantesten Abflußhindernisse. Die Stauungsvorgänge
hängen von dem Grad und der Dauer des Verschlusses ab. Über solche typischen

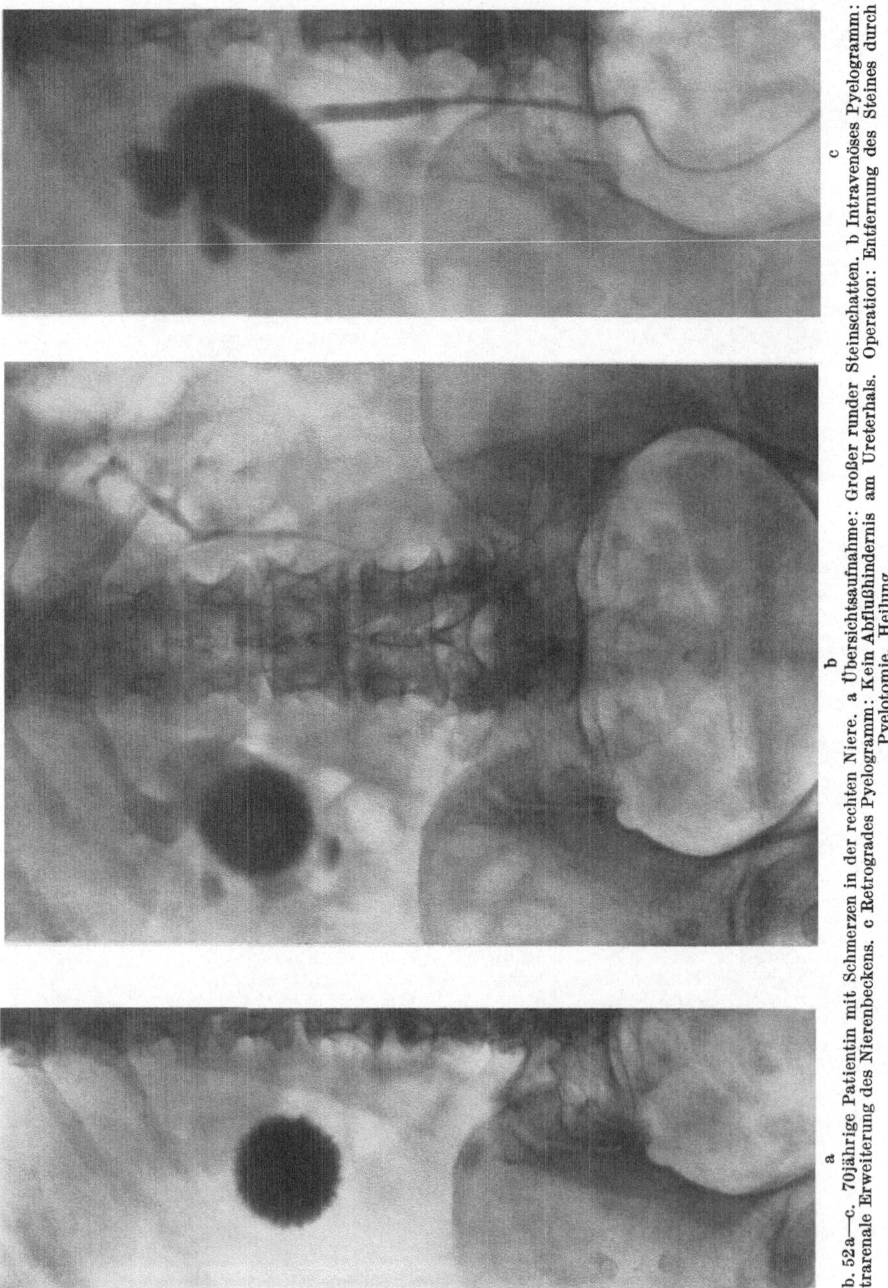

Abb. 52a—c. 70jährige Patientin mit Schmerzen in der rechten Niere. a Übersichtsaufnahme: Großer runder Steinschatten. b Intravenöses Pyelogramm: Extrarenale Erweiterung des Nierenbeckens. c Retrogrades Pyelogramm: Kein Abflußhindernis am Ureterhals. Operation: Entfernung des Steines durch Pyelotomie. Heilung

Fälle haben Everidge (1929), Marinesco (1931), Sorrentino (1934) u. a.
berichtet. In einer Reihe von Bildern bringen wir typische Lokalisationen

verschiedenen Grades von Entleerungsstörungen durch Nieren- und Uretertumoren (Abb. 55—60). Während bei *Nierentumoren* die Verdrängung und
Kompression eines Teils des Nierenbecken-Kelchsystems den typischen Befund
darstellt, und die Erweiterung die Ausnahme bildet, sieht man bei *Uretertumoren*
fast in der Regel eine Ent-
leerungsbehinderung, welche
sich als eine Harnstauung im
Pyelogramm äußert.

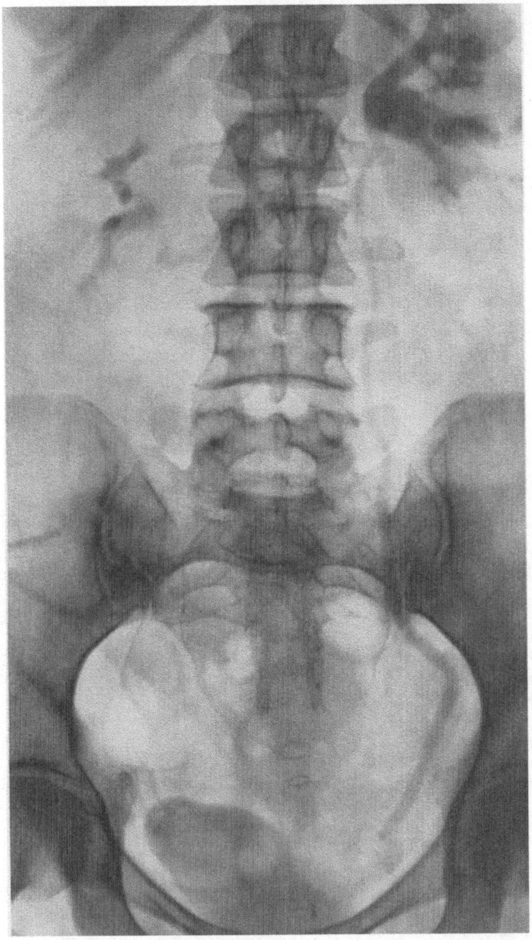

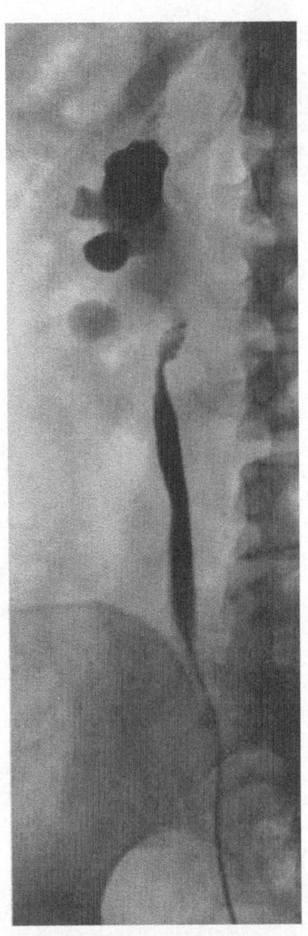

Abb. 53. Kleiner juxtavesicaler Harnleiterstein. Ausscheidungspyelogramm: Mäßige Erweiterung des ganzen Harnleiter-Nierenbecken-
systems

Abb. 54. Eingeklemmter Harnleiterstein bei einer 26jährigen Patientin.
Retrogrades Pyelogramm: Prähydronephrose

STÖCKER und MÖLLHOFF haben 1958 über einen seltenen Fall von Sarkom
des Nierenbeckens berichtet, bei welchem sich eine sekundäre Hydropyonephrose
entwickelt hatte.

Auch atypische Lokalisationen von Tumoren können Abflußhindernisse verursachen. ALCÁZAR LUQUE (1947) hat über einen Fall von Nierenverlagerung
und Hydronephrosebildung durch ein Fibrom der Nierenkapsel berichtet. Im
Falle von SCHERER (1947) war das Abflußhindernis ein in das Nierenbecken eingebrochener Tumorzapfen.

Auch aus *Tumormetastasen* sind Entleerungsstörungen beobachtet worden.
KLINGER (1948) hat einen Fall von bilateraler Ureterobstruktion durch Tumor-

metastasen von Mammacarcinom beobachtet. Bei einem Falle von BROSIG (1949)
war die Kompression des Ureters auf Metastasen eines Coecumcarcinoms zurückzuführen, welche keine Symptome verursachte und erst nach der Operation ent-

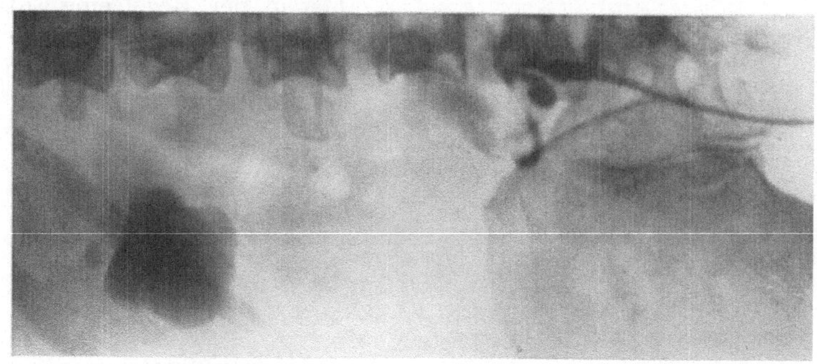

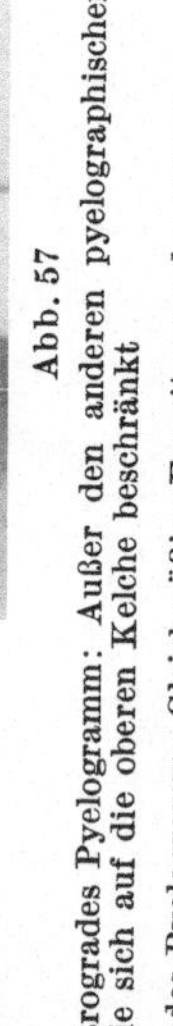

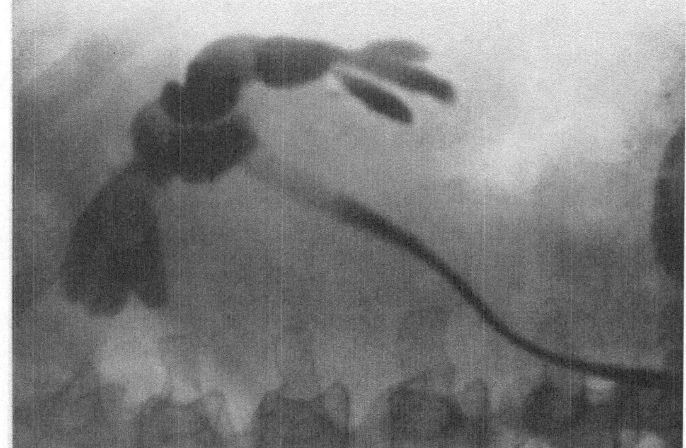

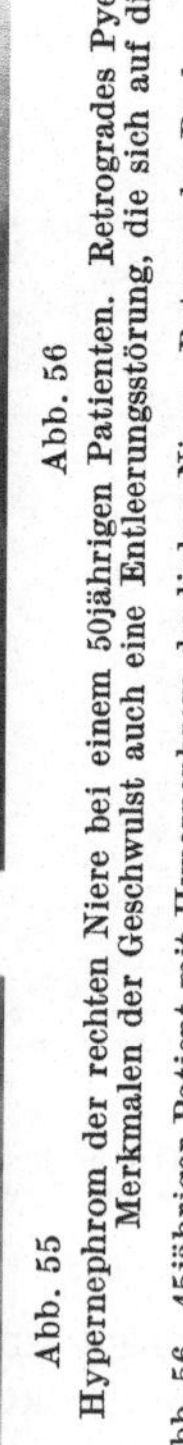

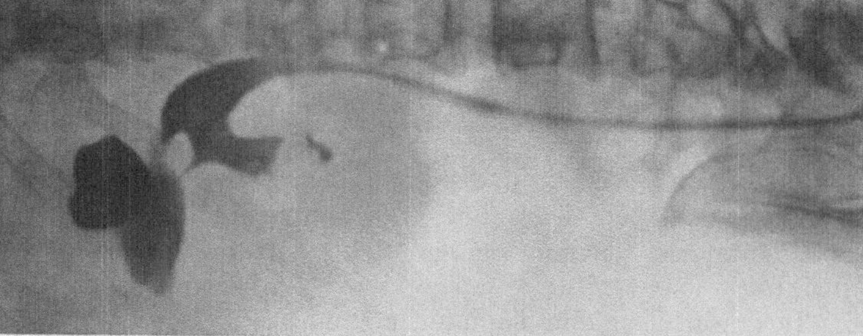

Abb. 55

Abb. 56

Abb. 57

Abb. 55. Hypernephrom der rechten Niere bei einem 50jährigen Patienten. Retrogrades Pyelogramm: Außer den anderen pyelographischen Merkmalen der Geschwulst auch eine Entleerungsstörung, die sich auf die oberen Kelche beschränkt

Abb. 56. 45jähriger Patient mit Hypernephrom der linken Niere. Retrogrades Pyelogramm: Gleichmäßige Erweiterung des ganzen Kelch-Beckensystems

Abb. 57. Retrogrades Pyelogramm bei einem 44jährigen Patienten. Fibröser Polyp des rechten Harnleiters mit voluminöser Hydronephrose. Nephroureterektomie

deckt wurde. KRAUSE und LUBERT (1952) berichteten über 5 Fälle von Entleerungsstörungen, welche auf retroperitoneale Lymphdrüsenmetastasen eines
Carcinoms des Sigmoids oder des Rectums zurückzuführen waren. Gewöhnlich
waren beide Ureteren komprimiert, hauptsächlich aber der linke.

Periphere Abflußhindernisse. Die verschiedensten Ursachen können an der Blase, am Blasenhals und an der Harnröhre Harnrückstauungen hervorrufen, durch die ein Hydroureter und eine Hydronephrose gebildet werden. Diese Entleerungsstörungen treten meistens doppelseitig auf, es sei denn, daß die Lokalisation des Prozesses an der Blase die Umgebung der einen Uretermündung ganz frei läßt. So hat bei einem unserer Patienten ein infiltrierendes Carcinom der rechten Blasenhälfte eine bedeutende Entleerungsstörung des zugehörigen Ureters und des Nierenbeckens verursacht, während die andere Seite pyelographisch ganz normal blieb (Abb. 61).

DEAN hat 1950 die oberen Harnwege bei 99 Patienten mit *Blasencarcinom* vor

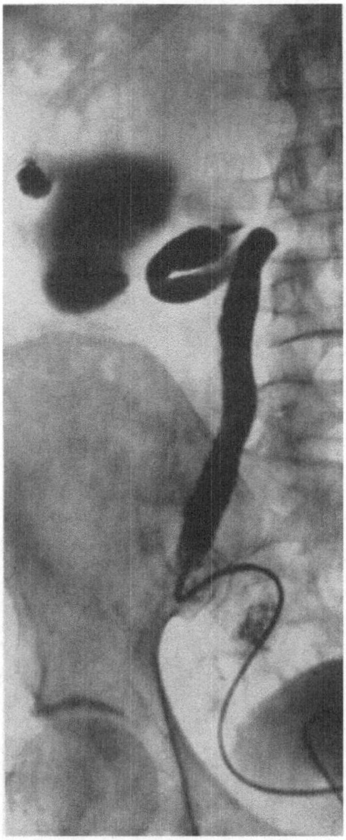

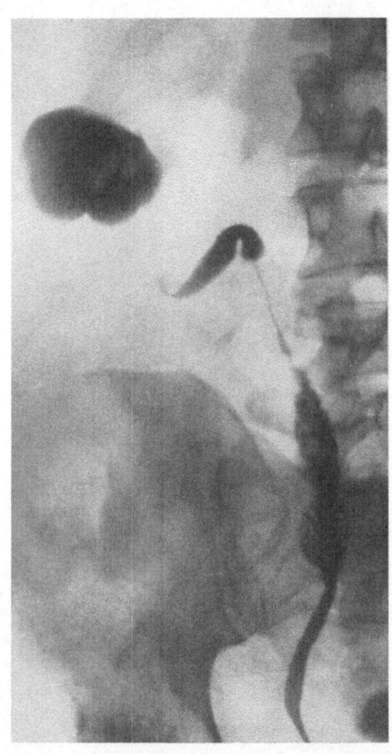

Abb. 58. 66jähriger Patient. Primäres Papillom des rechten Harnleiters mit infizierter Hydronephrose. Retrogrades Pyelogramm. Totale Nephroureterektomie

Abb. 59. Retrogrades Pyelogramm bei einem 55jährigen Patienten mit papillärem Carcinom des rechten Harnleiters. Hydronephrose. Totale Nephrouretrektomie

und nach der Ureterosigmoidostomie untersucht. Bei 31,5% waren vor der Operation Entleerungsstörungen der oberen Harnwege röntgenologisch festgestellt. Dieser Prozentsatz erhöhte sich allerdings erheblich nach der Einpflanzung, was nach DEAN durch die Gewebsreaktion nach der Operation rein mechanisch zu erklären ist. Später zeigt sich im Laufe der Zeit bei diesen Fällen eine Neigung zur Rückbildung der Dilatation sowie zur Senkung der hinzugekommenen Harnstofferhöhung im Blut.

Veränderungen am *Blasenhals* führen, wie gesagt, meistens zu doppelseitigen Entleerungsstörungen mit allen ihren Folgen (Abb. 62). HORTOLOMEI, STREJA und BURGHELE haben sich 1938 mit der Pathogenese der Niereninsuffizienz im Verlauf von Blasenentleerungsstörungen beschäftigt. Über die Hydronephrose bei der Hypertrophie der Prostata sind von KRETSCHMER und SQUIRE (1948) systematisch seit der Einführung der intravenösen Pyelographie Beobachtungen gemacht worden. Diese führten zu der Erkenntnis, daß die Rückstauung an den oberen Harnwegen sich proportional zu der Dauer der Symptome verhält. Pyelographisch ist eine laterale Verlagerung und Knickung an der vesicalen Mündung festzustellen. Die Hydronephrose

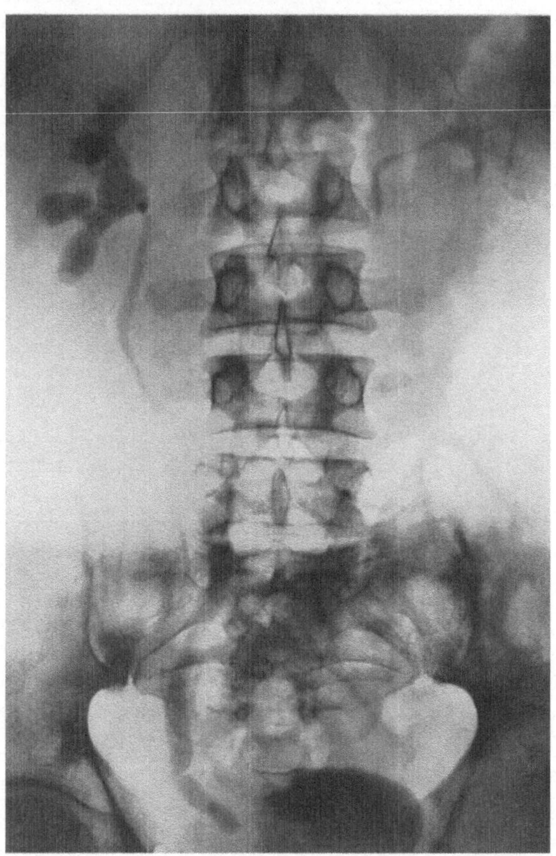

Abb. 60 Abb. 61

Abb. 60. Ausgedehnte Papillomatose des rechten Nierenbeckens und des Harnleiters bei einem 44jährigen Patienten. Hydronephrose. Retrogrades Pyelogramm: Charakteristische Infiltration des Ureters. Nephroureterektomie in 2 Sitzungen

Abb. 61. Ausscheidungspyelogramm bei einem 60jährigen Patienten mit infiltrierendem Carcinom der rechten Blasenhälfte. Entleerungsstörung des rechten Ureters und des Nierenbeckens durch Infiltration der Mündung

tritt nach KRETSCHMER und SQUIRE häufiger beim Carcinom der Prostata als beim Adenom auf. Abb. 64 und 65 zeigen bei zwei unserer Patienten die Rückwirkung des Adenoms der Prostata auf die oberen Harnwege.

Die Folgen einer solchen Stauung können so schwer für das Befinden des Kranken sein, daß manchmal ein besonderes Vorgehen nötig wird. So können wir aus unserem Material folgendes Beispiel anführen: Bei einem 58jährigen Patienten mit Prostatacarcinom entwickelte sich eine linksseitige Hydronephrose, welche so große Beschwerden verursachte, daß sie trotz des schweren Allgemeinzustandes des Patienten entfernt werden mußte (Abb. 63).

FEY hat wiederholt auf die Folgen hingewiesen, die Erkrankungen der *Prostata* und der *Harnröhre* auf die oberen Harnwege haben können (1936, 1947). Damit wird auf die Möglichkeiten hingewiesen, die die Ausscheidungspyelographie

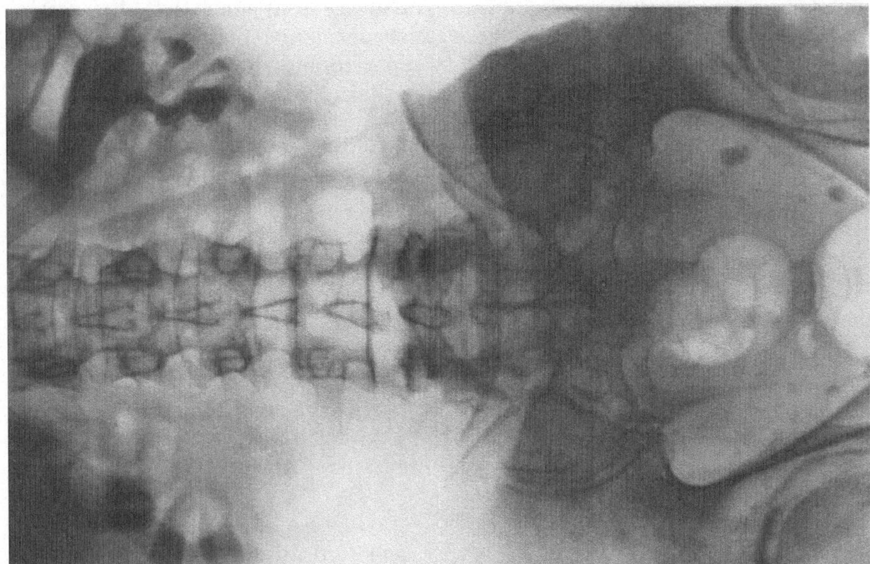

Abb. 63. Prostatacarcinom bei einem 58jährigen Patienten. Intravenöses Pyelogramm: Ausgesprochene Entleerungsstörung der oberen Harnwege. Starke Beschwerden, die die Entfernung der linken hydronephrotischen Niere erforderten

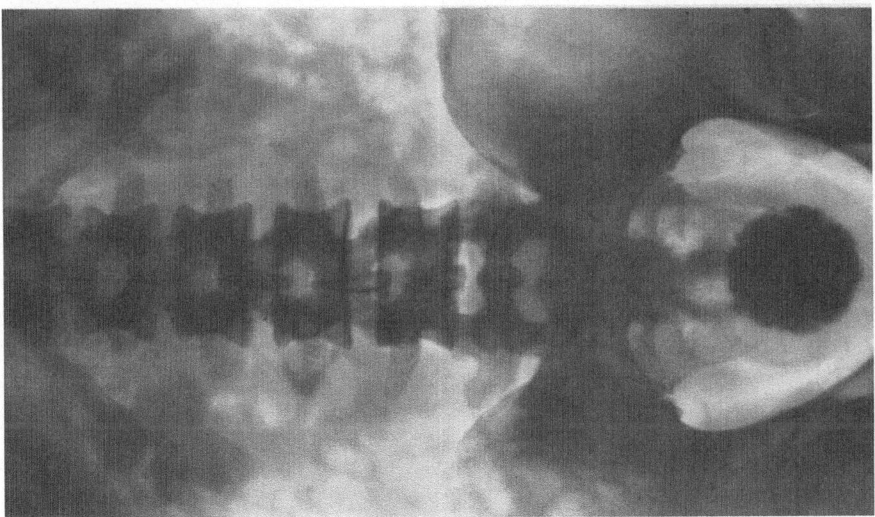

Abb. 62. Sphinctersklerose mit großem Blasenstein bei einem 40jährigen Patienten. Ausscheidungspyelogramm: Mäßige Entleerungsstörung der oberen Harnwege, besonders rechts

für die frühzeitige Feststellung dieser Folgen (schon vor den Laboratoriumsuntersuchungen) auf die oberen Harnwege hat.

Neuerdings veröffentlichte auch ALKEN (1956) eingehende Beobachtungen über die Rückwirkungen, die das *Blasenhalsadenom* auf die Dynamik der oberen Harnwege haben kann. Hinsichtlich der Reaktion auf die pathogene Störung

4*

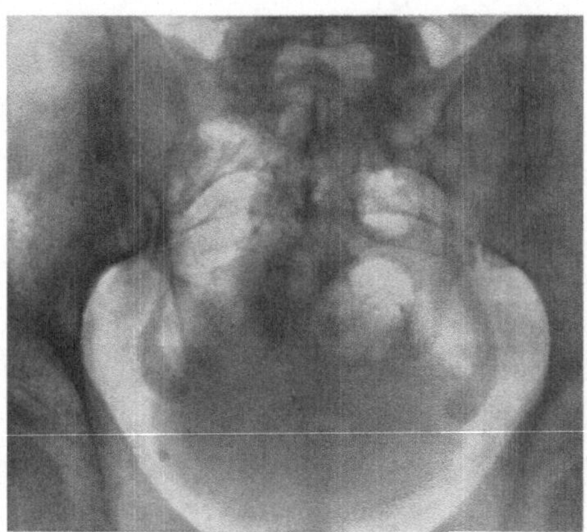

Abb. 64. Ausscheidungspyelogramm bei einem 63jährigen Patienten mit Prostataadenom. Erweiterung beider Harnleiter am unteren Drittel beschränkt

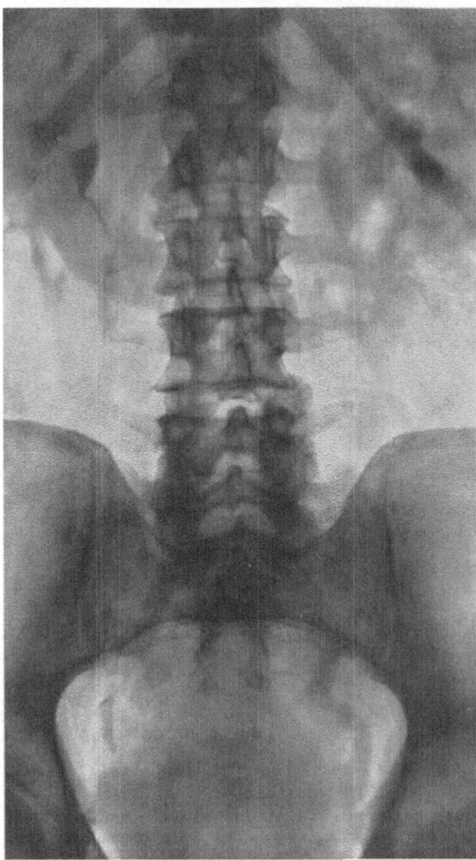

Abb. 65. Ausscheidungspyelogramm bei einem 69jährigen Patienten. Deutliche Erweiterung des ganzen linken pyeloureteralen Systems

wird zwischen 2 Typen von Patienten unterschieden. *Erstens* diejenigen, bei welchen die Reaktionsbereitschaft der muskulären Elemente der ableitenden Harnwege sehr stark ist. Bei denen auch auf lange Zeit nur eine starke Hypertrophie der Blasenwand ohne Restharn zu beobachten ist. *Zweitens* solche, welche auf das Entleerungshindernis schwach reagieren. Bei diesen Patienten äußern sich frühzeitig ausgesprochene Entleerungsstörungen, die schnell, nach einer großen Ektasie der Blase, sich auf das Nierenbecken-Harnleitersystem ausdehnen. Diese 2 Reaktionsformen, welche ALKEN die *hyperplastische* und die *hypoplastische* nennt, hängen jeweils von der Konstitution des Endokrinium usw. der einzelnen Kranken ab.

Das Adenom sowie die Sphinctersklerose haben die gleichen Folgen auf die oberen Harnwege. Aber auch die *Prostatitis* kann eine Entleerungsstörung der oberen Harnwege verursachen. FOWLER und FRANKEL berichteten 1947 über eine bilaterale große Hydronephrose mit Hydroureter infolge von akuter Prostatitis. Vier Monate später konnte pyelographisch eine erhebliche Rückbildung der Dilatation beider Nierenbecken festgestellt werden. Desgleichen sind die Rückwirkungen der *Harnröhrenstrikturen* auf die oberen Harnwege von Bedeutung (Abb. 66). Der Umstand, daß sich die Erkrankung meistens jahrelang hinzieht, erklärt das häufige Auftreten solcher Veränderungen. MOFFET und GODDARD haben 1954 bei 125 Fällen von Harnröhrenstrikturen bei Männern in mehr als einem Drittel der Fälle pathologische Veränderungen der oberen Harnwege festgestellt. In 24% der Fälle handelte es sich um Hydronephrosen oder um Hydroureteren. Die Autoren betonten, daß bei diesen Patienten diese Komplikationen viel häufiger bei akuter Harnverhaltung oder bei periureteralen Abscessen vorkamen. Ähnliche Beobachtungen haben auch PITZALIS und ROMANO (1955) bei 22 Fällen von Harnröhrenstrikturen gemacht. Bei 9 Fällen war Pyeloektasie oder Kelcherweiterung festzustellen, während bei 5 Patienten ausgesprochene Hydronephrosen angetroffen wurden. SAYEGH hat 1952 über ähnliche Erfahrungen aus Ägypten bei *Bilharziakranken* berichtet, bei welchen durch diese Krankheit bekanntlich sehr oft Harnröhrenstrikturen verursacht werden.

Die mannigfaltigen *tuberkulösen Prozesse der Blase und der Harnröhre* führen oft zu Stauungserscheinungen der oberen Harnwege, welche Schwierigkeiten bei der Diagnose bereiten und sich schließlich als unspezifisch erweisen. Als Beispiel mag Abb. 67a und b dienen.

Krankhafte Prozesse der *Samenblasen* können wegen ihrer topographischen Beziehung zu dem pelvinen Abschnitt des Ureters zu Entleerungsstörungen führen. Besonders wenn die Erkrankung durch *Perivesiculitis* kompliziert wird, kann es zu einer Kompression des Ureters kommen (PUGH 1928). Als Ursache einer solchen Entleerungsstörung hat auch CHEVASSU (1946) einen Fall tuberkulöser Vesiculitis beschrieben. Schließlich sei auch auf die Möglichkeit der mechanischen

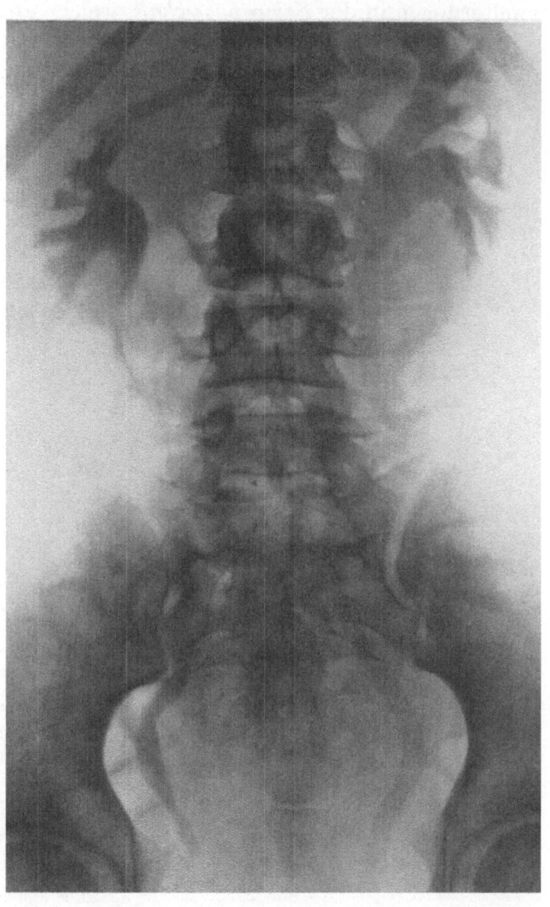

Abb. 66. 16jähriger Patient. Narbige Stenose der Harnröhre im Anschluß an eine Hypospadieoperation. Intravenöses Pyelogramm: Entleerungsstörung der oberen Harnwege, besonders links

Einwirkungen des Ductus deferens auf den Ureter bei Abflußhindernissen hingewiesen (MEYER 1948).

Für die peripheren Abflußhindernisse sind auch krankhafte Prozesse des *kleinen Beckens* verantwortlich zu machen. So hat HERSKOVITS (1936) über eine linksseitige intermittierende Hydronephrose berichtet, welche durch eine im kleinen Becken gelegene *Dermoidcyste* verursacht wurde. LESCANO hat 1950 einen Fall von *Echinokokkus* des kleinen Beckens mit Kompression beider Ureteren und doppelseitiger Hydronephrosenbildung mitgeteilt.

Gynäkologische Erkrankungen. Die engen topographischen Beziehungen zwischen den weiblichen inneren Genitalorganen und den unteren Harnwegen führen oft zu Rückwirkungen der gynäkologischen Erkrankung auf den Harnapparat. Die Literatur zu dieser Frage ist in letzter Zeit sehr umfangreich geworden. Allgemeine Ausarbeitungen zu dem Thema verdanken wir KRETSCHMER und KANTER (1937) sowie LONG und MONTGOMERY (1950). HECKENBACH hat 1931 allgemein über Verengungen des Harnleiters bei gynäkologischen Erkrankungen berichtet.

Besonders zahlreich sind die Arbeiten über die Ureter- und Nierenbeckenerweiterungen in der *Schwangerschaft*, welche aber nicht ganz zu unserem Thema gehören (Abb. 68). Nur an folgendes sei erinnert: Diese Erweiterungen sind bekanntlich durch eine Verminderung des Muskeltonus zu erklären und auf hormonale Einflüsse zurückzuführen (GUTHMANN und EHRHARDT 1931; PUHL und JACOBI 1932; BAKER und LEWIS 1935).

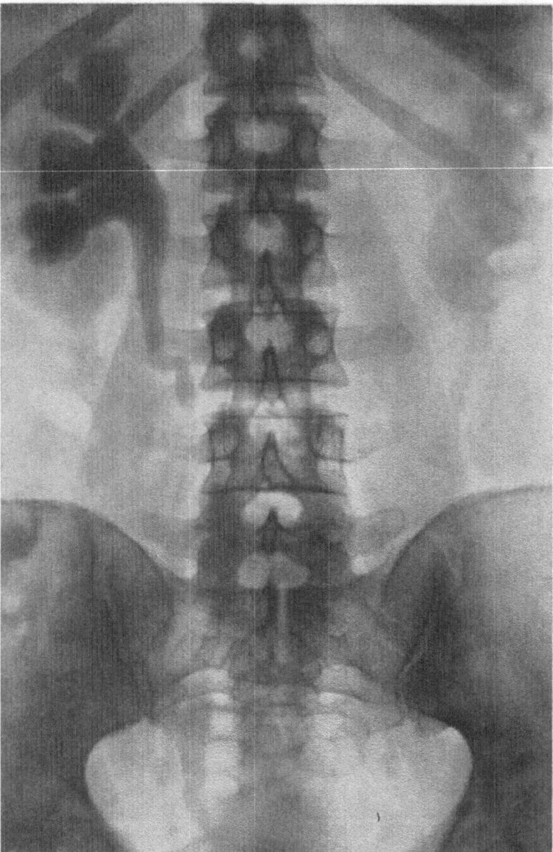

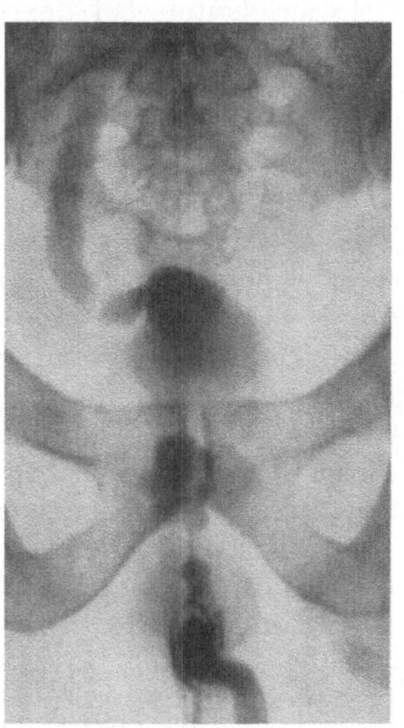

a        b

Abb. 67a u. b. 32jähriger Patient mit Tuberkulose der linken Niere. a Intravenöses Pyelogramm: Fast fehlende Ausscheidung links. Schrumpfblase. Entleerungsstörung der rechten Niere durch narbige Stenose des Ureterostiums. Striktur der Harnröhre. Colostomie. b Urethrocystographie mit deutlichem Reflux rechts

Einen sehr illustrativen Fall hat SMITH (1954) gebracht, welcher ein Argument für die hormonale und gegen die mechanische Theorie der Harnleitererweiterung der Schwangerschaft darstellt. Es lohnt sich, diese Beobachtung hier etwas ausführlicher wiederzugeben: Bei einer Patientin mit vorausgegangener Nephrektomie wegen Tuberkulose, blieb eine hartnäckige Schrumpfblase bestehen. Wegen der großen Beschwerden mußte eine Ureterosigmoidostomie des zurückgebliebenen Ureters vorgenommen werden. Während einer späteren Schwangerschaft ist eine Erweiterung des einzigen vorhandenen Ureters eingetreten, ohne daß der Faktor der Kompression des graviden Uterus auf den pelvinen Abschnitt des Ureters vorlag.

Die sog. *Hydronephrose der Schwangerschaft* verdient unsere besondere Aufmerksamkeit. BLANC und GUÉRIN (1935) glauben, daß solche Hydronephrosen in Wirklichkeit präexistieren (Abb. 69). Dagegen bringen CRABTREE (1937), SCHLOSS und SOLOMKIN (1952) und SMITH (1954) Argumente dafür, daß diese Erscheinung einen bestimmten klinischen Begriff darstellt. PUHL und JACOBI konnten bei der Untersuchung von 3 Fällen von großen Hydronephrosen, welche im Anschluß an eine Gravidität aufgetreten waren, tiefgreifende entzündliche Prozesse der Ureterwand feststellen. Es sind also toxische Faktoren, die während

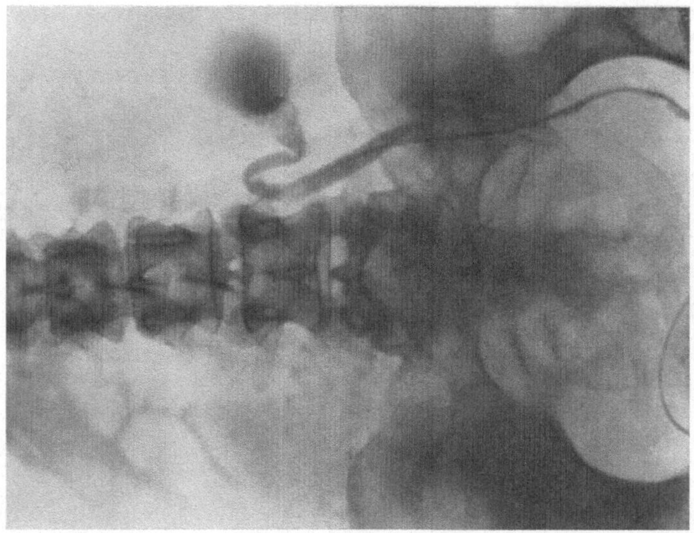

Abb. 69. 38jährige gravide Patientin. Verschlimmerung einer vorhandenen schon linksseitigen Hydronephrose, wahrscheinlich durch die Schwangerschaft. Wegen schwerer pyelonephritischer Anfälle Nephrostomie im 6. Monat. Anschließend guter Verlauf

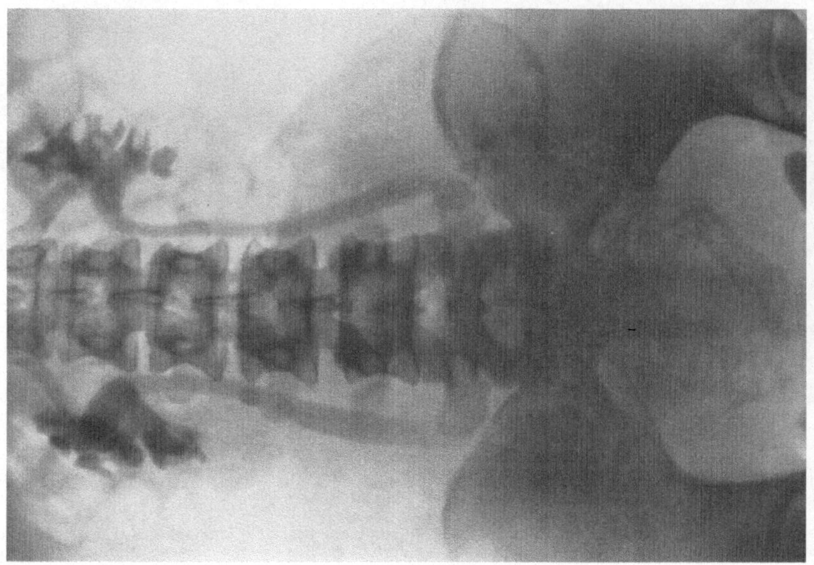

Abb. 68. Pyelitis gravidarum bei einer 28jährigen Frau. Ausscheidungspyelogramm. Mäßige Pyelektasie und Ureterektasie, besonders rechts

der Gravidität auf die Harnleiterwand einwirken und welche auf die Rückbildung, die sich sonst vollzogen hätte, einen hemmenden Einfluß ausüben und zu dauernden Ureterwandschädigungen führen.

*Lageveränderungen des Uterus* stellen oft einen wichtigen Faktor für die Entstehung der Entleerungsstörungen der oberen Harnwege dar. ABOULKER hat

1938 über ihren Mechanismus berichtet, während Perin und Roman (1948) und Kremling (1952) eindrucksvolle Fälle beiderseitiger Stauungsnieren beim Totalprolaps des Uterus mitteilten.

Abb. 70 und 71 zeigen Beispiele von Entleerungsstörungen bei älteren Frauen mit langjährigem, totalen Genitalprolaps. Es läßt sich klar erkennen, wie die topographischen Verhältnisse des Blasentrigonums und entsprechend auch die des untersten Teils des Ureters stark verändert werden.

Bei *angeborenen Mißbildungen der inneren weiblichen Genitalien* werden auch Entleerungs-

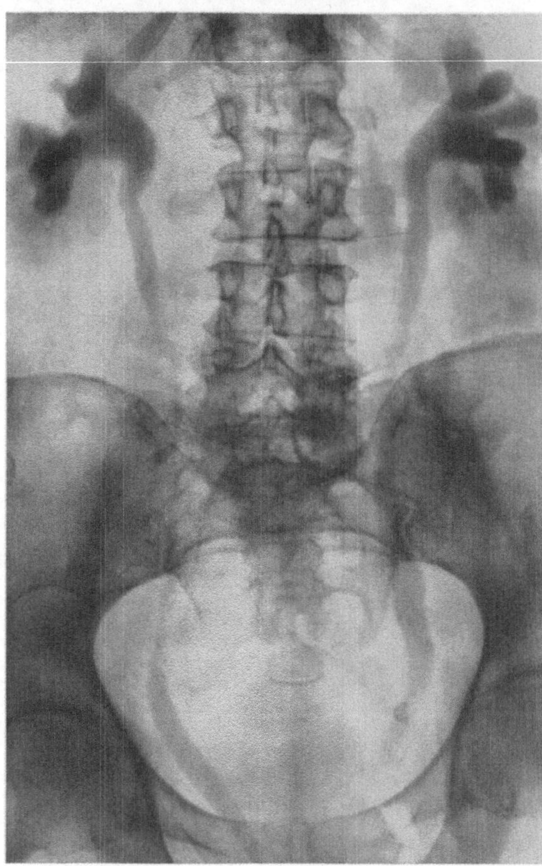

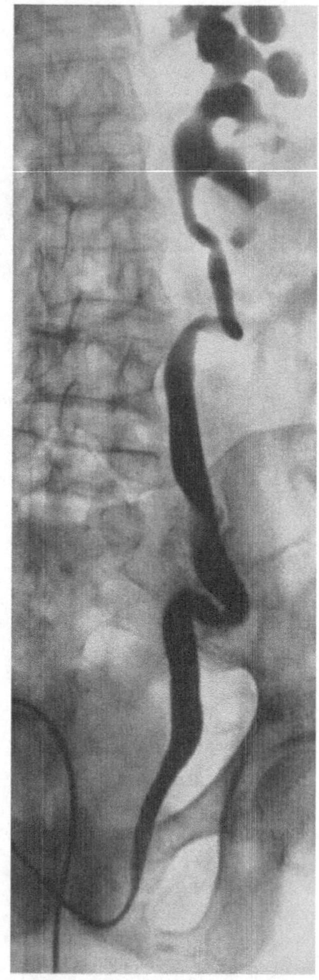

Abb. 70

Abb. 71

Abb. 70. 75jährige Frau mit totalem Genitalprolaps. Intravenöses Pyelogramm. Beiderseitige Pyelektasie und Ureterektasie. Wegen abnormer topographischer Verhältnisse des Blasentrigonums werden die Ureteren (besonders der rechte) hinuntergezogen

Abb. 71. Langjähriger totaler Genitalprolaps bei einer 70jährigen Patientin. Linksseitiges retrogrades Pyelogramm nach Reposition. Verlängerter und geschlängelter Verlauf des erweiterten Ureters. Mäßige Erweiterung des Nierenbeckens

störungen der Harnwege beobachtet. Bei solchen Fällen besteht natürlich die Möglichkeit, daß es sich bei diesen Störungen um kongenitale Erscheinungen handelt, die unabhängig voneinander auftreten, was ja am häufigsten zutrifft. In Ausnahmefällen kann es sich aber auch um eine mechanische Ursache handeln. So haben Naulleau und Contiadès (1935) einen Fall von Uterus duplex mit Dilatation des linken pyelo-ureteralen Systems beobachtet, welche durch die linksseitige Hemiamputatio Uteri günstig beeinflußt wurde. Daraus schließen die Autoren auf eine mechanische Stauung. Sie betonen, daß bis jetzt kein ähnlicher Fall in der Literatur beschrieben wurde, bei dem eine Mißbildung der inneren Genitalien die Stauung verursachte.

*Adnexerkrankungen* sind auch für Entleerungsstörungen verantwortlich. HECKENBACH hat 1932 das Thema eingehend mit Hilfe der Ausscheidungspyelographie untersucht. Bei mehreren Fällen konnte er feststellen, daß Adnexitiden Erweiterungen entweder des ganzen Ureters oder seines pelvinen Teiles verursachen. BOSHAMER hat auch auf die Bedeutung der Parametritis für die Entstehung der Stenosen des Ureters und der darauffolgenden Hydronephrose hingewiesen.

Beim *Collumcarcinom* sind oft Entleerungsstörungen des Ureters beobachtet worden, welche entweder auf Krebsinfiltration oder Strahleninduration des Parametriums zurückzuführen sind (DREXLER und HOWES 1934; HUFNAGL 1934; MADIER 1954; BUCHMANN 1956). Neuerdings berichten STAEHLER und HESSE (1956) über die operative Behandlung und die Indikationsstellung bei Ureterstenosen wegen Gebärmuttercarcinoms.

Auch gutartige Tumoren des Uterus können manchmal Stauungszustände verursachen.

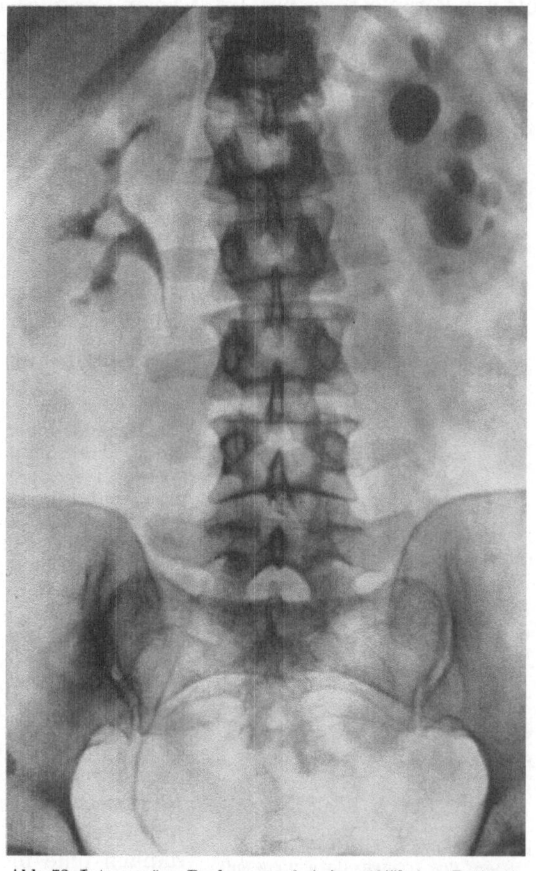

Abb. 72. Intravenöses Pyelogramm bei einer 40jährigen Patientin. 6 Monate vorher totale Hysterektomie wegen multiplen Myomen. Unterbindung des linken Harnleiters mit anschließender Bildung einer Ureter-Scheidenfistel. Hydronephrose. Wegen schwerer Infektion Ausführung der Nephrektomie unvermeidlich

So hat BURGHELE (1944) eine durch ein *verkalktes Myom* entstandene Hydronephrose beobachtet.

Bei *gynäkologischen Operationen* ist manchmal eine Schädigung des pelvinen Teils des Ureters möglich, welche zu einer Stauung der dazugehörenden Niere führt. KREMLING hat 1952 über eine rechtsseitige Hydronephrose nach vaginaler Totalexstirpation des Uterus, wegen multipler Myome berichtet. Wir bringen auf Abb. 72 einen ähnlichen Fall. Bei einer 44jährigen Patientin ist eine totale Hysterektomie ausgeführt worden, bei welcher sich nach Unterbindung des linken Harnleiters eine Ureterscheidenfistel bildete. Wegen schwerer Infektion mußte die Niere entfernt werden.

Auch bei *gutartigen Eingriffen* ist eine Schädigung des Ureters möglich. OELSNER hat 1932 einen Fall beobachtet, bei welchem 3 Jahre vorher eine

Prolapsoperation mit Blasenraffung gemacht wurde. Angeblich wurde der Harnleiter miterfaßt. Es entstand eine Hydronephrose mit Hydroureter, welche die Nephrektomie erforderlich machte.

Eine besondere Erörterung verdient die *Endometriose,* eine neuerdings viel öfters diagnostizierte eigenartige Erkrankung. Bekanntlich lokalisiert sie sich oft am Parametrium mit Infiltration der Blasenwand, wodurch auch eine Kompression des Ureters mit darauffolgender Hydronephrose entstehen kann (HASELHORST 1933). In vereinzelten Fällen ist eine primäre Lokalisation im Ureterlumen beobachtet worden (RATLIFF und CRENSHAW 1955; BEAHRS, HUNTER und SLOSS 1957; CHINN, HORTON und RUSCHE 1957; KAIRIS 1957), welche zu einer Hydronephrose führte. Zweifellos entgehen öfters solche Fälle, welche Ursachen einer Stauungsniere sind, der Diagnose.

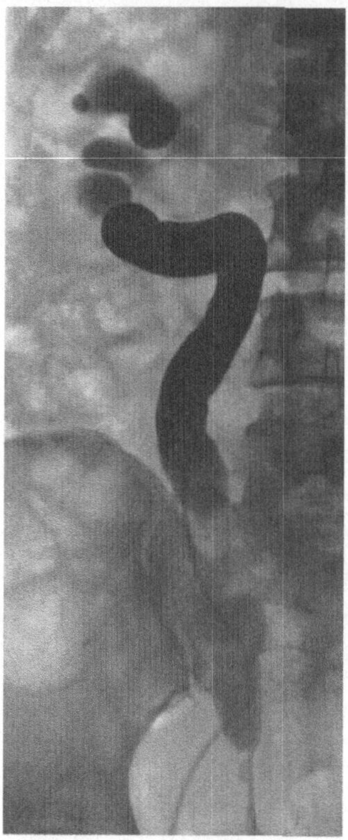

Abb. 73. 36jährige Patientin. Endometriose des rechten Harnleiters mit anschließender Ureterohydronephrose. Retrogrades Pyelogramm. Totale Nephroureterektomie

Unser obenerwähnter Fall betrifft eine 36jährige unverheiratete Patientin, welche wegen leichter Schmerzen an der rechten Niere aufgenommen wurde. Mit der pyelographischen Diagnose einer Hydronephrose mit Hydroureter (Abb. 73) schritten wir zur Operation, ohne aber, trotz der negativen Laboratoriumsergebnisse, die Möglichkeit einer tuberkulösen Stenose des unteren Endes des Ureters auszuschließen. Bei der Operation wurde die totale Nephroureterektomie ausgeführt, wobei eine echte intramurale Endometriose des Ureters als Ursache der Stauung festgestellt wurde. Die histologische Untersuchung der Verengungsstelle am untersten Teil des Ureters ergab zahlreiche typische endometrioide Herde in der Ureterwand, die aus typischen Endometriumsdrüsen und aus dem charakteristischen cytogenen Gewebe bestanden.

Vom Standpunkt der Entleerungsstörung ist es interessant, zu erwähnen, daß die neuerdings bei der Endometriose als therapeutische Methode angewandte Kastration (chirurgische, hormonale oder durch Röntgenbestrahlung verursachte) nach RATLIFF und CRENSHAW gute Resultate gegeben hat. Bei 3 von 4 Fällen dieser Autoren wurde danach eine mehr oder weniger ausgesprochene Rückbildung der Stauung der Niere festgestellt.

Krankhafte Prozesse anderer Systeme. Alle möglichen pathologischen Veränderungen benachbarter Organe können Anlaß zu Okklusionserscheinungen der oberen Harnwege geben. Auf welche Weise der jeweilige Prozeß zur Entleerungsstörung führt, ist nicht immer ganz klar. Außer dem rein mechanischen Druck kann auch ein durch den chronischen Reiz hervorgerufener Dauerspasmus des Ureters angenommen werden.

Oft werden Erkrankungen des *Verdauungsapparates* dafür verantwortlich gemacht. DUPONT und LEBEL (1945) haben einen Fall von Tumor des Mesenteriums, welcher zur Hydronephrose führte, beobachtet. Gleichzeitig erwähnen sie als Entstehungsursache eines anderen ähnlichen Falles Seminommetastasen. ADAMS (1952) hat bei 3 Fällen mit Divertikel des Duodenums akute Obstruktionserscheinungen durch periureterale Fibrosis festgestellt.

Nach CHISHOLM, HUTCH und BOLOMEY (1954) können entzündliche Prozesse des Darmtraktes zur Obstruktion des Harnleiters führen. Ihre Beobachtung betrifft einen Fall einer seit 10 Jahren bestehenden ulcerativen Colitis. Sie führen Beobachtungen aus der Literatur an von HYAMS, GINSBERG und OPPENHEIMER sowie auch REDISH (Ileitis als Entstehungsursache), TRABUCCO und MARQUEZ, HUGHES (Appendicitis) und HARLIN und HAMM (Divertikel des Colons).

Neuerdings hat auch KNY (1959) über Harnleiterkompression bei der Ileitis regionalis berichtet. Es handelte sich um einen Fall, bei welchem durch Übergreifen der entzündlichen Veränderungen auf den Retroperitonealraum eine Stauung der ableitenden Harnwege rechts entstanden war. Eine Rückbildung der Harnstauung 21 Tage nach der Operation konnte festgestellt werden.

In diesem Zusammenhang sei auch auf den Fall von ELLIOT und ROSENBERG (1954) hingewiesen, welcher eine Obstruktion des Ureters durch akzidentelle Perforation eines Bariumeinlaufs betrifft. Es entstand eine reoperitoneale Ansammlung des Kontrastmittels. Nach Colostomie verbesserte sich der Zustand des Patienten, aber nach 6 Wochen erschien eine Anurie, welche durch Ureterenkatheterismus behoben wurde. Der Versuch, die Bariummasse operativ zu entfernen, mißlang. Gegen die Entleerungsstörung wurden wiederholt Ureterdilatationen und Verweilkatheter angewandt.

Einen Fall von Ureterverschluß durch *innere Hernie* beschrieb 1955 PAGE.

*Aneurysmen der großen Gefäße* haben auch Anlaß zu Entleerungsstörungen des Ureters gegeben. RIVES und COOK (1946) beobachteten einen solchen Fall, welcher durch ein Aneurysma der Art. iliaca verursacht wurde. Sie erwähnen, daß dies der einzige in der Mayo-Klinik beobachtete Fall war. Sehr interessant ist die Beobachtung von DE WEERD, RINGER, POOL und GAMBILL (1955), bei der es sich um ein Aneurysma der Aorta abdominalis handelte, welche eine bilaterale Hydronephrose verursachte. Das obere Drittel beider Ureteren war komprimiert, es war richtig innerhalb der entzündlichen Wand des Aneurysmas eingebettet. Eine bilaterale Nephrostomie mußte ausgeführt werden.

NORFLEET, FITZSIMMONS, SMITH und CARLSON (1959) beobachteten einen Fall von Lymphangioma cysticum des Retroperitonealraumes, welches zu einer Ureterobstruktion führte. Durch die Entfernung der Cyste bildete sich die Pyelektasie zurück.

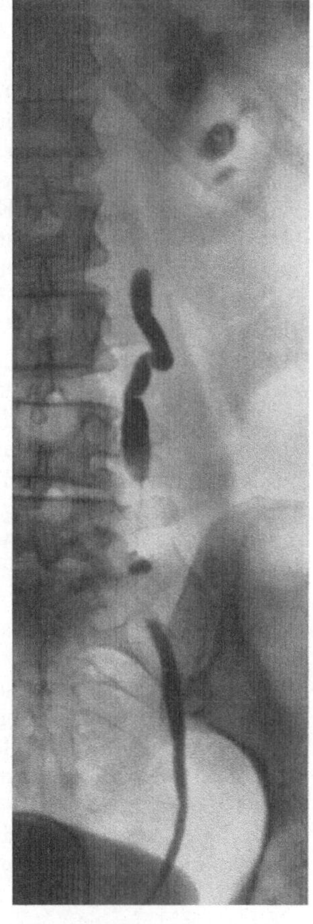

Abb. 74. 48jährige Frau. Hydronephrose bei sekundärer Infiltration des linken Ureters durch ausgedehnte, carcinomatöse retroperitoneale Lymphdrüsen. Retrogrades Pyelogramm

MARSHALL und SCHNITTMAN (1948) haben bei 5 Fällen eine *iliacale Lymphadenopathie* als Ursache von Ureterkompression beobachtet. Die maligne Degeneration und Vergrößerung dieser Drüsen führte zu Entleerungsstörung und Hydronephrose. Auf Abb. 74 zeigen wir einen ähnlichen Fall, bei welchem während der Exstirpation einer Hydronephrose der Ureter eingebettet in ausgedehnte, carcinomatöse, retroperitoneale Lymphdrüsen aufgefunden wurde.

Die verschiedenen Lokalisationen des *Echinococcus* im kleinen Becken und überhaupt im Verlauf der Ureteren können zu Kompressionen des Ureters führen.

Wir haben einen Fall paravesicalen Echinococcus beobachtet, bei welchem die verkalkte Cyste durch Druck eine mäßige Dilatation beider Ureteren und Nierenbecken verursachte. Nach Exstirpation der Cyste bildeten sich die Veränderungen zurück. PIGEON und BERNASCONI (1927) berichteten über einen Fall von Echinococcus des Psoas, welcher durch Druck und Verlagerung des Ureters eine Hydronephrose verursachte. Die operative Entfernung der Echinococcuscyste brachte Heilung.

Schließlich sei auf eine ganz seltene Entstehungsursache der Hydronephrose hingewiesen, welche auch nicht ganz zu diesem Abschnitt gehört. Es handelt sich um eine durch die vergrößerte Niere verursachte Druckwirkung auf die andere Niere, die eine Entleerungsstörung zur Folge hatte. ZIMET und KAPPEL (1946) haben über einen solchen Fall berichtet: Eine Riesenhydronephrose war die Ursache der Entstehung einer Pyonephrose der *anderen* Niere.

Urologie des Kindes. Dieses Gebiet wird ausführlich in Band XV dieses Handbuches behandelt. Es wäre eine Wiederholung, wenn wir auch dieses Thema berühren würden, es leistet aber doch einen Beitrag zu der Urologie des Erwachsenen, wenn man sich auf bestimmte Feststellungen aus der Kinderurologie stützen kann. Diese betreffen die Rolle des kongenitalen Faktors bei der Ätiologie vieler Krankheitsbilder (CAMPBELL 1928; CAMPBELL und LYTTLE 1929; SCHNEIDER 1932; VERMOOTEN 1939; LUTZ 1949; GUMMESS, CHARNOCK, RIDDEL und STEWART 1955; EDELBROCK 1955; TÖNZ 1956).

Es ist nämlich eine offene Frage, welche immer noch besprochen wird, d.h. ob wir von einer kongenitalen Hydronephrose oder von einer Hydronephrose bei kongenitalem Hindernis sprechen müssen. Die erste Ansicht glaubt in der angeborenen Erweiterung der Harnwege eine primäre Entwicklungsstörung zu sehen, während bei der zweiten eine nachträglich entstandene Ektasie als Folge eines kongenitalen Hindernisses aufgefaßt wird. Danach sind die Ursachen der Entleerungsstörung angeboren, aber die Hydronephrose selbst nicht.

Die Kinderurologie hat die Fortdauer frühembryonaler Entwicklungsstufen beobachtet und auf ihre ätiologische Bedeutung hingewiesen. So ist z.B. das Vorhandensein periureteraler Stränge bei den Neugeborenen, bei ganz aseptischen Verhältnissen ein einwandfreier Beweis für ihren kongenitalen Charakter. Ich verweise auf die Befunde von ÖSTLING, der das Vorhandensein mehrerer solcher Stränge im embryonalen Leben festgestellt hat. Die Persistenz einer solchen Falte kann später, nach der Geburt, die Ursache einer Ureterstenose werden. Auch die aberranten Gefäße der Niere können in gleicher Weise Überreste einer embryonalen Entwicklungsstufe sein.

## II. Funktions- bzw. Innervationsstörungen

Hierzu gehören viele Entstehungsursachen der Entleerungsstörungen, die das gemeinsame Merkmal haben, *nichtmechanische* Störungen zu verursachen. Es steht daher nicht im Widerspruch zur Wahrheit, wenn man von „nichtmechanischen Ursachen" spricht, selbst wenn der Ausdruck in diesem Sinne unzureichend klingt. Die Erkenntnis, daß dynamische Störungen häufig bei den Hydronephrosen vorkommen, ist die Folge langjähriger Beobachtungen. Es hat lange gedauert, bis man die verschiedenen Variationen unterscheiden und einteilen konnte. Aber auch heute noch können wir nicht behaupten, daß das Thema abgeschlossen ist, denn wir müssen immer noch einige Fälle per exclusionem unter die funktionellen einreihen.

Einer unübersehbaren Reihe von klinischen und experimentellen Arbeiten verdanken wir den allmählichen Aufbau dieser Kenntnisse. Von den älteren

Autoren müssen unter anderen die Namen von ISRAEL, FEDOROW, ALKSNE, LEGUEU, V. LICHTENBERG, RUMPEL, ANDLER u. a. genannt werden. In letzter Zeit sind es besonders ALLEMANN, BOEMINGHAUS, LEHMANN, HECKENBACH, WEBER, die sich mit der Frage befaßten.

Bei diesen Überlegungen fragt man sich zuerst, ob die Störungen zu den kongenitalen oder zu den erworbenen zu zählen sind. Eine einwandfreie Abgrenzung der Ätiologie ist bei vielen Gruppen dieser Fälle nicht möglich, doch scheint es — und diese Annahme scheint die richtige zu sein — daß viele,

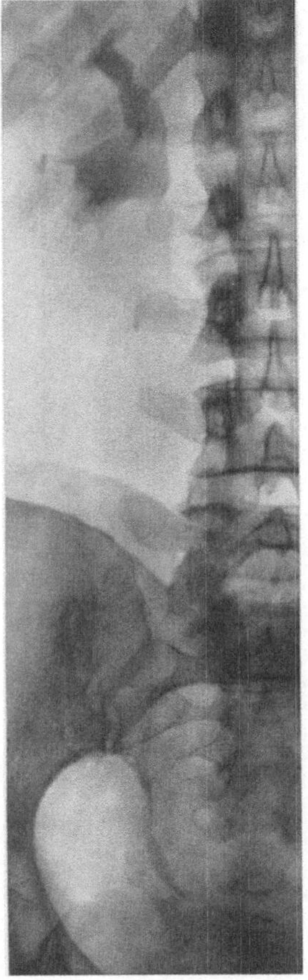

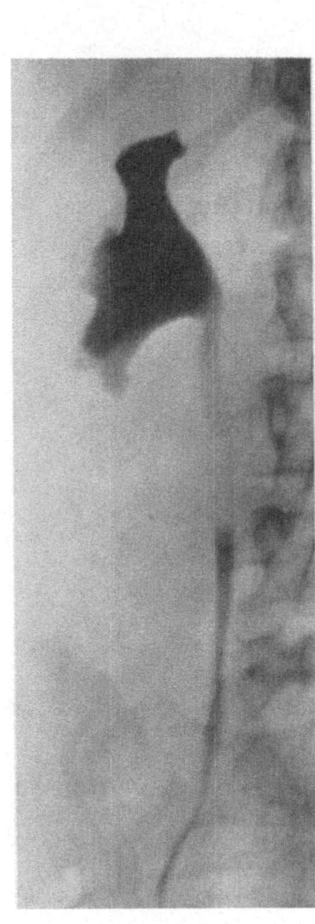

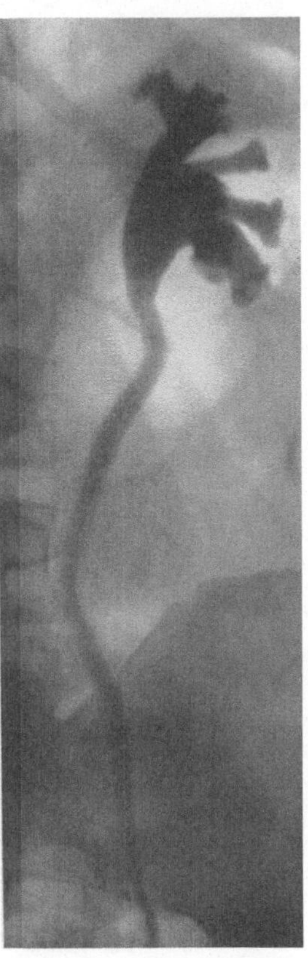

Abb. 75　　　　　　　　Abb. 76　　　　　　　　Abb. 77

Abb. 75. „Kleine schmerzhafte Hydronephrose" bei einer 29jährigen Patientin. Ausscheidungspyelogramm

Abb. 76. 41jährige Patientin. Retrogrades Pyelogramm: Mäßige Erweiterung dynamischen Charakters

Abb. 77. Retrogrades Pyelogramm bei einem 40jährigen Patienten. Mäßige Erweiterung dynamischen Charakters

vielleicht die meisten dieser Fälle auf eine kongenitale Innervationsstörung zurückzuführen sind. Das will aber nicht heißen, daß es keine erworbenen Formen gibt. Als Beispiel verweisen wir auf die hormonalen Einflüsse bei der Entstehung des Hydroureters und der Hydronephrose während der Schwangerschaft (HAMMESFAHR).

Abb. 75—82 zeigen verschiedene Fälle, deren Merkmale unter dem Sammelbegriff der dynamischen Entleerungsstörungen zusammengefaßt werden können. Vertreten sind dabei atonische Zustände verschiedener Ätiologie. Daß bei manchen eine infektiös-toxische Schädigung der Muskulatur vorliegt, ist sehr wahrscheinlich. Doch, wie oben gesagt, ist es schwer zu entscheiden, ob der Faktor der Infektion das Primäre ist oder umgekehrt der bereits vorhandene atonische Zustand das Hinzutreten einer Infektion begünstigt hat.

Nach BOEMINGHAUS kann man im allgemeinen 2 Formen gestörter Dynamik unterscheiden: „Solche, bei denen eine *Hemmung,* und solche, bei denen eine *Steigerung* der nervösen Impulse vorliegt." Zu den ersteren gehören alle Krankheitsbilder, welche atonische Zustände aufweisen, zu den anderen die hypertonischen bzw. spastischen Formen. Die Atonie stellt ein Versagen des

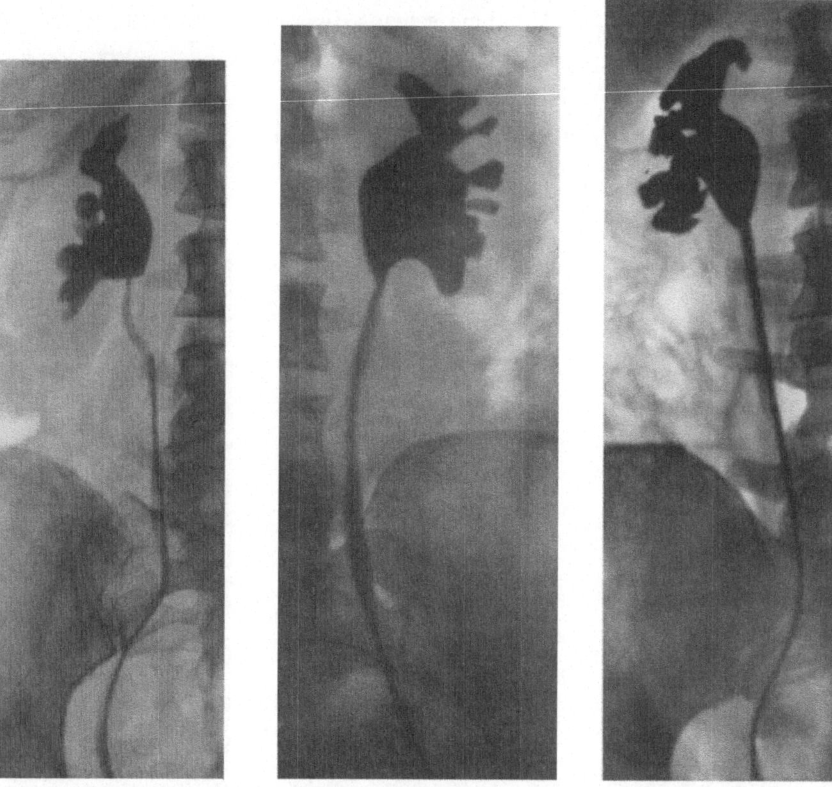

<table>
<tr><td>Abb. 78</td><td>Abb. 79</td><td>Abb. 80</td></tr>
</table>

Abb. 78. Linksseitige Pyelektasie bei einer 48jährigen Patientin. Retrogrades Pyelogramm

Abb. 79. 75jährige Patientin mit klinischen Erscheinungen einer hämorrhagischen Cystopyelitis. Retrogrades Pyelogramm: Atonisches, mäßig dilatiertes Nierenbecken

Abb. 80. 30jähriger Patient. Retrogrades Pyelogramm: Prähydronephrotisches Stadium einer Nierenbeckenerweiterung

aktiven Austreibungsmechanismus des Nierenbeckenkelchsystems oder des Ureters dar. Sie beruht auf einem Überwiegen der hemmenden sympathischen Nerveneinflüsse im Gegensatz zu den parasympathischen.

Bei den *spastischen Zuständen* trifft das Gegenteil zu. Nach dem Ausdruck von W. ISRAEL arbeitet das Nierenbecken bei solchen Fällen gegen ein an seinem Ausgang befindliches dynamisches Hindernis an, wie der Detrusor vesicae gegen den hypertonischen Sphincter in Fällen von angeborener Hypertonie dieses Muskels.

Man hat versucht, bei der Ätiologie sich noch weiter von der organischen Auffassung zu entfernen. GUISY hat 1931 über hydronephrotische Anfälle berichtet, welche bei nervösen Frauen nach *Erregungszuständen* auftraten. Obwohl seine klinischen und röntgenologischen Belege unvollständig sind, bleibt die Beobachtung bemerkenswert, da er schon damals den Krankheitsprozeß in den Rahmen nervöser Dysregulationen des Urogenitaltraktes stellte.

Nach LEHMANN sind die auslösenden Momente am übersichtlichsten bei den *erworbenen* atonischen Dilatationen zu erkennen. „Maßgebend sind die toxisch-infektiösen Schädigungen mit und ohne Insuffizienz des Ostiums, neurogen bedingte Störungen, Störungen des Innervationszentrums der Harnwege bei Fehlen einer organischen Rückenmarksschädigung, Störungen des

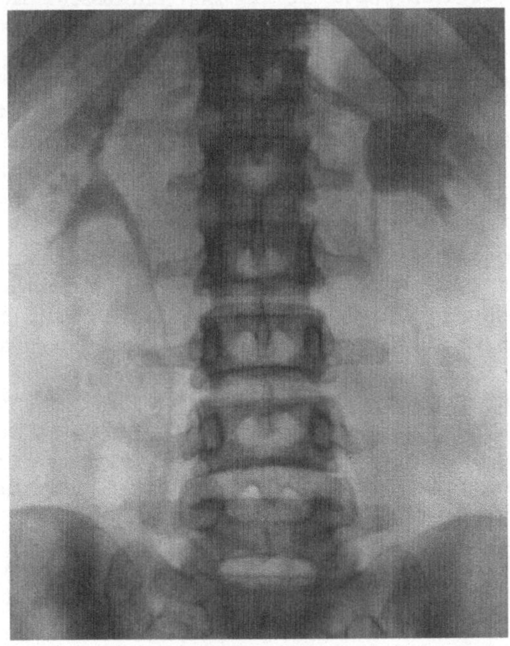
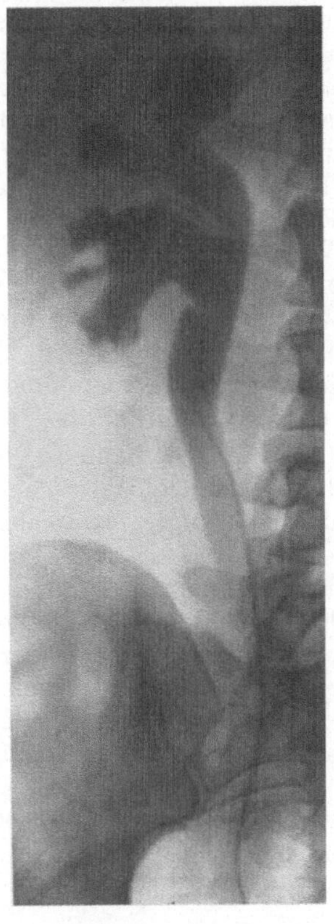

Abb. 81Abb. 82

Abb. 81. Linksseitige Pyelektasie bei einer 24jährigen Patientin. Intravenöses Pyelogramm: Extrarenale Erweiterung des Nierenbeckens

Abb. 82. Ausgesprochene dynamische Erweiterung bei einer 40jährigen Patientin. Retrogrades Pyelogramm

vegetativen bzw. des autonomen Nervensystems durch Reizung oder Lähmung des Splanchnicus (Sympathicus) oder des Pelvicus (Vagus), weiterhin noch durch Zerstörung der Ganglien, des Plexus renalis und Spermaticus."

Es ist klar, daß bei dieser ungenauen Abgrenzung mancher Krankheitsbilder ihre ätiologische Zugehörigkeit nicht einwandfrei festgestellt werden kann. So hat ALLEMANN seinerzeit die sog. „kleine schmerzhafte Hydronephrose" als Tonuskrankheit aufgefaßt. Heute werden solche Fälle allmählich seltener angetroffen. Daraus geht hervor, daß sie jetzt jeweils einer anderen Rubrik eingereiht werden.

Bestimmte Formen dieser dynamischen Entleerungsstörungen treten in der Praxis oft unerwarteterweise aus der Gruppe der mechanischen Störungen hervor. Daß es sich nicht immer um Fehldiagnosen handelt, ist nach SIMON zu ersehen:

„Daß bei langem Fortbestehen eines mechanischen Abflußhindernisses schließlich auch dynamische Störungen am Nierenbecken und Harnleiter eintreten, daß also die mechanische und die dynamische Form der Hydronephrose ineinander übergehen."

Aber nicht alle Autoren haben dieselbe Meinung. So betonen z.B. Bibus und Hohenfellner neuerdings bei der Untersuchung und der Beobachtung ihres aufschlußreichen Operationsmaterials, daß sie bei der genuinen Hydronephrose keine andere Entstehungsursache nachweisen konnten. „Dieser Umstand veranlaßte sie, ebenso wie Deuticke, der Lehre von der funktionellen Entstehungsweise der genuinen Hydronephrose skeptisch gegenüber zu stehen." Aber die meisten Autoren vertreten die andere Ansicht: z.B. Dobritz (1951) sucht den Hauptfaktor für die Bildung der Hydronephrose in nervösen Einflüssen. Er ist der Ansicht, daß auch ein mechanisches Hindernis hauptsächlich nur als atonieauslösender Faktor über den Sympathicus wirkt.

Von manchen Autoren ist der Versuch gemacht worden, die Stelle zu bestimmen, *wo* sich dieser Vorgang auslöst. Blanc (1935) vermutet in seiner interessanten Arbeit über die Physiopathologie des Ureters und über die Genese bestimmter Hydronephrosen, daß der Halsteil des Ureters hierbei eine wichtige Rolle spielt. Als Entstehungsursache unterscheidet er Atonien neurotrophischer Art oder toxisch infektiöse Parese des Harnleitersphincters.

In letzter Zeit häufen sich immer mehr die Mitteilungen, in denen behauptet wird, daß die Ätiologie vieler dynamischer Entleerungsstörungen auf die schlechte Funktion des ureterovesicalen Sphincters zurückzuführen ist. Der Mechanismus dieses Vorgangs besteht zuerst in der Bildung eines Rückflusses mit einer eventuellen späteren Infektion.

Fey hat schon 1931 diesen Standpunkt vertreten, wobei er sich bei der Untersuchung dieses Vorganges der Cystographie bedient hat. Inzwischen haben auch viele andere Autoren (Necker, Chwalla, Giordano u. a.) Angaben über die Bedeutung der Störungen des ureterovesicalen Sphincters gemacht, neuerdings auch Hutch mit seinen sehr überzeugenden Unterlagen (Tabelle 3).

Tabelle 3. *Pathogenese der nichtmechanischen Dilatation der oberen Harnwege.* (Nach Hutch.)

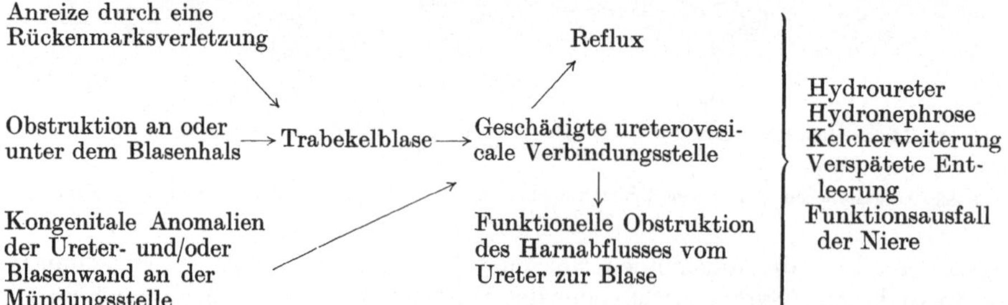



Für bestimmte Fälle der oben beschriebenen dynamischen Form der Hydronephrose und des Hydroureters ist die Bezeichnung *idiopathisch* angewandt worden. Obwohl von manchen Autoren die Anwendung dieses Ausdruckes bei Nierenbecken- und Uretererweiterungen unklarer Ätiologie als Verlegenheitsdiagnose angesehen wird, ist sie u.E. doch begründet. Bei diesen Fällen ist das Fehlen jedes mechanischen, erworbenen oder kongenitalen Hindernisses oder eine Rückenmarkschädigung usw. mit Bestimmtheit auszuschließen. Man könnte mit Bard und Bouchard von einem *dystrophischen* Prozeß sprechen, welchen Bouchard mit den Störungen, die den Cystennieren zugrunde liegen, vergleicht. Es handelt sich also um eine *primäre* Entwicklungsstörung. Das typische Beispiel einer solchen idiopathischen Entwicklungsstörung ist der Mega-Ureter, welcher manchmal röntgenologisch gigantische Ausmaße einnimmt.

Ein Argument, das für die idiopathische Ätiologie spricht, ist das Vorkommen isolierter Dilatationen, welche entweder die einzelnen Kelche oder die Segmente des Ureters betreffen (BIANCARDI 1936; PAČES und KOREF 1947; LAZARUS und RICCI 1953).

Mit den *Erweiterungen des Ureters* befaßt sich eine große Zahl von Autoren (SAUER 1931; HURST und GAYMER-JONES 1931; VIRGILLO 1932; GAYET 1934; CHAUVIN 1936; SPENCE, BAIRD und LUECKE 1938; TARTARINI 1947; WAYMAN 1949), welche versuchen, eine systematische Einteilung dieser Frage aufzustellen. Es besteht aber immer noch eine gewisse Unbestimmtheit in der Nomenklatur und der Charakterisierung. Es wird oft wahllos der Ausdruck Hydroureter und Mega-Ureter für die gleichen Prozesse angewandt, trotz neuerer, umfangreicher Bearbeitungen (BRENDZE und PROVENZANO 1951; SWENSON, MacMAHON, JAQUES und CAMPBELL 1952; CARLSON 1954; CASTRO 1954; SALMONI 1954; STEPHENS 1954; NESBIT und WITHYCOMBE 1954; LEWIS und CLETSOWAY 1956; SWENSON, FISCHER und CENDRON 1956).

Dagegen wird, besonders durch die grundlegenden Arbeiten von CAMPBELL (1952), BOEMINGHAUS (1957) und BRANDSTATER (1957) das Thema klargestellt. Wie CAMPBELL betont, ist der wahre Mega-Ureter eine seltene Erkrankung, und wenn man über einen sekundären Mega-Ureter spricht, so ist es bestimmt ein Hydroureter, bei dem eine Stenose des Ostiums für die Erweiterung verantwortlich ist.

Zur Klärung des Krankheitsbildes vom ätiologischen Standpunkt aus betont BOEMINGHAUS, daß es sich bei der Erweiterung des Mega-Ureters nicht um die übliche Dilatation handelt, die die Folge einer Harnstauung ist, sondern um das Ergebnis

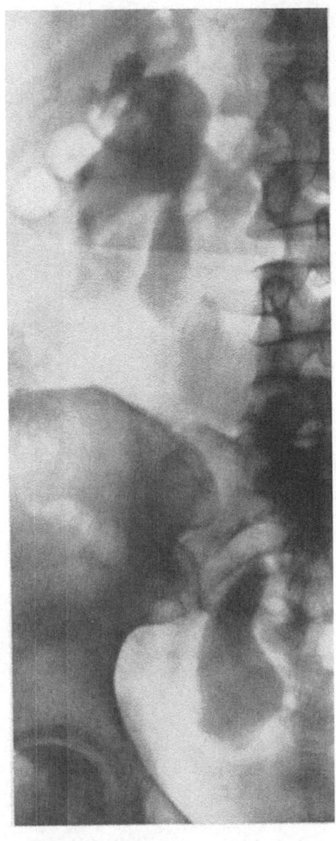

Abb. 83. Kongenitaler Mega-Ureter mit Konkrementbildung bei einer 54jährigen Patientin. Ausscheidungspyelogramm. Mäßige Erweiterung des Nierenbeckens

eines exzessiven Wachstumprozesses des neugeborenen Organismus als Reaktion auf ein kongenitales Entleerungshindernis. Die Entleerungsstörung ist meistens neurogener (dynamischer) Natur. Aber nicht die Art der Entleerungsstörung, sondern ihre kongenitale Existenz ist für das Zustandekommen des Mega-Ureters entscheidend. Nach den oben angeführten Ansichten kann nur das Neugeborene mit einem solchen aktiven (kompensatorischen) Wachstumsprozeß antworten. In dieser Weise entsteht der kongenitale Mega-Ureter. Der ausgewachsene Organismus reagiert auf das gleiche erworbene Hindernis dagegen nur in der üblichen Form der passiven Dilatation.

Eine interessante Folgerung für die Ätiologie des Mega-Ureters, welche auch einen praktischen Wert für die Therapie hat, gaben die Untersuchungen von SWENSON, FISCHER und CENDRON. Danach stehen die beim Mega-Colon gemachten Erfahrungen im gleichen Verhältnis zu den Erfahrungen, die bei den Entleerungsstörungen des Mega-Ureters gemacht wurden. Das Entleerungshindernis liegt tiefer unten, juxtavesical oder sogar intramural und nicht an der erweiterten Ureterstrecke. Einen Beweis für diese Annahme stellen die günstigen Ergebnisse der Reimplantation des Ureters dar.

Verschiedene Typen von Erweiterungen des Harnleiters dynamischen bzw. atonischen Ursprungs zeigen Abb. 83—91, bei denen die Merkmale der nichtmechanischen Entleerungsstörung oft deutlich erkennbar sind. So ist eine segmentale Ureteratonie, auf das untere Harnleiterdrittel beschränkt, auf Abb. 84 zu sehen. Sekundäre Steinbildung ist bei Abb. 83 und 84 zu erkennen. Die für den Mega-Ureter charakteristische Abnahme der Erweiterung kranialwärts ist auf Abb. 87 deutlich sichtbar. Im Gegensatz dazu haben die auf Abb. 90 und 91 dargestellten Fälle das Stadium der Kompensation überschritten, und die Dilatation dehnt sich auf das ganze Nierenbecken-Harnleitersystem aus.

Über die *neurogen* bedingten Entleerungsstörungen der oberen Harnwege ist die Literatur weniger umfangreich.

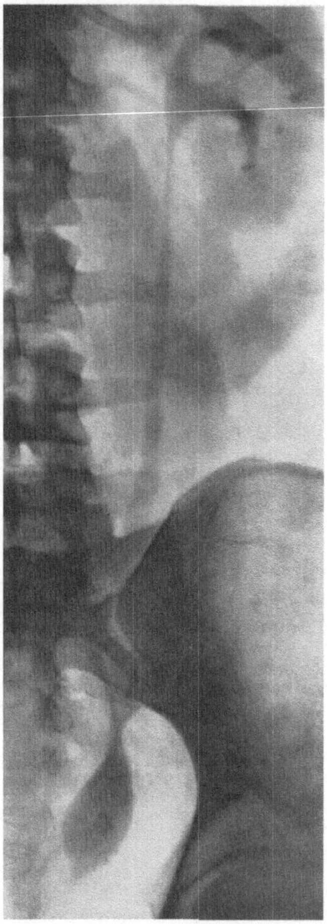

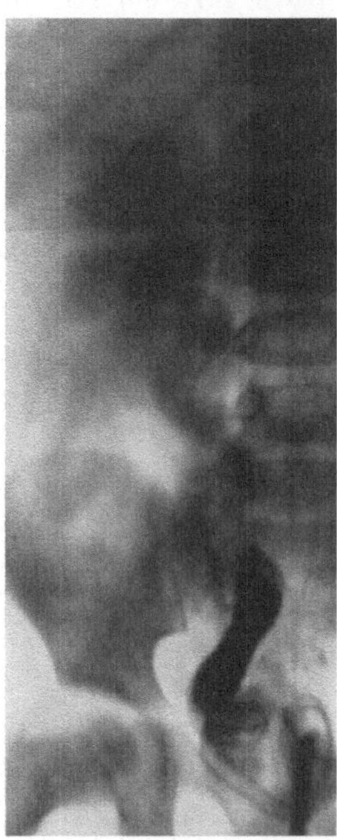

Abb. 84. Ausscheidungspyelogramm bei einem 30jährigen Patienten. Atonie mit Erweiterung des pelvinen Teils des Harnleiters und Steinbildung

Abb. 85. Retrogrades Pyelogramm bei einer 4jährigen Patientin. Rechtsseitiger Mega-Ureter mit Hydronephrose. Operation: Nephroureterektomie

SMITH und STRASSBERG (1943) haben über pathologische Veränderungen an den oberen Harnwegen bei Fällen neurogener Blasen berichtet. EMMETT (1954) hat das Thema in der Urologie von CAMPBELL ausführlich behandelt und verschiedene eigene Erfahrungen mitgeteilt.

Zur Frage der Auswirkungen der *Spina bifida* auf die oberen Harnwege hat LEHMANN auf Grund von Beobachtungen bei 8 Patienten berichtet. Seine Fälle beweisen die engen Beziehungen der pathologischen Veränderungen des Harnapparates und der Spina bifida. Seine Beobachtungen betreffen 3 Fälle von

Hydronephrose, davon eine doppelseitige, 1 Fall von Steinhydronephrose, 1 Fall mit doppelseitiger Nierenbeckenerweiterung, 1 Fall anormaler Insertion des Ureters mit Prähydronephrose, 1 Fall von Nierenaplasie mit Solitärulcus der Blase und 1 Fall von Cystitis.

Wir selbst konnten einen 35jährigen Patienten mit einer ausgedehnten Spina bifida beobachten, die, vom 4. Lumbalwirbel ausgehend, sich über das ganze Sacrum ausdehnte. Die erste Erscheinung seitens des Harnapparates war eine Enuresis im Kindesalter. Vom 16. Jahre an traten Miktionsbeschwerden auf, neben denen Anzeichen einer Infektion einhergingen. Die pathologischen Veränderungen waren sehr ausgedehnt. Es bestand eine Sphinctersklerose mit einem großen Blasenstein, gleichzeitig eine Entleerungsstörung der oberen Harnwege und ein rechtsseitiger Nierenstein (Abb. 92). Die ausgeführte Keilexcision des Sphincters brachte nur eine vorübergehende Besserung.

Nach PUHL und JACOBI (1932) finden sich erweiterte Ureteren

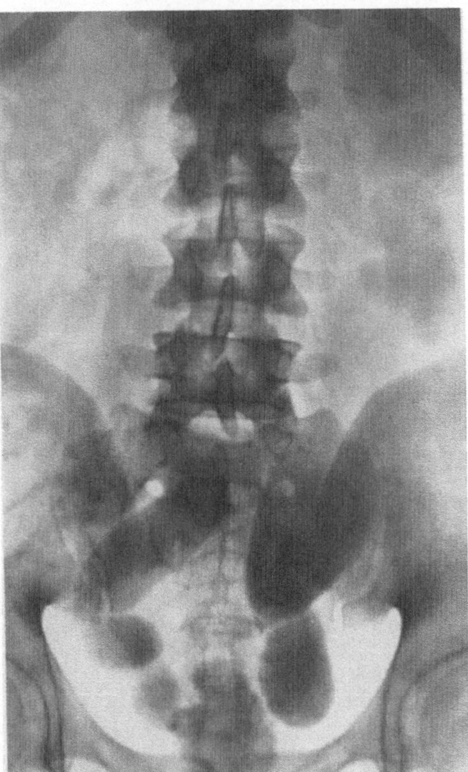
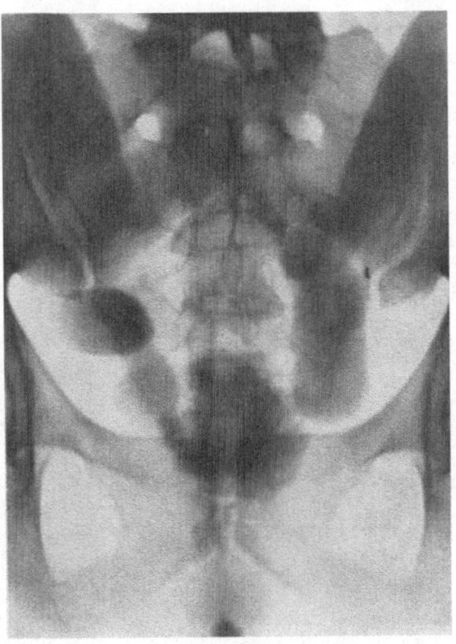

a       b

Abb. 86a u. b. Doppelseitiger Hydroureter infolge von Blasenhalshindernis bei einem 37jährigen Patienten. a Intravenöses Pyelogramm. b Urethrocystographie: Doppelseitiger vesicoureteraler Reflux

bei *Myelitis*. EGGERS (1954) beschrieb eine doppelseitige Hydronephrose mit rechtsseitigem vesicorenalem Reflux und nach rechts verlagerter Divertikelblase bei operierter *Meningocele*.

Etwas umfangreicher befaßt sich die Literatur mit der Frage der Veränderungen des Harnapparates bei *paraplegischen* Patienten, ein Krankheitsbild, welches in der Praxis häufig beobachtet wird. Dadurch, daß nach dem letzten Weltkriege besondere Anstalten für Patienten mit Rückenmarksverletzungen geschaffen wurden, ergab sich die Gelegenheit, diese Fälle systematischer zu beobachten. TALBOT und BUNTS (1949) haben unter den Spätschäden der Nieren bei Fällen von Paraplegie eine Hydronephrose infolge vesico-ureteralen Rückflusses beobachtet. Unter 331 Fällen von Querschnittläsionen war 16mal eine Erweiterung der oberen Harnwege mit einseitigem oder doppelseitigem Hydroureter zu beobachten. Nur einmal konnte mit Sicherheit ein Hindernis festgestellt werden. Bei den 15 Patienten wurde eine Cystographie ausgeführt, wobei in 10 Fällen ein vesico-ureteraler Reflux erkannt wurde. Die Autoren glauben, keinen Einfluß der neurologischen Erkrankung auf die Bildung des Hydroureters annehmen zu müssen. Ein derartiges Krankheitsbild ist bei entsprechenden Rückenmarksprozessen unbekannt, denn bekanntlich sind Nervenbahnen zwischen dem Zentralnervensystem und dem Harnleiter bisher

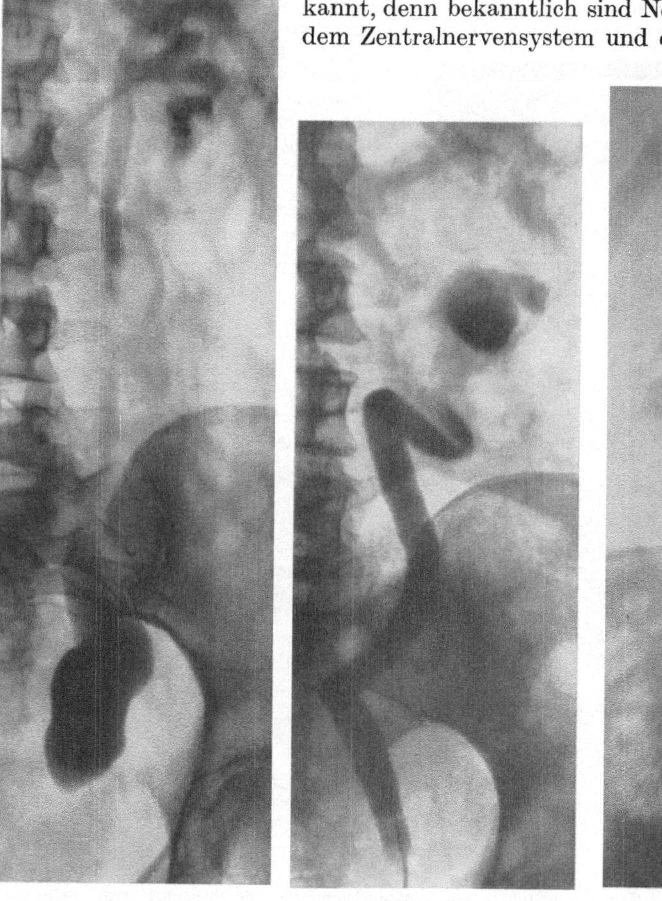
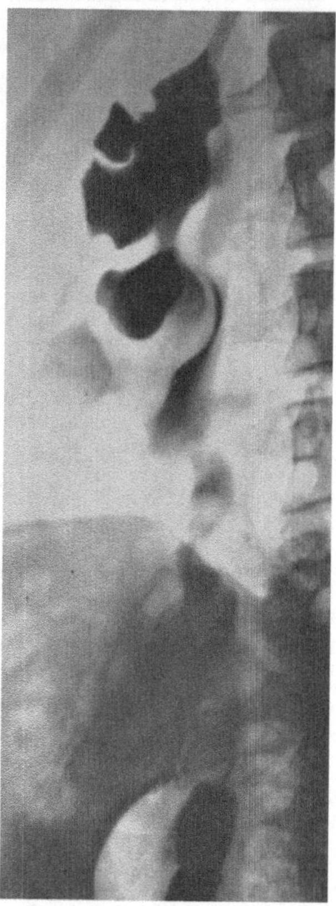

Abb. 87        Abb. 88        Abb. 89

Abb. 87. 35jährige Patientin. Retrogrades Pyelogramm links. Kongenitaler Mega-Ureter. Abnahme der Erweiterung kranialwärts

Abb. 88. Retrogrades Pyelogramm links bei einer 44jährigen Patientin. Hydronephrose mit Hydroureter. Kongenitale Ureteratonie

Abb. 89. Rechtsseitige Hydronephrose mit Hydroureter bei einer 29jährigen Patientin. Retrogrades Pyelogramm. Operation: Nephrektomie

nicht gefunden worden. Infolgedessen faßt man den Reflux als Folgeerscheinung der Sphincterstarre auf.

Nach TALBOT und LYONS (1950) erreicht die Erweiterung der oberen Harnwege gewöhnlich nicht so große Ausmaße, wenn keine Infektion hinzutritt. Allerdings wird das häufigste Auftreten der Infektion und der Erweiterung der oberen Harnwege während der ersten 2 Jahre nach der Verletzung beobachtet. Dagegen wird eine erhebliche Funktionsstörung erst nach dem 3 Jahr gemäß den

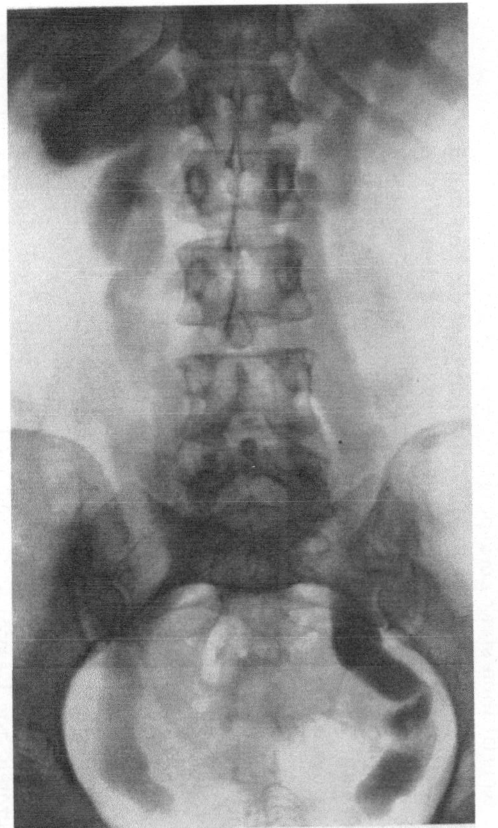

Abb. 90. Beiderseitiger kongenitaler Mega-Ureter im Stadium der Dekompensation. Beträchtliche Erweiterung des Nierenbeckens beiderseits. Retrogrades Pyelogramm

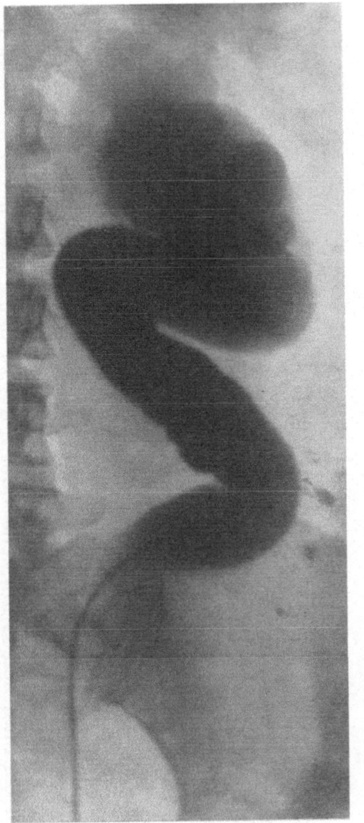

Abb. 91. Retrogrades Pyelogramm bei einer 40jährigen Frau. Mega-Ureter-Megapyelon

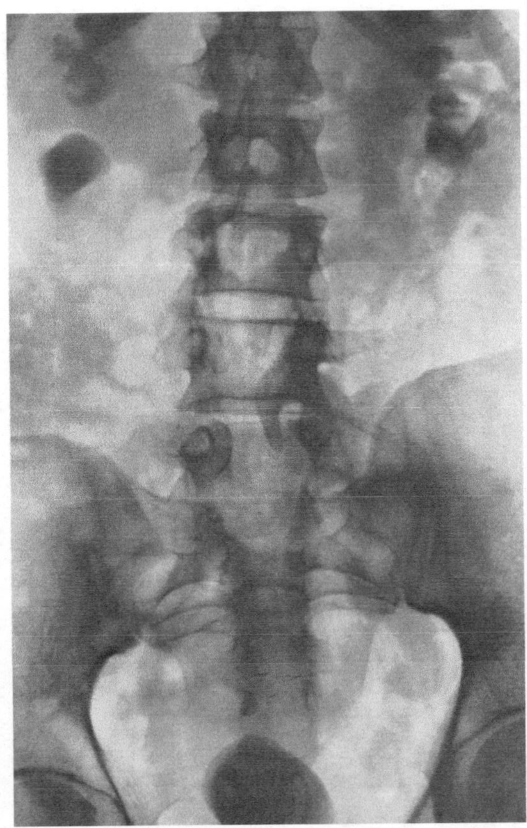

Abb. 92. Ausscheidungspyelogramm bei einem 35jährigen Patienten mit ausgedehnter Spina bifida (die, vom 4. Lumbalwirbel ausgehend, sich über das ganze Sacrum ausdehnt). Entleerungsstörung der oberen Harnwege mit Nierenstein rechts. Sphinctersklerose mit großem Blasenstein

Ergebnissen der intravenösen Pyelographie festgestellt. Nach allen Veröffentlichungen der oben angeführten Autoren wird das Vorkommen des Ureterrückflusses, welcher als eine der hauptsächlichsten Komplikationen angesehen wird, parallel zu diesen Erscheinungen beobachtet.

Neuerdings haben Damanski und Gibbon (1956) ihre Erfahrungen über die Späterscheinungen bei Rückenmarksverletzungen aus dem Material einer großen englischen Anstalt veröffentlicht. Unter 116 paraplegischen Patienten waren Entleerungsstörungen der oberen Harnwege bei 45 Fällen, also mehr als in einem Drittel der Fälle, festgestellt. Es war sehr oft eine doppelseitige Hydronephrose vorhanden, welche häufig einem Hydroureter entweder vorausging oder ihn begleitete. Doch war die Hydronephrose im Anfangsstadium rückbildungsfähig, wenn man die Entleerungsbedingungen der Blase irgendwie, konservativ oder operativ, günstig beeinflussen konnte. Zu ungefähr ähnlichen Ergebnissen ist in letzter Zeit auch Irvine (1959) bei der Beobachtung von 100 paraplegischen Patienten gekommen.

An dieser Stelle soll auch der eventuelle Zusammenhang zwischen einer intermittierenden Hydronephrose und der *Lipodystrophia progressiva* erwähnt werden. Fowler hat 1955 einen solchen Fall bei einem 9jährigen Mädchen beobachtet. Er meint, daß das Zusammentreffen beider Erkrankungen ein Zufall sein kann. Es kann aber auch auf einen Prozeß benachbarter Zentren des zentralen Nervensystems hinweisen, welcher für die renalen und die trophischen Vorgänge verantwortlich ist.

## III. Konstitutionelle Faktoren

Trotz der unübersehbaren Menge von Arbeiten, welche sich mit der Ätiologie der mechanischen und der dynamischen Hydronephrose befassen, bleibt unser Wissen um die konstitutionellen Faktoren der Entleerungsstörungen immer noch recht begrenzt. Dennoch ist es vielen Autoren, besonders den älteren, nicht entgangen, daß bei solchen Fällen ein die Entstehung begünstigendes „Terrain" oft nachgewiesen werden kann.

Erst in neuerer Zeit werden pathologische Vorgänge vom Standpunkt des gesamten Organismus aus betrachtet, und es hat nicht an Versuchen gefehlt, die in Frage kommenden Erkrankungen von dieser Seite aus zu untersuchen. Bekanntlich ist ja bei manchen Krankheitsbildern, die zu den Entstehungsursachen des Syndroms der Entleerungsstörungen gehören, wie z.B. bei der Wanderniere, die Rolle der Konstitution stark ausgeprägt.

In der Literatur findet man oft Andeutungen über die konstitutionellen Faktoren bei der Hydronephrose, ohne daß aber genauer auf diese Frage eingegangen wird. Albarran (zit. n. Katzenstein) teilt die Hydronephrosen in 2 große Gruppen ein. Erstens unterscheidet er solche mit Stellungs- und Lageanomalien, zu denen er auch die Veränderungen im Volumen des Ureters rechnet, zweitens zählt er zu der anderen Gruppe alle diejenigen Fälle, für deren Entstehungsursache er eine *ererbte Schwäche* oder intrafetale Behinderung des Nierenabflusses vermutet.

Nach v. Lichtenberg (1924) „braucht das Resultat einer starken Stauung nicht eine starke Erweiterung zu sein. Individuelle, konstitutionelle Momente spielen bei der Entwicklung der anatomischen Form eines solchen Krankheitsbildes eine wichtige Rolle".

Rumpel (1927) äußert sich auch in ähnlicher Weise: „Die primäre Atonie der abführenden Harnwege finden wir z.B. bei den bekannten Abweichungen der allgemeinen Körperbeschaffenheit, die mit Störungen des vegetativen Nervensystems einhergehen." Rumpel bezieht sich weiter auf die Anschauungen älterer Autoren, wie Bazy u. a., welche auch auf diese mögliche Entstehungsart der Hydronephrose hingewiesen haben, bemerkt aber, daß ihre Ansichten im allgemeinen wenig Beachtung gefunden haben.

Bei einer Mitteilung über die Ätiologie der Hydronephrose erwähnt DEUTICKE (1948), daß außer der mechanischen Obstruktion ein *konstitutioneller Faktor* nötig wäre. BOEMINGHAUS bemerkt auch bei einer Beschreibung der dynamischen Formen der Hydronephrose, daß im allgemeinen die *vorhandene Disposition* miterwähnt wird.

In etwas bestimmterer Weise berücksichtigt ALKEN den Faktor der Konstitution bei seinem Versuch, Unterschiede in der Reaktionsbereitschaft der Adenomträger auf das Entleerungshindernis festzustellen. Wie weiter oben ausführlich beschrieben wurde, reagieren manche Patienten auf lange Zeit nur mit starker Wandhypertrophie der Blase, während andere frühzeitig manifeste Entleerungsstörungen aufweisen, die bekanntlich zur Bildung einer Ektasie des Nierenbeckens und des Ureters führen. ALKEN betont hierbei, daß *konstitutionelle Momente* eine wesentliche Rolle bei dieser Entwicklung spielen.

Schließlich sei auf die ausführliche Darstellung von POSNER (1924) hingewiesen, welche sich allgemein mit der Frage der Konstitution in der Urologie befaßt, ohne aber zu bestimmten Feststellungen betreffs der Entstehungsursachen der Hydronephrose zu gelangen. Er erwähnt zwar die Hydronephrose, aber nur im Zusammenhang und als Folgeerscheinung der Wanderniere, welche er mit dem schwächlichen oder asthenischen Habitus in Verbindung bringt.

Trotzdem ist es schwer zu sagen, ob ein bestimmter Konstitutionstypus zu diesen Krankheitsäußerungen prädisponiert, selbst wenn man der hereditär-konstitutionellen Auffassung eine gewisse Berechtigung einräumen will. An dieser Stelle können wir aber auch die Wirkung gewisser *erblicher Faktoren* in Betracht ziehen, die schon bei verschiedenen Mißbildungen festgestellt wurde.

Das Auftreten verschiedener Entleerungsstörungen in einer Familie wird auch in der Literatur bei einigen Fällen erwähnt. AARON und ROBBINS (1948) haben bei zwei Brüdern (12 und 16 Jahre alt) zwei Fälle von Hydronephrose, die durch aberrante Polgefäße verursacht worden waren, angetroffen. CANNON (1954) hat den erblichen Faktor bei einem Fall unilateraler Hydronephrose feststellen können. Über das wiederholte Auftreten von Hydronephrose in einer Familie haben auch PORGE (1953) und RAFFL (1955) berichtet. Schließlich sei auf die Mitteilung von STEPHENS, JOSKE und SIMMONS (1955) verwiesen, in der das gleichzeitige Auftreten von Mega-Ureteren bei zwei Zwillingspaaren beschrieben wird.

Unsere Anhaltspunkte für die konstitutionelle bzw. erbliche Veranlagung bei den Entleerungsstörungen sind demnach sehr gering und es wäre wünschenswert, wenn die klinische Beobachtung neue Beiträge hierzu bringen würde.

# D. Pathologische Anatomie

Obwohl die Entstehungsursachen der Stauung verschiedenartig sind, sind ihre pathologisch-anatomischen Folgen im großen und ganzen doch gleich. Beim Studium der Pathologie wird man sich hauptsächlich mit den *makroskopischen Veränderungen* befassen. Dazu gehört auch einiges über den *Inhalt der Hydronephrose*. Anschließend wird uns die *Histologie der Hydronephrose und des Hydroureters* beschäftigen und schließlich werden einige *besondere Formen der Hydronephrose* beschrieben.

## I. Das makroskopische Bild

Jede Entleerungsstörung ruft verschiedenartige anatomische Veränderungen an den oberen Harnwegen hervor, welche sich anfangs auf den Ureter und das

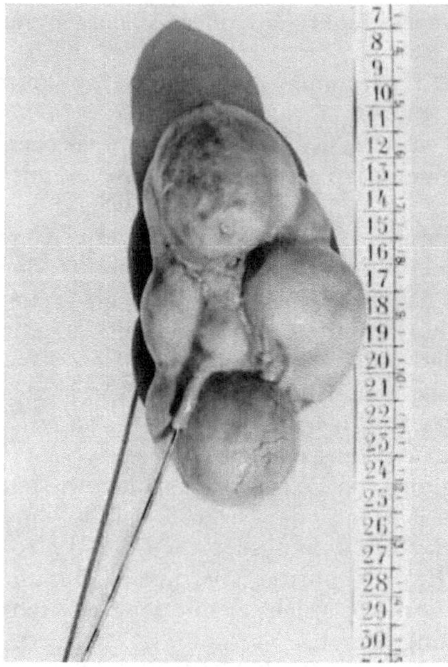

Abb. 93

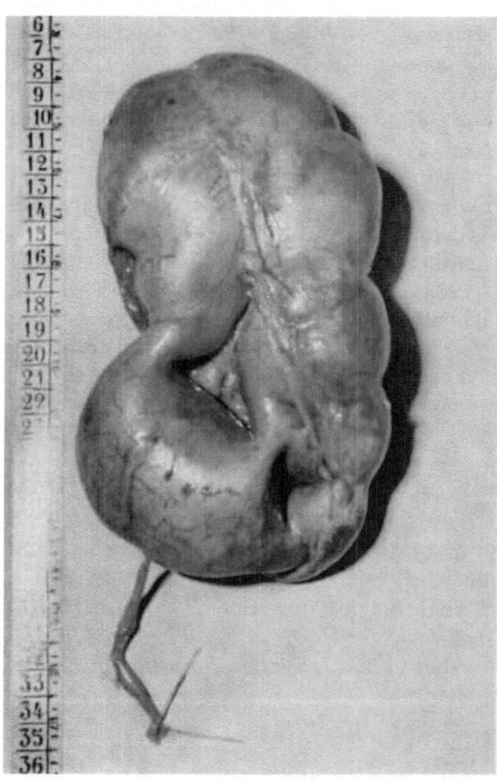

Abb. 94

Nierenbeckenkelchsystem beschränken, um später das Parenchym miteinzubeziehen. Je nachdem ob das Hindernis an der pyeloureteralen Verbindung oder tiefer unten liegt, kann sich der Ureter an den Stauungsvorgängen mitbeteiligen.

Neben den geläufigen Ausdrücken *Hydronephrose* und *Hydroureter* sind je nach dem Grad der Erweiterung und der Parenchymschädigung die Bezeichnungen *Pyelektasie*, *Prähydronephrose* und *Hydrocalix* in Gebrauch. Letztere bezieht sich auf die Erweiterung, die sich auf einen einzigen Kelch beschränkt, wird aber auch als *partielle Hydronephrose* bezeichnet.

Nach Hamperl bezeichnet man als *Nephrohydrose* — in bewußtem Gegensatz zur Hydronephrose — eine Erweiterung der Nierenkanälchen durch Abflußbehinderung innerhalb der Niere selbst, z. B. durch Cylinderbildung in den Sammelkanälchen.

Die Konfiguration des Nierenbeckens prädisponiert zu einer *intrarenalen* oder *extrarenalen* Ektasie bzw. Hydronephrose. Nach Grauhan sind diese Unterschiede auf die genotypisch bedingten verschiedenen Formen des Nierenbeckens zurückzuführen und sind nicht etwa, wie es vielfach geschieht, als verschiedene Stadien desselben Prozesses anzusprechen. Bei der allmählichen Entwicklung der Form der Hydronephrose spielt aber auch der Faktor des Alters eine Rolle, wie bereits im Kapitel der Pathophysiologie ausführlicher erörtert wurde.

Das erste Stadium der Veränderungen beschränkt sich auf die Kelche, deren Grenzen, wie auch pyelographisch festgestellt worden ist, sich von einer *konkaven* Form in eine *konvexe* umbilden. Die weitere Entwicklung geschieht gewöhnlich auf Kosten

Abb. 93. Hochgradige Hydronephrose bei einer 18jährigen Patientin. Operationspräparat. Intrarenale Form

Abb. 94. Hochgradige Hydronephrose bei einer 35jährigen Patientin. Vorwiegend extrarenale Entwicklung. Operationspräparat

der Nierenbeckenwand und nur selten bilden sich intrarenale Formen. So hat z.B. MINGERS (1932) einen Fall von Hydronephrose infolge eines Abflußhindernisses an der pyeloureteralen Enge beobachtet, welche sich ausschließlich intra-

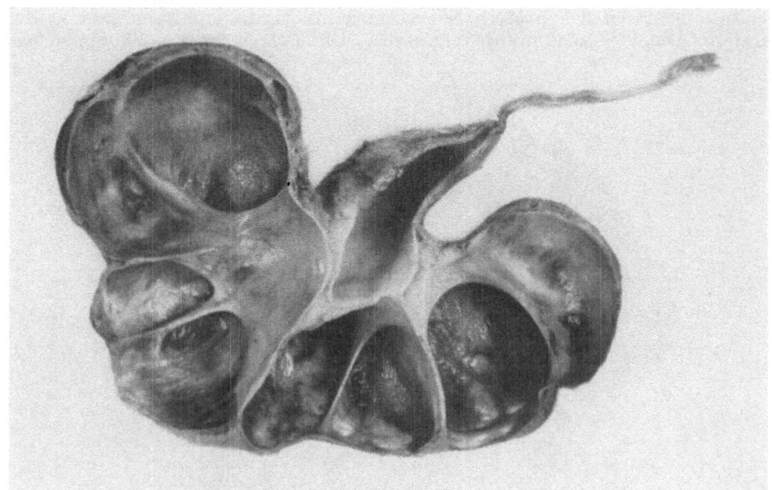

Abb. 96. Operationspräparat einer Hydronephrose infolge von angeborener Stenose der pyelo-ureteralen Verbindung

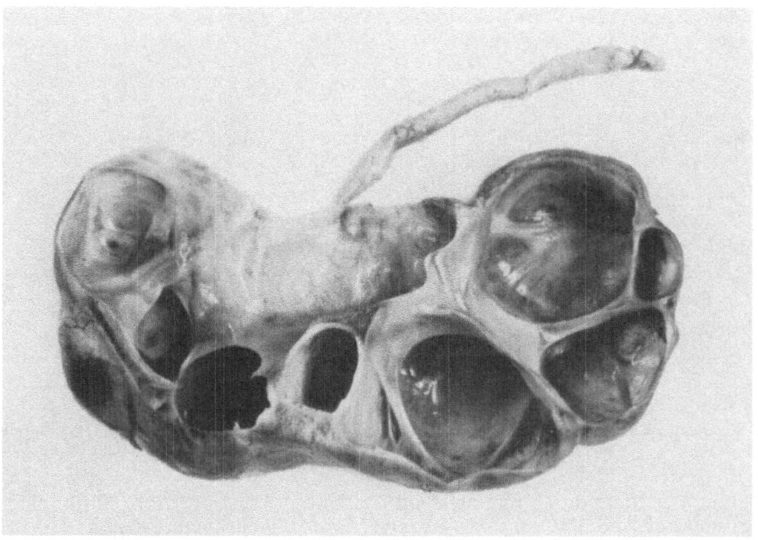

Abb. 95. Angeborene Stenose des Ureterhalses. Hydronephrose. Operationspräparat

renal entwickelte. MARTIN (1932) beschreibt auch eine intrarenale Form der Hydronephrose mit Ektasie der Kelche, bei der keine Erweiterung des Nierenbeckens vorlag.

Über die Pathologie der Hydronephrose und des Hydroureters haben WINSBURY-WHITE (1925), UNDERWOOD (1937), MEINERTZ (1954), LICH und BARNES (1957) berichtet. Von diesem Standpunkt aus haben MACMYN (1929) und HESSE (1955) einen Beitrag zur kongenitalen Hydronephrose gebracht. TÖNZ (1956) hat

sich eingehend mit dem makroskopischen Bild der doppelseitigen Hydronephrose
beim Kleinkind befaßt.

An Hand von Operationspräparaten werden verschiedene Formen der Hydronephrose
gezeigt (Abb. 93—101). Ein typisches Beispiel der intrarenalen Entwicklung der Hydronephrose ist in Abb. 93 dargestellt, während die extrarenale Form auf Abb. 94 zu sehen ist.
Durch kongenitale Stenosen des Ureterhalses verursachte Hydronephrosen sind in 3 Operationspräparaten (Abb. 95—97a und b) dargestellt. Die Folgen einer vollkommen asepti-

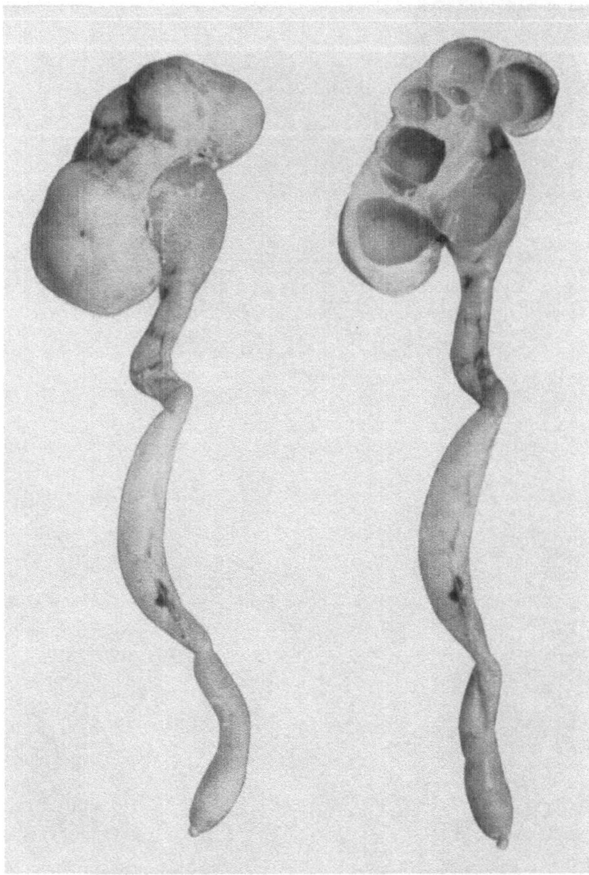

Abb. 97a u. b. Kongenitale Stenose der vesicalen Harnleitermündung mit Hydronephrose und Hydroureter bei
einer 42jährigen Patientin. Totale Nephroureterektomie. a Operationspräparat. b Aufgeschnittenes Präparat

schen Aushöhlung der Niere durch rein mechanische Ursache sind auf Abb. 98 (durch Steineinklemmung) und auf Abb. 99a—c und Abb. 100 (durch Tumorkompression im Harnleiter)
dargestellt. Das folgende Präparat (Abb. 101) entstammt einer Nephroureterektomie bei
Hydronephrose mit Hydroureter infolge von kongenitaler Stenose der vesicalen Harnleitermündung. Das letzte Bild betrifft ein Autopsiepräparat von einem 4 Monate alten Knaben.
Es handelte sich um eine beiderseitige Hydronephrose mit Hydroureter infolge von angeborener Sphinctersklerose (Abb. 102).

Über das makroskopische Bild der Hydronephrose geben uns die von GRAU-
HAN und seinen Wachsausgüssen erzielten übersichtlichen Ergebnisse sehr klare
Vorstellungen. Diese Methode gibt viel anschaulichere Darstellungen als man
durch die pyelographischen Bilder erhalten kann. Dabei werden 3 Hauptformen unterschieden.

1. Die *ampulläre Form*. Bei dieser ist die Erweiterung hauptsächlich auf die Vergrößerung des extrarenalen Nierenbeckens zurückzuführen. Schreitet der Prozeß weiter, so bekommt die Niere eine Kugelform, dabei wird das Parenchym abgeplättet und bildet so einen Teil der Kugelwand.

2. Die *vielkammerige Hydronephrose*. Bei dieser Form handelt es sich hauptsächlich um eine Dilatation der Kelche, während die Erweiterung des Nierenbeckens beträchtlich zurückbleibt.

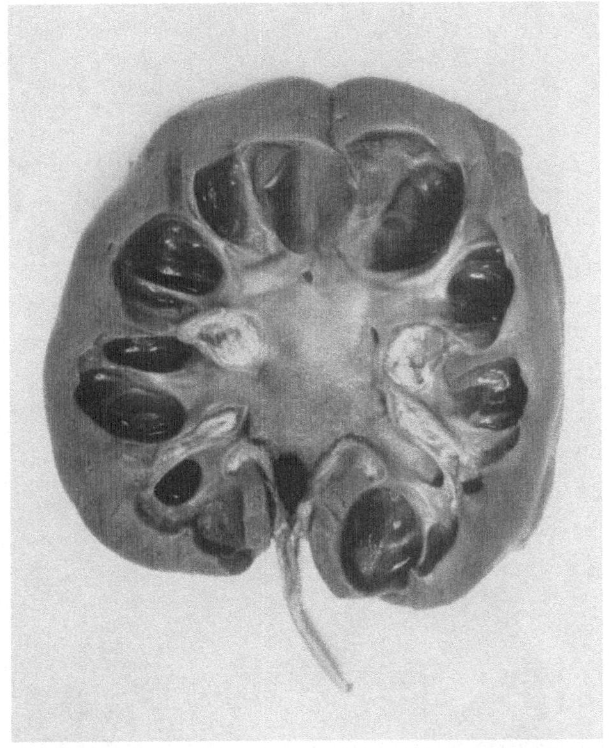

Abb. 98. Operationspräparat einer Hydronephrose infolge Steinverschlusses am Nierenbeckenausgang

3. Die *Normalform*. Diese steht in der Mitte zwischen den oben beschriebenen Formen. Die Aushöhlung der Niere verteilt sich fast gleichmäßig auf das Nierenbecken und die Kelche.

In letzter Zeit interessiert besonders die Frage der *partiellen Stauungsvorgänge*, die eine ganze Reihe von Bezeichnungen haben: *partielle Hydronephrose, Teilhydronephrose, Kelchdivertikel, Hydrocalykose* usw. Sehr wahrscheinlich ist es, daß die Bezeichnungen *intrarenale Cyste, Nierenbeckencyste, Harncyste, parapelvine Cyste* sich auf denselben oder auf sehr verwandte Krankheitsprozesse beziehen. Obwohl es gewisse Unterschiede gibt, ist es doch schwer, diese bei der Operation festzustellen. Eingehend über die Besonderheiten dieser cystenähnlichen Bildungen haben PRATHER (1941), MATHIESON (1953) und NOSZKAY (1958) berichtet. Fälle von atypischen Teilhydronephrosen sind auch von HÜBNER (1926), SCOTT (1938), WATKINS (1939), MICHON und DELINOTTE (1944) beschrieben. COUVELAIRE und ARNAUD (1943) haben bei einer partiellen

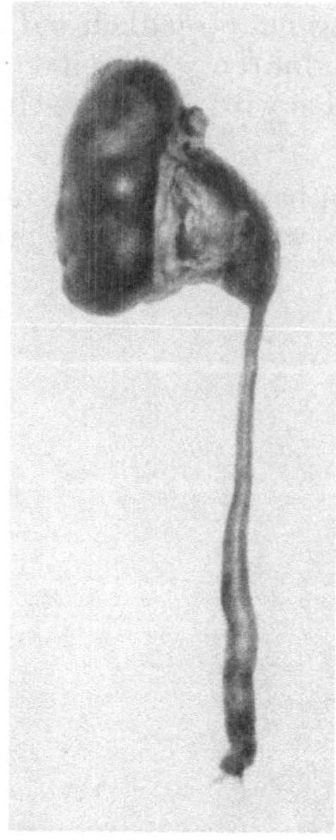 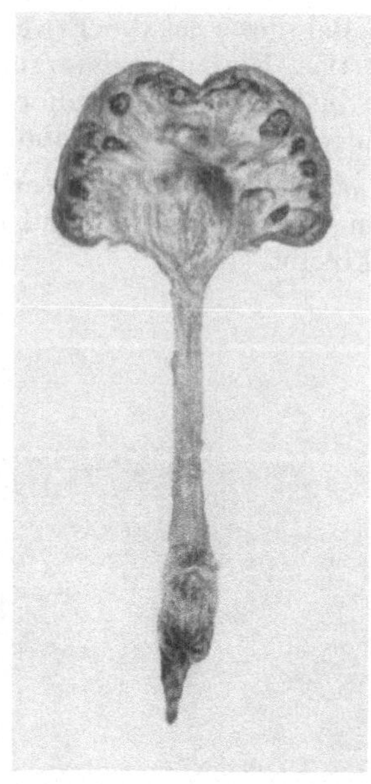 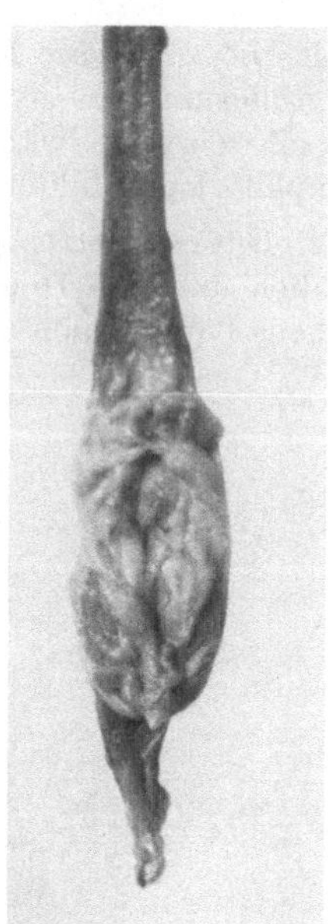

a                                         b                                              c

Abb. 99a—c. Papilläres Carcinom des unteren Teils des Harnleiters mit Hydronephrosebildung bei einem 55jährigen Patienten. Totale Nephroureterektomie. a Operationspräparat. b Aufgeschnittenes Präparat. c Der untere Teil des Harnleiters mit dem Tumor

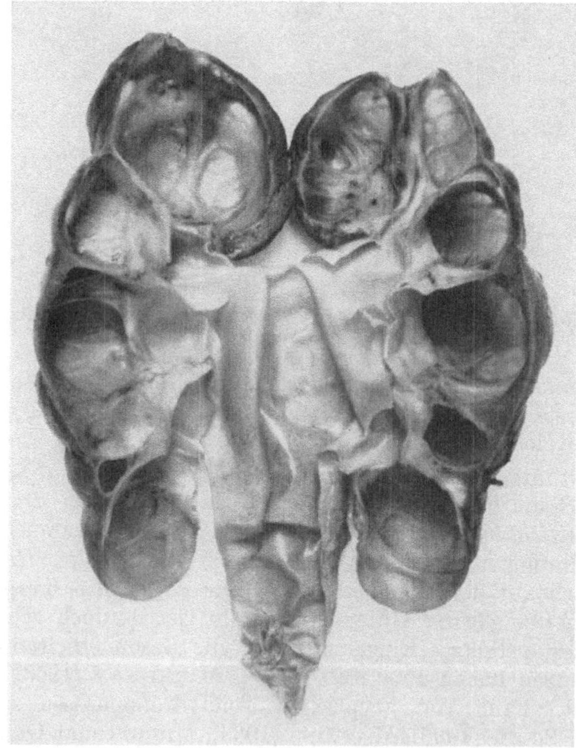

Abb. 100. Operationspräparat einer Hydronephrose infolge Verschlusses durch einen fibrösen Polyp des Ureters

Hydronephrose die Excision einer großen cystenähnlichen Bildung vorgenommen, welche 1 Liter bräunlicher Flüssigkeit enthielt.

WEYRAUCH und FLEMING (1950) haben bei einem Neugeborenen unter der Annahme einer großen Hydronephrose eine enorme Hydrocalykose aufgedeckt.

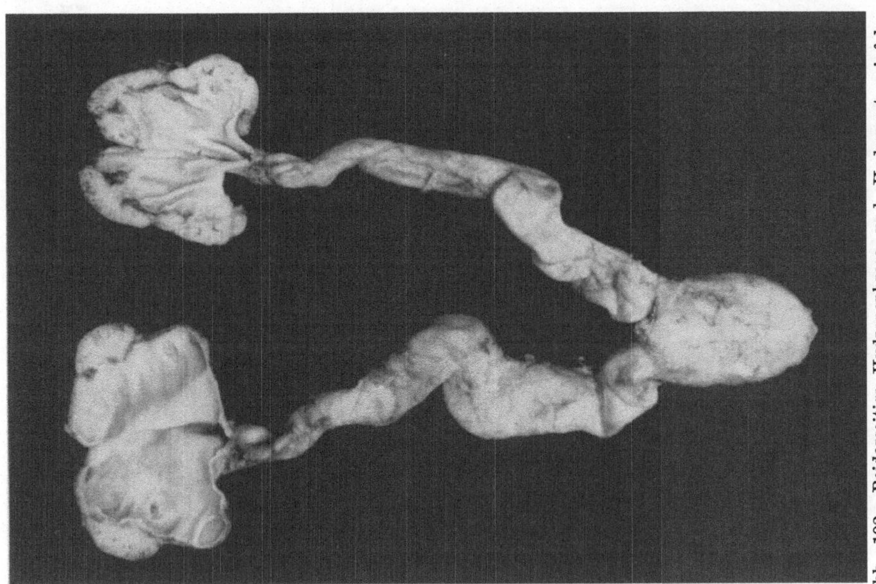

Abb. 102. Beiderseitige Hydronephrose und Hydroureter infolge angeborener Sphinctersklerose bei einem 4 Monate alten Knaben. Autopsiepräparat

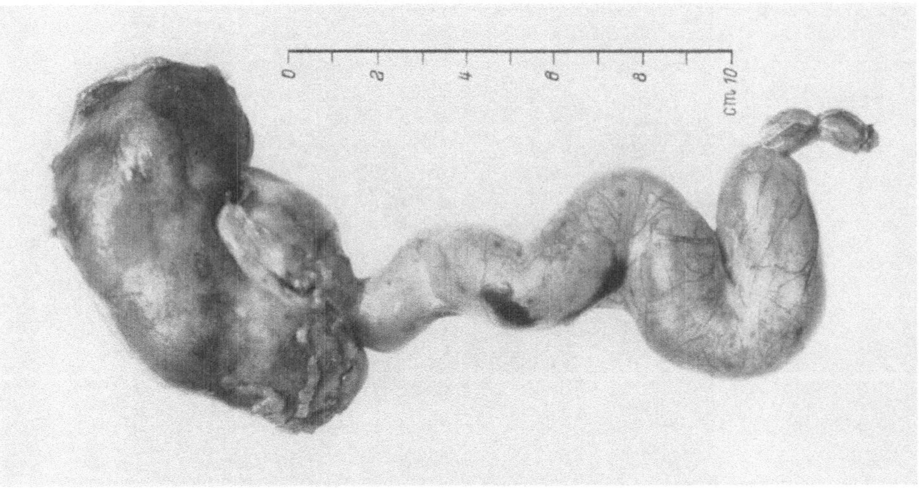

Abb. 101. Hydronephrose und Hydroureter bei einem 4jährigen Knaben infolge von kongenitaler Stenose der vesicalen Harnleitermündung. Nephroureterektomie. Operationspräparat

Es handelte sich um die cystische Dilatation eines einzigen Kelches, welcher eine komplette Atrophie des übrigen Parenchyms verursacht hatte. Die Nephrektomie wurde am 16. Tage nach der Geburt mit gutem Erfolg ausgeführt.

Diese Fälle gehören aber zu den Seltenheiten. Gewöhnlich entwickelt sich die Hydronephrose *symmetrisch* und erfaßt mit der Zeit alle Hohlräume der Niere.

Eine Begrenzung ihrer Ausdehnungsmöglichkeit gibt es sozusagen nicht und daher sehen wir ab und zu „gigantische" Exemplare, deren Inhalt oft mehrere Liter beträgt. Nach Smart (1952) können ungefähr 3% der beobachteten Fälle zu den Riesenhydronephrosen gerechnet werden. Es wurde eine ganze Reihe von solchen

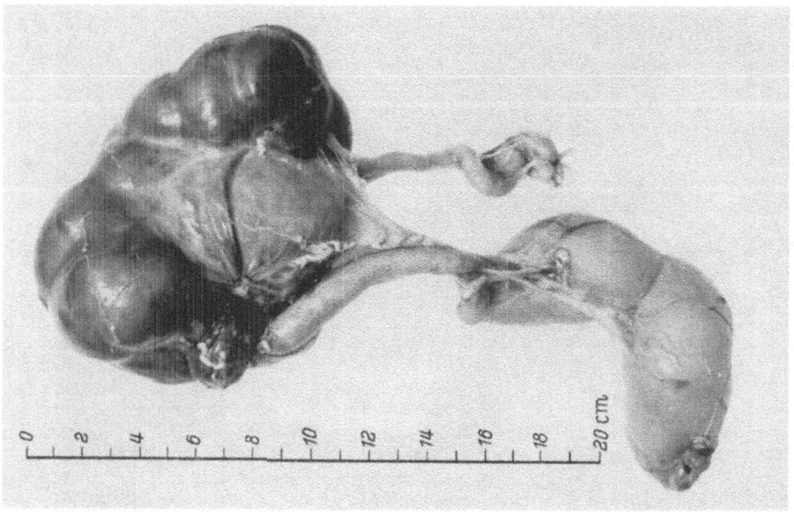

Abb. 104. Verdoppelung des Nierenbeckens und des Ureters bei einem 4 Monate alten Knaben. Stenose beider vesicalen Mündungen mit anschließender Bildung von Hydronephrose und Hydroureter beider Hälften. Operationspräparat

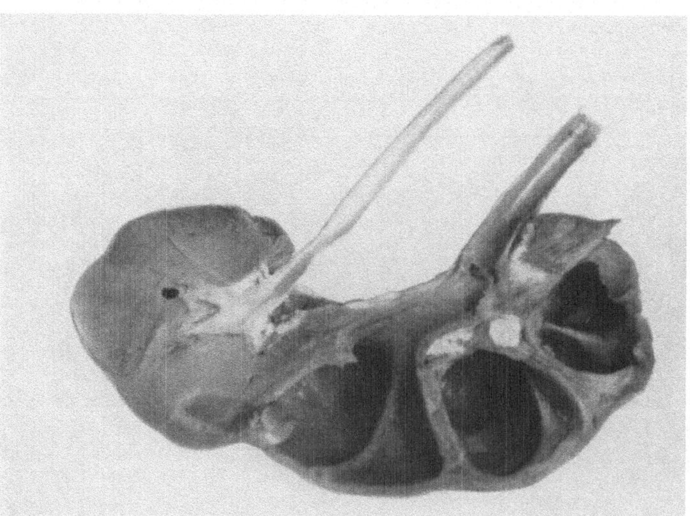

Abb. 103. Operationspräparat einer Doppelniere mit hydronephrotischer Degeneration der unteren Hälfte

Fällen beschrieben, welche merkwürdigerweise meistens keine lokalen Symptome aufwiesen, aber nur gastrointestinale Störungen verursachten (Wilder und Doolittle 1935; Jasienski 1937; Truchot und Stefani 1940; Multhauf und Lewis 1947; Drummond 1950; Dennehy 1953; Dioguardi 1953; Meinertz 1953; Fiévez 1953; Hancock, Lee und Anderson 1954; Earlam 1950; Fischer 1955 u. a.). Viele dieser mitgeteilten Hydronephrosen enthielten mehrere Liter Flüssigkeit. Bei manchen überstieg der Inhalt sogar die 12—15 Liter.

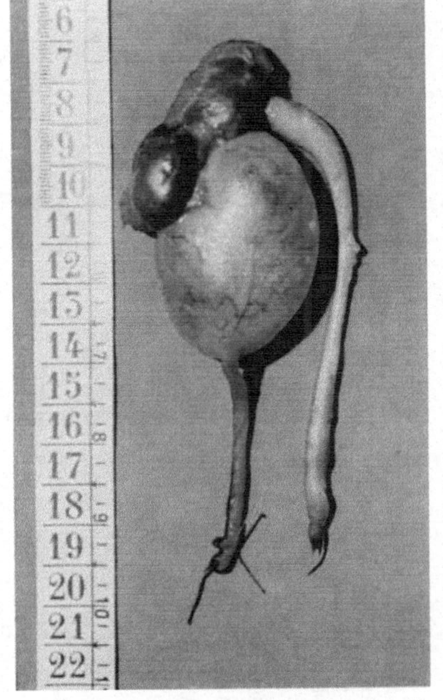

Abb. 105. Operationspräparat einer hypoplastischen Doppelniere mit hydronephrotischer Degeneration der unteren Hälfte bei einer 36jährigen Patientin. Klinisch Hypertonie, welche durch die Nephrektomie günstig beeinflußt wurde

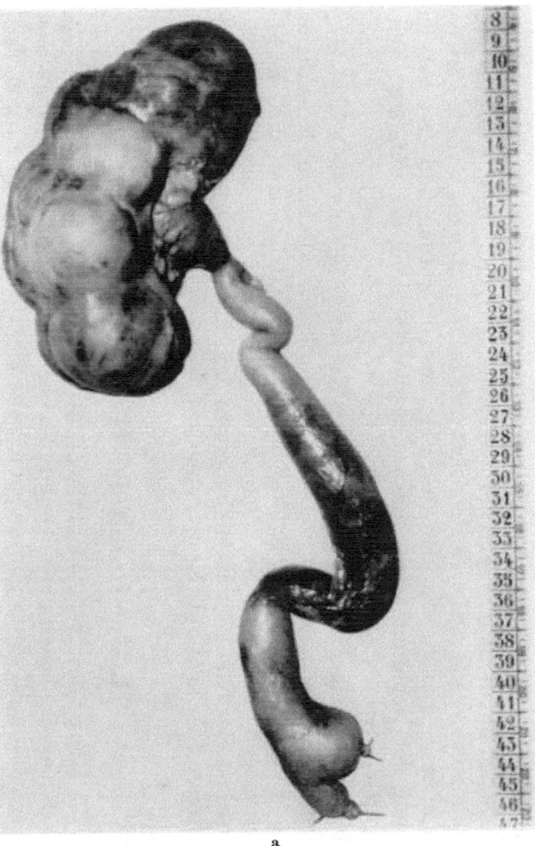

a

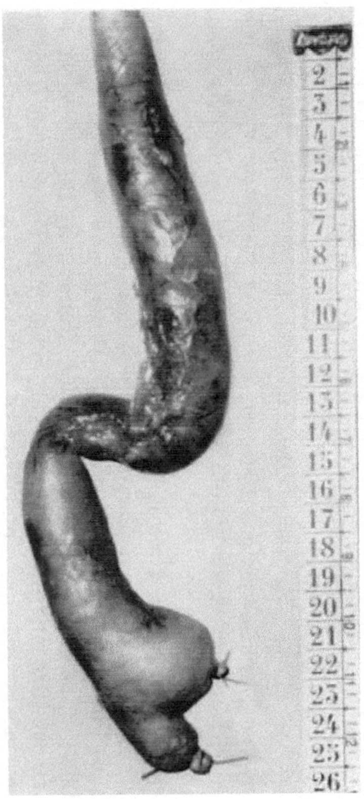

b

Abb. 106a u. b. Caudale Verdoppelung des Ureters bei einem 45jährigen Patienten. Hydronephrose und Hydroureter infolge von Stenose beider vesicaler Mündungen. Totale Nephroureterektomie. a Operationspräparat. b Unterer Teil des Ureters mit der deutlich sichtbaren Mißbildung

Die Erfahrung hat gezeigt, daß diese ganz großen Exemplare fast ausschließlich bei der *einseitigen* Lokalisation der Hydronephrose, bei intakter zweiter Niere, beobachtet werden. In diesem Zusammenhang ist ein Fall von DAVIS (1953) erwähnenswert, der eine bilaterale Riesenhydronephrose betrifft. Die Punktion der linken Niere, welche später entfernt wurde, ergab $8^1/_2$ Liter Flüssigkeit. Der Zustand des Schwesterorgans konnte durch eine plastische Operation verbessert werden.

Im Zusammenhang und als Folge von *Mißbildungen* gibt das pathologisch-anatomische Bild der Hydronephrose verschiedene Variationen, über welche eine ausgedehnte Literatur besteht (CIBERT 1930; PIERCE und HARRIES 1932; PEYCELON 1933; KILKA 1934; DUVERGEY 1939; CORNWELL 1946; PORGE 1953). KNEUCKER hat 1936 eine Doppelhydronephrose bei einer Doppelniere festgestellt. Wir bringen in Abb. 104 einen ähnlichen Fall. Auf Abb. 103 ist auch ein Operationspräparat einer Doppelniere mit hydronephrotischer Degeneration der unteren Hälfte dargestellt. Abb. 105 zeigt ebenfalls ein ähnliches Operationspräparat, welches eine hypoplastische Doppelniere betrifft. Einen Fall von Hydronephrose mit einer anderen Variation der Verdoppelung des Ureters zeigt Abb. 106a und b. Es handelt sich um die sehr seltene Form der kaudalen Verdoppelung des Ureters. Beide Mündungen sind angeboren stenosiert und verursachten die Hydronephrose. Die Diagnose war nicht vor der Operation gestellt worden und erst bei der Ausführung der Nephroureterektomie wurde die Gabelung des untersten Teils des Ureters entdeckt.

Viele der oben angeführten Fälle betreffen Kinder, bei denen die Feststellung der angeborenen Anomalien für die Deutung unklarer klinischer Krankheitsbilder so wichtig ist. Über Nierenmißbildungen bei Kindern hat auch PORGE (1953) eingehend berichtet. Nach seinen Beobachtungen sind etwa 10% aller Nephropathien des Kindesalters Mißbildungen, und fast immer äußerten sie sich als unilaterale oder bilaterale Hydronephrosen.

## II. Der Inhalt der Hydronephrose

Was die Menge des Inhalts anbelangt, so sind bei der Mehrzahl der Fälle gewöhnlich bis zu einigen hundert Gramm Flüssigkeit festzustellen, ohne daß aber wie oben erwähnt, Hydronephrosen mit mehr als 1 Liter Inhalt zu den Ausnahmen gehören. Der Fall von ADLER-RACZ betrifft 9 Liter, von JUMPERTZ 11 Liter und von JASIENSKI 6 —12 Liter. Dieser letztere Autor gibt mehrere ähnliche Zahlen aus der Literatur an, von denen folgende bemerkenswert sind:

Fall MAISSONET . . . . . . . . . . . . . . . . . . . . . . . . . . . 15 Liter
Fall JAVAL und DUMONT . . . . . . . . . . . . . . . . . . . . . 30 Liter
Fall FRANK . . . . . . . . . . . . . . . . . . . . . . . . . . . . . 30 Liter
Fall DUMREICHER . . . . . . . . . . . . . . . . . . . . . . . . . 36 Liter

Es scheint, daß die Menge der Flüssigkeit von der Art des Verschlusses abhängig ist. Bei unvollständigem Verschluß ist der Inhalt groß, da das gut sezernierende Parenchym noch funktioniert.

Anfangs ist der Inhalt der Hydronephrose normaler Urin, der jedoch in seiner Konzentration etwas hinter dem der gesunden Niere zurückbleibt. Beim Fortschreiten der hydronephrotischen Erweiterung wird die Flüssigkeit wäßriger und das spezifische Gewicht leichter. In ausgesprochenen Fällen zeigt aber der Hydronephroseurin eine starke Abweichung vom normalen. Manchmal kann der Inhalt eine blutige Beschaffenheit haben, was nicht unbedingt auf ein Trauma zurückzuführen ist, sondern die Folge von Capillarblutungen aus dem verstauten Parenchym ist. Die ausgesprochen blutige Beschaffenheit des Inhalts bei bestimmten Fällen (Traumen, Tumoren usw.) gab Anlaß zu der Bezeichnung *Hämatonephrose.*

Bei ganz großen Hydronephrosensäcken kann der Harnstoff ganz fehlen, was nach ISRAEL, bei einer Punktion die Unterscheidung der Flüssigkeit vom Inhalt anderer Abdominalcysten erschwert.

Bei vorhandener Infektion wird der Inhalt trübe und später dickflüssig oder manchmal schokoladenfarbig.

## III. Die Histologie der Hydronephrose

Die histologischen Veränderungen der Hydronephrose werden anfangs durch die *Stauung* und *Kongestion* verursacht. Trotz der sich progressiv entwickelnden Dilatation, die hauptsächlich die Sammelröhren und etwas weniger die Tubuli contorti betrifft, zeigen sich die Glomeruli selbst unter dem erhöhten intrarenalen Druck lange Zeit resistent. Die Schädigung derselben tritt nicht sofort ein. Sie wird durch die Stauung und später durch die Störung der Blutzufuhr bedingt. Je nachdem ob die Hydronephrose einen *fortschreitenden* oder einen *intermittierenden* Charakter aufweist, erfolgt entsprechend dem Fall allmählich die Reduktion des Parenchyms. Falls die Lösung des Hindernisses keine Rückbildung der Schädigung bringt, führt der Vorgang zur Atrophie.

Viele Autoren haben sich mit den histologischen Veränderungen der Hydronephrose beschäftigt. So hat LÖFFLER (1933) über die Muskelveränderungen, HEPLER (1937) über die intrarenalen Veränderungen und HJORT (1953) über die Histologie der Marksubstanz bei der Hydronephrose berichtet. CAVAZZANA und AMBROSETTI (1957) haben sich besonders mit den histologischen Veränderungen des Nierenbeckens bei Hydronephrose befaßt, während EBERHOLZER speziell über die Innervation des erweiterten Nierenbeckens berichtet.

Eine besondere Bedeutung wird dem Verhalten des Nierenarteriensystems der Hydronephrose beigemessen, weil daraus die Schädigung des Nierenparenchyms zu ersehen ist, welche in gewissem Grade immer auf eine Schädigung der Gefäße zurückzuführen ist. Von diesem Standpunkt aus sind die Arbeiten von MAATZ und KRÜGER (1937) und EGGER (1938) aufschlußreich.

Demnach können die histologischen Hauptmerkmale der Hydronephrose folgendermaßen zusammengefaßt werden:

1. je nach der Dauer bzw. dem Grad der Schädigung kommt es zu einer ausgesprochenen Hyperplasie des interstitiellen Bindegewebes.

2. wird eine mehr oder weniger ausgeprägte Atrophie der Nierentubuli beobachtet, die durch eine Abflachung des Epithels mit Erweiterung des Lumens gekennzeichnet ist. In diesem Stadium sind die atrophischen Tubuli mit einer homogenen eosinophilen Substanz ausgefüllt, wodurch sie an Schilddrüsenfollikel erinnern (HAMPERL).

3. sieht man eine verschiedengradige dichte lymphocelluläre Infiltration, und

4. führt die fortschreitende Atrophie zu einer Veränderung der Glomeruli, die bis zur vollständigen Hyalinisierung gelangen und direkt durch die Stauung des Urins oder indirekt durch Störungen der Blutversorgung bedingt werden kann. Schließlich werden durch die Harnstauung und die dadurch entstehende Erweiterung der Kelche die Aa. interlobares abgeschnürt. So entsteht eine Ischämie der Niere, welche in Verbindung mit einer venösen Stasis und dem Druck des zurückgehaltenen Urins zu einer Atrophie des Nierengewebes führt.

Die sehr eingehenden Untersuchungen von CAVAZZANA und AMBROSETTI über die histopathologischen Veränderungen des Nierenbeckens beziehen sich auf die

verschiedenen Entwicklungsstadien der Hydronephrose. Dem initialen Stadium
der Muskelhypertrophie folgt ein fibrös-elastisches Zwischenstadium. Die Autoren
sehen in dieser Fibrose nicht nur eine funktionelle Reaktion gegen die Nierenbeckenerweiterung sondern vielmehr eine Verstärkung der Kontraktion der
Muskulatur. Später wird die elastische Fibrose durch eine kollagen-reticuläre
Fibrose ersetzt, ein Umstand, der die Läsionen irreparabel macht. Charakteristisch für dieses letzte Stadium ist der Untergang der elastischen Fasern, sowie
das Auftreten degenerativer Prozesse und das allmähliche Verschwinden der
intramuralen Nervenfasern.

CARANDO (1953) hat die *Histologie der pyeloureteralen Verbindungsstelle* bei
Hydronephrosen durch *aberrante Gefäße* beschrieben. Die histologischen Untersuchungen wurden an 5 Operationspräparaten von Hydronephrose vorgenommen.
An der Stelle der Kreuzung des überzähligen Gefäßes und des Ureters fanden
sich Druckstellen mit Verdünnung und Abflachung der Muskelfasern der Ureterwand, in einigen dieser Fälle fehlten sie sogar vollkommen. An der dem Gefäß
entgegengesetzten Seite der Ureterwand blieb eine annähernd normale Struktur
des Gewebes mit reichlich vorhandenen Muskelfasern bestehen. In einigen Fällen
ist eine Hypertrophie der Muskulatur zu beobachten. Histologische Schnitte
oberhalb und unterhalb der Krenzungsstelle des Gefäßes ergaben ein normales
histologisches Bild des Ureters. Der Autor schließt daraus, daß diese Veränderungen mechanischen Ursprungs sein müssen.

Bei gleichzeitiger Stauung im Harnleiter und im Nierenbecken ist gewöhnlich
die Verdickung der Uretermuskulatur stärker als die des Nierenbeckens. KRETSCH-
MER und HIBBS (1933) haben Untersuchungen über den *Blasenteil des Harnleiters*
bei der Hydronephrose veröffentlicht. Es handelte sich um Obduktionsbefunde
bei 15 Fällen. Überwiegend lag eine angeborene Obstruktion durch Klappenbildung der hinteren Harnröhre, angeborene Sphinctersklerose usw. vor. Die Obstruktion hatte rasch zu einer Urinstauung und zur tödlichen Infektion geführt.
Histologisch war meistens eine ausgesprochene Muskelhypertrophie vorhanden,
die vorwiegend die Längsfasern am unteren Ureterende betraf. Nur in 3 Fällen
ließ sich eine narbige Veränderung der Harnleiterwand am pelvinen Teil feststellen.

## IV. Besondere Formen der Hydronephrose

Traumatische Hydronephrose. Ätiologisch gut begründete Fälle, bei
denen ein kausaler Zusammenhang zwischen vorausgegangenem Trauma und
der Hydronephrose besteht, kommen nicht oft vor. Darum wird von manchen
Autoren das häufige Vorkommen dieses pathologisch-anatomischen Bildes mit
einer gewissen Skepsis aufgenommen. Doch gibt es Fälle, bei denen mit Sicherheit bewiesen wird, daß die Hydronephrose auf ein altes stumpfes Trauma mit
Verletzung im Bereich des Ureterabganges, Strikturbildung und nachfolgender
Entleerungsstörung zurückzuführen ist.

Die Literatur berichtet über ganz große Exemplare solcher traumatischer
Hydronephrose. Wie oben angeführt, hat JUMPERTZ (1928) einen Fall beschrieben,
bei dem das in einen großen Sack umgewandelte Organ 11 Liter Flüssigkeit enthielt. Einen Fall überaus großer traumatischer Hydronephrose hat auch im
selben Jahr ADLER-RACZ mitgeteilt (Inhalt 9 Liter).

Im Falle von CIBERT (1930) ereignete sich das stumpfe Trauma vor 22 Jahren.
Erst dann wurde die infizierte Hydronephrose entfernt. Beim Fall von JASIENSKI
(1937) kam es nicht zu einer Operation. Es handelte sich aber bestimmt um eine
traumatische Hydronephrose. Der Patient hatte einen Fußtritt 5 Jahre vorher
während seiner militärischen Dienstzeit erhalten, der augenscheinlich die Ursache

des Prozesses war. Der Inhalt konnte durch Ureterenkatheterismus mit 6 bis 12 Liter festgestellt werden. Auch CAMPBELL, HUNSICKER und MARCONIS (1950) haben über eine Riesenhydronephrose traumatischer Ätiologie berichtet. Oft aber führt das Trauma zu einer perirenalen Ansammlung von Urin, deren Folge die Bildung einer eigenen Form, der sog. *perirenalen Hydronephrose*, ist.

Perirenale Hydronephrose. MINKOWSKI hat 1906 als einer der ersten diese seltene Form der Hydronephrose beschrieben. Er schildert seinen Fall als „eine die ganze Niere bis zum Hilus umgebende, nicht mit dem Nierenbecken kommunizierende Cyste wäßrigen Inhalts ohne Endo- oder Epithelbelag". Seitdem sind in der Literatur einige typische Fälle beschrieben worden, unter anderem von SLOBOZIANO, HERSCOVICI und RAILEANO (1929), WOODRUFF und RUPERT (1939), STANLEY (1947), WILHELM (1942), PYRAH und SMIDDY (1953). Verschiedene Bezeichnungen wurden dieser Form gegeben, wie *Hydrocele renis*, *Pseudohydronephrose*, *Hygroma renis* usw.

Wie weiter oben schon gesagt, ist die Ätiologie dieser Form meistens traumatischer Natur und nur einmal scheint ihre Entstehung einer Steinkolik der Niere zugeschrieben zu sein. Makrospkopisch ist nach PYRAH und SMIDDY die Cyste von einer blauen oder rötlichen Wand umgeben, welche aus dichtem fibrösem Gewebe besteht. Die Innenwand ist nicht von Epithel bedeckt, aber auf ihr liegen in lockerer Verbindung Fetttrümmer, bindegewebsartige Partikel, zersetzte Blutkoagula oder Harnsalzablagerungen. Fälle mit längerer Krankheitsdauer können sogar eine Verkalkung der ganzen Cyste aufweisen. Die in der Cyste sich befindende Flüssigkeit ist kein Urin, sondern stellt meistens eine Umwandlung des anfänglich entstandenen Hämatoms dar. Die Niere ist in diesen Fällen mehr oder weniger verändert oder atrophisch und kann bis in die Cyste hineinragen. Oft aber bleibt sie durch ein stärkeres Bindegewebsblatt geschützt und von dem Cystensack abgeschlossen.

Der Fall von BONNIOT und DOUILLET (1934) ist insofern ätiologisch interessant, als es sich um eine komplette Ruptur des Ureters handelte. Die Verletzung lag 2 Monate zurück. Die Nephrektomie war schwierig. Um die kleine Niere befanden sich etwa 2 Liter bräunlicher Flüssigkeit.

CAMPBELL hat 1933 einen solchen Fall von perirenaler Hydronephrose bei einem Kind von 7 Monaten beobachtet. Er bemerkt, daß es sich bei großen Nieren von selbst ergibt, in 2 Sitzungen vorzugehen. Erst wird der Sack exstirpiert und dann, wenn nötig, die veränderte Niere entfernt. CAMPBELL ist in seinem Fall in einer Sitzung vorgegangen, was einen Exitus an Operationsschock zur Folge hatte.

Eine eingehende Schilderung des Krankheitsbildes hat 1953 an Hand von 23 Fällen CRABTREE gegeben. Es soll sich um ein einheitliches Bild handeln, welches den modernen Untersuchungsmethoden nicht entgehen kann. Klinisch wird es durch Schmerzen charakterisiert, welche allmählich an Heftigkeit zunehmen. Bei der Palpation ist immer ein Tumor fühlbar. In der Anamnese soll fast immer ein vorausgegangenes Trauma existiert haben, durch welches der Ureter, das Nierenbecken oder die Kelche eröffnet wurden. Die Flüssigkeitsansammlung bleibt immer innerhalb der Nierenkapsel. Die Prognose ist eine ernste. Es besteht immer eine Indikation zur operativen Freilegung. Falls das Ureterhindernis beseitigt werden kann, bleibt das Vorgehen konservativ. Sonst muß die Niere entfernt werden.

Der Fall von JOHNSON und SMITH (1941) bedarf einer besonderen Erwähnung, weil es sich um eine *verkalkte perirenale Hydronephrose* handelte. Ein Fall von Verkalkung der Wand einer solchen Cyste war bis dahin nach Ansicht der

Verfasser noch nicht beschrieben worden. Was die Indikation anbelangt, so sind die Autoren eher konservativ. Falls der Krankheitsprozeß keine Beschwerden verursacht, soll die Cyste wegen der Schwierigkeit ihrer Freilegung nicht exstirpiert werden.

Hinsichtlich seiner Behandlung ist der Fall von Stanley interessant. Die Cyste wurde stückweise exstirpiert. Darauf entwickelte sich eine Urinfistel, welche mit der Durchführung des Ureterenkatheterismus spontan zuheilte.

Der Inhalt der perirenalen Cyste kann sehr große Ausmaße annehmen. Im Falle von Uriburu und Carreno (1948) betrug er 6 Liter.

Zu den seltenen Fällen, welche einer vorausgegangenen Verletzung nicht zuzuschreiben sind, soll man den Fall von Prates (1953) rechnen. Hier wurde ein ungewöhnlich ausgedehntes perirenales Hämatom im Zusammenhang mit einer Hydronephrose bei Harnblasencarcinom beobachtet.

Pneumonephrose. 1933 veröffentlichten Mathé und de la Peña einen Fall von Pneumonephrose, ein sehr seltenes Krankheitsbild, welches eine bessere Beachtung und nähere Untersuchung verdient. Nach diesen Autoren ist die Erkrankung so selten, daß sie in den klassischen Büchern nicht vorkommt. Der erste bekannte Fall wurde von Lannelongue (zit. nach le Dentu) im Jahre 1898 beschrieben. Seitdem sind nur wenige solche Beobachtungen gemacht worden. Bei ihrem Falle beobachteten die Autoren, daß die Ursache der Hydronephrose und des Hydroureters eine tiefliegende Striktur des Harnleiters war. Die Infektion gab Anlaß zur Bildung einer gashaltigen Masse. Es empfiehlt sich, die Operation in 2 Sitzungen vorzunehmen, um den Allgemeinzustand des von der schweren Infektion angegriffenen Patienten zu bessern und für die Nephrektomie vorzubereiten.

Typisch sollen die Röntgendarstellungen solcher Krankheitszustände sein, welche das Bild einer runden Aufhellung zeigen.

Cholesterinische Hydronephrose. Es handelt sich um eine sehr seltene Form, welche 1933 Pancotto eingehend beschrieben hat. Nur vereinzelte Fälle sind in der Literatur bekannt. Pancotto hat von 1870 bis heute ein Dutzend Fälle einschließlich seines eigenen ausfindig machen können. Davon sollen nur die 4 einwandfrei typisch gewesen sein. Meistens handelt es sich um eine Äußerung alter Hydronephrosen, welche hauptsächlich durch Stauung verursacht wurden. Charakteristisch für diese Form ist das Vorhandensein einer Flüssigkeit im hydronephrotischen Sack, in der sich Cholesterinkristalle vorfinden. Es kann ein Vergleich mit der cholesterinischen Pleuritis gemacht werden. In der Literatur sollen nach Pancotto kaum Angaben dafür zu finden sein, nur Frank und Glas erwähnen, daß bei alten Hydronephrosen in der Flüssigkeit Cholesterinkristalle vorhanden sein können. Ätiologisch bleibt diese Erscheinung unklar. Im Falle von Pancotto handelte es sich um eine mechanische Hydronephrose durch Verschluß des oberen Teiles des Ureters durch einen Stein.

# E. Über die Erholungsfähigkeit der hydronephrotischen Niere

Unter der großen Zahl der Arbeiten, die sich mit der experimentellen Hydronephrose befassen, nimmt das Thema der Erholungsfähigkeit der Niere aus praktischen Gründen einen besonders wichtigen Platz ein. Die Fähigkeit der Rückbildung der anatomischen Veränderungen ist vom klinischen Standpunkt aus der wichtigste Faktor, auf den sich die Indikationsstellung stützt. Das ist der Grund, warum wir dieses Thema, welches eigentlich zum Kapitel der Pathophysiologie gehört, verlegt und nach der Ätiologie und der pathologischen Physiologie unmittelbar vor den klinischen Teil gestellt haben.

Wie es sich bereits aus den obenerwähnten Arbeiten ergibt, verursacht eine Unterbrechung des Harnabflusses infolge eines Hindernisses die Hydronephrose.

Damit ist der Typus der mechanischen Hydronephrose dargestellt, welche auch experimentell mit ziemlicher Genauigkeit hervorgerufen worden ist, selbst wenn die Mittel zum Experiment jeweils verschieden waren. Wir bringen hier aus der Pathophysiologie eine kurze Wiederholung: Während die meisten Autoren sich der Ligatur des Harnleiters bedient haben, haben andere nicht immer den gleichen Weg verfolgt. So wurden unter verschiedenen anderen Methoden entweder kompakte bzw. perforierte Verschlußstäbchen (Kairis 1926) oder Laminaria-stifte (Pozzan 1935, Holder 1956) in den Ureter eingeführt, um die Integrität desselben zu bewahren und die in der Klinik vorkommenden Verhältnisse möglichst genau nachzuahmen. Damit ist auch experimentell die Frage der Erholung der Niere nach Aufhebung des Hindernisses untersucht worden. In dieser Beziehung sind diese Methoden beim Experiment der Unterbindung überlegen, weil die dabei angewandten Verschlußmittel sich, im Gegensatz zu dieser ‚verhältnismäßig leicht entfernen lassen. So lassen sich die Folgen eines in der Klinik vorkommenden mechanischen Hindernisses möglichst treu nachahmen.

Bei allen obenerwähnten Arbeiten verliefen die Experimente technisch in fast ähnlicher Weise. In großen Zügen lassen sie sich wie folgt beschreiben: Die Einführung des Fremdkörpers geschah von der eröffneten Blase aus durch das Ostium hindurch in das Ureterlumen. Nach Ablauf der vorgesehenen Zeit wurden sie entweder wieder durch Cystotomie oder nach Laparatomie und Incision des Harnleiters unmittelbar oberhalb des aufgequollenen Laminariastiftes entfernt (Holder). Unsere eigene Methode erlaubte die Fortsetzung des Experimentes bis zur 4. Woche nach der Entfernung des Hindernisses, ohne den Ureter selbst anzugreifen. Holder hat dagegen nach Ausführung verschiedener Untersuchungen (Urinentnahme aus dem Nierenbecken, retrograde Pyelographie) die Ureterincision durch Naht verschlossen und erst in einer dritten Sitzung, nach Wiederholung der obenerwähnten Untersuchungsmethoden, die Nephroureterektomie ausgeführt. Zwischen der zweiten und der dritten Operation wurden die Rückbildungsvorgänge durch laufende Ausscheidungspyelogramme in bestimmten Zeitabständen kontrolliert.

Parallel zu den experimentellen Arbeiten hat auch die klinische Beobachtung zu näheren Untersuchungen der Rückbildungsfähigkeit beigetragen. Besonders jetzt, wo die Beobachtung des Verlaufes der Krankheit durch die Anwendung vieler moderner Hilfsmittel erleichtert wird, erweitern sich unsere Kenntnisse immer mehr auf diesem Gebiet.

Daß die Bedingungen zu einer Rückbildung auch von dem Zustand der anderen Niere abhängig sind, ergibt sich aus der *Theorie des funktionellen Ausgleiches* (Hinman), soweit man diese in Betracht ziehen will. Ist nach dieser Auffassung das Schwesterorgan absolut gesund und leistungsfähig, so bleibt die Wiederherstellung einer experimentell erzeugten Ektasie, trotz der Beseitigung des Hindernisses unbefriedigend. Wenn in der Praxis die obenerwähnte Theorie auch nicht immer ihre Bestätigung findet, so ist dies durch die Tatsache zu erklären, daß manchmal die nötigen Voraussetzungen für diese Entwicklung fehlen. Es ist heute jedenfalls als Tatsache anzusehen, daß die Beanspruchung des Nierengewebes durch den Organismus zu bedeutend intensiveren Reparationsvorgängen bei einer minderwertigen zweiten Niere führt als bei gesundem Schwesterorgan (Grauhan).

In der Frage der Erholungsfähigkeit muß auch der *Faktor des Alters* nicht übersehen werden. Boeminghaus und Zeiss betonen mit Recht, daß jugendliche und alte verbrauchte Organismen in dieser Hinsicht sehr verschieden reagieren. Bei einem jugendlichen Patienten kann eine wesentlich höhere Reparationsfähigkeit erwartet werden.

Die klinischen Belege zum Thema der Rückbildungsfähigkeit im allgemeinen sind zahlreich. So hat Hofmann (1930) über die Rückbildung pathologischer Veränderungen am Nierenbecken und Ureter bei konservativer Therapie berichtet. An Hand von 2 Fällen wird gezeigt, wie weitgehend dem Körper die Fähigkeit

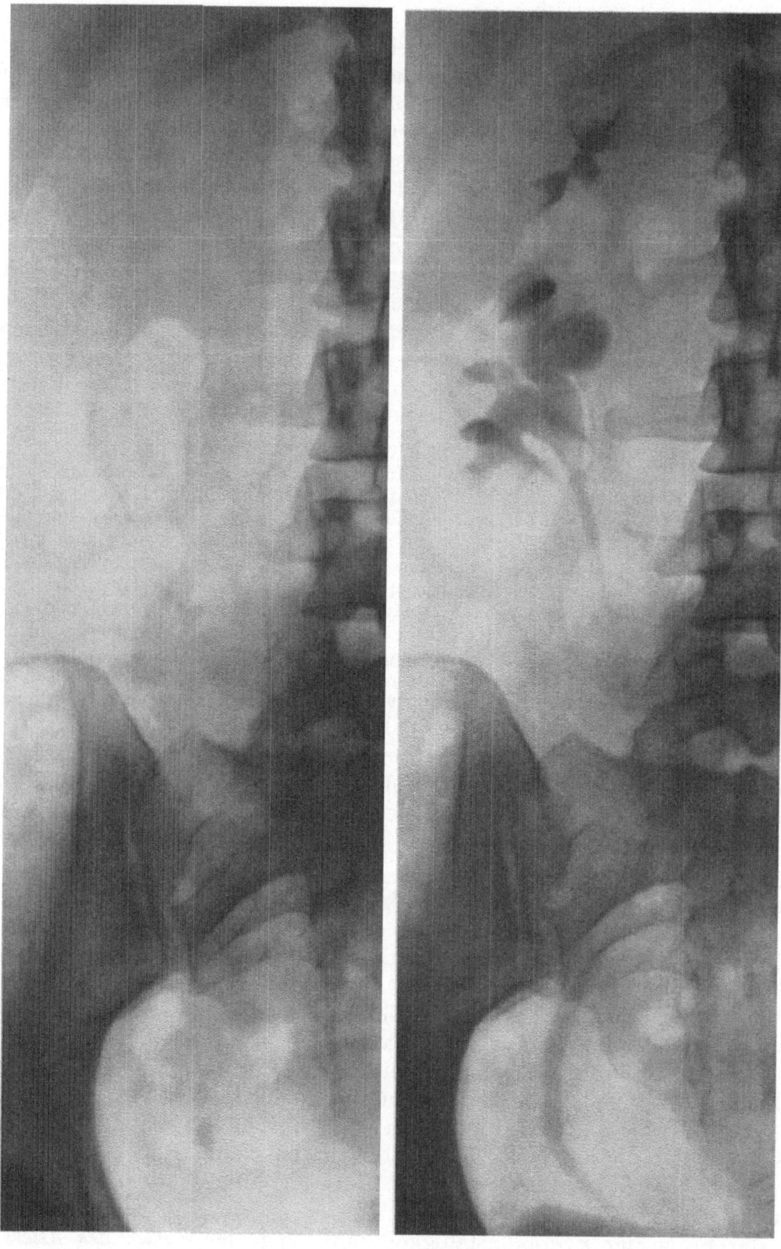

a             b

Abb.107a u. b. Verdoppelung des Nierenbeckens und des Ureters rechts bei einer 32jährigen Patientin. Steine am pelvinen Teil des einen Ureters mit Erweiterung des dazu gehörenden (unteren) Nierenbeckens. a Übersichtsaufnahme. b Ausscheidungspyelogramm

innewohnt, auch schwerere anatomische Veränderungen auszugleichen. Der eine Fall betrifft eine gonorrhoische Harnleiterstriktur mit deutlicher Erweiterung des Nierenbeckens, während es sich beim zweiten Fall um eine akute Hydronephrose infolge Steinverschlusses handelt. Beide Male ist eine vollkommene

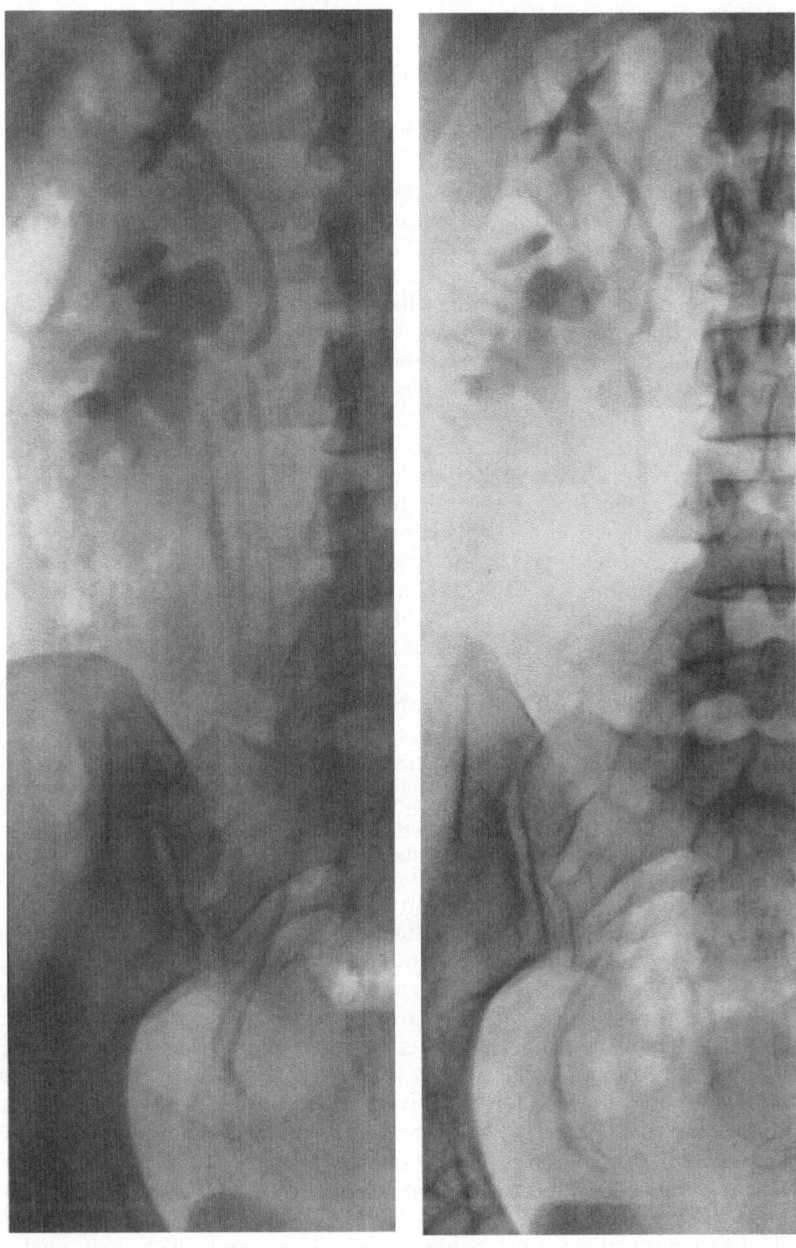

c        d

Abb. 107 c u. d. c Ausscheidungspyelogramm 5 Monate nach der operativen Entfernung der Steine. d Ausscheidungspyelogramm 10 Monate nach der Operation: Beträchtliche Rückbildung der Nierenbecken- und Uretererweiterung

Wiederherstellung festgestellt worden. Ascoli (1934) hat auch die Erfahrung gemacht, daß eine große Rückbildungsmöglichkeit von Nierenbecken-Harnleitererweiterungen möglich ist. Er stützt sich dabei auf die Beobachtung, die er bei der Regression einer beträchtlichen Erweiterung des Nierenbeckens und des Harnleiters bei einem Fall von Prostatahypertrophie nach langer Verwendung eines Dauerkatheters gemacht hat. Er schließt daraus, daß man bei solchen Fällen in der Beurteilung der Erweiterungen des Harnsystems zurückhaltender sein muß.

Sehr optimistisch hinsichtlich der Erholungsfähigkeit der Niere zeigen sich Walters (1933) und Walters und Counseller (1934). Anscheinend weitgehende anatomische Veränderungen gehen nach Entfernung des mechanischen Hindernisses entschieden zurück. Hierzu trägt auch die gleichzeitigeBekämpfung der evenutell vorhandenen Infektion bei. Andere klinische Arbeiten, die sich ebenfalls auf die Erholungsfähigkeit beziehen, haben Boeminghaus und Zeiss (1936), Fey und Truchot um dieselbe Zeit, Perrier (1936) veröffentlicht. Boeminghaus und Zeiss widmen sich besonders dieser Frage mit einem gut dokumentierten Aufsatz. Sie bezwecken damit, zur Indikation der operativen Behandlung bei Harnleitersteinen beizutragen. Dabei stützen sie sich auf anatomische und funktionelle Nachuntersuchungen, die sie bei Fällen von Nieren- bzw. Harnleitersteinen, gemacht haben und kommen zu dem Schluß, daß ein weitgehendes konservatives Verhalten bei Harnleitersteinen berechtigt ist. Sie betonen dies unter dem Vorbehalt, daß die Stauung aseptisch sein muß. Das Vorhandensein einer Infektion verschlechtert die Reparationsfähigkeit der Nierenveränderungen erheblich. Durch die entzündliche Infiltration und Degeneration verliert die Muskulatur des Nierenbeckens und des Ureters ihre Elastizität, und dadurch ist es nicht mehr möglich, daß die anatomische Rückbildung erfolgt. In einer Reihe von sehr illustrativen Röntgenbildern bringen Boeminghaus und Zeiss verschiedene Beispiele, welche die Rückbildung von Entleerungsstörungen infolge von Steinen in allen Phasen sehr eingehend darstellen.

Solche Fälle sieht man täglich in der Praxis, und man könnte mehrere anführen. Wir haben jedoch aus unserem Material absichtlich als Beispiel einen Fall von Doppelniere gewählt, weil bei diesem die Vergleichsmöglichkeiten mit dem gesunden Nierenbecken besser gegeben sind. Auf Abb. 107a—d werden die Röntgenbilder dieses Falles gezeigt. Es handelte sich um Steinbildung am pelvinen Teil des einen Ureters bei einer Verdoppelung des Nierenbeckens und des Harnleiters. Die operative Entfernung der Steine brachte allmählich eine Rückbildung des dazugehörigen erweiterten Nierenbeckens, welche erst im zweiten Pyelogramm, 10 Monate nach dem Eingriff, gut zu sehen ist.

Sargent (1937) hat in einer klinischen Studie über strukturelle Rückbildung nach chirurgischer Beseitigung des Hindernisses berichtet. Es zeigte sich, daß die Erweiterung des Nierenbeckens sich weitgehend zurückbilden kann, wenn die Veränderungen nicht länger als 2 Jahre bestanden haben. Seine Erfahrungen beruhen auf der Beobachtung von Fällen, bei denen die Entleerungsstörung verursacht wurde: 1. durch Druck auf den Harnleiter durch Geschwulst von außen; 2. durch Verengung des Ostiums bei einer tuberkulösen Schrumpfblase und 3. durch Knickung des Harnleiterabganges bei akzessorischem Gefäß. Über die Wiederherstellung der Nierentätigkeit bei Entleerungsstörungen berichtete ebenfalls Geisinger. Bei 3 schweren Fällen verschiedener Ätiologie zeigte sich eine bemerkenswerte Rückbildung. Rindone (1940) kommt auf Grund von klinischen Untersuchungen zu dem Schluß, daß die normale Tätigkeit auch nach langer Zeit wieder aufgenommen werden kann, wenn das Hindernis behoben ist. Bei seinen Tierversuchen hat nach 3 Monate langer Sperre des Harnleiters die Niere 15 Tage (bei Hunden) und 30 Tage (bei Kaninchen) nach Behebung des Hindernisses ihre Tätigkeit wieder aufgenommen.

Begg (1954) hat eine chirurgisch vorausgegangene Unterbindung des Harnleiters durch Nylonnaht, welche 100 Tage bestanden hatte, gelöst. Daraufhin mußte er wegen Narkoseschwierigkeiten die Operation unterbrechen und auf seine Absicht, eine Ureterimplantation zu machen, verzichten. Trotzdem erholte sich die Patientin. Die Urinfistel schloß sich spontan und die Erweiterung des Nierenbeckens ging von selbst zurück.

HAGSTROM und BRIDENBAUCH beobachteten die Rückbildung einer doppelseitigen Ureterenokklusion, welche als Reaktion auf eine Bestrahlung entstanden war und nach Schluß der Behandlung wieder zurückging.

Die oben angeführten Mitteilungen der verschiedenen Autoren stützen sich auf persönliche klinische Erfahrungen, welche sich aber schwer schematisch zusammenfassen lassen. Es ist leicht einzusehen, daß allgemein gültige Richtlinien, welche weiterhin der Indikationsstellung dienen können, nicht leicht aufzustellen sind. Ein Versuch in dieser Richtung würde auf viele Schwierigkeiten stoßen. Wenn man die Vorgänge bei den Entleerungsstörungen vom Standpunkt der Reparationsmöglichkeit aus untersuchen will, so ist bei jedem einzelnen Fall 1. die *Entleerungsmöglichkeit der Ableitungswege* und 2. die *Leistung des Parenchyms* festzustellen. Hinsichtlich der Funktion des Nierenbeckens stehen uns heute verschiedene Methoden der Kontrastdarstellung zur Verfügung, welche ein klares Bild darüber geben. Auch über die Leistung der Niere können uns die Nierenfunktionsprüfungen gut orientieren. Schwieriger gestaltet sich das Problem, wenn man die Grenzen der reversiblen Schädigung des Parenchyms *histologisch* bestimmen will. Im großen und ganzen kann man ausgesprochene histologische Befunde im Parenchym als irreparabel ansehen.

Die histologischen Kriterien, betreffend die Wiederherstellung der Kontraktibilität der Nierenbeckenwand nach Beseitigung des Hindernisses, sind, wie bereits im Kapitel der Pathologischen Anatomie angeführt, von CAVAZZANA und AMBROSETTI untersucht worden. Nicht nur im ersten Stadium, in dem die Veränderungen in einer Muskelhypertrophie bestehen, sondern auch im sog. fibröselastischen Zwischenstadium besteht noch die Möglichkeit der Erholung. Dagegen sind im dritten Stadium, welches durch den Ersatz der elastischen Fibrose durch eine kollagen-reticuläre Fibrose gekennzeichnet ist, die anatomischen Veränderungen als irreparabel anzusehen. „In diesem Stadium, charakterisiert durch den Untergang der elastischen Fasern, ist der Verlust der Wiederherstellungsfähigkeit der Funktion von degenerativen Prozessen und der Auflösung der intramuralen Nervenfasern begleitet."

Diesen klinischen Erfahrungen stehen die *experimentellen Arbeiten* gegenüber, welche, wie oben erwähnt, das Bestreben zeigen, die in der Klinik vorkommenden Verhältnisse möglichst genau nachzuahmen. Wenn wir die Unterbindung des Harnleiters als eine nichtphysiologische Methode ansehen wollen, dann lohnt es sich, uns mit den Resultaten der Experimente, bei denen andere geeignete Versuchsmittel angewandt wurden, eingehender zu befassen.

Eine Übersicht über die früheren experimentellen Untersuchungen bei denen fast ausschließlich die Ureterligatur angewandt wurde, ist in unserer bereits erwähnten Mitteilung (1930) sowie bei HOLDER (1956) zu finden.

Unsere Versuche (KAIRIS 1930) an Hunden, welche sich auf die Erholungsfähigkeit der durch Steineinklemmung im Harnleiter blockierten Niere bezogen und bei welchen neben der Unterbindung zum ersten Mal ein anderes Mittel verwendet wurde, ergaben folgendes: „Bei eingeklemmten Uretersteinen mit vollkommener Blockade der zugehörigen Niere dürften konservative Maßnahmen (medikamentöse Therapie, endovesicale Extraktionsversuche) unter keinen Umständen länger als 2, höchstens 3 Wochen fortgesetzt werden, da sonst irreparable Schädigungen der zugehörigen Niere auftreten können".

Ausführlicher gesagt, stützten sich die Versuche auf 2 getrennte Gruppen, je nachdem, ob es sich um eine vollständige oder eine partielle Blockade des Ureterlumens handelte. Makroskopisch waren auffallende Unterschiede zwischen beiden

Versuchsgruppen festzustellen. Bei dem unvollständigen Verschluß war nur bei den am längsten (bis zu 4 Wochen) dauernden Versuchen eine in situ deutliche Erweiterung und Verlängerung des Ureters sowie eine geringfügige Erweiterung des beim Hunde intrarenal liegenden Nierenbeckens zu sehen. Dagegen war bei der Versuchsreihe mit vollständigem Ureterverschluß stets eine auffallende Erweiterung des Ableitungssystems zu beobachten, welche immer parallel zu der jeweiligen Dauer des Experimentes auftrat.

Histologisch fanden sich bei der ersten Gruppe geringfügige Veränderungen, die sehr wahrscheinlich immer ohne große Bedeutung für die Nierenfunktion sind. Bei einer Versuchsdauer von über 2 Wochen bot sich folgendes Bild: „Geringe Erweiterung sowohl der geraden als auch der gewundenen Harnkanälchen an den Übergangsstellen. Die gewundenen Harnkanälchen zeigen auch stellenweise eine kleine Erweiterung. Die Glomeruli sind erhalten geblieben. Die Kapselräume sind wenig erweitert; einige enthalten abgestoßene Epithelien." Die histologischen Veränderungen waren bei der zweiten Versuchsreihe besonders stark ausgeprägt. Als äußerste Grenze für die Möglichkeit einer Rückbildung der Schädigungen des Parenchyms hat sich die Zeitspanne von 3 Wochen erwiesen. Bis zu diesem Zeitpunkt waren die Veränderungen des Nierenparenchyms derart, daß sie sich zum größten Teil zurückbilden konnten. Über diesen Zeitpunkt hinaus schien der Verschluß schwere, irreparable Schädigungen herbeizuführen. Nach Entfernung des Hindernisses hat die für die Experimente festgesetzte Frist von 4 Wochen nicht mehr gereicht, um die Vorgänge der Erholung deutlich erkenntlich zu machen.

Selbstverständlich handelte es sich bei den obenbeschriebenen Ergebnissen um aseptisch verlaufende Versuche. Bei Hinzutreten einer Infektion änderten sich die Resultate vollkommen, und die Veränderungen waren viel weniger rückbildungsfähig.

Zu ähnlichen Ergebnisen kam Pozzan (1935) bei der Untersuchung der histologischen und funktionellen Reparationsvorgänge bei der temporären Hydronephrose, die er experimentell bei Hunden hervorgerufen hatte. Als Versuchsmittel wurden, wie gesagt, Laminariastifte angewandt, welche für die Dauer von 6—20 Tagen in die Lichtung des Ureters eingeführt wurden. Beim Verlauf der Experimente wurde die Funktion der Niere durch Ausscheidungspyelographie und auch durch Chromocystoskopie geprüft. Bei einer Versuchsdauer von weniger als 12 Tagen erwies sich, daß die makroskopischen und histologischen Veränderungen der Niere zum Teil noch reversibel waren (Erweiterung der Bowmannschen Kapsel, Schlängelung der Gefäßknäule, Erweiterung der Harnkanälchen mit trübfetter Degeneration und Abschwemmung ihrer Epithelien, interstitielle Lymphocystose, Ödem usw.). Dagegen zeigten sich andere Befunde als irreversibel und nicht progredient, wie z.B. die Erweiterung der Kelche, des Nierenbeckens und des Harnleiters und die Hyperplasie des interstitiellen Bindegewebes. Versuche, bei welchen die Stauung 20 Tage andauerte, wiesen weder eine anatomische noch eine funktionelle Wiederherstellungsfähigkeit des Nierengewebes auf. Schon in diesem Stadium ist eine progressive sklerotische Atrophie erkennbar, welche nach einigen Monaten zum Verlust der Funktion der Niere führt.

Zum Schluß sei noch auf die neueste und sehr eigehende Arbeit von Holder (1956) verwiesen, welche die mechanische Hydronephrose und ihre Fähigkeit zur Rückbildung betrifft. Wie schon erwähnt, hat der Autor durch verschiedenkalibrige Laminariastifte die Ureteren obstruiert. Es entstanden Hydronephrosen durch den totalen Verschluß an allen Stellen des Harnleiters. Die funktionellen und morphologischen Veränderungen hängen vom Grad der Erweiterung und von der Dauer des Experimentes ab. Bei subtotalem und totalem Verschluß sind die anatomischen Veränderungen je nach der Dauer des Experimentes graduell verschieden. Prinzipiell sind aber die Befunde identisch.

Parallel zu diesen morphologischen Veränderungen gehen auch die *funktionellen Störungen* einher. Beim subtotalen Verschlusse, selbst bei einer Zeitdauer von 8—9 Wochen, ist immer noch eine gewisse Darstellung des Nierenhohlraumsystems durch die Kontrastausscheidung festzustellen. Dagegen ist beim totalen Verschluß schon nach $2^1/_2$, im Durchschnitt nach 2—3 Wochen, pyelographisch ein Funktionsausfall zu beobachten. Es treten also die morphologischen Veränderungen sowie die funktionellen Störungen beim totalen Verschluß viel rascher und in einem größeren Ausmaße ein als beim subtotalen. In ähnlicher Weise spielt sich die Entwicklung der atrophischen Prozesse bei den beiden Gruppen ab.

Die Experimente mit allen ihren Abweichungen in der speziellen Fragestellung führen insgesamt und ohne weiteres zu dem Schluß, daß nicht nur die Zeitdauer des Verschlusses, sondern auch der Grad der Stauung, d.h. die Größe der verursachten Hydronephrose, für die Art der Schädigung des Parenchyms entscheidend ist. Dem Autor ist es nicht ganz klar, welchem dieser beiden Faktoren eine entscheidende Rolle bei diesem Vorgang zuzuschreiben ist.

Hinsichtlich der *Rückbildung der Stauung* geht eindeutig hervor, daß während der ganzen Zeitdauer der Experimente auch bei Hydronephrosen extremen Ausmaßes, was ihre Größe und Funktion anbelangt, nach Beseitigung des Hindernisses die Reparation sich praktisch vollkommen vollzogen hat. Während nach Beseitigung einer nur geringgradigen Stauung im Durchschnitt die normale Größe des Nierenhohlraumsystems relativ langsam, d.h. nach 4—5 Wochen, erreicht wurde, erfolgt beim subtotalen oder beim totalen Ureterverschluß die Rückbildung der Hydronephrose primär und verhältnismäßig schnell. Stadien der beginnenden Atrophie wurden absichtlich nicht weiter von diesem Standpunkt aus verfolgt und untersucht, da dies, wie angenommen, für die Frage von keinem praktischen Interesse mehr war.

HOLDER glaubt aus den Ergebnissen seiner Experimente nachstehende Folgerungen aufstellen zu können:

a) „Die Behandlung der Stauungszustände bei Harnleiterobstruktionen, insonderheit Steineinklemmungen, kann eine abwartendere — als allgemein geübt — sein, d.h. die Indikation zum operativen Eingriff kann enger gestellt werden.

b) Die operative Behandlung bei gegebener Indikation kann eine konservierendere — als allgemein geübt — sein, d.h. die Indikation zur Ektomie einer „funktionslosen" Hydronephrose mechanischen Ursprungs sollte enger gestellt werden."

Es muß noch festgestellt werden, wie man aus den oben angeführten experimentellen Arbeiten Schlußfolgerungen für die Klinik ziehen kann. Alle bisher besprochenen Untersuchungen leisten zweifellos einen Beitrag zur Frage der Folgen der mechanischen Stauung und ihrer Rückbildungsfähigkeit. Die Ergebnisse scheinen jeweils so eindeutig zu sein, daß die Autoren sich berechtigt fühlen, die aus den Experimenten gezogenen Schlußfolgerungen unverändert für die Klinik zu verwerten. Je mehr man aber im klinischen Betrieb Erfahrungen über die Pathophysiologie der Hydronephrose sammelt, um so mehr sieht man, wie verhältnismäßig selten dem mechanischen Faktor die Verantwortung für den Vorgang zuzuschreiben ist. Auch bei den reinen Formen der Steineinklemmung zeigt manchmal der Verlauf der Krankheit, daß die Steinbildung doch nicht das

Primäre war. Folglich ist sie nicht allein als Ursache der Stauung zu betrachten. Diese Vorbehalte gelten noch mehr für die übrigen Ursachen der Hydronephrose, bei denen der mechanische und der dynamische Faktor sich oft überschneiden.

Auch die beim Versuch angewandten Mittel sind nicht die idealen. Dem zweifellosen Nachteil der Verschlußstäbchen (Verletzung des Ostiums durch ihre kompakte Beschaffenheit) steht die Unbeständigkeit der aufgequollenen Form der Laminariastifte gegenüber. So erklären sich vielleicht die unterschiedlichen Ergebnisse, zu denen POZZAN und HOLDER trotz des gleichen Versuchsmittels gekommen sind. Aber auch wenn wir annehmen wollten, daß dem einen oder dem anderen Experiment die Folgen des mechanischen Verschlusses genau entsprechen, läßt sich ihre Übertragung auf die menschliche Pathologie nicht in solcher schematischen Weise ausdrücken, da es viele Faktoren gibt, die den eigentlichen Verlauf einer rein mechanischen Stauung beim Menschen beeinflussen. Darunter sind folgende zu erwähnen:

1. die Infektion, selbst wenn sie schon abgeklungen ist, jedoch noch als atonieauslösender Faktor gewisse Spuren hinterläßt,

2. andere vorher bestehende, atonische Zustände, die nicht immer identifiziert werden können,

3. der Faktor des Alters, über den bis jetzt wiederholt die Rede war und

4. der Zustand der anderen Niere als Ausdruck des Kompensationsvermögens.

Alles in allem ist, bei der gegenwärtig hinsichtlich des gesamten biologischen Vorgangs der Entstehung der Hydronephrose vorherrschenden Auffassung, die Untersuchung der Folgen des mechanischen Faktors zwar ein notwendiger, aber nicht der wichtigste Teil der Forschung. Für diese Auffassung spricht besonders der komplizierte Vorgang der Erholungsfähigkeit der hydronephrotischen Niere, welcher als Ausdruck der Summe verschiedener Reaktionen anzusehen ist.

Unter anderen ähnlichen experimentellen Arbeiten, welche sich mit einer speziellen Fragestellung befassen, ist die Mitteilung von MALUF und HALPERT (1956) erwähnenswert. Diese Autoren haben bei unvollständiger Okklusion des Ureterlumens besonders die Veränderungen des Harnleiters studiert. Nach Lösung des Hindernisses ist, auch bei vorgeschrittenen Fällen, eine Rückbildung der Hypertrophie des Ureters beobachtet worden, welche alle Schichten, besonders aber die Muskulatur betraf. Es ist interessant, daß die Muskelschicht schneller als das Epithel auf das Normale zurückkehrte.

# F. Klinik

Bei der Vielseitigkeit des Syndroms der Entleerungsstörungen der oberen Harnwege ist es schon in voraus klar, daß das klinische Bild kein typisches sein kann. Sehr viele Fälle von Hydronephrose, besonders bei Frauen, haben viele Jahre hindurch einen latenten Verlauf und äußern sich durch die entsprechenden Symptome erst, wenn die Infektion oder eine andere Komplikation dazukommt. Es ist also zweckmäßig, zuerst das Krankheitsbild der *unkomplizierten Formen* zu beschreiben und dann getrennt die *Komplikationen* zu behandeln. Als solche wird jede Abweichung vom typischen Bild angesehen. Der letzte Abschnitt gilt dem *Verlauf* der verschiedenen Lokalisationen und Äußerungen, welche die ganze Weite des Begriffs erfassen, sowie auch der *Prognose*.

# I. Symptomatologie

Die Symptomatologie der Entleerungsstörungen der oberen Harnwege kann man in 2 Perioden einteilen, erstens in die Zeit *vor* dem Auftreten der Harn- bzw. Nierensymptome und zweitens in die Zeit *nach* diesen Erscheinungen. Es muß betont werden, daß diese Einteilung in keinem direkten Verhältnis zu dem Umfang der pathologischen Veränderungen steht. Man beobachtet oft große Sacknieren oder Hydroureter beträchtlichen Umfanges, deren Ursprung bestimmt viele Monate oder sogar Jahre zurückliegt und die nur ein paar Wochen oder Tage vor der ärztlichen Untersuchung die ersten Symptome aufweisen. Manche dieser erkrankten Organe sind auch als autoptische Befunde beschrieben worden.

Die Tatsache, daß viele solche Fälle lange Zeit hindurch unbemerkt bleiben, veranlaßte VINTICI und THEODORESCU (1938) von „latenten Hydronephrosen" zu sprechen. Unter ihren 4 Fällen wurde die Hydronephrose einmal bei Behandlung einer Hydrocele und zweimal im Verlauf einer Gonorrhoe festgestellt. Viele andere Autoren (HEPLER 1933; GABRIELLE und VERRIÈRE 1935; O'CONOR 1944 u.a.) haben auch solche „stumme" Formen der Erkrankung, d.h. Fälle ohne nennenswerte subjektive Erscheinungen beschrieben. PIERCE und HARRIES haben 1932 einen Fall hydronephrotischer Beckenniere angeführt, welche 22 Jahre beschwerdelos blieb. NOVÉ-JOSSERAND und ASTERIADES (1938) haben eine Hydronephrose gelegentlich einer Laparotomie wegen Bauchverletzung entdeckt. HEPLER hat sogar die Erfahrung gemacht, daß die symptomlosen Sacknieren meist links liegen, während bei rechtsseitigen Hydronephrosen zumindest Erscheinungen am Magen-Darmkanal auftreten, wie nachstehend angeführt wird. Er konnte diese Ansicht durch 3 Fälle illustrieren.

Es ist bekanntlich nicht ausgeschlossen, daß die Bezeichnung „kleine schmerzhafte Hydronephrose" sich deswegen behauptet hat, weil sie das Element des Schmerzes betont, das oft bei den großen Sacknieren fehlt.

Das Fehlen der Symptome ist für die Entleerungsstörungen, die auf *angeborener Ursache* beruhen, besonders bezeichnend. Im Rahmen des Studiums der Hydronephrose ist das klinische Bild der kongenitalen Formen in den letzten Jahren eingehend untersucht worden. Viele Autoren berichten über solche Fälle (HUTTER 1931; ISRAEL 1932; GIULIANI 1934; MASMONTEIL und SCHREIBER 1935; GÉRARD und SAMSON 1939 u. a.). PORGE, der das Thema der Nierenmißbildungen bei Kindern eingehend untersucht hat, fand , daß die dabei häufig vorkommenden Hydronephrosen sehr oft symptomlos verlaufen und erst bei der Pyelographie entdeckt werden. Bei Knaben hat er sie häufiger als bei Mädchen beobachtet, und bei der einseitigen Hydronephrose war die linke Seite häufiger als die rechte betroffen. Auch der Mega-Ureter zeigt auffallend wenig Beschwerden, und nur wenn Infektion oder Konkrementbildung sekundär auftritt, macht sich die Erkrankung durch Koliken oder dumpfe Schmerzen bemerkbar.

Das Auftreten der latenten Form der Hydronephrose wird zahlenmäßig verschieden eingeschätzt. Während RUMPEL (1941) sie auf 6% berechnet hat, geben andere Autoren einen viel größeren Prozentsatz an, der in manchen Statistiken bis zu einem Drittel der Fälle beträgt. Der latente Verlauf ist dafür verantwortlich zu machen, daß die Krankheit oft verkannt wird und daß sie sich durch Symptome in anderen Organsystemen anzeigt, welche auf Beschwerden des Magen-Darmkanals, der weiblichen Adnexe, der Gallenblase usw. hindeuten (MERKLEN und BILGER 1934). Somit spricht man von klinischen Formen der Hydronephrose mit *extrarenaler* oder *renaler* Symptomatologie (JULIEN 1933). Manchmal lassen sich diese Formen nur zeitlich trennen, so daß die Erkrankung mit extrarenalen Symptomen lange Zeit bestehen kann, ehe sich urologische Beschwerden einstellen.

In den letzten Jahren hat sich die Anwendung der urologischen Untersuchungsmethoden, besonders der technisch leicht durchführbaren intravenösen Pyelographie, nicht nur bei den unklaren Fällen, sondern fast bei jedem Fall von Bauchbeschwerden als eines der gebräuchlichsten Untersuchungsmittel angewandt. Es ist also nicht zu verwundern, daß wir mit der Zeit hinsichtlich der Symptomatologie dieses Verhältnis der extrarenalen und der renalen Form der Hydronephrose schneller erfassen als früher. Zahlreiche Arbeiten (Wolfromm 1932; Suren 1936; Yates-Bell 1953; Mathé 1954 u. a.) befassen sich in den letzten Jahren mit dieser Frage.

In diesem Falle ist die erste Periode oft durch gastrointestinale Störungen, besonders Schmerzen in der oberen Bauchgegend, Übelkeit und unerklärliches Erbrechen gekennzeichnet, oder es sind Dyspepsie, Meteorismus und Konstipation zu verzeichnen.

Die relative Häufigkeit der Abdominalerscheinungen hat sogar zur Schematisierung eines „gastrointestinalen Syndroms" geführt. Allemann (1934), der diesen Ausdruck bei der kongenitalen Hydronephrose beschrieben hat, erwähnt, daß Cholecystopathien, Herzneurosen, Magenneurosen, nervöse Dyspepsie, nervöser Darmkatarrh u. a. dazu gezählt werden müssen. Er betont, daß diese Fälle keinen krankhaften Urinbefund aufzuweisen brauchen, wodurch die Diagnose noch beträchtlich erschwert wird. Berkman und Priestley (1935) haben auch bei Patienten mit unklaren abdominalen Beschwerden die Hydronephrose als Ursache feststellen können. Ingber hat 1946 eine Hydronephrose infolge von akzessorischen Nierengefäßen, durch welche akute gastrointestinale Symptome ausgelöst wurden, beschrieben. Gauthier und Clavel (1930) haben sogar bestimmte Formen registriert: danach soll sich bei dem chronischen Syndrom eine *dyspeptische*, eine *enteritische* und eine *pseudoappendizitische* Form unterscheiden lassen, während das akute Syndrom auf eine *intermittierende* Hydronephrose, eine *infizierte* oder auf eine *Ruptur* derselben zurückzuführen ist. Auch Flandin, Escalier, Soullé und Joly haben 1932 über 2 Fälle von Hydronephrose mit vorderer abdomineller Symptomatologie mitgeteilt.

Samuels und Kern betonen, daß in der Praxis viele Patienten mit Bauchbeschwerden sich auf Gallenblase, Appendicitis usw. untersuchen lassen. In Wirklichkeit handelt es sich um renale Krankheitsprozesse, welche einen gastrointestinalen Reflex hervorrufen. Diese Störungen der Hydronephrose haben manchmal einen akuten Verlauf. So hat Finton (1937) eine große infizierte Hydronephrose mit akuten abdominalen Symptomen beobachtet, und Rajmon (1957) konnte bei einem Fall von Subileus die Ursache auf eine enorme Hydronephrose zurückführen.

Auch zu Operationen unter Fehldiagnose haben diese akuten Symptome geführt. Holman (1928) beschrieb einen Fall von Hydronephrose, die zur Laparotomie führte und die klinisch die Merkmale einer intestinalen Obstruktion angenommen hatte. Durch den Meteorismus hatte man die vergrößerte Niere nicht fühlen können. Nach Verschluß des Bauches wurde dann durch lumbalen Schnitt das hydronephrotische Organ exstirpiert. Barlos (1933) hat auch einen Fall von Kompressionsileus durch linksseitige Hydronephrose beobachtet. Bei der Einlieferung in das Krankenhaus erlaubte der Zustand des Patienten keine Operation. Die Sektion ergab als Ursache des Ileus eine Hydronephrose mit Kompression des Colon descendens und des absteigenden Astes der Flexura linealis. Der Dickdarm wurde auf die Hinterwand des Bauchraumes, d.h. auf die Stelle zwischen der 10. bis 12. Rippe gepreßt, so daß ein Ausweichen der Niere und des fixierten Hydronephrosensackes unmöglich war. Der Druck der Hydronephrose war infolge Anlagerung an das Pankreas noch verstärkt. Wahrscheinlich haben der ansteigende Teil des Dickdarms und der Flexura linealis schon jahrelang an einer zunehmenden Kompressionsstenose gelitten, die zu einer Stauung im Colon transversum führten.

Bezeichnend ist auch der Fall von BEIRSTEIN (1948), bei welchem ein durch Hydronephrose bedingter Obstruktionsikterus auftrat. Die Patientin war bereits 16 Jahre vorher cholecystektomiert worden, doch bestand der Ikterus weiter. Das Fehlen urologischer Symptome verzögerte die Diagnose. Schließlich wurde eine Hydronephrose entdeckt und exstirpiert. Bei der Operation fanden sich feste Verwachsungen des erweiterten Nierenbeckens mit dem Duodenum. Zehn Tage nach dem Eingriff trat der Ikterus endgültig zurück.

Auf Grund solcher oben angeführten Untersuchungen formulieren GAUTHIER und CLAVEL ihre Erfahrungen folgendermaßen: Bei akuten Erscheinungen des gastrointestinalen Traktes, ohne positive Befunde, soll man an eine Nierenerkrankung denken. Bei dyspeptischen Beschwerden oder Enteritis, welche auf die übliche Behandlung nicht reagiert, soll das Harnsystem systematisch untersucht werden. In beiden Fällen ist die Hydronephrose oft für diese Beschwerden verantwortlich.

Von besonderer Bedeutung ist obiges bei *Kindern*. Bekanntlich ist der Arzt beim Kinde hauptsächlich auf die Allgemeinerscheinungen angewiesen. Die lokalen Symptome treten daher oft in den Hintergrund. Da instrumentelle und andere Untersuchungen beim Kinde schwieriger durchzuführen sind als beim Erwachsenen, bilden die gastrointestinalen Störungen oft lange die Hauptsymptome von Erkrankungen, denen Stauungszustände der oberen Harnwege zugrunde liegen.

Wie treten nun diese gastrointestinalen Störungen auf? Es scheint, daß sie nerval bedingt sind und daß sie nicht durch Harnvergiftungen ausgelöst werden (BOSHAMER). Ihre Ursache sind hauptsächlich die reno-intestinalen Reflexe, welche Spasmen oder andere Tonusveränderungen der glatten Muskulatur des Darmtraktes und ihrer Adnexe hervorrufen können. Für diese intestinalen Symptome ist bei der rechten Niere die Nachbarschaft zu der Leberflexura des Colons, dem Duodenum, dem Kopf des Pankreas und den Gallenwegen ausschlaggebend. Ebenso ist auch für die linke Niere ihre Nähe zur linken Flexura des Colons, zum Magen und der Milz bestimmend (D. R. SMITH). Bei entzündlichen Prozessen der Niere ist wegen der topographischen Lage der vorderen Seite des Organs zum hinteren Peritoneum eine peritoneale Reizung leicht zu erklären.

Nicht selten werden auch andere Allgemeinsymptome beobachtet, wie Unwohlsein, Kopfschmerzen, Anämie und Schwäche, sogar eine Gewichtsabnahme. Sie sind bei vorgeschrittenen Fällen auf eine toxische Schädigung zurückzuführen. WINSBURY-WHITE hält es für sehr wahrscheinlich, daß diese Symptome durch die Reabsorption durch die gestaute Niere zu erklären sind, wenn sie nicht durch die Infektion selbst hervorgerufen werden.

Die zweite Periode wird durch das Hinzukommen von Symptomen des uropoetischen Apparates charakterisiert. Diese äußern sich hauptsächlich in Form von *lokalen Schmerzen, Tumorbildung* und *Harnveränderungen*.

Die *Schmerzen* sind oft dumpf und dauernd, der Patient hat ein Spannungsgefühl in der Nierengegend. Kolikartige Krisen, welche in den alten Lehrbüchern als typisch für die Hydronephrose beschrieben und durch Ausscheidung großer Mengen von Urin charakterisiert werden, sehen wir in Wirklichkeit nicht so oft. Sie werden zwar in Fällen plötzlicher Lösung eines Hindernisses, wie z.B. einer Steineinklemmung, beobachtet, doch sind sie bei anderen Entstehungsursachen der Hydronephrose seltener anzutreffen. Es wurde von verschiedenen Seiten versucht, eine Beziehung zwischen der Art der Schmerzen und der Art der

Obstruktion festzustellen. So hat Hofmann (1931) versucht, solche Beschwerden infolge abnormen Abganges des Harnleiters vom Nierenbecken zu erklären. Livermore (1935) hat bei Fällen von Nierenbecken- und Uretererweiterung die Art des Schmerzes untersucht. Meistens werden periodisch in großen Intervallen auftretende Schmerzen als typisch für die Hydronephrose angesehen. Gewöhnlich beschränken sich diese auf die Lendengegend oder auf den Costovertebralwinkel, sie können sich aber auch als ein einfaches Spannungsgefühl äußern.

Andererseits soll man bei der Beurteilung verschiedener Rückenschmerzen oder anderer ähnlicher Äußerungen sich nicht immer durch eine vorhandene aseptische Hydronephrose irreleiten lassen. Dies wird durch den Fall von Merklen und Bilger illustriert, bei welchem bei bestehender rechtsseitiger Hydronephrose hartnäckige Rückenschmerzen als Folge einer Arachnoiditis erkannt wurden.

An dieser Stelle sollte auch auf die *intermittierende* Hydronephrose hingewiesen werden, welche vom klinischen Standpunkt aus in Krisen verläuft. Diese Form, auch *inkomplette* Hydronephrose genannt, kennzeichnet sich durch plötzliches Auftreten der Kolik und Rückbildung der Harnstauung. Diese Anfälle folgen in mehr oder weniger großen Intervallen. Pelliccia (1934), Johannessen (1936), Deuticke (1953) konnten bei solchen Fällen mit kolikartigen Schmerzen akzessorische Nierengefäße als Entstehungsursache der Hydronephrose feststellen.

Deuticke beschreibt die intermittierende Hydronephrose als eine Form der Erkrankung, welche in charakteristischen Krisen verläuft und bei welcher anfallsweise, oft unter kolikartigen Schmerzen, sogar manchmal mit ausgesprochener Oligurie, eine Stauung des Nierenbeckens auftritt, welche sich aber schlagartig lösen kann, um sich dann wieder zurückzubilden. Palpatorisch ist ein Nierentumor fühlbar, welcher aber plötzlich verschwindet. Auf den Anfall folgt dann eine Polyurie.

Wie schon oben erwähnt, besteht keine direkte Beziehung zwischen dem Grad des Schmerzes und den anatomischen Veränderungen. Das Gegenteil ist oft der Fall. Israel betont, daß „verhältnismäßig kleine, kaum tastbare Erweiterungen des Nierenbeckens bisweilen hartnäckigen Kreuzschmerzen zugrunde liegen können, die bei Frauen häufig fälschlich auf Genitalaffektionen bezogen werden".

Das zweite Hauptsymptom der Hydronephrose ist eine konstante oder periodisch auftretende *Tumorbildung* an der Nierengegend. Meistens ist die Beschaffenheit des Tumors cystisch. Während in den ersten Entwicklungsphasen des Syndroms die Stauungsniere gleich nach dem Anfall palpatorisch festgestellt werden kann, bleibt der Befund später unverändert und ist auch vom Kranken selbst festzustellen. In späteren Stadien und bei großen Sacknieren ist sogar bei einfacher Inspektion das vergrößerte Organ als eine Vorwölbung der Bauchhälfte deutlich sichtbar.

Eigenartig für die Hydronephrose und wichtig von diagnostischem Standpunkt aus ist die Feststellung eines *Volumenwechsels* des erkrankten Organs. Bei Mitbeteiligung des Harnleiters an den Stauungserscheinungen können auch Uretererweiterungen von einer mehr oder weniger beträchtlichen Größe palpatorisch festgestellt werden. In bestimmten allerdings seltenen Fällen kann man sich auch bei einfacher Inspektion über den Umfang der Erweiterung orientieren.

Die *Harnveränderungen* gehören auch zu den Hauptsymptomen der Erkrankung. Äußert sich die Hydronephrose durch periodische Anfälle, so ist eine beträchtliche Verminderung der Harnmenge während der Schmerzen und sehr oft eine darauf folgende Polyurie zu beobachten. Die Oligurie ist als Folge eines Reflexes auf die gesunde Niere aufzufassen. Sonst ist bei vorgeschrittenen Fällen

der Urin verdünnt. Albuminurie wird selten beobachtet. Bei Kindern, bei Mißbildungen, wird oft eine unstabile Azotämie beobachtet, selbst bei den zweifellos
einseitigen Hydronephrosen (PORGE).

Hinsichtlich der *Seitenhäufigkeit* fanden wir, daß weder die rechte noch die
linke Niere häufiger betroffen wurde. Auch verteilen sich die Fälle ungefähr gleich
zwischen männlichen und weib-
lichen Patienten. Bei den
meisten Statistiken sind nur
kleine Unterschiede betreffs
der erkrankten Seite und des
Geschlechts zu beobachten.

Im Rahmen der Sympto-
matologie soll auch das klinische Bild der *Harnleitererweiterungen* behandelt werden. Neuerdings befaßt sich
die sehr umfangreiche diesbezügliche Literatur besonders
mit der Urologie des Kindesalters, die an anderer Stelle
dieses Handbuchs eingehend
bearbeitet wird. Unter anderen Veröffentlichungen über
dieses Thema wird auf die
Arbeiten von KRETSCHMER
(1937), CAMPBELL (1948), OR-
MOND (1953), REGGIANINI
(1954), BOEMINGHAUS (1957),
BISCHOFF (1957) und WILLIAMS
(1957) verwiesen. Die Entwicklung der urologischen Untersuchungstechnik hat sich
auch auf die Diagnose und
die Identifikation der verschiedenen Formen der Harnleiter-

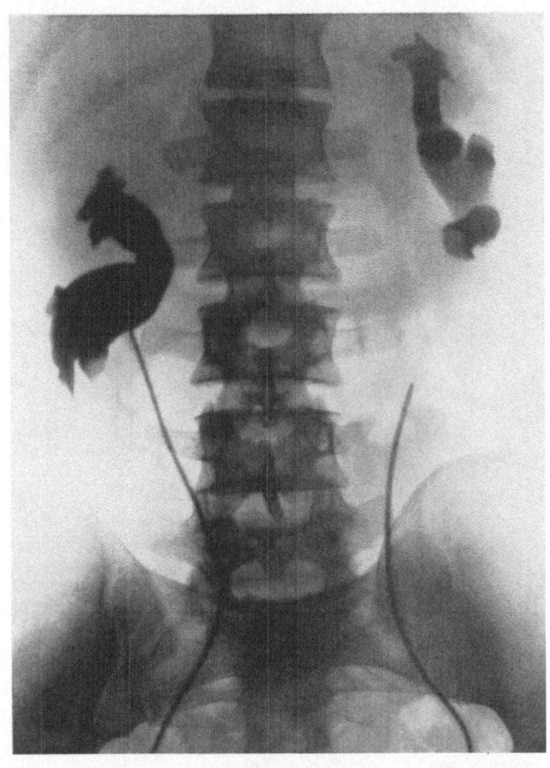

Abb. 108. Beiderseitige Pyelektasie bei einem 32jährigen Patienten.
Retrogrades Pyelogramm

erweiterungen beim Kinde günstig ausgewirkt. So konnten wir auf diesem so
umstrittenen Kapitel die Erfahrungen ergänzen, die wir schon beim Erwachsenen
gemacht hatten.

Allgemein kann gesagt werden, daß sich das Krankheitsbild der aseptischen
Uretererweiterungen arm an Symptomen zeigt, wenn die Niere nicht mitbeteiligt
ist. Man könnte fast sagen, daß der Symptommangel bei dieser Krankheitsgruppe
in dieser Lokalisation den Höhepunkt erreicht. Die Krankheit wartet eben nur
auf eine Komplikation — gewöhnlich Infektion oder Steinbildung — um sich
bemerkbar zu machen.

Ein besonderes Krankheitsbild, das die etwas ältere Literatur beschäftigte,
sind die Folgen von Strikturen des Harnleiters. Bekanntlich waren es ameri-
kanische Autoren (HUNNER 1926; McKISSOCK 1934 u. a.), welche auf das öftere
Vorkommen dieser Krankheit hingewiesen haben, während von europäischer
Seite eine Nachprüfung etwas später erfolgte (LEGUEU, FEY, ROMANI u. a.). Die
Ureterstrikturen stellen eine der Entstehungsursachen der Hydronephrose dar.
Das klinische Bild der Entleerungsstörung ändert sich hierbei nicht, nur haben
die Symptome einen mehr chronischen Verlauf.

Das Krankheitsbild der *bilateralen* Hydronephrose unterscheidet sich insofern
von dem vorigen, als es sich grundsätzlich um eine schwerere Form handelt.  Über

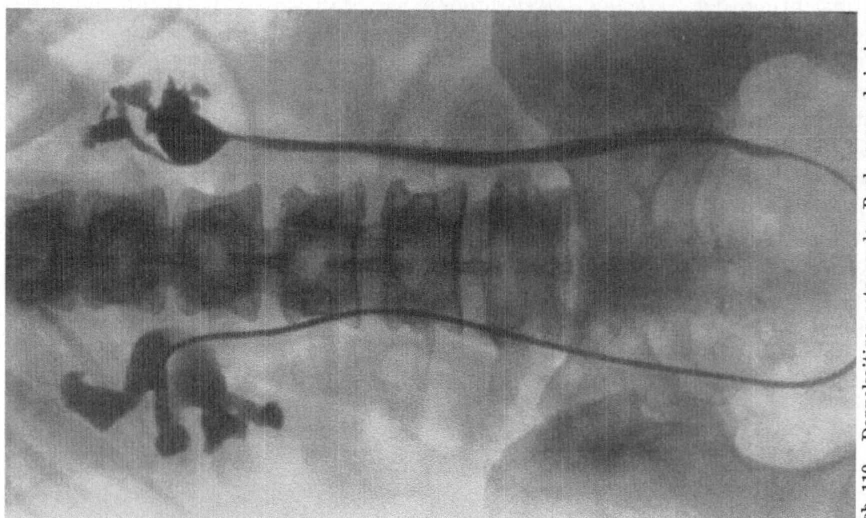

Abb. 110.  Doppelseitiges retrogrades Pyelogramm bei einer
40jährigen Patientin. Seit Jahren pyelonephritische Anfälle.
Rechtsseitige Pyelektasie.  Linksseitige hydronephrotische
Schrumpfniere

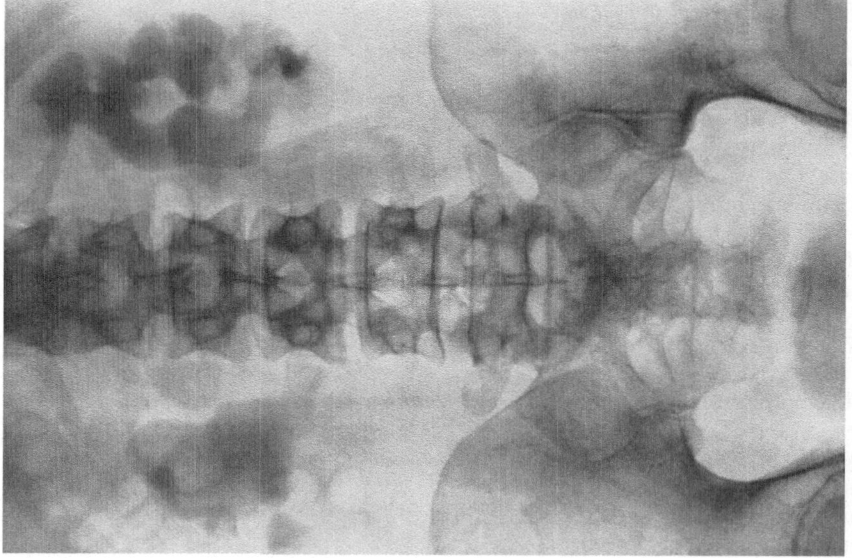

Abb. 109.  Beiderseitige mäßige Hydronephrosen mit Hydroureteren
bei einem 46jährigen Patienten.  Ausscheidungspyelogramm

ihre Häufigkeit sind die Ansichten geteilt.  Nach André (1935) trifft man sie
nicht oft an.  Im neueren Schrifttum wird dagegen, dank der systematischen
Anwendung der intravenösen oder retrograden doppelseitigen Pyelographie, ihr
Auftreten viel häufiger festgestellt.  Durch die Untersuchungen wird oft bewiesen,
daß sie auf der einen Seite kongenital ist; aber auch auf beiden Seiten kann sie
ebenfalls kongenital sein (Masmonteil und Schreiber 1935).  Gérard und

SAMSON haben 1939 über einen Fall doppelseitiger Hydronephrose berichtet, bei der auch andere Mißbildungen in den Extremitäten existieren. Diese Tatsache führte die Autoren zu dem Schluß, daß es sich um eine kongenitale Hydronephrose handelte.

Abgesehen von den lokalen Symptomen weist diese Form früher oder später Funktionsstörungen auf, die schließlich zur Urämie führen können. SMAGGHE hat 1937 das Thema der bilateralen Hydronephrose an Hand von 12 Fällen und einer Zusammenstellung der einschlägigen Literatur behandelt. Zusammenfassend stellt er folgende Grundsätze auf: 1. Die Radikalbehandlung einer Hydronephrose ist nur dann begründet, wenn vorher der Zustand der anderen Niere festgestellt ist. 2. Die Pyelographie ist bei allen Hydronephrosefällen ganz systematisch auszuführen. 3. Die temporäre Drainage der Niere ist eine zweckmäßige Maßnahme bei allen großen infizierten Hydronephrosen, bei denen man auf Grund einer Erweiterung des Nierenbeckens der anderen Niere eine konservative Operation vor Augen hat.

Abb. 108—110 bringen Fälle von bilateralen Hydronephrosen verschiedener Grade. Während die 2 ersten Bilder kleine und mäßige Erweiterungen darstellen, ist auf Abb. 110 auf der linken Seite die Folge einer langjährigen Pyelonephritis in Form einer hydronephrotischen Schrumpfniere zu erkennen.

# II. Komplikationen

Infektion. Bei der Hydronephrose oder bei dem Hydroureter ist die Infektion häufig und muß als eine schwere Komplikation betrachtet werden. Der Weg, den sie verfolgt, ist entweder die Blut- oder Lymphbahn, kann aber auch ascendierend sein, wie z.B. nach einem instrumentellen Eingriff. Die bisher oft latente Krankheit äußert sich dann durch Schmerzen, Fieber, Trübung des Harns und Blasenbeschwerden. YATES-BELL hat in seinem Material bei 200 Fällen von Hydronephrose 66 infizierte angetroffen.

Besonders bei Kindern hat die Infektion der Hydronephrose eine größere diagnostische Bedeutung, weil sie oft das Hauptsymptom darstellt. Bekanntlich war früher der Begriff der „kindlichen Pyurie" geläufig, ohne daß auf die Entstehungsursache jedes einzelnen Falles eingegangen werden konnte. CAMPBELL hat bei 828 Fällen von Hydronephrose bei Kindern das Symptom der hartnäckigen Pyurie beobachtet. Die Hydronephrose wurde bei 316 Fällen autoptisch und 512mal mit den üblichen urologischen Untersuchungsmethoden festgestellt. Etwas häufiger ist die Erkrankung bei Mädchen. Bei Kindern ist das klinische Bild unbestimmt, die Symptomatologie äußert sich hauptsächlich durch pyelonephritische Anfälle, Gewichtsabnahme, aber ohne Schmerzen.

Die Infektion als Hauptsymptom der Hydronephrose ist oft da beobachtet worden, wo andere Entstehungsursachen, akzessorische Gefäße und fibröse Langstränge bei der Operation festgestellt wurden (LAWSON und OHANNESON 1947). Bei diesen Fällen beherrschen pyelonephritische Krisen das Krankheitsbild.

Die Infektion kann außer der Pyurie Hämaturie verursachen. So hat GAYET (1935) in einem Falle colibacillärer Infektion mit schweren Blutungen in extremis nephrektomieren müssen und erzielte Heilung.

Was die Infektionserreger anbelangt, so ist nichts besonderes darüber zu sagen, was nicht auch im allgemeinen bei Harninfektionen zutrifft. Einen außergewöhnlichen Befund hatten KUMMER und JUNET bei einem Fall infizierter Hydronephrose festgestellt. Es bestand eine Infektion, die durch Spirillen und fusiforme Bacillen verursacht worden war. Nach Ansicht dieser Autoren sind diese Infektionserreger bis jetzt nie bei Nierenentzündungen vorgekommen, doch betonen sie, daß nicht unbedingt ein Zusammenhang zwischen diesen Erregern und der Entstehung der Hydronephrose zu bestehen braucht.

Hämaturie. Während sehr oft bei der Hydronephrose mikroskopisch Blut im Harnsediment festzustellen ist, gehören große Blutungen nicht zu den häufigen primären Symptomen, wenn man sekundäre Ursachen (Steine, Infektionen usw.) oder andere parallel verlaufende Prozesse (Tumoren) ausschließen kann. Selten dauern die Hämaturien lange an, auch sind sie nicht von solcher Stärke, daß sie das Leben des Patienten gefährden. Trotzdem sind sie in bestimmten Fällen das Hauptsymptom der Erkrankung und bilden den Gegenstand besonderer Untersuchungen.

Seit der älteren von W. und J. Israel erwähnten Literatur haben auch andere Autoren das Thema behandelt (Gottlieb 1926; Allemann 1932; Loeschke 1937; Bremond 1940; Streusand 1941; Stein 1953). Fournier hat 1936 die Hämaturie während der Schwangerschaft beschrieben, und schließlich haben Biressi und Mollo (1957) experimentell ihre Entstehung bei der Hydronephrose untersucht.

Boeckel (1926) glaubt sogar eine *hämaturische Form* der Hydronephrose bei Fällen beschreiben zu können, bei denen die Blutung das einzige Symptom darstellt. Pace (3911) hat als ungewöhnliche Ursache einer großen Hämaturie eine Hydronephrose festgestellt. Bei der Operation erwies sich ein aberrantes Gefäß, das den Ureter komprimierte, als das Entleerungshindernis. Die Nephrektomie förderte eine Hämatonephrose zutage. Die Häufigkeit des Symptoms der makroskopischen Hämaturie wird sehr verschieden angegeben. Es scheint, daß ein Anteil von 10% sich mit den meisten Angaben deckt.

Die Ursache der Hämaturie bei der Hydronephrose ist nicht vollkommen geklärt. Israel schreibt sie dem stark erhöhten intrarenalen Druck durch den bei Abflußbehinderung angestauten Harn zu. Gegen die Hypothese der ex vacuo-Blutungen haben J. und W. Israel argumentiert, indem sie durch Punktion während der Okklusionsperiode nachgewiesen haben, daß die Blutung vor Eintreten der Durchgängigkeit auftritt. Noch eine zweite Ursache sehen diese Autoren in den durch übermäßige Spannung entstandenen Rissen der Schleimhaut, die ohne vorheriges Trauma auftreten können. Allemann betonte die Bedeutung, die ausgedehnte Nekrosen in den Papillenspitzen für die Entstehung der Hämaturie haben. Er selbst konnte dies histologisch bei 3 Fällen nachweisen. Nach Annahme dieser letzten Vermutung würde sich die Ätiologie mit der der essentiellen Hämaturie decken.

Ein Obduktionsbefund bei einem 82jährigen Patienten ließ Stein zu einer ähnlichen Schlußfolgerung kommen. Es wurde eine rechtsseitige, hochgradige angeborene hydronephrotische Schrumpfniere vorgefunden. Durch ein aberrantes Gefäß war der Sack ventilartig verschlossen und wurde scheinbar kurz vor dem Tode durch ein Blutgerinsel verstopft. Der Autor stützt seine Begründung hierzu auf die Annahme, daß einige Tage vorher eine Nierenbeckenruptur stattgefunden hatte, welche sich an einer brüchigen Stelle des Nierenbeckens im Bereich eines chronischen Entzündungsherdes befand. Da diese entzündlichen Herde sich tatsächlich ergeben, ist gemäß den Ausführungen des Autors in diesem Falle das Vorhandensein der Nierenbeckenläsion bei der essentiellen Hämaturie hinreichend bewiesen.

Ein vorausgegangenes Trauma wurde von Lepoutre (1943) als Ursache einer profusen Dauerblutung betrachtet. Nach der Entfernung der hydronephrotischen Niere zeigte sich, daß es sich nicht um eine Ruptur handelte.

Ruptur. Eine seltene Komplikation der Stauungsniere bildet die Ruptur, die entweder spontan oder nach einem Trauma auftritt. Sie kann entweder *extraperitoneal* selten *intraperitoneal* und ganz ausnahmsweise *in der Haut* stattfinden. Daß große Säcke mit dünnen Wänden eine Voraussetzung für diese schwere Komplikation darstellen, ist verständlich. Eine weitere Voraussetzung für die Ruptur ist auch eine starke Spannung des Sackes.

SKARBY hat 1933 gelegentlich der Mitteilung eines eigenen Falles 70 Fälle von Rupturen der hydronephrotischen Niere in der Literatur finden können. Davon sind 25% spontan eingetreten. Seitdem haben EWEL (1933), PETERS (1934), PEYCELON und HSU (1934), HAUGSETH (1935), DELVAUX (1934), TOLSON (1935), LUPU (1935), GODENA (1952) über weitere Fälle berichtet.

Bei Kindern haben ROBERTSON und LEE (1934), GAILLOT (1948) und SIMON (1948) die Ruptur der hydronephrotischen Niere beobachtet.

In einem Falle bilateraler Hydronephrose mußte BEAUCHEF (1941) wegen spontaner Ruptur nephrektomieren. Anschließend trat Anurie und Exitus wegen Hydronephrose der anderen Niere ein.

Die Ruptur in die Peritonealhöhle ist viel seltener. WALKER teilte 1933 einen Fall mit, der eine Steinhydronephrose betraf. HELLER und SCHVINGT (1953) beschreiben eine in die Peritonealhöhle rupturierte Niere und betonen dabei, daß es sich um eine aseptische Hydronephrose handelte. Dies soll selten sein, da diese Rupturen nur bei infizierten Sacknieren vorkommen sollen.

Nicht selten erfolgt die Ruptur bei einer bisher symptomlosen hydronephrotischen Niere wie bei dem oben angeführten Fall von GUILLOT. Das klinische Bild der Ruptur besteht in einem heftigen Schmerz in der Nierengegend, von Schock, Erbrechen, Pulsbeschleunigung und Fall des arteriellen Druckes begleitet. Bleibt die Ruptur extraperitoneal, so entwickelt sich schnell eine retroperitoneale Masse mit unverändertem Allgemeinzustand. Besteht eine Infektion der Hydronephrose, dann entsteht eine Phlegmone wie im Falle von DELVAUX (1934). Bei Ruptur in die Bauchhöhle entwickelt sich eine Peritonitis mit den üblichen Folgen.

BOISSON (1930) hat einen Fall von Ruptur einer Hydronephrose bei einer 22jährigen Frau, die früher nie über Beschwerden geklagt hatte, beobachtet. Er

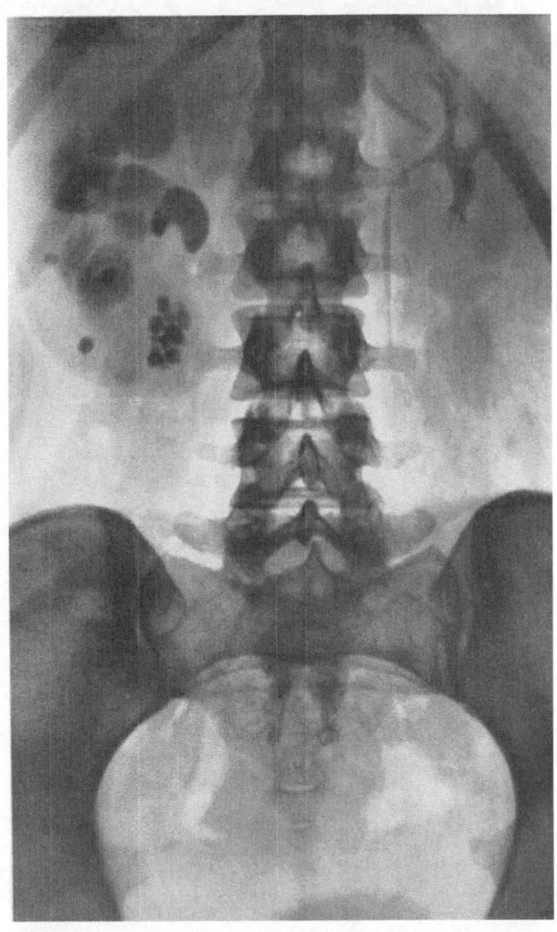

Abb. 111. Ausscheidungspyelogramm bei einer 20jährigen Patientin. Steinhydronephrose. Primärer Nierenbeckenverschlußstein. Sekundäre Steinbildung in den stark erweiterten Kelchen. Nephrektomie.

weist dabei auf die Bedeutung hin, die dieses Ereignis als Berufsunfall haben kann.

Die Entstehung der Ruptur wird auf verschiedene Weise erklärt. Walker glaubt in seinem Falle, daß eine vorher bestehende spontane Blutung in den hydro-

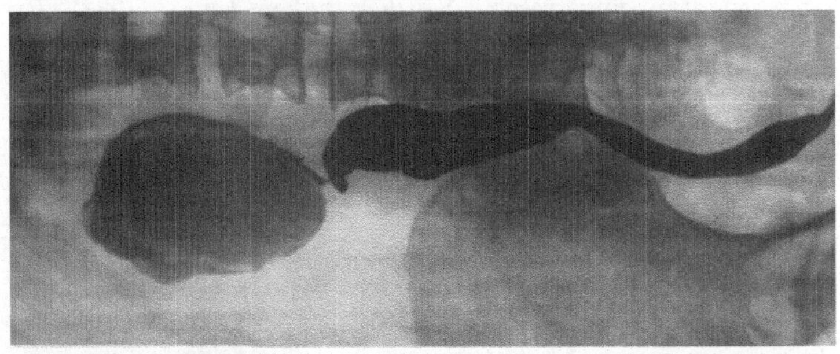
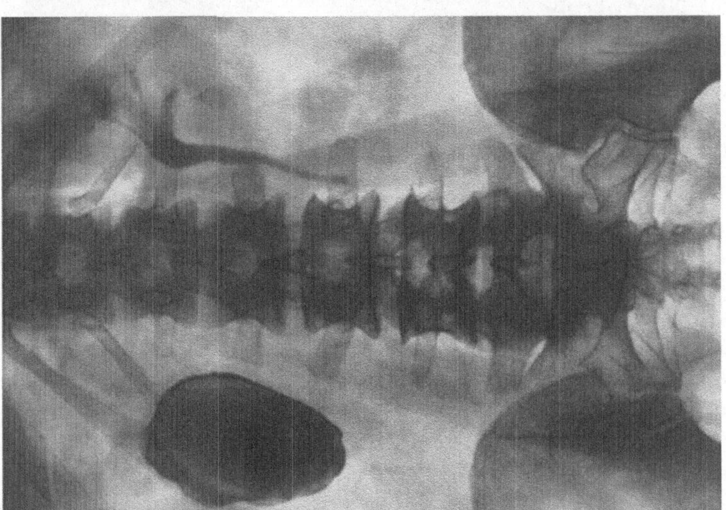
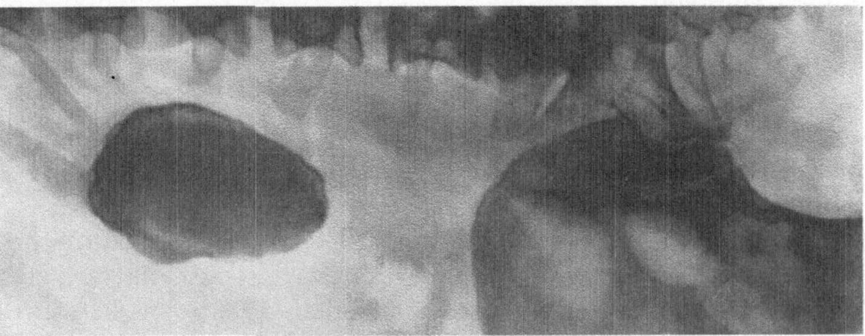

Abb. 112a—c. 47jährige Patientin. a Übergroßer Nierenbeckenstein rechts, Stein des oberen Teiles des Harnleiters links. b Intravenöses Pyelogramm: Fehlende Ausscheidung rechts. Leichte Erweiterung oberhalb des Steines links. c Retrogrades Pyelogramm rechts: Stenose des Harnleiterabgangs. Ausgußstein im extrarenal erweiterten Nierenbecken. Operation: Entfernung des linksseitigen Uretersteines. In einer zweiten Sitzung Nephrektomie rechts

nephrotischen Sack die Ursache der Ruptur war. Robertson und Lee schreiben bei ihrem kleinen Patienten die Ruptur einem vorausgegangenen Trauma zu.

Sekundäre Steinbildung. Es handelt sich hier um eine häufig auftretende Komplikation der Hydronephrose. Sie äußert sich hauptsächlich, wenn eine Infektion vorhanden ist. Hinzu kommen 2 weitere Faktoren, nämlich die Stasis und die Infektion. Natürlich ist es nicht immer leicht, die Konkremente als sekundär zu identifizieren, da ein Stein sehr oft die primäre Entstehungsursache der Hydronephrose sein kann. Die Erfahrung führt jedoch oft dazu, mit einer bestimmten Gewißheit solche Steinbildungen als sekundär anzusehen. Gewöhnlich sind solche Steine klein und multipel und sitzen in einem oder mehreren Kelchen. Daß die Infektion mit der sekundären Steinbildung parallel laufen

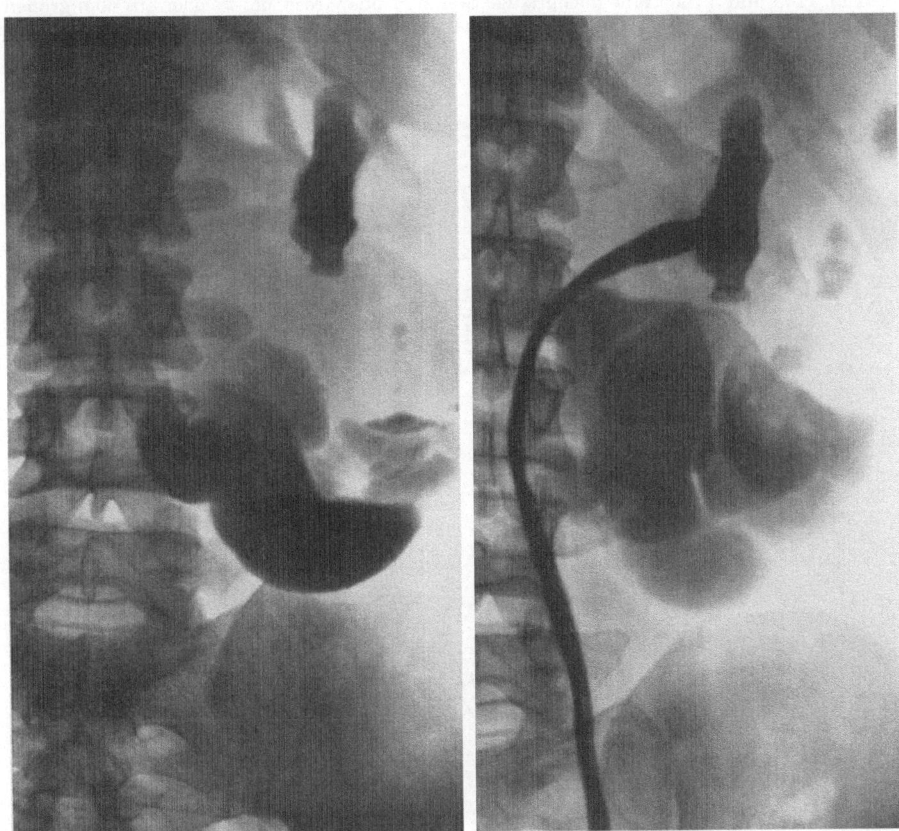

a        b

Abb. 113a u. b. Linksseitige, hochgradige Steinhydronephrose bei einem 55jährigen Patienten. a Übersichtsaufnahme: Ein großer Nierenbeckenstein. Außerdem an der unteren Grenze des Bereichs der vergrößerten Niere multiple Steinschatten. Manche zeigen eine Spiegelbildung, ähnlich wie beim pyelographischen Zeichen von NARATH. b Retrogrades Pyelogramm: Bestätigt die Annahme, daß der Nierenbeckenstein die primäre Ursache der Erweiterung ist, während die multiplen Steine sekundär in den Höhlen der Hydronephrose entstanden. Operation: Entfernung einer großen Hydronephrose. Die erweiterten unteren Kelche waren mit breiartigen Sandmassen angefüllt

kann, ist ein weiterer Beweis hierfür. COPETTI (1935), ZEISS (1936), QUERNEAU (1939) haben Fälle von Hydronephrose mit typischer, sekundärer Steinbildung beschrieben.

Auf Abb. 111—112 bringen wir Beispiele einer sekundären Steinbildung bei hydronephrotischen Nieren. Abb. 111 zeigt das Zusammentreffen von 2 ätiologisch verschieden zu deutenden Konkrementen. Im Nierenbecken liegt ein zweifellos primärer Verschlußstein, während in den erweiterten Kelchen die Konkremente sekundär sein müssen. Auch auf Abbildung 112a—c ist die Steinbildung rechts als eine sekundäre, und zwar als Folge der Entleerungsstörung des Harnleiterabganges anzusehen.

Sehr illustrativ für diese Komplikation ist der Fall von Voelcker (1937), den er mit *hydronephrotischer Sandniere* bezeichnet. Hier konnte man erstens den Nierenbeckenstein sehen, der die primäre Ursache der Hydronephrose war, und außerdem eine große Menge von kleinen sandartigen Körnern, welche die erweiterten Kelche ausfüllten. Die Körner waren von anderer chemischer Beschaffenheit, und es war einwandfrei zu erkennen, daß sie sekundär entstanden waren.

Abb. 113a und b zeigt eine hochgradige Steinhydronephrose, bei welcher aus dem großen, primären Nierenbeckenstein multiple Steinschatten im Bereich der erweiterten unteren Kelche

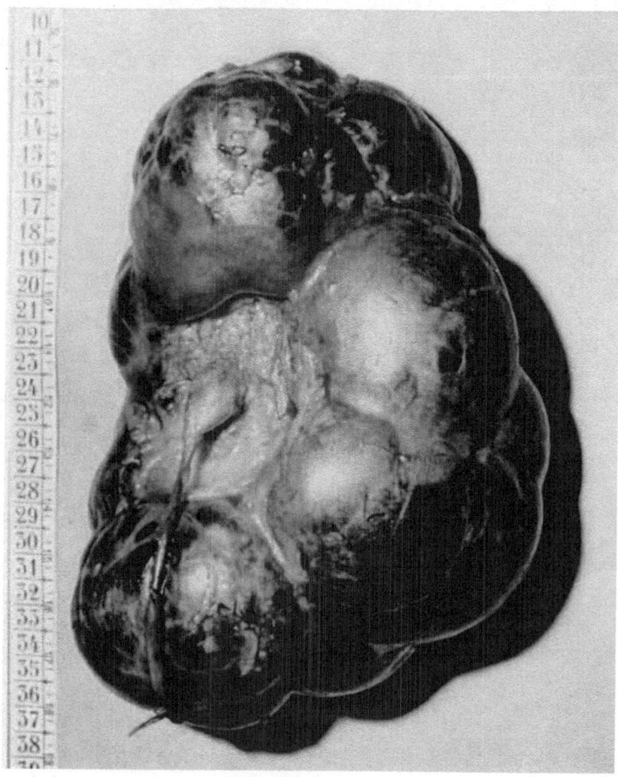

Abb. 114a

Abb. 114a u. b. Hämatonephrose bei einem 50jährigen Patienten. Sekundäre Steinbildung und sekundäre carcinomatöse Degeneration. a Operationspräparat. b Aufgeschnittenes Präparat, bei dem die multiplen Kelchsteine sowie die Geschwulst sichtbar sind

sichtbar sind. Bei manchen zeigt sich an ihrer oberen Grenze eine einwandfreie Spiegelbildung (Zeichen von Narath). Bei der Operation wurde festgestellt, daß die unteren Hohlräume der großen, mehrkammerigen Hydronephrose mit breiartigen Sandmassen angefüllt waren. So ließ sich dieses röntgenologische Zeichen erklären.

In Abb. 114a u. b ist das Operationspräparat einer Hämatonephrose mit sekundärer Steinbildung dargestellt. Als Nebenbefund ist in einem der Hohlräume der Hydronephrose eine Geschwulst zu sehen, welche sich schwer ätiologisch mit der Entleerungsstörung in Verbindung bringen läßt. Die histologische Untersuchung zeigte, daß es sich um ein schnellwachsendes Papillom handelte, welches aus dicht nebeneinander angeordneten und verschieden großen papillomatösen Wucherungen zusammengesetzt war, dessen Zellengröße leicht gefärbte Kerne enthielten. Es wurden auch ausgedehnte Nekrosen und Mitosen gefunden.

**Hochdruck bei Hydronephrose.** Neuerdings bringt man oft die Erscheinungen der Hydronephrose mit den einseitigen chirurgischen Nierenerkrankungen in Verbindung. Bei dieser Frage ist auch über die Hydronephrose die Rede. So haben Levrat, Despierres und Roche (1949) den malignen Hochdruck der jungen Menschen in einem Fall beschrieben, bei welchem die Entfernung der Niere bei latent verlaufender Hydronephrose Heilung brachte.

Prinzipiell können wir eine Arbeit von Smith als grundlegend betrachten, in welcher alle bis zum Jahre 1948 aus der Literatur erhältlichen Daten zusammengestellt sind, die sich auf das Auftreten von Hochdruck bei unilateralen und bilateralen urologischen Erkrankungen beziehen. Smith folgert daraus, daß es

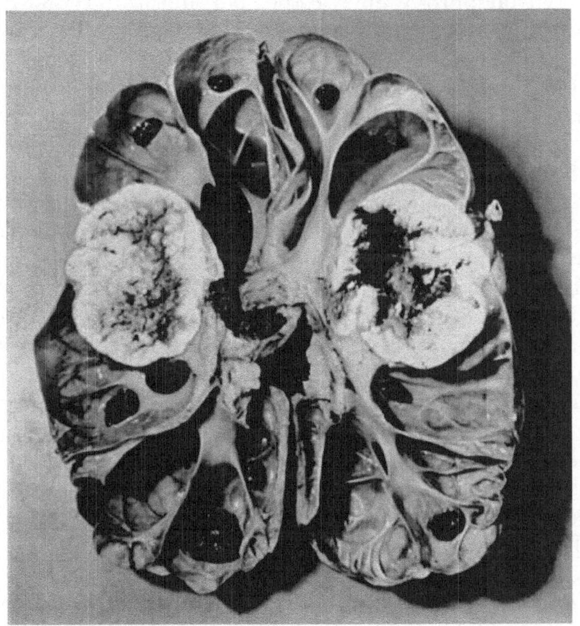

Abb. 114 b

keine überzeugende Beweise für das Auftreten des Hochdrucks bei verschiedenen urologischen Krankheiten, darunter auch der Hydronephrose, gibt.

Die Frage wurde auch von einem anderen Standpunkt aus untersucht. Die Urologie neigt in den letzten Jahren im allgemeinen dazu, die Hydronephrose konservativ zu behandeln, trotzdem die Gefahr besteht, daß nach einigen Autoren die Erhaltung des hydronephrotischen Organs zur Hypertonie prädisponiert. Hanley hat diese Frage eingehend geprüft. Nach langer, über 15jähriger Beobachtung seiner Patienten hat er nie ein solches Ereignis festgestellt. Ebensowenig haben Higgins, Williams und Nash in dem Material des pädiatrischen Krankenhauses in London das Auftreten einer Hypertonie beobachtet, obwohl sie viele ihrer kleinen Patienten nicht außer Kontrolle ließen, bis sie erwachsen waren. Auch Anderson (1953) meint, daß konservative Operationen bei der Hydronephrose nicht zum Hochdruck führen.

Maatz (1954) hat aus der Kieler Klinik über 9 Fälle von Hochdruck berichtet, bei denen man hoffen durfte, den Hochdruck durch Nephrektomie des erkrankten Organs zu beseitigen. Darunter befanden sich 2 Fälle von Hydronephrose mit ausgedehnten pyelonephritischen Herden, bei denen eine Heilung eintrat. Weniger gute Resultate wurden bei den anderen Fällen, welche pyelonephritische

Schrumpfnieren betrafen, erzielt. Damit wird ein Beweis geliefert, daß das einseitig-renal bedingte Leiden doch einen Einfluß auf die Entstehung der Hypertonie hatte.

Andere seltene Komplikationen der Hydronephrose. Auf die Kombination der Hydronephrose mit anderen seltenen krankhaften Zuständen soll hier nur kurz eingegangen werden.

Idel hat 1927 einen Fall beschrieben, bei dem eine hydronephrotisch veränderte Verschmelzungsniere ein *Geburtshindernis* darstellte. Daß solche Folgezustände der Hydronephrose eine Rolle bei unserer Indikationsstellung bei dystopen Nieren junger Frauen spielen können, wurde wiederholt betont, doch fehlen in der Literatur weitere diesbezügliche Beobachtungen.

Zu den Entstehungsfaktoren der *reflektorischen Anurie* wurde auch in vereinzelten Fällen die Hydronephrose hinzugezählt. Pérard hat 1935 über 2 Fälle von Anurie bei unilateraler Hydronephrose berichtet. Beim ersten Fall handelte es sich um ein 5jähriges Kind, bei welchem der Katheterismus nicht auszuführen war. Daher entschloß sich der Autor zur Freilegung der Niere. Eine große Hydronephrose wurde vorgefunden, und da keine Entleerungsstörung nachweisbar war, wurden eine Pyelostomie und eine Nephropexie ausgeführt. Nach der Operation stellte sich die Urinsekretion aus beiden Nieren sofort wieder ein. Auch im zweiten Falle wurde eine doppelseitige Anurie infolge einer Hydronephrose beobachtet, die durch Senkung der Niere mit Abknickung des Ureters verursacht war. Die Nierensekretion hatte sich schon vor der Operation nach Einlegung von 2 Ureterkathetern schlagartig eingestellt. In der Epikrise legte der Autor das Hauptgewicht auf die Tatsache, daß es sich in beiden Fällen um eine doppelseitige Anurie bei mechanischem Verschluß des einen Harnleiters handelte, also eine Form von Reflexanurie darstellte. Noch auffallender ist der Fall von Vincent (1950), der eine reflektorische Anurie durch die Entfernung einer hydronephrotischen Niere und durch die Dekapsulation der anderen geheilt hat.

Hierzu gehört auch die *sekundäre Infektion der Hydronephrose durch Tuberkulose.* Über diese sehr seltene und von vielen Seiten in Frage gestellte Komplikation haben sowohl Cengiarotti und Nalin (1931) als auch Chauvin (1935) berichtet. Dagegen betont Deuticke (1948), daß eine sekundäre Tuberkulose von hydronephrotischer Niere nie beobachtet worden ist.

Cengiarotti und Nalin haben experimentelle Untersuchungen über das Verhalten des Tuberkelbacillus einerseits bei kompensatorischer Hypertrophie der Niere und zum anderen bei Hydronephrose vorgenommen. Sie haben festgestellt, daß die kompensatorisch vergrößerte Niere widerstandsfähiger ist als die hydronephrotische, die sehr schnell dem Virus anheimfällt.

## III. Verlauf

Der bisher besprochene Verlauf der aseptischen Stauung kann jahrelang sehr langsam und mit einer gewissen Periodizität fortschreiten und hinterläßt eine graduelle Schädigung. Fast alle Fälle von Hydronephrose zeigen eine Neigung zur Verschlechterung. Manche können jedoch lange Zeit unverändert bleiben. Es ist also zwischen *fortschreitenden* und *unveränderlichen* Fällen zu unterscheiden. Hellström, Giertz und Lindblom haben 31 Patienten in dieser Hinsicht lange Zeit beobachtet. Die Zeitdauer der Beobachtung erstreckte sich in 10 Fällen auf 1—3 Jahre, in 9 Fällen auf 3—5 Jahre und in 12 Fällen auf 5—14 Jahre. Diese Untersuchung ergab, daß sich die Hydronephrose bei 7 Fällen fortschreitend entwickelte; bei den übrigen 24 blieb sie unverändert. Bei einem der letzten Fälle wurde sogar eine leichte spontane Besserung festgestellt. Es bestand kein

Anzeichen dafür, daß die eine oder die andere Form der Hydronephrose sich schneller oder langsamer entwickelte. Die meisten mechanischen Ursachen der Stauung waren in beiden Gruppen anzutreffen.

Beispiele, die das Endstadium der Hydronephrose betreffen, werden auf Abb. 115—117 dargestellt. Meistens handelt es sich um diejenige Form der Erkrankung, welche durch aus-

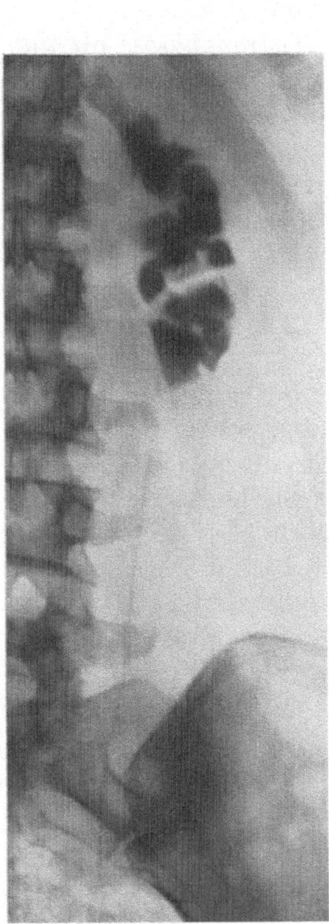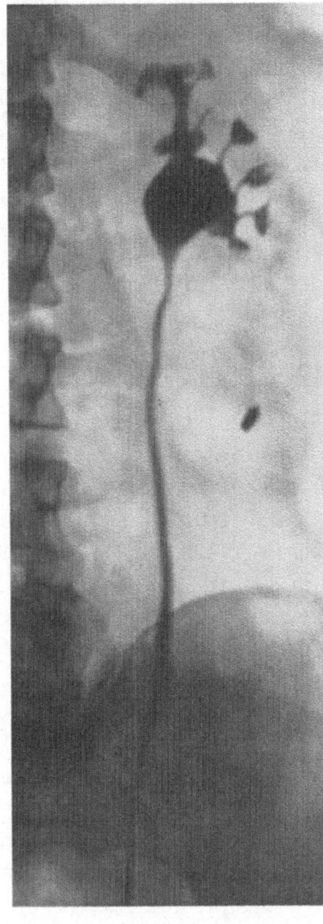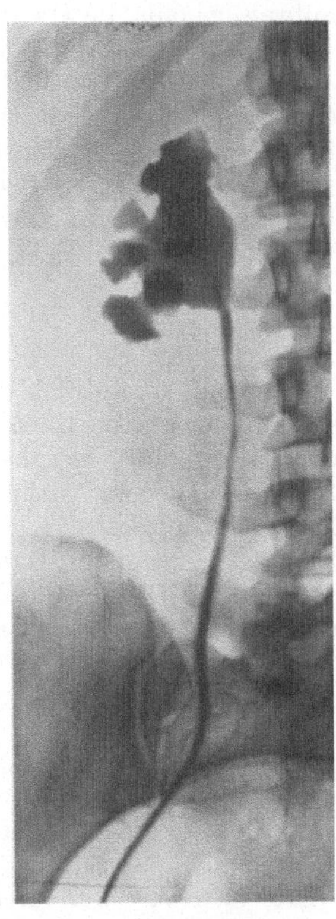

<table>
<tr><td>Abb. 115</td><td>Abb. 116</td><td>Abb. 117</td></tr>
</table>

Abb. 115. Hydronephrotische Schrumpfniere bei einer 40jährigen Patientin. Retrogrades Pyelogramm

Abb. 116. 40jähriger Patient. Seit Jahren atypische Schmerzen im linken Oberbauch. Retrogrades Pyelogramm. Operation: Pyelonephritische Schrumpfniere mit mäßiger Dilatation des Nierenbeckens. Dekapsulation. Beschwerdefreiheit

Abb. 117. 25jährige Patientin mit atypischen Koliken in der rechten Niere. Retrogrades Pyelogramm. Operation: Entfernung einer total zerstörten, hydronephrotischen Schrumpfniere

gedehnte Narbenbildung und Schrumpfung zu einer Verkleinerung des Organs geführt hat (hydronephrotische Schrumpfniere).

Nach allgemeiner Ansicht haben dagegen bei Kindern funktionelle Erweiterungen eine ausgesprochen ungünstige Prognose. Von den 50 Fällen von EDELBROCK (1955) haben 40% die ersten Lebensjahre zwar überschritten, der Allgemeinzustand war jedoch schlecht.

Der Verlauf atypischer Formen der Hydronephrose, die im Kapitel der Pathologischen Anatomie ausführlich behandelt wurden, bedürfen auch hier einer kurzen Erörterung. Hinsichtlich der *perirenalen Hydronephrose*, bei der es sich um die gleichen Äußerungen verschiedener Krankheitsprozesse handelt, sind die Symptome größtenteils scharf ausgeprägt, und der Verlauf gestaltet sich meistens progressiv. Da es sich bei den meisten Fällen um eine traumatisch entstandene Kommunikation des Nierenbeckens und der perirenalen Ansammlung handelt, ist das Hinzutreten einer Infektion mit anschließender Zerstörung der Niere nicht selten.

Der Verlauf der seltenen sog. *Pneumonephrose* ist ein sehr akuter. Da die Ätiologie eine entzündliche ist, äußert sich dieser Krankheitszustand mit schweren Symptomen, welche einen schnell fortschreitenden und oft ungünstigen Verlauf aufweisen, falls die Operation diesen nicht rechtzeitig aufhalten kann.

Dagegen ist der Krankheitsverlauf der *traumatischen Hydronephrose* oft gutartiger, wie die Beobachtung solcher Fälle beweist. WASTERLAIN hat 1936 über einen derartigen Fall traumatischer Hydronephrose einer ektopischen Niere berichtet. Es hat 2 Jahre gebraucht, bis der Krankheitsprozeß sich soweit entwickelt hatte, daß er wirklich schmerzhafte Krisen verursachte. In diesem Falle brachte die Dekapsulation in Verbindung mit der Nephropexie Heilung.

# G. Diagnostik

Gewinnt man durch die Anamnese Anhaltspunkte, die auf eine Entleerungsstörung der oberen Harnwege hindeuten, so ist es notwendig, neben der Ursache der Erkrankung, hauptsächlich den *Sitz* der Obstruktion sowie den *Grad* der Stauung näher zu bestimmen. Es erübrigt sich, an dieser Stelle die Notwendigkeit eines möglichst frühzeitigen Nachweises der Entleerungsstörung hervorzuheben. Auf diesen Nachweis stützt sich der ganze Mechanismus der heute so verfeinerten Diagnostik, deren Ziel die organerhaltende Chirurgie ist. Es stehen uns *klinische, endoskopische*, ferner *röntgenologische* Untersuchungsmittel zur Verfügung.

## I. Klinische Diagnostik

Bei Verdacht auf Bestehen einer Hydronephrose bezwecken wiederholte Untersuchungen der Nierengegend, entweder durch *Inspektion*, hauptsächlich aber durch *Palpation*, das Vorhandensein einer ständigen oder einer periodisch auftretenden Geschwulst festzustellen, die die Merkmale einer vergrößerten Niere aufweist. Bei einer Hydronephrose mittleren Grades ist diese Diagnose meist nicht schwierig. Bei typischen Fällen findet man einen beweglichen, fluktuierenden Tumor. Kann man bei diesen auch einen wechselnden Umfang des Volumens feststellen, dann ist die Diagnose ziemlich sicher. Bei Frauen oder überhaupt bei mageren Patienten ist die Oberfläche oft gut fühlbar. Man palpiert einen rundlichen, prallen, elastischen Tumor, oder man kann sogar manchmal eine bucklige Form tasten.

Diese palpatorische Feststellung ist besonders bei Kindern von großer Wichtigkeit, da die Tumorbildung hier oft das einzige Anzeichen der Erkrankung darstellt, auch wenn dies, wie gewöhnlich, nur ein Spätbefund ist (SOLEY 1946).

Dagegen ist die Palpation solcher hydronephrotischer Nieren bei korpulenten Kranken oder bei Männern mit straffen Bauchdecken manchmal schwierig. Aber auch dann zeigt die wiederholte Untersuchung in der Nierengegend auf der erkrankten Seite einen größeren Widerstand, der uns Anhaltspunkte für weitere Untersuchungen geben soll.

Nicht selten sind große Hydronephrosen auch durch die bloße *Inspektion* erkennbar. Dies ist besonders bei mageren Patienten der Fall, wo eine einseitige Vorwölbung des Bauches das Vorhandensein des stark vergrößerten Organs verrät. Die *Perkussion* der Nierengegend ist dagegen für die Diagnose von verhältnismäßig untergeordneter Bedeutung, da schon bei positivem Befund der palpatorische Nachweis sehr evident ist.

Im Gegensatz zu dieser leichten Feststellung der mittelgroßen Hydronephrosen bereiten die kleinen und die ganz großen Hydronephrosen während des Orientierungsstadiums der Untersuchung oft Schwierigkeiten. Im ersten Falle ist das Organ der Palpation nicht immer leicht zugänglich, und nur durch die Symptomatologie wird die Aufmerksamkeit während der Untersuchung in diese Richtung gelenkt. So muß man z. B. außer bei Schmerzen auch bei jeder persistenten oder wiederholt auftretenden Infektion an eine Entleerungsstörung denken.

Aber auch bei den sehr großen, den „Riesenhydronephrosen", findet man oft unerwarteterweise diagnostische Schwierigkeiten. Bei diesen großen Exemplaren, die sich übrigens ganz symptomlos entwickeln, ändert sich die Topographie des Leidens so, daß die richtige Diagnose sehr oft nur verspätet gestellt wird. Manchmal werden diese Patienten unter falscher Diagnose operiert, und erst bei der Freilegung wird eine große Hydronephrose aufgedeckt. Nach DRUMMOND (1950) führt die Diagnose bei ungefähr einem Drittel der Fälle der großen Hydronephrosen auf ganz andere Systeme. DEBOST hat 1948 über die Schwierigkeiten bei der Diagnose von Riesenhydronephrosen berichtet. Bei 2 Fällen waren alle diagnostischen Merkmale intraperitonealer Cysten vorhanden. Auch D'ERRICO (1940) hat über dieselben Schwierigkeiten berichtet. Einer seiner Fälle wurde als Cyste des Pankreas diagnostiziert, während bei 2 anderen Patienten Zeichen einer intestinalen Obstruktion vorhanden waren.

Die oben angeführten diagnostischen Schwierigkeiten scheinen besonders bei der rechten Niere vorzukommen. Nach MAITLAND ist es viel leichter, auf der linken Seite die Diagnose zu stellen, weil Erkrankungen der rechten Niere Affektionen der Gallenblase, des Magens oder der Appendix vortäuschen.

Die Palpation der hydronephrotischen Niere muß oft wiederholt werden, damit sie positive Befunde geben kann. Bei den verschiedenen Entleerungsverhältnissen, die sich bei solchen Patienten öfters ändern, muß man den gegebenen Zeitpunkt abwarten, um sich über das Volumen und die Beschaffenheit des Organs zu orientieren.

LAMM hat 1936 ein einfaches Anzeichen für die Diagnose der einseitigen Sackniere angegeben. Wenn nach Entleerung der Blase und anschließender etwa 5 min dauernder bimanueller Palpation der Nierengegend die Blase wieder eine erhebliche Harnmenge enthält und wenn dieser „postpalpatorisch" entleerte Harn spezifisch wesentlich leichter ist, soll man annehmen, daß eine Hydronephrose vorhanden ist. Bekräftigend hierfür ist, wenn die Gegenprobe auf der anderen, vermutlich gesunden Seite diese Erscheinung nicht aufweist. Dieses Anzeichen gilt besonders für die kleinen und die mittelgroßen Hydronephrosen und kann bei manchen Fällen neben den übrigen klinischen Untersuchungsmethoden berücksichtigt werden.

Diagnostische Schwierigkeiten bereiten oft die Entleerungsstörungen bei Mißbildungen und besonders bei dystopischen Organen. Die ungewöhnliche Lage solcher Nieren und die topographisch abnormen Verhältnisse führen oft zu Fehldiagnosen, sogar zu Laparotomien in der Annahme, daß Cysten oder Geschwülste des Verdauungsapparates oder der inneren weiblichen Genitalorgane vorhanden sind.

Während die Feststellung positiver Befunde bei Entleerungsstörungen des Nierenbeckens, wie gesagt, ziemlich routinemäßig ist, ist sie bei den verschiedenen Formen des erweiterten Ureters im klinischen Stadium der Untersuchung meistens eine Ausnahme. Die Palpation eines Hydroureters ist im allgemeinen nicht leicht und nur selten möglich. YATES-BELL schreibt, daß, während eine palpierbare

Niere nicht pathologisch zu sein braucht (wie es bei einer Sackniere der Fall sein kann), der tastbare Harnleiter per abdomen, per rectum oder per vaginam auf jeden Fall einen krankhaften Befund darstellt.

Die palpatorische Feststellung eines pathologisch veränderten Harnleiters ist außergewöhnlich schwierig. Es ist klar, daß dabei nicht selten diagnostische Fehler unterlaufen können. Ferris und Gardner (1948) haben bei einem rechtsseitigen Hydroureter durch die abdominelle sowie durch die rectale Untersuchung die Diagnose einer ileo-cöcalen Invagination gestellt und unter dieser Diagnose die Laparotomie ausgeführt. Der Befund stellte eine „ungewöhnliche abdominelle Masse" fest, die sich nachher als der sehr erweiterte Ureter erwies.

Slater (1957) beobachtete einen riesigen Hydroureter infolge angeborener Atresie der Mündung bei einem 5 Monate alten Kinde. Von pädiatrischer Seite wurde eine fäkale Masse im Sigmoid angenommen. Die späteren Untersuchungen erklärten den Fall, der auch einen Beweis dafür darstellt, daß bei Kindern tumorähnliche Bildungen des Abdomens oft auf krankhafte Prozesse des Harntraktes zurückzuführen sind.

Werden Uretererweiterungen durch Palpation nur sehr selten festgestellt, so bildet ihre Feststellung durch Inspektion eine noch größere Ausnahme. Aus der Literatur sind jedoch vereinzelte Fälle bekannt, bei denen der stark erweiterte Ureter als eine Vorwölbung des Bauches ständig sichtbar ist.

Die klinische Beobachtung wird durch Laboratoriumsuntersuchungen ergänzt. Durch den Umstand, daß im Verlauf der Krankheit oft plötzliche Konzentrationsverminderungen des Urins eintreten können, sind Abweichungen im Verlauf des Volhardschen Wasserversuches (Lebermann, Lamm), Nichtübereinstimmung der Harnstoffelimination und der Phenosulfophthaleinprobe (Bouchard) usw. zu erklären. Wie Lebermann betont, ist allein auf Grund des Ergebnisses der Volhardschen Diureseprobe die Unterscheidung einer Hydronephrose, also einer sekundären Nierenerkrankung von einer primären, d.h. von der akuten hydropischen Glomerulonephritis und auch von bestimmten Formen der subakuten Nephritis nicht möglich. Der Autor gibt vom Standpunkt des Internisten verschiedene Verfahren an, durch welche bezweckt wird, die kardiale Wasserretention von der renalen abzugrenzen. Die Bedeutung solcher Proben ist jedoch nur eine relative, vorausgesetzt, daß besonders die vergleichende Untersuchung der getrennten Nierenurine den wahren Aufschluß über die Funktionsstörung der hydronephrotischen Niere gibt. Nur bei bilateralen Fällen haben solche Proben der Gesamtleistung der Nieren einen bestimmten Wert.

## II. Endoskopische Diagnostik

Die Heranziehung endoskopischer Maßnahmen kann auch bei Erweiterungen der oberen Harnwege sehr behilflich sein. Die cystoskopische Besichtigung des Trigonums und besonders der Ureterostien ist oft für die Erklärung der Ursache bei Erweiterungsstörungen aufschlußreich. Einerseits sind Veränderungen der Mündungen festzustellen. Auf der anderen Seite kann man durch Heranziehung der Chromocystoskopie indirekt über die morphologische Beschaffenheit und die Dynamik des Nierenbeckens und des Ureters Schlüsse ziehen. Außerdem gibt uns die Cystoskopie die Möglichkeit, den getrennt entnommenen Nierenurin zu untersuchen und auch einen evtl. vorhandenen pyelographischen Funktionsausfall der Niere genau nachzuprüfen.

Zunächst kann durch die Betrachtung der Ureterostien eine ausgeprägte Veränderung festgestellt werden, wie z.B. ein Stein, ein Tumor, eine angeborene Verengung, welche oft mit einem Prolaps verbunden ist usw. Oft ist ein klaffendes

Ostium zu sehen, welches auf das Vorhandensein eines vesico-ureteralen Reflux hindeutet. Die Art der Kontraktion und der Urinentleerung zeigt manchmal Abweichungen vom Normalen (Ureterstarre, Leergehen usw.), welche besonders beim Vergleich beider Harnleitermündungen diagnostisch wertvoll sind. Das Vorhandensein von Blut oder Eiter in dem aus dem Ostium kommenden Urin fügt weitere ätiologische Gesichtspunkte hinzu.

Über den Beitrag der Chromocystoskopie zur Diagnose der Hydronephrose hat ZANANIRI (1938) ausführlich berichtet. Ein längeres Anhalten der Farbstoffausscheidung, ein längeres Intervall zwischen 2 Ausscheidungen, die verminderte Kraft des gefärbten Urinstoßes, der sich in der Blase mit dem Inhalt vermischt und endlich die Feststellung, daß durch die tiefe Palpation der Niere eine lang anhaltende Ausscheidung wie bei der Entleerung eines Sackes erfolgt, sind Anzeichen, die auf eine Hydronephrose schließen lassen.

Nach MOORE (1937) genügt die gewöhnliche Ausführung der Indigocarminprobe nicht, um die Funktion der Niere zu prüfen. Sie muß bei liegendem Ureterkatheter vorgenommen werden, da sich sonst der ausgeschiedene Farbstoff im Sack ansammelt. Die Hydronephrose täuscht somit oft bei der Chromocystoskopie einen vollständigen Funktionsausfall vor.

WOSSIDLO (1949) hat versucht, mit der Indigocarminprobe eine innervatorische Funktionsprobe der ableitenden Harnwege zu verbinden. Während der Chromocystoskopie wird dem Patienten eine intramuskuläre Injektion von Acetylcholin gemacht. Danach wird die Zahl der Ureterkontraktionen pro Minute verfolgt. Daraus können Schlüsse hinsichtlich der Funktion der ableitenden Harnwege gezogen werden.

Trotzdem bleibt nach O'CONOR (1955) der Ureterenkatheterismus das älteste und bewährteste endoskopische Mittel für die Diagnose der Hydronephrose. Wenn beim Erwachsenen der Katheterismus 25—28 cm hoch eine Harnretention entdeckt, dann handelt es sich augenscheinlich um eine Entleerungsstörung an der pyeloureteralen Verbindung. Erfolgt dies weiter unten, dann deutet es auf eine Dilatation des Ureters und des Nierenbeckens, es kann sich aber auch um eine dystopische Niere handeln.

Der durch den Ureterenkatheterismus gewonnene Urin ist wäßriger, fast farblos und manchmal etwas trübe. Die getrennte Untersuchung des Urins beider Nieren gibt Aufschluß über die sekretorische Leistungsfähigkeit des kranken Organs im Vergleich zu dem gesunden. Damit beginnt eine Funktionsprüfung der hydronephrotischen Niere, die dann evtl. durch Laboratoriumsmethoden oder noch aussichtsreicher durch die Kontrastdarstellung abgeschlossen wird.

## III. Röntgenologische Diagnostik

Die Darstellung der ableitenden Harnwege durch die verschiedenen röntgenologischen Methoden bildet unser wichtigstes diagnostisches Mittel für die Feststellung der mannigfaltigen Entleerungsstörungen. Der Reihe nach bedienen wir uns zu diesem Zweck hauptsächlich der *Übersichtsaufnahme*, der *intravenösen Pyelographie*, der *retrograden Pyelographie*, der *Pyeloskopie*, des *Pneumoretroperitoneums* und neuerdings auch der *Aortographie*.

Die verschiedenen Möglichkeiten aller dieser Untersuchungsmethoden werden an mehreren Beispielen aus unserem Material auf Abb. 118—146 gebracht. Die oben angeführte Reihenfolge ist bei den Abbildungen prinzipiell beibehalten, doch konnte bei der intravenösen und der retrograden Pyelographie dies nicht immer durchgeführt werden. Die auf intravenösem oder instrumentellem Wege gemachten Pyelogramme werden wechselnd je nach dem Fall gezeigt, weil hier die Wahl sich hauptsächlich auf das Untersuchungsziel und nicht auf die Art der Kontrastdarstellung bezieht.

Die einfache Übersichtsaufnahme kann eine Vergrößerung des Nierenschattens, Verkalkungen usw. zeigen, ist aber meistens unzureichend. Manche alten Hydronephrosen mit eingedicktem Inhalt geben auf der Übersichtsaufnahme einen deutlichen Schatten.

Anschließend wird die intravenöse Pyelographie durchgeführt, welche sich für jede Form von Entleerungsstörungen eignet, weil sie sich den physiologischen Verhältnissen am besten anpaßt. Die gewonnenen Bilder werden ohne mechani-

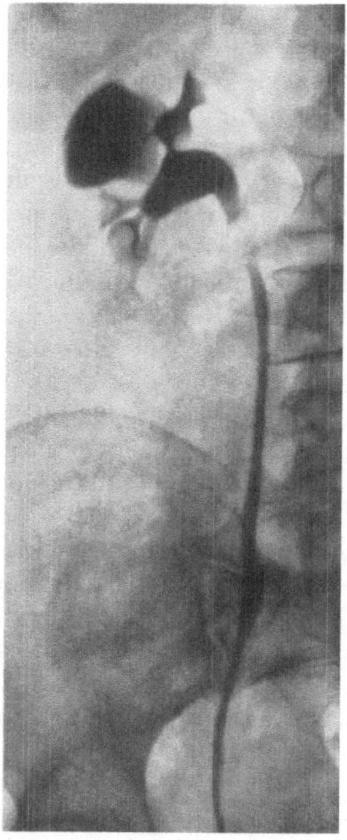

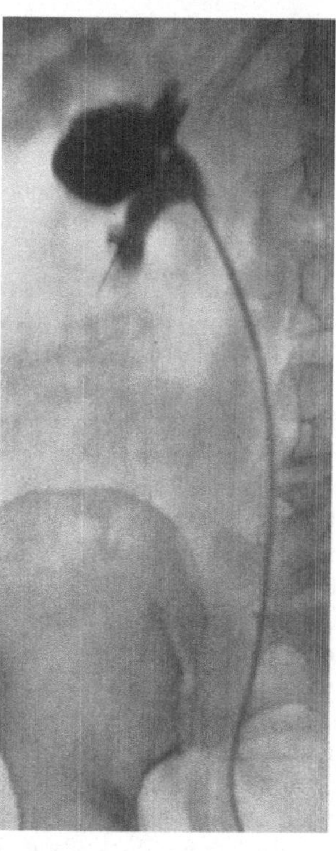

Abb. 118. Retrogrades Pyelogramm bei einer 50jährigen Patientin. Hydrocalyx am oberen Nierenteil. Außer einer leichten Infektion keine Symptome. Durch antiseptische Therapie Beschwerdefreiheit

Abb. 119. 48jährige Patientin mit atypischen Schmerzen in der rechten Niere. Leichte Infektion. Retrogrades Pyelogramm. Operation: Partielle Nierenresektion im Bereiche des Hydrocalyx

sche, lokale Reizung, wie es bei der instrumentellen Pyelographie der Fall ist, ausgeführt. Für die Hydronephrose eignet sich also besonders das Ausscheidungspyelogramm, weil es über die morphologischen, hauptsächlich aber über die funktionellen Fragen Aufschluß gibt.

Im Laufe der Zeit haben wir gelernt, die verschiedenen Etappen der Funktionsstörungen in einer Reihe von Bildern festzuhalten und darzustellen. Feine Unterschiede verschiedener Lokalisationen der Hindernisse und ihrer Auswirkung werden immer besser erkannt. So hat Heckenbach (1932) z.B. auf die Tatsache hingewiesen, daß man nicht immer den ganzen Ureter auf dem Bild sehen kann. Falls der ganze Harnleiterschatten sichtbar ist, muß man auf ein Entleerungshindernis schließen (Stein, Adnexitis). Die Methode zielt aber besonders auf die Berücksichtigung funktioneller Momente hin, die mit der Zeit immer besser verfolgt werden können. In diesem Sinne haben Lavenant, Fey und Truchot die Vorzüge hervorgehoben, die die intravenöse Pyelographie für die Beurteilung

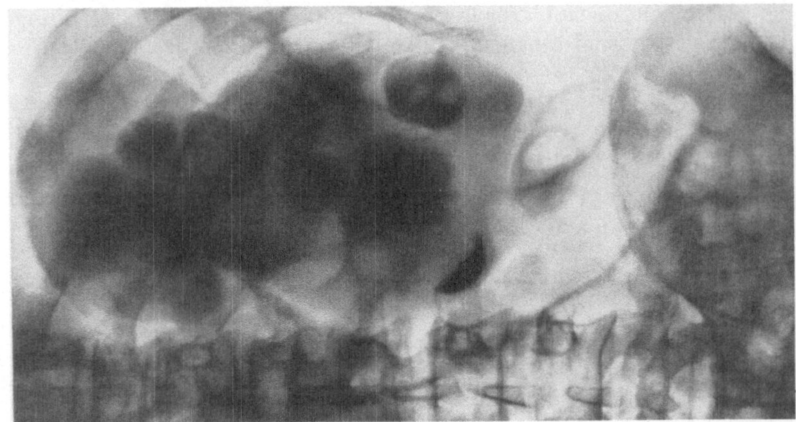

Abb. 122. Riesenhydronephrose bei einem 52jährigen Patienten infolge angeborener Stenose des Ureterabganges. Operation: Nephrektomie

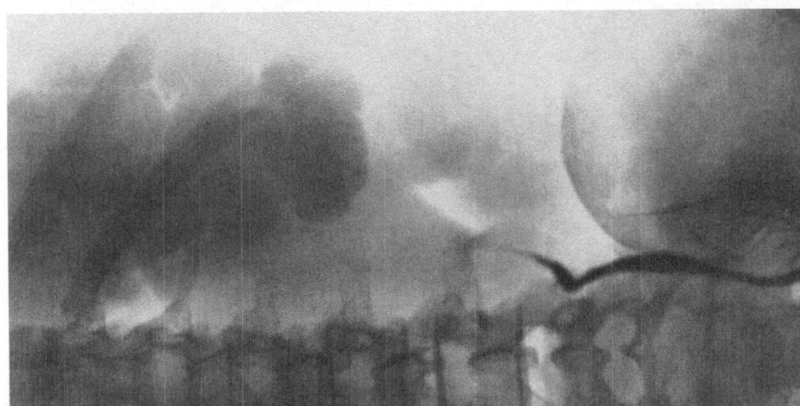

Abb. 121. Retrogrades Pyelogramm bei einem 33jährigen Patienten. Linksseitige infizierte Riesenhydronephrose bei Solitärniere. Operation: Nephrostomie

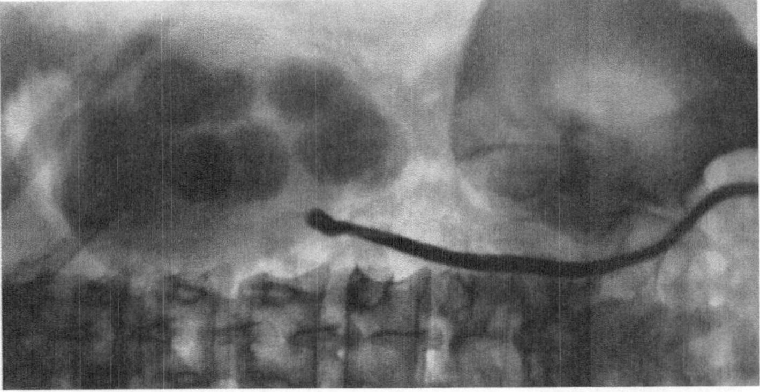

Abb. 120. Retrogrades Pyelogramm bei einer 48jährigen Patientin. Hochgradige Hydronephrose. Operation: Nephrektomie

des Tonus des Nierenbeckenmuskels bietet. Sie betonen dabei, daß bei Abweichung der Funktion nicht die Fläche des Schattens maßgebend ist, sondern seine Form und die Schärfe seiner Konturen.

Mit der schon seit langem angewandten intravenösen Pyelographie hat man Erfahrungen gesammelt, die auch für ihre Anwendung bei Erweiterungsstörungen gültig sind. Wie gesagt sind es ja funktionelle Momente, die das Hauptanwen-

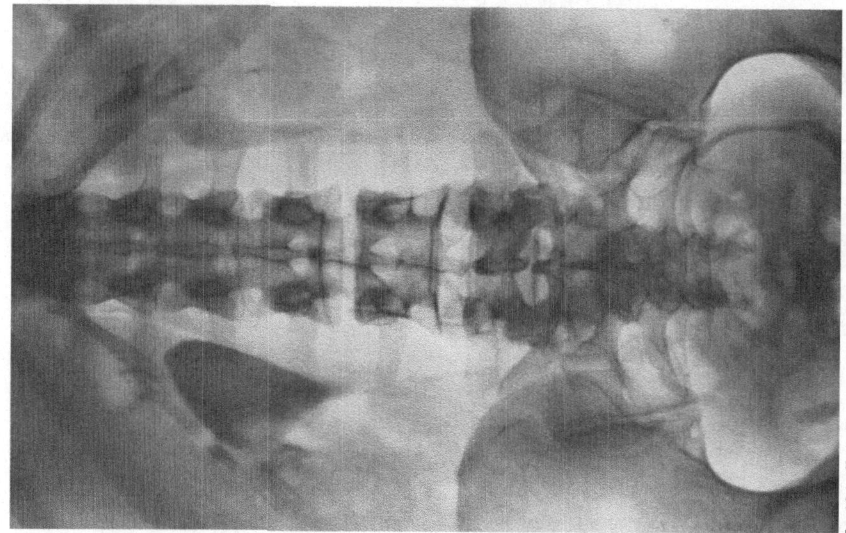

Abb. 124. Intravenöses Pyelogramm bei einer 31jährigen Patientin mit cystischem Prolaps der rechten vesicalen Harnleitermündung. Das rechte Nierenbecken dilatiert und atonisch mit ausgesprochenem Hutterschen Psoasrandsymptom. Spaltung des verengten Ostiums durch Elektrokoagulation. Heilung

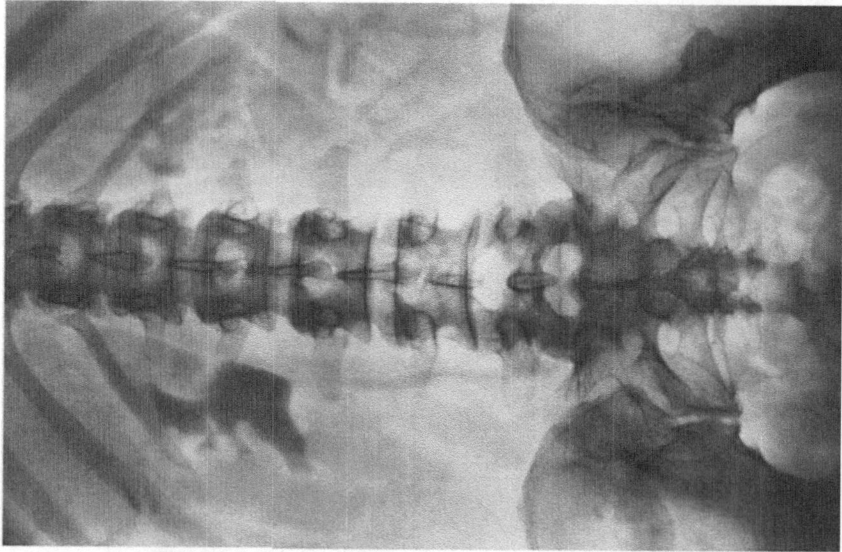

Abb. 123. Intravenöses Pyelogramm bei einer 30jährigen Patientin. Huttersches Psoasrandsymptom beim rechtsseitigen, mäßig dilatierten, atonischen Nierenbecken

dungsgebiet dieser Methode darstellen und die untersucht werden müssen (Fey 1939; Borgard 1942; Seyss 1953). Dagegen berücksichtigen Lasio (1929), Bilger und Jullien (1936), Henline und Bray (1937) und Begg (1946) morphologische Gesichtspunkte.

Keller (1944) hat über den Wert des Stehpyelogramms berichtet. Bei Abflußstörungen kann es den Sachverhalt sofort aufklären. Bei einem Falle zeigte

sich durch Kippstellung des Nierenbeckens eine ausgeprägte Schüsselbildung,
also mobile Verhältnisse, und eine Behinderung des Abflusses.

Besonderheiten bei der Kontrastdarstellung der Riesenhydronephrosen haben
HAESSLER (1947) sowie HALL und OCKULY (1947) beschäftigt. Typische Fälle
solcher hochgradiger Hydronephrosen sind auf Abb. 120—122 dargestellt.

Bei vielen Fällen sind Veränderungen am Ureterabgang die Entstehungsursache der Hydronephrose und ihre Feststellung einer der Zwecke der Pyelographie. v. LICHTENBERG hatte in der
Anfangszeit der Pyelographie das sog.
Klappensymptom, d. h. das Leerbleiben
des Ureters beim Verschluß des Beckenhalses auf dem Röntgenbild als klassische

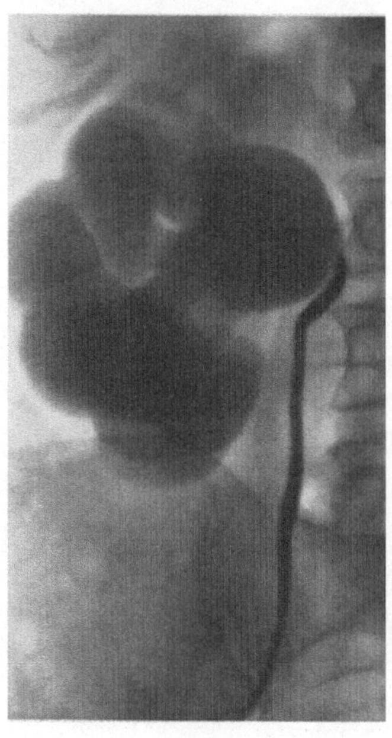

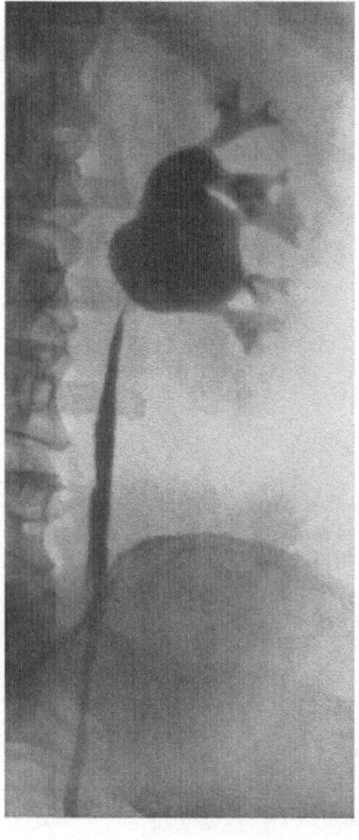

Abb. 125                                   Abb. 126

Abb. 125. 59jährige Patientin mit Beschwerden der rechten Niere. Retrogrades Pyelogramm:
Große Hydronephrose infolge Ureterstenose am Abgang vom Nierenbecken

Abb. 126. 56jähriger Patient mit Koliken in der linken Niere. Steinschatten in der Übersichtsaufnahme. Retrogrades Pyelogramm: Extrarenale Hydronephrose infolge Stenose am Abgang des Ureters vom Nierenbecken.
Operation: Entfernung des Steines und Fengersche Plastik

Früherscheinung der Hydronephrose bezeichnet. Er betonte die Wichtigkeit,
die die Verwertung dieses Symptoms parallel zu der Feststellung des Stauungs-
schmerzes für die Frühdiagnose der Hydronephrose hat. Seitdem sind wir, dank
der zunehmenden Erfahrungen durch die Pyelographie, über die verschiedenen
Abflußhindernisse der pyeloureteralen Verbindungsstelle viel besser orientiert.
BORGARD (1947) hat auf den Röntgennachweis flüchtiger Entleerungsstörungen
hingewiesen, welche durch Veränderungen der Lage während der Aufnahme —
im Stehen oder im Liegen — bedingt werden. Es ist heute unsere Aufgabe,
röntgenologisch nicht nur das Hindernis selbst, sondern auch die verschiedenen
Arten desselben zu diagnostizieren. Verschiedene Typen wurden mit der Zeit als
ziemlich konstant auftretend festgestellt (LICH 1957).

8*

Aus unserem Material bringen wir verschiedene Beispiele von Entleerungsstörungen aus dem Bereich des Ureterabganges (Abb. 125—129). Es ist bei allen Fällen durch die Operation bewiesen, daß es sich nicht um spastische Vorgänge oder Knickungen handelte, sondern um organische Stenosen. Die retrograde Füllung wurde ja übrigens bei allen Kranken angewandt. In dieser Weise wird noch ein Beweismittel für die Interpretation solcher Einengungen des Ureterlumens gebracht.

Um die Zuverlässigkeit dieser röntgenologischen Befunde festzustellen, haben Couvelaire und Leca (1956) vergleichende Untersuchungen zwischen

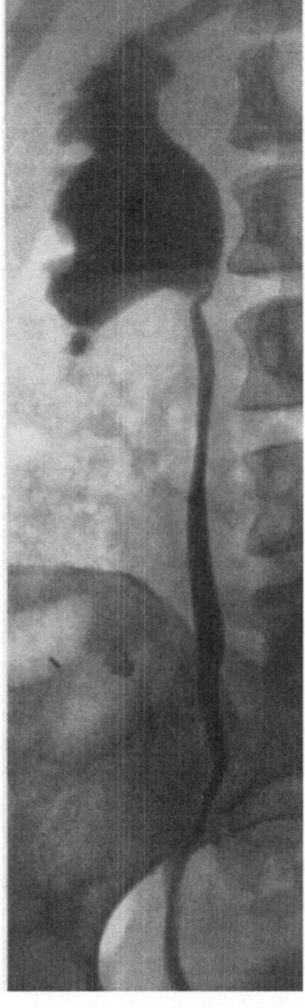 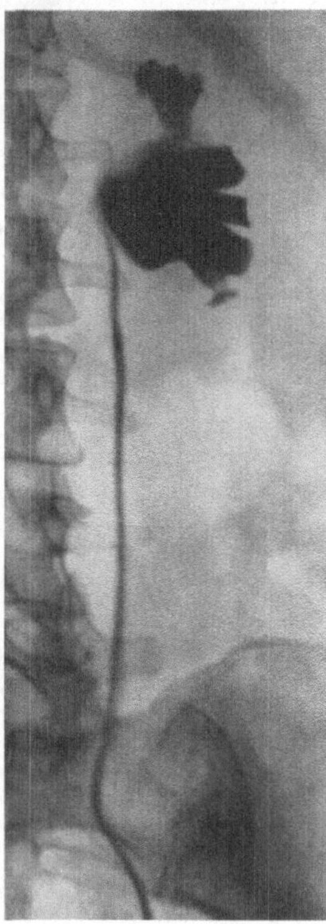 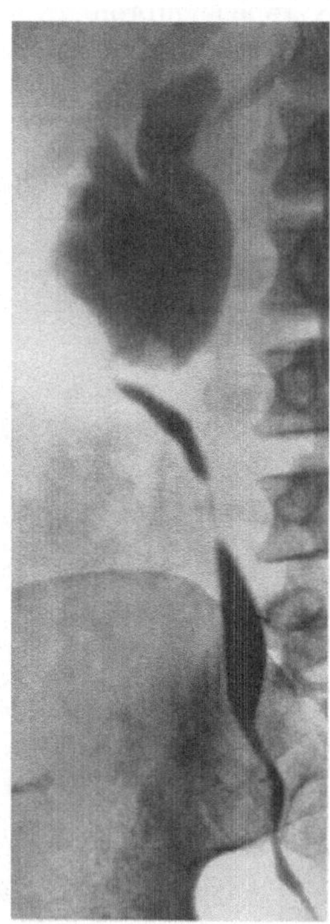

Abb. 127　　　　Abb. 128　　　　Abb. 129

Abb. 127. Rechtsseitige Hydronephrose bei einer 23jährigen Patientin. Retrogrades Pyelogramm: Stenose am Abgang des Harnleiters vom Nierenbecken. Operation: Entfernung eines Steines und Fengersche Plastik

Abb. 128. Retrogrades Pyelogramm bei einer 35jährigen Patientin. Stenose am Abgang des Harnleiters vom Nierenbecken

Abb. 129. 43jähriger Patient mit Beschwerden an der rechten Niere. Retrogrades Pyelogramm: Ureterstenose am Abgang vom Nierenbecken. Operation: Ureterolyse, Längsincision der Stenose, Nierenbeckenresektion

diesen Ergebnissen und dem Operationsbefund vorgenommen. Ihre Erfahrungen stützen sich auf 60 Fälle. Die Resultate muß man als entmutigend bezeichnen. Sie fanden, daß eine beträchtliche Unbeständigkeit der röntgenologischen Bilder bestand, je nachdem, ob diese während der Krise oder in der Ruhepause gemacht wurden. Die Autoren untersuchen die Frage weiter, glauben jedoch, daß wir unsere Einstellung hinsichtlich der Indikationsstellung und der chirurgischen Therapie revidieren müssen.

Die oft als Entstehungsursache der Hydronephrose angegebenen überzähligen Gefäße gaben Anlaß zu einer ganzen Reihe von Veröffentlichungen, in welchen die dazugehörenden typischen Röntgenbilder beschrieben werden (Riester 1940;

BORGARD 1944 u. a.). ABOWITZ hat die charakteristischen pyelographischen Merkmale der aberranten Gefäße beschrieben: Das Nierenbecken erscheint demnach abgerundet oder rechteckig, manchmal nimmt es pyelographisch eine von den Amerikanern als „derby hat" bezeichnete Form an. DE SERIO weist auch auf ein Anzeichen hin, das HELLSTRÖM angegeben hat, nämlich auf die verlängerte Form des Nierenbeckenschattens. Er bemerkt aber dabei, daß diese Form nicht immer angetroffen wird. DE SERIO meint dagegen, daß man den pyelographischen Anzeichen des Ureters größere Beachtung schenken

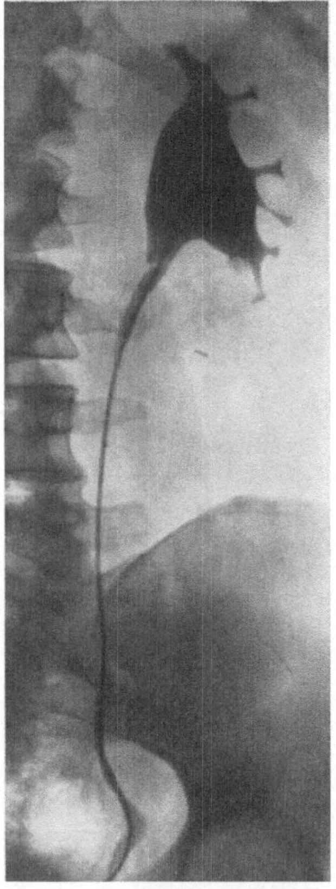

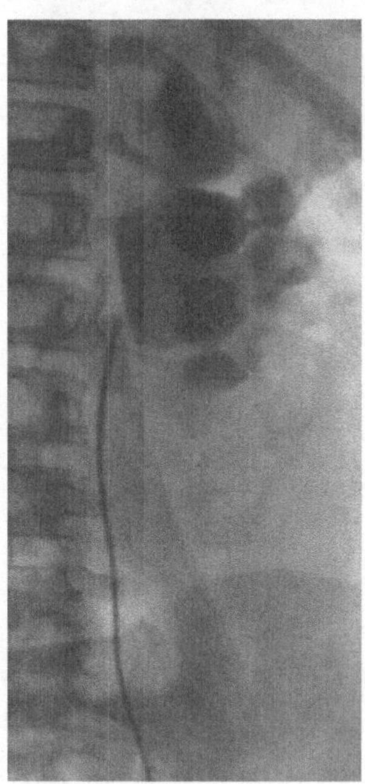

Abb. 130         Abb. 131

Abb. 130. 28jähriger Patient mit Koliken in der linken Niere. Retrogrades Pyelogramm. Operation: Ureterolyse, Durchtrennung eines Gefäßstranges

Abb. 131. Retrogrades Pyelogramm bei einer 9jährigen Patientin. Hydronephrose durch akzessorisches Gefäß. Operation: Durchtrennung des Gefäßes. Pyelostomie

muß (Unterbrechung, annuläre Striktur, Abschnürung, unregelmäßige Füllung, Abknickung und Anzeichen von Periureteritis).

In einer Reihe von Bildern werden Beispiele von Entleerungsstörungen dargestellt, bei welchen die Hauptursache ein überzähliges Gefäß war (Abb. 130—138). Bei den meisten Fällen erfolgte die operative Bestätigung der pyelographischen Diagnose.

Bei der intravenösen Pyelographie liegt oft die obere Grenze der Kontrastflüssigkeit in einigen Hohlräumen der Hydronephrose *horizontal*. FEY und TRUCHOT (1936) haben auf dieses Symptom aufmerksam gemacht. VINCENT (1945) demonstrierte einen Fall großer Hydronephrose mit 5 runden Schatten, deren obere Fläche horizontal begrenzt war. Diese „Spiegelbildung" bei der pyelographischen Darstellung der Hydronephrose, Zeichen von NARATH genannt, auf das wir weiter unten bei der retrograden Pyelographie zurückkommen werden, wird bei hypotonischen und immobilen, erweiterten Nierenbecken bzw. Säcken angetroffen.

Schließlich sei auf die Beobachtung von Ney hingewiesen, nach welcher bei Hydronephrosen, die zum Krankheitsbild neurogener Blasen gehören, die intravenöse Pyelographie meistens normal ausfällt.

Einen wichtigen Punkt für die Durchführung der intravenösen Pyelographie bei Entleerungsstörungen bildet die Frage, wann sie gemacht werden soll. Der Augenblick ihrer Ausführung ist bei der intermittierenden Hydronephrose von Bedeutung. Nesbit (1956) empfiehlt, die intravenöse Pyelographie während des Schmerzanfalles durchzuführen. Er meint, daß die Diagnose der Hydronephrose unter diesen Be-

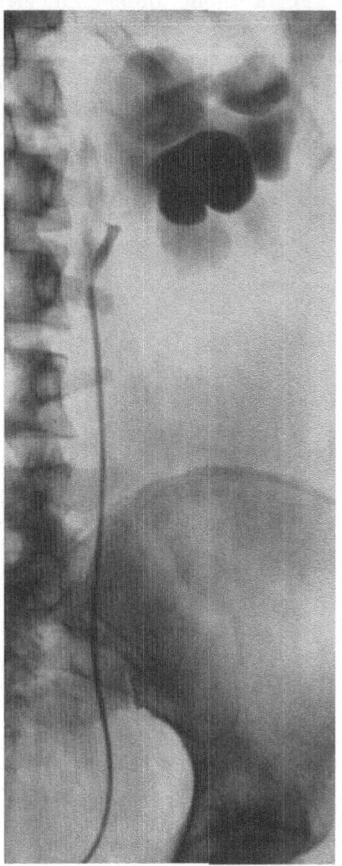

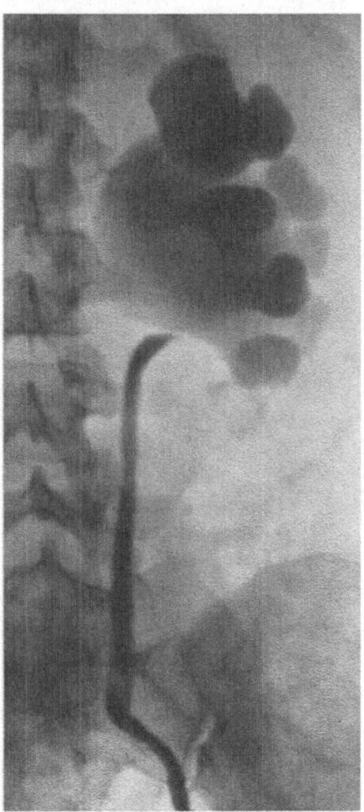

<table>
<tr><td>Abb. 132</td><td>Abb. 133</td></tr>
</table>

Abb. 132. Vorgeschrittene Hydronephrose durch akzessorisches Gefäß bei einer 19jährigen Patientin. Retrogrades Pyelogramm. Operation: Durchtrennung des Gefäßes

Abb. 133. Hydronephrose durch überzähliges Gefäß bei einer 30jährigen Patientin. Retrogrades Pyelogramm

dingungen gemacht werden muß. Es ist interessant, bei dieser Gelegenheit einen Fall von Nesbit anzuführen, bei welchem durch Trinken einer großen Menge Flüssigkeit eine bedeutende durch Überlastung entstandene Vergrößerung des Nierenbeckens festgestellt wurde. Neuerdings hat auch Falk (1958) über pyelographische Beobachtungen während des Anfalls bei der intermittierenden Hydronephrose veröffentlicht.

Ein diagnostisches Zeichen gewisser Formen von Hydronephrose, das durch die intravenöse Pyelographie festzustellen ist, ist das von Hutter (1932) beschriebene *Psoasrandsymptom*. Dieses wird bei ampullär vergrößerten Nierenbecken, welche eine gewisse Psoasrandablagerung aufweisen sowie bei atonischen Formen der Hydronephrose angetroffen. Nach allgemeiner Ansicht ermöglicht das Huttersche Zeichen die Differentialdiagnose zwischen dynamischen und mechanischen Hydronephrosen. Nach KIIL (1957) ist dieses Symptom meistens bei großen Hydronephrosen vorhanden, ohne daß es zwangsweise auf eine Hypotonie hindeutet. Auf alle Fälle ist darauf hinzuweisen, daß das Psoasrandsymptom nur

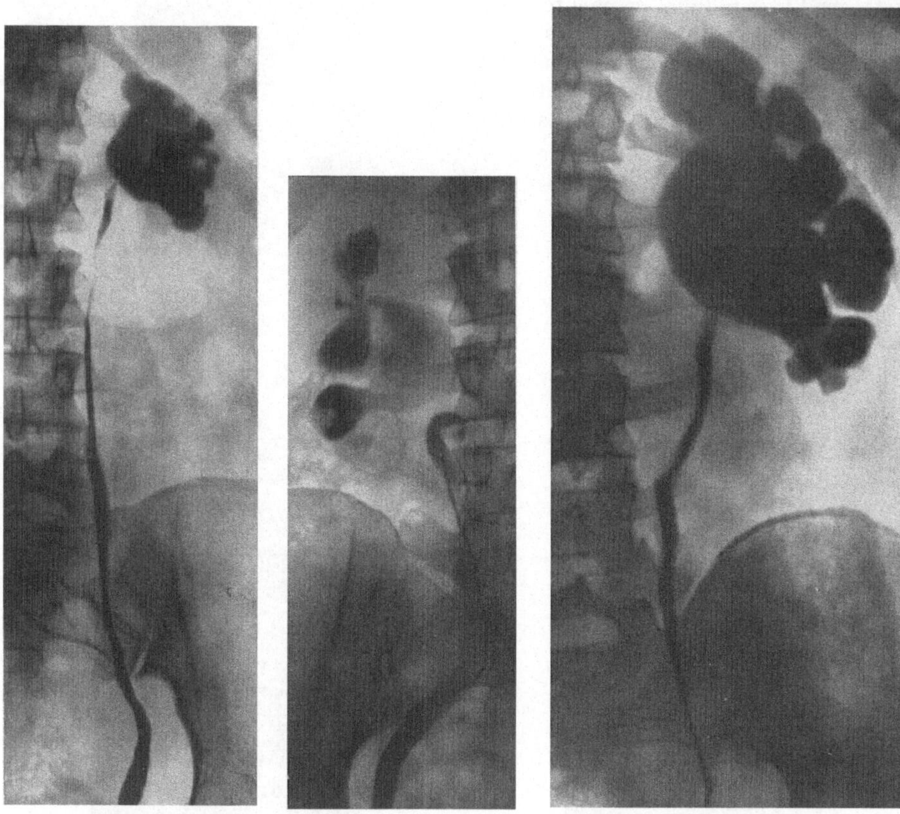

Abb. 134                  Abb. 135                  Abb. 136

Abb. 134. 33jährige Patientin mit Beschwerden an der linken Niere. Retrogrades Pyelogramm. Operation: Durchtrennung einer überzähligen Arterie

Abb. 135. Retrogrades Pyelogramm bei einer 39jährigen Patientin. Typisches Bild einer Harnstauungsniere mit akzessorischem Gefäß. Operation: Durchtrennung des Gefäßstranges

Abb. 136. Retrogrades Pyelogramm bei einem 18jährigen Patienten. Hochgradige Hydronephrose durch akzessorisches Gefäß. Operation: Nephrektomie

mit der intravenösen Pyelographie festzustellen ist. Eine solche Psoasrandablagerung wird aus unserem Material auf Abb. 123 und 124 gezeigt. Interessant ist zu bemerken, daß beim zweiten dieser Fälle doch ein mechanisches Hindernis in Form eines cystischen Prolapses der vesicalen Harnleitermündung mit Verengung vorhanden war.

Oft aber genügt die intravenöse Pyelographie nicht, um das Vorhandensein einer kleinen oder mäßigen Hydronephrose festzustellen. Der Grund liegt darin, daß Einzelheiten, wie z. B. Kelchkonturen oder die Verhältnisse am Ureterhals, nicht deutlich dargestellt werden, auch wenn man während der Aufnahme die

*Kompression* anwendet. Bei anderen Fällen verhindert ein vorgeschrittener bzw. totaler Funktionsausfall die pervenöse Kontrastdarstellung. Wenn die Schattenbildung wegen verzögerter Kontrastausscheidung schwach ist, kann dies mit einer Veränderung der Lage des untersuchten Patienten beeinflußt werden. So hat Cristofanetti (1939) beobachtet, daß es angezeigt ist, auch eine Aufnahme im Stehen zu machen, wenn das erste in Liegestellung gemachte Bild unklare Schattenschleier aufwies. Dadurch wird eine Sedimentierung des Kontrastes in den einzelnen erweiterten Kelchen erzielt und ein besseres Bild der Hydronephrose gewonnen.

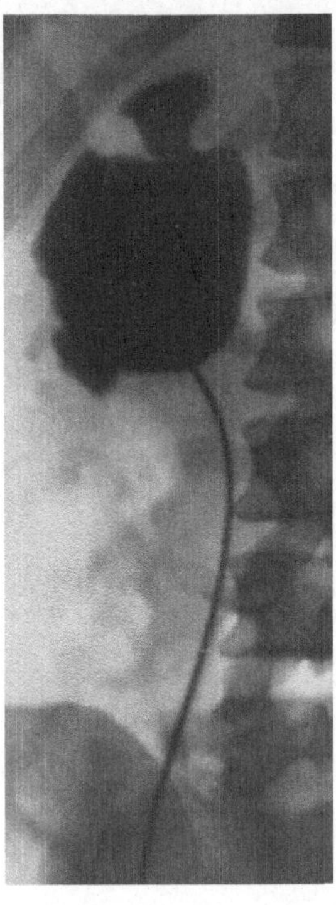

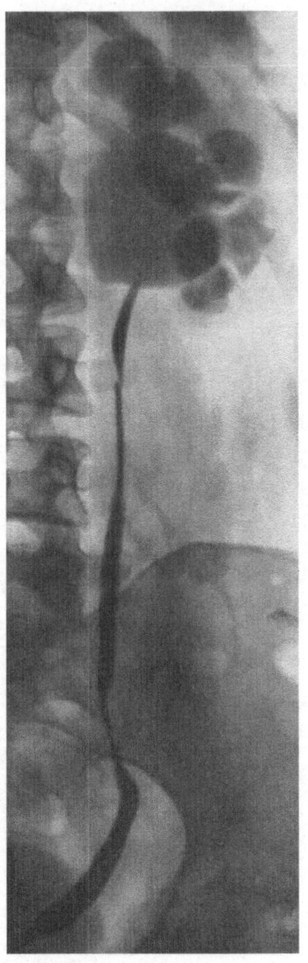

Abb. 137                                    Abb. 138

Abb. 137. 24jährige Patientin. Retrogrades Pyelogramm. Hydronephrose teilweise dynamischen Charakters mit überzähligem Gefäß. Operation: Durchtrennung eines Gefäßstranges und Pyeloplicatio

Abb. 138. Retrogrades Pyelogramm bei einer 33jährigen Patientin. Infizierte Hydronephrose mit überzähligem Gefäß. Operation: Nephrektomie

Wolfromm, Ecoiffier und Gilson (1958) berichten, daß bei großen Hydronephrosen, bei der Aufnahme in Bauchlage, die intravenöse Pyelographie bessere Bilder gegeben hat. Sie erklären dies durch den erleichterten Ausfluß des Urins aus den Kelchen in das erweiterte Nierenbecken.

In diesen Fällen kommt die retrograde Pyelographie zur Geltung, welche meistens über die morphologische Beschaffenheit der erkrankten Niere und des Ureters Aufschluß gibt. Auch wenn diese Methode nicht physiologische Fragen erklärt, so ist sie doch im allgemeinen sehr wertvoll. Die Morphologie des Nierenbeckens und der Kelche und besonders die Verhältnisse der pyeloureteralen

Verbindung werden sehr gut damit dargestellt. Sie ermöglicht oft eine genaue Indikationsstellung vor der operativen Korrektion der Hydronephrose.

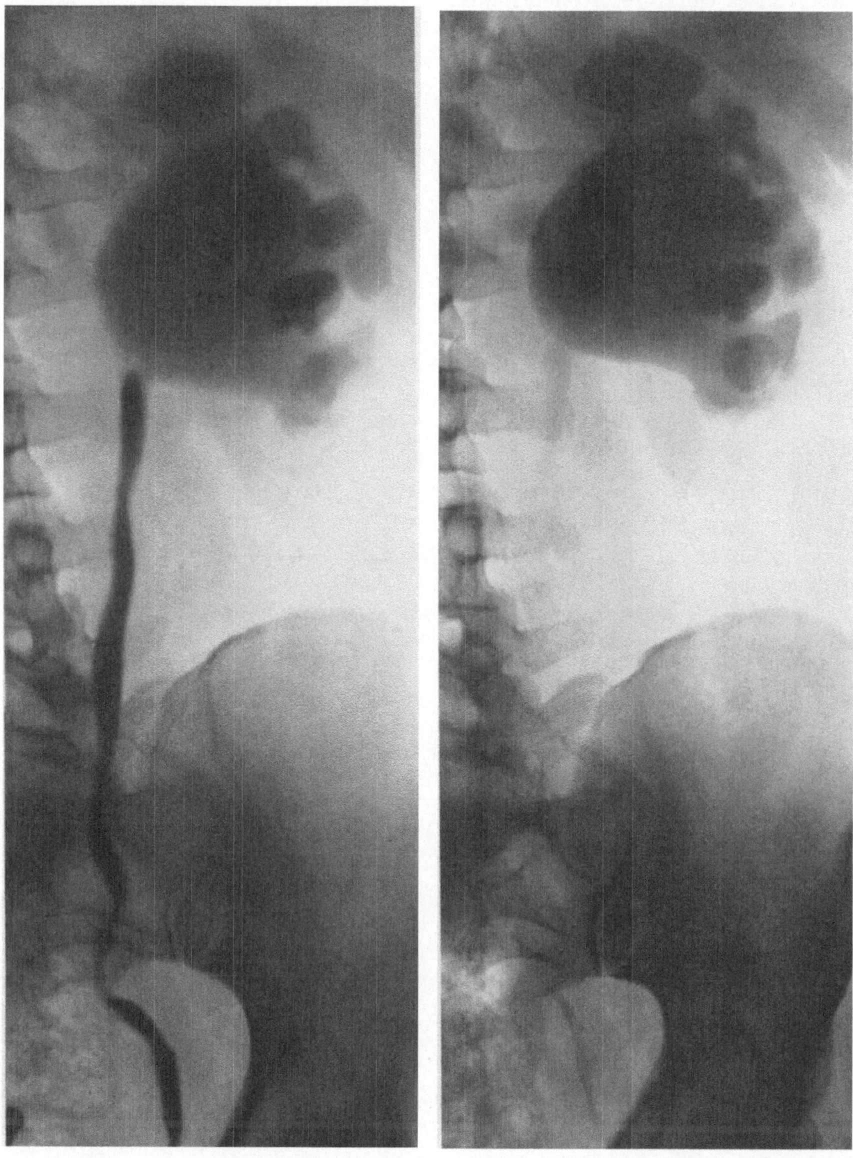

a                        b

Abb. 139a u. b. Retrogrades Pyelogramm bei einem 26jährigen Patienten. Hydronephrose infolge angeborener Stenose des Ureters am Abgang vom Nierenbecken. a Erste Phase der Retentionsprüfung. b Zweite Phase: Schlechte Entleerungsbedingungen. Operation: Fengersche Plastik

Bei Veränderungen, welche sich im Bereich des Ureterhalses befinden, kann aber manchmal die retrograde Pylographie die Ursache der Verstopfung nicht zum Vorschein bringen, weil das erweiterte Nierenbecken das Gebiet des Harnleiterabganges verdeckt. Aus diesem Grund empfehlen Lawson und Ohanneson

(1947), neben der allgemeinen üblichen, auch eine *laterale* Aufnahme zu machen, durch welche man dann mit Sicherheit z. B. eine Abschnürung des Ureters durch ein aberrantes Gefäß feststellen kann.

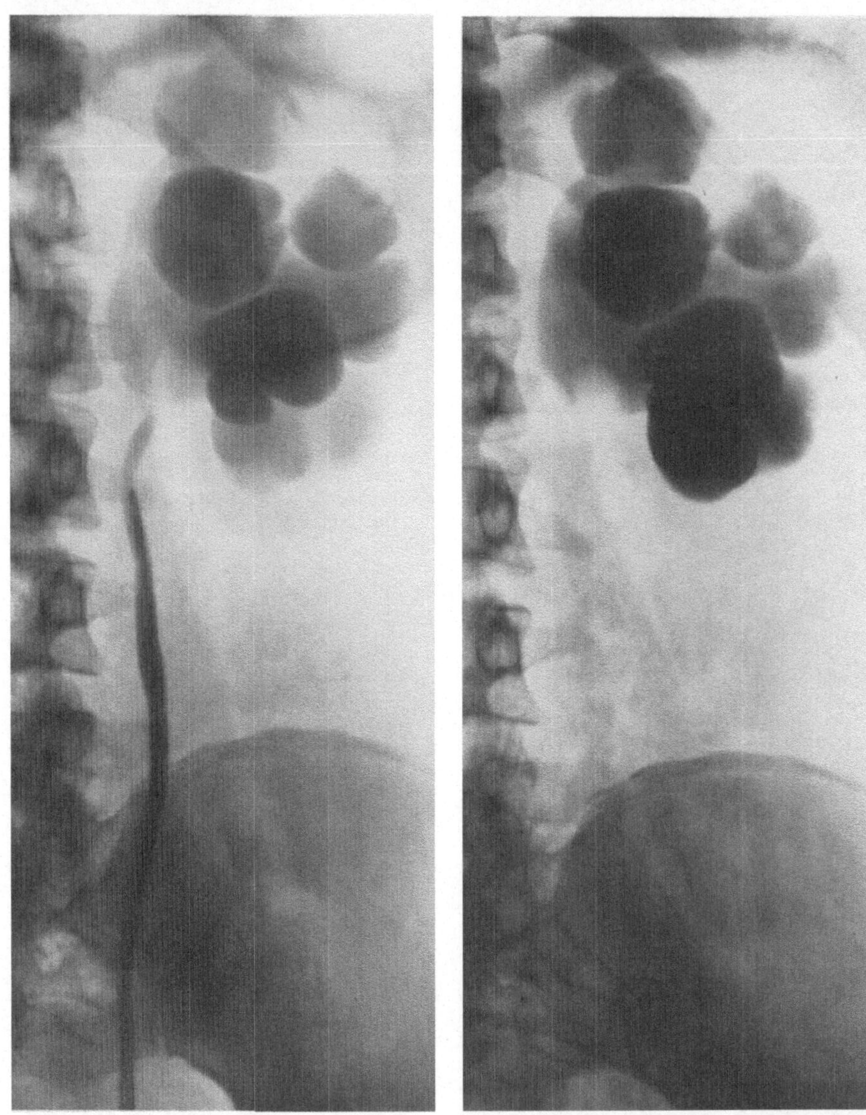

a                                                                    b

Abb. 140a u. b. 19jährige Patientin mit linksseitiger angeborener Hydronephrose infolge akzessorischen Gefäßes. a Retentionsprüfung. Erste Phase. b Zweite Phase der Retentionsprüfung. Schlechte Entleerungsbedingungen. Operation: Gefäßstrangdurchtrennung

Die Anwendungsmöglichkeiten der retrograden Pyelographie werden bei den verschiedenen Formen der partiellen Hydronephrose in besonderer Weise betont. Alle cystenähnlichen Prozesse, welche in Verbindung mit den Kelchen oder dem Nierenbecken stehen (Hydrocalyx, Kelchdivertikel usw.), werden gut dargestellt und weisen ihr Verhältnis zum Nierenbecken besonders klar auf. Dadurch werden

Anhaltspunkte für die Diagnose und die Indikationsstellung gewonnen. Solche typischen Beispiele einer partiellen Hydronephrose in Form eines Hydrocalyx bringen wir weiter oben auf Abb. 118 und 119. Beim zweiten dieser Fälle konnte die umschriebene Erweiterung radikal durch partielle Nierenresektion entfernt werden.

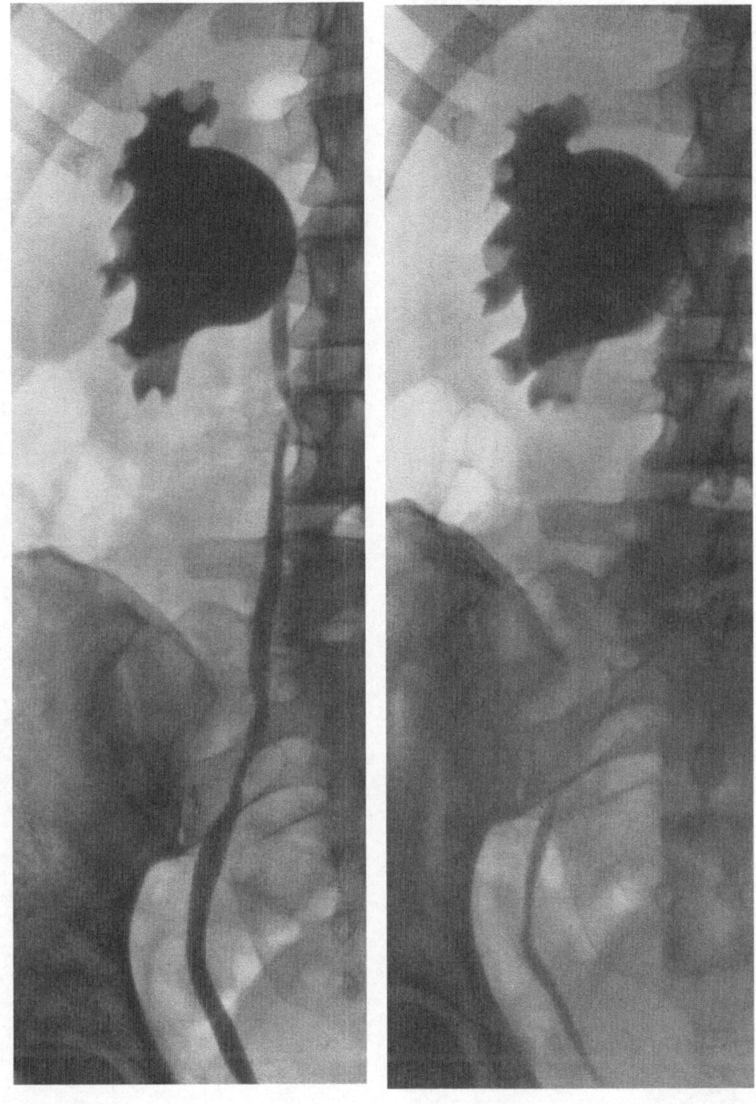


Abb. 141a u. b. 38jähriger Patient mit rechtsseitiger extrarenaler Hydronephrose durch hohe Ureterinsertion. Retrogrades Pyelogramm. a Erste Phase der Retentionsprüfung. b Zweite Phase: Schlechte Entleerungsverhältnisse

Die Anwendung der retrograden Pyelographie bei der Hydronephrose ist mit gewissen *Gefahren* verbunden, die besonders bei großen Säcken zu beachten sind. Der Umstand, daß bei diesen Formen der Krankheit die Abflußbehinderung nicht normal ist, erklärt die schweren Reaktionen, die manchmal die instrumentelle Pyelographie begleiten und die hauptsächlich als Folgen einer Infektion zu betrachten sind. Verschiedene solche Beobachtungen, die nicht selten letal endeten, werden in der Literatur mitgeteilt (GÉRARD 1929; LÉVY-DREYFUS 1939; ROLLAND

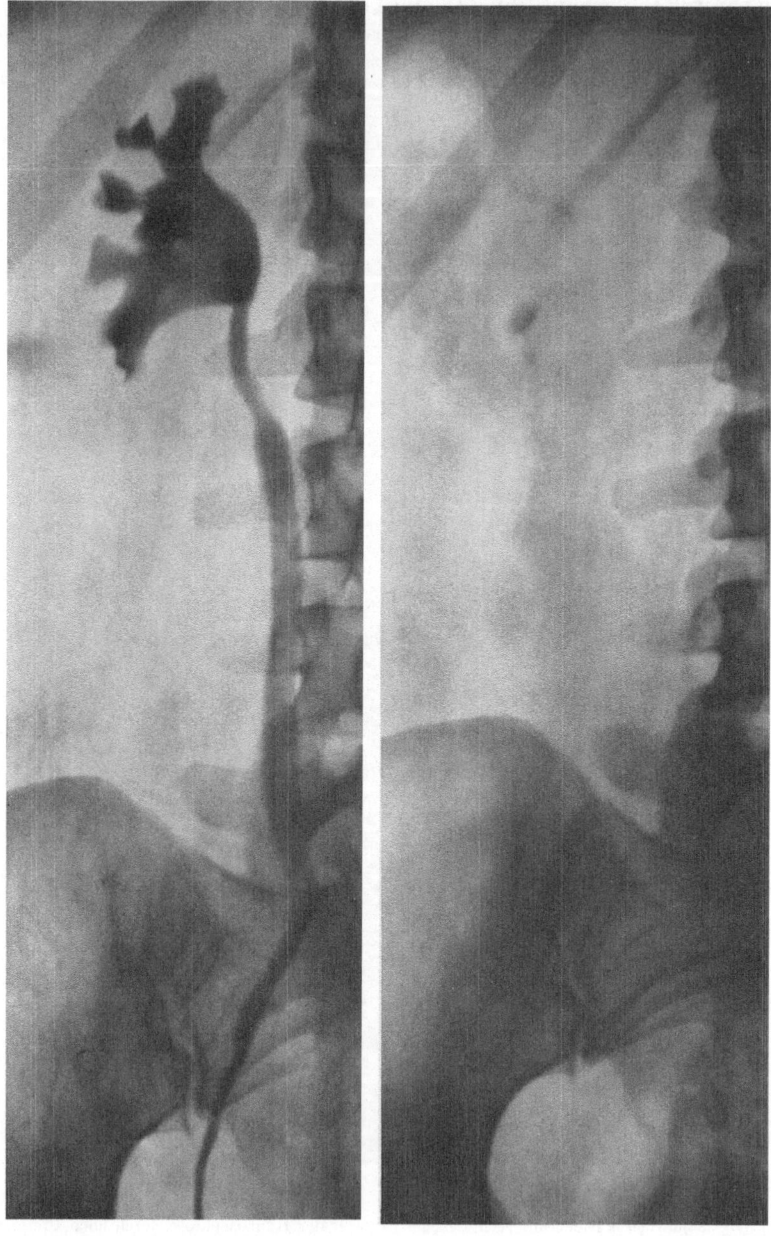

a        b

Abb. 142a u. b. 40jährige Patientin mit kürzlich erfolgtem spontanem Abgang eines rechtsseitigen Uretersteines. Pyelektasie. a Retrograde Pyelographie. Erste Phase des Ablaufpyelogramms. b Zweite Phase (nach 15 min). Gute Entleerungsfähigkeit

und GAYET 1944 u. a.). Früher waren die Kontrastmittel, allerdings mit anderem Mechanismus, hierfür verantwortlich zu machen. Heute stehen uns aber reizlose und daher harmlosere Mittel zur Verfügung, wobei allerdings immer noch eine toxische Einwirkung nicht ausgeschlossen werden kann. STÄHLER (1953) hat die nach der retrograden Pyelographie bei großen Hydronephrosen beobachteten schweren Schockzustände als einen nephrogenen Schock aufgefaßt. Er läßt die Frage offen, inwieweit hier allergische Reaktionen mit im Spiele sind. AUGÉ

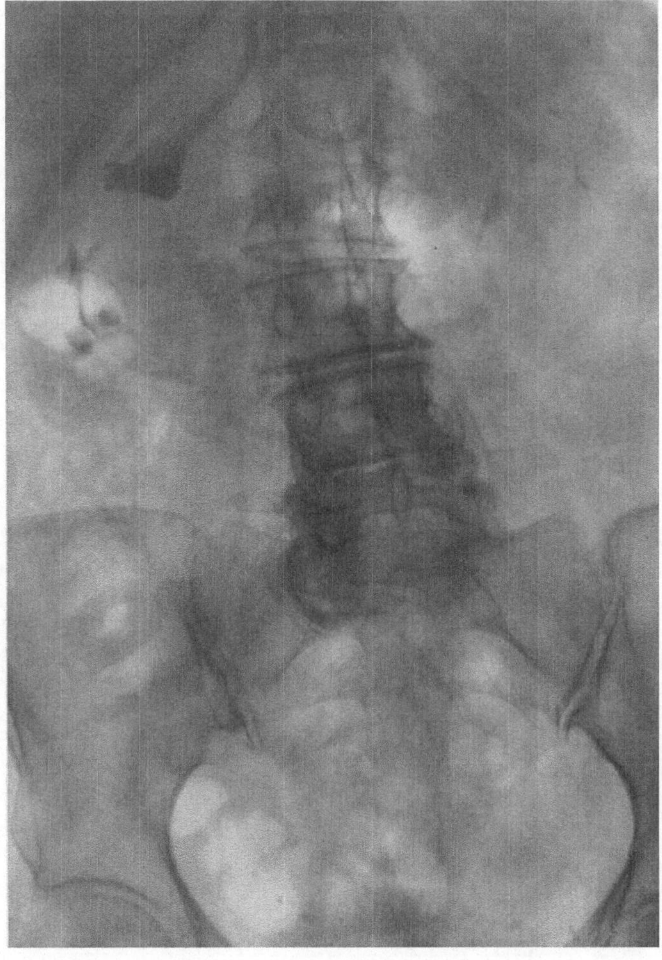

a

Abb. 143a—c. 65jährige Patientin mit pyelonephritischen Anfällen und Schmerzen in der rechten Niere. a Intravenöses Pyelogramm. Angeborene Rotation der rechten Niere mit starker Erweiterung der oberen Kelche. b Retrogrades Pyelogramm zeigt die charakteristische Form der Rotation mit Erweiterung des ganzen Nierenbeckens. c Im Anschluß an b Ablaufpyelogramm: Gute Entleerung sämtlicher Nierenbeckenteile, außer dem Hydrocalyx, welcher schlechte Abflußbedingungen aufweist

(1930) hat bei einem Fall kongenitaler infizierter Hydronephrose eine subkapsuläre Ruptur nach der Pyelographie erlebt. Die Operation zeigte eine doppelte Perforation, welche aber noch subkapsulär geblieben war. Die Nephrektomie brachte Heilung. McLAUGHLIN und BOWLER halten die ascendierende Pyelographie bei Hydronephrose für gefährlich, wenn sich ein Abflußhindernis am Harnleiterabgang befindet. Ihrer Meinung nach ist die intravenöse Pyelographie meistens für die Diagnose ausreichend, besonders wenn die Aufnahme in verschiedenen

Lagen ausgeführt wird. Mehrere Autoren halten somit die retrograde Pyelographie als gefährlich und empfehlen, sie nur, wenn unumgänglich nötig, kurz vor der Operation auszuführen, falls ein konservativer Eingriff beabsichtigt ist.

Es besteht eine unübersehbare Literatur über die verschiedenen Anwendungsmöglichkeiten der retrograden Pyelographie bei allen Formen der Erweiterungs-

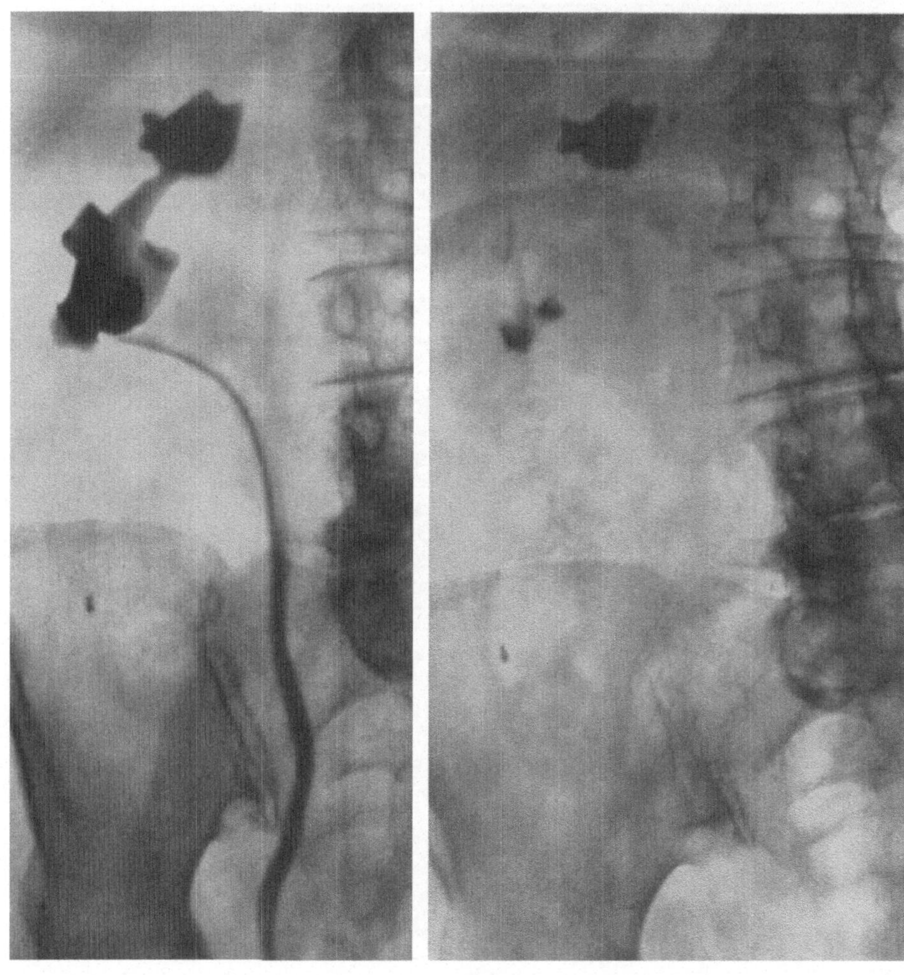

Abb. 143 b                                             Abb. 143 c

störungen. Zum Teil decken sich, was die Interpretation anbelangt, die Befunde mit den Ergebnissen der intravenösen Pyelographie, die oben behandelt wurden.

HENI und RIETHMÜLLER (1948) stützen sich bei Untersuchungen, die die röntgenologische Differentialdiagnose der Veränderung am Harnleiterabgang bezweckten, auf vergleichende Beobachtungen der Röntgen- und Operationsbefunde bei 160 Fällen. Hinsichtlich der Röntgendiagnose eines aberrierenden Gefäßes fanden sie eine Fehlerbreite von 19,4% und für die röntgenologische Diagnose von Narben am Ureterabgang, eine solche von 66%.

Eine besonders von den Amerikanern hervorgehobene Methode bei der retrograden Pyelographie ist der Retentionstest bei Entleerungsstörungen der oberen

Harnwege (ROLNICK, EISENDRATH). Diese Prüfung ist wertvoll, nicht nur um die Lage und den Grad des Hindernisses zu lokalisieren, sondern auch um die funktionellen Bedingungen der Entleerung des Nierenbeckens und der Kelche zu bestimmen. Wenn die normale Entleerungszeit durchschnittlich mit 8 min angenommen werden kann, so ist eine längere Dauer dieses Vorgangs als patho-

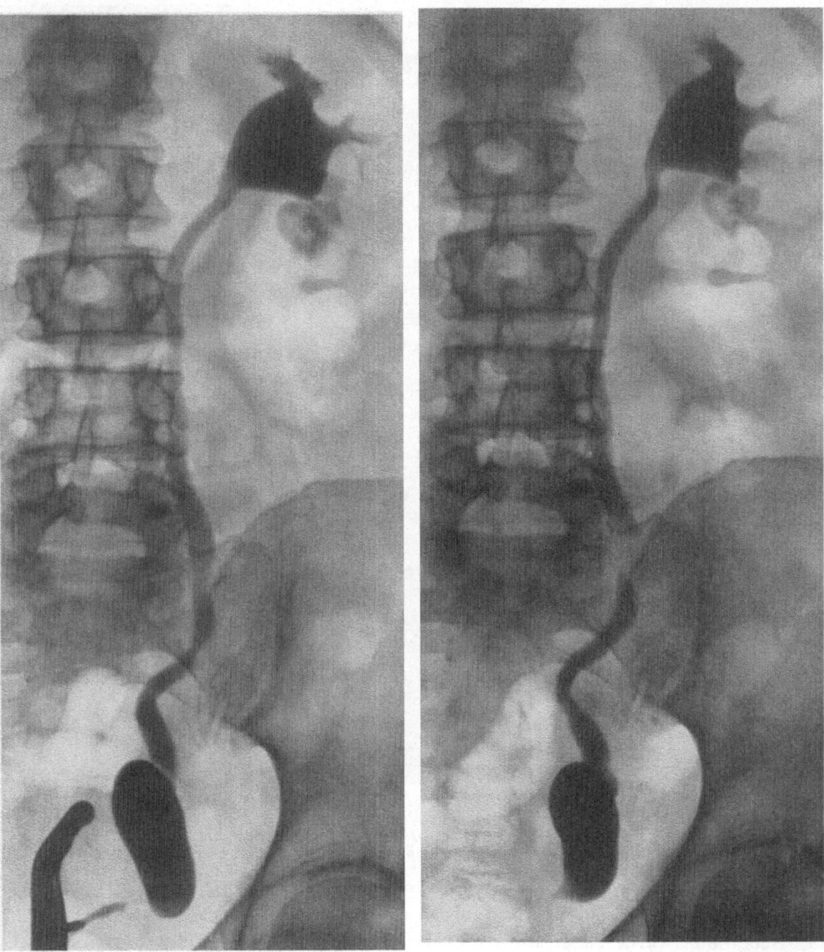

Abb. 144a u. b. Angeborene Stenose der vesicalen Harnleitermündung bei einem 35jährigen Patienten. Segmentäre Erweiterung des pelvinen Teiles des Ureters. Steinbildung im erweiterten unteren Kelch. Retrogrades Pyelogramm. a Erste Phase der Retentionsprüfung. b Zweite Phase: Schlechte Entleerungsbedingungen

logisches Symptom zu betrachten. Es werden also weiter aufeinanderfolgende Aufnahmen bis zu 15 min oder weiter bis zu 30 min gemacht, und so kann eine Verspätung in der Entleerungszeit festgestellt werden. Die Ursache kann entweder ein mechanisches Hindernis am Ureterhals oder auch eine abgeschwächte Muskelfunktion sein. Nach BURNS, DREW und DEAN (1953) muß das Nierenbecken schon 10 min nach der retrograden Einführung des Kontrastmittels leer sein, wenn keine Obstruktion vorhanden ist.

Das Ablaufpyelogramm hat sich bei unserem Material stets als ein wertvolles Hilfsmittel für die Diagnose und besonders für die Indikationsstellung erwiesen. Typische Beispiele dieser

Methode bringen wir auf Abb. 139—144. Bei allen diesen Fällen wurde eine schlechte Entleerungsfähigkeit festgestellt, außer bei dem auf Abb. 142a u. b dargestellten Fall von Pyelektasie, bei welchem durch die Retentionsprüfung eine günstige, später bestätigte Prognose gestellt wurde. Besonders aufschlußreich sind die Ergebnisse beim nächsten Fall (Abb. 143a bis c). Hier konnte eine rezidivierende Pyelonephritis auf eine angeborene Rotation der Niere mit Erweiterung des ganzen Nierenhohlsystems zurückgeführt werden. Erst durch das

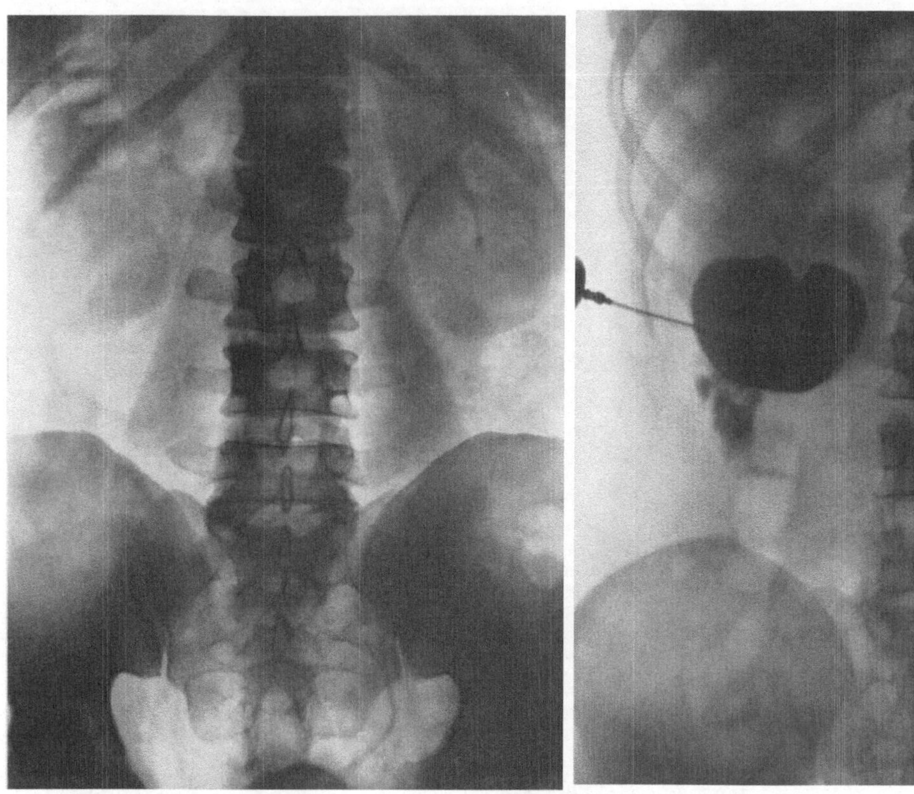

a          b

Abb. 145a u. b. 38jähriger Patient mit Beschwerden in der vergrößerten rechten Niere. a Intravenöses Pyelogramm: Fehlende Ausscheidung rechts. Ureterenkatheterismus wegen absolutem Hindernis nicht durchführbar. b Kontrastdarstellung durch percutane Punktion der Niere. Operation: Entfernung einer tuberkulösen Niere hydronephrotischer Form

Ablaufpyelogramm wurde festgestellt, daß die permanente Entleerungsstörung sich nur auf einen Hydrocalix beschränkte.

Bei bestimmten Fällen hat die Pyeloskopie, die in Wirklichkeit nur eine retrograde Pyelographie vor dem Durchleuchtungsschirm ist, ihre Indikationsberechtigung. Die Pyeloskopie, anfangs von französischen Autoren (Legueu, Fey, Truchot u. a.) studiert, wird neuerdings wieder angewandt. Sie ermöglicht die Erfassung funktionell bedingter Krankheitsbilder und die verfeinerte Darstellung morphologischer vor allem initialer Veränderungen (Alken und Büscher). Nach Alken hat sich ferner die Pyeloskopie bei der Diagnose von Erweiterungen des unteren und mittleren Harnleiterabschnittes gut bewährt. „Große Serien pyeloskopischer Untersuchungen haben ergeben, daß diese nicht selten und nicht immer Ausdruck einer Störung des Harnabflusses sind. Die Pyeloskopie hat geholfen für die Entscheidung, ob und in welchem Grade ihnen im Einzelfalle pathologische Bedeutung zukommt.“

Für die verschiedenen Erweiterungsformen des Harnleiters sind allmählich auch verfeinerte Methoden zur Anwendung gekommen, welche eine Verbindung der intravenösen, der retrograden Pyelographie und der Pyeloskopie darstellen. Die alte Methode der Ureterographie nach CHEVASSU, welche für die Bestimmung morphologischer Veränderungen ausreichend war, räumte allmählich neueren Techniken ihren Platz ein (CANIGIANI 1937; SWENSON und FISCHER 1956).

Während des Anfangs- und des mittleren Stadiums der Hydronephrose ist eine solche Kombination dieser Varianten der Kontrastdarstellung nötig, um funktionelle Momente erfassen zu können. Bei vorgeschrittenen Fällen, in denen ein radikaler Eingriff in Aussicht steht, sind sie meistens überflüssig. Doch ist auch bei diesen manchmal ihre Anwendung angezeigt, wenn nämlich selbst die geringste Aussicht auf eine organerhaltende Operation besteht. An dieser Stelle kehren wir wieder auf ein pyelographisches Zeichen zurück, welches die fortgeschrittene und nicht zu beeinflussende Schädigung des Organs aufweisen kann, nämlich die sog. Spiegelbildung im Pyelogramm. Diese ist neben den anderen Befunden für die Operationsindikation sehr nützlich (POSTA und SIGORA). Die Spiegelbildung wird als die Folge einer Leistungsunfähigkeit des Hohlsystems betrachtet (Zeichen von NARATH). HENNIG und LECHNIR



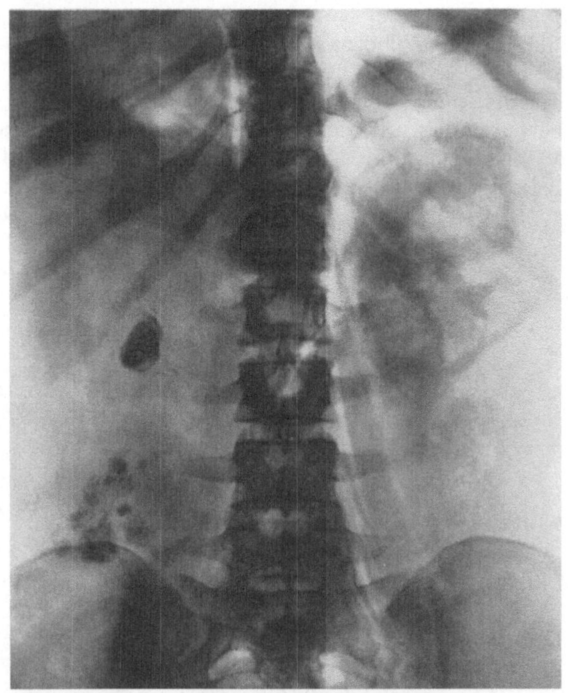

a

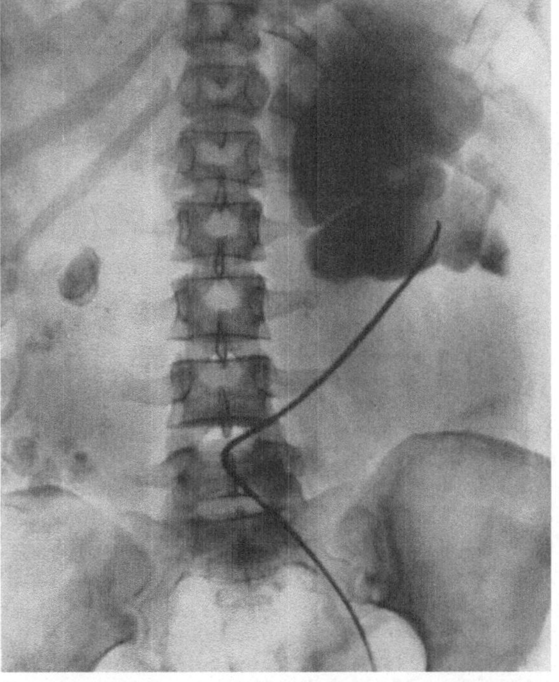

b

Abb. 146a u. b. 20jährige Patientin mit Beschwerden an der rechten Niere. In der linken Nierengegend ein großer Tumor fühlbar. a Pneumoretroperitoneum: Die Abgrenzung des großen Nierenschattens links gut sichtbar. Dagegen verhindert die Perinephritis der rechtsseitigen Steinhydronephrose die Darstellung des Nierenschattens. b Retrogrades Pyelogramm. Links: Riesenhydronephrose

(1933), die das Thorotrast für die Erzielung eines solchen Ergebnisses empfahlen, haben sie als die Methode der Wahl bezeichnet, da sie eine plastische Vorstellung über das Innere der hydronephrotischen Niere gibt. Diese Autoren betonen, daß sich besonders mit diesem Kontrastmittel ein auffallender Unterschied zwischen der im Liegen und der im Stehen gemachten Aufnahme zeigt. Durch letztere wird die eventuelle Spiegelbildung beim Patienten erkennbar.

Die Anwendungsmöglichkeit der Kontrastdarstellung, gleichgültig ob auf intravenösem oder instrumentellem Wege, ist begrenzt, besonders bei fortgeschrittenen und geschlossenen Hydronephrosen, bei

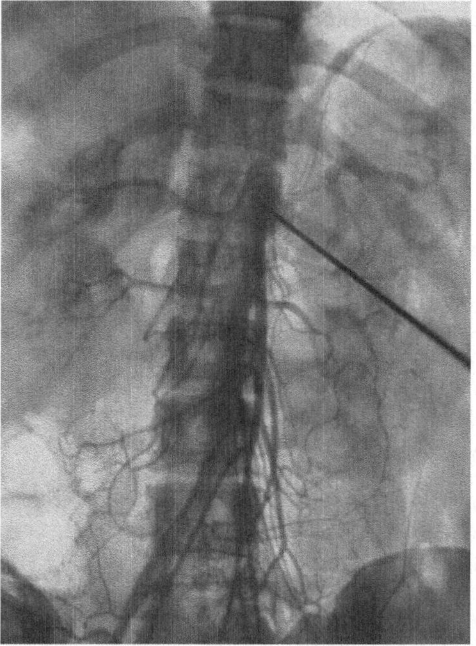

a         b

Abb. 147a u. b. Rechtsseitige Hydronephrose mit Gefäßstrangkreuzung am Ureterhals bei einer 46jährigen Patientin. Wegen schwerer Infektion Nephrektomie unvermeidlich. a Retrogrades Pyelogramm. b Angionephrogramm

denen der Ureterkatheterismus nicht ausführbar ist. Eine Reihe von Untersuchungsverfahren, welche meistens in letzter Zeit zur Anwendung kommen, erlauben es, in dieser Hinsicht die Lücken in der Diagnose zu decken. Eines dieser Verfahren ist die Kontrastdarstellung des Sackes durch die *percutane Nierenpunktion*. Diese ungefährliche Methode wird auf dem Röntgentisch ausgeführt und ist nur für diejenigen Fälle bestimmt, bei welchen die Pyelographie keine Diagnose erlaubt. Smart (1952) hat bei einer Riesenhydronephrose, welche Symptome von Kompressionsileus aufwies und gleichzeitig kontralaterale Erweiterung des Nierenbeckens verursachte, die Diagnose erst durch die Punktion erreicht. Diese Methode hat Weens und Florence (1954) bei 4 Fällen befriedigende Resultate gegeben. Sie wurde durch Einspritzung von 20—30 cm³ Diodrast 35% durchgeführt. Nebenbei muß bemerkt werden, daß sie auch die Differentialdiagnose zwischen Hydronephrose, Solitärcyste und Nierentumoren gestattet.

Bei einem unserer Fälle, bei dem alle Versuche, eine Kontrastdarstellung der rechten Niere zu machen, scheiterten, ermöglichte die percutane Punktion die Diagnose einer Hydronephrose, welche, wie die Operation später zeigte, tuberkulösen Ursprungs war. Alle in dieser Richtung vor dem Eingriff vorgenommenen Beobachtungen waren negativ ausgefallen, sehr wahrscheinlich, weil die tuberkulöse Niere z.Z. der Untersuchung abgeschlossen war (Abb. 145a und b).

Bei bestimmten Fällen kann auch die Ausführung des *Retropneumoperitoneums* zur Diagnose beitragen. Auf diese Weise kann sie aber indirekt über die Form und die Größe des hydronephrotischen Organs Aufschluß geben. Auch differentialdiagnostisch ist das Retropneumoperitoneum wertvoll, da es die Topographie verschiedener Tumoren und Cysten in der Nähe der Niere bestimmt.

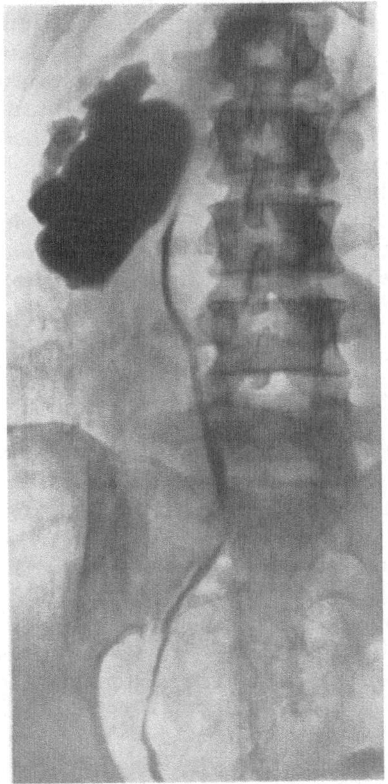
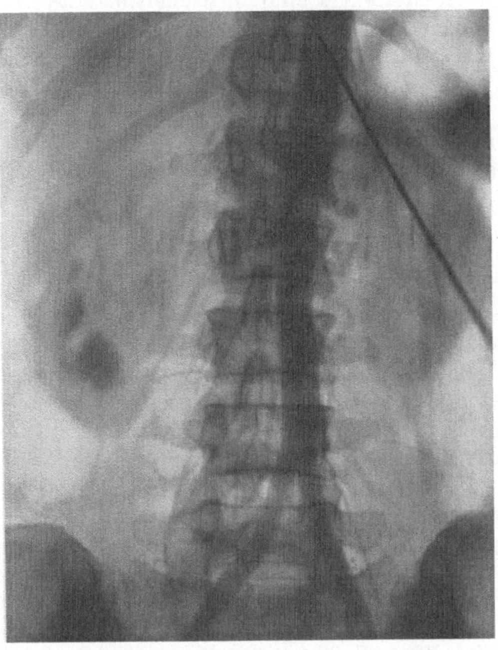

a        b

Abb. 148a u. b. Rechtsseitige Hydronephrose infolge akzessorischen Gefäßes bei einer 32jährigen Patientin. Operation: Unterbindung des Gefäßes, gleichzeitig Teilresektion des unteren Pols. a Retrogrades Pyelogramm. b Angionephrogramm

Bei einer doppelseitigen chirurgischen Nierenerkrankung ermöglichte die Ausführung des Retropneumoperitoneums wertvolle Ergänzungen der Diagnose (Abb. 146a u. b). Es handelte sich um eine 20jährige Patientin mit Koliken an der rechten Niere und leichten Blasenbeschwerden. Die Übersichtsaufnahme zeigte einen Steinschatten rechts. Die Indigocarminprobe sowie das Ausscheidungspyelogramm wiesen einen vollkommen Funktionsausfall beider Nieren auf. Links an der Seite, wo die Patientin absolut keine Beschwerden hatte, war ein großer Nierentumor fühlbar. Vor der Ausführung der linksseitigen retrograden Pyelographie, die wir vermeiden wollten, ist das Retropneumoperitoneum ausgeführt worden. Rechts ist die Abgrenzung der Steinhydronephrose wahrscheinlich wegen der bestehenden Perinephritis mißlungen. Dagegen ließ sich links ein großer Nierenschatten gut darstellen. Anschließend wurde die linksseitige retrograde Pyelographie doch ausgeführt, welche eine Riesenhydronephrose sehr wahrscheinlich kongenitalen Ursprungs und stumm in den klinischen Erscheinungen darstellte.

Schließlich sei auch die *Aortographie* erwähnt, welche in den letzten Jahren bei chirurgischen Nierenerkrankungen angewandt wird und auch für die Diagnose

der Hydronephrose immer mehr in Anwendung kommt. Nach manchen Autoren
(Doss 1947; Weyde 1952) ist bei der Hydronephrose, mit Rücksicht auf die
Gefahren, die die retrograde Pyelographie bei manchen Fällen aufweist, die
Aortographie angezeigt. Mit dieser Methode kann man überzählige Gefäße
diagnostizieren und so die instrumentelle Pyelographie vermeiden. Macquet,
Wemeau, Defrance und Lemaitre (1955) betonen den Beitrag, den die Aorto-
graphie in Verbindung mit der intravenösen oder ascendierenden Pyelographie
bei der Lösung vieler Probleme im Bereich des Beckenhalses leistet.

Edsman (1957), der anhand von umfangreichem Material aus der Klinik
Göteborg das Thema monographisch behandelt hat, findet gewisse Indikationen
für die Anwendung der Aortographie bei der Hydronephrose. Das Angionephrogramm weist verschiedene Typen auf, je nachdem ob die Hydronephrose intrarenal oder extrarenal entwickelt ist. Es ist möglich, den eventuellen Zusammenhang einer aberranten Arterie zu der Hydronephrose zu demonstrieren wie es
uns bei 2 Fällen (Abb. 147a und b und Abb. 148a und b) gelungen ist.

Jedenfalls stimmen die Meinungen vieler Autoren in einem Punkte überein,
daß nämlich die Aortographie noch kein ungefährliches Verfahren ist und daß
ihr Anwendungsgebiet sich nur auf Fälle beschränken soll, in denen die Entstehungsursache der Hydronephrose vasculären Ursprungs ist.

# H. Differentialdiagnostik

Bei der Schilderung der besonderen klinischen und röntgenologischen Merkmale der Entleerungsstörungen der oberen Harnwege wurde wiederholt auf die
Möglichkeit diagnostischer Schwierigkeiten hingewiesen. Wenn wir die Kardinal-
symptome der Hydronephrose — Tumor, Schmerz und Harnveränderungen —
in Betracht ziehen, können besonders auf Grund des *ersteren* für die Differentialdiagnose Anhaltspunkte gewonnen werden.

Nehmen wir an, daß das vergrößerte Organ die Nierengegend einnimmt, dann
muß seine Beschaffenheit und seine Beweglichkeit berücksichtigt werden. Palpatorisch ist die hydronephrotische Niere cystisch elastisch. Nicht selten kann sie
mit einem Hydrops der Gallenblase verwechselt werden. Auf den Umstand, daß
beide Affektionen manchmal lange Zeit ganz latent verlaufen, ist es zurückzuführen, daß bei diesen Fällen die leicht ausführbaren differentialdiagnostischen
Eingriffe (Cholecystographie, Pyelographie) nicht früh genug durchgeführt
werden, um diese Verwechslung zu vermeiden.

Stauungsnieren von sehr praller Beschaffenheit können auch mit einer Neu-
bildung verwechselt werden. Das trifft besonders dann zu, wenn die infizierte
Hydronephrose von einer Perinephritis begleitet wird. Dabei ist die respiratorische
Verschieblichkeit auch vermindert, was bei den Geschwülsten öfters vorkommt.
Damit sind nicht nur hauptsächlich die Nierengeschwülste gemeint, sondern auch
Lebergeschwülste sowie seltener Geschwülste des Colons.

Allgemein kann man sagen, daß eine greifbare Geschwulst in der einen oder
in beiden Nierengegenden entweder ein Tumor oder eine Cystenniere oder eine
Hydronephrose ist. Natürlich spricht die bilaterale Lokalisation für die Cystenniere, ohne daß man aber auch eine doppelseitige Hydronephrose ausschließen
kann.

Die Frage, ob der fühlbare Tumor retroperitoneal oder abdominal liegt, ist
bekanntlich durch die Feststellung des Verlaufs des Colons zu entscheiden. Diese
Feststellung wird durch die Perkussion bestätigt. [Bei schwierigen Fällen kann
auch die röntgenologische Darstellung des Darmtraktes zu Hilfe gezogen werden.

Bei Kindern bieten manchmal die Riesenhydronephrosen eine gute Transparenz, die bei der Differentialdiagnose zu berücksichtigen ist. Besonders die Nierengeschwülste des Kindesalters können Anlaß zu dieser Gegenüberstellung geben. Es ist daher zweckmäßig, vor Augen zu haben, daß gemäß den meisten Statistiken die Tumoren in fast $^3/_4$ aller Fälle in den ersten 3 Lebensjahren beobachtet werden (ISRAEL).

Bei infizierten Hydronephrosen ist es oft lange Zeit schwer, die Differentialdiagnose gegen die *Tuberkulose* zu stellen, auch wenn der Verdacht auf diese letztere rechtzeitig besteht. Besonders geschlossene Formen der Nierentuberkulose entgehen lange Zeit der Feststellung. Heute noch werden von Zeit zu Zeit die spezifischen Befunde erst während der Operation entdeckt, die unter der Diagnose einer Hydronephrose durchgeführt wurde.

Der *Echinococcus der Niere* kann für lange Zeit eine Hydronephrose vortäuschen. Klinisch führt nichts zu der Diagnose dieser parasitären Erkrankung, besonders wenn die Cyste noch nicht in die Ableitungswege durchgebrochen ist. Zwar besteht in Ländern, in denen der Echinococcus endemisch ist, immer der Verdacht eines solchen Falles, jedoch muß er durch die verschiedenen Laboratoriumsergebnisse (Casoni, Weinberg, Eosinophilie) bestätigt werden.

Die Beweglichkeit der hydronephrotischen Niere kann Anlaß zu Irrtümern geben. So hat SCHIKAERT (1935) über eine enorme Hydronephrose berichtet, welche eine Cyste des rechten Ovariums simulierte. Daß dystope Nieren zu Verwechslungen Anlaß geben, zeigt der Fall NICOLICH (1927), bei welchem eine enorme linksseitige Hydronephrose einer Beckenniere bei der Kontrastdarstellung einen Schatten wie bei einem Cystogramm aufwies. Die Hydronephrose wurde transperitoneal exstirpiert. Es ist besonders die große Beweglichkeit der dystopen Organe, die zu dieser Fehldiagnose führt. So berichtet FRUCHAUD (1933) über einen Fall von Hydronephrose bei einer ektopischen Niere, die durch Laparotomie als Ovarialcyste entfernt wurde. Diese Möglichkeit ist oft in der Literatur behandelt worden, besonders früher, als die intravenöse Pyelographie bei unklaren abdominalen klinischen Bildern noch keine so allgemeine Anwendung fand.

Wir schon im Kapitel der Diagnose betont wurde, sind die unklaren Fälle öfter auf der rechten als auf der linken Seite anzutreffen. So hat NISIO (1933) auf die Differentialdiagnose der Obstruktionsstörungen der rechten Niere hingewiesen, welche eine Entzündung der Appendix oder der Gallenblase simulierten. Sehr oft führt das symptomarme klinische Bild bei den sehr großen, latent verlaufenden Hydronephrosen zu Fehldiagnosen. Besonders früher, aber auch jetzt noch werden die großen Hydronephrosesäcke ab und zu als Zufallsbefunde bei Laparotomien angetroffen, was zu den verschiedensten Eingriffen Anlaß geben kann.

Über einen sehr ungewöhnlichen Fall einer Fehldiagnose bei Hydronephrose berichteten MORSON und STIDOLPH. Der Patient, ein junger Mann von 22 Jahren, wurde wegen akuten, seit einigen Stunden andauernden abdominalen Erscheinungen aufgenommen. Es waren keine Symptome des Harnapparates vorhanden. Es wurde die Diagnose einer Ulcusperforation gestellt und die Laparotomie gleich ausgeführt. Bei Eröffnung des Bauches wurde eine große retroperitoneale Cyste gefunden, die die ganze obere Abdominalhöhle einnahm. Auf der Oberfläche der Cyste spannte sich das Duodenum, während das Colon transversum nach unten verlegt war. Es wurde angenommen, daß die Cyste aus dem Pankreas stammte und daß sie zu groß war, um entfernt zu werden. Der Operateur führte daraufhin eine Anastomose zwischen der Cyste und dem zweiten Teil des Duodenums durch. Der postoperative Verlauf war frei von Komplikationen, und der Patient wurde 3 Wochen nach der Operation aus dem Krankenhaus entlassen. Erst 1 Monat später kam er wieder und klagte über Harnbeschwerden. Die urologische Untersuchung zeigte rechts keine Funktion und links eine Hydronephrose. Daraufhin ist man zu dem Schluß gekommen, daß eine große Sackniere eine Cyste des Pankreas bei der Operation vortäuschte. Die retrograde Pyelographie zeigte tatsächlich eine breite Verbindung zwischen der rechten Niere und dem Duodenum. Eine Wiederholung der retrograden Pyelographie ergab nach 3 Monaten, daß sich die Anastomose zwar spontan geschlossen hatte, die beiderseitige Hydronephrose jedoch sehr umfangreich blieb. Trotzdem blieb der Patient beschwerdefrei und in gutem Allgemeinzustand. Eine nachträgliche Untersuchung ergab aber das Vorhandensein eines großen Nierensteines rechts.

Bei den Komplikationen der Hydronephrose gibt manchmal die *Ruptur* Anlaß zu differentialdiagnostischen Schwierigkeiten, besonders bei den vorher symptomlos verlaufenden Fällen. Der heftige Bauchschmerz und die durch die Ruptur verursachten allgemeinen Erscheinungen, die eine Synkope vortäuschen können, führen oft zu einer Fehldiagnose. Daß akute Prozesse des Bauches in Betracht gezogen werden können, ist verständlich. Diese Möglichkeit wird am besten durch folgenden interessanten Fall von Deming illustriert.

Ein 52jähriger Patient erkrankte mit plötzlichen Schmerzen an der rechten Seite und wurde wegen Appendicitis operiert. Gleich nach dem Eingriff entleerte sich der ganze Urin aus der Operationswunde. Eine urologische Untersuchung ergab eine Ruptur einer hydronephrotischen Solitärniere. Zunächst wurde eine Nephrostomie angelegt und später eine Plastik an der Hydronephrose vorgenommen. Darauf erfolgte Heilung.

Diagnostische Schwierigkeiten bereiten oft die verschiedenen Formen der Erweiterungen im Bereiche der einzelnen Kelche, die meistens die Form und die Größe des Organs nicht verändern und daher der Palpation nicht zugänglich sind. Heute ist ihre Feststellung jedoch von immer größerer Bedeutung, weil die organerhaltende Nierenchirurgie diese durch partielle Resektion heilen kann.

Differentialdiagnostische Betrachtungen bei Hydrocalix hat 1953 Mathieson gelegentlich einer Arbeit über Kelchdivertikel angestellt. Nach Mathieson können cystenähnliche Formationen in Verbindung mit den Kelchen und dem Nierenbecken unter 4 Kategorien angeführt werden.

1. Hydrocalix, d.h. Dilatation eines Calix major oder minor infolge einer Obstruktion, die entweder organischen oder neuromuskulären Ursprungs sein kann.

2. Parapelvine Cyste.

3. Lokalisierte obliterierende Pyelonephritis.

4. Kelchdivertikel.

Die Differenzierung dieser Formen hat jedoch nur pathologisch-anatomische Bedeutung. Praktisch ist sie für die Indikation des beabsichtigten Eingriffs ohne besondere Wichtigkeit.

Das zweite Symptom der Hydronephrose, der *Schmerz*, gibt meistens wenig Anhaltspunkte für die Differentialdiagnose. Für die Feststellung der renalen Spannungsschmerzen sei auf das von v. Lichtenberg schon seit 1909 vorgeschlagene Verfahren hingewiesen. Nach dieser Methode werden durch Auffüllen des Nierenbeckens und leichter Dehnung desselben ähnliche Schmerzen verursacht, die den ursprünglichen Schmerzen entsprechen, damit die Beschwerden in der Niere lokalisiert werden können.

Auch das dritte Hauptsymptom der Entleerungsstörungen, d.h. die *Harnveränderungen*, tragen meistens nicht viel zur Differentialdiagnose bei. Schwankungen der Harnmenge und der Konzentration gehören, wie oben gesagt, zu den häufigen Äußerungen des hydronephrotischen Anfalls, doch bieten sie nichts Charakteristisches, was die Erkrankung von anderen pathologischen Prozessen, die sich ebenfalls durch eine Kolik äußern, unterscheiden ließe.

Die Mitbeteiligung des Ureters an den Stauungsvorgängen kann Anlaß zu vielen diagnostischen Schwierigkeiten geben, besonders bei aseptischen Formen. wenn subjektive Störungen, was sehr oft vorkommt, lange ausbleiben. Palpatorisch kann der aseptische Hydro- oder Mega-Ureter mit Erkrankungen des Darmes verwechselt werden. Besondere Schwierigkeiten bietet aber die Differentialdiagnose, wenn Infektionen hinzutreten. Dann führt nicht selten der Tastbefund zu der Diagnose der akuten Appendicitis, der Neubildungen des Darmes u.a.m.

Die obenerwähnten Ausführungen treffen nur während des ersten Stadiums der Beobachtung der Krankheit zu. Danach klärt gewöhnlich die Kontrastdarstellung die differentialdiagnostischen Zweifel auf, und nur Einzelheiten müssen näher festgestellt werden. Von jetzt ab stützen wir uns hauptsächlich auf röntgenologische Kriterien, um die Differentialdiagnose zu stellen. Die Ergebnisse sind meistens für die morphologische Diagnostik ausreichend, und nur bei dynamisch-funktionellen Störungen kann sich die Präzisierung derselben sehr schwierig gestalten. Besonders ist die Differentialdiagnose bei neurogen bedingten Störungen nicht leicht zu stellen. Nach EMMETT trägt zu diesen Schwierigkeiten der Umstand bei, daß auch pyelographisch kein bedeutender Unterschied zwischen den Veränderungen besteht, welche von einer mechanischen Ursache bedingt werden und solchen, die als kongenital oder neurogen aufzufassen sind. Diese Beobachtungen beziehen sich hauptsächlich auf den Ureter. Zudem ist es oft schwierig, wenn pyelographische Abweichungen der Ureterform festgestellt worden sind, mit Sicherheit zu entscheiden, ob sie primär oder ob sie auf eine Blasenstörung zurückzuführen sind.

Die Unterscheidungsmerkmale für die verschiedenen Entstehungsarten der Entleerungsstörungen sind bekanntlich nicht immer klar. Man muß manchmal bis zur Freilegung des Organs fortschreiten, um sich näher darüber orientieren zu können. Aber auch bei der freigelegten Niere ist es manchmal schwierig, die Funktionsverhältnisse genau zu erkennen. Es sind sogar bestimmte Verfahren vorgeschlagen worden, um während der Operation die Funktion der Abführungswege zu prüfen. So hat MINGAZZINI folgendes Verfahren vorgeschlagen, um ein latentes Hindernis festzustellen: Während der Operation wird das freigelegte Nierenbecken mit einer Pinzette gereizt, worauf normalerweise die Nierenbeckenwand mit einer Kontraktion reagiert. Bei atonischen Nierenbecken kann die Peristaltik ausbleiben oder beim Vorhandensein eines Hindernisses die peristaltische Welle an dieser Stelle unterbrochen werden, wodurch das Hindernis lokalisiert werden kann.

Für denselben Zweck, d.h. um festzustellen, ob bei einem Nierenbecken ein funktionelles Hindernis vorhanden ist, empfiehlt HELLSTRÖM folgendes Verfahren: Es werden nach Freilegung des Nierenbeckens, welches makroskopisch ganz normal erscheinen kann, einige Kubikzentimeter Wasser schnell und unter Druck in den Nierenhohlraum eingespritzt. Normalerweise wird die Flüssigkeit sofort nach unten befördert. Falls ein mechanisches Hindernis vorhanden ist, bleibt eine Dilatation des Beckens bestehen, welche auf eine gestörte Entleerungsfähigkeit hindeutet. Aber auch ohne mechanisches Hindernis kann man mit dieser Methode auf eine eventuell vorhandene dynamische Störung der Nierenbeckenwand schließen.

# J. Indikationsstellung

Voraussetzung für die Stellung der therapeutischen Indikation bei jedem Fall von Entleerungsstörung der oberen Harnwege ist die genaue Feststellung von 2 Faktoren, erstens des *Umfanges des Krankheitsprozesses* und zweitens seiner *Ätiologie*. Zu ersterem gehört natürlich die Feststellung des Zustandes des Schwesterorgans bzw. des ganzen uropoetischen Systems. Vom funktionellen Gesichtspunkt aus kann man sagen, daß sich die Indikationsstellung auf die Beurteilung der *Erholungsfähigkeit der hydronephrotischen* und der *Leistungsfähigkeit der gesunden Niere* stützt.

Es ist selbstverständlich, daß die extremen Fälle, die sog. Sacknieren, ohne Zögern der Exstirpation unterzogen werden, wenn das Schwesterorgan gesund ist. Die Röntgendiagnostik, die verschiedenen Funktionsprüfungen und schließlich die operative Freilegung werden den Anlaß zu einem radikalen Entschluß geben. Es ist nicht allein die Größe der Hydronephrose, die zur Exstirpation führt, auch mittelgroße alte Hydronephrosen mit sklerösem atrophischem Parenchym erfordern die Nephrektomie.

Trotzdem muß man auch diese klare Indikation unter einem Vorbehalt stellen, man darf nämlich den Faktor des Alters nicht übersehen. Die Erholungsfähigkeit bei jungen Patienten ist bekanntlich so groß, daß man die konservativen Maßnahmen bis zum äußersten ausnutzen kann.

Überhaupt charakterisiert sich die Neuzeit durch das Bestreben eines möglichst konservativen Vorgehens bei der Hydronephrose (BALLENGER und McDONALD 1942; MUNGER 1946 u. a.). DOBRITZ (1951) betont, daß der Krankheitsbegriff Hydronephrose an sich keine Operationsindikation für eine Nephrektomie darstellt und daß auch bei den infizierten Formen konservative Operationen in Frage kommen müssen. Will man gerecht sein, so muß man anerkennen, daß der Versuch, konservativ vorzugehen, auch bei den älteren Chirurgen nicht fehlte, doch waren die Resultate damals nicht so zufriedenstellend, um dies zu erlauben. Es ist nicht übertrieben, wenn man bemerkt, daß die organerhaltende Chirurgie fast genau so lange und parallel zu der Nephrektomie angewandt wird. Es sei an die Bestrebungen von KÜSTER (1895) zur plastischen Heilung gewisser Formen der Hydronephrose erinnert. Zu Beginn der neueren Zeit hatte sich MARION (1936) ganz besonders für die konservative Therapie eingesetzt und immer betont, daß die Nephrektomie die Ausnahme sein soll. Das Ergebnis dieser Bestrebung brachte jedoch nur in beschränktem Umfang Erfolg. Erst in den letzten Jahren mit Hilfe der Chemotherapie und der Antibiotica konnten die Grenzen der konservativen Therapie erweitert werden.

Es ist nicht leicht, ein bestimmtes Schema für die Indikationen der organerhaltenden Chirurgie zu präzisieren. Auch bei den gewöhnlichen Fällen ist die Indikation sehr individuell zu stellen. Nach O'CONOR (1955) ist die Hydronephrose nie als ein dringliches Problem anzusehen, mit Ausnahme der Fälle, in denen sie durch Steine oder Infektion kompliziert wird. Der Patient muß lange unter Beobachtung bleiben, und es müssen wiederholte Untersuchungen gemacht werden, bis man sich entschließen kann, die Indikation zu stellen. Jeder Kranke erfordert außerdem, je nach dem Typ der Hydronephrose, die entsprechende Operationsmethode.

Nach PEACOCK (1938) erwartet man, wenn eine angemessene Menge Parenchymsubstanz vorhanden ist, welche durch Funktionsprüfung, intravenöse Pyelographie und Freilegung festgestellt wird, daß eine bestimmte Rückbildung der Pyelektasie nach der Beseitigung des Abflußhindernisses eintritt. Zur Klärung solcher Fragen betont MINDER den Wert der Pyeloskopie und der intravenösen Pyelographie. Diese beiden Varianten der Kontrastdarstellung bringen bei jedem Fall neue Anhaltspunkte, durch die sich der zeitliche Verlauf der Entleerung des Nierenbeckens vor und nach der Lösung des Hindernisses erkennen läßt.

BURNS, DREW und DEAN (1953) geben gelegentlich der Mitteilung ihrer Resultate bei 23 Operationen von Hindernissen am Beckenhals ihre Indikationen bekannt: Anhaltspunkte sind Pyelographie, morphologische und funktionelle Daten. Von Bedeutung ist hierbei der Zustand des Nierenparenchyms, wie aus dem Pyelogramm ersichtlich. Sehr nützlich erwies sich nach diesen Autoren die breitere Anwendung der Retentionsprüfung, wie oben im Kapitel der Diagnose ausführlich erörtert wurde. Sie machen eine Aufnahme 10 min nach der retrograden Pyelographie, wobei sie voraussetzen, daß ein Nierenbecken ohne Obstruktion innerhalb dieser Zeit entleert sein muß. Bei Grenzfällen muß durch Beobachtung während einer gewissen Zeit festgestellt werden, ob eine Entleerungsstörung von fortschreitendem Charakter besteht. Nicht selten jedoch können endgültige Entscheidungen erst bei der Freilegung der Niere getroffen werden.

Auch Gibson (1956) betont die Frage der *fortschreitenden* und *nichtfortschreitenden* Hydronephrose. Sie kann konservativ behandelt werden, wenn sie keine Beschwerden verursacht und keine Infektion mitbesteht. Gibson betont ferner die Schwierigkeiten, mit denen die Unterscheidung des *großen normalen* vom *kleinen hydronephrotischen* Nierenbecken verbunden ist.

Nach McIver ergeben sich bei der Indikationsstellung der chirurgischen Therapie der Hydronephrose 4 Gruppen:

1. Fälle, die Durchtrennung von Strängen oder Polgefäßen oder Transposition der letzteren erfordern.

2. Fälle, bei denen außer den obenerwähnten Eingriffen auch plastische Eingriffe notwendig sind.

3. Fälle, die eine Resektion des erweiterten extrarenalen Nierenbeckens mit dem Ureterhals und die Reimplantation des Ureters erforderlich machen.

4. Fälle, bei denen nur die Nephrektomie übrigbleibt.

Lich (1957) stellt 2 grundlegende Richtlinien für die gesamte Chirurgie der Hydronephrose auf:

1. Nephrektomie der funktionslosen Niere, wenn das Schwesterorgan in normaler Funktion bleibt.

2. Bei bilateralen Fällen erst operative Behandlung der am meisten angegriffenen Niere und nach einiger Zeit Behandlung des weniger geschädigten Organs.

Hinsichtlich der Indikation zur konservativen Chirurgie der Hydronephrose führen Lich, Maurer und Barnes (1956) an, daß man bei der Pyelektasie 2 Ziele verfolgen muß,

1. das Hindernis des Beckenhalses zu beheben und

2. einem erweiterten dekompensierten Nierenbecken entgegenzutreten.

Heute stützt man sich oft bei der Indikationsstellung der konservativen Therapie auf die Theorie von Hinman über die „renal counterbalance". Diese wurde im Kapitel über Pathophysiologie eingehend erörtert. Hier wäre lediglich darauf hinzuweisen, daß eine durch konservative Operation wiederhergestellte Niere dauernd funktionstüchtig bleibt, wenn der Arbeitsanreiz entsprechend der Funktion der anderen Niere weiterbesteht. In der Praxis ist jedoch die Theorie von Hinman nicht immer bestätigt worden. So hat Weber (1952) bei der Nachuntersuchung seiner Plastikoperationen, die schon 3—6 Jahre zurücklagen, kein Nachlassen der Funktion beobachtet, und in dieser Beziehung stimmte er auch mit anderen Autoren, wie Wildbolz, Hryntschak, Deuticke usw., überein. Dagegen ist bei vielen amerikanischen Autoren (Baker 1948 u. a.) der Begriff dieses Kompensationsvermögens bzw. der Verteilung der Funktion zwischen beiden Nieren nach Beseitigung des Verschlusses grundlegend für ihre Indikationen. Es wird grundsätzlich angenommen, daß die Wiederherstellung der Funktion eine Reaktion auf den Anreiz ist.

Bei der Indikationsstellung über den bei überzähligen Gefäßen bei der Operation einzubehaltenden Weg stößt man, wie oben gesagt, oft auf Schwierigkeiten. Manche Autoren ziehen es vor, die Gefäße nicht zu unterbinden, wenn ihr Einfluß auf die Ätiologie der Stauung nicht einwandfrei feststeht. Wenn man sie aber mit Sicherheit dafür verantwortlich machen kann, dann muß man sich zuerst klar sein, welche Folgen die Gefäßunterbindung haben kann. Während der Operation wird durch Druck festgestellt, ob eine Ischämie und hauptsächlich ob sich eine Demarkationslinie bildet. Falls dies zutrifft, soll man auf die Unterbindung verzichten oder versuchen, sie durch andere plastische Verfahren zu umgehen (s. w. u.).

Als Einzelsymptom gibt die *Hämaturie* oft Veranlassung zur operativen Freilegung der hydronephrotischen Niere. Lepoutre (1927) betont, daß die Hämaturie als Symptom nicht selten bei der Hydronephrose angetroffen wird, anstatt aber zu der Diagnose beizutragen, erschwert sie diese. Dies geschieht besonders bei älteren Patienten, bei denen man an Tumoren denkt. Also ist bei Hämaturie der Eingriff auf alle Fälle angezeigt, wenn auch nur als Probeoperation.

Daß manchmal die operative Entfernung einer hydronephrotischen Niere heilend auf die Anurie wirken kann, zeigt der weiter oben schon erwähnte Fall von Vincent (1950). Es handelte sich um eine Reflexanurie, durch Hydronephrose verursacht. Die Nephrektomie und die Dekapsulation der verbliebenen Niere brachten eine große Diurese. Die Beseitigung einer pathologischen Niere führte also zur Heilung und hat dem Patienten das Leben gerettet. Über ähnliche Fälle hat auch Couvelaire berichtet.

Daß dieselbe Indikation für die konservative Therapie im Bedarfsfall gestellt werden muß, beweist der Fall von Hagstrom und Bridenbaugh (1956), bei welchem eine doppelseitige Einengung des unteren Harnleiterabschnittes auftrat. Es schien, daß diese Veränderung durch ein Cervixcarcinom hervorgerufen und damit eine dauernde war. Es ist jedoch nicht ausgeschlossen, daß eine reversible Verengerung vorhanden war. Unter dieser Annahme wurde auf beiden Seiten die Ureterotomie mit Intubation ausgeführt. Die Schläuche wurden nach wenigen Wochen entfernt und der Urinabfluß über den Harnleiter in die Blase wieder hergestellt. Die Autoren meinen, daß diese Methode bei denjenigen Fällen, bei denen eine nur vorübergehende Verengung besteht, sowie bei den temporären Folgen einer Bestrahlung die beste sei. Letzteres erwies sich auch bei den oben geschilderten Fällen als die Ursache des Verschlusses.

Besondere Indikationen ergeben sich bei Hydronephrose und Hydroureter bei *paraplegischen Patienten*. Manchmal ist in diesen Fällen auch eine chirurgische Behandlung angezeigt. Nach Griffiths (1953) findet man oft einen dilatierten, geschlängelten und geknickten Ureter, was eine Folge periureteralerEntzündungen darstellt. Durch diese Prozesse wird der Ureter an die hintere Wand des Abdomens befestigt, wobei Entleerungsstörungen, Infektion usw. verursacht werden. Bei einigen solchen Fällen hat Griffiths Ureterolyse und Nephropexie ausgeführt und gute funktionelle Resultate damit erzielt. Diese sind aber auch der Chemotherapie zuzuschreiben. Die Nephrostomie ist bei solchen Patienten nur in extremen Fällen anzuwenden und darf nicht permanent beibehalten werden.

Unter den dringlichen Fällen, bei denen eine Operation angezeigt ist, ist die *Ruptur* zu nennen. Peters (1934) hat die Eventualität der Ruptur der großen Hydronephrose als ein Argument für die frühzeitige Operation vorgebracht. Die Ruptur tritt jedoch nicht so häufig auf, als daß man diesen Vorschlag allgemein berücksichtigen sollte. Die Indikationen bei der Ruptur werden von Robertson und Lee folgendermaßen aufgestellt: Die Ruptur kann pyelographisch diagnostiziert werden, doch soll die Operation wegen den oft auftretenden Gewebsreaktionen auf das Kontrastmittel sofort daran angeschlossen werden. Infolge der Funktionsstörungen der rupturierten Niere ist die intravenöse Pyelographie gewöhnlich unbrauchbar. Die Autoren empfehlen, bei schlechtem Allgemeinzustand die Nephrektomie in 2 Sitzungen nach vorbereitender Drainage auszuführen.

Für Burkitt (1950) bedeutet die *Riesenhydronephrose* ein Dringlichkeitsproblem, wenn sie topographisch in enger Beziehung zur Abdominalhöhle liegt.

Im *Kindesalter* dürfen die Indikationen nicht anders sein, doch wäre im allgemeinen eine weitgehende Anwendung der konservativen Vorgehen zu empfehlen. Die außerordentlich gute Regenerationsfähigkeit der Kinder gestattet die Anwendung plastischer Operationen mit sehr guten Aussichten. Die funktionelle Rückbildung vollzieht sich nach Lauret bei Kindern schneller und vollständiger als bei Erwachsenen. Was das Alter anbelangt, hat Lutz (1949) in einer Arbeit über die Hydronephrose bei Säuglingen folgende Indikationsstellung aufgestellt: Bis zum 1. Lebensjahr ist keine Operation zulässig. Es kann höchstens bei dringlichen Indikationen eine Nephrostomie angelegt werden. Nach dem 2. Lebensjahr kann man bei einseitigen Fällen mit schwerer Infektion die Nephrektomie ausführen.

Übelhör (1952) hat von 11 Fällen 7 nephrektomieren müssen, bei den übrigen 4 Fällen hat er die Hydronephrosenplastik nach Deuticke ausgeführt. Als Indikation für die Nierenbeckenplastik betrachtet er ein einigermaßen positives Ergebnis des Ausscheidungspyelogramms. Brinkmann (1954) hat auch gute Ergebnisse mit der konservativen Chirurgie bei kindlichen Hydronephrosen erzielt und will die Indikationsstellung noch wesentlich erweitern.

Bischoff (1954) hat eine große Hydronephrosenplastik an einem einnierigen 1¹/₂jährigen Kind mit Erfolg durchgeführt. Seine Erfahrungen führen ihn zu dem Schluß, daß unter erschwerten Bedingungen plastische Eingriffe auch im frühesten Kindesalter durchaus möglich und erfolgversprechend sind. Hinzu kommt seine Ansicht, daß der Operationszugang in diesem Alter einfacher und übersichtlicher als beim Erwachsenen ist. Hinman jr. tritt für die konservative Chirurgie bei Entleerungsstörungen ein, trotzdem er sich nicht allzu optimistisch über die Aussichten der plastischen Operationen bei Erwachsenen ausspricht. Er gibt folgende 3 Anhaltspunkte an, um seine Indikationsstellung zu begründen. Erstens werden die kleinen Patienten das minderwertige Organ evtl. bei einer späteren Verletzung oder Erkrankung der anderen Niere brauchen. Zweitens sind Kinder gewöhnlich widerstandsfähig genug, um eine zweite Operation zu bestehen, falls eine sekundäre Nephrektomie bei Mißlingen der Plastikoperation nötig wird. Und drittens sind diese Heilungsbedingungen bei Kindern und Jugendlichen günstiger, einerseits wegen der besseren Reaktionsfähigkeit der Gewebe und zum anderen wegen der besseren arteriellen Versorgung.

Es wäre wohl überflüssig, an dieser Stelle auf die üblichen Funktionsprüfungen hinzuweisen, durch welche die Leistungsfähigkeit der anderen, angeblich gesunden Niere geprüft wird. Nur dies sei erwähnt, daß nämlich eine infizierte Hydronephrose häufig das gesunde Schwesterorgan temporär doch toxisch beeinflussen kann. Es lohnt sich, bei solchen Fällen eine vorbereitende antiseptische Behandlung vorausgehen zu lassen. Eine Wiederholung der Funktionsprüfung zu gegebener Zeit klärt meistens die Situation in dieser Richtung. In der Praxis scheinen wir diese Möglichkeit jedoch nicht immer vor Auge zu haben, so daß wir sie manchmal ganz übersehen.

In der Indikationsstellung komplizierter Fälle, wo die verschiedenen Funktionsprüfungen keine eindeutigen Resultate geben, wird neuerdings von mancher Seite die *Clearance-Methode* herangezogen. Im Gegensatz zum Volhardschen Wasserversuch läßt die Clearance-Untersuchung eine Beurteilung der Partialfunktionen der Niere zu. Erfahrungen an urologischem Krankengut ohne Seitentrennung sind unter anderen von Schmiedt und Löw (1955), Bettge (1956) und Dettmar (1957) veröffentlicht worden. Für unser Thema ist aber die getrennte Clearance-Methode besonders wichtig. Mit ihrer Anwendung haben sich unter anderen

Henninger (1953), Brat und Goldhammer (1954), Keutel (1954) und Bettge und Rothauge (1957) beschäftigt.

Trotzdem diese Methode, nach den Erfahrungen aller Autoren, die sich mit ihrer Anwendung befaßt haben, noch weiter ausbaufähig ist und nicht immer allen Anforderungen entspricht, bedeutet sie doch eine nicht zu unterschätzende Bereicherung der urologischen Diagnostik. Wir erwähnen nur 2 ihrer wichtigsten Anwendungen: 1. die Möglichkeit über den Zustand und die Kompensationsfähigkeit bei Restnieren Aufschluß zu geben (Schmied und Löw), und 2. die Hilfe, die sie bei der Beurteilung der Funktion der hydronephrotischen Niere in der Indikationsstellung zur plastischen Operation leistet (Henninger).

In ihrer kürzlich veröffentlichten Arbeit besprechen Bettge und Rothauge ihre Erfahrungen über die Leistungsfähigkeit der getrennten Clearance bei 18 Patienten mit chirurgischen Nierenerkrankungen. Es handelt sich um 11 Fälle einseitiger und 7 Fälle doppelseitiger Nierenerkrankung. Die Autoren betonen, daß die Clearance-Untersuchung bei beiden Gruppen eine quantitative Aussage über die Leistungsfähigkeit jeder Einzelniere und die Gesamtnierenleistung ermöglicht. So konnten sie feststellen, daß bei Herabsetzung der Ausscheidungsleistung einer Niere auf $^1/_4$—$^1/_5$ der Normalleistung Kontrastdarstellung und Blauausscheidung noch gut erhalten sein können. Bei den meisten ihrer untersuchten Fälle ist sogar eine Übereinstimmung zwischen Ausscheidungspyelogramm und Indigocarminprobe einerseits und dem Clearance-Ergebnis andererseits nicht nachweisbar. In der Praxis bieten diese Fälle besonderes Interesse, da bei ihnen die intravenöse Pyelographie und die Blauausscheidung eine prompte Nierenfunktion anzeigen, die Clearance jedoch eine mehr oder weniger starke Einschränkung der Ausscheidungsleistung einer Niere feststellt. So wiesen z.B. bei einem Fall Ausscheidungspyelogramm und Indigocarminprobe normale Ergebnisse auf, während die Clearance eine Einschränkung der Leistungsfähigkeit der rechten Niere auf $^1/_2$—$^1/_3$ der Normalleistung zeigte. Tatsächlich ließ sich das Clearance-Ergebnis bei der Operation bestätigen: Es fand sich ein Nierenbeckencarcinom, das die rechte Niere bis etwa zur Hälfte ergriffen hatte. Somit hat sich die Methode als ein wertvolles Hilfsmittel zur Prüfung der Operationsfähigkeit bei ein- und doppelseitigen chirurgischen Nierenerkrankungen erwiesen.

Es ist selbstverständlich, daß das *doppelseitige Auftreten* der Hydronephrose zum konservativen Vorgehen zwingt. Dasselbe gilt auch für die solitäre Niere. In dieser Indikation werden wir durch die große Regenerationsfähigkeit bei solchen Fällen, welche schon Küster (1895) beobachtet hatte und mit der sich die oben angeführten interessanten experimentellen Untersuchungen von Hinman befassen, unterstützt.

Im allgemeinen ist die Nephrektomie um so weniger berechtigt, als die Harnstauung sehr häufig — von manchen (nach Boeminghaus) mit 25% angegeben — doppelseitig, wenn auch in verschieden starkem Grad, anzutreffen ist. Wenn auch diese Zahlen als zu hoch anzusehen sind, so ist nicht zu leugnen, daß man in der Praxis sehr oft eine doppelseitige Lokalisation antrifft. Doch warnen Cibert, Barbier und Revol (1958) davor, zu voreilig die Lokalisation der Hydronephrose als doppelseitig zu charakterisieren. Oft zeigt das Schwesterorgan eine Erweiterung der Abflußwege, ohne daß man jedoch von einer aktiven Hydronephrose sprechen kann. Bei solchen Fällen soll das radikale Vorgehen nicht zu weit hinausgeschoben werden.

Über die Indikation bei der bilateralen Hydronephrose haben Lemoine (1930), Viollet (1936) u. a. berichtet. André (1935) empfiehlt die doppelseitige Nephrostomie in 2 Sitzungen. Dem operativen Vorgehen schließt er andere konservative Maßnahmen an, wie den Ureterenkatheterismus, Nierenbeckenspülungen usw.

Was die Indikationsstellung bei der operativen Therapie der doppelseitigen Hydronephrose anbelangt, so ist nach Hinman die Korrektion der am meisten beschädigten Niere in der Regel zuerst vorzunehmen, weil erstens die postoperative Niereninsuffizienz und die Anuriegefahr geringer sind und zweitens ein höherer Wiederherstellungsgrad für beide Nieren sichergestellt wird. Ein nicht zu langes Intervall soll zwischen beiden Operationen liegen.

Über die Indikationen beim primären Mega-Ureter haben NESBIT und WITHY-
COMBE (1954) berichtet. Bei 3 Operationen, die als Hilfe gegen die große bilaterale
Stauung, die Infektion und die Sepsis vorgenommen wurden, waren die Resultate nicht befriedigend. Bei einem anderen Falle wurde konservativ vorgegangen,
und es wurden bessere Ergebnisse erzielt. Die Autoren kommen zu dem Schluß,
daß man bei den Fällen, die kein Hindernis aufweisen, nur die Infektion bekämpfen
muß und nicht die Erweiterung des Ureters. Die Nieren werden beim primären
Mega-Ureter lange Zeit nicht beeinflußt. In ähnlichem Sinne berichten verschiedene Autoren, die die Schwierigkeiten bei der Behandlung der Uretererweiterung,
besonders aber des Mega-Ureters betonen (CHARNOCK 1955 u. a.).

Als Kontraindikation für eine plastische Operation gelten einerseits allgemeine
Faktoren und zum anderen lokale Ursachen. Fortgeschrittenes Alter, geringe
Widerstandsfähigkeit gegen komplizierte Operationen, wie Diabetes usw. gehören
zu den ersteren. Die fortgeschrittene hydronephrotische Atrophie bildet natürlich
eine Indikation für die Radikaloperation, welche durch die schon vorhandene
kompensatorische Hyperplasie des Schwesterorgans ermöglicht wird.

Die Infektion ist keine absolute Gegenanzeige. DEUTICKE betont sogar, daß
auch schwere Entzündungen des hydronephrotischen Nierenbeckens den postoperativen Verlauf der plastischen Operationen nicht unbedingt zu stören brauchen. „Im Gegenteil, bei gut gelungener Plastik verschwindet die Infektion und
der Harn wird wieder steril und klar."

Abschließend sollte man sich auch mit den Indikationen beschäftigen, die
sich nach negativem Ablauf der plastischen Operation ergeben. Meistens wird
diese Möglichkeit als eine Indikation für die Nephrektomie angesehen. Eine
Wiederholung der konservativen Operation ist jedoch nicht ganz auszuschließen.
So hat ORMOND (1936) 6 Fälle beschrieben, bei denen verschiedene Plastiken
einen Mißerfolg hatten. Eine Wiederholung der plastischen Operation war aber
bei 2 Fällen erfolgreich. Einen interessanten Fall hat PIRLET (1957) beschrieben.
Es handelte sich um die Wiederholung der plastischen Operation bei einem Fall
dorsalen Verlaufs des Ureters. Der Ureter war früher durch quere Durchtrennung
und Transposition behandelt worden, und es war eine Stenose eingetreten, die die
Veranlassung zur zweiten Operation gab. Auch MALCOLM und DORSEY (1958)
befassen sich mit der operativen Korrektion früher ausgeführter und mißlungener
Plastiken, wobei sie besonderen Wert auf die gute Drainage und Schienung legen.

# K. Therapie

Der Umstand, daß die verschiedenen Formen der Entleerungsstörungen der
oberen Harnwege selten Gegenstand dringlicher operativer Eingriffe sind, rechtfertigt oft die Anwendung verschiedener konservativer Behandlungsmethoden,
welche teils selbständig, teil vorbereitend oder auch supplementär neben der chirurgischen Behandlung einhergehen. Somit bleibt die operative Therapie der
notwendige Abschluß unserer Behandlungsmaßnahmen. Folglich ist zuerst die
*medizinische Therapie* in Betracht zu ziehen. Diese erweist sich in gewissen Fällen
während der Beobachtungszeit als angebracht. Auf diese können manchmal die
*endoskopischen Behandlungsmethoden* folgen, die sich auf die Anwendungsmöglichkeiten des Ureterenkatheterismus, der Nierenbeckenspülungen, der
Dehnungen des Harnleiters usw. stützen. Letztere aber führen in den meisten
Fällen zu der *chirurgischen Therapie*, welche somit das Endstadium unserer
therapeutischen Bemühungen darstellt.

# I. Medizinische Therapie

Von besonderer Wichtigkeit ist die Bekämpfung der *Infektion,* und zwar sowohl einer bereits vorhandenen als auch vorbeugend für eine bei eventueller Anwendung endoskopischer oder chirurgischer Maßnahmen auftretende Entzündung. Daß die Infektion eine häufige Komplikation jeder Entleerungsstörung darstellt, ist schon oben betont worden. Oft ist sie sogar das erste Anzeichen der Erkrankung und nicht selten der einzige schädliche Faktor.

Diese Beeinflussung des Krankheitsbildes durch Bekämpfung der Infektion ist manchmal das einzige Ziel unserer therapeutischen Maßnahme. Oft wird ein Ergebnis, wenn auch nicht immer ein dauerhaftes, erzielt. Konstantere Resultate sind ab und zu mitgeteilt worden. So beobachtet DUVERGEY (1948) bei einem Fall von Nierenbeckenerweiterung dynamischen Ursprungs eine Rückbildung durch Bekämpfung der vorhandenen colibacillären Infektion. Als die Mitteilung erfolgte, bestand das günstige Resultat bereits 7 Jahre.

Einen neuen Gesichtspunkt in der medikamentösen Behandlung bildet die *Hormonverabreichung.* Zweck der Behandlung soll der Schutz der hydronephrotischen Niere sein. Die erste Anwendung erfolgte experimentell von SELYE und FRIEDMANN (1941). Diese haben bei weiblichen Mäusen, nach Unterbindung des Ureters und täglicher Verabreichung von Testosterone, ein verspätetes Eintreten der Nierenatrophie festgestellt. Die Ergebnisse dieser Experimente sind auch von anderen Forschern bestätigt worden. GUZE und BEESON (1957) haben bei ähnlichen Versuchen Cortison gegeben, wobei festgestellt wurde, daß die Niere von den schädlichen Wirkungen des Ureterverschlusses verschont blieb. Als Folge zeigte sich, daß auch das Organ kleiner blieb, mit einer beschränkten Ansammlung hydronephrotischer Flüssigkeit. Auch mikroskopisch wurde eine verminderte tubuläre Dilatation festgestellt. Bei den Kontrolltieren war die kompensatorische Hyperplasie des Schwesterorgans größer als bei den Tieren, welche Cortison erhielten. Trotzdem ist nach Ansicht der Autoren diese Feststellung nicht als durchaus zuverlässig zu betrachten, wenn bei den erzielten Ergebnissen nicht auch das Körpergewicht mit berücksichtigt wird.

Cortison ist aber neuerdings im klinischen Material auch für andere Zwecke gegeben worden. CIBERT, DURAND und RIVIÈRE (1956) haben über eine erfolgreiche Anwendung von Cortison bei einem Falle von Periureteritis berichtet. Da solche Feststellungen von Entstehungsursachen der Hydronephrose durch Periureteritis plastica ziemlich häufig in der Literatur der letzten Jahre erscheinen, gebührt dieser Behandlungsmethode eine größere Beachtung.

Besonders bei den dynamischen Störungen, bei denen die chirurgische Therapie meistens zwecklos wäre, gewinnt die medikamentöse Behandlung an Bedeutung. Bei erhöhter Krampfbereitschaft ist zunächst der Versuch einer A. T. 10-Behandlung anzustellen, falls der K-CA-Quotient erhöht ist (BOSHAMER). MARCIO hat über günstige Erfahrungen mit Testosteron bei Pyelitis gravidarum berichtet, wobei auch die Rückbildung hydronephrotischer Erweiterungen berücksichtigt wurde. Auch präklimakterische Störungen dynamischer Art werden, nach Ansicht verschiedener Autoren, durch Progesteron günstig beeinflußt. Über die therapeutische Beeinflussung der abnormen Krampfbereitschaft des Nierenbeckens haben HENI und RIETHMÜLLER (1948) eigene Erfahrungen mitgeteilt. Es handelte sich um Nachuntersuchungen von Fällen, bei denen Durchtrennung aberrierender Gefäße stattgefunden hatte. Der Umstand, daß bei vielen dieser Fälle zugleich eine erhöhte Krampfbereitschaft des Nierenbeckens besteht, rechtfertigt den Versuch einer medikamentösen Beeinflussung. HENI und RIETHMÜLLER haben in der Annahme, daß eine echte oder eine latente Tetanie vorlag, A. T. 10 mit sehr guten Resultaten verabreicht. Diese Autoren weisen auf die in den letzten Jahren beschriebene Auslösung von Krämpfen des Urogenitalapparates hin, die durch eine Hyperfollikulinämie verursacht werden und bei welchen die Behandlung mit Corpus-luteum-Hormon berechtigt ist.

YATES-BELL hat 1949 über gute Resultate mit der Pituitrinbehandlung der Hydronephrose berichtet. Er hat beobachtet, daß die Verabreichung von 0,5 mg Pituitrin täglich, für die Dauer einer Woche, einen günstigen Einfluß auf die Schmerzen und die spastischen Zustände ausübt. Anwendungsgebiete für die Pituitrinbehandlung sind nach Ansicht YATES-BELLS:

1. die Hydronephrose bei paraplegischen Patienten;

2. die Prähydronephrose mit Schmerzen und Spasmen infolge renaler Sympathicotonie;

3. die vorübergehende Obstruktion des unteren Ureterendes, wie z.B. bei Patienten mit Ureterosigmoidostomie und

4. die unklaren Fälle, in denen sie als Hilfe zur Differentialdiagnose benutzt wird.

Besonders bei paraplegischen Patienten hat er mit dieser Behandlung eine Besserung feststellen können.

Pituitrin (PARKE, DAVIS) ist ein Extrakt des Hypophysenvorderlappens. Kommt auch als Hypophysin (Bayer) in den Handel. Beide Präparate entsprechen dem offiziellen Präparat „Injectio Pituitarii Posterioris" der Britischen Pharmacopoe.

Andere Pharmaka werden angewandt, um den Harnleitertonus und seine Motilität zu erhöhen. So wurde Mecholyl (Methacholinum bromatum), Acetylcholin, Doryl (Carbacholum), Urocolin, Transentin usw. beim primären Mega-Ureter verwendet, doch blieb, nach CAMPBELL, auch dies größtenteils ohne nennenswerten Erfolg.

Daß sich eine günstige Beeinflussung des Allgemeinzustandes des Patienten auch auf die Erkrankung auswirken kann, ist selbstverständlich. So hat GAUME (1939) hinsichtlich der klimatischen Therapie bei einem Falle kleiner Hydronephrose und nach einer hydromineralen Kur in Plombières über eine große Besserung der nach der Dilatation eintretenden Beschwerden berichtet. Er betont den günstigen Einfluß, den die Desinfektion und die Drainage auf die Stauung hat.

## II. Endoskopische Therapie

Es ist klar, daß die Ergebnisse einer lokalen Therapie viel aussichtsreicher sind, wenn es sich um mechanische Ursachen der Entleerungsstörungen handelt. Andererseits versteht es sich von selbst, daß, wenn die Infektion vorhanden ist und wenn sie einen Faktor im Krankheitsbilde der Hydronephrose darstellt, sie sich viel besser durch die lokale Anwendung der antiseptischen Mittel beeinflussen läßt. Die endoskopische Therapie stützt sich in erster Linie auf die Ausführung des Ureterenkatheterismus. Periodische Entleerungen und Spülungen können manchmal eine Erleichterung, bei bestimmten Fällen sogar auf längere Zeit, eine erhebliche Besserung herbeiführen. Bei kleinen Retentionszuständen des Nierenbeckens, welche nach Genesung von einer Pyelitis als funktioneller Restzustand zurückbleiben, empfiehlt RULAND (1947) neben Diathermie und Sympathicusinfiltration auch Nierenbeckenspülungen. Besonders günstig reagieren, nach Ansicht vieler Autoren, die Übergangsformen der chronisch-rezidivierenden Pyelitis bzw. Pyelonephritis zur Hydronephrose auf Spülungen des Nierenbeckens. BOECKEL (1926) empfiehlt auch Nierenbeckenspülungen bei Hämaturie der Hydronephrose, wenn dieses Symptom ätiologisch auf eine Infektion zurückzuführen ist. Die Wirkung soll dann äußerst günstig sein.

Wenn die Entstehungsursache der Entleerungsstörungen auf eine Striktur des Harnleiters zurückzuführen ist, gestaltet sich die endoskopische Therapie vielversprechend. Baker (1927) vergleicht die Ureterstrikturen mit denen anderer Organe, z.B. des Oesophagus. Therapeutisch empfiehlt er in erster Linie Dilatationen in Verbindung mit der Bekämpfung der Infektion der Niere, außerdem betont er die Wichtigkeit der Benutzung einer Bauchbinde.

Chevassu und Lazard haben 1928 über günstige Erfahrungen bei der Anwendung auf Harnleitersonden montierter Laminariastifte für die Dilatation des unteren Endes des Harnleiters berichtet. Als erster soll Andre die oben angeführte Methode angewandt haben, bei der man die Stifte für die Dauer von 10—20 min einlegt und an Ort und Stelle läßt. Bezüglich der Behandlung hochgradiger Ureterstenosen hat Vliestra (1955) folgendes Verfahren beschrieben: Gerade Dilatier-Sonden werden über einen vorher eingelegten Harnleiterkatheter durchgeführt. Graduell kann eine Dilatation bis einschließlich 16 Charr. erreicht werden. Die Methode kann bei jeder Lokalisation der Strikturen, bei höhergelegenen Stenosen sowie bei solchen des unteren Harnleiters angewandt werden.

Sehr gute Resultate sind auch bei der Erweiterung der oberen Harnwege infolge von Ureterocele auf endoskopischem Wege zu erzielen. Die Zerstörung der cystischen Erweiterung durch Elektrokoagulation läßt eine breite Uretermündung zurück und führt gewöhnlich zu dauerhaft guten funktionellen Ergebnissen. Die Ureterocele bildet vielleicht das beste Anwendungsgebiet für die endoskopische Therapie bei Entleerungsstörungen der oberen Harnwege.

An dieser Stelle soll man auch auf ein Verfahren hinweisen, welches 1956 von Dorsey zur Erleichterung der operativen Entfernung von kleinen Kelchsteinen empfohlen wurde. Mittels eines Ballonkatheters wird eine Verstopfung des Ureters erzielt, wobei die Erweiterung des Nierenbeckenkelchsystems einen Abgang des eingebetteten Kelchsteines in das Becken hervorruft. Durch diese „induzierte" Hydronephrose gestaltet sich die Entfernung von kleinen Kelchsteinen viel leichter.

## III. Chirurgische Therapie

Die operative Behandlung soll hier nur in groben Zügen umrissen werden, da sie an dieser Stelle des Handbuches in einem besonderen Kapitel behandelt wird. Wir verzichten daher im großen und ganzen auf technische Einzelheiten, um Wiederholungen zu vermeiden. Andererseits können wir aber von einer Andeutung der üblichen chirurgischen Methoden nicht ganz absehen, da es unsere Aufgabe ist, in diesem Kapitel die Richtlinien für die Erörterung der Resultate zu geben.

Für die Indikation der operativen Therapie muß man bestimmte allgemeine Regeln immer vor Augen behalten. Der Entschluß, ob radikal oder konservativ vorgegangen werden soll, muß heute bei den meisten Fällen schon vor dem Eingriff gefaßt werden. Das will aber nicht heißen, daß wir manchmal nicht auf die Freilegung warten müssen, um uns definitiv zu entschließen. Es lohnt sich daher, von diesem Standpunkt aus der Technik der Freilegung einige Worte zu widmen, obwohl auch hier, wie immer, individuelle Momente und die persönliche Erfahrung des Operateurs die wichtigste Rolle spielen.

Eine erste Voraussetzung für jede diesbezügliche Operation ist die gute Übersicht der anatomischen Verhältnisse, zumal die Freilegung bei vielen Fällen den letzten Akt unseres diagnostischen Handelns darstellt. Ob bei der Operation die Resektion der 12. Rippe auch durchgeführt wird, ist nicht von Bedeutung und hängt oft von der Technik des Operateurs ab. Da es sich meistens um die anatomischen Verhältnisse der pyelo-ureteralen Verbindungsstelle handelt, müssen der Nierenstiel und der obere Teil des Harnleiters vorsichtig präpariert werden. Dabei muß man auf aberrante Gefäße, Stränge, Nervenfasern usw., welche zum unteren Pol ziehen, achten.

Wird der Entschluß zu einer radikalen Operation gefaßt, so ist im allgemeinen bei der aseptischen, unkomplizierten Hydronephrose die Durchführung der Nephrektomie verhältnismäßig leicht. Nur bei sehr großen Sacknieren muß man eventuell vorher punktieren, um die Flüssigkeit abzusaugen. Nach Entleerung des Sackes gestaltet sich die Operation viel leichter, und die Verlängerung des Schnittes kann somit vermieden werden. Trotzdem stellt die Exstirpation des ungeöffneten Hydronephrosensackes ein besseres chirurgisches Vorgehen dar und schafft günstigere aseptische Bedingungen für die Heilung.

Bei einigen außergewöhnlichen Fällen sind manchmal Abweichungen von der klassischen Technik erforderlich. PAUL (1947) hat eine selten große, extrarenale Hydronephrose durch ein eigenartiges Verfahren behandelt. Der Sack erstreckte sich vom Zwerchfell bis zur Fossa iliaca. Bei der Operation erwies sich das Nierenparenchym von normaler Größe. Statt der schwierigen Dissektion und Entfernung des großen Sackes beschränkte sich der Operateur auf die Excision des Parenchyms. Es folgte eine glatte Heilung, was PAUL veranlaßte, diese Methode für ähnliche Fälle zu empfehlen.

Es ist manchmal notwendig, bei Mißbildungen zu improvisieren und verschiedene Variationen der Nephrektomie anzuwenden. Bei dystopischen Organen gestaltet sich die Exstirpation gewöhnlich atypisch. Bei Beckennieren wird oft transperitoneal vorgegangen (LEPOUTRE 1931, u. a.). jedoch kann häufig der extraperitoneale Weg beibehalten werden. Die bedeutendste Schwierigkeit bei dieser Operation ist bekanntlich die atypische Blutstillung. Wir selbst konnten fast immer hydronephrotische Beckennieren extraperitoneal exstirpieren, wenn auch die Blutstillung nicht immer einfach war. Die Heminephrektomie bei hydronephrotischer Entartung der einen Hälfte der Hufeisennieren kann ebenfalls meistens extraperitoneal durchgeführt werden. Auch hier verursacht gewöhnlich die atypische Blutstillung sowie die Versorgung des Stumpfes die meisten Schwierigkeiten. In solchen Fällen wurde gegebenenfalls transperitoneal vorgegangen, wenn auch, wie man aus der Literatur ersieht, manche dieser Fälle unter falscher Diagnose operiert wurden.

Die an sich schwierige Nephrektomie wird bei sehr großen Säcken manchmal durch den dazukommenden ernsten Allgemeinzustand des Patienten noch mehr erschwert. In solchen Fällen ist es deshalb ratsam, eine vorbereitende Nephrostomie anzulegen und später, wenn sich der Patient erholt hat, die Niere zu entfernen. Bei sehr mitgenommenen Patienten ist es in den meisten Fällen von großem Nutzen, diese Operation in 2 Sitzungen auszuführen, besonders wenn die Hydronephrose die Gestalt eines Sackes aufweist. Bei mehrkammerigen Hydronephrosen ist die vorbereitende Nephrostomie nicht immer so wirksam, was bei der Indikationsstellung in Betracht gezogen werden muß. Sonst aber erholen sich die Patienten meistens gut mit der Drainage.

Bei solchen Fällen ist nach YATES-BELL die Einführung von zwei parallel verlaufenden Drains zu empfehlen. Dann ist die präliminäre Nephrostomie mehr von Nutzen, da sie auch Spülungen erlaubt, was bei der meistens schon vorhandenen Infektion sehr angezeigt ist.

GOODWIN, CASEY und WOOLF (1955) haben ein Verfahren für diese Fälle ausgearbeitet, bei welchem die Nephrostomie mittels eines dünnen Trokars ausgeführt wird. Die Punktion der Niere wird percutan mit einer dicken Nadel vorgenommen. Anschließend daran erfolgt die Einführung eines plastischen Drains in den hydronephrotischen Sack. Die Methode eignet sich für eine temporäre Drainage bei hierzu besonders ausgewählten Fällen.

Die Ausführung der Nephrektomie in einer zweiten Sitzung wird im allgemeinen nur ungerne vorgenommen (Trabucco und Comotto 1946 u. a.). Unseres Erachtens ist dies aber nicht immer berechtigt. Das anfangs große Organ schrumpft mit der Zeit zusammen, und wenn man streng *subcapsulär* vorgeht, ist die Exstirpation nicht mehr so schwierig.

Es ist aber nicht zu vermeiden, daß bei sehr mitgenommenen Patienten die Nephrostomie als Dauerzustand beibehalten werden muß, und es liegt am behandelnden Arzt, die dadurch verursachten Beschwerden zu vermindern. Es hat nicht an Versuchen gefehlt, diesen Fällen mit konservativen Maßnahmen entgegenzutreten. So hat Praetorius (1943) über unblutige Heilung der Hydronephrosefisteln berichtet. Durch wiederholte Injektionen relativ hochprozentiger Formalinlösungen in den Hydronephrosensack soll eine Verödung desselben erzielt werden. Er hat mit dieser Methode bei 3 Fällen gute Resultate erzielt. Doch fand dieses Verfahren keine richtige Anerkennung in der Literatur.

Eine besondere Erörterung verdient die Frage der Nephrektomie bei *Ruptur* der Hydronephrose. Die Dringlichkeit dieser Fälle läßt gewöhnlich keine Zeit zu gründlicher Untersuchung und zu klarer Indikationsstellung. Peters (1943) meint, daß der beste Zugang durch das Peritonaeum ist. So kann man bei dringlichen Fällen feststellen, ob eine zweite Niere vorhanden ist. Er empfiehlt daher die Exstirpation des erkrankten Organs in einer Sitzung, um eine lange Nachbehandlung und eine schwierige Nephrektomie in einer zweiten Sitzung zu vermeiden. Auch Israel meinte zu seiner Zeit, daß man intraperitoneal vorgehen muß, „denn man ist verpflichtet, sich erst durch die Eröffnung der Bauchhöhle zu überzeugen, ob eine intraperitoneale Verletzung vorhanden ist, die der Abhilfe bedarf; findet man keine sondern nur eine extraperitoneale Hydronephrosenruptur, so schließt man die Bauchhöhle, nachdem man sich über Vorhandensein oder Fehlen der zweiten Niere Gewißheit verschafft hat".

Heute nimmt man hinsichtlich der Indikationsstellung, dank der Fortschritte der Diagnose und der chirurgischen Technik, eine andere Einstellung ein. Erstens kann man sich auch bei dringlichen Fällen mit Hilfe der intravenösen Pyelographie ausreichend über das Vorhandensein und die Funktion der zweiten Niere orientieren. Zweitens stellt bei zweckmäßiger Anwendung von Chemotherapie und Antibiotica die Mitbeteiligung des Peritonaeums keine so direkte Gefahr mehr dar, wie dies früher der Fall war. Auf alle Fälle bleibt die oben angeführte Indikationsstellung auch weiterhin gültig. Nur kann man sich jetzt bei ihrer Anwendung mehr Zeit lassen. Allerdings ist, wie oben schon erwähnt, die Ruptur der Hydronephrose ein seltenes Ereignis, dem man nur in Ausnahmefällen begegnen wird.

Zu den radikalen Vorgehen während der chirurgischen Behandlung der Hydronephrose muß man auch die *partielle Resektion der Niere* rechnen, selbst wenn diese weiter unten auch als komplementäre Methode für verschiedene plastische Operationen erwähnt wird. Über die Anwendung der partiellen Nephrektomie ist neuerdings wiederholt die Rede gewesen, besonders in technischen Beiträgen zur chirurgischen Behandlung der Hydronephrose (Bibus und Hohenfellner 1956, u. a.). Manche Formen der partiellen Hydronephrose bieten sogar ideale Voraussetzungen für ein solches Vorgehen.

Eine Hauptindikation der partiellen Nephrektomie bildet die Verdoppelung des Nierenbeckens und des Ureters mit hydronephrotischer Entartung der einen Hälfte (Priestley 1939). Bager hat 1932 einen Fall von Heminephrektomie bei Doppelniere mit Hydronephrose der unteren Hälfte beschrieben. Über einen ähnlichen typischen Fall bei einem Kind von $3^1/_2$ Jahren haben auch Michon, Ronsin und Cammenos (1953) berichtet. Bei diesen Fällen ist oft die Mitentfernung des dazugehörigen Ureters nötig, besonders wenn er erweitert und verändert ist. Technisch gestaltet sich gewöhnlich die Nierenresektion bei solchen Fällen leicht. Die Versorgung der Parenchymwunde erfolgt durch Nähte, welche

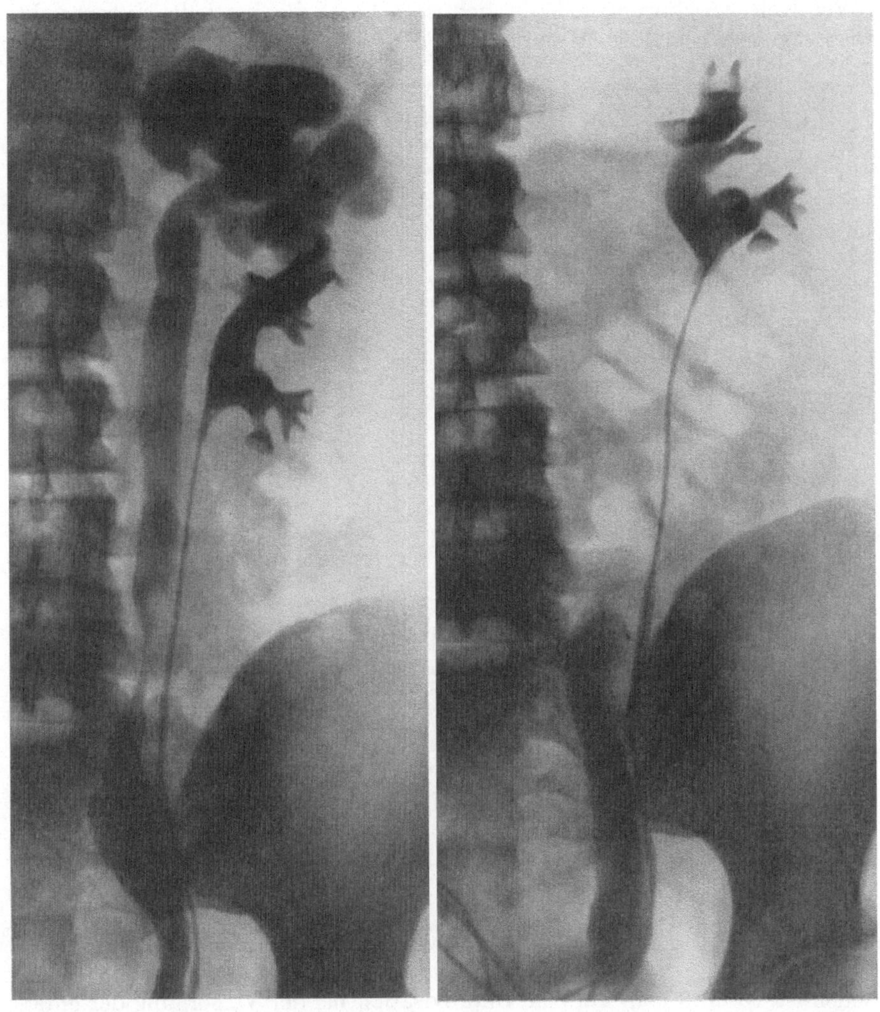

a          b

Abb. 149a u. b. 35jährige Patientin. Verdoppelung des linken Nierenbeckens mit hydronephrotischer Degeneration der oberen Hälfte und Hydroureter infolge Stenose der vesicalen Mündung. Abtragung der oberen Hälfte. a Retrogrades Pyelogramm vor der Operation. b Zustand nach der Nierenresektion

meistens gut anzulegen sind. Man kann dazu auch freie Muskel- oder Fetttransplantation zu Hilfe nehmen.

Wieweit die Möglichkeit der technischen Ausführung der partiellen Nephrektomie gehen kann, wird bei drei Fällen aus unserem Material, und zwar in den Abb. 149a und b bis Abb. 151a und b gezeigt. Das erste Bild betrifft eine totale Verdoppelung des Nierenbeckens und des Harnleiters mit ausgesprochener hydronephrotischer Erweiterung der oberen Hälfte und des dazu gehörigen Ureters, welcher in seiner ganzen Länge infolge einer Stenose der vesicalen Mündungen stark dilatiert ist. Die Operation bestand in der Abtragung der oberen Hälfte der Doppelniere und eines Teils des Ureters. Es sei bemerkt, daß der Fall den gewöhnlich beobachteten Regeln nicht entspricht, nach denen bei Doppelniere das *untere* Nierenbecken

10*

am häufigsten erweitert angetroffen wird. Diese Tatsache wird durch die erschwerten Bedingungen der Entleerung verursacht. Bei den zwei anderen Fällen ist die Resektion des oberen Pols wegen eines Hydrocalyx ausgeführt worden. In einem dieser Fälle ist die Erweiterung des Kelches durch Steinbildung kompliziert worden.

Bei Kelcherweiterungen kann sich manchmal die partielle Nierenresektion etwas atypisch gestalten. Wenn z.B. der Hydrocalyx im mittleren Kelch ent-

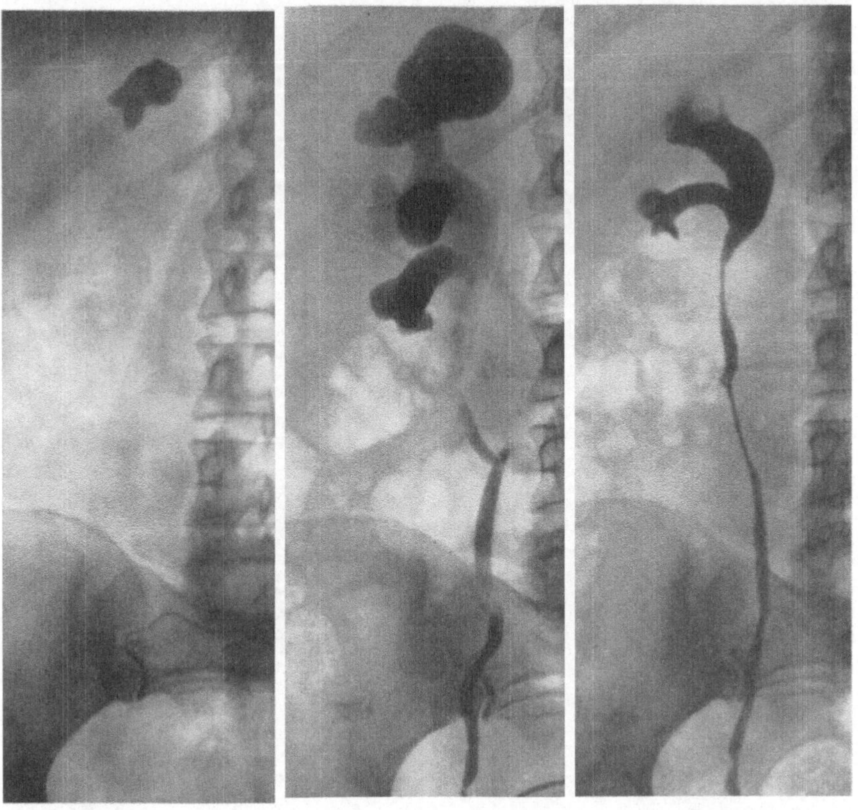

a                b                c

Abb. 150a—c. 43jährige Patientin. Hydrocalix rechts mit Steinbildung. Resektion des oberen Pols und Entfernung des Steines. a Übersichtsaufnahme. b Retrogrades Pyelogramm. c Pyelogramm nach der Polresektion

standen ist, so muß man auf eine Improvisation bei der Versorgung der entstandenen Lücke vorbereitet sein.

Die Mitbeteiligung des Ureters an den Stauungsvorgängen gibt oft Anlaß zu radikalerem Vorgehen. Die sog. totale Nephroureterektomie, bei welcher man die ganze Länge des Harnleiters mit dem Blasenostium entfernt, wird meistens durch 2 Schnitte ausgeführt, welche durch eine Gewebebrücke voneinander getrennt sind. Bei mageren Patienten kann man versuchen, nur mit einem großen Schnitt durchzukommen, besonders wenn man nicht auf der Mitentfernung der Harnleitermündung bestehen will. Bei schwächeren Patienten bietet dagegen ein zweizeitiges Vorgehen mit einer dazwischenliegenden Wartezeit gewisse Vorteile.

Man ist in letzter Zeit mit der Anwendung der radikalen Verfahren bei Entleerungsstörungen viel zurückhaltender geworden, und es ist dem Fortschritt der Chirurgie zu verdanken, daß sich ein starkes Bestreben zur konservativen

Einstellung geltend macht. Eigentlich kann man die ersten Jahre des vierten Dezenniums des Jahrhunderts (1930—1935) als den Zeitpunkt bestimmen, von dem ab bei Hydronephrose die konservativen Operationen systematisch angewandt werden. Die organerhaltende Chirurgie der Hydronephrose und der Harnleitererweiterungen gehört zu den besten Errungenschaften der modernen Urologie.

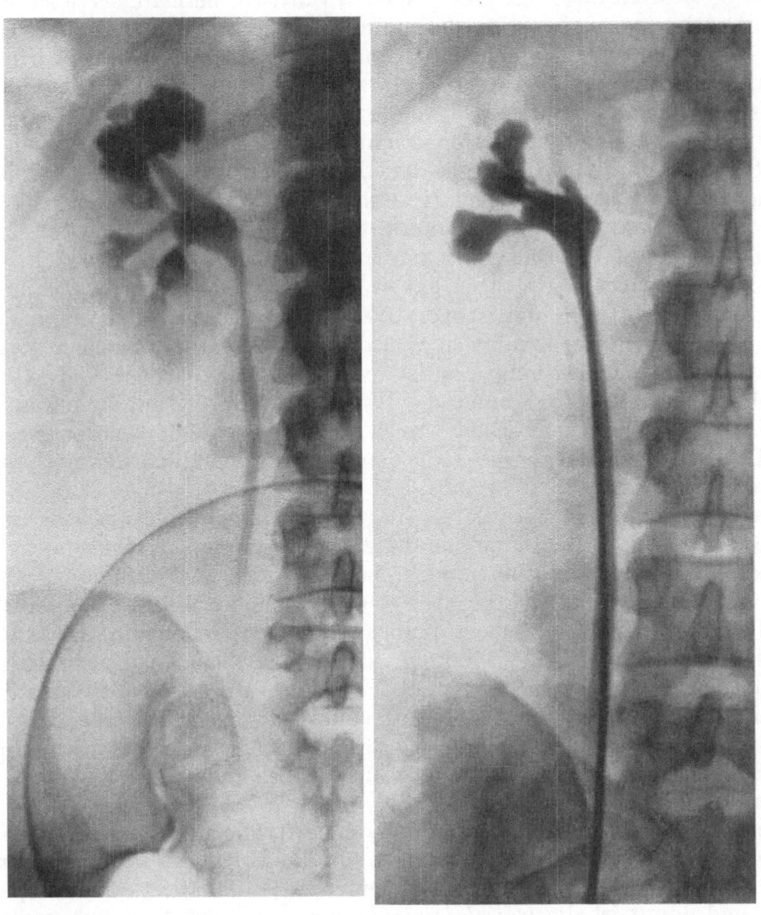

a          b

Abb. 151a u. b. Hydrocalix bei einer 35jährigen Patientin. Nierenresektion. a Retrograde Pyelographie vor der Operation. b Zustand nach der Polresektion

Ein Beweis dafür ist die immer seltener werdende Anwendung der primären Nephrektomie. Während sie nach den ältesten Statistiken mehr als die Hälfte der Fälle betraf, ist sie heute auf einen bedeutend niedrigeren Prozentsatz herabgesunken. Nach FORET (1953) wurden von 400 Hydronephrose-Fällen aus der Klinik in Lyon 47% nephrektomiert, während bei 72 Fällen (18%) ein organerhaltender Eingriff vorgenommen wurde. Wir selbst haben im Krankenhaus „Evangelismos" in Athen im Laufe der letzten 23 Jahre bei 257 Fällen von Hydronephrose 189mal die Nephrektomie ausgeführt und bei 68 Fällen (26,5%) konservative Eingriffe ausführen können. Dieser Prozentsatz scheint ungefähr dem allgemein verfolgten Vorgehen zu entsprechen, wie aus der Literatur und aus

Besprechungen mit Kollegen hervorgeht. Demgegenüber hat Anderson (1953) die primäre Nephrektomie nur bei 25% seiner Fälle ausgeführt.

Eine veränderte Einstellung und die Verbesserung unserer Resultate nach dem Kriege wurden durch die Statistik von Henline (1949) dargestellt. Vor 1935 hat er 68% seiner Fälle nephrektomiert, bei den plastischen Operationen hatte er aber bei 50% Mißerfolge. In einer neueren Statistik berichtet er über 70 Fälle von Entleerungsstörungen, unter denen nur 4 Nephrektomien ausgeführt wurden. Dieses organschonende Vorgehen hat, nach dem zutreffenden Ausdruck von Moore, neuerdings das Vertrauen der ärztlichen Kreise zu den Leistungen des urologischen Faches erhöht.

Zahlreiche Arbeiten beschäftigen sich in letzter Zeit mit den allgemeinen Richtlinien der konservativen Chirurgie der Hydronephrose und den verschiedenen Formen der Uretererweiterungen (Papin, Scholl, Mathé und de la Penã, Kimbrough, Moore, Carrin, Pilcher, Sargent, Quinby, McIver, Hinman, Gibson, Boeminghaus, Branderberg und Köhler, Vilain, Ott, Blasucci, Guiliani). Im großen und ganzen haben sich wesentliche Prinzipien allmählich durchgesetzt. Die Grenzen der operativen Möglichkeiten treten nunmehr klar hervor. Wenn auch die Meinungen über die Aussichten der einzelnen Methoden noch nicht ganz übereinstimmen, so ist man sich doch darüber klar, daß man augenblicklich denjenigen Formen der Hydronephrose, die auf Ursachen hauptsächlich dynamischer Art beruhen, noch verhältnismäßig machtlos gegenübersteht. Dagegen sind die Aussichten, die man bei der Behandlung der mechanischen Hydronephrose hat, bedeutend günstiger.

Entschließt man sich nach der Freilegung der hydronephrotischen Niere zur Erhaltung des Organs, so stützt sich diese Indikation auf verschiedene Befunde, die sich während der Operation ergeben, hauptsächlich aber auf den ursächlichen Faktor und auf den *Grad* und die *Form* der hydronephrotischen Erweiterung. Es kann aber auch mehr als nur eine Stauungsursache vorhanden sein. Diese autoptischen Befunde werden in Verbindung mit den Ergebnissen der verschiedenen röntgenologischen Untersuchungsmethoden den Operationsplan bestimmen. Unzureichende Befunde deuten oft auf eine dynamische Ursache der Hydronephrose. Diese Feststellung ist wichtig, weil dabei eine mechanische Korrektion, wie z.B. die Nierenbeckenresektion voraussichtlich ohne Erfolg bleiben würde (Minder 1931).

Es ergibt sich also, daß wir hiermit *zwei* Ziele verfolgen: erstens die *Beseitigung des primären Abflußhindernisses* und zweitens die *Korrektion der Hydronephrose.* Oft genügt für die Durchführung dieser beiden Operationsziele derselbe operative Zugang und damit ist die *kausale* und die *symptomatische* Therapie verbunden. Manchmal aber ist ein zweiter Zugang erforderlich, wie z.B. wenn man sowohl eine plastische Beseitigung einer Stenose des Harnleiters als auch eine Resektion des Nierenbeckens vornimmt. Bei der Operation ist man sich über die morphologischen und funktionellen Zustände nicht immer ganz im klaren. Wenn die Freilegung während eines Intervalls der Harnstauung stattfindet, wird manchmal der richtige Befund übersehen. In solchen Fällen empfehlen Lich und Barnes (1957) das Nierenbecken durch Punktion mit Kochsalzlösung zu füllen, um die Verhältnisse besser beobachten zu können und die Entleerungsbedingungen zu verfolgen. So ergänzen sich die bei der Freilegung festgestellten Befunde mit denjenigen, die vorher schon aus der intravenösen Pyelographie und den anderen Untersuchungsmethoden vorliegen.

Hinman glaubt, daß er die äußerste Grenze der Erhaltungsmöglichkeit der Niere zahlenmäßig bestimmen kann. Danach soll die Funktion der hydronephrotischen Niere bis zu $^{1}/_{5}$ ihrer Normalleistung betragen, damit ein konservatives Vorgehen gerechtfertigt ist. Außerdem weist er auch auf das Kompensationsvermögen des Schwesterorgans hin („renal counterbalance"), welches einen wichtigen Faktor für die Erholungsfähigkeit darstellt.

Auch bei anderen Autoren findet man das Bestreben, vor einer plastischen Operation den Funktionswert der Niere zahlenmäßig zu bestimmen. LYNCH und THOMSON einerseits, BOSHAMER andererseits stimmen darin überein, daß eine konservative Operation nie vorgenommen werden darf, wenn die Funktionsprüfung der hydronephrotischen Niere nicht mindestens 25% ihrer Gesamtleistung aufweist.

Die Aussichten konservativer Therapie sind *bei Kindern* viel größer. Auf diesem für die organerhaltende Chirurgie der Entleerungsstörungen besonders dankbaren Gebiet konnten HIGGINS, WILLIAMS und NASH (1951) bei 70 Fällen von Hydronephrose konservativ vorgehen und bei 60% dieser Fälle die Niere erhalten. Auch FETTER und WARREN (1956) betonen die vielseitige Anwendungsmöglichkeit der konservativen Methoden bei Kindern und die guten Resultate, die neuerdings damit erzielt werden. Diese klinischen Erfahrungen decken sich mit den experimentellen Befunden, welche von GRAUHAN, BOEMINGHAUS usw. ausführlich beschrieben wurden (s. weiter oben).

Es versteht sich von selbst, daß das konservative Vorgehen *bei bilateralen Fällen* bis zum äußersten beibehalten werden muß. Übrigens, wie man aus den Statistiken ersieht, sind bei der doppelseitigen Lokalisation der Hydronephrose die gewagtesten Plastiken ausgeführt worden.

Die mannigfaltigen Entstehungsursachen der Hydronephrose und das dauernd wechselnde anatomische Bild der Erkrankung haben mit der Zeit zur Entwicklung einer Vielzahl von Operationsmethoden beigetragen, welche entweder einzeln oder kombiniert angewandt werden können. Bis zum heutigen Tage hat man nicht aufgehört, neue plastische Verfahren auszuprobieren. Aus diesem Grunde kann zur Zeit noch nicht von einer präzisen Indikationsstellung bei der Wahl des Operationsverfahrens die Rede sein. Viele dieser Methoden sind ziemlich alt und kehren oft nur mit einigen kleinen Neuerungen wieder. Andere, die zu ihrer Zeit ziemlich gewagt erschienen, werden heute in der chemotherapeutischen Ära wieder angewandt.

Daß die vielen Operationsverfahren einen weiten Spielraum für die Indikationsstellung offen lassen, ergibt sich aus den großen Statistiken. Hieraus ersieht man, welche Möglichkeiten jeder einzelnen Klinik für die Anwendung dieser Verfahren offenstehen. Um nur eine der neuesten Statistiken anzuführen, greifen wir zufällig die von der Klinik aus Lille heraus, welche 1955 von MACQUET, WEMEAU, DEFRANCE und LEMAITRE veröffentlicht wurde. Diese Zusammenstellung umfaßt eine große Anzahl von Methoden, die der Reihe nach wie folgt angeführt sind:

1. Einfache Durchtrennung eines überzähligen Gefäßes.
2. Extramuköse Ureterotomie.
3. Ureteropyeloplastik.
4. Resektion der pyeloureteralen Verbindung mit End-zu-End-Anastomose.
5. Partielle Nierenbeckenresektion mit Reimplantation des Harnleiters.
6. Hohe Fixation der Niere in senkrechter Lage, um den Ureter von dem Druck eines großen überzähligen Gefäßes zu schützen.

Ein Versuch, diese Methoden einzeln aufzuzählen, würde sich in Anbetracht der verschiedenen Wiederholungen und Modifikationen sehr schwierig gestalten. In dieser Beziehung leisten die diesbezüglichen Zusammenstellungen von GIBSON (1945), HINMAN (1946), BOEMINGHAUS (1954), FEY, DOSSOT und QUENU (1956) und HANLEY (1957) eine wirkliche Hilfe. Sie sind aber trotzdem unzureichend, weil das Thema sehr umfassend ist.

Um bei dieser Vielseitigkeit der operativen Verfahren eine Orientierung zu ermöglichen, kann man meines Erachtens zu einer Schematisierung übergehen und bestimmte Gruppen von Methoden prüfen, welche die verschiedenen Variationen enthalten. Bei der Untersuchung der Operationsergebnisse, die letzten Endes unser Ziel ist, spielen meistens kleine Abweichungen in der Technik keine besondere Rolle. Gemäß diesen Überlegungen und in Anlehnung an ähnliche Einteilungen von Hinman, Blasucci, Hanley u. a. unterscheiden wir drei große Gruppen von Methoden, je nachdem, ob bei der Operation erstens das Nierenbecken- bzw. Harnleiterlumen nicht eröffnet wird, zweitens ob das eine oder das andere eröffnet wird und drittens ob die Kontinuität des pyeloureteralen Kanals total unterbrochen wird.

Somit gelten als Hauptschwerpunkte der konservativen Verfahren die *äußerliche Einwirkung der Korrektion*, die *Eröffnung des Schleimhautkanals* und schließlich die *Unterbrechung der Kontinuität*.

## *Gruppe I*
### Methoden ohne Eröffnung des Nierenbecken- bzw. Harnleiterlumens

Hierzu gehören verschiedene Verfahren, welche im großen und ganzen folgende gemeinsame Merkmale aufweisen: erstens sind es die gutartigsten, die uns zur Verfügung stehen und zweitens sind es diejenigen, die meistens relativ einfach auszuführen sind. Daß bei manchen dieser Verfahren das Nierenbecken zusätzlich durch Pyelostomie oder Nephrostomie drainiert wird, hindert unseres Erachtens nicht, daß auch sie der obengenannten Gruppe angehören. Als Richtlinien für die Klassifikation benützen wir jedoch die Art der Korrektion des Entleerungshindernisses.

Nephropexie. Die Fixation der Niere, entweder als selbständige Methode oder komplementär zu einer anderen plastischen Operation, bezweckt vor allem die Hebung des unteren Pols und die Schaffung besserer Abflußbedingungen.

Ureterolyse. Mit dieser wird eine sorgfältige Lösung des Harnleiterabganges von der Umgebung und vom Nierenbecken ausgeführt. Gewöhnlich handelt es sich um mehr oder weniger fibröse Gewebe oder Nervenfasern, welche stumpf oder scharf abgelöst werden. Während dieses Vorgangs stößt man beim Präparieren manchmal auch auf ein aberrierendes Gefäß. Zweck der Operation ist die Mobilisierung des Harnleiters.

Abb. 152a und b zeigt einen solchen Fall, bei dem infolge einer Periureteritis eine Ureterolyse ausgeführt worden ist.

Entnervung der Niere. Die von Papin und Ambard eingeführte Methode wird im Sinne einer periarteriellen Sympathektomie bei kleinen schmerzhaften Hydronephrosen und dynamischen Störungen verschiedener Art, oft aber auch ergänzend zu anderen plastischen Eingriffen angewandt. Die Wirkung der Entnervung des Nierenstiels mag noch so verschieden bewertet werden, für uns hat sie doch eine gewisse Bedeutung, da sie uns die einzige Möglichkeit bietet, dynamische und atonische Zustände des Nierenbeckens zu beeinflussen. Die Entnervung ist für das Organ völlig unschädlich (Papin, Bauer, Dobritz, Boeminghaus).

Priestley wendet die Nierenentnervung bei Fällen von Hydronephrose an, bei denen keine ausreichende anatomische Erklärung der Entleerungsstörung zu finden ist. Selbstverständlich muß der ganze Ureter normal sein, es sind also periphere Ursachen ganz auszuschließen. Bei diesen Fällen hält der Autor die Anwendung der Entnervung für berechtigt, trotzdem die Resultate oft ungewiß sind. Bei Ptosis muß die Nephropexie ausgeführt werden. Bei diesen Fällen ist nach Priestley die Ursache der Beschwerden auch anderswo zu suchen.

Weitere neurochirurgische Eingriffe bei Entleerungsstörungen. Zweck dieser Methoden ist die Entspannung der erhöhten Tonuslage der Muskulatur des Nierenbeckens. Es wird damit eine günstige Beeinflussung der Funktion der Entleerung erreicht. Bereits im Jahre 1934 hat sich CAPORALE experimentell

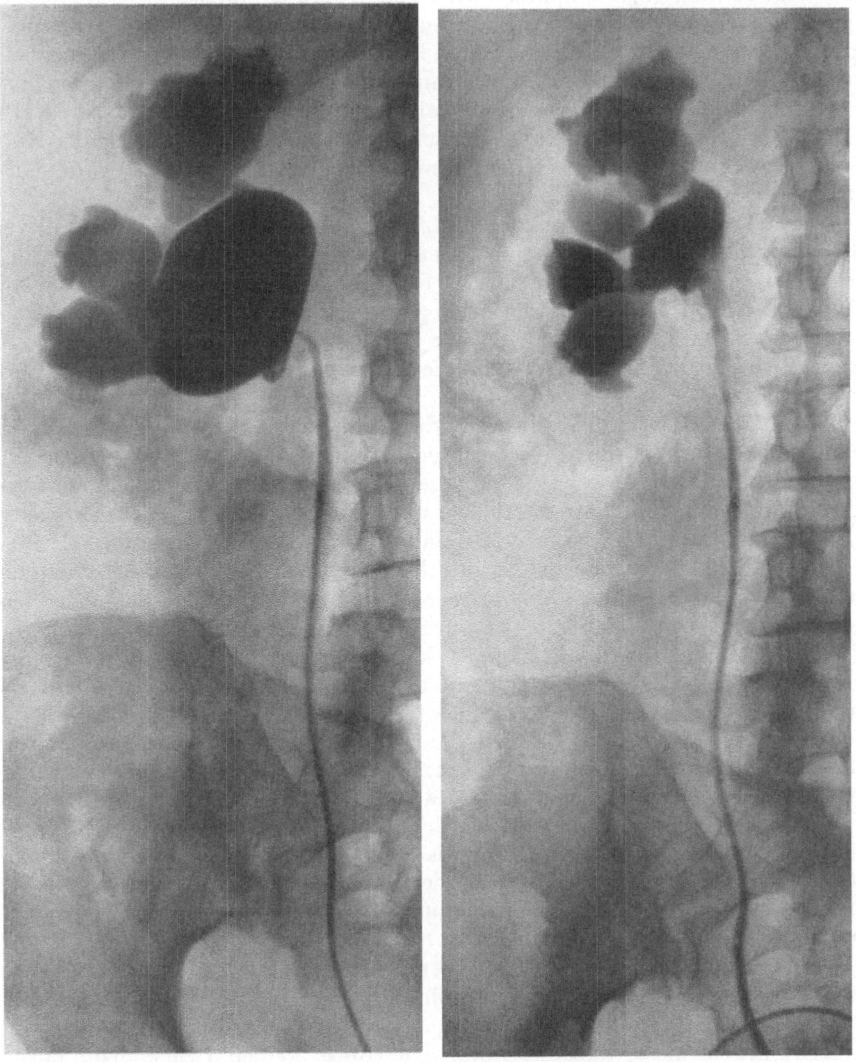

Abb. 152a u. b. Rechtsseitige Hydronephrose bei einer 56jährigen Patientin infolge Periureteritis. Ureterolyse. a Retrogrades Pyelogramm vor der Operation. b Frühresultat nach dem Eingriff

und klinisch eingehend mit der Sympathektomie bei der dynamischen Hydronephrose beschäftigt. HENI und RIETHMÜLLER (1948) führen zur Behandlung der erhöhten Krampfbereitschaft des Nierenbeckens verschiedene Eingriffe am sympathischen Nervensystem aus. Neben der Entnervung des Nierenbeckens bzw. des oberen Harnleiterabschnittes werden die Resektion des Splanchnicus, die Resektion des oberen Teils des lumbalen Sympathicus und die Exstirpation des Ganglion aortico-renale erwähnt. Dobritz (1951) empfiehlt für die Behandlung der kleinen schmerzhaften Hydronephrose, in der Annahme, daß sie durch einen Spasmus des pyeloureteralen Schließmuskels hervorgerufen wird, neben anderen lokalen Eingriffen auch die Sympathektomie der Niere. Bei der rein dynamischen Hydronephrose wird von Dobritz, zwecks Beeinflussung der Nierenbeckenatonie neben der Nierenentnervung auch die Durchtrennung des Splanchnicus major und minor und die Entfernung des obersten bzw. der beiden obersten Lendenganglien des Grenzstranges ausgeführt. Hierzu gehört auch die Resektion des Nervus hypogastricus bei segmentärer Atonie des unteren Harnleiterabschnittes (Boeminghaus). Schließlich ist auch die Behandlung der Hydronephrose bei paraplegischen Patienten mit sacraler Rhizotomie zu erwähnen, die Hutch (1957) empfohlen hat.

Durchtrennung von akzessorischen Gefäßen. Zuerst von Rovsing 1898 ausgeführt, ist sie heute eine allgemein ausgeübte Operation und wird von vielen Autoren als selbständige oder als ergänzende Methode empfohlen. Wieweit wir uns bei allen Fällen auf die ätiologische Bedeutung akzessorischer Gefäße stützen können, ist umstritten. Dieser Punkt wurde schon oben erörtert. Unvermeidlich werden wir jedoch vor diese Frage gestellt, da aberrante Gefäße vorkommen.

Bei Gefäßen stärkeren Kalibers ist die Unterbindung wegen der Gefahr eines anämischen Infarktes durch Anwendung anderer Methoden, über welche nachstehend die Rede ist, zu vermeiden. Zusätzlich zu der alten, allgemein angewandten Methode der temporären Abklemmung zur Feststellung des Parenchymgebietes, das von einem aberranten Gefäß versorgt wird, hat Khoury (1956) ein neues Verfahren vorgeschlagen. Er macht mit einer sehr kleinen Nadel eine Indigocarmineinspritzung in die akzessorische Arterie. Das Gebiet, das von diesem Gefäß versorgt wird, färbt sich dadurch tiefblau. Die Färbung dauert einige Minuten. Falls das Gefäß sehr klein ist, kann man, um eine eventuelle Thrombose zu vermeiden, die Einspritzung in die Hauptarterie des Nierenstieles machen. Dadurch wird das ganze übrige Organ gefärbt, mit Ausnahme des Teiles, der zum aberranten Gefäß gehört. Um bei der Unterbindung der akzessorischen Polgefäße die Gefahr der Ischämie zu vermeiden, wird von Marion und Perard (1944) empfohlen, die Teilresektion des unteren Pols gleichzeitig auszuführen.

Im Kapitel über die Ätiologie wurde bereits die umstrittene Bedeutung der Wirkung der akzessorischen Gefäße als einzelner Faktor eingehend behandelt. Da dynamische Ursachen nicht immer ausgeschlossen werden können, rät Dobritz auch hier, auf die Durchtrennung des Gefäßstranges die Entfernung des Ganglion aortico-renale folgen zu lassen.

Umgehungsoperationen bei akzessorischen Gefäßen. Hinsichtlich der Vermeidung der durch die Unterbindung verursachten Gefahren sind verschiedene Verfahren mitgeteilt worden, die eine Transposition des aberranten Gefäßes bezwecken, so daß dieses auf den Ureter keinen Druck mehr ausüben kann. Hellström hat 1949 die Befestigung des Gefäßes an einer anderen Stelle des Nierenbeckens empfohlen. Einen ähnlichen Zweck verfolgt die von Flandrin vorgeschlagene Methode (zit. nach Fey, Dossot und Quenu), durch welche die hohe Reposition der Niere die Beziehung zur Arterie verändert. Dadurch wird die Überkreuzung mit dem Ureter vermieden.

In der Annahme, daß die Hydronephrose durch eine Herniation des Nierenbeckens zwischen der Bifurkation der Nierenarterie und des überzähligen Gefäßes entsteht, mobilisiert Maluf (1956) das Nierenbecken und den Ureter und verschließt den anatomischen Defekt, welcher sich zwischen den beiden Zweigen des Gefäßes befindet. Auf diese Weise wird die Wiederholung des Prolapses vermieden.

Neuerdings hat Le Roy (1957) eine konservative Operation bei der durch ein aberrantes Gefäßes verursachten Hydronephrose beschrieben. Stößt man bei der Operation auf ein großes überzähliges Gefäß, dessen Unterbindung gefährlich erscheint, so ist, gemäß der Beschreibung Le Roys, der Stiel durch einen bandförmigen Fascialappen aus der Aponeurose des M. obliquus externus zu heben und an die Nierenkapsel zu fixieren. Auf diese Weise soll der Druck auf den Ureter endgültig behoben werden.

Michalowski und Modelski berichteten 1958 über ihre Resultate mit einem von Modelski vorgeschlagenen Verfahren, welches sie bei 4 Fällen mit gutem Erfolg angewandt haben. Die Transpositio vasorum geschieht, indem sie in der gewünschten Lage durch Nierenbeckenfaltung fixiert werden; dabei wird auch eine Reduzierung des Nierenbeckenhohlraumes erzielt.

Zu diesen Umgehungsoperationen bei aberranten Gefäßen gehört die von H. Stewart (1947) angegebene *Nephroplicatio*. Bei dieser originellen Methode wird die Niere so umgeformt, daß zwischen dem störenden akzessorischen Gefäß und den Gefäßen des Nierenhilus eine enge Verbindung hergestellt wird. Diese neue Form der Niere wird durch Parenchymnähte fixiert, so daß diese Konfiguration erhalten bleibt.

Pyeloplicatio. Es handelt sich um eine der ältesten Methoden, durch die die Ausmaße des erweiterten Nierenbeckens verkleinert werden. Dieses Verfahren wurde ursprünglich von Czerny 1896 und später von Israel angewandt und besteht in der Durchführung einer Raffung auf der einen oder den beiden Seiten der Nierenbeckenwand. Von den Franzosen „capitonage" genannt, wird es später von Heitz-Boyer in ähnlicher Weise ausgeführt und als „manchonnage" beschrieben.

Nierendekapsulation. Von manchen Autoren wird auch die Entkapselung der Niere als supplementäres Verfahren angewandt. Sie wird z. B. bei den Nierenbeckenplastiken empfohlen, um eine bessere Durchblutung der Niere zu bewirken (Lynch und Thomson 1936).

Extramuköse Spaltung der verengten Ureterabgangsstelle. Als Vorbild für diese Methode dient die bekannte von Ramstedt für den Pylorospasmus angewandte Operation. Sie wurde von Bonino (zit. nach Boeminghaus) sowie von Allemann (1935) insbesondere für die kleinen schmerzhaften Hydronephrosen empfohlen, fand aber inzwischen bedeutend weitgehendere Anwendung.

Operationen bei peripher liegenden Veränderungen des Harnleiters. Manchmal sind Eingriffe am lumbalen oder iliacalen Ureterteil ohne Öffnung des Schleimhautkanals angezeigt. Die extramuköse Spaltung des stenosierten Ureters kann bei bestimmten Fällen auch an einer Stelle angewandt werden, die tiefer als der Ureterhals liegt. Auch bei atonischen Zuständen sind trotz der ungewissen Resultate der mechanischen Korrektion Methoden ausgedacht worden, welche die gestörte Funktion indirekt irgendwie doch beeinflussen. Carlson hat 1954 die Einbettung des Mega-Ureters in den Psoasmuskel empfohlen. Im Anschluß daran ist von Boeminghaus (1955) der Versuch gemacht worden, den atonischen Ureter mit seinem periureteralen Gewebe in einen Peritoneallappen einzuhüllen.

Operationen an der vesicalen Harnleitermündung. Die cystische Erweiterung der Uretermündung gibt außer der oft durch Elektrokoagulation ausgeführten endoskopischen Spaltung auch zum transvesicalen operativen Vorgehen Anlaß. Dadurch wird in radikaler Weise die Ureterocele eröffnet und evtl. vorhandene Steine entfernt. Wenn nötig, wird auch der vorfallende Teil der Uretermündung radikal exstirpiert.

## *Gruppe II*
## Methoden mit Eröffnung des Nierenbecken- bzw. Harnleiterlumens

Daß zur Durchführung des Eingriffes bei einer ganzen Reihe von Fällen die
Eröffnung des Schleimhautkanals unvermeidlich ist, ist verständlich, wenn man

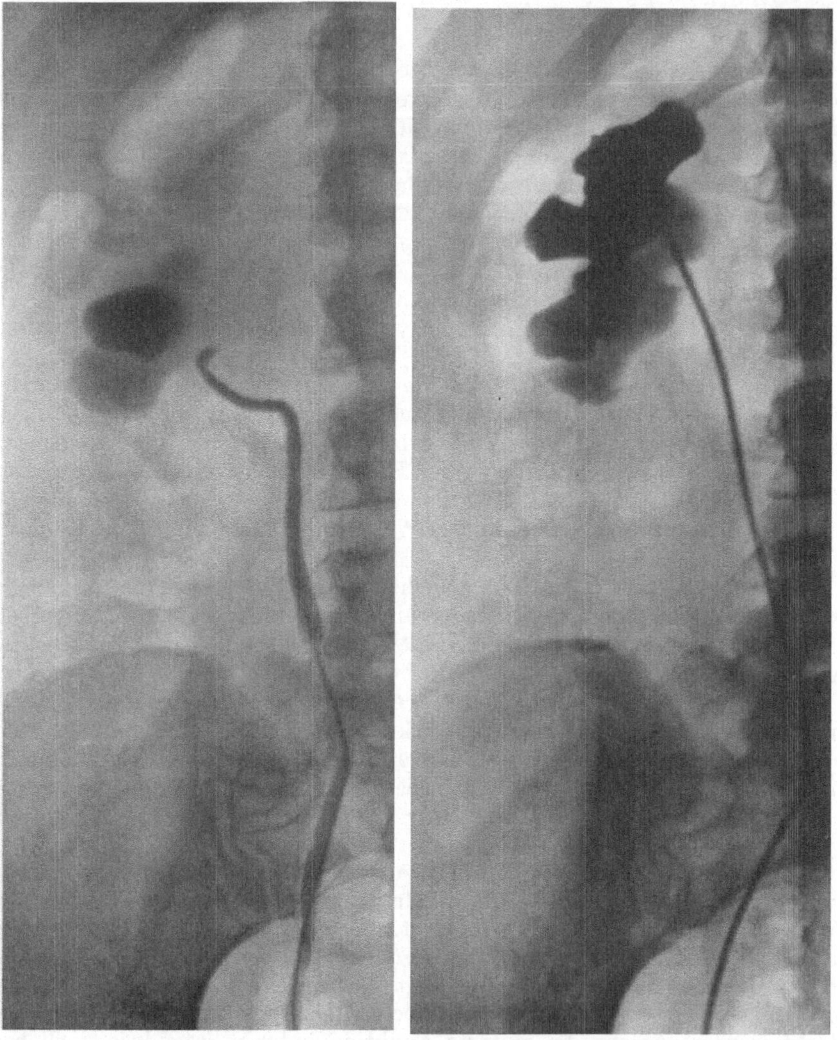

a              b

Abb. 153a u. b. Rechtsseitige Hydronephrose bei einer 26jährigen Patientin. Hochgradige Nierenbeckenerweiterung infolge kongenitaler Stenose des Harnleiterabganges. Plastik nach FENGER. a Retrogrades Pyelogramm. b Resultat 1 Jahr nach der Operation. Beschwerdefreiheit

bedenkt, daß viele dieser Fälle durch intraureterale Veränderungen verursacht
werden (Stenosen, Klappen usw.). Die Rekanalisierung mechanisch verschlossener
Ureteren gibt in erster Linie Anlaß zur Eröffnung des Harnabführungsweges.
Oft ist die Eröffnung aber auch nötig, um die Durchgängigkeit des Nierenbecken-
ausganges und des oberen Teils des Ureters zu prüfen. Die zweite Veranlassung
besteht in dem Zweck, das erweiterte Nierenbecken radikal therapeutisch zu

beeinflussen. Damit ist die Verkleinerung des erweiterten Nierenbeckens gemeint, deren Indikation hauptsächlich bei den mechanischen Formen angezeigt ist, ohne daß ihre Anwendung auch bei den atonischen Formen ausgeschlossen bleibt.

Ureterotomie mit oder ohne Naht. Nach dem Prinzip von HEINECKE-MIKULICZ für den Pylorus hat FENGER 1894 die Längsspaltung und Quervernähung der verengten Stelle am Übergang zwischen Nierenbecken und Harnleiter mitgeteilt. Diese Fengersche Plastik, welche sich für viele Fälle als sehr geeignet erwies, hat inzwischen viele Modifikationen erfahren. MARION hat dieselbe Längsincision ohne Naht angewandt. KELLY führte eine vertikale Incision am unteren Rande des Nierenbeckens mit einer Verlängerung zum äußeren Rand des Ureters hin und anschließender transversaler Naht aus. Auch GIBSON (1940) macht an nur 2 Stellen eine Längsincision mit anschließender querer Naht.

Aus unserem Material werden zwei Beispiele der Plastik nach FENGER gebracht. Abb. 153a und b zeigt einen Fall mit hochgradiger Erweiterung des Nierenbeckens, welche auf eine kongenitale Stenose des Harnleiterabganges zurückzuführen ist. Bei dieser Patientin genügte die Plastik nach FENGER, um die Beschwerden aufzuheben. Bei dem anderen Fall (Abb. 154a und b) verursachte die Ureterstenose bei einer ptotischen Niere eine extrarenale Hydronephrose mäßigen Umfanges. Außer der Fengerschen Plastik wurde deshalb auch die Nephropexie ausgeführt.

Bei der Längsincision des Harnleiters mit Verlängerung zum Nierenbecken hin werden je nach Art der Naht verschiedene Varianten angegeben. So wurden nach dem Prinzip der Pyloroplastik von FINNEY oder der ähnlichen Operation von TRENDELENBURG entsprechende Modifikationen von v. LICHTENBERG (1929) und PRIESTLEY (1939) eingeführt. McIVER läßt die Ureterincision offen und verschließt sie mit einem Fettlappen. Zur Sicherung der Adaptation

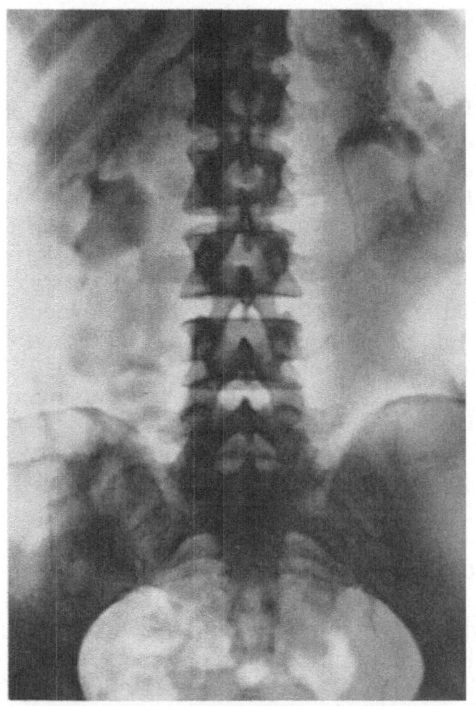

a

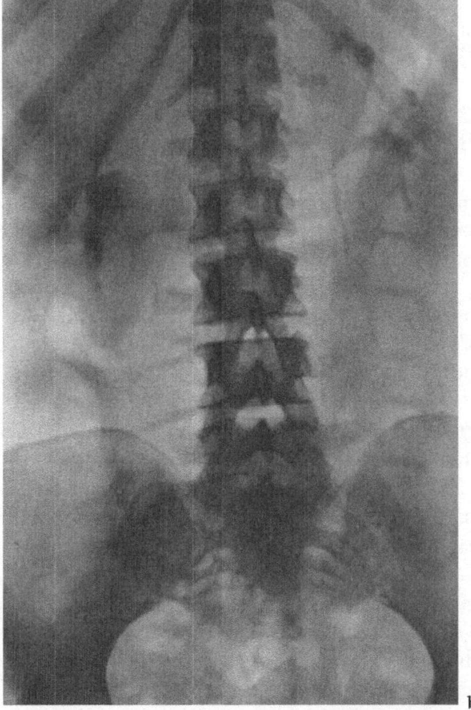

b

Abb. 154a u. b. 21jährige Patientin. Rechtsseitige, kleine extrarenale Hydronephrose bei einer ptotischen Niere mit Ureterstenose. Fengersche Plastik und Nephropexie. a Ausscheidungspyelogramm vor der Operation. b Frühresultat nach der Plastik

haben DUNCAN und BRYAN die Verdeckung der incidierten Stelle mit einem Lappen aus der Nierenkapsel empfohlen.

Ohne Naht wird auch die Incision bei der Ureterotomie mit Intubation nach DAVIS ausgeführt. Bei dieser wird ein Schienungsrohr aus plastischem Material in die Verengung eingelegt und liegengelassen. Diese Methode eignet sich für kurze sowie für lange Strikturen (KIMBROUGH, FURST, WORGAN und DENSLOW 1950; TRAUTNER 1955). PRIESTLEY (1954) beschränkt die Anwendung der Ureterotomie mit Intubation nur auf lange Stenosen, die den oberen Teil des Ureters betreffen und die durch keine andere Methode erweitert werden können. Hinsichtlich des Materials wird von SCHLUMBERGER und RIPARETTI (1952) für die Intubation des Ureters die Polythylenschiene sehr geeignet gefunden. Neben anderen Autoren empfiehlt neuerdings auch CASEY (1959) bei der Ureterotomie die Unterlassung der Schienung. Die einfache Längsincision des Ureters in Verbindung mit Ureterolyse, Gefäßdurchtrennung und Nephropexis soll die meisten Fälle von Hydronephrose heilen.

Incision durch Anwendung eines Y-förmigen Schnittes. Je nach der Richtung der Naht wird diese Methode nach SCHWYZER (1923) benannt. Die Naht wird hierbei schräg angelegt und greift von der hinteren Nierenbeckenwand auf den entsprechenden Teil des Ureters über. Auf diese Weise wird eine Ureterhalserweiterung erzielt.

Bei der sehr oft angewandten Modifikation nach FOLEY (1937) wird zuerst der Ureterschnitt bis zum Nierenbecken ausgeführt und dann in 2 Richtungen in Form eines umgekehrten V zum inneren und unteren Rand des Nierenbeckens hin fortgesetzt. Die Erweiterung der verengten Stelle wird durch die V-förmige Vernähung des Y-förmigen Schnittes erreicht.

Als Beispiel einer Plastik nach FOLEY bringen wir Abb. 155a und b. Es handelte sich um eine rechtsseitige kongenitale Hydronephrose infolge einer Stenose der Abgangsstelle des Ureters. Die Plastik führte rechtzeitig zu guten Entleerungsbedingungen.

Anwendung eines W-förmigen Schnittes. Diese Variation wurde von BALLENGER und McDONALD beschrieben. Durch diese wird infolge der Form des Schnittes eine beträchtliche Erweiterung der verengten Stelle ermöglicht.

Anwendung eines Läppchens aus der Nierenbeckenwand. Um die nach der Eröffnung der verengten Stelle des Harnleiters entstehende Lücke zu verdecken, benützen CULP und DE WEERD (1951) einen Lappen aus der Nierenbeckenwand, der nach unten gefaltet und in die Ureterincision eingenäht wird.

Lange Strikturen des Ureters verlangen eine besonders sorgfältige Wiederherstellung nach der Eröffnung. Zu diesem Zweck empfahl GORDON (1954) die Pyeloureteroplastik mittels eines spiralförmigen, aus der Nierenbeckenwand entnommenen Lappens auszuführen.

Nierenbeckenplastik. Sie wurde zum erstenmal von KÜMMELL (1897) angewandt und seitdem wird sie zur Schaffung besserer Entleerungsbedingungen des Nierenbeckens häufig herangezogen. Aus derselben Zeit stammen verschiedene Modifikationen dieser Methode. ALBARRAN beschreibt seine „résection orthopédique pyélo-rénale", bei welcher er gleichzeitig die Resektion des unteren Pols ausführt.

Seitdem sind zahlreiche Varianten der Nierenbeckenresektion bekanntgegeben worden. Ziel der Operation ist die Verkleinerung des Sackumfanges, Voraussetzung bzw. Bedingung jedoch, daß das Ureterostium so verlegt wird, daß es an die tiefste Stelle des Nierenbeckens zu liegen kommt. Andererseits erweist sich die Resektion oft als erforderlich, wenn die Muskulatur der Beckenwand insuffizient geworden ist, selbst wenn man gleichzeitig durch eine andere Methode die hauptsächlichste Abflußstörung beseitigt hat.

Am einfachsten ist die Excision eines ovalären Stückes aus dem Sacke, welches man mit einer Faßzange ergreift und durch einen Scherenschnitt abtrennt (GAYET, PAPIN u. a.). Allmählich entwickelten sich aber kompliziertere Methoden, so daß wir diese je nach dem Umfang der Resektion als „subtotale" oder „totale" charakterisieren. HRYNTSCHAK hat 1936 eine Nierenbeckenplastik angegeben,

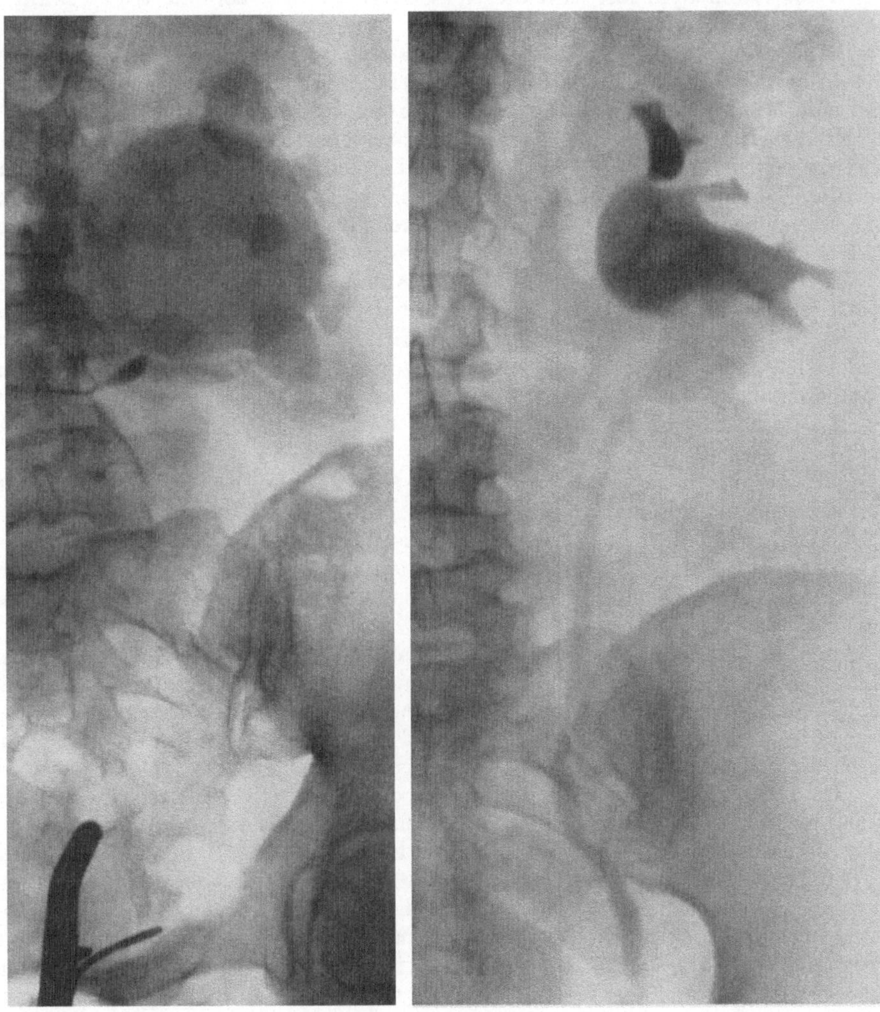

a          b

Abb. 155a u. b. Rechtsseitige angeborene Hydronephrose infolge Stenose des Ureterhalses bei einer 54jährigen Patientin. Plastik nach FOLEY. a Retrogrades Pyelogramm vor der Operation. b Frühresultat nach der Operation. Gute Entleerungsbedingungen

bei welcher durch subtotale Resektion des Nierenbeckens der Harnleiterabgang zum tiefsten Punkt verlagert wird. Auch bei Vorhandensein akzessorischer Gefäße kann man diese Methode als Umgehungsplastik anwenden und dadurch die Unterbindung vermeiden. DEUTICKE hat 1941 ein ähnliches Verfahren der subtotalen Nierenbeckenresektion ausgearbeitet, das sich auch für die häufig bestehenden Ureterstenosen unterhalb des Ureterabganges eignet. Darin besteht auch der Unterschied zwischen dieser Methode und der Plastik nach Hryntschak (Henninger). Eine Modifikation der Methode wird von Deuticke im Jahre 1952 bekanntgegeben. Danach wird zuerst eine ovaläre Excision des hydronephrotischen Sackes ausgeführt. Anschließend wird der Schnitt nach unten durch den Ureterhals hindurch verlängert. Nach Lösung eines dreieckigen Lappens gegen das Parenchym hin wird die Naht ausgeführt, wobei eine trichterförmige Erweiterung des Ureterabganges entsteht.

Die Methode von Walters (1933) besteht in einer großen sattelförmigen Resektion des Nierenbeckens, durch die sein Volumen beträchtlich verkleinert und eine bessere Bedingung für die Entleerung geschaffen wird.

Klotz (1948) hat auch eine Methode der partiellen Resektion des stark erweiterten Nierenbeckens veröffentlicht, die sich dadurch charakterisiert, daß sie die Übergangsstelle zum Ureter stützt. Desgleichen hat Gardner (1956) eine Methode zur Resektion des Nierenbeckens mitgeteilt, bei welcher er je nach Bedarf einen V-förmigen Lappen anwendet.

Das um die Jahrhundertwende von Albarran vorgeschlagene Verfahren der Nierenbeckenplastik in Verbindung mit der Polresektion ist neuerdings von Hjort und besonders von Bischoff modifiziert worden. Letzterer, der bereits eine bedeutende Erfahrung in solchen Plastiken hat, gibt folgende technische Voraussetzungen für ihre Durchführbarkeit an; ihre Anwendung ist angebracht:

„1. Wenn ein Hindernis mit Sicherheit und auf die Dauer beseitigt werden kann.

2. Wenn die intra- und extrarenalen Nierenhohlräume auf ein Minimum verkleinert werden können, und

3. Wenn schließlich die plastische Umwandlung von Niere und Nierenbecken so ausgeführt werden kann, daß der Harnleiterabgang im Stehen am tiefsten Punkt liegt, und eine Drosselung des Harnstromes auch durch Organverschiebung bei Lageveränderung nicht zu befürchten ist."

Auch bei überzähligen Gefäßen ist manchmal die Indikation zur Nierenbeckenresektion gegeben. Young hat schon 1932 eine solche Plastik beschrieben, bei welcher weder die Gefäße unterbunden, noch der Ureter verlegt werden mußte. Es wurde eine Resektion der vorderen und der hinteren Wand ausgeführt und durch die Naht die Befreiung des Gefäßes vom Ureter erreicht.

Ein anderes Verfahren ist neuerdings in der Klinik Couvelaire von Magder (1956) ausgearbeitet worden. Er nennt es eine Plastik „sur mesure" und wendet es bei Pyelektasien mit oder ohne Stenose des Ureters an. Nach der Pyelotomie wird der Zustand der Übergangsstelle des Ureters untersucht, und daraufhin sowohl ein Ureterkatheter als auch eine Nephrostomiesonde angelegt. Stufenweise wird, je nach Bedarf, die Nierenbeckenwand auf beiden Seiten in Streifen entfernt und bis auf die vom Katheter und der Nephrostomiesonde bestimmte Weite zurückgeführt. Auf diese Weise soll, nach Ansicht des Autors, nur der nötigste Teil der Nierenbeckenwand entfernt werden. Ferner werden durch diese Technik die Heilungsbedingungen gefördert.

Aus unserem Material bringen wir zwei Beispiele von Nierenbeckenresektion. Abb.156a und b zeigt eine linksseitige kongenitale Hydronephrose, deren Ursache auf eine hohe Ureterinsertion zurückzuführen ist. Therapeutisch wurde außer der Ureterolyse ein Teil der Nierenbeckenwand reseziert. Eine ähnliche Operation wurde auch bei dem zweiten Fall (Abb.157a und b) ausgeführt. Hier handelte es sich um eine ziemlich hochgradige extrarenale Erweiterung des Nierenbeckens infolge einer Knickung des Ureterabganges und periureterischen Strängen, welche sehr wahrscheinlich auf eine kongenitale Anlage zurückzuführen sind. Beide Male war das Resultat der Nierenbeckenplastik befriedigend.

**Anastomose zwischen erweitertem Nierenbecken und Harnleiter.** Albarran hat als erster 1898 bei der Behandlung einer Harnleiterstenose eine laterale Anastomose zwischen Nierenbecken und Ureter durchgeführt. Noch früher hatte TRENDELENBURG (1886) die erste Spornoperation gemacht, d.h. er

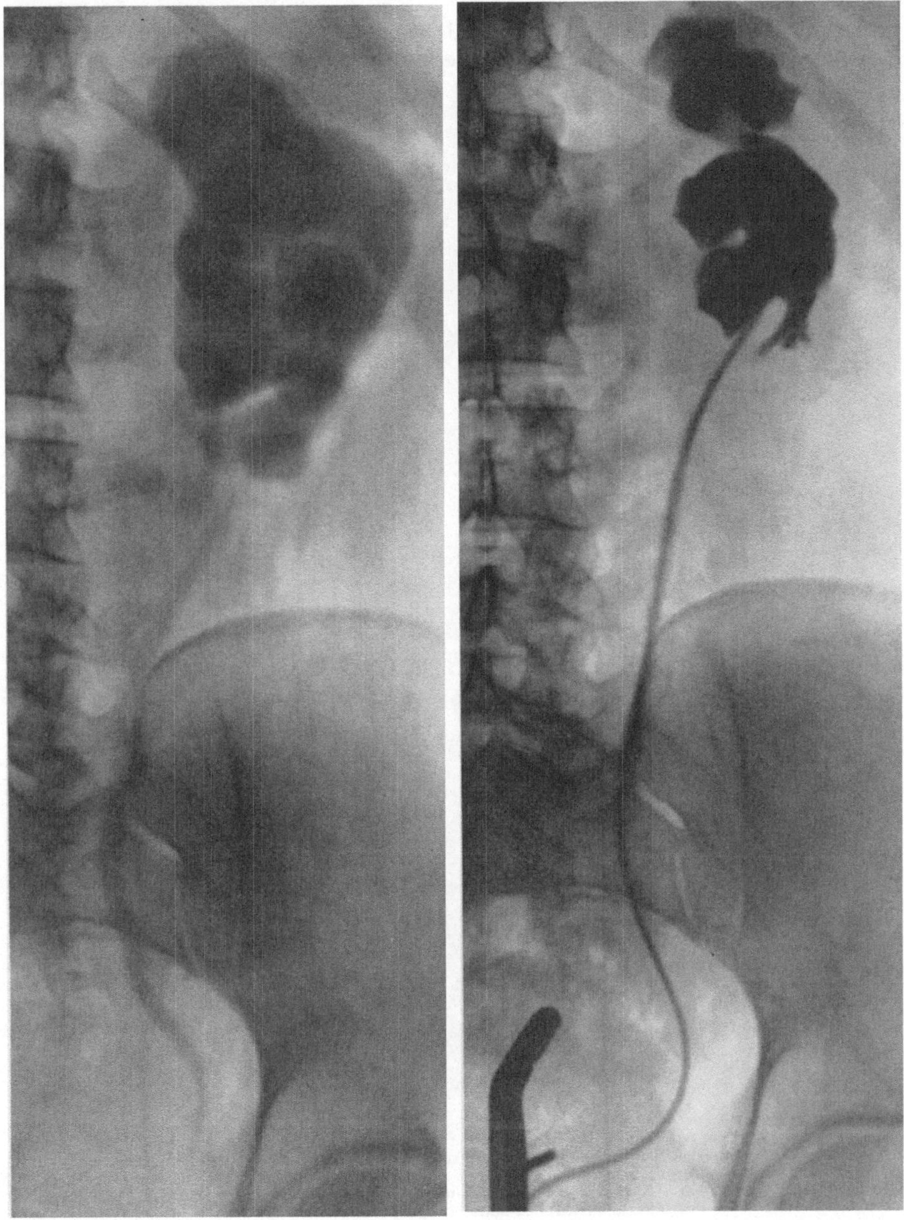

a                 b

Abb. 156a u. b. Linksseitige angeborene Hydronephrose bei einem 23jährigen Patienten infolge von hoher Ureter-insertion. Ureterolyse. Nierenbeckenresektion. a Retrogrades Pyelogramm vor der Operation. b Pyelogramm 3 Monate nach der Plastik

hat den an der unteren Ureterwand befindlichen Sporn durchschnitten, was nach RÜMPEL den ersten Versuch einer plastischen Operation bei Hydronephrose

darstellt. Diesem Verfahren entspricht die später entwickelte Spornoperation von
Morris, welche von einer Pyelotomiewunde aus eine hohe Uretermündung
beseitigte.

In der neueren Zeit verfolgt die laterale Anastomose von v. Lichtenberg
einen entsprechenden Zweck. Dieses Verfahren empfiehlt sich speziell für Fälle

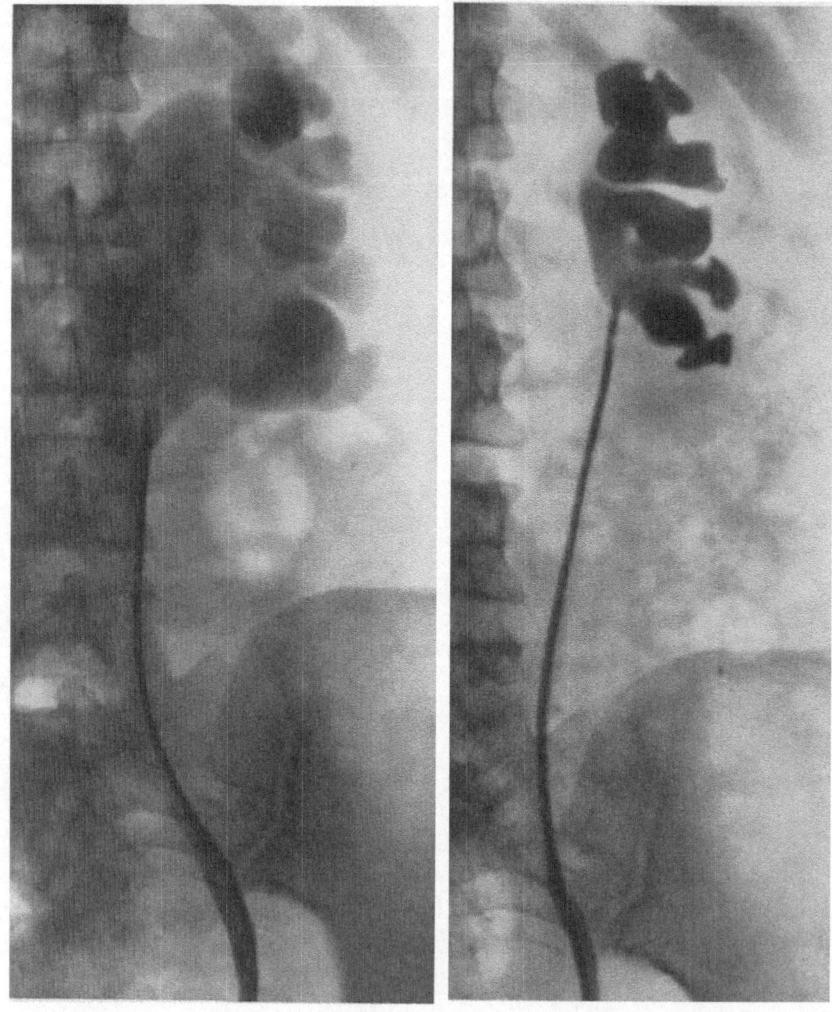

a          b

Abb. 157a u. b. Linksseitige kongenitale Hydronephrose bei einer 42jährigen Patientin. Hochgradige extrarenale Nierenbeckenerweiterung infolge Knickung des Ureterabganges und periureteritischen Strängen, sehr
wahrscheinlich kongenitalen Ursprungs. Ureterolyse und Nierenbeckenresektion. a Retrogrades Pyelogramm
vor dem Eingriff. b Resultat 10 Monate nach der Operation

hoher Insertion des Harnleiters mit langem Sporn. Auf eine laterale Anastomose
des Nierenbeckens und des Ureters stützt sich neuerdings auch die Methode von
Priestley.

Eine andere Indikation der lateralen Anastomose zwischen Nierenbecken und
Ureter, die zwar nur selten gestellt wird, ist das Vorhandensein großer akzessorischer Gefäße (Boeminghaus).

Operationen bei Hydrocalycosis. Zur Entlastung der durch das Hindernis verursachten Bedingungen sind auch beim Hydrocalyx ähnliche Operationen an der Übergangsstelle des Ureters auszuführen. Meistens geschieht dies ohne Resektion des Nierenbeckens. Um den verengten Kelchhals zu erweitern hat BENEVENTI (1943) die Behandlung durch retrograde Dilatation empfohlen. Daß bei bestimmten Fällen für eine beschränkte Entfernung der verdünnten Kelchwand beim Hydrocalyx die Bedingungen hierfür gegeben sind, wurde schon oben erwähnt.

Pyelocystostomie. In Ausnahmefällen ist eine Anastomose zwischen einer Hydronephrose und der Harnblase zu therapeutischen Zwecken durchgeführt worden. Nicht nur bei Beckennieren, sondern auch bei großen Säcken relativ tiefstehender Organe ist die Anastomose unter Ausschaltung des funktionsunfähigen Ureters gelungen (REISINGER, SCHLOFFER, HESS und WRIGHT mit 2 Fällen). Die Indikation zu diesem Eingriff ist sehr beschränkt, besonders wegen der schädlichen Folgen des Rückflusses, so daß sie nur bei hydronephrotischen solitären Nieren oder bei funktionsunfähiger zweiter Niere in Frage kommen kann.

Operationen am Ureter. Stenosen an tieferen Stellen des Harnleiters können durch eine Ureterotomie ohne Naht mit Schienung behandelt werden. Der Defekt kann auch durch einen gestielten Lappen aus dem Peritonaeum bedeckt werden. Die Insuffizienz der vesicalen Uretermündung ist jedoch in der Mehrzahl der Fälle einer wirksamen Behandlung kaum zugänglich.

Bei Mega-Ureter ist außer den verschiedenen Eingriffen an der vesicalen Mündung, ein Versuch zur Reduktion seines Umfanges vorgeschlagen worden. Die Verschmälerung des erweiterten Harnleiterrohres geschieht durch Abtragung von streifenförmigen Stücken aus der Harnleiterwand mit anschließender Vernähung. Etwas häufiger wurde, um eine Stenose zu umgehen, eine seitliche Anastomose zwischen dem erweiterten Ureter und der Blase angewandt. Diese von ÜBELHÖR ausgearbeitete Methode kann je nach den örtlichen Verhältnissen retroperitoneal, transperitoneal aber auch transvesical ausgeführt werden. Außer der Stenose bietet die segmentäre Ektasie des atonischen Harnleiters eine nur bedingt gestellte Indikation zur seitlichen Anastomose.

## *Gruppe III*

## Methoden mit totaler Kontinuitätstrennung des pyeloureteralen Kanals

Es handelt sich hier um die radikalsten plastischen Operationen der Entleerungsstörungen, deren Anwendung in größerem Umfang erst in letzter Zeit erfolgte. Die Indikation zu diesen Eingriffen ist häufig gegeben, doch bleibt ihre Ausführung auch heute noch, in der Zeit der Chemotherapie und der Antibiotica mit gewissen Gefahren verbunden. BOEMINGHAUS bezeichnet sie mit Recht als die verantwortungsvollsten aller plastischen Eingriffe.

Abgesehen von schweren Komplikationen *(Entzündung, Fistelbildung)* ist auf die Dauer die *Striktur* die größte Gefahr für das weitere Schicksal der Anastomosen. Um dieser eventuellen Spätkomplikation vorzugreifen, sind viele Methoden ausgearbeitet worden.

Die Tatsache, daß die totale Unterbrechung der Kontinuität des Harnleiters ungünstige Wirkungen auf die Peristaltik haben kann, ist schon seit langem als eine Folge der queren Harnleiterdurchtrennung betrachtet worden. Die experimentellen Beweise werden schon oben im Kapitel der Pathophysiologie erörtert. Vom praktischen Standpunkt aus ist diesbezüglich die experimentelle Studie von E. WILDBOLZ sehr interessant. Die Ergebnisse zeigen, daß bei gutgelungener Ureternaht die Folgen auf die Dynamik der Harnabführungswege keine so großen sind, und daß die Nierenfunktion nicht beträchtlich beeinflußt wird. Die exakte technische Durchführung ist also die wichtigste Bedingung für den guten Verlauf einer solchen queren Ureternaht.

Auch vom klinischen Standpunkt aus neigen wir neuerdings dazu, die bisherigen Ansichten über die Folgen der Unterbrechung der Kontinuität des Ureters als etwas übertrieben anzusehen. Küss betont in seiner kürzlich erschienenen Monographie über die Wiederherstellungschirurgie der Harnwege und bringt klinische Beweise dafür, daß unsere Einstellung zur Prognose günstiger sein muß, als es bisher geschah. Er bringt einen Fall, in dem nach akzidenteller Durchtrennung des Harnleiters die End-zu-End-Anastomose ein glänzendes funktionelles Resultat brachte, welches 5 Jahre nach dem Eingriff weiter andauerte. In seiner Monographie bringt Küss einen ähnlichen Fall von Gregoir, bei dem die guten Resultate der Ureternaht auf die Funktion des Harnleiters auch durch die Urocymographie bewiesen werden. Auch andere Autoren zeigen einen ähnlichen Optimismus hinsichtlich der heutigen Möglichkeiten der Anastomoseoperationen, natürlich wenn diese unter antibiotischem Schutz und mit exakter Technik ausgeführt werden.

Dies verhält sich tatäschlich so. Der einzige Einwand, den man haben könnte, besteht darin, daß man die Ergebnisse der Ureternaht bei einer akzidentellen Verletzung eines sonst gesunden Harnleiters nicht ohne weiteres mit denen chronisch erweiterter bzw. atonischer Harnleiter vergleichen kann, die auch gewöhnlich Gegenstand unseres chirurgischen Handelns sind.

Zu dieser Frage bringen allerdings Swenson und Marchant (1955) einen etwas optimistischen Beitrag. Anhand umfangreichen Materials über plastische Operationen bei Kindern und auf Grund eingehender experimenteller Untersuchung des Themas glauben sie, daß die quere Durchtrennung des Ureters seiner Peristaltik nicht schadet. Eventuelle geringe ungünstige Folgeerscheinungen haben die Tendenz, mit der Zeit von selbst wieder zurückzugehen.

Resektion und Reimplantation des stenosierten Ureters. 1892 führte Kuester als erster bei einer Stenose des Harnleiters die Resektion des Ureterhalses durch und pflanzte den Ureter in die hintere Wand des Nierenbeckens wieder ein. Die Methode wurde von Delbet 1904 weiterentwickelt. Dabei wird eine Ausschneidung der Abgangsstelle des Ureters im Umkreis von 1 cm und die Verpflanzung des Stumpfes an den tiefsten Punkt des Nierenbeckens durchgeführt. Die sog. „Pokalplastik" wurde wiederholt bei großen akzessorischen Gefäßen angewandt und später nochmals von Patch ausgearbeitet und beschrieben.

Verschiedene Variationen der Neueinpflanzung bezwecken hauptsächlich, die Gefahr der Strikturbildung zu vermeiden (Lubash, v. Lichtenberg, H. Wildbolz, Quinby, Nesbit). Diese Bestrebung ist besonders bei der Operation nach Anderson und Hynes (1949) ausgeprägt. Bei der Ureteropyeloneostomie wird zur Vermeidung einer zirkulären Narbe mit evtl. späterer Stenose keine *runde* Naht, sondern eine *schräge* Durchtrennung des einzupflanzenden Ureters ausgeführt. Nach Henninger (1952) hat die Reimplantation 2 Hauptindikationen: 1. die angeborenen, bis zu 5 cm langen, schweren Ureterstenosen, welche eine Resektion der Ureterverengung erfordern und 2. diejenigen Fälle, bei denen ein kreuzendes Gefäß wegen drohender Ernährungsstörung erhalten bleiben muß.

Die Ureteropyeloneostomie muß bei manchen Stellen gleichzeitig mit einer Resektion des erweiterten Nierenbeckens ausgeführt werden. Zu diesem Zwecke haben Berneike und Deming (1951) eine eigene Methode ausgearbeitet, bei welcher gleichzeitig eine Resektion des Nierenbeckens und des Ureterhalses mit anschließender Reimplantation des Ureters in die tiefste Stelle des übrigen Teiles des Nierenbeckens ausgeführt wird. Auch Macquet hat 1955 eine eigene Technik für die Reimplantation des Harnleiters in das plastisch verkleinerte Nierenbecken beschrieben.

In Anlehnung an das Prinzip von BOARI hat GREGOIR (1955) bei den seltenen langen Strikturen des oberen Teils des Harnleiters einen schlauchartigen Ersatz des Ureters geschaffen und mit dem durchtrennten Ureter anastomosiert.

Wenn die Hydronephrose *intrarenal* entwickelt ist, ist es manchmal technisch nicht möglich, die Reimplantation des Ureters in das Nierenbecken auszuführen. Bei solchen Fällen ist es ab und zu gelungen, eine direkte Anastomose des Ureters mit den Kelchen herzustellen (BOEHM 1949; MANETTI und SIRACUSANO 1956). JAMESON, McKINNEY und RUSHTON (1957) berichteten auch über einen Fall von intrarenalem Nierenbecken mit einem großen überzähligen Gefäß, bei welchem sie nach Amputation des unteren Pols und Resektion des Ureterhalses den Harnleiter direkt in den Kelch implantierten. Von einer bestimmten Technik kann bei diesen vereinzelten Fällen nicht die Rede sein. Es handelt sich eher um Improvisationen, die den gegebenen Verhältnissen angepaßt werden. Doch sind diese Versuche bemerkenswert, da durch sie erstrebt wird, die mehr oder weniger gut funktionierenden Teile des Nierenparenchyms bis zum äußersten auszuwerten.

Auch wenn eine Stenose weiter unten am Harnleiter vorhanden ist, ist manchmal die Indikation gestellt, eine Resektion mit End-zu-End-Vereinigung auszuführen.

Operationen an der vesicalen Harnleitermündung. Bei bestimmten Indikationen und hauptsächlich bei Stenosen ist die Excision der ganzen vesicalen Mündung des Ureters auszuführen. Die Reimplantation kann entweder extraperitoneal oder transvesical ausgeführt werden. Letztere, von PUIGVERT beschrieben, eignet sich besonders für Stenosen tuberkulösen Ursprungs, wird aber auch sonst oft angewandt.

Abb. 158a—c zeigt einen Fall aus unserer Klinik, bei welchem die Operation nach PUIGVERT mit guter Indikationsstellung und sehr befriedigendem Spätresultat ausgeführt worden ist. Es handelte sich um eine angeborene Stenose der rechten vesicalen Harnleitermündung mit sekundärer Steinbildung. Die Operation erlaubte gleichzeitig mit der Excision der ganzen Mündung des Ureters auch die Entfernung des Steines. Das Ausscheidungspyelogramm zeigte ein Jahr später eine völlige Wiederherstellung der Erweiterung des Nierenbeckens und des Harnleiters.

Bei großen Defekten des Ureters ist oft die Neueinpflanzung in die Blase nicht möglich. Für die Überbrückung solcher Ureterdefekte ist von BOARI (1898) eine plastische Operation beschrieben worden, bei welcher durch einen gestielten Lappen aus der Blasenwand ein schlauchartiger Ersatz des Ureters gebildet wird, welcher eine Länge von 8—10 cm erreichen kann. Die Plastik nach BOARI wird allgemein angewandt und stellt die Grundlage für alle später mitgeteilten Modifikationen dar.

So hat HIGGINS (1953) in einem Fall ein gutes Resultat mit einer ähnlichen Technik erzielt. Dabei wurde aus der Blasenwand eine trichterförmige Verlängerung gebildet, die die Erhaltung der vesicalen Mündung erlaubt. Mit dieser Methode können große Defekte des Harnleiters bis zu einer Länge von 12—15 cm überbrückt werden.

Für die Behandlung der ureterovesicalen Stenosen hat ORR (1950) eine eigene Methode vorgeschlagen. Zuerst wird der unterste Teil des Ureters extraperitoneal freigelegt, dann wird die Harnblase eröffnet, das Ureterostium gespalten und die Intubation vorgenommen. Es entwickelt sich dabei ein Reflux, welcher aber nach der Erfahrung des Autors keinen schädlichen Einfluß auf die oberen Harnwege hat. Seine Nachteile werden von den Vorteilen, die durch die Lösung der Obstruktion entstehen, aufgehoben.

Die neueren Erkenntnisse über die Ätiologie des Mega-Ureters haben auch auf
die operative Therapie günstige Wirkungen gehabt. Nach den interessanten
Untersuchungen von SWENSON, FISCHER und CENDRON (1956) liegt das Entleerungshindernis tiefer unten, juxtavesical oder sogar intramural und nicht an der
erweiterten Ureterstrecke. Aus diesen Feststellungen ergibt sich als therapeutische

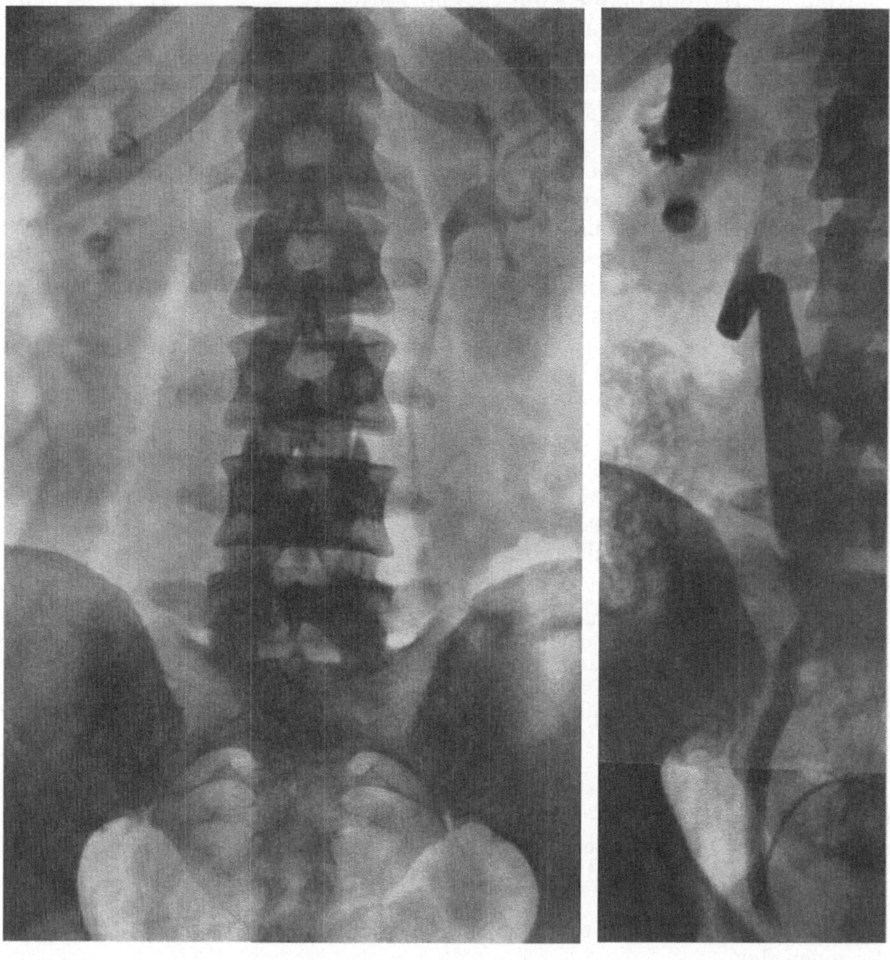

a        b

Abb. 158a—c. Rechtsseitige Hydronephrose infolge angeborener Stenose der vesicalen Harnleitermündung mit
Steinbildung bei einer 29jährigen Patientin. a Intravenöses Pyelogramm. b Retrogrades Pyelogramm. Operation
nach PUIGVERT und Entfernung des Steins. c Intravenöses Pyelogramm 1 Jahr nach der Operation. Völlige
Rückbildung der Nierenbecken- und Uretererweiterung. Beschwerdefreiheit

Folgerung die Ektomie dieses Bezirkes des Ureters und seine Reimplantation in
die Blase. Durch diese Uretero-neocystostomie wird die dynamisch inaktive
Ureterstrecke ausgeschaltet (BOEMINGHAUS).

Speziell für die paraplegischen Patienten ist die Operation von HUTCH (1957)
geeignet, die sich gegen den Reflux des Ureters wendet. Zuerst erfolgt die Dissektion des intramuralen Teils von seinen Verbindungen. Dann wird ein 2 cm langes
Stück in die Blase gezogen und der Defekt der Blasenwand vernäht.

Harnleiterersatz bei Entleerungsstörungen. Zu den Indikationen, die zu einer Ileoureteroplastik oder Ileopyeloplastik führen, werden in den letzten Jahren auch Entleerungsstörungen gezählt. Ausgedehnte Strikturen oder Defekte des Harnleiters, welche keine Neueinpflanzung in die Blase erlauben, gehören zu dieser Gruppe. In den meisten Fällen wird als Ersatz des Harnleiters eine aus-

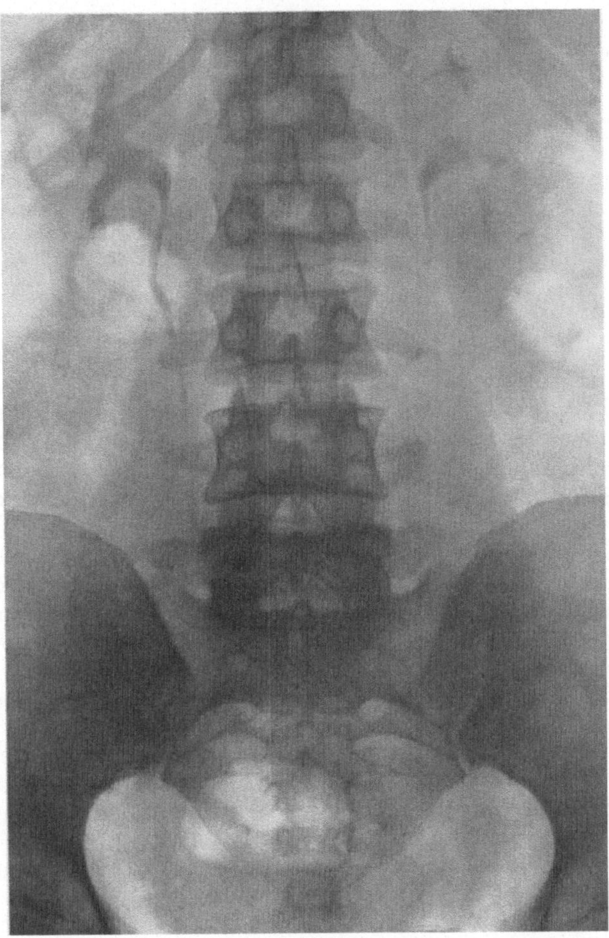

Abb. 158 c

geschaltete Dünndarmschlinge in ihrem ganzen Umfang benutzt (CIBERT und COUVELAIRE). Demgegenüber haben speziell für den Mega-Ureter SWENSON, FISCHER und CENDRON (1956), in der Annahme, daß eine kongenitale Minderwertigkeit in der parasympathischen Innervation der Blase vorliegt, als Transplantat streifenförmige Teile aus dem Dünndarm verwendet.

Beim Ersatz des Ureters durch einen ganzen Ileumabschnitt bieten sich je nach dem Fall verschiedene Möglichkeiten operativen Vorgehens. Der Harnleiter kann z.T. oder in seinem ganzen Verlauf ersetzt werden. Dabei ist die Ureterektomie nicht immer nötig. Auch brauchen die Beziehungen des Blasenteils des Ureters zum Trigonum nicht gestört zu werden. Auf diese Weise ist eine günstige Beeinflussung des erweiterten oder fibrös veränderten Ureters durch

die Umleitung des Urins mit der Zeit nicht ausgeschlossen. Welbourn und
Livingston sahen bei einem Fall einer dynamischen Hydronephrose mit einer
nicht normal funktionierenden zweiten Niere diese als Indikation zur Ileoureteroplastik an. Sie bezweckten mit der Operation durch die aktive Peristaltik des
Transplantates auch die Beförderung des Urins zur Blase zu verbessern.

# L. Ergebnisse der chirurgischen Methoden. Spätresultate

Bei den sehr verschiedenartigen Methoden der konservativen Chirurgie der
Entleerungsstörungen und bei der nicht immer gleichen Indikationsstellung ist
die Beurteilung der Ergebnisse nicht leicht. Es ist äußerst schwierig, den verschiedenen Resultaten der einzelnen Methoden nachzugehen und sie miteinander
zu vergleichen, weil die Zahl der mitgeteilten Fälle immer noch verhältnismäßig
beschränkt ist. Dazu kommt die unterschiedliche Beurteilung der Erfolge, die
unsere Aufgabe noch schwieriger gestaltet.

Die verschiedenen Autoren benutzen nicht immer die gleichen Kriterien.
Auch veröffentlichen sie ihre Erfahrungen häufig ohne Zahlenangaben über ihre
guten oder schlechten Resultate. Andererseits möchten wir aber auf einen Punkt
hinweisen, der eine gewisse Bedeutung für die richtige Beurteilung der Ergebnisse
hat. Es besteht immer ein erheblicher Unterschied zwischen den Operationsresultaten des Schöpfers einer Methode, der sich lange und ausschließlich der Anwendung desselben Verfahrens gewidmet hat und denjenigen der großen Zahl
der Chirurgen, die eklektisch, je nach dem Fall, die eine oder andere Methode anwenden. Dies ist auf allen Gebieten der Chirurgie der Fall, wo die ausschließliche
Anwendung desselben Verfahrens bekanntlich Vor- und Nachteile in sich schließt.
Es ist nicht zu leugnen, daß die Wiederholung derselben Operation mit sehr weiter
Indikationsstellung für die technische Ausführung, die Schulung des Personals
in der Nachbehandlung usw. günstig ist. Dieser Einstellung tritt die präzise
Indikationsstellung der anderen Chirurgen und die dadurch bedingte seltenere
Ausführung der Operation entgegen. In der Beurteilung der Resultate ist es
nicht leicht, diese beiden Gegensätze zu vereinigen.

In der Bemühung, ein genaues Bild der Resultate zu geben, erinnert man sich
unwillkürlich an die Schlußfolgerung von Rumpel im alten Handbuch der Urologie
(1927), wonach „das zahlenmäßige Verhältnis der Erfolge zu den Mißerfolgen
vorläufig noch als ziemlich unsicher gelten muß".

Doch lohnt es sich heute, nach 30 Jahren, den Versuch zu einer solchen Prüfung zu unternehmen. Während Rumpel sich damals nur auf eine Statistik
(Kroiss, Weinberg und Oehlecker) stützen konnte, sind wir heute zweifellos,
trotz aller oben angeführten Bedenken, für eine solche Untersuchung viel besser
ausgerüstet. Zur Verfügung stehen uns heute einerseits sehr viele Mitteilungen
über einzelne Fälle und zum anderen bestimmte große Statistiken.

Jede konservative Operation bei Entleerungsstörungen der Niere oder am
Ureter hat 2 Ziele: 1. die *Behebung der Beschwerden* und 2. die *Verbesserung der
Nierenfunktion und der Entleerungsverhältnisse*. Die Erfüllung der ersten Aufgabe
wird vom Patienten selbst hauptsächlich im Nachlassen der Schmerzen und im
Rückgang der Infektion konstatiert. Hinsichtlich der zweiten müssen aber
bestimmte Feststellungen gemacht werden, wobei gewisse Kriterien zu berücksichtigen sind. Um ein klares Bild zu geben, müssen sie objektiv sein und sich
auf eine röntgenologisch festgestellte Besserung der Konfiguration des Beckens
und insbesondere der Kelche beziehen. Daß eine Restitutio ad integrum nur

schwer zu erreichen ist, ist eine bekannte Tatsache. Auch auf eine Besserung der Funktion soll man achten und dabei die Beschleunigung der Entleerungsdauer des Nierenbeckens feststellen.

Es ist selbstverständlich, daß man für die Beurteilung des Zustandes vor und nach der Operation prinzipiell *dieselben* Untersuchungsmittel anwendet. Das heißt, man vergleicht z. B. eine postoperative retrograde Pyelographie nur mit einer ähnlichen Kontrastdarstellung aus der Zeit vor dem Eingriff u. ä. m. Die morphologische Beschaffenheit der Ableitungswege und besonders der Nierenkelche, auf die es ja bekanntlich besonders ankommt, wird selbstverständlich durch die ascendierende Pyelographie besser dargestellt, während durch die intravenöse Kontrastdarstellung hauptsächlich Fragen betreffend die Funktion geklärt werden.

Mit der pyelographischen Kontrolle nach der Operation darf man sich nicht zu sehr beeilen, da die Rückbildung der Erweiterung doch eine bestimmte Zeit braucht. Nach EBERHART und RIESER (1953) muß man mindestens 3 Monate nach der Operation warten, damit sich die eventuelle Neigung zur Rückbildung zeigen kann.

Es muß ebenfalls erforscht werden, ob der Eingriff einen günstigen Einfluß auf die *Infektion* hatte. Dies ist ein wichtiges Kriterium, auch für den Erfolg der Behandlung.

Auch während der Nachbehandlung sind manchmal spezielle Maßnahmen erforderlich, die ein Bild über den Verlauf geben. So empfehlen z. B. SWENSON und MARCHANT (1955) zur Überprüfung der Funktion der Anastomose nach einer Excision von Stenosen an der Abgangsstelle des Ureters folgendes Verfahren: Der intrapelvine Druck wird mit dem Nephrostomie-Drain gemessen. Wenn der Druck der Flüssigkeit innerhalb des Schlauches weniger als 20 cm ergibt, kann man von einem befriedigenden Resultat sprechen und den Drain entfernen.

Die oben angeführten Feststellungen beziehen sich auf die Frühresultate, die nicht immer dauerhaft sind. Die oft gleichzeitig mit der Operation durchgeführte Diversion des Urins stellt einen wichtigen Faktor für die Besserung dar. Nach ihrer Aufhebung können aber allmählich verschiedene Symptome wieder auftreten. Es kommt also vor allem auf die dauerhafte postoperative Besserung an, d. h. es müssen wiederholte pyelographische Untersuchungen in verschiedenen Intervallen gemacht werden, damit kontrolliert wird, ob die Besserung anhält. Nach DEMING muß eine anhaltende Besserung mindestens 5 Jahre dauern, damit man von Heilung sprechen kann. EISENDRATH und ROLNICK behaupten sogar, daß man den Patienten 5—10 Jahre beobachten muß, ehe man sich ein endgültiges Urteil über die Endresultate bei plastischen Eingriffen machen kann.

Nach DEUTICKE (1944) müssen die Resultate konservativer Operationen bei Entleerungsstörungen der Niere auf Grund folgender 3 Gesichtspunkte geprüft werden:

1. Nach dem unmittelbaren Operationsergebnis.
2. Nach dem Späterfolg.
3. Nach dem Dauerresultat.

Bei der Untersuchung und der Kontrolle der Operationsresultate muß man eine gewisse schematische Aufstellung vor Augen haben. Dies ist in zutreffender Weise von BISCHOFF in seiner Arbeit über die großen Nierenbeckenplastiken veröffentlicht worden. Ich glaube, daß wir auch allgemein für unsere Schlußfolgerungen diese Schematisierung anwenden können. BISCHOFF unterscheidet in seiner Aufstellung 5 verschiedene Gruppen auf Grund eigener Operationsresultate.

1. Heilung: gute Funktion, ausgeheilte Infektion.

2. Befriedigendes Resultat: freier Harnabfluß, bei mäßiger Funktion oder unbedeutender Restinfektion.

3. Mangelhaftes Resultat: schlechte Ausscheidung, refraktäre Infektion trotz erzielter Beschwerdefreiheit.

4. Schlechtes Resultat: sekundäre Nephrektomie wegen Infektion oder Fistelbildung.

5. Todesfälle.

Es wäre zu begrüßen, wenn hier anschließend die einzelnen Operationsverfahren unter den oben angeführten Gesichtspunkten behandelt werden könnten. Leider ist dies nur schwer durchführbar, da, wie bereits erwähnt, die meisten Statistiken unzureichend und die Ergebnisse der einzelnen Autoren nicht unerheblich untereinander divergieren. Viele der älteren Zahlenangaben sind nur bedingt verwendbar, da oft die heutigen verfeinerten röntgenologischen Methoden fehlen oder nur spärlich vorhanden sind. Nach der Einteilung von Bischoff ist die Zugehörigkeit der Fälle zu der 4. und 5. Gruppe (sekundäre Nephrektomie bzw. Todesfälle) meistens eindeutig klar. Dagegen überschneiden sich die Ergebnisse bei den Fällen, die zu den drei ersten Gruppen gehören.

Von einer genauen Beurteilung der Resultate kann also nicht die Rede sein, sondern nur von einer ungefähren Feststellung der Früh- und Spätergebnisse. Wir haben es deshalb vorgezogen, die Ergenbisse vieler gleichartiger Operationsverfahren zusammenzufassen. Dies ist um so mehr begründet, als ähnliche Operationen und kleine Modifikationen derselben in der technischen Ausführung bei den Resultaten keine besondere Rolle spielen. Außerdem erfährt jedes Verfahren in der Ausführung kleine Änderungen durch den Operateur. Bei der Zusammenstellung verschiedener Methoden werden, wie oben angeführt, als Hauptfaktoren die *Eröffnung des Nierenbeckens bzw. Ureterlumens* und die *Kontinuitätsunterbrechung und Wiedervereinigung des harnableitenden Systems* betrachtet. Folglich stützen wir uns in den weiteren Ausführungen auf dieselbe Einteilung in 3 Gruppen, die wir im Kapitel der chirurgischen Therapie in der zusammenfassenden Beschreibung der verschiedenen Operationsverfahren angewandt haben.

Als Grundlage dienen einerseits einige größere Statistiken und zum anderen viel Kasuistik. Große Zahlen haben unter anderen H. Wildbolz (1931), Henline (1935), Suren (1936), Walters, Cabot und Priestley (1937), Ormond (1937), Walters und Braasch (1938), E. Wildbolz (1941), Östling (1947), Heni und Riethmüller (1948), Henline und Hawes (1948), Henline (1949), Berneike und Deming (1951), Schwartz, Hewitt und Gibson (1952), Henninger (1952), Burns, Drew und Dean (1953), Carando (1953), Blasucci (1953), Anderson (1953), dal Zotto (1953), Foret (1953), Kairis und Papadopoulos (1954), Dermatas (1956), Creevy und Helenbolt (1957), Gartman (1957) gebracht. Die kasuistischen Mitteilungen, die äußerst zahlreich sind, werden nur im Literaturverzeichnis dieses Kapitels angeführt.

Vor Zusammenfassung der Resultate und ihrer Aufstellung in Gruppen möchten wir einige Angaben über die einzelnen Verfahren vorausschicken, die, wenn sie auch nicht immer ausreichen, um ein Urteil über die Methoden zu begründen, so doch in der nachfolgenden Aufstellung dokumentarisch zu verwerten sind.

Unter den radikalen Verfahren hat die *partielle Resektion der Niere* bei umschriebener hydronephrotischer Degeneration meistens gute Resultate gebracht (Gregoir und Auvray 1951). Besonders ausgeprägt sind die Ergebnisse der Heminephrektomie bei Doppelniere mit hydronephrotischer Entartung des einen

Nierenbeckens *mit* oder *ohne* Steinbildung, wie z. B. bei einem Fall von ROTH-
AUGE (1957). Auch ENGEL (1947) hat über günstige Ergebnisse in 9 Fällen
partieller Nephrektomie bei Hydronephrose mit Steinbildung berichtet. Neben
der radikalen Entfernung des hydronephrotisch veränderten Teils der Niere war
bei diesen Fällen die Vermeidung des Steinrezidivs nicht weniger wichtig. Dies
konnte bei den Fällen von ENGEL in einer Beobachtungszeit von 5—12 Jahren
festgestellt werden.

Ein solcher typischer Fall wurde auf Abb. 149a und b gezeigt. Er betrifft eine 35jährige
Patientin mit Nierenbeckenverdoppelung, bei welcher wir die Resektion der oberen, hydronephrotisch veränderten Nierenhälfte vorgenommen haben. Ein Teil des dazugehörigen
Hydroureters wurde mitentfernt. Ursache der Entleerungsstörung war eine Stenose der
vesicalen Uretermündung.

Die Literatur über die Resultate und die Gefahren bei der *Durchtrennung überzähliger Gefäße* ist sehr umfangreich (FLANDRIN 1928; RICHES 1929; LILLA 1932;
ROMANI 1935; TAKAHASHI 1938; LANDFRIED 1939; HENI und RIETHMÜLLER
1948; LEHZ 1950; ROLLAND 1950; ENGEL 1951; SIMON und VAGEDEST 1951;
O'CONOR 1955 u. a.). Die Ergebnisse werden allgemein als gut angesehen, selbst
wenn die Entstehungsursache der Hydronephrose nicht immer durch die Gefäß-
kreuzung allein zu erklären ist. In diesem letzten Punkt stimmen viele Autoren
überein, besonders aber HENLINE und HAWES (1948), die bei der Beurteilung ihrer
Resultate bei der Behandlung von 70 Fällen von Entleerungsstörungen an der
Abgangsstelle des Ureters kategorisch betonen, daß die Durchtrennung eines
aberranten Gefäßes meistens nicht genügt. Auch in diesem Fall muß man die
intraureterale Ursache der Stenose suchen und sie durch eine Längsincision korrigieren. Auffallend ist, daß sie in ihrem verhältnismäßig großen Material nur einmal (3,2%) eine Gefäßdurchtrennung ohne komplementäre Operation erwähnen.

Dagegen hatte ÖSTLING (1947) unter 34 konservativen Operationen 4mal die
Durchtrennung von kleineren aberranten Gefäßen, deren ätiologische Bedeutung
einwandfrei festgestellt war, mit guten Resultaten vorgenommen. Auch die
Beobachtungen von LILLA, TAKAHASHI und DOSSOT sind erwähnenswert. Jeder
beschreibt einen Fall von Unterbindung eines überzähligen Gefäßes, bei dem
jeweils die Rückbildung einer beträchtlichen Erweiterung der Nierenhohlräume
festgestellt wurde. Auch ROLLAND berichtet über ein ausgezeichnetes Resultat,
welches 19 Jahre nach Durchtrennung des Gefäßes weiter anhielt. Er betont,
daß bei diesem Fall keine andere plastische Operation am Nierenbecken oder am
Ureter vorgenommen wurde.

Weitere günstige Ergebnisse nach Unterbindung von Polgefäßen stammen
unter anderen von LANDFRIED mit 8 Fällen und LEHZ mit einem Fall, bei denen
die Kranken sofort nach der Operation beschwerdefrei waren und es auch weiterhin blieben.

Die Gefahren zur Entwicklung einer Infarcierung bei der Gefäßstrangdurchtrennung werden im großen und ganzen nicht als sehr groß angesehen. ANDLER
hat bei 13 Fällen keine schädlichen Folgen der Arteriendurchtrennung festgestellt. Dagegen hat O'CONOR (1955) nach Unterbindung eines Gefäßes 2mal
eine anschließende Nekrose des unteren Pols beobachtet, die der Nephrektomie
bedurfte. HENI und RIETHMÜLLER beobachteten 5mal eine Infarcierung bei
134 solchen Operationen. Zweimal mußte nephrektomiert werden. ENGEL hat
bei 21 Operationen nach Unterbindung einer Arterie des unteren Pols keine Nachteile für die Ernährung des Organs beobachtet.

Es muß aber noch eine andere Seite dieser Frage, nämlich der Einfluß der
Gefäßdurchtrennung auf die Möglichkeit der Entwicklung einer späteren Hypertension berücksichtigt werden. CACCHI und DELL'ADAMI haben bei 12 Fällen

eine vorübergehende Steigerung des arteriellen Druckes ungefähr 2 Wochen lang beobachtet. Zwei andere Fälle wurden durch die Unterbindung nicht beeinflußt. Schließlich folgte bei einem Fall, wo bereits eine Hypertension vorhanden war, nach der Operation eine Besserung. Dagegen haben Boeminghaus und Götzen neuerdings auf die Möglichkeit der Entstehung eines anhaltenden Hochdruckes nach Unterbindung akzessorischer Gefäße hingewiesen. Sie betonen, daß bei diesen Fällen nur durch rechtzeitige Entfernung der Niere der Entwicklung eines malignen Hochdrucks vorgebeugt werden kann. Nach dem Material von Foret (1953) hat sich bei 34 Durchtrennungen überzähliger Gefäße einmal eine vorübergehende und einmal eine dauernde Hypertonie ergeben.

Bezüglich der Umgehungsoperationen sind, besonders von englischer Seite, über die *Nephroplicatio* befriedigende Resultate mitgeteilt worden. Neben den guten Ergebnissen, die Stewart (1947) bei 21 Fällen mit seiner Methode erzielte, hat auch Adams (1951) bei 14 Fällen über Heilung oder bedeutende Besserung berichtet. Auch röntgenologisch konnte bei 11 dieser Fälle eine bedeutende Rückbildung festgestellt werden. Seine älteste Beobachtung geht auf $2^1/_2$ Jahre zurück. Über sehr gute Resultate mit dieser Methode haben bei einigen Fällen auch Higgins, Williams und Nash berichtet.

Eine weniger gute Erfahrung haben die meisten Autoren mit der *Pyeloplicatio* gemacht. Seymour und Blinik (1937) sehen in diesem alten Verfahren gewisse Vorteile gegenüber anderen offenen Plastiken, durch welche nämlich eventuelle postoperative Fisteln und Konkrementbildung auftreten sollen. Die Autoren führen sie in Verbindung mit anderen Methoden in solcher Weise aus, daß nach Scarifikation der Nierenbeckenwand 2 Reihen von submukösen Raffnähten angelegt werden. Bei Tierversuchen konnten sie die feste Verwachsung und Verheilung der so gebildeten Falten beweisen. Die Raffung wird jedoch im allgemeinen als alleinige postoperative Maßnahme nicht geschätzt. So betonen Lynch und Thomson (1936), daß die Pyeloplicatio auch bei großen Säcken ergebnislos bleibt.

Dagegen ist die *Nephropexie* als supplementäre Methode von gewissem Wert. Ältere französische Autoren (Marion, Papin) berichten, daß sie ebenfalls gute Resultate bei alleiniger Anwendung dieser Operation hatten. Desgleichen hat O'Conor günstige Ergebnisse bei Nephropexie in Verbindung mit der Ureterolyse mitgeteilt, was übrigens auch aus den meisten großen Statistiken zu ersehen ist. Besonders nach Entfernung eines Hindernisses leistet die anschließende hohe Fixation der Niere gute Dienste. Auch die Erfahrungen mit der Nephropexie, über die Foret (1953) aus dem Material der Lyoner Klinik berichtet hatte, waren insgesamt befriedigend. Die Operation wurde bei Entleerungsstörungen 12mal allein und 7mal in Verbindung mit der Entnervung des Nierenstiels ausgeführt.

Auch bezüglich der *Ureterolyse* ist oft berichtet worden, daß sie als vorbereitende Operation ausgeübt wird, sie gewinnt jedoch bei manchen Fällen an Bedeutung, wenn sie als Einzeloperation durchgeführt wird. Kummer (1928) beschrieb einen Fall von Ureteroadhäsiolyse mit gutem Resultat, das er 3 Jahre später pyelographisch immer noch hat feststellen können. Über gute Spätresultate hat Walters (1932) ebenfalls berichtet. Auch Bouchard (1938) hatte ein sehr gutes Ergebnis bei einem ähnlichen Fall, welcher ein 7jähriges Mädchen betraf. Es handelte sich um eine große Hydronephrose. Nach Freilegung und Lösung eines syphonartig ausgewachsenen oberen Harnleiterendes wurde, ohne Drainage der Nierenhohlräume, die Nephropexie ausgeführt. Eine 16 Monate später vorgenommene Kontrastdarstellung zeigte ein völlig normales und gut funktionierendes Nierenbecken.

Besonders günstig zeigen sich, bei bestimmten Indikationen, die Ergebnisse der *extramukösen Durchtrennung des pyeloureteralen Schließmuskels*. Die Operation von ALLEMANN haben DE GIRONCOLI und SCRUFARI (1948) angewandt. Sie berichten über 10 Fälle mit 8 Heilungen, betonen aber, daß die Methode nur bei denjenigen Fällen angezeigt ist, bei denen jede andere medizinische Therapie keinen Erfolg mehr hatte. Die ursprüngliche Mitteilung von ALLEMANN stützt sich auf 50 Fälle, bei welchen diese Methode sehr gute Resultate erzielt hat. Von den neueren Veröffentlichungen ist die Arbeit von COLOMBO und LOVATI (1956) zu erwähnen. Sie stützt sich auf ein Material von 18 operierten Fällen. Das Resultat war bei allen befriedigend. Die Autoren betonen auch weiterhin, daß die extramuköse Durchtrennung nicht nur bei der „kleinen schmerzhaften Hydronephrose", einer verhältnismäßig seltenen Erkrankung, anzuwenden ist, sondern daß sie auch bei anderen Formen der Hydronephrose komplementär zu anderen Operationen ausgeführt werden kann.

Die *Längsincisionen* an der Abgangsstelle des Ureters werden oft ausgeführt und stehen allgemein in gutem Ruf. Hauptsächlich durch die Richtung der Incision wird der gute postoperative Verlauf bedingt (FERRIA). Am häufigsten sieht man die Anwendung der Fengerschen Plastik, welche sehr breite Anwendung zu haben scheint. Übrigens hat ihre Anwendung beim Vorliegen einer Striktur am Übergang des Harnleiters zum Nierenbecken die am meisten versprechende Indikation. Einen besonderen Fall hat HARTMANN (1928) demonstriert, bei welchem er nach Ausführung einer typischen Fengerschen Plastik gute Resultate erzielte, die noch 21 Jahre lang anhielten. Im Material von PETRÉN ergab die Fengersche Plastik gemäß den nach $2^2/_3$—5 Jahren vorgenommenen Nachuntersuchungen eine Funktionsbesserung und eine Verkleinerung des Nierenbeckens. DARGET (1949) teilte auch zwei gute Erfolge mit der Fengerschen Plastik mit. Ähnliche gute Resultate kann man fast in jeder großen Statistik finden. Bei unserem Material haben wir wiederholt die Fengersche Plastik ausgeführt und sehr befriedigende Resultate erzielt (Abb. 153 und 154).

In Amerika wurde die *Ureterotomie mit Intubation* nach DAVIS ziemlich häufig angewandt. Neben DAVIS, der ihr eine sehr breite Indikation einräumt — er führt sie oft auch neben der Unterbindung der überzähligen Gefäße an, da er glaubt, daß bei diesen Fällen sehr oft eine Ureterstenose mitexistiert —, berichtet MATHÉ (1953) bei 26 Fällen über gute Resultate. Mit der Ureterotomie hat CREEVY (1956) bei ungewöhnlicher Indikationsstellung ein gutes Resultat erzielt. Bei einer Solitärniere war das Gebiet der pyeloureteralen Verbindung im Anschluß an ein altes Trauma und zwei nachfolgende Operationen in dichtes Narbengewebe eingebettet. Das Nierenbecken war eingeschrumpft und durch die lange andauernde Ableitung des Urins fibrös degeneriert. Somit war jede plastische Operation am Nierenbecken ausgeschlossen. Dagegen ließ sich die Ureterotomie nach DAVIS gut ausführen. Das Resultat war gut, nur mußte die Intubation fast ein ganzes Jahr beibehalten werden. DAVIS hat selber 1953 über einen besonders eindrucksvollen Fall berichtet. Bei einer bilateralen Riesenhydronephrose wurde zuerst die doppelseitige Nephrostomie ausgeführt. Dann konnte die linke, schwerer beschädigte Niere entfernt und die Ureterotomie mit Intubation rechts mit gutem Erfolg angeschlossen werden. PRIESTLEY (1954) hat die Methode nur bei wenigen Fällen mit sehr langen Stenosen des oberen Teils des Ureters angewandt. Die Resultate waren nicht immer günstig, trotzdem er bei manchen Fällen die Intubation mehrere Monate lang beibehielt.

Von den übrigen Verfahren, die auf einem ähnlichen Prinzip beruhen, scheint die Methode von FOLEY am häufigsten angewandt zu werden. In sehr vielen statistischen Ausarbeitungen ist sie gut vertreten (SOLEY, HENLINE u. a.). HENLINE und HAWES (1948) haben über Erfahrungen mit dieser Methode bei 45 Fällen mitgeteilt. Im allgemeinen waren die Resultate gut. Bei 29 Operationen, bei denen die Nephrostomie und die Ureterschienung 6 Wochen oder auch länger beibehalten wurden, waren die Spätresultate im großen und ganzen gut. Bei 20 Fällen ist das Resultat sehr gut gewesen, mäßig bei 4 und 3mal schlecht. Wurde die Drainage aus irgendeinem Grunde früher entfernt, dann waren die Resultate meistens weniger günstig. BURNS, DREW und DEAN (1953) haben bei vielen Fällen kongenitaler Stenose des Harnleiterabgangs die Plastik von FOLEY mit guten Resultaten angewandt. Sie verbinden jedesmal die Nephrostomie und die Schienung des Ureters, wodurch auch bei vorhandener Infektion die Ausführung der Plastik ermöglicht wird. EBERHART und RIESER (1953) berichten über die gleichen Erfahrungen mit dieser Methode. Besonders bezeichnend sind die Resultate von CREEVY und HELENBOLT (1957) mit der Y-Plastik, welche sich über eine Beobachtungszeit von 5—24 Jahren erstrecken: von 73 Fällen waren die Ergebnisse bei 61 Fällen (83,7%) gut, in einem Fall mäßig (1,7%) und in 11 Fällen (15%) hatten sie unbefriedigende Resultate. Eine prompte Rückbildung der Erweiterung bei einer Plastik nach FOLEY zeigt Abb. 155. Der Fall betrifft eine 54jährige Patientin mit angeborener Hydronephrose infolge Stenose des Ureterhalses.

Was die Plastik nach CULP und DE WEERD anbelangt, bei welcher ein Lappen aus der Nierenbeckenwand an die Längsincision befestigt wird, so hat sie diesen Autoren gute Resultate gegeben. Die Operation wurde in 27 Fällen ausgeführt. Während einer Beobachtungszeit von 24 Monaten zeigen 17 Patienten eine fast normale Niere und 8 weisen eine auffallende Besserung auf. Bei 2 Mißerfolgen mußte die sekundäre Nephrektomie vorgenommen werden.

Von den ähnlichen Verfahren ist die Pyeloureteroplastik nach GORDON, die sich besonders für lange Strikturen des oberen Harnleiterteils eignen soll, von ihm selbst in einem Falle mit gutem Resultat ausgeführt worden.

Die Angaben über die Früh-, besonders aber über die Spätresultate sind im Verhältnis zu der großen Anzahl der Veröffentlichungen über die verschiedenen Varianten der *Nierenbeckenresektion* nicht sehr häufig. Die diesbezüglichen älteren Arbeiten bringen gute Resultate über die Plastik nach HRYNTSCHAK. Neuerdings haben die Methode von DEUTICKE sowie die Modifikation von WEBER eine Anwendung mit befriedigenden Ergebnissen gefunden. In Amerika wird die sattelförmige Resektion nach WALTERS anscheinend ziemlich häufig mit guten Resultaten angewandt. VIOLLET (1941) erzielte mit dieser Methode bei einem Fall ein sehr gutes Resultat. Auch DEGUILLAUME, aus der Klinik Michon, berichtet 1943 über gute Operationsergebnisse mit diesem Verfahren: bei 9 Fällen war das Resultat funktionell wie auch anatomisch ausgezeichnet. Darunter sollten auch einige Fälle gewesen sein, die sich zur Nephrektomie geeignet hätten. FORSSMANN (1951) hat über das Spätergebnis einer „totalen" Resektion des Nierenbeckens berichtet. Das Resultat ist nach 3 sowie nach 12 Jahren ausgezeichnet. Er empfiehlt diese Methode besonders bei jungen Patienten, was auch BISCHOFF in seinem großen Material über Nierenbeckenplastiken betont. Pyelographisch gut erkennbare Resultate der Nierenbeckenresektion zeigen unsere Abb. 156 und 157.

Mit *lateralen Anastomosen zwischen Nierenbecken und Harnleiter* werden im allgemeinen gute Resultate erzielt. Über einen bemerkenswerten Fall berichtet SARGENT (1928), der diese Plastik doppelseitig bei Riesenhydronephrosen mit gutem, lang anhaltenden Ergebnis ausgeführt hat.

Erfahrungen mit Plastiken unserer dritten Gruppe, die eine *radikale Entfernung des Harnleiterabganges mit Reimplantation* betrafen, sind in letzter Zeit häufig veröffentlicht worden. Von den älteren Autoren hat besonders H. WILDBOLZ bei solchen Operationen gute Resultate erzielt. Er hat sie auch neben anderen Indikationen bei großen überzähligen Gefäßen zur Umgehung ihrer Unterbindung vorgenommen. Bei drei solchen Fällen hat er einen vollen Erfolg gehabt. Aber auch bei anderen Ursachen von Entleerungsstörungen im Bereiche des Ureterhalses hat H. WILDBOLZ anhaltende Erfolge mit der Reimplantation des Ureters erzielt. Von den neueren Arbeiten ist die von HANTEN, TALBOT und TOMLIN (1956) zu erwähnen, nach der die Excision eines Teils des Ureters und des Nierenbeckens mit Reimplantation bei 20 Fällen mit guten Resultaten angewandt wurde. Über günstige Ergebnisse haben auch NEDELEC (1934), SCHAFFHAUSER (1935), LUBASH und MADRID (1937), TRABUCCO (1946), CHAUVIN und COMITI (1953), MACQUET (1955) berichtet. Dagegen sind die Erfahrungen von HENLINE und HAWES (1948) mit diesen Operationen bei Stenosen des Harnleiterabganges weniger günstig. Sie bezeichnen sogar die Durchtrennung und die Reimplantation des Ureters als eine durchwegs nicht zu empfehlende Methode. Über günstige Erfahrungen mit der Reimplantation berichten auch ADAMS (1951) und GARTMAN (1957).

Von BERNEIKE und DEMING sind 1951 Resultate aus der Anwendung ihrer Modifikation der Nierenbeckenresektion bei 30 Fällen mitgeteilt worden. Bei 27 Patienten waren die anatomischen und funktionellen Resultate sehr gut und die Patienten wurden von ihren Beschwerden befreit, doch waren darunter drei negative Ergebnisse zu verzeichnen. Küss hat 1954 das Thema in seiner Monographie zur konservativen Chirurgie der Ableitungswege behandelt. Er bevorzugt von den verschiedenen Methoden die Resektion und Reimplantation besonders bei organischen Stenosen des Harnleiterhalses. Er sieht aber eine Indikation auch bei der funktionellen Dysektasie, bei welcher durch diese Methode die verantwortliche Zone suprimiert wird. Mit einer ziemlich breiten Indikationsstellung erzielte Küss mit dieser radikalen Technik gute Resultate. Auch MACQUET hat 1955 über günstige Ergebnisse seiner Modifikation bei der Reimplantation des Harnleiters in das plastisch verkleinerte Nierenbecken berichtet. Alle sechs nach dieser Methode operierten Fälle zeigen, bei einer Beobachtungszeit bis zu einem Jahr, gute Resultate.

In Deutschland hat sich neuerdings besonders BISCHOFF mit der Hydronephrosenplastik befaßt. Er macht, entweder *mit* oder auch *ohne* Gefäßstrangdurchtrennung, große Nierenbeckenabtragungen, die er manchmal mit Polresektionen verbindet. Bei Stenosen des Ureters wird dieser reseziert und reimplantiert. Die Resultate auch bei infizierten Hydronephrosen sind sehr gut.

Die Frage, die bei Erörterung dieser Methoden in den Vordergrund tritt, bezieht sich auf die Anwendung der *Schienung* bei der Reimplantation des Ureters und anderen ähnlichen Operationen. Trotzdem dies eigentlich nicht zu diesem Kapitel gehört, da es sich um eine rein technische Frage handelt, möchten wir doch hier bemerken, daß die Ansichten der Operateure hinsichtlich der Anwendung der Schienung außerordentlich divergieren. Die meisten bevorzugen die Anlegung einer Ureterschiene. Man sieht jedoch neuerdings, daß mit der Verbesserung der Technik und der Hilfe der Antibiotica immer mehr auf die Schienung verzichtet wird. Um nur ein Beispiel zu erwähnen, sei unter den neueren Statistiken die Arbeit von WEBB, SMITH und PRICE (1957) genannt. Diese Autoren haben über 18 Fälle solcher plastischen, ohne Schienung ausgeführten Operationen berichtet. Sie betonen dabei den ungestörten und kurzen postoperativen Verlauf.

Bei einer Erörterung der Ergebnisse neuro-chirurgischer Eingriffe bei Entleerungsstörungen erkennt man, daß die Resultate der *Entnervung der Niere* eigentlich hierzu gehören. Verschiedene Autoren haben über günstige Ergebnisse berichtet (neben PAPIN auch HERBST, BAUER, MARTIN-LAVAL, BIERMANN, DOBRITZ, HANLEY u. a.). Die Schmerzen werden besonders durch die Entnervung behoben, was übrigens die Richtigkeit der Annahme bestätigt, daß sie durch

Spasmen der Ringmuskulatur am Nierenbecken und an den Kelchen ausgelöst werden. Besonders Bauer (1939) hat über günstige Erfahrungen mit der Nierenentnervung bei Hydronephrose mitgeteilt. Bei 11 Patienten mit kleiner schmerzhafter Hydronephrose verschwanden nach der Entnervung die Schmerzen endgültig. Bauer beobachtete bei seinen Entnervungsoperationen keine ungünstigen Nebenwirkungen.

Sonst sind Ergebnisse *neuro-chirurgischer Eingriffe* nur in beschränktem Umfang bekanntgegeben worden. Brinkmann (1954) hat ein gutes Resultat mit der lumbalen Sympathektomie bei angeborener Hydronephrose und Hydroureter mitgeteilt. Hierzu gehören auch günstige Erfahrungen von Boeminghaus bei segmentärer Atonie des unteren Harnleiterabschnittes nach Resektion des gleichseitigen Nervus hypogastricus. In einigen solchen Fällen konnte eine Rückbildung der Dilatation festgestellt werden. Schließlich sei auf ein gutes Resultat von Lebel mit Splanchicusblockade bei einer schmerzhaften Hydronephrose des unteren Nierenbeckens bei Doppelniere hingewiesen. Servelle hat ebenfalls über einen ähnlichen Fall berichtet.

Neuerdings ist die Frage des *arteriellen Hochdruckes* infolge von Hydronephrose und seine Beeinflussung durch die Nephrektomie aktuell geworden. Die Erfolgsaussichten der Nephrektomie betragen nach dem Material von Cibert 50%. Über ein gutes Resultat bei einem solchen Falle von Hydronephrose haben Levrat, Despierres und Roche (1949) und auch Houston (1956) berichtet.

Über die *plastischen Operationen am Ureter* gibt es dagegen in letzter Zeit eine viel umfangreichere Literatur (Crabtree und Kontoff 1933; Yates-Bell 1935; Darget 1942; Michon und Delinotte 1942; Jomain 1949; Ormond und Osborne 1952; Ducassou 1954; Manetti 1956; Webb, Smith und Price 1957 u. a ). Bei organischen Stenosen sind die Resultate meistens sehr befriedigend. Die Operation nach Puigvert bei tuberkulösen oder sonstigen Stenosen der Uretermündung mit Hydronephrose hat nach mehreren Autoren sehr günstige Ergebnisse gehabt. So hat Ambrosetti (1957) über seine Erfahrungen mit diesem Verfahren bei 10 Fällen berichtet. Es handelte sich um 6 Fälle tuberkulöser und 4 Fälle kongenitaler Stenose. Alle Patienten wurden geheilt mit mehr oder weniger schnellem Rückgang der Dilatation der oberen Harnwege. Bei einer 29jährigen Patientin konnten wir 1 Jahr nach der Operation nach Puigvert eine völlige Rückbildung der Erweiterung des Nierenbeckens und des Ureters feststellen (Abb. 158a—c).

Küss teilt 1956 seine Resultate mit der Ureterplastik unter Verwendung eines Blasenlappens bei 38 Fällen mit. Seine Technik, welche sich an das Prinzip der Operation von Boari anlehnt, gab ihm 36mal in einer Beobachtungszeit bis zu 5 Jahren ein gutes Ergebnis.

Gregoir (1957) hat bei 12 Fällen die laterale ureterovesicale Anastomose ausgeführt. Er erzielte 11 Heilungen. Nur einmal bei einer Stenose tuberkulösen Ursprungs war das Resultat ungünstig. Auch Higgins hat in einem Fall von Defekt des unteren Ureters seine Methode erfolgreich angewandt, bei welcher die intramurale Ureterstrecke bei der Plastik erhalten bleibt.

Bei der lateralen vesico-ureteralen Anastomose bei segmentärer Ektasie des distalen Harnleiters durch Atonie hat Boeminghaus zweifelhafte Resultate gehabt. Dagegen erzielten Lazarus und Ricci (1953) ein gutes Ergebnis durch eine elliptische Teilresektion überflüssiger Ureterwand. Die Öffnung wurde in 2 Schichten geschlossen und eine Pyelostomie angelegt. Dieser Fall ist von besonderem Interesse, weil es sich um eine angeborene Solitärniere handelte.

Die *chirurgische Therapie des Megaureters* nimmt in letzter Zeit das allgemeine Interesse in Anspruch. Es scheint, trotz der bisherigen relativen Aussichtslosigkeit unserer operativen Maßnahmen, durch die neuen Erkenntnisse über die Ätiologie erweckt worden zu sein. Von den symptomatischen Verfahren ist an erster Stelle an die von CARLSON erdachte Methode der Verlegung des Megaureters in den Psoasmuskel zu erinnern. Mit dieser hat er bei 2 Fällen gute Frühresultate erzielt. BOEMINGHAUS ist, wie er selbst bemerkt, dieses Verfahren nie recht gelungen. Ebensowenig hat er bis jetzt positive Resultate mit dem von ihm selbst ausgearbeiteten Verfahren gehabt, nach welchem er den atonischen Ureter mit dem dorsalen parietalen Peritonaeum umhüllt. Eine Besserung der Beschwerden beim Megaureter erzielten ROUX und CAILLET (1945) durch die Resektion des Nervus splanchnicus major und minor.

Besonders aussichtsreich sind aber die Ergebnisse der auf die neuen Anschauungen über die Ätiologie des Megaureters (SWENSON, FISCHER und CENDRON) basierenden Maßnahmen. Die Durchtrennung des Ureters in seiner erweiterten Stelle und seine Reimplantation in der Blase scheinen schon bei den ersten Anwendungen sehr gute Resultate gegeben zu haben.

Schließlich sei auf die zuletzt bei verschiedenen Entleerungsstörungen mit dem *Harnleiterersatz* gemachten Erfahrungen hingewiesen. Bei Hydronephrose ist bei gegebenen Indikationen in letzter Zeit verschiedentlich eine Dünndarmzwischenschaltung zwischen Nierenbecken und Blase ausgeführt worden (PYRAH und RAPER, FERGUSSON, WELBOURN und LIVINGSTON, ORFALI, MACDONALD und KATARIA, ULM u. a.). Es ist jedoch noch nicht möglich, über klare Ergebnisse zu berichten. Der Fall von FORET und HEUSGHEM (1953), bei dem beide Harnleiter durch eine ausgeschaltete Dünndarmschlinge ersetzt wurden, stand bis vor kurzem vereinzelt in der Literatur. Neuerdings ist aber ein zweiter ähnlicher Fall mitgeteilt worden (DAVIS und NEALON 1957). Bei einer 46jährigen Patientin mit doppelseitiger Hydronephrose infolge von Strikturen der pyeloureteralen Übergangsstelle wurde beiderseits die Ureterotomie mit Intubation ausgeführt. Beide Eingriffe mißlangen und die doppelseitige Nephrostomie wurde beibehalten. Verschiedene Untersuchungen erwiesen eine Undurchgängigkeit beider Ureteren, welche sich über den größten Teil des Lumens erstreckte. Es . blieb nichts anderes übrig, als eine Rekanalisierung vorzunehmen. Infolgedessen wurden beide Harnleiter durch eine ausgeschaltete Dünndarmschlinge mit gutem Erfolg ersetzt. Zur Zeit der Mitteilung, fast 2 Jahre nach der Operation, bestand das gute Ergebnis weiter. SWENSON, FISCHER und CENDRON (1956) haben auch mit dem Ersatz des Megaureters durch streifenförmige Teile aus dem Dünndarm gute Resultate in 6 Fällen erzielt.

Komplikationen und Mißerfolge der konservativen Methoden. Trotz einer guten Indikationsstellung und einer einwandfreien Technik sind Schwierigkeiten und ungünstige Folgen bei der organerhaltenden Chirurgie der Entleerungsstörungen nicht zu vermeiden. Zwar beschränken sich diese hauptsächlich auf die plastischen Operationen, d.h. auf die Operationen, die zu unseren Gruppen II und III gehören, jedoch bleiben sie auch bei einfacheren Eingriffen nicht ganz aus.

Man kann *Früh-* und *Spätkomplikationen* beobachten, je nachdem, ob sie während der ersten Tage oder nach Wochen, Monaten oder sogar Jahren auftreten.

Zu den Frühkomplikationen rechnen wir die *postoperative Harnverhaltung im Nierenbecken* und die *Infektion*. Gegen erstere wendet sich der Ureterenkatheterismus mit Nierenbeckenspülung, eventuell bei liegendem Katheter. Bei allen konservativen Verfahren kann diese Komplikation auftreten, auch bei denjenigen Eingriffen, bei welchen das Nierenbecken- oder Ureterlumen nicht eröffnet wurde.

Wenn die Infektion gleich nach der Operation erscheint, tritt sie gewöhnlich als Pyelitis bzw. als Pyelonephritis auf. Sie kann aber auch schwerere Formen annehmen und sich bis zur Bildung einer Nephritis apostematosa entwickeln. Es ist jedoch während der ersten Tage des postoperativen Verlaufs darauf zu achten, daß sie nicht mit einer eventuellen entzündlichen Reaktion der Operationswunde verwechselt wird. Gewöhnlich klärt sich in 3—4 Tagen diese Frage und dann kann man sich über die genaue Lokalisation der Entzündung orientieren.

Das Zusammentreffen beider Komplikationen — *Entleerungsstörung* und *Infektion* — welches häufig vorkommt, kann natürlich viele schwere Folgen haben. Übrigens ist die Abflußstörung derjenige Faktor, der sehr oft das Hinzutreten der Infektion begünstigt.

Als Spätkomplikationen sind *Fistelbildung, Strikturbildung* und *Steinbildung*, letztere ist sehr oft die Folge einer chronischen Entzündung, zu beobachten.

Die Fistelbildung, welche meistens bei den Nierenbeckenresektionen mit oder ohne Ureterimplantation beobachtet wird, ist gewöhnlich die Folge einer Entleerungsstörung, bei welcher nachträglich die Nahtstelle nachgegeben hat und undicht geworden ist. Klinisch äußert sich dieses Ereignis meistens durch einen stürmischen, postoperativen Verlauf. Oft entsteht eine Urinphlegmone. Schließlich findet der Urin seinen Ausweg durch die Operationswunde und die Verhältnisse bessern sich für den Allgemeinzustand des Patienten. Es entsteht eine Fistel, welche sich manchmal spontan schließen kann, in den meisten Fällen jedoch weiterbesteht. Es kann nicht gesagt werden, daß die Fistelbildung für die vollkommene Harnentleerung ausreicht. In diesem Falle können die Allgemeinerscheinungen den Zustand des Patienten weiter gefährden.

Manchmal kann die Anwendung eines zu starken Schlauches bei der Schienung des Ureters einen Druck auf das Ureterlumen ausüben, wodurch eine anschliessende Zirkulationsstörung und eventuelle Nekrose der Ureterwand verursacht werden. In diesem Falle bildet sich eine Fistel. Um dies zu vermeiden, ist als vorbeugende Maßnahme die Benutzung weicher Sonden von entsprechender Größe zu empfehlen. Auch ist die Zeitdauer der Schienung von Bedeutung, da sie oft bei zu langem Bestehen zu Inkrustationen führen kann, die weiter die Bildung von sekundären Steinen begünstigen. Gegen diese Komplikation hilft natürlich häufiges Spülen mit der entsprechenden Antisepsis während der Nachbehandlung. Zu einer ähnlichen Komplikation führt auch die zu lange Beibehaltung der Nephrostomie. So hatten HENLINE und HAWES bei 11,1% ihrer nach FOLEY operierten Patienten eine Steinbildung beobachtet. Sie empfehlen daher, vor Entfernung der transrenalen Drainage eine Röntgenaufnahme zu machen. Falls Konkremente vorhanden sind, wird ihre Auflösung durch Spülungen mit den üblichen Mitteln angestrebt.

Die Striktur- und Steinbildung sind viel spätere Komplikationen. Sie erlauben daher eine präzisere Diagnose und reif überlegte Indikationsstellung.

Die *Mißerfolge* der organerhaltenden Chirurgie, welche oben aufgezählt wurden, können also gutzumachende und nichtgutzumachende Folgen haben. Bei manchen ist die konservative Therapie gut anwendbar, bei anderen kann später die operative Korrektion des sich entwickelten krankhaften Zustandes wie z. B. der Striktur vorgenommen werden. Es ist nicht ausgeschlossen, daß auch Wiederholungen der plastischen Operation mit Aussicht auf einen guten Erfolg vorgenommen werden. Es gibt ja in der Literatur vereinzelte Berichte über solche Fälle. Die Mißerfolge der konservativen Operationen, insbesondere die plastischen Eingriffe, haben jedoch eine schlechte Prognose. Im günstigsten Falle bleibt der vor der Operation bestehende Zustand mit Wiederholung der subjektiven Beschwerden, der Infektion usw. weiterbestehen. In vielen Fällen aber führt der Mißerfolg notwendigerweise zur sekundären Nephrektomie.

Der Zeitpunkt der Ausführung der *sekundären Nephrektomie* kann zwischen einigen Tagen nach der ersten Operation, wegen bedrohlicher entzündlicher Erscheinungen am Nierenbecken und dem Ablauf längerer Zeit, wegen Fistelbildung, oder sehr langer Zeit, wegen Steinbildung, schwanken. Technisch gestaltet sich die Operation meistens schwierig, besonders wenn sie im akuten Stadium vorgenommen wird, da die Patienten größtenteils sehr mitgenommen sind. Auch später im chronischen Stadium ist sie nicht leicht und man muß sich an das Prinzip des subkapsulären Vorgehens halten, um eine möglichst komplikationslose Ausführung zu erreichen.

Mit Genugtuung sieht man aber, daß mit der Zeit die sekundäre Nephrektomie viel seltener ausgeführt wird. Zweifellos ist dies der besseren Indikationsstellung, der Beherrschung der Technik und, vielleicht am meisten, der zeitgemäßen Anwendung der Chemotherapie und der Antibiotica zum Operationsschutz zu verdanken. BLASUCCI hat eine Zusammenstellung einiger Statistiken veröffentlicht, welche die Ausführung der sekundären Nephrektomie betreffen. ZUCKERKANDL (1921) mußte sie bei 50% seiner Fälle ausführen, während JUDD und SCHOLL (1924) die Statistik der Mayoklinik bekanntgaben, gemäß welcher bei 30% in einer zweiten Sitzung nephrektomiert werden mußte. Die Statistik von WILDBOLZ (1931) betrifft nur 6% sekundärer Nephrektomien und die von BERGENDAHL (1936) 0%!

LUBASH gibt für die Mißerfolge bei plastischen Operationen folgende Ursachen an:

1. Undichter Verschluß der Naht und perirenale Infektion an der Stelle der Anastomose,

2. Spannung an der Naht mit sekundärer Infektion,

3. Unebenheiten auf der Nahtlinie der Anastomose,

4. Harnverhaltung und sekundäre Pyelonephritis oder Absceßbildung am Parenchym und

5. hartnäckige Urinfistel.

Alle diese Gesichtspunkte sind von Bedeutung, wenn man die Mißerfolge vom Standpunkt der technischen Ausführung aus betrachtet. In diesem Sinne werden sie bei jedem Autor gemäß seiner eigenen Technik anders beschrieben. So betont ORMOND, der besonders über erfolglose plastische Operationen bei Hydronephrosen geschrieben hat, daß die Außerachtlassung bestimmter Vorschriften die schlechten Resultate erklärt. Da er ein Anhänger der Ureterschienung ist, hält er diese für unerläßlich. Auch die Drainage der Niere hält er für unbedingt erforderlich und macht sogar bei infizierten Fällen eine präliminäre Nephrostomie. Andere Autoren, besonders in neuerer Zeit, verzichten auf die Schiene oder die Nephrostomie und sehen in anderen Gründen die Ursache ihrer Mißerfolge.

Es scheint also, daß die technische Seite des Problems, zumindest heute, keine so große Bedeutung hat, wie ihr früher beigemessen wurde. Ohne den Wert der exakten technischen Ausführung zu unterschätzen, halten wir bei diesen Fällen die richtige Indikationsstellung mindestens für ebenso wichtig. Diese stützt sich auf das genauere Wissen über die pathophysiologischen Vorgänge bei den Entleerungsstörungen und es ist zu erwarten, daß auch sie mit der Zeit gute praktische Folgen haben wird. Daß man die theoretischen Grundlagen nicht vom rein Technischen trennen kann, zeigt sich aus folgendem Ausspruch von BAKER, der bei der Besprechung der Aussichten der konservativen Chrirurgie zutreffend sagt: „Man kann nicht immer bei seinen Bemühungen im voraus den Grad des Erfolges ermessen. Mißerfolge und mäßige Resultate sind zum Teil auf ungenügendes Verstehen der neuromuskulären Physiologie der Niere und des Ureters zurückzuführen. Unzutreffende Einschätzung des endgültigen renalen Ausgleiches ist auch für die schlechten Ergebnisse der konservativen Nierenchirurgie verantwortlich zu machen und führt später zur Entfernung der Niere."

Statistische Verwertung der Operationsergebnisse. Um schließlich auf die obenerwähnte Zusammenfassung der Ergebnisse der Operationsverfahren zurückzukommen, sei nochmals auf die im Kapitel der Therapie angeführte Einteilung verwiesen (Tabelle 4). Hier werden 3 Gruppen aufgestellt in der Annahme,

Tabelle 4. *Schematische Einteilung der konservativen Operationsverfahren bei Entleerungsstörungen der oberen Harnwege*

| Operationen ohne Eröffnung des Nierenbeckens oder des Ureters | Operationen mit Eröffnung des Nierenbeckens oder des Ureters | Methoden mit totaler Kontinuitätstrennung des pyelo-ureteralen Kanals |
| --- | --- | --- |

daß, wenn man das ganze Problem der Operationsresultate untersuchen will, bestimmte Hauptfaktoren besonders maßgebend sind. Es wurde versucht, alle aus der Literatur zugänglichen Daten in diesen 3 Rubriken zu vereinigen. Nochmals sei auf die Schwierigkeiten hingewiesen, auf die diese Zusammenstellung zwangsläufig stößt. Es scheint uns jedoch, daß die Hinzuziehung großer Zahlen dieser Schematisierung besser dient als die Verwertung vieler Einzelstatistiken mit ihren bekannten Nachteilen (kleine Zahlen, subjektiv verschiedene Bewertung der Ergebnisse usw-).

Diese 3 Gruppen werden nach dem von BISCHOFF aufgestellten Schema eingeteilt (Tabelle 5), gemäß welchem die Resultate in 5 verschiedene Abstufungen

Tabelle 5. *Schematische Darstellung der Operationsresultate.* (Nach BISCHOFF.)

| A | B | C | D | E |
| --- | --- | --- | --- | --- |
| Heilung, gute Funktion, ausgeheilte Infektion | Befriedigendes Resultat: Freier Harnabfluß bei mäßiger Funktion oder unbedeutender Restinfektion | Mangelhaftes Resultat: Schlechte Ausscheidung, refraktäre Infektion trotz erzielter Beschwerdefreiheit | Schlechtes Resultat: Sekundäre Nephrektomie wegen Infektion oder Fistelbildung | Todesfälle |

spezifiziert werden. Bei dieser Aufstellung ergab sich, daß die in der Literatur mit mehr oder weniger genauen Angaben über die Resultate veröffentlichten Fälle im ganzen 1640 betragen. Hiervon gehören 757 zu unserer ersten Gruppe, 678 zu der zweiten Gruppe und 205 zu der dritten. Die in den Mitteilungen angeführten Belege erlauben eine sichere Identifizierung der Fälle, welche zu den Rubriken D (sekundäre Nephrektomie) und E (Todesfälle) gehören. Für die Rubriken A, B und C sind die Angaben aber in manchen Fällen unvollständig.

Unsere Zusammenstellung ergibt also ein ungefähres Bild über die Erfolgsaussichten. Speziell für die genauere Bestimmung des Umfanges der günstigen Ergebnisse ist sie nicht ganz befriedigend. Auch über die Spätresultate sind oft nur ungenügende Angaben in den mitgeteilten Krankengeschichten vorhanden. Trotzdem glauben wir, daß die große Zahl der zusammengefaßten Ergebnisse doch interessante Aufschlüsse über bestimmte Punkte in der Therapie erlaubt und daß man Vergleiche mit älteren Sammelstatistiken anstellen kann.

Die Operationsergebnisse werden getrennt in 3 graphischen Darstellungen abgebildet. In einer vierten Tabelle sind alle 3 zusammengestellt, um eine

Gegenüberstellung zu ermöglichen. Es erübrigt sich also, im Text alle Teilfragen des Problems zu behandeln. Trotzdem kann es einem nicht entgehen, daß das Material der zur ersten Gruppe gehörenden Fälle durch eine besondere Gutartigkeit der Ergebnisse gekennzeichnet ist. Dies tritt deutlich in Erscheinung, wenn man einen Vergleich mit der zweiten und dritten Gruppe anstellt und läßt sich durch die Einbeziehung der vielen leichteren Eingriffe in diese Gruppe erklären. Die Bewertung dieser Zahlen erlaubt außerdem, sich über die Entwicklung der konservativen Chirurgie der Entleerungsstörungen ein Bild zu machen.

Über die Gefahren bei jeder einzelnen Gruppe kann man sich in prägnanter Weise gut orientieren, wenn man die Zahl der sekundären Nephrektomien einerseits und die der Todesfälle andererseits in Betracht zieht. Während die Operationsmortalität bei den 3 Gruppen von 0,1% auf 1,4% steigt, um endlich den Höhepunkt bei der dritten Gruppe mit 2,4% zu erreichen, nimmt diese Kurve bei den sekundären Nephrektomien unerwarteterweise nicht denselbenVerlauf. Bei der ersten Gruppe beträgt sie 1,4%, bei der zweiten steigt sie auf 7,8%, um bei der dritten, welche erfahrungsgemäß die schwersten Fälle betrifft, wieder auf 5,8% zu sinken. Die verhältnismäßig guten Ergebnisse, die bei dieser letzten Gruppe beobachtet werden, lassen sich nicht allein durch die Fortschritte der operativen Therapie erklären, sondern beruhen teilweise wohl auch auf den Mängeln, die jede statistische Bearbeitung aufweist. Zahlenmäßig sind die Fälle der dritten Gruppe viel geringer als

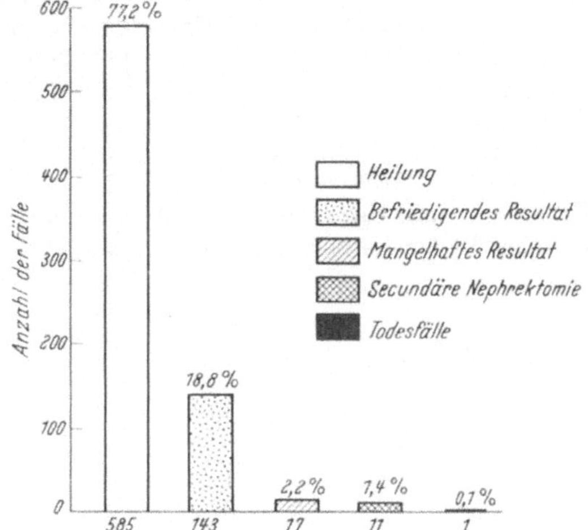



Abb. 159. Ergebnisse der konservativen Operationen bei der ersten Gruppe

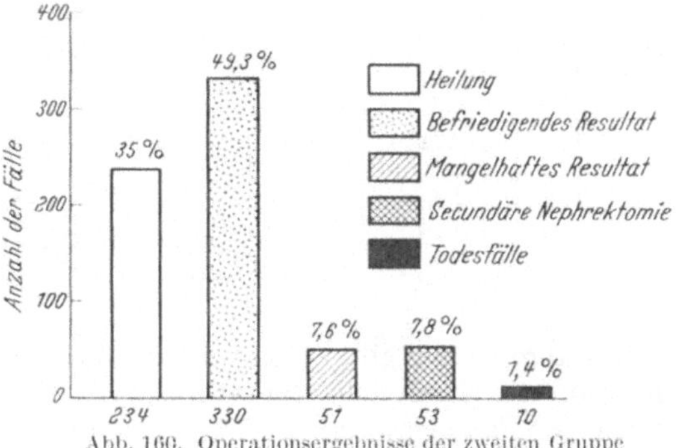



Abb. 160. Operationsergebnisse der zweiten Gruppe

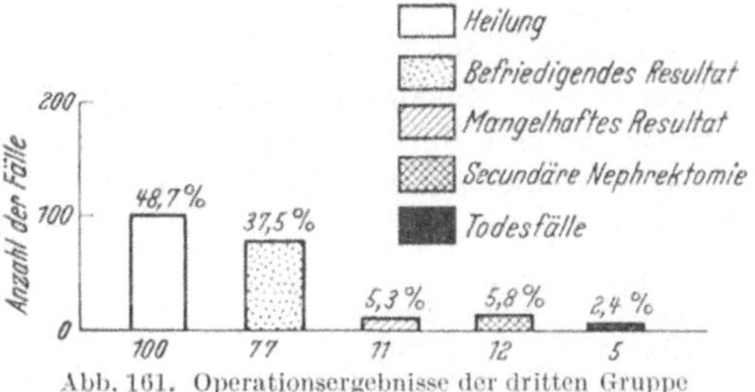



Abb. 161. Operationsergebnisse der dritten Gruppe

die der anderen Gruppen, so daß Zufälle während des postoperativen Verlaufs eine größere Rolle im statistischen Bild spielen. Dies ist ein Argument für unsere von Anfang an gehabten Bestrebungen, möglichst nur mit großen Zahlen statistisch zu arbeiten. Andererseits kann aber, im Gegensatz zu unseren bisherigen Erfahrungen, eine sich jetzt herausbildende gewisse Benignität der Operationen der dritten Gruppe nicht mehr übersehen werden.

Wollen wir Vergleiche zwischen 3 Epochen anstellen, die durch die 3 Sammelstatistiken vertreten sind, erstens die von RUMPEL (1927) im alten Handbuch der Urologie mit 102 Fällen, zweitens die von ORMOND (1937) mit 169 Fällen und drittens unsere Statistik (1959) mit 1640 Fällen, so gewinnen wir ein Bild, welches eine gewisse Beurteilung der Ergebnisse in großen Zügen erlaubt.

RUMPEL stützt sich auf 102 Operationen (bei 97 Patienten). Davon berechnet er:

70 Erfolge,
20 Mißerfolge,
 7 Todesfälle (Mortalität 7,23%).

Er betont, daß die Heilungen nur im klinischen Sinne gemeint sind. Nur bei wenigen Fällen konnte ein funktioneller Dauererfolg festgestellt werden.

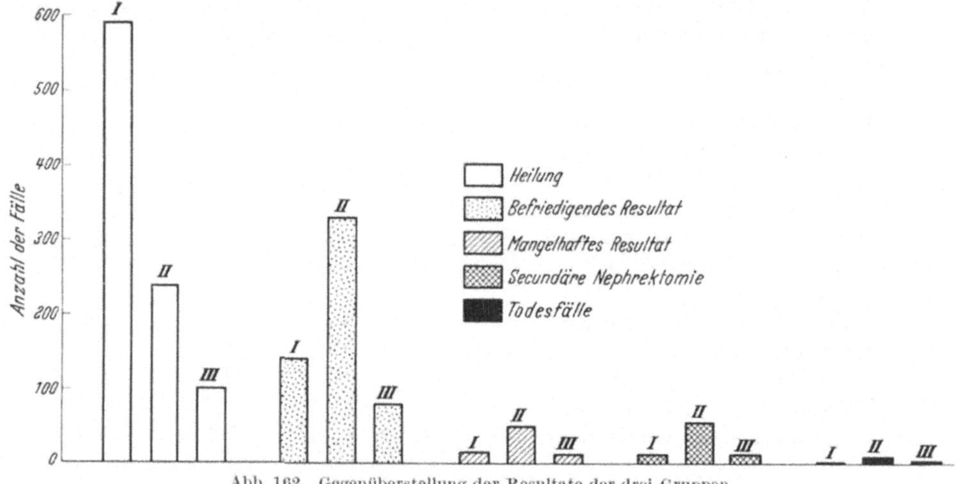


Abb. 162. Gegenüberstellung der Resultate der drei Gruppen

10 Jahre später gibt ORMOND eine Zusammenstellung der Literatur über die Endresultate plastischer Operationen am Nierenbecken wegen Hydronephrose. Er hat 169 Fälle gesammelt und bestimmt die Resultate folgendermaßen:

140 Erfolge,
 25 Mißerfolge,
  4 Todesfälle (Mortalität 2,3%).

Von unserer Zusammenstellung (1959), auf deren Einzelheiten wir weiter oben verwiesen haben, sind die nachstehenden Zahlen zu behalten. Bei 1640 aus der Literatur gesammelten Fällen wird das Operationsergebnis folgendermaßen beschrieben:

919 Heilungen,
550 befriedigende Resultate,
 79 mangelhafte Resultate,
 76 sekundäre Nephrektomien,
 16 Todesfälle (Gesamtmortalität 0,9%).

Mit allen ihren Unvollkommenheiten erlaubt die Gegenüberstellung dieser Zahlen doch eine gewisse Beurteilung der Erfolgsaussichten der modernen konservativen Chirurgie bei den Entleerungsstörungen. Es ist wünschenswert und wird wohl in Zukunft erreicht werden, daß sich eine solche Bearbeitung auf vollständigere Angaben stützen kann. Vorläufig läßt diese Aufstellung aber doch einen sicheren Fortschritt der Leistungen der organerhaltenden Chirurgie und ihrer dauernden Weiterentwicklung erkennen.

# Literatur

## A. Lehrbücher. Handbücher. Zusammenfassende Darstellungen. Allgemeines

ALKEN, C.-E.: Leitfaden der Urologie. Stuttgart: Georg Thieme 1955. — ANDERSON, J. C.: Hydronephrosis and hydrocalycosis. In E. W. RICHES, Modern trends in urology. London: Butterworth & Co. Ltd. 1953. — ANDLER, R.: Die Hydronephrose. Ergebn. Chir. Orthop. 21, 192 (1928). — ASCOLI, R.: Hydronéphrose ou nephropyélectasie? J. Urol. méd. chir. 59, 866 (1953). — AUVERT, J.: Les reflux à partir du bassinet. (Reflux pyélo-rénal.) Rapport. Ass. franç. Urol. 1957, I, 1. — BLASUCCI, P.: Sulla cura conservativa dell'idronefrosi. Quad. Urol. 3, 209 (1953). — BOEMINGHAUS, H.: Harnstauungsnieren. Indikation, Methoden und Aussichten organerhaltender Eingriffe. Leipzig: Georg Thieme 1946. — Urologie. Operative Therapie. Klinik-Indikation. München: Werk-Verlag Dr. Bana-schewski 1954. — BOSHAMER, K.: Lehrbuch der Urologie, 5. Aufl. Stuttgart: Gustav Fischer 1953. — DEMING, C. L.: The pathological physiology and treatment of hydronephrosis. Bull. Soc. Intern. Urol. 8. Kongr. Barcelona, 1949, I, 43. — DOSSOT, R.: Physiologie et traitement de l'hydronéphrose. Bull. Soc. Intern. Urol. 8. Kongr. Barcelona, 1949, I, 79. — EISENDRATH, D., and H. ROLNICK: Urology, 4th edit. 1943. Philadelphia-Montreal-London: J. B. Lippincott Company. — FEY, B., R. DOSSOT et L. QUÉNU: Appareil urinaire et appareil génital de l'homme. In: Traité de technique chirurgicale, 2. édit., Tome VIII. Paris: Masson & Cie. 1956. — GREGOIR, W.: L'urokymographie et la radiomanométrie urinaire. Bruxelles: Office International de Librairie 1953. — HANLEY, H. G.: Recent advances in urology. London: J. & A. Churchill Ltd. 1957. — HELLSTRÖM, J., G. GIERTZ and K. LINDBLOM: Pathogenesis and treatment of hydronephrosis. Bull. Soc. Intern. Urol. 8. Congr. Barcelona, 1949, I, 163. — HERBUT, P. A.: Urological pathology. Philadelphia: Lea & Febiger 1952. — HIGGINS, T. T., D. I. WILLIAMS and D. F. E. NASH: The urology of childhood. London: Butterworth & Co. Ltd. 1951. — HINMAN jr., F.: The pathology of urinary obstruction. In M. CAMPBELL, Urology, Vol. I, p. 201. Philadelphia u. London: W. B. Saunders Company 1954. — HORTOLOMEI, N., T. BURGHELE et M. STREJA: La dynamique des voies urinaires supérieures. Partie clinique, 5. Congr. Soc. Roum. Urol. Bucarest, 1935. J. Urol. méd. chir. 42, 385 (1936). — ISRAEL, J. u. W.: Chirurgie der Niere und des Harnleiters. Leipzig: Georg Thieme 1925. — KIIL, F.: The function of the ureter and renal pelvis. Philadelphia u. London: W. B. Saunders Company 1957. — LAURET, G.: Urologie de l'enfance. Expansion scientifique française, Paris, 1956. — LEGUEU, F., et B. FEY: Étiologie et traitement des hydronéphroses. 4. Congr. Soc. Intern. Urol. Madrid, 1930. J. Urol. méd. chir. 30, 6 (1930). — LEGUEU, F., B. FEY et P. TRUCHOT: La pyeloscopie. Paris: Maloine 1927. — LICHTEN-BERG, A. v.: Über den Begriff der Hydronephrose im allgemeinen. Z. Urol. 18, 585 (1924). — NARATH, P. A.: Renal pelvis and ureter. New York: Grune & Stratton 1951. — The physiology of the renal pelvis and the ureter. In M. CAMPBELL, Urology, Vol. I, p. 61. Philadelphia u. London: W. B. Saunders & Company 1954. — PAPIN, E.: Les hydronéphro-ses. Anatomie et pathogénie. Paris: G. Doin & Cie. 1930. — PRIESTLEY, J. T.: Surgery of the kidney. In M. CAMPBELL, Urology, Vol. 3, p. 1777. Philadelphia u. London: W. B. Saunders Company 1954. — RUMPEL, O.: Die Hydronephrose. In v. LICHTENBERG, VOELCKER u. WILDBOLZ, Handbuch der Urologie, Bd. 4, S. 608. Berlin: Springer 1927. — Chirurgie der Harnorgane. Leipzig: Johann Ambrosius Barth 1941. — SMITH, D. R.: General urology. Lange medical publications. Los Altos, California 1957. — WINSBURY-WHITE, H. P.: Text-book of genito-urinary surgery. Edinburgh: E. & S. Livingstone Ltd. 1948. — ZAMITH, L. DE MORAES: Physiologie pathologique et traitement des hydronéphroses. Mém. et Bull. Soc. Intern. Urol. 8. Congr. Barcelona, 1949, I, p. 107.

## B. Pathophysiologie. Experimentelle Hydronephrose

ANDERSON, R. L.: The normal and the abnormal kidney pelvis and ureter. J. Amer. med. Ass. 91, 1792 (1928). — ANDERSON, J. C.: Abnormal function of the upper urinary tract. Proc. roy. Soc. Med. 44, 925 (1951). — ANDLER, R.: Die Atonie des Harnleiters mit Dilatation und Hydronephrose, ihr klinisches Vorkommen und ihre tierexperimentelle Er-zeugung. Z. urol. Chir. 17, 298 (1925). — BABICS, A., u. F. RÉNYI-VÁMOS: Über den Lymph-kreislauf der Niere und dessen Bedeutung für einzelne pathologische Prozesse der Niere. Z. Urol. 48, 618 (1955). — BEACH, W.: Atony of the ureter in the production of hydronephro-sis. J. Urol. (Baltimore) 25, 367 (1931). — BEAUFOND, F.-H. DE, et P. PORCHER: L'explora-tion fonctionelle du canal excréteur du rein. Arch. Mal. Reins 3, 27 (1927). — BENJAMIN, J. A., J. J. BETHEIL, V. M. EMMEL, G. H. RAMSEY and J. S. WATSON: Observations on ureteral obstruction and contractility in man and dog. J. Urol. (Baltimore) 75, 25 (1956). — BINET, L., et PH. SERINGE: L'uretère isolé dans la néphrite ou d'hydronéphrose expérimen-tale. Presse méd. 44, 2086 (1936). — BLATT, P.: Erzeugung von dynamisch-funktionell bedingten Hydronephrosen durch Sympathektomie am Ureter. Z. urol. Chir. 25, 148 (1928). —

Böhm, G.: La misurasione della pressione nel basinetto e nell'uretere umano. Arch. ital.
Urol. **19**, 373 (1942). — La pressione pielo-ureterale in conditione normali. Arch. ital. Urol.
**19**, 415 (1942). — Boeminghaus, H.: Röntgenologische Untersuchungen über die Resorption
schattengebender Lösungen in verschiedenen Hohlorganen, insbesondere in Niere, Nierenbecken und Ureter bei akuten Stauungszuständen. Langenbecks Arch. klin. Chir. **155**, 451
(1929). — Boyden, E. A.: Experimental obstruction of the mesonephric ducts. Proc. Soc.
exp. Biol. (N.Y.) **24**, 573 (1924). — Caporale, L.: The dynamic hydronephroses and sympathectomy of the ureter. J. Urol. (Baltimore) **33**, 83 (1935). — Ciddio, D., e P. Maddalena:
Contributo all'assorbimento renale nell'idronefrosi sperimentale. Atti. Soc. ital. Urol. **13**,
124 (1934). — Cracium, E. O., et D. Zanne: Contributions expérimentales à l'étude des
hydronéphroses. Stase du bassinet et voies de resorption. Ann. anat. path. **12**, 643 (1935). —
D'Agata, G.: Idronefrosi ed idropionefrosi calcolosa sperimentale. Atti Soc. ital. Urol. **5**,
149 (1926). — Davis, D. M.: The hydrodynamics of the upper urinary tract (Urodynamics).
Ann. Surg. **140**, 839 (1954). — Deming, C. L.: The effects of intrarenal hydronephrosis on the
components of the renal cortex. J. Urol. (Baltimore) **65**, 748 (1951). — Egger, K.: Die Veränderungen des Nierenarteriensystems in der Hydronephrose und ihre Beziehungen zur Nierenfunktion. Z. urol. Chir. **44**, 138 (1938). — Eichelberger, L., and M. Roma: Experimental
hydronephrosis in dogs. I. The composition of blood serum. J. Urol. (Baltimore) **40**, 366
(1938). — Franche, O.: Dilatation urétérale au cours des lésions pyélorénales. J. Urol. méd.
chir. **46**, 401 (1938). — Franche, O., N. Falcoiano et G. Chipail: Le problème expérimental
du dynamisme urétéro-pyélique. J. Urol. méd. chir. **44**, 218 (1937). — Fuchs, F.: Pyelo-
venöser Reflex und Hydronephrose. Dtsch. Z. Chir. **224**, 353 (1930). — Die Hydromechanik
der Niere. Anatomische und experimentelle Grundlagen, biologische und klinische Bedeutung.
Z. urol. Chir. **33**, 1 (1931). — Die Prüfung der motorischen Funktion der oberen Harnwege.
Wien. med. Wschr. **1934 II**, 1185. — Fumagalli, Z., e M. Marchesi: Studio anatomico
dell'apparato muscolare del calice renale. Arch. ital. Urol. **21**, 24 (1944). — Gayet, R.:
L'uretère intramural. Étude anatomo-physiologique des troubles fonctionnels et leur traite-
ment. J. Urol. méd. chir. **44**, 193 (1937). —Giliberti, P.: Comportamento di alcuni enzimi
del'parenchima renale nella idronefrosi sperimentale. Arch. ital. Urol. **15**, 217 (1938). —
Giunti, G.: Contribution expérimentale à la pathogénie de l'hydronéphrose dynamique.
Arch. Anat. path. **6**, 145 (1958). — Gouverneur, R., et H. Marion: La suture de l'uretère.
Étude expérimentale. J. Chir. (Paris) **33**, 621 (1929). — Grauhan, M.: Über Wachstum und
Form der Hydronephrosen. Langenbecks Arch. klin. Chir. **180**, Kongreßber., 517 (1934). —
Die allgemeinen und umschriebenen Erweiterungen des Kelchsystems des Nierenbeckens und
Harnleiters. Z. Urol. **32**, 161 (1938). — Gregoir, W.: Les troubles moteurs de l'arbre urinaire
superieur. Rapport présenté au Congr. belge d'Urol., le 28 Mai 1951. J. belge Urol. **19**, 89
(1951). — Gruber, C. M.: The function of the ureterovesical valve and the production of
hydroureters without obstruction. J. Urol. (Baltimore) **23**, 161 (1930). — Guze, L. B., and
P. B. Beeson: The effect of cortisone on experimental hydronephrosis following ureteral
ligation. J. Urol. (Baltimore) **78**, 337 (1957). — Guze, L. B., and W. O'Shea: Experimental
hydronephrosis produced by beta irradiation of the ureter. J. Urol. (Baltimore) **79**, 801 (1958).
Heckenbach, W.: Zur Frage der Harnleiterdynamik. Z. Urol. **27**, 207 (1933). — Heni, F.,
u. H. U. Riethmüller: Die abnorme Krampfbereitschaft des Nierenbeckens. Ergebnis der
Nachuntersuchung von Durchtrennungen aberrierender Gefäße. Z. Urol. **41**, 236 (1948). —
Henninger, H., u. B. Sitka: Experimentelle Untersuchungen über die Toxicität des normalen und Hydronephrosenharnes bei Kaninchen und Mitteilung von Befunden einer merk-
würdigen Verklebungstendenz innerhalb des Kaninchenharntraktes. Z. urol. Chir. **42**, 101
(1936). — Herdmann, J. P., and N. T. Jaco: Renal circulation in experimental hydronephrosis. Brit. J. Urol. **22**, 52 (1950). — Hinman, F.: The significance of renal counterbalance in renal surgery: With reference particularly to treatment of unilateral and bilateral
hydro-angular ureters and hydronephrosis, with description of operation for this condition.
Surg. Gynec. Obstet. **51**, 237 (1930). — The pathogenesis of hydronephrosis. Surg. Gynec.
Obstet. **58**, 356 (1934). — Hinman, F., and D. M. Morison: Experimental hydronephrosis,
arterial changes in the progressive hydronephrosis of rabbits with complete ureteral obstruction. Surg. Gynec. Obstet. **42**, 209 (1926). — Homburger, F., I. Forbes and R. Desjardins:
Renotropic effects of some androgens upon experimental hydronephrosis and upon the cli-
toris of the mouse. Endocrinology **47**, 19 (1950). — Howarth, V. S.: Hydronephrosis of
ectopic kidney resulting from accidental surgical ligation of ureter. Aust. N. Z. J. Surg. **19**,
347 (1950). — Jaksy, J.: Über die auf hydronephrotischer Grundlage entstandene Atrophie
der Niere. Z. urol. Chir. **40**, 395 (1935). — Johnson, C. M.: The pathogenesis of hydronephrosis. J. Urol. (Baltimore) **27**, 279 (1932). — Jona, J. L.: The kidney pelvis; a further
contribution to its physiology and pathology. Surg. Gynec. Obstet. **59**, 713 (1934). — The
kidney pelvis: Its normal and pathological physiology. Proc. roy. Soc. Med. **29**, 623 (1936). —
Kabeshima, H.: Über die morphologischen und funktionellen Veränderungen der Niere nach
der Ureterunterbindung. Trans. jap. path. Soc. **16**, 141 (1928). — Kairis, Z.: Experimentelle

Studien über die Folgen der Steineinklemmung im Ureter. Langenbecks Arch. klin. Chir. **143**, 439 (1926). — Experimental hydronephrosis — a new approach. Urol. cutan. Rev. **32**, 80 (1928). — KEATES, P. G.: Physical, physiological and hormonal aspects of hydronephrosis. J. Fac. Radiol. (Lond.) **6**, 123 (1954). — KERR, W. S.: Effect of complete ureteral obstruction for one week on kidney function. J. appl. Physiol. **6**, 762 (1954). — KITANI, Y.: Hydronephrotische Atrophie oder hydronephrotische Schrumpfniere. Virchows Arch. path. Anat. **254**, 115 (1925). — LAPIDES, J.: The physiology of the intact human ureter. J. Urol. (Baltimore) **59**, 501 (1948). — LAUBER, H. J., u. F. SCHERER: Pyeloskopische Studien über den Entleerungsmechanismus des normalen Nierenbeckens. Fortschr. Röntgenstr. **61**, 222 (1940). LAZARUS, J. A., and M. S. MARKS: Ureteral spasm with special reference to contralateral spasm. J. Urol. (Baltimore) **48**, 69 (1942). — LEGUEU, F.: Le dynamisme en urologie. J. Urol. méd. chir. **31**, 6 (1931). — LEGUEU, F., B. FEY et M. PALAZZOLI: La motricité du bassinet étudiée sur le rein fraichement nephrectomisé. J. Urol. méd. Chir. **24**, 61 (1927). — LEVY, S. E., M. F. MASON, T. R. HARRISON and A. BLALOCK: The effects of ureteral occlusion on the blood flow and oxygen consumption of the kidneys of unanesthetized dogs. Surgery **1**, 238 (1937). — LICHTENAUER, F.: Experimentelle Untersuchungen zur Kenntnis der Nierenbecken- und Harnleitererweiterung. Langenbecks Arch. klin. Chir. **260**, 34 (1948). — LICHTENBERG, A. v.: Die pathologische Physiologie der renalen Verstopfung und die sich daraus ergebenden konservativ-chirurgischen Maßnahmen. Acta chir. scand. **74**, 283 (1934). — LÖFFLER, L.: Muskelveränderungen am Nierenbecken und Ureter bei Stauung in den harnableitenden Wegen. Z. urol. Chir. **36**, 384 (1933). — LÖFGREN, F.: An attempt at homologizing different types of pyelus (renal pelvis). Urol. int. (Basel) **5**, 1 (1957). — MAATZ, R.: Die Altersabhängigkeit der Nierenveränderungen bei einseitiger Harnstauung. Z. Urol. **34**, 557 (1940). — MAATZ, R., u. E. KRÜGER: Das Verhalten der Nierendurchblutung in der experimentellen Hydronephrose. Z. Urol. **31**, 756 (1937). — MAINTZ, M., u. J. MEESE: Röntgenkymographische (urokymographische) Untersuchungen über Retroperistaltik des Harnleiters. Z. Urol. **32**, 756 (1938). — MAINTZ, M., J. MEESE u. G. WÜLLENWEBER: Röntgenkymographische Untersuchungen über normale und krankhafte Bewegungsvorgänge an den abführenden Harnwegen. Z. Urol. **32**, 682 (1938). — MAITLAND, A. I. L.: Function in the hydronephrotic kidney. Brit. J. Urol. **21**, 334 (1949). — MAZZARELLI, M.: Ricerche sull' idronefrosi. Comportamento del sistema reticoloistiocitario. Riv. Pat. sper. **11**, 256 (1933). — McCAUGHAN, J. M.: The effect of renal denervation on the pressure of urine in the renal pelvis. J. Urol. (Baltimore) **27**, 659 (1932). — MINDER, J.: Über die Hydronephrose auf Grund klinischer und experimenteller Erfahrungen. Z. urol. Chir. **31**, 173 (1931). — MINGAZZINI, E.: L'importanza dell'enervazione del peduncolo renale nella produzione dell'idronefrosi sperimentale. Atti Soc. ital. Urol. **5**, 151 (1926). — MINGERS, P.: L'activité physiologique de l'uretère. C. R. Soc. Biol. (Paris) **122**, 782 (1936). — MORI, Y.: Zur Frage der Entstehung der Hydronephrose. III. Das Problem des Stenosengrades des Ureters. Arch. jap. Chir. **9**, 1 (1932) (Deutsche Zusammenfassung 1—2). — Zur Frage der Entstehung der Hydronephrose. IV. Mitteilung. Hydronephrose auf Grund dynamischer Abflußstörungen. Arch. jap. Chir. **9**, 105 (1932) (Deutsche Zusammenfassung 105—106). — Zur Frage der Entstehung der Hydronephrose. V. Mitteilung. Die zur Hydronephrosenbildung Beihilfe leistenden Momente. Arch. jap. Chir. **9**, 377 (1932) (Deutsche Zusammenfassung 377—378). — MORISON, D. M.: Routes of absorption in hydronephrosis: experimentation with dyes in the totally obstructed ureter. Brit. J. Urol. **1**, 30 (1929). — Routes of absorption in total ureteral obstruction. Arch. Surg. (Chicago) **38**, 1108 (1939). — MURNAGHAN, G. F.: Experimental investigation of the dynamics of the normal and dilated ureter. Brit. J. Urol. **29**, 403 (1957). — The dynamics of the renal pelvis and ureter with reference to congenital hydronephrosis. Brit. J. Urol. **30**, 321 (1958).— NARATH, P. A.: The hydromechanics of the calyx renalis. J. Urol. (Baltimore) **43**, 145 (1940). — PEPERE, M.: Contributo sperimentale alla conoscenza della patogenesi dell'idronephrose dynamica. Clin. chir., N.S. **10**, 247 (1934). — PERACCHIA, G. C.: L'influenza della stasi urinaria ureterale per la localizzazione renale di batteri presenti in circolo. Arch. ital. Urol. **6**, 351 (1930). — PERSKY, L., F. J. BONTE and G. AUSTEN: Mechanisms of hydronephrosis: radioautographic backflow patterns. J. Urol. (Baltimore) **75**, 190 (1956). — PERSKY, L., J. P. STORAASLI and G. AUSTEN: Mechanisms of hydronephrosis: Newer investigative techniques. J. Urol. (Baltimore) **73**, 740 (1955). — PHELIP, L.: Quelques observations de blocage physiologique de l'uretère. J. Urol. méd. chir. **33**, 99 (1932). — PIERACCINI, P.: Ricerche sperimentali sulla fisiopatologia dell'uretere ostruito mediante l'introduzione nel suo lume di piccoli fusi di vetro tunnelizzati. Arch. ital. Urol. **6**, 158 (1930). — Sulla fisiopatologia dell'uretere sottoposto a forcipressura (Contributo sperimentale). Arch. ital. Chir. **27**, 585 (1930). — PIERACCINI, P., e G. LUCARELLI: Contributo sperimentale alla conoscenza della idronefrosi. Arch. ital. Urol. **7**, 135 (1931). — PILCHER, F., J. JESSE, L. BOLLMANN and F. C. MANN: The effect of increased intraureteral pressure on renal function. J. Urol. (Baltimore) **38**, 202 (1937). — POZZAN, A.: Il processo istofunzionale di riparazione del rene nell'uronefrosi temporanea. Arch. ital. Urol. **12**, 475 (1935). —

Puhl, H.: Die primäre Dilatation des Harnleiters (Klinische, experimentelle und pathologisch-anatomische Untersuchungen über die Ursachen der Harnleitererweiterung ohne mechanisches Hindernis). Z. Urol. 28, 256, 328 (1934). — Ragnotti, E.: Considerazioni e ricerche sul significato patologica e sulla produzione sperimentale della „idronefrosi dinamica". Consequense anatomiche e funzionali della enervazione periureterale. Arch. ital. Chir. 38, 367 (1934). — Rolnick, H. C., and P. L. Singer: Effects of overdistension of the renal pelvis and ureter: A study on pyelovenous backflow. J. Urol. (Baltimore) 57, 834 (1947). — Rose, D. K., W. G. Hamm, S. Moore and H. M. Wilson: Kidney pelvis; normal variations in their shape and flow with possible pathological significance. Surg. Gynec. Obstet. 57, 1 (1933). Ruland, L.: Zur funktionellen Pathologie des Nierenbeckens. Med. Klin. 42, 474 (1947). — Sarteschi, G.: Sulla idronefrosi sperimentale consequente a sezione e ad annodamento dell' uretere e sul comportamento del rene idronefrotico in sequito ad iniezioni endopieliche sclerosanti. Arch. Sci. med. 89, 55 (1950). — Schmidt, S. S.: Ureteral obstruction in the aglomerular kidney. J. Urol. (Baltimore) 73, 226 (1955). — Schneider, D. H., E. Eichner and M. B. Gordon: An attempt at production of hydronephrosis of pregnancy, artificially induced. Amer. J. Obstet. Gynec. 65, 660 (1952). — Schneider, H.: Untersuchungen über Funktionsstörungen menschlicher Nieren bei Hydronephrosen und bei Verlegungen des Harnleiters. Z. Urol. 29, 385 (1935) u. 29, 487 (1935). — Schoen, R., u. H. Ebster: Untersuchungen über die Dynamik der Harnleiter beim Menschen. Dtsch. Arch. klin. Med. 173, 440 (1932). — Scott, D. E.: The part played by ureteral inflammation in dilatation of the ureter. Arch. Surg. (Chicago) 28, 296 (1934). — Serrallach, N., F. Serrallach-Julia et A. Amell y Sans: Sur les mesures biologiques de compensation dans les obstructions urétérales. Anurie, oligurie, absorption urétérale et circulation collatérale. J. Urol. méd. chir. 42, 5 (1936). — Sesia, G.: La ceinture artérielle péripyélique dans l'hydronéphrose extrarénale. Urol. int. (Basel) 3, 14 (1956). — Share, L.: Effect of increased ureteral pressure on renal function. Amer. J. Physiol. 168, 97 (1952). — Slater, G. S., and J. Mandell: Fate of hydronephrotic kidney. J. Urol. (Baltimore) 71, 14 (1954). — Smith, K., and F. Ockerblad: Partial obstruction of the ureter. An experimental study. J. Urol. (Baltimore) 19, 347 (1928). — Stefanesco-Galatzi, J.: Sur la dynamique des organes urinaires. (Recueil clinique.) J. Urol. méd. chir. 25, 204 (1928). — Stefani, F.: Contributo allo studio dell' atrofia del parenchima renale nell'uronefrosi. Effetti della pressione endopielica sulla circolazione renale. Influenza di alcuni farmaci. Arch. ital. Urol. 15, 248 (1938). — Strong, K. C.: Plastic studies in abnormal renal architecture; V. the parenchymal alterations in experimental hydronephrosis. Arch. Path. (Chicago) 29, 77 (1940). — Sussi, L.: Breve nota sull'idronefrosi sperimentale. Policlinico, Sez. chir. 39, 201 (1932). — Swenson, O., and D. Marchant: Ureteropelvic obstruction in infants and children: clinical, radiological and experimental studies on eleven patients. J. Urol. (Baltimore) 73, 945 (1955). — Trattner, H. E.: Graphic registration of the function of the human ureter with the hydrophoragraph. J. Urol. (Baltimore) 28, 1 (1932). — Traut, H. F., C. M. McLane and A. Kuder: Physiologic changes in the ureter associated with pregnancy. The relationship between atony and dilatation of the tract. Surg. Gynec. Obstet. 64, 51 (1937). — Tuffier, M.: Étude clinique et expérimentale sur l'hydronéphrose. Ann. Mal. Org. gén.-urin. 12, 14 (1894). — Vermooten, V., and B. C. Wheeler: Ureteral stricture. An experimental study: Some observations on the ureter above a point of partial obstruction. J. Urol. (Baltimore) 24, 269 (1930). — Wilmer, H. A.: Disappearance of phosphatase from hydronephrotic kidney. J. exp. Med. 78, 225 (1943). — Wolfromm, G., C. Dupont et M. Gilson: Trois curieux faits de motricité urétéro-pyélo-calicielle. J. Urol. méd. chir. 54, 271 (1948). — Wossidlo, D.: Harmonische Gesetze der Harnwege-Dynamik. Z. Urol. 45, 454 (1952). — Wüllenweber, G.: Die Dynamik der abführenden Harnwege im Lichte kymographischer Untersuchungen. Z. Urol. 31, 339 (1937). — Zanne, D. D.: La dynamique des voies urinaires superieures. Étude experimentale. 5. Congr. Soc. Roum. Urol. Bucarest, 1935. J. Urol. méd. chir. 42, 383 (1936).

## C. Ätiologie

### I. Vorwiegend mechanische Ursachen

Aboulker, P.: L'hydronéphrose et la dilatation de l'uretère au cours des prolapsus génitaux totaux, leur mécanisme. J. Chir. (Paris) 52, 306 (1938). — Adams, A. W.: Ureteric compression by traction diverticulum of the duodenum. Brit. J. Urol. 24, 19 (1952). — Alcázar Luque, E.: Fibroma de capsula renal con desviacion de riñon e hidronefrosis. Arch. exp. Urol. 4, 46 (1947). — Alken, C.-E.: Rückwirkung des Blasenhalsadenoms auf die Dynamik der oberen Harnwege und klinische Gesichtspunkte der konservativen Behandlung. Urol. int. (Basel) 3, 297 (1956). — Allegretti, M. L.: Congenital hydronephrosis. Amer. J. Obstet. Gynec. 54, 347 (1947). — Andler, R.: Neuere Erfahrung über die pathologische Bedeutung akzessorischer Nierengefäße. Z. urol. Chir. 19, 305 (1926). — Baccarini, L.: Contributo allo studio dell'idronefrosi congenita. Arch. ital. Chir. 33, 488 (1933). — Baker,

E. C., and J. S. Lewis: Comparison of the urinary tract in pregnancy and pelvic tumors. J. Amer. med. Ass. **104**, 812 (1935). — Beahrs, O. H., J. S. Hunter and P. T. Sloss: Intramural, obstructing endometriosis of the ureter. Proc. Mayo Clin. **32**, 73 (1957). — Bernardis, M. de: Contributo allo studio ed alla patogenesi dell'idronephrosi da vasi anomali. Urologia (Treviso) **3**, 17 (1936). — Bernasconi, F.: Observations d'hydronéphroses volumineuses dues à des causes mécaniques. 31. Congr. franç. Urol. Paris, 1931. J. Urol. méd. chir. **33**, 93 (1932). — Blanc, H., et A. Bourland: Considérations sur la pathogénie des hydronéphroses par vaisseaux anormaux du rein. J. Urol. méd. chir. **40**, 23 (1935). — Blanc, H., et P. Guérin: Considérations sur un cas d'hydronéphrose bilatérale chez une femme enceinte operée de néphrectomie gauche et de néphropexie droite. J. Urol. méd. chir. **39**, 208 (1935). — Blumensaat, C.: Zur traumatischen Entstehung der Hydronephrose. Mschr. Unfallheilk. **43**, 273 (1936). — Bobbitt, R. M.: Extrinsic causes of hydronephrosis. J. Urol. (Baltimore) **38**, 562 (1937). — Boshamer, K.: Parametritis. Ureterstriktur und Hydronephrose. Z. urol. Chir. **33**, 511 (1931). — Bourland, P. A.: Contribution à l'étude des hydronéphroses par vaisseaux anormaux du rein. Thèse de Bordeaux 1934. — Bradfield, E. O.: Bilateral ureteral obstruction due to envelopment and compression by an inflammatory retroperitoneal process. J. Urol. (Baltimore) **69**, 769 (1953). — Brosig, W.: Beitrag zu den extraureteralen Abflußstörungen am Ureterabgang. Z. Urol. 1949, Sonderh. 219. — Buchmann, E.: Ureterstenosierung und Hydronephrosenbildung durch Krebsinfiltration und Strahleninduration des Parametriums beim Collumcarcinom. Strahlentherapie **99**, 20 (1956). — Büchner, A. O.: Abflußbehinderung einer Niere infolge Stecksplitters. Z. Urol. **44**, 222 (1951). — Burghele, T.: Durch verkalktes Myom des Uterus bedingte Hydronephrose. Z. Urol. **38**, 203 (1944). — Burns, C. N., J. E. Drew and A. L. Dean: Ureteropelvic obstruction with hydronephrosis. J. Urol. (Baltimore) **70**, 846 (1953). — Campbell, M.: Ureteral obstruction in infancy. Amer. J. Surg. **5**, 445 (1928). — Vascular obstruction of the ureter in juveniles. Amer. H. Surg. **22**, 527 (1933). — Campbell, M., and J. D. Lyttle: Ureteral obstruction in infancy. A study of seventy-four cases. J. Amer. med. Ass. **92**, 544 (1929). — Caporale, L.: Contributo allo studio dell idronefrosi con vasi anormali. Arch. ital. Chir. **24**, 503 (1929). — Carlson, H. E.: Supernumerary kidney as a cause of ureteropelvic obstruction. J. Urol. (Baltimore) **56**, 179 (1946). — Castaño, E., A. B. Ortitz y J. Grimberg: Hidronefrosis infectada en rinón en herradura. Tratamiento quirúrgico. Rev. argent. Urol. **15**, 295 (1946). — Charlet, L., J. Cibert et R. Gerdil: Compression de l'uretère au-dessous de la jonction urétéro-pyelique par vaisseau de situation anormale (Deux observations). J. Urol. méd. chir. **61**, 510 (1955). — Chevassu, M.: Urétéro-pyelographie rétrograde d'une compression urétérale par vésicule séminale. Soc. franç. Urol. Séance 8 Avril 1946. J. Urol. méd. chir. **53**, 111 (1946—1947). — L'obstacle urétéral, cause essentielle des vraies hydronephroses. Soc. franç. Urol. Séance 21 Nov. 1949. J. Urol. méd. chir. **55**, 903 (1949). — Chinn, J., R. K. Horton and C. Rusche: Unilateral ureteral obstruction as sole manifestation of endometriosis. J. Urol. (Baltimore) **77**, 144 (1957). — Chisholm, E. R., J. A. Hutch and A. A. Bolomey: Bilateral ureteral obstruction due to chronic inflammation of the fascia around the ureters. J. Urol. (Baltimore) **72**, 812 (1954). — Chwalla, R.: Seltene Ursachen von Hydronephrose. Urologia (Treviso) **23**, 22 (1956). — Cibert, J.: Un cas d'hydronéphrose traumatique. Soc. franç. Urol. Séance 17 Fevr. 1930. J. Urol. méd. chir. **29**, 300 (1930). — Hydronéphrose sur un rein gauche en ectopie pelvienne. Petite hydronéphrose du coté droite. J. Urol. méd. chir. **29**, 582 (1930). — Cibert, J., et H. Cavailher: Urétéro-hydronéphrose par atrésie du méat urétéral chez une néphrectomisée pour tuberculose. Urétéro-cysto-anastomose. Soc. franç. Urol. Séance 17 Fevr. 1947. J. Urol. méd. chir. **53**, 351 (1946—1947). — Cibert, J., L. Durand et C. Rivière: Les compressions urétérales par sclerose du tissu cellulo-adipeux peri-urétéral. „Peri-urétérites primitives." J. Urol. méd. chir. **62**, 705 (1956). — Ciceri, C.: Contributo allo studio della idronefrosi da vaso anomala. Arch. ital. Urol. **15**, 1 (1938). — Covington, T., and W. Reeser: Hydronephrosis associated with overhydration. J. Urol. (Baltimore) **63**, 438 (1950). — Creevy, C. D.: Complicated recurrent non-calculous obstruction at the ureteropelvic junction in a solitary kidney. J. Urol. (Baltimore) **76**, 723 (1956). — Cuturi, L.: Considerazioni sulle idronefrosi di origine scoliotica (a proposito di un caso di idronefrosi bilaterale scoliogena). Urologia (Treviso) **7**, 175 (1940). — Davis, D. M.: Ureteral obstruction; recent advances in its embryology, nosology and surgery. Brit. J. Urol. **19**, 71 (1947). — Urinary tract obstruction: What has been learned about it, and what is still to be learned. J. Urol. (Baltimore) **80**, 93 (1958). — Dean, A. L.: The upper urinary tract following uretero-intestinal anastomosis for bladder tumors. J. Urol. (Baltimore) **63**, 858 (1950). — Delarine, Y.: Hydronéphrose par vaisseau anormal. J. belge Urol. **4**, 83 (1928). — Deming, L.: Ureteropelvic obstruction due to extrinsic and intrinsic lesions of the ureter as a clinical entity and its treatment. J. Urol. (Baltimore) **50**, 420 (1943). — Derbes, V. J., and M. J. La Nasa: Post-caval ureter and hydronephrosis; case. Urol. cutan. Rev. **41**, 172 (1937). — De Weerd, J. H., M. G. Ringer, T. L. Pool and E. E. Gambill: Aortic aneurysm causing bilateral ureteral obstruction:

Report of case. J. Urol. (Baltimore) **74**, 78 (1955). — Dobritz, F. O.: Über Harnstauungs-nieren. Z. Urol. **44**, 241 (1951). — Drexler, L. S., and W. E. Howes: Ureteral obstruction in carcinoma of cervix. Amer. J. Obstet. Gynec. **28**, 197 (1934). — Ducrot, H.-P.-A.: La liposclérose périurétérale, syndrome nouveau en pathologie urinaire. Thèse de Paris 1955. — Dupont, R., et M. Lebel: A propos des manifestations urétéro-pyéliques révélatrices d'une affection de voisinage. J. Urol. méd. chir. **52**, 5 (1944/45). — Duvergey, J.: Les rétrécis-sements de l'uretère. 28. Congr. franc. Urol. Paris, 1928. J. Urol. méd. chir. **26**, 342 (1928). — Duvergey, J., et H. Blanc: Reflux et hydronéphrose à propos d'un cas d'urétéro-hydro-néphrose infectée par le gonocoque chez un blennorragique présentant du reflux vésico-rénal. Soc. franç. Urol. Séance 20. Juin 1932. J. Urol. méd. chir. **34**, 69 (1932). — Duvergey, J., et H. Duvergey: Compression par filets nerveux du collet urétéral avec hydronéphrose consecutive. Soc. Urol. Sud-Ouest. Séance 25 Janv. 1948, Bordeaux. J. Urol. méd. chir. **54**, 174 (1948). — Edelbrock, H. H.: Ureterovesical obstruction in children. J. Urol. (Balti-more) **74**, 492 (1955). — Eisendrath, D. N.: Ureteral stricture and hydronephrosis as late sequel of kidney injury. J. Amer. med. Ass. **104**, 1898 (1935). — Elliot, J. S., and M. L. Rosenberg: Ureteral occlusion by barium granuloma. J. Urol. (Baltimore) **71**, 692 (1954). — Everidge, J.: Right-sided hydronephrosis secondary to papillomata of the renal pelvis and ureter with implantation growth in the bladder. Proc. roy. Soc. Med. **22**, 922 (1929). — Ewell, G. H., and H. W. Bruskewitz: Bilateral ureteral obstruction due to envelopment and compression by an inflammatory retro-peritoneal process. Urol. cutan. Rev. **56**, 3 (1952). — Fanara, S.: Alterazioni idronefrotiche collaterali in casi di tubercolosi renale e loro interpretazione. Settim. med. **37**, 419 (1949). — Fey, B.: Hydronéphroses par dys-ectasie du col vésical. J. belge Urol. **9**, 341 (1936). — A propos de l'hydronéphrose. J. Urol. méd. chir. **54**, 201 (1948). — Fister, G. M., and E. H. Smith: Aberrant renal vessels in children. J. Urol. (Baltimore) **26**, 175 (1931). — Fitzgerald, W.: Hydronephrosis resulting from accessory renal vessels. Brit. J. Urol. **5**, 151 (1933). — Flandrin, P.: Rétention pyélique par artère anormale. J. Urol. méd. chir. **39**, 463 (1935). — Foley, F. E. B.: Relationship of upper urinary tract obstruction and stasis, to calculus disease and their surgical corrections, In Butt, Etiologic factors in renal lithiasis, p. 162. Springfield, Ill. U.S.A.: Charles Thomas 1956. — Foroughi, E., and J. A. Turner: Congenital ureteral valve. J. Urol. (Baltimore) **81**, 272 (1959). — Fowler, B., and E. Frankel: Temporary hydronephrosis. Brit. med. J. **1947 II**, 887. — Funfack, M.: Pelvine Dystopie der linken Niere mit Steinbildung und mäßiger Hydronephrose. Z. Urol. **41**, 132 (1948). — Gallizia, F., et F. R. Banchieri: Calcolosi renale chirurgica e stasi urinaria. Urologia (Treviso) **23**, 31 (1956). — Gayet, R.: Abcès froids pottiques et hydronéphroses. Soc. franç. Urol. Séance 19 Mai 1957. J. Urol. méd. chir. **53**, 457 (1946/47). — Greene, L.-F., J. T. Priestley, H. B. Simon and R. H. Hempstead: Obstruction of the lower third of the ureter by anomalous blood vessels. J. Urol. (Baltimore) **71**, 544 (1954). — Gummess, G. H., D. A. Charnock, H. I. Riddell and C. M. Stewart: Ureteroceles in children. J. Urol. (Baltimore) **74**, 331 (1955). — Hammes-fahr, C.: Ein Fall von Hydronephrose durch abnorme Fettentwicklung im Nieren-Hilus. Z. Urol. **40**, 265 (1947). — Hancock, J. D., and L. L. Smith: Stricture at uretero-pelvic junction: discussion and case report. Urol. cutan. Rev. **43**, 393 (1939). — Hand, J. R.: Hydronephrosis associated with anomalous blood vessels. Urol. cutan. Rev. **38**, 561 (1934). — Haselhorst, G.: Hydronephrose nach Ureterkompression durch eine Endometriose des Parametriums. Zbl. Gynäk. **57**, 337 (1933). — Heckenbach, W.: Über Verengerung des Harnleiters bei gynäkologischen Erkrankungen. Z. Urol. **25**, 932 (1931). — Physiologie und Pathologie der Harnleiterdynamik bei der Ausscheidungsurographie unter besonderer Berück-sichtigung der Adnexerkrankungen. Z. urol. Chir. **35**, 34 (1932). — Hejtmancik, J. H., and M. A. Magid: Bilateral periureteritis plastica. J. Urol. (Baltimore) **76**, 57 (1956). — Hers-kovits, E.: Interessante linksseitige intermittierende Hydronephrose, die durch eine im kleinen Becken gelegene Dermoidcyste verursacht wurde. Röntgenpraxis 8, 684 (1936). — Hortolomei, N., M. Streja u. T. Burghele: Über die Pathogenese der Niereninsuffizienz im Verlaufe von Blasenentleerungsstörungen. Z. Urol. **32**, 226 (1938). — Hosford, J. P.: Some factors in the causation of hydronephrosis. Lancet **1932 I**, 435. — Houston, W.: Periureteritis plastica: a report of a case, with indications of the probable pathology. Brit. J. Urol. **29**, 38 (1957). — Hufnagl, K.: Ureterstenose bei Collumcarcinom. Z. urol. Chir. **39**, 7 (1934). — Hyams, J. A.: Aberrant blood vessels as a factor in lower ureteral obstruction. J. Urol. (Baltimore) **36**, 386 (1936). — Iozzi, L., and J. J. Murphy: Bilateral ureteral ob-struction by retroperitoneal inflammation. J. Urol. (Baltimore) **77**, 402 (1957). — Iselin, A.: Hydronéphrose et 12e côte anormale. Soc. franç. Urol. Séance 19. Mai 1941. J. Urol. méd. chir. **49**, 262 (1941). — Jewett, H. J.: Accessory renal vessels. Their influence in certain cases of hydronephrosis. Surg. Gynec. Obstet. **68**, 666 (1939). — Stenosis of the ureteropelvic junction. Congenital and acquired. J. Urol. (Baltimore) **44**, 247 (1940). — Kafka, V.: Ein Fall von Hydronephrose bei einem 4 Monate alten Säugling bei gleichzeitigem Bestehen einer Hüftgelenksluxation Z. Urol. **31**, 602 (1937). — Kairis, Z.: Endometriose des Ureters

Z. Urol., Sonderbd. Wien. Kongreßber. 1957 der Dtsch. Ges. Urol., S. 271. — Über einen Fall von dorsalem Ureterverlauf. Z. Urol., Sonderbd. Wien. Kongreßber. 1957 der Dtsch. Ges. Urol., S. 372. — KALÓ, A.: Die Entstehungsursachen der Hydronephrose. Orvosképzés 23, Bakay-Sonderh., 205 (1933). — KATZENSTEIN, W.: Zur Ätiologie der Hydronephrosen. Z. urol. Chir. 22, 357 (1927). — KINI, M. G., C. ORTHO, S. EDIN and P. KESAVASWAMI: Hydronephrosis due to congenital abnormalities. Brit. J. Urol. 9, 376 (1937). — KLINGER, M. E.: An unusual case of simultaneous bilateral ureteral obstruction. Urol. cutan. Rev. 52, 230 (1948). — KNY, W.: Harnleiterkompression bei der Ileitis regionalis. Z. Urol. 52, 73 (1959). — KRAUS, A. F.: Über eine im Anschluß an Appendizitis aufgetretene Ureterstriktur. Z. urol. Chir. 39, 290 (1934). — KRAUSE, G. R., and M. LUBERT: Ureteric compression due to metastases from carcinoma of sigmoid. J. Amer. med. Ass. 149, 1556 (1952). — KREMLING, H.: Beidseitige Harnstauungsniere bei Totalprolaps des Uterus. Z. Urol. 45, 243 (1952).—Rechtsseitige Harnstauungsniere nach vaginaler Totalexstirpation des Uterus wegen multipler Myome. Z. Urol. 45, 305 (1952). — Über Verstopfungsnieren bei Entzündungen und Lageveränderungen der weiblichen Genitalorgane. Verh.ber. der Dtsch. Ges. Urol. 1953. Z. Urol. Sonderh., 280 (1954). — KRETSCHMER, H. L., and A. E. KANTER: Effect of certain gynecologic lesions on the upper urinary tract. J. Amer. med. Ass. 109, 1097 (1937). — KRETSCHMER, H. L., and F. H. SQUIRE: The incidence and extent of hydronephrosis in prostatic obstruction. J. Urol. (Baltimore) 60, 1 (1948). — KROGIUS, A.: Doppelseitige Hydronephrose, verursacht durch angeborene Verengung der beiden oberen Ureterenden. Z. Urol. 24, 333 (1930). — LANDFRIED, R.: Beitrag zur Rückstauungsniere durch akzessorische Nierengefäße. Z. urol. Chir. 44, 26 (1938). — LASIO, E.: Valvola congenita al colletto pieloureterale. Urologia (Treviso) 16, 464 (1949). — LASIO, G. B.: Étiologie et traitement des hydronéphroses. J. Urol. méd. chir. 30, 29 (1930). — LAUGE-HANSEN, N.: The effect of psoas abscesses upon the kidneys and urinary passages (hydronephrosis). Amer. J. Roentgenol. 67, 788 (1952). — LAZARUS, J. A.: Hydronephrosis and aberrant renal vessels. Report of an unusual case of bilateral hydronephrosis associated with aberrant vessels. Amer. J. Surg. 16, 515 (1932). — LE CLERC-DANDOY, V.: Hydronéphrose par artère anormale. J. belge Urol. 5, 466 (1932). — LEGUEU, F., et B. FEY: Les rétrécissements de l'uretère. J. Urol. méd. chir. 25, 417 (1928). — LEPOUTRE, C.: The pathogenesis of hydronephrosis. Surg. Gynec. Obstet. 58, 356 (1934). — LESCANO, O. A. T.: Uronefrosis bilateral por quiste hidatico pelviano. Quistectomia. Rev. argent. Urol. 19, 186 (1950). — LICH, R., and J. E. MAURER: Congenital hydronephrosis. J. Amer. med. Ass. 157, 577 (1955). — LONG, J. P., and J. B. MONTGOMERY: The incidence of ureteral obstruction in benign and malignant gynecologic lesions. Amer. J. Obstet. Gynec. 59, 552 (1950). — MADIER, C.: Une cause rare d'obstruction urétérale au cours de l'evolution d'un cancer du col utérin: Entranglement de l'uretère par les vaisseaux utéro-ovariens. J. Urol. med. chir. 60, 655 (1954). — MALTESE, LE ROY, C. A.: Contributo alla patogenesi delle piccole idronefrosi. Atti Soc. ital. Urol. 14, 117 (1935). — MALUF, N. S. R., and B. HALPERT: Structural components of ureteral enlargement caused by obstruction. Surg. Gynec. Obstet. 102, 27 (1956). — MANETTI, E.: Su un caso di stenosi congenita a valvola dell'uretere. Urologia (Treviso) 23, 395 (1956). — MARINESCO, G.: Hydronéphrose et papillomes du bassinet et des calices. J. Urol. méd. chir. 31, 582 (1931). — MARION, G.: A propos du mécanisme de l'hydronéphrose par vaisseau anormal. Soc. franç. Urol. 9. Juillet 1928. J. Urol. méd. chir. 26, 238 (1928). — MARSHALL, V. F., and M. SCHNITTMAN: Iliac lymphadenopathy as a cause of ureteral obstruction. Surgery 23, 542 (1948). — MATHÉ, C. P.: Intrinsic causes of hydronephrosis. J. Urol. (Baltimore) 38, 574 (1937). — MAY, F.: Verstopfungsniere bei dorsalem Ureterverlauf. Z. Urol. 32, 316 (1938). — MERCIER, O.: A propos de la pathogénie et du traitement des petites hydronéphroses dites sans cause apparente. J. Urol. méd. chir. 20, 467 (1925). — MEYER, K. O.: Untersuchungen über mechanische Einwirkungen des Ductus deferens auf den Ureter bei peripheren Harnabflußhindernissen. Z. Urol. 41, 79 (1948). — MILLER, J. M., R. J. LIPIN, H. J. MEISEL and P. H. LONG: Bilateral ureteral obstruction due to compression by chronic retroperitoneal inflammation. J. Urol. (Baltimore) 68, 447 (1952). — MINGERS, P.: Hydronéphrose uniquement intrarénale determinée par obstacle au niveau du col pyélo-urétéral. J. belge Urol. 5, 463 (1932). — MIRABILE, C. S., and R. J. SPILLANE: Bilateral ureteral compression with obstruction from a nonspecific retroperitoneal inflammatory process: Case report. J. Urol. (Baltimore) 73, 783 (1955). — MOFFET jr., J. D., and D. W. GODDARD: Upper urinary tract disease associated with urethral stricture. J. Urol. (Baltimore) 72, 293 (1954). — MULVANEY, W. P.: Periureteritis obliterans: A retroperitoneal inflammatory disease. J. Urol. (Baltimore) 79, 410 (1958). — NAULLEAU, J., et X.-J. CONTIADÈS: Utérus didelphe avec dilatation urétéro-pyelique gauche. Soc. Anat. Paris. Séance 4 Juillet 1935. Ann. anat. path. 12, 864 (1935). — NORFLEET, C. M., L. E. FITZSIMMONS, L. C. SMITH and K. P. CARLSON: Ureteral obstruction due to retroperitoneal lymphatic cyst. (Cystic lymphangioma.) J. Urol. (Baltimore) 81, 737 (1959). — OELSNER, G.: Fall von Hydroureter und infizierter Hydronephrose nach Kolporhaphie. Z. Urol. 26, 186 (1932). — ÖSTLING, K.: Historical survey

190                                               Z. KAIRIS:

regarding the genesis of hydronephrosis particularly with regard to the changes of the uretero-pelvic junction. Acta chir. scand. 86, Suppl. 72 (1942). — PAČES, V., and O. KOREF: Causes of segmental dilatation of the kidney pelves. J. int. Coll. Surg. 10, 575 (1947). — PAGE, B. H.: Obstruction of ureter in internal hernia. Brit. J. Urol. 27,, 254 (1955). — PALIARD, F., J. CIBERT et H. ROLLAND: Hydronéphrose par vaisseaux anormaux. Lyon chir. 30, 741 (1933). — PARK, H., and I. JONES: Periureteric fibrosis. Lancet 1958 I, 195. — PASCHKIS, R.: Hydronephrose. Wien. klin. Wschr. 1936 II, 1166. — PEACOCK, A. H.: Hydronephrosis. Etiology and management. J. Urol. (Baltimore) 37, 63 (1937). — PERIN, J., et C. ROMAN: Dilatation bilatérale urétéro-pyélo-calicielle par prolapsus génital. J. Urol. méd. chir. 54, 473 (1948). — PETRÉN, G.: Eine wie große Rolle spielen abnorme Nierengefäße als Ursache von Hydronephrose resp. Pyonephrose? Z. Urol. 28, 145 (1934). — PIGEON, R., et F. BERNASCONI: Kyste hydatique du psoas. Hydronéphrose par compression et déviation de l'uretère. Intervention. Guérison. J. Urol. méd. chir. 24, 174 (1927). — PITZALIS, M., e A. ROMANO: Sofferenze renali nella stenosi ureterale. Urologia (Treviso) 22, 339 (1955). — PUGH, W. S.: Seminal vesiculitis. A cause of ureteral obstruction. J. Amer. med. Ass. 91, 1443 (1928). — RAPER, F. P.: Idiopathic retroperitoneal fibrosis involving the ureters. Brit. J. Urol. 28, 436 (1956). — RATLIFF, R. K., and W. B. CRENSHAW: Ureteral obstruction from endometriosis. Surg. Gynec. Obstet. 100, 414 (1955). — Redaktionell: Periureteric fibrosis. Lancet 1957 II, 780. — RIVES, H. F., and E. N. COOK: Ureteral obstruction caused by aneurysm of iliac artery. Minn. Med. 29, 143 (1946). — ROBERTS, R. R.: Complete valve of the ureter: Congenital ureteral valves. J. Urol. (Baltimore) 76, 62 (1956). — RUPPANNER, V. E.: Traumatische Hydronephrose als Folge einer Skistockverletzung. Zbl. Chir. 69, 1030 (1942). — SCHERER, F.: Ins Nierenbecken eingebrochener Tumorzapfen als Abflußhindernis. Z. Urol. 40, 315 (1947). — SCHLOSS, W. A., and M. SOLOMKIN: Acute hydronephrosis of pregnancy. J. Urol. (Baltimore) 68, 885 (1952). — SCHMIDT, A.: Die Rolle der akzessorischen Gefäße bei der Entstehung der Hydronephrose. Z. Urol. 24, 414 (1930). — SCHNEIDER, H.: Operative Entfernung einer Sackniere bei einem Säugling. Ein Beitrag zur Frage der kongenitalen Hydronephrose. Dtsch. Z. Chir. 237, 115 (1932). — SIMON, E.: Die pathogenetische Bedeutung und Behandlung der akzessorischen Nierengefäße. Z. Urol. 1949, Sonderh., 201. — SIMON, H. B., O. S. CULP and E. M. PARKHILL: Congenital ureteral valves: Report of two cases. J. Urol. (Baltimore) 74, 336 (1955). — SLATER, G. S.: Ureteral atresia producing giant hydroureter. J. Urol. (Baltimore) 78, 135 (1957). — SMITH, B. A.: Hydronephrosis of pregnancy following ureterosigmoidostomy. J. Urol. (Baltimore) 71, 159 (1954). — SORRENTINO, M.: Tumeur de l'uretère gauche faisant issue dans la vessie. Calcul urétéral et très volumineuse hydronéphrose du même côté. J. Urol. méd. chir. 38, 338 (1934). — STÖCKER, E., u. H. MÖLLHOFF: Sarkom des Nierenbeckens mit Hydropyonephrose. Z. Urol. 51, 304 (1958). — STUCKENS, M.: Hydronephrose par boucle de l'uretère autour d'une artère polaire. Étude radiocinématographique pré- et postopératoire. Acta urol. belg. 27, 165 (1959). — La sténose de la jonction pyélo-urétérale. Rapport 24. Congr. Soc. Belge Urol. Bruxelles, 1959. Acta urol. belg. 27, 193 (1959). — TALBOT, H. S., and E. M. MAHONEY: Obstruction of both ureters by retroperitoneal inflammation. J. Urol. (Baltimore) 78, 738 (1957). — TEPOSU, E., et I. DANICICO: L'hydronéphrose par vaisseau anormal. 4. Congr. nat. roumain, Bucarest, 1933. J. Urol. méd. chir. 38, 80 (1934). — THIEMANN, A.: Beitrag zur Lehre von der angeborenen Hydronephrose und der polycystischen Mißbildung der Niere. Z. urol. Chir. 36, 433 (1933). — THOMAS, G. J., and T. J. KINSELLA: Inflammatory obstruction of the ureter. Caused by psoas abscess, secondary to tuberculosis of the spine. Amer. J. Surg. 13, 72 (1931). — TÖNZ, O.: Zur Pathogenese doppelseitiger Hydronephrosen beim Kleinkind. Schweiz. med. Wschr. 86, 877 (1956). — ÜBELHÖR, R.: Hydronephrosenbildung durch abnormen Ureterverlauf. Z. urol. Chir. 42, 473 (1936). — Hydronephrose bei Abnormität der unteren Hohlvene. Z. Urol. 30, 769 (1936). — VERMOOTEN, V.: New etiology for certain types of dilated ureters in children. J. Urol. (Baltimore) 41, 455 (1939). — VEST, S. A., and B. BARELARE: Peri-ureteritis plastica: A report of four cases. J. Urol. (Baltimore) 70, 38 (1953). — WALL, B., and H. E. WACHTER: Congenital ureteral valve: Its role as a primary obstructive lesion: Classification of the literature and report of an authentic case. J. Urol. (Baltimore) 68, 684 (1952). — WOLFROMM, G., et R. JANVIER: Rôle accessoire joué par un vaisseau anormal dans une hydronéphrose développée sur un rein atteint, d'autre part, d'une forme limitée de maladie kystique. Soc. franç. Urol. Séance 17. Déc. 1951. J. Urol. méd. chir. 57, 833 (1951). — ZIMET, R. R., and L. KAPPEL: Giant hydronephrosis as a cause of pyonephrosis in the opposite kidney. J. Urol. (Baltimore) 56, 515 (1946).

*II. Funktions- bzw. Innervationsstörungen*

BARD, L.: La mégavessie et l'hydronéphrose essentielle; dilatations idiopathiques des voies urinaires. Ann. Méd. 3, 567 (1926). — BIANCARDI, S.: Contributo clinico alla patogenesi dell'idronefrosi dei calici. Arch. ital. Urol. 13, 311 (1936). — BISCHOFF, P.: Megaureter. Brit. J. Urol. 29, 416 (1957). — BLANC, H.: Contribution à la physiopathologie de l'uretère et à la pathogénie de certaines hydronéphroses. Les dilatations aigues de l'uretère. J. Urol. méd. chir. **40**, 289 (1935). — BOEMINGHAUS, H.: Zur Pathogenese der Hydronephrosen. Langenbecks Arch. klin. Chir. **158**, 445 (1930). — Mega-Ureter (Betrachtungen zur Ätiologie und Therapie). Urol. int. (Basel) **4**, 257 (1957). — BOUCHARD, R.: La dilatation congénitale primitive des voies urinaires superieures. J. Urol. méd. chir. **31**, 289 (1926). — BRANDSTATER, P.: Megaureter und Harnleiterostiumstenose. Z. Urol. **50**, 174 (1957). — BRENDZE, R., and R. W. PROVENZANO: Congenital ureteral dilatation with renal hyperparathyroidism. J. Urol. (Baltimore) **65**, 989 (1951). — CHAUVIN, E.: Un cas de dolicho-uretère. 36. Congr. franç. Urol. Paris, 1936. J. Urol. méd. chir. **42**, 570 (1936). — CRABTREE, E. G.: Hydronephrosis of pregnancy. J. Urol. (Baltimore) **38**, 605 (1937). — DAMANSKI, M., and N. GIBBON: The upper urinary tracts in the paraplegic: a long-term survey. Brit. J. Urol. **28**, 24 (1956). — DUVERGEY, H.: Dilatations pyelo-urétérales d'origine dynamique. Thèse de Bordeaux 1937. — EGGERS, H.: Doppelseitige Hydronephrose mit rechtsseitigem vesikorenalen Reflux und nach rechts verlagerter Divertikelblase bei operierter Meningozele. Z. Urol. **47**, 49 (1954). — EMMETT, J. L.: Neurogenic vesical dysfunction (cord bladder) and neuromuscular ureteral dysfunction. In M. F. CAMPBELL, Urology, Vol. 2, p. 1285. Philadelphia u. London: W. B. Saunders Company 1954. — FEY, B.: Reflux et hydronéphrose. Soc. franç. Urol. Séance 6. Juillet 1931. J. Urol. méd. chir. **32**, 334 (1931). — FOWLER, P. B. S.: Lipodystrophia progressiva and temporary hydronephrosis. Brit. med. J. **1955 I**, 1249. — GAYET, R.: Un cas de méga-uretère par défaut de relâchement du sphincter urétéro-vesical. 34. Congr. franç. Urol. Paris, 1934. J. Urol. méd. chir. **38**, 573 (1934). — GIORDANO, A.: Sull'idronefrosi e sull'idrouretere congeniti. Arch. ital. Urol. **11**, 159 (1934). — GUISY, B.: Sur une forme particulière d'hydronéphrose. Soc. franç. Urol. Séance 16. Mars 1931. J. Urol. méd. chir. **31**, 405 (1931). — GUTHMANN, H., u. K. EHRHARDT: Über die physiologischen Grenzen der Ureterenerweiterung in der Schwangerschaft. Zbl. Gynäk. **55**, 341 (1931). — HARRIS, S. H.: Renal sympathectomy: Its scope and limitations. Proc. roy. Soc. Med. **28**, 1497 (1935). — HURST, A. F., and J. GAYMER-JONES: A case of megalo-ureter due to achalasia of the uretero-vesical sphincter. Brit. J. Urol. **3**, 43 (1931). — HUTCH, J. A.: Nonobstructive dilatation of the upper urinary tract. J. Urol. (Baltimore) **71**, 412 (1954). — IRVINE, A. H.: Upper urinary tract dilatation in paraplegia. Brit. J. Urol. **31**, 47 (1959). — LASKOWNICKI, S.: La dilatation congénitale des uretères. J. Urol. méd. chir. **25**, 142 (1928). — LEHMANN, E.: Spina bifida und obere Harnwege. Z. urol. Chir. **33**, 406 (1931). — LEHMANN, W.: Zur Frage der Kongenitalen Erweiterungen des Harnsystems, insbesondere der sogenannten atonischen Dilatationen. Bruns' Beitr. klin. Chir. **155**, 201 (1932). — LEWIS, E. L., and R. W. CLETSOWAY: Megaloureter. J. Urol. (Baltimore) **75**, 643 (1956). — MacKELVIE, A. A.: Pathogenesis and treatment of the idiopathic or primary hydronephroses. J. int. Coll. Surg. **25**, 735 (1956). — NECKER, F.: The so-called idiopathic dilatation of the upper urinary passages. Urol. cutan. Rev. **31**, 583 (1927). — NESBIT, R. M., and J. F. WITHYCOMBE: The problem of primary megaloureter. J. Urol. (Baltimore) **72**, 162 (1954). — PUHL, H., u. H. JACOBI: Über „fixierte" Schwangerschaftsatonie des Ureters. Z. urol. Chir. **35**, 384 (1932). — SALMONI, R.: Dilatazioni ureterali e megauretere. Contributo di due casi. Megauretere unilaterale segmentario e megauretere unilaterale totale con aplasia renale. Urologia (Treviso) **21**, 607 (1954). — SAUER, H. v.: Über Ureteratonie. Langenbecks Arch. klin. Chir. **166**, 659 (1931). — SCHWEINFURTH, E.: Ein Beitrag zur Frage der Entstehung der kongenitalen Riesenharnblase mit Megalureteren, Hydronephrose und Cystennieren. Frankf. Z. Path. **63**, 573 (1952). — SPENCE, H. M., S. S. BAIRD and P. E. LUECKE: Hydronephrosis of infancy and childhood. Report of case followed for twelve years. J. Urol. (Baltimore) **40**, 577 (1938). — STEPHENS, F. D.: Megaureter. Aust. N.Z. J. Surg. **23**, 197 (1954). — STRASBERG, A.: Hydronephrosis: static vs. dynamic. Urol. cutan. Rev. **41**, 337 (1937). — SWENSON, O., H. E. MacMAHON, W. E. JAQUES and J. S. CAMPBELL: A new concept of the etiology of megaloureters. New Engl. J. Med. **246**, 41 (1952). — TALBOT, H. S., and R. C. BUNTS: Late renal changes in paraplegia: Hydronephrosis due to vesico-ureteral reflux. J. Urol. (Baltimore) **61**, 870 (1949). — TARTARINI, G.: Ureterectasie e megauretere. Arch. ital. Urol. **22**, 171 (1947). — VIRGILIO, F.: Un caso di dolicomegauretere congenito con reflusso vescio-renale e idronefrosi. 10. Congr. Soc. Ital. Urol. Bari, 1931. J. Urol. méd. chir. **34**, 250 (1932). — WEBER, H. F. J.: Die neurovegetativen Funktionsstörungen des Urogenitalsystems. Acta neuroveg. (Wien) Suppl. **7** (1958).

### III. Konstitutionelle Faktoren

AARON, G., and M. A. ROBBINS: Hydronephrosis due to aberrant vessels; remarkable familial incidence with report of cases. J. Urol. (Baltimore) **60**, 702 (1948). — CANNON, J. F.: Hereditary unilateral hydronephrosis. Ann. intern. Med. **41**, 1054 (1954). — DEUTICKE, P.: Über Hydronephrosen und deren Genese. Wien. klin. Wschr. **60**, 428 (1948). — POSNER, C.: Urologie und Konstitutionsproblem. Z. Urol. **18**, 257 (1924). — RAFFL, R. B.:

Familial hydronephrosis. Brit. med. J. **1955 I**, 580. — Stephens, F. D., R. A. Joske and R. T. Simmons: Megaureter with vesicoureteric reflux in twins. Austr. N.Z. J. Surg. **24**, 192 (1955).

### D. Pathologische Anatomie

Adler-Racz, A. v.: Ein Fall von ungemein großer traumatischer Hydronephrose. Z. urol. Chir. **24**, 578 (1928). — Astraldi, A., u. F. Martinez: Mächtige infizierte Hydronephrose mit Entwicklung in Thorax, Abdomen und Becken. Nephrektomie. Heilung. Sem. méd. (B. Aires) **1932 II**, 109 [Spanisch]. — Carando, M.: Studio istologico del giunto pielo-ureterale nell'idronefrosi da vaso anomalo. Urologia (Treviso) **20**, 463 (1953). — Cavazzana, P., et A. Ambrosetti: Les modifications histo-pathologiques du bassinet dans l'hydronéphrose. Urol. int. (Basel) **4**, 96 (1957). — Cornwell, P. M.: Giant hydronephrosis in a duplicated kidney. J. Urol. (Baltimore) **55**, 238 (1946). — Couvelaire, R., et R. Arnaud: Hydronéphrose partielle. Soc. franç. Urol. Séance 18. Janvier 1943. J. Urol. méd. chir. **51**, 29 (1943). — Davis, D. M.: Bilateral giant hydronephrosis. J. Urol. (Baltimore) **69**, 739 (1953). — Dennehy, P. J.: Giant hydronephrosis in a double kidney. Brit. J. Urol. **25**, 247 (1953). — Dioguardi, N.: Sudi un caso di idronefrosi gigante. Urologia (Treviso) **20**, 56 (1953). — Duvergey, H.: Uretéro-hydronéphrose infectée d'un rein surnumèraire abouché dans le col utérin. J. Urol. méd. chir. **47**, 159 (1939). — Earlam, M. S. S.: Giant hydronephrosis. J. Urol. (Baltimore) **63**, 195 (1950). — Fischer, J.: Über eine Riesenhydronephrose. Zbl. Chir. **80**, 1904 (1955). — Giunti, G.: Rilievi anatomo-patologici su l'idronefrosi. Ureterite obliterante e rara malformazione uretero-ureterale. Arch. ital. Urol. **8**, 499 (1932). — Hamperl, H.: Lehrbuch der allgemeinen Pathologie und der pathologischen Anatomie, 18. u. 19. Aufl. Berlin: Springer 1950. — Hancock, R. A., J. J. Lee and J. B. Anderson: Giant hydronephrosis; one stage nephrectomy. J. Urol. (Baltimore) **72**, 130 (1954). — Hepler, A. B.: Intrarenal changes in hydronephrosis. J. Urol. (Baltimore) **38**, 593 (1937). — Hesse, F.: Zur kongenitalen Hydronephrose zugleich ein pathologisch-anatomischer Beitrag. Kinderärztl. Prax. **23**, 395 (1955). — Hjort, E. F.: Histological changes of the renal medulla in hydronephrosis. Acta chir. scand. **105**, 132 (1953). — Hübner, A.: Über Teilhydronephrose. Zbl. Chir. **53**, 1117 (1926). — Hunner, G. L., and L. R. Wharton: The pathological findings in cases clinically diagnosed as ureteral stricture. J. Urol. (Baltimore) **15**, 57 (1926). — Jasienski, G.: Un cas d'hydronéphrose géante d'origine traumatique. J. Urol. méd. chir. **44**, 48 (1937). — Katz-Galatzi, T.: Forme rare de dilatation pyelo-urétérale congénitale unilatérale. J. Urol. méd. chir. **44**, 250 (1937). — Kilka, M.: Hydronephrosis congenita renis elongati cum uretere fisso. Z. Urol. **28**, 418 (1934). — Kneucker, A. W.: Doppelhydronephrose in einer Doppelniere. Z. urol. Chir. **42**, 459 (1936). Kretschmer, H. L., and W. G. Hibbs: A study of the vesical end of the ureter in hydronephrosis; a report of fifteen cases. Surg. Gynec. Obstet. **57**, 170 (1933). — Lauber, H. J., u. K. Jatho: Pathologisch-anatomische Untersuchungen über das Verhalten des Musculus sphincter papillae bei den verschiedensten Erkrankungen der Nieren bzw. harnableitenden Wege. Z. Urol. **38**, 312 (1944). — Lazarus, J. A., and M. W. Ricci: Idiopathic segmental ureteral ectasia in a congenital solitary kidney. J. Urol. (Baltimore) **69**, 222 (1953). — Lich, R., J. E. Maurer and M. L. Barnes: Pyelectasis. J. Urol. (Baltimore) **75**, 12 (1956). — Lich, R., and M. L. Barnes: A clinico-pathologic study of ureteropelvic obstructions. J. Urol. (Baltimore) **77**, 382 (1957). — Lucarelli, G.: Considerazioni sull'evoluzione e sulla forma delle sacche idronefrotiche. Rif. med. **48**, 233 (1932). — Maatz, R.: Über die Muskulatur von Nierenbecken und Harnleiter bei Hydronephrose. Z. Urol. **35**, 185 (1941). — Macmyn, D. J.: On dilatation of the ureters and hydronephrosis in childhood. Brit. J. Urol. **1**, 150 (1929). — Marion, G.: A propos de la communication de M. Couvelaire intitulée: „Hydronéphrose partielle". Soc. franç. Urol. Séance 15. Fevr. 1943. J. Urol. méd. chir. **51**, 44 (1943). — Martin, J.: Hydronéphrose intrarénale et ectasie des calices sans distension du bassinet. J. Urol. méd. chir. **33**, 127 (1932). — Mathé, C.-P., and E. de la Peña: Pneumonephrosis. Report of case. Urol. cutan. Rev. **37**, 732 (1933). — Mathieson, A. J. M.: Calyceal diverticulum: A case with a discussion and review of the condition. Brit. J. Urol. **25**, 147 (1953). — Meinertz, O.: Riesenhydronephrose. Z. Urol. **46**, 742 (1953). — Ein Fall von doppelseitiger Hydronephrose, doppelseitigem Megaureter und Magacystis. Z. Urol. **47**, 329 (1954). — Multhauf, A. W., and D. B. Lewis: Massive hydronephrosis (Report of a case). Urol. cutan. Rev. **51**, 315 (1947). — Oberholtzer, A.: Innervazione della pelvi renale nelle idronefrosi. Atti Soc. ital. Urol. **22**, 99 (1949). — Pancotto, E.: Contributo anatomico alla conoscenza delle idronefrosi colesteriniche. Pathologica **25**, 504 (1933). — Peycelon, R.: Hydronéphrose dans un rein en ectopie pelvienne. Lyon méd. **151**, 511 (1933). Porge, J. F.: Les malformations rénales congénitales chez l'enfant. Presse méd. **61**, 629 (1953). — Prates, M.: Über ein ungewöhnlich ausgedehntes perirenales Haematom im Zusammenhang mit einer Hydronephrose bei Harnblasencarcinom. Z. urol. Chir. **37**, 325 (1933). — Pyrah, L. N., and F. G. Smiddy: Pararenal pseudo-hydronephrosis. A report of two cases. Brit. J. Urol. **25**, 239 (1953). — SCOTT, R. B.: An atypical case of partial hydronephrosis, containing calculi. Brit. J. Urol. **10**, 244 (1938). — SLOBOZIANO, H., P. HERSCOVICI et D. RAILEANO: Trois cas d'hydronéphrose perirénale souscapsulaire, d'aplasie rénale et d'hydronéphrose congénitale chez les nouveaux-nés. Nourrisson **17**, 350 (1929). — SMART, W. R.: Giant hydronephrosis causing contralateral hydronephrosis and obstructive jaundice. J. Urol. (Baltimore) **67**, 605 (1952). — SMITH, E., and A. STRASSBERG: The upper urinary tract in cases of neurogenic bladder. J. Urol. (Baltimore) **49**, 803 (1943). — TALBOT, H. S., and M. K. LYONS: Late renal changes in paraplegia: (II. Destructive lesions). J. Urol. (Baltimore) **63**, 667 (1950). — TRUCHOT, P., et F. STEFANI: Volumineuse hydronephrose. J. Urol. méd. chir. **48**, 514 (1939/40). — UNDERWOOD, W. E.: Recent observations on the pathology of hydronephrosis. Proc. roy. Soc. Med. **30**, 817 (1937). — URIBURU, J. V., y O.C. CARREÑO: Seudohidronefrosis traumática. La Prensa med. argent. **35**, 174 (1948). — WATKINS, K. H.: Cysts of the kidney due to hydrocalycosis. Brit. J. Urol. **11**, 207 (1939). — WEYRAUCH, H. M., and A. E. FLEMING: Congenital hydrocalicosis. J. Urol. (Baltimore) **63**, 582 (1950). — WILDER, W. O., and L. H. DOOLITTLE: „Gigantic" hydronephrosis. J. Urol. (Baltimore) **34**, 356 (1935). — WILHELM, H.: Die Hydrocele renis, ein Krankheitsbild oder ein Symptom? Chirurg **23**, 111 (1952). — WINSBURY-WHITE, H. P.: The pathology of hydronephrosis. Brit. J. Urol. **13**, 247 (1925). — WOODRUFF, S. R., and H. S. RUPERT: Hydrocele renis. J. Urol. (Baltimore) **41**, 919 (1939).

## E. Über die Erholungsfähigkeit der hydronephrotischen Niere

ASCOLI, R.: Sulla posibilità di regressione delle dilatazioni pelviureterali. Atti Mem Soc. lomb. Chir. **2**, 1083 (1934). — AYADI, A. K.: L'avenir des déformations des uretères dilatés après la suppression de l'obstacle. Thèse de Paris 1934. — BEGG, R. C.: The ligated ureter: Lumen restored after 100 days. Urologia (Treviso) **21**, 56 (1954). — BOEMINGHAUS, H., u. L. ZEISS: Zur Erholungsfähigkeit mechanisch bedingter Stauungszustände im Nierenbeckenharnleitersystem. Z. Urol. **29**, 83 (1935). — FEY, B., et P. TRUCHOT: Retour d'un bassinet à des dimensions normales après dilatation d'origine calculeuse. Soc. franç. Urol. Séance 18. Mars 1935. J. Urol. méd. chir. **39**, 473 (1935). — GEISINGER, J. F.: The recuperative power of the kidney: A report of three cases. J. Urol. (Baltimore) **37**, 639 (1937). — HAGSTROM, R. S., and J. H. BRIDENBAUGH: Reversible bilateral ureteral obstruction due to radiation reaction. Urol. int. (Basel) **2**, 126 (1956). — HARROW, B. R.: Rapid subsidence of hydronephrosis. Obstruction of bladder neck due to carcinoma of the cervix. Amer. J. Surg. **91**, 833 (1956). — HOFMANN, W.: Über die Rückbildung pathologischer Veränderungen an Nierenbecken und Harnleiter bei konservativer Therapie. Z. Urol. **24**, 894 (1930). — HOLDER, E.: Zur Prognose der mechanischen Hydronephrose. Neue Ergebnisse experimenteller Untersuchungen. Dtsch. med. Wschr. **81**, 1192 (1956). — Die mechanische Hydronephrose und ihre Fähigkeit zur Rückbildung im Experiment. Ergebn. Chir. Orthop. **40**, 266 (1956). — KAIRIS, Z.: Über die Erholungsfähigkeit der durch Steineinklemmung im Harnleiter blockierten Niere. Z. Urol. **24**, 115 (1930). — LAVENANT, A., B. FEY et P. TRUCHOT: Rétablissement complet de la tonicité du bassinet après distension d'origine calculeuse. Soc. franç. Urol. Séance. 21 Fevrier 1938. J. Urol. méd. chir. **45**, 460 (1938). — PERRIER, C.: Le sort des dilatations pyeliques et urétérales opérées. 35. Congr. franç. Urol. Paris, 1935. J. Urol. méd. chir. **41**, 76 (1936). — RINDONE, A.: Criteri clinici e sperimentali nel trattamento della uronefrosi acquisita. Arch. ital. Urol. **17**, 328 (1940). — SARGENT, J. C.: Hydronephrosis: A clinical study of the structural involution that follows surgical release of obstruction. J. Urol. (Baltimore) **37**, 631 (1937). — STEFFENS-KREBS, D.: Rückbildung einer völlig funktionslosen Hydronephrose. Z. Urol. **52**, 153 (1959). — WALTERS, W.: Restoration of renal function following removal of obstructing lesions. Z. urol. Chir. **36**, 264 (1933). — WALTERS, W., and V. S. COUNSELLER: The restoration of renal function. J. Urol. (Baltimore) **31**, 649 (1934).

## F. Klinik

ALLEMANN, R.: Zur Klinik und Ätiologie der blutenden Hydronephrose. Bruns' Beitr. klin. Chir. **156**, 221 (1932). — Das gastro-intestinale Syndrom der „kongenitalen" Hydronephrose. Z. Urol. **28**, 226 (1934). — ANDRÉ, P.: Les hydronéphroses bilatérales. Soc. franç. Urol. Séance 9. Juillet 1935. J. Urol. méd. chir. **40**, 450 (1935). — AUGÉ, A. J.: Très volumineuse hydronéphrose congénitale gauche. Rupture sous-capsulaire tardive après pyelographie. Soc. franç. Urol. Séance 16. Juin 1930. J. Urol. méd. chir. **30**, 208 (1930). — BARLOS, K.: Kompressionsileus durch linksseitige Hydronephrose. Dtsch. med. Wschr. **1933 II**, 1759. — BEAUCHEF, J.: Hydronephrose bilatérale. Rupture. Anurie. Soc. franç. Urol. Séance 16. Déc. 1940. J. Urol. méd. chir. **49**, 70 (1941). — BEIRSTEIN, S. S.: Obstructive jaundice in a case of hydronephrosis. J. Urol. (Baltimore) **59**, 157 (1948). — BERKMAN, J. M., and J. T. PRIESTLEY: Hydronephrosis presenting an atypical clinical syndrome: Its recognition and treatment. Surg. Clin. N. Amer. **15**, 1143 (1935). — BIRESSI, P. C., e F. Mollo: Ricerche sperimentali sulle idronefrosi quale causa di ematuria. Minerva urol. (Torino) **9**, 25 (1957). — Boeckel, A.: Quatre cas d'hydronéphrose à forme hématurique. Ass. franç. Urol. **26**. Session, 1926. J. Urol. méd. chir. **22**, 516 (1926). — Boeminghaus, H.: Beitrag zur Urologie im Kindesalter. Megaloureter und Megapyelon. Z. Urol. **50**, 460 (1957).— Boisson, G.: Rupture d'un rein hydronéphrotique. J. belge Urol. **3**, 108 (1930). — Bonniot, A., et M. Douillet: Pseudo-hydronéphrose traumatique par rupture compléte de l'uretère au niveau du bassinet. J. Urol. méd. chir. **37**, 524 (1934). — Bremond, H.: Les hématuries dans l'hydronéphrose. Thèse de Montpellier 1940. — Campbell, E. W.: Megaloureter. J. Urol. (Baltimore) **60**, 31 (1948). — Campbell, E. W., W. C. Hunsicker and J. Marconis: Giant hydronephrosis of traumatic origin. A case report. J. Urol. (Baltimore) **63**, 970 (1950). — Campbell, M.: Perirenal hydronephrosis. Case report in an infant of seven months. Amer. J. Surg. **19**, 523 (1933). — Congenital hydronephrosis and hydroureter. Surg. Gynec. Obstet. **87**, 237 (1948). — Hydronephrosis in infants and children. J. Urol. (Baltimore) **65**, 734 (1951). — Primary megalo-ureter. J. Urol. (Baltimore) **68**, 584 (1952). — Castro, E. P.: Megaureter. Urologia (Treviso) **21**, 74 (1954). — Cengiarotti, G. B., e E. Nalin: Uronefrosi e contagio tubercolare. Ann. ital. Chir. **10**, 1069 (1931). — Chauvin, E.: Tuberculisation secondaire d'une hydronéphrose. Bull. Mém. Soc. Chir. Marseille **9**, 337 (1935). — Clavel, C.: Syndromes péritonéaux et gastro-intestinaux dans les affections chirurgicales du rein. Thèse de Lyon 1928/29. — Copetti, L.: Uronefrosi da vaso renale aberrante con calcolosi secondaria. Urologia (Treviso) **2**, 120 (1935). — Delvaux, J.: Hydronéphrose bilatérale infectée et calculeuse. Phlegmon d'un côté par éclatement. J. belge Urol. **7**, 18 (1934). — Deuticke, P.: Intermittierende Hydronephrose. Z. Urol. **46**, 25 (1953). — Drummond, A. C.: Hydronéphrose géante unilatérale. J. Urol. méd. chir. **56**, 195 (1950). — Ewell, G. H.: Traumatic rupture of a hydronephrotic kidney. J. Urol. (Baltimore) **29**, 685 (1933). — Fetter, T. R., and K. C. Warren: Congenital urinary tract obstructions in children. J. Urol. (Baltimore) **75**, 173 (1956). — Fiévez, R.: Hydronéphrose géante. J. belge Urol. **22**, 78 (1953/54). — Finton, W. L.: Large infected hydronephrosis with acute abdominal symptoms. Urol. cutan. Rev. **41**, 620 (1937). — Flandin, C., A. Escalier, P. Soullé et F. Joly: Deux cas d'hydronéphrose à symptomatologie abdominale antérieure. Bull. Soc. méd. Hôp. Paris **25**, 1239 (1932). — Fournier, R.: Hydronéphrose avec hématurie pendant la grossesse. Bull. Soc. Obstet.-Gynec. Paris **25**, 413 (1936). — Gabrielle, A., et P. Verrière: Grosse hydronéphrose sans signes urinaires. Lyon. méd. **156**, 44 (1935). — Gauthier, C., et C. Clavel: L'hydronéphrose à forme gastro-intestinal. J. Urol. méd. chir. **30**, 371 (1930). — Gayet, R.: Hématuries très graves au cours d'une hydronéphrose infectée par le colibacille. Soc. franç. Urol. Séance 18. Mars 1935. J. Urol. méd. chir. **39**, 467 (1935). — Gérard, L., et J. W. Samson: Double hydronéphrose congénitale méconnue chez un enfant. J. Urol. méd. chir. **47**, 25 (1939). — Giuliani, G.-M.: Hydronéphrose bilatérale congénitale infectée chez un enfant. Lyon méd. **154**, 209 (1934). — Godena, S.: Su di un caso di rottura di rene idronefrotico congenito. Urologia (Treviso), **19**, 437 (1952). — Gottlieb, J.: Haematurie bei Hydronephrose. Z. Urol. **20**, 81 (1926). — Guillot, M.: Rupture d'un rein hydronéphrotique. Bull. Soc. Chir. Paris **38**, 561 (1948). — Haugseth, K.: Traumatic rupture of hydronephrosis. Acta chir. scand. **76**, 451 (1935). — Heller, M., et E. Schvingt: Rupture spontanée d'une hydronéphrose en péritonie libre. Soc. franç. Urol. Séance 16. Nov. 1953. J. Urol. méd. chir. **59**, 902 (1953). — Hepler, A. B.: Silent hydronephrosis. Surg. Clin. N. Amer. **13**, 1383 (1933). — Hofmann, W.: Über Nierenbeschwerden infolge abnormen Abgangs des Harnleiters vom Nierenbecken. Z. Urol. **25**, 881 (1931). — Holman, C. C.: The treatment of hydronephrosis. Brit. med. J. **1928 I**, 543. — Hunner, G. L.: Remarks on the clinical features of eight cases of ureteral stricture. J. Urol. (Baltimore) **15**, 93 (1926). — Ureteral stricture. The etiology, diagnosis, pathology and treatment of a new abdominal syndrome. Amer. J. med. Sci. **173**, 157 (1927). — Hutch, J. A., R. G. Bunge and R. H. Flocks: Vesicoureteral reflux in children. J. Urol. (Baltimore) **74**, 607 (1955). — Hutter, K.: Zur Frage der kongenitalen Hydronephrose. Wien. klin. Wschr. **1931 II**, 1529. — Johannessen, C.: Accessory renal vessels as the cause of intermittend hydronephrosis with sharp attacks of pain. Acta chir. scand. **76**, 345 (1935). — Julien, J.: Les formes cliniques de l'hydronéphrose à symptomatologie rénale et extrarénale. Thèse de Strasbourg 1933/34. — Idel, A.: Hydronephrose einer dystopen Verschmelzungsniere als Geburtshindernis. Zbl. Gynäk. **51**, 2913 (1927). — Ingber, E.: Hidronefrosis congenita par arteria polar. 2a Contributión personal a la casuística. Rev. med. Córdoba **34**, 83 (1946). — Israel, W. J.: Zur Anatomie und Klinik der Rückstauungsniere auf angeborener Grundlage. Z. Urol. **26**, 417 (1932). — Jumpertz, F.: Beitrag zur traumatischen Hydronephrose. Zbl. Chir. **55**, 204 (1928). — Kairis, Z., u. A. Cammenos: Diskussion zum Thema „Mißbildungen und Entleerungsstörungen der oberen Harnwege im Kindesalter". Verh.ber. der Dtsch. Ges. Urol., Wien, 1957. — Kretschmer, H.: Hydronephrosis in infancy and childhood; Clinical data and a report of 101 cases. Surg. Gynec. Obstet. **64**, 634 (1937). — Kummer, R. H., et W. Junet: Hydronéphrose infectée par les fusospirilles. J. Urol. méd. chir. **33**, 367 (1932). —

LAZARUS, J. A.: Spontaneous perforation of a renal calyx resulting in a urinary fistula following stricture of the ureter. Urol. cutan. Rev. 38, 316 (1934). — LEPOUTRE, C.: Des hématuries de l'hydronéphrose; problème de diagnostic et de traitement. 27. Congr. franç. Urol. Paris, 1927. J. Urol. méd. chir. 24, 571 (1927). — Traumatisme d'hydronéphrose. Soc. franç. Urol. Séance 21. Déc. 1942. J. Urol. méd. chir. 51, 18 (1943). — LEVRAT, M., G. DESPIERRES et L. ROCHE: Hypertension maligne du jeune par hydronéphrose latente. Néphrectomie, guérison. Lyon méd. 181, 401 (1949). — LIVERMORE, G. R.: Pain in cases of dilated pelvis and ureter. J. Urol. (Baltimore) 33, 607 (1935). — LOESCHKE, A.: Über Hämaturien bei Hydronephrosen. Kinderärztl. Prax. 8, 145 (1937). — LUPU, S.: Contribution à l'étude des ruptures traumatiques des hydronéphroses. Thèse de Nancy 1935. — MAATZ, R.: Hochdruck bei einseitiger Nierenerkrankung. Z. Urol. 47, 544 (1954). — MASMONTEIL, F., et G. SCHREIBER: Hydronéphrose congénitale double. Bull. Soc. Chir. Paris 27, 135 (1935). — MATHÉ, C. P.: Clinical entity of hydronephrosis secondary to renal ptosis, torsion, intrinsic and extrinsic uretero-pelvic obstruction. Amer. J. Surg. 87, 164 (1954). — McKISSOCK, W.: Stricture of the ureter. Lancet 1934 I, 83. — MERKLEN, P., et F. BILGER: Des hydronéphroses méconnues. Bull. Soc. méd. Hôp. Paris, III. 50, 1436 (1934). — NOSZKAY, A.: Kalyxdivertikel. Z. Urol. 51, 457 (1958). — NOVÉ-JOSSERAND, L., et T. ASTERIADES: Hydronéphrose congénitale opérée après traumatisme de l'abdomen. Lyon chir. 35, 595 (1938). — O'CONOR, V. J.: Long-standing hydronephrosis with associated urological disease. Trans. Amer. Ass. gen.-urin. Surg. 37, 179 (1944). — OCKERBLAD, N. F.: Aberrant renal arteries which in themselves produce pain. J. Urol. (Baltimore) 67, 810 (1952). — ORAISON, J.: Crises d'hydronéphrose intermittente dans un rein iliaque tordu sur son axe longitudinal. 28. Congr. franç. Urol. Paris, 1928. J. Urol. méd. chir. 26, 456 (1928). — ORMOND, J. K.: Megalo-ureter and related conditions in children. Report of six cases. J. Urol. (Baltimore) 70, 171 (1953). — PACE, C.: Unusual source of gross haematuria. Brit. J. Urol. 3, 52 (1931). — PEACOCK, A. H., and R. F. HAIN: Ureteral stricture. Symptoms, treatment, complications and results. A study of seventy-six cases. Surg. Gynec. Obstet. 43, 54 (1926). — PELLICCIA, G.: Due casi di idronefrosi intermittende. Arch. ital. Urol. 11, 246 (1934). — PÉRARD, J.: Deux observations d'anurie par hydronéphrose unilatérale. Inhibition du côté sain. Soc. franç. Urol. Séance 18. Mars 1935. J. Urol. méd. chir. 39, 478 (1935). — PERRIN, E.: Hydronéphrose transformée en hématonéphrose par un traumatisme. Bull. Soc. Chir. Lyon 36, 348 (1939). — PEYCELON, R., et F. Y. HSU: Rupture traumatique d'hydronéphrose. Lyon méd. 153, 291 (1934). — PIERCE, H. B., and D. S. HARRIES: Hydronephrotic pelvic kidney. Brit. med. J. 1932 I, 612. — QUERNEAU, M.: Uretéro-hydronéphrose infectée avec lithiase. Soc. franç. Urol. 10. Juillet 1939. J. Urol. méd. chir. 48, 351 (1939/40). — RAJMON, J.: Subileus durch enorme Hydronephrose. Zbl. Chir. 82, 779 (1957). — REGGIANINI, V.: Evoluzione e prognosi delle dilatazioni ureterali da causa dinamica negli adulti. Arch. ital. Urol. 27, 225 (1954). — RIEMER, R.: Kongenitale Niereninsuffizienz infolge von kindlicher Hydronephrose. Diss. Kiel 1934. — ROBERTSON, J. P., and A. B. LEE: Rupture of an infected hydronephrotic kidney. Urol. cutan. Rev. 38, 243 (1934). — ROMANI, A.: Contributo allo studio delle stenosi dell'uretere. Arch. ital. Urol. 11, 409 (1934). — SAMUELS, A., and H. KERN: Hydronephrosis with gastro-intestinal symptoms. Urol. cutan. Rev. 30, 644 (1926). — SIMON, G. C.: Rupture traumatique d'une hydronéphrose chez un garçon de douze ans. Bull. Soc. Chirurgiens Paris 38, 535 (1948). — SKARBY, H.-G.: Über Ruptur von Hydronephrose. Acta chir. scand. 73, 361 (1933). — SMAGGHE, H.: Les hydronéphroses bilatérales. J. Urol. méd. chir. 43, 5 (1937). — SMITH, H. W.: Hypertension and urologic disease. Amer. J. Med. 4, 724 (1948). — STANLEY, B. E.: Traumatic pararenal pseudohydronephrosis. Brit. J. Surg. 34, 431 (1947). — STEIN, FR.: Beitrag zur Frage der Nierenbeckenblutung bei Hydronephrose. Langenbecks Arch. klin. Chir. 227, 431 (1953). — STREUSAND, S.: Les grandes hématuries de l'hydronéphrose. Thèse de Paris 1941. — SUREN, E.: Klinischer Beitrag zur Hydronephrosenfrage. Z. urol. Chir. 42, 141 (1936). — TOLSON, H. L.: Massive congenital hydronephrosis. Ruptured hydronephrosis. Urol. cutan. Rev. 39, 768 (1935). — VINCENT, E.: Anurie reflexe par hydronéphrose. Néphrectomie et décapsulation. Guérison. J. Urol. méd. chir. 56, 76 (1950). — VINTICI, V., et I. THÉODORESCU: Les hydronéphroses latentes. J. Urol. méd. chir. 45, 143 (1938). — VOELCKER, I.: Hydronephrotische Sandniere. Z. urol. Chir. 43, 175 (1937). — WALKER, R. M.: Spontaneous rupture of a hydronephrosis into the peritoneal cavity. Brit. J. Urol. 5, 159 (1933). — WASTERLAIN, A. C.: Hydronéphrose calicielle d'origine traumatique sur rein ectopique; néphropexie, guérison. 36. Congr. franç. Urol. Paris, 1936. J. Urol. méd. chir. 42, 566 (1936). — WILHELMI, O.: Hydrocalycosis. J. Urol. (Baltimore) 62, 206 (1949). — WILLIAMS, D. I.: Congenital bladder-neck obstruction and megaureter: Clinical observations. Brit. J. Urol. 29, 389 (1957). — WOLFROMM, G.: Du problème clinique pathogénique et thérapeutique posé par les hydronéphroses avec vaisseaux anormaux. Bull. Soc. nat. Chir. 34, 1616 (1932). — YATES-BELL, J. G.: Hydronephrosis. Proc. roy. Soc. Med. 46, 31 (1953). — ZEISS, L.: Beiderseitige kongenitale Hydronephrose mit sekundärer Steinbildung. Z. Urol. 30, 765 (1936).

### G. Diagnostik

#### I. Klinische Diagnostik

Bouchard, R.: Rein gauche détruit par une volumineuse hydronéphrose. Eliminations uréiques paradoxales; supériorité de la phénolsulfophtaleine pour l'étude de la valeur rénale. Soc. franç. Urol. Séance 20. Nov. 1933. J. Urol. méd. chir. 37, 81 (1934). — Ferris, J. A., and J. K. Gardner: An unusual abdominal mass. Med. J. Aust. 2, 661 (1948). — Gibson, T. E.: Hydronephrosis: Diagnosis and treatment of ureteropelvic obstructions. J. Urol. (Baltimore) 75, 1 (1956). — Lamm, H.: Ein einfaches Zeichen der einseitigen Wassersackniere. Z. urol. Chir. 41, 280 (1936). — Volhardscher Wasserversuch und einseitige, kurzfristig intermittierende Hydronephrose. Z. urol. Chir. 41, 284 (1936). — Lebermann, F.: Der Wasserversuch bei der Stauungsniere. Z. Urol. 24, 484 (1930). — Moore, T. D.: The diagnosis and management of hydronephrosis secondary to ureteropelvic obstruction of the noncalculous type. Amer. J. Surg. 38, 101 (1937). — Weens, H. S., and T. J. Florence: The diagnosis of hydronephrosis by percutaneous renal puncture. J. Urol. (Baltimore) 72, 589 (1954). — Wossidlo, D.: Über die Möglichkeit einer innervatorischen Funktionsprobe der ableitenden Harnwege. Z. Urol., Sonderh., 272 (1949).

#### II. Endoskopische Diagnostik

Zananiri, R.: Le syndrome cystoscopique d'hydronéphrose. Soc. franç. Urol. Sud-Est, Séance 4. Déc. 1938. J. Urol. méd. chir. 47, 359 (1939).

#### III. Röntgenologische Diagnostik

Abowitz, J.: Obstructive hydronephrosis. Radiology 48, 33 (1947). — Alken, C. E.: Zur Diagnostik der Harnleiterstenose mit Röntgendurchleuchtung und Serienbild. Urologia (Treviso) 21, 40 (1954). — Alken, C. E., u. H. K. Büscher: Die Durchleuchtung der Harnwege, ihre Technik und Praxis. Z. Urol. 46, 801 (1953). — Astraldi, A., et E. A. Bereter-vide: Hydronéphrose chez un enfant de dix-huit mois. Pyélographie descendante. J. Urol. méd. chir. 36, 180 (1933). — Begg, R. C.: Physiological variations in pyelograms commonly interpreted as pathological. A revised standard of normality, with special reference to the „cystoid" theory. Brit. J. Urol. 18, 176 (1946). — Bilger, F., et J. Julien: Les modifications de l'image radiographique pyélo-urétérale dans l'hydronéphrose. J. Urol. méd. chir. 41, 513 (1936). — Boeminghaus, H.: Über die Funktion der Niere bei akutem, kompletten Ureterverschluß. Diagnostische und prognostische Bedeutung der intravenösen Pyelographie. Langenbecks Arch. klin. Chir. 171, 109 (1932). — Borgard, W.: Nachweis und Beurteilung von Spasmen an den harnableitenden Wegen. Z. Urol. 36, 281 (1942). — Röntgenuntersuchungen am Innenrelief des Nierenbeckenkelchsystems. (Beitrag zum Röntgennachweis atypisch verlaufender Nierengefäße.) Z. Urol. 38, 346 (1944). — Röntgennachweis flüchtiger Nierenbeckenentleerungsstörungen. Med. Klin. 42, 359 (1947). — Brosch, W.: Riesige, funktionslose Hydronephrose links mit Steinbildung im unteren Nierenpol, die eine verkalkte Solitärcyste vermuten ließ. Z. Urol. 48, 442 (1956). — Canigiani, T.: Hydronephrose und Hydroureter. Fortschr. Röntgenstr. 56, Suppl., 199 (1937). — Chevassu, M.: Les hydronéphroses et leur étude au moyen de l'urétérographie. Bull. Soc. nat. Chir. 22, 900 (1928). — Couvelaire, R., et J. Leca: Comparaison discordante des moules radiologiques de la jonction pyelo-urétérale pathologique et des lesions anatomiques. J. Urol. méd. chir. 62, 253 (1956). — Cristofanetti, P.: Sull valore della posizione eretta per la diagnosi radiologica di uronefrosi. Policlinico, Sez. prat. 46, 393 (1939). — Doss, A. K.: Management of ureteropelvic juncture obstructions; translumbar aortography an adjunct. J. Urol. (Baltimore) 57, 521 (1947). — Edsman, G.: Angionephrography and suprarenal angiography. Acta radiol. (Stockh.) Suppl., 155 (1957). — Falk, D.: Intermittent obstruction at the ureteropelvic juncture. J. Urol. (Baltimore) 79, 16 (1958). — Fey, B.: Variations de form et de volume des cavités rénales. J. Urol. méd. chir. 48, 200 (1939/40). — Le retentissement rénal des lésions urinaires basses étudié par l'urographie. Toulouse méd. 48, 23 (1947). — Fey, B., et P. Truchot: La motricité pyelique étudiée par urographie intraveineuse. Soc. franç. Urol. Séance 9. Juillet 1934. J. Urol. méd. chir. 38, 360 (1934). — Urographie intraveineuse en verticale d'une grosse poche d'hydronéphrose. J. Urol. méd. chir. 42, 84 (1936). — Fey, B., P. Truchot et R. Dossot: La motricité normale et pathologique du bassinet. Son exploration par la pyeloscopie. Arch. urol. Clin. Necker 5, 1 (1925). — Gabrielle, A., et P. Verrière: Pyélographie pour hydronéphrose. Reflux pyéloveineux; infiltration intra- et périrénale. Lyon méd. 153, 565 (1934). — Gérard, M.: Hydronéphrose géante; incidents consécutifs à une pyélographie. 25. Congr. franç. Urol. Paris, 1925. J. Urol. méd. chir. 20, 425 (1925). — Un cas complèxe d'hydronéphrose. 29. Congr. franç. Urol. Paris, 1929. J. Urol. méd. chir. 28, 627 (1929). — Haessler, P.: Hydronéphrose géante. A l'opération: tumeur fantôme. J. Radiol. Électrol.

28. 483 (1947). — HALL, W. C., and E. A. OCKULY: Massive congenital hydronephrosis. A case report. Amer. J. Roentgenol. 57, 342 (1947). — HENLINE, R. B., and J. L. BRAY: The value of serial pyelograms in hydronephrosis and nephroptosis. J. Urol. (Baltimore) 38, 620 (1937). — HENNIG, O., u. J. LECHNIR: Spiegelbildung in Sacknieren nach retrograder Pyelographie mit Thorotrast, eine neue Darstellungsweise erweiterter Nieren. Z. urol. Chir. 37, 60 (1933). — KELLER, J.: Über den Wert des Stehpyelogrammes. Z. Urol. 38, 152 (1944). LASIO, G. B.: Sull'etiologia e patogenesi dell'idronefrosi. Il controllo radiografico delle operazioni dell'idronefrosi. 8. Congr. Soc. ital. Urol. 1929. Arch. ital. Chir. 24, 838 (1929). — LAWSON, J. D., and F. OHANNESON: Aberrant vessels and ureteropelvic bands. Urol. cutan. Rev. 51, 370 (1947). — LÉVY-DREYFUS, R.: Un nouveau cas d'uropyonéphrose géante; accidents consécutifs à la pyélographie; opération en deux temps; guérison. Soc. franç. Urol. Séance 19. Juin 1939. J. Urol. méd. chir. 48, 243 (1939/40). — LICH, R.: Obstructed ureteropelvic junction. Radiology 68, 337 (1957). — LOEWENECK, M.: Über die Diagnostik und Therapie der auf anatomischen Veränderungen am Harnleiterabgang beruhenden Hydronephrose. Dtsch. Z. Chir. 244, 212 (1934). — MACQUET, P., L. WEMEAU, G. DEFRANCE et G. LEMAITRE: Aortographie et pathologie de la jonction pyélo-urétérale. Acta urol. belg. 23, 208 (1955). — McLAUGHLIN, W. L., and J. P. BOWLER: Excretory urography in the diagnosis of ureteropelvic obstruction. J. Urol. (Baltimore) 67, 1012 (1952). — NESBIT, R. M.: Diagnosis of intermittent hydronephrosis: Importance of pyelography during episodes of pain. J. Urol. (Baltimore) 75, 767 (1956). — NEY, G.: Normal intravenous pyelograms in the presence of hydronephrosis. False impressions derived from the use of the intravenous method in neurogenic bladders. Urol. cutan. Rev. 55, 667 (1951). — NICOLICH, G.: Énorme hydronéphrose gauche en ectopie pelvienne. 27. Congr. franç. Urol. Paris, 1927. J. Urol. méd. chir. 24, 571 (1927). — OHLER, E.: Das Pneumoretroperitoneum. Z. Urol. 45, 400 (1952). — POSTA, B., u. B. SIGORA: Vorbedingungen und Bedeutung der Spiegelbildung im Nierenhohlraume. Z. Urol. 50, 41 (1957). — RIESTER, R.: Zur rechtzeitigen Erkennung einer durch überzählige Nierengefäße bedingten Rückstauungsniere. Z. urol. Chir. 45, 49 (1940). — ROBINS, S. A., and J. FISCHMANN: Hydronephrosis. A radiologic classification based on anatomical variations. Radiology 50, 632 (1948). — ROLLAND, F., et R. GAYET: Accidents dus au cathétérisme urétéral et à la pyélographie ascendante dans le diagnostic des grosses hydronéphroses. Soc. franç. Urol. Séance 20. Mars 1944. J. Urol. méd. chir. 52, 89 (1944/45). — SERIO, N. DE: Contributo radiologico alla conoscenza delle displasie vasali pielo-ureterale. Radiologia (Roma) 5, 149 (1949). — SEYSS, R.: Zur funktionellen Röntgenologie des harnableitenden Systems. Fortschr. Röntgenstr. 79, 233 (1953). — SPÖRL, H. J.: Über die Zulässigkeit der Gasfüllung des Nierenbeckens und der Blase. Z. urol. Chir. 36, 404 (1933). — STAEHLER, W.: Diskussionsbemerkung zum Referat H. SARRE: Allergien des Harnsystems. Verh.ber. der Dtsch. Ges. Urol. 1953. Z. Urol., Sonderh., 168 (1954). — SWENSON, O., and J. H. FISCHER: New techniques in the diagnosis and treatment of megaloureters. Pediatrics 18, 304 (1956). — VINCENT, G.: Images de niveau liquide par pyélographie endoveineuse en position debout. Soc. franç. Urol. Séance 8. Juin 1945. J. Urol. méd. chir. 52, 281 (1944/45). WOLFROMM, G., J. ECOIFFIER et M. GILSON: Du recours au décubitus ventral dans l'urographie des grosses hydronéphroses. Rappel de quelques vérités premières en urographie. Soc. franç. Urol. Séance 15. Dec. 1958. J. Urol. méd. chir. 64, 826 (1958).

## H. Differentialdiagnostik

DEBOST, M.: De la difficulté du diagnostic des hydronéphroses géantes. Bull. Soc. Chirurgiens Paris 38, 411 (1948). — D'ERRICO, G.: Unusual patho-genetic, clinical and diagnostic aspects of some hydronephroses. Urol. cutan. Rev. 52, 252 (1948). — FRUCHAUD, H.: Hydronéphrose d'aspect anormal dévelopée sur un rein ectopique et operée pour un kyste de l'ovaire. Soc. franç. Urol. Séance 19. Déc. 1932. J. Urol. méd. chir. 35, 33 (1933). — HENI, F., u. H. U. RIETHMÜLLER: Zur röntgenologischen Differentialdiagnose der Veränderungen am Harnleiterabgang. Z. Urol. 42, 268 (1949). — MORSON, C., and N. E. STIDOLPH: A case of anastomosis of the duodenum to a hydronephrotic sac. Brit. J. Urol. 23, 62 (1951). — NISIO, G.: Ritenzioni del rene desto simulanti flogosi della appendice e della cistifellea. Policlinico, Sez. chir. 40, 1408 (1933). — SCHOKAERT, R.: Enorme hydronéphrose simulant un kyste de l'ovaire droit. Brux.-méd. 15, 356 (1935).

## J. Indikationsstellung

BALLENGER, E.-G., and H. P. McDONALD: Conservation of the hydronephrotic kidney. J. Urol. (Baltimore) 47, 203 (1942). — BETTGE, S.: Klinische Erfahrungen mit einer neuen Clearancemethode ohne Harnblasenkatheterisierung. Klin. Wschr. 34, 426 (1956). — BETTGE, S., u. C. F. ROTHAUGE: Die Bedeutung der Clearanceuntersuchung getrennter Nierenharne für die Operationsindikation bei chirurgischen Nierenerkrankungen. Z. Urol. 50, 544 (1957). —

Bischoff, P.: Indications et techniques des opérations plastiques des hydronéphroses. Acta urol. belg. **23**, 253 (1955). — Brat, L., u. H. Goldhammer: Experimentelle Untersuchung und klinische Ergebnisse der Paraaminohippursäure-Kreatininclearance. Z. Urol. **47**, 193 (1954). — Brinkmann, W.: Ein Beitrag zur Indikationsstellung kindlicher Hydronephrosen. Z. Urol. **47**, 399 (1954). — Burkitt, R.: The massive hydronephrosis presenting as an abdominal emergency. Brit. J. Urol. **22**, 208 (1950). — Charnock, D. A.: Management of the dilated ureter. J. Amer. med. Ass. **157**, 574 (1955). — Cibert, J., J. Barbier et M. Revol: Le deuxième rein dans l'hydronéphrose. (Problèmes diagnostiques et thérapeutiques posés par les «grandes cavités excrétrices» controlatérales.) J. Urol. méd. chir. **64**, 37 (1958). — Dettmar, H.: Gedanken zur Clearance. Z. Urol. **50**, 418 (1957). — Gütgemann, A., G. Karcher u. K. H. Linke: Genese, Indikation und Prognose organerhaltender Eingriffe bei angeborenen mechanischen Hydronephrosen. Langenbecks Arch. klin. Chir. **285**, 438 (1957).— Henninger, H.: Einseitig renal bedingter Hochdruck und Wert der Clearance-Untersuchungen. Z. Urol. **46**, 30 (1953). — Keutel, H. J.: Clearance-Untersuchung getrennter Nierenharne. Z. Urol. **47**, 71 (1954). — Lemoine, G.: De la conduite à tenir en cas d'hydronéphrose double. J. belge Urol. **3**, 454 (1930). — Lutz, R. J.: Hydronephrose im Säuglingsalter. Langenbecks Arch. klin. Chir. **262**, 1 (1949). — Malcolm, D. C., and J. W. Dorsey: Reoperative correction of previous pelvioureteral plastic surgery. J. Urol. (Baltimore) **80**, 436 (1958). — Marion, G.: On enlève beaucoup trop d'hydronéphroses. Soc. franç. Urol. Séance 20. Janvier 1936. J. Urol. méd. chir. **41**, 270 (1936). — Munger, A. D.: A plea for more conservative attitude in renal surgery. J. Amer. med. Ass. **132**, 675 (1946). — Schmiedt, E., u. K. H. Löw: Zur Clearance-Untersuchung an urologischem Krankengut. Z. Urol. **48**, 673 (1955). — Viollet, P.: A propos du traitement chirurgical des hydronéphroses bilatérales. Soc. franç. Urol. Séance 16. Mars 1936. J. Urol. méd. chir. **41**, 471 (1936).

## K. Therapie

### I. Medizinische Therapie

Cibert, J., L. Durand et C. Rivière: Guérison par la cortisone d'une péri-urétérite. Soc. franç. Urol. Séance 19. Nov. 1956. J. Urol. méd. chir. **62**, 687 (1956). — Duvergey, H.: Dilatation pyélique dynamique d'origine colibacillaire; sa régression par le traitement antiseptique. Soc. Urol. Sud-Est et Sud-Ouest. Séance 10. Mai 1948. J. Urol. méd. chir. **54**, 610 (1948). — Gaume, P.: Reduction spontanée d'une petite hydronéphrose. Soc. franç. Urol. Séance 10. Juillet 1939. J. Urol. méd. chir. **48**, 336 (1939/40). — Marshall, A. G.: Effect of tetraethyl ammonium bromide (quaternay ammonium compound) on renal pelvis and ureter. Contribution to study of hydronephrosis. Brit. J. Surg. **37**, 352 (1950). — Mascio, A.: Osservazioni sul dinamismo pielo-ureterale nel tratamiento conservativo delle idronefrosi. Arch. ital. Urol **24**, 83 (1950). — Praetorius, G.: Über unblutige Heilung fistelnder Hydronephrosen. Z. Urol. **37**, 37 (1943). — Selye, H., and S. M. Friedmann: Beneficial action of testosterone in experimental· renal atrophy caused by ligature of ureter. Endocrinology **29**, 80 (1941). — Yates-Bell, J. G.: Pituitrin therapy in hydronephrosis. Proc. roy. Soc. Med. **42**, 541 (1949).

### II. Endoskopische Therapie

Baker, J. N.: Ureteral strictures. Amer. J. Surg. **3**, 6 (1927). — Chevassu, M., et P. Lazard: L'emploi des laminaires montées sur sonde urétérale pour la dilatation de l'uretère inferieur. Soc. franc. Urol. Séance 19 Nov. 1928. J. Urol. méd. chir. **26**, 543 (1928). — Vliestra, H. P.: A method for the treatment of higher ureteric stenoses by means of catheter-led, plastic dilating sounds. Urol. int. (Basel) **1**, 47 (1955). — Zeiss, L.: Konservative Harnleitersteinbehandlung. Z. Urol. **29**, 282 (1935).

### III. Chirurgische Therapie

Abramowicz, B., et J. Descloitres: Néphrostomie modelante de l'uretère dans le traitement opératoire de l'hydronéphrose. Sem. Hôp. Paris **28**, 2628 (1952). — Allemann, R.: Zur Klinik und chirurgischen Therapie kleiner schmerzhafter Hydronephrosen. (Die extramiköse Durchtrennung des pyelo-ureteralen Schließmuskels.) Z. Urol. **29**, 414 (1935). — Ambrosetti, A.: Il trattamento delle stenosi ureterali intramurali secondo la tecnica di Puigvert. Urologia (Treviso) **24**, 288 (1957). — Bailey, H.: Plastic operations for hydronephrosis. Brit. med. J. **1936**, 2, 669. — Baird, H. H., and H. W. McKay: Nephrostomy drainage and splinting of ureter in routine kidney surgery. J. Amer. med. Ass. **148**, 343 (1952). — Baker, W. J.: Conservative surgery of the upper urinary tract. J. Urol. (Baltimore) **60**, 197 (1948). — Bauer, G.: Treatment of hydronephrosis and renal pain by denervation of kidney. Acta chir. scand. **83**, 160 (1939). — Beneventi, F. A.: Hydrocalyx: its relief by retrograde dilatation. Amer. J. Surg. 61, 244 (1943). — Bibus, B., u. R. Hohen-fellner: Zur konservativ chirurgischen Behandlung der Hydronephrose. Urol. int. (Basel) 3, 190 (1956). — Biermann, U.: Die Entnervung des Nierenstiels zur Beseitigung der Ureter-Spasmen und ihrer sympathikotonischen Fernstörungen. Z. Urol. 42, 44 (1949). — Bischoff, P.: Organerhaltende Nierenoperationen. Verh.ber. der Dtsch. Ges. Urol. 1953. Z. Urol., Sonderh., 201. — Die Polresektion im Rahmen der Hydronephrosenplastik. Langenbecks Arch. klin. Chir. 276, 301 (1953). — Zur Indikation und Technik der plastischen Eingriffe an Harnstauungsnieren. Urol. int. (Basel) 5, 21 (1957). — Böhm, G.: Reinnesto di calici e pla-stica del bacinetto con nuova tecnica nella cura conservativa per grande idronefrosi. Minerva chir. (Torino) 4, 106 (1949). — Bourque, J. P.: Les possibilités des urétéro-pyeloplasties et des pyeloplasties. Acta urol. belg. 27, 109 (1959). — Brandenberg, R., and B. Köhler: On conservative surgery in hydronephrosis. Acta chir. scand. 94, 557 (1946). — Bremer, K.: Über den heutigen Stand der Entnervungsoperationen bei Nierenerkrankungen. Z. ges. inn. Med. 3, 595 (1948). — Caporale, L.: Le idronefrosi dinamiche e la sympatectomia dell' uretere. Minerva med. (Torino) 2, 892 (1934). — The dynamic hydronephrosis and sympath-ectomy of the ureter. J. Urol. (Baltimore) 33, 83 (1935). — Carlson, H. E.: The intrapsoas transplant of megalo-ureter. J. Urol. (Baltimore) 72, 172 (1954). — Carrin, P.: Traitement conservateur des grosses hydronéphroses suppurées ou non suppurées. Thèse de Lille 1936/37.— Cibert, J., et R. Couvelaire: Les indications du greffon intestinal en urologie. Rapport 11. Congr. Soc. Intern. Urol. Stockholm, 25—30 Juin 1958. C. R. 1, 52. — Coenen, H.: Einfache Dehnung von Ureterstrikturen durch eingeschlossenes Drain. Zbl. Chir. 55, 835 (1928). — Cozza, F.: Sulle pielo-e ureteropieloplastiche. Urologia (Treviso) 17, 559 (1950). — Crabtree, E., and W. Granville: Plastic operation for the short stricture at the uretero-pelvic juncture. Trans. Amer. Ass. gen.-urin. Surg. 30, 311 (1937). — Davis, D. M.: Intu-bated ureterotomy. J. Urol. (Baltimore) 57, 233 (1947); 66, 77 (1951). — Deuitcke, P.: Über Hydronephrosen und ihre konservativ-chirurgische Behandlung (Nierenbeckenplastik). Z. Urol. 38, 213 (1944). — Hydronephrose. Z. Urol. 38, 281 (1944). — Zur Technik der Nieren-beckenplastik hydronephrotischer Nieren. Z. Urol. 45, 322 (1952). — Dornes, W., H. Lurz u. B. Sachse: Beitrag der Rekanalisierung mechanisch verschlossener Ureteren. Z. Urol. 45, 229 (1952). — Dorsey, J. W.: Induced hydronephrosis to expedite the removal of incarcerated small renal calculi. J. int. Coll. Surg. 25, 571 (1956). — Duncan, I. G., and H. G. Bryan: Utilization of capsule of Gerota in pyelo-ureteroplasty for stricture at uretero-pelvic juncture. J. Urol. (Baltimore) 65, 976 (1951). — Fergusson, J. D.: Massive hydronephrosis treated by the interposition of an ileal graft between renal pelvis and bladder. Brit. J. Urol. 28, 384 (1956). — Gardner, J. S.: Plastic repair of hydronephrosis: description of new technique used in 10 cases. J. Urol. (Baltimore) 75, 367 (1956). — Gibson, T. E.: Hydronephrosis: Standardization of surgical treatment. New Engl. J. Med. 222, 910 (1940). — Hydronephrosis: Classification and plastic repair of ureteropelvic obstructions. Surg. Gynec. Obstet. 80, 485 (1945). — Hydronephrosis: Newer concepts of treatment. J. Urol. (Baltimore) 76, 708 (1956). — Hydronephrosis: Its treatment in the solitary kidney. J. Urol. (Baltimore) 81, 374 (1959). — Giuliani, L.: La terapia chirurgica conservatrice dell'idronefrosi. Urologia (Treviso) 25, Suppl. No 5 (1958). — Gjessing, M. H.: A contricution to the technique of pyeloureteral neo-anastomosis and uretero-ureteral anastomosis. Acta chir. scand. 101, 37 (1951). — Goodwin, W. E., W. C. Casey and W. Woolf: Percutaneous trocar (needle) nephrostomy in hydronephrosis. J. Amer. med. Ass. 157, 891 (1955). — Gordon, M. E.: A spiral flap pyelo-ureteroplasty for long narrowings of the upper ureter. J. Urol. (Baltimore) 72, 1159 (1954). — Gregoir, W.: La plastie tubulée pyélo-urétérale. Acta urol. belg. 23, 256 (1955). — L'anastomose urétéro-vésicale latérale. Acta urol. belg. 25, 1 (1957). — Griffiths, I. H.: The care of the urinary tract in paraplegia. In: E. W. Riches, Modern trends in urology, p. 417. London: Butterworth & Co. Ltd. 1953. — Hellström, J.: Beitrag zur Behandlung der infolge von Ureterkompression durch Nierengefäße entstandenen Hydronephrose. Z. urol. Chir. 39, 160 (1934). — Henninger, H.: Zur plastischen Operation bei Hydronephrose. Langenbecks Arch. klin. Chir. 271, 381 (1952). — Herbst, W. P.: Surgical procedures in neurodynamic pathology of upper urinary tract. J. Urol. (Baltimore) 37, 249 (1937). — Hess, E., and B. W. Wright: Pyelocystomosis; 2 cases. J. Amer. med. Ass. 127, 267 (1945). — Higgins, R. B.: A new ureteroplasty: Advancement of the ureter by a vesico-ureteral pedicle graft. J. Urol. (Baltimore) 70, 376 (1953). — Hinman, Fr.: Hydro-nephrosis. IV. The surgical treatment. Surgery 20, 337 (1946). — Hryntschak, Th.: Organ-erhaltende Operationen bei Hydronephrosen. (Nierenbeckenplastiken.) Z. Urol. 30, 598 (1936). — Jameson, S. G., J. S. McKinney and J. F. Rushton: Ureterocalyostomy: A new surgical procedure for correction of ureteropelvic stricture associated with an intra-renal pelvis. J. Urol. (Baltimore) 77, 135 (1957). — Khoury, E. N.: Technique to determine at operation area of renal parenchyma supplied by an aberrant vessel. J. Urol. (Baltimore) 76, 149 (1956). — Kimbrough, J. C.: Surgical treatment of hydronephrosis. J. Urol. (Baltimore) 33, 97 (1935). — Kimbrough, J. C., J. N. Furst, D. K. Worgan and J. C. Denslow:

Intubated ureterotomy: Report of animal experimentation and clinical cases. J. Urol. (Baltimore) 64, 74 (1950). — Klotz, B.: A modified pyeloplasty for the correction of hydronephrosis due to extrinsic obstructions of the ureteropelvic junction. J. Urol. (Baltimore) 60, 706 (1948). — Küss, R.: Urétéro-plastie par lambeau vesical. Urol. int. (Basel) 3, 175 (1956). — Le Roy, A.: Hydronéphrose par vaisseau anormal. Nouvelle technique conservatrice. Mém. Acad. Chir. 83, 37 (1957). — Lichtenberg, A. v.: Plastic surgery of the renal pelvis and ureter. J. Amer. med. Ass. 93, 1706 (1929). — Über konservative Nierenchirurgie. Z. urol. Chir. 29, 161 (1930). — Lubash, S.: Uretero-pyeloneostomy for hydronephrosis: A new operative technique, a preliminary report. J. Urol. (Baltimore) 34, 222 (1935). — MacDonald, S. A., and P. N. Kataria: Ureteral substitution by isolated ileal loop: Ileoureteroplasty and ileopyeloplasty. J. Urol. (Baltimore) 77, 437 (1957). — Macquet, P.: L'hydronéphrose congénitale par obstacle de la jonction et son traitement. Technique personnelle. J. Urol. méd. chir. 61, 779 (1955). — Magder, E.: Une technique de plastie [sur mesure] du bassinet dans les pyélectasies avec ou sans sténose de la jonction pyélourétérale. J. Urol. méd. chir. 62, 448 (1956). — Maluf, N. S. R.: A method for relief of upper ureteral obstruction within bifurcation of renal artery. J. Urol. (Baltimore) 75, 229 (1956). — Manetti, E., e F. Siracusano: Su una nuova tecnica per la terapia chirurgica della idronefrosi gigante (l'anastomosi calico-ureterale). Chir. Pat. sper. 4, 929 (1956). — Marion, G.: De l'intervention à appliquer à certaines variétés d'hydronéphroses. Technique de la reposition du rein couramment appellée néphropexie. J. Urol. méd. chir. 29, 585 (1930). — Traitement conservateur des grandes hydronéphroses. J. Urol. méd. chir. 48, 5 (1939/40). — Mathè, C.-P., and E. de la Peña: Surgical repair of hydronephrosis. With reference to technical points favoring relief. J. Urol. (Baltimore) 31, 1 (1934). — McIver, R. B.: Plastic surgery of the renal pelvis. J. Urol. (Baltimore) 42, 1069 (1939). — Michalowski, E., u. W. Modelski: Verlagerung der Polgefäße — Transpositio vasorum. Ein Beitrag zur operativen Behandlung der angeborenen Hydronephrosen. Z. Urol. 51, 569 (1958). — Michon, L.: Anastomoses urétéro-pyéliques. J. belge Urol. 15, 436 (1946). — Michon, L., et J. Michon: Le décroisement de l'uretère et de l'artère dans certaines hydronéphroses par artère anormale. Acta urol. belg. 23, 216 (1955). — Miglardi, L., e M. Borgno: Considerazioni sul trattamento chirurgico conservativo della sindrome del giunto pieloureterale. Minerva urol. (Torino) 7, 40 (1955). — Moore, T. D.: Conservation of renal tissue with special reference to plastic operations for hydronephrosis. Urol. cutan. Rev. 39, 393 (1935). — Surgery of the ureter in M. Campbell: Urology, Vol. 3, p. 1843. Philadelphia u. London: W. B. Saunders 1954. — Moulonguet, P.: Chirurgie réparatrice des hydronéphroses. Mém. Acad. Chir. 83, 442 (1957). — O'Conor, V. J.: Value of nephrolysis, ureterolysis and nephropexy in selected patients. J. Amer. med. Ass. 93, 1114 (1929). — Diagnosis and treatment of hydronephrosis. J. Urol. (Baltimore) 73, 451 (1955). — Orr, L. M.: The consequences of the surgical relief of ureterovesical obstruction. J. Urol. (Baltimore) 63, 1043 (1950). — Ott, W.: Zur Frage der Ureterschienung bei Operationen von kleinen schmerzhaften Hydronephrosen. Z. Urol. 47, 709 (1954). — Papin, E.: Les petites hydronéphroses douloureuses et leur traitement. Ass. franc. Urol. 25. Session, 1925. J. Urol. méd. chir. 20, 422 (1925). — Les opérations conservatrices dans les hydronéphroses. 27. Congr. franc. Urol. Paris, 1927. J. Urol. méd. chir. 24, 572 (1927). — De quelques opérations conservatrices dans les hydronéphroses. Bull. Soc. nat. Chir. 54, 500 (1928). — Patch, F. S.: Conservative plastic surgery in the treatment of hydronephrosis associated with aberrant vessels. Brit. J. Urol. 1, 373 (1929). — Transplantation of the ureter in hydronephrosis due to pressure of aberrant blood vessels of the kidney. Urol. cutan. Rev. 39, 686 (1935). — Paul, M.: An unusually large pelvic hydronephrosis treated by excision of the kidney cap. J. Urol. (Baltimore) 57, 799 (1947). — Peacock, A. H.: The hydronephrosis problem. Urol. cutan. Rev. 52, 223 (1948). — Pérard, J.: Conduite à tenir vis-à-vis des vaisseaux anormaux dans les interventions conservatrices pour hydronéphrose. Soc. franc. Urol. Séance 16 Oct. 1944. J. Urol. méd. chir. 52, 155 (1944—1945). — Peters, K. O.: Zur Frage der Therapie bei Rupturen von Hydronephrosen. Z. urol. Chir. 39, 28 (1934). — Petrén, G.: Casuistic contribution to problem of conservative operative treatment of hydronephrosis. Acta chir. scand. 82, 243 (1939). — Pilcher, F.: The treatment of bilateral congenital hydronephrosis. Proc. Mayo Clin. 12, 279 (1937). — Pirlet, F.: Cura chirurgica conservativa in alcumi casi di idronefrosi. Urologia (Treviso) 24, 146 (1957). — Priestley, J. T.: The conservative surgical treatment of non-calculous hydronephrosis. Surg. Gynec. Obstet. 68, 832 (1939). — Pyrah, L. N., and F. P. Raper: Some uses of an isolated loop of ileum in genitourinary surgery. Brit. J. Surg. 42, 337 (1955). — Quinby, W. C.: Plastic surgery of the renal pelvis. J. Amer. med. Ass. 89, 841 (1927). — Factors influencing the operative procedure in hydronephrosis. J. Amer. med. Ass. 93, 1709 (1929). — Factors influencing the operative procedure in hydronephrosis. J. Urol. (Baltimore) 38, 673 (1937). — Sargent, J. C.: Conservative surgery in hydronephrosis. J. Urol. (Baltimore) 38, 680 (1937). — Basic principles governing conservative surgery in hydronephrosis. J. Urol. (Baltimore) 47, 323 (1942). — Schaffhauser, F.: Plastische Operationen bei Hydronephrosen.

Bruns' Beitr. klin. Chir. **163**, 1 (1936). — SCHLUMBERGER, F. C., and P. P. RIPARETTI: Use of plastic (polyethylene) tubing in surgical management of ureteropelvic obstructions. J. Urol. (Baltimore) **68**, 158 (1952). — SCHOLL, A. J.: Conservative surgery of bilateral hydronephrosis. J. Urol. (Baltimore) **24**, 251 (1930). — SCHWYZER, A.: A new pyelo-ureteral plastic for hydronephrosis. Surg. Clin. N. Amer. **3**, 1441 (1923). — SERVELLE, M.: Traitement neurochirurgical de l'hydronéphrose et du mégaouretère. J. Urol. méd. chir. **51**, 57 (1943). — SIMON, E.: Zur Chirurgie der Hydronephrosen. Z. Urol. **38**, 255 (1944). — SOLEY, P. J.: Uretero-pelvic obstruction in children. Incidence and etiology. J. Urol. (Baltimore) **55**, 46 (1946). — STAEHLER, W., u. H. HESSE: Operative Behandlung und Indikationsstellung bei Ureterstenosen wegen Gebärmuttercarcinom. Arch. Gynäk. **187**, 478 (1956). — STEPHENS, F. D.: Megaureter. Med. J. Aust. **43**, 233 (1956). — STEWART, H. H.: A new operation for the treatment of hydronephrosis in association with a lower polar (or aberrant) artery. Brit. J. Surg. **35**, 51 (1947). — TRABUCCO, A., y C. COMOTTO: Nefrectomía por una gran hidronefrosis marzupializada a través del peritoneo auterior. Rev. argent. Urol. **15**, 357 (1946). — TRAUTNER, K.: Intubated Ureterotomy according to KEYES-DAVIS. Acta chir. scand. **110**, 56 (1955). — ÜBELHÖR, R.: Hydronephrosenplastik bei Kindern. Wien. klin. Wschr. **64**, 237 (1952). — VILAIN, A.: Chirurgie conservatrice de l'arbre urinaire supérieur. J. belge Urol. **20**, 93 (1952). — WALTERS, W.: The conservative treatment of hydronephrosis by resections of the renal pelvis and other plastic operations. J. Urol. (Baltimore) **29**, 121 (1933). — WILDBOLZ, E.: Die quere Ureternaht und ihre Folgen. Experimentelle Studie. Z. urol. Chir. **42**, 56 (1936). — WILLIAMS, E. C.: Ureteropyeloplasty in the treatment of advanced hydronephrosis. Sth. med. J. (Bgham, Ala.) **45**, 287 (1952). — WAYMAN, T. B.: Surgical treatment of megalo-ureter and presentation of an artificial ureter. J. Urol. (Baltimore) **61**, 883 (1949). — WEBB, E. A., B. A. SMITH and W. E. PRICE: Plastic operations upon the ureter without intubation. J. Urol. (Baltimore) **77**, 821 (1957). — YOUNG, H. H.: Obstruction to the ureter, produced by aberrant blood vessels. A plastic repair without ligation of vessels or transplantation of ureters. Surg. Gynec. Obstet. **54**, 26 (1932). — ZIMMER, W.: Beitrag zur organerhaltenden Nierenchirurgie im Kindesalter. Zbl. Chir. **83**, 41 (1958).

## L. Ergebnisse der chirurgischen Methoden. Spätresultate

ADAMS, A. W.: The aberrant artery. Its division or conservation in hydronephrosis. Brit. J. Urol. **23**, 6 (1951). — BAGER, B.: Un cas d'hémi-néphrectomie pour rein double avec hydronéphrose de la moitié inférieure. Acta chir. scand. **71**, 75 (1932). — BERNARDI, R., y H. HOLDHEIM: Uronefrosis bilateral congénita, plastica bilateral, nefrectomia secundaria derecha. (Presentation de enferma.) Rev. argent. Urol. **22**, 119 (1953). — BERNEIKE, R. R., and C. L. DEMING: Results of treatment of hydronephrosis by a plastic surgical procedure with and without T-tube drainage. J. Urol. (Baltimore) **66**, 68 (1951). — BISCHOFF, P.: Zur Technik der Hydronephrosenplastik. Z. Urol. **46**, 565 (1953). — Große Hydronephrosenplastik an einem einnierigen Kleinkind. Urologia (Treviso) **21**, 256 (1954). — Zur chirurgischen Behandlung des kindlichen Megaloureters. Urol. int. (Basel) **6**, 12 (1958). — BOUCHARD, R.: Ce qu'on peut attendre de la chirurgie conservatrice dans le traitement des grandes hydronéphroses. 39. Congr. Ass. franc. Urol. Paris, 1938. J. Urol. méd. chir. **47**, 159 (1939). — CACCHI, R., e G. DELL'ADAMI: L'ipertensione arteriosa da allacciatuma di vaso anomalo renale nell'uomo. Arch. ital. Urol. **25**, 402 (1951). — CAPORALE, L.: Au sujet de l'énervation de l'uretère. J. Urol. méd. chir. **28**, 28 (1929). — CARANDO, M.: Considerazioni su 134 interventi per idronefrosi. Urologia (Treviso) **20**, 559 (1953). — CASEY, W. C.: Unintubated pyeloplastic operations for hydronephrosis: Results of 21 cases. J. Urol. (Baltimore) **81**, 612 (1959). — CHAUVIN, H.-F., et J. COMITI: Hydronéphrose congénitale bilaterale lithiasique. Anastomose pyélourétérale. Résultat éloigné. Soc. franc. Urol. Sud-Est. Séance 8 Mars 1953. J. Urol. méd. chir. **59**, 660 (1953). — COLOMBO, G., e G. LOVATI: L'importanza della sezione extramucosa del giunto pielo-ureterale nella terapia chirurgica conservativa dell'idronefrosi. Arch. ital. Urol. **29**, 409 (1956). — CRABTREE, E. G., and H. A. KONTOFF: End results in the treatment of 40 cases of non tuberculous ureteral stricture. J. Urol. (Baltimore) **30**, 42 (1933). — CREEVY, C. D.: The operative treatment of hydronephrosis due to obstruction of the uretero-pelvic junction. Surgery **1**, 228 (1937). — CREEVY, C. D., and K. S. HELENBOLT: The results of Y Plasty after five to twenty-four years: a review of seventy-three operations. J. Urol. (Baltimore) **77**, 388 (1957). — CULP, O. S., and J. H. DE WEERD: A pelvic flap operation for certain types of ureteropelvic obstruction: Observations after two years' experience. J. Urol. (Baltimore) **71**, 523 (1954). — DARGET, R.: Résultat, après un an, d'une résection du bassinet pour hydronéphrose. Bordeaux chir. **10**, 123 (1939). — Deux cas d'urétérohydronéphrose. Soc. franc. Urol. Séance 19 Jan. 1942. J. Urol. méd. chir. **50**, 86 (1942). — Deux observations d'opération plastique sur le bassinet. J. Urol. méd. chir. **55**, 308 (1949). — Hydronéphrose volumineuse traitée par l'opération de Fenger. J. Urol. méd. chir. **55**, 284 (1949). — DARGET, R., et J. LANGE: Traitement conservateur (urétéropyélostomie, résection du bassinet) dans deux cas d'hydronéphrose volumineuse. Soc. franc. Urol. Séance 21 Mars 1938. J. Urol. méd. chir. 45, 543 (1938). — DAVIS, D. M., and T. F. NEALON: Complete replacement of both ureters by an ileal loop. J. Urol. (Baltimore) 78, 748 (1957). — DEGUILLAUME, F.: Contribution à l'étude du traitement conservateur des hydronéphroses. Thèse de Paris 1943. — DERMATAS, J.: Résultats des interventions conservatrices dans le traitement des hydronéphroses. J. Urol. méd. chir. 62, 739 (1956). — DERYCKE, P.: Cure chirurgicale d'une volumineuse hydronéphrose lithiasique sur rein unique. Acta urol. belg. 27, 167 (1959). — DOSSOT, R.: Très grosse hydronéphrose par artère anormale Résection de l'artère, libération de l'uretère, néphrostomie; importante récupération morphologique et fonctionelle. Soc. franc. Urol. Séance 4 Avril 1938. J. Urol. méd. chir. 46, 55 (1938). — DREYFUSS, W.: Konservierende Nierenchirurgie. Zbl. Chir 75, 1506 (1950). — DUCASSOU, J.: Résultat éloigné d'une urétérectomie suivie d'urétéro-cysto-anastomose par voie intravésicale, pour rétrécissement congénital de l'extrémité inférieure de l'uretère. J. Urol. méd. chir. 60, 436 (1954). — EBELHART, C., and C. RIESER: Experiences with pyeloplasty. J. Urol. (Baltimore) 69, 208 (1953). — ENGEL, W. J.: The late results of partial nephrectomy for calyectasis with stone. J. Urol. (Baltimore) 57, 619 (1947). — Diagnosis and surgical treatment of hydronephrosis due to aberrant artery. Cleveland Clin. Quart. 18, 29 (1951). — FERRIA, L.: Sui risultati lontani della cura chirurgica conservativa delle idronefrosi. Atti Soc. ital. Urol. 11, 1 (1932). — FLANDRIN, P.: Deux observations d'hydronéphrose par vaisseau anormal. Soc. franc. Urol. Séance 18 Juin 1928. J. Urol. méd. chir. 26, 55 (1928). — FOLEY, F. E. B.: New plastic operation for stricture of the ureteropelvic junction. Report of 21 cases. J. Urol. (Baltimore) 38, 643 (1937). — FORET, J.: Résultats des interventions conservatrices dans le traitement des hydronéphroses. J. Urol. méd. chir. 59, 611 (1953). — FORET, J., and C. HEUSGHEM: Replacement of both ureters by an ileal graft. Lancet 1953 I, 1181. — FORSSMANN, W.: Spätergebnis nach totaler Resektion des Nierenbeckens. Z. Urol. 44, 618 (1951). — FREIRE, G. C. DE: Hydronephrosis: Plastic surgery of ureteropelvic junction. Analysis of 36 surgical cases. J. Urol. (Baltimore) 79, 674 (1958). — GARTMAN, E.: Hydronephrosis. Amer. J. Surg. 93, 817 (1957). — GIRONCOLI, F. DE, e V. SCRUFARI: La resezione extramucosa del giunto pielouretarale nella cura delle piccole idronefrosi dolorose. Urologia (Treviso) 15, 116 (1948). — GIULIANI, G.-M.: Hydronéphrose par vaisseau anormal. Résection du bassinet; resultat éloigné. Guérison. Lyon méd. 154, 187 (1934). — GREGOIR, W., et P. AUVRAY: Hydrocalice congénital. Cure chirurgicale. J. belge Urol. 19, 419 (1951). — HANTEN, J. S., B. S. TALBOT and E. M. TOMLIN: Pyeloureteroplasty: A report of twenty cases. J. Urol. (Baltimore) 76, 338 (1956). — HARTMANN, H.: L'opération plastique pyélo-urétérale. Résultat après vingt et un ans écoulés. Bull. Soc. nat. Chir. 54, 328 (1928). — HAWES, G. A., and D. AMEND: Study of ureteropelvic obstruction and its treatment. Report of 27 cases and introduction of a new nephrostomy tube and ureteral splint. J. int. Coll. Surg. 23, 98 (1955). — HENLINE, R. B.: The causes and treatment of non-calculous ureteropelvic obstruction. With a report of 66 operated cases. J. Urol. (Baltimore) 34, 584 (1935). — Surgery of the upper ureter for obstruction. Sth. med. J. (Bgham, Ala.) 42, 275 (1949). — HENLINE, R. B., and C. J. HAWES: Uretero-pelvic obstructions: Symptoms and treatment. Report of 62 operations. J. Amer. med. Ass. 137, 777 (1948). — HEYN, W.: Über Nierenbeckenplastik. Z. Urol. 32, 344 (1938). — HJORT, E. F.: Partial resection of the kidney in large hydronephrosis. Theoretical foundation and partial results. Acta chir. scand. 106, 103 (1953). — HOUSTON, W.: Hypertension due to hydronephrosis: relief after nephrectomy. Brit. med. J. 1956 II, 644. — HRYNTSCHAK, TH.: Über Nierenbeckenplastiken bei Hydronephrosen. Wien. klin. Wschr. 1936 I, 620. — HUTCH, J. A.: Treatment of hydronephrosis by sacral rhizotomy in paraplegics. J. Urol. (Baltimore) 77, 123 (1957). — JOMAIN, J.: Résultat éloigné d'une urétéro-cysto-néostomie. J. Urol. méd. chir. 55, 576 (1949). — KAIRIS, Z., u. E. PAPADOPOULOS: Die konservative Chirurgie der Hydronephrose. Acta chir. hellenica 1, 563 (1954) [Griechisch]. — KROISS, FR.: Über die plastischen Operationen am Nierenbecken und oberen Ureterabschnitt bei den Retentionsgeschwülsten der Niere. Bruns' Beitr. klin. Chir. 58, 423 (1908). — KÜSS, R.: Résection de la jonction pyélo-urétérale pour hydronéphrose. Soc. franc. Urol. Séance 18 Déc. 1950. J. Urol. méd. chir. 56, 947 (1950). — Chirurgie plastique et réparatrice de la voie excrétrice du rein. Paris: Masson & Cie. 1954. — KUMMER, R. H.: Contrôle éloigné d'un cas d'hydronéphrose traité par opération conservatrice. Soc. Franc. Urol. Séance 19 Nov. 1928. J. Urol. méd. chir. 26, 567 (1928). — LANDFRIED, R.: Beitrag zur Rückstauungsniere durch akzessorische Nierengefäße. Z. urol. Chir. 44, 26 (1939). — LEBEL, M.: Hydronéphrose douloureuse du bassinet inférieure d'un rein double traitée par infiltration splachnique. Soc. franc. Urol. Séance 18 Déc. 1944. J. Urol. méd. chir. 52, 187 (1944/45). — LEHZ, A.: Hydronéphrose par vaisseau anormal. Traitement conservateur. Résultat post-opératoire. Soc. franc. Urol. Sud-Ouest. Séance 28 Oct. 1950. J. Urol. méd. chir. 56, 968 (1950). — LEPOUTRE, C.: Hydronéphrose infectée en ectopie pelvienne; néphrectomie transpéritoneale; guerison. Soc. franc. Urol. Séance 15 Dec. 1930. J. Urol. méd. chir. 31, 46 (1931). — LILLA, P.: Considerazioni su alcune idronefrosi di vaso anomalo. 10. Congr. Soc. Ital. Urol. Bari, 1931. J. Urol. méd. chir. **34**, 248 (1932). — LUBASH, S., and A. MADRID, A.: Uretero-pyeloneostomy for hydronephrosis with case and experimental reports. J. Urol. (Baltimore) **38**, 634 (1937). — LYNCH, K. D., and R. F. THOMSON: Results of pyeloplasty. Urol. cutan. Rev. **40**, 781 (1936). — MARTIN-LAVAL, A.: Petite hydronéphrose douloureuse; énervation du rein et néphropexie. Results éloignés. J. Urol. méd. chir. **24**, 77 (1927). — MATHÉ, C. P.: Intubated ureterotomy for treatment of stricture of ureteropelvic juncture and upper part of ureter: Personal simplified technique. J. int. Coll. Surg. **19**, 744 (1953). — MICHON, L., et P. DELI-NOTTE: Traitement conservateur d'un urétéro-hydronéphrose bilatérale par urétéro-cysto-anastomose. J. Urol. méd. chir. **50**, 5 (1942). — Deux cas d'hydronéphroses partielles. Soc. franc. Urol. Séance 21 Févr. 1944. J. Urol. méd. chir. **52**, 80 (1944/45). — MICHON, L., M. RONSIN et A. CAMMENOS: Duplicité urétérale avec urétéro-hydronéphrose chez une enfant de 3 ans et demi. Héminéphrectomie. J. belge Urol. **22**, 23 (1953). — MILLER, W. W.: Elliptical end-to-side connection technique applied to repair of uretero-pelvic juncture constriction: a report of three cases. J. Urol. (Baltimore) **66**, 340 (1951). — MOORE, T. D.: Congenital solitary hydronephrotic infected kidney, pyelo-ureteroplasty. J. Urol. (Baltimore) **27**, 381 (1932). — MURPHY, A.I., J. J. LEE and L. M. KING: Primary diversion of the hydronephrotic kidney to an ileal conduit. J. Urol. (Baltimore) **80**, 293 (1958). — NÉDELEC, M.: Hydronéphrose infectée. Opération plastique conservatrice. Résultat éloigné. Soc. franc. Urol. Séance 20 Nov. 1933. J. Urol. méd. chir. **37**, 86 (1934). — NIXON, H. H.: Hydronephrosis in children: a clinical study of seventy-eight cases with special reference to the role of aberrant renal vessels and the results of conservative operations. Brit. J. Surg. **40**, 601 (1953). — O'CONOR, V. J.: Conservative surgery of hydronephrosis. Critical analysis of results obtained by various procedures. N.Y. med. J. **51**, 504 (1951). — ÖSTLING, K.: A contribution to the clinical study of hydronephrosis. Transactions of the twenty-third meeting of the North. Surg. Assoc. in Stockholm, 1947, p. 424. — ORFALI, J.: Urétéro-colo-plastie pour hydronéphrose congénitale sur rein unique. Mém. Acad. Chir. **83**, 244 (1957). — ORMOND, J. K.: Unsuccessful plastic operations for hydronephrosis. J. Urol. (Baltimore) **36**, 512 (1936). — End results of plastic operations on the kidney pelvis for hydronephrosis. Amer. J. Surg. **38**, 70 (1937). — ORMOND, J. K., and R. W. OSBORNE: Plastic surgery of the ureter in children. J. Urol. (Baltimore) **67**, 860 (1952). — PAPIN, E., et J. NÉDELEC: Dilatation congénitale de la vessie, de l'uretère et du bassinet gauches avec reflux vésico-urétéral. Drainage sus-pubien et néphro-urétérectomie. Soc. franc. Urol. Séance 18 Fevr. 1935. J. Urol. méd. chir. **39**, 339 (1935). — REDI, R.: La resezione del rene e del bacinetto renale nelle grosse idronefrosi da vaso anomalo. Arch. ital. Urol. **12**, 619 (1935). — RICHES, E. W.: Pyelograms of hydronephrosis before and after division of obstructing artery. Proc. roy. Soc. Med. **22**, 924 (1929). — ROLLAND, F.: Guérison d'une hydronéphrose par simple section de pédicule vasculaire anormal, se maintenant depuis dix-neuf ans. Soc. franc. Urol. Séance 20 Févr. 1950. J. Urol. méd. chir. **56**, 116 (1950). — ROMANI, A.: Interventi chirurgici per idronefrosi da vasi anomali. Urologia (Treviso) **2**, 14 (1935). — ROTHAUGE, C. FR.: Heminephrektomie einer Doppelniere wegen Steinbildung im oberen hydronephrotischen Nierenbecken. Z. Urol. **50**, 35 (1957). — ROUX, M., et A. CAILLET: A propos d'un cas de mégauretère notablement amélioré cliniquement et radiologiquement par la splanchnicectomie. Soc. franc. Urol. Séance 16 Avril 1945. J. Urol. méd. chir. **52**, 247 (1944/45). — SARGENT, J. C.: Pyelo-ureteroplastic correction of enormous hydronephrosis. J. Urol. (Baltimore) **20**, 613 (1928). — SAYEGH, E. S.: Plastic operations on the ureter: A preliminary report on the end results following the various methods of anastomosis. J. Urol. (Baltimore) **67**, 143 (1952). — SCHAFFHAUSER, F.: Organerhaltende plastische Operation bei vorgeschrittener infizierter Hydronephrose. Dtsch. Z. Chir. **244**, 367 (1934). — SCHWARTZ, J. W., C. B. HEWITT and T. E. GIBSON: Hydronephrosis: Evaluation of pyeloplasty in the treatment of ureteropelvic obstruction. Arch. Surg. (Chicago) **65**, 894 (1952). — SIMON, E., u. H. VAGEDEST: Nierenfisteln und Nierennekrose nach Resektion „abnorm" verlaufender Nierengefäße. Z. Urol. **44**, 177 (1951). — STEWART, H. H.: Treatment of hydronephrosis associated with abnormal vessels. Brit. J. Urol. **19**, 67 (1947). — The nephroplasty procedure in the treatment of hydronephrosis. Brit. J. Urol. **29**, 277 (1957). — SUREN, E.: Klinischer Beitrag zur Hydronephrosenfrage. Z. urol. Chir. **42**, 141 (1936). — SWENSON, O., J. H. FISCHER and J. CENDRON: Megaloureter: investigation as to the cause and report on the results of newer forms of treatment. Surgery **40**, 223 (1956). — TAKAHASHI, A.: Rückbildung einer Hydronephrose nach Durchtrennung eines akzessorischen Nierengefäßes. Z. Urol. **32**, 634 (1938). — TRABUCCO, A.: La cirugia reparadora en caso de estenosis ureteropiélica. Revista argent. Urol. **15**, 19 (1946). — ULM, A. H.: Total replacement of the ureter with small intestine: Technique and results. J. Urol. (Baltimore) **79**, 21 (1958). — VIOLLET, P.: Traitement conservateur d'une volumineuse hydronéphrose. Soc. franc. Urol. Séance 17 Nov. 1941. J. Urol. méd. chir. **49**, 525 (1941). — WALTERS, W.: Resections of the renal pelvis and other plastic operations for hydronephrosis; End-results in thirteen cases. Surg. Gynec. Obste. **55**, 508 (1932). —

Walters, W., and W. Braasch: Urinary obstruction and hydronephrosis. Resection of the renal pelvis, the kidney and the ureter; report of nine cases. J. Amer. med. Ass. 93, 1710 (1929). — Soixante et onze cas d'opérations conservatrices pour hydronéphrose. 39. Congr. Ass. franc. Urol. Paris, 1938. J. Urol. méd. chir. 47, 159 (1939). — Walters, W., H. Cabot and J. T. Priestley: Operative results in noncalculous hydronephrosis. Results in 71 plastic operations. J. Urol. (Baltimore) 38, 688 (1937). — Weber, H. F. J.: Dauerresultate bei Nieren-beckenplastiken. (Hydronephroseoperationen wegen organischer Veränderungen am Ureter-hals.) Z. Urol. 45, 729 (1952). — Welbourn, R. B., and R. H. Livingston: Pelvic hydro-nephrosis treated by ileal by-pass of the ureter. Brit. J. Urol. 29, 127 (1957). — Wildbolz, E.: Enderfolge organerhaltender Operationen bei Hydronephrose. Z. urol. Chir. 45, 31 (1940). — Wildbolz, H.: Traitement de l'hydronéphrose par les opérations plastiques. Ass. franc. Urol. 25. Session, 1925. J. Urol. méd. chir. 20, 423 (1925). — Dauerfolge organerhaltender, plastischer Operationen bei Hydronephrose. Z. urol. Chir. 31, 63 (1931). — Wilhelm, S. F., and G. Blinick: Pelvic plication in treatment of hydronephrosis. Amer. J. Surg. 35, 90 (1937). — Wright, B. W.: Pyelo-cystostomy in a solitary ectopic kidney. J. Urol. (Balti-more) 54, 413 (1945). — Yates-Bell, J. G.: Case of hydronephrosis with double ureters. Reimplantation into bladder. Brit. J. Urol. 7, 270 (1935). — Zotto, E. dal: Relievi statistici e clinici sul trattamento conservativo delle idronefrosi per vaso anomalo. Urologia (Treviso) 20, 372 (1953).

# Die Entleerungsstörungen der Blase

Von

R. Übelhör

Unter Mitarbeit von

R. Chwalla, U. Comuzzi und G. Hartmann

Mit 122 Abbildungen

## A. Die pathologische Anatomie der zu Entleerungsstörungen führenden Veränderungen am Blasenauslaß mit besonderer Berücksichtigung der sog. Prostatahypertrophie

(Von G. Hartmann)

### Vorbemerkungen und Stoffgliederung

Das pathologisch-anatomische Substrat der Harnblasenentleerungsstörungen ist sehr vielfältig. Da in der großen Mehrzahl der Fälle bei Männern hierbei eine sog. Prostatahypertrophie zugrunde liegt, wurde für das klinische Erscheinungsbild solcher Vorkommnisse von Guyon der Ausdruck *Prostatismus* geprägt. Jene mit den gleichen Beschwerden behafteten Leiden, die jedoch keine Vorsteherdrüsenvergrößerung aufweisen, werden vielfach (besonders von französischen Autoren) als *prostatisme sans prostate* bezeichnet. Sie werden durch verschiedene Veränderungen am Harnblasenhals bzw. am Schließmuskelapparat verursacht. Unsere Abhandlung befaßt sich demnach mit dem morphologischen Korrelat der Umgestaltungen am Blasenauslaß, die zur Behinderung der Harnentleerung führen. Dabei sollen die banalen und spezifischen Entzündungen, die Gewächse im engeren Sinne, die Steinkrankheit und die neurologisch bedingten Dysurien außer Betracht bleiben. Besondere Würdigung wird demgegenüber die sog. Prostatahypertrophie erfahren.

Die von uns zu erörternden Veränderungen sind in einem Gebiet zu erwarten, das sich vom Blasengrund in der Umgebung des Orificium urethrae internum über die Urethra prostatica bis in die Gegend des Colliculus seminalis erstreckt. Dem anatomischen Aufbau dieser Region soll die Stoffgliederung insofern Rechnung tragen, als zunächst Veränderungen der Schleimhaut (Epithelüberzug und Tunica propria), dann solche der Muskelschicht der Blasenhalsregion und endlich diejenigen der eigentlichen Prostatadrüse zur Sprache kommen werden.

## I. Hindernisbildungen des Blasenauslasses in der Schleimhautschicht

Hierher gehören jene Veränderungen, die durch Wulstungen, Verhärtungen, Elastizitätsminderungen an der Mucosa des Blasenhalses und/oder der Urethra prostatica zur Miktionserschwerung führen, während die narbigen Strikturen der hinteren Harnröhre in diesem Rahmen übergangen werden sollen. Nacheinander werden die entsprechenden Umgestaltungen des Deckepithels (Urothels), seiner Lacunen und Drüsen und dann die des Schleimhautstromas Erwähnung finden.

## 1. Die Leukoplakie oder Xerose der Harnblase

Unter Leukoplakie (SCHWIMMER) einer Schleimhaut versteht man diffuse oder beetartig umschriebene, einzeln oder multipel auftretende, sehr verschieden große, oberflächlich glatte oder leicht gewulstete, vielfach auch rauhe und schuppende Erhabenheiten der mukösen Decke, die grauweißlich, perlgrau oder porzellanartig bis silberig aussehen, weil die Blutfarbe des subepithelialen Capillarnetzes nicht mehr durch die verdickte Epithelschicht durchscheinen kann. In der Harnblase sind derartige Veränderungen in sehr mannigfaltiger Ausdehnung von kleinsten Herdchen bis großen Plaques, vereinzelt oder multipel auftretend beschrieben worden. Gelegentlich war die gesamte Harnblasenschleimhaut diffus befallen (ALBARRAN, RAVASINI, KRETSCHMER). *Mikroskopisch* (vgl. Abb. 1) handelt es sich um eine Umwandlung des Übergangsepithels in ein geschichtetes Pflasterepithel, das allerdings manchmal eine mangelhafte Ausbildung der Riff-Stachelzellschicht zeigen kann (IKEDA); die

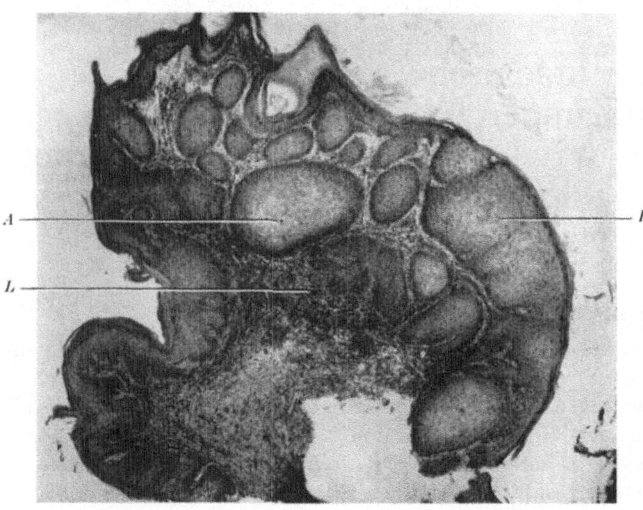

Abb. 1. Leukoplakie (Xerose) am Blasenhals (Typ I). 28jährige Frau. *P* geschichtetes (parakeratotisch) verhornendes Pflasterepithel mit plumpen Acanthosezapfen (bei *A*). *L* Lymphoidzellige Stromainfiltration

oberflächlichsten Lagen gehen in vielen Fällen in echte oder parakeratotische Verhornung über. Die gleiche Veränderung wird vielfach (FÖRSTER, HIRSCHFELD, LEBER u. a.) auch als *Xerose* bezeichnet. Fehlt die Verhornung (z. B. CORSDRESS), dann ist vielleicht der Ausdruck *Pachydermie* zutreffender. Im großen und ganzen können nach dem feingeweblichen Bild 3 Typen unterschieden werden. Der erste Typ (HALLÉ, ENGLISCH, LAVONIUS) ist der Epidermis mit allen ihren kennzeichnenden Schichten sehr ähnlich. Der zweite Typ (HALLÉ, ENGLISCH, LAVONIUS, FRANCKE) ist durch eine wenig ausgeprägte Stachelzellschicht und breite darüber befindliche Lagen verhältnismäßig großer polygonaler bis blasig aufgehellter Zellen ausgezeichnet und erinnert mehr an Vaginalepithel. Der dritte Typ ist durch eine regere Proliferation der basalen Zellagen mit mehr minder verwischter Schichtung, vielfach elongierten und hyperchromatischen Kernen und vermehrten Mitosen sowie ein dunkler (basophil) getöntes Cytoplasma charakterisiert. In besonders intensiven solchen Fällen ist die Ähnlichkeit mit dem sog. „Carcinoma in situ" der Portio unverkennbar und gerade dieser Typ dürfte mit Recht als präcanceröse Veränderung veranschlagt werden. Das Nebeneinandervorkommen von Leukoplakie und (Pflasterepithel-)Carcinom bzw. Übergangsbilder jener in dieses sind jedenfalls gelegentlich beschrieben worden (vgl. PASCHKIS).

Die Leukoplakie kommt an allen Schleimhäuten der harnableitenden Wege vor, doch am häufigsten — in etwa zwei Dritteln der Fälle — in der Harnblase (nach PATCH 110mal von 152, nach CORSDRESS 40mal von 58 Beobachtungen), hier wieder gerne im Trigonumbereich, wo sie sich nach PASCHKIS, NEY und EHRLICH in Form kleiner Plaques finden läßt. Cystoskopisch können solche Herde unter Umständen auch wie Carcinome imponieren (RAVASINI), besonders dann, wenn (vorwiegend an den Rändern) Exulcerationen auftreten. Fälle mit papillomatösen Wucherungen, wie die von KAFKA, sind freilich Raritäten.

Der Häufigkeitsgipfel in der *Altersverteilung* der Veränderung liegt im 5./6. Lebensjahrzehnt. Einschlägige Beobachtungen bei Kindern sind sehr selten. CORSDRESS erwähnt 3 Fälle, LEBER ein 4 Monate altes Mädchen (mit gleichzeitig bestehender Xerosis corneae), STAEMMLER-FRANCKSON ein 8 Monate altes Mädchen mit doppelseitiger Leukoplakie in Nierenbecken und Harnleitern.

Der *Geschlechtsverteilung* nach sind die Männer häufiger betroffen als die Frauen. Nach WILHELMI betreffen 75% der Blasenleukoplakien Männer.

*Formalgenetisch* liegt der Leukoplakie eine Metaplasie (FRISCH-ZUCKERKANDL) zugrunde. SCHRIDDE spricht von Prosoplasie und ASKANAZY von prosoplastischer Metaplasie.

*Kausalgenetisch* werden in erster Linie chronisch-entzündliche Schleimhautaffektionen mit entsprechender Regenerationsentgleisung im Bereiche immer wieder auftretender Epitheldefekte angeschuldigt, wie sie besonders im Gefolge von Steinbildungen auftreten. Ist die Veränderung einmal perfekt, so besitzt sie aber doch einen eigenen Krankheitswert. Auch bleibt dahingestellt, ob nicht in manchen Fällen die chronisch-entzündlichen Veränderungen sekundär zur Xerose hinzutreten. Unter weiteren ursächlichen Faktoren spielt der Vitamin A-Mangel (vgl. PATCH) eine bedeutsame Rolle, besonders bei Kindern, weniger bei bejahrten Personen. Darauf deutet z. B. auch die im Falle LEBER beobachtete Kombination mit Xerosis corneae hin. Der Vitamin A-Mangel als Entstehungsursache der Blasenleukoplakie ist jedenfalls viel wahrscheinlicher als LECÈNEs Auffassung der Veränderung als Folge einer kongenitalen Entwicklungsstörung. Über experimentelle Erzeugung der Leukoplakie durch Entzug von Vitamin A geben die Arbeiten von HEDENBERG, LAUBER, STEINER, ZUGER und KRAMER Aufschluß. Bemerkenswert ist allerdings, daß auch in diesen experimentellen Vitamin A-Mangelfällen infektiös-entzündliche Prozesse der Leukoplakie vorangehen können. (FRONTALI, PRETO). B. BIEDERMANN machte auf das Auftreten der Leukoplakie bei längerdauernder Behandlung weiblicher Ratten mit Follikelhormon aufmerksam, was im Hinblick auf die als dyshormonell bedingt erkannten Pflasterepithelmetaplasien im periurethral-prostatischen Bereiche bei alternden Männern Beachtung verdient. Die zuletzt genannten Versuche zeigten überdies, daß die Schleimhautentzündungen oft auch Folge und nicht Ursache der Xerose sein können.

Wenn schon Blasenentleerungsstörungen in unkomplizierten Fällen von Leukoplakien nicht sehr aufdringlich in Erscheinung treten, so können sie dann stärkeres Ausmaß erreichen, wenn die oberflächlichen Hornschuppen der Herde in lamellärer Form abgestoßen werden und als weißlich-silberiger Brei liegenbleiben und sich mehr und mehr ansammeln. Solche brockenförmige Absinterungen führen dann den nicht sehr glücklichen Namen *Cholesteatom* (Fälle von LÖWENSON, BRUCHANOW u. a.) und können unter Umständen den Blasenauslaß verlegen, gegebenenfalls auch zu Steinbildungen führen.

**Anhang: Lichen ruber planus der Harnblase.** Die Harnblasenschleimhautbeteiligung bei bestehendem oder inzwischen schon wieder abgeheiltem Lichen ruber planus der Haut gehört zu den allergrößten Seltenheiten. Einschlägige

Beobachtungen stammen von Heymann (2 Fälle) und Zerkowitz (1 Fall).
Makroskopisch bestanden über die Harnblasenmucosa verteilte (in Zerkowitz'
Fall auf das Blasendreieck beschränkte) flacherhabene lachsrosa gefärbte Herde,
die nahe dem Blasenausgang zu größeren Wülsten zusammenflossen. Cystitische
Veränderungen fehlten. Miktionsbeschwerden, Tenesmen und Blutharnen führten
zur cystoskopischen Entdeckung.

## 2. Cystenbildungen der Schleimhaut am Blasenauslaß

Schleimhautcysten in der Harnblase treten meistens im Rahmen chronisch-
entzündlicher Affektionen in deutlichere Erscheinung, haben jedoch, einmal entstanden, einen eigenen Krankheitswert. Es mag überdies Fälle geben, in denen
derartige Mucosaveränderungen als eine Art cystischer Dystrophie der Harnblasenschleimhaut eigener Gattung aufzufassen sind, wie dies unter anderem von
Gouygou und Ravina-Pestel angenommen wird. Wenn größere Einzelcysten
oder Gruppen solcher auftreten, kann man ohne weiteres den Eindruck einer

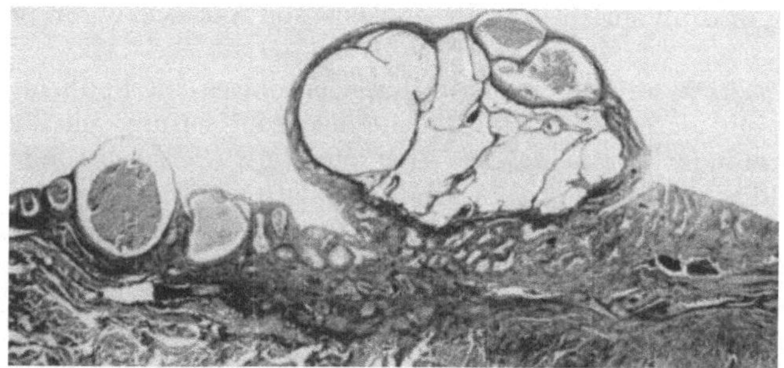

Abb. 2. Cystitis cystica mit prominierenden, teilweise gekammerten Cystenbildungen. 50jähriger Mann.
(Nach Putschar 1934)

blastomatösen benignen Wucherung gewinnen. Da derartige Bildungen mehr
oder weniger stark in die Lichtung vorspringen, sind sie bei Lokalisation in der
Nähe des Orificium urethrae internum verständlicherweise imstande, ein Abflußhindernis zu bilden. Ihrem Standort und ihrer Herkunft nach können 2 Gruppen
unterschieden werden, nämlich Cysten im Trigonumbereich und Cysten in der
Region des Blasenhalses bzw. der Urethra prostatica.

### a) Cystenbildungen im Trigonumbereich

Cystenbildungen im Trigonumbereich kommen in unscheinbarer Form nicht
allzu selten zur Beobachtung. Dem Auge bieten sie sich als knapp pfefferkorn-
große grauweißliche prominierende Körnchen dar, die nur zum Teil, und zwar die
größeren von ihnen, eine flüssigkeitshaltige Lichtung aufweisen, also strenggenommen noch gar keine Cystchen sind. Man spricht von einer *Cystitis granularis*,
die hauptsächlich im Gebiet der Trigonumspitze lokalisiert ist. Nach Stirling
und Ash findet sie sich in dieser „Abortivform" in 1,4% aller Obduktionen.
Weniger häufig tritt die Veränderung in gröberer Form auf, bei der linsen- bis
erbsengroße Körner und Cystchen die Schleimhaut besetzen. Prädilektionsstelle
ist dann freilich Nierenbecken und (oberer) Harnleiter, doch kann man sie auch
in der Harnblase antreffen. Auch hierbei ist die (vordere) Dreieckgegend bevorzugt: *Cystitis cystica*. Selten erreichen die Gebilde Kirschengröße oder mehr und
imponieren dann als cystische (unter Umständen gekammerte) Schleimhaut-
tumoren. Je nach Größe ragen sie flach oder polypös in das Lumen vor (Abb. 2).

Sie zeigen meistens einen wasserklaren dünnflüssigen, manchmal auch einen gelb bis braun gefärbten eingedickten kolloidhaltigen, ausnahmsweise auch einen konkrementartig verhärteten bzw. verkalkten Inhalt. Bei mehr fadenziehendem, schleimartigem Cysteninhalt dürfte die Bezeichnung *Cystitis glandularis* besser zutreffen. Beide Formen — Cystitis cystica und Cystitis glandularis — können jede für sich allein, doch öfter auch miteinander vermischt bestehen (Abb. 3a und b). Größere derartige Cysten können gegen die Lichtung zu platzen und hinterlassen dann einen sich in der Folge mehr und mehr einebnenden kleinen Schleimhautkrater. Bei einem ebenfalls möglichen Platzen der überdehnten Cysten nach der Tiefe zu, tritt der Inhalt in das umgebende Stroma aus, das meistens keine stärkere Abwehrreaktion erkennen läßt.

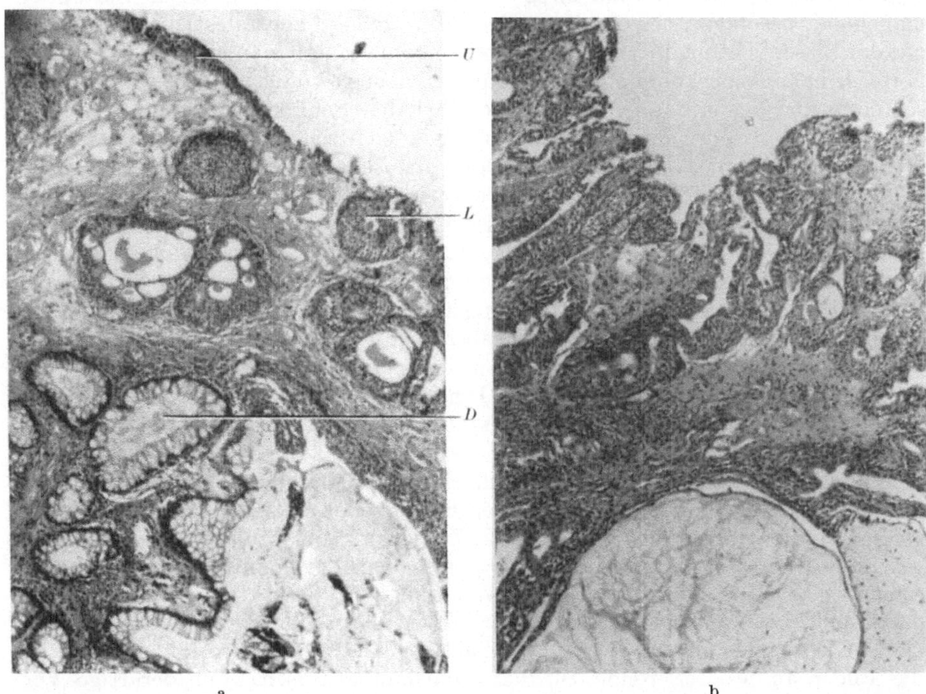


Abb. 3 a u. b. Cystitis cystica et glandularis. 50jähriger Mann. Eigene Beobachtung. a *U* Schleimhautepithel. *L* Limbeck-Brunnsche Epithelnester, öfter mit Cystenbildungen. *D* Schleimbildende Drüsenformationen. b Im oberen Bildteil die Schleimhaut mit reichlichen Limbeck-Brunnschen Krypten; im unteren Bildteil cystisch ausgeweitete, von Schleimmassen erfüllte Drüsenräume mit plattgedrückter oder mangelnder Epithelauskleidung

In besonders schweren Fällen entstehen tumorähnliche papilläre bis blumenkohlartige Schleimhautwucherungen: *Cystitis glandulo-papillaris*, die ganz den Eindruck bösartiger Neoplasien machen können, wie in den Fällen von CRAIG, STIRLING, EMMET und McDONALD, LANE, SAUER und BLICK, LOWRY, LANGE, BIBUS und MÄRZ. Auch Entstehung von adenomähnlichen Blasenpolypen und Adenomen ist möglich (PASCHKIS, BAYER u. a.).

Unter Umständen dringen die Drüsen infiltrierend, jedoch nicht destruierend in die Muskelschichten der Harnblase vor, wodurch das Bild der *Blasenadenomyose* (Adenomyosis vesicalis interna) zustande kommt, wie etwa in den Beobachtungen von HOYT und SINNER (s. auch später im betreffenden Abschnitt). Gleichwohl kann nicht in Abrede gestellt werden, daß sich auf dem Boden einer dann als Präcancerose zu wertenden Cystitis cystica-glandularis ein echtes Krebsgewächs, entweder vom Charakter eines Basalzellencarcinoms oder eines Adenocarcinoma muciparum entwickeln kann.

Die *Histiogenese* der Schleimhautcysten bei der Cystitis cystica-glandularis wird heutzutage im allgemeinen folgendermaßen interpretiert: In der Schleimhaut der harnableitenden Wege sind mikroskopische, der Basis der Epitheldecke anhängende Knospenbildungen von Urothelaufbau schon lange bekannt. Sie wurden ausführlich von v. LIMBECK und v. BRUNN beschrieben und sind nach MARKWALD und LENDORF gelegentlich schon bei Neugeborenen (im Ureter) vorhanden. Im höheren Lebensalter kommen diese Epithelnester vor allem im Blasengrund, auch ohne sonstige auffällige pathologische Schleimhautveränderungen vor. So fand MAEDA bei Reihenuntersuchungen erwachsener Frauen die Limbeck-Brunnschen Epithelnester im Blasengrund in 82% und im Blasenfundus in 33%. Sie weisen manchmal, besonders bei Größerwerden, ein schmales zentrales Lumen auf, das mit der Blasenlichtung in Verbindung stehen kann, so daß man lacunäre Bildungen vor sich hat. Auch können sich die Epithelknospen völlig von ihrer Matrix abschnüren und liegen dann frei im subepithelialen Schleimhautstroma. Wieweit diese Gebilde als normale Epitheleinsenkungen oder schon als krankhafte Proliferationen auf chronisch-entzündlicher Basis anzusehen sind, steht bis heute nicht eindeutig fest. Zweifellos wird aber ihre Vermehrung, Vergrößerung und Weiterentwicklung erst durch chronisch-cystitische Affektionen angeregt und unterhalten. STOERK vertritt dabei die Auffassung, daß vor allem die im Gefolge der chronischen Entzündung regelmäßig auftretende Capillarneubildung in den subepithelialen Schichten die Epithelwucherung anregt, da eine solche vermehrte Vascularisierung eine örtlich gesteigerte Ernährung mit sich bringt. Mit zunehmender Vergrößerung der Epithelnester findet in ihrem Inneren eine Zellauflösung statt, so daß von dünn- oder dickflüssigem Inhalt erfüllte Cysten zustande kommen. Behält hierbei das Epithel seinen ursprünglichen Urothelcharakter bei, dann handelt es sich um die ordinäre Cystitis cystica. Doch kann das Epithel unter dem Einfluß der chronischen Irritation auch eine prosoplastische Differenzierung erfahren, wobei von schleimproduzierenden Becherzellen ausgekleidete Krypten und Drüsen entstehen, wie dies von STOERK, ZUCKERKANDL, LENDORF und PASCHKIS gezeigt wurde. Solchen Bildungen liegt also kein degenerativer Zelluntergang, sondern eine echte drüsige Epithelumwandlung zugrunde. Histochemisch erfolgt dabei im Urothel ein dysenzymatischer Wechsel vom normalen Glykogenaufbau zur Synthese schleimiger Mucopolysaccharide (FEYRTER). Mikroskopisch erinnern die Bilder an proliferierende Dickdarmschleimhautdrüsen. Für derartige Veränderungen gilt die Bezeichnung *Cystitis glandularis*. Wie schon erwähnt, kommt sie oft mit der Cystitis cystica zusammen vor, besonders dann, wenn stärkere solche Schleimhauthypertrophien vorliegen, wie etwa bei der schon erwähnten Cystitis glandulo-papillaris (Abb. 3b). Daß größere Cystenbildungen dieser Art ins Lumen oder gegen das Stroma zu platzen können, wurde schon gesagt.

An den seitlichen Trigonumrändern liegende Cysten sind vielleicht auf abortive Ureteranlagen zurückzuführen (G. B. GRUBER, OPPENHEIMER).

Im übrigen können im Trigonum-(Spitzen-)Bereich „aberrante" Cysten vorkommen, die den im nächsten Kapitel erörterten entsprechen.

### b) Cystenbildungen am Blasenhals und in der Urethra prostatica

Die unmittelbar am Blasenausgang und in der hintersten Urethra lokalisierten Schleimhautcysten sind verständlicherweise bei einigem Volumen imstande, zu Harnverhaltungen zu führen. Sind sie am Blasenmund gelegen, so können sie wie ein Kugelventil gegen das Orificium urethrae internum gedrückt werden.

Kleinere solche Cysten treten gern multipel auf, größere für gewöhnlich singulär. Gelegentlich erwecken sie den Eindruck richtiger Cystadenome.

Sieht man von den cystischen Erweiterungen der eigentlichen Prostatadrüsen, wie sie bei der sog. Prostatahypertrophie durch Hypersekretion und Sekretstauung auftreten können, ab, so können herkunftgemäß 3 Gruppen von Cystenbildungen der Blasenhalsregion und hinteren Urethra unterschieden werden:

**1. Retentionscysten der urethralen Schleimhautdrüsen** bei Verlegung ihrer Ausführungsgänge. Ausgangspunkt sind drüsenartige Einbuchtungen des Harnröhrenepithels entsprechend den Littreschen Drüsen oder Morgagnischen Lacunen (sie dürften mit den akzessorischen Drüsen von RIBBERT und den Urethraldrüsen von IVERSEN identisch sein). Die Cysten liegen beim weiblichen Geschlecht häufiger nahe der äußeren Harnröhrenmündung. Meist sind sie erbsen- bis bohnengroß, selten pflaumen- oder gar eigroß. *Mikroskopisch* sind sie von einem meist mehrschichtigen Epithel ausgekleidet, ihr bindegewebiger Balg kann von glatten Muskelfasern durchzogen sein. Nicht selten trägt ihre Innenwand lumenwärts ragende papilläre Excrescenzen. Platzen solche Cysten, dann können diese strauchartigen Wärzchen Ausgangspunkt einer Carunkelbildung werden. Der Cysteninhalt ist dünnflüssig-serös oder gelbbraun-gallertig, gelegentlich auch blutig-eitrig.

**2. Cysten im Colliculus seminalis.** Sie haben ihren Ursprung in einer Erweiterung des Utriculus prostaticus, der bekanntlich ein Rudiment der weiblichen Vaginalanlage darstellt. Sieht man von angeborenen derartigen Cystenbildungen ab, so handelt es sich bei den erworbenen Fällen in der Regel um Retentionscysten als Folge meist nach Entzündung auftretender Verklebungen des Ausführungsganges, wie z. B. nach Gonorrhoe (SPRINGER). Lockere Verschlüsse sind durch Druck verhältnismäßig mühelos zu eröffnen, doch gibt es auch submuköse schwielige Riegelverschlüsse. Mit zunehmendem Wachstum solcher Cysten kommt es zu Störungen der Harnentleerung ähnlich denen bei der Prostatahypertrophie, der Cysteninhalt kann eitrig infiziert werden oder zu sog. *eingesackten Harnsteinen* im Samenhügelbereich zusammensintern, wie dies z. B. ENGLISCH 9mal beobachten konnte. Die benachbarte Prostata erleidet eine zunehmende Druckatrophie, je mehr die Cyste an Volumen zunimmt. Die Größenausdehnung derartiger Cysten kann sehr beachtlich werden, in den Fällen von SMITH und NELATON sollen sie bis in Nabelhöhe gereicht haben.

Bei weiterer Ausdehnung der Cysten dieser Art bis hinter die Harnblase in den Raum zwischen den beiden Samenleiterampullen handelt es sich schon mehr um rudimentäre hermaphroditische Bildungen, da hieran offensichtlich auch Müllersche Gangreste mitbeteiligt sind (vgl. PRIESEL, HELLER und SPRINZ, ENGLISCH, TOLMATSCHEW, neuere Literatur bei LLOYD und BONNETT). Die Epithelauskleidung derartiger cystischer Hohlräume gleicht meistens derjenigen ausgeweiteter Prostatadrüsenschläuche.

**3. Cysten der submukösen Drüsen der Urethra prostatica.** Die hierher gehörenden Cystenbildungen nehmen ihren Ursprung von jenen submukösen, innerhalb des sog. Lissosphincter gelegenen Drüsen, von denen auch zu einem großen Teil die adenomartigen Wucherungen der sog. Prostatahypertrophie ausgehen (vgl. dort), die in einigen Fällen mit cystischen Dilatationen der proliferierten Drüsenschläuche einhergehen. Doch kommen Cysten solcher Art auch für sich allein vor. Da die genannten Drüsengruppen nicht gleichmäßig über die Urethra prostatica verteilt sind, sondern an 3 Stellen, nämlich am Blasenhals (Trigonumgruppe), ferner seitlich vom Samenhügel (Colliculusgruppe) und schließlich am vorderen seitlichen Harnröhrenumfang (distale Gruppe) angehäuft sind, zeigen auch ihre

cystischen Verbildungen entsprechende Lieblingslokalisationen. Besonders die
Cysten am Blasenhals sind verhältnismäßig häufig und können durch Verlegung
des Blasenausganges ganz unter dem Bild der Prostatahypertrophie verlaufen. Sie
sind zum Teil als Retentionscysten infolge Verlegung der Ausführungsgänge, zum
Teil aber wohl auch als Cystadenome aufzufassen. Entsprechende Bildungen an
der weiblichen Urethra sind auf erweiterte sog. Skenesche Gänge zurückzuführen
(vgl. auch BRÜNING).

1925 sammelte WESSON aus der Literatur 55 Fälle von Cysten der Prostata und
der prostatischen Harnröhre. Er selbst berichtete über 4 eigene Beobachtungen,
nämlich eine gestielte Cystenbildung (Retentionscyste) am Blasenmund (Abb. 4),
eine ebensolche Cyste am Orificium internum einer Frau mit Incontinentia urinae,
eine breitbasige Cyste des Blasenausganges mit Entleerungshemmung und eine

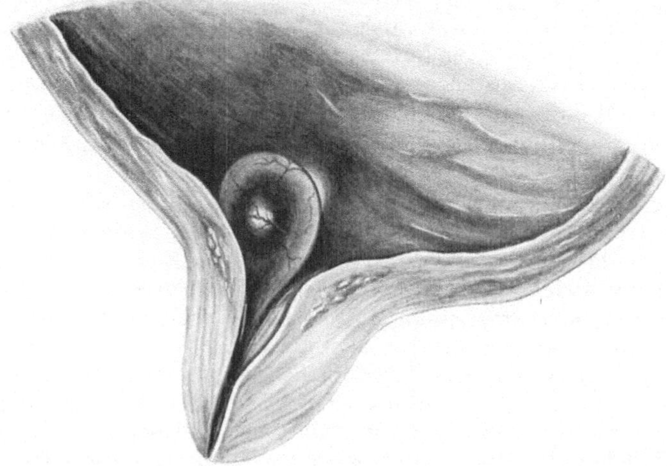

Abb. 4. Cyste am Blasenmund; vermutlich Retentionscyste einer trigonalen Drüse. Beobachtung von WESSON.
(Aus BLUM-RUBRITIUS 1928)

Cyste in einem Prostataseitenlappen. Über gleichartige Cystenbildungen der
Urethra prostatica schrieben auch UNDERHILL, BÜRGER und OPPENHEIM. Eine
solche kirschkerngroße Cyste am Blasenhals eines 54jährigen Mannes mit den Erscheinungen des Prostatismus sahen und entfernten BLUM und RUBRITIUS. Hierher dürften auch die Beobachtungen von NITZE (walnußgroße Cyste am Blasen-
eingang), VAN HOUTUM und HOTTINGER zu zählen sein. Auch GIL VERNET bildet
eine submuköse Cystengruppe mit Einengung des Blasenmundes ab. Mehr vom
Charakter eines Cystadenoms sind die gleichlokalisierten Bildungen im Falle von
SACCHI, PRIVESS (papillär-cystische Bildung) und GOODALE (4:2 cm große links
oberhalb vom Blasenhals gelegene, die Blasenschleimhaut halbkugelig vorwöl-
bende Bildung).

**4. Cysten der eigentlichen Prostatadrüse.** Cystenbildungen können auch von
den eigentlichen Drüsenschläuchen der Prostata ausgehen. Sie sind in den meisten
Fällen Retentionscysten, die zufolge entzündlicher Prozesse Verengerung oder
Verschluß der Drüsenausführungsgänge als Ursache haben. Sie betreffen ein oder
mehrere Läppchen des Organs und können mit zunehmendem Wachstum das
übrige Drüsenparenchym zum Druckschwund bringen, so daß dieses dann nur
einen Balg um die Cyste bildet. Der Cysteninhalt ist serös oder schleimig, kann
auch eitrig infiziert sein. Derartige echte Cysten der Prostata (YOUNG und VAN
DENBURG, WESSON, EMMET-BRAASCH) können als Ereignis für sich auftreten oder

im Rahmen der sog. Prostatahypertrophie entweder innerhalb der adenomatösen Formationen oder in der Außendrüse infolge Kompression ihrer Ausführungsgänge.

**5. Cysten im Septum urethro-vaginale bei der Frau.** Solche periurethral hinten an der Harnröhre liegenden Cystenbildungen können bei ausreichendem Volumen gewisse Abflußhindernisse bilden. In der Hauptsache kommen hierbei zweierlei Entstehungsmöglichkeiten in Betracht: *Cysten von Gartnerschen Gangresten* (BJÖRKLUND, ROSENBERGER, SCHMIDT u. a.). Da es sich hierbei um angeborene Anlage handelt, treten sie oft schon in früher Kindheit in Erscheinung. So erwähnt BRÜNING eine solche mehrkammerige, von wäßrig-klarer Flüssigkeit erfüllte kirschkerngroße Cyste bei einem 2jährigen Mädchen, die histologisch von einem einreihigen kubischen Epithel ausgekleidet war. Zum anderen gibt es hier *endometroide Cysten*, eine solche kirschengroße bei einer 45jährigen Frau ebenfalls von BRÜNING beobachtet. Sie war von schokoladebrauner Flüssigkeit erfüllt und trug ein schlecht erhaltenes kubisches bis hochprismatisches meist einschichtiges Epithel und wies subepitheliale chronische Entzündungszeichen sowie Siderophageneinstreuungen auf (vgl. auch Kapitel Endometriose).

## 3. Teleangiektasien, insbesondere die Varicose des Blasenhalses

Die Gefäßgewächse dieser Gegend beruhen verhältnismäßig oft auf angeborener Grundlage, sind demnach mehr als Hamartien bzw. Hamartome aufzufassen und etwa den Naevi flammei der Haut an die Seite zu stellen. Sie haben uns hier nicht weiter zu beschäftigen.

Unter den *Hämangiektasien* verdienen jene des mukös-submukösen Plexus bzw. dessen venöse Abflüsse, also die *Phlebektasien* bzw. *Varicen* des Blasenauslasses unser Interesse. Sie können sowohl bei allgemeiner Stauungshyperämie, etwa bei schweren Herz- und Lungenleiden mit Überlastung des kleinen Kreislaufes und Rückstauung in das Hohlvenensystem auftreten, besonders aber infolge lokaler Stauungszustände, wie sie bei raumfordernden Prozessen in der Nachbarschaft zustande kommen. Zum Unterschied von anderen Krampfadern spielt die Konstitution hier nur eine untergeordnete Rolle. Daraus wird verständlich, daß solche „*Blasenhämorrhoiden*" (CASPER) vor allem Frauen betreffen, so etwa als Begleit- und Folgeerscheinung von Schwangerschaft (ZANGEMEISTER, KUBINYI, PROUST, STOECKEL, LATZKO, SCHIFFMANN u. a.), Geburt und Wochenbett, besonders bei Retroflexio uteri, ferner bei Uterus myomatosus. Nach J. VOGEL, der sich eingehend mit den varicösen Gefäßveränderungen der Blase befaßt hat, kommen dieselben auch bei stärkeren Verwachsungen im kleinen Beckenraum (Zustand nach Para- und Perimetritis) vor. ALBARRAN führt als ihre Ursache vor allem nachbarliche Tumoren an; demgemäß ist die Blasenhalsvaricose auch ein nicht seltener Befund über Prostataadenomen bei Männern. Zum Unterschied von den mehr knotigen Mastdarmhämorrhoiden sind die Blasenhalsvaricen weniger geschlängelt, vielmehr nur spindelförmig erweitert, gleichen also eher den dilatierten Speiseröhrenvenenerweiterungen bei der Lebercirrhose. So wie diese können auch jene zu Berstungsblutungen Anlaß geben, z. B. bei Durchblutungsschwankungen etwa infolge Hebens einer schweren Last oder beim Coitus, Partus usw. In anderen Fällen handelt es sich um Arrosionsblutungen oder traumatische (etwa katheterbedingte) Varicenrupturen. Tödliche Verblutungen aus Harnblasenvaricen beschrieben JOHN BELL, MATUSOVSKY und H. WEISE.

Auch bei Greisinnen finden sich gelegentlich sehr ausgeprägte Blasenhalsvaricen, oft in Form eines Gewirrs und Geschlängels stark vorspringender strotzend voller Blutadern des subepithelialen Venengeflechtes. Einen derartigen Fall bildet

G. B. Gruber ab (73jährige Frau) und auch wir hatten Gelegenheit, eine solche Beobachtung am Obduktionstisch zu machen (Abb. 5). Die Schleimhautwulstung im Bereich der Blutadererweiterungen kann manchmal zu gewissen Schwierigkeiten der Harnentleerung führen (wie auch in unserem Fall), besonders dann, wenn eingetretene Thrombosierungen der Varicen eine Unentleerbarkeit und gewisse Unnachgiebigkeit mit sich bringen. Nach Heiss u. a. unterstützen diese bluterfüllten Venenkissen ja den Verschluß des Blasenauslasses, während sie sich im Augenblick der Miktion entleeren. Gil Vernet, der dem cervico-urethralen Gefäßplexus im Normalfall vor allem eine unterstützende Verschlußwirkung durch Blutüberfüllung im Augenblick der Ejaculation zuschreibt, bejaht daneben die Möglichkeit der Erschwerung der Miktion durch varicöse Erweiterungen in diesem Gebiete. Nach Bourg sind thrombosierte Harnröhrenvaricen mit Schleimhautprolaps bei Frauen gar nicht so selten. Brüning beobachtete in ihnen einmal sogar Phlebolithenbildung.

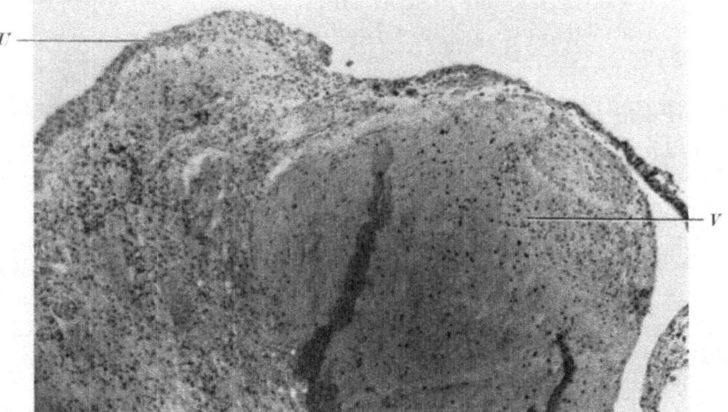

Abb. 5. Varicose des Blasenhalses. 78jährige Frau. Eigene Beobachtung. *V* Blutstrotzender Varix, unmittelbar unter dem Urothel (*U*) gelegen

*Lymphangiektasien* des Blasenhalses scheinen eine außerordentliche Seltenheit zu sein, falls sie überhaupt vorkommen. Hückel zitiert nur einen von Casanello stammenden Bericht über ein cystisches Lymphangiom der Blase.

Die von Pelouze in der hinteren Urethra beschriebenen lymphocystischen Veränderungen gehören allem Anschein nach nicht hierher (vgl. S. 219).

## 4. Die Endometriose des Blasenhalses

Sie ist naturgemäß dem weiblichen Geschlecht vorbehalten. Ausgemachte Entleerungsstörungen gehören nicht zur typischen Symptomatologie dieser Veränderung. Vielmehr stehen Blasenschmerzen, Tenesmen und mehr oder weniger cyclische Hämaturie im Vordergrund der Beschwerden. *Makroskopisch* erscheinen die Herde, wenn sie die Schleimhaut mitbetreffen als meist nur wenige Zentimeter im Durchmesser haltende, seltener größere platte (Joseph) oder höckerige (Müller) Wulstungen, in deren Bereich auch Cysteneinlagerungen (Oehlecker u. a.) schon mit freiem Auge erkennbar sein können. Die Farbe der Herde ist im Intermenstruum gelblichrot, zur Zeit der Menses mehr dunkelblaurot. Prämenstruell pflegen die Bildungen auch anzuschwellen, die überkleidende Mucosa wird ödematös-hämorrhagisch durchsaftet. *Histologisch* bestehen die je nach Ausbreitung des endometroiden Gewebes in der Mucosa, Submucosa und

Muscularis eingebetteten Inseln aus schlauchförmigen, manchmal cystisch dilatierten Drüsengängen, deren Epithelauskleidung derjenigen der Endometriumdrüsen gleicht. Einzeln liegend oder in Gruppen werden diese Drüsen entweder von einem lockeren bindegewebigen Stroma oder aber von einem zellreichen cytogenen Gewebe umgeben, das auch in der Schwangerschaft decidual reagieren kann (Rob. Meyer); es beherbergt im übrigen oft frische Hämorrhagien oder als Zeichen früherer solcher Hämosiderinablagerungen. Die benachbarte Blasenmuskulatur ist nicht selten hypertrophiert.

Bis zum Jahre 1945 stellte Kretschmer 64 einschlägige Fälle aus dem Schrifttum zusammen, inzwischen dürfte die Zahl bis gegen 80 angewachsen sein (Literatur bei Mart. Staemmler, ferner MacDougall-Deur, Crone-Münzebrock, E. Lind).

R. Meyer unterscheidet bekanntlich 3 Formen der Blasenadenomyose, nämlich die Endometriosis (Adenomyosis) interna, die wir schon in einem früheren Kapitel erwähnt haben, ferner die Endometriosis peritonealis und schließlich die Kombination beider Formen. Wir meinen hier nur die zweite Form.

In vielen, wenn nicht den meisten Fällen ist die Blasenendometriose eine postoperative Veränderung, beruhend auf der Implantation endometrialen Gewebes bei größeren gynäkologischen Eingriffen. Bei den übrigen Fällen handelt es sich histogenetisch entweder um ein Überwuchern endometroiden Gewebes aus der Nachbarschaft, wobei nicht immer ein Zusammenhang mit der Uterusschleimhaut nachweisbar sein muß, oder aber man denkt an eine Sonderdifferenzierung des pelvinen Serosaepithels (Müller, Ottow), mit Eindringen der drüsigen Schläuche in die Blasenwand vom peritonealen Überzug aus. Whitehouse sah bei einer 22jährigen noch nicht menstruierten Virgo ein Endometriom an der Vorderfläche des Uterus, das in Form eines 7 cm im Durchmesser haltenden Tumors über die Excavatio vesico-uterina auf die Blasenhinterwand übergegriffen hatte. Eine Endometriose im Septum vesico-urethro-vaginale beschrieb seinerzeit Brady. Auch diese stand nicht mit dem Cervicalkanal in unmittelbarer Verbindung, war jedoch sichtlich vom Collum uteri ausgegangen und hatte sich auch auf die Blasenwand ausgebreitet (43jährige Frau). Eine ähnliche Beobachtung von Brüning (45jährige Frau) haben wir schon bei den Cysten des Septum urethrovaginale angeführt.

## 5. Die zelligen und substantiellen Infiltrate und Ablagerungen in der Wand des Blasenhalses und der Prostata

In unserem Zusammenhang sind nicht entzündliche Wandinfiltrate, sondern anders geartete Einlagerungen gemeint, die entweder zelliger oder substantieller, gelegentlich auch gemischter Natur sein können. Sie führen freilich nur selten zu ausgesprochenen Retentionserscheinungen trotz gelegentlicher Lokalisation am Blasenmund. In der Besprechung sollen die zelligen Infiltrate vorangehen und die substantiellen Ablagerungen nachfolgen.

### a) Leukämische Infiltrate

Richtiggehende Polster oder Beete der Schleimhaut infolge leukämischer Wandinfiltrate sind am Blasenhals beim Menschen anscheinend noch nicht in auffälliger Weise beobachtet worden. Bei mikroskopischer Untersuchung findet man bei Leukosen allerdings gelegentlich auch eine Mitbeteiligung der Blasen- und Harnröhrenwandschichten in Form entsprechender myeloischer oder lymphatischer herdförmiger Zellansammlungen, hauptsächlich in den mukösen und submukösen Lagen, jedoch auch in den Interstitien der Muscularis. Sie sind nicht

selten mit frischeren oder älteren Hämorrhagien vereint. Ein solches leukämisches
Infiltrat innerhalb der Harnblasenmuskulatur eines 42jährigen Mannes bildet z. B.
G. B. GRUBER ab. Herrn Prosektor ZANDANELL, Wien, verdanken wir ein Präparat, welches ausgedehnte disseminierte lymphatisch-leukämische Zellinfiltrate
innerhalb des Prostatastromas bei einem 12jährigen Knaben zeigt (Abb. 6).
Makroskopisch war die Vorsteherdrüse deutlich vergrößert, scheckig grauweißlich
erschienen, die Retentionsbeschwerden nur unwesentlich gewesen.

Schon im Jahre 1928 veröffentlichte KUMMER einen Fall von Harnverhaltung
durch einen riesigen lymphomatösen Tumor der Prostata mit Verdrängung der
Blase, der von ihm als eine außergewöhnliche Manifestation einer aleukämischen

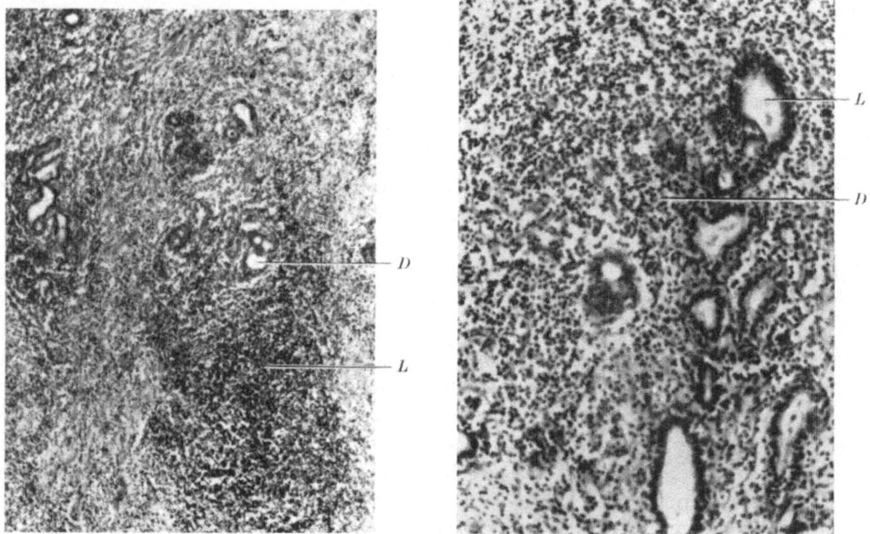


Abb. 6. Lymphatisch-leukämische Infiltration der Prostata. 12jähriger Knabe. Beobachtung Prim. Dr. ZAN-
DANELL. Links schwache, rechts stärkere Vergrößerung. D Prostatadrüsen. L Lymphatisch-leukämische Stromainfiltration, vorwiegend periglandulär

Lymphadenose gedeutet wurde. Nicht immer ist in den einschlägigen Arbeiten
deutlich, ob es sich um ein myeloisches oder lymphatisches leukämisches Gewebe
in der Blasenhals-Prostataregion gehandelt hat. So berichtete EXCUE über ein
leukämisches Gewebe am Blasenausgang einer 62jährigen Frau, das zu Harnverhaltung geführt hatte. Nach Probeexcision und Dilatation blieb die vorher vollständige Retention behoben. ASCOLI berichtete über eine totale Harnretention
bei einem 80jährigen, bedingt durch eine autoptisch nachgewiesene leukämische
Infiltration des vesico-prostatischen Bereiches. Eine Begleitschwellung der Prostata durch entsprechende Zellinfiltration beobachteten auch CASARINI-NINNI im
Rahmen einer schweren, bald zum Tode führenden generalisierten Leukämie. Im
allgemeinen scheint es sich um lymphatische Leukämien zu handeln. So z. B. bei
dem 78jährigen „Prostatiker", der von JACOBI-PANOFF-HERZLICH beschrieben
wurde. Auch in den Fällen von HARE-SPENCE-FORSTER-FUQUA, PECHERSTORFER,
JOHNSON-GUNDERSEN war die Vergrößerung der Vorsteherdrüse, die bei der
rectalen Untersuchung gelegentlich auch ausgesprochen hart sein kann, durch
lymphatisch-leukämische Infiltration bedingt. HERMANN-GOLDBERG-SALERNO
beschrieben eine leukämische Blasenhalsinfiltration bei einer Frau mit Miktionsbeschwerden und Restharn.

In den beiden Fällen von LUBIN-FETTER-ERF und FLAHERTY-COPE-SHECKET dagegen handelte es sich um Infiltrate im Rahmen einer subakuten bzw. akuten Monocytenleukämie, die zum Symptomenbild des Prostatismus geführt hatten.

Am Rande sei bemerkt, daß selten auch ein lymphogranulomatöses Infiltrat der Blasenhals-Prostataregion zu Miktionsstörungen bzw. Prostatavergrößerung führen kann. Wir selbst hatten Gelegenheit, eine Lymphogranulomabsiedlung am Blasengrund zu beobachten (Abb. 7) und LOWSLEY teilte schon 1927 eine beträchtliche Prostatavergrößerung mit, die mit größter Wahrscheinlichkeit durch ein Hodgkin-Granulom bedingt war.

## b) Das Plasmocytom

Als ein solches haben MARION und LEROUX eine knotige Durchsetzung der ganzen Blasenschleimhaut mit weichen, makroskopisch sarkomartigen Massen bei einem 44jährigen Mann beschrieben. Die histologische Untersuchung ergab nur Plasmazelleninfiltrate. Derartige Ereignisse kommen sonst bekanntlich besonders in der Schleimhaut des Nasenrachenraumes vor und werden vielfach als eigentümliche entzündliche Gewebsreaktionen aufgefaßt. In konkreten Fällen müßte aber doch wohl auch an die Möglichkeit eines extramedullären, ungewöhnlich lokalisierten Plasmocytoms gedacht werden.

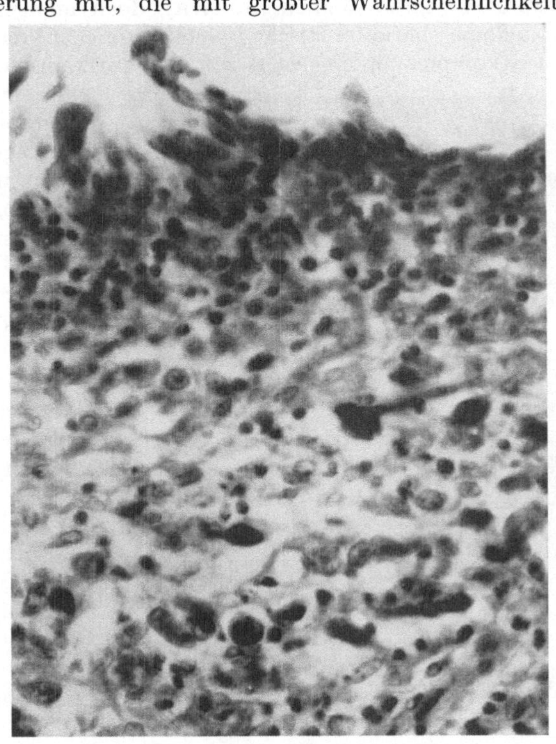

Abb. 7. Lymphogranulomatöses Infiltrat des Blasengrundes. 43jährige Frau

## c) Das Ödem

Ödeme der Blasenwand können verschiedene Ursachen haben. Besonders bekannt ist das retrostrikturale Ödem an der inneren Harnröhrenöffnung (KOLISCHER), oder jenes bei Einklemmung des rückwärts gekippten, schwangeren Uterus, wobei tatsächlich Polsterstenosen am Blasenmund mit Retentionsfolgen zustande kommen können. Weiterhin kommen Wandödeme oft beträchtlichen Ausmaßes an der Blasenhinterwand und Urethra nachbarlich von extravesicalen zerfallenden, besonders auch strahlenbehandelten Gewächsen vor, etwa des Darmes, des Collum uteri, der Vagina, vor allem dann, wenn sich von dort her ein Durchbruch in die Blasenlichtung vorbereitet. Dabei — wie übrigens auch beim Blasenödem in Begleitung pericystischer Schwielenbildung — handelt es sich um Kollateralödeme, die wesentlich auf eine Stauung durch behinderten Blut- und Lymphabfluß zurückgehen. Letzteres ist besonders dann anzunehmen, wenn sich ein Krebs der Blase oder des Uterus in den Lymphbahnen der Blasenwand ausbreitet, worauf schon STOERK und ROKITANSKY hingewiesen haben.

Auf das Vorkommen entzündlicher Blasenwandödeme soll hier nur kurz verwiesen werden; eine besonders eindrucksvolle Form derselben ist die *Cystitis proliferans oedematosa* (STOERK).

Sehr eindrucksvoll ist das *bullöse Ödem* der Blasenschleimhaut, das makroskopisch gequollene, schwappende Wulstungen bildet (KAUFMANN). Nicht selten sind dabei auch traubige, mehr minder gestielte transparente blasige Auswüchse zu sehen (Abb. 8), die zu differentialdiagnostischen Schwierigkeiten gegenüber dem Papillom führen können (JOSEPH), doch mangeln den Ödemzotten die für die Papillome charakteristischen Gefäßbäumchen, da die Blutzirkulation durch Exsudatkompression eingeengt wird. Mikroskopisch zeigen die verquollenen Zotten eine strotzende, dünn-seröse Erfüllung innerhalb des stark aufgelockerten bindegewebigen Maschenwerkes. Infolge Blutarmut in den „hydropischen Polypen" kann sogar eine lokale Gewebsertötung auftreten (SIMON). Oft ist festzustellen, daß die Aufquellung am Stiel der Zotten unvermittelt absetzt. Lieblingssitz des bullösen Ödems ist der Blasenmund, den es ringsum förmlich austapezieren kann, woraus eine Harnverhaltung verständlich wird (KOLISCHER). LATZKO und SCHIFFMANN ersehen in derartigen Ödemen allerdings nicht die Ursache, sondern die Folge der Blasendehnung durch Harnretention.

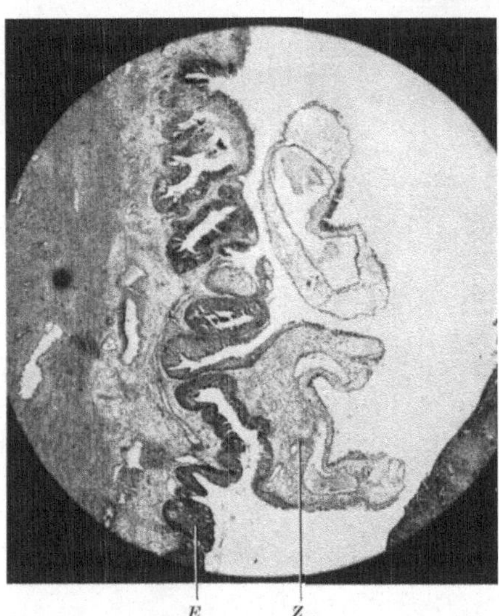



Abb. 8. „Polypöses" Ödem in der Blasenhalsregion. 53jähriger Mann. Eigene Beobachtung. Miktionsbeschwerden; durch transurethrale Resektion gewonnenes Untersuchungsmaterial. *E* Schleimhautepithel. *Z* Zottige gestielte ödematöse Schleimhautexcrescenz

Auch in Begleitung der sog. „aseptischen Prostatitis" (klinisch oft krisenhaft mit Dys- und Parästhesien in Dammgegend, Mastdarm, Glied und Oberschenkelinnenseite sowie den verschiedensten Zeichen sexueller Neurasthenie einhergehend) kommen zusammen mit kongestiver Hyperämie der hinteren Urethralschleimhaut daselbst auch Ödembläschen, kleinwarzige Excrescenzen und gelegentlich eine unförmige polypoide Umwandlung des Samenhügels vor. Die Prostata selbst erweist sich in derartigen Fällen bei der rectalen Untersuchung als weich geschwollen und oft sehr schmerzhaft. Histologisch wird das Organ als hyperämisch und ödematös durchtränkt beschrieben, mit kleinzelliger Infiltration und Hypersekretion der Drüsenläppchen.

Eine genetisch eigene Form ist das *toxische Blasenödem*. Hierbei kann der ursächliche Giftstoff entweder von außen stammen — etwa ein Ätzgift — oder es handelt sich um Toxine, die auf dem Blutweg bzw. Harnweg antransportiert werden.

G. B. GRUBER sah ein solches schweres toxisches Blasenödem bei einer Frau, die bei sich einen Abtreibungsversuch durch Einspritzung von Seifenwasser vorgenommen hatte und dabei vom Scheidengewölbe in die Blase geraten war.

Endogen toxische Blasenödeme kommen nach unseren Erfahrungen ab und zu bei schwerem Ikterus vor. Da bei allen, besonders auch den entzündlichen, ödematösen Blasenschleimhautveränderungen eine mehr minder starke Epithelauflockerung zustande kommt, ist mit zusätzlichem Einsickern von Harnsubstanzen zu rechnen, die die Flüssigkeitsdurchtränkung des Gewebes vermehren und die chemische Zusammensetzung des Ödems je nach Harnbeschaffenheit beeinflussen. Die im Gewebssaft der Schleimhaut schwimmenden histiocytären Makrophagen enthalten dann in ihren aufgequollenen Zelleibern verschiedene Einschlüsse, teilweise auch Kalk-Eisensinterungen, wodurch eine Ähnlichkeit mit der Malakoplakie entsteht.

An dieser Stelle soll auch der eigenartigen Beobachtungen von PELOUZE Erwähnung getan werden. Hierbei handelte es sich um kleincystische (singuläre oder multiple) Schwellungen der hinteren Urethralmucosa, besonders in der Umgebung des Samenhügels, die bei Männern und Frauen (75mal), so gut wie immer bei gleichzeitig bestehendem tuberkulösem Lungenprozeß, beobachtet wurden. Nach Meinung des Autors kommt es zuerst zu einem lymphoidzelligen Schleimhautinfiltrat, das in der Folge durch Einwirkung eines Tuberkulotoxins (auf dem Blut- oder Harnweg angeflutet) der Verflüssigung anheimfällt. Bei (meist artefiziellem) Einreißen der Cystchen ergießt sich eine milchige Flüssigkeit, was zum Unterschied gegenüber dem wasserklaren Exsudat des bullösen Ödems besonders hervorgehoben wird.

Über *angio-neurotische Ödembildung* im Urogenitalschlauch berichtete N. BLAUSTEIN.

BRÜNING weist darauf hin, daß die Ödeme häufig an der Grenze zwischen Lisso- und Rhabdosphincter besonders stark entwickelt sind und die dadurch bedingte Schichtenlockerung die Entstehung eines Schleimhautprolapses (bei Frauen) fördert.

### d) Die schleimige Infiltration

Darunter soll hier ohne Unterscheidung die mucinöse und mucoide Infiltration verstanden werden, die bekanntlich ihrer Herkunft nach epithelialer oder konjunktivaler (mesenchymaler) Natur sein kann.

Eine *epitheliale schleimige Infiltration* der Wand des Blasenmundes steht zu erwarten, wenn schleimbildende Drüsen, wie sie hier metaplastisch entstehen können, durch Hypersekretion, verbunden mit Retention, eine übermäßige Ausweitung erfahren und schließlich platzen, so daß der Schleim in das umgebende Stroma austritt. Wir haben solche Bilder bei den höhergradigen Formen der glandulären Cystitis gesehen (Abb. 3 b). Auffallend ist hierbei, daß keine Fremdkörperreaktion, etwa in Form von Riesenzellen, auftritt bzw. auftreten muß, was man sonst als Regel beim Eindringen epithelialen Schleims in das Bindegewebsstroma anzunehmen pflegt. Es entstehen daher in solchen Fällen meistens keine „Schleimgranulome", wie sie HAMPERL an anderen Stellen (Speicheldrüsen, Magen-Darmschlauch) beschrieben hat.

Eine *konjunktivale schleimige Infiltration* im Weichgewebe der Blasenmundwand ist sehr selten. Mucinös-mucoide Substanzen gehören zum fixen Bestand des weichen Bindegewebes, stellen sich aber für gewöhnlich nicht histologisch-färberisch dar. Sowohl im Aufbau befindliches (besonders embryonales) Gewebe als auch alterndes solches, in seinem Stoffwechsel erlahmendes, läßt die Schleimsubstanzen deutlich in Erscheinung treten, die dann histologisch durch ihre Metachromasie erkennbar sind. Bei Störungen des Gewebsstoffwechsels, verbunden mit histolytischen Prozessen, können die sonst maskierten Schleimstoffe wieder sichtbar, d. h. färberisch erfaßbar werden, weshalb man auch von einer *Schleimphanerose* spricht (LETTERER). Dabei mag gleichzeitig auch eine echte Vermehrung dieser Substanzen stattfinden. Unter anderem sind vielleicht auch innersekretorische Dysregulationen imstande, derartige Schleiminfiltrate der bekanntermaßen hormonempfindlichen Gegend der Urethra prostatica zu erzeugen. Dies würde an die Abhängigkeit des mesenchymalen Schleims im Gewebe des Hahnen-

kammes von den Sexualhormonen und im myxödematösen Unterhautbinde-
gewebe von den Schilddrüseninkreten erinnern.

BRÜNING fand eine mucoide Durchsaftung der Wandschichten der weiblichen
Urethra bei zentral-nervösen Dysfunktionen, besonders postoperativ bei Hypoxy-
dose des Gehirns.

### e) Amyloide, hyaline, kalkige Ablagerungen und die Urininfiltration der Blasenhalswand

Amyloidablagerungen im Rahmen einer *allgemeinen Amyloidose*, wie diese bekanntlich meist als Zweitkrankheit bei chronisch-entzündlichen Grundleiden
(Tuberkulose, Osteomyelitis, rezidivierende Endokarditis, Nephritis) auftritt, befallen die Wände der harnableitenden Wege nicht in grob auffallender Weise, lassen
sich aber histologisch als homogene, färberisch metachromatische Wandinfiltrate
der feinen subepithelialen Schleimhautgefäße sowie auch im Stützgewebe und in
der Muskulatur der Nierenbecken-, Harnleiter- und Harnblasenwand feststellen,
wie G. B. GRUBER an mehreren Fällen nachweisen konnte.

In unserem Zusammenhang bedeutsamer ist die *lokale Amyloidablagerung*
(Paramyloid) in Harnblase und Harnröhre — nicht im Rahmen einer generalisierten Amyloidose, aber neben örtlichem Amyloid in anderen Organen — mit
wulstigen Schwellungen der Schleimhaut und deshalb auch als *Amyloidtumor* bezeichnet. SOLOMIN, LUCKSCH und WARREN teilten Fälle von tumorförmigem
Harnblasenamyloid mit; TILP, REINHARDT, ALBERTINI, MARESCH-CHIARI und
K. O. SCHMID berichteten über lokales Amyloid der Harnröhre; CHWALLA beobachtete dasselbe erstmals klinisch. AKIMOTO fand lokale Amyloidabscheidungen
im Nierenbecken und LEHMANN im Ureter. Später sind Berichte über Amyloid-
tumoren der Harnblase vor allem im anglo-amerikanischen Schrifttum nieder-
gelegt (SIMON, CRAIG, SENGER-THOMLEY-McMANUS, GILBERT-McDONALD,
BEAMES); nach ANDERSEN sind im ganzen 13 Fälle von lokaler Blasenamyloidose
bekanntgeworden.

Das *makroskopische Bild* des *vesicalen Amyloidtumors* wird folgendermaßen
beschrieben: Die Harnblaseninnenfläche weist einzelne oder zahlreiche, platten-
oder wulstförmige Erhebungen von mehr gelblicher Färbung und intaktem oder
geschwürig-defektem, manchmal hämorrhagisch verfärbtem Schleimhautüberzug
auf, die am Durchschnitt als gelblich-homogene Einlagerungen mit teils scharfer,
teils (besonders gegen die Muskelschicht zu) unscharfer Begrenzung erscheinen.
Aus alledem kann es zur Verwechslung mit einem malignen Tumor kommen. Bei
geeigneter Lokalisation, etwa am Blasenmund oder an den Ureterenostien (Fall
ANDERSEN) können Harnretentionen durch Verlegung der eingeengten Lichtungen
auftreten.

Auch die *lokale urethrale Amyloidose* führt oft zu erheblicher Einengung des
Harnröhrenlumens mit Miktionsschwierigkeiten. Meist sitzen die Veränderungen
in der Pars pendula, doch kann auch die Pars scrotalis oder der Bulbus urethrae
mitbeteiligt sein. Die Ablagerungen sind entweder örtlich beschränkt oder weit
ausgedehnt. In letzterem Falle ist die Wand der befallenen Urethra in eine weiß-
lich-graue bis graurötliche, fast knorpelharte Gewebsmasse umgewandelt, die
lichtungswärts vorgebuckelt und zerklüftet erscheint. Die epitheliale Decke kann
fehlen oder mehr minder intakt bleiben und zeigt oft den Charakter von ge-
schichtetem Pflasterepithel (Abb. 9).

*Mikroskopisch* ist bei der lokalen Blasen-Harnröhrenamyloidose das Schleimhautstroma nahezu unmittelbar subepithelial von homogenen und scholligen Ablagerungen eingenommen, die in Form von Bändern oder knorrigen Fortsätzen

in die Muskelschicht bzw. auf das benachbarte Corpus cavernosum übergreifen
können. Im Muskellager sind die Amyloidmassen zwischen den Fasern innerhalb
des Perimysium internum abgelagert, wobei die Muskelzellen vielfach erdrückt
und zum Schwund gebracht werden. Auch die Gefäßwände in den betroffenen
Gebieten zeigen gleichartige Veränderungen. Zwischen den Amyloidschollen
finden sich Reiser von Fibrocyten mit eingestreuten (eosinophilen) Granulocyten,
Lymphocyten, Plasmazellen und gelegentlich auch von mehrkernigen Fremdkörperriesenzellen. Färberisch sind die Amyloidschollen vor allem durch ihre
intensive Tingierbarkeit mit Kongorot und ihre Metachromasie (mit Gentiana-
violett, Methylviolett usw.) ausgezeichnet, im gewöhnlichen Hämatoxylin-Eosin-
schnitt erscheinen sie homogen blaßrot.

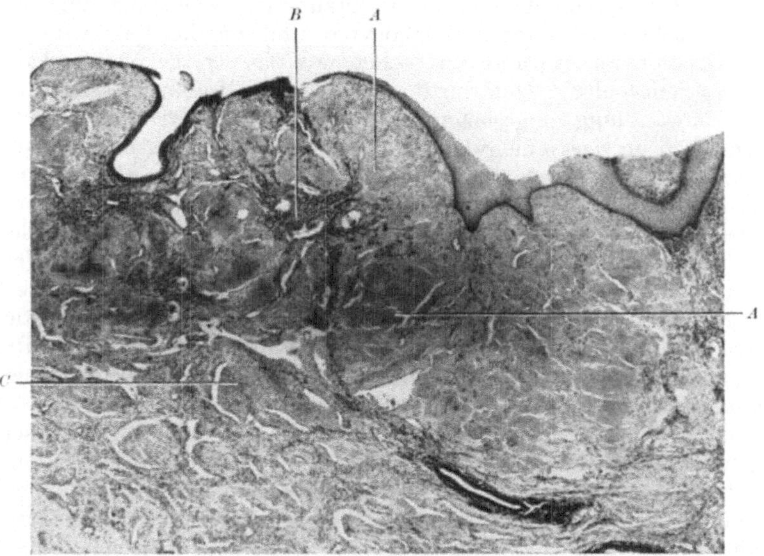

Abb. 9. Amyloidose der Harnröhre. 62jähriger Mann. *A* Amyloidablagerung bis an das Epithel reichend. *B* Zellig
durchsetztes Schleimhautgewebe. *C* Amyloid im Balken des Schwellkörpers. (Nach MARESCH-CHIARI 1931)

Chemisch ist das Amyloid im wesentlichen ein Glykoproteid, dessen Eiweiß-
bestandteil Globulincharakter hat. Doch können die Ablagerungen in verschiedenem Maße auch von anderen Stoffen, z. B. Fetten oder Lipoiden oder auch
Kalksalzen durchdrungen sein.

Die Ursache der vesico-urethralen lokalen Amyloidose ist in vielen Fällen nicht
erfaßbar. ALBERTINI, MARESCH-CHIARI und K. O. SCHMID heben in diesem Zusammenhang die von ihren männlichen Patienten Jahrzehnte vorher durchge-
machte chronische Gonorrhoe hervor. LUCKSCHS Beobachtung betraf eine para-
noische Frau, die an chronischer Lungentuberkulose gelitten und an einer Dysen-
terie zugrunde gegangen war; die Beschreibung SOLOMINs bezieht sich auf eine
73jährige, an Brightscher Nierenerkrankung verstorbene Frau. Im Falle von
WARREN handelte es sich um eine Frau mit Myelombildung (und offenbar entsprechender Eiweißstoffwechselstörung).

Für das Zustandekommen der Amyloidabscheidungen wird heute das Zusammenwirken humoraler und geweblich-struktureller pathischer Faktoren angenommen. Beim lokalen vesico-urethralen Amyloid käme für die Anflutung des
Amyloideiweißes und seiner akzidentellen Substanzen der Blut- und Harnweg
in Frage.

Unter den *hyalinen Abscheidungen* im Blasenhalsbereich sollen hier nicht die kolloiden, gelegentlich kristalloiden Sekretsinterungen in den drüsenähnlichen Buchten der Schleimhaut verstanden werden, die hier gelegentlich auftreten und den ersten Anstoß zur Steinbildung geben können. Vielmehr handelt es sich in unserem Zusammenhang um hyaline Durchtränkungen des Schleimhautstromas. Sie sind in dieser Gegend anscheinend sehr selten. G. B. Gruber erwähnt „einen 39jährigen Blasensteinkranken, der an Stelle des meist völlig zugrunde gegangenen Epithels der Harnblase eine mehr oder weniger gleichmäßig aussehende, ohne Einzelheiten darbietende, eosinfärbbare Randzone zeigte; es dürfte sich dabei um Verquellung der Innenwandzone der Blase bei schwerer Urinzersetzung und nach Druckbeeinträchtigung durch den Stein gehandelt haben. Tiefer in der Blasenwand fand sich ausgesprochen chronisch-entzündliche Zelleinlagerung, vor allem auch Plasmazellen, eosinophile Leukocyten und vereinzelte hyaline Kugeln (Russell-Körperchen). An anderen Stellen war das Epithel wohl erhalten, das hyaline Aussehen fehlte." Hier dürfte demnach die „Hyalinsubstanz" durch verdickende Umwandlung eingesickerten Urins — Urininfiltration — entstanden sein, vermutlich im Zusammenwirken mit der geweblichen Grundsubstanz. Derartige in der Wand abgelagerte und erstarrte *Harnniederschläge* können bei stärkerer Ansammlung am Blasenmund wahrscheinlich auch das Bild der Blasenhalssklerose hervorbringen. Hamperl hat seinerzeit als erster auf solche Harnniederschläge im perihilären Gewebe der Nieren bei Fornixrupturen aufmerksam gemacht und Dallenbach widmete dem Vorkommnis eine ausführliche Studie, deren Ergebnis auszugsweise folgendes ist: „Bei plötzlichen Druckanstiegen im Nierenbecken kann es im Bereiche des Fornix der Kelche zu spontanen Rupturen kommen, aus denen Harn . . . auch das lockere Bindegewebe und Fettgewebe des Nierenhilus infiltriert. An diesen Stellen bilden sich dann eigentümliche, oft schon mit freiem Auge sichtbare gallertige Massen . . ., die sich auch histologisch durch eine eigenartige homogene Beschaffenheit und dieselben Färbereaktionen auszeichnen wie die intratubulären Cylinder. Diese Massen werden schließlich bindegewebig organisiert und können auch verkalken und verknöchern." E. Domanig jr. hat diese Veränderungen experimentell mittels Ureterdurchschneidung bei erwachsenen Ratten reproduzieren können.

Ausgiebige *Kalkabscheidungen* im Schleimhautstroma der Harnröhre kommen wohl nur im Gefolge entzündlicher Veränderungen, z. B. bei gonorrhoischer Urethritis vor, gehen gleichfalls in der Hauptsache auf Harninfiltrate zurück (chemisch handelt es sich um kohlen- und phosphorsauren Kalk zusammen mit Harnsäure) und wurden von Karvonen als *Urethritis petrificans* bei einem 22jährigen Gonorrhoiker mit Stenose der Urethra prostatica und membranacea beschrieben.

### f) Die lipophage Granulomatose der Blasenhalswand

Bei Mikrotraumen oder Ernährungs- und Stoffwechselstörungen des Fettgewebes kommt es an besonderen Prädilektionsstellen (Brustdrüse, Glutäalregion usw.) manchmal zu eigentümlichen Veränderungen, die als *lipophages Granulom* oder „*sclerosing lipogranuloma*" bezeichnet werden. Formalgenetisch ist das primum movens der Austritt von Fettsubstanzen in den Intercellularraum, so daß Ölcysten auftreten. Diese wirken als Fremdkörperreiz und werden von fettresorbierenden, oft sehr großen und mehrkernigen Histiocyten, sog. Lipophagen, umsäumt. Gleichzeitig kommt es zu einer freilich nicht sehr üppigen, teilweise strangförmig vernarbenden, Granulationsgewebsentwicklung, die dem betroffenen Gewebsbezirk eine Verhärtung verleiht. McCrea beobachtete mehrere Fälle lipophager Granulomatose im Genitalbereich des Mannes, wie Scrotalgewebe, Penis, Nebenhoden, Perineum, periurethrales Gewebe, Samenstrang. Da das periurethrale Gewebe für gewöhnlich nicht fettreich ist, dies aber die Vorbedingung des sklerosierenden Lipogranuloms ist, kann vor allem bei adipösen Leuten mit der Möglichkeit eines solchen Ereignisses gerechnet werden. Daß ein solcher Prozeß in der Umgebung an sich schon enger Schläuche Stenosen hervorrufen kann, beweist ein von uns beobachteter, von DINSTL veröffentlichter Fall einer periurethralen lipophagen Granulomatose mit Harnleiterstenose und aufsteigender Cystopyelonephritis bei einer 77jährigen Frau.

Beim weiblichen Geschlecht ist eine andere, artefizielle Art der lipophagen Granulomatose in der Blasenhalswand bekanntgeworden: GERSUNY hat seinerzeit eine unblutige Methode zur Behandlung der inkontinenten weiblichen Harnblase angegeben, mittels Anlegung eines Paraffindepots in der Umgebung des Blasenmundes. Hier kann es um die Paraffintropfen zum Auftreten einer histologisch weitgehend der spontanen Form gleichenden lipophagen Granulomatose kommen, die unter Umständen infolge der dadurch bedingten Gewebsunnachgiebigkeit zu Stenoseerscheinungen führt. H. SCHUHMACHER beschrieb eine solche sklerosierende Lipogranulomatose in den Wandschichten des Blasenbodens und der Harnröhre bei Frauen nach Dondreninfiltration, die wegen Descensus uteri angelegt worden war.

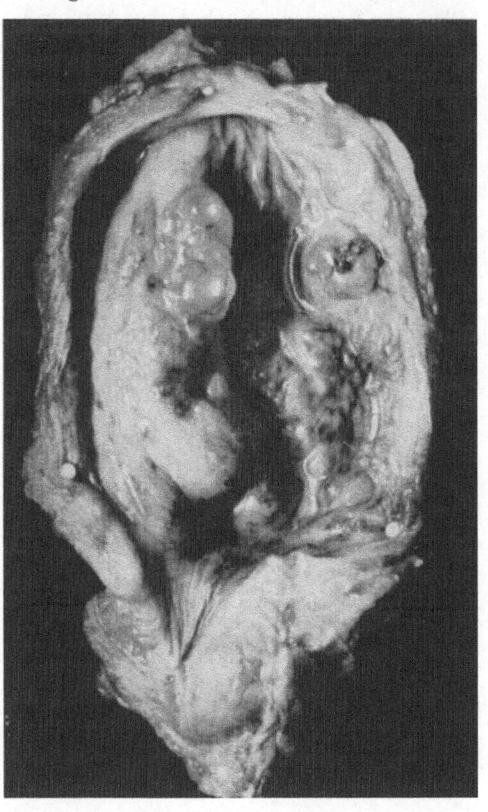

Abb. 10. Cystitis emphysematosa mit Schleimhautblutungen. 39jähriger Mann. (Nach PUTSCHAR 1934)

## g) Die sog. Cystitis emphysematosa

Obwohl das Krankheitsbild (ältere Literatur bei PUTSCHAR, moderne bei GÖGL-LANG), wie schon aus seiner Bezeichnung ersichtlich, zu den entzündlichen Veränderungen gehört, soll es doch kurz gestreift werden, weil gelegentlich entzündliche Erscheinungen ganz in den Hintergrund treten und das auffallende Merkmal die Einlagerung von Gasblasen (in der Regel $CO_2$) in das Gewebe ist. *Makroskopisch* ist das Aussehen sehr charakteristisch. Die Blasenschleimhaut weist verstreute, wenige Millimeter messende, manchmal erbsengroße und dünnwandige, ab und zu traubig zusammengeordnete, gasgefüllte vorgewölbte Cystchen auf, die nicht selten von Hyperämie und Hämorrhagie umgeben sind. Nicht immer sind die Gasblasen nur auf die Schleimhaut beschränkt. Sie finden sich vielmehr auch in den tieferen Wandlagen, ja sogar noch unter dem Peritonealüberzug. Abb. 10 zeigt eine entsprechende Beobachtung von PUTSCHAR. *Mikroskopisch* ist das Schleimhautepithel meist abgelöst, das Stroma verdickt, wechselnd von

Erythrocyten und Entzündungszellen durchsetzt. Die Gasblasen liegen oft in endothelausgekleideten Hohlräumen, vermutlich Lymphgefäßen, aber auch frei im Gewebe, dasselbe förmlich zersprengend. In ihrer unmittelbaren Umgebung ist das Bindegewebe ödematös oder vielfach auch komprimiert und enthält in einigen Fällen auch Fremdkörperriesenzellen.

Die Cystitis emphysematosa ist keineswegs häufig. Frauen scheinen öfter befallen als Männer. Nach FAINGOLD sind bis 1953 im ganzen 48 Fälle mitgeteilt worden. Ursächlich spielen gasbildende Anaerobier der Clostridiumgruppe eine Rolle und wurden sowohl in den histologischen Schnitten innerhalb der Gascystchen nachgewiesen als auch bakteriologisch verifiziert (z. B. bei Frauen im Puerperium oder nach Katheterisierung). Auch der Diabetes mellitus scheint die Entstehung der Erkrankung zu begünstigen, wobei die Gasblasenbildung entweder auf bakterielle Vergärung der geweblichen und mit dem Harn eingesickerten Zuckersubstanzen, namentlich durch Colikeime, oder aber bei Abwesen-

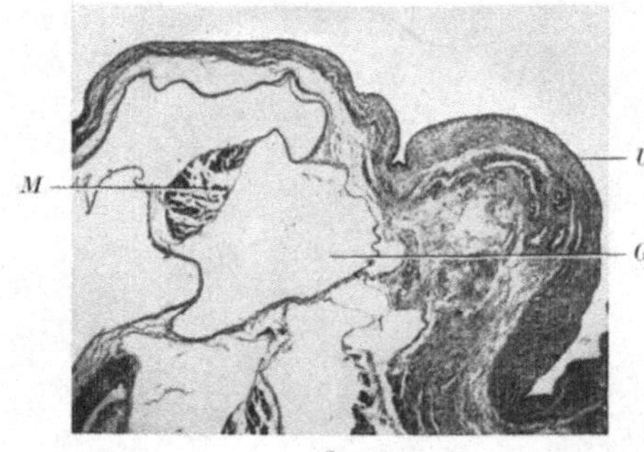

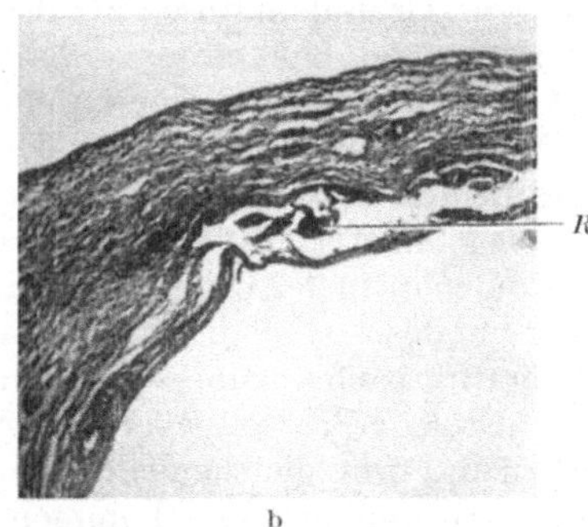


Abb. 11a u. b. Cystitis emphysematosa. 81jähriger Mann mit hämolytischer Anämie. Eigene Beobachtung. a *U* Schleimhautepithel. *G* Das Gewebe der Blasenwand zerreißende Gasblasen. *M* Glatte Muskelbündel. b Randpartie einer Gasblase bei starker Vergrößerung mit angelagerten Fremdkörperriesenzellen (bei *R*)

heit von Mikroorganismen auf das Wirksamwerden von Gewebsenzymen zurückzuführen ist. In einem von uns beobachteten Falle von Cystitis emphysematosa handelte es sich um einen 81jährigen Mann mit hämolytischer Anämie (Abb. 11).

## II. Die Blasenhalsstarre

Diese eigenartige, zuerst von GUTHRIE (1830) als Erkrankung sui generis herausgestellte und etwa 20 Jahre später von MERCIER neuerlich „entdeckte" Veränderung am Blasenauslaß führt zu Symptomen, die denen bei der Prostatahypertrophie weitgehend gleichen, wie Pollakisurie, Dysurie, Harnretention und Inkontinenz, bei Kindern auch Enuresis, ohne daß die rectale, cysto-urethroskopische Untersuchung, ja selbst die operative Nachschau eine Vergrößerung der Vorsteherdrüse feststellen könnte. Die Prostata erweist sich im Gegenteil in der Regel als atrophisch verkleinert, freilich meistens derber als normal. Demgemäß gehört das Leiden in den Rahmen des „*prostatisme sans prostate*" (GUYON).

Die Blasenhalsstarre kann durch verschiedene pathologisch-anatomische Veränderungen im Gebiet des Blasenausganges und/oder der Urethra prostatica hervorgerufen werden. Dies hat zu mancherlei Verwirrung seit Bekanntwerden des Zustandsbildes geführt, da die Autoren einerseits unter dem gleichen Titel verschiedene Grundleiden verstehen und andererseits für das gleiche Geschehen vielerlei Bezeichnungen verwenden, je nachdem klinische oder pathologisch-anatomische Gesichtspunkte in den Vordergrund gerückt werden.

Auch nach Ausklammerung der konnatalen Blasenhalsstarre (ENGLISCH, YOUNG), die an die angeborene Pylorushypertrophie erinnert, fällt auf, daß das Leiden verhältnismäßig oft Jugendliche, wenn nicht Kinder betrifft, obschon sein Altersdurchschnitt bei Männern von über 50 Jahren (CHWALLA) bzw. zwischen dem 45. und 55. Lebensjahr liegt (MITCHELL-ANDREWS). Charakterisitisch ist, daß die Miktionsbeschwerden auch bei den älteren Patienten meist in wechselndem Maße schon von früher Jugend an bemerkt wurden. Die weiteren Folgen der Erkrankung sind die gleichen wie die der Prostatahypertrophie, nämlich Trabekelblase mit Divertikelbildungen, wobei häufig hinter der kennzeichnenden Riegelbildung an der hinteren Blasenmundlippe, von dieser durch eine Senke getrennt, eine zweite Querwulstung interureterisch entsprechend einem sog. *Torus interuretericus*, wohl infolge Hypertrophie des Musculus trigonalis (YOUNG, WESSON), auftritt. Bei Verkürzung des Blasendreiecks können beide Barrierebildungen zu einem breiteren Querbuckel zusammentreten. Ausnahmsweise kann die Blasenwandhypertrophie ausbleiben (OBERNDORFER) und eine muskelschwache ,,*Schlotterblase*'' (CHWALLA) bestehen.

Obwohl die Blasenhalsstarre fraglos eine überwiegend männliche Krankheit ist, wurde sie doch gelegentlich auch schon bei Frauen beobachtet, so z. B. von CAULK (46jährige Frau), von FRIEDRICH (56jährige Frau) und CHWALLA (36jährige Frau). Weitere kasuistische einschlägige Mitteilungen stammen von BIBUS, KNORR, MAY, NECKER, NESBIT u. a. Eine ungefähre Vorstellung über die Häufigkeit des Leidens bei Frauen erhält man aus den Angaben von JUNG und POWELL. Ersterer fand es unter 34 Fällen von Harnverhaltung 17mal, letzterer unter 263 Harnröhrenverengerungen 42mal, davon 9mal bei Kindern.

Nähere klinische Ausführungen bleiben dem betreffenden Kapitel (vgl. ÜBELHÖR) vorbehalten.

Der *makroskopische* pathologisch-anatomische Befund der Blasenhalsstarre entspricht dem bei der Cystoskopie zu erhebenden, wobei man mit CHWALLA von den geringsten zu den schwersten Graden fortschreitend 4 Grundtypen unterscheiden kann, die freilich oft als Übergangs- bzw. Mischformen auftreten.

1. Die dorsale Übergangsfalte ist eleviert, oft noch ventralwärts konkav, manchmal schon quer gestreckt; hinter ihr eine leichte Senke.

2. Geradlinige oder schon ventral-konvexe Barriere der hinteren Blasenmundlippe mit dorsal davon gelegenem Recessus, in welchem gelegentlich Konkretionen liegen; entspricht dem ,,*median bar*'' der Amerikaner.

3. Dasselbe Bild, aber mit zusätzlichen Kerben und Wulstungen, radiär angeordnet an der im ganzen verdickten Übergangsfalte.

4. Die dorsale Riegelbildung kombiniert mit durch Incisuren voneinander getrennten, etwa halbkugeligen Vorwölbungen um den Blasenmund; entspricht dem ,,*collar typ*'' der Amerikaner. KEYES vergleicht das Aussehen sehr anschaulich mit einer Tabaksbeutelschnürung, worin schon zum Ausdruck kommt, daß in so gut wie allen Fällen das Sphinctersystem spastisch verengt und der dort mühevoll eingeführte Finger von einer rigiden Manschette umschnürt wird. Diese ,,Sphincterspastizität'' läßt sich jedoch nicht allein funktionell erklären, sondern beruht offensichtlich auch auf organischer Grundlage, da sie, wie schon PRAETORIUS betont hat, bei Narkose fortdauert.

Betrachtet man die Wandschichten am Blasenauslaß in solchen Fällen auf einem Durchschnitt, so fällt deren Verbreiterung und Verhärtung sowohl in der mukös-submukösen wie in der muskulären Zone auf.

Unter Zugrundelegung der Pathogenese und der histologischen Befunde läßt sich zwischen einer essentiellen Blasenhalsstarre und ihren symptomatischen Formen unterscheiden:

## 1. Die essentielle Blasenhalsstarre

Ihr von Fall zu Fall etwas wechselndes feingewebliches Bild ist vielleicht zum Teil durch verschiedene Verlaufsdauer oder gewebliche Reaktionslage bedingt. Es zeigt folgende Eigentümlichkeiten: In den „floriden" Fällen sind sowohl das Schleimhautstroma wie auch die Interstitien zwischen den Fasern des muskulären Schließ- und Öffnungsapparates am Blasenausgang und in der hinteren Urethra prostatica von einem oft auffallend starken Ödem durchtränkt, das die kollagenen Fasern und Muskelbündel auseinanderdrängt und schütter eingestreute Lympho-cyten, Plasmazellen und (vorwiegend) eosinophile Leukocyten enthält. Die Blut-gefäße sind vermehrt und dilatiert. Die glatten Muskelbündel erscheinen hyper-trophisch verdickt; ihr Myoplasma zeigt in zunehmendem Maße eine vorwiegend perinucleäre vacuolige Degeneration und Pyknose der Kerne. Das Schleimhautepithel geht nicht selten eine Pflasterepithelmeta-plasie ein, die sich gelegentlich auch in die Prostatadrüsengänge hinein erstreckt (Ab-bildung 12). Ferner treten relativ reichliche und ansehnliche Brunn-Limbecksche Epi-thelnester und Krypten auf. In der Folge kommt es zu zunehmender Fibrose durch Vermehrung des Bindegewebes sowohl im Schleimhautstroma wie auch zwischen den teilweise degenerierenden und schwindenden Muskelfasern, woraus eine kollagene Skle-rose mit Schrumpfungsneigung resultiert. Formal entsteht diese demnach einerseits als Ausflickung, andererseits nach Art invete-rierter Ödeme.

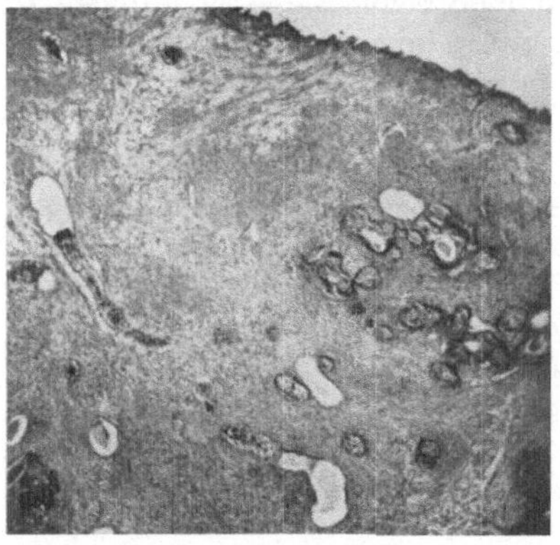

Abb. 12. Essentielle Blasenhalsstarre, „florides Stadium". 77jähriger Mann. Eigene Beobach-tung. Durch transurethrale Resektion gewon-nenes Untersuchungsmaterial. Ödematöse Auf-lockerung und Verbreiterung des fibro-musku-lären Schleimhautstromas mit geringfügiger zelliger Durchsetzung. Rechts im Bild eine Gruppe unansehnlicher periurethraler Drüsen

Das geschilderte histologische Bild, das sich mit den Befunden von CHWALLA, RANDALL, WASKÖNIG, MITCHELL-ANDREWS, CLARKE-LATORRACA u. a. deckt, entspricht dem, was man durchschnittlich bei der mikroskopischen Untersuchung des excidierten Materials zu sehen bekommt, doch kann in dem einen Fall die Hyper-trophie der glatten Muskeln, in dem anderen Ödem und Sklerose im Vordergrund stehen, so daß es erlaubt sein mag, eine myohypertrophische, eine sklerosierende und eventuell eine gemischte Form der essentiellen Blasenhalsstarre zu unter-scheiden (Abb. 13). BROSIG u. a. halten hierbei die Sphincterhypertrophie für primär, die Sklerosierung für sekundär. TRUSZ nimmt eine auf kongenitaler Dis-position beruhende hypertonische Einstellung der Sphinctermuskulatur an, die kontinuierlich zur Sklerosierung des Blasenhalses überleitet.

Da die Veränderungen sich im Bereiche des Schließ- und Öffnungsapparates des Blasenauslasses abspielen, erklärt sich ohne weiteres die Miktionsbehinderung.

Über die *Ätiologie* der essentiellen Blasenhalsstarre lassen sich allerdings nur mehr oder weniger stichhaltige Erklärungsversuche machen. Das verhältnismäßig häufige Auftreten der Erkrankung, für die STAEHLER den Namen „*Sphincter-sklerose*" reserviert, schon in früher Jugend, deutet auf konstitutionelle Faktoren hin, wobei besonders Neurastheniker bzw. neuro-vegetativ Labile disponiert zu sein scheinen. Damit ist auch eine Brücke zu den Allergikern geschlagen. WILD-BOLZ meint, daß die Harnwege mit ihren großen Schleimhautflächen und ihrer reichen glatten Muskulatur ein ideales Schockorgan für Allergene darstellen.

Selbstredend sind akzidentelle Reize verschiedener Art (venerische Exzesse, Onanie usw.) erst recht der Entstehung des Leidens förderlich. Aus diesem Blickwinkel heraus wird auch die Spastizität der Blasenhalsmuskulatur leichter verständlich, die von manchen Autoren als besonders kennzeichnend angesehen wird, was in ihrer Nomenklatur zum Ausdruck kommt. So spricht DELEFOSSE (1879) von „*Contracture du col de la vessie*", FULLER (1897) von einer Dauerkontraktur des Collum vesicae und ähnlich CHOLZOFF (1910) von chronischer Kontraktur des Blasenhalses. Nach Art eines Circulus vitiosus scheinen Kontraktur, Hypertonie und Hypertrophie des Lissosphincter sowohl Ursache wie Folge füreinander zu sein und je nachdem, was jeweils im Vordergrund steht bzw. besonders bedeutungsvoll erscheint, mag man mit RUBRITIUS (und STAEHLER) von „*idiopathischer*

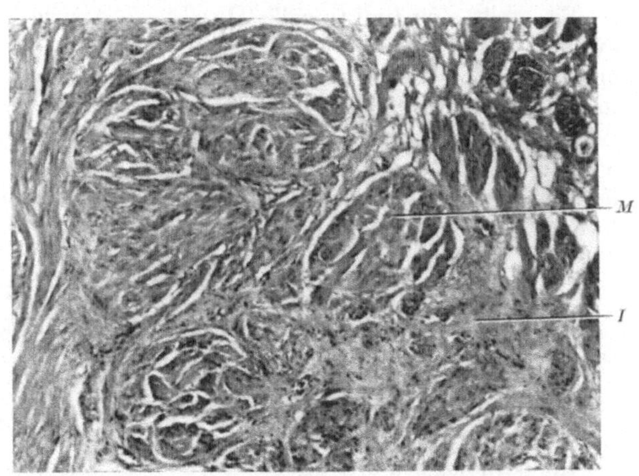



Abb. 13. Myohypertrophische und sklerosierende Blasenhalsstarre. 59jähriger Mann. Eigene Beobachtung. Durch transurethrale Resektion gewonnenes Untersuchungsmaterial. *I* Verquollenes sklerosierendes Interstitium. *M* Verdickte hypertrophische glatte Muskelbündel, teilweise mit perinucleären Vacuolen in den Zellen

*Sphincterhypertonie*" (ähnlich auch OSW. SCHWARZ) oder mit THOMPSON (1883) von Muskelhypertrophie am Blasenhals oder mit ENGLISCH von einem „*Annulus hypertrophicus orificii urethrae interni*" sprechen. WEYENETH bevorzugt den Ausdruck „*Achalasie*" im Sinne einer funktionellen Dysektasie, der dem ganzen pathologischen Geschehen insofern gerecht wird, als der Muskelapparat am Blasenhals nicht nur beim Verschluß, sondern auch bei der Öffnung des Orificium aktiv (also nicht im Sinne einer einfachen Erschlaffung bei der letzteren) tätig ist und im Falle einer Blasenhalsstarre förmlich unbeweglich verharrt. Es sei jedoch angemerkt, daß es Fälle von reiner Sphincterhypertonie gibt, die also nicht Teilerscheinung der hier in Rede stehenden Blasenhalsobstruktion sind, worauf BLUM-RUBRITIUS und STAEHLER hingewiesen haben.

Die gewebliche Veränderung am mukösen und intramuskulären Stroma, nämlich die zellig-ödematöse Durchtränkung mit nachfolgender Kollagenisierung, Fibrosierung und Sklerose fügt sich gut in den Rahmen allergischer Vorgänge ein und läßt bei Zurücktreten der zelligen Infiltrate an Beziehungen zu den Kollagenosen (KLEMPERER) denken. Bei deutlicheren Zelleinstreuungen entspricht das Geschehen schon mehr einem entzündlichen Prozeß, der jedoch bei der Blasenhalsstarre als ein besonderer, an einem Locus majoris reactionis auftretender, aufzufassen ist und daher von banalen urethritischen und periurethritischen Veränderungen abzugrenzen ist. Nur mit dieser Einschränkung können wir jenen Autoren beipflichten, welche die hier erörterte Form der Blasenhalssklerose formalgenetisch auf eine chronische fibrosierende Entzündung zurückführen (RANDALL, PEYTON u. a.). Ansonsten halten wir die gegebenenfalls bei der essentiellen Blasenhalsstarre nachweisbaren chronisch-entzündlichen Gewebsveränderungen für sekundär (vgl. auch STAEHLER u. a.). WASKÖNIG kommt auf Grund seiner Untersuchungen zu der Auffassung, daß es sich um eine sklerosierende Veränderung der Blasenhalswand nach Art einer Hofreaktion bei entzündlichen Herden, vor allem im kleinen

Becken, handele. Interessant ist, daß dieser Autor unter seinen 11 Fällen auch einen Patienten mit chronischer Bleivergiftung (und gleichzeitigen Bleikoliken) anführt.

## 2. Die Formen der symptomatischen Blasenhalsstarre

Die symptomatische Blasenhalsstarre fällt größtenteils schon aus dem Rahmen unseres Beitrages und wird daher nur summarisch besprochen. Man kann zwei Gruppen unterscheiden, nämlich:

### a) Die nervös bedingte symptomatische Blasenhalsstarre

Sie stellt eine funktionelle Dysektasie des vesicalen Schließ- und Öffnungssystems dar und wird von WEYENETH als „*Achalasie*" bezeichnet. Sie kann spastisch oder paralytisch sein und kommt bekanntlich bei verschiedenen krankhaften Rückenmarksveränderungen vor, ist also ein neurologisches Krankheitsbild. Als spinales Grundleiden kommt die Myelodysplasie bei Spina bifida, die Tabes dorsalis, multiple Sklerose, Syringomyelie, traumatische Rückenmarksläsionen usw. in Frage. Bei längerem Bestehen kann sich sekundär eine gewebliche Sklerose des Blasenauslasses hinzugesellen.

### b) Die organische symptomatische Blasenhalsstarre

Je nach den zugrunde liegenden geweblichen Veränderungen können dabei verschiedene Unterarten unterschieden werden:

### α) Die chronisch-entzündliche, narbige Blasenhalsstarre

Ihr pathologisch-anatomisches Substrat sind chronisch-entzündliche Veränderungen der hinteren Harnröhre bzw. des Blasenmundes, deren Ätiologie nicht einheitlich ist. Die mukösen und submukösen Wandschichten des Blasenhalses werden zunehmend von einer granulierenden Bindegewebsentwicklung ergriffen, der eine schwielige Sklerosierung folgt: „*Blasenhalssklerose*" (STAEHLER). Das Fortschreiten des Prozesses in die Tiefe führt zur Aufsplitterung und schließlich zum schwieligen Ersatz der mehr und mehr untergehenden contractilen Elemente des vesicalen Verschlußsystems, woraus sich Schrumpfung und Erstarrung des Blasenauslasses ergibt.

Nicht selten ist die Veränderung Teilerscheinung chronisch-schrumpfender Prostatitis, bei der unter fortschreitender Stromasklerosierung Ausführungsgänge, Drüsenläppchen und glatte Muskelelemente zunehmend verschwinden. Schließlich erscheint die stark verkleinerte Drüse nur mehr als eine verhärtete narbige Bindegewebsmasse, wobei charakteristischerweise auch das periprostatische Gewebe, die Samenblasen und Samenleiterendstücke in die narbige Schrumpfung einbezogen werden, so daß eine chirurgische Isolierung des Prostatakomplexes aus seiner Umgebung auf Schwierigkeiten stößt. Solche narbige Strikturierung der hinteren Urethra und entzündlich schrumpfende Prostataatrophie laufen auch unter der Bezeichnung „*contracted neck of the bladder*". Nach HECKENBACH besteht bei solchen Kranken mit chronischer Prostatitis eine konstitutionelle Neigung zu Narben- und Schwielenbildung.

In anderen Fällen, besonders bei Frauen (bis zu 95%), ist die chronisch-entzündliche Blasenhalsstarre Teilerscheinung einer eigenartigen, manchmal stark schrumpfenden „*interstitiellen Cystitis*", die gelegentlich mit einer Cervicitis kombiniert ist. Das Leiden hat eine eigenartige geographische Verbreitung, ist in den USA eine häufige, in Europa seltene Erkrankung. Histologisch handelt es sich um eine entzündlich-ödematöse Durchtränkung und später zunehmende fibröse Sklerosierung der Harnblasenwand, die sich besonders in den submukösen Schichten breit macht, jedoch unter fortschreitender Reduktion der glatten Muskelgeflechte auch auf die tieferen Wandlagen übergreift, weshalb von einer „*Pancystitis*" (GERAGHTY) oder „*Panmural cystitis*" (KEENE) gesprochen wird. Die chronisch-entzündliche, knitterig-wulstige Schleimhaut weist gelegentlich fibrinös belegte Erosionen auf, die verhältnismäßig oft im Blasenscheitel lokalisiert sind, aber auch einzeln oder in geringer Zahl an der Vorderwand sitzen können. Wegen ihrer schlechten Sichtbarkeit nannte sie HUNNER (1918) „elusive ulcer". Modernere Darstellungen stammen von POWELL, TAHARA-LECHNER-HESS, HAND, SMITH, McDONALD-UPCHURCH-STURDEVANT (bei Kindern). Um nicht viel anderes dürfte es sich beim sog. „*Ulcus simplex*" (FENWICK) bzw. „*L'ulcère simple*" (LE FUR) handeln (vgl. auch PASCHKIS, BLUM, PUTSCHAR, E. MEYER, COUVELAIRE-LECA). Durch Harninkrustation wird es zum „*Ulcus incrustatum*". Die Ätiologie der Cystitis interstitialis ist unbekannt, eine Infektion wird von WILDBOLZ ausgeschlossen. Eine damit vergleichbare chronisch-sklerosierende Wandentzündung der weiblichen Urethra ist als „*Parurethritis chronica fibrosa*" bekannt (vgl. OTTOW, BRÜNING).

### β) Die carcinomatöse, scirrhöse Blasenhalsstarre

Sie tritt dann auf, wenn kleinzellige tubulo-trabeculäre Formationen eines Prostatakrebses auf die Wandschichten des Blasenhalses übergreifen und in ihrer Begleitung eine starke sklerosierende Stromawucherung Platz greift, innerhalb deren (in etwa transurethral gewonnenen Resektionsstücken) die nur sehr spärlichen, stark aufgesplitterten carcinomatösen Zellketten kaum oder schwer erkennbar sind. In Analogie zu ähnlichen Vorkommnissen beim Magenscirrhus könnte man von einer „*Linitis plastica*" des Blasenhalses und der hinteren Harnröhre sprechen.

### γ) Die Miniaturform der Prostatahypertrophie nach ZUCKERKANDL

Bei ihr handelt es sich um winzige bis kleine knötchenförmige adenomatöse oder mesenchymale (myo-fibromatöse) Proliferationen in den intrasphincterischen Schleimhautschichten des Blasenmundes und der hinteren Harnröhre, ohne Vergrößerung, ja gelegentlich sogar bei bestehender Atrophie der eigentlichen Prostatadrüse. Eine genauere Besprechung solcher Veränderungen wird im Kapitel der Prostatahypertrophie erfolgen. Kommt es hierbei zu einer mehr diffusen hülsenförmigen myofibromatösen Wucherung des Schleimhautstromas, so können Bilder entstehen, die dem bei der essentiellen Blasenhalsstarre erwähnten „Annulus hypertrophicus" weitgehend gleichen; dcch sind sie dadurch von diesem zu unterscheiden, daß es sich jetzt nicht um eine Hypertrophie des Lissosphincters, sondern um zentralwärts von diesem befindliche Proliferationen der fibro-muskulären Elemente der Urethralwand handelt. Dies ist nach STAEHLER der „*Prostatisme sans prostate*" im engeren Sinne oder die eigentliche „*quere Barre*", da die kleinknotigen (drüsig-mesenchymalen) Bildungen eine konvexe Vorwölbung der hinteren Blasenmundlippe bedingen. Die Veränderung wird naturgemäß praktisch nur bei Männern über dem 40. Lebensjahr beobachtet.

### δ) Die Atrophie der Prostata und der hinteren Harnröhre

Nach der Einteilung von SOCIN und BURCKHARDT gliedert sich die Prostataatrophie in folgende Unterformen:

**1. Die angeborene Prostataatrophie,** die besser als Hypoplasie zu bezeichnen ist, klinisch keine Retentionserscheinungen, gelegentlich aber Enuresis oder

Inkontinenz hervorruft; sie bedarf in unserem Zusammenhang keiner weiteren
Erörterung.

**2. Die erworbene Prostataatrophie,** welche je nach ihren Entstehungsbedingungen weiterhin aufgegliedert werden kann, nämlich in eine *entzündliche Atrophie*,
die schon in einem früheren Absatz erwähnt wurde; eine *marantisch-kachektische
Atrophie*, die bei konsumierenden Leiden auftreten kann; eine *Druckatrophie*,
*traumatische Atrophie*, die kein näheres Eingehen verlangen und schließlich zwei
Formen, die einer ausführlicheren Besprechung wert sind, nämlich:

*a) Die einfache senile Atrophie.* Die Zeit, in der die Prostata ihren Involutions-
prozeß beginnt, ist individuell verschieden. SIMMONDS (vgl. RÖSSLE-ROULET) gibt
als Prostatanormalgewichte in den verschiedenen Altersstufen folgende Werte an:

| | | | |
|---|---|---|---|
| 21—30 Jahre . . . . . 15 g | | 51—60 Jahre . . . . . 18 g | |
| 31—40 Jahre . . . . . 16 g | | 61—70 Jahre . . . . . 16 g | |
| 41—50 Jahre . . . . . 17 g | | 71—80 Jahre . . . . . 15 g | |

Daraus ist ersichtlich, daß in der Norm das Gewicht der Drüse zwischen 51 und
60 Jahren seinen Gipfelwert erreicht und im 7. Lebensjahrzehnt wieder zurückgeht.

CHWALLA-ZANDANELL kommen bei ihren Wägungen von 135 adenomfreien
Prostaten, aufgeschlüsselt nach den verschiedenen Lebensdezennien, zu etwas abweichenden Ergebnissen:

Normalgewichte adenomfreier, nicht hyperplastischer Prostaten:

| | | | |
|---|---|---|---|
| 30—39 Jahre . . . . . 23 g | | 60—69 Jahre . . . . . 27,2 g | |
| 40—49 Jahre . . . . . 26,7 g | | 70—79 Jahre . . . . . 34,2 g | |
| 50—59 Jahre . . . . . 27,3 g | | 80—94 Jahre . . . . . 31,8 g | |

Hiernach zeigen die Normalwerte einen Gewichtsrückgang erst in wesentlich
höheren Altersstufen, nach dem 80. Lebensjahr. STAEHLER sah eine solche
typische Atrophie bei einem 85jährigen; seine hintere Urethra war nur 1,5 cm
lang. Durch die senile Schrumpfung der Prostata kommt es hierbei zu Falten-
bildungen der Harnröhrenschleimhaut (Blasenhalsatrophie).

Da manchmal jedoch die Atrophie der Glandula prostatica schon gegen Ende
des 5. Lebensjahrzehntes einsetzt, zur Zeit des sog. männlichen Klimakteriums
also, spricht SIMMONDS in derartigen Fällen von einer *präsenilen Prostataatrophie*.
So waren unter 9 einschlägigen Fällen, die SHEN SHUPAO aufzählt, 6 schon im
50. Lebensjahr vorhanden und unter 30 Fällen von CHWALLA standen 4 im 4.,
4 im 5., 13 im 6. Lebensjahrzehnt. Als Ursache für das präsenile Auftreten der
Organinvolution erwägt SIMMONDS die Möglichkeit hereditärer Disposition (auf
endokriner Grundlage?). OBERNDORFER läßt nur solche Vorsteherdrüsen als
atrophisch gelten, deren Gewicht sich unter 15 g hält, THOMPSON sieht nur Drüsen
von weniger als 12,6 g als wirklich atrophisch an, TEEM gibt für die atrophische
Prostata ein Gewicht von 17 g und die Maße von 3,1:3,3:2,3 cm an.

Ein ungefähres Bild über die Häufigkeit der Prostataatrophie gewinnt man aus
den Untersuchungen von CHWALLA-ZANDANELL, in denen unter 135 obduzierten
Männern 9 (6,6%) untergewichtige Prostaten zwischen 10 und 17 g bei einem Alter
von 55—80 Jahren aufscheinen.

Inwieweit die reine Prostataatrophie befähigt ist, das klinische Bild einer
Blasenausgangsstenose zu erzeugen, wird verschieden beurteilt. BLUM-RUBRITIUS
stellen es entschieden in Abrede und machen in derartigen Fällen damit verbundene Miniaturformen der Prostatahypertrophie verantwortlich. Andere Autoren
geben die Möglichkeit einer solchen ,,*prostataatrophischen Blasenhalsstarre bzw.
Dysektasie*" als seltenes Ereignis zu (WEYENETH) und DUBS spricht betont von
einer ,,*stenosierenden Atrophie*" (Abb. 14).

*Makroskopisch* zeigt die altersatrophische Vorsteherdrüse eine glatte grau-weißliche, etwas durchfeuchtete Schnittfläche. In reinen Fällen fehlen Knollen-einlagerungen. Die Harnröhrenlichtung kann zusammen mit Schleimhautfältelung etwas verengt, jedoch nicht selten auch erweitert sein; der Samenhügel ist ab-geplattet.

*Mikroskopisch* (nach OBERNDORFER, STIEVE, HELLENS u. a.) vermindern sich die organspezifischen Drüsen mehr und mehr, ihre Epithelien büßen ihre Sekre-

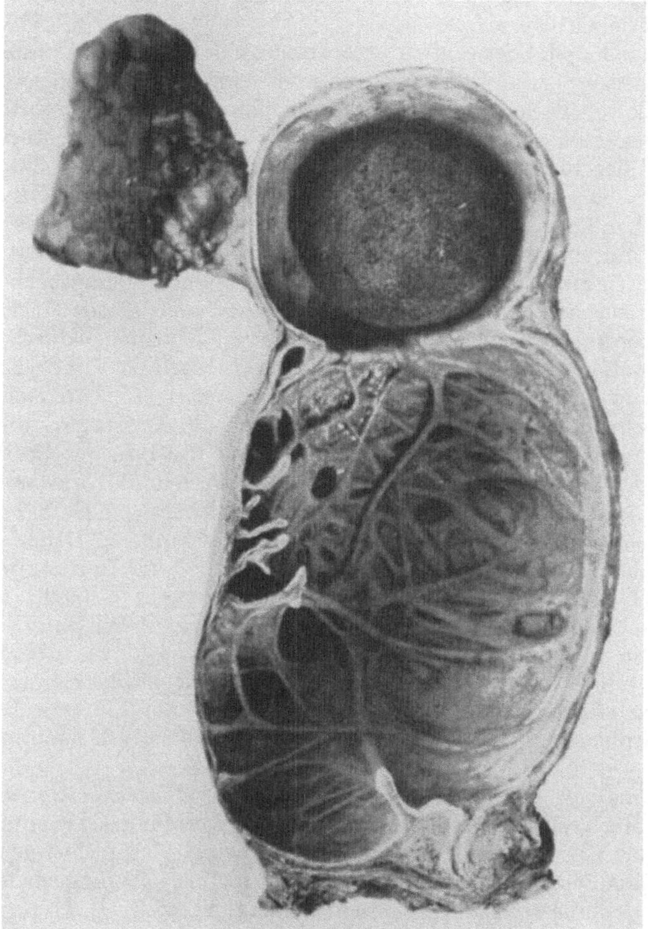

Abb. 14. „Stenosierende" Prostataatrophie. 74jähriger Mann mit Balkenblase und steinhaltigem Spitzen-divertikel; linksseitige pyelonephritische Schrumpfniere. (Nach OBERNDORFER 1931)

tionsfähigkeit ein, sind nur mehr kubisch oder abgeplattet, ohne Leistenbildungen; die engen Lichtungen sind von abgeschilferten Deckzellen mehr minder stark er-füllt. Das Bindegewebsstroma erfährt eine beträchtliche Vermehrung, bei gleich-zeitiger relativer Abnahme der glatten Muskelfasern und einer oft erheblichen Vermehrung der elastischen Fasermassen, die nun die einzelnen, stark ver-kleinerten Drüsen in dichten Zügen umrahmen. Das Epithel- und Muskelpigment nimmt zu, freilich nie so stark wie in den Samenblasen (ISHIHARA). Corpora amylacea sind deutlich spärlicher als in jüngeren Jahren. Analoge Fibrose und sklerosierende Degeneration ergreift auch die Schleimhaut und Submucosa des Blasenhalses. Hier zeigen die atrophischen periurethralen Drüsen vielfach eine stärkere und abschuppende Basalzellwucherung. Aus alldem ist eine aufkommende Rigidität des Blasenhalses und der hinteren Urethra ohne weiteres verständlich.

Dies dürfte auch die Ursache für die von KLEINWÄCHTER (1894) und WYNNE (1922) beschriebene senile Urethrastarre der Frauen mit konzentrischer Verhärtung und Verdickung der Harnröhrenwand sein, wie sie neuerdings auch ZINSER beschrieben hat.

Ehe wir das Kapitel der senilen Prostataatrophie abschließen, muß eine eigenartige Veränderung erwähnt werden, die von ENGLISCH, der sich sehr eingehend mit der Klinik und Pathologie der Protataatrophie befaßt hat, beschrieben wurde. Es ist dies die Ausbildung einer sog. „*Blasenhalsklappe*", die der Autor für einen Folgezustand der Prostataatrophie hält. Schon MERCIER (1836) hat eine solche „*Valvule du col*" beschrieben. ENGLISCH schildert sie folgendermaßen: „Es besteht am hinteren Umfange der Blasenmündung der Harnröhre ein platter Vorsprung, der sich von hinten her über die Lichtung der Harnröhre vorschiebt und diesen Teil klappenartig deckt." Ihrer geweblichen Zusammensetzung nach können die Klappen nur aus Schleimhaut gebildet sein, oder auch glatte Muskelschlingen, manchmal überdies Drüsengrüppchen enthalten. Fälle, in denen durch Blasenhalsklappen Prostatismus zustande kam, wurden von GUTHRIE, VIDAL, EIGENBRODT, POPPERT, SOCIN-BURCKHARDT, BACHRACH u. a. beschrieben. ENGLISCH nimmt an, daß derartige Klappen so zustande kommen, daß die Kreisfasern, die am Harnröhrenmund einen Ring bilden, durch eine kleine Prostata der Stütze und Befestigung an der Drüse entbehren. Während die Fasern dann vorne am Schambein einen guten Angriffspunkt haben, sind sie im rückwärtigen Halbkreis bei einer besonders kleinen Vorsteherdrüse nur mangelhaft verankert. Daher schieben sie sich ähnlich der Sehne eines Kreises über die Lichtung der Harnröhre und bilden dort eine Art Falte. Nach FRITSCH und ZUCKERKANDL entsteht die Pseudoklappenbildung am inneren Harnröhrenmund so, daß durch Schwund des Prostataparenchyms in der Sphinctergegend, der Drüsen sowohl wie der Muskulatur, eine bindegewebige, epithelbedeckte Schleimhautfalte zurückbleibt. Diese wird noch dadurch stärker herausmodelliert, daß hinter der hinteren Blasenmundlippe der Harnblasengrund, der sich verkleinernden Prostata nachfolgend, tiefer sinkt.

*b) Die hormonale Atrophie der Prostata (und des Blasenhalses).* Sie geht auf ein Versiegen der Testikelhormonproduktion zurück, weshalb sie in entsprechenden Fällen auch als Kastrationsatrophie bezeichnet wird. Vermutlich gehören einige Fälle der präsenilen Vorsteherdrüseninvolution hierher. In jüngeren Jahren liegt ihr eine Entwicklungsstörung der Geschlechtsorgane, wie z. B. Hypogonadismus, Kryptorchismus, Eunuchoidismus, Kastratentum (artefiziell oder durch krankhafte Hodenzerstörung), manchmal auch eine Hypophysenstörung, zugrunde. Die Prostata bleibt infantil, wenn die Grundstörung schon vor der Pubertät eintritt. Nach der Geschlechtsreife ist die Prostatawirkung nicht so ausgesprochen, möglicherweise infolge suprarenaler Kompensation. Von Interesse ist es, daß künstliche Hyperoestrogenämie bei Nagern zu Retention und Dilatation der harnableitenden Wege infolge Blasenhalsstarre (mit typischen geweblichen Veränderungen der Blasenhalsschleimhaut) führt (LACASSAGNE-BURROWS-KENNEWAY). Es ist nicht von der Hand zu weisen, daß auch beim Menschen ein solcher Mechanismus wirksam wird, etwa bei Lebercirrhotikern und Prostataadenomträgern. Bei Fehlen der Androgene schrumpft und verhärtet sich die Prostata, der Urethralmantel wird rigid. Makroskopisch und mikroskopisch gleicht das Bild dem der einfachen senilen Atrophie. Schließlich soll nicht unerwähnt bleiben, daß Lisser in 14 Fällen von präadoleszentem Hypopituitarismus (offenbar mit Störung der Gonadotropinproduktion) überhaupt keine (?), in 5 Fällen eine winzige Prostata gefunden hat.

## III. Die sog. Prostatahypertrophie (s.P.H.)

Ehe wir auf die pathologische Anatomie der verschiedenen Formen der s.P.H. eingehen, soll zum besseren Verständnis der Ausführungen ein grobes topographisches Schema der Prostatagegend gegeben werden, das uns trotz mancher Mängel und vorbehaltlich subtilerer rein anatomischer Gegebenheiten für die Einteilung der diversen Arten der Vorsteherdrüsenvergrößerung von Vorteil erscheint.

## 1. Anatomische Vorbemerkungen

Im ganzen ist die Prostata kastanienförmig gestaltet, mit ihrem größten Durchmesser quergelagert, mit der Basis gegen den Blasenboden zu orientiert, während ihre nach unten zu gelegene Spitze — Apex prostatae — dem unnachgiebigen, von der Fascia pelvis visceralis überkleideten Diaphragma urogenitale aufruht; dieses bildet einen förmlich hermetischen Abschluß zwischen dem darüber befindlichen Spatium intrapelvicum und dem darunterliegenden Spatium ischiorectale. Das die Vorsteherdrüse umgebende lockere Beckenbindegewebe setzt sich dergestalt nur nach oben zu in das Spatium retroperitoneale und in die Muskellogen der Oberschenkel fort. Nach vorne zu ist die Prostata durch bandartige fibromuskuläre Züge mit der Symphyse verankert, nach hinten zu besteht lediglich eine lockere, fast schon einen Gewebsspalt bildende Bindung an die vor dem Rectum gelegene straffe „Denonvilliersche Platte". Die nach Teem durchschnittlich 3,1:3,8:2,7 cm große Prostata liegt mit einem bei weitem größeren Anteil hinter der Harnröhre, von der sie in einer sanften nach vorne zu konkaven Krümmung durchbohrt wird.

Bekanntlich ist die Vorsteherdrüse ein zusammengesetztes Organ, indem sich um den *Harnröhrenmantel* (Urethra prostatica) die *eigentliche Prostatadrüse* (Glandula prostatica propria) herumlagert, welche die Endstücke der männlichen und weiblichen Geschlechtsgänge, nämlich die Ductus ejaculatorii und den Utriculus prostaticus (Vagina prostatica) umschließt, die am Samenhügel (Colliculus seminalis, Caput gallinaginis, Veru montanum) ausmünden. Die Ausführungsgänge der Prostata, über deren Anzahl die Angaben sehr variieren (16—50), münden in der unmittelbaren Umgebung des Samenhügels (Abkömmling des sog. Müllerschen Hügels) in die Urethra prostatica. Durch den Colliculus seminalis wird die hintere Harnröhre in eine Pars supra- und inframontana unterteilt. Die weibliche Urethra entspricht zur Gänze der Pars supramontana der Urethra masculina. Die genaueren anatomischen Einzelheiten müssen dem betreffenden Kapitel vorbehalten bleiben. Für unsere Zwecke mag es genügen, in der Prostatagegend zwischen dem Urethralmantel und der eigentlichen Vorsteherdrüse zu unterscheiden.

Um den Organaufbau im Hinblick auf die zu besprechenden Hypertrophieveränderungen möglichst anschaulich zu machen, sei uns der etwas weit hergeholt erscheinende Vergleich der Prostata mit einer Blütenpflanze gestattet, deren (hohler) Stengel durch die vordere Urethra dargestellt wird, der sich nach oben zu in den „Fruchtknoten" des Colliculus seminalis und den Kranz der Staubgefäße in Form des supramontanen Urethralmantels mit seinen Drüseneinlagerungen fortsetzt. Dem am unteren Fruchtknotenpol befestigten Blütenkelch entspricht dann das, was man als Glandula caudalis der eigentlichen Prostatadrüse bezeichnet, deren Ausführungsgänge bezeichnenderweise unterhalb vom Samenhügel in die Harnröhre münden. Die am oberen Fruchtknotenpol angesetzte Blütenkrone wird durch die sog. Glandula cranialis der Prostata propria dargestellt, deren Ausführungsgänge dementsprechend knapp oberhalb des Verumontanum in die Urethra führen.

Der im Innersten der „Prostatablüte" liegende *Urethralmantel* umgibt mit seiner normalerweise von einem Übergangsepithel überkleideten Schleimhaut die Lichtung der prostatischen Harnröhre. Sein bindegewebiges Stroma ist von elastischen Netzen durchsetzt, enthält Genitalnervenkörperchen sowie reichliche Blut- und Lymphgefäße, vor allem ein Geflecht von dünnwandigen Venolen, deren Füllung den Blasenverschluß unterstützt. In den inneren Schichten des Harnröhrenmantels verlaufen besonders longitudinale glatte Muskelfibrillen, die im Zusammenwirken mit dem nach außen zu ringsum orientierten und die periphere Grenze des Harnröhrenmantels markierenden Lissosphincter von größter Wichtigkeit für Eröffnung und Verschluß des Blasenmundes sind. Der untere Rand des Sphincters liegt allerdings knapp oberhalb des Verumontanum, so daß in diesem untersten kleinen Abschnitt der supramontane Urethralmantel ohne scharfe Grenze an die herumliegende eigentliche Prostatadrüse stößt.

Die kleinen *Drüsen des Harnröhrenmantels* wurden von verschiedenen Untersuchern erforscht und teilweise mit unterschiedlichen Namen versehen. Jores (1894) nannte sie *Glandulae submucosae internae seu centrales* und wies sie besonders im Blasenhalsbereich nach. Albarran und Motz (1902) sprachen von *subvesicalen Drüsen*, Lendorf von *akzessorischen*, Grinenko von *periurethralen Drüsen*; Ribbert bezeichnete sie als *urethrale Prostatadrüsen*. Horn und Orator unterschieden bei ihnen zwischen ganz zentralen mukösen Drüsenbuchten, die den Littreschen Drüsen der übrigen Harnröhre entsprechen und submukösen oder *paraprostatischen Drüsen*, die bis an die Sphinctermuskulatur heranreichen können und öfters schon Läppchenbau zeigen. Diese letzteren Drüsengruppen entsprechen der sog. „Innendrüse" von Loeschke-Adrion-Kausch, die nach diesen Autoren auch eine weitgehend selbständige Gefäßversorgung haben soll, welche freilich durch Anastomosen mit den Arterienästen der von ihnen als „Außendrüse" bezeichneten Glandula prostatica propria in Verbindung steht. Gil Vernet nennt die Drüsen des Urethralmantels *Glandulae intrasphinctericae*. Ihre Ausführungsgänge münden großteils unmittelbar in die Urethra oder seltener mittelbar, indem sie sich zunächst mit einem größeren Ausführungsgang der eigentlichen Prostata vereinigen (Jacoby). Der Gehalt des Harnröhrenmantels an den in Rede stehenden Drüsen ist großen individuellen Schwankungen unterworfen, indem manche Männer reichliche solche, andere wenige oder so gut wie gar keine besitzen. Dies ist vor allem deshalb von Bedeutung, weil damit die gewebliche Zusammensetzung der Hypertrophiewucherungen dieser Gegend zusammenhängt (s. später). Obschon die Drüsen überall im supramontanen Urethralmantel gefunden werden können, haben sie Prädilektionsstellen. Eine davon ist die hintere Lippe des Blasenmundes, gegen die Trigonumspitze zu: *Trigonumgruppe*. Da hier eine für die Miktion sehr wichtige Stelle ist, können schon durch relativ geringe Veränderungen geweblicher Natur Harnentleerungsstörungen auftreten. Die zweite Häufungsstelle ist die dorso-laterale Harnröhrenwand in der Nähe des oberen Samenhügelpoles: *Colliculusgruppe*. Nicht gerade selten findet sich schließlich eine dritte Drüsengruppe am vorderen Umfang der prostatischen Harnröhre verhältnismäßig weit distal: distale Gruppe oder *Harnröhrendachgruppe*. Bei voller Entfaltung gleichen diese Drüsen in Gestaltung und Epithelverhältnissen völlig denen der eigentlichen Prostata und können auch die so charakteristischen Corpora amylacea im Sekret ihrer Lichtungen enthalten.

Um den Urethralmantel lagert sich nun die *Glandula prostatica propria* herum, freilich nicht gleichmäßig konzentrisch, sondern so, daß ihr wesentlich größerer Anteil nach hinten zu zu liegen kommt, während am vorderen Harnröhrenumfang nur eine relativ schmächtige Gewebsbrücke den Ring schließt, die überdies besonders arm an Drüsen ist und in einem großen ventralen Sektor praktisch nur aus innen glatten, außen quergestreiften Muskelgeflechten besteht, weshalb GIL VERNET hier von einer vorderen muskulären Commissur spricht. Dieselbe steht in innigem Kontakt mit der Wand der Harnblase und Harnröhre, mit den seitlich anstoßenden Drüsenlappenenden der Vorsteherdrüse sowie den Fascien und Muskeln des Raumes zwischen Blasenhals und Symphyse. Die eigentliche Prostatadrüse entspricht der „Außendrüse" von LOESCHKE-ADRION-KAUSCH bzw. den Glandulae extrasphinctericae von GIL VERNET, weil sie peripherwärts um den Lissosphincter gelagert ist. Sie setzt sich aus einem caudalen und kranialen Anteil zusammen, die ihre jeweilige Zugehörigkeit durch die Einmündung ihrer Drüsenausführungsgänge entweder unterhalb oder oberhalb des Samenhügelniveaus dokumentieren, während sie in ihren drüsigen Lappungen örtlich schwer oder kaum voneinander zu trennen sind, ähnlich wie die Verzweigungen und das Laubwerk benachbart stehender Bäume in einem Wald ineinandergreifen und nur bei Verfolg bis zum Stamm eine verbindliche Zuordnung möglich ist.

Wenn wir uns wieder des Vergleiches mit einer Blütenpflanze bedienen wollen, so werden die Blüten*kelch*blätter durch die Lappen der *Glandula prostatica caudalis* dargestellt, deren Ausführungsgänge unterhalb vom „Fruchtknoten" des Samenhügels in die Urethra münden. Am vorderen Umfang dieses inframontanen Urethralteils sitzt ein meist nur rudimentär entfalteter doppelhälftig angelegter Vorderlappen: *Lobulus anterior glandulae caudalis*. Er wird gegen den Urethralmantel durch den sog. Arcus elasticus begrenzt; seine Existenz wird von LE DUC bestritten, von GIL VERNET jedoch nach wie vor behauptet. Vor diesem Lappen liegt, wie schon erwähnt, eine muskuläre Commissur. Es sei hier gleich vorweggenommen, daß in diesem wirklichen Vorderlappen der Caudaldrüse niemals Knotenbildungen gefunden werden (GIL VERNET), wie auch die sog. diffuse essentielle Prostatahypertrophie diesen Drüsenteil stets verschont. Lediglich nach der Pubertät kommt es zu mäßiger Entfaltung, doch bleibt er bald im Wachstum gegenüber den übrigen Lappen zurück, um im Alter deutlich zu atrophieren. Auf Oestrogene antwortet er nicht.

Wesentlich besser sind die seitlich-hinteren Partien der Glandula caudalis entwickelt. Hierbei läßt GIL VERNET nur das Vorhandensein von 2 symmetrisch gelagerten *Lobuli postero-laterales* gelten, die am unteren Prostatapol mehr minder miteinander fusioniert sind und dergestalt die Commissura glandularis retrospermatica (hinter den Samengängen) aufbauen, während sie nach oben zu aufsteigend — Partes ascendentes — zipfelig, ähnlich am Grund verwachsenen Kelchblättern, auseinanderweichen und hinten in der Mitte einen Einschnitt freilassen. Die vorderen Ränder der postero-lateralen Lappen schieben sich gegen den kleinen Vorderlappen und die Muskelcommissur vor. Ihre Ausführungsgänge münden unmittelbar seitlich der Cresta urethralis in die Harnröhre. Auch dieser größere Teil der Glandula caudalis ist nur ausnahmsweise und fast stets nur in weit vorgeschrittenen Fällen knotiger Prostatahypertrophie Sitz von Adenomen, dagegen in der Regel Ausgangspunkt des Prostatacarcinoms.

Die *Glandula prostatica cranialis* stellt nach unserem Gleichnis die Blüten*krone* dar, und zwar am ehesten diejenige einer Schmetterlingsblüte. Eine solche setzt sich bekanntlich vorne aus einem doppelhälftigen kleinen „Schiffchen", nach den beiden Seiten zu aus je einem größeren „Flügel" und nach hinten zu aus einer ansehnlichen „Fahne" zusammen.

Ein dem Blütenschiffchen entsprechender Vorderlappen der Glandula cranialis kommt freilich nur ausnahmsweise und rudimentär vor.

Mächtiger entwickelt sind die den Blütenflügeln entsprechenden *Lobuli laterales seu subsphinctericae*. Letztere Bezeichnung weist darauf hin, daß ihre Ausführungsgänge unterhalb vom caudalen Sphincterrand vorbeiziehend paramedian beiderseits in der Gegend und unmittelbaren Umgebung des oberen Samenhügelpoles in die Harnröhre münden. Im übrigen streben die Lappen seitlich außerhalb vom Lissosphincter intraprostaticus nach aufwärts und nehmen nach medial hinten zu Kontakt mit dem gleich zu besprechenden Lobulus praespermaticus. Nach vorne dringen ihre Ränder verschieden weit gegen die ventrale Muskelcommissur vor und können in sehr seltenen Fällen mit äußersten Ausläufern median zur Berührung gelangen. Solcherart hat die Glandula cranialis dann nicht ihre übliche Hufeisenform, sondern bildet einen vorne sehr schmächtigen in sich geschlossenen Ring. Nach außen zu werden die subsphincterischen Lappen von den aufsteigenden Teilen der postero-lateralen Lappen der Caudaldrüse flankiert, ähnlich wie die Blütenblätter einer Blume von den Kelchblättern. Die Grenze zwischen den Lappen der Glandula caudalis und cranialis ist in den oberen Abschnitten oft verwischt, nach unten zu jedoch deutlich durch bedeutende intraprostatische Muskeldissepimente markiert, die ein Abwärtsrücken der kranialen Lappen verhindern (GIL VERNET).

Der nach hinten oben zu gerichteten „Fahne" der Prostatablüte entspricht die von GIL VERNET sog. Portio media der Glandula cranialis seu *Lobulus praespermaticus* (vor den Samenkanälchen gelegen). Auf einem Medianschnitt erscheint dieser Lappen dreieckig gestaltet, mit der Dreiecksbasis gegen das Spatium intervesico-genitale und mit der Spitze gegen den oberen Samenhügelpol zu. Nach innen stößt der Lappen an den Sphincter, der ihn vom Urethralmantel trennt und nach hinten zu grenzt er an die fibro-muskulären Hüllen der Ductus ejaculatorii und der Vagina prostatica. Vergrößert sich der Lappen, so tut er dies in der Regel dem geringsten Widerstand folgend nach hinten oben gegen das Spatium intervesico-genitale zu, wohinein sich auch phlegmonöse Prozesse seines Bereiches auszubreiten pflegen. Der Aufbau des Lobulus praespermaticus ist komplex. Er setzt sich nach GIL VERNET aus einem gelegentlich nur schmächtig entwickelten oder überhaupt fehlenden *Lobulus medius proprius* der Glandula cranialis und einem meist größeren, vom gleichen Autor als *Glandula intermedia* bezeichneten Anteil zusammen, welcher sich zwischen jenen einerseits und die dahinter gelegenen Samengänge sowie die seitlich davon aufsteigenden Lappenteile der Caudaldrüse andererseits einschiebt und daher im hinteren Prostatagebiet oberflächenbildend wird.

Der eigentliche Lobulus medius der Glandula cranialis wurde 1806 von HOME beschrieben und darf nicht mit dem medialen pathologischen Lappen an der hinteren Blasenmundlippe verwechselt werden. Seine Existenz wird neuerdings von LOWSLEY und mit der oben gemachten Einschränkung auch von GIL VERNET anerkannt. Andere Autoren (PALLIN, EWATT, MOULIN u. a.) bezweifeln sein Vorkommen beim Menschen und führen diese Formation nur auf eine nach hinten zu zustande kommende Verschmelzung der Lobuli laterales zurück.

So bildet die Prostata einen mehrschichtigen Becher ähnlich einer Schmetterlingsblüte, bei dem man in einem quer zur Urethra geführten Schnitt oberhalb des Samenhügels von innen nach außen folgende Teile unterscheiden kann: Ganz zentral liegt der *Urethralmantel* mit seinen Glandulae intrasphinctericae, nach außen zu begrenzt durch den Lissosphincter. Darauf folgt nach hinten zu der Lobulus praespermaticus, welcher in seinen zentralen medianen Teilen von dem verschieden entwickelten Lobulus medius proprius der Glandula cranialis und in seinen peripheren Teilen von der sog. Glandula intermedia gebildet wird, die nach rückwärts zu an die Samengänge stößt bzw. sich jederseits an diesen vorbei bis an die Oberfläche vorschiebt. Nach den Seiten hin folgen außerhalb des Sphincter intraprostaticus zunächst die Lobuli laterales seu subsphincterici der Glandula cranialis und auf diese nach der Oberfläche zu die aufsteigenden Teile der postero-lateralen Lappen der Glandula caudalis. Vor der Urethra prostatica liegt ein für gewöhnlich drüsenfreier breiter muskulärer Sektor, die sog. vordere muskuläre Commissur. Nur sehr selten ist hier ein rudimentärer Vorderlappen der Glandula cranialis ausgebildet. In einem tiefer (unter Samenhügelniveau) geführten Querschnitt wird der zentrale Urethralmantel seitlich und hinten von den Lobuli postero-laterales der Caudaldrüse umgeben, während vor ihm ein kleiner caudaler Vorderlappen gelegen ist.

Der feingewebliche Aufbau der Glandula prostatica propria ist kurz geschildert so, daß zwischen den in das gefäß- und nervenführende bindegewebige Stroma eingebetteten verzweigten tubulo-alveolären Drüsenformationen geflechtartig und zügig angeordnete glatte und, besonders nach außen zu, auch quergestreifte Muskelbündel verlaufen, die in innigem Konnex mit den Muskeln der Harnblasenwand, der Urethra und der Genitalgänge stehen. An einigen Stellen bilden sie mehr oder weniger ausgeprägte intraprostatische Dissepimente, z. B. zwischen den unteren Rändern der Lobuli subsphincterici und der Caudaldrüse oder auch zwischen dem Lobulus medius proprius cranialis und der Glandula intermedia. Die Drüsenformationen sind unregelmäßig, weisen vielfach gegen die Lumina zu erhabene Falten und Leisten auf und tragen eine im großen und ganzen einreihige, in ihrer Höhe wechselnde, örtlich auch zweireihige (STIEVE) bzw. zweischichtige (PETERSEN) Epithellage. Im geschlechtsreifen Alter enthalten die Epithelien reichlich Lipoide (KINOSHITA, ROMEIS, PRETL), mit zunehmendem Alter mehr und mehr auch Lipofuscin, welches sich übrigens dann auch in den glatten Muskelzellen nachweisen läßt (PLENGE). In den Drüsenlichtungen liegt ein dünnflüssiges milchiges Sekret, dem neben vereinzelten abgestoßenen Epithelzellen, Lympho- und Leukocyten auch doppelbrechende Lipoidtröpfchen, feinere oder gröbere Granula und die homogenen oder konzentrisch geschichteten Prostatakörnchen oder „Corpora amylacea" (wegen ihres stärkeähnlichen histochemischen Verhaltens) beigemengt sind. Die letzteren nehmen mit dem Alter zu, so daß man bei älteren Männern dann schon mit freiem Auge sichtbare gelblichbraune bis schwärzliche, meist nur mohnkorngroße „Schnupftabakskörner" beobachten kann, die einzeln oder in Gruppen innerhalb kleinerer Hohlräume liegen. Sehr selten nehmen sie die Größe von Erbsen und wenig darüber an und können dann fallweise auch vom Mastdarm aus getastet werden (Verwechslungsmöglichkeit mit einem höckerigen Tumor!). Gelegentlich verkalken sie und werden dann als Prostatasteine oder Calculi prostatici bezeichnet. Ihre Entstehungsgrundlage sind vermutlich abgeschilferte Epithelien, um die sich nach Art der Liesegangschen Ringe rhythmische Sekretfällungen vollziehen. Liegen solche anwachsende Prostatakonkremente länger innerhalb der Drüsenlichtungen, dann können sie zum Druckschwund der Epithelauskleidung führen und bedingen eine Fremdkörperreaktion des sie unmittelbar umschließenden Stromas, wobei tuberkelähnliche Granulome (Pseudotuberkel) auftreten können. Abzutrennen von solchen echten Prostatasteinen sind die sog. Divertikelsteine (ENGLISCH, KAPSAMMER), die innerhalb eines erweiterten Utriculus prostaticus liegen, sowie die in der Prostatagegend steckenbleibenden Harnsteine. Zu Kalkablagerungen in der Prostata kann es übrigens auch innerhalb von tuberkulösen Kavernen kommen.

Wir sind auf die Konkrementbildungen in der Prostata hier deshalb kurz eingegangen, weil sie manchmal zu Miktionsbeschwerden führen und eventuell differentialdiagnostische Schwierigkeiten bieten können.

Sowohl die Drüsenepithelien wie auch das Sekret der Prostata enthalten in beachtlicher Menge ein Ferment, die *saure Prostataphosphatase*, das für die Spaltung von Phosphorsäureestern von Wichtigkeit ist und histochemisch nachgewiesen werden kann. Nach den Untersuchungsergebnissen von Downey-Hickey-Sharp nimmt der saure Phosphatasegehalt des Prostatadrüsengewebes bei gutartigen Hyperplasien mäßig, beim Carcinom stark ab.

In allen Altersklassen schütter verstreut finden sich auch *Helle Zellen* in typischer basaler Lagerung innerhalb der Epithelzeile der Prostatadrüsen, insonderheit in den colliculusnahen Partien (Pretl, Feyrter). Sie sind sowohl argyrophil wie argentaffin und lassen sich großteils chromieren. Auffallend selten findet man sie in den knotigen Hypertrophiewucherungen (Feyrter), während sie in den kleinzelligen tubulo-trabeculären Prostatacarcinomen ausnehmend reichlich auftreten. Über Prostatacarcinoide ist bislang nur wenig mitgeteilt worden. Über chromaffine Zellen im nervösen Plexus prostaticus berichtete Piringer-Kuchinka.

## 2. Rückblick auf die Anatomie der Prostata und Ausblick auf die Entstehung der Prostatahypertrophie, mit Berücksichtigung der sog. weiblichen Prostata

Die oben geschilderte anatomische Gliederung des Prostatakomplexes in einen Urethralmantel, eine kraniale und caudale eigentliche Prostatadrüse, läßt sich bis zu einem gewissen Grade auch entwicklungsgeschichtlich stützen. Die *periurethralen Drüsen* nämlich entfalten sich aus eigenen, von den übrigen Prostatadrüsen gesonderten Elementen (R. Chwalla). Wie schon angedeutet, erfahren sie weiterhin nur im supramontanen Teil eine nennenswerte, meist gruppenförmig im (latero-)dorsalen Urethralmantel angeordnete und großen individuellen Schwankungen unterworfene Evolution, während sie im inframontanen Bereich für gewöhnlich, wenn überhaupt, nur sehr mangelhaft angelegt werden und in der Regel bald wieder der Rückbildung anheimfallen. Das fibromuskuläre *Stroma* der dorsalen supracolliculären Urethralmantelzone wird von manchen Autoren als (unterdrücktes) weibliches Gebiet, etwa als Rudiment des caudalsten Uterovaginalmesenchyms betrachtet (Demming-Wolff, Blum, Henning), eine Ansicht, gegen die jedoch Bedenken geäußert wurden. Neuerdings betrachtet Enfedjieff (1956) den Harnröhrenmantel oder die sog. „Paraprostata" als vorwiegend endokrin tätiges, von der Hypophyse abhängiges, im Antagonismus zum Hoden stehendes Organ. Sein Hormon ist das „Paraprostatin", das bei der s.P.H. übermäßig produziert wird und zu allgemeinen (Bluthochdruck) und lokalen (Sphincterhypertrophie) Folgen führe.

Die *Drüsen der kranialen Prostata propria* entstehen embryonal aus Epithelsprossungen der oberhalb vom Geschlechtshügel liegenden Urethralanlage, die der primären Harnröhre entspricht und später die ganze weibliche Urethra ausmacht. Sie bilden sich sowohl beim männlichen wie weiblichen Embryo, weshalb Moszkowicz, Henning u. a. die kraniale Prostata als bisexuelle Bildung auffassen. Tatsächlich können derartige Prostatadrüsengänge in der Wand der reifen femininen Urethra gefunden werden (gegen das Septum urethro-vaginale zu) und heißen Skenesche Gänge. Sie lassen sich freilich kaum von den periurethralen Drüsen abgrenzen. Jedenfalls können sich aber aus ihnen *Cysten* (Sachs u. a.) und echte *Adenome* (vgl. Henning) entwickeln, die dann als weibliche Prostatahypertrophie angesprochen werden und imstande sind, durch Kompression der Harnröhre Miktionsstörungen hervorzurufen.

Die *Drüsen der caudalen Prostata propria* gehen aus Sprossungen der unterhalb vom Müllerschen Hügel liegenden Zone des Sinus urogenitalis hervor. Da sich hieraus beim Mann die inframontane Urethra bildet, bei der Frau aber das Vestibulum vaginae entfaltet, ist nur beim männlichen Embryo die Möglichkeit zu nennenswerter Evolution der Drüsen gegeben, während sie beim weiblichen Keimling, wenn überhaupt (CHWALLA), nur rudimentär angelegt werden. Demgemäß gilt die caudale Prostata als maskuline Bildung.

Da die Prostata ein außerordentlich hormonabhängiges Organ ist, könnte erwartet werden, daß ihre „maskulinen, bisexuellen und femininen Zonen" unter normalen und pathologischen Verhältnissen in gemäßer Weise den oestrogenen bzw. androgenen Inkretreizen gehorchen. Da die Prostatahypertrophie eine Erscheinung der männlichen Involutionsphase zu sein pflegt, ist es naheliegend, Zusammenhänge zwischen ihrer Entstehung und der während der Lebenswende eintretenden Störung des „Geschlechtshormonquotienten" (GEISSENDÖRFER) zu vermuten. Doch sind die Dinge noch lange nicht ganz durchsichtig, wenn auch vieles dafür spricht, daß das fibromuskuläre (besonders periurethrale) Stroma der supramontanen Gebiete durch Oestrogene (bezeichnenderweise auch Pflasterepithelmetaplasie am Samenhügel und Utriculus prostaticus damit verbunden), die Drüsenformationen durch Androgene funktionell und proliferativ angeregt werden, wobei die kranialen Drüsen empfindlicher als die caudalen reagieren. MULHOLLAND (1951) hält einen hormonellen ätiologischen Faktor für sehr zweifelhaft und stellt das Alter an sich als wichtige Vorbedingung für die Prostatahypertrophie in den Vordergrund.

Es darf nicht übersehen werden, daß die „Innendrüse" außer auf dem Blutweg auch auf dem Harnweg verhältnismäßig leicht über die urethralen Drüsenmündungen von Hormonen im Harn erreicht werden kann (CHWALLA). Auch wird in diesem Zusammenhang immer wieder auf die erwähnte, mehr minder gesonderte arterielle Gefäßversorgung von Außen- und Innendrüse verwiesen, da nach den Angaben von LOESCHKE-ADRION-KAUSCH die Arterien der Außendrüse meist stärkere präsenile und senile arteriosklerotische Veränderungen zeigen als die der Innendrüse. Dadurch kommt es zu unterschiedlicher Blutversorgung beider Prostatateile mit besserer Hormondurchflutung der Innenbezirke. Ähnliche Vorstellungen bilden auch die Grundlage der sog. arteriosklerotischen Theorie der Prostatahypertrophieentstehung, indem durch die genannten differenten Altersveränderungen der Gefäße die Außendrüse zur Atrophie, die Innendrüse zur knotigen Wucherung gebracht werden soll. Dies erinnert an die schon alte, seinerzeit von SIMMONDS (1918) vertretene, neuerdings wieder diskutierte Theorie (CHWALLA-ZANDANELL) von der vikariierenden knotigen Hypertrophie der inneren Prostata anstelle der atrophierenden äußeren. Nach Befunden von L. M. FRANKS (1954) kann eine solche vikariierende Hyperplasie in Form einer lobulären Proliferation der Drüsenalveolen mit niedrigem Epithel und eosinophiler Sekretion sowohl im Rahmen einer einfachen senilen wie auch bei der sklerotischen, mit Drüsenverödung und Stromahyalinisierung einhergehenden Prostataatrophie auftreten und unter Umständen carcinomatös entarten.

Genauere Erörterungen über die Ätiologie der Prostatahypertrophie, das Für und Wider der hormonellen, arteriosklerotischen, vikariierenden und die heute kaum noch anerkannte, seinerzeit von GRIFFITHS und CIECHANOWSKI vertretene entzündliche Entstehungstheorie bleiben den von CHWALLA und ÜBELHÖR bearbeiteten Kapiteln vorbehalten. Dort werden auch die Beziehungen des Prostataleidens zur Konstitution, Rasse, Lebensführung (Sexualleben, Enährung usw.) sowie auch zum Lebensalter zur Sprache kommen.

Die Angaben über die *Häufigkeit* und *Altersverteilung* der Prostatahypertrophie
wechseln außerordentlich stark. Dies geht darauf zurück, daß nicht in allen
pathologisch-anatomisch schon merkbaren Fällen auch Krankheitserscheinungen
auftreten und demgemäß erhält der Kliniker niedrigere Zahlen als der Pathologe.
Auch hängt die Statistik sehr davon ab, von welcher Größenordnung an der Untersucher die Veränderungen als Prostatahypertrophie gelten läßt und in seine
Tabelle aufnimmt. FLAMM und HOCHMILLER fanden unter 931 Männern zwischen
dem 5. und 9. Lebensjahrzehnt 165 Hypertrophien. Davon entfielen 5,7% auf das
5., 13,7% auf das 6., 24,2% auf das 7., 27,2% auf das 8. und 64,8% auf das
9. Jahrzehnt. Nach Angaben von REISCHAUER sind hypertrophische Prostataveränderungen bei Männern zwischen 50 und 60 Jahren in 41%, zwischen 60 und
70 Jahren in 73% vorhanden, nach dem 70. Lebensjahr fehlt die Prostatahypertrophie nur ausnahmsweise. KROGIUS gibt 33% für das 6., 57% für das 7. und
83% für das 8. Jahrzehnt an. Nach allem steigt die Erkrankungsziffer nach dem
50. Lebensjahr sprunghaft an.

Auch zur Geschlechtsdifferenzierung bzw. Intersexfrage wurden mögliche Beziehungen der Prostatahypertrophie erwogen (MOSZKOWICZ). COUTTS und SILVA-
INZUNZA bestimmten bei 78 Fällen von Prostatahypertrophie das chromosomale
Geschlecht und fanden bei etwa der Hälfte eine weibliche Ausdifferenzierung mit
einer Geschlechtschromatin-Prozentzahl von beiläufig 25. KUDISH und BAUER
stellten bei 125 Prostatikern fest, daß der Anteil an Geschlechtschromatin 0—11%
beträgt, was einer männlichen Verteilung entspräche, da nach MOORE und BARR
im männlichen Gewebe der Anteil des Sexchromatins 1—21%, im weiblichen
52—89% beträgt. Es besteht also ein breiter intermediärer Bezirk zwischen
21 und 52%. Man könne demnach nicht alles, was über 10% Geschlechtschromatin
enthält, wie COUTTS und SILVA-INZUNZA das tun, als weiblich ansehen.

## 3. Die pathologisch-anatomischen Formen der sog.
## Prostatahypertrophie (s.P.H.)

Unter der s.P.H. werden ganz allgemein gutartige Proliferationen der geweblichen Elemente des Prostatakomplexes verstanden, d. h. des Mesenchyms und
des Drüsenepithels, nach einer neuen Hypothese von W. H. RICHTER der unter
gonadotropem Stimulus stehenden „neurohormonalen Zellen". Jedenfalls bevorzugen die Gewebswucherungen die Gegend des Blasenhalses und stellen in der
Regel inhomogene, knollige Gewebsvermehrungen dar, die sich in der Folge vergrößern und vereinigen, wodurch es nicht selten zu faustgroßen Bildungen kommt,
die dann Gewichte bis über 800 g aufweisen können. STAEHLER schlägt für das
Leiden die Bezeichnung „Kropf des Blasenhalses", TSUNODA den Namen „Struma
prostatae" vor, SPANGARO sprach von einer „Myomatosis cystica senilis". Die
caudale Grenze der Veränderungen liegt fast stets am oberen Samenhügelpol,
während distal davon die Harnröhre unverändert bleibt. Betrachtet man die
Formen der s.P.H. nach topographischen Gesichtspunkten, so sind vor allem zwei
große Gruppen zu unterscheiden, nämlich diejenige des Urethralmantels und die
der eigentlichen Prostatadrüse. Nach RANDALL u. a. ist die Urethralmantelform
die bei weitem häufigere, während DEMMING, JENKINS und VAN WAGENEN beide
Arten für etwa gleich häufig halten. Zweifellos kommen Kombinationen beider
Gruppen sehr oft vor. Die Harnröhrenmantelform scheint das höhere Alter, die
Hypertrophie der eigentlichen Prostata das Praesenium zu bevorzugen. Nach
FLAMM und HOCHMILLER kommt die Hypertrophie des Urethralmantels am
häufigsten im 9. Jahrzehnt, die der eigentlichen Vorsteherdrüse Ende des 5. Jahrzehntes zur Beobachtung, während am Ende des 6. Jahrzehntes meistens Kombi-
nationen beider angetroffen werden.

### a) Die sog. Prostatahypertrophie im Bereich des Urethralmantels

In der Ausdrucksweise von LOESCHKE-ADRION-KAUSCH handelt es sich hierbei um die Hypertrophie der „Innendrüse"; TANDLER-ZUCKERKANDL sprechen in solchen Fällen von der *episphincterischen oder intravesicalen Form der* s.P.H.

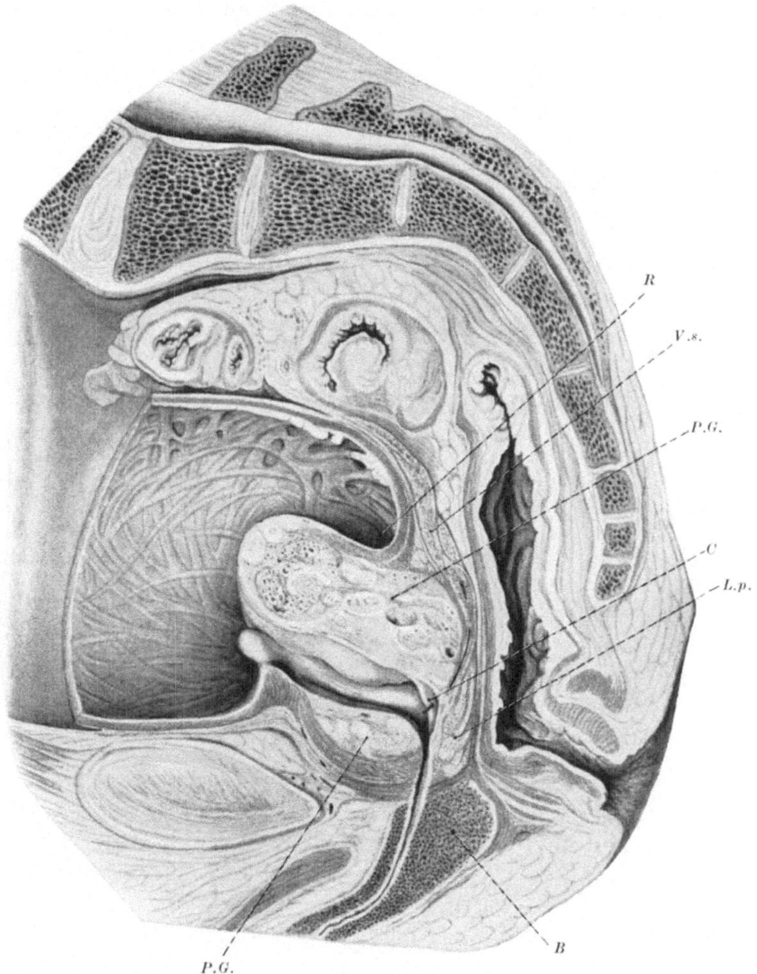

Abb. 15a. Episphincterische Prostatahypertrophie mit großem, intravesical vorgetriebenem Lobus pathologicus medius. Medianschnitt rechte Hälfte. *B* Bulbus urethrae. *C* Colliculus. *L.p.* Glandula caudalis. *P.G.* Prostatageschwulst. *R* Recessus retroprostaticus. *V.s.* Vesicula seminalis. (Aus TANDLER-ZUCKERKANDL 1922)

*Makroskopisch* sitzen die Veränderungen mit Vorliebe im oberen Teil des Blasenhalses in der latero-dorsalen Umgebung des Blasenmundes. In den allerersten Stadien ist hier nur eine grauweißliche Verdickung der Schleimhautschicht zu sehen, innerhalb deren sich in der Folge mehr oder weniger deutlich abgegrenzte Knötchen in oft hufeisenförmiger Lagerung im subvesicalen Harnröhrenmantel herausbilden. Dem Pathologen kommen derartige „Miniaturknötchen" verhältnismäßig häufig zu Gesicht, bei Greisen nicht selten auch innerhalb einer sonst

atrophischen „Außendrüse". Sie führen zu Schleimhautbuckelungen am Blasen-
mund, wodurch das normalerweise grübchenförmige Orificium deformiert wird.
In den meisten Fällen ist der — eventuell gekerbte — Knoten an der hinteren
Blasenmundlippe am größten, manchmal an beiden Seiten flankiert von kleineren
Knollen und so zu einer wulstigen, firstartigen Überhöhung des dorso-lateralen
Orificiumrands geformt; er kann aber auch für sich allein bestehen und entwickelt

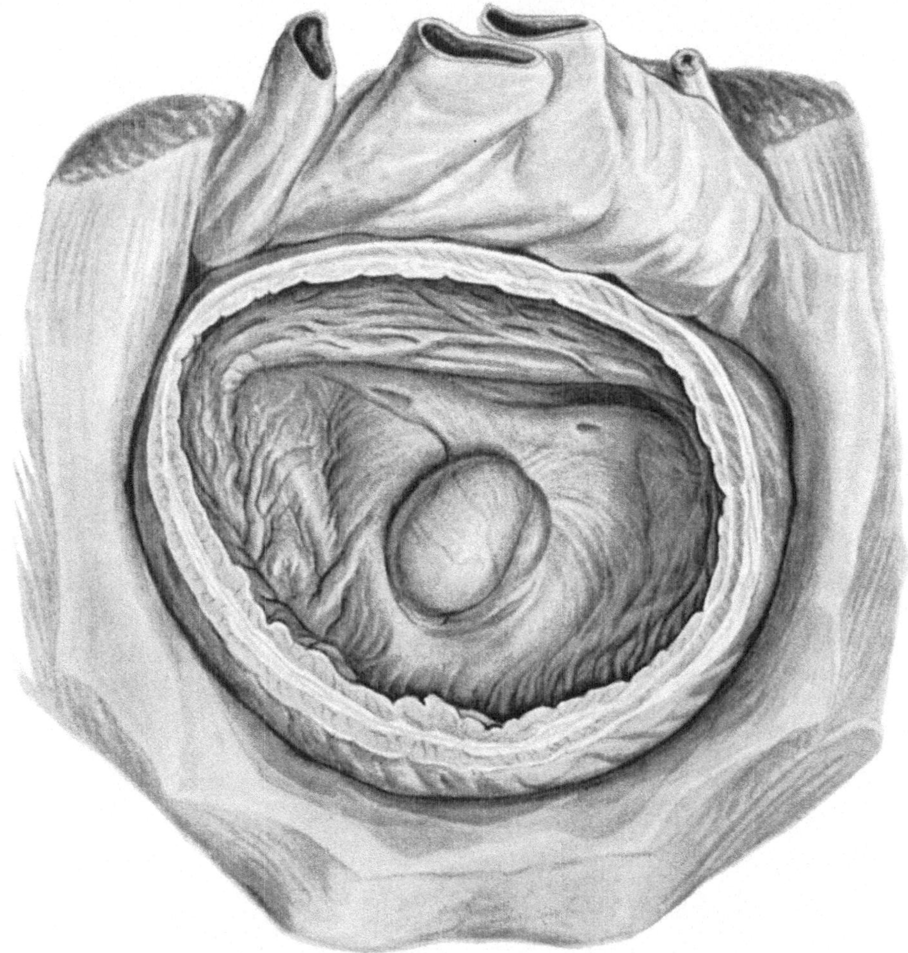

Abb. 15b. Episphincterische Prostatahypertrophie. Von der (gekappten) Blase aus gesehen. Die intravesical
entwickelte Prostatageschwulst asymmetrisch gestaltet. (Aus TANDLER-ZUCKERKANDL 1922)

sich dann gerne halbkugelig oder zapfenförmig, unter Umständen auch gestielt
in die Harnblasenlichtung hinein. Bei relativer Kleinheit wird er als „Uvula
vesicae" bezeichnet oder er nimmt fächerförmige Gestalt an: „Hypertrophie en
éventail". Durch all dies wird das Orificium urethrae internum ventrokonvex
bogig bis y-förmig verzerrt. Solche gestielte Knoten können sich nach Art eines
Kugelventils vor die Harnröhrenöffnung legen und dadurch beträchtliche Miktions-
behinderungen bewirken. Ein derartiger intravesical entwickelter Knoten ist das,
was man als sog. pathologischen Homeschen Lappen oder *Lobulus pathologicus
medius* zu bezeichnen pflegt (Abb. 15). Es kann aber nicht nachdrücklich genug

darauf hingewiesen werden, daß dieser *nicht* aus dem seinerzeit von HOME beschriebenen „echten" Mittellappen der Glandula prostatica propria cranialis heraus entsteht, wie ehemals fälschlicherweise angenommen wurde, sondern sich aus den geweblichen Elementen des Urethralmantels in seinem unmittelbar submukösen, intrasphincterischen Gebiet, also von Anfang an unmittelbar unter dem Schleimhautüberzug entwickelt und nicht erst aus dem wirklichen Prostatamittellappen nach vorne oben zu den Lissosphincter durchbrechen muß, um unter die Mucosa der hinteren Blasenmundlippe zu gelangen. Oft setzt sich die knollige Gewebswucherung nach abwärts in die Urethra supramontana fort. Hat ein solcher Knotenkomplex dann eine gewisse Größe erreicht, dann nimmt er Walzen-, Hantel- oder Birnform an. In letzteren Fällen kann man besonders in Medianschnitten sehen, wie der obere intravesicale, meist voluminösere „Kopfteil" des Knotens durch eine Taille von dem darunterliegenden, bis gegen den Samenhügel reichenden plumpen Zapfenteil abgesetzt ist. Die Schnürfurche kommt dabei durch den von der Wucherung peripherwärts verdrängten und Widerstand leistenden Sphincter zustande, der sich zwingenförmig um die Geschwulst herumlegt. Bei jahrelangem Bestehen nehmen solche Mittellappen manchmal ganz abenteuerliche Formen an. So konnte v. FRISCH eine freie Brückenbildung zwischen den intravesicalen Auswüchsen beobachten, wodurch die Blasenhöhle förmlich in 2 Fächer unterteilt wurde (Abb. 16).

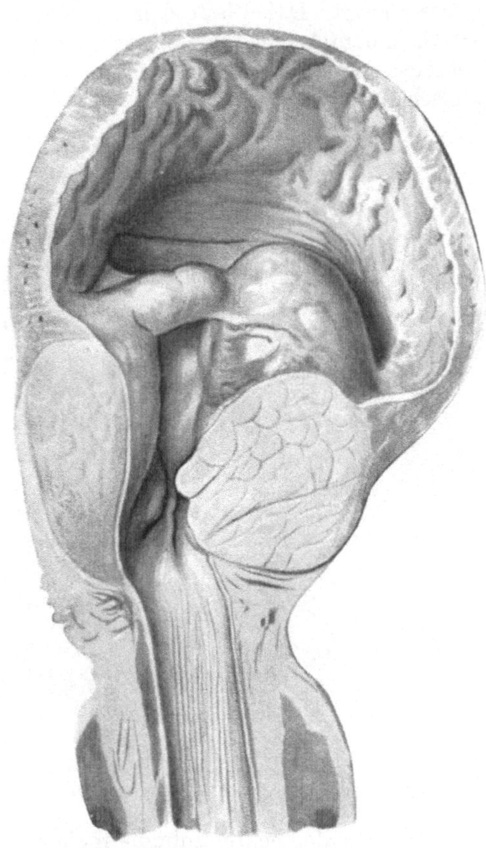

Abb. 16. Episphincterische Prostatahypertrophie. Freie Brückenbildung zwischen den intravesicalen paramedianen Prostatageschwülsten, wodurch die Blasenlichtung in 2 Fächer geteilt erscheint. (Beobachtung von v. FRISCH, aus BLUM-RUBRITIUS 1928)

*Mikroskopisch* sind die Bilder der s.P.H. des Urethralmantels außerordentlich bunt; fast jeder Fall zeigt seine Besonderheiten, abhängig nicht zuletzt von der Dauer, d.h. dem Entwicklungsstadium des Prozesses. In den ersten Anfängen handelt es sich um eine histiocytäre, weniger diffuse als vielmehr undeutlich kleinmultizentrische, gelegentlich lymphoidzellig durchsetzte Mesenchymproliferation im latero-dorsalen Schleimhautstroma, oft beginnend oberhalb des Samenhügelpols in der Gegend des unteren Sphincterrandes und sich von hier aus vor allem in Richtung zum Blasenmund ausbreitend. Dies entspricht dem „jungen Bindegewebe" von GRASSMANN, der „lymphocytären Infiltration" von MOORE bzw. der „embryonalen Infiltration" von GIL VERNET. Hierdurch werden schon frühzeitig die hier verlaufenden longitudinalen vesico-cervicalen glatten Muskelzüge und elastischen Elemente aufgesplittert und zunehmend zum Schwund gebracht, woraus sich die schon bei relativ geringen Veränderungen zustande kommende

Beeinträchtigung des Miktionsmechanismus verstehen läßt. Nach oben zu werden nach einiger Zeit die hintere Blasenmundlippe und die Trigonumspitze erreicht. Manchmal ist die Veränderung im ganzen betroffenen supramontanen Urethralmantelbereich gleichmäßig verteilt, nicht selten erreicht sie jedoch ihren größten Umfang in den obersten Abschnitten, wo es dann zu den erwähnten, dem geringsten Widerstand folgenden Vorbuckelungen des Schleimhautüberzuges blaseneinwärts kommt. Dabei läßt sich zeigen, daß der Wucherungsprozeß innerhalb des Urethralmantels bei seiner zunehmenden Erstreckung nach oben zu die Harnröhrenschleimhaut mit sich schleppt, so daß auch bei großem Umfang des pathologischen Mittellappens seine intravesicale Oberfläche großteils von Urethralmucosa und nur in den dreiecksnahen Partien von Blasenschleimhaut überzogen wird. Ein oft vorhandenes zweites Wachstumszentrum beiderseits lateral, unmittelbar oberhalb vom kranialen Samenhügelpol vergrößert den normalerweise nur kleinen Abstand zwischen unterem Sphincterrand und Verumontanum, teilweise wohl auch infolge Verdrängung und Druckschwund des unteren Schließmuskelsaumes seitens der mesenchymalen Wucherungen, wodurch sich ein zunehmender Kontakt zwischen diesen und den seitlich dahinterliegenden Partien der Glandula prostatica propria ausbildet. Wenn in sel-

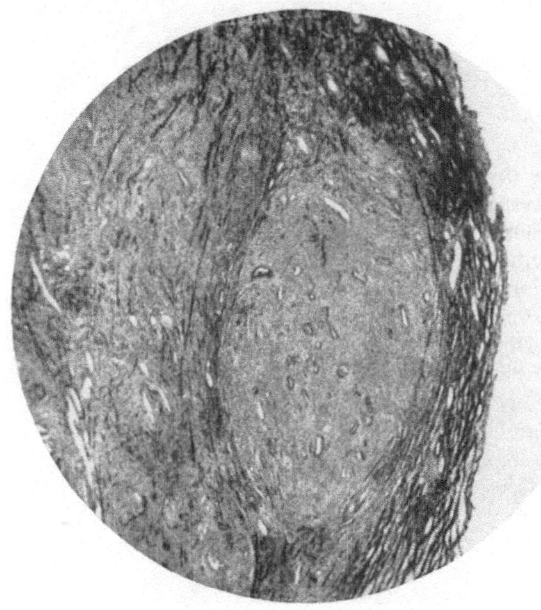

Abb. 17. Sog. Prostatahypertrophie des Urethralmantels. Junges, völlig drüsenloses Myofibrom mit reichlichen capillaren Blutgefäßsprossungen (Elasticafärbung). 63jähriger Mann. (Nach OBERNDORFER 1931)

tenen Fällen der echte Lobulus medius der Glandula cranialis sehr schmächtig entwickelt ist (vgl. S. 236), dann können die Stromaproliferationen bis an die Prostataoberfläche entlang dem Spatium intervesico-genitale vordringen und sind dann durch eine dünne fibromuskuläre Kapsel von dem retroprostatischen Bindegewebe getrennt. Daraus ergibt sich die Gefahr, daß in weit fortgeschrittenen Fällen eine Zerreißung dieser dünnen Kapsel bei chirurgischer Knotenausschälung unvermeidlich wird und die postoperative Prostataloge in unmittelbarer Verbindung mit dem Spatium intervesico-genitale steht. Die günstigste Zeit für die Enucleation ist daher das reife Mittelstadium, da in den bisher geschilderten Frühphasen die erst entstandenen Stromaknötchen noch nicht genügend scharf abgegrenzt sind (MOTZ und PEREARNEAU), während in den Spätstadien die Kapselzerreißung droht.

In den meisten Fällen sind die Mesenchymproliferationen begleitet von Capillarwucherungen, die bald verhältnismäßig dicke Wandungen aufweisen, wie auch frühzeitig schon die histiocytären Formationen fibroblastisches Gepräge mit Faserdifferenzierung annehmen, so daß man bei diffuser Ausbreitung von einer Angiofibromatose, bei multizentrischer Entwicklung des Prozesses von Angiofibromen sprechen kann (J. Rott). Die durch den Gefäßreichtum der Urethralmantelveränderungen bedingte Blutüberfüllung ist verantwortlich für das Frühsymptom der Pollakisurie. Allmählich werden immer deutlicher ovoid oder kugelig konturierte Knötchen erkennbar, in denen sich auch glatte Muskelfasern differenzieren können, wodurch kleine Myofibromknötchen entstehen, die den jungen Uterusfibromyomen ähneln (Abb. 17). Diese wachsen heran und können für immer drüsenfrei bleiben. (Die Bildung solcher periurethraler Myofibrome in der dorsolateralen Wand der oberen männlichen Harnröhre wird von manchen Autoren, besonders auch Reischauer, als ein den Uterusmyofibromen der Frau analoger Parallelprozeß betrachtet, der bei periklimakterischer Störung des Geschlechtshormonquotienten auftritt.) Erste Prädilektionsstelle der fibro-myomatösen Knotenwucherungen ist das Schleimhautstroma der hinteren Blasenmundlippe, wodurch der unter Umständen ausschließlich mesenchymal aufgebaute *intrasphincterische pathologische Mittellappen* entsteht. Eine zweite Lieblingslokalisation derartiger Knoten sind symmetrisch hinten seitlich in der Urethralmantelschicht knapp oberhalb vom Samenhügel gelegene Gebiete, aus denen dann die unmittelbar *periurethralen Lobuli pathologici laterales* hervorgehen. Gelegentlich zeigen kleine solche fibromuskuläre Knötchen eine stärkere

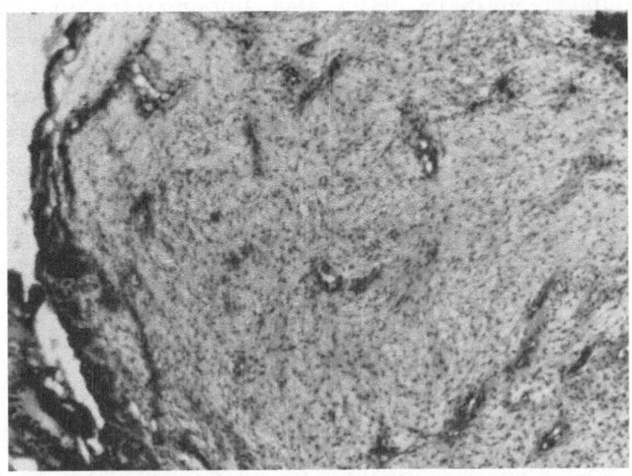

a

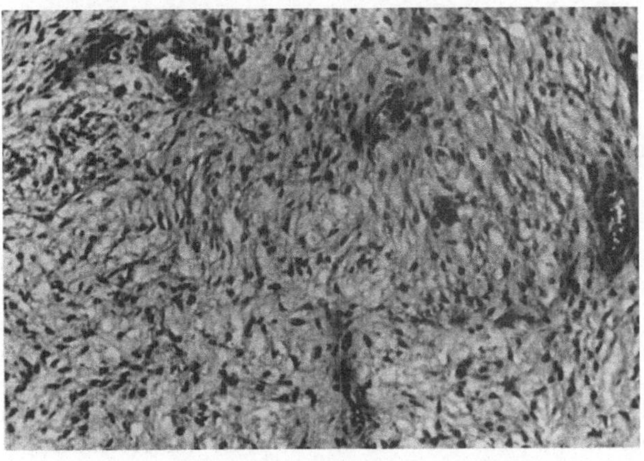

b

Abb. 18a und b. Sog. Prostatahypertrophie des Urethralmantels. 76jähriger Mann. Eigene Beobachtung. Ausschnitt aus einem ödematös-mucoid durchtränkten, ziemlich capillarreichen periurethralen Myofibrom; a bei schwacher, b bei stärkerer Vergrößerung

ödematös-mucoide Auflockerung und erhalten dadurch ein myxomähnliches Aussehen (Abb. 18a und b). Andere wieder sind sehr stark lymphocytär infiltriert (Abb. 19).

In der überwiegenden Mehrzahl der Fälle wachsen aber in die jungen Stromaknoten drüsig-epitheliale Sprossungen ein, die entweder aus den Läppchen oder Ausführungsgängen der periurethralen Drüsen hervorgehen, wenn die histiocytären (oder auch schon fibromyomatösen ?) Proliferationen mit ihnen bei ihrer Vergrößerung Kontakt bekommen (Abb. 20). Für die Gegend des pathologischen

Mittellappens sind dies die subvesicalen, für die Gegend der auf den Urethralmantel beschränkten pathologischen Seitenlappen die Drüsen der Colliculusgruppe.

Dieser Vorgang wurde von REISCHAUER eingehend studiert und beschrieben, der damit eine neue Auffassung von der Entstehung der s.P.H. anbahnte. Nach ihm geht die s.P.H. in jedem Falle auf derartige Prozesse im Urethralmantel zurück, die in einer ersten Phase als eine „embryonale" Spindelzellwucherung imponieren, deren Matrix das supramontane dorso-laterale „feminine" Reservemesenchym (vgl. oben S. 238) ist, wie HENNING es ausdrückt. In einer zweiten Phase kommt es zur Ausreifung von Fibromen, Myomen bzw. Myofibromen. In etwa 3% der Fälle bleibt das Geschehen in dieser Phase stehen, während die Einzelknötchen zu größeren Knotenkomplexen zusammenfließen. In 97% der

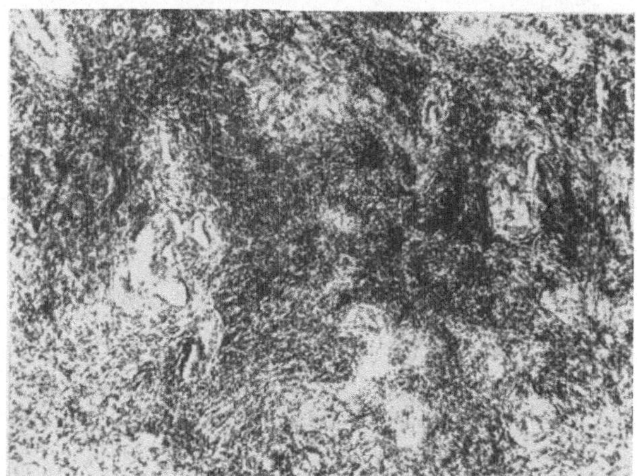

Abb. 19. Sog. Prostatahypertrophie des Urethralmantels. 73jähriger Mann. Eigene Beobachtung. Stark lymphocytär durchsetztes, capillarreicheres, völlig drüsenloses periurethrales Myofibrom („Lymphocytom")

Fälle aber kommt es zum Übergang in eine dritte Phase. Diese besteht darin, daß die von den jugendlichen fibromyomatösen Wucherungen berührten ortsständigen periurethralen Drüsen zu eigener Proliferation (humoral) stimuliert werden, demzufolge nun eine drüsig-epitheliale Durchwachsung der Mesenchymknoten Platz greift, die schließlich zu mehr minder vollständiger Substitution der Stromaknoten führen kann. Auf diese Weise entstehen Adenofibrome, Adenofibromyome und gelegentlich so gut wie reine Adenome. Diese von REISCHAUER entdeckte formale Knotenentwicklung der s.P.H. wurde von GRASSMANN, POLLAK, OBERNDORFER, DEMMING nachgeprüft und bestätigt, wobei freilich von einem Teil der genannten Forscher mehr eine gleichzeitige und nicht immer zeitlich aufeinanderfolgende Proliferation der mesenchymalen und drüsigen Formationen angenommen wird, was sich auch mit unseren eigenen Erfahrungen deckt. Stromaknoten und Drüsenknoten können sich demnach auch unabhängig voneinander nebeneinander entwickeln, wie z. B. das gleichzeitige Bestehen von Leiomyomen und Adenomen in der Prostata eines 80jährigen (KAUFMANN-BERNEIKE) beweist. J. ROTT stellte neuerdings das induzierte Einwuchern von Drüsensprossen in die Stromaherde in Abrede und deutet die Bilder so, daß sie durch ein mesenchymales Umwachsen von Drüsen zustande kommen. Es scheint uns aber wahrscheinlich, daß das proliferierende jugendliche angio-fibroblastische Gewebe günstige „Nestbedingungen" mit sich bringt, die eine Wucherung der damit in Berührung kommenden Drüsenformationen erleichtern und so zu den fibro-adenomatösen Mischknoten führen, während die Entstehung der letzteren durch sekundäre drüsigepitheliale Durchwachsung schon differenzierter Myofibrome auf Schwierigkeiten stoßen dürfte. Die ältere Auffassung von RIBBERT, ADRION u. a., wonach die vorwiegend fibromyomatösen Knoten dadurch entstehen sollen, daß die zunächst in ihnen vorhandenen Drüsenverbände untergegangen sind, findet heutzutage kaum mehr Anhänger. Da das Vorhandensein und die Reichhaltigkeit der periurethralen Drüsen, wie schon erwähnt, großen individuellen Schwankungen unterliegt, leuchtet die Auffassung von GIL VERNET ohne weiteres ein, daß es von diesen unterschiedlichen präexistenten Drüsenvorkommnissen abhängt, ob hier dann reine Myofibrome oder Adeno-myofibrome zustande kommen. Gleichzeitig ergibt sich daraus, daß gerade die großen intravesicalen Knotenbildungen an der hinteren Blasenmundlippe verhältnismäßig oft von gemischtem fibromyomatösem und adenomatösem Aufbau sind, da die subvesicale Gruppe der periurethralen Drüsen so ziemlich die konstanteste dieser Art ist.

Sklerosierende Stromaveränderungen, wie sie nicht selten nach entzündlichen Prozessen auftreten, setzen allem Anschein nach einer drüsig-epithelialen Spros-

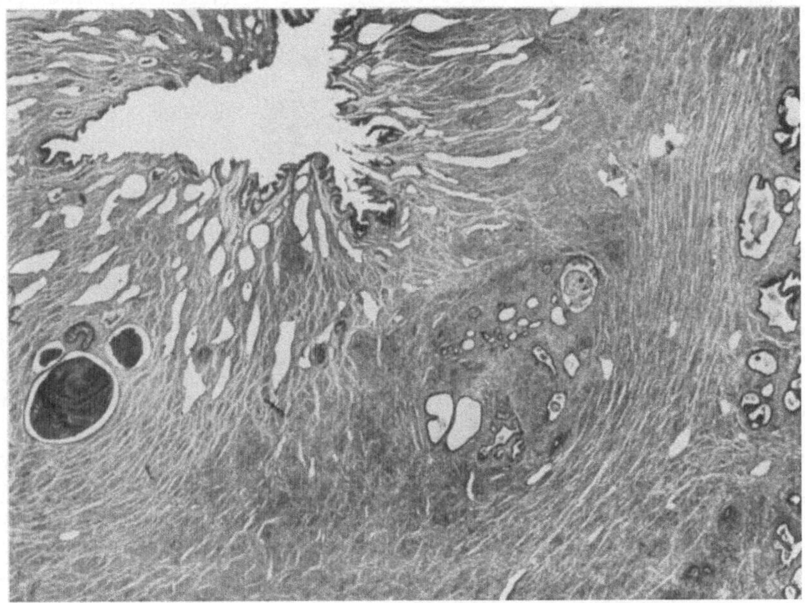

Abb. 20. Sog. Prostatahypertrophie des Urethralmantels. 56jähriger Mann. Kleines, drüsenhaltiges Fibromyom des prostatischen Urethralmantels. (Nach OBERNDORFER 1931)

sung und deren Verbreitung große Hindernisse entgegen. So sieht man z. B. bei einseitigen sklerosierenden chronisch-entzündlichen Herden rein fibromyomatöse Bildungen, auf der anderen Seite Adeno-myofibrome.

Schon weiter oben wurde erwähnt, daß bei Ausbreitung des mesenchymalen Knotenbildungsprozesses im unmittelbar supracolliculären Gebiet der dort liegende untere Rand des Lissosphincters nach oben abgedrängt bzw. „abgenagt" wird, wodurch sich ein direkter Kontakt zwischen den jugendlichen fibromyomatösen Proliferationen und den Drüsenformationen des Lobulus praespermaticus der Glandula prostatica propria cranialis ergibt. In solchen Fällen geraten diese Drüsenläppchen oder ihre Ausführungsgänge unter den stimulierenden Einfluß des wuchernden Mesenchyms, so daß es auch in dieser Zone zu drüsig-epithelialen Einsprossungen und in der Folge zu adeno-fibromyomatösen Mischknoten kommen kann. Damit ist aber die Grenze der rein im Urethralmantel lokalisierten Knotenbildungen überschritten und eine Mitbeteiligung der eigentlichen Prostatadrüse eingetreten.

Seltener als die bisher geschilderten, zum Bild der s.P.H. führenden Wucherungsvorgänge innerhalb des Urethralmantels kommen jedoch auch rein drüsig-

epitheliale Proliferationen vor, worauf vor allem GIL VERNET hinweist und wie sie
auch uns einigemal begegnet sind. Es handelt sich hierbei also um eine einfache
Hypertrophie der intrasphincterischen, vor allem subvesicalen Drüsengruppen
ohne jegliche histiocytäre bzw. fibromyomatöse Mitwucherung des Stromas. Es
entstehen so an der hinteren Blasenmundlippe und unmittelbar darunter adenom-
artige Herde mit manchmal kleincystischen Lichtungsausweitungen. Da die
Blaseneröffnung zu einem großen Teil in der hinteren Umrandung des Orificium
erfolgt, kann sich die hier lokalisierte Drüsenproliferation mit Verdrängung der

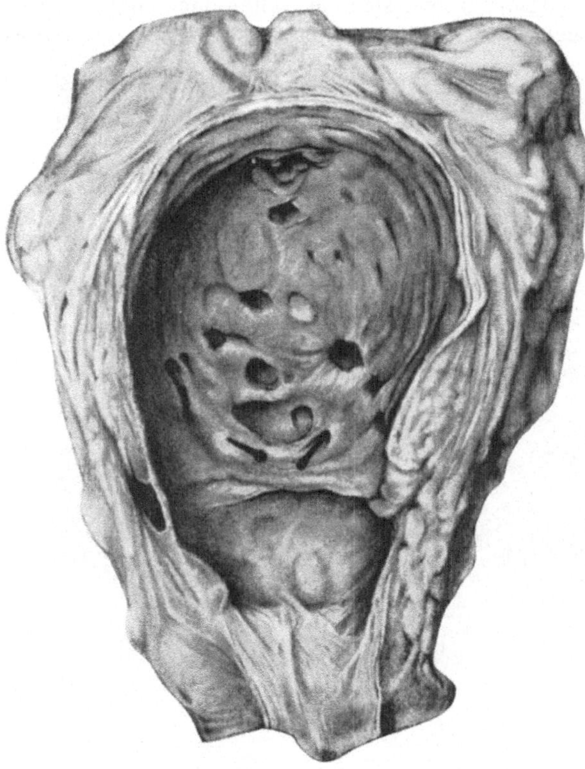

muskulären Dilatatoren-
fasern schon frühzeitig
miktionsstörend auswir-
ken. Nach GIL VERNET
gibt es derartige rein periurethrale, ausschließlich
drüsige Hypertrophien,
bei denen auch in Serien-
schnitten keinerlei Mit-
wucherung der eigentli-
chen Prostatadrüsen nach-
weisbar ist.

*Zusammenfassend* ist
über die *s.P.H. des Ure-
thralmantels* zu sagen, daß
sie in den meisten Fällen
aus gemischten adenomyo-
fibromatösen oder mehr
minder rein fibromyoma-
tösen, anfangs auch angio-
fibromatösen Stromapro-
liferationen der dorso-lateralen Wand des Blasen-
halses besteht. In den
Frühstadien, den Minia-
turformen, kann der Pro-
zeß Ähnlichkeit mit der
Blasenhalsstarre haben.
Mit Fortschreiten der Veränderungen entwickeln

Abb. 21. Zustand nach Prostatektomie (episphincterische Form) vor
4 Monaten. 60jähriger Mann. (Nach OBERNDORFER 1931)

sich mehr und mehr anwachsende Knoten, die mit großer Vorliebe an der
hinteren Blasenmundlippe submukös lokalisiert sind und dem geringsten Widerstand folgend intravesical vorgetrieben werden. Dies ist dann der sog. *Lobulus
pathologicus medius.* Kleinere *periurethrale pathologische Seitenlappen* pflegen sich
paramedian hinten oberhalb des Samenhügelpols zu entwickeln und gelangen
oft mit dem pathologischen Mittellappen zur Vereinigung. Die Mischknoten
kommen entweder durch zeitlich aufeinanderfolgende (REISCHAUER u. a.) oder
etwa gleichzeitige (GIL VERNET u. a.) Proliferationen der mesenchymalen und
drüsig-epithelialen Gewebselemente zustande. Sie sitzen entsprechend den Prädilektionsstellen der submukösen Drüsen, ebenso wie die primär reinen adenomatösen, ausschließlich auf den Urethralmantel beschränkten Adenome, entweder
unter der Mucosa der hinteren Blasenmundlippe oder im Bereich der Colliculusgruppe, ausnahmsweise auch in der Harnröhrendachgruppe, also distal in der
ventralen Wand der Urethra prostatica, wie sie CAMMERATH in 2 Fällen beobachten konnte.

Nach operativer Ausschälung der episphincterischen Knoten bleibt, wie aus den vorausgegangenen Schilderungen nicht anders zu erwarten ist, ein blasenwärts klaffender, dem destruierten Orificium urethrae internum entsprechender becherförmiger oder flaschenkürbisähnlicher Hohlraum (Abb. 21). Das Klaffen ist bedingt durch den distal verdrängten, weit ausgeweiteten Sphincterring, der auch die Einschnürung des Flaschenhalses bewirkt. Die Wand oder „Kapsel" des Enucleationskraters wird von der druckatrophischen Außendrüse gebildet.

### b) Die Hypertrophie der Glandula prostatica propria

Bedient man sich der Ausdrucksweise von LOESCHKE-ADRION-KAUSCH, so handelt es sich hierbei um eine Hypertrophie der „Außendrüse". Sie entspricht der sog. *subsphincterischen oder subvesicalen Form der Prostatahypertrophie* nach TANDLER-ZUCKERKANDL. Das gewöhnliche pathologisch-anatomische Bild dieser Art der Vorsteherdrüsenvergrößerung ist ebenfalls durch das Auftreten von Knoten in den betreffenden Lappen der eigentlichen Prostata charakterisiert, doch gibt es auch andere, seltener zur Beobachtung kommende Hypertrophien dieser Gegend, die bis zu einem gewissen Grade Wegbereiter bzw. Vorläufer der typischen Knotenveränderungen sind. Meistens handelt es sich um betont drüsig-epitheliale (diffuse oder knotige) Proliferationen, doch kommen auch für sich und/oder daneben (diffuse oder knotige) Wucherungen des fibromuskulären Stromas vor. Wir vertreten daher mit manchen anderen Autoren den Standpunkt, daß es nicht nur periurethral entstandene Hypertrophien, sondern auch solche der Glandula prostatica propria gibt. Schon HORN und ORATOR (1922) erwähnen das Vorkommen echter Prostataadenome, wie neuerdings auch GIL VERNET und J. ROTT dafür eintreten, daß die Hypertrophieknoten sowohl aus dem Urethralmantel wie auch aus der eigentlichen Vorsteherdrüse heraus entwickelt werden können. Freilich ist festzustellen, daß in der Regel nur die Glandula cranialis Sitz der Drüsenknoten ist, während die Caudaldrüse nur ausnahmsweise und im allgemeinen erst im Finalstadium der großen Knotenhypertrophien ebenfalls zur Bildung von Adenomen angeregt wird, wobei jedoch immer der unterste Organteil, der „Apex prostatae" und der kleine caudale Vorderlappen ohne jegliche derartige Veränderung gefunden werden.

In Anlehnung an die Einteilung von GIL VERNET sollen hier folgende Gruppen der Hypertrophie der Glandula prostatica propria unterschieden werden:

### α) Die essentielle Prostatahypertrophie (GIL VERNET) oder diffuse drüsige Hyperplasie der Prostata (R. CHWALLA)

Hierbei handelt es sich um Vorkommnisse mit auffallend voluminöser Prostata, jedoch ohne Knotenbildungen. CHWALLA-ZANDANELL geben hierfür Ausmaße der Vorsteherdrüse bis zu 7,5:3,5:2 cm an. Die periurethralen Gewebsschichten (Stroma und intrasphincterische Drüsen) sind dabei unverändert. Sowohl die Glandula cranialis wie auch die Glandula caudalis mit Ausnahme ihres Lobulus anterior zeigt eine üppige Entwicklung der drüsigen Formationen, die sogar nach vorne medial zu etwas gegen die ventrale Muskelcommissur vordringen können. Auf einem Querschnitt erscheint *makroskopisch* die vergrößerte Kranialdrüse als breiter, grauweißlicher, milchig-feucht benetzter, mehr fleischig-kompakter Sichelmond dorso-lateral um den Urethralmantel gelagert, entsprechend der Vergrößerung der beiden lateralen Lappen und des Lobus praespermaticus. In einer Beobachtung von GIL VERNET war auch der kraniale Vorderlappen an der Hypertrophie beteiligt, so daß sich die Querschnittsichel zum Ring schloß. Die ebenfalls erheblich hypertrophierten, peripher davon gelagerten postero-lateralen Lappen der Glandula caudalis zeigen am Durchschnitt eine starke wabige Auflockerung.

Dem makroskopischen Befund entspricht das *mikroskopische Bild* (Abb. 22). Es zeigt eine diffuse Proliferation der Drüsenfelder, wobei in der kranialen Prostata die Drüsenepithelien aufgehellt, hochprismatisch und vielfach leistenbildend erscheinen (Ausdruck gesteigerter Leistung). Die Drüsen der caudalen Prostata sind dagegen als solche wohl vermehrt, ihre Epithelien jedoch vielfach abgeflacht und ihre Lichtungen daher cystoid ausgeweitet (Zeichen verminderter Aktivität). Bei der diffusen drüsigen Prostatahyperplasie gibt es demnach keine pathologischen Lappen und da keine abgegrenzten Knotenbildungen vorhanden sind, findet der Operateur auch nichts vor, das eine typische Enucleation gestatten würde. Obgleich die essentielle Prostatahypertrophie nach den Erfahrungen von

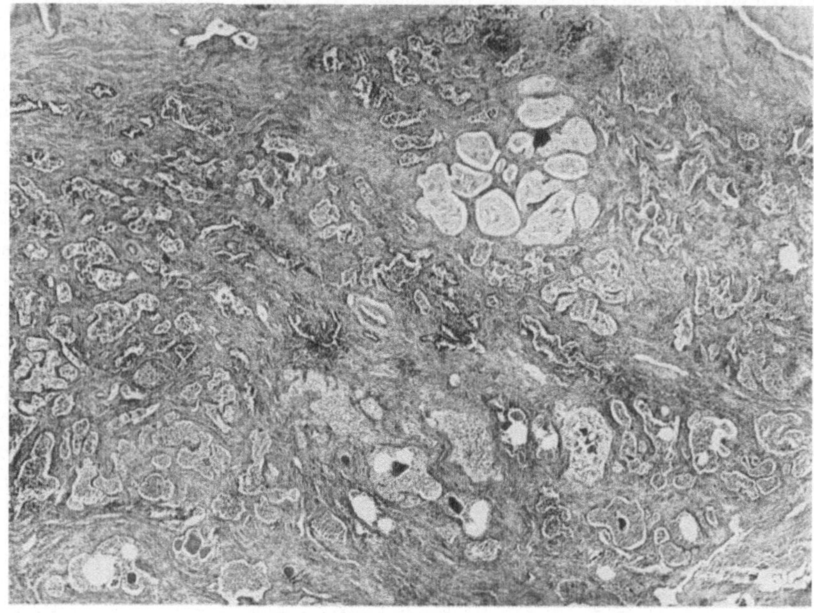

Abb. 22. Mikrophotogramm einer diffusen drüsigen Prostatahyperplasie. 68jähriger Mann. Beobachtung Chwalla-Zandanell

Chwalla-Zandanell in jedem Lebensalter (3.—10. Lebensjahrzehnt) auftreten kann, so dürfte doch die Zeit vor Einsetzen der Involution am häufigsten davon betroffen sein. Bemerkenswert ist es, daß charakteristischerweise auch die Samenblasen in solchen Fällen hypertrophisch gefunden werden (Gil Vernet, Chwalla-Zandanell), was im Hinblick auf die üppige Entfaltung besonders auch der Caudaldrüse für einen (noch) bestehenden Hyperandrogenismus sprechen könnte, wenngleich sich das bevorstehende bzw. schon beginnende Involutionsgeschehen in einer Epithelverflachung der Caudaldrüsen niederschlägt.

Zweifellos kann die essentielle Prostatahypertrophie zu dem klinischen Erscheinungsbild des Prostatismus samt seinen Folgezuständen wie Trabekelblase und Blasensteinbildung (vgl. R. Chwalla) führen.

Im weiteren Verlaufe treten innerhalb der allgemein vergrößerten Prostatadrüse adenomatöse Knoten auf, besonders in den lateralen Lappen der Glandula cranialis. Werden diese in solchem Zeitpunkt noch kleinen knotigen Herde enucleiert, so überrascht das Mißverhältnis zwischen der operativen Materialausbeute und der vorher festgestellten Organvergrößerung.

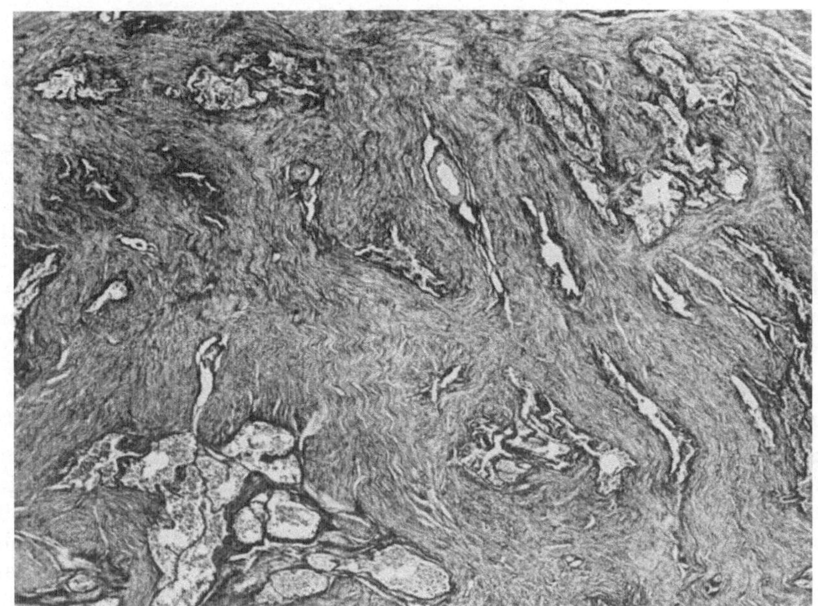

a

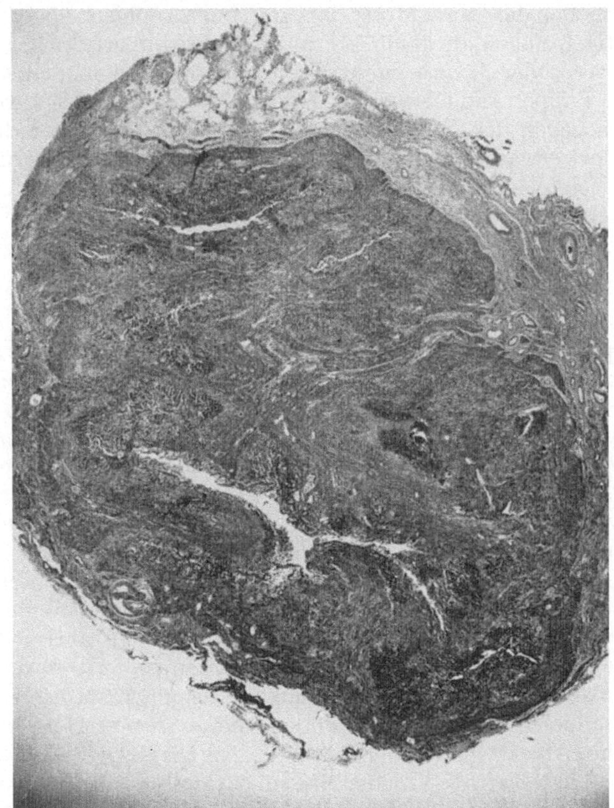

b

Abb. 23 a und b.  a Mikrophotogramm einer diffusen fibro-muskulären Prostatahypertrophie. 26jähriger Mann. Beobachtung CHWALLA-ZANDANELL.  b Mikrophotogramm einer starken muskulären Wandhypertrophie der Samenblase, gleicher Fall wie a

### β) Die diffuse fibro-muskuläre Prostatahyperplasie (Chwalla-Zandanell) oder Hypertrophia prostatae fibromyomatosa diffusa (Caspers)

Diese Form der Vorsteherdrüsenvergrößerung wird nur sehr selten beobachtet. *Makroskopisch* handelt es sich dabei um eine allgemein vergrößerte, eher derbe Prostata (im Fall von Chwalla-Zandanell 5:4:3 cm), die auf der Schnittfläche kompakt grauweißlich erscheint. *Mikroskopisch* ist das fibro-muskuläre Stroma der Vorsteherdrüse gegenüber den Drüsen deutlich diffus vermehrt (Abb. 23a). Ursächlich könnte ein Hyperoestrogenismus vermutet werden. Charakteristischerweise zeigen dabei auch die Samenbläschen (Abb. 23b) eine beträchtliche Muskelwandhypertrophie.

### γ) Die einfache drüsige Hypertrophie der Glandula cranialis (Gil Vernet)

Sie kommt vor allem im Praesenium und Greisenalter vor und ist so gut wie immer mit einer Involution der Glandula prostatica caudalis verbunden. *Makroskopisch* ähnelt das Bild der essentiellen Hypertrophie, doch sind die Ausmaße im Durchschnitt etwas geringer und die Caudaldrüse mehr minder deutlich atrophiert. *Histologisch* handelt es sich um eine reine Drüsenproliferation der kranialen Prostata ohne jegliche Stromabeteiligung, wobei die Drüsenepithelien hochprismatisch erscheinen und lichtungswärts gerichtete Leistenbildungen aufweisen. Die Drüsenepithelien der Caudaldrüse dagegen sind atrophisch abgeplattet. Wenn schon in derartigen Fällen die gesamte kraniale Drüse hypertrophiert sein kann, so liegt doch meistens der Schwerpunkt der Proliferationen in den lateralen subsphincterischen Lappen und hier wieder in deren kranialen Partien, welche solcherart gelegentlich gegen den Blasenboden zu aufsteigen und sogar die Sphinctermuskelfasern dort etwas dissoziieren können. Dauert die Veränderung eine Zeitlang an, dann schießen da und dort innerhalb der diffus proliferierten Drüsenfelder umschriebene adenomatöse Herdbildungen auf.

### δ) Die Hypertrophie der Glandula cranialis mit Ausbildung von Knoten

Dies ist die am meisten charakteristische Form der im Bereiche der Glandula prostatica propria voll entwickelten Hypertrophie. Nach Gil Vernet handelt es sich um ein fortgeschrittenes Stadium der diffusen Hyperplasie, welche demnach als eine mehr oder weniger ausgeprägte Vorläuferin der typischen Knotenform betrachtet werden kann. Wenn man von der *subsphincterischen oder subvesicalen Form der Prostatahypertrophie* (Tandler-Zuckerkandl) spricht, dann meint man diesen Typus (Abb. 24). Das Orificium urethrae internum ist hierbei in seiner Form kaum verändert, da sich die Masse der Knotenkomplexe unterhalb des Blasenbodens und damit auch außerhalb des Sphinctersystems vorfindet, wodurch der Blasengrund samt dem Lissosphincter durch die heranwachsenden Knoten gehoben wird, so daß der innere Blasenschließmuskel die obere Begrenzung der Knollenlager bildet und diese gegen die Blasenmucosa zu abriegelt. Wenn die Herde mehr im Zentrum der eigentlichen Prostatalappen auftreten, dann sind sie überdies noch von einer gedehnten, druckatrophischen Prostataschicht umgeben. Das Aufwärtswandern der sich vergrößernden Knoten wird verständlich, wenn man bedenkt, daß ihre Abwärtsbewegung durch die dem Diaphragma pelvis aufruhende Caudaldrüse verhindert wird. Von der Blasenlichtung aus sieht man eine buckeligwulstige Erhebung des Blasenbodens, die entweder in gleichem oder ungleichem Ausmaß zu beiden Seiten oder hufeisenförmig bilateral-dorsal die Umgebung des Blasenmundes aufwölbt, je nachdem, ob nur die Lobuli laterales oder auch der Lobus praespermaticus der kranialen Prostata an der Knotenbildung beteiligt ist.

Hauptsitz der Knollenherde sind die subsphincterischen Seitenlappen (oft diese allein) und daher werden die seitlichen Urethralwände einerseits in die Länge gezerrt und andererseits die Harnröhrenlichtung durch die gleichzeitige Knotenvergrößerung in antero-dorsaler Richtung säbelscheidenähnlich zu einem medianen Schlitz umgewandelt, der durch die Vorbuckelung der seitlich andrängenden Knoten in der Mitte eingeengt sein kann.

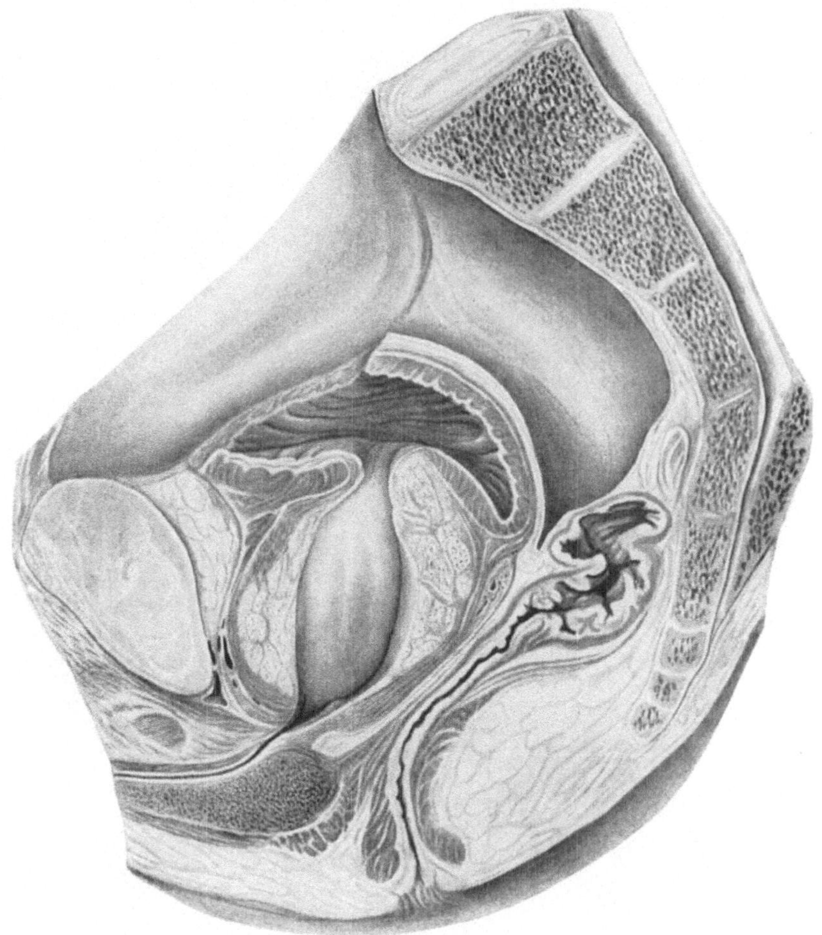

Abb. 24a. Subsphincterische Prostatahypertrophie. Medianschnitt, rechte Hälfte.
(Aus TANDLER-ZUCKERKANDL 1922)

Meist sind die Knoten nicht rein kugelig, sondern eiförmig gestaltet, mit der plumperen Wölbung nach unten und der spitzeren Kuppel nach oben zu orientiert. Mit zunehmender Volumvergrößerung der Gewebsmassen innerhalb der Kranialdrüse werden die aufsteigenden Teile der postero-lateralen Lappen der Caudaldrüse peripherwärts abgedrängt und druckatrophisch, nehmen also in der Regel nicht an den Wucherungen teil. Nur in den hinteren unteren Partien der caudalen Prostata kommt es manchmal, vielleicht angeregt durch formative (humorale?) Berührungsreize seitens der herangelangten subsphincterischen Knotenwucherungen, zur Ausbildung kleinerer Knollenherde. Im übrigen bildet sich die mehr und mehr gedehnte, zusammengedrückte Glandula caudalis zu einer Art Schale um: „chirurgische Kapsel", die die Knotenlager umgibt, dabei allerdings ihrer zipfeligen Gestalt entsprechend, einen dorsalen Zwickel freilassend. Letzterer wird nur von schmächtigen oberflächlichen, komprimierten Anteilen des Lobulus praespermaticus überbrückt.

Sind die subsphincterischen Knoten beiderseits gleich stark entwickelt, dann stoßen sie bei genügender Größe hinten medial aneinander; sind sie ungleich groß

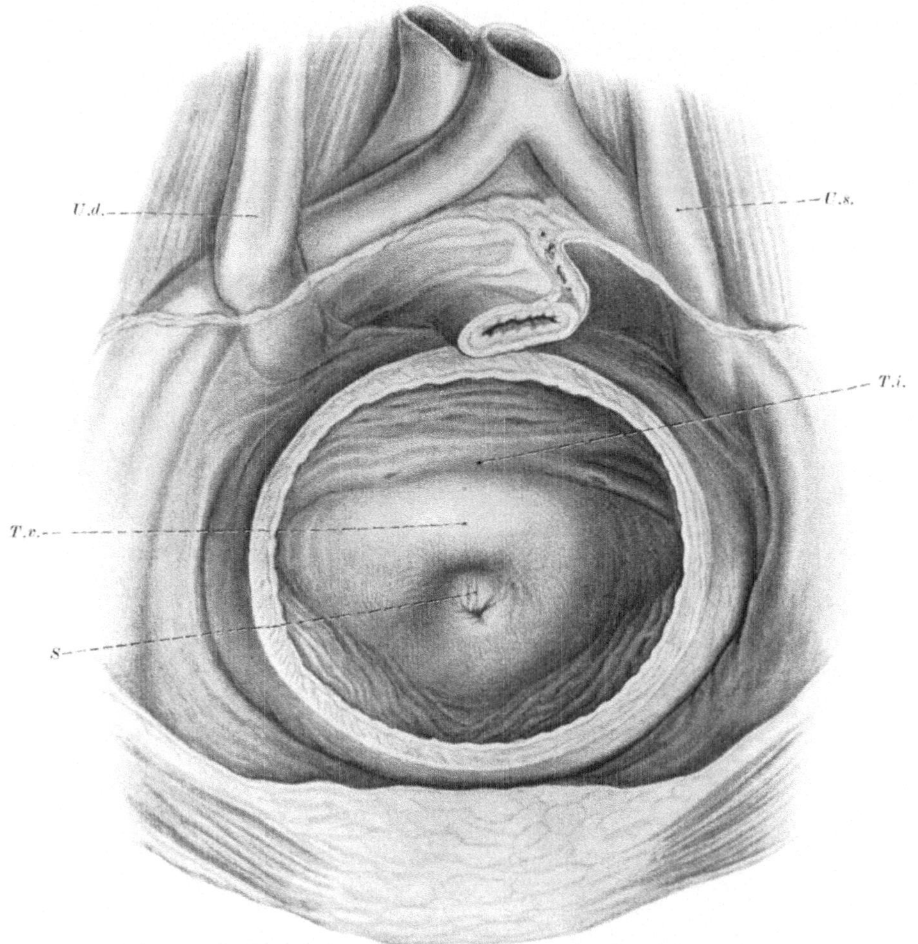


Abb. 24b. Subsphincterische Protatahypertrophie von der (abgekappten) Blase aus gesehen. *S* Sphincterwulst- *T.i.* Torus interuretericus. *T.v.* Trigonum vesicale. *U.d.* Ureter dexter. *U.s.* Ureter sinister. (Aus TANDLER. ZUCKERKANDL 1922)

oder nur einseitig gebildet, dann kann die Mittellinie durch den (stärker) wachsenden Knoten überschritten werden. Beengung der Harnröhrenlichtung und Verdrängung des vesico-urethralen Muskelapparates führen zu mehr minder heftigen Miktionsstörungen.

Seltener treten auch im Lobulus praespermaticus knotige Wucherungen auf, die sich hinter dem Sphinctersystem und vor den Samenblasen bzw. Samenleiterampullen zwischen die lateralen Lappen einfügen. Für sich allein führen sie zu keinen nennenswerten Miktionsbeschwerden, da sie dem geringsten Widerstand

folgend, gegen das Spatium intervesico-genitale nach hinten zu, von der Harnröhre weg wachsen.

Ausgemachte Adenombildungen im kranialen Vorderlappen mit Bildung eines
Lobulus pathologicus anterior sind nicht beschrieben. Ansätze zu einem solchen
wurden ausnahmsweise beobachtet (z. B. GIL VERNET).

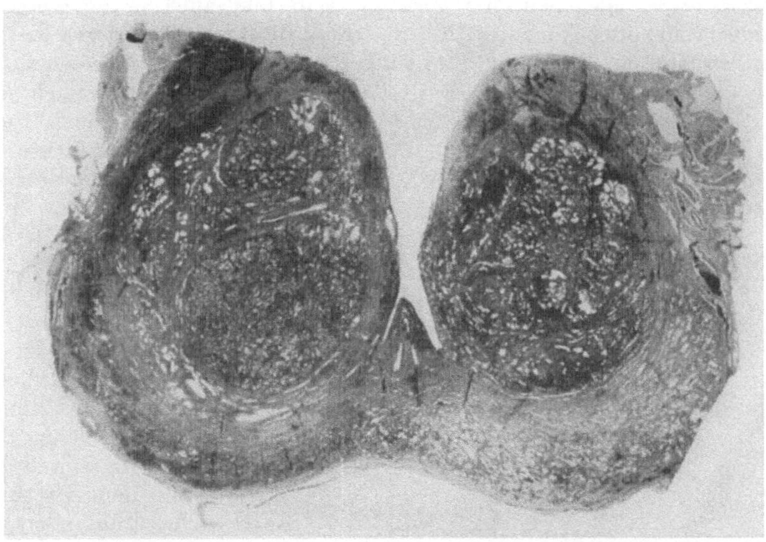

Abb. 25. Subsphincterische Prostatahypertrophie. Großknotige Drüsenwucherung der beiden Lobuli subsphincterici in einem Transversalschnitt in Höhe des oberen Colliculuspols bei 3facher Vergrößerung. Deutliche
Abgrenzung der subsphincterischen Adenome gegen die komprimierte Caudaldrüse zu. (Nach OBERNDORFER 1931)

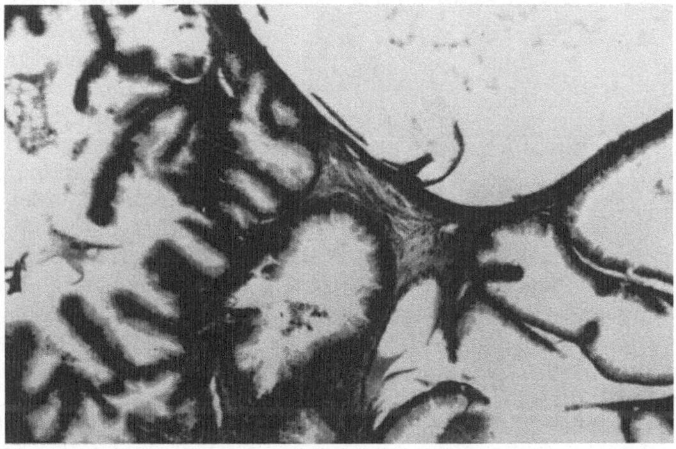

Abb. 26. Ausschnitt aus einem subsphincterischen Adenom bei stärkerer Vergrößerung mit teils cystoid ausgeweiteten Lumina und abgeflachten Epithelien, teils leistenartigen Excrescenzen der Drüsenwände mit auf-
gehellten, erhöhten (aktiven) Epithelien. 77jähriger Mann. Eigene Beobachtung

*Mikroskopisch* erweisen sich die Knoten der eigentlichen Prostata in der Regel
als reine Drüsenwucherungen und können daher als *Adenome* angesprochen werden
(Abb. 25). Während ihr diffuses glanduläres Vorstadium als Hyperplasie zu bezeichnen ist, steht nichts im Wege, die auf diesem Boden aufschießenden knotigen
Drüsenproliferationen als echte gutartige Gewächsbildungen zu betrachten, wie

dies eine Reihe von Forschern (VIRCHOW, JORES, ALBARRAN-MOTZ, RUNGE, LISSAUER, TSUNODA, GRINENKO, HORN-ORATOR, CAMMERATH, REISCHAUER, GRASSMANN, OBERNDORFER und GEISSENDÖRFER) auch tun (in gleicher Weise übrigens auch gültig für die Fibromyome, Adenofibrome usw. des Urethralmantels). Die Drüsenfelder zeigen von kubischen, meist einreihigen Epithelien ausgekleidete Formationen, die verästelt sein und auch leistenartige Wanderhebungen aufweisen können (Abb. 26). Sind die Lichtungen etwa bei mangelhaftem Anschluß an die Ausführungsgänge cystoid erweitert, dann erscheinen die Epithelien auch flach. Als Lichtungsinhalt findet sich ein blaß-eosinophil angefärbtes Sekret, das immer wieder auch größere und kleinere Corpora amylacea enthalten kann. GIL VERNET stellt eine Mitbeteiligung des Stromas an den Wucherungsvorgängen zumindest für die zentralen Gebiete der kranialen Lappen ausdrücklich in Abrede, spricht also von reinen Adenomen. Nur in den unteren, caudal vom Sphincterrand mit dem Urethralmantel sich berührenden Partien der subsphincterischen Lappen könne eine dort im Harnröhrenmantel sich abspielende Mesenchymproliferation interferieren (s. oben S. 247).

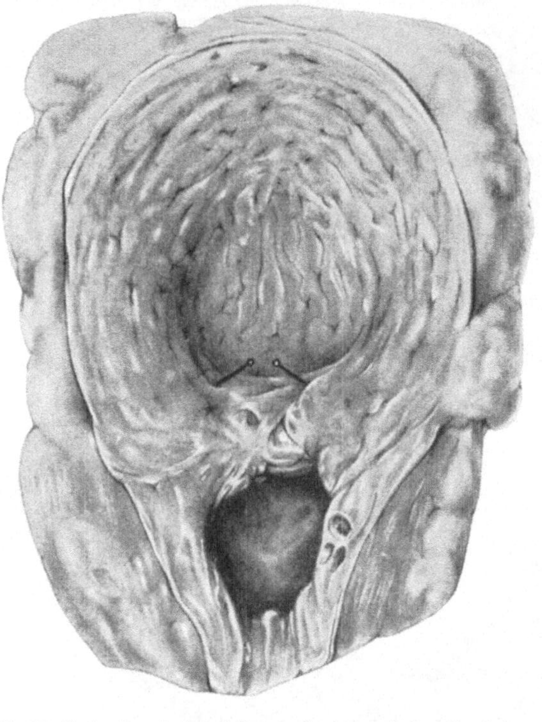

Andererseits kann sich — freilich nur sehr selten — eine Vorsteherdrüsenvergrößerung durch kleine disseminierte Knoteneinlagerungen in der Kranialdrüse auch als durch reine Myome bedingt herausstellen, wie dies CHWALLA-ZAN-

Abb. 27. Zustand nach Ausschälung subsphincterischer Prostataknoten mit kugeliger „Loge prostatique" oberhalb vom Samenhügel, unterhalb vom Blasenmund. (Nach OBERNDORFER 1931)

DANELL bei einem 84jährigen beobachteten. Als Matrix der Muskelknötchen fungiert naturgemäß das fibromuskuläre Stroma der Glandula cranialis.

*Zusammenfassend* können die beschriebenen Typen der sog. Hypertrophie der eigentlichen Prostatadrüse bis zu einem gewissen Grade als mehr oder weniger ausgeprägte Etappen desselben Prozesses aufgefaßt werden, wie dies vor allem GIL VERNET vertritt: Die der allgemeinen Involution vorangehenden Initialphasen entsprechen der essentiellen Prostatahypertrophie (diffusen drüsigen Hyperplasie) mit Proliferation der gesamten (kranialen und caudalen) Drüse. Bei weiterem Fortschreiten in die allgemeine Involution beschränkt sich die Drüsenvermehrung zunehmend auf die Glandula cranialis, während die Glandula caudalis mehr und mehr atrophiert (einfache drüsige Hyperplasie der Kranialdrüse). Wenn wir uns des Gleichnisses der „Prostatablüte" (Blütenkrone = Kranialdrüse, Kelch = Caudaldrüse) erinnern, so würde dieses Stadium durch eine üppige Entfaltung der Blütenkrone mit Verdrängung des welkenden Kelches dargestellt werden. Später schießen innerhalb der wuchernden Kranialdrüse umschriebene Drüsenknoten, also Adenome, auf. Diese sind mit Vorliebe in den subsphincterischen Seitenlappen lokalisiert, während der präspermatische Mittelteil der Glandula cranialis sich nur gelegentlich an der Knotenbildung beteiligt. Hebung des Blasenbodens, schlitzförmige Umgestaltung der prostatischen Urethra und Einengung derselben sind die Folge. Die Glandula caudalis wird zunehmend druckatrophisch, peripherwärts abgedrängt und bildet eine hinten offene „chirurgische Kapsel" um das Knotenlager. Nach dessen operativer Ausschälung bleibt daher ein kugeliges oder eiförmiges Wundbett oberhalb des Samenhügels zurück (Abb. 27), das durch das kaum oder nicht veränderte Orificium urethrae internum mit der Blasenlichtung in Verbindung steht (Prostatanische, Loge prostatique). Die Wand der postoperativen Nische wird demnach hauptsächlich von der schalenförmig atrophischen Caudaldrüse gebildet, die durch Einlagerung von „Abnützungspigment" mehr oder weniger bräunlich tingiert sein kann. Erfolgte die Enucleation noch zur Zeit der kompensierten Involution, dann kann die verbliebene Caudaldrüse eine gewisse Regeneration erfahren, bei schon eingetretener Hodeninvolution nicht mehr. Sog. Knotenrezidive aber gehen so gut wie immer auf unzulängliche Ausschälung zurück (s. unten), d. h. wenn in der Logenwand Adenome zurückblieben. Auch diese vergrößern sich für gewöhnlich nur dann, wenn die Prostatektomie vor Einsetzen der Involution erfolgte. Da das Prostatacarcinom nur ganz ausnahmsweise auf dem Boden einer Hypertrophie im Bereich der Kranialdrüse entsteht, vielmehr fast ausnahmslos von der Caudaldrüse ausgeht — manchmal freilich in die hypertrophischen Innenbezirke eindringt —, kann in der Wand der Prostatanische ein Krebs auftreten, der naturgemäß im vorher enucleierten Hypertrophiegewebe nicht nachweisbar gewesen sein muß.

## c) Die Kombinationsformen der sog. Prostatahypertrophie

Wenn wir im vorhergehenden zwischen einer s.P.H. des Urethralmantels einerseits und der eigentlichen Prostatadrüse andererseits unterschieden haben, so geschah dies aus 2 Gründen. Erstens deshalb, weil damit deutlicher zum Ausdruck kommt, daß entgegen vielfach vertretener Auffassung außer der periurethralen auch eine Hypertrophie der wirklichen Glandula prostatica (cranialis) vorkommt. Zweitens wurde diese Einteilung gebraucht, weil in manchen Fällen tatsächlich fast rein nur die eine oder andere Form zur Beobachtung kommt. Es darf jedoch nicht übersehen werden, daß in der Mehrzahl der Fälle Kombinationen beider Typen vorliegen, und zwar um so häufiger, je länger der hypertrophierende Prozeß schon besteht, vor allem also in den großen Endstadien. In solchen Fällen ist es dann schwierig, wenn nicht unmöglich, noch mit Sicherheit festzustellen, von welcher Zone des ganzen Prostatakomplexes die Knotenmassen ausgegangen sind.

Wenn schon die verschiedensten Kombinationsmuster der beiden Hypertrophiegruppen möglich sind und auch beobachtet werden, so scheint doch die häufigste davon die Verknüpfung pathologischer Seitenlappen mit einem pathologischen Mittellappen zu sein, wobei von Fall zu Fall verschieden, einmal jene, ein andermal dieser mächtiger entwickelt sind, gelegentlich aber auch gleich üppig erscheinen. Das etwa hufeisenförmige Operationspräparat besteht dementsprechend aus 2 eiförmigen (unten voluminöseren) seitlichen Knotenlagern, die in ihrer inneren (periurethralen) meist kleineren Schicht massiver und in ihrer äußeren Zone lockerer und saftiger aussehen. Sie sind miteinander durch eine schmälere Gewebsbrücke verbunden, die einen größeren oder kleineren, nach vorne oben zu gerichteten und hier von Schleimhaut überzogenen Bürzel trägt. Das Enucleationsmaterial wiegt durchschnittlich 2—4mal schwerer als die Normalprostata, selten mehr als 200 g. Ein von OCKERBLAD gewonnenes Präparat von 820 g muß als Ausnahme gelten.

Bei geeigneter Schnittführung kann man demgemäß im mikroskopischen
Präparat der „großen Prostatahypertrophie" folgenden Aufbau feststellen: Im
Urethralmantel oberhalb des Samenhügels eventuell noch fibromyomatöse, manch-

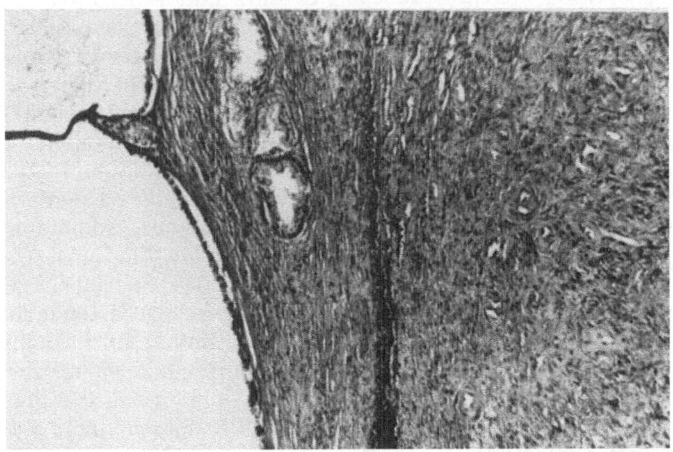


Abb. 28. Kombinationsform der Prostatahypertrophie. Mikroskopischer Ausschnitt bei mittlerer Vergrößerung.
Grenzgebiet zwischen einem cystischen Adenom des Lobulus subsphinctericus (links) und einem drüsenlosen
periurethralen Myofibrom (rechts). 75jähriger Mann, eigene Beobachtung

mal periurethrale Drüsensprossungen enthaltende Formationen, lateral davon um-
fängliche adenomatöse Proliferationen der Lobuli subsphincterici der Glandula
cranialis, deren obere Kuppen den Sphincter samt dem Blasenboden nach auf-

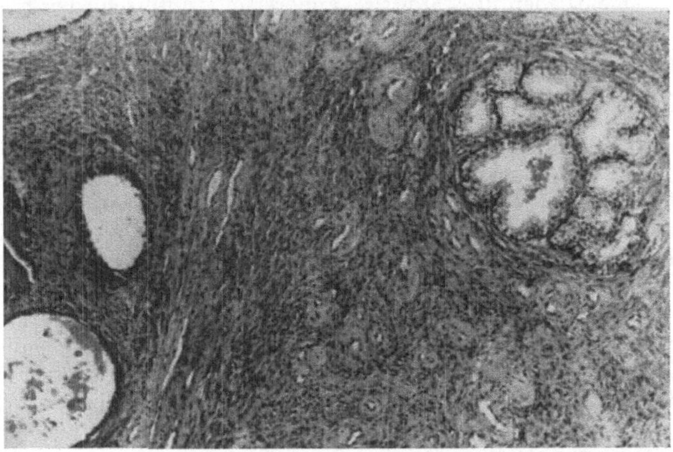


Abb. 29. Kombinationsform der Prostatahypertrophie. Mikroskopischer Ausschnitt bei mittlerer Vergrößerung.
Grenzgebiet zwischen einem Adenom des Lobulus subsphinctericus (links) mit leichter chronischer interstitieller
Prostatitis („Adenomitis") und einem, eine Drüsengruppe enthaltenden periurethralen Myofibrom (rechts).
75jähriger Mann, eigene Beobachtung

wärts drängen (ihr genaueres histologisches Aussehen wurde schon beschrieben).
Vor der Urethra sind die einander sich nähernden Seitenlappen durch eine fibromuskuläre Scheidewand getrennt, die der komprimierten vorderen Muskelcommissur entspricht. Im oberen hinteren Blasenhalsbezirk sitzt der aus fibro-myo-

matösen und subvesicalen Drüsenwucherungen zusammengesetzte pathologische Mittellappen, welcher den Sphincter peripherwärts verdrängt und teilweise aufgesplittert hat, wie auch sonst die vesico-urethro-prostatischen Muskelzüge durch die gewucherten Gewebsmassen verdrängt, zersplittert und vielfach zum Schwund gebracht sind. Dahinter liegen manchmal kleinere Adenomknötchen im Bereich des Lobulus praespermaticus. Auch die sonst atrophisch verschmälerte, ganz an den Rand gedrängte Caudaldrüse zeigt — freilich nur sehr selten — in ihren inneren meist paramedianen Zonen Adenombildungen. Im übrigen bildet sie mit den aufsteigenden Teilen ihrer postero-lateralen Lappen die hinten zwickelartig klaffende „chirurgische Kapsel", deren gegen das Spatium vesico-genitale zu gelegener Spalt durch eine dünne, verhältnismäßig leicht zerreißliche Gewebslage überbrückt wird, die den unmittelbar subkapsulären, stark druckatrophischen Resten der präspermatischen Kranialdrüsenteile entspricht. Mithin ist in den Endstadien der großen Prostatahypertrophie nahezu die ganze präexistente Drüse durch die gewucherten Gewebsmassen substituiert.

Bei Durchmusterung solcher mächtiger Hypertrophien muß das Mißverhältnis zwischen den üppigen Drüsenwucherungen und den nur spärlich vorhandenen Ausführungsgängen auffallen. GIL VERNET meint daher, daß diese nicht imstande wären, die reichlichen Sekretmassen abzuleiten, welche daher retiniert und zum Teil in den Blutstrom resorbiert würden.

## 4. Begleit- und Sekundärveränderungen der Prostatahypertrophie

Hierunter sollen jene Veränderungen verstanden werden, die man gelegentlich oder oft an der hypertrophierten Prostata finden kann.

### a) Traumatische Läsionen

Sie kommen in erster Linie durch die beim Prostatiker immer wieder durchgeführten Katheterisierungen und cystoskopischen Untersuchungen zustande. In vielen Fällen handelt es sich lediglich um Schleimhautverletzungen der eingeengten und deformierten Urethra, öfters auch am Samenhügel bzw. am Blasenmund. In ihrem Gefolge können Hämaturien wechselnder Intensität auftreten, die übrigens auch ohne grob erkennbare Ursache vorkommen. Seltener wird heute noch ein sog. „falscher Weg", eine „fausse route" beobachtet, die am ehesten bei Verwendung eines Metallkatheters zu befürchten ist. Dabei handelt es sich um Durchstoßungen der Schleimhaut, meist am Verumontanum, oder um richtiggehende Tunnellierungen des Knotenlagers; besonders gefährdet in dieser Hinsicht ist ein größerer Mittellappen, dessen künstliche Durchbohrung dann bis in die Harnblasenlichtung reichen kann. BLUM-RUBRITIUS bilden ein solches Vorkommnis ab. Seinerzeit wurde sogar eine derartige Durchstoßung des pathologischen Mittellappens als sog. „Forage" zur Schaffung eines künstlichen Harnabflußweges empfohlen.

### b) Entzündliche Veränderungen

Die Begleitprostatitis der Vorsteherdrüsenvergrößerung kann sich von selbst einstellen, wird aber durch Katheterisierung und andere instrumentale Eingriffe und die dadurch gesetzten Schleimhautläsionen begünstigt. Demgemäß finden sich die Zeichen des entzündlichen Ödems und der zelligen Infiltration vor allem im Bereich der Urethralschleimhaut. Der Übertritt der Erreger (Bact. coli, Staphylo-, Strepto-, Gonokokken u. a.) und damit der Entzündung in das Gebiet der Knotenlager erfolgt entweder kontinuierlich über die Gewebsspalten oder auf

dem Kanalwege über die Drüsenausführungsgänge. Akute und chronische Verlaufsformen kommen vor, oft in Form immer wieder exacerbierender fortschwelen-
der Prozesse. Die *chronische Verlaufsform* ist charakterisiert durch lymphoid-
plasmazellige Infiltration sowie fibrös-granulierende Veränderungen des Stromas
mit zunehmender Sklerosierung und Drüsenschwund. In den Drüsenlichtungen
findet sich ein aus Sekret, Leukocyten, abgeschilferten Epithelien und Corpora
amylacea bestehender Detritus. Sowohl infolge Verstopfung der Drüsengänge
durch derartige Sintermassen wie auch durch Abschnürung seitens des um die
Ausführungsgänge liegenden und schrumpfenden entzündlichen Bindegewebes
kommt es zu Sekretstauungen und cystischer Ausweitung von drüsigen Einheiten.
Epithelverluste der so veränderten Drüsen bringen Lichtungsinhalt und um-
gebendes Stroma in unmittelbare Berührung, was zweierlei Folgen haben kann.
Einmal wirkt der innerdrüsige Detritus als Fremdkörperreiz und führt zu reaktiver
histiocytärer Granulombildung mit Rundzelleinstreuung und Auftreten mehr-
kerniger Riesenzellen vom Fremdkörpertyp, so daß pseudotuberkulöse Strukturen
auftreten. Ein andermal durchwachsen resorbierende und phagocytierende histiocytäre Stromaproliferationen (ähnlich einer karnefizierenden Pneumonie) durch
die Defektstellen der Drüsenepithelzeile hindurch die Drüsenlichtungen und erfüllen diese zunehmend als eigenartige epitheloide großleibige, in ihrem Plasma
feinkörnig strukturierte Zellmassen. Die Mesenchymproliferation kann in solchen
Fällen geradezu tumorartige Ausdehnung annehmen, wie dies SCHERRER bei einem
70jährigen Mann mit jahrelang bestehender gutartiger Prostatahypertrophie nach
ascendierender Coli-Infektion der Knotenlager beschrieben hat.

Während so durch die chronisch-entzündliche sklerosierende Veröddung kleinere
und größere Drüsengebiete zugrunde gehen, mögen andere in den Nachbarbezirken
unter dem Anreiz dieses Geschehens in Wucherung geraten. Doch sind derartige
hypertrophierende proliferative Vorgänge im Rahmen des chronischen Entzün-
dungsgeschehens zweifellos nur fakultativ und unbedeutend, wie schon TSUNODA,
OBERNDORFER u. a. betont haben, im Gegensatz zu GRIFFITHS, CIECHANOWSKI und
ROTHSCHILD, die die Entzündung als primum movens der daraufhin einsetzenden
hypertrophierenden Vorgänge in der Prostata aufgefaßt haben (entzündliche
Entstehungstheorie der Prostatahypertrophie).

Wenn wir auch keineswegs leugnen wollen, daß die Rundzellenansammlungen
im Stroma der Prostatahypertrophie, die manchmal auch sehr unschön als
„Adenomitis" bezeichnet werden, in vielen Fällen tatsächlich Ausdruck eines
echten entzündlichen Geschehens sind, so sind wir ebenso davon überzeugt, daß
sie in vielen anderen Fällen als eine resorptiv-entzündliche Erscheinung im Sinne
von DUCREUX bei Entparenchymisierungsvorgängen oder auch als einfache Ansammlung von lymphatischem Gewebe anzusehen sind, wie dies MOORE vertritt
und wie es schon SIMMONDS betont hat, der solche Rundzellanhäufungen immer
wieder in den Vorsteherdrüsen aller Altersstufen, auch bei Kindern, nachgewiesen
hat und in diesem Zusammenhang besonders auf den gelegentlichen lymph-
knötchenähnlichen Bau der Zellinfiltrate hinweist. Freilich kommt letzterer auch
bei echten chronischen Entzündungen vor. Es bestehen hier Ähnlichkeiten mit
Schilddrüsenveränderungen im Sinne der chronischen Riedelschen Strumitis und
der sog. Struma lymphomatosa Hashimoto. (Auf die Möglichkeit lymphatischer
Infiltration der Prostata im Rahmen einer Lymphadenose haben wir schon aufmerksam gemacht.)

Die *akute Verlaufsform* ist durch das Auftreten von Eiterungen und Abscedierungen charakterisiert. Sie kommen vor allem durch Keimanreicherung innerhalb
stagnierender Detritusmassen zustande, die die Lichtungen cystisch ausgeweiteter
Drüsen erfüllen. Epithelvernichtung und Einschmelzung interglandulärer Septen

kann zur Ausbildung größerer Abszeßhöhlen führen. Diese liegen mit Vorliebe in
den Außenzonen der Vorsteherdrüse, da die Knotenwucherungen der innneren
Drüsenareale die Ausführungsgänge jener komprimieren. Hierdurch ist die Gefahr
des Eiterdurchbruches solcher Abscesse in das umgebende Gewebe mit Ausbildung
einer periprostatischen Phlegmone gegeben. Andererseits können die Absceß-
höhlen durch ein Granulationsgewebe abgeriegelt werden, welches infolge seines
oft reichlichen Gehaltes an sog. Pseudoxanthomzellen makroskopisch ein gelb-
liches Aussehen annimmt sowie schwielige Herde aufweist. Derartige Veränderungen kommen als Streufoci in Frage.

### c) Der sog. Prostatainfarkt

Nicht allzu selten lassen sich auf Schnitten durch die Knotenlager der Prostatahypertrophie annähernd rundliche, etwas unscharf begrenzte, eher weiche Herde
nachweisen, die entweder zur Gänze oder fleckig rot gefärbt erscheinen. Mikroskopisch erweisen sich die Herde als Nekrosen. Man bezeichnet sie als „*Infarkte*".
Nach MOORE finden sie sich in etwa 25%, nach GOLDEN-ABESHOUSE in etwa 13%
der Prostatahypertrophiefälle. In der Folge werden die nekrotischen Gewebspartien durch ein Bindegewebe ausgeflickt, während in ihren meistens hämorrhagischen Randzonen die Epithelien der erhalten gebliebenen und oft tubulär pro-
liferierenden Drüsen eine Umwandlung in geschichtetes Pflasterepithel eingehen,
das von kleinen Knospenherden bis zum völligen Ersatz der Drüsen gedeihen kann
(Abb. 30). Eine solche Pflasterepithelmetaplasie kommt nach MOSTOFI-MORSE
bei 50 Infarktfällen 47mal vor; sie ist Ausdruck eines gewissen bestehenden Hyperoestrogenismus und wird durch eine Stilboestroltherapie oder eine gleichzeitig
bestehende Lebercirrhose (mit mangelhaftem Oestrogenabbau) gefördert. Die
Bedeutung dieser Epithelumwandlung besteht darin, daß sie von einem unein-
geweihten Untersucher leicht mit Krebsbildung verwechselt werden kann; doch
fehlt hierbei das für das Carcinom kennzeichnende infiltrierende Wachstum und
die Zellpolymorphie sowie die reichlicheren Mitosen.

Als Ursache des Prostatainfarktes werden vor allem traumatische Einflüsse
angenommen (ABESHOUSE, HUBLY-THOMPSON, ROGERS, ROTH u. a.), wie sie bei
(instrumentalen) Untersuchungen zustande kommen können; daneben kommt
auch die Möglichkeit von Durchblutungsstörungen in den Knotenlagern durch
Gefäßkompression seitens der Knollenwucherungen in Betracht, wie auch die
eventuelle unterstützende Rolle der nicht seltenen Begleitthrombose des periprostatischen Venenplexus nicht außer acht gelassen werden sollte.

### d) Auffällige Epithelwucherungen in Adenomen der Prostata

Damit meinen wir ungewöhnliche Wucherungsvorgänge an den Drüsenepithelien in den Knotenlagern der sog. Prostatahypertrophie, die freilich auch in gewöhnlichen, weiter nicht veränderten Vorsteherdrüsen vorkommen können. Sie
müssen makroskopisch nicht weiter in Erscheinung treten, können jedoch gelegentlich als kleine, etwas zackig begrenzte und leicht über die Schnittfläche
prominierende weißliche Stellen erscheinen. Ihre Bedeutung liegt darin, daß es
auch dem geübten Histologen oft nicht leicht fällt, derartige, manchmal atypisch
anmutende Formationen als noch gutartige solche zu erklären oder schon als beginnendes Carcinom zu klassifizieren. Sie treten nach unseren Erfahrungen in
2 Erscheinungsbildern auf, die gewisse Ähnlichkeiten mit entsprechenden Epithelwucherungen in Strumen oder besonders bei der polycystischen Mastopathie
zeigen.

Der erste Typ ist verhältnismäßig häufiger, besonders bei Männern jenseits des 50. Lebensjahres (NELLER-NEUBÜRGER). Es handelt sich dabei um kleindrüsige tubuläre oder mehr solid-trabeculäre Epithelwucherungen. Wie OBERNDORFER sagt, sind sie es, „die die Differentialdiagnose gegen das Carcinom außerordentlich erschweren, mit jenem völlig identische Teilbilder geben können, so daß der Histologe in manchen Fällen nur aus dem Fehlen des Übergreifens der Wucherung auf Prostataumgebung und Samenblase, aus dem leichten Auslösen so veränderter



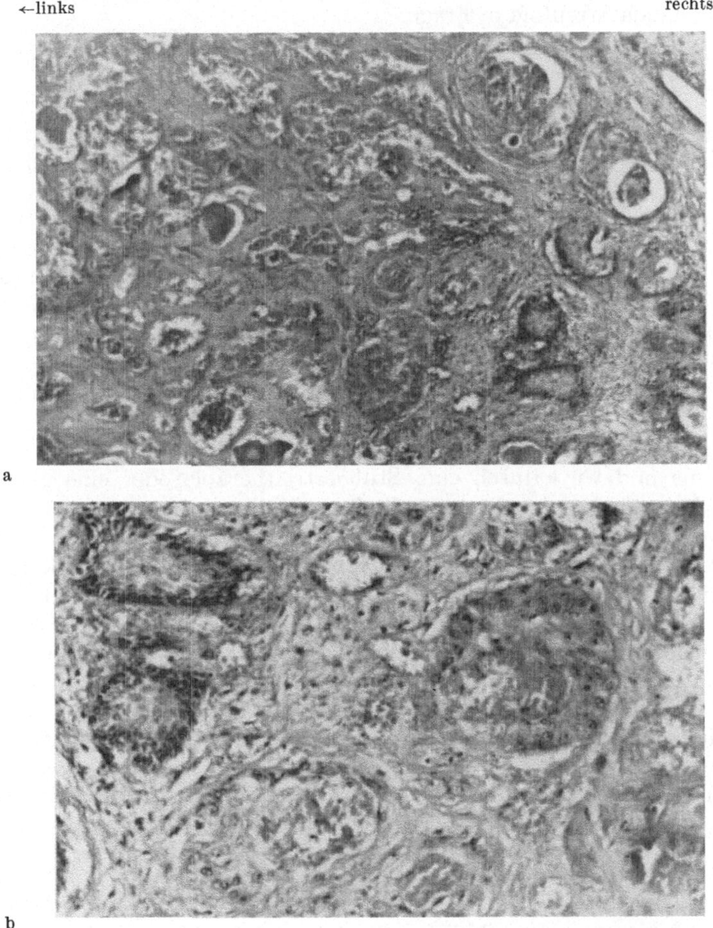



Abb. 30a u. b. Randgebiet eines sog. Prostatainfarktes mit Pflasterepithelmetaplasie der Drüsenepithelien. a Schwache Vergrößerung: links oben im Bild der Nekroseherd. Die Drüsen überwiegend mit Pflasterepithelmetaplasie ihrer Epithelien. b Stärkere Vergrößerung zur Verdeutlichung der Pflasterepithelformationen. 72jähriger Mann. Eigener Fall

Knoten aus der chirurgischen Kapsel den Wahrscheinlichkeitsschluß auf gutartige Wucherung ziehen kann". Der gleiche Autor will sie weder als beginnende Krebse noch als Präcancerosen bezeichnet wissen. Im großen und ganzen pflichten wir einer solchen Auffassung bei; doch möchten wir in Fällen, in denen die tubulotrabeculären Proliferationen örtliche Zellpolymorphien, polychromatische Kerne mit reichlicheren Mitosen zeigen und schon mehr ein infiltratives Wachstum aufweisen, zu vorsichtiger Beurteilung raten und die Möglichkeit beginnender Malignität nicht ausschließen (Abb. 31).

Der zweite Typ ist ungleich seltener. Er ist durch eine übermäßige innerdrüsige Epithelvermehrung gekennzeichnet, wodurch die Drüsenlichtungen schließlich durch von Lückenbildungen durchsetzte Epithelmassen erfüllt sind, also cribriformes Aussehen annehmen. Wir glauben, daß dieses hier so zustande kommt,

←links        rechts→

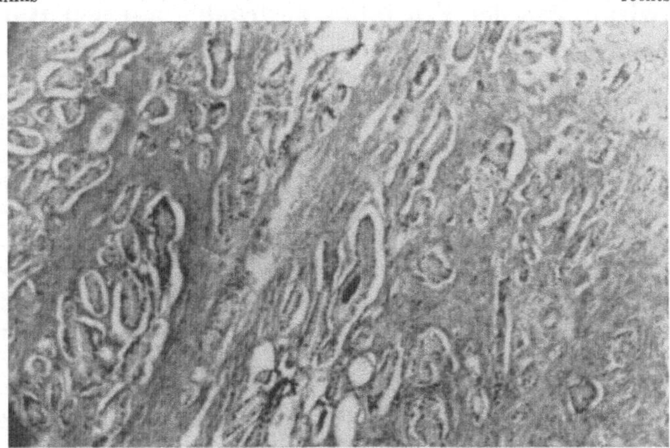

Abb. 31. Starke tubuläre Epithelwucherung in der Nähe eines Prostatainfarktes. Die Nekrose noch am rechten Bildrand erkennbar. Vorwiegend adenomatöse Prostatahypertrophie. Starke Vergrößerung. Deutlichere Zellpolymorphie und gelegentlich schon Anzeichen infiltrierenden Wachstums. 69jähriger Mann. Eigene Beobachtung

daß die Drüsenepithelien a priori ein arkadenförmiges Wachstum durchführen, die Lücken also von vornherein ausgespart bleiben und nicht erst sekundär innerhalb zunächst solider Epithelverbände auftreten. Bleiben die Wucherungen intra-

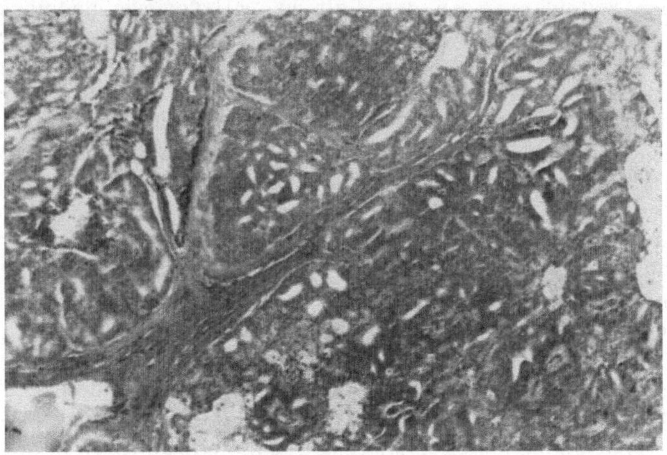

Abb. 32. Starke, so gut wie ausschließlich intracanaliculäre cribriforme Epithelwucherung in einem Prostataadenom, vermutlich schon beginnendes Carcinom. Teilausschnitt bei stärkerer Vergrößerung. 70jähriger Mann. Eigene Beobachtung

canaliculär beschränkt und von „ruhigem" Zellbild, dann dürfen sie wohl als gutartig angesehen werden, während bei stärkerer Zellunruhe mit reichlicheren Kernteilungsfiguren und örtlichen Basalmembrandurchbrüchen die Möglichkeit beginnender Malignität nicht ohne weiteres auszuschließen ist (Abb. 32).

In beiden Fällen würde es sich dann um Carcinome handeln, die außergewöhnlicherweise von der kranialen Prostatadrüse ausgehen. (Selbstredend kann ein primär in der Caudaldrüse entstandenes Krebsgewächs in die hypertrophierten inneren Drüsenpartien eindringen, was dem Histologen immer wieder zu Gesicht kommt, wenn auch nicht gar zu häufig.)

## 5. Rückwirkungen der Prostatahypertrophie auf den Harntrakt und die Umgebung

Wie gezeigt wurde, entwickelt sich die Prostatahypertrophie in den seitlichen und hinteren Partien um den supramontanen Anteil der Urethra prostatica. Daher kommt es mit zunehmender Entfaltung der Knotenlager zu Veränderungen dieser Harnröhrenstrecke. Sie bestehen zunächst darin, daß die Urethra supramontana mit dem Wachstum der Knoten, welche mit ihren unteren Polen durch die dem Diaphragma pelvis aufruhende Caudaldrüse fixiert sind, nach oben, harnblasenwärts, verlängert wird, so daß sie schließlich eine Längsausdehnung von 5—12 cm und darüber erreichen kann. Die Harnröhrenvorderwand wird gemäß der dorsolateral beschränkten Knotenvergrößerung nicht oder nur wenig davon betroffen. Dadurch muß die normalerweise nur geringe ventralwärts konkave Harnröhrenform eine Krümmungsverstärkung, nicht selten eine nach hinten gerichtete Knickung erfahren. Die auch in der Sagittalebene voranschreitende Vergrößerung der pathologischen Seitenlappen wandelt den normalerweise rundlichen Querschnitt der Harnröhre dieses Gebietes in einen ventro-dorsal ausgedehnten Schlitz um, der infolge Ausbauchung der Seitenknoten in der Mitte eine Einengung und bei asymmetrischer Entwicklung dieser Knoten auch eine Deviation nach links oder rechts erfährt. Bei der nicht seltenen gleichzeitigen Entwicklung eines pathologischen Mittellappens kommt es dazu, daß der antero-dorsale Urethralschlitz nach hinten zu gegabelt erscheint. Bei mangelhafter Angleichung der pathologischen Seitenlappen an den Lobulus pathologicus medius kann nach Marion ein klaffender Schlitz entstehen, der zur Ursache einer bei der Prostatahypertrophie ab und zu zu beobachtenden Inkontinenz wird. Gil Vernet weist in diesem Zusammenhang darauf hin, daß dies die Auffassung widerlege, bei normaler Funktion des Sphincter externus könne keine Inkontinenz auftreten.

Nur in den Endphasen der großen Prostatahypertrophien wird mit der Kompression der Caudaldrüse auch die in ihren Bereich fallende Urethra inframontana verkürzt. Verumontanum und Utriculus prostaticus sind an den Hypertrophieveränderungen nicht beteiligt; sie verkleinern sich nur im Rahmen der eintretenden Altersatrophie.

Im Urethralmantelbereich des Blasenhalses treten in Begleitung der Prostatahypertrophie gerne gewebliche Veränderungen auf, die denen der Sphincterstarre entsprechen, begünstigt durch irritative Kongestionen, vielleicht auch parakrine Einflüsse, schleichende entzündliche Vorgänge: fibrosierende Mesenchymprozesse und Hypertrophie des muskulären Verschluß- und Öffnungsapparates.

Die Aufwärtswölbung der pathologischen Seitenlappen führt zu einer Hebung des Blasenbodens und bei gleichzeitigem Bestehen intravesical gerichteter Knotenbildungen zu entsprechenden Umgestaltungen des bei der Prostatahypertrophie auch in der Regel samt dem Blasenhals erweiterten Orificium urethrae internum, wie sie schon in einem früheren Abschnitt erwähnt wurden. Die Elevation des Blasenbodens beschränkt sich jedoch, wie Gil Vernet betont, nur auf die Umgebung des Blasenmundes und bezieht eventuell noch die Spitze des Blasendreieckes, keinesfalls aber das übrige Trigonum mit ein. Letzteres bleibt demnach ungefähr in seinem Niveau liegen. Daher bildet sich zwischen dem hinteren Abhang eines intravesicalen pathologischen Mittellappens und der Plica interureterica eine tiefe Bucht. Sie stellt ein Sinterbecken dar, in dem dann die nicht allzu selten als Komplikation hinzukommenden Blasensteine liegen.

Eine tiefe Blasenbucht kann jedoch auch bei nicht gebildetem pathologischem Mittellappen auftreten. Sie betrifft dann freilich die retrotrigonalen Partien, da diese infolge der dort fehlenden plexiformen Muskelschichten ein nur von zirkulären und longitudinalen Muskelbündeln durchspanntes Punctum minoris resistentiae darstellen, wodurch es hier bei Anstieg des intravesicalen Harndruckes zu einer Ausbuchtung der schleimhautüberkleideten wandschwachen Stelle in Richtung gegen das Spatium intervesico-genitale zu kommt. In diesem Bezirk treten auch mit Vorliebe die interstitiellen Blasendivertikel auf, indem sich die Schleimhaut zwischen den inneren Muskelfaszikeln einsenkt. Solche (falschen) Blasendivertikel haben, wenn auch ihre Lichtung geräumig wird, meist nur eine enge Mündungsöffnung gegen die Harnblase zu.

Aus dem Gesagten geht hervor, daß man zwischen einem prätrigonalen vorderen und einem posttrigonalen hinteren tiefen Blasengrund zu unterscheiden hat (GIL VERNET). Kombinationen beider Arten können vorkommen, wobei dann die hintereinandergelegenen Buchten durch eine hypertrophische Plica interureterica getrennt sind.

Eine derartige interureterale Barriere kann auch ohne Prostatahypertrophie, z. B. bei der Blasenhalsstarre auftreten (s. oben). Sie ist also nicht Ursache, sondern Folge der in solchen Fällen bestehenden Dysurie.

Die Erschwerung des Harnabflusses bei der Prostatahypertrophie führt zur Ausweitung der Harnblase, deren Muskelwand auf die Behinderung der Harnaustreibung mit einer Hypertrophie des Musculus detrusor antwortet. Dies führt zum Bild der sog. Trabekel- oder Balkenblase, die durch Divertikel- und Taschenbildungen kompliziert sein kann.

Doch kann es bei zunehmender Ausdehnung der Blase zusammen mit degenerativen Wirkungen in der Blasenwandmuskulatur zur Verdünnung der Wand und Dissoziierung der atrophierenden Muskelbündel durch Binde- und Fettgewebe kommen. Bei senilen Prostatikern tritt überhaupt eine Fibrosierung der Blasenwand deutlicher in den Vordergrund. Nach BOHDANOWICZ macht im Erwachsenenalter das Bindegewebe etwa ein Viertel, im Greisenalter jedoch die Hälfte der Blasenwandschichten aus.

Da beim Prostatiker auch häufig cystitische chronisch-rezidivierende Prozesse auftreten, die von der Mucosa auf die tieferen Wandlagen übergreifen, gesellen sich entzündliche interstitielle und perivesicale fibro-lipomatöse Gewebsveränderungen nicht selten hinzu, die zu einer derb- und dickwandigen Schrumpfblase mit enger Lichtung führen können.

Bei andauernder Harnretention werden auch Ureteren und Nierenbecken samt ihren Kelchen gleichsinnig wie die Harnblase verändert, d. h. dilatiert (Hydroureter, Hydronephrose). Wie sich die Ausweitung von der Harnblase auf Harnleiter und Nierenbecken ausbreitet, ist noch nicht ganz geklärt. Zunächst erleiden die Ureteren, die anatomisch am wandschwächsten sind, die Dilatation. Sie können in vorgeschrittenen Phasen nahezu Dünndarmdicke aufweisen. Ihre zunächst verdünnte Wand kann später infolge periureteritischer fibro-lipomatöser Veränderungen verdickt werden. Die mit der Ausweitung oft zugleich auftretende Verlängerung führt zu Schlingenbildung und Knickungen. Die durch die Harnstagnation begünstigte Keimanreicherung kann zu komplizierender Uretero-pyelonephritis und Urosepsis führen.

Der Mechanismus der Harnleiterdilatation ist nicht ganz einfach zu erklären. Ein einfacher Harnreflux aus der überfüllten und gedehnten Harnblase durch die Ostien nach aufwärts ist nicht ohne weiteres einzusehen, da die Uretermündungen keineswegs ausgeweitet werden, wie man dies bei solcher Annahme erwarten müßte. Tandler-Zuckerkandl haben darauf hingewiesen, daß der juxtavesicale Endteil der Ureteren im allgemeinen nicht an der Dilatation teilnimmt. Sie führen als Ursache der Harnleiterausweitung folgendes an: Infolge der Größenentwicklung der knotigen Prostata wird der Blasenboden mit den Ureterenostien gehoben und dadurch das retrovesicale Stück der Harnleiter, das bogenförmig unter den Samenleitern herumläuft, von den darüber hinziehenden Ductus deferentes geknickt und komprimiert. Gil Vernet führt dagegen an, daß bei der Prostatahypertrophie höchstens die Trigonumspitze, jedoch nicht die Dreiecksbasis mit den Ureterostien gehoben wird, so daß eine solche Harnleiterabknickung nicht zustande kommen könne. Couvelaire-Burgot haben darauf hingewiesen, daß das Urogramm bei Zurechtbestehen der Tandler-Zuckerkandlschen Annahme eine Knickung und Enge des Ureters an der Samenleiter-Überkreuzungsstelle zeigen müßte, was jedoch nicht der Fall wäre. Gil Vernet erklärt die juxtavesicale Stenose solcher Hydroureteren mit hier sich abspielenden entzündlichadhäsiven Prozessen in der Nachbarschaft von Samenblasen und Harnleitern; in gleicher Weise würden interstitielle cystitische Gewebsveränderungen für die Einengung der intramuralen Harnleitermündungsstücke verantwortlich sein. Gögl-Lang sehen in dem verstärkten Muskeldruck der hypertrophischen Blasenwand, die bekanntlich im Gebiet des Torus interuretericus und seiner Schlingenausläufer an den Ureterenostien besonders ausgeprägt ist, die Begründung für die Hemmung des Harneinstromes in die Blase und damit der Rückstauung in den Ureter. Weitere Ausführungen zu diesem Thema mögen in dem von Übelhör bearbeiteten Kapitel nachgelesen werden.

Auch auf die arteriellen und venösen Gefäße ihres Bereiches zeitigt die Prostata eigenartige Wirkungen. Schon Oberndorfer hat darauf aufmerksam gemacht, daß Arteriosklerose und Phlebosklerose des periprostatischen Gefäßgebietes „außerordentlich häufig sind, außerordentlich frühzeitig auftreten, außerordentlich starke Grade annehmen". Er erklärt diese verfrühten Abnützungserscheinungen „mit der stoßweise einsetzenden, häufigen und außerordentlich intensiven Blutfüllung, also der besonderen Beanspruchung gerade dieser Gefäße in dem Alter stärkster Potenz". Zannini hat neuerdings die Gefäßveränderungen speziell bei der Prostatahypertrophie an 22 Prostatikern (60—86 Jahre alt) studiert. Er fand vor allem Mediaveränderungen (Verdickung, Vacuolisierung, Muskelfaserverplumpung) und Verbreiterung sowie Aufblätterung der Elastica interna. Er hält diese Erscheinungen für den ortseigentümlichen Ausdruck einer Anpassung der Gefäße an die durch Hypertrophie bedingte Mehrbeanspruchung.

Dazu kommt nun noch der mechanische Druck und die eventuelle Fortleitung chronisch-entzündlicher Vorgänge von der hypertrophischen Prostata auf das Gebiet des periprostatischen Venenplexus, die das relativ häufige Auftreten von Thrombosen (Thrombophlebitiden) mit gelegentlicher Phlebolithenbildung begreiflich erscheinen lassen. Astembolien der Lungenschlagader und (gegebenenfalls infizierte) Lungeninfarkte drohen von dorther.


## 6. Vorgänge in der Wand des Wundbettes nach Prostatektomie

Bei regelrecht durchgeführter Prostatektomie, d. h. nach kunstgerechter Enucleation der Knotenlager bleibt eine Wundnische, die sog. „Loge prostatique" zurück, deren Wand von der meistens einige Millimeter dicken „chirurgischen Kapsel" oder der „falschen Kapsel" (Albarran-Motz) gebildet wird. Sie besteht aus komprimierten, druckatrophischen Lagen echten Prostatagewebes, welche einzelne spärliche Muskelfaserreste des Sphincterapparates enthalten kann. Nach

Ausschälung rein intrasphincterisch beschränkt gewesener Knoten umfaßt die Kapsel Reste der kranialen und caudalen Prostatadrüse, nach Enucleation auch subsphincterischer Knotenlager besteht sie im wesentlichen nur aus zusammengedrückter Caudaldrüse. Dieser Gewebsmantel enthält nach technisch richtig durchgeführter Operation die intakten Ductus ejaculatorii bis nahe an ihre Ausmündung am meist mehr minder mitentfernten Samenhügel. Strenggenommen handelt es sich also bei der sog. Prostatektomie gar nicht um eine Totalentfernung des Organs, weil kleinere oder größere Anteile der Glandula prostatica propria zurückbleiben. Richtiger sollte von einer Adenektomie oder Enucleation der Adenome innerhalb der Prostata gesprochen werden.

Die Kommunikation der Wundloge mit der Harnblasenlichtung ist verschieden, je nachdem, ob es sich um Entfernung intravesicaler oder subvesicaler Knoten gehandelt hat und wurde schon weiter oben beschrieben.

In frischen postoperativen Fällen haften an der Wand der Wundnische größere oder kleinere Blutcoagula.

Ist die Prostatektomie vor Beginn der allgemeinen Involution ausgeführt worden, dann kann die Caudaldrüse bis zu einem gewissen Grade regenerieren, die Drüsenschale nimmt an Masse zu und rückt gegen die Nische zu vor. Wurde die Operation nach Einsetzen der Involutionsvorgänge ausgeführt, dann verfällt die Restdrüse zunehmender (hormoneller) Atrophie.

Im übrigen kommt es zu einer Wundheilung per granulationem mit zunehmender Verkleinerung der Wundhöhle und schließlicher Schleimhautauskleidung von der Blase und Urethra aus, wobei sich in vielen Fällen (besonders nach den episphincterischen Formen) ein etwas buchtig begrenzter *trichterartiger Blasenhals* herstellt. Besonders bei Hinzutritt stärkerer entzündlicher Komplikationen ist mit der Entwicklung allzu reichlichen Granulationsgewebes mit späterer narbiger Schrumpfung und nachfolgender Blasenhalsstriktur zu rechnen.

Andererseits können bei Persistenz einer geräumigen Loge prostatique (besonders nach den subsphincterischen Formen) falsche „Sanduhrblasen" zustande kommen, deren Isthmus am Blasenmund zu einer irisartigen Stenose werden kann. Die „Vorblase" kann ein Sinterbecken für sich bildende Konkremente werden. Nach Blum-Rubritius wird die Entstehung solcher Sanduhr- und Vorblasen durch allzu nachdrückliche Tamponade des Wundbettes gefördert.

Wichtig für die Wiederherstellung der Miktion ist eine möglichst normale Restdrüse und ihre Freihaltung von entzündlichen oder sklerosierenden bzw. schrumpfenden Prozessen. Akute abscedierende postoperative Prostatitis in der Restdrüse führt zu Fieberzacken. Die chronische fortschwelende fibrös-sklerosierende Prostatitis der Restdrüse führt zu einem prolongierten postoperativen Krankenlager mit Stenosesymptomen, Restharn und Pyurie und bringt die Gefahr einer Thrombophlebitis der periprostatischen Venengeflechte mit allen ihren möglichen Folgen mit sich.

Wie Weyrauch-Beames-Rosenberg feststellen konnten, ist bei wiederholter transurethraler „Prostatektomie" mit verstärkten entzündlichen Veränderungen in der Restdrüse, gelegentlich kombiniert mit verhornender Pflasterepithelmetaplasie an der Nischenschleimhaut, zu rechnen.

Während bei den bisher geschilderten postoperativen Veränderungen in der Wand der Prostataloge Miktionsstörungen und Harnverhaltung nach der Prostatektomie gar nicht erst zurückgehen, gibt es eine weitere Gruppe von Fällen, in denen zunächst ein guter Operationserfolg zu verzeichnen ist, jedoch nach einiger Zeit, oft nach Jahren, dieselben für die Prostatahypertrophie charakteristischen Symptome wie Harnretention, Ischuria paradoxa, Urosepsis, wieder auftreten. Ihnen liegen meistens sog. Rezidivbildungen, echte und falsche solche, zugrunde. Hierbei kommen in Frage:

*a) Carcinomatöses Rezidiv.* Es kann so zustande kommen, daß ein schon zum Zeitpunkt der Prostatektomie vorhanden gewesenes (in der hypertrophierten Drüse selbst entstandenes oder aus der Caudaldrüse in sie eingewachsenes) Krebsgewächs nicht radikal entfernt wurde. Oder aber, es ist erst im nachhinein in der zurückgebliebenen „chirurgischen Kapsel", der Caudaldrüse also, ein Carcinom zur Entwicklung gelangt.

*b) Knotenrezidive infolge unzulänglich durchgeführter Prostatektomie.* Diese sind besonders dann zu befürchten, wenn infolge stärkerer periprostatischer Verwachsungen einer mächtigen Hypertrophie die Ausschälung auf große technische Schwierigkeiten stößt und gegebenenfalls nur par morcellement möglich ist. Dann bleiben in den Wänden der Loge prostatique kleinere oder größere Adenomknoten zurück, vor allem dann, wenn sie sich auch schon in der Caudaldrüse entwickelt hatten (s. oben) und von diesen zurückgebliebenen Teilen der hypertrophischen Drüse, den „Lobes érratiques" (LEGUEU) kann weiteres Knotenwachstum ausgehen. Histologisch handelt es sich um mehr minder reine Adenome.

*c) Rezidive infolge Neubildung von Hypertrophieformationen.* Wenn solche tatsächlich vorkommen, dann nur, wenn vor dem Involutionsalter operiert wurde. BLUM, E. R. W. FRANK, NOGUÉS, LOUMEAU, PAUCHET haben Fälle mitgeteilt, in denen trotz ihrer Meinung nach total durchgeführter Knotenentfernung aus der bis dahin von Hypertrophieveränderungen freien Restdrüse „wahre Rezidive" durch Neubildung knotiger Drüsenwucherungen entstanden. Sie kamen sowohl bei transvesicaler wie bei perinealer Prostatektomie vor. Andere Autoren, wie FREYER, YOUNG, ZUCKERKANDL, ANDRÉ, PROUST lehnen eine solche Interpretation ab und beharren bei der Annahme, daß es sich in allen diesen Fällen um Rezidive aus zurückgelassenen Adenomresten gehandelt habe.

*d) Rezidive durch Cystenbildung in der Loge prostatique.* Eine solche Beobachtung stammt von PAPIN.

## 7. Anhang: Die granulomatöse Prostatavergrößerung

Es gibt eigenartige entzündlich-granulomatöse Proliferationen in der Vorsteherdrüse, die nicht selten mit knotiger Hypertrophie, gelegentlich auch mit einem Carcinom vergesellschaftet sind, jedoch auch für sich allein bestehen können und unter Umständen klinisch nur schwer von gut- oder bösartigen Wachstumsvorgängen der Prostata zu unterscheiden sind (vgl. NESBIT-LYNN). Sie betreffen vor allem Männer nach dem 50. Lebensjahr.

Ihre *Ätiologie* ist ziemlich ungeklärt und wohl auch nicht einheitlich. Tuberkulose oder Lues scheinen dabei nicht in Betracht zu kommen. Unspezifische, meist schleichende, von der Urethra aufsteigende Infektion, etwa mit Escherichia coli, dürfte manchen Fällen zugrunde liegen; auch Pilze, unter anderen Histoplasma capsulatum (ACKERMAN), werden als mögliche Erreger genannt. Manchmal mag auch ein allergisches Gewebsgeschehen in der Prostata das gleiche granulomatöse Bild hervorrufen.

*Formalgenetisch* scheint sich der Prozeß für gewöhnlich so abzuspielen, daß Prostatadrüsengänge durch Verstopfung mit Sekretsintermassen oder/und schrumpfende Stromaveränderungen in ihrer Umgebung stenosiert werden. Die ihnen entsprechenden Drüsenlichtungen werden dann zunehmend überfüllt und büßen streckenweise ihre Epithelauskleidung ein. Der in ihnen angehäufte Inhalt, bestehend aus mehr minder keimhaltigem Sekret mit Corpora amylacea, Leukocyten und abgestoßenen Epithelien bekommt dann direkten Kontakt mit dem

interstitiellen Stroma, welches mit ausgiebigen reaktiven Proliferationen antwortet. Es kommen fokale und (konfluierende) diffuse Formen vor.

*Makroskopisch* erscheinen die Gewebsherde grauweißlich oder etwas gelblich
und deutlich verhärtet.

In dem ziemlich stark variierenden *mikroskopischen Bild* drückt sich ebenfalls
die Uneinheitlichkeit des Sammelbegriffes der granulomatösen Prostatitis aus.

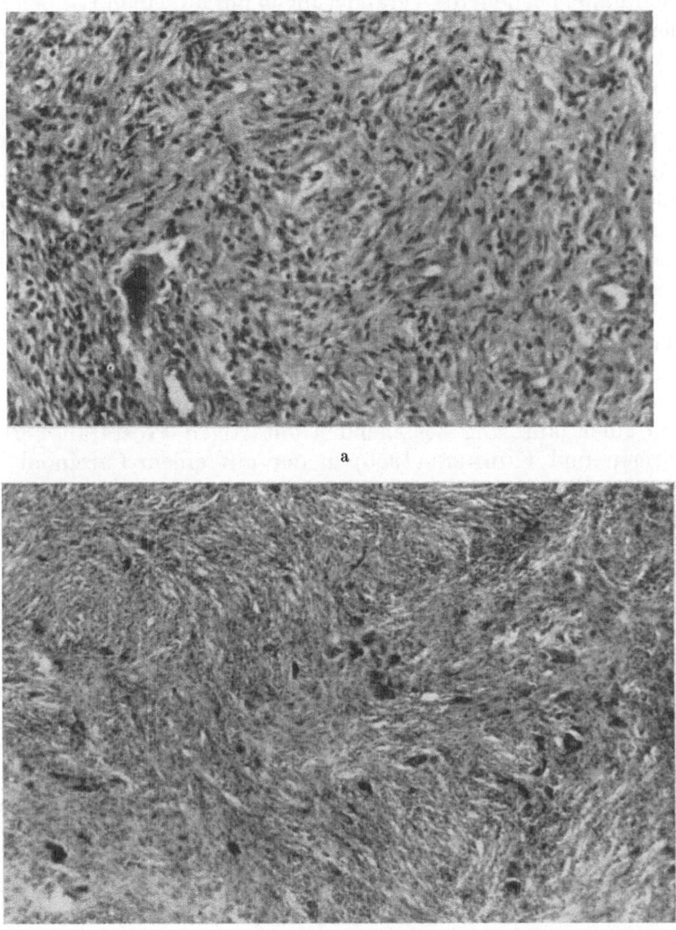

Abb. 33a u. b.  a Eosinophile granulomatöse, teilweise riesenzellige Prostatitis (in Begleitung einer gemischten
knotigen Prostatahypertrophie). Mikrophotogramm bei stärkerer Vergrößerung. 70jähriger Mann. Eigener Fall.
b Granulomatöse Riesenzellprostatitis. Beobachtung HASLHOFER. 58jähriger Mann. Mikrophotogramm bei
stärkerer Vergrößerung

Die verwendeten Bezeichnungen richten sich vielfach nach den im Vordergrund
stehenden geweblichen Veränderungen.

Die erste genauere Beschreibung des Geschehens geht auf TANNER und MAC-
DONALD (1943) zurück, die unter 1028 wegen Prostatitis entfernten Drüsen 34 einschlägige Fälle beobachteten. Später berichtete SYMMERS (1950) über 3 gleiche
Befunde (bei einem 59-, 60- und 86jährigen), die er als „nicht spezifische granulomatöse Prostatitis" bezeichnete. Das feingewebliche Bild zeigt ein ausgedehntes
granulomatöses Gewebe mit histiocytär-epitheloiden, vielfach knötchenförmigen

Zellverbänden und lymphocytären Randinfiltraten, so daß pseudotuberkulöse Strukturen auftreten. Das präexistente Drüsengewebe verfällt zunehmend und macht dem wuchernden Bindegewebe Platz. Die Ähnlichkeit mit der chronischen Thyreoiditis Riedel wird hervorgehoben. Ab und zu sind auch kleine Nekroseherde eingestreut. Über eine derartige unspezifische hyperplastische Granulomatose der Prostata berichtete unter anderen auch PEDROTTI. In einem der Symmersschen Fälle, bei dem die Veränderungen nur auf einen Lappen beschränkt waren, fanden sich auch Ansammlungen von Fremdkörperriesenzellen um isolierte Corpora amylacea. Hier fällt die Ähnlichkeit mit der chronischen Riesenzellthyreoiditis De Quervain ins Auge. SCHEIDEGGER beschrieb (1947) die Veränderungen einer wegen Hypertrophie entfernten Prostata bei einem 73jährigen als „chronische fibröse Riesenzellprostatitis". Die an Stelle des zugrunde gehenden Drüsengewebes sich ausbreitenden knötchenförmigen granulomatösen Infiltrate bestanden hier aus fibrocytären, faserbildenden Elementen, Rundzellen, Plasmazellen und eosinophilen Leukocyten. Dazwischen fanden sich Pseudoxanthomzellnester und besonders reichliche mehrkernige Riesenzellen vom Fremdkörpertypus. In wieder anderen Fällen wird das histologische Bild beherrscht von tumorartig anmutenden Wucherungen histiocytärer, resorbierender und phagocytierender Elemente, die in ziemlich kompakten Verbänden als polygonale, epitheloidzellige Zellformen mit großen eosinophilen, gekörnelten Plasmaleibern die ursprünglichen Drüsenfelder substituieren. Einen solchen Fall beschrieb SCHERRER (1951) als Komplikation einer jahrelang bestehenden gutartigen Prostatahypertrophie bei einem 70jährigen und KUHNEN (1956) in der mit einem Carcinoid behafteten Prostata eines 82jährigen.

In einer weiteren Gruppe von Fällen deutet die starke Eosinophilie der Prostatagranulome zusammen mit dem übrigen klinischen Bild auf ein allergisches Geschehen hin. So veröffentlichte MELICOW (1951) eine Beobachtung von allergischen Prostatagranulomen bei einem 62jährigen Asthmatiker, der wegen dysurischer Beschwerden bei vergrößerter Vorsteherdrüse operiert worden war. Die histologische Untersuchung der Prostata ergab zahlreiche fibrinoide Degenerationsherde mit reichlicher eosinophil-leukocytärer Infiltration. Nachweisbare Lungenveränderungen wurden als eosinophile Infiltrate gedeutet. Der Tod erfolgte in einem neuerlichen Asthmaanfall mit Fieber und blutigen Stühlen. Bei der Obduktion ergab sich ein weitgehend generalisiertes allergisch-vasculäres Syndrom. Ein solches Geschehen fügt sich in den Rahmen der sog. Wegenerschen Granulomatose (disseminierte nekrotisierende Granulomatose mit Arteriitis, lokalisiert im Respirationstrakt einschließlich der Lungen, in Nieren, Milz und gelegentlich auch Leber und Prostata). Einen derartigen Fall mit granulomatöser Mitbeteiligung der Prostata publizierten FANGER und HOFFMAN (1957). THOMPSON-ALBERS berichteten (1953) über 36 Fälle von granulomatöser eosinophiler Prostatitis, bei denen fälschlicherweise 20mal ein Prostatacarcinom und 16mal eine gutartige Hyperplasie diagnostiziert worden war. Histologisch war die normale Prostatastruktur vollkommen verdrängt durch granulomatöse Wucherungen mit eingestreuten Lymphocyten, Plasmazellen, reichlichen Eosinophilen und Fremdkörperriesenzellen. 2 Fälle davon betrafen Asthmatiker. STEWART-WRAY-HALL (1954) teilten 2 gleichartige Beobachtungen als allergische Prostatitis bei Asthmatikern mit. In dem Fall von C. METTLER bestand neben der eosinophilen Prostatitis eine ebensolche Epidydimitis und in 4 Schüben verlaufende eosinophile Lungeninfiltrate. VONDRA schrieb gleichfalls über allergische Granulome der Prostata, ebenso HARRISON-NEANDER und NICKEY-MONTGOMERY.

# B. Die pathologische Physiologie
## der Entleerungsstörungen
(Von R. Übelhör)

## Einleitung

Obwohl in diesem Handbuch die pathologische Physiologie der Miktion ausführlich in einem anderen Band behandelt wird, glaube ich einem der Grundgedanken dieses Werkes dadurch gerecht zu werden, daß ich mich nicht auf die Aneinanderreihung von Krankheitsbildern oder pathologisch-anatomischen Einheiten beschränke. Es sollen ja die Zusammenhänge Organ—System—Organismus möglichst in den Vordergrund gestellt werden. Ohne eine angewandte Physiologie und pathologische Physiologie ist aber die Durchführung dieser Konzeption nicht möglich. Allerdings darf ich mich unbeschwert fühlen von der encyclopädischen Verpflichtung, alle einschlägigen Arbeiten lückenlos zu bringen. Unter Hinweis auf Band 2 dieses Werkes beschränke ich mich auf spezielle Fragen der pathologischen Physiologie der Miktion in Hinsicht auf die mechanische Hemmung der Entleerung. Die dieser Frage gewidmeten Arbeiten der letzten Jahrzehnte lassen eigentlich gar keine andere Idee aufkommen, als die einer pathophysiologischen Betrachtung. Auch die Klinik in dem gewohnten Aufbau Symptomatik—Diagnostik—Therapie ist in erster Linie befruchtet worden durch Untersuchungen, die weit über die Grenzen eines einzelnen Organes hinausreichen. Ich nenne die Druckmessung, die verschiedenen Methoden der Röntgenuntersuchung von der Urethrographie über die Ausscheidungspyelographie bis zu den kymographischen und kinematographischen Untersuchungen und die Befruchtung der Klinik durch die Lehre von den Störungen des Elektrolythaushaltes. Durch die reiche Fülle der Organveränderungen und Lokalisationen führt sozusagen als roter Faden die Einheitlichkeit der Vorgänge — es ist dies sehr prägnant im Titel dieses Bandes ausgedrückt: La stase.

Man könnte daran denken, eine Zweiteilung des Stoffes durchzuführen: Hemmungen, die sich aus Krankheiten des Entleerungsmuskels und des Blasenkörpers — Detrusor — ergeben, und solchen, die vorwiegend durch eine Verstopfung des Abflusses entstehen. Auf den Detrusor beschränkte Funktionseinbußen, die nicht den Folgen einer Mißbildung, einer chronischen Entzündung oder einer Lähmung entsprechen (wozu auch die an anderer Stelle besprochenen Harnverhaltungen nach Uterus- und Rectumexstirpationen gehören), also die idiopathische Blasenatonie, werden hier nicht behandelt. Diese Blasenatonien reichen auch mit ihren klinischen Symptomen in das Kindesalter und sind in dem pädiatrischen Band ausführlich beschrieben. Übrig bleiben nur jene Detrusorschwächen, die nach lange dauernder pathologischer Überfüllung und Überdehnung der Blasenwand entstehen und von denen nur ein kleiner Teil einer Rückbildung nicht fähig ist. Diese durchaus verschwindende Gruppe rechtfertigt nicht eine eigene Einteilung. Auf die klinische Bedeutung komme ich später zurück.

Eine andere bisher gebräuchliche Einteilung verleiht andererseits dem einen Blasenteil — dem Detrusor — zu wenig Beachtung und gibt dem anderen — dem Sphincter — viel zu viel Gewicht. Es ist eine der neuen und sehr beachtenswerten Erkenntnisse, daß es nur ein ungeteilt funktionierendes Organ gibt, nämlich eine Blase samt Blasenausgang und Teilen der Harnröhre mit anatomisch zwar wohlabgrenzbaren Einzelteilen, verschiedenen Hüllen und einer wohldefinierten Gefäßversorgung, aber nur einem einzigen Muskelnetz, das sich wohl in verschiedener Anordnung und Verflechtung, aber ausnahmslos zusammenhängend vom Blasenscheitel bis zur Region des Sphincter externus erstreckt. Diese Muskel-

einheit hat auch nur eine einheitlich wirkende Innervation. Die klinisch nicht
sehr bedeutungsvollen Ausnahmen werden noch gesondert erwähnt werden. Nur
an einer Stelle kommt es zu einer Verflechtung und Überschneidung der muskulären
und innervatorischen Bedingungen, nämlich im Bereiche der Muskelplatte, die
als Sphincter externus bezeichnet wird. Dort sind die glatte und quergestreifte
Muskulatur, abhängig von der sakralen vegetativen und sakralen somatischen
Innervation, offenbar nicht nur in loser Berührung, sondern in einem engen
funktionellen Zusammenhang.

## I. Störungen der Koordination (Entleerung — Verschluß)

Diese für alle Fragen der pathologischen Physiologie wichtigen Tatsachen
müssen in einigen Einzelheiten näher besprochen werden. Es ist dem Verständnis
zuträglicher, dafür eine historische Ausgangsbasis zu finden, und ich kann nicht
umhin, den Artikel von O. SCHWARZ über die pathologische Physiologie der Blase
im Handbuch der Urologie 1929 und die wenige Jahre später von F. FUCHS veröffentlichte Theorie der Harnwegfunktion als diese Grundlage zu bezeichnen.
Die Theorie von FUCHS gründet zu einem beträchtlichen Teil auf der Arbeit von
SCHWARZ, und beide Abhandlungen sind daher als eine Einheit zu nehmen. Diese
beiden Arbeiten befruchten neben den einige Jahre früher erschienenen Veröffentlichungen über die Physiologie der Blasenentleerung von H. H. YOUNG,
WESSON und MACHT alle nachfolgenden Bearbeitungen dieses Themas. RUB-
RITIUS bezeichnete auf dem Kongreß der internationalen Gesellschaft für Urologie
1936 die Abhandlung von SCHWARZ als eines der klassischen Werke der Urologie —
sicher mit Recht. Die Anwendung der Gesetze über den Muskeltonus auf die
Physiologie und Pathologie der Blasenentleerung haben so, wie sie SCHWARZ
formuliert hat, vielfach auch heute noch Geltung. Ich stelle hier nur jene Maximen
heraus, die mit den derzeitigen Kenntnissen nicht mehr in Einklang zu bringen
sind, und dies auch nur insoweit, als sie für die Pathologie der Blasenentleerung
von einem besonderen Interesse sind. Es handelt sich nicht so sehr um eine
Gegenüberstellung oder Widerlegung in Einzelheiten als um die große Linie und
die Kontraste zur derzeit geltenden Auffassung.

Die entsprechenden Folgerungen von SCHWARZ lauteten: Hinsichtlich der
Tonusänderung von Detrusor und Sphincter besteht ein gesetzmäßiger Synergismus, der Detrusortonus reguliert den Tonus des Sphincters gleichsinnig. Hinsichtlich der Kinese besteht jedoch ein absoluter Antagonismus. Die Kontraktion
des Detrusors bedingt eine aktive Erschlaffung des Sphincters.

Die Größe der Detrusorarbeit wird von der Größe des Widerstandes, d.h.
also des Sphinctertonus, bestimmt. Das Auftreten von Residualharn wird bedingt
durch ein Spannungsdefizit Detrusor—Sphincter. Dieses Defizit kommt zustande
durch eine Tonuszunahme des Sphincters oder eine Tonusabnahme des Detrusors. Es ist ein Grundstreben der kranken Blase, die eben skizzierte Zusammenarbeit der beiden Muskeln solange und so gut als möglich aufrechtzuerhalten.

Beim Versuch, den Harndrang zu beherrschen, nimmt der Sphinctertonus zu
und der Detrusortonus ab. Unter krankhaften Bedingungen kommt es zu einer
Störung der tonischen Korrelation, und diese wieder hat eine Störung der kineti-
schen Koordination zur Folge. Es kann etwa eine Tonuszunahme des Sphincters
so stark ausfallen, daß die Detrusorkontraktion ungenügend bleibt. Dann bleibt
ein Restharn.

Das Sekundenvolumen stellt eine individuelle Konstante dar, deren Beständigkeit nur als Ausdruck einer Abstimmung von Detrusor und Sphincter aufgefaßt
werden kann.

Um nur ein besonders aufschlußreiches Beispiel aus der konsequenten weiteren Bearbeitung der Miktionspathologie auf Grund dieser Arbeiten zu nennen (immer auf der Basis einer Korrelations- und Koordinationsstörung von Sphincter und Detrusor), sei die Ansicht von RUBRITIUS erwähnt, die eine Weiterentwicklung der Arbeiten von SCHWARZ und FUCHS darstellt und auf den Regeln von UEXKÜLL über die Verknüpfung von Tonus und Bewegung basiert und sich auf die Analogie zur reziproken Innervation der Muskulatur beruft (SHERRINGTON).

RUBRITIUS erklärte: Wenn man einen Muskel mit hohem Tonus dehnt, dann löst bereits eine geringe Dehnung reflektorisch die Kontraktion des betreffenden Muskels aus. Besteht eine Tonusdifferenz zwischen Detrusor und Sphincter, wird sich der unter höherer Spannung stehende Spincter schon kontrahieren bevor die Blase leer ist. Es bildet sich also Restharn. Es war durchaus eine Folgerichtigkeit, ein eigenes Krankheitsbild zu konstruieren, die idiopathische Sphincterhypertonie. Man darf dieses Syndrom nicht zusammenwerfen mit der Muskelhypertrophie oder den muskulären Varianten der maladie du col. In genauer Ableitung der oben dargelegten Gedankengänge muß man sich einen funktionellen Dauerzustand eines bestimmten Organes vorstellen, dem das andere sonst koordinierte Organ unterliegt. Es ist dies auch nicht zu verwechseln mit den ebenfalls von RUBRITIUS erwähnten Ansichten, daß die Einlagerung von Adenomknötchen oder anderen „Fremdkörpern" in den Sphincterbereich einen Dauerreiz auf den Schließmuskel ausübt und dadurch eine Hypertonie veranlaßt. Die Erklärung einer Sphincterhypertonie als selbständige Krankheitseinheit hat nur ein kurzes Echo gefunden, da sich dann die Erkenntnis durchsetzte, daß es einen selbständig und gegensinnig reagierenden Sphincter gar nicht gibt. Die Idee, aus der Theorie eine Krankheitseinheit abzuleiten, war aber sicher sehr bestechend.

Die Vermutung, daß Sphincter und Detrusor nur Teile einer einheitlich reagierenden Muskulatur sind, wurde untermauert durch die röntgenologischen Darstellungen der Blase und Harnröhre, durch das Miktionsbild, die Serienaufnahmen des Miktionsaktes und die Kinematographie der Blasenentleerung. Die letztgenannte Untersuchung gibt wohl den vollständigsten Überblick über den ganzen Ablauf der Blasentätigkeit (MUELLNER, FLEISCHNER, BENJAMIN, HINMAN u. a.). Bei gesunden Menschen kommt es zunächst zu einigen Bewegungen, die als Einleitungsakt zu bezeichnen sind. Wichtig besonders in diesem Zusammenhang sind zwei Veränderungen, eine Veränderung der Blasenform von queroval zu längsoval (BOEMINGHAUS), die nicht immer ausgesprochen, im Prinzip aber stets angedeutet nachweisbar ist, ferner eine Abwärtsbewegung der Blase samt dem Blasenausgang und der hinteren Harnröhre durch eine Verschiebung (eine aktive Muskelaktion) des Beckenbodens. Der nächste Akt ist die Trichterbildung im Bereiche des Blasenausganges und gleich darauf der Beginn des Abflusses. Die Blase wird zusehends kleiner, wobei der Blasenscheitel und die Seitenwände gegen den Blasenausgang zu in Bewegung sind — genau so wie man es bei einem starken Auslauf durch ein Spülcystoskop beobachten kann. SCHULTZE-SEEMANN beschrieb während der Untersuchung mit dem Strahlcystoskop sehr treffend ein Herabstürzen der Seitenwände und des Blasendaches gegen den Blasenausgang zu.

Wird der Befehl gegeben, die Miktion zu unterbrechen, so sieht man in ganz eindeutiger Weise, daß diese Unterbrechung in der Höhe des Sphincter externus erfolgt, daß der Trichter des Blasenausganges, also der Gegend des inneren Sphincters, offen bleibt und sich erst dann (flächenhaft gesehen) wie eine Zange schließt, wenn in Fortsetzung der Miktion die Blase entleert ist, oder dann, wenn bei halbleerer Blase der Harndrang verschwindet und die Miktionsgestalt der Blase zur Ruhe- (Sammel-) Form zurückgekehrt ist. SCHWARZ sagte: Eine der Möglichkeiten der Miktionsbeendigung ist eine Zunahme des Sphinctertonus und Abnahme des Detrusortonus. Dies tritt ein bei dem Versuch, den Harn zurückzuhalten. Die kinematographische Beobachtung demonstriert etwas anderes: Das Zurückhalten des Harnes geschieht allein durch den Sphincter externus. Die Bewegungen des Blasenausganges und der anschließenden Harnröhre laufen in absoluter Gleichsinnigkeit mit denen des Blasenkörpers ab. Die Bewegung nach abwärts, die die ganze Blase vollzieht, kann durch pathologische Veränderungen des Blasenausganges in verschiedenem Maße beeinträchtigt sein, etwa durch die Größe vorhandener Adenome, durch chronisch entzündliche Veränderungen, besonders aber durch neoplastische Infiltrationen der Umgebung. Diese Veränderungen können die Beweglichkeit der Blase und des Blasenausganges vollständig aufheben. Die Formation eines Trichters am Blasenausgang kann durch jegliche Art von Tumorbildung, durch verschiedene Prostatavergrößerungen, aber auch dadurch beeinträchtigt sein, daß jeder Elastizitätsverlust, jede Abweichung von der normalen Glätte, Weite und Beweglichkeit der Harnröhre eine solche Variation der physiologischen Verhältnisse bedingt. Schrumpfende sklerosierende Vorgänge im Bereiche des Blasenausganges, der hinteren Harnröhre, der Prostata, der Samenblasen und der Umgebung dieser Organe führen infolge Aufhebung der gegenseitigen Verschieblichkeit und Beweglichkeit zu einer starren Blockbildung (J. SERRALACH). Die Formänderung der Blase beim Miktionsakt könnte weiter dadurch gefährdet sein, daß die Blasenwand an verschiedenen Stellen fixiert ist. In welch erstaunlichem Maße die Blase dies auszugleichen vermag, ergeben die Entleerungsbilder nach einer Umpflanzung der Harnleiter wegen Wertheim-Stenosen und Wertheim-Fisteln. Um diese Umpflanzung ausführen zu können, muß manchmal ein Blasenzipfel weit hinaufgezogen und dort fixiert werden. Dadurch erhält die Blase eine ganz andere Gestalt, etwa ähnlich einem Kuhhorn, und ändert bei der Kontraktion ihre Form einer nach innen zu vielfach gefältelten Mulde zu einem wurstförmigen und einseitigen Gebilde in einer geradezu vollendeten Anpassung an geänderte Lageverhältnisse.

## II. Röntgenuntersuchungen zu verschiedenen Fragen der Entleerungsstörung

Behauptungen über den Tonus und die Kontraktilität der Blase, die aus den üblichen Cystogrammen abgeleitet werden, sind oft unzulässig und auf jeden Fall schwierig. Die Kymographie mag eher verwertbar sein (BALLI). Man könnte erwarten, daß, entsprechend dem Psoasrandphänomen von HUTTER im Bereiche des Nierenbeckens, auch irgendein Zeichen die Blasenform betreffend nachzuweisen wäre, ein Zeichen, das ohne weitere Kontrolle gestatten würde, auf eine Tonusreduktion der Blasenwand zu schließen. Tatsächlich hat GÖTZEN ein solches Phänomen beschrieben — eine ganz gerade Begrenzung des Blasenbodens — als Eigenheit innervationsgestörter Blasen. Ein solches Phänomen ist aber bei normaler Innervation der Blase bisher nicht beschrieben. Verschiedentlich wird die eigenartige Form von Prostatikerblasen — sog. Christbaumblase, Tannenbaumblase, Lebensbaumblase — als eine solche beschrieben, die nur durch einen Tonusverlust zu erklären sei (FEY-TRUCHOT). Dies kann man nur mit Vorbehalten als richtig anerkennen. Vor allem muß man mit dem Terminus Atonie sparen, da damit das totale Fehlen einer Wandspannung ausgedrückt werden soll. Die „akkomodative Entspannung" der Blase als Anpassung an ein vielfaches Volumen kann gelegentlich unglaubwürdig sein, wird aber durch die Rückbildung etwa einer „Christbaumblase" zu normaler Form und Kontraktionsfähigkeit bewiesen.

Eine besonders schöne Darstellung der Blase, des Blasenausganges und der hinteren Harnröhre gelingt mit der von FLOCKS und dann vielen anderen angegebenen Urethrocystographie. Darunter ist die Luftfüllung der Blase und anschließende Darstellung der Harnröhre und des Blasenausganges mit einem viscösen Kontrastmittel in Schräglage des Patienten zu verstehen. Es fällt bei der Auswertung dieser Bilder oft auf, daß die Gegend des vermutlichen Sphincter externus nicht immer einer scharf umschriebenen Furche entspricht, sondern eher einem breiten Band. Dies wäre für die Lokalisation und auch die Bedeutung dieses wichtigen Harnröhrenabschnittes ein besonderer Hinweis. Auf den Bildern kann man vor allem 3 Veränderungen feststellen. 1. Die Größe eines Ausgangshindernisses und dessen Lokalisation. 2. Die Verlängerung des Harnröhrenabschnittes vom Colliculus bis zur Blasenmündung. Diese Verlängerung kann in besonders krassen Fällen bis 12 cm betragen. 3. Die Knickung der Harnröhre zur Normalachse. Die Vielfalt der Deutungsmöglichkeiten gerade dieser Achsenknickung, wie man sie beim Studium solcher Bilder feststellt, läßt allerdings nicht zu, ein besonderes Winkelmaß als pathognomonisch für diese oder jene Form des Prostataadenoms oder anderer Blasenausgangsveränderungen anzunehmen. Für die Berechnung und Deutung der Inkontinenz bei Frauen gilt diese Ablehnung nicht, siehe etwa das Urethraldreieck von MIKULICZ-RADECKI. Die Winkelbildungen können allerdings ein Hinweis sein auf die Größe der mechanischen Behinderung. Man kann bei Zunahme solcher Knickungen Ventilbildungen und Klappenmechanismen geradezu plastisch sehen.

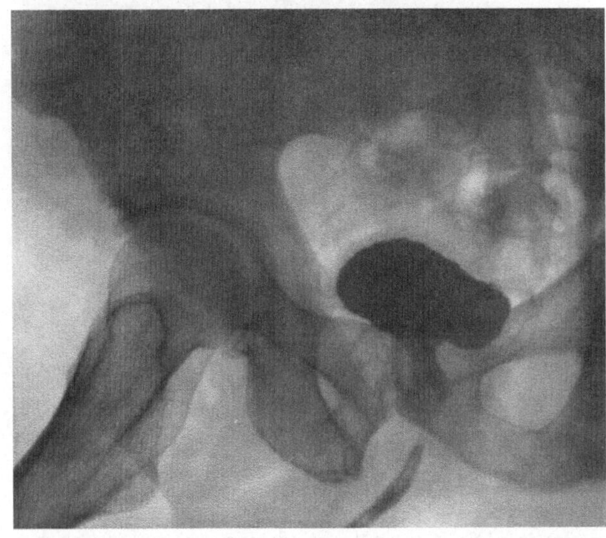

Abb. 34. Urethrocystographie 2 Jahre nach der Prostatektomie. Zureichende Kontinenz trotz einer Vorblase, die mit der Blase in breiter Verbindung steht. Bei der Cystoskopie ist der Samenhügel stets sichtbar

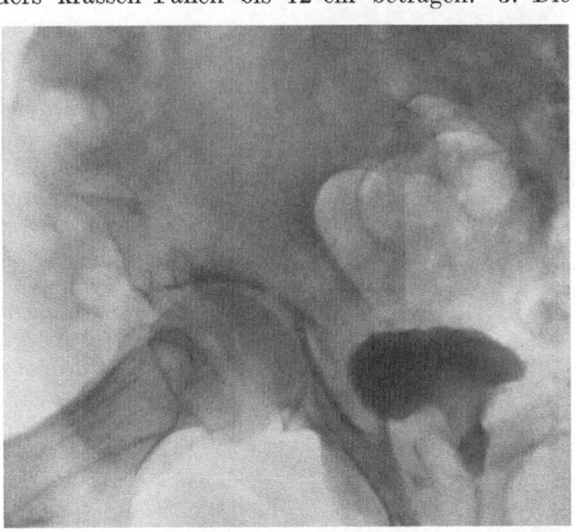

Abb. 35. Cystographie ein Jahr nach Prostatektomie. Inkontinenz bei jeder Anstrengung, Husten und Niesen. Breite Kommunikation einer kleinen Vorblase mit der Blase

Eine besondere Fundgrube für die Pathologie der Miktion wurde in den Urethrocystogrammen und Miktionsbildern nach Operationen des Blasenausganges

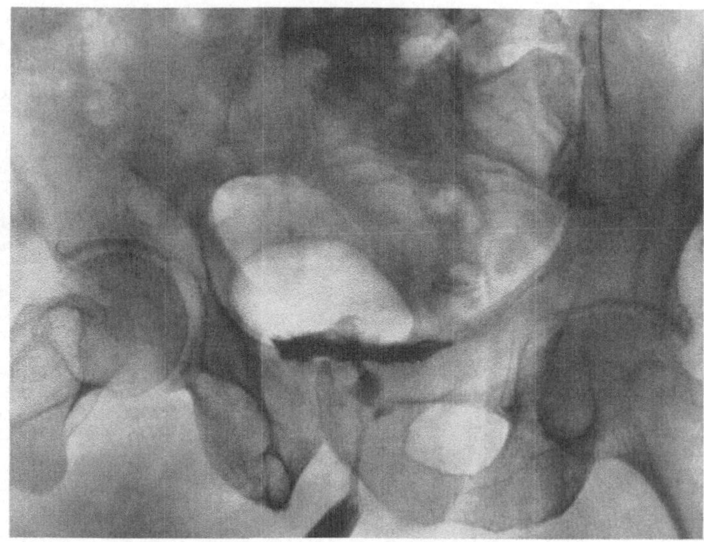

Abb. 36. Urethrocystographie nach Prostatektomie. Nachträufeln, kleine Höhle an Stelle des Adenombettes

entdeckt. Die Kontrollcystoskopie nach der Prostatektomie ist wohl sehr aufschlußreich, bedarf aber, was die Gestalt des früheren Adenombettes betrifft, einer gewissen Ergänzung. Kinematographische Untersuchungen von BENJAMIN hatten das sehr wichtige Resultat, daß zurückbleibende Hohlräume in der prostatischen Harnröhre sowohl nach der suprapubischen als der retropubischen Enucleation beweglich bleiben zusammen mit der Blase und sich mit dem Beginn und dem Ende der Miktion senken und heben. Daß aber tatsächlich so viele Verformungen, Verziehungen und verschieden große Hohlräume nach der Prostatektomie dauernd zurückbleiben, wie die zahlreichen diesbezüglichen Untersuchungen beweisen, hat man in Hinsicht auf die gute Funktion und die tadellose Kontinenz auch bei solchen Veränderungen nicht erwartet (FLOCKS, BRODNY, FEY-TRUCHOT, CRABTREE u. v. a.). Diese Bilder (Abb. 34—37) waren es auch, die denen Recht zu geben schienen, welche den Sphincter internus für etwas durchaus Entbehrliches hielten. Tatsächlich kann ja auch der cystoskopische oder urethrographische Nachweis einer mit der Blase breit kommunizierenden Vorblase nicht anders gedeutet werden, als

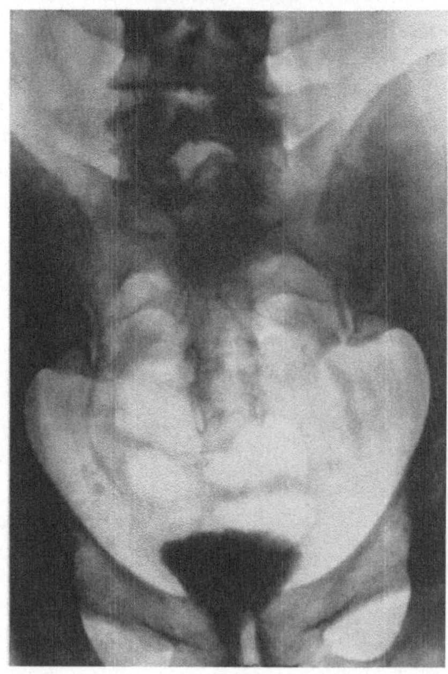

Abb. 37. Intravenöses Pyelogramm 1 Std nach der Injektion. 10 Jahre nach extrakapsulärer Radikaloperation eines Prostatacarcinoms. Vollständige Kontinenz bei trichterförmiger hinterer Harnröhre

daß jener Teil, der immer als Lokalisation des Sphincter internus galt, für den zureichenden Verschluß der Blase nicht notwendig ist. Man sollte allerdings sehr kritisch sein mit dem Ausdruck „sicherer Verschluß der Blase". Bei genauer Befragung geben die Patienten mit solchen Vorblasen an, daß sie bei plötzlichem Anspannen der Bauchpresse, beim Husten und Niesen und vor allem bei starkem Harndrang nicht verläßlich dicht sind und daß sie daher die Gewohnheit angenommen hätten, die Blase in kürzeren regelmäßigen Intervallen zu entleeren, um so niemals ein größeres Blasenvolumen zu „riskieren". Diese Männer verhalten sich genau so wie jene Frauen, die nach einer Inkontinenzoperation relativ trocken sind, jedoch jede Bronchitis mit Hustenanfällen fürchten, weil sie dann wieder gezwungen sind, vorübergehend Einlagen zu tragen.

## III. Anatomische Veränderungen in Beziehung zur Funktion

Ein Sonderfall ist das Zurückbleiben ganz kleiner Höhlen zwischen einem wieder geschlossenen Blasenausgang und der Region des Sphincter externus. In diesen Höhlen bleibt nach der Miktion etwas Harn. Dieser wird entleert im Moment eines Lagewechsels, etwa beim Aufstehen aus sitzender Stellung. Der „Sphincter internus" ist wieder dicht, es kann sogar vorkommen, daß die Ejaculation des Spermas wie normal nach außen erfolgt. Der Sphincter externus ist jedoch, weil in dem betreffenden Augenblick nicht koordiniert geschlossen, nicht imstande, diese besondere Art des Nachträufelns zu verhindern. Daß die Entleerung des Samens nach der Prostatektomie normal erfolgt, ist aber durchaus die Ausnahme. Gerade im Vergleich der Art der Samenentleerung mit den Formveränderungen des Blasenausganges kommt die gegenseitige Abhängigkeit aller Faktoren zum Ausdruck. Die Sensibilität der Gegend um den Colliculus seminalis ist zweifellos gestört, was die Operierten in den Monaten nach dem Eingriff recht genau angeben. Die Tätigkeit der die Harnröhre gegen die Blase abschließenden Muskeln ist wesentlich beeinträchtigt. Vielleicht kann man dies dadurch erklären, daß die Ansatzstellen des Musculus trigonalis und der Bellschen Muskeln verletzt wurden, womit die spezifische Funktion dieser Muskelgruppe aufgehoben ist. Der Reflexbogen (s. auch die ganz gleichartige Wirkung der Durchtrennung des N. praesacralis) ist zerstört. Seit den wertvollen Beobachtungen von BRENNER weiß man, daß bei Rückenmarksverletzten mit ausdrückbarer Blase die Ejaculation dann mit einer unaufhaltsamen Entleerung des Harnes zusammen erfolgt, wenn die Blase zum Zeitpunkt der Ejaculation gefüllt war. Dem Prostatiker passiert dies nach der Operation auch dann nicht, wenn eine größere Vorblase vorhanden ist und das Sperma dorthin und in die Blase ohne irgendeinen Widerstand entleert wird. Bei sonst ganz ungestört harmonischer Funktion ist nur der Ejaculationsakt nicht mehr koordiniert, und es ist damit bewiesen, daß der vorhandene Verschluß der Harnröhre in der Höhe des Colliculus seminalis und auch distal davon zureichend funktionieren muß.

An dieser Stelle muß man die Experimente von LAPIDES erwähnen. Zur Erhaltung einer Kontinenz gehört nicht unbedingt ein eigener Sphincter internus. Um die Blase so zu entleeren, wie dies ein Säugling in regelmäßigen Intervallen und vollständig besorgt, ist nur das Vorhandensein eines Muskelrohres von einer gewissen Länge notwendig, wobei dieses Muskelrohr aus irgendeinem Teil der Blase geformt werden kann, etwa aus dem Detrusor. Eine Mindestlänge dieser neugebildeten Harnröhre ist erforderlich, LAPIDES gibt 2 cm an. Aus den Anfängen der perinealen Prostatektomie wissen wir, daß die Patienten auch dann imstande waren, die Blase durch eine perineale Fistel im Strahl zu entleeren bei vollständiger Kontinenz, wenn diese Fistel im Harnröhrenbereich zwischen dem Blasenausgang und dem Sphincter externus lag. Andererseits ist aber eine Kontinenz ausgeschlossen trotz Vorhandenseins eines Blasenausganges mit deutlicher muskulärer Spannung, wenn die Harnröhre ganz fehlt, wie ich selbst bei Frauen beobachten konnte, deren Harnröhre infolge einer Operation oder der Radiumtherapie eines Carcinoms zerstört war. Ferner ist an die Inkontinenz nach der extrakapsulären Prostatektomie zu erinnern. Wenn der Blasenausgang ganz entfernt wird zusammen mit der Prostata und den Samenblasen und dann die Harnröhre auch nur wenige Millimeter zu weit distal von der Prostataspitze durchtrennt wird, fehlt ein entsprechend langer Teil der Harnröhre, der offenbar für den Akt der Entleerung und des Verschlusses unentbehrlich ist.

Ohne hier in die Diskussion einzugreifen, ob dem Sphincter externus auch tonische Eigenschaften zukommen oder aus welchen verschiedenen Teilen diejenige Muskulatur zusammengesetzt ist, die in der Gegend der Prostataspitze angeordnet ist, scheint diese Muskelgruppe den Anforderungen der Blasenentleerung und der Kontinenz dann zu genügen, wenn dieses Muskelrohr eine Mindestlänge erreicht. Betrachten wir allerdings nur jenen Teil der Muskulatur, mit dem man die Miktion willkürlich unterbrechen kann, ist dieser Muskel offenbar nicht imstande, die Entleerung zu verhindern, wenn der Harndrang eine gewisse Höhe hat und länger als Minuten dauert. Wenn das Stadium der Miktion erreicht ist, die Entleerung jedoch verhindert wird, gelingt die Verhaltung nur dann, wenn der Miktionsdruck wieder sinkt. Wenn bei bereits weit offenem Blasenausgangstrichter der Druck auf jenem kurzen Teil der Harnröhre lastet, der als Sphincter externus-Bereich gilt, ist eine Verhaltung durchaus möglich, aber nur für eine ganz kurze Zeit. Ein ähnlicher Vorgang ist anzunehmen, wenn der Blasenausgang künstlich offengehalten wird, etwa durch einen verklemmten Stein. Der unbeherrschbare Drang, über den manche Prostatiker klagen, wird durch einen ähnlichen Mechanismus verursacht sein. Bei Wucherung nur seitlicher Adenome bleiben zwischen den Knollen Rinnen, die nie ganz verschlossen sind, was bei der unregelmäßigen Anordnung der Knoten durchaus verständlich ist. Man kann schon bei der Cystoskopie offene Räume zwischen diesen Knoten ableuchten und sieht bei der Urethrographie in der einen Aufnahmerichtung unregelmäßige Verengerungen, bei anderer Aufnahmetechnik Verbreiterungen der Harnröhre in Form eines wellig begrenzten Bandes. Durch diese Rinnen wird der steigende Blaseninnendruck direkt auf den Harnröhrenteil distal des Colliculus übertragen, was den Harndrang bei einer gewissen Höhe und Dauer unbeherrschbar macht.

Aus diesen und anderen, hier nicht angeführten Gründen darf geschlossen werden, daß sowohl zur Sicherung der Kontinenz als auch zur normalen Entleerung die Gesamtheit des Blasenausganges und der Harnröhre gehört als eines Rohres von einer bestimmten Länge, in dessen Wand Muskulatur vorhanden ist, die den Gesetzen des einheitlichen Blasentonus und der einheitlichen Blasenkontraktion gehorcht. Solange irgendein funktionsfähiger Teil dieses Rohres vorhanden bleibt, das länger ist als ein schmaler Ring, ist die Entleerung und der Verschluß gesichert, wenn auch in einem rasch abnehmenden Maße von Zuverlässigkeit. Die Entleerung wieder ist von der Form, Glätte und Beweglichkeit dieses „Miktionskanales" abhängig und erleidet Einbußen, je mehr durch Abnahme der inneren Lichtung (normal 15 mm Durchmesser während der Miktion), durch Erstarren der Wand und deren Umgebung ein Widerstand wächst. Kuss und Mathieu haben bei Untersuchungen über die Inkontinenz diese Verhältnisse in einem prägnanten Satz ausgedrückt: Die Kontinenz ist das Resultat der tonischen Balance zwischen dem intravesicalen Druck und dem urethralen Widerstand. Lemoine hat die gleiche Formulierung gebraucht bei seinen Untersuchungen über die Pathologie der Miktion. Die Überwindung dieses urethralen Widerstandes beim Akt der Entleerung wird nach den derzeit geltenden Anschauungen (Boeminghaus, Schultheis, Muellner, Lapides, Nesbit) folgendermaßen vollzogen (im Gegensatz zu den früheren Annahmen eines eigenen Sphincter internus, der erschlafft, wenn sich der Detrusor kontrahiert): Bei der langsamen Füllung der Blase steht der gesamte Blasenmuskel unter einer gleichmäßigen Spannung, die nicht oder nur gering mit dem Volumen des Inhaltes wächst. Die Spannungsintensität ist gleich für den Blasenkörper, für den Blasenausgang und die dazugehörigen Teile der Harnröhre. Durch die spezielle Anordnung der Muskulatur im Bereiche des Blasenausganges und der Harnröhre ist der Verschluß so lange absolut dicht, als bei der Erreichung eines spezifischen Öffnungsdruckes am Ende der tonischen Kapazität die Blase eine andere Gestalt anzunehmen beginnt, wobei durch die Verkürzung der Muskeln der Blasenausgang aus einem geschlossenen Trichter zu einem weit offenen Trichter geformt wird. Mit der weiteren Steigerung des Druckes bis zur Höhe des Miktionsdruckes und Öffnung auch des Sphincter externus strömt der Blaseninhalt aus. Diese Art der Blasenöffnung durch Muskelverkürzung hat für den Musculus trigonalis H. H. YOUNG schon vor Jahrzehnten postuliert. Nach Entleerung der Blase erschlafft das Organ nicht, sondern nimmt einschließlich des Blasenausganges und der dazugehörigen Teile der Harnröhre die Ruhespannung wieder an, die dann fast unverändert bis zur nächsten Miktion beibehalten wird. Die Pathologie dieser Vorgänge beginnt entweder mit einem die Muskulatur nur des Blasenkörpers betreffenden Kraftverlust oder mit wachsenden Widerständen im Bereiche des Blasenausganges und der Harnröhre. Letzteres ist Hauptgegenstand dieser Untersuchung.

## IV. Die Pathologie des Blasentonus

Alle diese mittels der Endoskopie und Endographie gewonnenen Kenntnisse fanden eine Bestätigung durch die Druckmessung der Blase. Wenn ich zuerst die Versuche erwähne, die Sphincterspannung und den Öffnungswiderstand zu messen, so möge dies nur nebenbei geschehen. Die Sphincterometrie findet nicht allgemeine Anerkennung. Ich möchte aber doch BAUMANN zitieren, der bei der Prüfung des Sphincter externus eine ganz eindeutige verschließende Muskelaktion fand, während es nicht gelang, am Blasenausgang etwas nachzuweisen, was einem Schließmuskel im eigentlichen Sinne entsprechen könnte. Aus der Fülle der Arbeiten über die Blasendruckmessung (FISCHER, BAUER, GLEISNER, GITSCH und BRANDSTÄTTER, GIBEL, MEHL, DORTENMANN und BAUER, HARTL, COMARR, SCHNEIDER, BROSIG, RICHTER, OEHLERT, REUTER, ROSE, Übersicht bei HEUSSER) sei nur dasjenige gebracht, was in unmittelbarem Zusammenhang mit der mechanischen Entleerung der Blase steht. Viele Befunde bestätigen die früheren Arbeiten von O. SCHWARZ oder führen diese Arbeiten fort. SCHWARZ hat seine pathologische Physiologie der Blase ja zu einem großen Teil aus den Druckkurven abgeleitet. Nun beschäftigen sich die meisten Arbeiten über die Cystometrie mit sehr praktischen Dingen, wie der Differentialdiagnose zwischen neurologischen und mechanischen Entleerungsstörungen und besonders in letzter Zeit mit der Frage der Beeinflussung des Blasentonus durch Medikamente und Hormone. Dies wird später diskutiert. Die im Rahmen der pathologischen Physiologie der Entleerungsstörung wichtigen Ergebnisse hat nach SCHWARZ besonders klar POVLSEN herausgearbeitet. Er fand, daß die in den verschiedenen Druckwerten, besonders dem Miktionsdruck, gekennzeichneten Merkmale der Detrusorfunktion konstant sind und vor und nach den Eingriffen zur Behebung von Entleerungsstörungen unverändert bleiben. Die beträchtlichen Besserungen der Entleerung können in einem gewissen weitgesteckten Rahmen nur auf die Behebung der Auslaufhindernisse zurückzuführen sein. Noch schärfer hat dies v. GARRELTS formuliert. Dieser Autor hat die Menge des durchfließenden Harnes in der Zeiteinheit und gleichzeitig den Blasendruck gemessen. Er fand beim gesunden Menschen bestimmte Beziehungen zwischen der durchfließenden Menge und dem Volumen der Blase. Je größer dieses Volumen, desto stärker der Durchfluß. Wenn man nun den Druck gleichzeitig mißt, kann man eine Konstanz besonders des Miktionsdruckes unabhängig vom Volumen feststellen. Abweichungen von diesen Relationen, vor allem eine Verminderung des Durchflusses, muß man in erster Linie den veränderten Widerständen im Bereiche der Harnröhre zuschreiben. Die schon von SCHWARZ und dann von v. GARRELTS gegebene physikalische Begründung beweist, daß schon eine geringe Zunahme des Widerstandes „im Miktionskanal", z. B. ein Elastizitätsverlust im Alter, die Kurve des Durchflusses abflachen muß. Außerordentlich interessant sind die Kurven, die v. GARRELTS bei Prostatikern fand, und deren Vergleich mit den Kurven beim Vorhandensein einer Harnröhrenstriktur oder einer Sphinctersklerose. Die Kurven der Prostatiker gleichen im Anfangsteil, dem Anstieg des Durchflusses, denjenigen normaler Personen. Auch der Scheitelpunkt der Kurve variiert zunächst wenig, man sieht aber schon in den Anfangsstadien den langsameren Kurvenabstieg (der Prostatiker braucht länger zur Entleerung). Die Abflachung und Verlängerung des absteigenden Kurventeiles variiert wieder je nach der Größe des Harnröhrenwiderstandes durch die Adenome. Die bei der Striktur und der Sphinctersklerose gefundenen Werte, die einander sehr ähnlich sind, zeigen eine charakteristische Abflachung der gesamten Kurve. Der Unterschied zwischen einem Prostatiker und einem Strikturträger kann kaum anders gedeutet werden als dadurch, daß der Harnröhrenwiderstand durch die Adenome noch einigermaßen elastisch bleibt, während bei der Sphinctersklerose und der Striktur der Widerstand starr ist. Es mag dies in Zukunft eine recht feine Unterscheidungsmöglichkeit sein, wenn die Methode der Durchflußbestimmung und Druckmessung in der Klinik häufigere Anwendung findet. Eine sehr praktische Verwendung in einfacherer Form hat ja schon DRAKE mit seinem Uroflowmeter gegeben. DAVIS hat die Wichtigkeit dieser Untersuchung bei allen Formen der Entleerungshemmung im Bereiche des Blasenausganges unterstrichen. Sehr schön zeigen die Vergleiche der Kurven vor und nach Beseitigung der Hindernisse, wie die Miktion wieder normal werden kann. Im Kapitel Therapie wird die Beurteilung der Ergebnisse mittels solcher Kontrolluntersuchung näher erläutert.

In seinem Handbuchartikel hat SCHWARZ die damaligen Kenntnisse durch schöne eigene Untersuchungen ergänzt und die „Propulsionskurve" beschrieben. Diese damals ganz neue Methode hat nun durch v. GARRELTS eine gewisse Vollendung erfahren. Es ist in vielen Einzelheiten sehr interessant zu überlegen, wie sich die Folgerungen von SCHWARZ mit denen von v. GARRELTS teils ergänzen, teils widersprechen. SCHWARZ schreibt, daß der Detrusor eine zweifache Arbeit verrichten müsse, die Öffnung des Sphincters und die Entleerung des Harnes. Diese beiden Arten von Arbeit seien grundverschieden. Die Sphinctererweiterung ist gleichzeitig eine Spannungsänderung, die Harnentleerung eine physikalisch zu messende Leistung. Um die Spannungsänderung zu erreichen, bedarf es einer Kontraktion des Detrusors. Diese Kontraktion wieder setzt die umschlossene Flüssigkeit unter höheren Druck. Diese Druckerhöhung ist aber offensichtlich nicht der biologische Zweck. Unter pathologischen Verhältnissen — etwa bei der übererregbaren Blase — ist die Druckerhöhung zweckwidrig, da sie durch einen noch höher angespannten Sphincter paralysiert wird. Man könne aber die Miktionskurve als ein Spiegelbild der Spannungsänderungen im Sphincterbereich auffassen.

Die gedanklichen Schwierigkeiten dieser Konzeption waren groß, sind aber wohl zu einem gewissen Teil überwunden, da die Druckmessung und die Bestimmung der Höhe des Durchflusses nichts anderes ergeben haben als physikalisch viel besser definierbare Größen im Sinne der Erhöhung oder Erniedrigung des Harnröhrenwiderstandes. Man ist jetzt der Anschauung, daß eine Zunahme des Tonus physiologischer oder pathologischer Art immer den ganzen einheitlichen Blasen—Blasenausgangsmuskel betrifft und daß auch eine Muskelhypertrophie oder andere faßbare Veränderungen alle Teile gleichmäßig einbezieht und daher auch die Kinetik von Blase und Blasenausgang gleichsinnig verläuft. Dies kann natürlich nicht ausschließen, daß lokalisierte Bedingungen zu örtlichen Zustandsänderungen und entsprechend geänderter Reaktion der Muskulatur führen müssen. Seit jeher nimmt man an, daß kleine und auch kleinste Adenome durch Auseinanderdrängen von Muskelfasern einen Reiz ausüben, die einen größeren Einfluß in Richtung der Entleerungshemmung haben, als es die Winzigkeit der Adenome vermuten ließe. Die kleinen Adenome werden z. B. von MAY abgegrenzt gegen die übliche Mehrlappenhypertrophie, weil der klinische Zustand viel aus-

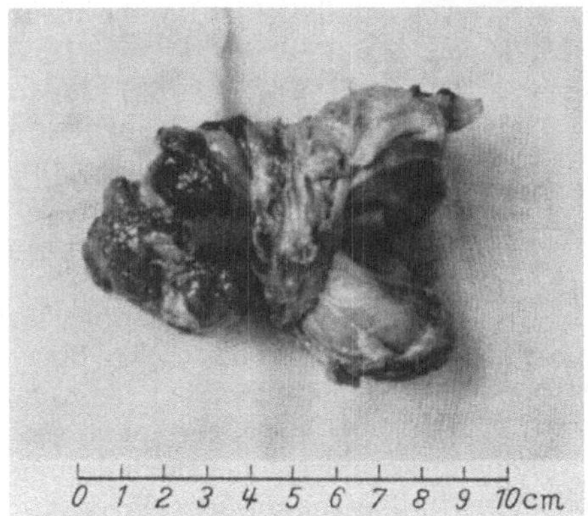
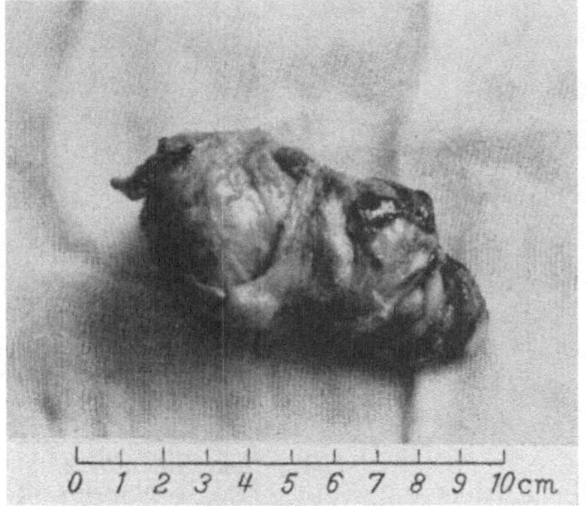

Abb. 38. Ausgeschältes Prostataadenom. Kräftige vordere Brücke, gekennzeichnet durch ein Gummirohr, das entsprechend der früheren Harnröhrenlichtung eingelegt ist

Abb. 39. Gleiches Präparat wie Abb. 38 von der Seite. Man sieht die Einschnürung zwischen dem intravesicalen und subvesicalen Anteil

geprägter sein kann als bei großen Knoten, die ausschließlich harnröhrenwärts oder blasenwärts der Muskulatur gelegen sind und die Muskulatur beiseiteschieben.

Mit den Adenomen können Muskelanteile mitwachsen — siehe die vordere Commissur bei großen Dreilappenhypertrophien — die innerhalb der Enucleationsschichte liegt und zu einem Teil aus sehr kräftiger Muskulatur besteht (Abb. 38). Bei den Adenomen, die sich teils supra-, teils subvesical entwickeln, ist dies auch die Stelle einer Taille, also offenbar eine Zone der Wachstumsbehinderung durch Einschnürung (Abb. 39—41). Dadurch wird ein zusätzliches, zu einem Teil muskuläres Hindernis bedingt. Es ist ferner eine Tatsache, daß bei ungleichmäßiger Beanspruchung der Muskulatur der Funktionsreiz zu einer verschieden ausgeprägten Hypertrophie führt. Dies ist jedem Urologen bekannt etwa in Form der polsterartigen Verdickung des Trigonus. MUSCHAT hat nach Messungen an der Leiche gefunden, daß die vorwiegende Hypertrophie des Musculus trigonalis der Mittellappenvergrößerung zugehört, während die übrige Blasenwand stärker verdickt ist bei der ausschließlichen Seitenlappenhypertrophie. Schließlich hat WALLACE die Rolle der Muskulatur besonders betont, indem er die Muskulatur, deren Entwicklung und Hypertrophie an die erste Stelle rückt, die Größe des Adenoms aber als zweitrangig erklärte. Er schrieb, daß die Muskeln des Blasenausgangs entscheiden, ob ein Hindernis früher oder später zu einer Harnverhaltung führt. Eine schwächlich ausgebildete Muskulatur hätte dann weit weniger drastische Folgen. Sehr erwähnenswert sind seine Schlüsse bezüglich der nach der Enucleation stehenbleibenden „hinteren Lippe". Die Untersuchung von Probeexcisionen aus dieser Stelle ergibt viel Muskulatur. Es ist ja jedem Urologen bekannt, daß man besonders vorspringende Ränder von dieser Stelle nach der Prostatektomie entfernen muß, um eine spätere gute Funktion zu gewährleisten. Man beachtet aber vielleicht zu wenig, daß dieses Gewebe nicht nur bindegewebige Teile enthält, sondern auch kontraktile Elemente.

Daß die mechanischen Bedingungen der Entleerungshemmung oft übertrieben worden sind, ist ja bekannt. Es genügt, die vielen übereinstimmenden Ansichten zu wiederholen, daß

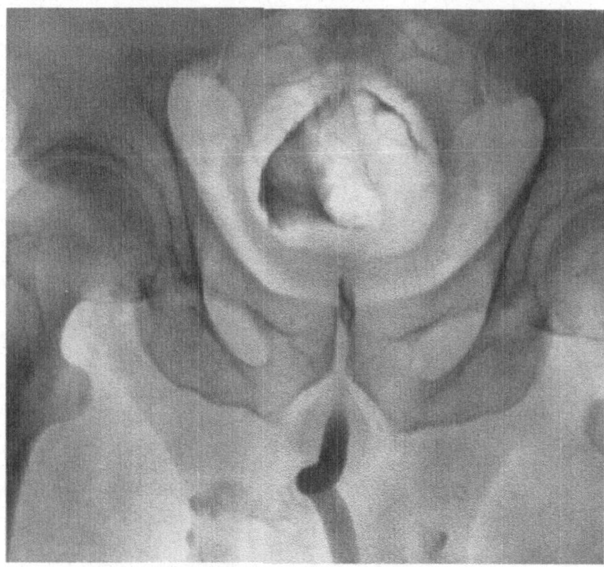

Abb. 40. Urethrocystographie vor der Operation. (Gleicher Fall wie Abb. 38 und 39.) Füllung mit Luft und Endographin

die Größe des Blasenausgangshindernisses in keinem Verhältnis zur Behinderung der Entleerung steht. Die Blasendruck- und Durchflußbestimmungen (POVLSEN, v. GARRELTS) haben bestätigt, daß keine Parallelität zwischen der Adenomgröße und den Folgen für die Entleerung vorhanden ist. Daß es aber Bedingungen gibt, die vorwiegend mechanisch sind, muß kurz skizziert werden. Man hat schon lange für die Veränderungen der Harnröhre bei den verschiedensten Prozessen das Wort Einmauerung geprägt (PRÄTORIUS), sollte diesen Ausdruck aber eher reservieren für die starren Widerstände in der Harnröhre, z. B. gilt dies uneingeschränkt für manche Formen des Prostatacarcinoms.

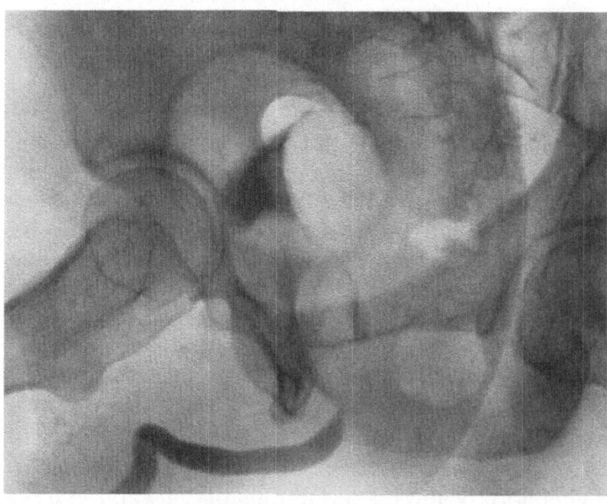

Abb. 41. Urethrocystographie. Schrägaufnahme. (Gleicher Fall wie Abb. 38 und 39.) Man sieht die Verdrängung der Harnröhre nach vorne

Diese Einmauerung kann ja dazu führen, daß eine normale Miktion auch durch die sorgsamste Therapie nicht mehr ermöglicht wird. Man kann durch eine Elektroresektion wohl einen Miktionskanal formen, erreicht aber damit nichts anderes als eine Inkontinenz statt einer Retention. Es wurde erwähnt, daß in Fällen der Fixation des Blasenausganges und der basalen Blasenanteile (keine Auf- und Abwärtsbewegung als Einleitung der Miktion und keine Trichterbildung am Blasenausgang) eine willkürliche Einleitung der Miktion nicht mehr möglich ist. Behinderungen der Miktion, die nur mechanisch zu deuten sind, sind auch die Ventilbildungen bei kleinen Mittellappen. Ich bringe ein Bild eines solchen fast gestielten Mittellappens, der lange Miktionsbeschwerden verursachte und schließlich sogar eine nicht mehr behebbare totale Harnverhaltung. Die Operation zeigte keine ausschälbaren Gebilde außer diesem Mittellappen, es war allerdings notwendig, aus dem recht widerstandsfähigen Blasenausgang eine Manschette zu entfernen. Dieser fast gestielte Mittellappen war histologisch ein typisches Adenom. Die anderen Gewebsteile zeigten reichlich Muskulatur, aber keinerlei pathologische Einlagerungen. Die Urethrocystogramme zeigen gelegentlich Mittellappen, die sich geradezu über den inneren Blasenausgang legen. Solche Gebilde haben, worauf schon F. SERRALACH hinwies, keinerlei Zusammenhang mit der Muskulatur des Blasenausganges (Abb. 42 u. 43). Als Raritäten haben Cysten ähnliche Folgen, und noch seltener ist die Verlegung des Blasenausganges durch besonders große cystische Dilatationen eines Ureters, die tatsächlich wie ein Kugelventil wirken können. Ich habe einen solchen Fall veröffentlicht, der besonders eindrucksvoll bei einem 19jährigen

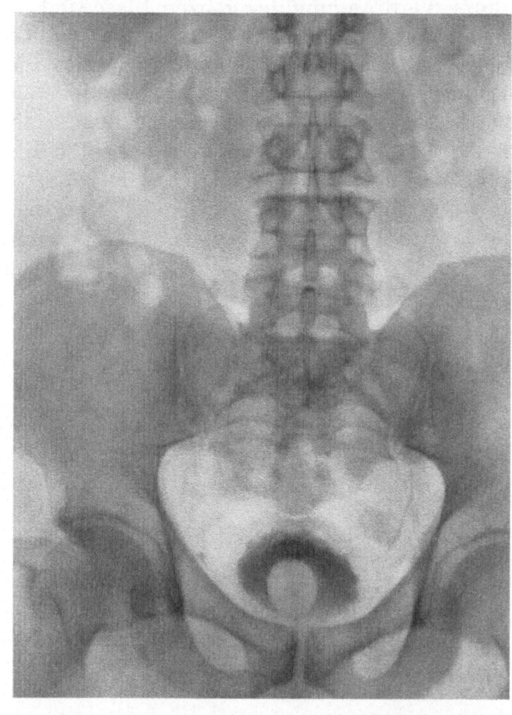

Abb. 42. Intravenöse Pyelographie bei isolierter Mittellappenbildung 20 min nach der Injektion

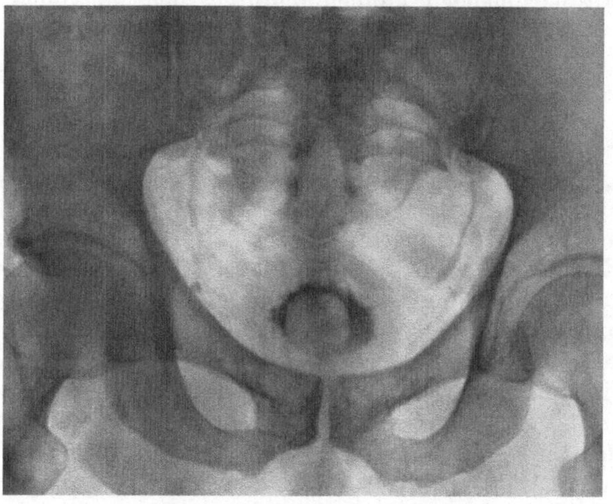

Abb. 43. Gleicher Fall wie Abb. 42. Eine Stunde nach der Injektion und Entleerung der Blase. Restharn sehr gering, aber Verzögerung der Entleerung aus den untersten Harnleitern

die Blasenwandhypertrophie und alle sonstigen Merkmale der Entleerungsbehinderung durch eine solche gänseeigroße Cyste demonstrierte. Steine in dem früheren

Wundbett der Prostatahypertrophie stellen wohl die primitivste Form eines ventilartigen Verschlusses dar. Ausgesprochene Knickbildungen der Harnröhre durch Verdrängung der ganzen Blase sind selten. BLUM veröffentlichte eine Beobachtung über die Verdrängung der Blase durch ein riesiges Divertikel mit einer solchen Knickung im Bereiche des Blasenausganges, daß eine schwere Abflußbehinderung resultierte. Einengungen des Blasenausgangs durch einwachsende Cervix- oder Rectumcarcinome sind nicht selten. Schließlich hat man früher viel mehr als jetzt von den toten Räumen in Gestalt der Recessus paraprostatici gesprochen. BLUM und RUBRITIUS wiederholen manches, was TANDLER mit den Augen des Anatomen vielleicht zu einseitig gesehen hat. Es dürfte aber doch angängig sein, ein gewisses Restharnquantum auf das Konto solcher toten Räume zurückzuführen. Wenn man sich jene Formen des Prostataadenoms vorstellt, die wie ein Kegel in die Blase vorspringen, und dann die cystographischen Bilder (mit der Kneise-Schober-Pfütze) sowie die tiefen Gräben rund um dieses Gebilde betrachtet, kann man sich eine Restharnbildung auf folgende Weise erklären: Die entsprechenden Teile der Blase gehören nicht mehr zu den sehr beweglichen, die durch Faltung die Lichtung vollkommen aufheben können. Die Blasenwand kann ja alle möglichen Verschiebungen und sogar Fixationen ausgleichen; Räume distal einer horizontalen Ebene, die durch die Kegelspitze eines großen Adenoms gelegt werden kann, kann man sich sehr wohl als tote Räume vorstellen, die unentleert bleiben. Große Restharnmengen können dadurch nicht entstehen (Abb. 44).

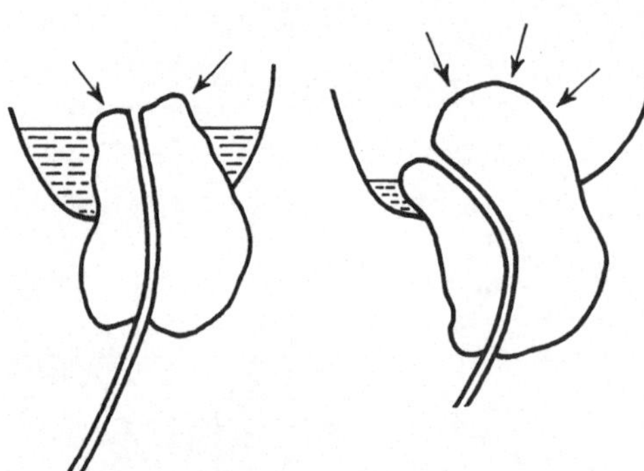

Abb. 44. Behinderung der Blasenentleerung durch verschiedene Ventilverschlüsse

## V. Kompensatorische Vorgänge der Blasenmuskulatur

Wie die Blase auf Erhöhung des Widerstandes im Bereiche des Miktionskanales reagiert, vor allem bei einer langsamen Zunahme der Einengung des Querschnittes, ist eines der wichtigsten und interessantesten Kapitel der pathologischen Physiologie dieser Region. Wenn man sich die normale Miktion ermöglicht denkt durch eine sehr feine und genaue Abstimmung der Funktion des Entleerungsmuskels zu den Gegebenheiten des Miktionskanales, muß man sich auch auf unzählige Varianten in pathologischer Hinsicht vorbereiten. Sozusagen unerwartet, aber sehr bezeichnend tauchte eine Koordinationsstörung bei dem teilweisen Ersatz der Blase durch Dick- oder Dünndarm auf. Wenn man bei einigermaßen erhaltungswürdigem Blasenausgang den Blasenkörper durch Darm ersetzt, hat man ein „akutes" Mißverhältnis zwischen der viel geringeren Kraft des Entleerungsmuskels (weniger bei einer „Sigma- oder Coecumblase" als bei einer „Dünndarmblase") und dem jeweils gegebenen Harnröhrenwiderstand. Da obendrein (wenn etwa eine Schrumpfblase die Operationsindikation stellte) der Harnröhrenwiderstand infolge der narbigen Bewegungsveränderungen auch in diesem Bereich erhöht sein kann, muß man gelegentlich zur Vermeidung oder Behebung postoperativer Entleerungsstörungen den Harnröhrenwiderstand entsprechend herabsetzen durch zusätzliche Operationen oder Elektroresektionen (GREGOIRE).

Ein Beispiel aus eigener Erfahrung möge dies kurz erläutern. Bei einem 32jährigen Mann, dem 10 Jahre vorher die linke Niere wegen einer cavernösen Tuberkulose entfernt werden mußte, wurden die Symptome der Schrumpfblase so hochgradig und störend bei gleichzeitiger Gefährdung der restlichen Niere durch eine Harnleiterstenose im untersten Anteil, daß folgende Operation geplant und dann ausgeführt wurde: Ausschaltung einer Ileumschlinge, seitliche Anastomose des einen Endes dieser Schlinge mit der Blasenkuppe und Einpflanzung des stark erweiterten Harnleiters in das obere Ende der Darmschlinge. Die untersten Teile des schwer veränderten Harnleiters wurden reseziert. Nach einer ganz ungestörten Heilung besserte sich der Zustand des Patienten nicht, die quälende Dysurie blieb bestehen, und die Nierenfunktionsprüfungen ergaben immer schlechtere Werte. Erst nach einer transurethralen Elektroresektion besserte sich der Zustand rasch, die Miktionspausen wurden immer länger, die Nierenfunktion besser, und jetzt, Jahre nach dem zweiten Eingriff, befindet sich der Patient in einem recht guten Zustand.

Es wird wahrscheinlich zuwenig bedacht, daß auch die Resultate der Neueinpflanzung des Harnleiters in die Blase, etwa nach der ausgezeichneten Methode von KUSS-BOARI, gefährdet sein können, wenn unerwartete Widerstände im Bereiche der Harnröhre auftreten. Auch dafür ein Beispiel:

Bei einer 36jährigen Frau kam es ein halbes Jahr nach der Radikaloperation eines Uteruscarcinoms und Einengung beider Harnleiter durch narbiges Gewebe zu einer so schweren Infektion der rechten Niere, daß diese Niere entfernt werden mußte. Auf der linken Seite kam es zu einer sehr stillen Rückstauung, die erst nach monatelanger Dauer zu einem urämischen Zustand führte. Da von seiten der Gynäkologen ein Rezidiv verneint wurde, wurde die Stenose durch eine Neueinpflanzung des Harnleiters nach obengenannter Methode umgangen. Nach Entfernung der Drainage kam es gelegentlich zu einem Reflux in den Harnleiter mit jedesmal auftretender dramatischer Verschlechterung der Nierenfunktion und im weiteren Verlauf zu einer cystoskopisch verfolgbaren Dilatation der Anastomosenstelle. Es wurde immer deutlicher, daß die Patientin ein Lokalrezidiv im Bereiche des Scheidenstumpfes hatte mit einer immer stärker werdenden Verdrängung und Einengung der Harnröhre.

Eine dritte Koordinationsstörung, die häufig, aber glücklicherweise flüchtig ist, ereignet sich nach der Prostatektomie. Die temporäre Inkontinenz nach Entfernung des Katheters ist oft nichts anderes als das Mißverhältnis zwischen der noch erhöhten Kraft des hypertrophierten Entleerungsmuskels und dem totalen Wegfall der pathologischen Harnröhrenresistenz.

Dies alles sind Beispiele sozusagen gröberer Koordinationsstörungen, die aber zum Verständnis aller weiteren Überlegungen beitragen. Eine der ersten Reaktionen der Blase auf ein Hindernis ist — klinisch gesehen — die Steigerung der Miktionsfrequenz. Da der Harndrang in einem unmittelbaren Verhältnis zum Tonus des Blasenmuskels steht, ist die Annahme einer Hypertonie naheliegend. Man kann dies durch die Cystometrie beweisen. Die Blasenkapazität nimmt auch bei entzündungsfreien Blasen ab, der $S$-Wert von POVLSEN, das ist der maximale Harndrang in cm³ Inhalt ausgedrückt, sinkt, während der Öffnungsdruck (nach der Definition von SCHWARZ der Wert, der als Ausgang für den Beginn der Miktion erreicht sein muß — es wäre dies etwa der Druck beim „maximalen Harndrang") noch normal sein kann, allerdings mit einer Tendenz zu steigen. Es dürfte nicht notwendig sein, einen besonderen lokalen Reiz anzunehmen, der diese Pollakisurie verursacht. Die Tonussteigerung und die dadurch bedingte viel häufigere Entleerung dürfte die erste Reaktion des Entleerungsmuskels auf ein Hindernis sein. Das Stichwort für die weitere Entwicklung gibt SCHWARZ mit seiner Bemerkung, daß es nur eine Frage der Zeit sei, wann die Hypertonie in die Hypertrophie übergeht. Es ist kein Zweifel, daß eine Muskelhypertrophie bei allen Ausgangshindernissen eintritt, je nach den individuellen Bedingungen langsam oder rasch, schwächlich oder kräftig. Hypertonie und Hypertrophie mischen sich. Verschiedene Veränderungen der Blasenfunktion bei der beginnenden Prostatahypertrophie sind charakterisiert durch die Kombination der Veränderungen des Muskeltonus und der Muskelkraft. Ein Steigen des Miktionsdruckes, also des höchsten Wertes bei der Cystometrie bei verhältnismäßig kleinem Blasenvolumen, ohne Restharn und daher nur geringer Belastung, ist kaum anders zu erklären als durch eine Muskelhypertrophie. In den Druckkurven ist dies kenntlich durch eine Linie, die ganz ähnlich verläuft wie bei der Hypertonieblase, nur wesentlich steiler.

Bis hierher kann man nur von kompensatorischen Vorgängen sprechen, einem Ausgleich ohne irgendeinen Schaden. Es wird bei der Beschreibung der Klinik notwendig sein, die Frage zu stellen, ob dieser ausgeglichene Zustand — Entleerungshindernis, Überwindung durch größere Muskelkraft, Freibleiben von Restharn — nicht ein Dauerzustand bleiben kann unter der Voraussetzung, daß der pathologische Vorgang am Blasenausgang abgeschlossen und zum Stillstand gekommen ist. Die weitere Frage lautet, ob es bei unveränderten Hindernissen, aber jahrelanger Dauer unausbleiblich ist, daß die Kompensation in eine Dekompensation gleitet. Offenbar kann diese Frage nur durch die klinische Erfahrung beantwortet werden, schon aus den Gründen der enormen individuellen Unterschiede aller Ausgleichsvorgänge. Es scheint mir aber wichtig, die Antwort der Klinik hier bereits anzudeuten. Es gibt Patienten, bei denen mit dem Einsatz der genannten Kompensation der pathologische Vorgang abgeschlossen erscheint und bei denen es nie zu jenen Veränderungen kommt, die nun zu besprechen sind. Der erste Schritt in das Versagen der Kompensationen ist mit dem Auftreten von Restharn getan. Daß der Restharn irgendein Versagen bedeutet, ist unbestreitbar. Daran ändert auch die Erklärung nichts, die SCHWARZ über den Restharn gibt und mit der er dem Restharn einen Zweck verleiht. Die Rechnung, die SCHWARZ von WEITZ übernommen hat, daß nämlich eine zirkuläre Muskelfaser eine um so geringere Verkürzung benötigt, um die gleiche Leistung zu vollbringen, je größer die Füllung des betreffenden Hohlorganes ist, bleibt sicherlich gültig. Der Restharn bekommt damit einen kompensatorischen Charakter. Wichtig ist die ebenfalls von SCHWARZ vertretene Ansicht, daß das Abflußhindernis eine höhere Leistung der Blase verlangt. Dazu gehört ein erhöhter Öffnungsdruck. Dieser wieder kann sowohl durch eine primäre Tonuserhöhung als auch durch eine Spannungsvermehrung infolge größerer Anfangsfüllung erzielt werden. Beides, die Hypertonie und die größere Anfangsfüllung (der Restharn), summieren sich zu einer Leistungssteigerung. Diese Betrachtungsweise hat zwei Vorteile. Sie widerlegt die allzu leicht entstehende Meinung, daß man den Restharn als eine Krankheit an sich bezeichnen dürfte. Man kann das Auftreten des Restharnes bis zu einer bestimmten Grenze, über die noch zu reden sein wird, als eine in der Eigentümlichkeit der Muskulatur begründete Arbeitsänderung auffassen, die reversibel ist, wenn die auslösende Ursache wegfällt, ohne daß man den „kranken" Muskel gesondert behandeln müßte. Jedoch ist dies eine Arbeitsänderung mit einer ausgesprochen negativen Entwicklungstendenz, wie einschränkend hinzugefügt werden muß. Die zweite Schlußfolgerung, die für manche weitere Überlegung von prinzipieller Bedeutung sein wird, ist, daß von einem wesentlichen Tonusverlust (wieder bis zu einer bestimmten Grenze) keine Rede sein kann. Es ist daher sehr fraglich, ob der Ausdruck Tonuszusammenbruch, den FISCHER u. a. bei Erläuterung der cystometrischen Kurven gebrauchen, in zu allgemeiner Verwendung gerechtfertigt ist und nicht vielmehr auf bestimmte Endzustände beschränkt werden sollte. Was gestört ist, ist die Relation Füllung zur Wandspannung, d.h. um eine die Miktion auslösende Wandspannung zu erreichen, muß die Füllung entsprechend größer sein. Diese Tatsache geht auch aus den cystometrischen Kurven hervor. Der S-Wert von POVLSEN, d.h. also der in $cm^3$ ausgedrückte maximale Harndrang, rückt stetig nach rechts bei einem lange Zeit gleichbleibenden D-Wert, d.h. den Miktionsdruck gemessen in mmHg. Wenn der S-Wert immer weiter in der Kurve nach rechts gelangt, bedeutet dies schließlich die vollständige Harnverhaltung. Da auch dies noch immer ein reversibler Zustand zu sein pflegt, kann man weder von einer Blasenlähmung noch einer Blasenatonie sprechen und muß beide Ausdrücke für andere Endzustände reservieren. SCHWARZ nennt den Vorgang der immer größer werdenen Blase bei steigendem Restharn eine akkommodative Entspannung. DENNY - BROWN gebraucht den Ausdruck Adaptationsprozeß. Diese Anpassungsvorgänge sind beendet mit der totalen Retention. Daß die Regeln, denen der Blasenmuskel folgt, andere sind, als diejenigen, denen eine nur elastische Wand unterliegt, ist bekannt. Man kann hier die Beobachtung von LAWSON anführen. Wenn man eine bereits über die physiologische Grenze gefüllte Blase zusätzlich belastet, steigt der Innendruck weiter und steiler an, jedoch nur dann, wenn die „mögliche Kapazität" noch nicht erreicht ist. Der Druck fällt trotz weiterer Volumzunahme, wenn die Blase nur mehr eine passiv ausgedehnte Wand besitzt. Die Ausdehnungsfähigkeit der Blase ist jedenfalls enorm und der Umschlagspunkt von einer noch möglichen aktiven Leistung zur Leistungsunfähigkeit muß mit den Eigenheiten der Muskulatur zusammenhängen.

Die Dehnung der Muskelfibrillen über ein gewisses Maß ist wohl unvereinbar mit einer Kon

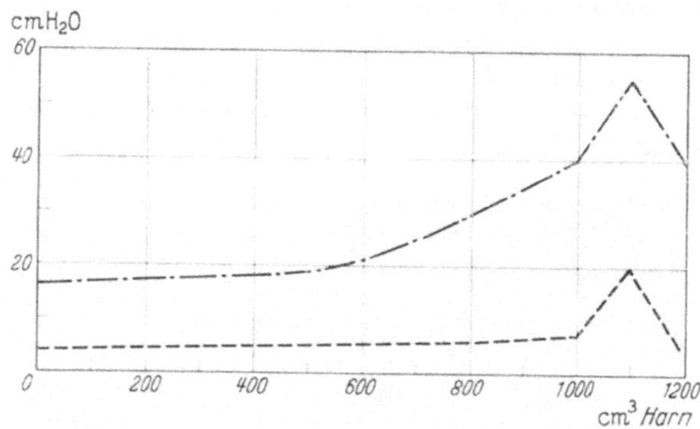

Abb. 45. Druckkurve bei einer dekompensierten Restharnblase (obere Kurve) und einer Entleerungsstörung bei Tabes (untere Kurve)

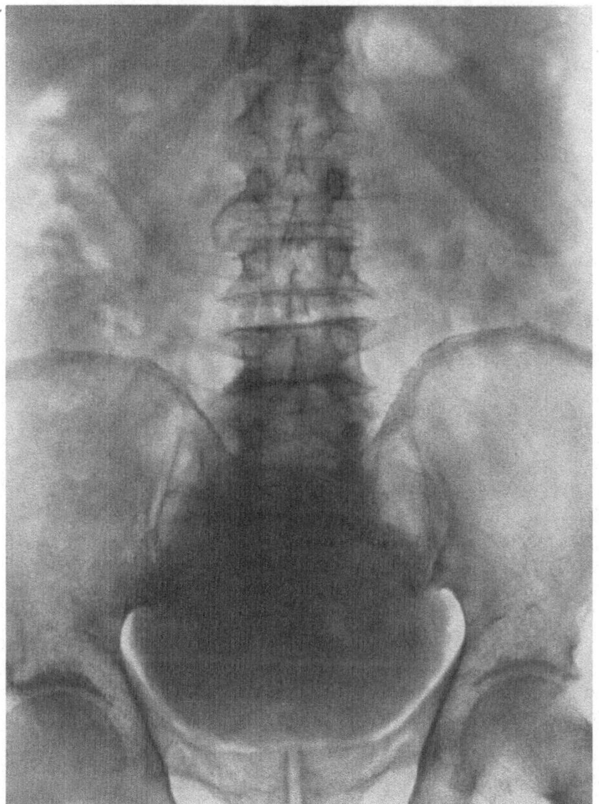

Abb. 46. Cystographie, d.h. Anreichern des Restharnes mit Kontrastmittel. Charakteristische Birnenform der Blase, Prostatacarcinom

traktion. Diejenigen Endzustände aber, die POVLSEN veranlaßt haben, die dekompensierten Blasen der Prostatiker mit denen der Tabiker zu vergleichen, sind außerordentlich selten. Man kann, was die cystometrischen Kurven betrifft, für Tabiker und Prostatiker bei gleichem Restharn einen prinzipiellen Unterschied hervorheben. An der Kurve (Abb. 45) sieht man sofort, daß dieser Unterschied darin besteht, daß beim Prostatiker die Spannungsgrundlage eine ganz andere ist. Selbst bei einem Restharn von über 1000 cm³ kann das Cystometer schon bei der Anfangsfüllung einen gewissen Spannungszustand anzeigen, man kann den Versuch auch umgekehrt machen und eine Druckkurve aufzeichnen, die bei der Maximalfüllung beginnt und abgelesen wird nach der schrittweisen Entleerung der Blase. Dabei werden keine anderen Werte gefunden werden. Die Erholung solcher überbeanspruchter Blasen wird wohl längere Zeit erfordern, kann aber vollständig sein. Wenn man also berechtigt ist von einem höheren Grad der Dekompensation zu sprechen, muß man die weitgehende oft vollständige Reversibilität in Rechnung stellen. Diese Auffassung kann ich mit folgender Krankengeschichte belegen:

77jähriger Mann. Dauer der Beschwerden ein halbes Jahr. Bei der Aufnahme 900 cm³ Restharn. Blasenbild (Abb. 46 u. 47). Cystometrie 12 Tage nach der Aufnahme: Bei 100 cm³ Füllung — 7 mmHg 500 cm³ Füllung — 50 mmHg. Transurethrale Elektroresektion. Entlassung restharnfrei.

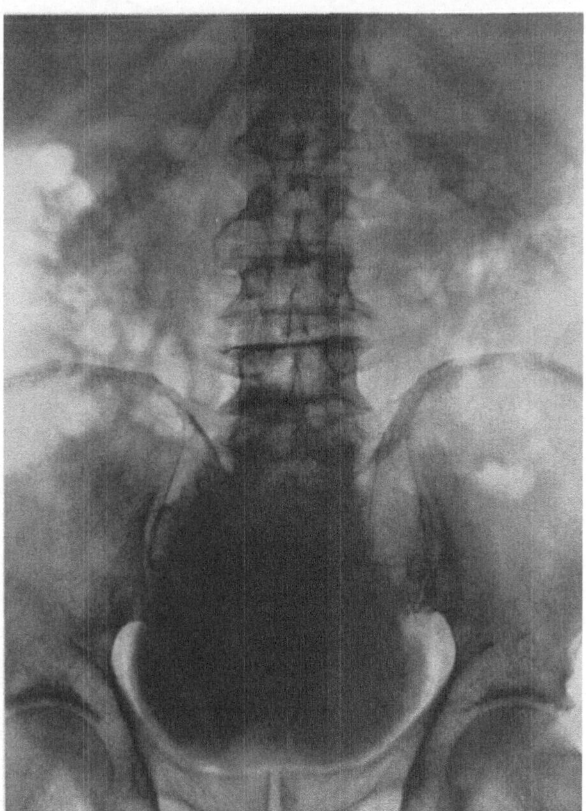

Abb. 47. Gleicher Fall wie Abb. 46 nach Spontanentleerung von 300 cm³

Wie sehr man mit momentanen Änderungen der Situation rechnen muß, demonstrierten schon die schönen Versuche von Schwarz über eine Beeinflussung der Restharnmenge durch Pilocarpin und die tägliche Erfahrung der Urologen, daß die Restharnmenge eines Prostatikers beträchtlich kleiner werden kann, wenn der Patient eine Cystitis bekommt und durch diesen Reiz der Tonus erhöht wird. Die Erkenntnis, daß bei einem Prostatiker letzten Endes eine gleiche Druckkurve zu erhalten ist wie bei einem Tabetiker, was seltenerweise einmal vorkommen kann, läßt keinen anderen Schluß zu als folgenden: Es ist kaum mehr eine Muskulatur vorhanden, deren Eigenschaften der Blasenwand einen Tonus und eine Kontraktilität verleiht, weil diese Muskulatur durch krankhafte Prozesse irreversibel zugrunde gegangen ist. Schwarz sagt bei der Besprechung der Harnverhaltung, daß der Restharn unter einem erhöhten Druck stehen kann, wenn dies auch nicht die Regel ist. Meiner Erfahrung nach steht bei der Mehrzahl der Prostatiker der gemessene Restharn unter einem höheren Druck, wenn diese Drucksteigerung auch manchmal nur gering sein wird. Man kann versuchen die dem Patienten schon gewohnte Restharnmenge dadurch zu ermitteln, daß man die Blase mit einer eben Harndrang erzeugenden Menge füllt und diesen Blaseninhalt langsam abläßt. Es wäre zu vermuten, daß ab der Restharngrenze der Blasendruck sturzartig Null werden müßte. Wenn man etwa die Blase eines Prostatikers, bei dem bereits die ungefähre Restharnmenge von 300 cm³ feststeht, mit 600 cm³ füllt und einen Druckwert von 40 cm Wasser abliest, könnte der Wert bei 400 cm³ Füllung etwa 30 cm Wasser betragen. Bei einer Füllung von 300 cm³ müßte der Druckwert rapid sinken auf 5 cm und noch weniger und so bis zur gänzlichen Entleerung der Blase bleiben. Es wäre dann bewiesen, daß dieser Patient einen dauernden Restharn von 300 cm³ hat, der unter keinem nennenswerten Druck steht. Diese Vermutung kann nicht bestätigt werden. Es gibt keinen auffallend und plötzlichen Druckabfall bei Erreichung der Restharngrenze. Auch der Restharn steht unter einem gewissen Druck, der sogar höher sein kann als der Druck bei gleicher Harnmenge und normaler Blase. Aus den nicht sehr zahlreichen Veröffentlichungen über die Druckkurven bei Prostatikern und großen Restharnmengen entnehme ich eine Bestätigung meiner Ansicht. Schon in dem Handbuchartikel von SCHWARZ findet man bezeichnende Druckkurven. Auch FISCHER bringt in seiner Arbeit über die Druckmessung bei Prostatikern Kurven mit großen Restharnmengen. Druckwerte von 20 cm Wasser bei der Blasenfüllung mit nur 100 cm³ trotz angeblicher Überdehnung der Blase sind jedenfalls bezeichnend. Es scheint sich hier um eine Regel zu handeln, die in erster Linie für die Harnverhaltung in langsamer Entwicklung von kleineren bis zu immer größeren Restharnmengen gilt (Abb. 48).

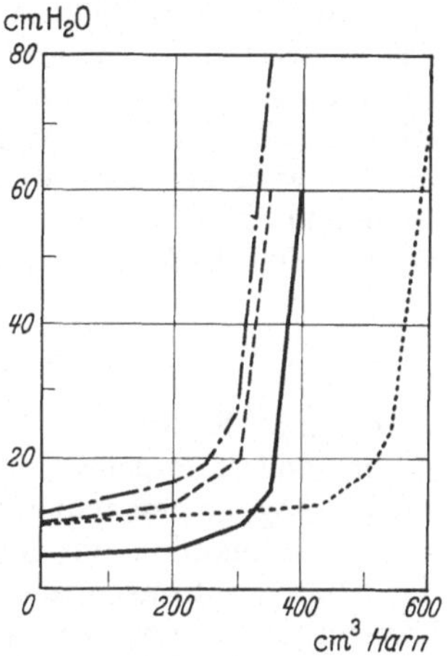



Abb. 48. ———— Normalkurve; ‑‑‑‑‑‑ beginnende Dekompensation; — — —Hypertonie; — ‑ — ‑ —Hypertonie und erhöhte Austreibungskraft durch Muskelhypertrophie

Es gibt bekanntlich eine Harnverhaltung, die bei bereits gestörten aber noch kompensierten Miktionsverhältnissen plötzlich in Erscheinung tritt, klinisch wohlbekannt beim Prostatiker, der gezwungenermaßen die Entleerung zu lange verzögern muß, der eine Entwässerungskur macht oder bestimmte Medikamente bekommt, die den Blasentonus beeinflussen. Die Erklärungen für diese akute Retention sind recht verschieden. Man hat sich lange Zeit damit begnügt, ein plötzlich aufgetretenes Hindernis oder die rasche Größenzunahme der vorhandenen Adenome anzuschuldigen, wobei die Kongestion der Prostata und des Adenoms eine recht beträchtliche Rolle spielte und noch spielt. Auch Ventilverschlüsse des Blasenausgangs wurden erwogen, was immerhin zu den annehmbaren Möglichkeiten gehört. Wenn die Füllung der Blase eine ungewöhnliche Höhe erreicht, ist die Form des Blasenkörpers und die Stellung sowie der Winkel zum Blasenausgang ein anderer. Dies muß man berücksichtigen. SCHWARZ vermutete einen Krampfzustand, wobei es offen bleibt, ob dieser Krampf den gesamten Blasenmuskel oder etwa nur den Sphincter externus erfaßt. Interessant ist die ganz vereinzelt dastehende Vermutung von ALLEMANN, es könnte sich um einen Krampfzustand handeln, der zum Formenkreis der Tetanie gehöre. HRYNTSCHAK u. a. vermuteten als Ursache der Harnverhaltung eine plötzliche Überdehnung der Blasenwand. Wenn man die drei Ursachen der akuten Retention analysiert, die verhältnismäßig häufig sind, so haben alle drei einen gemeinsamen Faktor. Der Prostatiker, der eine noch kompensierte Blasenfunktion hat und zum Zwecke einer Entwässerung ein Diureticum bekommt, auf das der Organismus rasch anspricht, erleidet eine wesentlich raschere Füllung seiner Blase als im Durchschnitt gewohnt. Die Volumsvermehrung wird zunächst toleriert, weil es zu den Eigenheiten der Diuresesteigerung gehört, daß der Tonus der Harnorgane reflektorisch herabgesetzt wird. Der gleiche Vorgang ereignet sich bei dem Patienten, der Prostatiker ist und zur Behandlung asthmatischer Anfälle ein Ephedrin-haltiges Medikament bekommt. Das Ephedrin ermöglicht durch seine Wirkung auf den Blasenmuskel eine viel größere Füllung der Blase als sonst gewohnt. Schließlich wird der Prostatiker, der aus einem besonderen Anlaß eine ungewohnte Alkoholmenge zu sich nimmt, dadurch wohl eine gute Diurese bekommen, aber infolge einer zentral bedingten Erhöhung der tolerierten Kapazität in der gleichen Lage sein. Bei allen drei genannten Voraussetzungen befindet sich in dem Moment einer versuchten Miktion die Blase im Zustande einer gänzlich ungewohnten Füllung, und der Entleerungsmuskel wird bei dem Mißverhältnis Volumen-Kontraktionsfähigkeit versagen. In diesem Sinne ist die akute Retention wohl ein Sonderfall ohne aber den Rahmen der üblichen Bedingungen der Entleerungsstörung zu sprengen.

## VI. Versagen der Kompensationen

Ganz im Fahrwasser der üblichen Bezeichnungen wurde von einer Kompensation und Dekompensation der Blasenfunktion gesprochen. Bisher konnte nur eine einzige Angabe gemacht werden bezüglich eines Hineingleitens in die Dekompensation, daß nämlich das Auftreten von Restharn das erste Zeichen des Versagens der Kompensationseinrichtungen sei. Es wurde aber festgestellt, daß der Restharn in einem gewissen Sinn noch zu den Kompensationsmaßnahmen gehört, weil notwendig zu einer Steigerung der Kraft des Detrusors. Es ist sicher unmöglich, einfache Zahlen mit einer oberen Begrenzung anzugeben und damit rechnerisch festzulegen, was ein noch ausgeglichener oder bereits unausgeglichener Zustand ist. Am einfachsten wäre es diejenigen Zahlen zu nehmen, die als durchschnittlich normal gelten. Eine Kompensation würde dann noch behauptet werden können, wenn das Sekundenvolumen der Entleerung um 20 cm³ liegt (nach den Angaben von DRAKE). Das Blasenvolumen dürfte nach POVLSEN die obere Grenze von 500 cm³ nicht überschreiten und der Miktionsdruck zumindest 50 mmHg betragen. Hinzuzufügen wären noch einfache Werte der Nierenfunktion, etwa ein Reststickstoff unter 45 mg-% oder irgendeine Zahl gewonnen aus Berechnungen, wie die Leistungszahl nach VOLHARD oder der Kreatininclearance, worüber eine Einigung erst erzielt werden müßte. Sehr einfach und für die meisten Fälle zureichend ist die intravenöse Urographie, wenn sie ergänzt wird durch entsprechende Blasenbilder zur Bestimmung des Restharnes, der Trabekelbildung als Ausdruck einer Drucksteigerung im Blaseninneren, usw. Der normale Ausfall dieser Untersuchung, eine entsprechende Schattendichte, die zeitgerechte Füllung der Hohlräume, die zarte Form des Nierenbeckens und der Harnleiter erlaubt wohl die Aussage einer noch bestehenden Kompensation. Pathologische Abweichungen dieser Normalbilder sind allerdings ohne weitere Untersuchungen kaum zu beurteilen.

Die bisherige Stadieneinteilung der Prostatahypertrophie und anderer Verengerungen des Blasenausganges lautet: Vollkompensiertes Stadium, Stadium der beginnenden Dekompensation, Stadium der voll ausgebildeten Dekompensation. Es entspricht einem allgemeinen Bedürfnis zu registrieren, daß man sich überhaupt auf eine Stadieneinteilung einläßt. Für den praktischen Arzt und den

Nichturologen ist es bequem und übersichtlich, den Patienten einzuordnen. Nun kann die Kompensation und Dekompensation als Einteilungsprinzip nur für den Fachmann gelten und es hat sich eingebürgert, daß der praktische Arzt als erstes Stadium dasjenige annimmt, in dem noch kein Restharn vorhanden ist, das zweite Stadium mit dem Restharn von 50—150 cm³ begrenzt und als drittes Stadium die höheren Restharnmengen oder die Harnverhaltung ansieht. Dagegen wäre nicht viel einzuwenden, wenn die Schlüsse daraus nach der üblichen Meinung nicht schwerwiegende Folgen hätten. Ich denke vor allem an die Operationsindikation, die beim Prostatiker in eine unmittelbare Relation zum Restharn gebracht wird. Es ist notwendig festzustellen, daß der Restharn nicht gleichbedeutend ist mit einer Nierenfunktionsstörung und an sich den Patienten nicht gefährdet. Der Zusammenhang kann wohl bestehen, man muß dies aber erst entscheiden. Die Röntgendarstellung der Harnwege hat auch hier wichtige Erkenntnisse gebracht. So bringt BRAASCH und EMMET den erstaunlichen Bericht über einen Mann mit einem Dauerrestharn von 1500 cm³, der sich 12 Jahre lang selbst katheterisierte, normale obere Harnwege und eine normale Nierenfunktion hatte. Dieser Patient katheterisierte

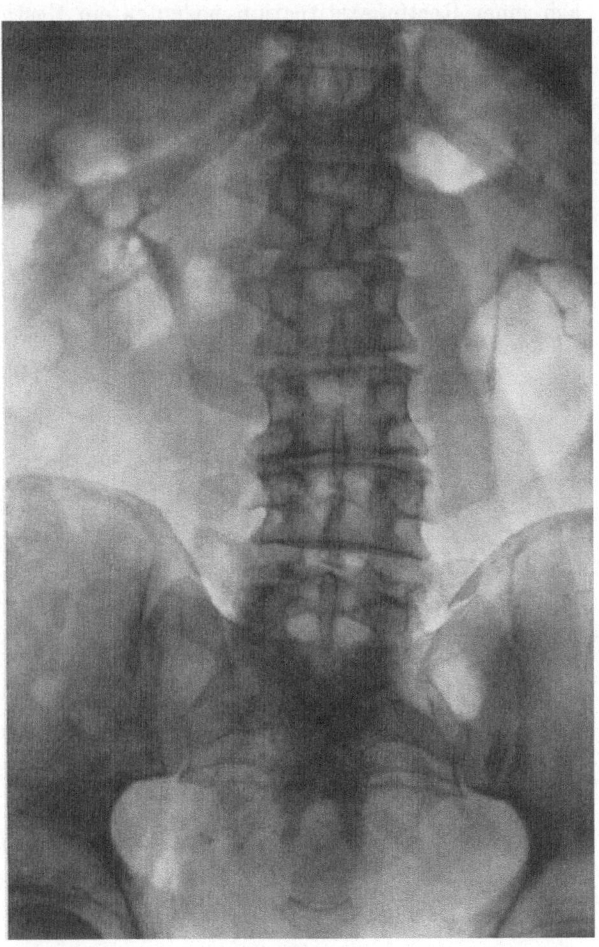

Abb. 49. Intravenöse Pyelographie 7 min nach Injektion. Dauerrestharn von 800—900 cm³ ohne Entleerungshindernis. Diese Restharnmenge ist seit 4 Jahren bekannt

sich einmal im Tag, und es war daher zumindest durch 12 Std eine übernormale Blasenfüllung vorhanden. MAY berichtet von Blasenatonien mit großen Restharnmengen und normalen oberen Harnwegen. LAWSON u. Mitarb. berichten von Patienten mit Schädeltraumen, deren Blasen mehrere Liter faßten, wobei der Blasendruck auch bei solchen immensen Füllungen den niedrigen Wert von 5 cm Wasser nicht überschritt. Ich bringe das Bild eines 58jährigen Mannes (Abb. 49), der bei negativem neurologischen Befund und einem sehr dürftigen urologischen Befund vor einer Elektroresektion durch mehr als 5 Jahre einen Restharn von durchschnittlich 800 cm³ hatte ohne jegliche Beschwerde, ohne Beeinträchtigung der Arbeitsfähigkeit, bei normaler Nierenfunktion und nor-

maler Ausscheidungsurographie. Es ist bekannt, daß bei Blasenlähmungen
solange keinerlei Symptome einer Nierenerkrankung auftreten, solange keine
Pyelonephritis entsteht. Die tägliche Praxis lehrt, daß bei sehr alten Prostatikern ein Restharn von 200—300 cm³ keine Gefährdung der Nierenfunktion bedeutet. Bei Frauen nach einer Uterusexstirpation, bei Männern
nach einer Rectumexstirpation bedeutet ein Restharn von 500 cm³ und darüber auch dann keine Gefährdung der Nieren, wenn dieser Zustand ein halbes

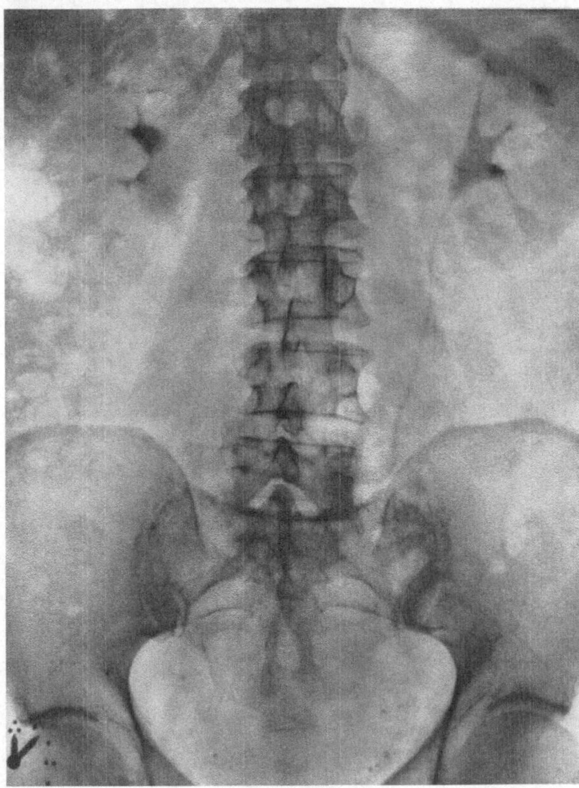

Jahr dauert. BLUM hat seinerzeit eine Theorie des Restharnes entwikkelt, basierend auf der Beobachtung, daß es muskelschwächere Teile der
Blase gibt, die mehr ausgedehnt werden können und infolge dieser Kontraktionsschwäche für den Restharn mitverantwortlich sind. An diese fast
vergessene Theorie erinnern immer wieder Füllungsbilder der Blase mit
asymmetrischen Ausbuchtungen und Andeutungen von Sanduhrformen.
FEY u. Mitarb. veröffentlichten in ihrem Buch ein solches Bild.
Dies leitet über zu der sonderbaren und interessanten Frage, welche
Rolle ein Blasendivertikel in diesem Zusammenhang spielen kann. Große Blasendivertikel sind muskelschwach und können Druckerhöhungen in der
Blase fast in Art eines Sicherheitsventiles aus

Abb. 50. Intravenöse Pyelographie 7 min nach Injektion. Blasenausgangsstarre mit Restharnmengen zwischen 500 und 700 cm³ und einem großen,
auf der Abbildung nicht sichtbaren Blasendivertikel

gleichen. DRAKE veröffentlichte eine uroflowmeter-Kurve nach einer unbefriedigend gebliebenen Elektroresektion. Schuld daran war ein Divertikel, dessen Entleerung in ganz insuffizienter Weise erfolgte. RUBRITIUS und BLUM beschrieben die
Entleerung des Blaseninhaltes zunächst in den Divertikelsack hinein. Je nach der
Größe des Divertikels braucht es eine viel längere Zeit, bis der zur Blasenentleerung notwendige Druck erreicht wird. HENNINGER hat cystometrische Kurven bei
Blasendivertikeln veröffentlicht, die die eben erwähnten Vorgänge bestätigen.
MITCHELL bezeichnete das Divertikel ausdrücklich als eine Art Sicherheitsventil.
POVLSEN kam zu cystometrischen Kurven gleich denen der Tabes, wenn die
Untersuchten ein großes Blasendivertikel hatten. F. SERRALACH beschreibt die
Druckmessung beim Blasendivertikel, das Gleichbleiben eines ganz geringen
Druckes bis zur vollendeten Füllung des Divertikels und dann den plötzlichen
starken Druckanstieg in dem Moment der Ausdehnung der hypertrophierten

Blasenwand. Ich zeige das Bild (Abb. 50) einer Ausscheidungsurographie von einem 67jährigen Mann mit einer Starre des Blasenausgangs, einem großen Blasendivertikel und Restharnmengen zwischen 500 und 700 cm³ trotz zweimaliger Elektroresektion und einer dauernden Kontrolle durch 4 Jahre. Der Patient war immer arbeitsfähig, hatte niemals einen Reststickstoff über 42 mg-% und nach 4jähriger Beobachtung ein intravenöses Pyelogramm, das keinerlei Schluß-folgerungen erlaubte über eine schädliche Folge des Restharnes für die oberen Harnwege oder die Nierenfunktion. E. WILDBOLZ schreibt, daß die Folgen des Restharnes für die Niere ganz verschieden seien, je nachdem ob der Innendruck normal, erniedrigt oder erhöht ist. Ein Restharn von einem halben Liter, der bei einer Prostatahypertrophie sicher zur Urämie führt, kann bei einer Blasenatonie jahrelang ohne Störung der Nierenfunktion vertragen werden. In diesem Zusammenhang muß noch angeführt werden, daß nach allgemeiner Meinung die beste Methode der Einpflanzung eines Harnleiters in den Darm diejenige ist (wenn man die Erhaltung der Nierenfunktion berücksichtigt), die den Harn in ein ausgeschaltetes Dünndarmstück ableitet, das in die Haut mündet. In einem solchen Darmstück herrscht keinerlei Druck, und es gibt daher keinerlei Konsequenzen für die oberen Harnwege und die Nierenfunktion.

## VII. Die Drucksteigerung im Organsystem

Damit ist der Kernpunkt aller Überlegungen erreicht: Der atonischen Blase, der gelähmten Blase, der Blase mit dem großen Divertikel und der Ileumblase ist eines gemeinsam, nämlich das Fehlen jeglicher Drucksteigerung über ein normales Maß auch dann, wenn das Volumen der Blase oder der Ersatzblase ein dauernd und pathologisch größeres ist. Anders ausgedrückt heißt dies: Die Gefahr des Restharnes ist die Beteiligung der oberen Harnwege und die Schädigung der Nierenfunktion durch ein ganz bestimmtes pathologisches Geschehen, das das ganze System einheitlich betrifft und das man allgemein als Rückstauung bezeichnet. Was die Entleerungsstörungen der Blase betrifft, also auch den Restharn bei solchen mechanischen Abflußveränderungen, ist die entscheidende Bedingung diejenige, daß der Blaseninhalt unter einem dauernd höheren Druck steht als normal. Dieser Gedankengang kommt mit dem Worte Rückstauung nicht entsprechend zum Ausdruck. Man hat auch, um die Gedankenverbindung Restharn-Drucksteigerung prägnanter zu formulieren, nach anderen Bezeichnungen gesucht. HENNIG schlug den Namen Aufstau vor. Die Bezeichnung back pressure gibt in viel prägnanterer Weise die tatsächlichen Vorgänge wieder. Ich werde den Ausdruck Stauungsdruck als Ersatz für den gebräuchlichen Terminus Rückstauung gelegentlich verwenden. E. WILDBOLZ hat bei einer Analyse der dynamischen Abflußstörungen und deren Abgrenzung gegen mechanische Hindernisse geschrieben: „Die Folgen einer dynamischen Abflußstörung sind nicht dieselben wie bei einer mechanischen Verstopfung. Trotz des Restharnes weisen die ableitenden Harnorgane keinen oder nur einen sehr wenig erhöhten Innendruck auf. Die Stauungsfolgen für die Niere, die hydronephrotischen Parenchymveränderungen treten deshalb sehr viel später auf. Ein Restharn von einem halben Liter, der bei Prostatahypertrophie sicher zur Urämie führt, kann bei Blasenatonie jahrelang ohne Störung der Nierenfunktion ertragen werden." WILDBOLZ verwendet für die Bezeichnung des pathologischen Geschehens den Ausdruck Rück-stauungsdruck.

Man wird auch nicht besonders beweisen müssen, daß die Ausdehnung und Vergrößerung der Blase allein nicht verantwortlich zu machen ist für eine Kompression des intramuralen Harnleiterteiles unter der Voraussetzung, daß der Innendruck der Blase ein normaler oder unternormaler ist und die Kontraktionskraft des Detrusors verringert ist. Es wäre dies weder mechanisch noch dynamisch zu erklären. Die Herabsetzung oder Erhöhung des Tonus betrifft im Sinne einer Autoregulation das ganze System, eine Regel, die kaum jemals durchbrochen wird. Es wird aber auch kaum möglich sein die Dauerfüllung der Blase etwa einer ständigen Miktion im Prinzip gleichzusetzen und die von BOEMINGHAUS gefundene Regel anzuwenden, daß der Harntransport aus dem Ureter in die Blase während des Miktionsaktes unterbleibt, daß also reflektorische Behinderungen eine besondere Bedeutung hätten. Bei höchstgradigen Volumsvermehrungen der Blase glaubt man aus den Röntgenbildern ablesen zu können, daß die Harnleiter an der Außenseite der Kugel ausgespannt sind, doch ist dies wahrscheinlich mehr ein optischer Eindruck, als es einer tatsächlichen Behinderung entspricht. Es bleibt noch zu untersuchen, ob Veränderungen im Bereiche des untersten Harnleiters anderer Art aber doch in direktem Zusammenhang mit der Entleerungsstörung der Blase bedeutungsvoll sind. Nur am Rande erwähnen möchte ich die gelegentlich geäußerte Ansicht, daß chronische Entzündungen und deren Folgen, wie die schrumpfende Periureteritis, Harnleiterstenosen erzeugen. Das kann natürlich der Fall sein, ist aber durchaus abzugrenzen von den hier zu untersuchenden Veränderungen der Harnleiterlichtung. Die Skizze (Abb. 51) gezeichnet nach einem Röntgenbild charakterisiert jene Erweiterung des unteren oder auch des ganzen Harnleiters einschließlich des Nierenbeckens und der Kelche, die darauf hinweist, daß

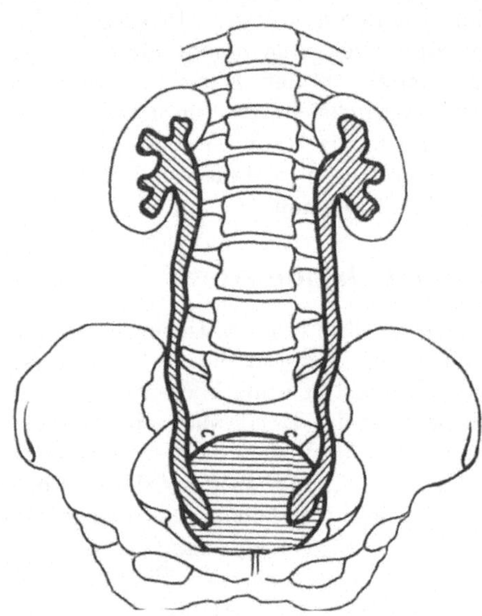

Abb. 51. Skizze nach Röntgenbild. Beiderseitige Hydroureteren mit kolbigem unterem Ende bei Wandhypertrophie der Blase durch Prostatahypertrophie

im Bereiche des untersten Harnleiters ein Hindernis vorhanden ist. BOEMINGHAUS hat solche Bilder gezeigt und später auch HELLSTRÖM. Die Erklärung für solche Veränderungen ist zwanglos aus der Vorstellung abzuleiten, die man von der physiologischen Kompression des intramuralen Harnleiteranteiles durch den Blasenmuskel hat. BLUM und RUBRITIUS, BOEMINGHAUS, KREUTZMANN, EKMAN, MAY, HINMAN u. v. a., um nur einige Namen aus verschiedenen Zeiten der urologischen Forschung zu nennen, halten eine Behinderung der Tätigkeit des untersten Harnleiters bedingt durch eine Blasenwandhypertrophie für möglich und wahrscheinlich. Es wurde auch die Vermutung ausgesprochen, daß die Blasenwandhypertonie auch ohne Hypertrophie derartige Folgen haben kann, wie dies für die ersten Stadien der Tabes FUCHS und FESSLER angegeben haben. W. ISRAEL hat bewiesen, daß der umgepflanzte Harnleiter gegen den Reflux geschützt ist durch die Kraft der umschließenden Blasenmuskulatur auch dann, wenn die Neueinpflanzung ohne besondere Technik zur Bildung eines Ventilmechanismus durchgeführt worden war. Beobachtungen, die eine bereits deutliche Harnleitererweiterung beschreiben und bei denen ausdrücklich erklärt wird, daß noch kein Restharn nachweisbar ist, sind selten. EKMAN betont diese Möglichkeit ausdrücklich. Ich selbst habe derartige Bilder gesehen

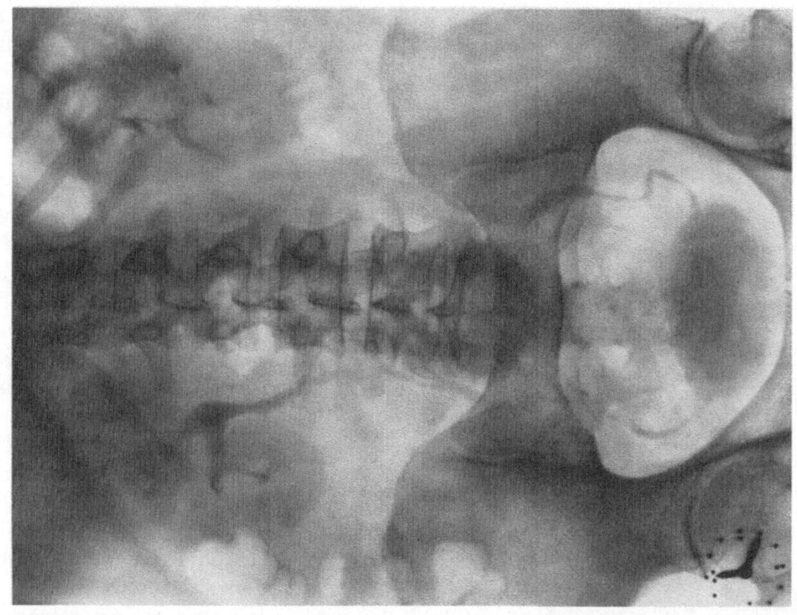

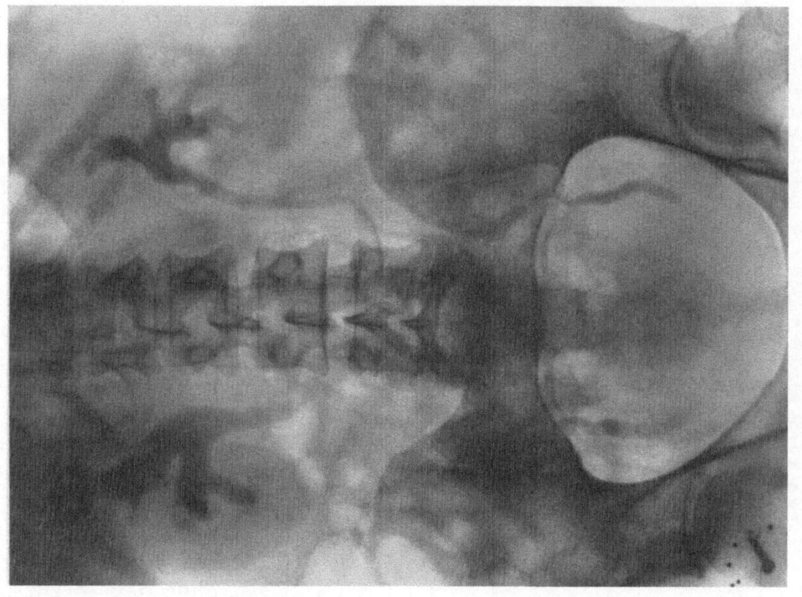

Abb. 52. Intravenöse Pyelographie bei Prostatahypertrophie und 700 cm³ Restharn, 1 Std nach der Injektion bei nicht entleerter Blase

Abb. 53. Gleicher Fall wie Abb. 52. 9tägige Dauerkatheterbehandlung, intravenöse Pyelographie 20 min nach der Injektion. Gänzlich andere Verhältnisse nach Wegfall des Stauungsdruckes

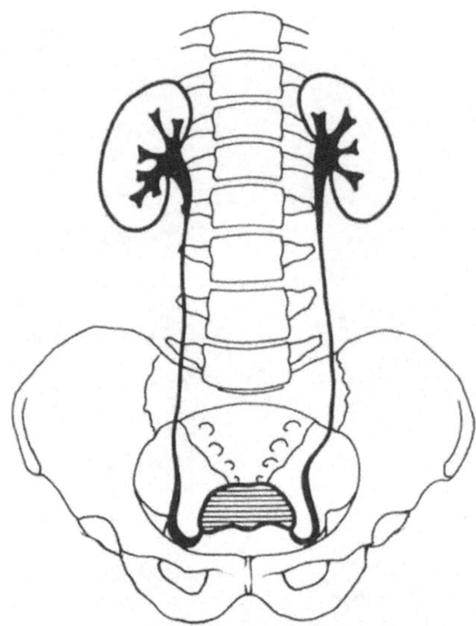

Abb. 54. Skizze nach einem Röntgenbild, symmetrische Angelhakenbildung und Rückstauung bei Prostatahypertrophie

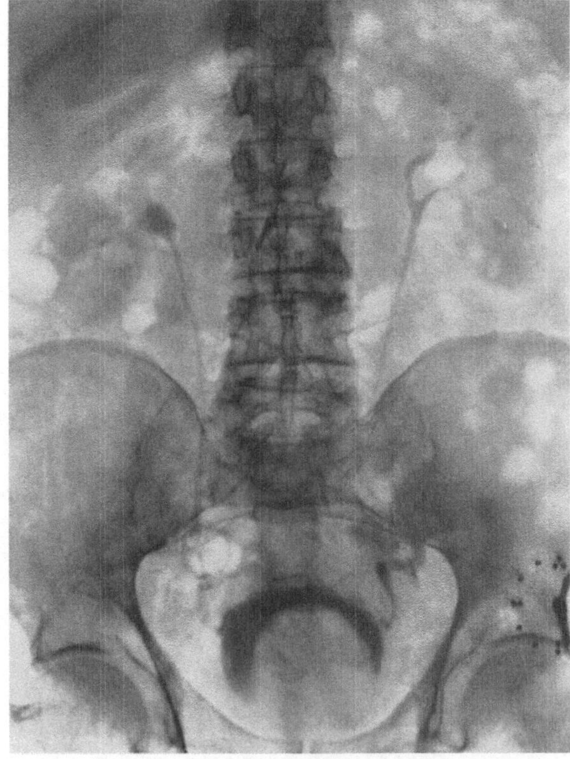

Abb. 55. Intravenöse Pyelographie 30 min nach Injektion bei beträchtlicher Prostatahypertrophie. 82jähriger Mann mit mehr als 10jähriger Anamnese. Angelhaken beiderseits

ohne allerdings beweisen zu können, daß die betreffenden Blasen immer ganz restharnfrei entleert werden konnten. Aus der Klinik ILLYES berichtet KATZ über Patienten mit ganz geringen Restharnmengen aber einer beträchtlichen Rückstauung in die oberen Harnwege und bezeichnete dies als eine ausgesprochene Seltenheit. HENNIG steht auf dem gleichen Standpunkt, er gibt Rückstauungsinsuffizienzen ohne Restharn als eine seltene Möglichkeit zu. WÜLLENWEBER nimmt ebenfalls an, daß es bei Prostatikern Niereninsuffizienzen gibt auch ohne wesentliche Restharnbildung. Alle die Beobachtungen könnten in dieses Kapitel gehören, nämlich die Stenosen des untersten Harnleiters bei Wandhypertrophie der Blase, bei Fehlen einer besonderen Ausdehnung der Blase durch größere Restharnmengen. Wenn nach Beseitigung des Hindernisses die Wandhypertrophie Rückbildungstendenzen zeigt, müßte die Harnleiterverengerung verschwinden. Dies hat bereits KREUTZMANN vermutet. Seitdem liegen zahlreiche Beweise vor, daß diese Annahme richtig ist (Abb. 52 und 53). Die kolbige Form der untersten Harnleiter ist charakteristisch, die Füllung endet ganz unvermittelt dort, wo man die Außenbegrenzung der Blase vermuten darf. Sehr schön werden diese Zusammenhänge demonstriert durch die ganz anders ausgeprägten Veränderungen bei den peripheren Hindernissen innerhalb des Wachstumsalters. Megacystis und Megaureter sind bekannte Begriffe. Es gibt aber auch einen Megaureter bei Blasenwandhypertrophie und Entleerungshindernis im Bereiche des Blasenausganges, ohne daß es zur ausgesprochenen Megacystis kommt. Das sehr charakteristische Bild eines solchen Falles veröffentlichte WIL-LIAMS. Bei der Beurteilung dieser kindlichen Veränderungen dürfte es fraglos sein, daß die Blasenwandhypertrophie und die Stenose des intramuralen Harnleiterteiles ursächlich miteinander zusammenhängen. Die kinematographischen Aufnahmen, die BISCHOFF von den Megaureteren bei Kindern gezeigt hat, haben alle Vorstellungen über die Funktionslosigkeit atonischer Harnleiter gründlich über den Haufen geworfen. Die tiefe lebhafte frequenzgesteigerte Peristaltik der Megaureteren beweist das Hindernis, gegen das diese Ureteren ankämpfen müssen. Eine Übertragung dieser Feststellungen aus der Pathologie des Kindesalters in die Pathologie der mechanischen Entleerungsstörungen beim Erwachsenen ist sicher erlaubt. Mit welcher Häufigkeit und wie bedeutungsvoll diese Harnleiterbehinderungen in das Problem des Rückstauungsdruckes einzubeziehen sind, ist unmöglich festzustellen. Es gibt Autoren, die diese Zusammenhänge ablehnen. HERMANN z. B. meint, daß eine Behinderung des intramuralen Teiles ohne Vorhandensein von Restharn unwahrscheinlich sei. TANDLER und ZUCKERKANDL haben bezweifelt, daß die Blasenmuskulatur einen entscheidenden Druck auf den Harnleiter ausüben können. Sie bezeichneten in Hinsicht auf die Prostatahypertrophie andere Faktoren

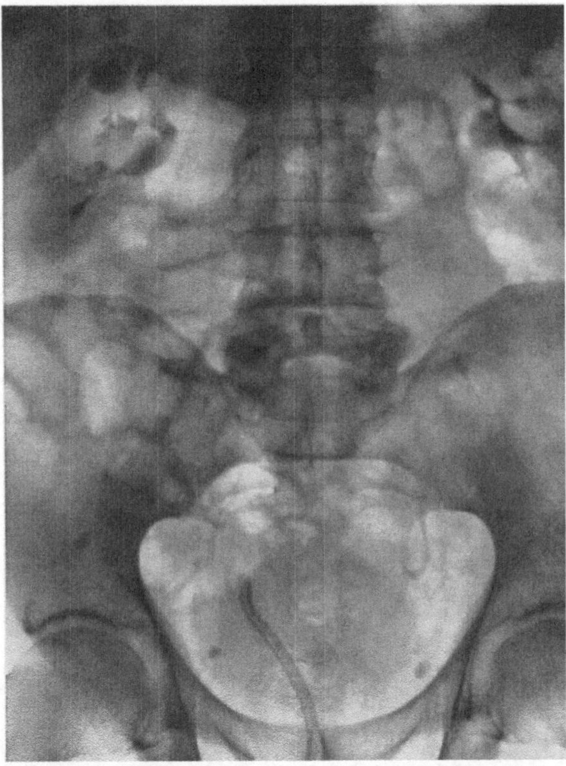

Abb. 56. Intravenöse Pyelographie 10 min nach Injektion. Ganz zarter Angelhaken links bei mächtiger Dreilappenhypertrophie. Der größte Anteil ist der linke Seitenlappen, daher auch die Verdrängung des Katheters nach rechts

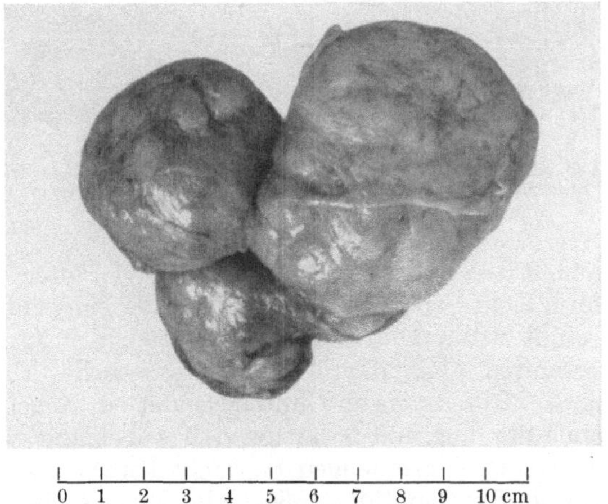

Abb. 57. Gleicher Fall wie Abb. 56. Enucleationspräparat

als wichtig: Der intramurale Harnleiterteil wird verlängert und säbelscheidenförmig deformiert. Zwischen dem erweiterten supravesicalen und dem deformierten intravesicalen Anteil bestehe außerdem ein deutlicher Knick. Man muß diese durch einen hervorragenden Anatomen beobachteten Veränderungen beachten und wird gut daran tun solche mechanischen Bedingungen neben den dynamischen gelten zu lassen.

In der späteren und maßgebenden Arbeit von TANDLER und ZUCKERKANDL wird die Kompression und Abwinkelung des Harnleiters durch den kreuzenden Duct. def. nur als eine Möglichkeit bezeichnet. Man findet im Schrifttum aber immer wieder die Angabe, als hätten die Autoren diese Kreuzung als die hauptsächliche Ursache der Harnleiterbehinderung dargestellt. RUMMELHARDT bewies, nachdem die Theorie von TANDLER-ZUCKERKANDL schon von vielen Autoren kritisiert worden war (FALCI, MAYER u. v. a.), durch gleichzeitige Füllung des Vas def. und des Ureters besonders schön, daß kein Zusammenhang besteht. Das Vas def. verursacht keine Knickung des Ureters. Daß aber Verlagerungen des unteren Harnleiters vorkommen, beweist ja das Angelhakensymptom (Abb. 54 bis 60). Dieses Symptom läßt sich zwanglos erklären durch ein Hinaufschieben des Trigonums bei überdurchschnittlich großen Adenomen; es ist wahrscheinlich viel häufiger als allgemein bekannt. VALENTINO

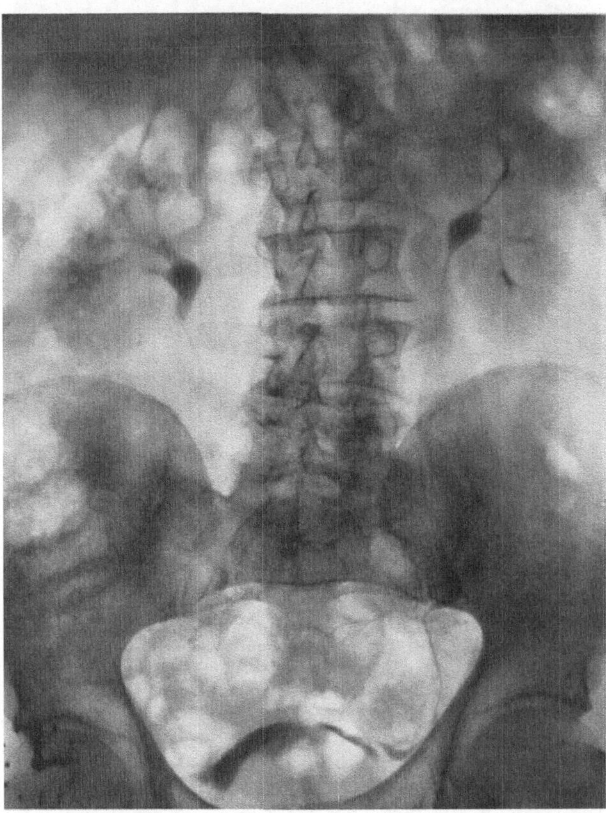

Abb. 58. Intravenöse Pyelographie 15 min nach Injektion bei beträchtlicher Prostatahypertrophie, Angelhaken links und spitz zulaufendem Harnleiter bei beträchtlicher Wandhypertrophie

und MAZZA haben gezeigt, daß man viel öfter die charakteristische Angelhakenform sieht, wenn die Blase am Ende einer intravenösen Pyelographie mit Luft gefüllt wird. Die meist ganz glatten Konturen dieser Angelhaken lassen schon vermuten, daß damit keine wesentliche Abflußbehinderung verbunden sein muß. RUMMELHARDT unterscheidet ein Angelhakensymptom mit Stauung und ohne Stauung und bestätigt, daß Angelhaken und Harnleiterstauung auch ohne höhere Restharnmengen beobachtet werden können. Es kommt auch hier mehr auf die Kombination großes Adenom — Hypertrophie der Blasenwand an.

Schließlich ist noch eine Bedingung zu erwähnen, die eine Brücke bilden könnte zwischen dem Entleerungshindernis, der Rückstauung und der Nierenschädigung, das ist der vesicoureterale Reflux. PAPIN hat schon darauf aufmerksam gemacht, daß es beim Prostatiker mit Restharn einen klinisch bedeutsamen Reflux gibt, dessen Auftreten die Indikation zur Prostatektomie unterstreicht und der reversibel ist. BLUM und RUBRITIUS schrieben, daß die bei der Cystographie gesehenen Refluxe wahrscheinlich Kunstprodukte seien und in nicht erweiterte Harnleiter erfolgten. DAR-GET und LEPOUTRE berichten über solche Refluxe, MARION hat seinerzeit darauf hingewiesen, daß die langdauernde Drucksteigerung bei prostatischen Hindernissen zum Reflux führen kann; BUNGE bestreitet das Vorkommen eines Refluxes, VACCARI hält den Reflux für möglich und sein Vorkommen für deletär. COUVELAIRE mißt dem Reflux eine große Bedeutung bei hinsichtlich der Entstehung der Pyelonephritis. Offenbar wird das Zustandekommen des Refluxes doch nicht so besonders selten sein. STEWART fand bei dem Studium von Cystogrammen, daß man Refluxe sieht, wenn man nur genügend lange wartet, anscheinend von der gleichen Art, wie ich sie aus dem eigenen Material in den Abb. 61 und 62 zeige. Es sind aber diejenigen Autoren in der Überzahl, die einen mit der mechanischen Entleerungsstörung zusammenhängenden Reflux für ein eher seltenes Ereignis halten. Das gelegentliche Zustandekommen ist bei der Unregelmäßigkeit der Miktion des Prostatikers erklärlich. Zweifellos muß man im Reflux einen Faktor sehen, der für die Rückstauung eine gewisse Bedeutung hat. Passive Refluxe bei weit

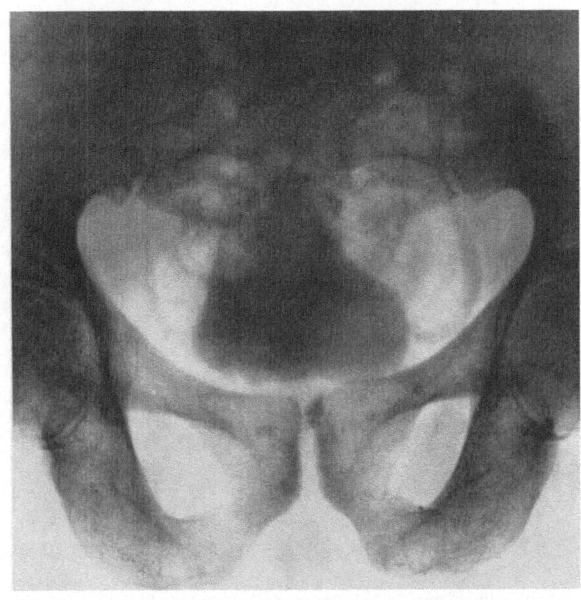

Abb. 59. Blasenbild, intravenöse Pyelographie 40 min nach Injektion. Birnenform der Blase und Abflußbehinderung aus beiden Harnleitern in verschiedenem Grade

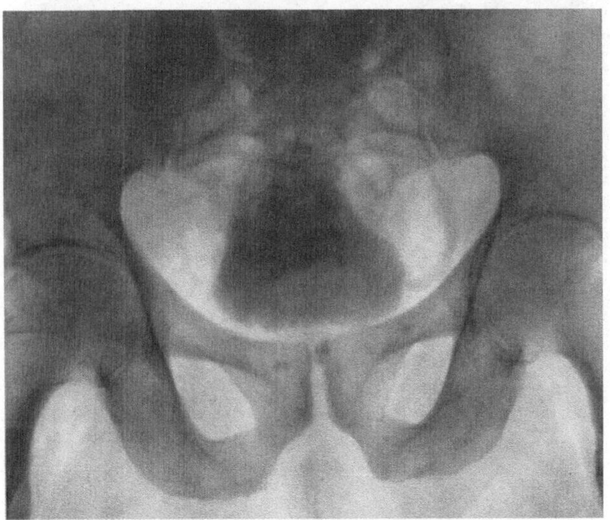

Abb. 60. Gleicher Fall wie Abb. 59. Nach Spontanentleerung von 100 cm³ Harn. Dieses Bild illustriert die Grundsituation: Entleerungshemmung aus der Blase und aus den Ureteren bei gleicher Ursache

offenem und insuffizienten Ostium, einer Kommunikation des Nierenbeckens mit der Blase und einer Direktübertragung des Blasendruckes bis in die Kelche, ist auch bei der mechanischen Entleerungsstörung denkbar und bekannt, aber als ein ausgesprochenes Spätsymptom und in engem Zusammenhang mit der chronischen Pyelonephritis. Vereinzelt ist auch der Gedanke aufgetaucht, es könnten antiperistaltische Bewegungen des Harnleiters pathologische Prozesse nach oben propagieren, man denkt dabei vor allem an die Ausbreitung der Harninfektion. Druckübertragungen durch diesen Vorgang sind nicht bewiesen.

Die Übertragung einer Drucksteigerung aus der Blase bei Entleerungshindernissen am Blasenausgang kann man erst dann verstehen, wenn man die mechanischen und anatomischen Gegebenheiten ergänzt durch die dynamischen Einheiten, die den Harntransport gewährleisten, und deren Pathologie. Es ist auch jetzt noch richtig die Theorie der Harnwegefunktion von F. Fuchs zur Grundlage aller weiteren Überlegungen zu machen und es sei daher gestattet die Prinzipien dieser Theorie soweit zu skizzieren als sie hier von Interesse sind. Die Harnwege bilden ein einheitliches System. Jede physiologische Zustandsänderung, die an einem Abschnitt eintritt, hat die gleiche Zustandsänderung in den anderen Abschnitten zur Folge. Die Schwankungen des Tonus, des Innendruckes der Blase etwa, ziehen die gleichen Schwankungen im Bereiche der oberen Harnwege nach sich.

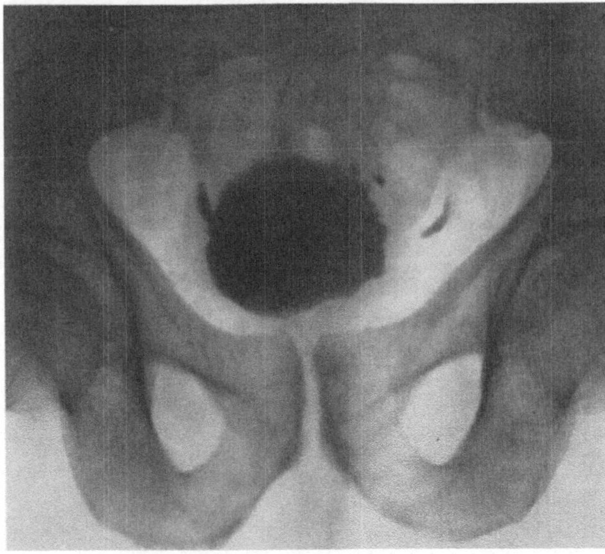

Abb. 61. Cystographie bei Prostatahypertrophie, Refluxe beiderseits in nicht erweiterte Harnleiter

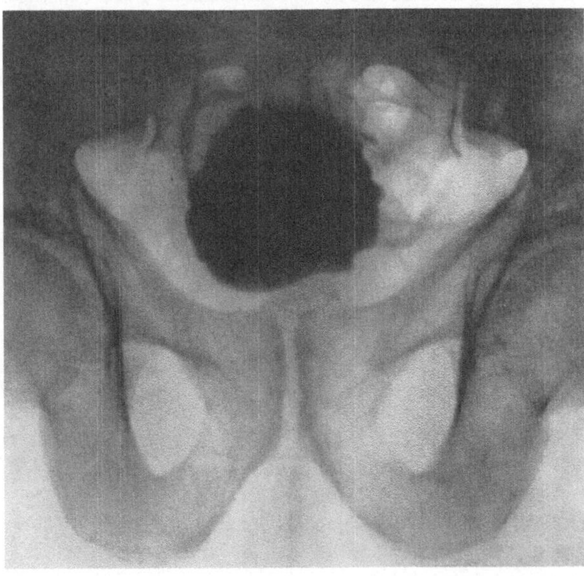

Abb. 62. Gleicher Fall wie Abb. 61. Aufnahme bei anderer Röhrenstellung, wobei links ein Angelhakenureter zum Vorschein kommt

Die Korrelationen der einzelnen Abschnitte (der dynamischen Einheiten, die Narath in 7 unterscheidbare einteilt) bedingen die richtige Leistung, nämlich die Entfernung der Harnes aus dem Körper. Dieser Prozeß wird gewährleistet, ohne daß die Harnsekretion selbst irgendwelchen damit zusammenhängenden Schwankungen unterliegt. Wenn eine Steigerung der Belastung eintritt, etwa bei einer Diurese über ein gewisses Maß oder auch durch eine intravesicale Drucksteigerung (auch dann wenn diese noch nicht ausgesprochen pathologisch ist), kommt es zu einer schon im Röntgenbild erkennbaren Veränderung der Harnwege, nämlich zu einer Weitstellung, die aber nicht eine passive Erweiterung bedeutet, sondern eine Änderung des Tonus. Bei einer noch stärkeren Belastung, die bereits ins Pathologische hinübergleitet, tritt die funktionelle Segmentierung ein, die in dem Abwechseln von weiteren und engeren Abschnitten gekennzeichnet ist. Die weiteren Abschnitte, die sozusagen als Harnbehälter fungieren, leisten bei größerer Füllung mehr. Den in diesen Abschnitten befindlichen Harn könnte man als Restharn bezeichnen und es gelten dann die Überlegungen, die bei der Besprechung des Restharnes im Blasenbereich bereits erörtert wurden. Durch den Vorgang der funktionellen Segmentierung wird der Harntransport auch dann vollzogen, wenn größere Druckdifferenzen zu überwinden sind. Die Überlegungen von Fuchs beschäftigen sich zu einem sehr wesentlichen Teil mit der Ergänzung der Transportleistungen durch die Resorption, die zu allererst im Bereiche der Kelchnischen sowohl durch das intakte Epithel als auch durch Epithellücken bei beträchtlich erweiterten Harnwegen erfolgt. Erst dadurch ist der Schutz der Nierenarbeit vollkommen, weil keine unter noch physiologischen Bedingungen eintretende Belastungssteigerung zu einer Überfüllung der Hohlorgane oder einer Drucksteigerung über eine bestimmte Grenze hinaus führt.

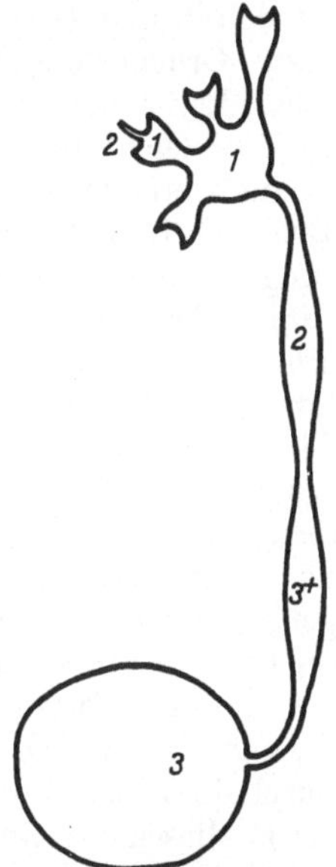

Abb. 63. Diagramm von F. Fuchs über die dynamischen Einheiten der Harnorgane

Wird dieses sich einander ergänzende System einer übermäßigen Belastung unterworfen, treten Änderungen der geschilderten Vorgänge ein. Bei Verringerung des Rohrquerschnittes etwa muß es zu einer Stauung kommen, was wieder eigene Regulationen erfordert, soll der Schutz der Nieren bis zum größtmöglichen Grad erhalten bleiben. Das permanente Vorhandensein von Restharn in der Blase bewirkt eine permanente funktionelle Segmentierung der oberen Harnwege. Dazu kommen dann Vorgänge in der Harnleiterwand selbst, die ganz gleich denen sind, wie sie bei der Blase geschildert wurden. Es kommt zu einer Hypertrophie der Muskulatur, die wieder individuell sehr verschieden ausfällt, zu gleitenden Übergängen von einer Kompensation des Harntransportes bis zum Versagen der Regulationen, das im Bilde kenntlich ist an einer dauernden, unsegmentierten Erweiterung der Harnleiter und des Nierenbeckens; es ist dies derjenige Zustand, den man schon als Hydronephrose-Hydroureter bezeichnen muß.

Fuchs hat ein Diagramm entworfen (Abb. 63), mit dem er die Druckschleusen, die durch die einzelnen dynamischen Einheiten gewährleistet werden, mit den entsprechenden Druckwerten bezeichnet, näher erklären wollte. Er verzichtete auf genaue Angaben und setzte nur Verhältniszahlen ein. Diesen Verzicht muß man auch heute noch als weise bezeichnen. Alle seitdem angegebenen Druckwerte differieren beträchtlich, während über die gegenseitigen Relationen fast vollständige Übereinstimmung herrscht. Wenn in den Kelchen und im Nierenbecken ein Druck von 1 angenommen wird, dann muß der Druck, mit dem der Harn aus den Papillen ausgestoßen wird, höher sein, also 2. Der Druck im untersten Harnleiter wieder muß höher sein als der in der Blase usw. Das Diagramm stellt das System der Harnwege im Zustand der funktionellen Segmentierung dar. Man könnte dieses Diagramm in verschiedenster Weise abwandeln, etwa in der Richtung eines idealen Normalzustandes ohne Segmentierung und verschwindend kleinen Druckdifferenzen. Nach der anderen Richtung, einer vorgeschrittenen Dekompensation, müßte man sich die Weitstellung mit gleichem Druck in allen Teilen, an der Papillenspitze ebenso hoch wie im untersten Harnleiter und in der Blase bei insuffizienten Ostien vorstellen (AUVERT). Die hier am meisten interessierende Auslegung des Diagrammes wäre die Druckerhöhung bei gleichbleibender gegenseitiger Relation. Ein Höherwerden des Blasendruckes hätte ein Höherwerden des Ureterdruckes, des Nierenbecken- und Kelchdruckes zur Folge, wobei diese Druckerhöhung zunächst den Sekretionsdruck der Nieren unbeeinflußt läßt. Es ist aber ganz klar, daß sich dann fließende Übergänge ergeben müssen zu einer leichteren bis schwereren Behinderung der Harnabgabe aus den Papillen in die Nierenkelche. Wichtig ist die Feststellung, daß man mit der Erhöhung der Druckwerte nicht oder nicht nur die durch Muskelhypertrophie bewirkte Steigerung der höchsten Druckwerte (des Miktionsdruckes) meint, sondern in erster Linie alle Werte vom Ruhedruck bis zum Öffnungsdruck. Es kommt nicht sosehr auf die Drucksteigerungen an, die während der Kontraktionsphase zustande kommen, viel wesentlicher sind die zeitlich ungleich längeren Zustände in der Füllungsphase. So geschildert kann man die Anschauungen von FUCHS als ein schönes Modell für das Zustandekommen der Rückstauung und des Rückstauungsdruckes bezeichnen. Im allgemeinen sind diese Gedankengänge bestätigt worden. Die Kinetik der Harnwege wurde durch die verschiedensten Röntgenuntersuchungen einschließlich der Kinematographie um viel interessante Einzelheiten bereichert. Ich erwähne die Studien über die Tätigkeit der Kelchmuskulatur von NARATH und PYTEL, die Beobachtungen der Harnleitertätigkeit durch GREGOIRE, die zahlreichen Arbeiten über die Veränderungen des intravenösen Pyelogrammes durch die Prostatahypertrophie (BIBUS und HOHENFELLNER) und erwähne daraus, als in diesem Zusammenhang interessant, die Arbeit von KÖHLER, der bei fast der Hälfte aller Prostatiker eine Tonuszunahme im Bereiche der oberen Harnwege feststellen konnte, während kein einziger Fall aller untersuchten Tuberkulosen eine ähnliche Veränderung erkennen ließ. DANNHEISSER hat festgestellt, daß bei Urethrastrikturen nur dann eine Erweiterung der oberen Harnwege nachzuweisen ist, wenn bereits ein Restharn vorhanden ist. EKMAN hat versucht, das Vorhandensein oder Fehlen einer Trabekelbildung im Blasenbild und den Grad dieser Veränderung zu einem Maßstab für die Schwere der Veränderungen an den oberen Harnwegen zu machen. Er fand bei 25 Patienten mit beträchtlicher Trabekelbildung 16mal eine Dilatation der Harnleiter, bei 127 Patienten mit leichter Trabekelbildung nur 14mal eine Erweiterung und bei normalem Blasenbild niemals eine Veränderung der Harnleiter und der Nierenbecken. Die Trabekelbildung wird sehr häufig aber nicht ganz richtig als Ausdruck einer exzentrischen Hypertrophie des Blasenmuskels aufgefaßt. Sie ist in erster Linie — und dies ist in diesem Zusammenhang entscheidend — Zeichen eines erhöhten Innendruckes, der die Blasenwand entsprechend dem eigenartigen Aufbau, in Form der Balkenbildung und Ausbuchtung in charakteristischer Weise verändert. Man kann bei solchen Blasenbildern nicht eindeutig das Vorhandensein oder Fehlen einer Wandhypertrophie vermuten. Man kann aber immer auf das Entleerungshindernis (Abb. 64) mit einer entsprechenden länger dauernden Innendrucksteigerung schließen. Die konzentrische Hypertrophie mit oft mächtiger Muskelwand hat eine viel glattere Innenfläche. Diese hohe Grade erreichende konzentrische Muskelhypertrophie wird als eine besonders günstige Reaktion der Blasenwand aufgefaßt und verhütet durch lange Zeit die Dekompensation.

Zusammenhänge von Blasenausgangshindernissen und Hydronephrosenbildung werden sehr oft erwähnt, es hat aber keinen Sinn dies an Hand der einzelnen Veröffentlichungen (s. etwa KRETSCHMER) statistisch auszuwerten. Die Tatsache, daß auch bei Entleerungsstörungen infolge von Hindernissen distal der Blase Hydronephrosen entstehen, ist bewiesen. Angaben über den Grad der Nierenbeckenerweiterungen, die Bedingungen der Aufnahmetechnik, die vorhandene Diurese, die Tonusbeeinflussung der oberen Harnwege durch eine sehr volle oder ganz leere Blase usw., sind meist unvollständig oder fehlen ganz. Die entsprechende Verwertung würde also recht ungenau bleiben.

Eine stattliche Anzahl von Arbeiten beschäftigt sich mit den Druckwerten im Harnleiter und dem Nierenbecken (CREEVY, BROD, RATTNER, DAVIS, WÜLLENWEBER, SHARE, WINTON, PILCHER, ENGER u. Mitarb., SELKURT, AUVERT, WEINBERG u. a.). Man hat gefunden, daß Druckänderungen in der Blase gleiche Druckänderungen in den Nierenbecken zur Folge haben. Die Druckwerte im unteren Harnleiter sind 1,5—2,5mal höher als diejenigen im Nierenbecken. Dies ist zu verstehen als eine Veränderung der Amplitude. Je tiefer der Druck im Harnleiter gemessen wird, desto höher wird die Amplitude, sie ist im untersten Harnleiter etwa doppelt so hoch als im Nierenbecken. Dies kann in eine Parallele gebracht werden zur Verschiedenheit der Muskelanordnung und der Muskeldicke.

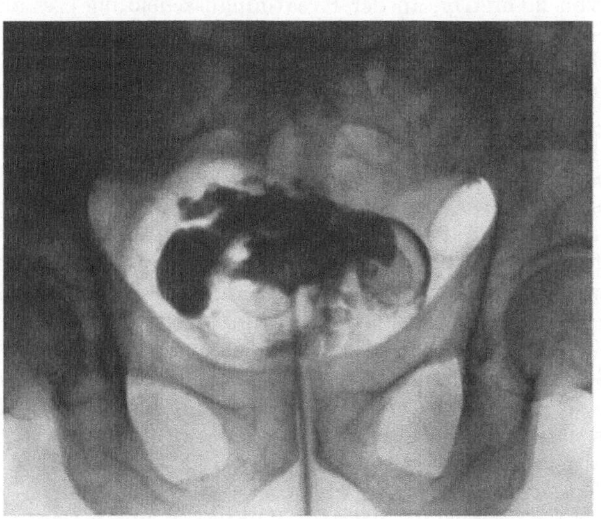

Abb. 64. Cystographie (Luft- und Endografinfüllung). Trabekelblase und Steinbildung bei Prostatahypertrophie (ohne Restharn) als einer besonders charakteristischen Folge der Entleerungshemmung

Eine Drucksteigerung in der Blase kann die Diurese beeinflussen. Ob die Erhöhung des Blasendruckes nur dann zu einem Absinken der Diurese führt, wenn die Ureteren intakt geblieben waren, wurde nach den Experimenten von TOLLS u. Mitarb., MAY u. Mitarb. und LAWSON verschieden beantwortet. Man neigt eher zu der Annahme, daß die ungestörte Kommunikation Blase-Nierenbecken über die Ureteren eine Voraussetzung für die Diuresehemmung ist.

## VIII. Der Rückstauungsschaden der Nieren

Der Einfluß der Druckerhöhung in den oberen Harnwegen auf die Nierenfunktion wurde unter den verschiedensten Bedingungen studiert. Teils aus Experimenten, teils aus der Pathologie der Harnstauung beim Menschen konnten viele Erfahrungen abgeleitet werden. Die Ergebnisse sind entscheidend wichtig. Man hat versucht festzustellen, ab welcher Druckhöhe die Harnproduktion aufhört. AUVERT gab an, daß bei einem Druck im Nierenbecken von 85 cm Wasser die Harnproduktion sistiert, je nach der Dauer des Verschlusses. WINTON stellte ein Aufhören der Diurese fest, wenn der Nierenbeckendruck die Höhe des Druckes im Vas efferens erreicht. WAKIM, ferner LAPIDES

haben ausgerechnet, daß eine Steigerung des intrarenalen Druckes zu einer
Verminderung der Filtration und beträchtlicher Einbuße der Nierenfunktion
führt. Die Beziehungen des intrarenalen Druckes zur Druckerhöhung im
Nierenbecken sind allerdings nicht ganz geklärt. SHARE hat eine Reduktion
der glomerulären Filtration dann bewiesen, wenn der Ureterdruck 30 mmHg
übersteigt. DAVIS bezeichnet als Haupteffekt der Drucksteigerung die Senkung
der glomerulären Filtration, die ab einer Druckerhöhung über 40 cm Wasser
beginnt. PILCHER und BOLLMANN haben eine beträchtliche Reduktion der Nierenfunktion ab 40—60 cm Wasser festgestellt. ENGER, GERSTNER und SARRE konnten
beweisen, daß die Diurese bei einem Druck im Ureter über 70 mmHg nur dann
weitergeht, wenn der arterielle Druck erhöht wird. SHARE fand eine Verschlechterung der Nierenfunktion gemessen an der Phenolrotausscheidung ab einem Druck
von 26 mmHg, an der Kreatininausscheidung erst ab einer Druckerhöhung über
45 mm Hg. Übereinstimmend wird festgestellt, daß die Druckerhöhung in den
Harnwegen die Diurese verringert, das Glomerulusfiltrat verkleinert, die Phenolrotausscheidung und die Na-Resorption hemmt. Eine Erklärung dieser Einflüsse
auf die Nierentätigkeit hat SELKURT gegeben, der sagt, daß die Erhöhung des
Druckes in den Harnwegen einer Erhöhung des intrarenalen Druckes gleichzusetzen sei. Da sich der intrarenale Druck aus verschiedenen Komponenten zu-
sammensetzt, dem intratubulären, dem intracapillaren und dem interstitiellen
Druck, muß die Frage spezifiziert werden, welche Komponente die wichtige ist.
Soweit die Antwort aus den Experimenten der akuten Harnstauung abgeleitet
werden kann, spielt die Veränderung des Interstitiums die größte Rolle. Dazu ist
es notwendig Flüssigkeitsansammlungen im Zwischengewebe bis zu den schwersten
Graden des Nierenödems anzunehmen. Der Druck dieser interstitiellen Flüssigkeitsansammlung soll nach WIRZ die Tubuli komprimieren. FUCHS hat sogar in
sehr drastischer Weise formuliert, daß der Harn (durch Refluxe) das Spaltraumsystem der Niere überflutet. HEUSSER nimmt in Übereinstimmung mit LAPIDES
an, daß ein interstitielles Ödem die Capillarströmung behindert. Es dürfte für die
Erklärung der akut ablaufenden Veränderungen keine entscheidende Rolle
spielen, woher die interstitielle Flüssigkeitsüberladung kommt, von den Fornices
her oder den Tubuli. Eine Strömung in den Capillaren und eine Weiterbewegung
des Harnes in den Tubuli ist nur dann möglich, wenn der interstitielle Druck gerade etwas geringer ist als der Druck in den beiden genannten Röhrensystemen.
Später wird noch darauf hingewiesen werden, daß auch die Verlangsamung des
Harntransportes in den Tubuli als direkte Folge der Druckerhöhung an den
Papillenspitzen bestimmte Einflüsse auf die Tubulustätigkeit haben muß. Die
Druckerhöhung in den Tubuli selbst kann nicht ohne Folgen für das Epithel und
seine Tätigkeit sein. Die Strömungsverlangsamung in den Tubuli muß eine
Änderung der Rückresorption oder Rückdiffusion zur Folge haben (SELKURT,
MOELLER). SELKURT hat schon erklärt, daß das Problem der chronischen Rückstauung ein anderes sei als das der akuten Verlegung der Harnwege im Experiment
oder der Klinik; Rückschlüsse dürften aber erlaubt sein. Dies muß aber näher
untersucht werden. Aus dem akuten Experiment der Ureterligatur geht hervor,
daß der Druck im Nierenbecken zunächst hoch ansteigt. Dieser Druck kann
Werte bis zum 10fachen des normalen Druckes erreichen. Er summiert sich aus der
weitergehenden Harnproduktion und den Muskelkontraktionen. Am Höhepunkt
der Drucksteigerung ist jenes Stadium erreicht, das röntgenologisch durch das
Nephrogramm gekennzeichnet ist (AUVERT). Dieses Nephrogramm, eine schöne
Darstellung der gesamten Niere als homogener Schatten bei ganz kontrastfreien
Harnwegen, ist bildmäßig genau das gleiche, ob es nun bei freien Harnwegen nach
der Aortographie zustandekommt oder bei verschlossenen Harnwegen nach der

intravenösen Applikation des Kontrastmittels. In beiden Fällen spricht das Nephrogramm für eine gute Durchblutung bzw. Funktion der Niere. Bei der Verstopfung der Harnleiter muß der Schatten durch die Füllung der Tubuli und Sammelrohre entstehen, die sich nicht in die Kelche entleeren können. Das Kontrastmittel muß bei sehr guter Nierenfunktion teils von den Zellen sezerniert, teils wieder resorbiert werden. Die Markzone ist nicht intensiver angefärbt als die Rinde. Es ist eine Streitfrage, ob das Nephrogramm auch durch Imbibition der interstitiellen Räume infolge Rupturen zustande kommen kann. Ich konnte keine Angabe finden, daß bei solchen Nephrogrammen Gebilde zur Darstellung gelangen, die eindeutig Extravasate beweisen würden. Nur FORSYTHE bringt Bilder über Austritte von Kontrastmittel, die Rupturen entsprechen könnten. In diesem Zusammenhang ist es sehr interessant von AUVERT u. a. zu erfahren, daß sich der Druck bald auf viel tiefere Werte einstellt, etwa auf die Hälfte des Maximaldruckes. Bei diesem Wert soll es gerade noch zu Refluxen kommen. Dieser Druck liegt schon nahe der Norm, da man Refluxe auch in angeblich noch physiologischen Bereichen findet. Es ist wohl besser in solchen Fällen nicht von Refluxen sondern von Resorptionen durch Epithellücken oder das verdünnte Epithel zu sprechen. Der transflow von NARATH ist im Gegensatz zu dem viel dramatischeren backflow anderer Autoren verständlicher, wenn es sich um nur mäßige Drucksteigerungen handelt. Es ist nicht meine Aufgabe die schwierige Frage zu beantworten, welche der drei Faktoren maßgebend ist, der die rasche Drucksenkung erklärt: Das Aufhören der Harnproduktion, der Austritt des Harnes über Notventile oder Nebenwege oder schließlich das Nachgeben der Wand des Nierenbeckens und des Harnleiters. Dieser dritte Faktor muß jedenfalls in die Überlegung mit einbezogen werden. Wenn man zuerst eine Tonusreduktion bis zur möglichen Kapazitätsgrenze und dann noch eine akkommodative Entspannung annimmt, wird keine größere Fassungsmöglichkeit als 20—30 cm³ für das Nierenbecken resultieren. Bei Tierversuchen wurden noch größere relative Kapazitäten gefunden. Ob man das Aufhören der Harnproduktion (bei anatomisch intakter Niere und totaler Reversibilität zu normalen Verhältnissen) auf eine Störung der Filtration oder eine totale Rückführung des Harnes noch vor Erreichung der Papillenspitzen oder ein Rückströmen des ganzen Harnes durch Nebenwege und in welcher Kombination zurückführen darf, wird man derzeit noch nicht eindeutig beantworten können.

Im klinischen Bereich sind Beobachtungen nicht so selten, die ein Nephrogramm vermissen lassen und bald nach einer Uretersteineinklemmung einen totalen Funktionsverlust der betreffenden Niere vermuten lassen. In solchen Fällen mag die Reflexanurie als Erklärung annehmbar sein. Man hat sich im allgemeinen darauf geeinigt, daß derartige Reflexe möglich sind, allerdings nur für kurze Zeit, worunter nicht viel mehr als Stunden zu verstehen sind. Es ist so gut wie nichts bekannt, was bei einer Anurie geschieht, die durch eine Verstopfung der Sammelröhren oder des distalen Tubulus zustande kommt und bei der sowohl die „Windkesselfunktion" der Harnwege als auch der transflow von den Fornices wegfällt. Ganz vereinzelte Beobachtungen über Verstopfungen der Harnkanälchen durch Kristallmassen lassen bei unzureichender Diurese und ungewöhnlich hohen Werten für Reststickstoff und Kreatinin auf ein Weitergehen der Harnproduktion aber eine enorme Steigerung der Rückresorption und Rückdiffusion schließen. Der Großteil des produzierten Harnes (oder der gesamte ?) verschwindet wieder über die Tubulusepithelien in die Capillaren.

Die Frage, wie die Funktionsstörung durch den Stauungsdruck zustandekommt, ob es sich um eine Gesamtschädigung der Niere oder allein um eine tubuläre Schädigung handelt, steht nun zur Diskussion. Noch spezieller lautet die Frage dann, ob die tubuläre Schädigung zustande kommt durch eine direkte Beeinflussung der Epithelzellen vom Innern des Tubulus her durch Druck oder Veränderung der Epitheltätigkeit bei pathologischer Strömungsverlangsamung oder durch interstitielle Vorgänge, die den Kontakt des Epithels mit den Capillaren stören oder aufheben. Ferner muß man versuchen Klarheit darüber zu gewinnen, ob diese interstitiellen Veränderungen durch die Aufnahme pathologischer Bestandteile aus dem Tubuluslumen im Sinne der Ätiologie der interstitiellen Nephritis oder durch das Eindringen von Harn aus den Kelchen und Kelchnischen entstehen. Wenn im folgenden eine Reihe von Einzelbeispielen aus der Klinik der Harnstauung gebracht werden, dürfte dies gerechtfertigt sein durch das Bestreben diese Debatte zu befruchten und auch aus der Erkenntnis, daß alle diese Fragen eine noch zu geringe Berücksichtigung erfahren haben.

Dr. Z., 58jähriger Mann. Vor 2 Jahren Nephrektomie links wegen Hypernephrom. Aufgenommen nach 48stündiger Anurie. Ursache: Kaffeebohnengroßer Uratstein, im obersten Harnleiter eingeklemmt. Im weiteren Verlauf dieses Spitalaufenthaltes wurde der Stein mit einer Schlinge entfernt. Die Aufzeichnungen berücksichtigen nur die ersten 10 Tage.

Zustand bei der Aufnahme zufriedenstellend. In der Blase wenig Harn. Albumen positiv, reichlich Erythrocyten, keine Zylinder. Sofortiger Ureterenkatheter rechts, der liegenbleibt. Die Tabelle 1 ergibt die beträchtliche Entlastungsreaktion in Form einer Diurese bis $4^{1}/_{2}$

Tabelle 1

| Dr. Z. | 0 | 1 | 2 | 3 | 4 | 5 | 0 | 1 | 2 | 3 |
|---|---|---|---|---|---|---|---|---|---|---|
| RN. | 74 | 66 | 42 | 47 | 39 | 36 | 33 | — | — | 36 |
| Kr. | 10,0 | 6,0 | 2,6 | 2,5 | 2,1 | 2,0 | 3,5 | — | — | 2,3 |
| RN.Cs. | — | 44 | 54 | 36 | 31 | 44 | 23 | — | — | 29 |
| Kr.Cs. | — | 118 | 145 | 100 | 76 | 82 | 31 | — | — | 70 |
| Std | — | 18 | 24 | 24 | 24 | 24 | 24 | 24 | 24 | 24 |
| HM. | — | 4400 | 4500 | 3200 | 1800 | 1800 | 1600 | 1700 | 1700 | 1600 |
| UN. | 140 | 530 | 700 | 600 | 540 | 820 | 380 | 790 | 640 | 540 |
| Kr. | 41 | 121 | 111 | 129 | 129 | 160 | 91 | 192 | 114 | 146 |
| Na/l | 52 | 73 | 114 | 142 | 124 | 125 | 57 | 115 | 130 | 125 |

| | | | |
|---|---|---|---|
| Alk.Res. | = Alkalireserve (Vol.-% $CO_2$) | HM. | = Harnmenge ($cm^3$) |
| Hb | = Hämoglobin | UN. | = Harnstickstoff (mg-% im Harn) |
| Hkrt. | = Hämatokrit | Kr. | = Kreatinin (mg-% im Harn) |
| RN. | = Reststickstoff (mg-% im Serum) | Na/l | = Natrium (mÄq/l im Harn) |
| Kr. | = Kreatinin (mg-% im Serum) | Cl/l | = Chloride (mÄq/l im Harn) |
| RN.Cs. | = Reststickstoffclearance (%) | K/l | = Kalium (mÄq/l im Harn) |
| Kr.Cs. | = Kreatininclearance (ml/min) | | |

Liter, raschem Abfall des Reststickstoffes und des Kreatinins, aber auch Na-Verluste. Am 6. Tag nach Herausfallen des Ureterenkatheters wieder mehrstündige, diesmal vollständige Anurie ohne irgendwelche Beschwerden. Die Harnmenge dieser 24 Std zwischen den beiden Strichen setzt sich zusammen aus 800 cm³ Harn vor und 800 cm³ nach dem neuerlichen Ureterenkatheter. Bemerkenswert ist die sofortige Verschlechterung aller Harnwerte auch des Na, obwohl der Patient der Entlastungsreaktion wegen reichlich NaCl zugeführt erhielt. Die niedrige Konzentration (während der NaCl-Zufuhr) entspricht unseres Erachtens einem tubulären Schaden, s. auch die Versuche von SELKURT, der bei Ureterdruckerhöhung und laufender Ringerinfusion ebenfalls eine Kochsalzverminderung im Harn feststellte. Als typisch an dieser Beobachtung möchte ich herausstellen:

Ungewöhnlich hohes Serumkreatinin, das in 5 Tagen auf fast normale Werte absank, aber sofort wieder anstieg, während der Reststickstoff nicht höher wurde. Dabei muß betont werden, daß der Kreatininclearance später zwischen 70 und 100 ml/min betrug bei überschießender Wasserausscheidung, Kochsalzverlusten und Absinken der Na-Ausscheidung trotz Kochsalzzufuhr bei neuerlichem Harnleiterverschluß.

Es sei gestattet des deutlichen Kontrastes willen gegenüber der eben geschilderten und den noch zu erörternden Krankengeschichten die Kurven von einem 68jährigen Mann zu bringen, der auf der chirurgischen Abteilung wegen einer Peritonitis lag und das typische Bild einer extrarenalen Urämie bot (Tabelle 2). Man sieht zunächst die Diskrepanz zwischen dem hohen Reststickstoff und dem wenig erhöhten Kreatinin. Ferner erkennt man den raschen Abfall beider Werte unter einer geeigneten Infusionsbehandlung. Die Konzentration der Schlackenstoffe im Harn ist ganz ausgezeichnet, s. die 1000 mg-% Urea N. am 4. Tag nach der

Tabelle 2

| L. J. | 1 | 2 | 3 | 4 | 5 | 6 | 7 | 8 |
|---|---|---|---|---|---|---|---|---|
| RN. | 90 | 77 | — | 45 | 30 | — | — | 81 |
| Kr. | 1,6 | 2,6 | — | 1,0 | 0,5 | — | — | 2,2 |
| RN.Cs. | 8 | 13 | — | 24 | 44 | — | — | 13 |
| Kr.Cs. | 57 | 24 | — | 51 | 115 | — | — | 34 |
| HM. | 700 | 1300 | 1100 | 500 | 800 | 600 | 570 | 680 |
| Na (mg-%) | < | 1 | 0,48 | 1,1 | 2 | 6 | 4 | < |
| K. | 33 | 13 | 15 | 42 | 33 | 97 | 116 | 116 |
| UN. | 560 | 570 | 795 | 1000 | 960 | 780 | 800 | 850 |
| Kr. | 192 | 700 | 940 | 146 | 114 | 172 | 146 | 160 |

Operation. Die Kochsalzeinsparung ist eine ideale, man sieht ferner den steilen Anstieg der K-Ausscheidung (bei stets normalen K-Werten im Serum). Zwischen dem 7. und 8. Tag muß nochmals operiert werden (Sekundärnaht bei Platzbauch). Die Situation im Zellstoffwechsel ist sicher ungünstig, trotzdem wird die Nierenfunktion weiter aufrechterhalten, wobei die K-Ausscheidung im Sinne einer positiven Leistung besonders vermerkt sei.

Die nächste Krankengeschichte (Tabelle 3) stammt von einem 55jährigen Mann, K. L., der seit Jahren Steinabgänge bemerkte, seit 10 Tagen Kolikanfälle beiderseits hatte und nach einer 3tägigen fast vollständigen Anurie aufgenommen wurde. Der Ureterkatheterismus

Tabelle 3

| K.L. | 0 | 1 | 2 | 3 | 4 | 43 |
|---|---|---|---|---|---|---|
| RN. | 105 | 93 | 62 | 45 | 30 | 27 |
| Kr. | 13 | 11,6 | 4,8 | 2,2 | 1,9 | 1,4 |
| Alk.Res. | 22 | 29 | 39 | 53 | 49 | 51 |
| RN.Cs. | — | 7 | 23 | 29 | 20 | 43 |
| Kr.Cs. | — | 13 | 26 | 50 | 42 | 110 |

| | 0 | 1 | | 2 | | 3 | | 4 | 43 |
|---|---|---|---|---|---|---|---|---|---|
| Std | — | 2 | 12 | 12 | 12 | 12 | 12 | 24 | 24 |
| HM. | — | 1300 | 2300 | 1750 | 1600 | 1600 | 900 | 1700 | 3000 |
| UN. | — | 250 | 180 | 410 | 520 | 490 | 400 | 290 | 430 |
| Kr. | — | 58 | 85 | 53 | 54 | 73 | 60 | 68 | 70 |
| Cl/l | — | 73 | 64 | 66 | 63 | 56 | 53 | 93 | 180 |

gelang nur auf einer Seite, trotzdem setzte die Diurese offenbar nach Lösung der Stauung auch der anderen Seite schlagartig ein. Die Ausgangssituation war eine außerordentlich bedenkliche: Rest-N 105 mg-%, K im Serum 25 mg-%, Alkalireserve 22 Vol.%/$CO_2$. Die typischen Änderungen dieser Ausgangssituation waren kurz skizziert folgende: Beachtlicher Abfall der Kreatininwerte. Am 43. Tag wurde eine Kreatinenclearance von 110 ml/min errechnet. Die Entlastungsreaktion betreffend die Diurese war diesmal eher bescheiden. Die Konzentration der Schlackenstoffe im Harn stieg an. Nach beiderseitigem Steinabgang „Heilung" mit defekter Nierenfunktion.

Das nächste Beispiel stammt von einem 56jährigen Mann, K. F. (Tabelle 4). Vor 8 Jahren Nephrektomie angeblich wegen einer Cystenbildung. 4tägige Anurie, später Spontanabgang eines Steines. Die Ausgangssituation war folgende: Reststickstoff hoch, das Kreatinin in Relation dazu noch höher. Nach Ureterenkatheter etwas abweichende Reaktion, bleibender Nierenschaden der Einzelniere, wahrscheinlich nicht durch Stauungsdruck bedingt. Spätere Röntgenuntersuchung ergab keinen Anhaltspunkt für Cystenbildung auf dieser Seite. Die Kontrolle ein halbes Jahr später bei recht guter Diurese und gutem Allgemeinbefinden ergab einen Reststickstoff von 55 mg%. In diesem Falle sanken die Werte der Schlackenstoffe im Serum rasch, die Konzentration der Schlackenstoffe im Harn blieb aber schlecht. Die diuretische Entlastungsreaktion war deutlich, die Kochsalzverluste anfänglich beträchtlich.

Ähnliche Folgen aber unter den Bedingungen einer Operation (Nierenfistel) zeigen die Werte (Tabelle 5) von einem 54jährigen Mann, R. V.: Aplasie der rechten Niere, Nierenstein links. Da alle Versuche eines Ureterenkatheterismus fehlschlugen, wurde nach 5tägiger

Tabelle 4

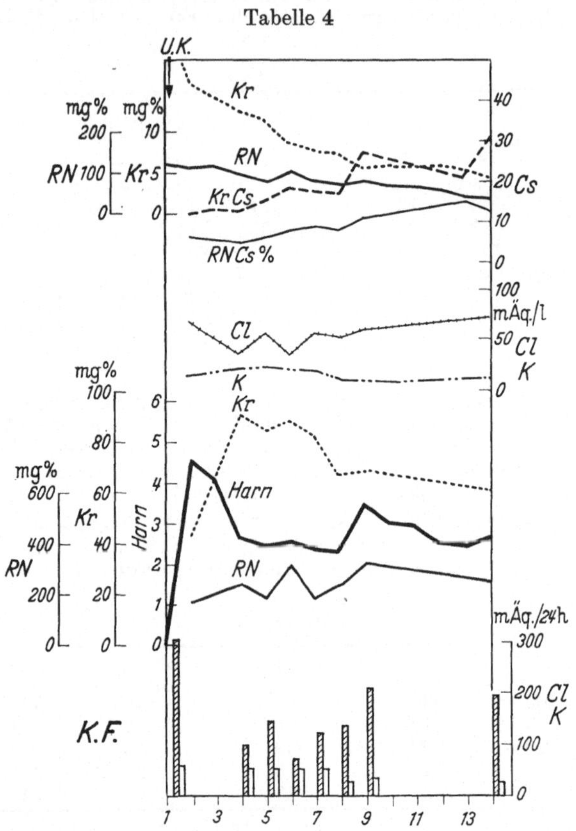


Anurie die vergrößerte linke Niere freigelegt. Wieder war die Entlastungsreaktion zu sehen mit entsprechender Diurese und der typischen Kreatininkurve. Es blieb ein gewisser Schaden zurück bei einem Kreatininclearance von 64 ml/min, am 15. Tag ist die Urea-Konzentration im Harn (370 mg-%) nicht hervorragend.

Tabelle 5

| R.V. | 2 | 3 | ↓ 4 Op. | 6 | 8 | 15 |
|---|---|---|---|---|---|---|
| RN. | 99 | 138 | 150 | 104 | 67 | 28 |
| Kr. | — | 19 | 18 | 5,2 | 4 | 1,6 |
| RN.Cs. | — | 0 | 9 | 15 | 30 | 30 |
| Kr.Cs. | — | 0 | 7 | 52 | 53 | 64 |
| HM. | 0 | 50 | 3120 | 4000 | 3400 | 2350 |
| Cl/l | — | 51 | 55 | 6 | 21 | 26 |
| K/l | — | 21 | 31 | 18 | 18 | 16 |
| UN. | — | 237 | 528 | 507 | 708 | 369 |
| Kr. | — | 50 | 90 | 97 | 90 | 62 |

Zwei Bemerkungen lassen sich an diese Beobachtungen anschließen. Die Diuresezunahme als Zeichen einer Entlastungsreaktion folgt nicht den Bedingungen einer osmotischen Diurese. Man entnimmt den Kurven eine Abnahme der

Konzentration der Schlackenstoffe im Serum. Trotz dieses verringerten Angebotes werden die Schlackenstoffe im Harn konzentriert. Dies vollzieht sich bei gleichbleibendem Harnvolumen. Wenn man zweitens annehmen wollte, daß zu den wesentlichen Begleiterscheinungen oder auch Notwendigkeiten des Stauungsdruckes der Reflux gehört, und außerdem die Möglichkeit einer Resorption durch die Blasenschleimhaut, die Schleimhaut des Harnleiters und Nierenbeckens zugegeben werden sollte, ist bei der deutlichen und raschen Erholung der Nieren-

Tabelle 6

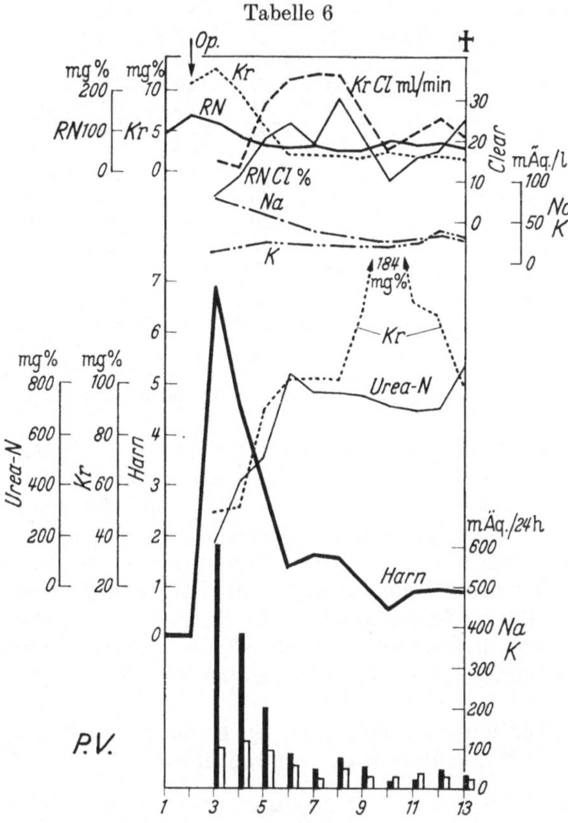


funktion eine andere Erklärung viel wahrscheinlicher. Wir haben genügend Vergleichswerte vor und nach Behebung der Stauung. Der Harn ist während der Stauung qualitativ ausgesprochen schlecht. Die Änderungen können eigentlich nur durch eine Erholung der Nierenfunktion bzw. durch eine Regeneration der Tubulusleistung erklärt werden. Der Wegfall von Resorptionen aus den Harnwegen oder von Refluxen aus den Kelchen mag auch eine Rolle spielen, aber keine entscheidende.

Einen in verschiedener Hinsicht viel dramatischeren Verlauf nahm die Krankheit eines 70jährigen Mannes, P. V. (Tabelle 6). Wir hatten die größten Schwierigkeiten mit einer durch eine Peritonitis bedingten Darmparalyse und waren auch nicht imstande, den Patienten zu retten. Er starb am 13. Tag an den abdominalen Komplikationen. Links hatte der Patient einen riesigen Ausgußstein, die Niere war völlig funktionslos. Rechts verstopfte ein Stein den Harnleiter. Der Patient war mehrere Tage anurisch. Ein Ureterenkatheterismus erwies sich als unmöglich, daher Nierenfistel als dringliche Operation. Die Analyse der Kurven ergibt: Typische Entlastungsreaktion, innerhalb 18 Std 7 Liter Harn, damit verlor der Patient auch viel Na und K. Rasche Zunahme der Konzentration der Schlackenstoffe im Harn. Um eine

Darstellung der Erholung der Tubulusfunktion zu geben, wurden die Werte in % des Glomerulus-Filtrates für Wasser und NaCl ausgerechnet (Tabelle 7). Die Unterschiede sind enorm. Bei Berechnung dieser Zahlen wurde angenommen, daß der Kreatininclearance dem Glomerulusfiltrat entspricht. Man muß allerdings zwei Einwände erheben: Es ist nicht sicher, ob bei

Tabelle 7

| P.V. | 0 | 1 | 2 | 3 | 4 | 7 |
|---|---|---|---|---|---|---|
| RN. | 132 | 117 | 78 | 66 | 60 | 52 |
| Kr. | 12,4 | 15,6 | 9,2 | 6,6 | 3,3 | 3,5 |
| RN.Cs. | — | — | — | 20 | 24 | 30 |
| Kr.Cs. | — | 15 | 13 | 29 | 35 | 36 |
| Std | — | 18 | 24 | 24 | 24 | 18 |
| HM. | — | 7000 | 4700 | 2900 | 1400 | 680 |
| UN. | — | 180 | 410 | 500 | 760 | 890 |
| Kr. | — | 50 | 85 | 94 | 116 | 125 |
| Na/24 Std | — | 600 | 380 | 240 | 88 | 35 |
| K/24 Std | — | 100 | 120 | 92 | 58 | 21 |
| $H_2O$ % GF | — | 48 | 25 | 7 | 2,6 | — |
| NaCl% GF | — | 36 | 19 | 2,5 | 0,7 | — |

so schwer veränderter Nierenfunktion der Kreatininclearance wirklich das Maß der Glomerulusfiltration ist. Wahrscheinlich ist der Clearancewert auch deshalb zu hoch, weil man bei einem wohl stündlich fallenden Kreatininwert im Serum das Blut erst am Ende der 24stündlichen Sammelperiode des Harnes abnimmt. Es ist aber wahrscheinlich, daß man trotzdem gewisse Aussagen machen kann.

An dieser Stelle ist vielleicht noch einem Einwand zu begegnen: Wir haben versucht die hier veröffentlichten Beobachtungen so zu sammeln, daß keine allzu großen Überschneidungen mit dem Problem der Pyelonephritis zustande kommen. Ganz zu vermeiden ist dies natürlich nicht. Eine so rasche Erholung der Nierenfunktion, wie in einigen dieser Beobachtungen ist wohl nicht denkbar, wenn man etwa eine akute Pyelonephritis als Hauptursache des Nierenschadens annehmen würde. Wir sind auch gewohnt die Katheter- und Infusionsbehandlung von allem Anfang an mit einer antibiotischen Therapie zu kombinieren und haben damit eine nicht immer aber meist wirksame Prophylaxe der Harninfektion durchgeführt.

Eine andere Situation wird dargestellt an Hand der Tabellen, die von einem 36jährigen Mann, P. W., beiderseitige Nephrolithiasis mit großen Hydronephrosen

Tabelle 8

| P.W. | 20.2. | 21.2. | 13.9. | 18.9. | 20.9. | 21.9. | 23.9. | 25.9. |
|---|---|---|---|---|---|---|---|---|
| | | | | ↓— | ↓— | | | |
| RN. | 27 | 28 | 30 | UK | UK | — | — | — |
| Kr. | 1,6 | 1,2 | 3,1 | — | — | — | — | — |
| HM. | 2250 | 1450 | 1000 | 3000 | 3600 | 2400 | 2100 | 1450 |
| RN.Cs. | 24 | 21 | 15 | — | — | — | — | — |
| Kr.Cs. | 56 | 54 | 15 | — | — | — | — | — |
| Na | — | — | 79 | 83 | 71 | — | — | 55 |
| K. | — | — | 25 | 20 | 18 | — | — | 20 |
| UN. | 280 | 330 | 290 | 160 | 235 | — | — | 400 |
| Kr. | 60 | 67 | 68 | 58 | 26 | — | — | 81 |

stammen. Vor vielen Jahren Operation rechts, Rezidivstein dieser Seite. Jetzt Operation links, Steinentfernung und Hydronephrosenplastik. Nachdem schon Monate vor der Operation eine Art Entlastungsreaktion links durch den Dauerureterenkatheter ausgelöst worden war (Tabelle 8) und der Zustand des Patienten sich entsprechend gebessert hatte, wurde die oben genannte Operation

Tabelle 9

| P.W. | 22.10. | 24.10. | 25.10. | 26.10. | 27.10. | 28.10. | 29.10. | 30.10. | 3.11. | 18.11. | 24.11. | 4.12. |
|---|---|---|---|---|---|---|---|---|---|---|---|---|
| RN. | 51 | ↓ Op. | 76 | — | 76 | 78 | 66 | 49 | 28 | 22 | 42 | 31 |
| Kr. | 3,2 | — | 7,4 | — | 7,8 | 7,8 | 4,0 | 2,8 | 3,1 | 1,7 | 2,3 | 1,6 |
| linke operierte Niere | | | | | | | | | | | | |
| HM. | 2900 | 750 | 800 | 800 | 800 | 1700 | 1600 | 1700 | 2000 | 2200 | 2550 | 1900 |
| RN.Cs. | 12 | — | 5 | — | 6 | 12 | 11 | 15 | 22 | 13 | 11 | 14 |
| Kr.Cs. | 33 | — | 10 | — | 9 | 19 | 48 | 44 | 53 | 66 | 53 | 62 |
| Na | 44 | 61 | 37 | 29 | 37 | 41 | 16 | 18 | 29 | — | 74 | 100 |
| UN. | 220 | 210 | 310 | 250 | 320 | 470 | 380 | 370 | 290 | 130 | 190 | 210 |
| Kr. | 50 | 129 | 137 | 142 | 121 | 125 | 172 | 103 | 118 | 75 | 60 | 78 |
| rechte nicht operierte Niere | | | | | | | | | | | | |
| HM. | — | 300 | 180 | 225 | 200 | 100 | 500 | 550 | 500 | 650 | 900 | — |
| RN.Cs. | — | — | $<1$ | — | 1 | $<1$ | 2 | 5 | 4 | 7 | 5 | — |
| Kr.Cs. | — | — | 2 | — | 3 | $<1$ | 8 | 9 | 6 | 10 | 14 | — |
| Na | — | 57 | 76 | 50 | 48 | 70 | 31 | 37 | 37 | — | 80 | — |
| UN. | — | — | 121 | 190 | 130 | 146 | 120 | 235 | 100 | 120 | 160 | — |
| Kr. | — | 73 | 129 | 118 | 121 | 97 | 100 | 70 | 53 | 39 | 45 | — |

ausgeführt, und man sieht auf den beiden nächsten Tabellen 9 und 10, daß die drainierte Niere ihre Aufgabe nicht so sehr durch eine Konzentration der Schlackenstoffe löst, als durch eine wesentlich bessere Diurese.

Wieder ein anderes Problem, ein noch nicht lösbares, stellte eine 35jährige Frau, E. A. (Tabelle 11): Ureterstenose und Ureterscheidenfistel links nach WERT-HEIM. Die intravenöse Pyelographie 3 Monate vor der von uns durchgeführten Operation zeigte eine Hydronephrose und einen Hydroureter links bei recht guter Schattendichte, rechts normale Verhältnisse. Einige Tage vor der Operation fast keine Ausscheidung links. Die Operation bestand in einer Umpflanzung des Harnleiters. Vergleiche der Funktion beider Nieren demonstrierten folgendes: Die Arbeit wird vorwiegend von der gesunden Seite geleistet. Die gesunde Niere vermag postoperativ NaCl einzusparen, die kranke vermag dies kaum. Die Indigocarminausscheidung wird fast ganz von der gesunden Niere besorgt. Die „kranke" Niere kann aber viel mehr leisten, s. die Ergebnisse der Harnstoffbelastung. Auf einen entsprechenden Funktionsreiz spricht auch die „kranke" Niere gut an. Dieser Funktionsreiz bleibt aber gering, wenn die zweite Niere ganz gesund ist. Die Erholung der gestauten Niere beansprucht längere Zeit. Drei Monate nach der Operation ergab die Kontrolluntersuchung mit intravenöser Pyelographie ein geradezu ideales Resultat der operierten Seite hinsichtlich Funktion und Abfluß.

Die momentane Schädigung einer Niere durch eine rasch auftretende Drucksteigerung, nämlich einen Reflux von der Blase zur Niere, der nach den Schmerzen zu urteilen mit einiger Vehemenz auftrat, zeigt die Krankengeschichte einer 36jährigen Frau, P. H.: vor 2 Jahren Wertheim. Wegen einer Ureterstenose Nephrektomie rechts etwa ein halbes Jahr nach dieser ersten Operation. Jetzt rasch zunehmende Narbenstenose der unteren 10 cm des linken Harnleiters. Die Patientin wird urämisch aufgenommen. Die Tabelle 12 demonstriert gerade nur die Andeutung einer Entlastungsreaktion nach dem Ureterenkatheter. Es ist aber immerhin eine Erholung festzustellen, wenn man die stark ansteigenden Werte der ausgeschiedenen Schlackenstoffe bei gleichbleibender Diurese betrachtet.

Tabelle 10

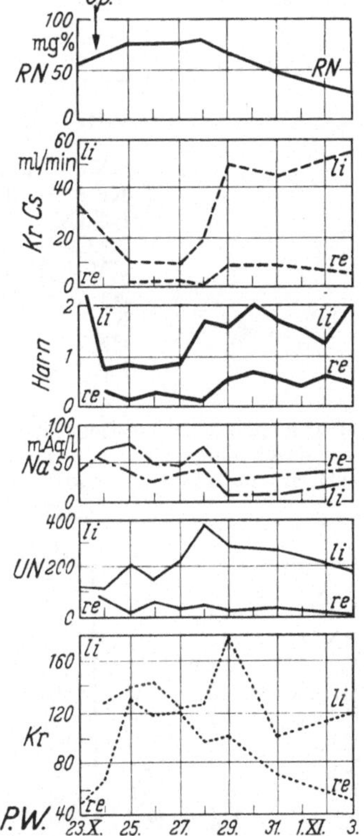

Tabelle 11

| E. A. | cm³ | mg-% | | mÄq/l | | re | cm³ | mg-% | | mÄq/l | | li |
|---|---|---|---|---|---|---|---|---|---|---|---|---|
| | HM | UN | Kr | Na | Cl | K | HM | UN | Kr | Na | Cl | K |
| 60 min | 90 | 610 | 68 | 124 | 158 | 44 | 75 | 150 | 26 | 58 | 82 | 23 |
| 120 min | 85 | 530 | 50 | 110 | 125 | 28 | 65 | 140 | — | 41 | 48 | 9 |
| 100 cm³ 15% Urea intravenös | | | | | | | | | | | | |
| 60 min | 65 | 740 | 70 | 87 | 74 | 11 | 25 | 540 | 28 | 63 | 75 | 18 |
| 120 min | 45 | 800 | 75 | 62 | 61 | 10 | 15 | 550 | 36 | 58 | 70 | 18 |
| 180 min | 45 | 780 | 78 | 80 | 77 | 14 | 16 | 550 | 34 | 63 | 80 | 18 |
| 240 min | 50 | 730 | 68 | 124 | 102 | 27 | 24 | 530 | 33 | 63 | 78 | 20 |
| Blau | re | | | | | | li | | | | | |
| 5 min | 1,58 | | | 172% | | | 0,04 | | | 9% | | |
| 10 min | 0,24 | | | 43% | | | 0,05 | | | 11% | | |
| 15 min | 0,24 | | | 43% | | | 0,03 | | | 6% | | |
| 20 min | 0,25 | | | 43% | | | 0,05 | | | 11% | | |
| 25 min | 0,13 | | | 21% | | | 0,03 | | | 6% | | |

Die nächste Tabelle 13 ergibt einen guten Überblick über den weiteren Verlauf. Nach wesentlicher Besserung der Nierenfunktion wurde die Ureterplastik (Umpflanzung des Harnleiters in die Blase nach Kuss-Boari) durchgeführt. Die Tabelle zeigt nach dem ersten dicken Strich

Tabelle 12

| P.H. | ↓23. UK | 24. | 25. | 26. | 27. | 28. |
|---|---|---|---|---|---|---|
| RN. | 198 | 174 | 159 | 135 | 120 | 87 |
| Kr. | 20 | 16,5 | 18,5 | 16 | 11,5 | 8,0 |
| RN.Cs. | 2 | 5 | 2 | 9 | 13 | 10 |
| Kr.Cs. | 2 | 10 | 2 | 7 | 8 | 10 |
| HM. | 1600 | 2600 | 700 | 2150 | 2350 | 1700 |
| Na | 74 | 51 | 54 | 38 | 29 | 31 |
| K. | 20 | 22 | 20 | 22 | 23 | 17 |
| UN. | 170 | 390 | 235 | 540 | 700 | 435 |
| Kr. | 72 | 87 | 75 | 75 | 60 | 72 |

(3. Tag nach der Operation) einen Anstieg von Reststickstoff und Kreatinin. Die Ureterschiene war durch einige Stunden verstopft gewesen. Am 8. Tag wurde dieses Schienungsröhrchen entfernt und ein Blasenkatheter belassen. Einige Stunden später starker Schmerz in der

Tabelle 13

| P.H. | 1 | 2 | 3 | 4 | 5 | 6 | 7 | 8 | 9 | 10 | 11 |
|---|---|---|---|---|---|---|---|---|---|---|---|
| RN. | 21 | 21 | 40 | 42 | 42 | 33 | 25 | 66 | 35 | 34 | 30 |
| Kr. | 1,2 | 1,5 | 3,3 | 2,8 | 2,6 | 2,3 | 1,5 | 3,5 | 1,8 | 1,3 | 1,5 |
| RN.Cs. | 16 | 20 | 16 | — | — | — | 12 | 11 | — | — | 23 |
| Kr.Cs. | 51 | 34 | 14 | — | — | — | 28 | 13 | — | — | 32 |
| HM. | 750 | 1050 | 800 | — | — | — | 1500 | 850 | — | — | 1000 |
| Na | 57 | 81 | 65 | — | — | — | 76 | — | — | — | — |
| K. | 17 | 21 | 40 | — | — | — | 36 | — | — | — | — |
| UN. | 255 | 265 | 460 | — | — | — | 160 | 530 | — | — | 455 |
| Kr. | 118 | 70 | 85 | — | — | — | 43 | 78 | — | — | 68 |

Niere. Die darauffolgende Bestimmung zeigte wieder den Anstieg beider Werte (nach dem zweiten dicken Strich). Der Katheter war unbemerkt herausgefallen und es erfolgte ein Reflux durch die Anastomose. (Die Patientin bekam noch lange nach ihrer Entlassung allerdings in immer geringerem Maße diesen Schmerz, wenn sie die Blase zu selten entleerte.) Die

Tabelle zeigt weiter, daß schon am nächsten Tag ein Abfall der Werte erfolgte. Die Reaktion war nicht begleitet von einem Temperaturanstieg. Es ist anzunehmen, daß rückstauungsgeschädigte Nieren sehr empfindlich sind gegenüber neuerlichen Belastungen durch Druckerhöhung.

Die Empfindlichkeit solcher Nieren wird auch in der letzten Krankengeschichte dieser Reihe gezeigt. Eine 57jährige Frau, L. B., litt jahrelang an intermittierenden Steinverschlüssen beider Harnleiter und kam mit einer vollständigen Anurie an die Abteilung. Der Ureterenkatheterismus war möglich. Die Reaktion war nicht sehr dramatisch aber deutlich. Am

### Tabelle 14

| L. B. | 1 | 4 | 6 | ↓ 12 | 17 | 29 |
|---|---|---|---|---|---|---|
| RN. | 174 | 78 | 31 | 105 | 178 | 34 |
| Kr. | 14,8 | 5,2 | 1,6 | 7,1 | 5,4 | 1,1 |
| RN.Cs. | 6 | 19 | — | 17 | 3 | 21 |
| Kr.Cs. | 10 | 28 | — | 26 | 6 | 36 |
| HM. | 3550 | 2700 | +800 | >250 | 2150 | 2150 |
| Na/l | 76 | 49 | — | 89 | 74 | 89 |
| Na/24 Std | 270 | 135 | — | 23 | 162 | 136 |
| K/l | 12 | 21 | — | 38 | 12 | 22 |
| K/24 Std | 41 | 60 | — | 9 | 25 | 47 |
| UN. | 348 | 662 | — | 286 | 370 | 325 |
| Kr. | 57 | 97 | — | 125 | 41 | 45 |

Der Pfeil bedeutet das Auftreten der Parotitis.

11. Tag eine geradezu bösartig verlaufende Parotitis. Man sieht auf der Tabelle 14 den Reststickstoffanstieg unmittelbar nachher. Trotz diesem erhöhten Angebot blieben die Harnwerte schlecht. Erst am 29. Tag einigermaßen gute Verhältnisse. Wochen später Operation auf einer Seite [der Stein der anderen Seite war inzwischen abgegangen (Tabelle 15)]. Die Reaktion auf diese Operation war eher ungünstig. Die Diurese sank, die NaCl-Werte nahmen ab und die Schlackenstoffe wurden nicht konzentriert. Erst 1 Monat später bei mittlerer Diurese ein Kreatininclearance von 62 ml/min.

### Tabelle 15

| L. B. | 23.6. | 26.6. | ↓ 27.6. Op. | 28.6. | 29.6. | 30.6. | 1.7. | 2.7. | 6.8. | 4.9. |
|---|---|---|---|---|---|---|---|---|---|---|
| RN. | 21 | 25 | | 31 | — | 39 | — | 31 | 18 | 37 |
| Kr. | 1,1 | 1,0 | — | 2,5 | — | 1,8 | — | 2,1 | 1,2 | 1,4 |
| RN.Cs. | 18 | 13 | 11 | 14 | — | 7 | — | 16 | 29 | 26 |
| Kr.Cs. | 41 | 41 | 18 | 27 | — | 33 | — | 34 | 62 | 59 |
| HM. | 1750 | 1700 | 500 | 860 | 750 | 1000 | 1100 | 1750 | 1250 | 2400 |
| Na/l | 84 | 83 | 93 | 41 | 65 | 34 | — | 59 | 59 | 88 |
| Na/24 Std | 147 | 146 | 51 | 40 | 49 | 34 | — | 104 | 74 | 215 |
| K/l | 18 | 20 | 71 | 43 | 30 | 28 | — | 21 | 14 | 24 |
| K/24 Std | 32 | 35 | 39 | 41 | 22 | 28 | — | 37 | 17 | 58 |
| UN. | 212 | 158 | 285 | 300 | 130 | 170 | — | 240 | 206 | 410 |
| Kr. | 38 | 41 | 93 | 82 | 85 | 88 | — | 60 | 38 | 50 |

Vielleicht könnte an dieser Stelle der Vorwurf erhoben werden, daß alle die bisherigen Beispiele gar nicht jene Reaktionen erklären können, die nach der Behebung eines Blasenausgangshindernisses eintreten. Ich habe aber bewußt die Beispiele aus der Klinik einer Verstopfung der oberen Harnwege gebracht um besser zeigen zu können, daß ein prinzipieller Unterschied nicht besteht. Wir glauben damit den Beweis erbringen zu können, daß der Rückstauungsdruck die gleichen Folgen hat, ob er nun in dieser oder jener Höhe einsetzt. Die Unterschiede bestehen nur in der Schnelligkeit und Intensität der Reaktionen. Die kommenden Beispiele wurden so ausgewählt, daß alle Direktübertragungen durch insuffiziente Harnleiter, durch Refluxe usw. ebenso ausgeschlossen blieben wie die

Pyelonephritis. Es soll ja bewiesen werden, daß der Rückstauungsdruck auch dann wirksam ist, wenn die Druckschleusen noch intakt sind, daß aber die Druckerhöhung in der Blase auf jeden Fall eine entsprechende Änderung der Situation im Harnleiter, im Nierenbecken und den Kelchen zur Folge hat. Die Beeinträchtigung der Nierenfunktion ist dann unausbleiblich.

Tabelle 16

| K. J. | 0 | 0 | 1. | 2. | 3. | 39 |
|---|---|---|---|---|---|---|
| RN. | 55 | 63 | 45 | — | 27 | 24 |
| Kr. | 2,7 | 3,4 | 1,6 | — | 1,6 | 0,9 |
| HM. | — | — | 3600 | 2800 | 2500 | 2000—1700 |
| UN. | — | 350 | 340 | 290 | 410 | 460— 480 |
| Kr. | — | 55 | 36 | 48 | 63 | (88) |
| Cl/1 | — | 65 | 102 | 106 | 73 | — |
| Cl/24 Std | — | — | 370 | 290 | 88 | — |

Ein 69jähriger Mann, K. J., wurde aufgenommen wegen vollständiger Harnverhaltung bei Prostatahypertrophie (Tabelle 16). Die besten Werte für den Kreatininclearance waren 83 ml/min, also keine schlechte Nierenfunktion. Trotzdem anfänglich erhöhter Reststickstoff und Kreatinin. Der Dauerkatheter brachte prompt eine Entlastungsreaktion. Es setzte eine Diurese ein bis fast 4 Liter und die Kochsalzverluste waren beachtlich. Später Prostatektomie. Am 15. postoperativen Tag (dem 39. Tag der Tabelle) Reststickstoff 24 mg-%, Kreatinin 0,9 mg-%. Heilung.

Tabelle 17

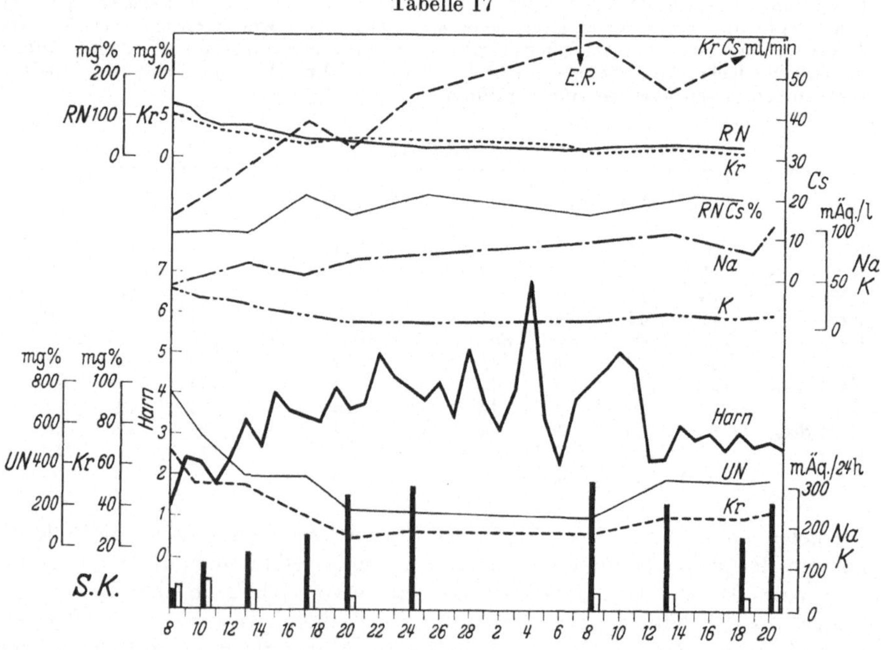


Dieser Bericht gehört zu den täglichen Erlebnissen des Urologen. Aber auch mit folgender ganz anderer Reaktion muß man rechnen: 71jähriger, S. K.: Prostatacarcinom (Tabelle 17), somnolent eingeliefert. Blase prall gespannt bis fast in Nabelhöhe tastbar. Die Diurese kam recht langsam in Gang, erreichte aber schließlich den Wert von 6,7 Litern. Konzentration der Schlackenstoffe im Harn anfänglich einigermaßen gut, dann gleichbleibend schlecht. Ziemliche Kochsalzverluste. Bei einer Diurese, die die Nieren befähigte, die Ausscheidung auf einem konstanten Niveau zu bewältigen und einem Kreatininclearance von 58,8 ml/min, wurde eine Elektroresektion gewagt. Trotz vorübergehendem Abfall der Harnmenge änderte sich sonst nichts. Mit guter Diurese wesentlich gebessert entlassen.

Tabelle 18

| D. J. 1. | 18. XI. | 20. XI. | ↓ D.K. 21. XI. | 22. XI. | 24. XI. | 25. XI. | 26. XI. |
|---|---|---|---|---|---|---|---|
| Hb | — | — | 11,7 | 11 | 8,0 | 6,6 | — |
| Hkrt. | — | — | 36 | 30 | 26 | 30 | — |
| RN. | 69 | 99 | 120 | 120 | 96 | 96 | — |
| Kr. | 4,2 | 8,2 | 8,8 | 8,4 | 7,0 | 6,0 | — |
| RN.Cs. | — | 2,3 | 2,1 | 4,7 | 8,2 | 7,2 | |
| Kr.Cs. | — | 2,4 | 2,0 | 6,2 | 17,4 | 12 | — |
| HM. | 1400 | 900 | 900 | 1650 | 3200 | 3250 | 3350 |
| Na/l | — | — | 78 | 43 | 28 | 43 | 65 |
| K/l | — | — | 18,5 | 28 | 20 | 13,4 | 16,5 |
| UN. | — | 160 | 180 | 290 | 275 | 245 | 235 |
| Kr. | — | 31 | 28 | 45 | 35 | 32 | 34 |

Eine typische Prostatikergeschichte ist folgende: 68jähriger Mann, D. J., im Oktober 1958 Restharn 1300 cm³, die Spitalsaufnahme wurde damals abgelehnt. Ein Monat später mußte die Aufnahme bei sehr schlechtem Zustand erfolgen. Somnolenz, profuse Durchfälle und deut-

Tabelle 19

| D.J. 2. | 6. XII. | ↓ Op. 10. XII. | 11. XII. | 12. XII. | 13. XII. |
|---|---|---|---|---|---|
| Hb | 7,5 | 8,9 | — | 6,8 | — |
| Hkrt. | 24 | 28 | — | 26 | — |
| RN. | 40 | 39 | — | 33 | — |
| Kr. | 2,9 | 2,7 | — | 2,3 | — |
| RN.Cs. | 8 | 5,1 | — | 15 | — |
| Kr.Cs. | 23 | 16,5 | — | 25 | — |
| HM. | 3000 | 1000 | 1650 | 2500 | 2800 |
| Na/l | 72 | 78 | 72 | 65 | 57 |
| K/l | 18 | 23 | 28,5 | 13 | 13 |
| UN. | 120 | 128 | 255 | 210 | 110 |
| Kr. | 33 | 67 | 36 | 34 | 36 |

liche Austrocknung. Die Tabelle 18 zeigt zunächst die Reaktion auf den Dauerkatheter: Zunahme der Diurese, etwas Kochsalz wird eingespart, aber bleibend schlechte Werte der Schlackenstoffkonzentration, sehr zögernder Abfall der Serumwerte. Nach einer Blasenfistel,

Tabelle 20

| D. J. 3. | 13. IV. | ↓ Op. 23. IV. | 24. IV. | 25. IV. | 28. IV. | 30. IV. |
|---|---|---|---|---|---|---|
| Hb | 13,6 | 13,9 | — | 11 | — | — |
| Hkrt. | 46 | — | 46 | 42 | — | — |
| RN. | 33 | 43 | — | 39 | 24 | 22 |
| Kr. | 3,0 | 2,1 | — | 1,3 | 1,7 | 1,8 |
| RN.Cs. | 24 | 33,5 | — | 30 | 36 | 32 |
| Kr.Cs. | 15 | 36 | — | 69 | 53 | 65 |
| HM. | 950 | 1670 | 1550 | 2150 | 2000 | 2300 |
| Na/l | 124 | 36 | 34 | 66 | 83 | 81 |
| K/l | 22 | 31 | 25 | 21 | 24 | 16 |
| UN. | 520 | 730 | 690 | 510 | 400 | 310 |
| Kr. | 68 | 65 | 78 | 58 | 63 | 73 |

ausgeführt in Lokalanaesthesie (Tabelle 19), Abfall der Harnmenge bei unveränderter Infusionstherapie. Ganz langsame Besserung. Vier Monate nach Anlegung der Blasenfistel wurde der Patient zur Prostatektomie wieder aufgenommen (Tabelle 20). Die Clearancewerte waren in dieser Wartezeit nicht viel besser geworden. Das Kreatinin im Serum war nicht unter 3 mg-% gesunken. Allerdings betrug der Urea-N im Harn 520 mg-%, also doch das Doppelte des besten Wertes zur Zeit der Blasenfistel. Nach der Prostatektomie ereignete sich etwas Merkwürdiges: Bei einer Diurese, die immer nur zwischen 1500 und 2300 cm³ schwankte, fiel das Serumkreatinin auf 1,25 mg-% und die Urea-N-Konzentration im Harn erreichte den Wert von 730 mg-%. Man darf wohl annehmen, daß die zusätzliche Befreiung vom Rückstauungsdruck bei Wegfall mechanischer Hindernisse im Bereiche der untersten Harnleiter dieses günstige Ergebnis hatte. Diese Beobachtung stimmt vollkommen überein mit den Kontrolluntersuchungen, die Bibus und Hohenfellner nach Blasenfistel und nach Prostatektomie durchführten. Nach Blasenfisteln zeigten wiederholte Kontrollen der intravenösen Pyelographie auch nach einem Jahr keine Veränderung. Erst nach der Prostatektomie würden die Pyelogramme normal. Der Patient konnte geheilt entlassen werden. Die wichtige Schlußfolgerung lautet: Eine Nierenfunktion, die so schlecht zu sein scheint, wie man dies nach den Werten am Beginn der gebrachten Krankengeschichte annehmen muß, ist einer erstaunlichen Besserung nach der Behebung der Harnstauung fähig.

Schließlich sei noch die ebenfalls sehr dramatische Krankengeschichte eines 36jährigen Mannes, S. N., auszugsweise gebracht (Tabelle 21): Der Patient wurde anurisch ins Krankenhaus eingeliefert, nachdem schon Monate vorher ein Prostatacarcinom diagnostiziert werden

Tabelle 21

| S. N.   | 2   | 3   | 4   | ↓ 5<br>Op. | 6    | 7    | 12   | 13   | 15   |
|---------|-----|-----|-----|------|------|------|------|------|------|
| RN.     | 129 | 136 | 145 | 162  | 141  | 120  | 106  | 54   | 54   |
| Kr.     | 15  | 19  | 20  | 19   | 17   | 14   | 4    | 2    | 1    |
| RN.Cs.  | 2   | 1   | 0   | 3    | 7    | 7    | 13   | 30   | 26   |
| Kr.Cs.  | 1   | 0   | 0   | 7    | 9    | 4    | 20   | 66   | 60   |
| HM.     | 500 | 500 | 500 | 5200 | 2600 | 3000 | 1900 | 3100 | 2700 |
| Cl/l    | 43  | 49  | 54  | 42   | 116  | 46   | 22   | 23   | 56   |
| K/l     | 16  | 15  | 11  | 5    | 33   | 31   | 32   | 29   | 22   |
| UN.     | 210 | 195 | 177 | 126  | 450  | 300  | 636  | 600  | 564  |
| Kr.     | 47  | 47  | 38  | 36   | 90   | 32   | 103  | 67   | 67   |

mußte und diese Diagnose anläßlich der mikroskopischen Untersuchung von Elektroresektionsstücken bestätigt werden konnte. Diese Elektroresektion war wegen einer Harnverhaltung ausgeführt worden, zunächst mit einem ganz guten aber bald insuffizienten Resultat. Ein Monat vor der Spitalsaufnahme hatte eine intravenöse Pyelographie eine angedeutete Erweiterung der Harnleiter und normale Nierenbecken ergeben, sowie eine gute Schattendichte des Kontrastmittels. Die Untersuchung zeigte, daß nun beide Ureteren eingescheidet waren. Wegen der Jugend des Patienten und in Kenntnis der Tatsache, daß noch nicht alle Behandlungsmöglichkeiten ausgeschöpft waren, wurde eine Drainage des linken Harnleiters mit einem T-Rohr ausgeführt. Die Werte vor der Operation waren konstant schlecht. Der Dauerkatheter nach der Operation funktionierte nicht. Die rechte Niere war also gegen die Blase zu abgeschlossen, die Entlastungsreaktion links war eine beachtliche. Man sieht wieder einen charakteristischen Verlauf, nach einigen Tagen Zunahme der Schlackenstoffkonzentration und den wesentlichen Abfall des Serumkreatinins.

Das Wort Entlastungsreaktion steht schon lange im Gebrauch und scheint zuerst von Englisch verwendet worden zu sein, um eine bestimmte Reaktion des Organismus zu kennzeichnen. Während — wie noch näher erläutert werden wird— hier der Begriff Entlastungsreaktion gleichzusetzen ist mit dem decompression syndrom der Literatur und eine bestimmte Reaktionsform der Gesamtheit des tubulären Apparates der Nieren ausdrückt, hat man damit früher eine ungünstige Reaktion des Organismus auf die Entleerung der Blase des Prostatikers bezeichnet. Da man mit dem näheren Eingehen auf die frühere Vorstellung den Wandel der Auffassungen und die Entwicklung dieses Gebietes in besonders eindrucksvoller Weise schildern kann, sei die so oft gestellte Frage des Erlaubtseins oder des Verbotes der plötzlichen Entleerung von gestauten Prostatikerblasen historisch gegliedert. Vor der Jahrhundertwende hatte der Katheter bei einem Prostatiker mit einer totalen Harnverhaltung dann fast die Bedeutung eines Todesurteils, wenn die Harnverhaltung eine bereits chronische und der Zustand des Patienten schlecht war. Der Schrecken vor der akuten Verschlimmerung des Leidens durch den Katheterismus war so groß, daß man gelegentlich sogar die Therapie ablehnen zu müssen glaubte (v. Frisch). Nach diesem Autor gehörte der Katheterismus im dritten Stadium der Prostatahypertrophie zu den schwierigsten und heikelsten Aufgaben der Therapie. Wiederholte Erfahrung hatte gelehrt, daß bei solchen Kranken der Katheter das traurige Ende rapid beschleunigt. Es ist gar nicht so lange her, daß man für die einfache Katheterbehandlung der Prostatiker eine Mortalität von 8—10% errechnete (Blum) und für die Blasenfistel als Notoperation eine solche von 38% (Grauhan). Man sah Reaktionen, die sofort eintraten (Blutdruckabfall, plötzlicher Schocktod und die viel zitierte Blutung ex vacuo), ferner eine enorme Polyurie mit rascher Austrocknung, toxische Symptome mit Erbrechen, Durchfälle, eine in wenigen Tagen zustande kommende Anurie und schließlich so gut wie immer eine akute Urosepsis. Um all dies zu verstehen, muß man wohl voraussetzen, daß die Situation, in der die Patienten den Arzt aufsuchten, eine katastrophal schlechtere gewesen sein muß, als dies heute im Durchschnitt angenommen werden kann. Man sieht auch unter recht ungünstigen Verhältnissen verschiedene der damals so drastisch berichteten Symptome nicht mehr. Eine sehr kritische Prüfung der Zwischenfälle dürfte wohl erlauben die „Blutung ex vacuo" auf die zu allen Zeiten gesehene Blutung nach der Anwendung des Katheters oder der Einführung des Cystoskopes zu reduzieren und die wirklich schweren Zwischenfälle in 2 Gruppen zusammenzufassen, die akute Niereninsuffizienz und die akute Pyelonephritis. Es hat wenig Sinn auf die verschiedenen Theorien einzugehen, etwa die Annahme reflektorischer Schädigungen, man muß jedoch kurz die Maßnahmen erwähnen, die empfohlen wurden um die nachteiligen Folgen zu verringern. Guyon war einer derjenigen, der genaue Anweisungen gab und vor allem Nachdruck auf den Ratschlag legte die Entleerung der übervollen Blase nur ganz langsam vorzunehmen. Man hat diesen Rat lange Zeit befolgt oder so modifiziert, daß man einen Teil der entleerten Flüssigkeit wieder ersetzte durch eine antiseptische Flüssigkeit, daß man sehr dünne Katheter verwendete oder Katheter mit Zwischenstücken und Sperrvorrichtungen oder auf den Katheterismus zunächst ganz verzichtete und die ersten Entleerungen durch Punktion mit dünner Nadel vornahm (Minder, H. Wildbolz, Kielleuthner, Necker, Zwalenburg, Heinburg, Migliardi, Keyes, Bailey, Galbraith, Paschkis u. v. a.). Illyes schrieb, Störungen entstünden dadurch, daß die oberen Harnwege — auf einen gewissen von unten wirkenden Druck eingestellt — plötzlich von diesem Druck befreit würden. Die Folge wären Zirkulations- und Harnentleerungsstörungen, die entweder gar nicht oder erst nach einiger Zeit und dies sehr schwer in Ordnung kommen könnten. Die letzte Arbeit, in der auf die Gefahren der plötzlichen Entlastung hingewiesen wird, stammt von Lenggenhager. Die nach dem Katheterismus mögliche Anurie wird entsprechend den vertieften Erkenntnissen über die Rolle des Interstitiums durch ein akutes Nierenödem erklärt, das als Reaktion auf die Druckentlastung bezeichnet wird. Prätorius hat sich besonders eingehend mit diesen Fragen beschäftigt und in klugen Analysen versucht Ordnung in ein anscheinend recht struppiges Dickicht zu bringen. Die erstmalige akute Harnverhaltung, könne man unbedenklich gleich entleeren. Die chronische Harnverhaltung, ob vollständig am Ende einer schon lange bestehenden, oder die unvollständige Retention höheren Grades wird unterschieden in solche, die begleitet ist von Allgemeinsymptomen, wie unstillbaren Durst, trübem Harn, Fieberschüben, und diejenigen ohne Durst, mit klarem Harn und ohne Fieber. Er bezeichnete die Reaktion auf den Katheterismus als eine positiv richtige, wenn anschließend an die Entleerung eine Polyurie auftrat. Jedenfalls mahnte auch

PRÄTORIUS, nur in einer wesentlich verfeinerten Weise, zu größter Vorsicht. Dann erschienen knapp nacheinander zwei ausführliche Arbeiten zu diesem Thema, die alle Vorschriften über die langsame Entleerung als falsch bezeichneten. In beiden Arbeiten wird auf Grund der Analyse eines großen Materials erklärt, man könne, ja man müsse gänzlich entleeren und sofort mit Dauerkatheter oder Fistel drainieren. CREEVY machte noch einige Einschränkungen, während BRECHER und CHWALLA bedingungslos für die sofortige und totale Entleerung eintraten. Die Arbeit von CREEVY aus dem Jahre 1932 basierte auf einer genauen Analyse von 71 Patienten mit chronischer Harnverhaltung und überdehnter Blase. 76,6% aller Verstorbenen hatten Erweiterungen der Nierenbecken und Harnleiter. Die Ursache der fatalen Ausgänge war allein die akute Pyelonephritis. BRECHER und CHWALLA kamen zu einem sehr ähnlichen Ergebnis. Auch nach ihrer Meinung ist die Pyelonephritis die Hauptgefahr. Die Autoren analysieren die „Entlastungsreaktion" etwas eingehender und kommen zu Schlüssen, die bereits in die Richtung der derzeitigen Auffassung weisen. Abgesehen von der Blutdrucksenkung, die eintreten kann und sicherlich nicht ganz zu vernachlässigen ist, beschreiben sie eine Polyurie, die recht beträchtlich werden kann. Wenn diese Polyurie langsam in eine normale Diurese ausläuft, sinkt der Reststickstoff rasch und der Zustand des Patienten wird befriedigend. Eine günstige Reaktion ist auch die gleichbleibende Harnmenge und ein langsames Ansteigen des spezifischen Gewichtes. Schließlich haben Manometerversuche gezeigt, daß der Inhaltsdruck der Retention nach der Entleerung und neuerlicher Messung bei langsamer Wiederfüllung bald übertroffen wird, daß also die ausgedehnte Blase keine gelähmte Blase ist. BRECHER und CHWALLA zogen die Konsequenzen aus ihren Überlegungen und erklärten in überzeugender Weise, daß die sofortige Entleerung nicht nur momentan entlastend wirkt, sondern auch die Methode der Wahl ist; sie muß aber sofort ergänzt werden durch eine Dauerdrainage. Dieser Gedankengang, dessen Richtigkeit die Autoren an Hand des reichen Materials ja auch beweisen konnten, fand nur noch keine annehmbare theoretische Fundierung. Andere Urologen schlossen sich an (HRYNTSCHAK, SEIFERT), und heute ist diese Frage mehr oder weniger beantwortet und abgeschlossen. Es wird kaum einen Arzt geben, der unter gegebenen therapeutischen Voraussetzungen allerdings, zögern würde eine übervolle Blase ganz zu entleeren und dann leer zu halten.

Wenn man eine Polyurie als Entlastungsreaktion bezeichnet, was ja auch durchaus richtig ist, schließt sich der Kreis zu jenen Überlegungen, die wir an Hand unserer eigenen Beobachtungen angestellt haben. Es kann in wenigen Stunden zu einer Harnflut kommen und es ist möglich, daß gewisse Beobachtungen über ungeheure Restharnmengen auf diesem Phänomen beruhen. CARTER z.B. berichtete über eine Retention von 8000 cm³ bei einem 67jährigen Mann, der wenige Wochen später mit Erfolg prostatektomiert wurde. Man hat den Eindruck, daß diese Menge nicht zur Gänze Blaseninhalt gewesen sein kann, sondern eine ungemein rasch eintretende Entlastungspolyurie. Die gleiche Vermutung gilt vielleicht für den Bericht von NEGRO, der sogar 12 Liter Restharn fand. Die tägliche Erfahrung dessen, der bei eingeklemmten Uretersteinen versucht einen Katheter am Hindernis vorzuführen, ist ganz analog. Es tropft zuerst der Nierenbeckeninhalt ab. Bei späteren Pyelographien sieht man höchstens eine angedeutete Nierenbeckenerweiterung. Daß der Nierenbeckeninhalt auch im Moment der Stauung mehr sein könnte als 20 cm³, wird man kaum annehmen müssen. Indessen tropft aus dem Ureterenkatheter immer mehr, der Harn nimmt eine hellere Farbe an und wir haben es erlebt, daß innerhalb 30 min 160 cm³ abgetropft waren, was sicher einer enormen Diuresesteigerung entspricht.

Es ist, da die totale Entleerung ja auch sonst die Methode der Wahl bei allen Harnstauungen ist, dieses Prinzip auch bei der Harnverhaltung des Prostatikers anzuwenden. Überdies hat man heute durch die Antibiotica ganz andere Möglichkeiten die Patienten vor der mit Recht gefürchteten Pyelonephritis zu schützen. Die Entlastung vom Rückstauungsdruck „stört wohl das Nierengleichgewicht", wie dies BRECHER und CHWALLA formulieren, es besteht aber keinerlei Ursache die Entlastungsreaktion als etwas Geheimnisvolles oder Gefährliches (eine postoperative Polyurie kann zum Tode führen, GRAUHAN) zu bezeichnen. Man darf dieses Ereignis als Ausdruck einer bestimmten tubulären Reaktion bzw. Schädigung ansehen, spezifisch verursacht durch den Rückstauungsdruck bei peripheren Hindernissen.

Das große Gebiet der tubulären Erkrankungen und Insuffizienzen gehört nur zu einem Teil in die urologische Klinik und es ist daher auch nicht unsere Aufgabe über die allgemeinen Grundsätze dieses Teilgebietes der Nierenpathologie zu berichten. Die Folgen des Rückstauungsdruckes gehören sicher in diesen größeren Kreis der tubulären Schädigungen und es bleibt nur noch zu erörtern, wieweit auch andere Vorgänge in der Niere mitbeteiligt sind. Es dürfte kaum zweifelhaft sein, daß die akute Drucksteigerung vor allem beim plötzlichen Verschluß der oberen Harnwege einen Einbruch von Nierenbeckeninhalt auf dem Wege der Fornixruptur oder auch nur der Fornixdehnung in das Spaltraumsystem der Niere zur Folge hat. Dem ist der zweite und ebenso wichtige Teil der Arbeit von F. FUCHS gewidmet, die Beiträge von F. HINMAN und alle anderen Arbeiten bis zu NARATH, die sich mit dem Druckausgleich durch Resorption und Reflux beschäftigen. Es ist aber die große sicherlich noch nicht gelöste Frage, ob der Rückstauungsdruck bei Entleerungsstörungen der Blase jene Werte und jene Intensität erreicht, die etwa bei einer hohen Ligatur des Harnleiters oder einer hohen Steineinklemmung zustande kommen. Dies ist kaum anzunehmen, wohl aber könnte die wesentlich längere Dauer der Wirksamkeit des Rückstauungsdruckes einen gleichartigen Endeffekt bedingen. Zwischen der Hydronephrose bei einem hochsitzenden Ureterstein und derjenigen bei der Prostatahypertrophie besteht kein prinzipieller Unterschied. Die noch offene Frage lautet zugespitzt: Sind die Nierenschädigungen, die doch vorwiegend tubulärer Natur sind, Folgen einer ausschließlichen Druckwirkung auf die Epithelien vom Tubuluslumen her? Dies ist durchaus vorstellbar. Man kann aus den erhöhten Druckwerten in den Nierenkelchen selbstverständlich mit entsprechenden Korrekturen auf eine intratubuläre Druckerhöhung schließen, da eine Kommunikation des Röhrensystems der Tubuli mit den Kelchen offenbar trotz Papillensphincter besteht. Auch dann, wenn man einen gewissen Abschluß der obersten dynamischen Einheit (NARATH) gegen die zweite, die Kelche, annimmt, wird bei einer höheren Drucklage im niemals ganz leeren Kelch eine Rückstauung eintreten. Dies ist ja auch mikroskopisch morphologisch bewiesen von ganz geringen Anfängen bis zu einer in die Kapselräume hineinreichenden Erweiterung (STAEMMLER). Schließlich ist das direkte Hineinpressen von Nierenbeckeninhalt zumindest in die Sammelröhren unter den unphysiologischen Verhältnissen der Füllungspyelographie sowie im Experiment als pyelotubulärer Reflux bekannt und ein ähnlicher Vorgang wird von der Mehrzahl der Nierenpathologen als bewiesen betrachtet. Eine Stauung und Abflußbehinderung in den Harnkanälchen soll aber auch dadurch zustande kommen, daß der interstitielle Druck höher wird als der intratubuläre (WIRZ), was eine pathologische Steigerung des interstitiellen Druckes zur Voraussetzung hat. Auch wird ein interstitielles Ödem, ganz gleich welcher Zusammensetzung, den notwendigen Kontakt Tubuli — peritubuläre Capillaren durch räumliche Trennung stören. Ganz abgesehen von entzündlich bakteriellen Infiltrationen können ja offenbar alle diejenigen Vorgänge, die zur interstitiellen Nephritis im engeren Sinne führen, also Resorption von toxischen Produkten, körperfremdem Eiweiß usw., aus den Harnkanälchen eine interstitielle Flüssigkeitsvermehrung verursachen (ZOLLINGER), und es ist eben die ungelöste Frage, ob die Druckerhöhung in der Tubuluslichtung allein genügt, um durch eine vermehrte passive Diffusion analoge Veränderungen der Tubulusumgebung zu verursachen, wie sie für die interstitielle Nephritis charakteristisch sind. Obwohl bei der Harnstauung zunächst nur solche Stoffe in Betracht kommen, die auch sonst resorbiert werden oder diffundieren, also „nierengewohnt" sind, könnte die pathologische Steigerung etwa der Diffusion eine Rolle spielen. Das Eindringen des Harnes normaler Zusammensetzung von der Kelchnische her, die Überflutung der Niere durch die „fornical absorption" und Fornixruptur spielt in der Literatur eine besondere Rolle, die unserer Meinung nach bewiesen ist bei allen ganz akuten Drucksteigerungen und etwas gekünstelt wirkt bei den viel weniger dramatischen Vorgängen der Blasenentleerungsstörung. Diese Überlegungen gelten genauso für die von STAEMMLER vermutete Harninfiltration bei ganz schwerer Schädigung der Tubulusepithelien und der Annahme, daß der filtrierte Harn durch die Tubulusschranke durchsickert in die Umgebung. BABICS und RENYI-VAMOS haben in systematischen Arbeiten die Aufmerksamkeit auf diese Vorgänge konzentriert und viele neue Gedanken eingeführt. Die Rolle der Drucksteigerung und der damit zusammenhängenden Zirkulationsstörung werden als zweitrangig bezeichnet, da die Störung der biochemischen Vorgänge durch das interstitielle Ödem weitaus wichtiger sein soll. Man wird schließlich annehmen dürfen, daß die Kombination beider Schädigungen, der Direktwirkung auf die Tubuluszellen vom Tubuluslumen her und die Veränderung der Tubulusumgebung in den verschiedensten Variationen maßgebend ist. Mit allen Vorbehalten darf man diesen Schluß auch aus den histologischen Bildern ziehen, die kaum jemals tubuläre Veränderungen allein erkennen lassen. So ist auch zu verstehen, wenn MOELLER schreibt: Es ist eine Frage der Zeit, wann sich bei bleibender Druckerhöhung Veränderungen der Tubuli, Veränderungen des Interstitiums und damit alles das bildet, was letzten Endes als hydronephrotische Atrophie imponiert. Die Entleerungshemmung der Blase durch die Prostatahypertrophie wird als eine der häufigsten Ursachen angeführt.

So richtig es auch ist, daß die Entleerungsstörung der Blase und die damit zusammenhängende Schädigung der Nieren bis zur Niereninsuffizienz einen morphologischen Ausdruck im Sinne der beiderseitigen Hydronephrose finden kann, so sicher ist es, daß die Rückstauungsschädigung auch ohne faßbare Erweiterung der Harnwege zustande kommen kann. Die Druckerhöhungen in den oberen Harnwegen müssen nicht hohe Werte erreichen. Bei genügend langer Dauer werden trotzdem beträchtliche Nierenfunktionsstörungen entstehen. Es sei nochmals an die Feststellungen von AUVERT erinnert, daß der Druck im Nierenbecken und den Kelchen bei akuten Hindernissen nicht lange auf die anfänglich hohen Werte eingestellt bleibt, sondern bald auf die Hälfte der Höchstwerte und darunter sinkt, aber immerhin so hoch bleibt, daß eine Behinderung der Harnproduktion erfolgt. Die Druckerhöhung bei der chronischen Harnretention des Prostatikers wird wahrscheinlich noch geringer sein. Sie wird kaum jemals jene Höhe erreichen, die notwendig ist um Refluxe zu erzeugen, sie wird aber bei einer Dauer von Jahren (dies ist besonders zu betonen) die gleichen Nierenschädigungen verursachen, die dann aber in erster Linie einer rein tubulären Insuffizienz entsprechen. Bei der Wiedergabe der Krankengeschichten wurden die Gründe gestreift, die dies zu beweisen scheinen. Man hat den Eindruck, daß es — was die Pathologie der chronischen Harnstauung des Menschen betrifft — gar nicht nötig ist „Nebenwege" zu bemühen.

## IX. Fragen der Resorption

Seitdem man sich mit der Frage beschäftigt, wie die Urämie des Prostatikers zustande kommt, hat man immer wieder an eine Resorption des Harnes oder von Harnbestandteilen durch das verdünnte Epithel der gedehnten Blase oder des gedehnten Nierenbeckens gedacht. Schon NECKER hat in seinem weitschauenden und grundlegenden Referat am Kongreß der Deutschen Gesellschaft für Urologie, München 1929, auf diese Möglichkeit hingewiesen, BOEMINGHAUS hat in mehreren Arbeiten die Vermutung ausgesprochen, daß die Resorption auch aus der Blase eine gewisse schädigende Rolle spielen muß und schließlich glaubt GIL VERNET besonders in solchen Fällen an eine Resorption des Harnes, bei denen keine Erweiterung der Harnwege zu finden ist, die aber trotzdem alle Zeichen einer Niereninsuffizienz bieten. Wenn man mit der sehr ausführlichen und genauen Arbeit von SCHÄR beginnt, muß man — dieser Einwand gilt für die Mehrzahl der Untersuchungen — die beträchtliche Konzentrationsdifferenz zwischen der in die Blase eingebrachten Testsubstanz und den betreffenden Serumwerten berücksichtigen. SCHÄR hat z. B. die Resorption von NaJ geprüft, das in der Blase in einer Konzentration bis zu 2000 mg-% vorhanden war, bei einer Serumkonzentration von Null. Auch bei der Prüfung anderer Substanzen, wie Zucker und Harnstoff, zeigte sich, daß die Blase eine eher schlechte Diffusionsmembran ist. Die Diffusion aus der entzündeten Blase ist stärker als aus der normalen. Dies behauptet auch STELLER, obwohl die Resorptions- oder Diffusionsmengen auch bei diesen Versuchen nicht entscheidend ins Gewicht fallen konnten. Farbstoffe werden resorbiert, Kontrastmittel (S. FREY), Sulfonamide (HOLMES), Kochsalz (MOORE, ROTHAUGE), Harnstoff (FENDER), kreislaufwirksame Mittel (E. K. FREY), Jodlithium (LUNDBERG) und schließlich radioaktive Substanzen (ENGLUND, BURGESS, JOHNSON, MARUCCI, VIVION, HLAD, EISENMAN, NELSON).

Alle diese Versuche ergaben eine eher schlechte Resorption aus der Blase. MALUF schließlich hat bei ausgeschalteter Blase Versuche durchgeführt, die eine merkliche Resorption von Na und Urea aus der Blase ergaben, allerdings sind die betreffenden Werte nicht so groß, daß dadurch ein wesentlicher, die Ausscheidungsfunktion der Nieren belastender Faktor entstehen könnte. MALUF hat auch darauf hingewiesen, daß die Resorption von Harn aus dem Darm ungleich größer sei als aus der Blase. Alle die genannten Untersuchungsresultate zeigen die Blase als eine „schlechte Membran" auch dann, wenn die Blase gedehnt ist, das Epithel dünn und die Aufnahme von eindringender Flüssigkeit in die Lymphgefäße (VITALE) eine optimale wäre. Daß die Urämie des Prostatikers durch die Resorption von Harnbestandteilen aus der Blase wesentlich verschlechtert wird (RUSZNYAK), daß das Sinken der Hypertonie nach der Entleerung etwas zu tun habe mit dem Wegfall einer Na-Resorption aus der Blase (ROTHAUGE) und die Oligurie nach dem Katheterismus eine Folge des Wegfalles der Harnstoffresorption sei (Verminderung des diuretischen Effektes, FREY), das alles sind Vermutungen, zum Teil sehr interessanter Art. Es ist trotzdem nicht bewiesen und eigentlich auch nicht wahrscheinlich, daß die Resorption aus der Blase, dem Harnleiter und dem Nierenbecken bei der Entstehung der Urämie eine nennenswerte Rolle spielt. Schließlich wäre ja auch zu bedenken, daß der von den Stauungsdrucknieren produzierte Harn viel weniger konzentriert ist als ein normaler und die (bei einer schlechten „Membran") besonders notwendige Konzentrationsdifferenz vor allem für die Schlackenstoffe sehr gering ist.

## X. Besonderheiten und Verlauf der tubulären Rückstauungsinsuffizienz

Wenn man nach all diesen Überlegungen die tubuläre Schädigung nochmals in den Vordergrund rückt, kann man noch folgende Tatsachen anführen. Die Beobachtungen von Brod, Wilson, Moeller und Rex, Hennig, Eisenman, Stahl, Sarre, Parsons, Shakman, Medici u. Mitarb., Lich und Lapides haben durchaus in Übereinstimmung mit unseren Erfahrungen eine ganze Reihe von Tatsachen ergeben, die eine Formulierung dieser eigenartigen Nierenfunktionsstörung erlauben: Charakteristisch ist eine Entlastungsreaktion im Sinne einer Polyurie. Die Polyurie kann ansteigen bis über das 20fache des Ausgangswertes oder nach der Krankengeschichte P. V. (Tabelle 7) mit den dort angeführten Vorbehalten. fast die Hälfte der filtrierten Flüssigkeit betragen. Die grundlegende Eigenschaft der Tubuli Elektrolyte einzusparen oder je nach Bedarf vermehrt auszuscheiden, ist absolut gestört. Es kann mit der Polyurie zu riesigen Kochsalzverlusten kommen. Eine negative Natriumbilanz geht besonders drastisch aus dem Bericht von Eisemann hervor über den Verlust von 1961 mÄq/24 Std. Auch andere Elektrolyte können verlorengehen bis zu den bedenklichsten Verlusten (Kalium!). Eine Konzentration der Schlackenstoffe ist fast unmöglich. Um doch noch genügend Schlackenstoffe ausscheiden zu können wird unverhältnismäßig viel Wasser und Kochsalz benötigt. Eine häufige Folge des Rückstauungsdruckes ist die Acidose mit und ohne Hyperchlorämie. Die Phenolrotausscheidung ist deutlich vermindert. Zwei besondere Kennzeichen sind hinzuzufügen: Die Rückstauungsdruck-Niere ist gegen andere Schädigungen besonders empfindlich (Operation, zusätzliche Infekte, wiederholte Drucksteigerungen). Das andere Kennzeichen ist die manchmal geradezu unwahrscheinliche Reversibilität aller Schäden. Nieren, die nach dem Ausfall der Funktionsprüfungen keinerlei Möglichkeiten mehr zu besitzen scheinen wieder eine einigermaßen annehmbare Leistung zu erreichen, werden in verhältnismäßig kurzer Zeit normal. Die Kürze der Erholungsfrist ist ein besonders wichtiges Argument gegen die indirekten Tubulusschädigungen, z.B. interstitieller Art. Diese Zusammenfassung ist noch in einigen Belangen zu ergänzen. Die Entlastungsreaktion (decompression syndrom) ist günstigstenfalls in wenigen Tagen vorüber. Jedoch können sich lange dauernde Dekompensationen anschließen, Wasser- oder Elektrolytverluste in extremen Fällen durch Monate, bekannt als die water and salt losing nephritis. Besonders eindrucksvolle Fälle haben Eisemann, Roussak und Morgan beschrieben.

Die Verarbeitung der Schlackenstoffe weist einige Eigentümlichkeiten auf. Der Kreatininspiegel im Serum kann enorme Höhen erreichen. Nach Merill ist dies kennzeichnend für eine Verlegung der Harnwege. Was aber noch charakteristischer ist, ist der Abfall von diesen besonders hohen Werten zur Norm innerhalb weniger Tage. Es kommt andererseits zu einem signifikanten Wiederanstieg (den der Reststickstoff nicht mitmacht!) bei neuerlicher Stauung. Diese raschen Veränderungen können nicht mit einem Absinken und Wiederansteigen der Glomerulusfiltration allein erklärt werden. Es ist bei der Eigenart der tubulären Schädigungen eher anzunehmen, daß die Filtration des Kreatinins im Glomerulus normal oder nur weniger vermindert erfolgt, daß aber eine Rückdiffusion im Bereiche der Tubuli im besonderen Maße zustande kommt. Die Tubulusschranke für Kreatinin ist wahrscheinlich empfindlich gestört. Dies kann als Beweis für die besondere pathologische Durchlässigkeit der Tubuli gelten. Im Moment der Druckentlastung fällt das Serumkreatinin rapid, die Kreatininkonzentration im Harn steigt langsamer an, aber beides geht nicht immer parallel den Harnstoffwerten in Serum und Harn. Die Kreatininclearance ist meist früher normalisiert als die Reststickstoffclearance. Es ist zu überlegen, ob man die angenommene hohe Rückdiffusion des Kreatinins mit dem wesentlich verlangsamten Durchfluß des Harnes durch die Kanälchen in einen Zusammenhang bringen kann. Es sei noch auf einige ungeklärte Probleme betreffend die Nierenfunktionsstörung durch den Rückstauungsdruck hingewiesen. Es wurde ein sog. distales Tubulussyndrom beschrieben, s. die Definition von SARRE, mit dem man die tubuläre Schädigung durch die Harnstauung nicht identifizieren kann. Die Acidose als Hauptmerkmal dieses Syndroms ist durchaus nicht immer vorhanden oder im Vordergrund, sie stellt vielmehr eine selbstverständliche Begleiterscheinung dar. Eine hyperchlorämische Acidose wird wohl immer wieder beobachtet. Dies als Kardinalsymptom der Rückstauungsschäden zu bezeichnen (HENNIG) geht zu weit. Bei tubulären Störungen nimmt man auch eine Dissoziation etwa der Phenolrotprobe als spezifisch für die Tubulusleistung gegenüber der Kreatininclearance als Ausdruck der glomerulären Leistung an. Bei den Rückstauungsschäden kommt dies nicht immer in reiner Form zum Ausdruck. Während der charakteristischen Oligurie vor der Entlastung kann der Kreatininclearance sehr niedrig sein. Man kann — s. unsere Krankengeschichten — so katastrophale Werte finden, daß man die Wiederaufnahme einer auch nur geringen Nierenleistung für unmöglich zu halten geneigt ist. Gerade die Reversibilität ist aber das Kennzeichen dieser Art von tubulären Schäden. Daß man leider nicht immer so schöne Erfolge sieht und daß die Wiederherstellung einer normalen Nierenfunktion nach längerer Harnstauung nicht die Regel ist, liegt an der Häufigkeit der Kombinationsschäden. F. FUCHS hat am Schluß seiner Arbeit über die Theorie der Harnwegefunktion gesagt, daß sich nur diejenigen Nieren erholen, deren Resorptionsapparat (Fornix) intakt geblieben ist. Wenn durch die Pyelonephritis die Resorptionsleistung durch Lücken des Epithels nicht mehr möglich ist, verfallen die betreffenden Nieren bald der Atrophie. Entsprechend unserer etwas abweichenden Auffassung über die Entstehung der Nierenschäden bei langdauernden Entleerungsstörungen mit geringen bis mäßigen Drucksteigerungen, kann man diesen Satz wenn auch modifiziert gelten lassen. Die reinen tubulären Störungen sind einer weitgehenden Erholung fähig. Die Vielfalt einer Kombination mehrerer Faktoren bedingt aber ein außerordentlich buntes Bild. Krankheiten der Arterien und Arteriolen der Niere, die chronische interstitielle Nephritis, die chronische Pyelonephritis, die Glomerulosklerose des Diabetikers usw, bedingen Abweichungen von dem skizzierten Bild der tubulären Insuffizienz. W. M. BOYCE hält es für möglich, das Problem der Harnstauung dadurch einfacher zu gestalten, daß man die Infektion, Steine usw. ganz unberücksichtigt läßt. Eine solche Vereinfachung ist durchaus erlaubt, ohne den realen klinischen Boden zu verlassen. Man könnte in Hinsicht auf die Häufigkeit der Pyelonephritis gerade bei der Harnstauung einwenden, daß alle die bisher angeführten Überlegungen hinfällig seien, weil es aseptische Harnstauungen längerer Dauer nicht gibt. Aus den Abhandlungen sehr erfahrener Urologen darf man schließen, daß dieser Einwand nicht stichhaltig ist. ILLYES — um einen Kronzeugen zu zitieren — sagt, daß die Urämie des Prostatikers bis zur letzten Konsequenz bei aseptischen Verhältnissen entstehen kann. Es ist geradezu ein Kennzeichen jenes Krankheitsbildes, das man so treffend als silent prostatism benannte, daß ohne einen Hinweis auf Erkrankungen der Harnorgane und ohne höhergradige Erweiterungen der Harnwege, aber allerdings immer mit einer mehr oder weniger beträchtlichen Retention und ausnahmslos mit einer Drucksteigerung im Bereiche aller Harnwegsabschnitte, eine Niereninsuffizienz gefunden werden kann, die nach der geltenden Nomenklatur einem sekundären tubulären Nierenschaden entspricht. Es würde den gegebenen Rahmen sprengen, wollte man eine Diskussion eröffnen darüber, ob die chronisch sklerosierende interstitielle Nephritis des Prostatikers, die ZOLLINGER auch ohne Dilatation der oberen Harnwege gefunden hat, ein selbständiges und unabhängiges Krankheitsbild im Rahmen der Entleerungsstörungen darstellt. Vielleicht könnte ein Unterscheidungsmerkmal von seiten der Klinik beigesteuert werden. Interstitielle Veränderungen könnten eher auftreten bei intermittierenden Vorgängen (vorübergehende vollständige Harnverhaltung, Schübe einer Infektion), während die reine tubuläre Erkrankung eine einzige Vorbedingung hätte, nämlich den gleichmäßig erhöhten Rückstauungsdruck.

Der Kreis dieser Überlegungen schließt sich, wenn man die Bemerkung von Scotts zu der Arbeit von Wilson über das decompression syndrom liest, es sei nun endlich der erste objektive Beweis dafür erbracht, daß eine zu rasche Entlastung eine gefährliche Prozedur sein kann. Wie später bei der Besprechung der Therapie noch ausgeführt wird, ist die Situation eben eine grundlegend andere geworden. Durch die Kenntnisse über die Eigenart der tubulären Schädigungen, durch die Möglichkeit die Elektrolytverluste, die Dehydration, die Acidose usw., exakt und laufend zu bestimmen, womit man die notwendigen Korrekturen in der Hand hat, liegt die Gefährlichkeit der Krankheit nicht bei der Insuffizienz der Nieren, sondern bei der Insuffizienz des Therapeuten oder der Unzulänglichkeit der vorhandenen Mittel.

Es sei nochmals betont, daß der silent prostatism nicht gleichbedeutend ist mit der Pyelonephritis lenta (Saphir-Taylor), wie sie von Heusser klinisch dargestellt wurde, obwohl sicherlich Überschneidungen vielfacher Art vorkommen. Es wurde bereits erwähnt, daß die gesamte hier skizzierte pathologische Physiologie der Entleerungsstörungen im Bereiche der Blase ihre Gültigkeit behält ohne Rücksicht darauf, daß Harnstauung und Harninfektion einander bedingen und eine Darstellung dieses Kapitels ohne Berücksichtigung der Pyelonephritis eigentlich unvollständig bleiben muß. Im Interesse einer klaren Linienführung scheint es uns aber besser die in der Klinik vielfach durchbrochene pathogenetische Einheit als solche zu belassen. Wenn man dieses Kapitel von der anderen Seite, nämlich von der der Pyelonephritis betrachtet, mag sich ebenfalls eine gewisse Einheit ergeben, s. die Darstellung von Couvelaire. Darüber wird in einem anderen Band des Handbuches berichtet. Die Harnstauung fördert die Harninfektion, die Harnstauung ist sogar der Schlüssel für die überwiegende Zahl der ascendierenden Nephritiden. Die Harnstauung ist aber keine unbedingte Vorbedingung für die Entstehung einer Pyelonephritis (Zollinger). Bei Entleerungsstörungen peripher der Blase soll es allerdings in 70—80% zur Pyelonephritis kommen (Bell). Bei Blasenhalserkrankungen findet man oft, bevor irgendeine Berührung mit dem Katheter oder dem Endoskop erfolgt ist, Eitererreger im Urin (Heusser). Die Eindringlichkeit, mit der Davis auf die Zusammenhänge Infektion und Stauung hinweist, ist sehr beherzigenswert (obstruction predisposes to infection, obstruction perpetuates infection). Dies sind aus einer kaum mehr übersehbaren Literatur einige wenige gewichtige Stimmen. Wenn ich dies nicht ausdrücklich und immer wieder betonen würde, könnte man dieser Übersicht den Vorwurf einer allzu einseitigen Betrachtung machen. Andererseits ist aber das Problem Harnstauung und Harninfektion doch nicht mehr das gleiche wie noch vor einem Jahrzehnt. Man schenkt den Frühstadien der Pyelonephritis viel mehr Beachtung und ist imstande sowohl therapeutisch als auch prophylaktisch ungleich wirksamer zu handeln. Aus diesem Grunde ist die Bearbeitung einer „aseptischen" Pathologie der Entleerung aktueller als früher. Dann aber ergibt sich ein sehr interessanter Vergleich zwischen den Störungen der Nierenfunktion durch die Pyelonephritis und denjenigen des Rückstauungsdruckes. Es ist dies keine Parallelität sondern nur eine große Ähnlichkeit. Beide Schädigungen, die Pyelonephritis und die Stauung, beeinträchtigen zuerst die Tätigkeit der

Tubuluszellen. Allerdings ist viel zu wenig Vergleichsmaterial vorhanden um alle Einzelheiten gegeneinander abzuwägen. Man muß zugeben, daß Darstellungen der Niereninsuffizienz im Rahmen der Pyelonephritis, wie dies RAASCHOU sowie BROD veröffentlicht haben, für die reinen Stauungsdruckschäden noch fehlen. Die Auswertung experimenteller Arbeiten der letzten Zeit, z.B. diejenigen von THELEN, ROTHER und SARRE, bedürfen ebenso der Ergänzung und Fortführung, wie diejenigen der Arbeitsrichtung BABICS sowie RENJI-VAMOS. Neben auffallenden Übereinstimmungen ergeben sich doch manche Verschiedenheiten. Es wurde bereits erwähnt, daß eine besondere Differenz durch den zeitlichen Ablauf gegeben ist. Entlastungsreaktionen, wie die geschilderten, sind bei einer pyelonephritischen Entzündung unmöglich. Die Dissoziation der schlechten Konzentrationsfähigkeit gegenüber der guten Filtration kann bei den Rückstauungsschäden sehr deutlich zum Ausdruck kommen, jedoch auch bei manchen Formen der Pyelonephritis festgestellt werden. Wahrscheinlich ist eine Art Summation mit gleichem Angriffspunkt am Tubulusapparat möglich. Wenn man schon die Häufigkeit der Kombination Pyelonephritis-Harnstauung im Auge behält, wäre in Hinsicht gerade auf die eigentümlichen Nierenschädigungen ein Satz HEUSSERS zu zitieren und abzuwandeln: Wichtiger als die Antibiotica ist die Behebung der Harnstauung. Noch wichtiger aber ist der gleichzeitige Einsatz beider Maßnahmen.

Wenn man alle Entleerungsstörungen der Blase vorwiegend mechanischer Art zusammennimmt, wird man feststellen müssen, daß zumindest 60% — wahrscheinlich noch mehr — ohne weiterreichende Folgen verlaufen, es bleibt bei einer örtlichen Erkrankung, und kommt zu keiner Systemaffektion. Ganz abgesehen von dem zuletzt gestreiften Problem, daß die örtliche Erkrankung durch eine Infektion plötzlich zu einer Systemerkrankung werden kann, ist abschließend nochmals zu betonen, daß die Entleerungshemmung der Blase eine Systemerkrankung bedingen kann, auch unter dauernd aseptischen Verhältnissen. Der Hauptfaktor, um den sich alles andere gruppiert, ist die Drucksteigerung im System. Über die Bedingungen der tonischen Innervation, die mannigfaltigen, individuell so verschiedenen Reaktionen der Muskulatur, geht der pathologische Prozeß immer in eine Richtung, die oft sehr langsam zunehmende Drucksteigerung mit oder ohne wesentliche Harnretention, unter dem Namen back pressure, Rückstauung, Stauungsdruck oder wie immer man dies nennen will, jedenfalls eine Einheit. Eine der Besonderheiten dieser Vorgänge ist durch den Zeitfaktor bedingt. COUVELAIRE spricht von einer minimalen Kraft, die aber kontinuierlich wirkt. Es herrscht Einigkeit darüber, daß die größten Blasendivertikel dann entstehen, wenn ein Blasenausgangshindernis mit Druckerhöhung in der Blase sehr unauffällig und sehr langsam wirkt. Die gleiche Überlegung gilt für das ganze System. Die vielen, nur zu einem kleinen Teil hier erwähnten Experimente, können diesen Zeitfaktor nicht oder nur schwer miteinbeziehen. GIL VERNET denkt bei allen jenen Fällen, bei denen keine progrediente Harnverhaltung und keine Dilatation der oberen Harnwege nachweisbar sind, daran, daß eine vorhandene Niereninsuffizienz andere Ursachen haben müsse. In einem gewissen Gegensatz dazu muß daran festgehalten werden, daß jeder, auch ein geringer Grad von Druckerhöhung in den Harnwegen ohne den sichtbaren oder leicht nachweisbaren Ausdruck in Gestalt einer dauernd übervollen Blase, einer erheblichen Restharnmenge oder Hydronephrosen jene Folgen hat, die schließlich als eine tubuläre Niereninsuffizienz zu einer schweren Krankheit wird. Noch präziser ausgedrückt ist nicht die Harnverhaltung das entscheidende, nicht die pathologische Resorption durch Schleimhäute, nicht ein Eindringen des Harnes in Gewebsspalten, sondern die gleichmäßige Druckerhöhung, die die Veränderung der Wandspannung, die

Hypertrophie der Muskulatur und den Restharn begleitet. Es ist dies ein Vorgang, der klinisch nur wenig oder gar nicht in Erscheinung treten muß, aber ohne Einsatz der notwendigen Behandlung letzten Endes tödlich verläuft.

# C. Die Diagnostik

(Von R. ÜBELHÖR)

## I. Die Endoskopie

Es ist bemerkenswert, daß man das Gefühl hat, in die Defensive gedrängt zu sein, will man die Endoskopie als diagnostische Maßnahme für die Entleerungsstörungen der Blase begründen. Zweifellos ist es möglich, durch die rectale Palpation, verschiedene Röntgenverfahren und durch den Katheterismus eine hinreichend genaue Diagnose zu erhalten. BOSHAMER erwähnt in seinem Lehrbuch bei der Aufzählung des Untersuchungsganges die Endoskopie erst am Schluß und eher beiläufig. CHWALLA wieder betont die absolute Notwendigkeit der Cystoskopie. FEY u. Mitarb. nennen die Cystoskopie eine ,, méthode fondamentale de l'exploration vésicale". Das ist eindeutig. BUMPUS andererseits hat geschrieben, daß "... probably in no condition has instrumentation been more painful and uselessly employed or yielded less worthwile information than in routine cystoscopy of the elderly male with urinary obstruction ...". BLUM und RUBRITIUS haben 1926 gefragt, ob bei einer bestehenden Prostatahypertrophie überhaupt eine Cystoskopie vorgenommen werden soll. NECKER hat im gleichen Jahr anläßlich eines Kongreßreferates auf die Schwierigkeiten hingewiesen, endoskopisch die verschiedenen Veränderungen des Blasenausganges zu differenzieren. Er meinte, daß man von der geöffneten Blase her mittels des palpierenden Fingers Entscheidungen treffen könne, die sonst in Schwebe bleiben müßten. LAZARUS hat darauf hingewiesen, daß manche Prostatektomie hätte vermieden werden können, wenn vorher cystoskopiert worden wäre. MINDER ist der Ansicht, daß die Möglichkeit einer exakten Diagnose durch die Cystoskopie auch ein Risiko verantworten lasse. WEYRAUCH stellt fest, daß es keinen Ersatz für die Cystourethroskopie gibt, wenn man auf eine wirklich vollständige Diagnose der Veränderungen des Blasenausgangs Wert legt. LOWSLEY und KIRWIN bezeichnen die Endoskopie als eine große Hilfe in der Diagnostik, warnen aber vor dieser Untersuchung in Fällen schwieriger Passage durch die Harnröhre bei großen Adenomen oder einer symptomarmen chronischen Retention mit Nierenschädigung, bei der der geringste Infekt katastrophale Folgen haben könnte. BARNES u. Mitarb. schreiben, daß ,,in an elderly man presenting symptoms and findings typical of prostatic hypertrophy nothing can be gained by cystoscopy". MACALPINE schlägt vor, nur dann zu cystoskopieren, wenn die Diagnose sonst unklar bleibt. Der Wiener Schule und damit der Cystoskopie traditionsgemäß verbunden, kann ich die Endoskopie nur als einen Mittelpunkt der Diagnose bezeichnen und möchte mit KELLER nur zwei Einschränkungen gelten lassen, daß nämlich ,,das Cystoskop keine Angriffswaffe sein soll" und ,,derjenige, der besonders viel cystoskopiert, beweist, daß er das Handeln vor das Denken setzt". Das ist nur eine kleine Auslese der Meinungen. Die Gabe des endoskopischen Schauens ist nicht gleichmäßig verteilt. Es gibt Liebhaber und Enthusiasten der Endoskopie, man wird aus der Schar der deutschen Urologen vor allem KNEISE nennen dürfen, dann auch GLINGAR und TZSCHIRNTSCH. Wenn diese Autoren kaum jemals eine Gefahr der Endoskopie erwähnen, so wohl deshalb, weil sie Meister der Technik waren — was überflüssig zu betonen, aber eben doch das Wichtigste ist.

Hinsichtlich einer feineren Differenzierungsmöglichkeit durch die Endoskopie sei ein Beispiel genannt, das in der Literatur häufig erwähnt wird. Man könne die wichtige Unterscheidung median bar, beginnende Form der Prostatahypertrophie in Form vieler ganz kleiner Adenome und eine Blasenausgangsstarre mit genügender Exaktheit nur endoskopisch treffen. Dies wird auch kaum bezweifelt, doch geht man in der Praxis vielfach so vor, zuerst festzulegen, ob überhaupt ein Eingriff notwendig ist. Das kann man sicherlich auch ohne Endoskopie entscheiden. Ist der Plan einer Operation gefaßt, wird vielleicht noch unmittelbar vor dem Eingriff endoskopiert. Mit Hilfe einer gezielten Röntgendiagnostik ist es möglich Steine und Divertikel, die Blasenwandhypertrophie und den Restharn zu erkennen. Man könnte als Beweis dafür, daß die Endoskopie doch nicht zu unterlassen sei, nur noch die Geschwülste der Blase anführen. Zwei „Frühsymptome" des Blasencarcinoms werden durch die Prostatahypertrophie genau imitiert — die Blutung und die Verminderung der Kapazität. Wenn man andererseits der Frühdiagnose des Carcinoms einen ganz besonderen Wert beimißt, wird man dies als Argument zugunsten der Endoskopie verwenden müssen. Das Zusammentreffen von Blasenausgangshindernissen und Blasencarcinomen ist einigermaßen errechenbar, da man die Häufigkeitszahlen für beide Erkrankungen in bestimmten Altersstufen ungefähr kennt. Im eigenen Material rechne ich mit der Entdeckung eines Blasencarcinoms auf 250 Cystoskopien, die zur Diagnose einer Entleerungshemmung durchgeführt wurden. COUVELAIRE bezeichnet die ganz flachen Neoplasmen als diejenigen, die man nur cystoskopisch entdecken könne. CATHELIN hat — das ist auch sonst als Nebenbemerkung vielfach zu lesen — darauf aufmerksam gemacht, daß Prostatiker ja auch Blasentumoren haben können. Wenn BLUM und RUBRITIUS schreiben, daß man einen nicht infizierten Prostatiker nicht endoskopieren soll, wenn es sich zunächst nur um die Ermittlung der Diagnose handelt, müßte man dagegen doch auf die Fortschritte der Untersuchungstechnik und Infektionsverhütung hinweisen. Man muß auch an die immer besseren Möglichkeiten einer schmerzlosen Untersuchung denken. Kontraindikationen gegen eine Kurznarkose in der Hand eines Anaesthesisten existieren eigentlich nicht mehr und der Wegfall einer traumatischen Schädigung der prostatischen Harnröhre durch ängstliche Gegenwehr ist wichtig. Die immer dünner werdenden Instrumente mit anders geformten Schnäbeln bedeuten ebenfalls einen großen Gewinn. Wesentlich ist es, daß sich die Urethrocystoskopie immer mehr durchsetzt. Damit sind die Veränderungen des Blasenausgangs exakter zu deuten, und die Notwendigkeit einer ständigen Irrigation bringt ein Bewegungselement in den Untersuchungsgang, das gewisse Schlüsse auf den Miktionsablauf gestattet (SCHER). Die Cystoskopie mit der üblichen Rechtwinkeloptik ohne Wasserzu- und -ablauf erlaubt eine gute Übersicht über die Blase und eine nur mittelmäßig gute über den Blasenausgang. Wir verdanken STEGEMAN sehr interessante Beschreibungen jener Vorgänge, die sich durch das Wegdrücken von Adenomknoten ergeben, womit Anlässe für Fehlurteile gegeben sind. Solche Verschiedenheiten ergeben sich schön beim Vergleich eines Cystourethrogramms mit den räumlichen Vorstellungen, die man anläßlich der Cystoskopie gewonnen hat. Von der retrograden Beobachtung, auf deren Vorzüge schon SCHLAGINTWEIT aufmerksam gemacht hat, wird nur wenig Gebrauch gemacht. Mit den starren Instrumenten kann man auch tasten. BARNES u. Mitarb., MITCHELL u. Mitarb. sowie HINMAN betonen, daß man bei liegendem Instrument eine Barriere als quere Falte tasten kann. Dies scheint besonders in der Diagnostik der Blasenausgangsstarre bei der Frau einige Bedeutung zu haben. MAY hat angegeben, daß man bei der Verwendung der von ihm angegebenen Untersuchungsinstrumente über solche quere Falten gleichsam hinwegspringt. Für jeden einigermaßen geübten Endoskopiker ist das Fingerspitzengefühl ein wesentlicher Bestandteil der Untersuchung. Ein weiterer Zweck der Cysto-

urethroskopie ist die Messung der Länge jenes Harnröhrenteiles, der in die Adenome
eingeschlossen ist. Diese Messung kann in verschiedener Weise erfolgen. Nach

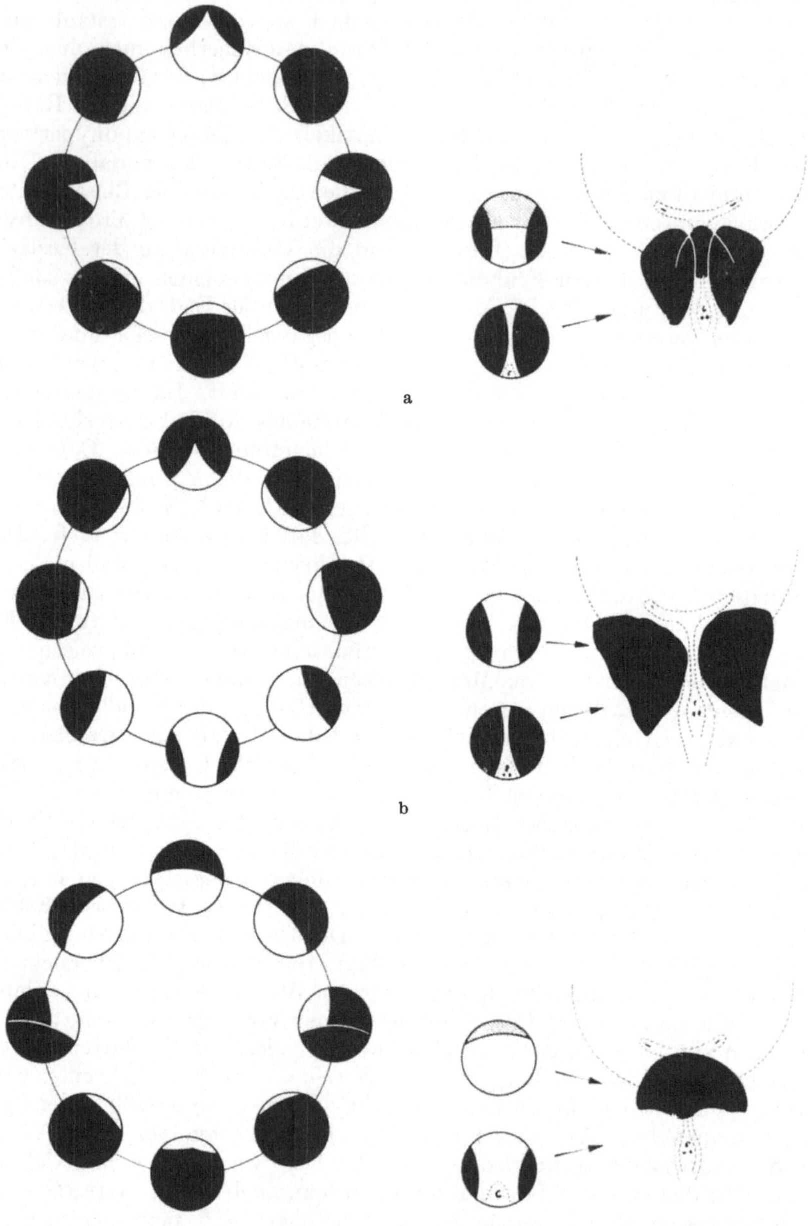

Abb. 65a—c. Panoramen des Blasenausgangs und der hinteren Harnröhre bei einer a) Dreilappenhypertrophie,
b) Seitenlappenhypertrophie und einer c) Mittellappenhypertrophie

STAEHLER soll der Urethroskopschaft graduiert sein, was eine mühelose und einigermaßen genaue Längenbestimmung erlaubt. Wenn man einige Übung hat und
sich den Weg vom Samenhügel zum Blasenausgang in der normalen Länge von

1,5—1,7 cm einprägt, wird man jede Verlängerung bald schätzen lernen, was für die Diagnosestellung meistens ausreicht. Genaue Maßangaben findet man bei SCRUFARI u. Mitarb. Verlängerungen der Harnröhre bis 11 cm (STAEHLER) und noch mehr sind beschrieben. Die optische Längenmessung hat einen gewissen Vorteil gegenüber der röntgenologischen. Da nur wenig über die diffuse, nicht knotige Prostatavergrößerung bekannt ist (die Prostatahyperplasie von CHWALLA und GIL VERNET), ist es besonders wichtig, auf die einzige sichere Differenzierungsmöglichkeit gegenüber der typischen Prostatahypertrophie hinzuweisen. Auch nach eigener Ansicht kann man die Unterscheidung nur durch die Betrachtung treffen. Die Harnröhre ist verlängert und der Tastbefund ergibt eine Prostatavergrößerung, man findet jedoch keinen Knoten, also kein entsprechend geformtes, gegen die Umgebung zu abgehobenes Gebilde und dies weder in der Harnröhre noch am Ausgang der Blase. Solche diffusen Vergrößerungen sind natürlich nicht zu verwechseln mit jenen flüchtigen Schwellungszuständen, die man als Kongestion bezeichnet und die, falls man (überflüssigerweise) cystoskopiert, das gleiche Bild ergeben. Schließlich ist jene ideale Frühdiagnose der Prostatahypertrophie zu erwähnen, die man in Gestalt kleinster Adenome nur endoskopisch stellen kann. Es sei an die Beschreibung erinnert, die THÉVENARD von der Harnröhre eines 37jährigen Mannes gegeben hat. Bei dem sog. zweiten Typ von TANDLER und ZUCKERKANDL, der subvesicalen Form der Prostatahypertrophie, bei der die Diskrepanz zwischen dem auffallenden Palpationsbefund und dem völligen Fehlen von Lappenbildungen und Deformationen des Blasenausgangs überrascht, kann die Längenmessung ein gutes diagnostisches Hilfsmittel sein. STAEHLER sagt, daß man die subvesicalen Knoten ohne die Urethrocystoskopie gerne unterschätzt, die intravesicalen Lappen hingegen wegen der Nähe der Betrachtung gelegentlich überschätzt. Auch soll nicht unerwähnt bleiben, daß die Cystourethroskopie bei neurologisch bedingten Entleerungsstörungen wichtig sein kann. So haben TRUC u. Mitarb. mehrere Beobachtungen beschrieben, bei denen erst die Endoskopie gestattete, die Ursache der Harnverhaltung als mechanisch bedingt zu erklären und dies bei sicherer Affektion der Innervation.

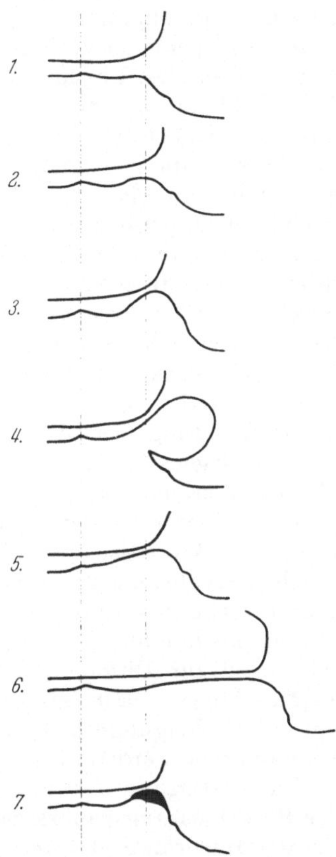

Abb. 66. Profile der Harnröhre und des Blasenausgangs bei der Prostatahypertrophie und einem median bar. Die beiden gestrichelten Linien begrenzen die normale Länge der Harnröhre zwischen dem Samenhügel und dem Blasenausgang. *1* Normalfall; *2* Frühstadium der Prostatahypertrophie; *3* schon ausgeprägte Deformation des Blasenausgangs; *4* beträchtliche Mittellappenbildung; *5* subvesicale Form; *6* Verlängerung der Harnröhre auf fast das Dreifache durch Prostatahypertrophie; *7* Deformation des Blastenausgangs bei median bar

Da die Beschreibung endoskopischer Bilder ohne Beifügung von Abbildungen wenig Sinn hätte, sei auf den Band VI dieser Enzyklopädie verwiesen. Der deutsche Leser hat die unvergleichlichen Aquarelle im Atlas von KNEISE zur Hand, den Atlas der Blasenausgangshindernisse von TZSCHIRNTSCH und die Urethroskopie von GLINGAR. Ich beschränke mich auf einige Hinweise über die dynamischen, also nicht zeichnerisch erfaßbaren Ergebnisse der Endoskopie. Es ist nicht ganz leicht, die sehr unterschiedlichen Beschreibungen und Beurteilungen endoskopischer Befunde aufeinander abzustimmen. Ein wichtiger Grund liegt darin, daß die perfekte Panendoskopie mit Wechseloptiken noch nicht allgemein üblich ist. Es unterliegt nicht dem geringsten Zweifel, daß man nur mit einer solchen Untersuchung die Veränderungen in ihrer Gesamtheit beurteilen kann. Die Ergänzung urethroskopischer und cystoskopischer Bilder benützt z. B. SHIVERS zu einer Gradeinteilung der Prostatahypertrophie und einer davon abhängigen Wahl des Operationsverfahrens. Die Veränderungen der Harnröhrengestalt beim Vorschieben des Urethroskopes gestatten eine Differenzierung zwischen einer Faltenbildung im Sinne des median bar (dem steilen aber glatten Vorhang zwischen der Harnröhre und der Blase) und einer zirkulären Blasenausgangsstarre, bei der man die gleichmäßige Einengung des Gesichtsfeldes von allen Seiten oft zusammen mit einer auffallenden Gefäßarmut der Schleimhaut bemerkt. Bei einem scheinbaren Zusammenfallen der Interureterenfalte mit der Blasenausgangsfalte kann man durch eine Ausdehnung der Blase mittels stärkerer Füllung differenzieren zwischen einer fixierten Narbe oder Verschiebungen des Trigonum durch besonders gelagerte Knoten. Vom Patienten versuchte Schließmuskelbewegungen sollen besonders bei der Blasenausgangsstarre gewisse Schlüsse zulassen (GLINGAR, HERTOGHE). Bei den gelegentlich recht spärlichen endoskopischen Veränderungen der weiblichen Blasenausgangsstarre soll nach PÉRARD die Betrachtung des Blasenausgangs bei Miktionsversuchen wichtig sein. Man wird im Gegensatz zu normalen Verhältnissen feststellen können, daß der ringförmige Blasenausgang sich kaum bewegt. Wertvoll ist die tastmäßige Feststellung einer schweren Beweglichkeit des Instrumentes (Einmauerung), die recht charakteristisch sein kann für das Prostatacarcinom, was ergänzt wird durch die vollständige Irregularität der Blasenausgangsveränderung und noch charakteristischer durch die gelegentlich sichtbare Durchwachsung der Harnröhrenschleimhaut. Varicositäten des Blasenausgangs und der hinteren Harnröhre sind zur Differentialdiagnose der Hämaturien wichtig. Man darf solche Veränderungen dann als die Quelle der Blutung bezeichnen, wenn man die mit einem Koagulum bedeckte Stelle noch sieht. Varicositäten als Ursache einer Hämospermie werden nicht selten sein.

Die Festlegung der cystoskopischen Befunde als Dokument kann in Form des Blasenausgangspanoramas erfolgen (Abb. 65a—c). Auch schematische Profile der Harnröhre und des Blasenausgangs haben einigen Wert im Sinne einer Dokumentation besonders für die Kontrollen der Behandlungsergebnisse, sowohl der Operation als auch anderer Verfahren (Abb. 66).

## II. Die Röntgenuntersuchung

Die Röntgenuntersuchung hat auch für die Entleerungsstörungen große Bedeutung. Sowohl für die Diagnose örtlicher Veränderungen als auch in Hinsicht auf die Schädigung des ganzen Organsystems kann man auf die entsprechenden Röntgenmethoden nicht mehr verzichten. Die Ergebnisse werden aber sehr unterschiedlich beurteilt. Es gibt z. B. Arbeiten, die — initiativ vom Röntgenologen ausgehend — die Bedeutung der jeweiligen Methode zu sehr losgelöst von der Klinik bewerten. Da auch die Zahl der Untersuchungsverfahren beträchtlich gewachsen ist und das Gebiet dadurch etwas unübersichtlich zu werden droht, darf man der Aufzählung auch eine kritische Sichtung anschließen. Zwei prinzipielle Erwägungen gehören vorangestellt. Es ist höchste Zeit, daß die Fachleute Richtlinien für den Strahlenschutz ausarbeiten, die auch die Eigenart urologischer Röntgenuntersuchungen berücksichtigt. Sicherlich ist es nicht gleichgültig, wenn bei jüngeren Männern ein Urethrocystogramm einschließlich Miktionsbildern mit oder ohne Hodenschutz durchgeführt wird, wenn dabei 8—12 Bilder gemacht werden. Man wird auch nicht auf die Vorteile einer intravenösen Urographie verzichten, wenn es gelingt mit 6—8 Bildern einen Überblick über die System-erkrankung, über Form und Funktion der einzelnen Abschnitte in gegenseitiger Abhängigkeit zu gewinnen. Auch dabei ist aber die Frage der Strahlenschädigung gewissenhaft zu klären (ZUPPINGER). Die Urologen haben dieses Gebiet bisher wenig beachtet (ÜBERALL). Die zweite allgemeine Frage ist die nach den örtlichen Schädigungen durch die Kontrastmittel (über die Voraussetzung zur intravenösen Urographie s. diesen Abschnitt), durch die Kombination einer chemischen und mechanischen Irritation und schließlich das Problem der damit verbundenen Unannehmlichkeiten für den Patienten. Die Enthusiasten der urologischen Röntgenologie pflegen ihre Vorschläge besonders durch die Be-hauptung schmackhaft zu machen, daß eine Cystographie z. B. weniger schmerz-haft sei als eine Cystoskopie. Die Richtigkeit dieser Aussage wird auch durch

gewichtige Stimmen bestätigt. So sagte CHEVASSU, daß die Darstellung der Blase viel weniger unangenehm sei als eine Cystoskopie. LOWSLEY und KIRWIN schrieben, daß viele Röntgenuntersuchungen leichter und weniger schmerzhaft für den Patien-ten seien als die instrumentelle Explo-ration. Der Unterschied in geübter Hand wird aber nicht so bedeutend sein, um sich bei der gänzlichen Ver-schiedenheit der Verfahren von einer anderen Idee leiten zu lassen als der entsprechenden Indikation. Wesent-lich ist ja die gegenseitige Ergänzung der Untersuchungsmethoden. Wenn allerdings behauptet wird, daß das

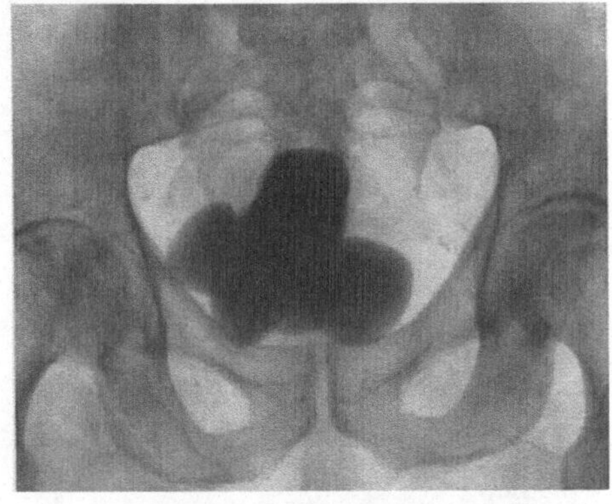

Abb. 67. Übersichtsaufnahme des Beckens. Blasensteine bei Prostatahypertrophie

Einführen eines Katheters und die anschließende Einbringung von Luft oder Kontrastmittel in Harnröhre und Blase weniger gefährlich sei als die Cysto-skopie, besonders die Infektionsmöglichkeit betreffend, wird kein Urologe oder Röntgenologe mit der entsprechenden Beweisführung Glück haben. Hier hat einzig die intravenöse Urographie eine Sonderstellung, was besonders zu unter-streichen ist.

## 1. Übersichtsaufnahme der Blasenregion und Luftfüllung der Blase

Über die einfache Aufnahme der Blase ist nur so viel zu sagen, daß dieses Bild immer das erste sein muß, entsprechend der speziellen Fragestellung einschließlich der Prostataregion auf dem gleichen Film. Blasensteine (Abb. 67), gelegentlich der Lage gemäß auch schon ohne Füllung als Divertikelsteine vermutbar und Prostatasteine weisen bereits in bestimmte Richtungen. Beide Befunde lassen an die Möglichkeit von Entleerungshemmungen denken. Die anschließende Luft-füllung der Blase war früher eine Methode von weit selbständigerer Bedeutung. Daß man sie auch heute noch ohne weitere Zusätze gelten lassen kann, betont FEY u. Mitarb. Allerdings nicht so ausschließlich, wie dies etwa ROSENSTEIN formuliert hat, der zur Erkennung der Prostatahypertrophie die Pneumocysto-graphie als unerläßlich bezeichnete. Ross erklärte keine Prostatektomie aus-zuführen ohne vorhergehende Luftfüllung. COHEN wies darauf hin, daß die Luftfüllung auch dann mit einem dünnen Katheter gelingt, wenn man wegen der Harnröhrenveränderung nicht mehr cystoskopieren kann. Gottlieb und Strokoff sowie Pflaumer nannten die Methode Prostatographie. Beide Autoren legten Wert darauf, daß der Katheter liegen bleibt. Damit ist mancher Hinweis zu erreichen. Der Katheter kann von der Mittellinie abweichen, die Spitze durch einen großen Lappen nach einer Seite abgedrängt sein und schließlich dient der Katheter in sehr einfacher Weise zur Markierung der inneren Harnröhrenmündung. Der Katheter wird soweit eingeführt, bis der Harn eben abzufließen beginnt.

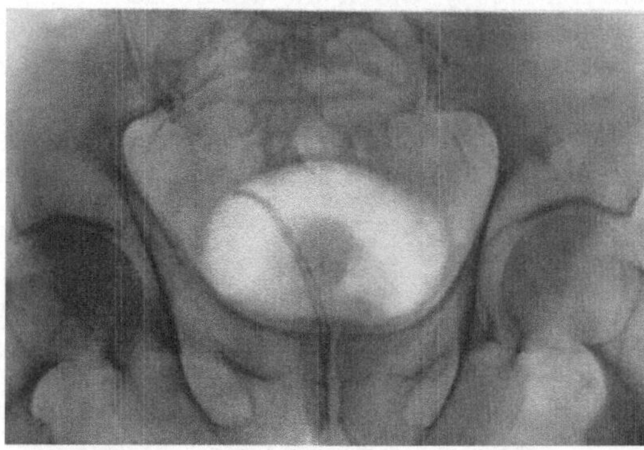

Abb. 68

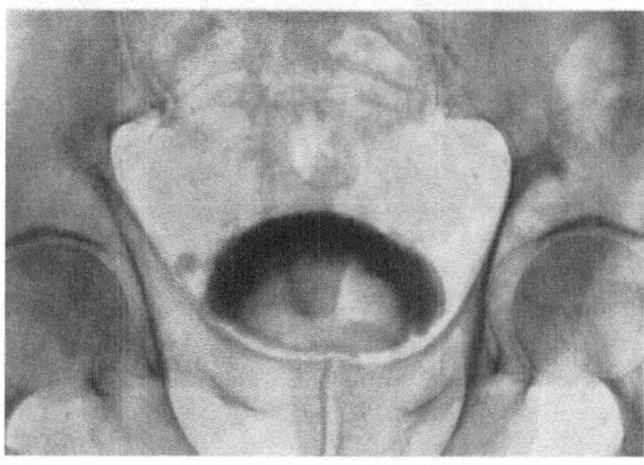

Abb. 69

Abb. 68 u. 69. Die Luftfüllung zeigt besser die Größe des Adenoms, die Kontrastfüllung bildet eine Ergänzung hinsichtlich der Blasenwandveränderungen

In dieser Stellung fixiert, mit anschließender Luftfüllung, kann der Katheter ungefähr orientieren, wie nahe oder wie weit weg von der Symphyse das Katheterauge liegt. Die schönsten Bilder geben die intravesical entwickelten Prostataadenome, die als Hügel, Kegel oder dergleichen zu sehen sind, besonders dann, wenn die Aufnahmetechnik der Notwendigkeit einer weicheren Zeichnung angepaßt wird. Man sieht ferner das Wegheben des Blasengrundes von der Symphysenlinie und die Eindellung, die subvesicale Adenome verursachen. Alken hat darauf hingewiesen, daß auch bei der Blasenausgangstarre ein typisches Bild zu erhalten ist. Die untere Begrenzung der Blase ist auffallend glatt und gerade. Schließlich haben Alken, Couvelaire, Fey u. v. a. auf die doppelten Konturen der Blasenwand als typisches Zeichen der Wandhypertrophie aufmerksam gemacht. Dieses Zeichen zusammen mit einer typisch runden Form der Blase schon bei einer Füllung von 100—150 cm³ (vessie ronde à double contoure) erlaubt dem geübten Betrachter die Diagnose einer konzentrischen Hypertrophie der Blasenwand. Schließlich ist noch die Idee Kneises zu erwähnen, durch Aufrollen eines Ureterenkatheters in einem Divertikel bei Luftfüllung der Blase und des Divertikels eine recht plastische Vorstellung von der Divertikelgröße zu bekommen. Man kann natürlich noch eine Menge anderer Befunde erheben, vor allem in Hinsicht auf Veränderungen der Blasenwand, die Kontrastfüllung der Blase ist aber diesbezüglich ergiebiger (Abb. 68 und 69).

## 2. Die Kontrastfüllung der Blase

Hie und da sei es gestattet kurze Bemerkungen zur Technik zu machen, obwohl man mir Nichtzuständigkeit vorwerfen könnte. Die Füllung der Blase mit einer schattengebenden Flüssigkeit muß sich jeweils dem anpassen, was man nachweisen will. Eine sehr pralle Füllung mag ganz gut sein zur Entfaltung von Divertikeln oder zum Ausgleich scheinbarer Asymmetrien der Blasenwand. Die sparsame Füllung läßt Veränderungen des Blasenausgangs, Aussparungen durch Steine oder Tumoren und jedes feinere Detail der Blasenwand besser erkennen. Tissot und Nel weisen darauf hin, daß man Blasenbilder unter der Annahme einer physiologischen Symmetrie beurteilen darf, daß aber bei schwachen Füllungen nur die basalen und seitlichen Teile diese Symmetrie zeigen, während der Druck von außen auch physiologischerweise zu den verschiedenst geformten Eindellungen des Blasenkörpers führt. Erst bei beträchtlicher Füllung werden die Veränderungen der Kontur ausgeglichen und die Blase erscheint nun als symmetrisches Organ. Die physiologisch interessanten Änderungen der Blasenform von queroval zu längsoval im Zusammenhang mit der Miktion (Boeminghaus, Schultheis) gleiten in pathologische Bilder über in Form von längsovalen Blasen mit kleinem Volumen, deren Betrachtung die Vermutung nahelegt, es könnte sich um Blasen mit bereits pathologischer Wandspannung handeln. Vielleicht ist die Formulierung erlaubt, daß eine zunehmende Längsstreckung der Blase die Vermutung eines Entleerungshindernisses nahelegt. Eine Wandhypertrophie ähnlich der doppelten Kontur bei der Luftfüllung kann auch bei der Kontrastfüllung vermutet werden, wenn um den dichten Kontrastbereich eine weniger schattengebende Zone gelagert ist (Aureole).

Die in diesem Zusammenhang vielleicht wesentlichste Feststellung ist die Veränderung der Konturen von der angedeuteten Zähnelung bis zu groben Ausbuchtungen und kleinen Divertikeln, das Bild der Balken- und Trabekelblase. Es ist dies jene Veränderung, die zur Gruppe der vessie de lutte gehört. Mit dieser Bezeichnung entzieht Couvelaire jeder langatmigen Erklärung den Boden. Die Bedeutung der Trabekelblase wird im klinischen Teil abgehandelt. Röntgendiagnostisch ist die Feststellung deshalb wichtig, weil die Trabekelblase mit Recht als sicheres Zeichen eines Entleerungshindernisses gilt (Abb. 70, 71, 72 und 73). Vielleicht noch wichtiger ist die Erkenntnis, daß diese Veränderung der Blasenwand nicht ein Frühsymptom ist, sondern je nach den sonstigen klinischen Zeichen den Zustand der Kompensation oder Dekompensation anzeigt. Dieser röntgenologische Hinweis (ob er nun durch die retrograde Cystographie oder das Blasenbild der intravenösen Urographie erbracht wird) bedeutet eine wesentliche Bereicherung der Diagnostik und wird auch vielfach zur Planung der Behandlung benützt. Man findet in der Literatur — in Hinsicht auf die Indikation zur Operation — alle möglichen Bewertungen, von der Bemerkung Chapmans (trabeculation is not significant) bis zur Meinung von Ekman, der diesem Symptom einen hervorragenden Platz einräumt. Die Beweisführung Ekmans ist gut. Bevor es zu einer Erweiterung der Harnleiter und Nierenbecken kommt, muß eine Trabekulierung vorhanden sein. Dies ist das verläßlichste Zeichen, sicherer als die Bestimmung des Restharnes für das Vorhandensein einer Entleerungsstörung der Blase. Ekman hat sein Material in 3 Gruppen geteilt, in solche ohne röntgenologisch nachweisbare Veränderungen der Blasenwand, solche mit bereits deutlicher, aber noch geringgradiger und drittens solche mit ausgesprochen schweren Veränderungen, einschließlich der Divertikelbildung. Bei der ersten Gruppe zeigte nur ein Fall von 36 eine leichte Dilatation der Harnleiter, bei der zweiten Gruppe 14 von 127 und bei der dritten Gruppe 16 von 25 Fällen eine Veränderung der oberen Harnwege. Dies ist wohl eindeutig. Daß Ekman sogar so weit geht und den Nachweis der Trabekel (dies muß ja nicht unbedingt röntgenologisch geschehen) für wichtiger hält als die Restharnbestimmung, ist durchaus logisch entwickelt. Der Restharn muß nicht Folge eines Entleerungshindernisses sein, die Trabekelbildung hingegen zeigt das periphere Hindernis mit Sicherheit an. Dies ist besonders wichtig, wenn mehrfach bedingte Entleerungsstörungen angenommen werden müssen. Die Bilder, die HYAMS u. Mitarb. zeigen (Christbaumblase bei Tabes), können kaum anders gedeutet werden, es sei denn als Ausdruck der Folgen einer kombinierten Erkrankung. Prostatahypertrophie und Tabes war ja früher keine auffallend seltene Kombination.

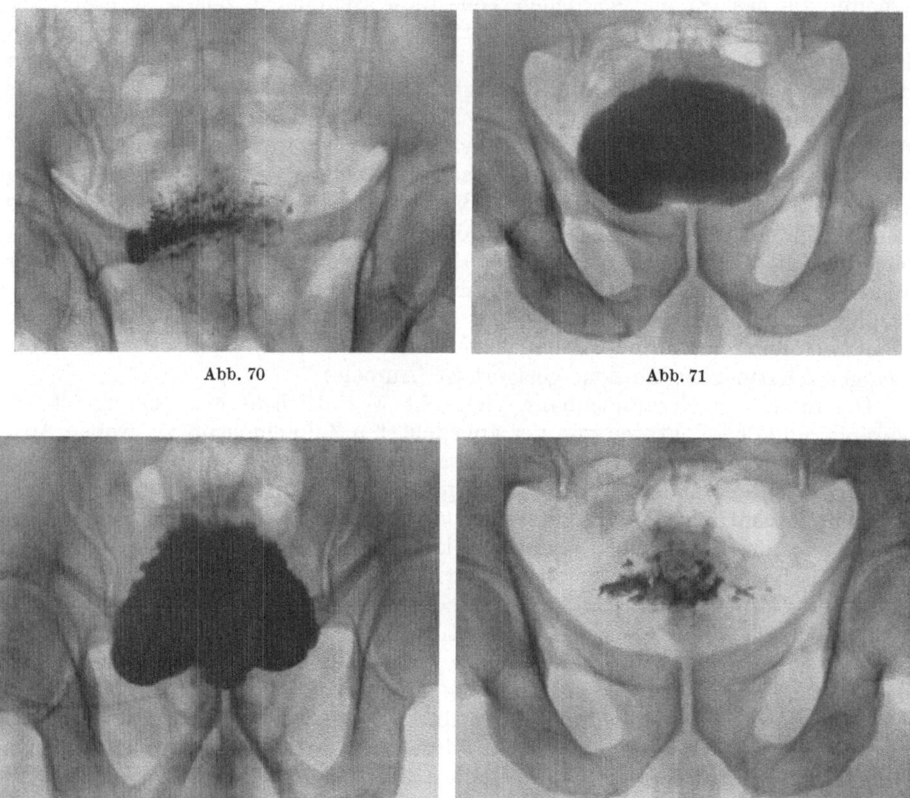

Abb. 70      Abb. 71

Abb. 72      Abb. 73

Abb. 70. Bei Bariumfüllung der Blase und Restharnprüfung kann ein Bild zurückbleiben, das charakteristisch ist für Trabekel

Abb. 71, 72 und 73. Blasenfüllung bei verschiedener Röhrenstellung (Seitenlappenhypertrophie mit Trabekel), restharnfreie Entleerung der Blase mit Rückständen des Bariums zwischen den Trabekeln

Veränderungen der Kontur, wie örtliche Abflachung als Zeichen einer möglichen Wandinfiltration gehören ebenso wenig zu meinem Thema wie Aussparungen im Füllungsbild an anderer Stelle als dem Blasenausgang. Ich erwähne dies nur deshalb, weil der Urologe in einem solchen Falle verpflichtet wäre, eine vielleicht gar nicht geplante Cystoskopie doch noch auszuführen. Röntgenologisch eben erkennbare Veränderungen der Blase gehören nicht immer in das Kapitel Frühdiagnose, womit es mir gestattet sei eine persönliche Meinung auszusprechen.

Auch über die Bedeutung des Divertikelnachweises darf ich mich hier kurz fassen. Die Frage der Divertikelgröße, des pathologischen Inhaltes und der Form der Verbindung zur Blase, kann kaum anders als röntgenologisch beantwortet werden (Abb. 74—76). BLUM hat in seinem großen 1929 gehaltenen Referat bereits alles Wesentliche darüber vorgebracht. Eine bemerkenswerte Modifikation der Divertikeldarstellung wurde von FREI publiziert. Man kann die Entleerung des Blaseninhaltes in das oder die Divertikel beobachten und eine Spiegelbildung in den Divertikeln bei gleichzeitiger Luft-Kontrastfüllung und einer Aufnahme im Stehen zu einer geradezu plastischen Divertikeldarstellung benützen. GÜNTHER

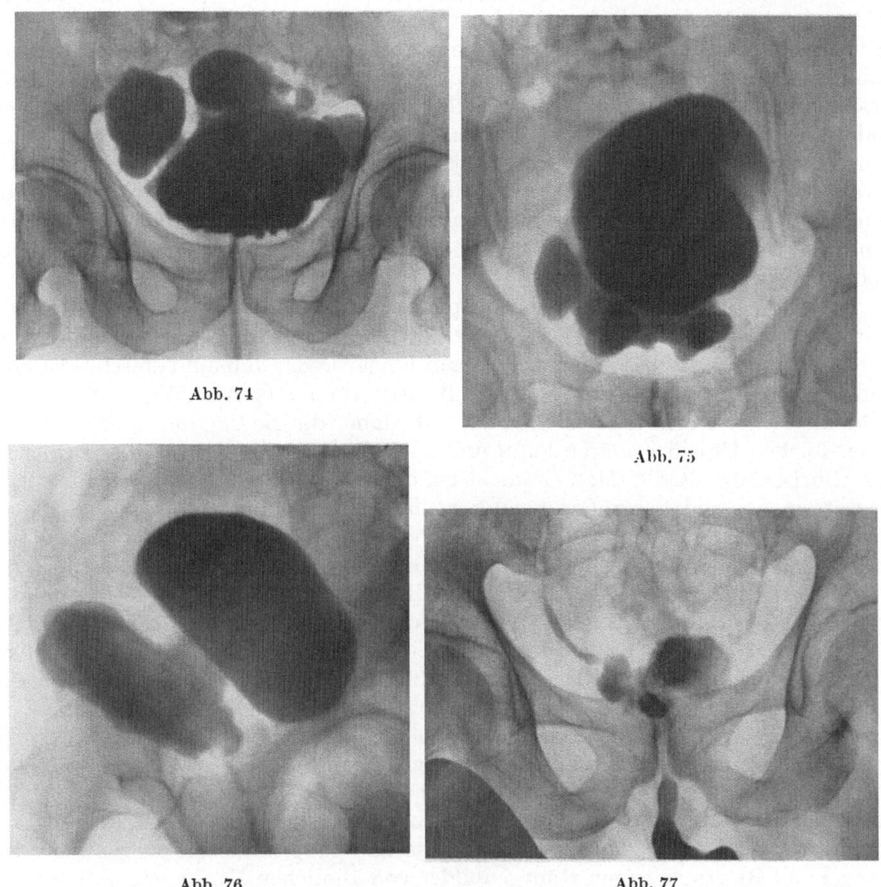

Abb. 74

Abb. 75

Abb. 76          Abb. 77

Abb. 74. Blasenausgangsstarre mit vielen Divertikeln

Abb. 75 u. 76. Angedeutete Fischmaulform einer Blasenausgangsstarre und Schrägdarstellung des riesigen Divertikels

Abb. 77. Urethrocystogramm. Schrumpfblase nach Prostatektomie, Wiedereröffnung der Blase wegen Blutung und Tamponade (Operation im Ausland). Beiderseitiger Reflux, links besteht noch ein Angelhakenureter ohne Vorhandensein eines Adenoms

hat genaue Anweisungen für solche Aufnahmen gegeben in einer bestimmten Reihenfolge. Nach der Kontrastmittelfüllung wird auch noch Luft eingespritzt, dann muß sich der Patient verschieden lagern, damit das Divertikel seinen eitrigen oder sonstigen Inhalt in die Blase entleeren kann und das Kontrastmittel eindringt. Nach einer neuerlichen Aufnahme wird dann noch ein Film im Stehen gemacht. Auch diese letzten Filme zeigen sehr schöne Niveaubildungen. Eine Beurteilung der dynamischen Verhältnisse ist auch durch die bekannte Maßnahme möglich nach einer Entleerung der Blase mittels Katheter sofort eine weitere Aufnahme zu machen. Bleibt ein größeres Divertikel dann noch gefüllt, muß man einen schon muskellosen Sack annehmen. Die Entleerung der Blase und weitere Aufnahmen ergeben auch noch andere Aufschlüsse. Wenn die Entleerung spontan erfolgt, lassen sich Rückstände beurteilen. Schließlich kann man einen erst jetzt aufgetretenen Reflux entdecken. Fey u. Mitarb. sowie Tissot u. Mitarb. geben ausdrücklich die Anweisung sich nicht mit dem einen Füllungsbild zu begnügen. Der Refluxnachweis wird von manchen Autoren als dasjenige bezeichnet, das ausschließlich durch die retrograde Cystographie erbracht werden kann. Nun ist ein passiver Reflux ausgesprochen selten, s. als Sonderfall die Beschreibung der Abb. 77. Dieser Reflux ist immer ein Zeichen schwerer Veränderungen und sein Nachweis daher außerordentlich wichtig. Der aktive Reflux, den man nach der spontanen Entleerung der Kontrastfüllung gelegentlich sieht, ist anscheinend doch häufiger als man bisher vermutete. Diese Erkenntnis muß man als eine Frucht der Zusammenarbeit Röntgenologie-Urologie bezeichnen. Eine wertvolle Zusammenstellung darüber findet man bei Perez-Castro, einen weiteren Hinweis bei Jasienski.

Es gibt einige besondere cystographische Bilder, die nur bei Entleerungsstörungen zustandekommen und eine kurze Besprechung verdienen. Schon Tandler und Zuckerkandl haben darauf hingewiesen, daß ein typisches Blasenbild bei der Prostatahypertrophie die Birnenform ist (s. Abb. 59, S. 299). Nun sieht man diese Form eher selten und muß daher die Bedingung erforschen, die einen solchen Umriß erklären kann und auch die manchmal groteske Steigerung zur „Christbaumblase". Man erwartet bei den Hindernissen des Blasenausganges Erweiterungen und Vergrößerungen der Blase nicht immer symmetrisch, oft als große Ausbuchtung einer Seite oben oder wie eine Kappe aufsitzend bis zur Andeutung einer Sanduhrform. Diese Veränderungen waren es bekanntlich, die Blum veranlaßten eine eigene Theorie des Restharn aufzustellen in der Annahme, daß große Bezirke der Blasenwand nicht die gleiche Austreibungskraft besitzen wie die übrige Blase. Fey hat von einer seltenen lokalisierten Atonie gesprochen. Auch bei Jugendlichen mit Blasenausgangshindernissen sieht man gelegentlich sehr große Blasen mit asymmetrischen Ausbuchtungen. Meines Wissens ist aber bei Kindern eine „Christbaumblase" noch nicht beobachtet worden. Hinman zeigt eine solche Veränderung und erklärt dies als einen mächtig erweiterten Urachus bei Prostatismus. Hyams zeigt eine „Christbaumblase" bei Tabes. Ekman vermutet, daß ein ähnliches Bild im Falle einer Innervationsstörung nur dann zustande kommt, wenn gleichzeitig ein Blasenausgangshindernis vorhanden ist. Hager und Braasch zeigen Röntgenbilder von ähnlichen Veränderungen, ebenso Beard u. Mitarb. Fey nimmt an, daß eine schwere Erkrankung der Blasenwand Vorbedingung sei, eine entzündliche Sklerose zusammen mit einer Atonie infolge Überdehnung. Wenn man die „Christbaumblase" als einen viel höheren Grad der Birnenblase bezeichnet, wozu nach den verschiedenen Bildern Anlaß genug vorhanden ist, muß man zuerst fragen, wie die eigentümliche Birnenform entsteht. Offenbar gehört dazu in erster Linie die durch ein großes subvesicales Adenom breit ausgespannte Basis (Form wie ein umgekehrter Suppenteller). Diese Fixierung verhindert möglicherweise die gleichmäßige kugelförmige Erweiterung. Ob dazu noch eine schwache Stelle der Blasenwand in Urachusposition notwendig ist, wird man als möglich aber nicht beweisbar bezeichnen müssen. Mit der progressiven Erweiterung der Blase, dem Fortbestand eines Hindernisses und den dadurch immer größer werdenden zahlreichen Divertikeln entsteht schließlich der „Christbaum". Ich sehe keinen Grund eine Atonie der Blasenwand als weitere Bedingung anzunehmen.

Die häufigste Verwendung findet die Füllungscystographie zur Darstellung der Veränderungen des Blasenausganges. In jedem Lehrbuch seit der Monographie von Tandler und Zuckerkandl findet man jene wundervollen Bilder gebirgiger Eindellungen des Blasenschattens von unten her, kennzeichnend für die intravesicalen Adenome. Zur Größenbestimmung der Prostatahypertrophie dieser besonderen Form ist die Beurteilung der Aussparung gut geeignet und man

kann auch — wenn auch mit gewissen Einschränkungen — aus den Bildern allein Aussagen über die Zugehörigkeit zu einer der Typen der Prostatahypertrophie machen. Die schönsten intravesicalen Aussparungen ergibt das subcervicale Adenom (Millin). Zur Einordnung gehört auch noch die Bestimmung der Lage zur Symphysenlinie. Eine gerade untere Begrenzung knapp oberhalb und parallel zur Symphysenlinie kann eine Infiltration oder Erstarrung des Gewebes um den Blasenausgang nahelegen (Blasenausgangsstarre oder Prostatacarcinom). Die

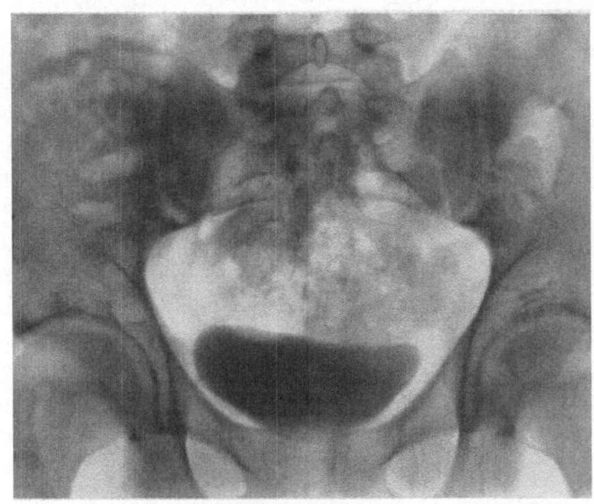
Abb. 78. Charakteristische Blasenform eines gesunden Jugendlichen

seichte große Eindellung weit oberhalb der Symphyse ist charakteristisch für das subvesicale Adenom. Dies weiter auszuführen und die Fülle der Möglichkeiten zu erörtern dürfte sich bei der Popularität der Cystographie erübrigen. Ich verweise auf die Arbeiten von Boeminghaus, Haas u. Mitarb., Herbst, Blum u. Mitarb., Coutts, Cifuentes, Fey u. Mitarb., Gil Vernet, Lowsley und Kirwin, Weyrauch, Staehler, Larrú, Strik-ker-Barolin. Zur Beurteilung nur geringfügiger Veränderungen der unteren Blasenkontur gehört auch noch die Kenntnis des Einflusses der Lebensjahre. Fey weist darauf hin, daß bei der üblichen Röhrenstellung die sanft gerundete untere Blasenkontur die Symphysenlinie eben berührt. Ich demonstriere die Bilder von einem 16jährigen zum Vergleich mit einem 60jährigen (Abb. 78 und 79). Beide Patienten hatten keinerlei pathologische Veränderungen am Blasenausgang. Hierher gehört auch eine Bemerkung von Flocks (allerdings abgeleitet aus den Befunden der Ure-

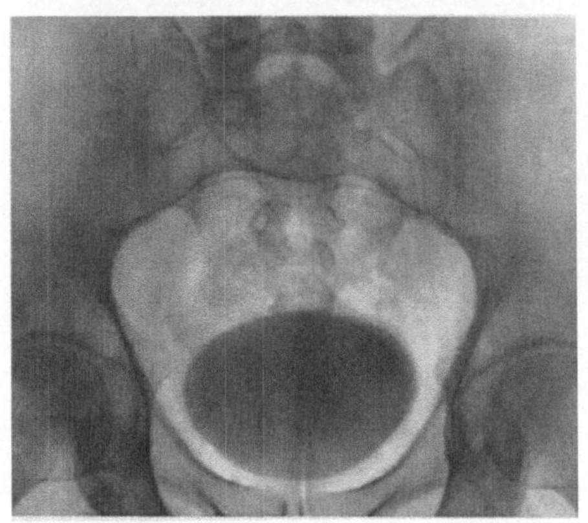
Abb. 79. Charakteristische Blasenform eines gesunden älteren Mannes

throcystographie), daß ab dem 60. Lebensjahr der Blasenausgang weniger scharf charakterisiert ist. Engels hat bei jungen Männern mit Schrägaufnahmen Studien der Blasenform und des Ausgangstrichters veröffentlicht. Die Bilder sind für die Physiologie der Blasenentleerung sehr wichtig aber auch praktisch gut zu verwenden zu Vergleichen mit pathologischen Formen.

Versuche die Cystographie zur Differentialdiagnose der Prostatahypertrophie gegen das Prostatacarcinom zu verwenden, müssen am Rande erwähnt werden. Da es Methoden gibt, die diesen Zweck besser erfüllen, erinnere ich lediglich an die Angabe von Blum und Sichel über eine eigentümliche Zähnelung der unteren

Blasenkontur, die besonders dann deutlich in Erscheinung tritt, wenn keine oder eine nur angedeutete Lappenbildung vorhanden ist.

Die übliche Aufnahmetechnik befriedigt gerade zur Beurteilung der Blasenbasis nicht restlos. Hier eine Verbesserung zu erreichen war das Bestreben von Barsony und Koppenstein. Sie haben folgende Methode angegeben: Der Richtstrahl geht bei stark an den Körper angezogenen Beinen und dadurch gekipptem Becken sowie schräg von oben nach unten gerichteter Röhre unter die Symphyse. Man erhält damit ganz andere Umrisse des Blasenausgangs (Abb. 80 und 81). Gänzlich verschieden davon ist die Technik, die Boyce u. Mitarb. angegeben haben. Der Patient sitzt auf der Platte und beugt sich soweit als möglich vor. Auch damit sind eigentümliche und recht aufschlußreiche Bilder zu erhalten. Ein großer Nachteil beider Methoden liegt in folgendem: Um die Bilder richtig deuten zu können muß man umlernen und die räumliche Vorstellung, die an der üblichen Technik geschult ist, umorientieren.

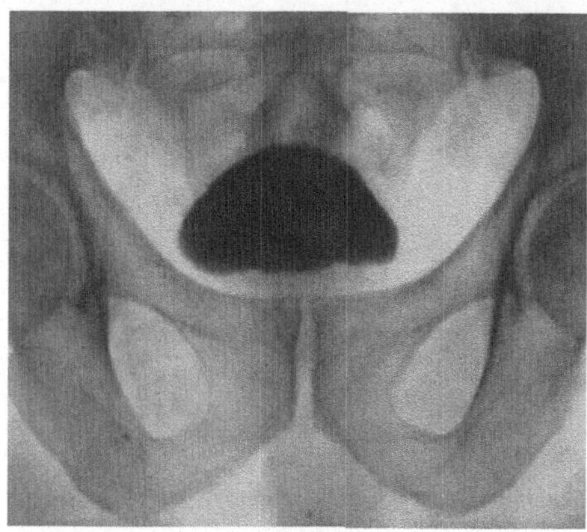

Abb. 80

Zuletzt ist die Differentialdiagnose zwischen gestieltem Mittellappen und Blasensteinen kurz zu streifen. Palugyay hat als erster darauf hingewiesen, daß ein verschieden großer Mittellappen, der rundherum von Kontrastmittel umflossen ist (da der Stiel oder die dünne Basis in der dichten Kontrastmittelschicht verschwindet), für einen Blasenstein gehalten werden kann und auch dafür gehalten wurde. Hyams u. Mitarb. zeigten ein ähnliches Bild, Thompson u. Mitarb. berichteten über die Verwechselungsmöglichkeit Mittellappen-Blasentumor und Renander veröffentlichte ebenfalls Bilder betreffend die Differentialdiagnose Stein-Mittellappen und wies darauf hin, daß ein Stein bei Drehung des Körpers seine Lage verändert, der Mittellappen jedoch nicht.

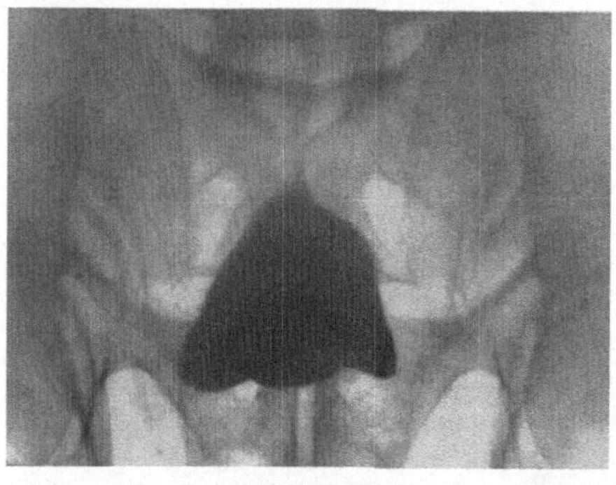

Abb. 81

Abb. 80 u. 81. Verschiedene Darstellung des Blasenbodens bei geringfügiger Seitenlappenhypertrophie und anderer Röhrenstellung

## 3. Die Luft — Kontrastfüllung der Blase

Eine Methode, die Veränderungen des Blasenausganges wesentlich plastischer darzustellen, besteht in der gleichzeitigen Füllung der Blase mit viel Luft und wenig Kontrastmittel, der Kontrastpfütze nach Kneise und Schober, die Pneumocystographie par la méthode de la flaque der französischen Autoren. Ein gebräuchliches Verhältnis ist 1 Teil wäßriges Kontrastmittel zu 5 Teilen Luft. Die Technik wird ohne besondere Vorteile variiert. Wesentlich ist die Übersichtsaufnahme vorher schon deshalb, weil große Gasdepots im Rectum die Beurteilung sehr erschweren können. Der Restharn muß abgelassen werden. Für die Beurteilung der Bilder ist es wesentlich ein Bild der „normalen Pfütze" vor Augen zu haben. Die Kontrastansammlung bildet ein nicht ganz regelmäßiges Queroval, dessen obere Begrenzung je nach der Stellung der Röhre in der Nähe der oberen Blasenkontur liegt oder mehr in der Mitte der Blase, dessen untere Begrenzung mitgeformt wird von der Interureterenfalte je nach dem ausgeprägten oder nur angedeuteten Vorhandensein dieses Gebildes. Die Begrenzungslinien dieses Ovals sind bei normaler Blasenwand glatt, bei Trabekel entsprechend verändert. Wenn der Katheter wie üblich liegenbleibt, bietet die Beziehung der pathologischen Pfützenform zur Lage des Katheters gute Hinweise. Man kann mit Hilfe dieses Verfahrens besser als mit der einfachen Füllungscystographie vorhandene Adenomknoten erkennen, deren Größe beurteilen, die Größenbestimmung auch so genau durchführen, daß dies für den Operationsplan genügt, die Type der Prostatahypertrophie beurteilen und alle übrigen Veränderungen des Blasenausgangs abschätzen (Abbildung 82, 83 und 84) (KNEISE und SCHOBER, FEY u. Mitarb., GRAAS u. Mitarb., MENTHA, LIESS u. Mitarb., STAEHLER).

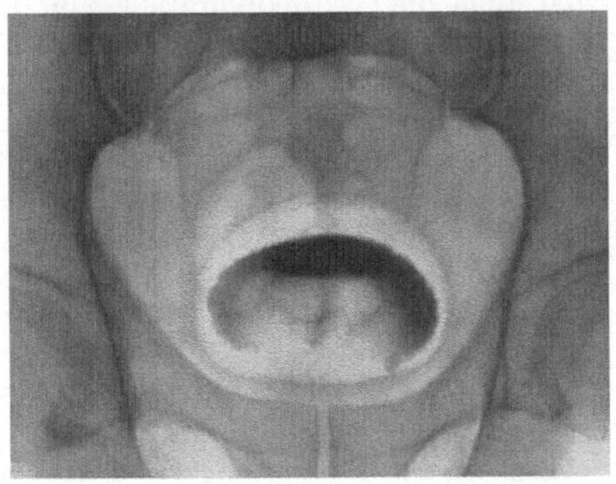

Abb. 82.
Kontrastmittelpfütze bei Prostatahypertrophie

Diese Methode kann durch Schrägaufnahmen ergänzt werden. REISER hat das Verfahren ausgebaut zu einer Darstellung jeder Region der Blase unter Be-

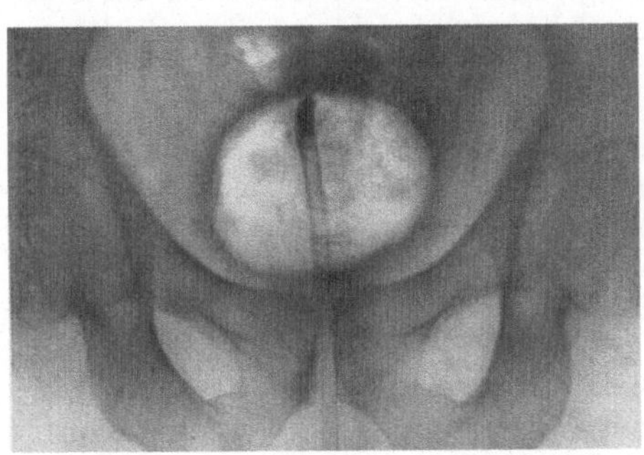
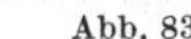

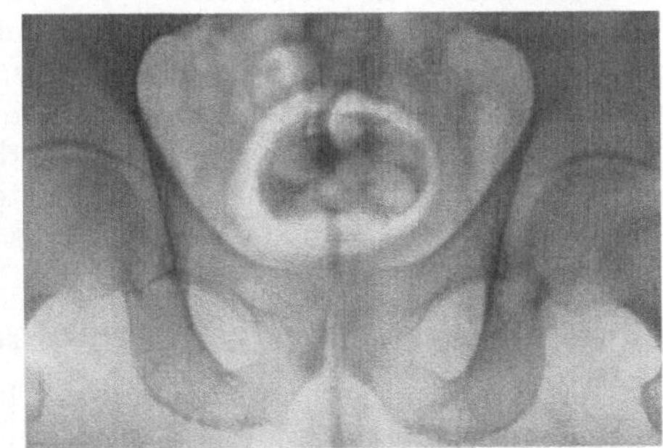

Abb. 83

Abb. 84

Abb. 83 u. 84. Steine sind in der Luftfüllung nicht zu sehen, sondern erst in der Pfütze

nützung von wenig Luft und ganz geringen Mengen Jodipin. Er verlangt auch eine Aufnahme rein seitlich. Diese Aufnahmetechnik wurde übrigens schon viel früher von SGALITZER und HRYNTSCHAK gefordert und hat das Studium der Interureterenfalte ermöglicht. PAPIN hat damit die Bedeutung des bas fond studiert, BACHRACH zeigte nach Ablassen des Kontrastmittels bei weiterer Luftfüllung Kontrastmittelreste in dem Recessus hinter dem Adenom oder der Interureterenfalte. GÜNTHER wies bei hypertrophierter Interureterenfalte, gleichzeitiger Luft- und Kontrastfüllung, sowie Aufnahme im Stehen Doppelspiegelbildungen nach, die eine Aussage über die Höhe der Interureterenfalte erlauben. PEREZ-CASTRO

22*

verwendete nur geringe Quantitäten von Luft und Kontrastmittel, Santaella zeigte schöne Bilder mit Hilfe einer allmählichen Nachfüllung, auch Wolfromm (1946/47) fertigte mehrere Bilder an mit steigenden Kontrastmittelmengen von 10—30 cm³ und erreichte dadurch eine schöne Reliefdarstellung (schon 20 cm³ können kleine Veränderungen des Blasenausgangs auslöschen). Hierher gehört wohl auch die Cystopolygraphie von Temeliesco. Tissot und Nel lassen Kontrastmittel nach Bedarf wieder ab. Man kann keine einzelne dieser vielen Varianten herausstellen, es ist aber durchaus zu begrüßen, daß das Grundprinzip dieser schönen Methode je nach dem persönlichen Geschmack abgewandelt wird.

Die Methode zuerst ein Kontrastmittel zu nehmen, das fester haftet an den Unebenheiten des Blaseninneren, dieses dann wieder abzulassen und die Blase mit Luft zu füllen (méthode de précipitation) kann hier nur kurz erwähnt werden. Sie dient vor allem zur Darstellung der Blasentumoren. Ihre Verwendung auch für die Krankheiten des Blasenausgangs ist allerdings naheliegend (Hennig, Raffo u. Mitarb., Tager u. Mitarb., Vallebona, Wolfromm, Zeidler). Fey zeigt, wie die Kontrastmittelfüllung ein Negativ des Blasenausgangs und die Präcipitation ein spiegelbildlich aber plastischeres Positiv gibt.

Eine eigene Bemerkung erfordert das Rücklaufcystogramm (Bauer, Staehler), delayed cystography (Stewart). Die Methode besteht darin, daß man eine typische Füllungscystographie ausführt, die Blase aber nicht entleert oder entleeren läßt, sondern nach 30, nach 60 min oder auch später Bilder aufnimmt. Es kommt gelegentlich zu Refluxen, eigentlich bedeutete es eine große Überraschung, so oft einen Rücklauf in die Harnleiter zu entdecken. Blum und Rubritius schrieben noch, daß Refluxe anläßlich der Cystographie in nicht erweiterte Harnleiter Kunstprodukte seien. Dies kann man aber nicht aufrechterhalten. Zweifellos erfolgt der Reflux nicht bei ganz normalen Verhältnissen, es dürften aber schon viel geringere Veränderungen als man bisher annahm Voraussetzung sein. Stewart schreibt, daß auch nach der Beseitigung von Hindernissen Refluxe zustande kommen können und dadurch manche nicht behandelbare Pyurie ihre Erklärung finde. Bunge demonstrierte 3mal einen Reflux bei Blasenausgangsstarre. Die intravenöse Urographie ergab bei allen 3 Patienten Hydronephrosen, offenbar war aber keine sichtbare Erweiterung der Harnleitermündung vorhanden. Man wird die Frage der Refluxe noch weiter erforschen müssen. Die angegebene Methode scheint dafür unersetzlich zu sein.

## 4. Die Urethrocystographie

Die Urethrocystographie verwirklicht ein Prinzip, dessen Fruchtbarkeit ja allgemein bekannt ist, nämlich die gleichzeitige Darstellung funktionell eine Einheit bildender anatomisch aber unterscheidbarer Organe, in diesem Falle der Urethra posterior, des Blasenausganges (Blasenhals) und der Blase. Die Methode ist ebenso praktisch wichtig, wie wissenschaftlich wertvoll, insbesondere in ihrer Ergänzung mit der Miktionsurographie, die im nächsten Abschnitt besprochen wird. Eine methodische Verschiedenheit muß gleich anfangs erwähnt werden. Man macht die Urethrographie entweder mit einem wäßrigen Kontrastmittel, mit dem die Harnröhre und die Blase in größerer Menge gefüllt werden. Diese Füllung kann wieder entleert werden zur Herstellung von Miktionsbildern. Andererseits benützt man viscöse oder geleeartige Kontrastmittel, die die Harnröhre besser entfalten, den Blasenhals schärfer darstellen, nicht gleich mit den Harnresten vermengt werden und daher alle Konturen des Blasenausgangs unter Vermeidung störender Überlagerungen schöner darstellen, am schönsten dann, wenn man die Blase zuerst mit Luft füllt. Daß dies keine unbedingte Voraussetzung der Methode

ist, betonte ROLNICK. Unabdingbar ist jedoch die Verwendung blutverträglicher
Mittel (WEBER und WEBER, MORALES und ROMANUS) und die strengste Vermeidung aller Öle oder des Bariums. Einzig bei MORALES und ROMANUS finde ich
die Bemerkung, daß auch die geleeartigen Füllmittel so ausuriniert werden können,
daß entsprechende Miktionsbilder erreichbar sind. Das ist nicht die allgemeine
Ansicht (RUCKENSTEINER). Wenn man also beabsichtigt ein Miktionsbild anzuschließen, sollte man das übliche flüssige Kontrastmittel bevorzugen. Für die
Beurteilung der Blasenausgangsveränderungen zum Zwecke der Operations-

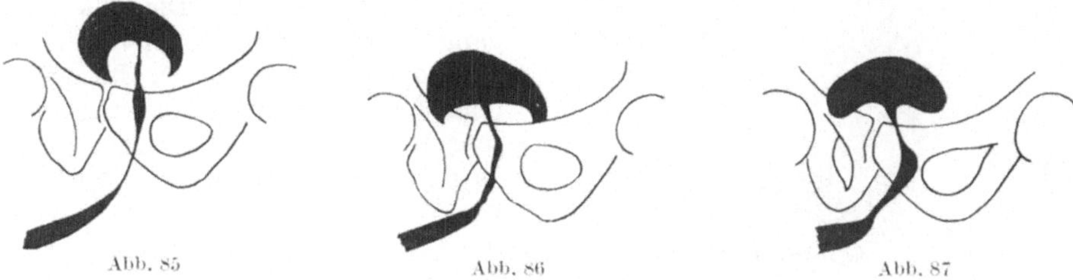


Abb. 85 u. 86. Veränderungen des Urethrocystogramms durch die Prostatahypertrophie (Pilzform)

Abb. 87. Die charakteristische Abwinkelung der Harnröhre nach vorne

auswahl, der Längenbestimmung der Harnröhre usw., ziehen die meisten die
Darstellung mit den viscösen Kontrastmitteln vor.

Da bei der Harnröhrenfüllung der Samenhügel hinreichend zur Darstellung
kommt, kann man die supracolliculäre Harnröhre messen und jede Länge über
1,5 cm als pathologisch registrieren. Verlängerungen von mehr als 6—8 cm
gehören schon zu den seltenen Vorkommnissen. Natürlich gibt es auch Ver-

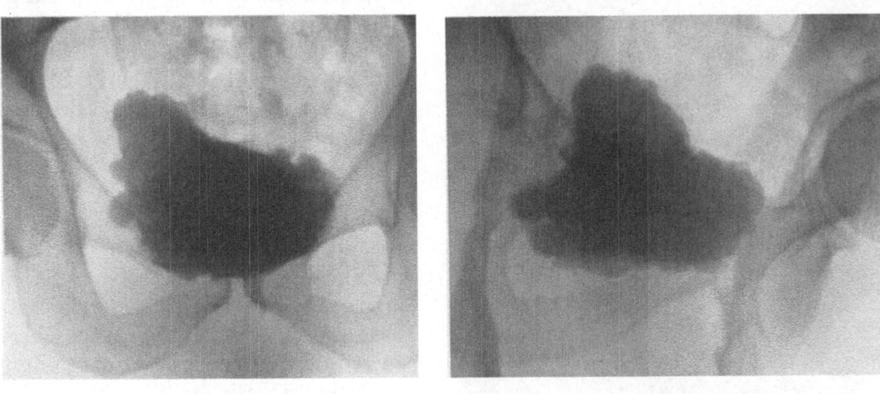

Abb. 88                    Abb. 89

Abb. 88 u. 89. Folgen einer Blasenausgangsstarre, Rückenlage und Schräglage

kürzungen, es gibt vor allem auch normal lange Harnröhren bei vorhandenem
Abflußhindernis, z.B. der Blasenausgangsstarre. Die Konturen der Harnröhre
sind bei gutartigen Prozessen ohne Entzündung glatt. Das a. p. Bild zeigt die
Abweichungen der Harnröhre von der Mittellinie, Veränderungen der Breite
(säbelscheidenförmig), Asymmetrien durch Adenomknoten usw. Die Schrägaufnahme zeigt vor allem die Abwinkelung der Harnröhre nach vorne, die Kippung
der ganzen Blasenbasis, die Buchten hinter den Knoten und alle Formen von
ganz kleinen Mittellappen bis zu den riesigen Pilzen der Dreilappenhypertrophie

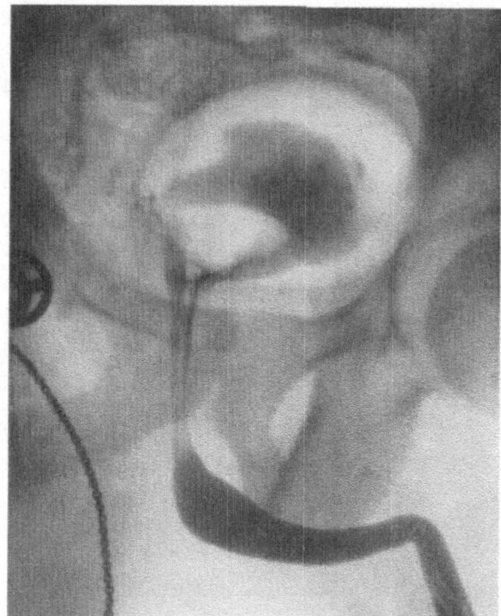

Abb. 90. Erklärung für die Undurchführbarkeit
einer Endoskopie: Besonders ausgeprägter
Mittellappen

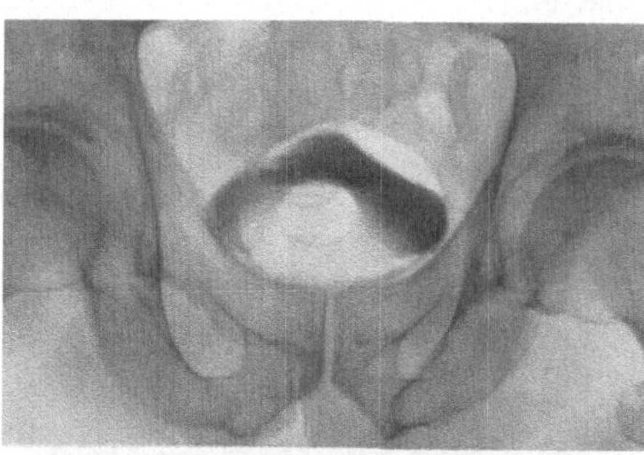

Abb. 91

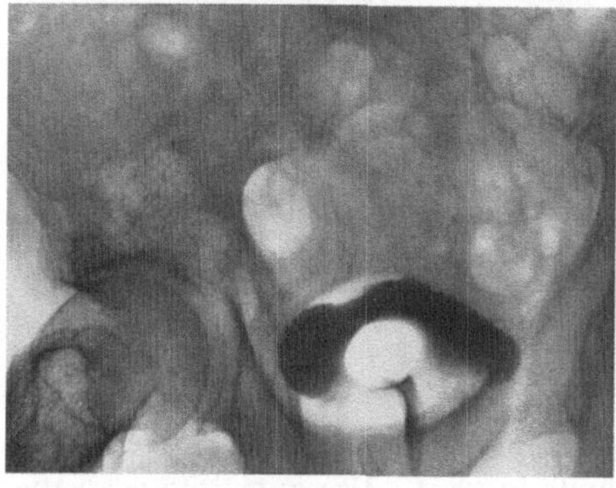

Abb. 92

Abb. 91 u. 92. Darstellung eines fast gestielten
Mittellappens im Urethrocystogramm

(Abb. 85, 86 und 87). Man kann bei einiger Übung aber auch einen „median bar" diagnostizieren durch den kleinen von dorsal her in den Blasenausgang hineinragenden Keil. FORSYTHE schreibt, daß beim median bar die hintere Harnröhre verkürzt und die den Blasenhals bezeichnende Stelle etwas nach vorne geneigt ist. Die Blasenausgangsstarren sind kenntlich an der Enge der supracolliculären Harnröhre, dem Fehlen des Blasenausgangstrichters, an dessen Stelle eine geradlinige Begrenzung der Blasenbasis tritt, die unvermittelt und etwa rechtwinkelig mit der Harnröhre verbunden ist (Abbildung 88 und 89). HECKENBACH beschreibt einen Blasenausgangstrichter von länglicher, sehr schmaler Form bei der Sphincterstarre. PEREIRA bringt Bilder einer fischmaulartigen Gestaltung (kragenförmige zirkuläre Erhebung) im Zusammenhang mit einer gleichzeitigen Muskelhypertrophie.

Sehr wesentlich ist auch der Nachweis von kleinen Höhlen in der Prostata (Zustände nach Abszedierung), was zur Klärung von Entleerungshemmungen bei der chronischen Prostatitis wertvoll ist (HEITZ-BOYER, GIL VERNET), Fehlen der Prostata durch Einschmelzung (BOEMINGHAUS und ZEISS) und die Beurteilung der räumlichen Beziehung von Steinen zur Urethra. TRATTNER hat ein eigenes Verfahren angegeben, um die Ausführungsgänge der Drüse zu füllen. Dazu muß die Harnröhre gegen die Blase durch einen Ballon abgeschlossen werden. Der Druck zur Füllung ist ein beträchtlicher (bis 130 mm Hg). Die früher geforderte Manometerkontrolle, wie sie noch FLOCKS in seiner grundlegenden Arbeit verlangt, entfällt seit der Verwendung der blutverträglichen Kontrastmittel gänzlich. Das Innere der Drüse wird büschelförmig gefüllt, Füllungsdefekte sowie Einlagerungen (Cysten!) kommen gut zum Vorschein. GINESTIÉ empfiehlt eine

Aufnahme auch im Stehen. Die Technik der Urethrocystographie bei der Frau kann so modifiziert werden, daß ein sehr weicher Nelaton- oder Pousson-Katheter liegenbleibt, etwa dann, wenn man den Winkel Harnröhre-Blase beurteilen will. Über verschiedene Fragen der Urethrocystographie bei der Frau orientieren die Arbeiten von Mikulicz-Radecki.

Die Distanz Blasenbasis-Symphyse bildet eine wichtige Maßeinheit, leider sind die Bilder in manchen Arbeiten nicht mit gleicher Röhrenstellung gemacht, so daß Vergleiche schwierig blei-ben. Boeminghaus hat gezeigt, daß auch eine Wandhypertro-phie der Blase diese Distanz vergrößert, Streja bezieht sich auf hypertrophierende Prosta-titiden; natürlich wird auch eine Vergrößerung der Drüse im Sinne der diffusen Prostatahyperplasie (Chwalla) die Blasenbasis in die Höhe schieben. Crabtree ist — soweit ich finden konnte — der einzige, der auf röntgeno-logische Veränderungen durch gutartige Prostatavergrößerun-gen hinwies, von denen sich dann herausstellte, daß sie aus nicht enucleierbarem Gewebe bestanden.

Sehr interessant ist die Er-wähnung der Prostataatrophie. Edling hat in mehreren Arbei-ten (eine davon ist nur der Pro-stataatrophie gewidmet) die entsprechenden Veränderungen des Urethrogramms beschrieben. Diese Veröffentlichung, eine an-dere von Pereira und sonstige verstreute Bemerkungen sind für den Kliniker in folgender Hinsicht etwas verwirrend. Die eigentliche Atrophie der Prostata als Zeichen des Seniums oder als die Folge einer Kastration kann kaum Entleerungsstörungen ver-ursachen. Es kann nicht zu den charakteristischen Folgen der Prostataatrophie gehören, daß

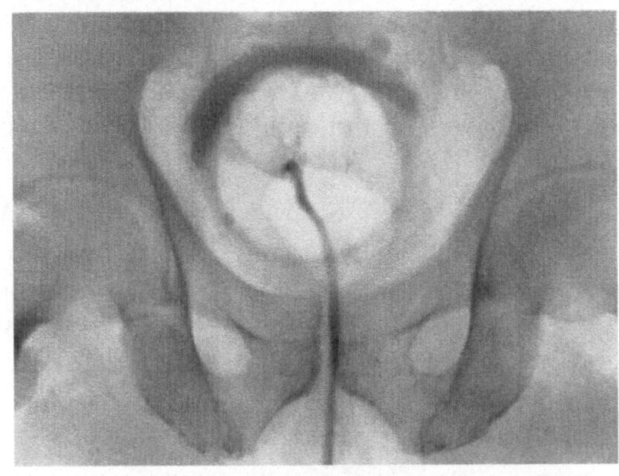

Abb. 93

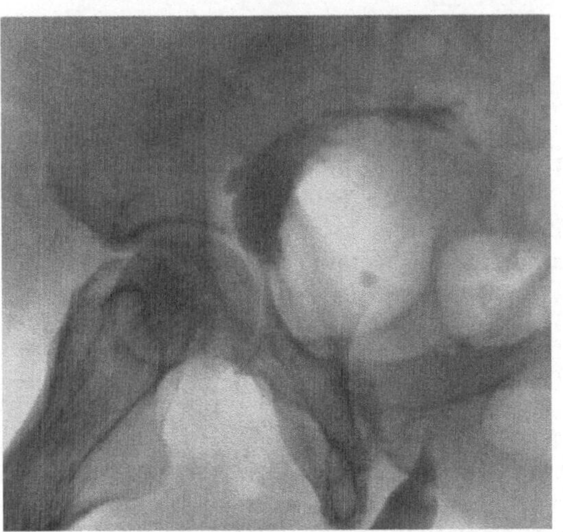

Abb. 94

Abb. 93 u. 94.  Urethrocystogramm.  78jähriger Mann mit riesiger Prostatahypertrophie ohne besondere Beschwerden und einem Restharn von 70 cm³

der Blasenausgang besonders eng wird. Wenn Ortmann u. Mitarb. für die Pro-stataatrophie einen Elastizitätsverlust der Harnröhre postulieren, muß dieser wohl in den altersbedingten Grenzen bleiben. Ebensowenig wären wesentliche Verkür-zungen der Harnröhre verständlich. Das einzig annehmbare und sowohl bei Ed-ling als bei Pereira sehr schön herausgearbeitete Bild ist das einer glattwandigen Erweiterung der ganzen Urethra posterior, der Samenhügel wird kleiner oder verschwindet vollkommen. Alle anderen Veränderungen, wie Verkürzungen oder Verlängerungen, Unregelmäßigkeit des Verlaufes oder Deformitäten des Blasen-ausgangs müssen Folgen einer Schrumpfung durch Entzündung sein.

Soweit nicht schon erwähnt, haben folgende Autoren zur Entwicklung der Urethrocystographie bei den Entleerungsstörungen beigetragen: BILGER u. Mitarb., CHEVASSU u. Mitarb., CRUZ, DURANTI, DUVERGEY u. Mitarb., HORTOLOMEI, HYAMS u. Mitarb., KNUTSON, LEDOUX-LEBARD u. Mitarb., LOWSLY und KIRWIN, OVNATANIAN u. Mitarb., PUHL, RINALDI, RITTER u. Mitarb., TAMURA, WIDEROE. Schließlich ist noch die Angabe von ROLNICK u. Mitarb. zu erwähnen, daß in 88,2% das Urethrocystogramm und die übrigen objektiven Befunde übereinstimmten. Hingegen war die Korrelation Röntgenbild — subjektive Symptome eine schlechte (35,3%), was wieder die alte Erfahrung bestätigt, daß die Ausdehnung der Veränderung und das subjektive Befinden nicht parallel gehen (Abb. 90—94).

## 5. Das Miktionscystourethrogramm

Die logische Fortsetzung der Urethrocystographie ist die Registrierung auch der Entleerung, Momentbilder von der Änderung der Blasenform, der Erweiterung des Blasenhalses, anderen Konturen der Harnröhre und der Vergleich zum Füllungsbild (Abb. 95 und 96). THUMANN u. Mitarb. empfehlen 5 Bilder, die

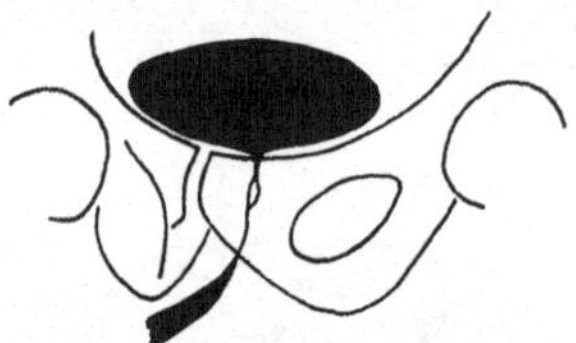

Abb. 95. Urethrocystographie, physiologische Verhältnisse

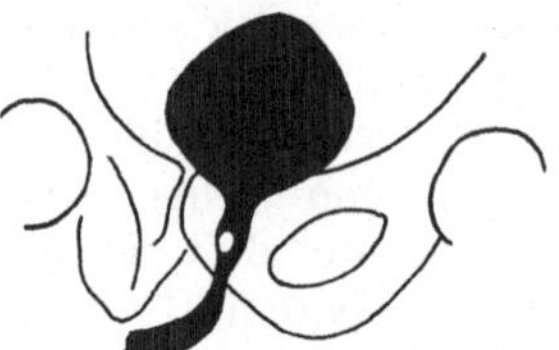

Abb. 96. Gleicher Fall wie Abb. 95. Bild während der Miktion

Leeraufnahme, Füllung und Entleerung, a. p. und seitlich. GUDBJERG u. Mitarb. machen mehrere Bilder mit einem Filmwechsler; schließlich sei auch an die Kinematographie der Entleerung erinnert, wie sie EDWARDS bei Miktionshindernissen jugendlicher Patienten gezeigt hat. Weitere Angaben findet man bei BENJAMIN, BOEMINGHAUS, DAMM, MARTIN-LUQUE, MIDDLEMISS, PUHL, SICELUFF, WALDRON. EDLING beschreibt Miktionsbilder von Prostatikern, auf denen die Deformierung und Abwinkelung genau so zu sehen sind wie beim Füllungsbild. Das Vorspringen der Adenomknoten ins Innere der Blase und Harnröhre ist aber anders dargestellt, weil mit dem Tiefertreten der Blasenbasis und der Entfaltung der Harnröhre andere topographische Verhältnisse entstehen. Bei kleinen Mittellappen wird die Harnröhre zwar weit, eine kugelige Einbuchtung von dorsal her bleibt bestehen. Das stärkere Hervortreten der Trabekel, die wesentlich schärfere Darstellung der Divertikel sind natürlich auffallend. FEY u. Mitarb., TISSOT u. Mitarb., EKMAN, EDLING, PUIGVERT u. a. bezeichnen als einen der wesentlichsten Gewinne die Möglichkeit, ein Öffnen oder das Engbleiben des Blasenausgangs zu verfolgen. Sehr interessant ist die Angabe von VACCARI, daß bei Prostatasteinen die Blasenhalssklerose ausgesprochen selten vorkommt. NORDENSTRÖM sowie PERARD haben gezeigt, daß die Miktionsbilder auch bei der Frau wertvolle Aufschlüsse über die Behinderung der Miktion bringen. Alle mit dieser Frage beschäftigten Autoren suchen zu erfahren, ob während der Miktion die Einheit Blasenhals−supracolliculäre Harnröhre 9—15 mm weit wird (Grenzwerte zit. aus EKMAN), oder ob mit allen möglichen Zwischenstufen der Blasenausgang fadenförmig eng bleibt. Man stellt die Frage, ob ein Trichter entsteht, ob sich die Blasenbasis senkt, ob die Harnröhre eine gleichmäßige Röhrenform zeigt usw. TISSOT u. Mitarb. behaupten, daß am Miktionsbild der Samenhügel kaum zu sehen sei. Dies trifft sicher nicht immer zu. Dann kann die Frage entschieden werden, ob eine Formveränderung, die auf dem Füllungsbild als median bar bezeichnet wurde, tatsächlich diese Benennung verdient. Dies kann dann bejaht werden, wenn die Veränderung bestehen bleibt. Andererseits hat die Entscheidung, ob die unnachgiebige Stelle nur ein dünner Saum ist (dann ist die Urethra prostatica unterhalb einer schmalen Stelle wieder weit), nur eine dorsale Lippe betrifft oder die ganze Circumferenz einschließlich des supracolliculären Teiles der Harnröhre, große Bedeutung für die Wahl der Operation. Auch nach eigenen Beobachtungen befruchtet das Miktionsbild die Entscheidung, ob man eine Elektroresektion, die suprapubische Keilexcision, die suprapubische Ausschneidung eines kegelförmigen Gewebsstückes oder die Y-V-Plastik ausführen soll. Schließlich können noch Divertikel der Harnröhre, worauf GLINGAR schon 1921 hingewiesen hat, sehr schön zur Darstellung kommen.

## 6. Die intravenöse Urographie

Die röntgenologische Systemuntersuchung vollständigster Art ist die intravenöse Urographie. Dies ist natürlich allgemein bekannt. Es wäre folgerichtig, die Urographie als Standarduntersuchung der Harnorgane bei den Entleerungsstörungen der Blase zu verwenden. Dies wird aber nicht realisiert. Wie das Studium der Literatur lehrt, würde diese Methode verdienen sogar ausnahmslos

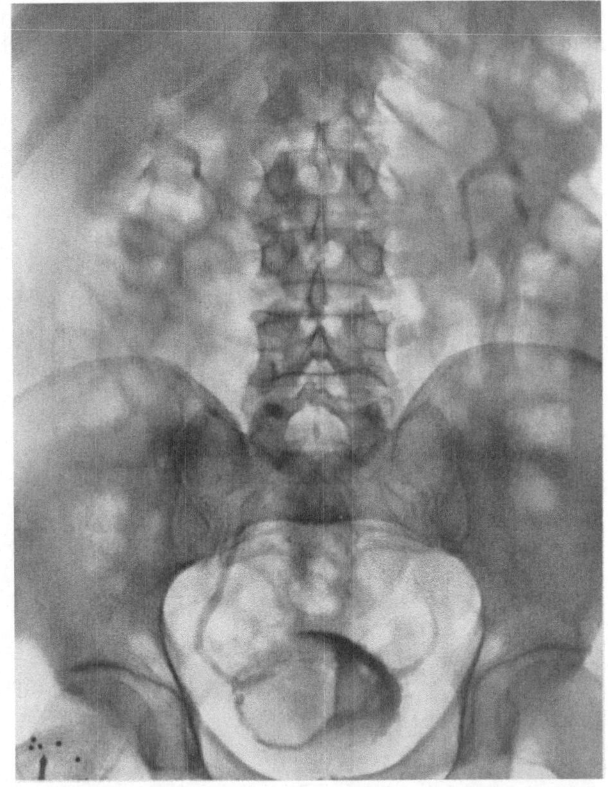

Abb. 97

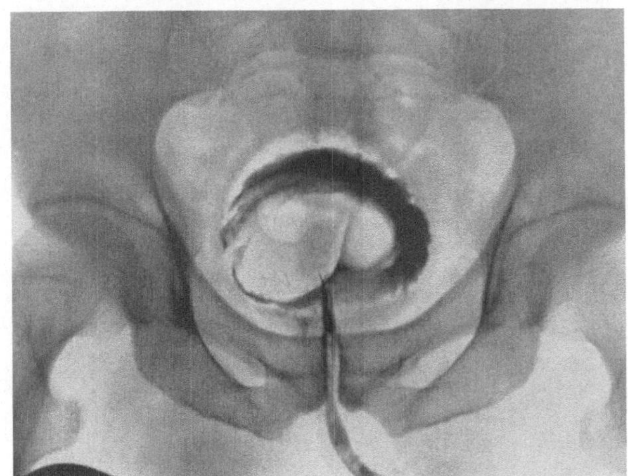

Abb. 98

Abb. 97 u. 98. Ein Vergleich zwischen Urographie und Cystographie: Die Urographie ist aufschlußreicher, weil neben den Veränderungen des Blasenbildes auch die Angelhakenform der Harnleiter und die beginnende Dilatation der untersten Harnleiter zu sehen ist

verwendet zu werden, zumindest vor der Entscheidung der Behandlung. Die hohe Einschätzung der intravenösen Urographie wird von vielen Autoren geteilt [ARRIGONI u. Mitarb., CIBERT u. Mitarb., DI DONNA, FRIEDHOFF, HECKENBACH

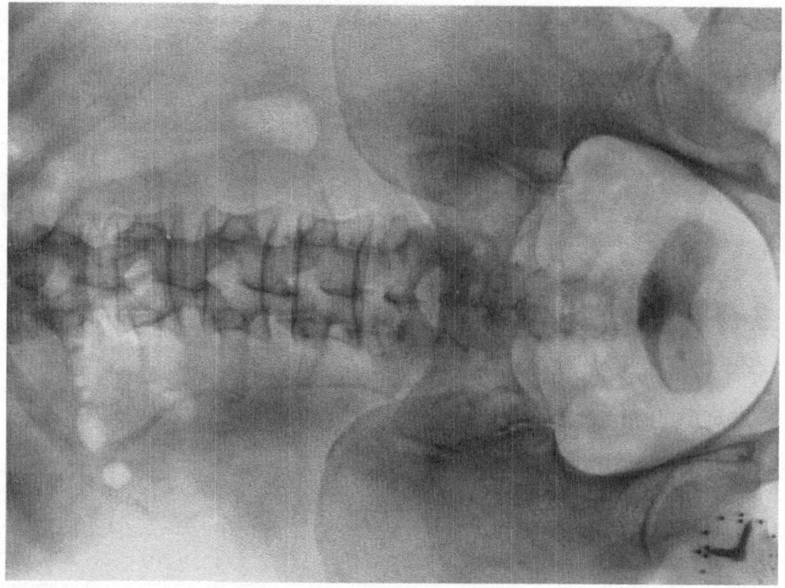

Abb. 100. Die Urographie erlaubt folgende Aussage: Nur die rechte Niere funktioniert. Großer Blasenstein. Beginnende Blasenwandveränderung. Große Prostatahypertrophie

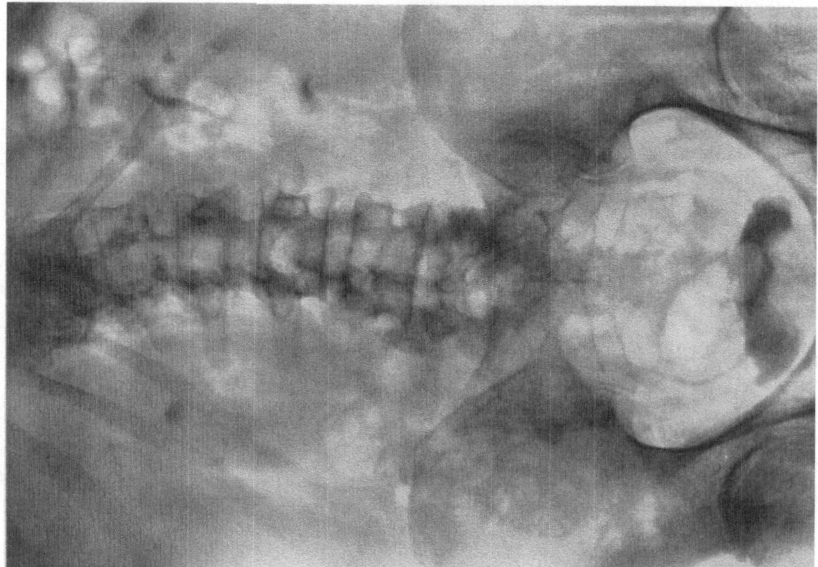

Abb. 99. Die Urographie erlaubt folgende Aussagen: Wahrscheinlich normale Funktion beiderseits. Geringster Grad einer Abflußstörung in den untersten Harnleitern. Größerer nicht schattengebender Blasenstein. Blasenwandveränderung. Prostatahypertrophie

(mit besonderer Berücksichtigung der Folgen der Prostatitis), MARCHAND, MAY, MINDER, TROELL]. In der so aufschlußreichen Umfrage GIRONCOLIs über die frühe Prostatektomie haben BITSCHAI, CASSUTO, CIFUENTES, FRANZAS, NAUMIDIS, STEFANINI, STEINBÖCK und STOBBAERTS die Urographie zur notwendigen

Untersuchung vor einem Eingriff erklärt. COUVE-LAIRE hat von einer l'exploration indispensable gesprochen und hat dafür unter anderem eine einleuchtende Erklärung gegeben. Die troubles fonctionelles discrets, begrifflich wohl etwas Ähnliches wie der silent prostatism, lassen sich ohne komplizierte Untersuchung sozusagen schlagartig enthüllen, und zwar in vollem Umfang der Schädigungen des ganzen Systems. Auch dann wird dies der Fall sein, wenn etwa der RN noch normal ist. In diesen einleitenden Bemerkungen ist es notwendig darauf hinzuweisen, daß die Bestimmung des RN oder des Urea-N. eine auswählende Funktion haben soll. Die Urographie sollte nicht ausgeführt werden, wenn der RN-Wert zwischen 45 und 50 mg-% und höher beträgt. Es ist eine unbestrittene Tatsache, daß die Urographie eine Belastung für geschädigte Nieren bedeutet, die man nicht verantworten kann. Im übrigen ist die Ausbeute der Bilder bei schlechtem Kontrast sehr gering und auch aus diesem Grunde steht es nicht dafür ein besonderes Risiko einzugehen. Dies wird zwar von vielen Autoren betont, aber doch nicht immer mit dem nötigen Nachdruck.

Schon 1935 hat KRAUS aus der Abteilung v. LICHTENBERGs über die Spezialergebnisse beim Prostatiker berichtet. In dieser Arbeit sind schon die wesentlichen Punkte hervorgehoben, die dann später von COUVELAIRE besonders

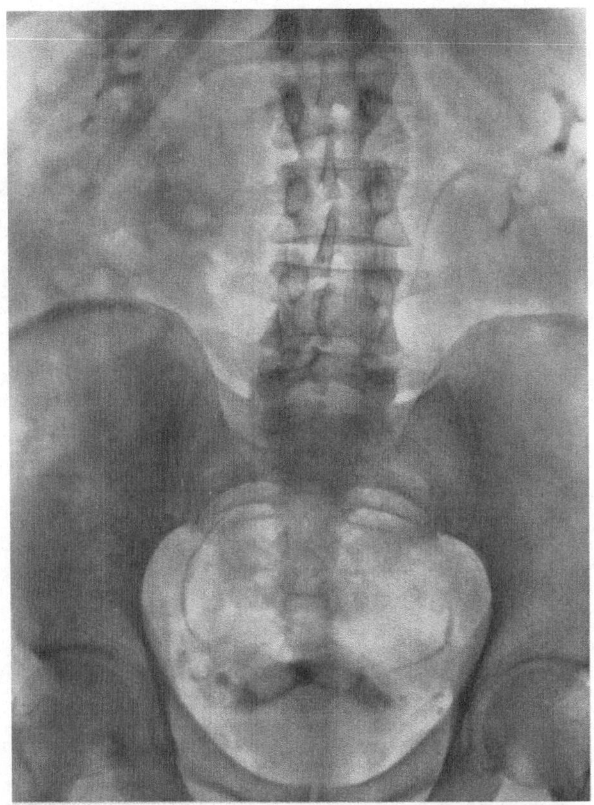

Abb. 101

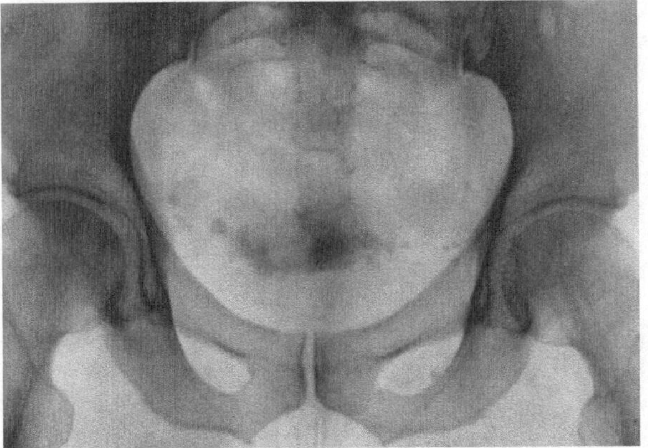

Abb. 102

Abb. 101 u. 102. Die Urographie erlaubt folgende Aussage: Wahrscheinlich normale Funktion beider Nieren. Verdacht eines raumbeengenden Prozesses der oberen Nierenhälfte links. Keinerlei Abflußstörung. Nichtschattengebende Blasensteine. Beginnende Blasenwandveränderung. Große Prostatahypertrophie. Fast restharnfreie Entleerung

präzisiert wurden. Die Urographie ist eine Funktionsprüfung (über diese Sonderfrage wird in einem späteren Abschnitt referiert), gibt eine unvergleichliche Darstellung der Morphologie, ist ein Dokument, das später immer wieder zu Ver-

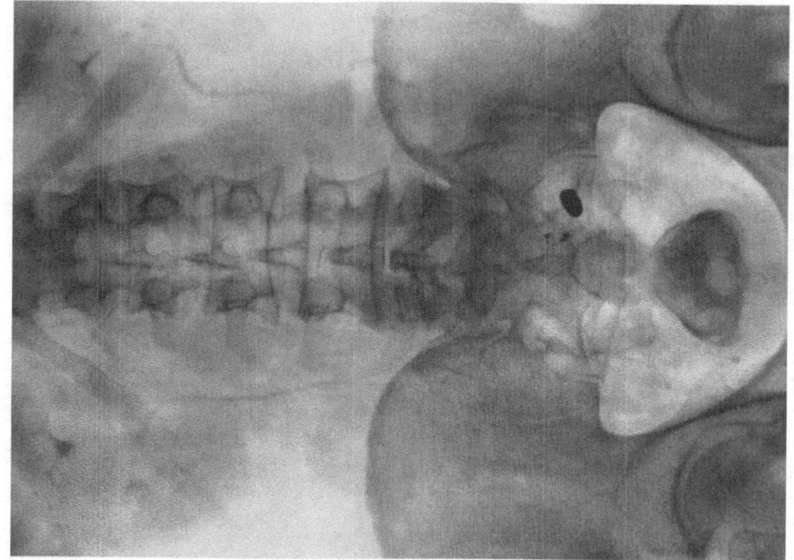

Abb. 104. Die Urographie erlaubt folgende Aussage: Wahrscheinlich normale Funktion beider Nieren, keine Abflußstörung. Metalldichter Fremdkörper unbestimmbarer Position. Nicht schattengebende Blasensteine. Nur angedeutete Blasenwandveränderung. Distanz oberer Symphysenrand—Blase = 2 cm. Die Blase scheint ausgefüllt zu sein von einem Fremdkörper. Die Prostatektomie ergab dann ein riesiges Zweilappenadenom von den Ausmaßen 7:8:5 cm

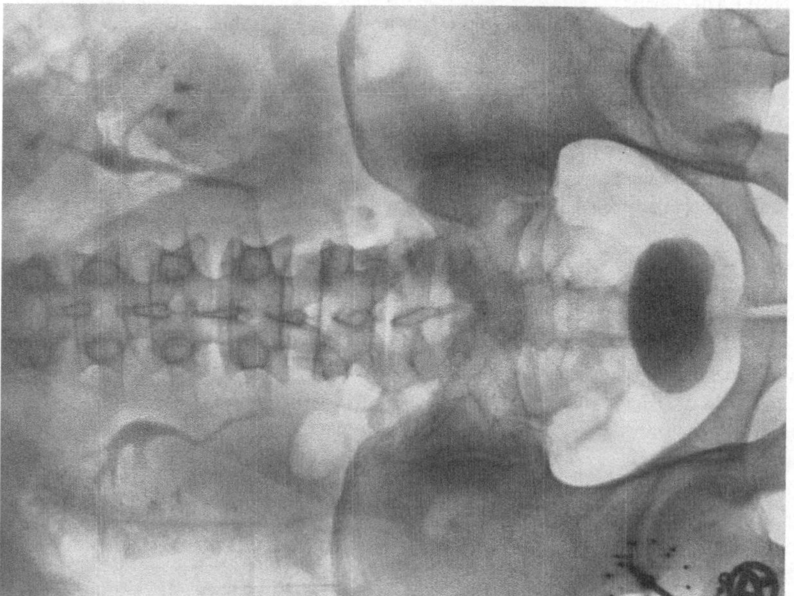

Abb. 103. Die Urographie erlaubt folgende Aussage: Normale Nierenfunktion beiderseits. Ureterstein links ohne wesentliche Abflußbehinderung. Keine Veränderung der Blasenwand. Kleiner Mittellappen

gleichen herangezogen werden kann, sagt alles Wesentliche aus über den Grad der Veränderungen in jedem Teil des Systems (Abb. 97 und 98), gestattet die Beurteilung der Blase, der Divertikel und Steine, der Größe der Adenomknoten, läßt den Restharn schätzen und bildet damit schließlich die Grundlage für die

Wahl der Operation (Abbildung 99—108). Am meisten hat es stets interessiert den Grad der Dilatation der oberen Harnwege zu erfassen. Die entsprechenden Untersuchungen haben die Frage geklärt, ob die Systemerkrankung etwas Seltenes ist oder etwas Häufiges, mit dem man in der täglichen Praxis rechnen muß. KRETSCHMER u. Mitarb. fanden bei fortlaufenden Untersuchungen von 408 Prostatikern 155mal Zeichen von Stauung. Allerdings sind auch solche geringfügiger Art registriert, was aber durchaus gerechtfertigt erscheint. Vorkommen und Ausmaß der Hydronephrose steht nach diesen Autoren in einem direkten Verhältnis zur Dauer der Erkrankung. LIEDBERG begutachtete in einem bestimmten Zeitabschnitt 91 Urogramme als normal und 43 als pathologisch. Das pathologische Urogramm sei von großem Wert als Kontraindikation gegen die Prostatektomie. Mit der Operation muß gewartet werden bis das Urogramm normal ist. Der wieder normalisierte RN hat eine viel geringere Bedeutung. FORET u. Mitarb. untersuchten 70 Prostatiker, davon konnte man bei 25 Patienten Veränderungen der oberen Harnwege nachweisen (alle ohne RN-Steigerung). 10 Fälle von Blasenhalssklerose zeigten stärkere und ausgeprägtere Rückstauung. Zu

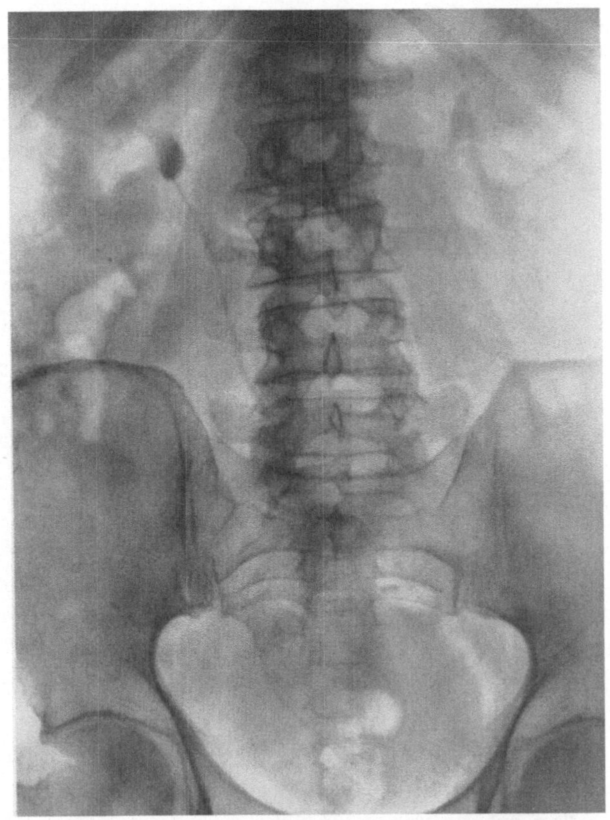

Abb. 105

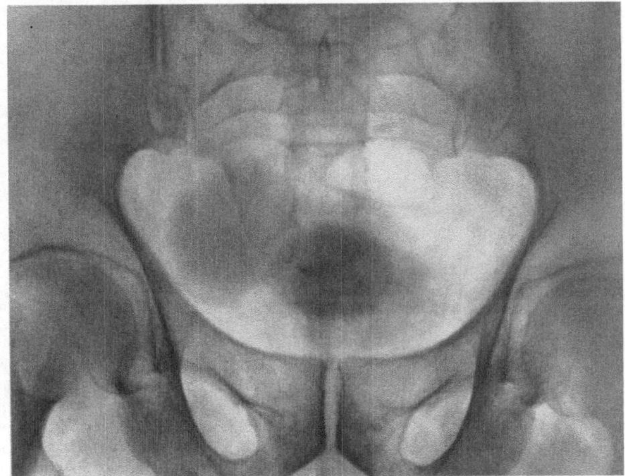

Abb. 106

Abb. 105 u. 106. Die Urographie erlaubt folgende Aussage: Beide Nieren funktionieren. Auffallend großer Blasenschatten. Nach der Blasenentleerung zum Zwecke der Restharnfeststellung kommt ein großes Divertikel zur Darstellung

einem gleichen Resultat kam ENGEL. Die fibröse Kontraktur des Blasenhalses bedingt im Durchschnitt schwerere Veränderungen als die Prostatahypertrophie.

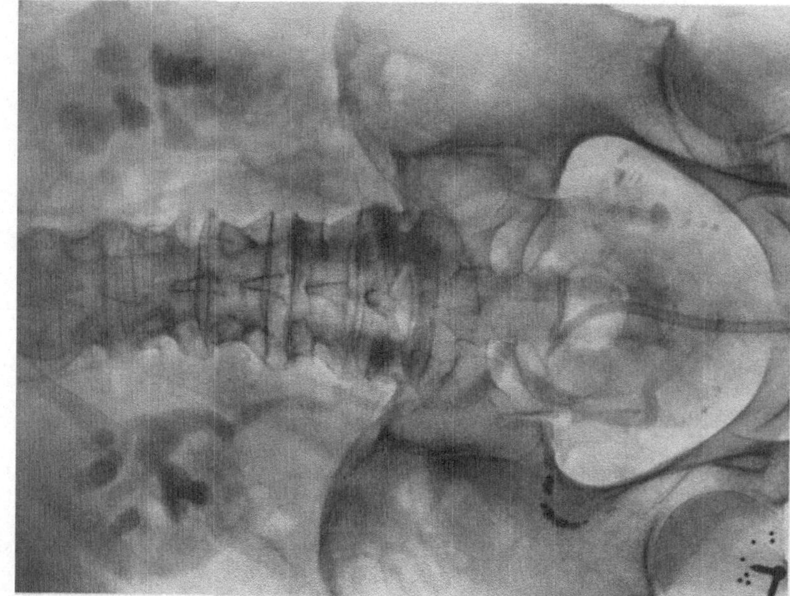

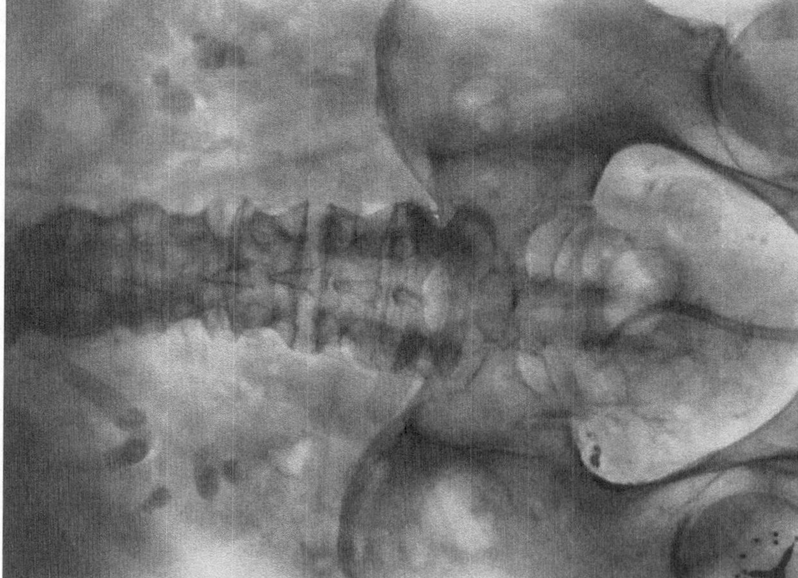

Abb. 108

Abb. 107

Abb. 107 u. 108. Die typische Rückstauung im Urogramm. 20 und 45 min nach der Injektion

COUVELAIRE schrieb, daß bei 10% der Prostatiker ohne irgendwelche Symptome bereits ausgesprochene Veränderungen der gesamten Harnwege nachweisbar sind. Es gibt beträchtliche Dilatationen der oberen Harnwege mit entsprechender Funktionsverschlechterung ohne Restharn. Wenn man kein Urogramm macht, kann man die Progredienz des Prozesses bis zur Niereninsuffizienz gänzlich übersehen, besonders dann, wenn der RN erst spät ansteigt, der Restharn gering bleibt und die deutlichen Symptome einer Harninfektion fehlen.

Eine gewisse Schwierigkeit für den Referenten bilden die vieldeutigen Bezeichnungen einer Dilatation, der Hydronephrose und des Hydroureters. In einer Diskussion zu DANNHEISSER, der über Hydronephrosen bei Strikturen berichtete, stellte v. LICHTENBERG folgendes richtig: Mit dem Ausdruck Hydronephrose soll gespart werden, wenn eine ausgesprochene aber nicht hochgradige Erweiterung der Harnwege sichtbar ist. Die Erfahrung zeigt ja, daß alle diese Veränderungen verschwinden können. Man soll die Rückstauungserweiterung eher als ein pathophysiologisches Geschehen einreihen, während die Hydronephrose bereits pathologisch-anatomisch fixiert ist. Zur Beherzigung dieses Grundsatzes sei nochmals an die Forschungen von F. FUCHS erinnert über den Weitstellungsreflex der oberen Harnwege. Diese Betrachtungsweise könnte man als das entgegengesetzte Extrem bezeichnen, als die nur funktionelle Auffassung des Geschehens. Daß es echte Hydronephrosen auch bei der Rückstauung gibt, ist selbstverständlich und wurde in diesem Zusammenhang (der Verwendung der Urographie bei den Entleerungsstörungen der Blase) von COUVELAIRE sowie FEY demonstriert. Besonders auf die Veränderungen der Kelche wurde hingewiesen. Da es eine lückenlose Reihe von der Dilatation ohne irreversiblen Parenchymschaden bis zum Zugrundegehen der Nieren im Sinne der hydronephrotischen Atrophie gibt, wird man die endgültige Beurteilung oft erst nach längerer Behandlung und dem Erfolg der Therapie treffen. Allerdings muß man daran festhalten, daß auch im Falle einer späteren völligen Restitution der Form eine bleibende Funktionsstörung der Nieren mit geeigneten Methoden nachgewiesen werden kann. Mit dieser Behauptung kann man in scharfem Gegensatz zu jenen gelangen, die mit der Normalisierung des Urogramms die Angelegenheit für erledigt halten.

COUVELAIRE hat erklärt, daß die intravenöse Urographie eine vollständige und umfassende Untersuchung ist, die nur gelegentlich im Stiche läßt, wenn man sie falsch interpretiert. Um keine Fehler zu begehen, muß man sich auch loslösen von dem üblichen Aufnahmeschema. Zur Testung der Funktion ist schon 5 min nach der Injektion das erste Bild fällig, das letzte Bild ist ein Film der Blase, der aber nicht immer nach einer bestimmten Zeit sondern besser je nach der Füllung sogar 2—3 Std nach der Injektion versucht werden soll. Eine Einteilung, die COUVELAIRE auf Grund der Ureterveränderungen gibt, sollte allgemein zur Kenntnis genommen werden. Es gibt einen nicht erweiterten Harnleiter mit der bekannten Angelhakenform des unteren Endes. Ferner gibt es einen einfach erweiterten gestreckt verlaufenden Harnleiter, dann einen dilatierten Harnleiter mit Angelhakenbildung und schließlich einen Harnleiter, dessen unteres Ende wie eine Zigarre aufgetrieben ist und unvermittelt an der Blasenaußenkontur endet. Von 224 Prostatikern hatten 91 pathologische Urogramme. Diese pathologischen Bilder wurden weiterdifferenziert in solche, bei denen die Harnwege dilatiert, die Ausscheidung aber gut und die Blase kontrastgefüllt war. Eine andere Gruppe zeigte eine deutliche Ausscheidungsverzögerung, pathologisch geformte Harnwege, aber keine schattendichte Blase. Die dritte Gruppe faßt diejenigen zusammen, die schon eine schwere Funktionsschädigung hatten. 16 Patienten gehörten zur letzten Gruppe. Es ist möglich, daß bei der Gruppe 2 und 3 eine Dauerableitung des Harnes nützt. Es ist aber auch bekannt, daß erst die Prostatektomie den Umschwung bedeutet, vor allem dann, wenn die Abflußstörung im Bereiche des untersten Harnleiters liegt und erst die Entfernung der Ademknoten die Blockade freigibt. COUVELAIRE schnitt jede mögliche Kritik dieser immerhin umstrittenen Gedankengänge dadurch ab, daß er über Operationserfolge berichtete, Bestehenbleiben der Dilatation nach einer langen Dauerdrainage und Verschwinden nach der Prostatektomie.

Wenn man überhaupt eine mechanische Behinderung des untersten Harnleiters im Sinne einer Verlängerung und Kompression des intramuralen Teiles annimmt, wofür seit der Veröffentlichung von TANDLER und ZUCKERKANDL immer neue Beweise gesammelt werden (WEYRAUCH und McMAHON), so dürfte zu dieser eigenartigen Veränderung am ehesten das eben erwähnte Bild der Zigarre gehören, nicht jedoch der Angelhaken als Formveränderung an sich (Abb. 109).

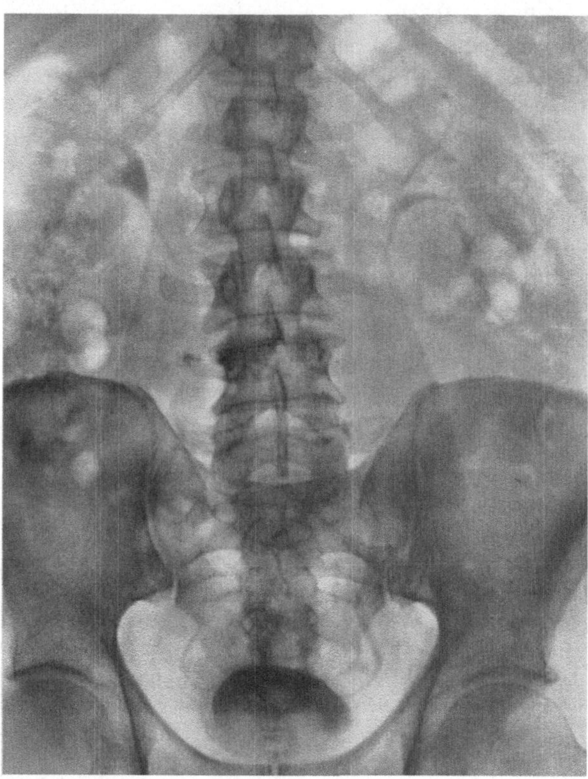

Abb. 109. Beiderseitige Angelhaken ohne Spur einer Rückstauung

Nach einer sehr übereinstimmenden Ansicht (BOEMINGHAUS, RUMMELHARDT u. a. m.) ist die Angelhakenform lediglich und ausschließlich ein Zeichen dafür, daß die Prostatahypertrophie groß ist und die Blasenbasis hinaufhebt. Wenn RUMMELHARDT sagt, dies sei ein Symptom der vorgeschrittenen Prostatahypertrophie, könnte man — was wohl den gleichen Sinn hat — auch sagen, es sei dies ein Zeichen einer sehr großen Adenombildung. TISSOT u. Mitarb. demonstrierten, wieviel schöner man die Angelhaken bei Schwachfüllung der Blase sieht, und VALENTINO und MAZZA machten die überraschende Entdeckung, daß diese Formveränderung viel häufiger ist als bisher vermutet. Wenn man im Verlaufe der Urographie die Blase mit Katheter entleert und mit Luft füllt, kommen viele beginnende Angelhakenureteren zum Vorschein. GIL VERNET bringt Skizzen der Angelhakenbildung vor der Operation, halb ausgeglichen 10 Tage nach dem Eingriff und ganz verschwunden 5 Monate nach der Prostatektomie. HICKEL zeigt Bilder der vollständigen Rückbildung aller Dilatationen nur nach dem Anlegen einer Blasenfistel mit dem Hinweis, daß es nicht die vergrößerte Prostata sein könne, die die Obstruktion des untersten Harnleiters unmittelbar bedinge. Wenn BURGHELE sagt, der Angelhaken sei ein ungünstiges Symptom, so kann dies zutreffen, wenn damit die Tatsache einer großen Prostatahypertrophie gemeint ist. STOBBAERTS vermutet eine Beziehung zwischen der Überdehnung der Blase und dem Angelhaken. Auch dies kann einen Zusammenhang ohne gegenseitige Bedingung bedeuten. Wenn COUVELAIRE davon spricht, daß die Angelhaken in Zusammenhang mit der Funktionsstörung der Uretertätigkeit betrachtet werden müssen, darf man zwanglos darauf hinweisen, daß

Angelhaken *und* tatsächliche Ureterstenose (röntgenologisch der Angelhaken am *dilatierten* Harnleiter) bei allen Blasenausgangshindernissen vorkommen können und daß diese Kombination nicht eine ausgesprochene Rarität ist. In diesem Sinne darf man wohl BOEMINGHAUS verstehen, wenn er die ausgebildeten Angelhaken als den Hinweis bezeichnet eher eine Prostatektomie als eine einfache Drainage auch dann auszuführen, wenn die Vorbedingungen nicht ideal sind. Eine nette Kasuistik ist die von MARTIN-LAVAL. Erst die Kenntnisnahme des Angelhakens durch den Patienten veranlaßte diesen die Operationseinwilligung zu geben.

Mit Hilfe der üblichen Urographie kann ein so gutes Blasenbild erhalten werden, daß dies durchaus der retrograden Cystographie gleichzustellen ist. Um dies zu erreichen, aber auch im Interesse des Gesamtverfahrens, ist eine sorgfältige Vorbereitung des Patienten notwendig. Es dürfte nicht ganz überflüssig sein, dies zu betonen. Form, Konturen, Trabekelzeichnung, Divertikel, Steinaussparungen, Blasenausgangsveränderungen usw., kann man beurteilen, wenn man 2 Vorbedingungen schafft. Die Blase muß zu Beginn der Urographie leer sein und man muß bereits nach 20 min auf das Blasenbild achten. Verschiedene Veränderungen sind besser bei noch schwacher Blasenfüllung zu sehen. Im übrigen sind die Bedingungen und die Beurteilung ganz konform der retrograden Cystographie. Es gibt eigentlich nichts, was man nicht auch mittels des urographischen Füllungsbildes beurteilen könnte. COUVELAIRE nimmt eigentlich nur den Reflux aus, meint aber, daß man Hinweise dafür erhält, wenn man auf auffallende Ureterenfüllungen gegen Ende der Untersuchung und nach Entleerung der Blase achtet. Theoretisch könnte man ein Rücklaufcystogramm erreichen, wenn man 1 Std und auch länger (BLUM und SICHEL) mit der Blasenentleerung wartet, womit man natürlich einen Reflux provozieren könnte. Auch ist es möglich, ein Miktionscystourethrogramm zu erzielen (COUVELAIRE, FEY u. Mitarb., ENGEL, ORTMANN u. Mitarb.) mit den gleichen Resultaten wie schon beschrieben. Als letztes kann man die Schätzung des Restharnes vornehmen. EDLING hat darauf hingewiesen, daß man mit Hilfe einer Aufnahme der Blase 30 min nach der Injektion und einer Modifikation der Röhrenstellung die Interureterenfalte sichtbar machen kann. ENGEL brachte Bilder, die im Blasenschatten eine dichtere Zone basal erkennen lassen, wenn in einem Recessus hinter der Trigonumhypertrophie eine größere Kontrastansammlung vorhanden ist.

Ob es mit Hilfe der intravenösen Urographie möglich ist eine Frühdiagnose der Systemveränderung zu stellen, auf der man die Indikation zur rechtzeitigen Operation aufbauen kann, ist die letzte Frage. Man könnte etwa daran denken die Beobachtung von HELLSTRÖM über die isolierte Dilatation der pelvinen Harnleiterabschnitte als einen solchen frühen Hinweis zu bezeichnen. Tatsächlich sieht man ja bereits Andeutungen dieser Veränderungen dadurch, daß beide Harnleiter gerade erkennbar erweitert symmetrisch gefüllt sind, während physiologischerweise die Harnspindeln kaum jemals gleichzeitig zur Blase gelangen. Ferner müßte man mit EKMAN jede beginnende Trabekelzeichnung beachten. Schließlich wäre die Tatsache eines nicht mehr entleerbaren Harnrestes hierherzuzählen ganz ohne Rücksicht auf die Quantität. Beginnende Nierenfunktionsstörungen kann man durch die intravenöse Urographie allerdings nicht erkennen. Darüber mehr im Kapitel Nierenfunktion.

## 7. Ergänzende Verfahren

### a) Gleichzeitige Luftfüllung der Blase und der Blasenumgebung

Schon VOELCKER hat in einem Sammelreferat 1928 darauf hingewiesen, daß man über die Größe einer Prostatahypertrophie etwas aussagen könne, wenn man die Blase mit Luft und ihre Umgebung mit Sauerstoff füllt. Sichel und Blum führten eine Tomographie der luftgefüllten Blase durch und bewiesen durch die schönen Bilder, daß eine entsprechend genaue Größenbestimmung der intravesicalen Prostataadenome möglich sei. Die Autoren betonen, daß eine gleichzeitig durchgeführte Luftfüllung der Blasenumgebung keinen Vorteil bringe. Ichikawa gab folgende Methode an: Luftfüllung des Subperitonealraumes vom üblichen präsacralen Einstich aus. Beckenhochlage. Nach einer Wartezeit Luftfüllung der Blase. Aufnahmetechnik in Rückenlage des Patienten mit maximal an den Rumpf gebeugten Beinen und dem Richtungsstrahl schräg von oben nach unten gegen das Perineum. Die Konturen des Blasenbodens und die verschiedenen Einbuchtungen und Veränderungen durch die Prostatahypertrophie kommen sehr schön zur Darstellung. Allerdings erfordern die Bilder (s. die ähnlichen Darstellungen mit der Methode Barsony und Koppenstein) eine entsprechende Umschulung mit Berücksichtigung der ganz anderen Topographie.

### b) Arteriographie

Den Versuch, Veränderungen im Bereiche der Blase und des Blasenausgangs durch die Arterienfüllung herauszumodellieren, unternahm Bezzi mit Erfolg. Mit Hilfe einer tiefen Aortographie kann man die Verdrängung größerer Arterienäste anschaulich demonstrieren. Die Gefäße sind arkadenförmig um größere Adenomknoten herumgeschlungen oder zur Seite gedrängt. Ein Eigenschatten der Prostata kommt nicht zur Darstellung. Eine Unterscheidung gegen das Prostatacarcinom soll durch eine gewisse Unordnung der Gefäßzeichnung bei malignen, unregelmäßig infiltrierenden Prozessen möglich sein.

### c) Phlebographie

Eine Spezialfrage der Flebografia pelviana (A. de la Peña) ist die Darstellungsmöglichkeit der Einlagerung von Fremdgewebe jeglicher Art in die Umgebung der Blase oder des Blasenausgangs. Dies wird kenntlich durch eine Verdrängung, Auseinanderrücken oder abnormes Kaliber (Stauung) der Venengeflechte. Abeshouse und Ruben sind sehr zurückhaltend, was die Beurteilung einer Prostatavergrößerung betrifft. Fitzpatrick und Orr beschäftigen sich mehr mit Tumoren im kleinen Becken; Kučera und Fischer betonen ausdrücklich, daß man wohl die Prostatavergrößerung erkennen könne aber keine Schlüsse auf den Charakter oder die Operabilität ziehen dürfe. Das Verfahren sei wenig zufriedenstellend, man solle es aber nicht ganz unbeachtet lassen. Lalor-Motta schreibt, daß die Phlebographie des kleinen Beckens doch manche Rückschlüsse zulasse, z. B. gebe eine Symmetrie oder Asymmetrie der Gefäßzeichnung einen Hinweis darauf, ob eine Prostatavergrößerung gut- oder bösartig sei.

### d) Darstellung der Samenwege

Diese Methode, an die man denken sollte, wenn man als Routineoperation die Vasektomie macht (Vestby), wird von manchen Autoren zum Zwecke einer Unterscheidung der Prostatahypertrophie vom Carcinom ausgeführt. Die Prostatahypertrophie macht eine Erweiterung der Samenleiter manchmal nur angedeutet, manchmal beträchtlich, eine Ausweitung der Samenblasen, während die Konturen und die Lage der Samenblasen unverändert bleiben. Eine Asymmetrie der Größe und Füllbarkeit muß noch kein Zeichen eines malignen Prozesses sein (Vestby). Chiaudano schreibt, daß die Prostatahypertrophie keine auffallenden Veränderungen der Bilder mache. Couvelaire und Lerey betonen, daß bei gutartigen Veränderungen niemals eine wesentliche Asymmetrie vorkomme. GERNER-SMIDT zeigen, daß der nach oben offene Winkel der Samenblasenachsen viel stumpfer wird, die Samenblasen selbst plumper und die Duct. ejaculat. länger und dünner. Dies alles sei Kennzeichen einer Prostatahypertrophie. PEREIRA zeigt ein Bild, das die Abwärtsverschiebung beider Samenblasen durch eine großes Adenom erkennen läßt. JULIANI und GIBBA geben an, daß bei der Prostatahypertrophie die Samenblasen vergrößert und die Samenleiter erweitert sind. VANWELKENHUYZEN erklärt, daß die Bilder für die Wahl des Operationsverfahrens Hinweise geben. COMARR zeigt, daß die gleichzeitige Darstellung der Harnröhre und des Vas deferens verschiedene Differenzierungen erlauben zwischen Prozessen in der Nähe des Blasenausgangs. Schließlich sei nochmals auf die schönen Untersuchungen von RUMMELHARDT verwiesen betreffend das Verhältnis Harnleiter — Vas deferens. ASCOLI, BONETTI, CHIAUDANO, GAMBETTA und BORINI, GERNER-SMIDT, JULIANI und GIBBA sowie VESTBY sind einig in der Behauptung, daß eine Unterscheidung des Prostatacarcinoms von den gutartigen Blasenausgangshindernissen durch dieses Verfahren möglich sei. COUVELAIRE und LEREY erklären in Übereinstimmung mit allen anderen Autoren, daß Unregelmäßigkeiten der Füllung und die Asymmetrie der Bilder ein besonderes Kennzeichen des Carcinoms seien, betonen jedoch ausdrücklich, daß eine sichere Entscheidung mittels dieser Untersuchung nicht möglich ist. VESTBY erklärt, daß die Veränderungen, die das Prostatacarcinom macht, in jeder Hinsicht direkt entgegengesetzt denen der Prostatahypertrophie seien. Die Samenleiter sind nicht erweitert sondern unregelmäßig verengt oder gar nicht zu sehen. Die Samenblasen sind irregulär verdrängt und zeigen Aussparungen. Nähere Einzelheiten und entsprechende Zahlen sind in den beiden Arbeiten von GERNER-SMIDT sowie VESTBY zu finden. Ich gehe nicht näher darauf ein, weil sich beide Arbeiten besonders der Diagnostik des Prostatacarcinoms widmen. Das Studium aller dieser Arbeiten hinterläßt die Überzeugung, daß die Röntgendarstellung der Samenwege eine sehr wertvolle Hilfsmaßnahme sein kann.

## 8. Spezielle Fragestellungen

### a) Die röntgenologische Kontrolle der Therapie und der Folgen operativer Eingriffe

Leider existieren nur wenige Arbeiten über die röntgenologische Kontrolle und Beurteilung der konservativen Therapie. FRUMKIN hat schon vor längerer Zeit die Cystographie für diesen Zweck empfohlen. Die Urethrocystographie ergibt bei der Kontrolle des Prostatacarcinoms während der Oestrogenbehandlung sehr deutliche Veränderungen (COLOMBO u. Mitarb.). PEIRSON hat in einigen Studien gezeigt, daß der Tiefendurchmesser des Prostataadenoms (Abstand des Harnröhrenkatheters vom Rectumballon) tatsächlich abnimmt. Dies könnte eine schöne Ergänzung der Harnröhrenmessung sein, die ja gelegentlich röntgenologisch oder urethroskopisch eine Verkürzung zeigt.

Um so zahlreicher sind die Arbeiten über die Folgen der Operation, über die Spätergebnisse der Prostatektomie oder Elektroresektion. Was die Technik der Untersuchung betrifft, dürfte man ziemlich einig mit EDLING, BRODNY und ROBINS, DUVERGEY und PUJO, EKMAN sowie HELLSTRÖM sein, daß die Urethrocystographie mit anschließendem Miktionsbild durch kein anderes Verfahren ersetzt werden kann. Auch läßt die Genauigkeit, mit der die verschiedensten Veränderungen festgestellt werden können, nichts zu wünschen übrig.

Eine der erstaunlichsten Entdeckungen, die man mit Hilfe dieser Kontrolluntersuchungen machte, betrifft die große Zahl der doch zurückbleibenden oder im Sinne der Narbenbildung entstehenden Veränderungen. Ob man mit MACQUET

u. Mitarb. annimmt, daß die Heilungsvorgänge nach der Prostatektomie etwa
3 Monate später abgeschlossen sind oder mit NÉDÉLEC, daß dazu ein Jahr benötigt wird, ist in diesem Zusammenhang weniger wichtig als die Frage, wie die
Heilung erfolgt. BRODNY und ROBINS schreiben, daß nach 2—4 Monaten die
Stellen des Sphincters und des Blasenhalses wieder angedeutet sind. Am Ende
eines Jahres ist die Prostatahöhle nach allen Richtungen zusammengezogen und
spindelförmig geworden. Manchmal kann man zu diesem Zeitpunkt die Tatsache
der durchgeführten Operation aus den Bildern nicht mehr ablesen. Die Rückbildung der Blasenwandveränderungen ist vollständig. Die Trabekel verschwinden, die Wandhypertrophie geht zurück, die Kapazität steigt und die Blasenbasis
sinkt wieder in normale Symphysenhöhe. Wenn man die Zahlen von DUVERGEY
und PUJO, die im wesentlichen mit den Angaben anderer Autoren übereinstimmen,
als einen Durchschnitt nimmt, findet man nur bei 13 Kontrollen nach 100 Prostatektomien eine Form des Blasenhal-
ses, die einigermaßen den normalen Ver-

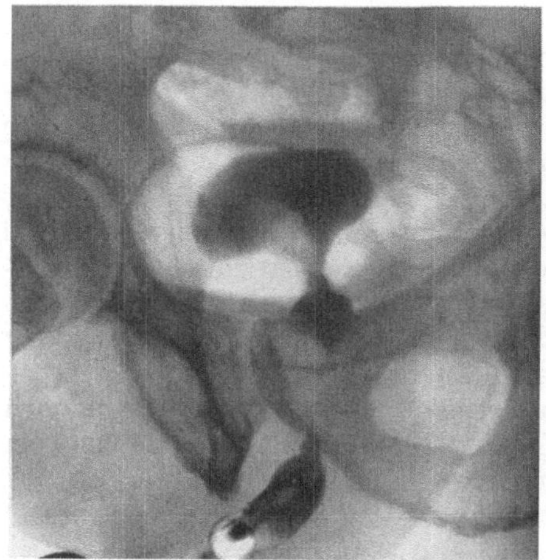

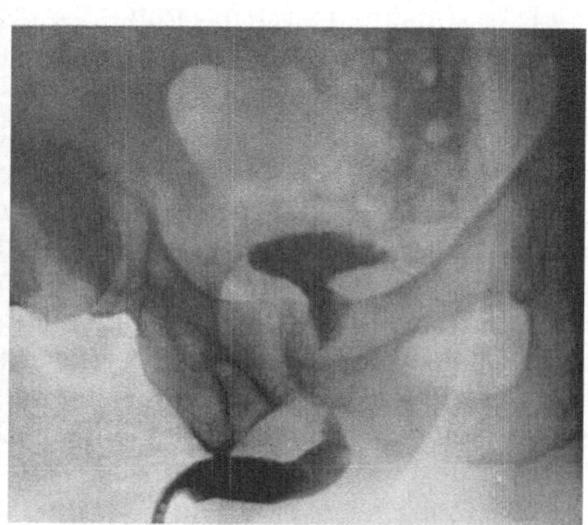

Abb. 110       Abb. 111

Abb. 110. Urethrocystographie (Luftfüllung der Blase). Vier Wochen nach Prostatektomie, Prostatabett noch
etwas unregelmäßig, die trichterförmige Verbindung zur Blase schön geformt

Abb. 111. Urethrocystographie 5 Jahre nach Prostatektomie, beschwerdelos, aber lästiges Nachträufeln

hältnissen ähnelt. Bei 70 bleibt eine Höhle verschiedener Größe zurück, die durch
einen längeren oder kürzeren glatt konturierten Gang mit der Blase kommuniziert.
2 zeigten eine Scheidewand, der Katheterismus war in diesen Fällen unmöglich.
Bei 12 waren Achsenabweichungen und Verengerungen der Harnröhre zu sehen.
Nun ist das Zurückbleiben einer Höhle oder die breite Verbindung mit der Blase
nicht gleichbedeutend mit schlechter Funktion (Abb. 110—111). Im Gegenteil:
Je breiter und glätter der Trichter ist, je mehr also dasjenige fehlt, das man als
Blasenhals bezeichnet, desto besser und desto weniger Komplikationsmöglichkeit
wie weitere Verengerung und Steinbildung (Abb. 112—143). Die Urethrogramme
haben sehr dazu beigetragen, daß man von der Excision der hinteren Lippe nach
der Enucleation ausgiebigen Gebrauch macht, nicht nur in Form kleiner Keile,
sondern halbmondförmiger Stücke, deren Entfernung die Hinterwand der Wundhöhle und das Trigonum in eine Ebene bringen. Man machte jedoch auch die
Erfahrung, daß die Methode der Prostatektomie nicht von derart überragender
Wichtigkeit ist, wie der oder jener Autor wahrhaben will. FEY fand einen
geringfügigen Unterschied zwischen Millin und Freyer, nach der retropubischen Operation war der Blasenausgangstrichter weniger weit. FRAIN und

BELL fanden gleichviele sehr gute, mittelmäßige und schlechte Resultate nach der suprapubischen und retropubischen Operation. Bei der Kontrolluntersuchung von 42 Prostatektomierten wurde 3mal ein Reflux in einen Harnleiter gesehen.

CIVINO und LOVATI bezeichneten die Kontrollen nach der Methode HRYNTSCHAK als sehr gut. HRYNTSCHAK selbst veröffentlichte zusammen mit SGALITZER schon 1926 Kontrollbilder nach 20 Prostatektomien und fand einen offenen Blasenausgangstrichter 13mal und 10mal eine kleine Höhle. LOWSLEY und GENTILE demonstrierten ziemlich große Höhlen mit relativ enger Kommunikation zur Blase bei 3 Prostatektomien nach der Methode MILLIN und sehr guter Entleerungsfunktion. AJAMIL veröffentlichte 6 Stenosen nach der retropubischen Prostatektomie, die alle korrigiert werden mußten. BENJAMIN fand bei kinematographischen Aufnahmen der Miktion keinen wesentlichen

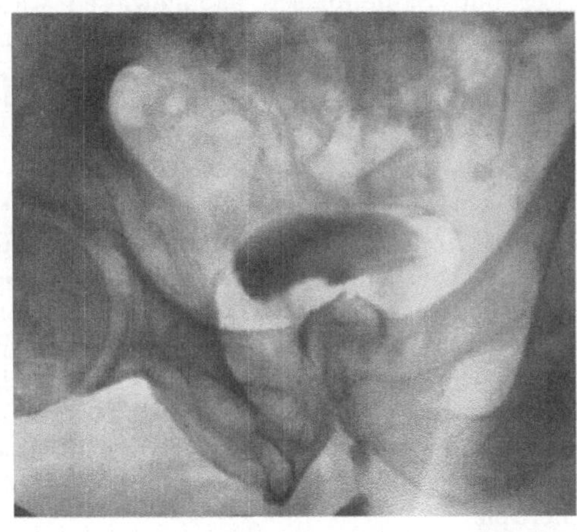

Abb. 112. Urethrocystographie. Miktion in ganz dünnem Strahl 5 Jahre nach Prostatektomie. Striktur zwischen dem früheren Prostatabett und der Blase. Kleines Rezidiv als Aussparung im Prostatabett

Unterschied zwischen retropubisch und suprapubisch. PUIGVERT und COLS beschrieben Kontrollen nach perinealen Prostatektomien, in 40% ideale Verhältnisse. Sehr interessant sind auch die Bilder nach der Elektroresektion. Der Trichter ist im allgemeinen noch weiter als nach der Ektomie. EDLING drückt dies so aus, daß nach der Operation die Spindel das typische Bild sei, nach der Elektroresektion der Conus. Unvollständige Resektionen kommen im Bild oft recht drastisch zum Ausdruck (ROLNICK u. Mitarb., FEY u. Mitarb.).

Ob die enge Verbindung zwischen Blase und Höhle tatsächlich ein neues Hindernis bedeutet oder nicht, vermag das Miktionsbild viel besser zu entscheiden als der Katheter oder die Sonde (EDLING, EKMAN, HELLSTRÖM). Wenn die Verbindung während der Entleerung weiter wird und keine Trabekel vorhanden sind, mag man dies

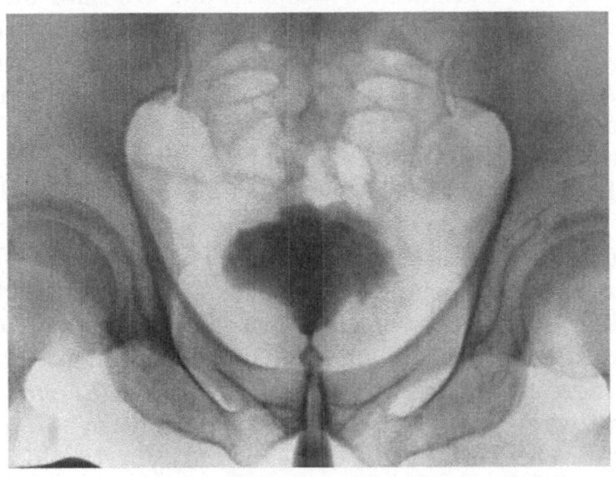

Abb. 113. Urethrocystographie: Hochgradige Striktur nach technisch leichter Prostatektomie. Von diesem Patienten wurden das Urethrocystogramm vor der Operation und das Operationspräparat schon abgebildet (Abb. 38—41)

nur als einen Schönheitsfehler bezeichnen. Es ist aber immerhin möglich, daß ein Teil der unbefriedigenden Resultate, die in der großen Statistik von SHIVERS und GROOM geschildert sind und immerhin etwa jeden 12. Operierten betreffen, auf diesen röntgenologisch nachweisbaren anatomischen Veränderungen beruhen. Die Verschiedenheit der Neuformung eines Blasenausgangs ist nur zum Teil von der persönlichen Technik oder dem Operationstyp abhängig, zu einem anderen Teil von den besonderen Umständen des einzelnen Kranken, was ja vor allem für die Schnelligkeit und Dichte der Narbenbildung gilt. Erwähnenswert und neu ist die Häufigkeit, mit der der Reflux aus der Wundhöhle in die Samenleiter und Samenblasen nachgewiesen werden konnte. Chauvin und Orsoni, Duvergey und Pujo sowie Frain und Bell haben solche Refluxe demonstriert. Weitere Arbeiten, die den Wert der röntgenologischen Untersuchungen in diesem Zusammenhang betonen, stammen aus der Feder von Arrigoni und Colombo, Bachrach, Belot und Pasteau, Conradt, Darget und Duvergey, Gonzalez, Hortolomei, Lapides, Madaro, Noszkay. Inwieferne man die röntgenologischen Studien benötigt, um die Art der Operation zu wählen, gehört zur Operationslehre. Brodny und Robins bezeichnen sie als Führer zu einer ausgewählten Prostatektomie. Sie sagen in dem (gekürzten) Schlußwort einer ihrer Arbeiten: Die Urethrocystographie ist eine wichtige Ergänzung zu den anderen diagnostischen Methoden. Gelegentlich übertrifft sie an Wert die instrumentellen Maßnahmen. Die röntgenologische Diagnose wurde zu einem solchen Grade von Genauigkeit weiterentwickelt, daß sie imstande ist die verschiedenen Typen der prostatischen Erkrankung zu differenzieren. Kenntnis und Sichtbarmachung der Lage und der Wachstumsrichtung ist besonders wertvoll hinsichtlich der Wahl der besten Therapie.

### b) Die Größenbestimmung der Blasenhalsveränderung

Das Bedürfnis genaue Maße der Harnröhre dem Behandlungsplan zugrunde zu legen, ist für den einen Urologen anscheinend ein zwingendes, für den anderen ein recht peripheres Anliegen. Didaktisch ist es sicher wünschenswert die Prostatavergrößerung nach Graden einzuteilen (I—IV), die Länge der Harnröhre möglichst genau zu messen und das Urethrocystogramm als Unterlage der Planung bereit zu halten. Ein Teil der daraus abgeleiteten Vorschriften kann keine allgemeine Gültigkeit beanspruchen. Ob man bis zu 3 cm Länge Colliculus-Blasenausgang resezieren und ab dieser Größe operieren soll, kann keine Vorschrift, sondern höchstens ein guter Rat sein. Wenn man die Vergleichszahlen von Albrecht liest über die Fehler der einzelnen Untersuchungen, so findet man diesen Hinweis dankenswert und interessant, müßte aber den Faktor der persönlichen Übung und Erfahrung einkalkulieren. Auch wurde immer wieder das Bedürfnis herausgestellt, die einzelnen Typen der Prostatahypertrophie meßtechnisch besser zu erfassen. Eine solche Möglichkeit wäre auch wesentlich zur Beurteilung einer konservativen Therapie. Darüber existieren zwei Angaben, von Boone sowie von Peirson und Wilson. Beide Verfahren trachten mit Ballonkathetern und verschiedenen Kontrastkonzentrationen in der Blase, der Harnröhre und dem Ballon (und einem Ballon im Rectum) eine Schätzung der Prostatavergrößerung nicht nur hinsichtlich der Länge sondern auch der Tiefe und Breite zu erreichen. Thumann hat versucht an Hand der Urethrocystogramme rechnerisch das Gewicht der Prostatahypertrophie zu bestimmen. Über die urethrocystoskopische Längenmessung sind nähere Einzelheiten im Abschnitt Endoskopie zu finden.

### c) Die röntgenologische Bestimmung oder Schätzung des Restharnes

Zunächst ist zur Diskussion zu stellen, ob tatsächlich ein Bedürfnis besteht den Restharn anders als mit dem Katheter zu bestimmen. Die Meinung darüber scheint doch überwiegend zugunsten des Katheters auszufallen und Hershman nicht recht zu geben, wenn er die Nachteile des Katheterismus allzu drastisch ausmalt. Man wird aber durchaus die Möglichkeit begrüßen als Nebenprodukt anderer Untersuchungen auch über den Restharn orientiert zu werden. In vielen Angaben über die Cystographie wird ein letztes Bild gefordert nach der spontanen

Miktion, um darüber informiert zu werden, ob die Blase vollständig oder unvollständig entleert wird (Abb. 114—115). Es sollte sich auch einbürgern, daß man die intravenöse Urographie erst mit einem „Restharnbild" beendet. Dies wäre außerordentlich zu begrüßen. HERSHMAN sowie BUSSON und MICHEL haben Meß-

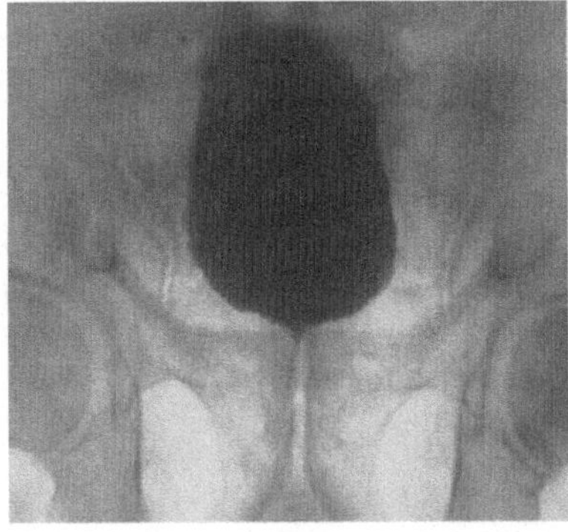
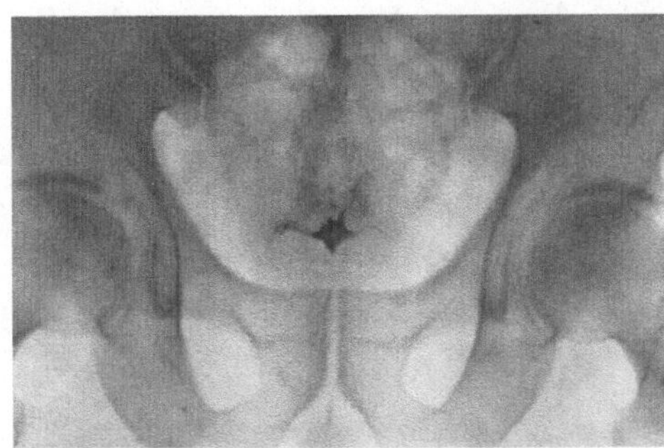

Abb. 114                    Abb. 115

Abb. 114 u. 115. Restharnfreie Entleerung einer wandstarken, aber schon distendierten Blase bei Hindernis unterhalb des Blasenausganges (Prostatacarcinom)

verfahren angegeben, um bei der Beurteilung des Residuum aus der Blasenfüllung möglichst genaue Werte zu erhalten. BRAILSFORD u. Mitarb. testen die Bilder nach Standardaufnahmen, die nach der Entleerung bestimmter kleiner Harnportionen hergestellt worden waren. Es dürfte aber doch — KLOSTERHALFEN

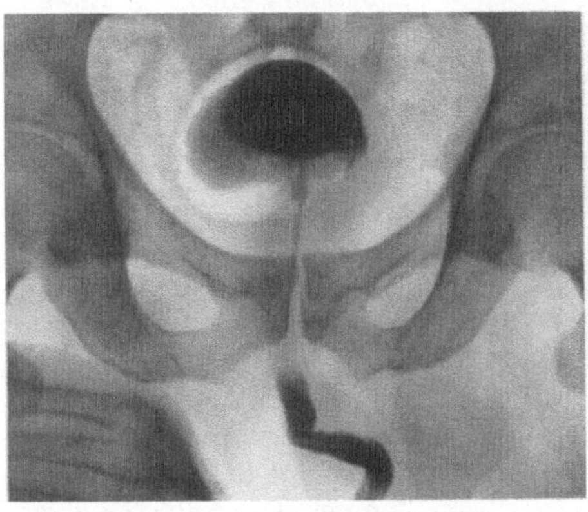
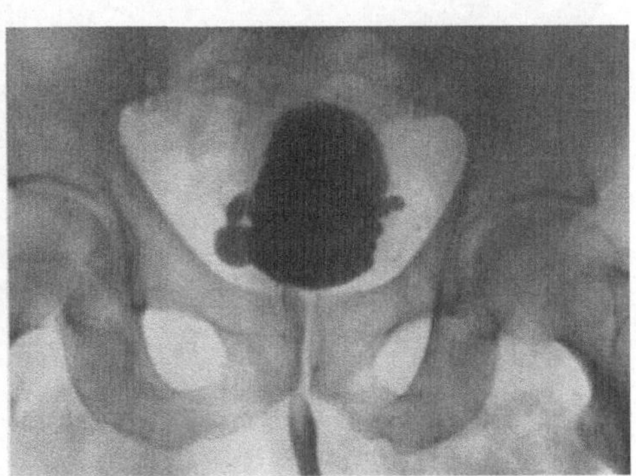

Abb. 116                    Abb. 117

Abb. 116. Urethrocystographie. Die fadenförmige gerade Harnröhre als differentialdiagnostisches Merkmal des Prostatacarcinoms

Abb. 117. Urethrocystographie. Multiple Blasendivertikel, höchstgradige Kompression der prostatischen Harnröhre durch Prostatacarcinom

und BOEMINGHAUS folgend — genügen, den Restharn nur zu schätzen, was man etwa an Hand der in dieser Arbeit gebrachten Bilder oder an Hand von Filmen, die man sich selbst vorbereitet, bald lernt.

### d) Zur Differentialdiagnose: Prostatahypertrophie — Prostatacarcinom

In diesem einzigen Abschnitt darf ich mir als Kliniker erlauben mit einer einschränkenden Bemerkung zu beginnen. Die Differentialdiagnose zwischen der Prostatahypertrophie und dem Prostatacarcinom kann nicht — es wird dies aber behauptet — durch ein Röntgenverfahren getroffen werden. Man kann Hinweise wertvoller Art erhalten, mehr jedoch nicht. ORAVISTO u. Mitarb.,RAFFAELLI, GIL VERNET, WEYRAUCH, MOULONGUET, EDLING sowie BRODNY und ROBINS haben interessante Einzelheiten mitgeteilt. Dazu gehört die gerade starre Harnröhre (Abb. 116—117), die Unbeweglichkeit des Blasenausgangstrichters im Miktionsbild. Unregelmäßige Konturen sieht man dann, wenn das Carcinom die Schleimhaut der Harnröhre oder der Blase schon infiltriert. Jede auffallende

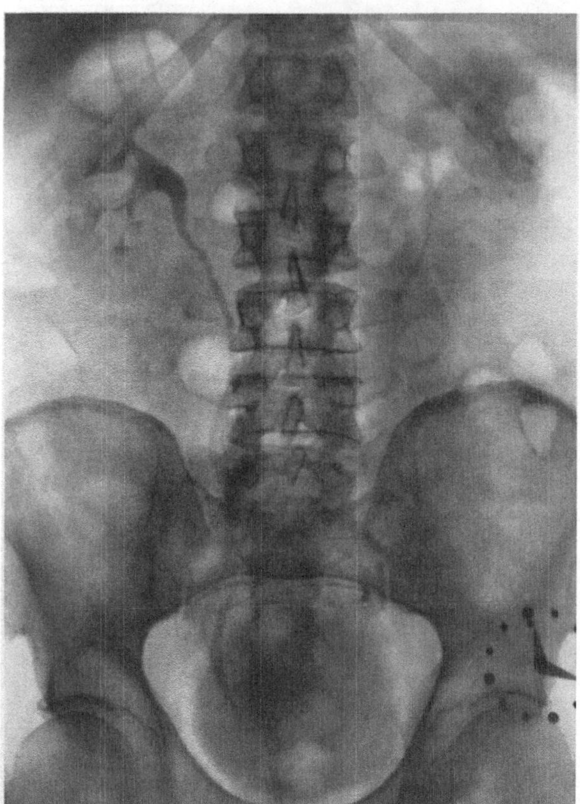

Asymmetrie ist besonders dann verdächtig, wenn sie Unregelmäßigkeiten über kürzere Strecken ergibt. Sehr schön ist eine Beobachtung von COUVELAIRE und FORET über die Bedeutung der einseitigen Stauung; wenn bei einer klinisch wahrscheinlich gutartigen Prostatavergrößerung die intravenöse Urographie eine ausgesprochene Asymmetrie der Füllung zeigt, muß man nach irgendeiner besonderen Ursache suchen. Die Autoren stellten bei über 1000 Untersuchungen nur 26mal eine einseitige Erweiterung der oberen Harnwege fest. Darunter befanden sich 2 Steine, eine Hydronephrose, ein Uretertumor, 2 Blasendivertikel, 3 Blasencarcinome und 18 Prostatacarcinome. Nach BIBUS und HOHENFELLNER kann man sogar von einer Frühdiagnose durch den einseitigen Aufstau sprechen, weil kleine noch nicht palpable Carcinome die Ursache sein können. Die Abb. 118 zeigt

Abb. 118. Einseitige Stauung bei beträchtlicher Entleerungsstörung der Blase durch Prostatahypertrophie und (histologisch nachgewiesenem) Prostatacarcinom

ein solches Bild. KRAUS wies aber schon darauf hin, daß es einseitige Harnleitererweiterungen bei der Prostatahypertrophie gibt und ich möchte dies als ein zwar sehr seltenes aber immerhin mögliches Ereignis bezeichnen, wenn ein Seitenlappen sehr viel größer ist als der andere. In diesen Fällen ist die Erweiterung allerdings nur eine angedeutete und betrifft nicht viel mehr als den unteren Harnleiter.

### e) Die Röntgenverfahren als Dokumentation

Ein besonderer Wert aller verschiedenen röntgenologischen Methoden ist deren Verwendbarkeit im Unterricht, in der fachlichen Schulung und in der unbestechlichen Objektivität hinsichtlich der Beurteilung von Krankheitsverläufen und der Therapieerfolge. Viele Autoren haben auf diesen Umstand hingewiesen,

ich bringe aber nur zwei besonders prägnante Aussagen. COUVELAIRE spricht von
„un dossier urographique complet" als einem unschätzbaren Bestandteil der
Krankengeschichte. Ein anderes aus vielen hervorragendes Beispiel findet man in
einer Arbeit von FLOCKS und CULP. Jeder Operateur kennt die großen Schwierigkeiten der Wiederherstellung einer neuen Verbindung Blase—Harnröhre nach der
totalen extracapsulären Prostatektomie, gleichviel welcher Methode. Ohne auf
Einzelheiten dieser Arbeit oder der betreffenden Methode einzugehen, sind die
in der Arbeit abgebildeten postoperativen Urethrocystogramme ein eindeutiger
Beweis für das Gelingen einer neuen und schwierigen Operation.

### f) Röntgenologische Beiträge zur pathologischen Physiologie

Obwohl Wiederholungen aus dem betreffenden Abschnitt unvermeidlich sein
werden, sei es erlaubt einige unmittelbare Ergebnisse der Röntgenuntersuchung
ganz kurz zu skizzieren. Die Urethrocystogramme legen eine Revision aller Vorstellungen über den Sphincter int. nahe. Man wäre nach den röntgenologisch
und kinematographisch festgestellten Bewegungsabläufen einerseits und nach den
funktionellen Folgen der Prostatektomie andererseits versucht zu erklären, daß
jenes Sphincter intern. genannte Gebilde nur zu den Sexualorganen gehört, zur
Entleerung des Samens nach außen notwendig ist, für die Entleerung und Kontinenz der Blase aber nichts bedeutet. Andererseits beweist die Beweglichkeit jener
Teile, die vor der Operation Ausgangstrichter und Sphincter intern. waren und
nachher als conusförmige Fortsetzungen der Blase in die Harnröhre zu sehen sind,
die erhaltene Erweiterungs- und Verengerungsfähigkeit (wenn auch nicht bis zum
wirklichen Verschluß) und sogar eine Verkürzung dieses Abschnittes das Weiter-
funktionieren einer muskulären Außenschichte. Man wird an die viel zu wenig
beachtete Arbeit von PLESCHNER über die Physiologie und Pathologie der Miktion
erinnert und an die dort beschriebene Verschiedenheit der Längs- und Ringmuskulatur der Harnröhre. Die Erweiterungsfähigkeit der nach der Prostatektomie bleibenden Höhlen scheint beträchtlich zu sein. EKMAN beschreibt eine Veränderung von Nuß- zu Apfelgröße. Die Urethrogramme legen auch den Gedanken
nahe, daß der tatsächliche Verschlußapparat der Blase abgrenzungsmäßig nicht
etwa mit dem Sphincter externus zusammenfällt. Man könnte dies plastisch so
ausdrücken: Ein Sphincter auf engem Raum bedeutet so etwas wie einen schmalen
Schnürring. Die Stelle des vermutlichen Abschlusses kommt aber auf manchen
Bildern eher wie ein breites Band zur Ansicht. Bilder der postoperativen Inkontinenz lassen andererseits die Deutung zu, daß dieser bandartig begrenzte
Teil zu kurz werden kann. 1 cm gerechnet von dem Spindelende der Urethra
anterior bis zu dem Beginn einer postoperativ gebliebenen Höhle genügt offenbar
nicht. Die Urethrogramme legen solche Maße nahe. Die kinematographischen
Untersuchungen, die FERGUSSON demonstriert hat, scheinen diese Ansicht zu
bestätigen. Er bezeichnet ein Segment der Harnröhre, das nicht der Region des
externen Sphincters entspricht sondern zwischen dem externen Sphincter und der
postoperativen Prostatahöhle liegt, als denjenigen Teil der Harnröhre, der die
Kontinenz gewährleistet. Wird dieser Abschnitt zu kurz, ist der Patient inkontinent. Eine andere Grundlage hat jene Inkontinenz nach Operationen, die röntgenologisch durch ein gleichförmig starres, mit der Umgebung fixiertes Rohr an
Stelle der Harnröhre zum Ausdruck kommt (CRABTREE und GRANVILLE).

Ein interessantes Nebenprodukt der Röntgenuntersuchungen ist eine andere
Einschätzung des Restharnes. Verschiedene Angaben des Schrifttums, die sich
durchaus mit eigenen Erfahrungen decken, beweisen, daß die Kombination große
Restharnmenge — gänzlich normale obere Harnwege — normale Nierenfunktionen
immer wieder gesehen wird. Andererseits wird von minimalem oder fehlendem

Restharn, aber bereits beträchtlichen Dilatationen sogar schon der Kelche berichtet. Damit wird aber die Idee nahegelegt den Restharn als Mittelpunkt einer

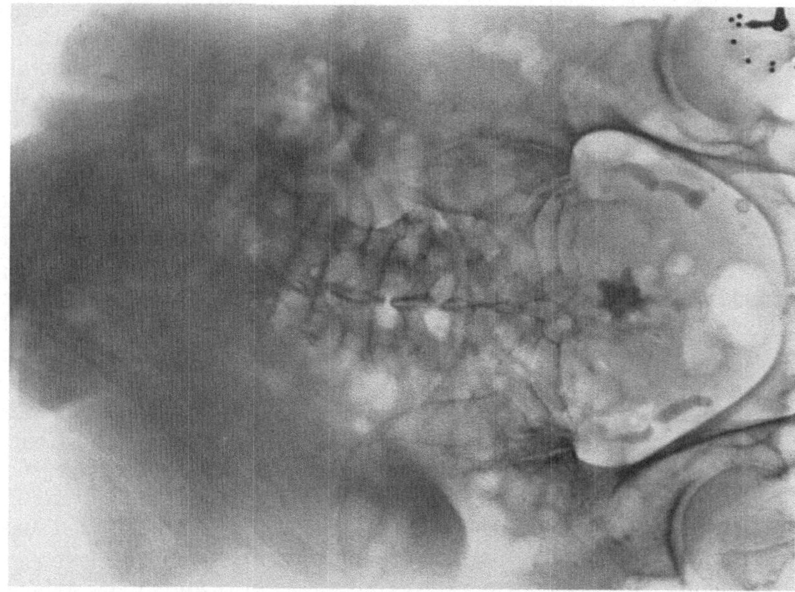

Abb. 120

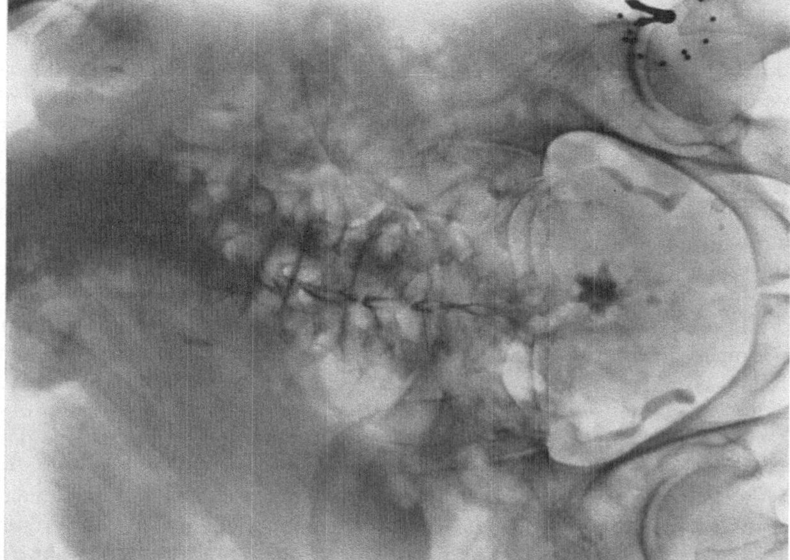

Abb. 119

Abb. 119 u. 120. 80jähriger Mann, schlechter Zustand, Prostatahypertrophie, 700 cm³ Restharn. Nach Entleerung der Blase mit Katheter Urographie: Die Aufnahmen 7 und 15 min nach der Injektion zeigen einen Blasenstein und die Tatsache, daß die Entleerung aus den Harnleitern beträchtlich behindert ist

Stadieneinteilung ganz fallen zu lassen, was einen großen Eingriff in die Tradition bedeuten würde. Es besteht also Grund zur Annahme, daß kein unmittelbarer Zusammenhang zwischen dem Restharn und dem Zustand der oberen Harnwege existiert, wohl aber ein solcher zwischen den Veränderungen der Blasenwand und

den oberen Harnwegen. Damit kehren wir wieder zu den Vorstellungen von
TANDLER und ZUCKERKANDL zurück, zur Bedeutung der Blasenwandverdickung

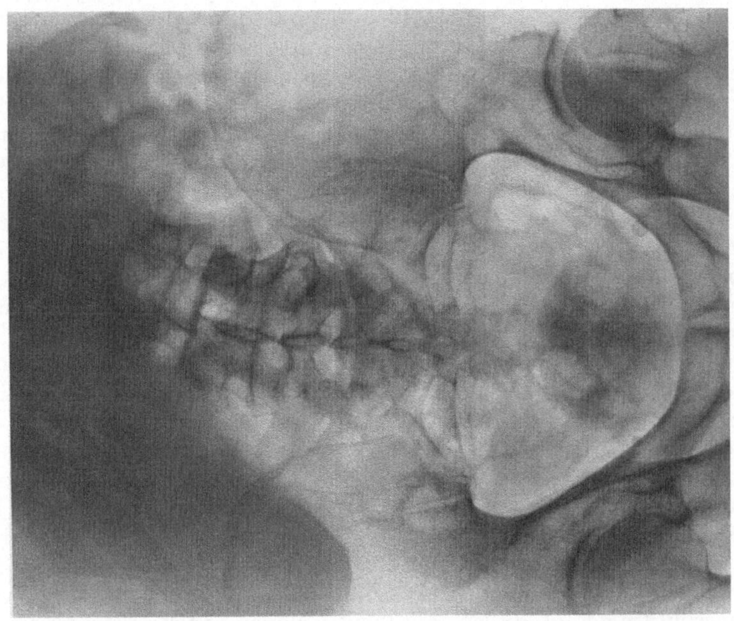

Abb. 122

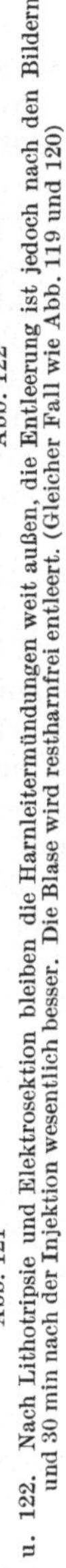

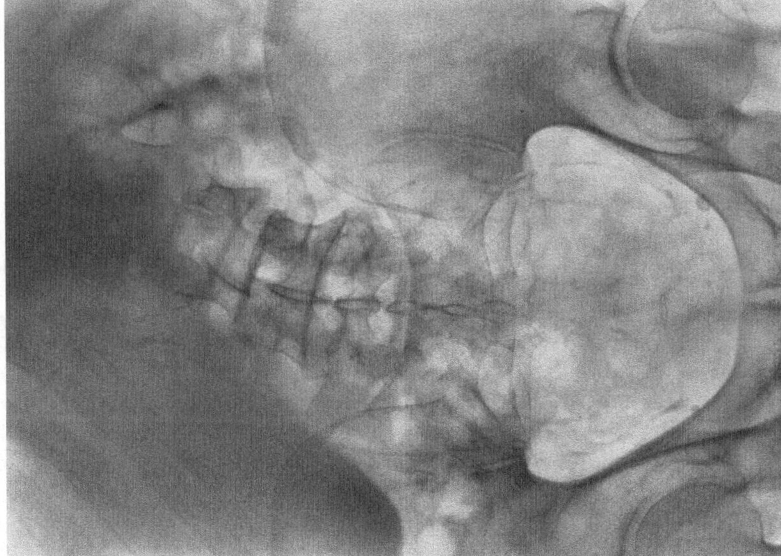

Abb. 121

Abb. 121 u. 122. Nach Lithotripsie und Elektrosektion bleiben die Harnleitermündungen weit außen, die Entleerung ist jedoch nach den Bildern 7 und 30 min nach der Injektion wesentlich besser. Die Blase wird restharnfrei entleert. (Gleicher Fall wie Abb. 119 und 120)

für den untersten Harnleiterabschnitt. Viele Untersuchungen legen aber die Idee
nahe in diese Vorstellung eine funktionelle Komponente einzubauen. Die Bilder,
die ich von den Erfolgen einer Elektroresektion bringe (Abb. 119—122), die Berichte von CHRISTOFFERSEN, HICKEL und WOLFROMM über den Rückgang aller

Veränderungen der oberen Harnwege nach einer unvollständigen Resektion und nach der Blasenfistel bei weiterbestehender Auseinanderdrängung der Ostien in horizontaler Richtung und der Verschiebung in vertikaler Richtung (der Angelhaken bleibt!), legen die bekannte Idee nahe, daß mit der besseren Entleerung eine Druckerniedrigung des ganzen Systems erfolgt. Brodny und Robins erklären ausdrücklich, daß nach der Entfernung des Hindesnisses der intravesicale Druck zur Norm zurückkehrt. Damit müssen aber die gleichen Zustände in den Harnleitern, Nierenbecken und Kelchen (ich erinnere an die Vorstellungen von F. Fuchs) ebenfalls geändert werden. Die Wandhypertrophie der Blase wird sich sicher auch zurückbilden und damit die Harnleiter freigeben, man darf aber annehmen, daß dies ein späteres Ereignis ist. Fraglich bleibt nur noch die direkte Druckwirkung der Adenomknoten auf den Harnleiter. Daß es dies gibt, wird nicht von allen anerkannt. Couvelaire hat eine einzigartige Beobachtung mitgeteilt, die einseitig persistierende Stauung nach der Prostatektomie. Mit einer neuerlichen Operation und der Enucleation eines zurückgelassenen Knotens von der Seite der Stauung und Verschwinden dieser Stauung im späteren Verlauf wurde der Beweis erbracht, daß eine solche direkte Druckwirkung vorkommen muß. Angeblich soll — so dürfte eine Bemerkung von Kraus zu verstehen sein — der Vorschlag gemacht worden sein nur halbseitig zu prostatektomieren. Es ist mir nicht bekannt, ob so operierte Patienten nachher urographiert wurden. Wieweit man die Resultate der Sprengung des Blasenausgangs hier verwerten darf, ist jetzt noch nicht diskutierbar. Wenn ich eine übliche Formulierung der Literatur wiedergegeben habe, daß nämlich ein unmittelbarer Zusammenhang zwischen den Veränderungen der Blasenwand und dem Zustand der oberen Harnwege existiert, darf man wohl fragen, ob dieser Satz nicht genauer lauten sollte: Es besteht ein unmittelbarer Zusammenhang zwischen der intravesicalen Drucksteigerung und dem Zustand der oberen Harnwege. Damit ist ein mittelbarer Zusammenhang zu den Veränderungen der Blasenwand gegeben. Andere viel seltenere Möglichkeiten sind zuzugeben.

## III. Die Prüfung der Nierenfunktion

### 1. Allgemeines

Die Prüfung der Nierenfunktion im Rahmen einer Klinik der Entleerungsstörungen hat ein zweifaches Ziel: Erstens soll festgestellt werden, ob die Hemmung der Entleerung entsprechende Rückwirkungen hat. Zweitens soll die Frage beantwortet werden, welche Folgerungen für die Prognose und die Therapie abzuleiten sind. Die Harnstauung verursacht zunächst eine Funktionsstörung des tubulären Apparates bis zur tubulären Insuffizienz (Martini, Moeller, Parsons, Wollheim). Es ist heute vollständig klar, daß diese tubuläre Schädigung nicht immer einen anatomischen Ausdruck haben muß. Dies gilt ebenso für die mikroskopischen Bilder der Harnkanälchen (auch annähernd normal geformte und färbbare Tubulusepithelien können bestimmte Eigenschaften verloren haben), wie auch für die Form und Motilität der ableitenden Harnwege. Dies heißt, daß nicht jede Rückstauung bei den Entleerungshemmungen der Blase bereits als Hydronephrose-Hydroureter erkennbar sein muß. Dem Urologen bieten sich andererseits zwei ganz verschiedene Krankheitsgruppen zur Unterscheidung an, die beide einander bedingen und beide unabhängig auftreten können, der reine tubuläre Rückstauungsschaden und die Pyelonephritis, die ja auch eine Einbuße der Kanälchenfunktion verursacht. Besondere differentialdiagnostische Schwierigkeiten bereitet die stumme Form der chronischen Pyelonephritis, die in mindestens 50% durch eine Abflußstörung begünstigt ist. Die tubulären Veränderungen können im Sinne einer Summation entsprechend schwer sein. Es wird auch nicht immer möglich sein, die Folgen der Rückstauung und der Entzündung zu trennen. Über die Differentialdiagnose der chronischen Pyelonephritis hat BROD genaue Angaben gemacht. Auf diese sehr wichtige Frage kann hier nicht eingegangen werden. Es sei nur darauf hingewiesen, daß der Rückstauungsschaden eine wesentlich raschere Erholungstendenz erkennen läßt als die Pyelonephritis. Wenn in den folgenden Abschnitten die Störungen der Nierenfunktion diskutiert werden, bezieht sich dies in erster Linie auf den unkomplizierten Rückstauungsschaden. Es ist dies eine Krankheitseinheit, die noch nicht allgemein anerkannt ist, aber gerade von urologischer Seite schon hinreichend fundiert ist, um mit diesem Begriff arbeiten zu können.

Nierenfunktionsprüfungen vor allem bei älteren Leuten haben die vielen Kombinationen mit vasculären Krankheiten zu berücksichtigen, die Glomerulosklerose der unter den Prostatikern doch zahlreichen Diabetiker u. a. m. Schon der Faktor Alter spielt eine Rolle. DAVIS und SHOCK haben die Abhängigkeit der glomerulären Filtration und der Gesamtdurchströmung der Niere vom Alter bewiesen. OLBRICH u. Mitarb. leiten ihre Untersuchungen über die Nierenfunktion des Prostatikers damit ein, daß sie zuerst den Effekt des Lebensalters untersuchen. Sie stellten eine Verminderung der GFR und RPF um fast ein Viertel bei gesunden alten Männern fest.

Die jeweilige Entscheidung, welcher Schädigung die Verminderung der Nierenfunktion zuzuordnen ist, ist nicht einfach und erfordert gelegentlich den Einsatz eines gewissen diagnostischen Apparates. Entsprechend der Aufgabe dieses Kapitels ist eine Beschränkung auf die spezifischen Funktionsstörungen der Rückstauung geboten. Dazu muß nochmals betont werden, daß die ,,Rückstauungsniere‘‘ eine durchaus abgrenzbare Einheit und nicht nur ein klinisches Syndrom darstellt, deren Erkennung durch die Funktionsprüfung leichter gelingt, wenn man einmal über die Spezifität der Schädigung Bescheid weiß. Daß die Nierenfunktionsstörung eine spezifische sein muß, geht aus vielen Angaben der Literatur in Form eines indirekten Beweises hervor. Bereits die zahllosen Angaben über eine Abnahme der Harnkonzentration beim Prostatiker (auch des nichtinfizierten), die oft bescheidene Spanne zwischen dem Minimum und Maximum des spezifischen Gewichtes, die Verzögerung der Farbstoffausscheidung usw. gehören hierher. Wenn man die Restharnmenge in Relation zu den Veränderungen der Nierenfunktion bringt, wie dies MAY in übersichtlichen Tabellen getan hat, ist die Abhängigkeit des Nierenschadens von der Restharnhöhe als solch ein Beweis anzusehen. Die Verfeinerung der Diagnostik hat die Annahme eines spezifischen Schadens bestätigt, den man — wenn man der bisher ausführlichsten Darstellung von FIGDOR folgt — folgendermaßen charakterisieren kann: Es entsteht eine progrediente tubuläre Schädigung, die zunächst keine deutliche Erhöhung des Reststickstoffes und der anderen Schlackenstoffe im Serum verursacht, sondern nur infolge einer zunehmenden Konzentrationsschwäche zu einer Verschlechterung der Harnzusammensetzung führt. Die Möglichkeit genügend Abfallprodukte auszuscheiden wird immer mehr von der Steigerung der Diurese abhängen. Die niedrige Konzentration der Schlackenstoffe im Harn bleibt schließlich bei jeder beliebigen Harnmenge ganz gleich und reagiert kaum mehr im Durstversuch. Ein zweites wichtiges Kennzeichen ist die verminderte Fähigkeit Elektrolyte einzusparen. In besonders kennzeichnender Weise tritt ein Elektrolytverlust bei der Entlastungsreaktion auf, die wohl ein Specificum der Rückstauung ist. Die Behebung einer Harnstauung kann enorme Diuresen provozieren, wobei wohl beträchtliche Mengen von Schlackenstoffen eliminiert werden, aber auch viel Kochsalz verlorengeht. Diese Kochsalzverluste können außerordentlich hoch sein.

Andererseits dürfte bei geringer Diurese eine Rückresorption (Rückdiffusion) nicht nur von Elektrolyten sondern auch von Schlackenstoffen möglich sein, was seinen Ausdruck in einem steilen Anstieg der Serumwerte findet. Dabei nimmt das Kreatinin offenbar eine Sonderstellung ein. Einen ähnlichen Vorgang wie den eines Kreatininabfalles nach der Behebung einer Harnstauung gibt es sonst nicht, wenn man an die praktisch festgestellte Reduktion eines Kreatininspiegels von 20 mg-% auf 1,6 mg-% innerhalb von 12 Tagen erinnert. Die Reaktion der Tubuli auf die Entlastung kann eine außerordentlich prompte sein und darin ihren Ausdruck finden, daß bei gleicher oder steigender Harnmenge die Konzentration der Schlackenstoffe im Harn rasch zunimmt. Die Tatsache eines fallenden Angebotes und trotzdem vermehrter Ausscheidung beweist, daß solche Diuresen nicht osmotisch bedingt sind. Die rasche Erholungsfähigkeit der Nieren ermöglicht oft eine Differentialdiagnose gegenüber einer symptomarmen Pyelonephritis. Ohne auf Einzelheiten der Differentialdiagnose hier einzugehen, muß aber an dieser Stelle nochmals der Meinung entgegengetreten werden, nur die Pyelonephritis verursache Nierenfunktionsstörungen bei allen Entleerungshemmungen. So hat OLBRICH u. Mitarb. erklärt, daß lediglich die Pyelonephritis zu signifikanten Abnahmen der Nierenfunktion führe; zu einer gleichen Auffassung kamen MECCHIA u. Mitarb.

Einmalig durchgeführte Nierenfunktionsprüfungen haben lediglich einen orientierenden Wert. Dies wird noch verständlicher, wenn man die ebengeschilderten raschen Änderungen gestörter Nierenfunktionen bedenkt. Wiederholte Nierenfunktionsprüfungen gestatten die Aussage einer bereits fixierten oder noch besserungsfähigen Nierenfunktionsstörung. In dem besonderen Falle der Harnstauung sind zwei Feststellungen von eminenter Bedeutung. Es gelingt in kürzester Zeit solche Beweise für die Diagnose Rückstauungsschaden zu sammeln, daß möglichst rasch eine kausale Therapie eingeleitet werden kann. Es muß nachdrücklich betont werden, daß es wenig andere Nierenkrankheiten gibt, die eine derart gezielte Therapie erlauben wie der „Rückstauungsschaden". Die Therapie hat auch sonst in Anpassung an die Änderungen der Nierenfunktion zu erfolgen, was sowohl für die konservative Behandlung als auch für den Operationsplan gilt. Die wiederholte oder serienmäßige Bestimmung der Nierenfunktion wird auch von vielen Autoren ausdrücklich verlangt. WAKIM schreibt, daß der beste Weg die Nierenfunktion zu erfassen der wiederholte Gebrauch verschiedener Teste ist. Zum gleichen Schluß kommen diejenigen, die sich mit den Vergleichen der einzelnen Funktionsprüfungen befassen und die Möglichkeit von Fehlschlüssen betonen, wenn man sich auf einmalige Einzelproben verläßt (LANZ, SCULTÉTY). Bekanntlich gibt es keine Nierenfunktionsprüfung, die alle Fragen zu beantworten gestattet. Die Ergänzung einer Prüfung der Glomerulusfunktion durch solche der Tubulustätigkeit ist daher gebräuchlich und wird empfohlen. WILDBOLZ ist der Meinung, daß man, um eine Übersicht zu erhalten, mehr als eine Untersuchung anstellen müsse. Er warnt wohl vor einer allzu starken Belastung des Patienten durch ein Übermaß von Untersuchungen. Ich möchte aber hinzufügen, daß die Mehrzahl der Urologen in der Auswahl und dem Gebrauch von Nierenfunktionsprüfungen bis jetzt viel zu bescheiden ist. Die folgende Aufzählung der den Urologen interessierenden Methoden richtet sich nach der Möglichkeit, die spezifische Schädigung der Nierenfunktion durch Rückstauung genau zu erfassen und andere zusätzliche Faktoren zu differenzieren. Wenn zunächst die Frage gestellt wird, ob jeder Grad einer Blasenentleerungsstörung eine Nierenschädigung bedingt, kann ganz summarisch geantwortet werden, daß nur diejenigen Krankheiten ohne jeden Einfluß auf die Nierenfunktion verlaufen, die in keinem Teil der Harnwege eine Drucksteigerung bedingen, nichtinfiziert sind und keine Kombination mit anderen etwa vasculären Leiden erkennen lassen. Die Erfahrung hat allerdings gezeigt, daß die meisten Fälle von Entleerungsstörungen schon einen Nierenschaden haben. Die klinische Bedeutung mag allerdings in der Mehrzahl gering sein. Die folgende Reihung der Nierenfunktionsprüfungen soll keine Wertung sein, sie ist zum Teil historisch bedingt.

## 2. Serumwerte der Schlackenstoffe

### (Reststickstoff, Urea-Stickstoff, Kreatinin, Alkalireserve)

Es ist üblich die Bestimmung der Schlackenstoffe im Serum vorzunehmen und die Werte in mg-% auszudrücken. Die Normalwerte schwanken nach J. WEIS, SARRE, LOWSLEY u. KIRWIN für Reststickstoff (RN) zwischen 22 und 35 mg-%, für Urea-N zwischen 9,5 und 17,6 mg-% und für Kreatinin zwischen 0,77 und 1,5 mg-%. Die allgemeine Meinung ist die, daß die Werte für RN und Urea-N als Maßstab der Nierenfunktion unbrauchbar sind, sie bieten nur eine Orientierung. Die Ansichten darüber sind aber sehr geteilt. Zunächst muß darauf aufmerksam gemacht werden, daß viele Autoren über die Unzuverlässigkeit der Bestimmungen klagen. Bemerkenswert ist die Angabe in der Arbeit von BELK u. Mitarb., daß besonders bei der Bestimmung des Harnstoffes große Fehler zustande kommen. Dies wäre dann von entscheidender Bedeutung, wenn die Operationsindikation auf einer einzigen derartigen Bestimmung aufgebaut würde. Da gerade über die Höhe der Schlackenstoffe und die Operationsindikation bei Entleerungsbehinderungen viele Einzelheiten bekannt sind, sei eine Auswahl der entsprechenden Angaben gebracht: BIBUS nimmt als obere Grenze der Operabilität einen RN von 40 mg-% an. SQUIER u. Mitarb. mahnen zur Vorsicht, wenn der Urea-N 25 mg-% übersteigt. CHWALLA hält es für sehr riskant bei einem RN von 70 mg-% noch zu prostatektomieren. In dieser Arbeit von CHWALLA sind viele Ansichten aus der Literatur bis 1931 zusammengestellt. Die überwiegende Mehrzahl der in dieser Arbeit zitierten Autoren ist darin einig, daß die RN-Bestimmung zur Feststellung der Operabilität nur von äußerst beschränktem Werte sei. Normaler RN und Niereninsuffizienz sollen sich nicht ausschließen. ILLYÉS operierte einen Patienten mit einem RN von 76 mg-% mit gutem Erfolg und verlor einen anderen urämisch beim gleichen Wert. KIRSCHNER sagte, daß ein RN von über 55 bis 60 mg-% jeden Eingriff verbietet. LOWSLEY u. KIRWIN halten eine Prostatektomie bei einem Urea-N von 20 mg-% für erlaubt ohne Vorbereitung. THOMPSON berichtet über eine gelungene Elektroresektion bei einem Harnstoffwert von 124 mg-% und H. WILDBOLZ operierte bei erhöhten Urea-Werten (bis 70 mg-%) nur dann, wenn andere Proben gut ausfielen. BOEMINGHAUS kam ähnlich wie WIDRICH zu dem Schluß, daß Einzelfeststellungen von geringem Wert, fortlaufende Bestimmungen dann interessant und prognostisch wertvoll seien, wenn eine ständig steigende oder ständig fallende Kurve gefunden wird. Folgende Angaben bestätigen die Unbrauchbarkeit des RN als Maß der Nierenfunktion. Der RN steigt erst über 46 mg-%, wenn die GFR unter 30 ml/min fällt (EDVALL). Normale RN-Werte werden innerhalb enormer Schwankungen des $C_{IN}$ und $C_{PAH}$ gefunden (EDVALL). MINDER betont, daß der RN erst dann ansteigt, wenn das Stadium der Polyurie vorüber sei. Es bedeutet dies das Versagen der letzten Kompensation. SARRE macht auf die besondere Abhängigkeit des RN und Urea-N von der Eiweißzufuhr aufmerksam. LANZ bringt Beispiele eines normalen RN bei katastrophal schlechten anderen Nierenfunktionsprüfungen (etwa RN 32 mg-% bei einem $C_{TH}$ von 20 ml/min und einem $C_{PAH}$ von 128 ml/min und einem Verdünnungs-Konzentrationsversuch von 1001—1012). SCHMIEDT und Löw kommen zu ähnlichen Feststellungen und berichten ebenfalls über wesentliche Diskrepanzen. MOELLER weist andererseits auf den Wert der Urea-Bestimmung als Maß der tubulären Schädigung hin, besonders bei Differenzen zwischen den durch fortlaufende Bestimmungen erhaltenen Harnstoffkurven und den Ergebnissen der Filtrationsprüfung. Ohne wesentliche Beeinträchtigung der Filtrationsleistung kann ein beträchtlicher Anstieg der Harnstoffwerte erfolgen. Auch ist ein Absinken des spezifischen Gewichtes und ein Anstieg des Harnstoffwertes ein Hinweis auf eine tubuläre Insuffizienz.

Zusammenfassende Ansichten lauten: Die Bestimmung des RN und des Urea-N ist informativ wertvoll; diese Bestimmungen gestatten sozusagen das Heraussortieren schon bestehender Niereninsuffizienzen. Ein normaler RN und ein normaler Urea-N ist aber kein Beweis einer ungestörten Nierenfunktion. Zur Illustration diene die Angabe von REUBI, daß bei einem GFR unter 35 ml/min der RN-Wert noch um 35 mg-% sein kann. Ein erhöhter RN ist aber immer ein Beweis für ein pathologisches Geschehen, wobei extrarenal bedingte Steigerungen erst differenziert werden müssen. Ein erhöhter RN oder Urea-N ist kein Beweis für einen Dauerschaden der Nieren, auch dann nicht, wenn die Werte sehr hoch sind. Zumindest für den Bereich der Rückstauungsschäden wäre eine derartige Annahme unzulässig. Auch sehr hohe RN-Werte können zur Norm abfallen, und zwar in verhältnismäßig kurzer Zeit. Andere Untersuchungen haben dann erst zu entscheiden, ob bei wieder normalem RN ein chronischer Nierenschaden fortbesteht.

Der informative Wert der RN-Bestimmung hat große praktische Bedeutung in Hinsicht auf die übrige Diagnostik. Eingreifende und die Nierenfunktion belastende Verfahren sind aufzuschieben. BAND sagt, es sei nicht klug bei erhöhten Schlackenstoffen eine intravenöse Pyelographie auszuführen. Diese Warnung wird zwar oft ausgesprochen, aber leider wenig beachtet.

Die Kreatininbestimmung nimmt in verschiedener Hinsicht eine Sonderstellung ein. Man macht noch wenig Gebrauch davon, obwohl immer wieder nachdrücklich betont wird, daß die Höhe des Kreatininspiegels viel unabhängiger sei von der Eiweißzufuhr und extrarenalen Vorgängen als der RN und Urea-N, daß der Kreatininanfall ein konstanter sei und die Bestimmung des Kreatinins eigentlich eine verläßliche Probe darstellt. MOELLER hat betont, daß der Kreatininwert einen ungefähren Anhaltspunkt für die normale oder verminderte Filtrationsleistung gebe. Konform damit stellt KLOSTERHALFEN fest, daß ein Kreatininwert über 2 mg-% den Schluß auf eine ungenügende Filtrationsleistung gestatte. Man ist ziemlich einig darüber, daß ein Anstieg des Kreatinins frühere und verläßlichere Aussagen über die Nierenfunktion erlaubt. REUBI hat festgestellt, daß eine GFR unter 35 ml/min mit einem normalen Kreatininwert unvereinbar sei, während der RN bei gleicher Bedingung 35 mg-% nicht übersteigen muß. Man muß allerdings über den Grenzwert des Kreatinins eine gewisse Einigkeit erreichen. Nach unseren eigenen Erfahrungen ist nicht 2,5 mg-% die obere Grenze der Norm, sondern 1,5 mg-%. SARRE gibt als Normalwerte 0,77—1,29 mg-% an, REUBI 0,6 bis 1,3 mg-%. Ein gleichzeitiger und paralleler Anstieg des Kreatinins und Urea-N ist für einen Gesamtschaden der Nieren bezeichnend. Ein Auseinanderweichen der Werte wie ein beträchtlicher Anstieg des RN und eine nur geringe Erhöhung des Kreatinins kommt bei extrarenalen Azotämien vor. Für den Rückstauungsschaden hat FIGDOR bewiesen, daß sprunghaft angestiegene Kreatininwerte innerhalb von Tagen wieder zur Norm absinken können, wenn die Harnstauung behebbar ist. Andererseits kommen exzessiv hohe Kreatininwerte bei Schrumpfnieren vor, ohne daß der RN parallele Steigerungen auf extreme Werte erreicht. Es scheint von Vorteil zu sein, wenn man den RN und das Kreatinin im Serum fortlaufend bestimmt, weil die entsprechenden Kurven wertvolle Hinweise für den Verlauf der Erkrankung geben.

Bezüglich aller der interessanten Folgen der Entleerungsstörung für den Wasserhaushalt, die Elektrolyte und die Säure-Basen-Regulation sei auf das Kapitel „Pathologische Physiologie" verwiesen. Seit HEUSSER die große Übersicht über die Elektrolytverschiebungen bei der Prostatahypertrophie veröffentlicht hat, steigt das Interesse an diesen Fragen. LAPIDES gebührt das Verdienst auf die frühen Veränderungen hingewiesen zu haben, die durch das Ansteigen der Sulfat- und Phosphat-Werte und das damit zusammenhängende Sinken der Alkali-reserve beim Prostatiker entstehen. Die sog. nephrogene Acidose des Prostatikers war schon früher Gegenstand der Erforschung durch RETLEV-ABRAHAMSEN u. Mitarb. und von HENNIG. Die Arbeiten dieser Autoren könnten mißverstanden werden, wenn man die Acidose als etwas Spezifisches für die Harnrückstauung bezeichnen würde. Es ist aber natürlich nicht möglich die Acidose aus dem Ge-samtkomplex der Urämie herauszulösen. Diese speziell der Acidose gewidmeten Forschungen haben aber ebenso wie die Arbeiten von HEUSSER wesentlich dazu beigetragen, daß die Therapie des Nierenversagens im Sinne einer gezielten Infusionsbehandlung geführt wird.

## 3. Indigocarmin (IK)

Die Prüfung der IK-Ausscheidung, die als getrennte Funktionsprobe bei der Chromocystoskopie durch nichts ersetzbar ist, hat als eine allgemeine Funktions-prüfung im Rahmen der Entleerungsstörung beträchtlich an Boden verloren. Dies ist nur zum kleineren Teil dadurch erklärbar, daß die Cystoskopie durch andere diagnostische Methoden ersetzt wurde. Der Hauptgrund liegt darin, daß die Farbstoffausscheidung keine exakte Beurteilung der Nierenfunktion zu ge-statten scheint. Alle kurzbefristeten Belastungsproben haben außerdem bei Transportstörungen in den Harnwegen eine bedenkliche Fehlerbreite. Man könnte dies wohl durch den doppelseitigen Ureterenkatheterismus ausgleichen, doch ist diese Untersuchung im Rahmen einer Diagnostik der Entleerungsstörungen nicht erwünscht. Hinsichtlich der Feststellung einer einseitigen Nierenkrankheit oder des Grades einer Nierenschädigung ist die IK-Probe weitgehend durch die intra-venöse Urographie ersetzt worden, was man nur als richtig bezeichnen kann. Schließlich haben beträchtliche Inkongruenzen der IK-Ausscheidung zu anderen Funktionsprüfungen nicht gerade zur weiteren Anwendung beigetragen. ARN-HOLDT bringt Beispiele über schlechte GFR, aber noch gute Farbstoffausscheidung, wobei zwischen Erscheinen des Farbstoffes und der Intensität unterschieden wird. Die erste Blaufärbung tritt wohl in normaler Zeit ein, während die Intensität des Farbtones überhaupt nicht den normalen Durchschnitt erreicht. Die Vergleiche, die andere Autoren (BRAASCH u. Mitarb., BETTGE, KEUTEL, SCHNEIDER, WEISSEN-BORN) zwischen IK und anderen Funktionsprüfungen anstellten, brachten mehr verwirrende als klärende Angaben. HELLSTRÖM hat betont, daß eine normale IK-Probe eine Nierenkrankheit nicht ausschließt. Es scheint nun soweit zu sein, daß die Meinung von KLOSTERHALFEN, die IK-Probe sei überflüssig geworden, einer weit verbreiteten Ansicht entspricht. Daß die IK-Bestimmung früher anders gewertet wurde, ist bekannt. Ich erinnere an BLUM und RUBRITIUS, die größten Wert darauf legten mit Hilfe des Farbstoffes verläßliche Angaben über die Nierenfunktion zu erhalten. CHWALLA zitiert viele zustimmende Arbeiten und bezeichnet selbst die Farbstoffausscheidung als eine verläßliche Probe. MINDER äußert sich zustimmend, ebenso PAETZEL. KIRSCHNER lehnte eine Prostatektomie ab, wenn nicht innerhalb einer Beobachtungszeit von 10 min eine kräftige Blau-ausscheidung feststellbar war. Schließlich sind MAY sowie STAEHLER zu nennen, die an der IK-Probe als sog. Gesamtblau (mit Katheter) festhalten. MAY hat sehr interessante Vergleiche zwischen der Farbstoffausscheidung und anderen Nierenfunktionsprüfungen gebracht und auf die Parallelitäten zwischen dem Ausfall des Konzentrationsversuches, der intravenösen Urographie und der Farbstoffausscheidung hingewiesen. STAEHLER verwendet die entsprechenden Werte der IK-Ausscheidung als einen wesentlichen und wichtigen Bestandteil des „Prostataindex". DETTMAR empfiehlt die Verzögerung der Gesamtblauausscheidung als einen wertvollen Hinweis für die Nierenfunktion zu beachten. Interessant ist schließlich die Angabe von CHWALLA, daß eine normale Ausscheidung des IK nur in einem kleinen Teil der Prostatiker gefunden wurde. RUBRITIUS legte besonderen Wert auf die Vergleiche der einzelnen 15 min-Portionen. Dies ist eine Reminiszenz an eine ungleich intensivere Beschäftigung mit dieser Probe und die Versuche, gewisse Eigentümlichkeiten der Ausscheidungszeit besonders zu verwerten. Es wird nicht unbegründet gewesen sein, wenn THOMAS 1917 sagte, daß die beste Funktionsprüfung die Bestimmung der IK-Ausscheidung sei. Wenn man immer wieder in regelmäßigen Abständen die IK-Ausscheidung bestimmt und eine langsame Besserung feststellt, ist dies ein prognostisch günstiges Zeichen. Bei einem Abfall der Ausscheidungsleistung wird die Prognose schlechter. Wichtig ist ferner die Ausscheidungskurve innerhalb des einzelnen Versuches. Schon VOELCKER und JOSEPH haben eine colorimetrische Bestimmung angeregt. Man kann — auch dies hat FIGDOR gezeigt — mit Hilfe der Ausscheidungskurve das Maximum und die entsprechende Kurvenform erfassen. Je rascher der Ausscheidungsgipfel erreicht wird, desto leistungsfähiger sind die Nieren. Rückstauungsschäden können dadurch charakterisiert sein, daß überhaupt kein präziser Gipfel der Farbstoffeliminierung in Erscheinung tritt. Bei der einfachen Ausscheidungsprüfung wird zwar der Beginn der Blaufärbung mit Hilfe der Stoppuhr einigermaßen präzis festgestellt, doch bleiben die Angaben über die Farbintensität durchaus subjektiv. Wenn man jedoch die Quantität der Farbstoffausscheidung colorimetrisch mißt und den Ausscheidungsvorgang kurvenmäßig festlegt und damit auch Vergleiche zu früheren Kurven anstellen kann, ist man imstande die IK-Probe aus der Sphäre der ungefähren Schätzung herauszuheben. Alle Anhänger dieser Nierenfunktionsprüfung betonen, daß aber andere ergänzende Prüfungen notwendig sind.

## 4. Phenolsulfophthalein (PSP)

Die Nierenfunktionsprüfung mit PSP ist deshalb viel gebräuchlicher und geschätzter als diejenige mit IK, weil man über den Ausscheidungsmodus des Farbstoffes genau Bescheid weiß und mit Hilfe einfacher colorimetrischer Messungen die Tubulusfunktion bestimmen kann. Für viele urologische Erkrankungen gilt allerdings die gleiche Einschränkung wie für sämtliche kurzfristigen Untersuchungen, nämlich die mitunter schwere Hemmung des Transportes. Wenn man der derzeitigen Anschauung folgt, daß die Ausscheidung des PSP in den ersten 15 min (MOELLER) oder 20 min den maßgebenden Wert ergibt, sind die Einwände verständlich, die von urologischer Seite erhoben werden. Man kommt ebenso wie bei der IK-Probe zu dem Schluß, daß die Bestimmung eines Maximums und die Verschiebung dieses Maximums nach der einen oder anderen Seite erhebliche Bedeutung besitzt. Die Ausführungen von THOMAS über das IK sind auch hier gültig: Ein Maximum bald nach der Injektion und ein langsamer Abfall der Kurve wird positiv beurteilt, während ein späteres Maximum oder das Fehlen eines Gipfels negativ zu beurteilen ist. Es ist dies ein Prinzip, das für alle möglichen Belastungsproben ähnliche Gültigkeit hat, z. B. auch für die Belastung mit Harnstoff. BUGBEE hält es für nicht entscheidend, was in 2 Std ausgeschieden wird, hingegen ist die maximale Ausscheidung innerhalb der ersten halben Stunde wesentlich. SHAW fand beim Rückstauungsschaden ein wesentlich verzögertes

Ausscheidungsmaximum. Wenn man die Verschiebung des Ausscheidungsmaximums gegen den Anfang der Probe im Vergleich zu früheren Prüfungen als eine positive Phase bezeichnet, versteht man, daß MAURER, MILLIKEN u. v. a. die Operationsindikation davon abhängig machen, daß die Nierenfunktion die Tendenz zeigt in eine solche positive Phase einzutreten. WILDBOLZ zeigt Kurven, deren charakteristisch steiler oder flacher Verlauf mit einem Gipfel bald nach der Injektion einen raschen Überblick über den Stand der Nierenfunktion vermitteln. KLOSTERHALFEN bezeichnet den PSP-Test als eine ideale Ergänzung des Konzentrationsversuches, MOELLER betonte, daß die Parallelität zwischen der Konzentrationsfähigkeit und der Größe der PSP-Ausscheidung erwiesen sei. LICH hat nachgewiesen, wie sehr die PSP-Ausscheidung von der Harnstauung abhängig ist.

Wenn MOELLER und andere Autoren den 15 min-Wert für wesentlich halten und damit auch eine Relation zum $C_{Kr}$ ($C_{Kr}$:PSP$=3:1$) aufstellen, wird dies aus bereits angeführten Gründen für die Harnstauung nicht immer zutreffen, es sei denn, daß man Ureterenkatheter einlegt um jeden Rückstauungsfaktor auszuschließen. Der Dauerkatheter selbst wird immer nur einen Teil der Verzögerungsfaktoren umgehen. Die sonst gültige Annahme, daß eine 25%ige Ausscheidung des Farbstoffes innerhalb von 15 min und eine 55%ige nach einer Stunde der Norm entsprechen, wird daher nicht in allen Fällen für den Bereich der urologischen Funktionsprüfungen gelten. Trotzdem behält die Probe ihren Wert vor allem dann, wenn sie wiederholt ausgeführt wird. Sie ist nach REUBI eine Prüfung semiquantitativer Art und erlaubt in solcher Einschränkung entsprechende Schlüsse auf die tubuläre Tätigkeit und deren Schädigung.

## 5. Die Bestimmung der Schlackenstoffe im Harn

Die Kontraktion des Urea-N und des Kreatinins im Harn ist in Zusammenhang mit den Serumwerten der betreffenden Stoffe, aber auch schon in Zusammenhang mit der Diurese interessant. Ein Überblick über die verschiedenen Zahlen kann zur Erkennung charakteristischer Vorgänge beitragen. So wird jeder Spitzenwert im Harn eine normale Tubulusleistung anzeigen. Sind gleichzeitig die Serumwerte erhöht, ergibt dies einen Hinweis auf die mögliche extrarenale Entstehung der Azotämie. Gerade bei tubulären Schädigungen können sehr niedrige Harnwerte vorkommen; sie sind beim Rückstauungsschaden wahrscheinlich besonders schlecht, da hier die Rückdiffusion mitspielt. Einigermaßen normale Serumwerte, etwa ein RN von 45 mg-% und ein Kreatinin zwischen 1,5 und 2 mg-% und Harnwerte von 150 mg-% Urea-N und 30 mg-% Kreatinin sind nicht selten. Diese Werte bleiben auch bei beträchtlichen Verschiedenheiten der Diurese ungefähr gleich. Es gelingt auch nicht im Konzentrationsversuch an diesen Harnwerten etwas Wesentliches zu ändern. Dies erklärt die Tatsache, daß die Ausscheidung genügender Mengen von Schlackenstoffen nur durch die Erhöhung der Diurese geleistet werden kann. Belastungsversuche mit Harnstoff können gelegentlich doch noch eine gewisse Möglichkeit der Funktionssteigerung ergeben. Solche Belastungsproben haben dann einen gewissen Wert, wenn ein Zeichen für die Erholungsmöglichkeit der tubulären Funktion gesucht wird.

## 6. Die intravenöse Urographie als Funktionsprüfung

Über den Wert der intravenösen Urographie und ihre zentrale Stellung steht Näheres in der Röntgendiagnostik. Um diese Methode auch als Funktionsprüfung verwenden zu können, müßte man über eine zuverlässig rechnerische Auswertung verfügen. Da nach der Injektion eines Kontrastmittels das spezifische Gewicht des Harnes erheblich steigt, hat man versucht sog. Leistungszahlen aus dem spezifischen Gewicht und der in bestimmten Zeitabschnitten entleerten Harnmenge zu errechnen.

BOEMINGHAUS hat bereits 1930 einen solchen Vorschlag gemacht und auch in der letzten Auflage seines Lehrbuches daran erinnert. In einer Auseinandersetzung mit KAUFHOLD hat er die Bedeutung der Leistungszahl selbst eingeschränkt, da die ständige Änderung und Verbesserung der Kontrastmittel einschließlich der höheren Konzentrationen wiederholte Umrechnungen erfordern würden. STAEHLER hat seine Funktionsprüfung auf die Urografinzahl ausgerichtet, also bereits auf ein bestimmtes Kontrastmittel hin. Die praktische Anwendung wäre nicht schwierig und der Gedanke war immer bestechend, zwei ganz verschiedene Prüfungen in einem Arbeitsgang zu erledigen. Die Leistungszahlen haben sich aber nicht durchgesetzt, vielleicht deshalb, weil in solchen Zahlen verschiedene ungleichwertige Faktoren miteinander verbunden sind und die Betrachtung der Einzelfaktoren etwa des spezifischen Gewichtes oder der Harnmenge viel bildhafter wirkt und dem Fachmann genügend sagt. KAUFHOLD hat mit Hilfe des spezifischen Gewichtes und der Harnmenge Kurven gezeichnet, die den Vergleichskurven Nierengesunder gegenübergestellt gewisse Aussagen erlauben. HECKENBACH hat die Kurve des spezifischen Gewichtes bis zu 10 Std nach der Kontrastmittelinjektion verfolgt und bezeichnet dies als eine wertvolle Funktionsprobe, die dem Konzentrationsversuch vergleichbar sei. HECKENBACH hat sich auch mit der Möglichkeit einer quantitativen Bestimmung des Jods beschäftigt. Ein gleiches Ziel verfolgte die Untersuchung von FINDLEY u. Mitarb. Die Prüfung der Nierenfunktion bei den Entleerungsstörungen hat aber bisher keine Bereicherung durch eines dieser Verfahren erhalten.

Das Erscheinen des Kontrastmittelschattens kann man — korrespondierend zu allen Belastungsproben — in zwei Hinsichten auswerten, nach der Schnelligkeit oder Verzögerung und nach der Intensität. Könnte man beides etwa mit optischen Messungen exakt bestimmen, wäre die Voraussetzung einer quantitativen Nierenfunktionsprüfung erfüllt. Zunächst scheitert ein solches Vorhaben an technischen Belangen. Um das erste Erscheinen nicht zu übersehen, müßte man fortlaufende Bilder beginnend $2^{1}/_{2}$ min nach der Injektion anfertigen. COUVELAIRE empfiehlt Aufnahmen in 5 min-Abständen, wenn innerhalb der ersten 5 min nach der Injektion kein Schatten sichtbar wird. Ist bis 35 min nichts zu sehen, wird die Untersuchung als ergebnislos abgebrochen. Auf jeden Fall ist es notwendig die Aufnahmezeiten individuell zu variieren, bei der üblichen schematischen Technik wird man für eine Funktionsprüfung kaum genügend Anhaltspunkte gewinnen. Viele andere Faktoren beeinträchtigen die Methode, so die Adipositas, Überlagerungen der Harnorgane, die Höhe der Diurese, die damit zusammenhängende Weit- oder Engstellung der Harnwege, und in dem besonderen Falle der Rückstauung eine manchmal erheblich spätere Durchmischung des Nierenbeckenharnes mit dem Kontrastmittel. Andererseits ist es nicht richtig, daß bei einer Druckerhöhung in den ableitenden Harnwegen eine Anreicherung des Nierenparenchyms mit Kontrastmittel (Nephrogramm) unter allen Umständen zustande kommen müßte. Die intensive Anfärbung des Parenchyms hat eine gute Nierenfunktion zur Voraussetzung. Der Zeittest kann andererseits eine Rückstauung ausschließen lassen. Wenn CIBERT und PERRIN eine gute Nierenfunktion dann annehmen, wenn nach 5 min ein Pyelogramm und nach 10 min ein Cystogramm sichtbar ist, beweist dies auch eine ausgezeichnete Fortbewegung des Harnes. Was die Intensität des Schattens betrifft, ist man meist auf Schätzungen angewiesen, siehe etwa die Angabe von NESBIT, daß eine

Schattendichte vergleichbar dem Schatten der 12. Rippe 5 min nach der Kontrastmittelinjektion die Feststellung einer guten Nierenfunktion erlaube. Allgemein kann man etwa so formulieren: Eine wesentliche Niereninsuffizienz kann ausgeschlossen werden, wenn beiderseits eine gute Ausscheidung zu sehen ist. Ein solches Urteil ist gelegentlich subjektiv und verlangt auf jeden Fall eine spezielle Erfahrung. Daß die intravenöse Urographie als Methode besonders geschätzt wird, beruht wohl auch darauf, daß der Beobachter selbst entscheiden kann oder zu können glaubt, was alles im System der Harnorgane morphologisch und funktionell verändert ist und ein von den Angaben des Laboratoriums unabhängiges Urteil möglich erscheint. HERMANN nennt die intravenöse Urographie den besten Wegweiser, BIBUS und HOHENFELLNER bezeichnen das Verfahren als den genauesten Indicator für die renale Funktionslage; ARNHOLDT, ILLYÉS, MAY, MINDER, NESBIT, SEILS sowie STOBBAERTS gebrauchen die Worte wertvoll oder sehr brauchbar für eine Schätzung der Nierenfunktion. COUVELAIRE hat die intravenöse Urographie als eine Funktionsprüfung perfekter Art, als eine vollständige und umfassende Methode bezeichnet. Irrtümer seien möglich durch Fehler der Interpretation. Die Empfehlung COUVELAIREs hat zur Voraussetzung, daß die übliche 3—4-Bildermethode verlassen und mindestens 7 Aufnahmen gemacht werden. BRAASCH und EMMETT fanden nur in 78% eine Übereinstimmung der intravenösen Urographie mit anderen Funktionsprüfungen. EDLING demonstrierte an Hand sehr schöner Bilder die Ungenauigkeit der Schlüsse, die man auf Grund guter Schattendichte zu ziehen können glaubt. Gegenüberstellungen von Urogrammen gegen andere Funktionsprüfungen sind recht eindrucksvoll, z. B. ein guter Kontrast bei einem $C_{PAH}$ von 91 ml/min. Sehr interessant sind die Hinweise, daß ein dichter Schatten von der Größe der Filtrationsfraktion abhängig sein kann, daß andererseits bei hervorragend guten Ergebnissen verschiedener Funktionsprüfungen die Intensität der Schatten nicht ebenso ideal sein müssen. EDVALL nimmt wohl an, daß ein schlechter Kontrast gleichbedeutend mit schlechter Nierenfunktion ist, ein intensiver Schatten aber keineswegs einer guten Nierenfunktion gleichzusetzen sei. FORÈT und DELSEMME weisen auf die Differenzen zwischen den RN-Werten und den Urogrammen hin. GOMEZ fand eine 75%ige Übereinstimmung zwischen den intravenösen Urographien und verschiedenen anderen Proben. Eine ähnliche Zahl nannte MINDER. KEUTEL behauptete, daß Parenchymreduktionen um mehr als die Hälfte keinen Ausdruck fänden in einer unzureichenden Darstellung. KLOSTERHALFEN bezeichnet es als eine Überforderung, wenn man die intravenöse Urographie zur Nierenfunktionsprüfung erhebt. LANZ beweist an Hand von jeweils 5 verschiedenen Untersuchungen, daß man gute Urogramme auch bei funktionell geschädigter Niere erhält. WINTER schließlich bringt Bilder im Vergleich zu ergänzenden Prüfungen, die wohl beweisen, daß ein normales Pyelogramm über die Nierenfunktion sehr täuschen kann. 23 von 72 Urogrammen gaben nicht den tatsächlichen Status der Nierenfunktion wieder. Aus all diesen zustimmenden und kritischen Arbeiten muß man — wie dies ja für jede Nierenfunktionsprüfung gilt — fordern, daß die intravenöse Urographie nicht die einzige Prüfung bleiben darf, wenn man ein zuverlässiges Urteil über die Nierenfunktion wünscht.

## 7. Bestimmung des Konzentrationsvermögens (KV)

Eine kurze kritische Darstellung der Nierenfunktionsprüfung durch die Feststellung der Verdünnungs- und Konzentrationsfähigkeit, also durch den Volhard-Versuch, ist recht schwierig schon wegen der Zahl der einschlägigen Arbeiten. Die Bedeutung des Volhard-Versuches war Jahrzehnte hindurch auch im Rahmen

der Blasenentleerungsstörungen eine zentrale. Der Zweifel an der Brauchbarkeit
der Methode ist jetzt unüberhörbar geworden. Man hat zunächst den Verdün-
nungsversuch wegen seiner Vieldeutigkeit eliminiert — allerdings nicht unwider-
sprochen, da der Gesamtüberblick über die Nierentätigkeit und den Kreislauf von
denjenigen, die damit umzugehen verstehen, als wertvoll und unersetzlich bezeichnet wird (WILDBOLZ). ARNHOLDT hat betont, daß die Schule MAY nach wie
vor großen Wert auf den vollständigen Versuch legt. Er beruft sich dabei auf
BECHER, HRYNTSCHAK u. v. a. Die extrarenalen Faktoren müssen natürlich beachtet werden. Ein interessanter Versuch, den Volhard-Versuch neu zu deuten,
stammt von PAALANEN. In dieser Arbeit sind wertvolle Hinweise bezüglich der
Rückschlüsse auf die tubulären Funktionen zu finden. Es ist besonders zu erwähnen, daß der Autor die zusätzliche Bestimmung der GFR für unbedingt notwendig hält.

Die Bedeutung des KV wird hingegen immer noch sehr hoch eingeschätzt.
Nach Ansicht der meisten Forscher ist die Bestimmung des höchsten erreichbaren
spezifischen Gewichtes das Wesentliche. Wenn man alle die Arbeiten um die Bestimmung des KV überblickt, muß man auf verschiedene Gepflogenheiten eingehen, vor allem auf die Formeln und Zahlen, die in Jahrzehnten mit Hilfe des
KV erarbeitet wurden. Bekanntlich war es KORANYI, der die Differenz zwischen
der niedrigsten und höchsten Gefrierpunktserniedrigung als Maß der Nierenleistung bezeichnete und feststellte, daß diese Differenz mit der Schwere der
Nierenkrankheit abnimmt. Minimum und Maximum des spezifischen Gewichtes
nähern sich entsprechend der Progredienz des Nierenschadens einem Mittelwert,
der von VOLHARD als Isosthenurie bezeichnet dem spezifischen Gewicht des
Serums gleichkommt. Die Zahlen, in denen diese Differenz ihren Ausdruck findet,
bilden den wesentlichen Bestandteil der meisten sog. Leistungszahlen. So stellten
BLUM und RUBRITIUS fest, daß die Differenz zwischen dem niedrigsten und
höchsten spezifischen Gewicht 15 betragen müsse, um die Aussage einer genügenden Nierenfunktion zu gestatten. Beträgt die Spannung so viele Punkte, kommt
dies einer 45%igen Phenolsulfophthaleinausscheidung innerhalb einer Stunde
gleich. In der Literatur findet man zahlreiche Angaben, daß auch eine Spanne von
12 Punkten genüge, wobei immer die Frage der Operabilität, also der Tragbarkeit
einer schweren Belastung mitbetont wird. Leistungszahlen werden berechnet aus
der Harnmenge der ersten 4 Std des Verdünnungsversuches und der Differenz des
spezifischen Gewichtes. Dividiert man etwa dies 4 Std-Harnmenge durch 100
und addiert dazu die Differenz der spezifischen Gewichte, erhält man im Falle
einer zureichenden Nierenfunktion eine Zahl über 30, was nach STAEHLER auf
eine gute Nierenfunktion sehließen läßt. Zahlen unter 20 zeigen bereits eine
schlechte Nierenfunktion an. Leistungszahlen werden auch dazu verwendet um
Indices zusammenzustellen, die auf einen Blick ein Urteil über den Zustand und
die Operabilität des Patienten gestatten. Alle derartigen Konstruktionen haben
sicher einen gewissen Wert für diejenigen, die damit zu arbeiten gewohnt sind.
Man kann sagen, daß solche Formeln zumindest beweisen, daß die Nierenleistung
kompensiert ist. Über die einzelnen Faktoren, die diese Kompensation begründen,
ist wenig zu entnehmen. Am ehesten käme noch die Bechersche Zahl dem nahe,
was man von einer genauen Leistungsformel verlangt. Sie wird errechnet nur aus
der 4 Std-Harnmenge (also der Fähigkeit zur Diurese) und dem höchsten spezifischen Gewicht (also der Fähigkeit zur Konzentration).

Hat man sich dahin geeinigt, daß die Bestimmung des KV großen Wert hat,
macht man folgende erstaunliche Feststellung: Es ist anerkannt, daß eine Konzentrationsfähigkeit bis 1026—1030 eine normale Nierenleistung anzeigt. Die
Konzentrationsfähigkeit zwischen 1022—1026 bedeutet eine Einschränkung der

Nierenfunktion und alle Zahlen unter 1022 als höchst erreichbares spezifisches Gewicht werden als Beweis für eine ernste Nierenkrankheit bezeichnet. CHWALLA hat bei 800 Konzentrationsbestimmungen im Rahmen der Untersuchung von Prostatikern gefunden, daß nur $1^1/_2\%$ davon eine normale Konzentrationsfähigkeit erreichen. WILDBOLZ betonte, daß ab einem Restharn von 100 cm³ niemals eine normale Konzentration zustande kommt. Dies wurde von MAY bestätigt. Ein Restharn von 200 cm³ entspricht im Durchschnitt nur mehr einem Konzentrationsmaximum von 1014. CHWALLA hat — in Übereinstimmung mit der Mehrzahl der Urologen und mit besonderer Betonung der Wichtigkeit des KV und nicht der Spanne zwischen Minimum und Maximum — als Grenze einer noch annehmbaren Nierenfunktion den Wert von 1015 bezeichnet. Andere Autoren haben 1016—1018 oder 1020 gefordert. Alle Angaben ohne Ausnahme bleiben damit unter dem Grenzwert, der vom Standpunkt der Nephrologen schon eine schlechte Nierenfunktion anzeigt. Es ist nicht möglich und auch gar nicht zweckmäßig unter diesen Anschauungen etwa einen Kompromiß zu suchen. Vielmehr muß man folgendes bedenken: Das Konzentrationsvermögen ist eine typische tubuläre Leistung. Die Rückstauung (kombiniert mit einer Pyelonephritis oder ohne jede Entzündung) beeinträchtigt zuerst und durch längere Zeit allein die Tubulusfunktion. Die unzähligen Angaben des Schrifttums über schlechte Konzentrationswerte bei allen möglichen Entleerungsstörungen sind ein überzeugender Beweis für die Schädigung einer spezifischen Tubulusfunktion.

Wollte man sich mit einem maximalen KV von 1015 begnügen, wäre wenigstens die Ergänzung dieser Untersuchung durch eine andere Funktionsprüfung zu fordern. CHWALLA forderte als zweite Prüfung die Indigocarminausscheidung. KLOSTERHALFEN betont die Notwendigkeit einer Ergänzung durch die PSP-Probe und die Bestimmung einiger Serumwerte, vor allem des Kreatinins. Er schrieb, daß alle Unterschreitungen der Minimalwerte zu einer sprunghaften Steigerung des operativen Risikos führten. Die so weit verbreitete Grenze von 1015 wird — so niedrig sie ist — nicht als eine absolute beachtet. Manche Urologen haben auch dann operiert, wenn die maximale Konzentrationsfähigkeit nur 1010 erreichte. ILLYÉS führte eine gelungene Prostatektomie bei einem RN von 76 mg-% und einer maximalen Konzentration von 1011 an. Auch andere Autoren berichteten von Heilungen bei sehr schlechter Nierenfunktion. Eine Frage — die allerdings keine Antwort erwartet — lautet dann, wozu überhaupt die Bestimmung der Nierenfunktion dienen soll, wenn man keine strengen und gültigen Regeln anerkennt. Die Frage über den Wert von Zahlen, die als Ausdruck einer genügenden oder zureichenden Nierenleistung definiert werden können, müßte noch näher präzisiert werden. Bei der von urologischer Seite festgelegten bescheidenen oberen Grenzen des KV bedeutet eine solche Zahl fast keine Steigerungsmöglichkeit hinsichtlich der tubulären Leistung. Kompensationen sind nur durch das Steigen der Diurese möglich. Dazu ist natürlich auch eine annähernd normale Filtrationsleistung notwendig. Wenn man der modernen Anschauung folgend die Prüfung des KV durch eine Testung des GFR ergänzt, wird man zuverlässiger die Frage der genügenden Nierenleistung beantworten können. Eine Einigung darüber, ab welcher Höhe dieses oder jenes Wertes die zusätzliche Belastung der Nieren durch eine Operation gestattet ist, bleibt vorläufig noch eine empirische und erfährt mit den immer genauer werdenden Funktionsprüfungen fortlaufende Änderungen.

## 8. Die Nierenfunktionsprüfung mittels Clearance

Wenn man auf die kaum übersehbare Literatur zurückblickt, kann man sich des Eindruckes nicht erwehren, daß die Urologen und Internisten bisher verschiedene

Sprachen gesprochen haben, was die Funktionspathologie der Nieren betrifft. Erst jetzt beginnt man sich zu einigen, daß die moderne Nierendiagnostik und insbesondere die Clearanceverfahren für die gesamte Nierenpathologie einheitlich anwendbar sind. Was bisher von seiten der Urologen als Pfeiler der Nierenfunktionsprüfung angenommen wurde, etwa die Konzentrationsfähigkeit und jetzt das Urogramm, ist in qualitativer Hinsicht bestimmt zuverlässig. Daß man auch in quantitativer Hinsicht mit Hilfe der Clearanceverfahren einen hohen Grad von Genauigkeit erhalten kann, wenn es sich um Fragestellungen des Rückstauungsschadens, der chronischen Pyelonephritis usw. handelt, ist hier nicht zu beweisen. Eine Reihe von Urologen befürworteten, teils zur getrennten, teils zur gesamten Nierenfunktionsprüfung die verschiedensten Clearancebestimmungen [ALBERTI u. Mitarb., ARNHOLDT, BETTGE u. Mitarb., BRAT u. Mitarb. ($C_{Kr}$ als Routinemethode in der urologischen Klinik), GÖRLITZ, HENNINGER und PFEIFFER, KEUTEL, KRONIK, LANZ, MINDER]. MOELLER befürwortete die Feststellung einer Relation zwischen dem $C_{Kr}$ zur PSP-Ausscheidung zwecks Differenzierung der glomerulären und tubulären Funktionseinbußen. PAALANEN bezeichnet die Bestimmung des $C_{Kr}$ als eine wichtige Ergänzung anderer Funktionsprüfungen. ROTHAUGE, SCHAFFNER, SCHETTLER u. Mitarb., SCHMIEDT-Löw berichten über Erfahrungen mit verschiedenen Clearancebestimmungen. SCULTÉTY sowie WAKIM betonen nach kritischer Beurteilung einer Fülle von Bestimmungen, daß die sichersten Ergebnisse dann zu erhalten sind, wenn man neben anderen Testen auch eine Clearance wiederholt ausführt. Aus theoretischen Überlegungen haben sich DETTMAR sowie KLOSTERHALFEN gegen den Wert der Clearancebestimmungen ausgesprochen. Eine sehr ernst zu nehmende Einschränkung ergibt sich aus der Tatsache, daß für einen großen Teil des Krankengutes Belastungsproben schwer durchführbar sind und bei Transportstörungen des Harnes kurzfristige Bestimmungen grobe Fehler ergeben können. Man wird in Kauf nehmen müssen, daß die Clearance des endogenen Kreatinins lediglich als eine semiquantitative Probe gilt und bei pathologischer Nierenfunktion nicht sehr viel mehr gestatte als eine ungefähre Schätzung des Funktionsausfalles. Die Bestimmung des endogenen Kreatinins erlaubt jedoch ohne Belastung eine langfristige Beurteilung und gibt als 24 Std-Clearance bei verhältnismäßig stabilen Serumwerten (mit Ausnahme der Reaktion nach Entlastung einer Harnstauung) eine hohe Gewähr für den Ausgleich der Transportverzögerungen. Das Kreatinin ist unabhängig von äußeren Einflüssen wie der Diät und unterliegt nicht so stark den Schwankungen der Rückresorption wie etwa der Harnstoff. Auch dann, wenn mit Absinken der Harnmenge unter eine gewisse Grenze Vergleiche auch bei demselben Kranken sehr ungenau werden, wenn ferner bei gleichzeitiger Abnahme der Konzentrationsfähigkeit die Clearancewerte rapid absinken (was man bei tubulären Schäden oft beobachtet), hat die Kurve des $C_{Kr}$ einen Wert, der durch keine andere Untersuchung gewährleistet werden kann. Wir finden immer wieder, daß der täglich bestimmte $C_{Kr}$ der „rote Faden" in der Krankengeschichte ist und nicht zuletzt hinsichtlich der Therapie größte Bedeutung hat..

In der Arbeit von LANZ wird bewiesen, daß zwischen den Bestimmungen der GFR und der Konzentrationsfähigkeit, zwischen der Höhe des RN und dem Ausfall des Urogramms beträchtliche und irreführende Differenzen vorkommen, daß aber der $C_{Kr}$ jeweils mit zwei anderen Proben übereinstimmt, also doch in bestimmter Hinsicht maßgeblich ist. HENNINGER sowie SCHAFFNER lassen sich hinsichtlich der Operabilität von dem Ausfall und der Besserung des $C_{IN}$ oder $C_{Kr}$ leiten. Auch die Angabe von SCHMIEDT-Löw ist hier zu verwerten, der auf die schlechten Resultate der Clearance hinweist bei einer nach bisheriger Auffassung der Urologen noch guten Konzentrationsfähigkeit und einem normalen RN.

Schließlich sei noch auf die Arbeit von FIGDOR verwiesen, dessen Schlußfolgerungen aus einem großen urologischen Krankengut doch zu einem beträchtlichen Teil auf den Clearanceuntersuchungen beruhen.

## 9. Schlußbemerkungen

Mehrmals wurde darauf hingewiesen, daß operative Eingriffe, also ganz allgemein schwere Belastungen der Nierenleistung, auch bei schlechten Ergebnissen der Funktionsprüfungen durchgeführt werden dürfen, wenn die Nierenfunktion als eine stabile erkannt ist. BUGBEE sowie MILLIKEN benützen zur Kontrolle der Stabilität der Nierenfunktion die PSP-Ausscheidung. EWERT u. Mitarb. sowie GREENE u. Mitarb. halten eine Elektroresektion auch bei einem RN von 80 mg-% für erlaubt, wenn dieser Wert bei längerer Prüfung gleichbleibt und die Diurese ausgiebig ist. KLOSTERHALFEN meint, daß Patienten mit einer stabilen RN-Erhöhung über 60 mg-% nicht unbedingt von einer Operation ausgeschlossen werden sollen und beruft sich dabei auf den von SARRE geprägten Begriff der kompensierten Retention. Diese Überlegungen werden damit begründet, daß Nierenkranke mit einem RN von 50—70 mg-% und darüber viele Jahre lang das Stickstoffgleichgewicht halten können und sich dabei auch durchaus wohl fühlen. Dies beruht auf dem Gesetz einer automatischen Regulierung der Ausscheidung durch die Erhöhung der Serumwerte. SARRE u. Mitarb. haben mit Hilfe der Kreatininausscheidung gezeigt, daß bis zu dem Plasmakreatininwert von 10 mg-% Angebot und Ausscheidung ausgeglichen bleiben können, daß ab diesem Wert allerdings die Dekompensation in steilem Abfall der Nierenleistung erfolgt. Kompensation und Dekompensation ist auch eine Funktion der Diurese. Es gibt nur so lange eine „kompensierte Retention", als noch eine genügende Diurese vorhanden ist. Die Diurese muß dann, wenn schon das Stadium der Isosthenurie erreicht ist, eine sehr beträchtliche sein. Nun sind diese Überlegungen und die Berechnungen sehr interessant, im Rahmen der Klinik der Entleerungsstörungen aber insoferne theoretisch, solange die „kompensierte Retention" und die Stabilität der Nierenfunktion keinen großen Belastungen ausgesetzt wird. Was für die internen Nierenleiden gilt, für die sorgsam betreuten Patienten, deren Nieren „unter dem Glassturz" der strengen Diät und kontrollierten Lebenweise stehen, bei denen die geweblichen Veränderungen lange Zeit konstant bleiben und daher auch in Jahren keinerlei Progredienz erkennen lassen, das alles gilt z. B. für den Prostatiker nicht. Die Belastung durch die Pyelonephritis, die Vorgänge rund um die operativen Eingriffe (Dursten vor der Narkose), das Mehrangebot von Schlackenstoffen als typischer Operationsfolge usw. erlaubt die Übertragung interner Gedankengänge nur mit Einschränkungen. Da es ein unabweisbares Bedürfnis für den Praktiker ist Zahlen zu wissen, die bestimmte Grenzen bezeichnen, deren Nichtbeachtung katastrophale Folgen haben kann, ist es wohl erlaubt solche Grenzwerte der Nierenfunktion in der Praxis der urologischen Klinik, zu nennen. Man kann eine GFR von 30 ml/min als eine solche ungefähre Grenze bezeichnen. Unter diesem Wert liegt bereits die manifeste Niereninsuffizienz, die keine Belastung mehr verträgt, weil keine Kompensationsmöglichkeiten vorhanden sind. Manche gegenteiligen Behauptungen über gelungene Operationen und andere schwere Belastungen bei schlechterer Nierenfunktion erlauben wohl keinen anderen Rückschluß, als daß der betreffende Operateur „Glück" hatte. Mit einem diskutablen und fundierten Behandlungsplan hat dies nichts mehr zu tun.

Im allgemeinen wird es durch die geeignete Therapie (Druckentlastung, Beseitigung der Stauung, Begünstigung der Diurese) oft möglich sein die Nierenfunktion so weit zu bessern, daß ein operativer Eingriff unter annehmbaren Bedingungen ausgeführt werden kann. Diese „annehmbaren" Bedingungen kann man aus den fortlaufenden Bestimmungen dann herauslesen, wenn die Besserungstendenz signifikant ist. Bei den Entleerungsstörungen muß man dabei allerdings nicht in Tagen und auch nicht Wochen, sondern in Monaten rechnen. Es ist nicht unbedingt notwendig zu diesen fortlaufenden Prüfungen komplizierte Methoden zu verwenden. Manchmal genügt die wiederholte Bestimmung des höchsten spezifischen Gewichtes, dazwischen durchgeführte Belastungsproben, z. B. mit Harnstoff, können sehr aufschlußreich sein. Schließlich kann man — dies sei zusammenfassend dargestellt — im Bereiche des Rückstauungsschadens der Nieren, also auch der Folgen von Entleerungsstörungen der Blase über den jeweiligen Stand der Nierenfunktion und über die Erholung oder den Verfall der Nierenleistung zuverlässige Aufschlüsse dadurch erhalten, daß man eine 24 Std-Clearance (z. B. $C_{Kr}$) durch eine spezielle Prüfung der tubulären Leistung ergänzt, also das KV oder die Ausscheidung des PSP.

## IV. Die Blasendruckmessung

„Der Blasendruck dankt das ihm entgegengebrachte Interesse vorwiegend dem Umstand, daß er die einzige meßbare Komponente der Blasenfunktion darstellt ... Er ist aber nicht direktes Movens sondern nur mechanisches Abfallprodukt der eigentlich wirksamen Faktoren. Wäre es möglich, die Muskelaktion auch an der Blase elektrographisch zu messen, würde alle Messung des Blasendruckes ihre Aktualität verlieren." So schrieb Schwarz 1926 in der Einleitung des entsprechenden Kapitels. Es ist sicher noch nicht soweit, daß die Elektrocystographie die angedeutete Aufgabe übernehmen könnte, obwohl schon Vorarbeiten geleistet sind. Auch müßte man sich erst um eine gegenseitige Verständigung bemühen, um einen neuen Wortschatz, nachdem erst eine Einigung über die Aussagen der üblichen Blasendruckmessung erzielt wurde, die aber immer noch nicht ganz befriedigt.

Seit der Monographie von Schwarz sind viele Arbeiten über diesen Gegenstand veröffentlicht worden, von denen nur diejenigen hier Verwendung finden, die einen Beitrag zur Pathologie der mechanischen Entleerungsstörungen liefern. Die meisten Arbeiten beschäftigen sich ja mit der nerval gestörten Blase. Über den Wert dieser Untersuchungstechnik hat Heusser eine Übersicht verfaßt und in einem eigenen Kapitel den Wert der Methode für die Urologie präzisiert. Die Cystometrie ist wichtig für die Klärung von Retentionen ohne erkennbare Ursache, die Erfassung von Schädigungen der Blasenmuskulatur durch lang andauernde Stauung, zur Indikationsstellung und Kontrolle der Therapie. Aus den allgemeinen Ergebnissen wäre gleich eingangs zu erwähnen, daß es nicht möglich zu sein scheint aus den Besonderheiten der Blasenreaktion, wie sie sich in den Druckwerten ausdrückt, auf eine besondere Eigenart des Organismus zu schließen, also etwa eine Einteilung vegetativer Gesamtsituationen zu treffen. Ferner ist es interessant zu erfahren, daß jedes Individuum in gesunden Tagen eine gewisse Eigentümlichkeit der Blasentätigkeit besitzt, die sich nicht ändert. Der eine gehört etwa zum Typ der oftmaligen Entleerer, der andere kann wieder besonders lange durchhalten. Oft handelt es sich um eine anerzogene Eigenschaft. Wenn eine Mutter ihr Kind 3mal des Nachts aufweckt, damit die Blase möglichst oft entleert werde, denn die Blasenvölle sei ja schädlich, wird dieses Individuum zeit des Lebens nachts aufstehen müssen. Auch in der Krankheit, sofern nicht schwerwiegende Änderungen eintreten, wird der einzelne Mensch bei einem bestimmten Rhythmus der Entleerung bleiben, was Povlsen in seiner Arbeit über die Konstanz cystometrischer Befunde dargelegt hat. Zwischen Männern und Frauen besteht ein Unterschied. Die tolerierte Kapazität ist bei der Frau im Durchschnitt größer. Ferner gibt es merkwürdige Krankengeschichten. Ein Teil der Prostatiker kann das sog. Reizstadium der Prostatahypertrophie überspringen und kommt, ohne es zu merken, sehr langsam in das Stadium der Dekompensation. Es gehört dies zum charakteristischen Verlauf des ,,silent prostatism". Dies wird wohl konstitutionell verankert sein, eine aus Gründen der Gesamtlage des Organismus verschiedene Anpassung. FISCHER brachte dafür Beispiele. NARATH spricht von einer individuell bestimmten Kapazität. Der Harnwegetonus sei bedingt durch den Füllungsgrad und den Aktionszustand des autonomen Nervensystems. Man liest immer wieder Berichte (COUVELAIRE, EKMAN), daß schon bei wenig oder keinem Restharn aber doch schon längerer Anamnese eine deutliche Erweiterung der oberen Harnwege und eine Ausscheidungsverzögerung nachweisbar werden. Bei besonders starker Druckzunahme = intensivem Spannungszuwachs der Muskulatur wird einer oder einige der Ausgleichsvorgänge (dazu gehört etwa die Restharnbildung) übersprungen zum Schaden der empfindlichsten Teile, nämlich der Nierenepithelien. DAVIS hat einmal die Frage gestellt, wie die Niereninsuffizienz zu erklären sei, die eintritt, bevor es zu einer hydronephrotischen Atrophie kommt. Die Antwort darauf kann wahrscheinlich nur so lauten, daß eine Drucksteigerung in den Kelchen nicht hoch genug wird, um die Kelche auszuhöhlen, aber bei entsprechend langer Dauer doch zum tubulären Schaden führt. Die enormen Unterschiede der Verlaufsformen können aber nicht allein mechanisch örtlich zu erklären sein.

Abgesehen von diesen schwer einteilbaren Besonderheiten ist die übliche erste Reaktion auf die Entwicklung eines Ausgangshindernisses eine ganz bestimmte. Das Stadium, in dem sich diese Vorgänge abspielen, ist bei allen pathologisch sosehr verschiedenen Entleerungshindernissen gleich. Dem Referenten sollte es eigentlich ein Leichtes sein cystometrisch gewonnene Zahlen mit eindeutigem Aussagewert zu bringen und damit einzelne charakteristische Abschnitte zu bezeichnen. Leider ist dies nicht möglich, da einesteils immer wieder neukonstruierte Cystometer in Gebrauch kommen und keine Standardwerte mit allgemein üblichen Bezeichnungen existieren. Es geht auch nicht an im Schrifttum gebrauchte Bezeichnungen, wie maximaler Blasendruck, Eröffnungsdruck, Miktionsdruck mit und ohne Betätigung der Bauchpresse usw., ohne Kommentar zu bringen, da die einzelnen Autoren darunter ganz Verschiedenes verstehen. Daher bezeichne ich zwei an dieser Stelle häufiger verwendete Ausdrücke näher. Der Ruhedruck ist jener in mm Hg oder cm $H_2O$ bekanntgegebene Wert, der den Innendruck der Blase im Ruhezustand bezeichnet ohne Auftreten von Harndrang oder Völlegefühl. Wenn 2 Zahlen dabei genannt werden, bedeutet dies, daß auch die Werte des Ruhedruckes bei einer Blasenfüllung zwischen 50 und 350 cm³ langsam steigen. Normalerweise verbindet diese Werte eine ganz sanft ansteigende Linie. Der Miktionsdruck ist jener Wert, der bei Beginn der Entleerung auftritt ohne Zuhilfenahme der Bauchpresse. Er ist nie der höchste Wert, es kommt schon während des Ausströmens zu einem weiteren wenn auch nicht mehr erheblichen Anstieg. Wenn ich trotzdem auch andere Ausdrücke verwende, so passe ich mich damit nur den betreffenden Autoren an, da ich mich nicht berechtigt fühle eigenmächtige Änderungen anzubringen.

Die erste Adaptation der Blase an ein wachsendes Hindernis ist eine Hypertonie. Wenn man die Definition, die POVLSEN gibt, als die einfachste und klarste verwendet, so heißt diese: Es besteht eine Neigung zur Verringerung des Blasenvolumens und zur Erhöhung des Miktionsdruckes. Der maximale Harndrang (S-Wert nach POVLSEN) tritt normalerweise bei einer Füllung von 400—600 cm³ auf. Bei der hypertonen Blase wird dieser Drang in der Mehrzahl zwischen 100 und 450 cm³ empfunden. Auch der sog. minimale Harndrang (F-Wert) nimmt zu. Der Miktionsdruck beträgt bei gesunden Personen 30—60 mm Hg, bei einer hypertonen Blase zwischen 60—150 mm Hg. Dazu ist folgendes zu sagen: Schwarz hat genauso wie die meisten Autoren nach ihm mit dem Ausdruck Hypertonie gekämpft und hat dann doch eine recht genaue Definition gegeben, vor allem zur Abgrenzung gegen die Hypertensionsblase. Bei diesen Hypertensionsblasen — übererregbaren Blasen — steigen die Minima und Maxima nicht gleichmäßig an, sondern der Zuwachs der Maxima überholt den der Minima beträchtlich. Die Kurve ist schon von dem niedrigsten Wert an eine steilere als im Normalzustand. Der Druck kann allmählich wachsen und dann zu bedeutender Höhe emporschnellen oder er steigt gleich von Anfang an in gerader Linie bis zu pathologischen Werten. Die hypertone Blase hingegen unterscheidet sich von der Normalen nur durch die Intensität des Dranges, der schon bei normalen oder nur wenig erhöhten Druckwerten und relativ niedriger Füllung auftritt. Schwarz brachte zur Illustration Kurven von Patienten mit einer Pollakisuria nervosa. Das Charakteristikum dieser Kurven ist die Eintragung des unerträglichen Dranges schon bei einer Füllung um 200 cm³. Der dabei gemessene Druck übersteigt nur wenig den Druck bei gleichem Volumen einer normotonen Blase. Wo immer in Lehrbüchern Druckkurven aus dem ersten Stadium der Prostatahypertrophie abgebildet werden, sieht man Hypertensionskurven unter der Bezeichnung Hypertonie. Lemoine ist einer derjenigen, der genauer unterscheidet. Die Hypertoniekurve entspricht mit dem sanft ansteigenden Verlauf einer Normalkurve. Sie befindet sich parallel mit dieser nur auf einer höheren Druckebene. Die Kurve ist kürzer, weil die Entleerung früher erfolgt. Der Beginn der Kurve liegt nicht bei ganz niedrigen, sondern schon deutlich höheren Werten. Derartige Hypertonieblasen beschreibt auch K. M. Bauer, Fischer und Muschat. Die Erklärung dieser Kurven schien notwendig zu sein, weil die Erhöhung des Miktionsdruckes, wie dies Povlsen als typisch angibt, nicht mehr in die Adaptationsstufe 1 sondern schon in die Stufe 2 gehören wird, für die die beginnende und wachsende Hypertrophie des Detrusors charakteristisch ist. Die Austreibungskraft muß größer werden um das Hindernis zu überwinden. Dies muß auch cystometrisch zum Ausdruck kommen, s. die Erklärung von Schwarz, daß der Öffnungsdruck ein direktes Maß des Widerstandes am Blasenausgang ist.

In diese erste Adaptationsstufe gehört die Pollakisuria nocturna. Bekanntlich gibt es Patienten, die bei Tag und Nacht die Blase häufig entleeren müssen und durch die oftmalige Störung des Nachts besonders belästigt sind. Dieses Symptom einer aus dem Tag- und Nachtrhythmus herausfallenden Funktion stellt ein charakteristisches Beispiel dar für das Selbständigwerden eines Organs bei entsprechend lokalpathologischen Bedingungen, die unabhängig sind von den Gegebenheiten des Organismus.

Es ist nun durchaus nicht so, daß das eben genannte erste hypertonische Stadium sehr ausgesprochen auftreten muß. Anders ausgedrückt: Es muß nicht jeder Prostatiker das Stadium der Kapazitätsverminderung durchmachen. Bei anderen ist es das Symptom der zögernden Miktion allein oder die zweimalige Entleerung am Morgen. Das alles heißt aber noch nicht ein Versagen der Blasenfunktion. Die Steigerung des Miktionsdruckes schafft eine größere Amplitude, mit der eine Kompensation auch sicherlich längerer Dauer erreicht wird. Endoskopisch muß noch gar nichts zu sehen sein (noch keine Trabekel und eventuell nur eine beginnende konzentrische Hypertrophie). Auch ist noch kein Restharn vorhanden. Die Steigerung des Miktionsdruckes, die nach Davis eine sehr beträchtliche sein kann, ist wohl dasjenige Zeichen, mit dem man cystometrisch eine Art Frühdiagnose stellen kann. Charakteristisch ist auch das gegenseitige

Verhältnis der Werte für den Ruhedruck, den Druck beim ersten Harndrang und dem Miktionsdruck. Dieses Verhältnis beträgt bei gesunden Personen ungefähr 1:2:4. Die Relation wird durch die höhere Austreibungskraft des Detrusors bei Blasenausgangshindernissen geändert und lautet beispielsweise 1:3:10. Die absoluten Werte des Ruhedruckes sind bei Prostatikern etwa doppelt so hoch als beim Gesunden. Diese Regeln, die aus den meisten Veröffentlichungen herauszulesen sind, hat auch MURPHY u. Mitarb. mit einer ganz anderen Technik der Druckmessung im Prinzip bestätigt. Daß der Miktionsdruck und seine Steigerung eine unabhängige Größe ist, geht auch daraus hervor, daß man die Höhe dieses Druckes pharmakologisch beeinflussen kann ohne Änderung des Tonus, wie dies GARRELTS mit Secergan nachgewiesen hat.

Die weitere immer cystometrisch verfolgbare Entwicklung geht lückenlos über in das Stadium des Auftretens von Restharn. Besonders schöne und aufschlußreiche Kurven hat FISCHER gebracht. Bekanntlich hat SCHWARZ das Auftreten des Restharnes als einen Vorgang bezeichnet, der zu den schon vorhandenen Kompensationseinrichtungen eine weitere hinzufügt. Eine Steigerung der Austreibungskraft bei zunehmendem Hindernis kann durch Tonusvermehrung zugleich mit einem Spannungszuwachs durch größere Füllung (eben dies kann der Restharn sein) erreicht werden. Sosehr also dieser Restharn Symptom eines zunehmenden Krankheitsprozesses ist, sowenig darf man das Auftreten des Restharnes mit dem Beginn einer Dekompensation oder gar dem Zusammenbruch der Anpassungsvorgänge gleichsetzen. Die Cystometrie hat ganz klar gezeigt, daß in der Restharn enthaltenden Blase von einem Druckabfall gar keine Rede sein muß. SCHWARZ hat aufschlußreiche Kurven zu dieser Frage abgebildet mit der Bemerkung, daß der Druck in dem nur vom Restharn gebildeten Volumen ein erhöhter sein kann, allerdings nicht regelmäßig ist. HORTOLOMEI u. a. haben betont, daß der ,,Restharndruck" sogar hoch sein kann. FISCHER hat den Begriff der Restharnschwelle eingeführt, es ist dies eine Zäsur zwischen dem Druckanstieg bis zur Erreichung der für den speziellen Fall bekannten Restharnmenge und dem steileren Anstieg ab dieser Grenze. SCHWARZ hat früher schon gezeigt, daß man diese Schwelle durch Pilocarpin verschieben kann. Wesentlich aber scheint — diese Kenntnis ist der Cystometrie zu verdanken — das Verhalten des Miktionsdruckes zu sein. Der Miktionsdruck steigt oder bleibt hoch ganz unabhängig vom Auftreten oder dem Steigen des Restharnes. NESBIT sagte, daß das Wort Atonie auf jene Zustände beschränkt werden sollte, die einen merklichen Spannungsabfall zeigen. Zugeschnitten auf die Frage dieses Kapitels müßte dies heißen: Die Dekompensation beginnt nicht mit dem Auftreten und dem Anwachsen des Restharnes, sondern erst dann, wenn der Miktionsdruck fällt. Bei der Besprechung der prognostischen Möglichkeiten wird darauf noch zurückzukommen sein, wie wichtig gerade die Tatsache der Volumszunahme der Blase und des gleichzeitig sinkenden Druckes ist. Man wird durch all diese Überlegungen dazu veranlaßt die in der Klinik der Entleerungsstörungen so dominierende Rolle der Restharnbestimmung auf ein richtiges Maß zurückzuführen. Man könnte dies so ausdrücken: Der Restharnnachweis hat nur dann eine Bedeutung, wenn noch andere Untersuchungen darüber Aufschluß geben, in welchem Stadium — Kompensation oder Dekompensation — sich die Krankheit befindet. In diesem Zusammenhang ist es hochinteressant die Druckmessung bei vorhandenem Blasendivertikel zu verfolgen. Die Füllung der Blase ergibt zunächst einen ganz niedrigen Druck, der dann plötzlich ansteigt, entweder normal weiter verläuft, oder ausgesprochen hypoton bleibt. Zuerst wird der schlaffe Divertikelsack gefüllt, es hängt ganz vom Volumen und der Dehnungsfähigkeit des Divertikels ab, ob der doch erfolgende Anstieg des Druckes nach 200 cm³, 500 cm³ oder mehr erfolgt. Da die wandschwachen Divertikelsäcke noch sehr dehnbar sein können, kann es sogar zu einem Kurvenverlauf wie bei einer Tabes kommen (BLUM und RUBRITIUS, MUSCHAT, POVLSEN, SERRALACH). Die pathologische Bedeutung des Restharns ist in einem solchen Falle vollkommen verschieden. In Folge des geringen Druckes können sämtliche Rückstauungsfolgen ausbleiben trotz einer Restharnhöhe beträchtlichen Ausmaßes (es ist dies nicht ein echter Restharn, sondern zu einem verschieden großen Teil Divertikelharn).

Der Vorgang einer immer stärker werdenden Blasenwandhypertrophie und gleichzeitig Ansteigen der Restharnmenge bedeutet in Weiterführung der Vorstellung über den Blasendruck auch dann noch kein echtes Versagen der Reaktion, wenn die Retention eine vollständige wird und eine Ischuria paradoxa auftritt (wobei nicht an die akute Harnverhaltung gedacht ist, die ja auch bei vorher restharnfreier Blase zustande kommt). POVLSEN nennt dies wohl schon Dekompensation (das abnorm große Blasenvolumen bei unverändert hohem Miktionsdruck) und es ist auch allgemein üblich den Ausdruck Dekompensation in diesem Stadium zu gebrauchen. Jedoch ist es notwendig einen Einwand gegen eine allzu schematische Verwendung des Ausdruckes Dekompensation ebenso wie gegen einen wahllosen Gebrauch der Bezeichnung Atonie vorzubringen. BAUER vermerkt den hohen Sphinctereröffnungsdruck von 80 mm Hg bei der myogenen Blasenatonie. Er bringt in der gleichen Arbeit cystometrische Kurven einer hypotonen Blase, bei der ein Miktionsdruck von über 40 mm Hg gemessen werden konnte und eine gute Reaktionsfähigkeit der Muskulatur mit einem Ansteigen des Druckes über 60 mm Hg. SERRALACH demonstriert 2 Kurven einer Pseudoatonie bei Blasendivertikeln und einer sehr kräftigen Reaktion des Detrusors am Beginn der Miktion. FISCHER bringt Kurven über ein Blasenvolumen weit über einem Liter, einer Restharnschwelle von 1100 cm³ und doch noch beträchtlichen Druckwerten. Der gleiche Autor betont auch, daß die Überlaufblase eine unverminderte Austreibungskraft zur Voraussetzung hat, da das Auspressen der kleinen „überlaufenden" Harnmengen eine beträchtliche Anstrengung erfordert. Die Beobachtung von HIRSCH ist in diesem Zusammenhang wichtig. Wenn man bei sog. überdehnten Blasen eine kleine Harnmenge abläßt, fällt der Druck unverhältnismäßig stark ab und steigt nur langsam wieder an. Die Anpassung an den neuen Inhalt erfolgt nur mehr zögernd. Sie erfolgt jedoch. Wieder ist es wichtig zu betonen, daß die nunmehr tatsächlich eingetretene Dekompensation mit Druckabfall bis zur Atonie nicht unbedingt auf dem Weg über die druckgesteigerte Restharnblase erfolgen muß. Das Versagen der Muskulatur kann in meist sehr langer Zeit progredient aber fast unbeachtet erfolgen. POVLSEN nimmt eine ernste Form der Dekompensation dann an, wenn das Blasenvolumen abnorm hoch und der Miktionsdruck abnorm niedrig wird. Immer noch wäre die Fragestellung eines endgültigen Zustandes, die irreversible Schädigung der Blasenwand verfrüht. Ich erinnere an die kinematographischen Vorführungen durch BISCHOFF über die Peristaltik des Megaureters. Harnleiter von solcher Weite, daß man keinerlei Bewegungsfähigkeit mehr vermuten würde, bewegen sich in heftigen Wellen. Es sind dies Kontraktionen, die nur deshalb nicht mehr den normalen Effekt haben, weil sie auch aus dem Harnleiter den „Restharn" nicht auszutreiben vermögen und die Kraft der Kontraktion sicher herabgesetzt ist. Es existieren Andeutungen, daß Ähnliches auch für die Blasenwand gilt.

Eine Druckkurve, die ähnlich der einer Tabes verläuft bei vollständiger und dauernder Harnverhaltung, kaum mehr meßbarem Ruhedruck, nur mehr Andeutung einer Zacke für den Miktionsdruck und Fehlen einer Reaktion auf bestimmte Pharmaka (Pilocarpin, Prostigmin), würde das Ende dieser Reihe bedeuten. Bis hierher kann bei der Prostatahypertrophie die Entwicklung eine jahrelange sein. Die Beobachtung von BAUMANN über einen erhöhten Miktionsdruck bei kurzer Anamnese und den niedrigen bei langer Anamnese der untersuchten Prostatiker gehört hierher. Die Frage lautet, ob dies nun tatsächlich das Stadium der Atonie ist. SCHWARZ hat sehr temperamentvoll geschrieben, daß „die überdehnte oder gelähmte Blase in den Bereich der Fabel gehört". Dies gelte uneingeschränkt für die Prostatikerblase. Es dürfte ein Gesetz sein, daß die Blase nur dann atonisch wird, wenn die Muskulatur über eine gewisse wahrscheinlich lange Zeit hinaus überdehnt bleibt. Die Dehnungsfähigkeit der Blasenwand scheint aber enorm zu sein. Um von einer echten Atonie zu sprechen, müßte der Zustand ein wirklich irreversibler sein. Daß er dies in den meisten Fällen nicht ist, dafür zeugen zahllose klinische Erfahrungen, die ja auch SCHWARZ zu seiner zitierten Äußerung veranlaßten. In letzter Zeit allerdings wurden immer wieder Operationsberichte veröffentlicht über ausgedehnte Blasenresektionen anläßlich der Atonie als Dauerzustand nach Beseitigung von Blasenausgangshindernissen. Die Erfolge solcher Eingriffe könnte man als Beweis für die Irreversibilität der Atonie annehmen. NESBIT hat betont, daß in den meisten Fällen bei entsprechendem Warten eine Entleerung wieder möglich wird. Eine kleine eigene Erfahrung diene zur Illustration.

Ein 76jähriger Gelehrter, für den die Körperlichkeit etwas absolut Zweitrangiges bedeutete, wurde nach langer Vorbereitung prostatektomiert. Restharn vor der Operation um 1100 cm³. Nach der Prostatektomie zunächst keine Spontanmiktion; noch 3 Wochen Dauerkatheter. Nach Entfernung 700—900 cm³ Restharn. Der Patient hielt seine Anwesenheit bei Forschungsarbeiten für wichtiger und verschwand. 10 Monate später Kontrolle: Allgemeinzustand ausgezeichnet, Restharn 350 cm³, 2 Jahre später Restharn Null.

In diesem Falle hat der Patient dem Arzt die Geduld beigebracht, die offenbar notwendig ist. BRODNY und ROBINS haben praktische Beispiele gebracht, wie wichtig es ist, wiederholte cystometrische Kontrollen in solchen Fällen durchzuführen.

Es existieren noch verschiedene wertvolle Arbeiten über die Druckmessung bei der Entleerungsstörung und über die Kontrolle nach Operationen, so die Angabe von NAHSER über die Steigerung des Miktionsdrucks nach Operationen um 15 bis 20 mm Hg in 58% der Fälle, die Untersuchungen von GIULIANI über die Unterschiede zwischen den einzelnen Operationstechniken, die Arbeiten von MEHL, SCHNEIDER, CAVAZZANA, GLEISNER, IRAZU u. Mitarb., TORRE, COMARR und CHRISTOFERSEN über praktische Fragen der Blasendruckmessung im Rahmen der mechanischen Entleerungsstörungen und schließlich die Publikation von COX über Blasendruck und Niereninsuffizienz. Dieser Autor bewies, daß zwischen dem Absinken des erhöhten Harnstoffes und dem Blasendruck gewisse Parallelitäten existieren. Bei der vollständigen Retention und der vorsichtigen fraktionierten Entleerung soll der Blasendruck um 10 cm in der Stunde fallen. Dann kommt es unter entsprechender Zunahme der Diurese zu einem Abfall des Harnstoffwertes im Serum. Wenn der Druck in den Pausen zwischen dem Katheterismus nicht wieder leicht ansteigt, kann eine bedrohliche Oligurie vorhanden oder auch der Detrusor schon atonisch sein. Man sei mit der Druckkontrolle imstande, die sonst blinde Prozedur der Dekompression zu einer überprüfbaren zu machen.

Die cystometrische Kontrolle hat ferner die klinisch schon längst bekannte Tatsache bestätigt, daß die Schnelligkeit des Verlaufes sehr von der Art des Blasenausgangshindernisses abhängt. Plastisch ausgedrückt ist es wichtig, ob das Hindernis ein weiches oder hartes ist. Es ist eine alltägliche Erfahrung, daß auch sehr große Prostatahypertrophien besonders die Vergrößerung der seitlichen Lappen ohne Mittellappenbildung in einem unwahrscheinlich langsamen Tempo die geschilderte Reihe der Adaptation und Dekompensation zur Folge haben, während die Blasenausgangsstarre, wenn sie einmal ausgebildet ist, in viel kürzerer

Zeit zur Niereninsuffizienz führen kann. Dafür sind wohl nur mechanische Ursachen maßgebend.

Die Kontrolle der operativen Therapie gehört zu den besonderen Beweisen für den Wert der Druckmessung. Povlsen hat aus den Änderungen der Blasenentleerung nach der Elektroresektion den Schluß ziehen können, daß es nicht sosehr eine Funktion der Blasenwand ist, von der die Änderung der cystometrischen Kurve abhängt, als von der Beseitigung des Abflußhindernisses. Praktische Schlußfolgerungen dieser Kontrollen ließen sich aus dem Nachweis eines Restharnes trotz anscheinend genügender Excision des Hindernisses ableiten. Man muß entscheiden, ob eine Hypotonie der Blasenwand oder die unvollständige Operation schuld ist. Diese Entscheidung läßt sich durch die Druckmessung treffen. Wenn in einigem Abstand zur Operation das Blasenvolumen normal ist (Povlsen nimmt als obere Grenze 500 cm³ an) und der Miktionsdruck höher als 50 mm Hg beträgt, kann die Blasenwandschwäche ausgeschlossen werden. Auch prognostisch ist es wesentlich zu wissen, ob schon das Stadium der Dekompensation erreicht ist. So ist es zu verstehen, daß Nesbit die Druckmessung vor jeder Prostatektomie verlangt, und Novak eine entsprechend lange Vorbereitung bis zur Normalisierung der Kurve vor der Operation empfiehlt. Muschat wies ebenfalls auf die Wichtigkeit der Druckmessung in der Beurteilung der Operationserfolge hin. Bauer fand nach Elektroresektionen einen erstaunlich hohen Prozentsatz hypotoner Blasen.

Was bisher ganz vermieden wurde, war die Erwähnung der Sphincterdruckmessungen. Auch darüber sind viele Veröffentlichungen vorhanden, die zum Teil sehr kritisch gehalten sind, zum Teil aber die Sphincterdruckmessung für entscheidender bezeichnen als die Messung des Druckes in der Blase, zumindest für eine Beurteilung der Entleerungshindernisse. Keller schrieb, daß die Zunahme des Schließmuskelwiderstandes eines der ersten Zeichen sein könne und gibt Steigerungen des Sphincterdruckes bei Prostatikern bis zum Dreifachen der Norm an. Baumann und auch Reuter haben diese Methode zur Kontrolle der Therapie verwendet. Viele Angaben stammen von Seiten der Gynäkologen, die bei der Bearbeitung der Schließmuskelschwäche der Frau auf die Sphincterdruckmessung nicht verzichten wollen. Die kritischen Stimmen sind zahlreich. Die Methode ist sicher sehr unphysiologisch. Maßgebend für die Übergehung dieses Sonderkapitels war aber folgende Überlegung: Man hat den Eindruck, daß man mit der Sphincterdruckmessung alles Mögliche zu beurteilen versucht, etwa die Weite der Harnröhre oder die Elastizität, in erster Linie aber den Widerstand, den bestimmte Teile der Harnröhre dem Einströmen der Flüssigkeit entgegensetzen. Daß man ganz spezielle Fragen betreffend den Verschluß der Blase mit Hilfe der Messung des Harnröhrenwiderstandes lösen kann, zeigt die Arbeit von Lapides u. Mitarb. In der Praxis wird jedoch die Messung des Harnröhrenwiderstandes einfacher und zweckmäßiger mit Hilfe der Bestimmung des Durchflusses ausgeführt, weshalb ich auf das betreffende Kapitel verweise.

Die Druckmessung hat nicht nur Anhänger sondern auch Kritiker und Warner. Boyd und Smith haben auf die zahlreichen Fehlermöglichkeiten und damit Fehlbeurteilungen hingewiesen. Weyrauch u. Mitarb. haben gefordert, daß die Deutung des Cystogramms auf Grund der Diagnose erfolgt und nicht die Diagnose mit Hilfe der Kurve gestellt wird. Die Cystometrie sei nicht mehr als Hilfsmethode, was man wohl allgemein bejahen wird. Wenn die Autoren meinen, daß die Cystoskopie viel maßgebender sei, um neurogene von den mechanischen Entleerungsstörungen zu trennen, so ist dies ein Standpunkt, der vielleicht als Mahnung aufgefaßt werden sollte die Genauigkeit der Cystometrie voranzutreiben. Sicherlich haben die Kurven nerval gestörter Blasen große Ähnlichkeiten mit den

Kurven der Prostatiker in den ersten Stadien des Leidens, auch ist eine atonische Blase bei Ausgangshindernis nicht so ohne weiteres zu unterscheiden von einer tabetischen Blasenlähmung, wäre man nur auf die Deutung der Kurven angewiesen. In diesem Zusammenhang ist auch noch die Arbeit von LEIBOWITZ und O'DONNELL interessant, die sich mit der Cystometrie bei der Megacystis beschäftigt. Auch diese Autoren sind eher skeptisch. Es wird festgestellt, daß die enorme Kapazität ein besonderes Kennzeichen der Krankheit sei. Die gleichzeitig registrierten Druckwerte ergeben aber eigentlich nicht dieselben wie bei einer gelähmten oder aus der Sensibilität ausgeschalteten Blase. Man könnte diese Kurven jedenfalls auch als Ausdruck des Spätstadiums beim Blasenausgangshindernis deuten. Natürlich mit den entsprechenden Variationen, wie sie bei kongenitalen Veränderungen bekannt sind.

Große Hoffnungen wurden auf die Cystometrie gesetzt in Hinsicht auf die Prüfung verschiedener Pharmaka. Es ist nicht meine Aufgabe darüber zu referieren. Ich darf auf die Arbeiten von BAUER, BROSIG und VOITH, GIBEL sowie NAHSER verweisen. Nur eine Spezialfrage muß herausgegriffen werden, und zwar der Zusammenhang Tonus der Blase, Funktion der Blase und Geschlechtshormone. Diese Frage lautet präzise folgendermaßen: Ist der klinisch eindeutige Effekt der hormonalen Therapie kontrollierbar oder erklärlich mit Hilfe der Druckmessung? Eine weitere Frage wäre die, ob die Hormone eine Wirkung haben, die sich mit der anderer blasenwirksamer Pharmaka vergleichen läßt. Es ist notwendig gleich eingangs festzustellen, daß auf Grund der verfügbaren Literatur eine Beantwortung dieser Frage nicht möglich ist. Die Methodik scheint gerade bei der Durcharbeitung dieser Probleme unzureichend zu sein. Schon über die Frage der Hormonwirkung beim Gesunden gibt es keine exakten Befunde und daher fehlt auch eine wichtige Vergleichsmöglichkeit. TERUZZI u. Mitarb. haben gezeigt, daß Oestrogene keinen nachweisbaren Effekt haben. Andere Untersuchungen demonstrierten aber eine gewisse Cyclusabhängigkeit des Blasentonus (BRANDSTÄTTER und GITSCH). Follikelhormon und Testosteron haben eine parasympathicomimetische Wirkung und damit einen heilsamen Einfluß auf die Reizblase (ARTNER, BRANDSTÄTTER und HASCHEK). Oestrogene vermindern die Blasenkapazität bei der Entleerungsstörung nach der Totalexstirpation des Uterus (HALTER, RICHTER, HARTL). HOFFMANN fand eine Herabsetzung der Kapazität durch Follikelhormon bei prä- und postklimakterischen Frauen. Aus all diesen Versuchen geht eine Tatsache klar hervor. Die scheinbar gegenteilige Wirkung, einmal kapazitätsvermehrend, dann kapazitätsvermindernd, hängt zu einem gewissen Teil von der Ausgangssituation des Organs ab. Es ist möglich, daß eine Hypertonie ebenso normoton werden kann wie eine Hypotonie. Beim Prostatiker wurde folgendes gefunden: Testoviron erhöht den Miktionsdruck um 10 mm Hg, Oestrogen vermindert den Blasendruck um 6—8 mm Hg und den Miktionsdruck bis 20 mm Hg und sogar mehr. Mischhormone haben eine Steigerung des Miktionsdruckes und eine nur angedeutete Erhöhung des Blasendruckes zur Folge (BAUER). BROSIG fand eine Drucksteigerung und eine Verringerung der Blasenkapazität durch Cyren. Testosteron hatte keinen signifikanten Einfluß. Es wird nur eine geringe Zunahme der Kapazität erwähnt. EGGER fand bei Versuchen mit Testosteron, daß bei gleichem Füllungszustand der Blase der hormonbehandelte Prostatiker einen höheren Inhaltsdruck messen läßt als der unbehandelte. GLAZENBURG schreibt dem Oestron eine reizmindernde Wirkung auf den Detrusor zu. LIPPROSS registriert eine Steigerung des Miktionsdruckes durch Testosteron. MUELLNER und HAMILTON berichten über höhere Druckwerte anschließend an die Behandlung mit männlichem Hormon. Der minimale Harndruck trat bei geringerer Füllung ein, auch der maximale Harndruck zeigt ein ähnliches Verhalten. Nahser berichtete über eine Zunahme des maximalen Blasen- und auch Miktionsdruckes um ungefähr 10 mm Hg durch Androgene. Oestrogene führten zu einer Steigerung des Miktionsdruckes um 10—15 mm Hg. Der Blasendruck blieb gleich oder wurde nur unwesentlich höher. Reuter meint, daß nur geringe Möglichkeiten bestünden durch die Cystometrie verwertbare Resultate zu erhalten. Oestrogene führen aber doch eher zu einer Steigerung des Miktionsdruckes. Viel auffallender sei die Normalisierung der Sphincterdruckwerte. Staehler bestätigte die Steigerung des Blasentonus durch Androgene und Verminderung aller Druckwerte durch Oestrogene. Mischhormone hätten etwa die gleiche Wirkung wie Androgene. Pastori und Raimondi sowie Terruzzi u. Mitarb. untersuchten auch die Wirkung des Vitamin E und fanden eine Tonussteigerung.

Nun widersprechen sich die Ergebnisse nicht nur untereinander, sie stehen zum Teil auch in krassem Widerspruch zu den Erfahrungen der Klinik. So ist es sehr mißlich auf Grund der gemachten Angaben einen Erklärungsversuch vor Abwarten weiterer Erfahrungen zu unternehmen. Zwei Tatsachen scheinen aber doch so weit greifbar zu sein, daß man damit manipulieren kann: Die Steigerung des Miktionsdruckes wird vor allem bei der Anwendung der Androgene von der Mehrzahl der Autoren angegeben. Wenn der Miktionsdruck höher wird bei sonst ungefähr gleichbleibenden Druckverhältnissen (auch dies scheint ein durchschnittlich gleiches Ergebnis der Untersuchungen zu sein), dann steigt die Amplitude und damit bessert sich die Entleerung. Dieser Effekt wird deutlicher sein bei bereits sinkender Austreibungskraft. Das zweite Ergebnis ist ein vielleicht noch bemerkenswerteres: Ein Teil der Versuche mit Oestrogen wurde beim Prostatacarcinom ausgeführt. Es besteht nun nicht der leiseste Zweifel, daß ein Großteil dieser Patienten besser und kräftiger uriniert, wenn sie ausreichend mit Oestrogenen behandelt werden. Eindeutig ist ferner die Verkleinerung des Ausgangshindernisses und damit eine Erweiterung des Miktionskanals und eine Verminderung des Harnröhrenwiderstandes. Sphincterdruckmessungen, wie sie Reuter angibt und deren ganz in obigem Sinn zu deutende Ergebnisse, könnten auch bei der Behandlung der Prostatahypertrophie mit Oestrogenen ähnliche Vorgänge vermuten lassen. Es käme dann weniger zu einer Besserung der Austreibungskraft als zur einfachen Reduktion des Harnröhrenwiderstandes. Dies ist aber weniger eine Feststellung als eine Vermutung und eine zukünftige Arbeitshypothese.

## Anhang:

## Die Messung des Durchflusses durch die Harnröhre (Uroflowmetry)

Seine Krankheit erlebt der Prostatiker in Form einiger weniger typischer Funktionsänderungen. Eine davon ist die Verlangsamung der Miktion, der weniger weitreichende und weniger kräftige Harnstrahl. Es ist auch bereits gelungen diese Funktionsänderung zu messen. Schwarz war einer der ersten, der den Versuch unternahm, ohne Katheter und sonstige Beeinträchtigung der Organfunktion solche Messungen auszuführen. Er benützte dazu das Verfahren der Aufzeichnung einer Propulsionskurve und wertete die Resultate rechnerisch aus. Wenn ein gesunder Mann im Stehen uriniert, wird der Harnstrahl rasch an Kraft und Dicke zunehmen, ein Maximum erreichen, wieder schwächer werden um schließlich kraftlos zu enden. Wenn man den horizontalen Harnstrahl in hintereinander am Boden stehende Gefäße auffängt, kann man die Ausflußgeschwindigkeit und das Sekundenvolumen berechnen. Die jüngste Arbeit über dieses Thema stammt von v. Garrelts, der mit anderer Methode und unter Berücksichtigung aller möglichen Faktoren ein sehr exaktes Verfahren der Messung des Durchflusses veröffentlichte. Er beschrieb die Ergebnisse bei normalen Personen, bei der Prostatahypertrophie, bei Blasenausgangsstarre, der Striktur, unter der Einwirkung von Pharmaka und schließlich mit gleichzeitiger Bestimmung des Blasendruckes. Die Praxis der Durchflußbestimmung hat dadurch außerordentlich gewonnen, daß genaue Vergleiche mit den Normalwerten möglich sind. Wenn man die Ergebnisse der Untersuchungen von GARRELTS zusammenfaßt, soweit sie für die klinische Arbeit wichtig sind, muß zuerst angedeutet werden, was alles bestimmt werden kann. Gemessen wird der Ruhedruck, der Miktionsdruck, die größte Entleerungsrate je Sekunde, die durchschnittliche Entleerungsrate je Sekunde, der Gesamtinhalt der Blase und die Miktionszeit. Der Durchfluß ist um so größer, je größer der Blaseninhalt ist. Der intravesicale Druck erfährt dabei keine Änderung. Der stärkere Durchfluß ist durch eine Verminderung des Harnröhrenwiderstandes bedingt. Dieser Widerstand im Miktionskanal kann bereits in Form einer Elastizitätsabnahme höherer Lebensalter zunehmen. Eine Verminderung des Durchmessers um nur $^1/_{10}$ vermindert den Durchfluß bereits um etwa $^1/_3$. Es ist keine Relation auffindbar zwischen der Größe der Prostatahypertrophie und der Gestalt der Kurve. Die Höhe des Restharnes hat ebenfalls keinen unmittelbaren Einfluß auf die Durchflußwerte. Die Kurven des Prostatikers unterscheiden sich wesentlich von denen normaler Personen, es sind aber auch ganz charakteristische Unterschiede gegenüber der Striktur und der Blasenausgangsstarre sichtbar. Bei der Prostatahypertrophie kommt es zu einem starken Anstieg des Durchflusses, der Gipfel ist jedoch niedriger und der Abfall in besonderem Gegensatz zu der Entleerung normaler Blasen sehr allmählich. Bei der Blasenausgangsstarre ähnlich der Striktur vollzieht sich die Zunahme des Durchflusses zögernd, die Kurve hat dann eine flache plateauartige Gestalt und fällt langsam ab, oft nicht gleichmäßig sondern undulierend. Die Kurven vor und nach einer Prostatektomie zeigen deutliche Unterschiede, die den Wegfall des Harnröhrenwiderstandes beweisen.

Bald nach SCHWARZ hat BALLENGER auf die praktische Wichtigkeit einer Distanzbestimmung des Harnstrahles aufmerksam gemacht. DRAKE hat dann die Praxis der Uroflowmetrie ausgearbeitet und folgende Ergebnisse veröffentlicht. Ein gesunder Mann entleert je nach dem Volumen des Blaseninhaltes zwischen 18,7 und 26,6 cm³/sec. Bei einer Striktur kann dieses Sekundenvolumen auf 7 cm³/sec fallen, bei der Prostatahypertrophie sogar auf 3—4 cm³/sec und noch weniger. Nach der erfolgreichen Operation steigt die Durchflußrate allmählich auf ganz normale Werte an. Ein sehr interessantes Beispiel für die Anwendung des Verfahrens ist folgendes: Nach einer Elektroresektion bleibt ein Restharn. Es wird ein Blasendivertikel nachgewiesen. Bis zu einem bestimmten Blasenvolumen beträgt die Durchflußrate 21 cm³/sec, dann plötzlicher Abfall. Röntgenologisch kann gezeigt werden, daß diese letzte langsame Entleerung der Austreibung des Divertikelinhaltes entspricht. DAVIS hat in seinen Arbeiten über die Dynamik der Harnwege und deren Bedeutung für die Infektion besonders auf die Veröffentlichungen von DRAKE Bezug genommen und in klinischer Hinsicht erweitert. Es war ein besonderes Anliegen dieses Autors zu beweisen, daß ein Abnehmen der Harnröhrenlichtung unter einen Wert, der nach der allgemeinen Meinung durchaus noch nicht die untere Grenze der Norm bedeutet, bereits schwerwiegende Folgen haben kann. Diese Abnahme ist viel besser mittels der Durchflußmessung feststellbar, als etwa mit verschieden kalibrierten Sonden. Wenn man z.B. die normale Dauer eines Miktionsaktes bei mittlerer Blasenfüllung mit 20 sec annimmt, dann müssen bei einem Blaseninhalt von 450—500 cm³ durchschnittlich 22—25 cm³/sec durchfließen. Fällt die Durchflußrate unter 22 cm³/sec, kann dies bereits der Hinweis auf eine engere Stelle sein. Davis rechnet mit der Austreibungskraft, dem Anstieg des Miktionsdruckes auf über 100 cm³ H$_2$O und die Gewährleistung eines zureichenden Durchflusses durch derartige Kompensationen. Die höchste Durchflußrate wird auch 50 cm³/sec und mehr betragen. Kaufman hat mit einem verbesserten Instrument die Kurven von normalen Personen demonstriert und fast die gleichen Raten angegeben, andererseits Kurven von Prostatikern mit Durchflußraten zwischen 5—10 cm³/sec gezeigt. Die Uroflowmetrie scheint eine sehr brauchbare und verhältnismäßig genaue Untersuchung dann zu sein, wenn es gilt die Angaben der Patienten über eine Verlangsamung des Harnstrahles zu objektivieren. Kontrollen der Vollständigkeit oder Unvollständigkeit einer Operation, ob der zurückbleibende Restharn einer Detrusorschwäche entspricht oder nicht, sind möglich und aufschlußreich. Man kann dies noch besser mit dem Verfahren Shields u. Mitarb. erreichen. Die Hauptsache der Methode ist ein Vergleich der Durchflußrate ohne und mit Katheter eines bestimmten Kalibers. Ist die Differenz groß, beweist dies ein Ausgangshindernis, das mit Hilfe des Katheters umgangen wird. Wenn 4 Kurven aufgezeichnet werden, eine mit und eine ohne Katheter vor und nach der Operation oder der Behandlung, erhält man tatsächlich ein plastisches Bild der Änderungen mit Hinweis auf noch notwendige Korrekturen usw. Auch aus diesen Untersuchungen geht die untergeordnete Bedeutung der Restharnbestimmung hervor. Wenn ein Patient einen Restharn von nur 70 cm³ hat aber eine Durchflußrate von 1 cm³/sec, dann ist dies eine schwere Störung. Ein besonders schönes Anwendungsbeispiel ist folgendes: Vor einer monatelangen Drainage der Blase hatte ein 86jähriger Mann eine Durchflußrate von 4 cm³/sec, nachher von 6 cm³/sec. Vor der Drainage flossen durch den Katheter nur 9 cm³/sec ab, nachher 20 cm³/sec, womit in außerordentlich schöner Weise der Beweis erbracht wurde, daß eine Restitutionsfähigkeit vorhanden und die Prognose gut ist (Shields).

Unter Hintansetzung theoretischer Überlegungen darf man wohl die Meinung äußern, daß die Messung des Durchflusses die einfachere und weniger von Störungsmöglichkeiten abhängige Methode ist als die Cystometrie. Eine sehr wesentliche Aussage über das mechanische Abflußhindernis ist damit möglich, ebenso aber die notwendigen Kontrollen nach allen Arten der Behandlung und dies in recht zuverlässiger Weise.

## V. Die Palpation

Die digitale Palpation des Blasenausgangs sowie deren Umgebung gewährt erst nach langer Übung jene Möglichkeit einer räumlichen Beurteilung, die einer der Wege zur Diagnose ist. Wenn Blum und Rubritius in dem Kapitel über die Untersuchung der Prostata erklärten, daß diese einfache Methode es manchmal ermögliche, den therapeutischen Weg mit aller Sicherheit vorzuzeichnen, bedeutet dies die Aussage sehr erfahrener Untersucher. Ich folge in der kurzen Darstellung auch den Angaben von Blum und Rubritius, da gerade über diesen Untersuchungsgang keine wesentlichen Neuigkeiten bekannt geworden sind.

Die Palpation vom Rectum aus erfolgt in Rückenlage des Patienten oder im Stehen mit Vorbeugen des Oberkörpers, wenn möglich mit einem bequemen Aufstützen der Ellbogen. Die Untersuchung in Rückenlage soll dann bevorzugt werden, wenn man gleichzeitig eine Sekretexpression beabsichtigt. Durch den stärkeren Druck soll es gelegentlich zu kollapsartigen Zuständen kommen. Couvelaire empfiehlt die bimanuelle Palpation beim Liegenden, dessen Körperende durch ein hartes Polster etwas erhöht ist. Nur so könne man die Größe der Prostata richtig schätzen. Die Palpation im Liegen kann zweckmäßigerweise an die cystoskopische Untersuchung angeschlossen werden (oder an die Sondierung oder den Katheterismus) zum Zwecke einer Beurteilung des Gewebes zwischen

Finger und Instrument. CHEVASSU sowie YOUNG haben dies vor allem zur Unterscheidung der Prostatahypertrophie vom Carcinom empfohlen. Die Palpation im Stehen hat gewisse Vorteile. Bei korpulenten Männern ist ein Eindringen in die Tiefe des Rectums eher möglich. Die Haltung des untersuchenden Armes, das Tasten von oben nach unten ist für die meisten Untersucher das geläufige Verfahren und gewährleistet schon der Übung entsprechend eine bessere räumliche Orientierung.

Wenn man der einen oder anderen Haltung den Vorzug gibt, ist es unerläßlich, die Kontrollen in gleicher Weise durchzuführen. Das räumliche Empfinden, das durch den Finger vermittelt wird, ist je nach der Untersuchungsstellung verschieden. Auch ist es unerläßlich, die Blase vor der Palpation entleeren zu lassen. Die stark gefüllte Blase kann die Prostataregion so stark herabdrücken, daß der Eindruck einer mächtigen Schwellung entsteht. Die bimanuelle Untersuchung ist diesbezüglich überlegen, weil man gleichzeitig die gefüllte Blase tastet.

Sehr selten wird man die Prostatahypertrophie selbst suprapubisch palpieren können. ADLERMAN berichtet über eine solche Riesenprostata und gibt auch eine Literaturübersicht. Es ist aber keine Rarität, daß das Vorhandensein einer Prostatahypertrophie der Palpation vollständig entgehen kann. Der isolierte Mittellappen, kleine Adenome, nur intravesical entwickelte Lappen usw. sind vom Rectum her nicht tastbar.

Die Konsistenz ist gleichmäßig prallelastisch. Vorwiegend fibromyomatöse Formen sollen viel derber, vorwiegend adenomatöse Formen auffallend weich sein. Daß es ein weiches Prostatacarcinom gibt, wird von BLUM und RUBRITIUS offenbar in Übereinstimmung mit anderen sehr erfahrenen Untersuchern bestritten. Einlagerungen in einer sonst gleichmäßig vergrößerten Prostata beweisen einen anderen Gewebsaufbau. Die umschriebenen knotigen Einlagerungen oder Konsistenzunterschiede einzelner Teile einer annähernd normal großen Prostata, die verschiedene Schmerzhaftigkeit, das Verschwinden der medianen Furche bei nicht oder wenig vergrößerter Prostata verlangen eine weitere Differenzierung. Man hat auf die Differentialdiagnose nur auf Grund des Tastbefundes früher viel mehr Wert gelegt. Auch sieht man häufiger kleine Carcinome, so daß sich der Untersuchungsgang mehr auf die Gewebspunktion oder die Probeexcision aus der perineal oder retropubisch freigelegten Drüse verlagert. Wegbereiter in dieser Hinsicht sind die Meister der perinealen Operationsmethoden. YOUNG hat wiederholt darauf hingewiesen, wie leicht die gezielte Gewebsentnahme aus der perineal freigelegten Prostata ist und welche Vorteile es bietet, im Falle eines positiven Geschwulstbefundes sofort die Exstirpation anzuschließen. JEWETT hat betont, daß in allen Fällen harter Knoten perineal freigelegt werden soll. Er fand in fast 50% Neoplasmen. Dies sei hier erwähnt, weil ein solches Resultat in Hinsicht auf die Unsicherheit der Diagnose, die allein durch den Palpationsbefund erreicht werden soll, bemerkenswert ist.

An Hand des Tastbefundes eine Differentialdiagnose der Prostataerkrankung zu skizzieren (s. etwa die Studie von MARION), ist schon so oft und in so ausgezeichneter Weise durchgeführt worden, daß es gestattet sei, auf die Lehrbücher der Urologie zu verweisen. Man muß neben der Größe der Prostata, der Konsistenz, der Gleichmäßigkeit, der Abgrenzbarkeit, der Erhaltung der Form mit der Mittelfurche, auch noch auf die Dauer oder Flüchtigkeit der Vergrößerung, auf die Schnelligkeit des Wachstums (Sarkom!) und auf den durch die Palpation ausgelösten Schmerz achten sowie auf das Fehlen oder Ausfließen eines Sekretes. Die Vergrößerung der Prostata durch eine flüchtige Infiltration im Verlaufe einer Prostatitis ist — weil meist identisch — nicht von der sog. Kongestion der Prostatahypertrophie zu unterscheiden. Jede Entzündung erhöht die Schmerzhaftigkeit der Untersuchung, jeder höhere Grad einer Reduktion der Drüse selbst durch Druckatrophie oder neoplastischen Ersatz verringert die Unannehmlichkeit der Palpation. Die Holzhärte des Carcinoms kann auch bei Prostatasteinen und Folgen seltener Entzündungen nachweisbar sein. Es wird aber, da nicht jedes Carcinom so ausgesprochen hart ist, die sog. Knorpelhärte schon recht schwer von der Konsistenz eines Leiomyomknotens zu unterscheiden sein. Eine sehr feine Differenzierung wäre die der Prostatahypertrophie von der Prostatahyperplasie oder anderen diffusen Prostatavergrößerungen. Diese Differenzierung ist möglich, wenn man Knoten nachweisen kann. Die Angaben einer weichen Konsistenz diffuser, nichtknotiger Vergrößerungen entbehren oft der erforderlichen Exaktheit, die man von der Palpation trotz aller subjektiven Bedingungen verlangen darf.

Der palpatorische Nachweis einer Verkleinerung der Prostata kann eine gewisse Entscheidung zwischen einer einfachen Atrophie oder einer entzündlich schrumpfenden Veränderung erlauben. Die Schrumpfung ergibt doch eine ungleichmäßigere Oberfläche, bei der typischen Blasenausgangsstarre tastet man sehr häufig auch in der Umgebung Verhärtungen, Stränge und eine Fixation an die Umgebung.

## VI. Die Prostatapunktion

Bei einem diagnostischen Verfahren verhältnismäßig neueren Datums wie der Prostatapunktion sind die Erfahrungen noch nicht allzu groß. Auch ist der Hauptzweck der Methode die Erfassung des Carcinoms. Zur Diagnose der Prostatahypertrophie ist die Punktion überflüssig. Es ist aber schon die Frage aufgetaucht, ob man eine Kontrolle bestimmter konservativer Maßnahmen, etwa der Hormontherapie der Prostatahypertrophie durchführen kann. Dies wird von BÜSCHER verneint mit der Begründung, daß die Inhomogenität des Gewebes bei der Unmöglichkeit immer die Nähe der vorhergehenden Punktionsstelle zu finden, Vergleiche von signifikanter Bedeutung nicht erlaubt. Auch GRIESSMANN-DRÜCKE äußern sich negativ zu dieser Frage. Ein weiteres Problem ist die Abgrenzbarkeit der Prostatahypertrophie gegen andere Erkrankungen.

Ein Patient zwischen 60 und 70 Jahren wird 7 Jahre lang kontrolliert, weil in der Prostata ein ungefähr gleichbleibender kirschengroßer Knoten tastbar war. Dieser Knoten war gut abzugrenzen, knapp rechts von der Mittellinie, aber doch viel härter als die Umgebung. Es war für den Patienten und den Urologen eine Erleichterung nach gelungener Gewebsentnahme durch Punktion zu wissen, daß der Knoten einem Leiomyom entsprach.

Ein einziges Mal gelang mir die Punktion eines rundlichen glatten Gebildes in der Mittellinie und in Höhe der kranialen Prostatakante. Die Aspiration von bernsteingelber klarer Flüssigkeit und das Verschwinden der Einlagerung klärte die Diagnose als Cyste. Wesentlicher, weil viel häufiger als bei diesen und anderen Raritäten, ist die Abgrenzung der Prostatahypertrophie und des Prostatacarcinoms von den verschiedenen Formen der chronischen Prostatitis (die hypertrophierende, sklerosierende Prostatitis, die man früher glaubte viel häufiger feststellen zu müssen und die möglicherweise verwandt ist mit der derzeit oft genannten granulomatösen Form). Alle möglichen Varianten der Prostatitis kommen zusammen mit einer Prostatahypertrophie vor. Die Tastbefunde sind recht häufig unklar und eine Klärung ist wünschenswert. Auch die Abgrenzung sklerosierender Vorgänge in der Prostata gegen eine einfache Prostataatrophie müßte möglich sein, doch existieren darüber nur ganz spärliche in Arbeiten eingestreute Bemerkungen. Die Gewebszylinder, die man z. B. mit der Vim-Silverman-Nadel erhält, müssen derartige Differenzierungen erlauben. GASSER hat über verschiedene interessante Abgrenzungen berichtet.

Weitaus im Vordergrund des Interesses steht die frühe Erfassung des Carcinoms und die Kontrolle der Therapie. Darüber habe ich nicht zu referieren. Wieweit eine zuverlässige Differentialdiagnose möglich ist, wird in ziemlich unterschiedlichen Prozentzahlen angegeben. GUILLEMIN u. Mitarb. veröffentlichten die Resultate von 300 Probepunktionen. Davon waren 140 klinisch diagnostizierte Prostatahypertrophien, was 138mal durch die Punktion bestätigt werden konnte. HJORT berichtete über ziemlich große Differenzen zwischen den Ergebnissen der Punktion und der postoperativen Histologie. EKMAN hingegen fand bei kleinerem Material einen hohen Prozentsatz richtiger Diagnosen. Auch CHIEREGO-FABRIS hatten 88% richtige Ergebnisse. TORRES-ALBUQUERQUE äußerten sich positiv, auch WILDEGANS empfahl das Verfahren als einen Fortschritt in der Diagnostik. MELLIN berichtete über das spätere Auftreten von Carcinomen nach negativ beurteilten Punktionen.

Methodisch ist die Punktion gegen 2 Verfahren abzugrenzen. Die perineale Freilegung der Prostata einerseits und die Untersuchung der Zellverbände im Prostatasekret andererseits. Die perineale Freilegung entbehrt dann, wenn man nicht die Absicht hat, bei positivem Ergebnis sofort eine Radikaloperation anzuschließen, der Berechtigung. Dies gilt sinngemäß auch für die retropubische Darstellung und Entnahme kleiner Stückchen vom verdächtigen Ort, was man auch auf diesem Zugangsweg zufriedenstellend erreichen kann. Wird also eine Operation so vorbereitet, daß man nach Erhalt des Ergebnisses sofort exstirpieren kann, ist dies ein zweckmäßiges Verfahren. Findet man ein Carcinom und operiert nicht, wird sofort die Frage laut, ob es möglich ist, durch die teilweise Entfernung das Carcinom zu aktivieren. Darüber existieren viel zu wenig Unterlagen, obwohl dies eine wichtige Frage wäre. Selbstverständlich ist man ebenso berechtigt, durch die Prostatapunktion eine Propagation zu erwarten. Doch sollte die Möglichkeit der Aktivierung eine einfache Zusatzmaßnahme anregen: Wenn der Gewebszylinder entfernt ist, wird durch die noch liegende Hohlnadel eine Coagulationssonde eingeführt, der Strom geschlossen und die wenigen Millimeter des Punktionskanals coaguliert.

Die Beurteilung des durch Massage gewonnenen Sekretes hinsichtlich Zellverbänden hat nur für die Carcinomforschung Aktualität. KRÖNKE u. Mitarb. halten die Punktion für wesentlich überlegen. Dazu äußerten sich noch PETERS-FRANK und SILVA-INZUNZA. Diese Autoren verglichen die Ergebnisse der Untersuchungen des Massagesekretes mit denen des Gewebssaftes operierter Vorsteherdrüsen. Die Resultate, die in der sehr ausführlichen Arbeit berichtet werden, sind einigermaßen befriedigend.

Zur Methodik der Punktion selbst, die von BAUER, MELLIN, NEEDELL u. Mitarb., MELICK, PEIRSON u. Mitarb., KLAMROTH u. Mitarb., PEEK, RINKER u. Mitarb., VEENEMA bearbeitet wurde, ist zu sagen, daß man nicht nur vom Perineum aus, sondern auch vom Rectum aus punktieren kann. Da bisher keine Nachteile der transrectalen Punktion berichtet wurden, dürfte es zweckmäßig sein verdächtige Gewebspartien, die sich rectal gut lokalisieren lassen, transrectal zu punktieren. Der viel kürzere Weg gestattet ein wesentlich genaueres Anstechen der Verhärtung. Mit der Technik, die FRANZEN u. Mitarb. angegeben haben, wird der transrectale Weg vielleicht einen gewissen Vorsprung gewinnen.

# D. Symptomatik

(Von R. ÜBELHÖR)

## I. Allgemeine Symptomatologie

Die meisten Symptome der Blasenentleerungsstörungen sind nicht charakteristisch, im einzelnen vieldeutig, in der Gesamtheit und vor allem in der Reihenfolge allerdings typisch. Es ist möglich, eine Art Zeittafel der Symptome zu entwerfen. Das erste Zeichen ist nach übereinstimmender Ansicht ein Reizzustand,

eine Änderung der bisher im Rahmen der täglichen Gewohnheiten kaum bewußten
Harnentleerung. Dieser Reizzustand ist für die meisten Menschen eine neue
Erfahrung. Das zweite unmittelbar folgende Symptom ist die Pollakisurie, meist
auch von Anfang an eine nächtliche Frequenzsteigerung. Das dritte Symptom
ist gekennzeichnet durch die zunehmende Dringlichkeit der Entleerung. Ein
Symptom, das zwischen den bisher geschilderten liegt, häufig fehlt, ein andermal
nur ganz unbedeutend auftritt, aber auch sehr unangenehm sein kann, ist ein
gewisser Schmerz oder nur ein Unbehagen, das Gefühl auf- und abschwellender
Spasmen. Auch ein ungewohntes Fremdkörpergefühl in der Dammgegend wird
beschrieben (THÈVENARD). Um diese Zeit treten auch Störungen in der Sexual-
sphäre auf. Die Patienten berichten von lustfreien oder unlustbetonten nächtlichen Erektionen und damit verbundener Schlafstörung. Das Geschlechtsleben
ist in verschiedener Richtung gestört, und es ist durchaus zutreffend, wenn
PACES ganz allgemein von einer Disharmonie spricht. Bei dem einen Prostatiker
kommt es zu einer Steigerung der Libido, beim anderen zur Impotenz; beides
ist für das betreffende Individuum eine Störung der früheren Ordnung. Alle
diese Symptome geben keine absoluten Hinweise auf eine Entleerungsstörung.
Erst der verzögerte Beginn der Miktion zunächst nur am Morgen und nach längerer
Verhaltung deutet in diese Richtung, noch mehr das nächste Zeichen, nämlich
die Miktion in Raten (MAY), die ja an der Schwelle der Restharnbildung steht.
Noch typischer ist dann das Symptom der zunehmenden Kraftlosigkeit des Harnstrahles. Gerade dieses Zeichen — ein Kardinalsymptom des Entleerungswider-
standes — könnte mehr zur Diagnose herangezogen werden. Es ist ein „meßbares“
Symptom. O. SCHWARZ hat bekanntlich die Veränderung der Propulsionskurve
zur Messung des Harnröhrenwiderstandes ausgearbeitet, DAVIS sowie BALLENGER
haben die praktische Brauchbarkeit einer Änderung der Durchflußrate bewiesen.
Schließlich ist die zunehmende Anstrengung zu erwähnen, die Zuhilfenahme der
Bauchpresse, um überhaupt eine Entleerung herbeizuführen, die Ischuria paradoxa und als letztes Symptom die vollständige Harnverhaltung. Ganz außer der
Reihe, weil in jedem Stadium möglich, steht die akute vollständige Harnverhaltung, die durch eine zusätzliche Belastung ausgelöst, ebenso plötzlich wieder
verschwinden kann. Dieser Aneinanderreihung von Symptomen sei hinzugefügt,
daß der zeitliche Ablauf nicht von der Größe des Hindernisses, sondern von der
Unnachgiebigkeit und Starrheit des Blasenausgangs abhängt. Das Durchlaufen
aller symptomatisch gekennzeichneten Stadien ist kein Gesetz. Es gibt einen
Stillstand in jedem Abschnitt. Die Besonderheit des fast symptomlosen Verlaufes („silent prostatism“) ist an anderer Stelle erwähnt.

## II. Die Pollakisurie

Die Pollakisurie ist Ausdruck einer Übererregbarkeit des Blasenmuskels.
Daher ist es verständlich, daß die Erhöhung der Miktionsfrequenz vielfältig
bedingt sein kann. Einer dieser Gründe ist die Behinderung der Entleerung durch
eine Prostatahypertrophie oder eine andere pathologische Veränderung des
Blasenausgangs. Die Pollakisurie ist dann eine primäre zu nennen, wenn sie
nicht von einem Restharn, einer Entzündung oder einem Fremdkörper abhängt.
Die zunächst scheinbar unmotivierte Frequenzsteigerung ist wohl das häufigste
Anfangssymptom aller Blasenausgangshindernisse. Sie ist bereits ausgesprochen
vorhanden, bevor die klinische Untersuchung imstande ist, einen Knoten, eine
meßbare Einengung usw. zu beweisen (BOEMINGHAUS). Eine gleichzeitige Behinderung des Harnstrahles kann so geringfügig sein, daß dies dem Patienten gar
nicht auffällt. Dies ist verständlich, wenn man die im Kapitel „Pathologische

Physiologie" erläuterten Vorgänge bedenkt: Die pathologische Veränderung des Blasenausganges hat unmittelbar eine Veränderung des Tonus der glatten Muskulatur zur Folge. Die Erregung zur Blasenentleerung steht direkt zum Innendruck in Beziehung und nicht zur Größe des Inhaltes.

Nun ist die Pollakisurie nicht nur vom Standpunkt der Muskelphysiologie aus zu untersuchen und zu verstehen. Die psychosomatischen Zusammenhänge, die differente vegetative Grundsituation und die verschiedene Wertigkeit im Rahmen der einzelnen Persönlichkeit können hier nur angedeutet werden. Ein Teil dieser Fragen ist ja auch noch in Bearbeitung. So werden die psychosomatischen Belange immer wieder erwähnt, aber sehr am Rande. Zu einer auch nur kurzen Darstellung in diesem Rahmen fehlen die Unterlagen. Was darunter zu verstehen ist, wird etwa gekennzeichnet durch die Bemerkung von CORDONNIER über die Bedeutung der nächtlichen Pollakisurie zur Frage der Indikationsstellung. Er sagt, daß diese Störung für eine stoische Persönlichkeit kein Problem sei. Für eine hyperkinetische Person hingegen macht es solche Schwierigkeiten, jeweils wieder einzuschlafen, daß die Nykturie zu einer bedenklichen gesundheitlichen Störung führen könne. Über die vegetative Grundsituation ist schon etwas mehr bekannt. Allerdings fühle ich mich nicht befugt, zu den vielen Fragen einer besonderen Anfälligkeit des Parasympathicotonikers hinsichtlich der Pollakisurie (KIRWIN) oder das ganz andere klinische Verhalten des Sympathicotonikers Stellung zu nehmen. WILLINSKI u. Mitarb. haben die Typen einer funktionellen Aktivität der Blase zur Grundlage einer interessanten Betrachtung gemacht. WEBER hat in seiner Monographie viele interessante Details zusammengestellt. BRÜGEL hat speziell bei Prostatikern durch pharmakodynamische Prüfungen versucht, die zu erwartende Reaktion vorherzubestimmen. Individuelle Eigenheiten und Konstitutionstypen sind oft unentwirrbar verbunden. GEISSENDÖRFER hat der Meinung vieler Autoren Ausdruck verliehen, wenn er einen wesentlichen Unterschied zwischen dem „Hypotoniker" mit dem viel stilleren Verlauf, einem Ansteigen des Restharnes ohne besondere subjektive Äußerungen und den „Hypertonikern" macht (dazu gehören vor allem die Pykniker) mit den starken Beschwerden, der äußerst lästigen Pollakisurie bis zur Enuresis und der Neigung zur akuten Retention. Die Pollakisurie wird gerade von diesen Patienten als dasjenige Symptom gewertet, dessen Beseitigung gewünscht wird. Allerdings wird von zahlreichen Autoren davor gewarnt, daß die Behandlung, vor allem die Prostatektomie, nicht immer imstande ist, diese Pollakisurie zu beheben, und daß die Operationsindikation nur mit Vorbehalt und unter Berücksichtigung der Person und deren Zugehörigkeit zu einem bestimmten Typus gestellt werden darf, wenn die Pollakisurie die Hauptbeschwerde ist (NAUMIDIS, WARD). ALKEN hat betont, daß auch extreme Verschiedenheiten des Verlaufes vorwiegend durch die ganz anderen konstitutionellen Voraussetzungen erklärbar sind. ALKEN spricht von hyperplastischen und hypoplastischen Reaktionsformen.

## III. Die Nykturie

Noch auffallender und lästiger, das Allgemeinbefinden des Patienten besonders beeinträchtigend kann die nächtliche Frequenzsteigerung sein, die Nykturie. Alle Steigerungen der nächtlichen Entleerungen müssen differentialdiagnostisch genau zergliedert werden. LAZARUS u. Mitarb. haben diese Frage bearbeitet. Die Nykturie kann eine nächtliche Polyurie aus Gründen einer kardialen Dekompensation sein. Sie kann Ausdruck der Zwangspolyurie im Rahmen einer Nierenkrankheit sein. Es ist selbstverständlich, daß diese renale Polyurie sowohl eine rückstauungsbedingte sein kann als auch eine ganz andere. Schließlich gibt es eine Nykturie aus ganz den gleichen Gründen, die der Pollakisuria diurna zugrunde liegen: Erregbarkeitssteigerung des Blasenmuskels bei einem Ausgangshindernis ohne jegliche Schädigung der Nierenfunktion. Diese Nykturie wieder kann durch eine geringe Schlaftiefe anderer Genese gefördert sein. Aus all diesen Gründen kommt einer genauen Anamnese große Bedeutung zu, wenn es gilt, die Nykturie für den Behandlungsplan entsprechend zu werten. WINSBURY-WHITE hält die Zunahme der Nykturie für ein Zeichen der Progredienz des Leidens. LASKOWNICKI tritt für die Operation ein, wenn die Schlafstörung hochgradig wird. Den gleichen Standpunkt nehmen FRANZAS, NAUMIDIS sowie STEINBOCK ein. Andererseits wird vor einem allzu großen Optimismus gewarnt, was die Behebung der Nykturie durch die Prostatektomie betrifft. HIGBEE fand in einer großen Übersicht verhältnismäßig oft das Bestehenbleiben der nächtlichen Ruhestörung und dies nach ganz verschiedenen Operationstechniken. BITSCHAI und OHKOSHI sind der gleichen Meinung. Auch bezüglich der Nykturie liest man Überlegungen, die an Eigenheiten der vegetativen Situation anknüpfen. PÄSSLER hat (in einem ganz anderen Zusammenhang) die Beobachtung mitgeteilt, daß sympathektomierte Kranke den Tagund Nachtrhythmus der Miktion verloren haben und die Miktionspausen ganz gleich werden. Es scheint nicht ausgeschlossen zu sein, daß auch ein ständiger Reiz imstande ist, den normalen Rhythmus zu durchbrechen, dies allerdings in einer gewissen Abhängigkeit von der vegetativen Grundsituation des Individuums.

# IV. „Silent prostatism"

Wenn die Pollakisurie als das häufigste Initialsymptom der Entleerungshemmung zu bezeichnen ist, muß andererseits auf die entschieden selteneren Krankengeschichten hingewiesen werden, die durch Jahre keinerlei Zeichen einer Organerkrankung bieten. Anläßlich einer Durchuntersuchung aus ganz anderen Gründen wird erst die Entleerungsstörung diagnostiziert. Man hat für einen solchen Verlauf die treffende Bezeichnung „silent prostatism" geprägt. So relativ selten dieses klinische Bild beobachtet wird, so charakteristisch ist es und verdient schon wegen der Fehlermöglichkeiten eine kurze Beschreibung. Es wurde bereits erwähnt, daß bei Nichtzustandekommen der initialen Tonussteigerung aus konstitutionellen oder vegetativen Gründen oder vielleicht infolge einer Unfähigkeit der Muskulatur, überhaupt zu reagieren (senile failure of muscle, WILLIAMS), ein ganz anderer eigenartiger Verlauf zustande kommt, der aber erst nachträglich erkannt werden kann. Eine weitere Erklärungsmöglichkeit lehnt sich an die Gedankengänge von O. SCHWARZ an, der beim Entleerungshindernis bekanntlich eine Reihe von aufeinanderfolgenden Reaktionsstufen angenommen hat, von einer anfänglichen Hypertonie über die Muskelhypertrophie zu einer akkommodativen Entspannung. SCHWARZ hat ein Überspringen einzelner Reaktionsstufen für möglich gehalten, was in diesem Falle bedeuten würde, daß die akkommodative Entspannung primär wirksam wird. Man stellt große Restharnmengen fest, sogar eine ohne Vorboten eingetretene Ischuria paradoxa und vor allem Fernsymptome. Dazu gehören die Anämie, die Dyspepsie (Dyspepsia urinaria, GUYON; prostatic dyspepsia, STANLEY), ferner alle die Symptome der Niereninsuffizienz, die ohne Vorboten und entsprechende Hinweise auf die Ätiologie dem erstuntersuchenden Arzt manche diagnostische Schwierigkeit bereiten (STAEHLER), die unaufhaltsame Verschlechterung des Allgemeinzustandes, der ständige Durst, die Abneigung gegen Fleisch, die unbeeinflußbaren Kopfschmerzen, die fahle Gesichtsfarbe usw. Wichtig ist der Hinweis von BOEMINGHAUS, daß selbst intelligente Kranke einen solchen Krankheitsverlauf zeigen können, weil tatsächlich nichts auf ein lokales

Leiden aufmerksam macht. Eine eingehende Befragung allerdings ergibt doch
Anhaltspunkte, vor allem eine gewisse Erschwerung der Blasenentleerung, die
aber — da ganz ohne Unannehmlichkeiten — von älteren Männern als selbstverständlich hingenommen werden kann. McLELLAN hat darauf hingewiesen,
daß bei normaler Sensibilität der Blase irgendwelche Beschwerden auch beim
„stillsten" Verlauf erfragbar sind. DONOVAN hat auf die Anämie als einen sehr
wesentlichen Faktor des Krankheitsgeschehens hingewiesen, auch ZICKGRAF
beurteilt die Anämie als ein entsprechend ernstes Symptom im Rahmen der Voruntersuchung der Prostatiker. DICK sowie NAGAMATSU haben zahlreiche Krankengeschichten über die unerkannte Harnverhaltung bei älteren Männern publiziert,
in denen die gastrointestinalen Beschwerden und die Anämie im Vordergrunde
stehen. STEWART betont die Notwendigkeit einer Palpation des Unterbauches
bei unklaren dyspeptischen Beschwerden alter Männer zur Feststellung der überfüllten Blase. Es ist dies eine Forderung, die ja eigentlich schon bis zum Überdruß
erhoben wurde, was aber nicht verhindert, daß entsprechende Fehlbeurteilungen
immer wieder vorkommen. Daß die katastrophale Entwicklung offenbar erst nach
jahre-, ja erst nach jahrzehntelanger Dauer der Entleerungshemmung erfolgt,
ist wohl in erster Linie dadurch erklärlich, daß die Drucksteigerung in der Blase
und daher auch im Organsystem unterbleibt oder stets gering ist. Wahrscheinlich
sind diese ungewöhnliche Reaktion und das Ausbleiben einer Drucksteigerung das
Kernproblem des „silent prostatism" überhaupt. Interessant ist die Angabe von
DICK, daß bei solchen Fällen eines durch lange Zeit unerkannt bleibenden Prostatismus die kleinen Adenome überwiegend gefunden werden. Von anderen Autoren wird
dies nicht ausdrücklich erwähnt. Daß es diesen stillen Verlauf nicht nur bei der
Prostatahypertrophie, sondern auch bei allen anderen Formen der Blasenaus-
gangsverengerungen gibt wie der Blasenausgangsstarre, muß betont werden.
Wenn die Kranken schon im Stadium der Niereninsuffizienz mit allen geschilderten
Symptomen zum Arzt kommen, sind die Behutsamkeit der Diagnose, die größt-
mögliche Prophylaxe der Infektion und die Zurückhaltung mit allen operativen
Eingriffen eine selbstverständliche, allerdings nicht immer beachtete Forderung.

## V. Hämaturie und Hämospermie

Die Blutung bei vorhandener Prostatahypertrophie kann eine direkte aus der
Harnröhre oder eine Hämaturie sein. Beides ist nicht selten und gehört zu den
klassischen Symptomen. Die Blutung ist wohl immer eine venöse und stammt aus
den erweiterten Venen der die Knoten bedeckenden Schleimhaut. Diese Venen
können bekanntlich im cystoskopischen Bild so auffallend sein, daß man von
Blasenvaricen spricht. Der Adenomknoten ist der Hauptfaktor einer solchen
venösen Stauung. Die Blutungen können sowohl spontan auftreten als auch
nach dem schonendsten Katheterismus und der instrumentellen Untersuchung.
Daß solche Blutungen Anlaß zu einer dringlichen Operation sind, ist wohl sehr
selten. SHIVERS hat die wenigen Fälle der Weltliteratur zusammengestellt.
Die dringliche Prostatektomie, so wenig erwünscht sie sonst ist, kann hier der einzige Ausweg sein. NOGUÉS hat wohl recht, wenn er empfiehlt, sich nicht mit Tam-
ponaden oder dergleichen aufzuhalten sondern sofort zu enucleieren. Gefäß-
unterbindungen im Sinne einer Notoperation haben bei dem venösen Charakter
der Blutung keinen Sinn. Die Blutung als Frühsymptom ist nach übereinstimmender Ansicht bei der Prostatahypertrophie viel häufiger als beim Prostatacarcinom
(HEINERMANN, HRYNTSCHAK, VINTICI u. Mitarb., WEYRAUCH). Die Frage einer
Mikrohämaturie hat noch keine ausreichende Bearbeitung gefunden. SURRACO
u. Mitarb. weisen darauf hin, daß die dauernde Mikrohämaturie bei der Prostata-

hypertrophie nicht selten zu sein scheint. Daß Blutungen bei nachgewiesener Prostatahypertrophie aus anderen Quellen stammen können, ist selbstverständlich. CHWALLA hat in seiner gründlichen Bearbeitung des Materials von 1280 Prostatahypertrophien 8mal ein Neoplasma der Blase und 6mal eine Nierengeschwulst gefunden. Er beschreibt auch Fälle, bei denen eine Blutung einmal von einem Papillom und ein anderes Mal von der Oberfläche der Prostatahypertrophie stammte. Die Hämospermie gehört nicht zu den typischen Symptomen der Prostatahypertrophie. SUTER hat in einem Bericht über 27 Fälle einen einzigen, bedingt durch die Prostatahypertrophie, beschrieben. MARION hat die Hämospermie als ein ganz unspezifisches Symptom bezeichnet.

Die früher so oft betonte und in jedem Lehrbuch erwähnte Blutung ex vacuo nach der Katheterentleerung einer Harnverhaltung ist offenbar ein recht seltenes Ereignis geworden, die entsprechenden Kasuistiken haben aufgehört. Ob dies damit zusammenhängt, daß derart schwere chronische Harnverhaltungen selten geworden sind oder aber die Blutung ex vacuo eigentlich einer schweren hämorrhagischen Entzündung entsprach, die bei besserer Beachtung der Asepsis und der Prophylaxe durch Sulfonamide und Antibiotica nicht mehr in so schwerer Art auftritt, kann kaum geklärt werden.

## VI. Der Restharn

Bezüglich der grundsätzlichen Erwägungen über die Entstehung und Bedeutung des Restharnes verweise ich auf das Kapitel „Pathologische Physiologie". Der erste Nachweis von Restharn wird von der Mehrzahl der Urologen als ein bedeutsames Ereignis betrachtet. Einen Ausdruck findet dies in der Formulierung von MINDER: Das Auftreten von Restharn bedeutet im Leben des Prostatikers einen Wendepunkt. In der Umfrage über die Frühoperation der Prostatahypertrophie sind jene Autoren in der absoluten Majorität, die den Restharn als eine der tragenden Säulen der Operationsindikation bewerten. In letzter Zeit wurden sehr divergente Meinungen darüber geäußert, mit welcher Methode man den Restharn messen solle. Daß man sich die Antwort nicht leicht machen darf, zeigt eine Diskussionsbemerkung MARSHALLs. Wenn darin zum Ausdruck kommt, daß der Katheterismus immer noch die beste Methode sei, darf man die Ansicht derjenigen, die den Katheterismus ablehnen (COUVELAIRE, WELLS), nicht außer acht lassen. Die Forderung, den Restharn anders als mit dem Katheter zu bestimmen, ist ja von dem Bestreben getragen, jede Möglichkeit einer Infektion auszuschalten.

Man darf nicht erwarten, daß die einmalige Messung des Restharnes exakte Aussagen erlaubt, und muß die verhältnismäßig beträchtlichen Schwankungen bedenken. KIRWIN u. Mitarb. betonen ausdrücklich die große Variabilität der Restharnmengen, HINMAN verlangt immer mehrmalige Bestimmungen, ROSE glaubt, daß bei sehr alten Prostatikern der Restharn beträchtlich schwanken kann. PRATHER jedoch fand, daß der Restharn ziemlich konstant bleibt, wenn man durch Jahre hindurch wiederholt mißt. Die Erklärung, daß eine einmalige Restharnbestimmung als Grundlage einer Operationsindikation unzureichend sei, wird allgemein anerkannt. Unter den verschiedenen Kontrollen, die vor der Operation verlangt werden, um über die Tendenz des Leidens zur Progression usw. Informationen zu erhalten (ALKEN, KAIRIS), befindet sich auch die wiederholte Restharnmessung.

Um die Bedeutung des Restharnes richtig einzuschätzen, muß an dieser Stelle nochmals daran erinnert werden, daß das Fehlen von Restharn keinen Schluß auf normale obere Harnwege oder eine normale Nierenfunktion erlaubt. EKMAN erwähnt einige Krankengeschichten von Prostatikern, die einen Restharn unter 100 cm³ und trotzdem eine Dilatation der oberen Harnwege hatten. HENNINGSEN hat Prostatiker ohne Restharn mit schweren Nierenschädigungen beschrieben, KATZ sowie CIBERT u. Mitarb. haben dazu bemerkenswerte Kasuistiken beigesteuert. COUVELAIRE differenziert zwischen der Erweiterung und Überdehnung nur der Blase und der Erweiterung und Überdehnung des ganzen Systems, was durch die sehr seltene Variante einer Erweiterung nur der oberen Harnwege bei (zumindest röntgenologisch) normaler Blase ergänzt werden muß.

Die Klinik und die Auswertung der Nierenfunktionsprüfungen haben Hinweise ergeben, daß ein Restharn geringer Menge ohne faßbare Veränderung etwa des Bildes der intravenösen Urographie schon Funktionsstörungen bedingt, die in Hinsicht auf die Prognose alles eher als gleichgültig sind. Die enormen Unterschiede, die REDI zwischen den Operationserfolgen bei Restharnträgern und restharnfreien Männern fand, sind wohl ungewöhnlich kraß. BARNES hat die Aussichten der Behandlung bei Männern mit einem Restharn unter 60 cm³ und darüber tabellarisch zusammengestellt. Er konnte deutliche Unterschiede feststellen. BANG konnte nachweisen, daß jeder Restharn Folgen für die Nierenfunktion hat. Dies ist auch gelegentlich beobachtet worden, wenn der Restharn nicht mehr als 50 cm³ betrug. In diesem Zusammenhang verweise ich auf die Bemerkungen über die Herabsetzung der Konzentrationsfähigkeit im Kapitel „Prüfung der Nierenfunktion". Dort habe ich darauf hingewiesen, daß die Beeinträchtigung der Konzentrationsfähigkeit überraschend häufig nachgewiesen werden kann. BROSS hat sich in einem ähnlichen Sinne geäußert. Die Nierenfunktionsschädigung ist allerdings nicht linear abhängig von der Restharnmenge, sondern von der Drucksteigerung im System, was auch BANG andeutet.

Das Ansteigen des Restharnes endet schließlich in der vollständigen Harnverhaltung. Es wird immer wieder mit Recht darauf hingewiesen, daß die akute Harnverhaltung nichts mit den stetig zunehmenden Restharnmengen zu tun haben muß. Die akute Harnverhaltung hat fast immer erkennbare Ursachen wie eine plötzliche Diuresesteigerung, die Änderung normaler Miktionsbedingungen durch Alkoholwirkung oder das Erzwingen einer langen Miktionspause. Sie kann ebenso rasch wieder verschwinden, und die nächsten Kontrollen ergeben keinen Restharn. Die Harnverhaltung als Endstadium der zunehmenden Restharnbildung kann eine absolute sein oder zeitlich unterbrochen werden durch häufige geringe Entleerungen im Sinne der Ischuria paradoxa (incontinence par regorgement). Dies bedeutet nicht eine Lähmung der Sphincteren oder eine Atonie des Detrusors, sondern regelmäßig ablaufende Kontraktionen der Muskulatur bei schon sehr verkürzter, zum größeren Teil trichterförmig offenstehender Harnröhre. Dieses „Überlaufen" kann auch nur nächtlicherweise erfolgen und ist dann jedenfalls ein wichtiger Hinweis auf eine chronisch überdehnte Blase (NORA).

## VII. Die Blasenatonie

An dieser Stelle kann nur jene Atonie abgehandelt werden, die eine späte Folge irgendeiner Entleerungshemmung ist. Das, was etwa von FRONSTEIN als primäre Blasenatonie ohne nervale oder mechanische Ursache bezeichnet wurde oder als möglicherweise kongenitale idiopathische Atonie (BOEMINGHAUS sowie GÖTZEN), interessiert hier nicht. Viele Autoren sprechen von einer myogenen Atonie (FITZPATRICK u. Mitarb., IRAZU u. Mitarb.). Dieser Ausdruck besagt nichts darüber, ob es sich lediglich um eine reversible Veränderung der Muskelfunktion oder um eine Zerstörung der Muskulatur handelt. Der ersteren Annahme würde die sicher oft zutreffende Bezeichnung Erschöpfungsatonie (WILLIAMS) gerecht,

vielleicht auch der Ausdruck Dekompensationsatonie (Götzen). Gelegentlich
liest man auch den Namen myoneurogene Blasenatonie. Fitzpatrick u. Mitarb.
halten es für möglich, daß eine langdauernde Überdehnung auch zu einer Schädigung der intramuralen Nervenelemente führt und damit zu einer Kombinationsform. Arbeiten über anatomisch faßbare Veränderungen der Blasenwand bei
der myogenen Blasenatonie berichten von einer fast vollständigen Entblößung
der Blasenwand von Muskelfasern (Gil Vernet), Ersatz der Muskulatur durch
Narben (Crabtree u. Mitarb. sowie Weyrauch), geringe Zunahme der fibrösen
Elemente (Fish). Die meisten Autoren fanden eine verdickte, mit entzündlichen
Infiltraten durchsetzte Wand. Berichte über eine Verdünnung der Blasenwand
bis zur sog. Papierblase (Staehler) sind selten. Williams beschreibt eine
dünnwandige Riesenblase mit klaffenden Ureterostien als Endzustand bei hochgradigen Hindernissen. Eine Ursache der Wandverdünnung als eines echten Sub-
stanzverlustes wird im Sinne eines Versagens der Kompensationsmöglichkeiten
im hohen Alter vermutet oder im Gefolge langdauernder Ernährungsstörungen
(im Experiment nachgewiesen durch Mehrotra) durch Überstreckung und
Kompression der Blutgefäße.

Die Veränderungen der Blasenwand (Verdickung oder Verdünnung vor allem
aber Ausweitung) betreffen nicht alle Teile, sondern in erster Linie die obere
Kalotte. Eine ungleichmäßige Ausdehnung der Blasenwand wird von Boeminghaus, Fitzpatrick, Jönsson sowie Götzen angenommen. Dies erinnert an die
seinerzeitige Theorie von Blum über die Begünstigung der Restharnbildung durch
asymmetrische Ausbuchtungen der Blasenwand. Hier bieten sich auch Parallelen
zum Blasendivertikel als einer muskelarmen und funktionell minderwertigen
Ausstülpung der Blase.

Gänzlich unentschieden ist die in Hinsicht auf die Therapie wichtige Frage,
ob man aus dem histologischen Bild, nach dem Grad der Überdehnung, der Form
der Blase und der Menge des Restharnes Rückschlüsse auf die Erholungsfähigkeit
der Blasenwand nach Beseitigung des Hindernisses ziehen darf. Was die Form betrifft, die ja röntgenologisch recht gut erkennbar ist, sind sehr maßgebliche Urteile
möglich. Braasch u. Mitarb. haben gezeigt, daß die neurogene Atonie durch den
glattrandigen riesigen, runden oder ovalen Schatten gekennzeichnet ist, der das
Becken ganz ausfüllt. Andererseits geben Entleerungshindernisse charakteristische Merkmale: Trabekelbildung, Divertikel, asymmetrische Ausbuchtungen,
die Birnenform, die Christbaumblase (Ekman). Eine andere noch wesentlichere
Möglichkeit der Differentialdiagnose ist durch die Blasendruckmessung gegeben.

Wenn man von den extrem seltenen Endzuständen absieht (etwa der muskel-
entblößten Papierblase nach dem jahrzehntelangen Verlauf eines „silent prostatism"), muß man für oder wider einen Ausspruch von O. Schwarz Stellung
nehmen. Dieser Autor behauptete, daß die überdehnte Blase — und dies gelte
uneingeschränkt für die Prostatikerblase — in das Reich der Fabel gehöre.
Diese Behauptung wird durch die Ergebnisse der Druckmessung gestützt. Nach
Schwarz steht jeder Restharn — nur wenige Ausnahmen zugegeben — unter
einem erhöhten Druck. Fällt der Druck, geschieht dies nicht durch Überdehnung
der Muskelfasern, sondern durch eine akkommodative Entspannung. Die Pilo-
carpinreaktion bleibt positiv, und die Erholungsmöglichkeit kann eine ungeahnt
große sein. Schwarz hat dies durch sehr aufschlußreiche Druckkurven belegt.
Vor allem sind die Gegenüberstellungen der Druckkurven nerval gestörter Blasen
gegen Prostatikerblasen bemerkenswert. Die Auswertung der Druckmessung
seit der grundlegenden Arbeit von Schwarz ist eine verhältnismäßig spärliche.
Brodny u. Mitarb. haben folgende interessante Beobachtung mitgeteilt: Wenn
man bei der chronischen Harnverhaltung eines Prostatikers die Blase von 100

auf 700 cm³ füllt, steigt der Druck nur von 7 auf 10 cm H$_2$O. Erst bei 1200 cm³ Füllung wird ein Druck von 21 cm abgelesen. Man muß nun die Vorbehandlung im Sinne einer Dauerableitung des Harnes so lange fortsetzen, bis die pathologischen Werte einigermaßen normalen Zahlen gewichen sind. NESBIT gibt ein anderes Merkmal an: Die Druckkurve bleibt eine flache bis zu einem bereits pathologischen Blaseninhalt (z. B. 800 cm³). Dann erfolgt ein plötzlicher Anstieg des Druckes. Diese ruckweise Erhöhung der Druckwerte ist von einer gewissen Bedeutung für die Indikation. Fehlen nämlich solche Drucksteigerungen, muß man die Zerstörung contractiler Elemente vermuten und an den Ersatz der Blase durch normal contractile Hohlorgane, etwa den Dickdarm, denken. Eine noch erhaltene, wenn auch schlechte und trotz langen Wartens nicht normal werdende Kontraktilität der Blasenwand begründet die Indikation einer Teilresektion.

Die Kontrolle des Behandlungsplanes durch die Blasendruckmessung wird auch von BOEMINGHAUS, BRODNY u. Mitarb., CREEVY sowie JÖNSSON befürwortet. Über die Frage der Erholungsfähigkeit, die sich in der Änderung der Druckkurve manifestiert, gehen die Meinungen sehr auseinander. Man darf wahrscheinlich jene Berichte über ungeheure Restharnmengen nicht mitverwenden, wie die Kasuistik von FISH über einen 41jährigen Mann mit einem Restharn von 4800 cm³ und einer 10jährigen Krankheitsgeschichte oder diejenige von CARTER über einen Blaseninhalt von 8000 cm³ oder den Bericht von NEGRO über die Entleerung von 12 Litern Harn mittels Blasenfistel. In allen diesen Fällen kann es sich um eine exzessive Form der Entlastungsreaktion gehandelt haben. BRAASCH u. Mitarb. glauben, daß Monate vergehen können, bis die Kontraktionsfähigkeit wieder einen brauchbaren Wert erlangt hat. Wenn nach Beseitigung des Hindernisses noch immer vorhandene Restharnmengen unter einem normalen oder erhöhten Druck stehen, muß man nach einem noch bestehenden Hindernis suchen. BRAASCH, CAINE sowie EKMAN sind hier einer Meinung. BRAASCH, EKMAN sowie KRETSCH-NER u. Mitarb. haben andererseits darauf hingewiesen, daß man auf die Kombination einer mechanischen mit einer nervalen Entleerungsstörung nicht vergessen dürfe. Ein Prostatiker kann auch eine Tabes haben. Die Erholungszeit wird manchmal auffallend kurz bemessen. GÖTZEN setzt eine Frist von 4—8 Wochen, und HOUTAPPEL äußert sich ähnlich, da er die Indikation zur subtotalen Blasenresektion schon stellt, wenn nach 6—8 Wochen der Restharn nicht wesentlich geringer ist. CRABTREE u. Mitarb. stehen anscheinend auf dem Standpunkt, daß man ab einer gewissen Blasenausdehnung überhaupt nicht warten müsse, sondern die Resektion zur Verkleinerung der Blase sofort ausführen könne. Demgegenüber stehen zahlreiche Berichte und Erfahrungen über die Erholungsmöglichkeit des Detrusors erst nach vielen Monaten bis zu einem halben Jahr und darüber. Anscheinend ist auch die Resektion großer Blasenteile im Vergleich zur Zahl der sog. „Blasenatonien" extrem selten notwendig. Bemerkenswert ist die Kasuistik von ELLIOT. Er berichtet über einen 63jährigen Mann mit einem Restharn von 2300 cm³. Eine Elektroresektion hatte keinen Erfolg. Nach einer halbjährigen Dauerableitung des Harnes betrug der Restharn noch 700 cm³. Schließlich totale Prostatektomie, dann restharnfreie Entleerung. Man muß — so lautete die Schlußfolgerung — den Widerstand des Blasenausgangs auf ein Minimum reduzieren.

Die Indikation zur radikalen Blasenverkleinerung entbehrt in einer Hinsicht der Begründung: Bei der echten und irreversiblen Blasenatonie fehlt die Drucksteigerung und damit die Rückstauung. Der Restharn kann noch so groß sein; wenn der Druck unternormal ist, besteht keinerlei Gefahr für die Nierentätigkeit (es besteht nur die Gefahr der nichtbehandelbaren Infektion). CREEVY hat sich in ähnlichem Sinne geäußert, ebenso MAY. Dafür, daß das übergroße Fassungsvermögen der Blase nicht einer passiven Atonie, sondern einer aktiven akkommodativen Entspannung entsprechen kann, gibt es einige Beweise. Dazu gehört die bei O. SCHWARZ zitierte Arbeit von STRAUSS über die enorme Erhöhung der Blasenkapazität bei Patienten mit einem Diabetes insipidus oder die Kasuistik von DUMAS über das Zusammentreffen einer diabetischen Polyurie mit einer mittellappenbedingten Harnverhaltung.

Es besteht gar kein Zweifel, daß die Entscheidung darüber, ob ein pathologisches Fassungsvermögen der Blase einer irreversiblen Atonie entspricht oder nicht, durch eine einmalige Untersuchung nicht getroffen werden kann. Diejenigen Blasenerweiterungen mechanischer Genese, die zur Beseitigung des Restharnes einer subtotalen Blasenresektion bedürfen, sind sicher außerordentlich selten. Ungleich größer ist die Zahl jener Blasenerweiterungen, die anfänglich trotz Beseitigung des Hindernisses, größeren Restharnmengen mit niedrigen Druckwerten auf eine Atonie schließen lassen, die aber gänzlich verschwinden, wenn beide — Urologe und Patient — zu warten verstehen.

## VIII. Hypertonie und Entleerungshemmung

Zusammenhänge zwischen einer Blutdrucksteigerung und der Entleerungshemmung der Blase werden in verschiedener Hinsicht vermutet. Zunächst nahm man Reflexe an, die erhebliche Schwankungen des Druckes bedingen sollen. Hierher gehören wohl die sturzartigen Blutdrucksenkungen bei zu rascher Entleerung einer überdehnten Blase und die ganz vereinzelten Berichte über Todesfälle bei der gleichen Situation und stehendem Kranken. In diesem Zusammenhang ist die Angabe von CAMPBELL über die Wichtigkeit der Blutdruckmessung vor dem Katheterismus einer chronischen Retention sehr zu beachten. Man soll langsamer entleeren, wenn der Blutdruck höher als 160 mm Hg ist. Die akute Retention soll eine Blutdrucksteigerung besonders dann bewirken, wenn damit krampfartige Schmerzen verbunden sind. In solchen Fällen schwindet die Hypertonie gleich nach der Entleerung der Retention. WÜLLENWEBER bezeichnet eine Hypertonie dann als eine reflektorische, wenn bei vorhandenem Abflußhindernis kein Restharn und keine Schmerzanfälle auftreten, die Hypertonie jedoch nach der Entfernung des Hindernisses sinkt. KISTHINIOS u. Mitarb. beschrieben eine Hypertonie als konstantes Symptom bei 60 Prostatikern mit Harnverhaltung. Den wieder normal gewordenen Blutdruck konnte man sofort wieder in die Höhe treiben, wenn die Blase stark gefüllt wurde. Eine Abhängigkeit des Blutdruckes von den Tenesmen des Initialstadiums der Prostatahypertrophie behauptete ZINNER. Einen regelmäßigen Blutdruckabfall nach der Prostatektomie beschrieb WELLS. Diese Blutdrucksenkung ist nach CHWALLA weder dauernd noch signifilant. Eine Einteilung der Patienten vor der Prostatektomie in Normo-, Hypo- und Hypertoniker benützte SENG zu einer Besprechung der Komplikationen. Bei Hypotonikern fand er eine schlechtere Wundheilung, bei den Hypertonikern die meisten kardialen Komplikationen. Die Katheterbehandlung oder die Blasenfistel führten parallel zur Besserung der Nierenfunktion zu einem Sinken des erhöhten Druckes. Dies fand DONOVAN, ELFRING sowie RIIS. Die Blutdrucksenkung kann auch ein schlechtes Zeichen sein. PRÄTORIUS erwähnt als eine paradoxe Reaktion einer Blasenentleerung ein Abnehmen der Diurese und eine gleichzeitige Blutdrucksenkung, beides als Zeichen des Versagens.

CHWALLA hat in einer großen Übersicht bewiesen, daß die Hypertonie bei Prostatikern nicht häufiger als bei gleichaltrigen gesunden Männern gefunden wird. Man findet eine Normalisierung des Blutdruckes nicht nur als Ergebnis einer besonderen Behandlung, sondern offenbar im Gefolge der Bettruhe während der Vorbereitungszeit. RAASCHOU hat nachgewiesen, daß die Harnstauung nicht jene Rolle spielt, die man ihr früher in Hinsicht auf die Ätiologie der arteriellen Hypertension zugewiesen hat. Die Ansicht, daß das Prostataadenom einen blutdrucksteigernden Stoff produziert, ist vereinzelt geblieben (ENFEDJIEFF).

# E. Klinik der Entleerungsstörungen
### (Von R. ÜBELHÖR)
## I. Die Blasenausgangsstarre
(Blasenhalssklerose, Sphinctersklerose, contracture of the neck of the bladder, fibrous median bar, MARION's disease, maladie du col, dysectasie du col vésical, prostatisme sans prostate, malattia del collo vescicale, enfermedad del cuello vesical)

### 1. Die Blasenausgangsstarre des Mannes

Fast alle Arbeiten über die Blasenausgangsstarre beginnen mit der Klage, daß unter dieser und den anderen im Titel genannten Bezeichnungen sehr verschiedene anatomische und funktionelle Veränderungen des Blasenausgangs lose zusammengefaßt werden. Eine Begründung dieser Zusammenfassung ist die allen gemeinsame Folge der Entleerungshemmung. Man könnte auch von einer negativen Definition jenes Leidens sprechen, bei dem man weder eine Prostatahypertrophie noch ein Neoplasma noch eine Innervationsstörung nachzuweisen imstande ist. Eine Auslese aus den verschiedenen Angaben und Definitionen der Blasenausgangsstarre zeigt folgendes bunte Bild: GIL VERNET unterscheidet die Folgen nach einer in der Kranialdrüse lokalisierten Entzündung, Folgen nach geheilten spezifischen Entzündungen, Folgen einer Entzündung der hinteren Harnröhre, die fibröse Degeneration der Kranialdrüse und Mischformen. BEDRNA unterteilt in eine primäre Bindegewebssklerose mit Atrophie der Muskelfasern, eine sekundäre nach Entzündungen, eine Hyperplasie sämtlicher Gewebselemente des Blasenausgangs, die kongenitale oder erworbene muskuläre Hyperplasie des Blasenausgangs und schließlich die Hypertonie des Blasenhalses. CHWALLA unterscheidet entzündliche und nichtentzündliche Formen. Zu den entzündlichen gehören die Sphinctersklerose und Sphincterfibrose, zu den nichtentzündlichen die Sphincterhypertrophie und Sphincterhypertonie. Der Autor erklärt, daß die nichtentzündlichen Formen im klinischen Material überwiegen. Auch ALESIO und PISANI betonen die Vielfalt der Krankheiten dieser Region und die funktionellen Veränderungen, die mit dem Auftreten und der Zunahme einer Unnachgiebigkeit des Blasenausganges verbunden sind. Der zunächst und unmittelbar schuldtragende Faktor, der die reguläre Öffnung des Blasenausgangs stört, ist mannigfaltiger Natur. Das Ende ist die fibrotische Starre. MARION, der ja die Blasenausgangsstarre als selbständige Form in die Klinik eingeführt hat, unterscheidet sehr klar zwei Gruppen: eine kongenitale Form, die auch verhältnismäßig spät in Erscheinung treten kann, und eine erworbene Form, die immer entzündlich bedingt ist.

### a) Die Sphincterhypertonie

Obwohl damit eine anerkannte Zweiteilung getroffen ist, muß man die in der Literatur gebräuchlichen und zum Teil sehr differenzierten Krankheitsbilder einzeln untersuchen. Man kommt auch auf diese Weise am besten zu einer der Klarheit dienenden Einengung des Krankheitsbegriffes. Es war naheliegend, anhaltende Funktionsänderungen des inneren Schließmuskels (unter Ausschluß aller Innervationsstörungen) als mögliche und wichtige Ursachen einer Entleerungsstörung anzunehmen. RUBRITIUS hat der Hypertonie des inneren Blasensphincters eine Monographie gewidmet. Seine Überlegungen sind für viele Ansichten betreffend den Mechanismus der Harnverhaltung maßgebend gewesen. Die wesentliche Feststellung dabei war die, daß man wohl alle möglichen Beweise für eine Entleerungsstörung sammeln kann, etwa den Restharn oder die Wandhypertrophie, aber keinerlei Hindernisse beim Einführen auch starker Instrumente findet, jedoch von der eröffneten Blase aus nur mit einiger Mühe eine Fingerkuppe in den Blasenausgang einführen kann, wobei man das Gefühl einer Umklammerung des Fingers durch einen kräftig gespannten Ringmuskel hat. Die histologische Untersuchung eines aus einem solchen Ring excidierten Keiles hat kaum jemals pathologische Veränderungen ergeben. Man hat anfängliche Äußerungen über eine verdickte Muskelmasse wieder zurückgenommen, da man über tatsächliche Messungen ja nicht verfügte. Im Prinzip kann nun alles Mögliche die den Blasenausgang umgebende Muskulatur zu einer anhaltenden Hypertonie anregen. RUBRITIUS selbst nannte kleinste, unmittelbar der Muskulatur benachbarte Adenomknötchen, die einen ständigen Reiz ausüben. Jede chronische Entzündung kann im gleichen Sinne wirken. LICHTENBERG sprach von einer Muskelerkrankung, die die sekundäre Folge einer chronischen Entzündung der Prostata ist. Ferner sind Schleimhautprozesse wie kleine Polypen, Cystchen usw. zu nennen. Man denkt heute auch an die Folgen endokriner Störungen. Hier wäre MOMBAERTS zu zitieren (das permanente Ödem des Blasenausgangs), aber auch MITCHELL (die hormonell bedingten Epithelveränderungen). Man denkt an konstitutionell vegetative Besonderheiten (STAEHLER), etwa an die lückenlose Reihe von der Enuresis des Kleinkindes über die Pollakisurie junger Menschen zur späteren Dysurie mit Harnverhaltung, an ständig wiederholte Störungen physiologischer Muskelaktionen, wie sie beim langjährig ausgeübten Coitus interruptus oder prolongatus provoziert werden. Man hat natürlich entsprechend der derzeitigen Anschauung über die Detrusor-Sphinctereinheit alle Erklärungsversuche aufgeben müssen, die auf dem Antagonismus Detrusor-Sphincter basierten. Es war die Rede davon, daß die Automatik Detrusorkontraktion — Sphinctererschlaffung pathologisch verändert sein müsse; RUBRITIUS hat dies auch zum Kernpunkt seiner Überlegungen gemacht. Er versuchte auf dieser Basis eine einheitliche Pathologie der Harnverhaltung zu entwerfen. Die der Detonisierung durch den Detrusor nicht stattgebende Sphincterhypertonie sei dieses vermittelnde Moment der Retention. Ob es sich um eine primäre Hypertonie handelt oder um eine sekundäre, hervorgerufen durch eine Innervationsstörung, eine Entzündung oder ein Adenom, stets ist der unnachgiebige Sphincter letzte Ursache der Verhaltung. Man hat Mühe, den weiteren Schlüssen, die viele andere Autoren aus diesen Vorstellungen gezogen haben, zu folgen, daß nämlich das Endresultat einer jahrelang andauernden Hypertonie auf dem Umweg über eine Entzündung oder durch den pathologischen Muskelzustand allein eine echte fibröse Starre sei. RUBRITIUS hat sich darüber wenig geäußert, sein besonderes Anliegen war die Formulierung eines eigenen Krankheitsbildes, der idiopathischen Sphincterhypertonie, von der er selbst zugeben mußte, daß sie vielleicht doch durch schwer erkennbare Rückenmarksaffektionen bedingt sein könne. CHWALLA gab einen sehr interessanten Hinweis auf neurohistologische Untersuchungen, die MARBURG mit immerhin positiven Ergebnissen durchführte. Es scheint aber, als würde die „idiopathische Sphincterhypertonie" von RUBRITIUS trotz aller interessanter Einzelheiten doch nur mehr historisches Interesse besitzen. Nach der Veröffentlichung von RUBRITIUS wurden einige zustimmende Arbeiten ver-

faßt, zum Teil auch die Behandlung der Sphincterhypertonie betreffend (BE-
DRNA, GLOOR).

Man könnte andererseits der Versuchung erliegen, alle möglichen Entleerungsstörungen hier einzureihen, wenn sie nur das Charakteristikum einer nicht nachweisbaren anatomischen Grundlage bieten und nicht neurologisch bedingt sind.
CHWALLA hat den Ausdruck einer funktionellen Sphincterstörung auf konstitutioneller Grundlage gebraucht. Man liest immer wieder Kasuistiken über junge
Leute mit Harnverhaltungen, die einer Blasenausgangsoperation unterzogen und
geheilt wurden, mit dem ausdrücklichen Vermerk, daß keine faßbare Ursache
gefunden werden konnte (SECRÉTAN).

### b) Die Sphincterhypertrophie

Einer der Schüler von RUBRITIUS hilft dann den nächsten Schritt vollziehen.
BLATT hat erklärt, daß die idiopathische Sphincterhypertonie ungefähr der
kongenitalen Sphincterhypertrophie von MARION entspräche. Vielleicht bedeutete
diese Erklärung nichts anderes als die Konfrontierung einer dynamischen mit einer
morphologischen Betrachtungsweise. Die „hypertrophie musculaire du col"
(MARION) wird als eine Einheit aufgefaßt, deren besonderes Merkmal das Auftreten
in der Kindheit oder bei jugendlichen Personen ist, woraus man die Berechtigung
ableitet, auf eine angeborene Anlage zu schließen. Es existieren Berichte über die
klinische Manifestation dieser Erkrankung zwischen dem 7. und 30. Lebensjahr
(BOUILLIÉ, BOURGEOIS, DUVERGEY, LOZZI u. Mitarb., MALTESE LE ROY, HU-
GUENIN u. Mitarb., MARION, SALSANO). Die Anamnese dieser Patienten ergibt
meist eine Miktionsstörung seit frühester Kindheit. Es soll sich um jene Männer
handeln, die nie in Gegenwart anderer mit der Miktion beginnen können, länger
auf den Eintritt der Entleerung warten müssen, an zunächst flüchtigen Harnverhaltungen leiden, und bei denen es schließlich zu einer solchen Verstärkung
aller Symptome kommt (bis zur vollständigen Harnverhaltung), daß die Notwendigkeit einer Behandlung eintritt. Ein weiteres Charakteristikum ist der bei
einer transvesicalen Operation zu erhebende Befund eines ringförmigen oder
kragenförmigen Vorspringens des Blasenausgangs in die Blasenlichtung und
schließlich als Beweis für die richtige Beurteilung der Pathogenese die Heilung
nach einer zirkulären Excision dieses Muskelkragens. Die histologische Untersuchung der excidierten Stücke ergibt nichts als Muskulatur gelegentlich mit
interstitiellen Infiltraten. Schwieriger in der Deutung sind jene Beobachtungen,
bei denen die Krankheitssymptome viel später auftreten. BLATT, JANKE, GÉ-
RARD, MARION, MICHON u. Mitarb., NOSZKAY, PICQET u. Mitarb., MALTESE
LE ROY sowie SUTER berichteten über Männer zwischen dem 40. und 60. Lebensjahr, bei denen wegen einer Harnverhaltung operiert werden mußte, und bei denen
nichts anderes nachgewiesen werden konnte als eine dicke Muskelmasse, deren
Excision die Retention behob. Bei manchen dieser Fälle wird eine besonders
lange Dauer der anfänglich geringen Miktionsstörung eigens erwähnt. JANKE
hat in einem Referat über die Erfahrungen mit der operativen Behandlung dieser
Sphincterhypertrophie berichtet, und auch NOSZKAY hat in seiner Übersicht über
die Blasenausgangsstarren erwähnt, daß bei Operationen jüngerer und älterer
Leute ringförmige Verdickungen ausgeschnitten werden mußten, deren histologische Untersuchung nichts als Muskelgewebe erkennen ließ.

Es gibt aber nicht wenige Autoren, die jede Verdickung der Muskulatur in der
Nähe des Blasenausgangs für die sekundäre Folge eines Hindernisses halten
(Arbeitshypertrophie, WASKONIG). MITCHELL bezeichnete in seiner genauen
Analyse der 73 Fälle von Blasenausgangsstarre die Muskelhypertrophie immer als

eine sekundäre Folge. Ein kleines Detail ist in diesem Zusammenhang vielleicht bemerkenswert. MARION hat eine Verlängerung der prostatischen Harnröhre beschrieben, die wahrscheinlich nur durch den in die Blase hineinragenden Muskelkragen vorgetäuscht ist, als Befund aber in absolutem Gegensatz steht zu allen schrumpfenden, die Harnröhre und den Blasenausgang verkürzenden Prozessen, die man bei sämtlichen sklerosierenden Vorgängen zu finden erwartet. CIBERT u. Mitarb. haben die Verlängerung der Entfernung des Samenhügels vom Sphincter internus als ein charakteristisches Symptom der kongenitalen Dysektasie bezeichnet. BODIAN hat in seiner Studie über die Pathologie der kindlichen Blasenausgangshindernisse die gleiche Verlängerung der prostatischen Harnröhre mitgeteilt. Bekanntlich hat BODIAN den Ausdruck Fibroelastose des Blasenausgangs und der Harnröhre geprägt und damit diejenige Gewebsveränderung bezeichnet, die in funktioneller Hinsicht einer Unnachgiebigkeit des Blasenausgangs gleichzusetzen ist. Man erinnert sich dabei an die „weiten Strikturen" von PRÄTORIUS, an die Überlegungen von DAVIS über die Blasenausgangshindernisse trotz weiten Kalibers des Blasenhalses, an eine Bemerkung von MIGLIARDI über „weite Stenosen" und die Befunde von WASKONIG über eine Verdickung der äußeren Muskelschichte bei Entzündung der inneren Partien im Bereiche der prostatischen Harnröhre. Hierher gehört wahrscheinlich auch die Bemerkung von POWER, daß bei nur mäßigen Graden des Harnröhrenwiderstandes eine muskuläre Hypertrophie (des ganzen Blasenmuskels als einer Einheit) eher zu erwarten sei als bei starren, sehr engen Hindernissen. Wenn man berechtigt zu sein glaubt von einer Sphincterhypertrophie zu sprechen unter Hinweis auf die Verdickung der muskulären Anteile des Blasenausgangs, wird man in Zukunft auf die Ergebnisse der Urologie im Kindesalter achten müssen (WILLIAMS). Hier liegen Untersuchungen der ganzen Gewebs- und Funktionseinheit Blasenausgang mit Trigonum und prostatischer Harnröhre in frühen Stadien vor, während der überwiegende Teil der Beobachtungen am Erwachsenen der Untersuchung von Operationspräparaten entstammt, die immer nur einen kleinen Teil dieser Funktionseinheit betreffen. Andererseits bestehen zwischen der Klinik einer Blasenausgangsstarre im Kindesalter und später keine so großen und prinzipiellen Unterschiede, daß Rückschlüsse unerlaubt wären.

### c) Die eigentliche Blasenausgangsstarre

Bei den bisher besprochenen Formen hatte die Enge des Blasenausgangs immer noch das Merkmal einer gewissen Erweiterungsfähigkeit und Dehnbarkeit, wenn auch in einem pathologisch reduzierten Maße. Die eigentliche Blasenausgangsstarre ist eine Veränderung, die diese Merkmale nicht mehr hat. Man spricht dann von einer „Sphinctersklerose", wenn die Verengerung nur einen schmalen Ring einnimmt (Anulussklerose von PRÄTORIUS), von einer Blasenhalssklerose, wenn die ganze funktionelle Einheit Blasenausgangstrichter und prostatische Harnröhre erstarrt ist. In den Untersuchungen von LENDORF kommt dies außerordentlich schön zum Ausdruck. Die verschiedenen Bewegungen und Änderungen des Winkels zwischen dem Blasenausgang und der Harnröhre, die dann durch die kinematographische Darstellung in allen Einzelheiten demonstriert werden konnten, sind bei zwei Arten von Erkrankungen, dem Prostatacarcinom und der Blasenausgangsstarre, gestört bzw. ganz aufgehoben. Je mehr Teile des Blasenausgangs ergriffen sind, desto mehr kommt es zu einer Blockbildung und schließlich zu einer Unbeweglichkeit gegenüber der Umgebung.

Die Blasenausgangsstarre ist das Endresultat von Entzündungen. Über den Ausgangsort dieser Entzündungen gibt es verschiedene Ansichten, die auch in den entsprechenden Bezeichnungen zum Ausdruck kommen. Die Prostatitis non specifica gilt als eine häufige Erstursache. Der Endzustand wird dann als Prostatitis chronica hypertrophicans oder als Prostatasklerose bezeichnet. CHWALLA hat darauf aufmerksam gemacht, daß auch schwere Prostatitiden sowie Zustände nach Abscessen keineswegs eine Blasenausgangsstarre bedingen müssen. Auch dann, wenn man an Stelle der Prostata ein derbes Gebilde tastet, berechtigt dies noch nicht zur Diagnose einer Sphincterstarre. HECKENBACH hat darauf hingewiesen, daß im Vergleich zur Unzahl der Prostatitiden die Blasenausgangsstarre recht selten ist. Entzündungen aller Schichten der Harnröhre sind mindestens ebenso häufig als Ausgangsort der Sklerosierung bezeichnet worden. Man findet solche Angaben in fast allen Abhandlungen über dieses Leiden (s. besonders HYAMS u. Mitarb., KEYES, WINSBURY-WHITE). Auch für das vorwiegende Befallensein der Harnröhre existiert ein Name: Cervicitis chronica plastica scleroticans (LASIO). Das Nebeneinander von Starren und Strikturen wird beschrieben (PAPIN). Weder die eine noch die andere Entzündung in der typischen und alltäglichen Form kann die Entstehung der Blasenausgangsstarre restlos erklären. Offenbar muß die ganze Funktionseinheit von den Narben durchsetzt sein. Auch wird die Annahme einer überschießenden Narbenbildung nicht von der Hand zu weisen sein. ALKEN überlegt eine konstitutionelle Neigung zur Bindegewebsverhärtung. E. BLUM hat anscheinend als einziger an eine Systemerkrankung gedacht. Er veröffentlichte eine Beobachtung über das gleichzeitige Vorkommen von Narbenkeloiden, einer Induratio penis plastica und einer Blasenausgangsstarre. Ich habe einen Patienten demonstriert, der an einer Induratio penis plastica, einer Sphinctersklerose und einer Dupuytrenschen Kontraktur litt. Für die Induratio penis plastica und die Dupuytrensche Kontraktur wird eine gemeinsame erbbedingte Reaktivität des Bindegewebes angenommen (VOLAVSEK).

Über den Infektionsmodus wäre hier nicht zu diskutieren, da sich dieser kaum von den üblichen Wegen unterscheiden dürfte. Mit besonderer Berücksichtigung der Ätiologie einer Fibrose des Blasenhalses haben COUTTS u. Mitarb. die Lymphverbindungen zu den Nachbarorganen untersucht. Man darf aber jene Ansichten nicht unerwähnt lassen, die sich mit einer besonderen Pathogenese der Blasenausgangsstarre beschäftigen. MOMBAERTS nimmt an, daß der Blasenhals sehr häufig der Sitz eines permanenten Ödems ist. Die dabei ablaufenden Vorgänge, vor allem in den subepithelialen Schichten, führen schließlich zu einer Fibrose. Die Entstehung des Ödems wird auf banale Entzündungen, aber auch auf allergische Reaktionen, Endokrinopathien, Avitaminosen und Dystrophien zurückgeführt. WASKONIG beschreibt eine Entzündung des subepithelialen Gewebes der Harnröhre und der angrenzenden Muskulatur zunächst als seröse Durchtränkung, später Fibrose. Herdinfektionen kommen durchaus in Betracht, der Autor denkt an eine besondere vegetative Bereitschaft, auf kleine Reize mit stärksten Reaktionen zu antworten. Schließlich hat ALLEMANN in gleicher Weise eine Entzündung zunächst des subepithelialen Gewebes als Reaktion nach Fokalinfektionen gefunden oder im Anschluß an benachbarte Entzündungen oder als Ausdruck einer Allergie.

Die Blasenausgangsstarre ist ein Leiden, das verhältnismäßig früh in Erscheinung tritt, einen Gipfel etwa um das 50. Lebensjahr hat und bis in das späteste Alter beobachtet wurde. Die Form der nach Lebensaltern aufgezeichneten Kurve ist entsprechend den Angaben von RANDALL ungefähr gleich der der Prostatahypertrophie, nur gegen frühere Lebensjahre verschoben. Dies stimmt mit den klinischen Feststellungen recht gut überein. Die Krankheit ist wesentlich seltener als etwa die Prostatahypertrophie, nach einzelnen Statistiken etwa gleich häufig

wie das Prostatacarcinom, während in anderen Berichten die Blasenausgangsstarre noch seltener ist. Für mitteleuropäische Verhältnisse dürfte letzteres
zutreffen. Blatt berichtete aus der Abteilung von Rubritius über nur 28 Operationen wegen Blasenausgangsstarre innerhalb 15 Jahren. Er teilte ferner mit,
daß unter 339 Prostatektomien 39mal kein ausschälbares Gewebe gefunden
werden konnte. Rathbun teilte mit, daß unter 100 Prostataerkrankungen
27 Fibrosen gefunden wurden. Winsbury-White verzeichnete bei 320 Operationen 72mal die Resektion von Teilen eines fibrösen Blasenhalses. Blum und
Rubritius legten das (klinische) Verhältnis von Prostatahypertrophie zur
Blasenausgangsstarre mit 98:2 fest. Für den mitteleuropäischen Bereich dürfte
sich dieses Verhältnis nicht geändert haben.

### d) „Median bar"

Es ist üblich, einen „median bar" als eine eigene Gruppe von den Blasenausgangsstarren abzugrenzen, obwohl die Berechtigung zu einer solchen Unterteilung nicht unbestritten ist. Man kann dies zunächst so verstehen, daß alle
Veränderungen kenntlich an einer queren Falte im Bereiche der hinteren Lippe
des Blasenausgangs zusammengefaßt werden. Blum und Rubritius, Hinman,
Lowsley und Kirwin sowie Randall unterteilen diese Falten wieder in einen
„glandular median bar" und einen „fibrous median bar". Lowsley und Kirwin
bezeichnen durchaus in Übereinstimmung mit vielen anderen Autoren die glanduläre Barriere als den häufigsten Typ des „median bar". Diese Form gehört zur
sog. Prostatahypertrophie und entspricht wohl dem, was Zuckerkandl als
Miniaturform der Prostatahypertrophie beschrieben hat. Von Hirsch existiert
eine kritische Übersicht. Er weist darauf hin, daß keine Übereinstimmung zwischen
Klinikern und Pathologen vorhanden sei, offenbar deshalb, weil der „bladder
neck bar" einmal histologisch nachgewiesen werden kann ohne irgend welche
Störung der Blasenentleerung, dann wieder bedeutende Entleerungsstörungen
verursacht, ohne daß entsprechende pathologische Befunde erhoben werden
können. Es fehlt auch nicht an Vorschlägen, diese Untergruppe ganz fallen zu
lassen (Millin) und die Veränderung entweder der Prostatahypertrophie oder
der Blasenausgangsstarre zuzuordnen.

Der „fibrous median bar" wird wieder unterteilt in jene Form, die tatsächlich
nur eine quere Falte zwischen Blase und Harnröhre bedeutet, eine Falte, die aus
einem derben Bindegewebe ohne Drüsen besteht, während der übrige Blasenausgang nur wenig verändert ist. Unter der anderen Form versteht man eine
mehr intravesicale Veränderung, kenntlich an einer Verkürzung des Trigonums,
einem tiefen retrorigonalen Recessus, Heranrücken der Ostien an den Blasenausgang, ebenfalls als eine Barriere imponierend, in ausgesprochenen Formen aber
gar nicht mehr an einen „median bar" erinnernd. Man ist sich darüber einig, daß
der „fibrous median bar" die letzte Folge örtlich begrenzter Entzündungen ist
(Clarke u. Mitarb., Crowell u. Mitarb., Hyams u. Mitarb., Randall, Wesson).

### e) Folgen der Blasenausgangsstarre

Bezüglich der Folgen einer Blasenausgangsstarre auch im Vergleich zu anderen
Entleerungshindernissen gibt es einige interessante Angaben. Heckenbach
war der Ansicht, daß der Verlauf anders sei als der der Prostatahypertrophie.
Wenn die sklerosierenden Vorgänge den Blasenausgang wie einen Trichter in die
hintere Harnröhre hineinziehen, kommt es vermutlich durch Miteinbeziehung
benachbarter Teile nicht zu den bekannten polsterartigen Verdickungen des
Trigonums, sondern eher zu einer Atrophie des Trigonums und letztlich zu einer

Schrumpfblase. Eine andere einigermaßen charakteristische Verlaufsform wäre die Verkürzung des Trigonums bis zum Zusammenfallen von Interureterenfalte und Blasenausgangsfalte, einer Hypertrophie der Blasenwand und schließlich ein Durchlaufen aller Stadien bis zur Überdehnung der Blase. POWER war der Ansicht, daß es wesentlich von der Natur des Hindernisses abhängt, wie die Blase reagiert. Je härter und unnachgiebiger das Hindernis ist, desto eher könne es ohne besondere Ausbildung einer Wandhypertrophie zu jenen Dilatationen der Blase kommen, die dann als irreversible Atonie diagnostiziert werden. Auch DENIS erwähnt eine hypotone Blase als häufiges Begleitsymptom des „col sclereux". Gewisse Besonderheiten sind bei sehr langsamen Verlauf hinsichtlich der Reaktion der Blasenwand, der Drucksteigerung in der Blase und dem Zustandekommen von Refluxen bemerkenswert. Dies aber als eine Regel und Spezifität der Blasenausgangsstarre zu bezeichnen, dürfte nicht gerechtfertigt sein. Gewisse Unterschiede zur Prostatahypertrophie bestehen darin, daß die Infektion als noch hartnäckiger bezeichnet wird, eine vollständige Harnverhaltung nach BRUNI fast in der Hälfte aller Fälle zustande kommt und Divertikel in 40% gefunden werden. BAUCHARD fand, daß akute Ereignisse seltener sind als bei der Prostatahypertrophie, Divertikel und schwere Störungen der Nierenfunktion häufiger. WINSBURY-WHITE zählte bei 41 Divertikeln 12mal eine Blasenausgangsstarre als Ursache auf. Nach CHWALLA findet man bei 24% der Blasendivertikel eine Sphincterstarre. HINMAN wies darauf hin, daß bei einem sehr schleichenden Verlauf, wie etwa bei der Blasenausgangsstarre, besonders große Divertikel gefunden werden können. CHWALLA berichtete, daß bei einem Viertel aller Sphincterstarren Blasensteine entstehen. Eine Anzahl von Kasuistiken bestätigt die hier skizzierten Eigenarten des Leidens (FABRE u. Mitarb., GÉRARD, HENNINGER, JUNGANO, MINGAZZINI, NICOLICH, ORTIZ u. Mitarb., RIHMER, ORMOND u. Mitarb., TADDEI, VALÉRIO, WOLFROMM). Die allgemeinen Folgen der Entleerungshemmung bei den verschiedenen Stadien der Blasenausgangsstarre bis zur vollständigen Retention, von der eben erst angedeuteten Rückstauung bis zu den schwersten Formen mit Urämie, von der therapieresistenten Cystitis bis zur irreparablen Pyelonephritis sind gegenüber anders bedingten Störungen der Blasenentleerung nicht zu unterscheiden.

## f) Diagnose

Der Nachweis eines Hindernisses kann eindeutig gelingen, ist aber nicht immer einfach. Der Katheterismus und die Einführung starrer Instrumente ist oft leicht, man fühlt gelegentlich das Hinweggleiten über eine Stufe und kann diese Stufe oder eine ringförmige Verdickung tasten, wenn man bei liegendem Cystoskop rectal palpiert (COLLINGS, s. auch den Abschnitt Endoskopie S. 326). Die Beschreibung der endoskopischen Bilder beschränkt sich vor allem auf die Barriere zwischen der Harnröhre und der Blase, die urethroskopisch oder mit dem Panendoskop sehr eindrucksvoll als plötzlich und steil aufsteigende Falte zu sehen ist, deren obere Begrenzung glatt, eben oder angedeutet konkav ist, während alle konvexen Konturen, auch dann, wenn sie nur minimal sind, kleine eingelagerte Adenome vermuten lassen (BLANCHOT, KEYES, MITCHELL, STAEHLER). Man kann auch schräge Falten beobachten, die von der Höhe dieser Barriere gegen den Samenhügel zu ziehen. Eine Art Kragenbildung wird auch bei der Sklerose beschrieben und ist wohl immer ein Beweis zirkulärer Veränderungen. PEYTON nennt dies eine Ringbarriere. Alle Angaben über eine besondere Enge des Blasenausganges sind wohl eher das Ergebnis des gleichzeitigen Tastens als des Sehens. THOMAS erinnert an ein schon länger bekanntes Symptom, nämlich die Unbeweglichkeit der hinteren Lippe des Blasenausgangs bei Miktionsversuchen. Die Verkürzung des Trigonums und das Heranrücken der Harnleitermündungen an den Blasenausgang ist ein sehr charakteristisches Zeichen und auch insofern beachtenswert, als man bei Resektionen zu besonderer Vorsicht verpflichtet ist.

Das Cystogramm bietet als eigenartiges Kennzeichen eine horizontale Begrenzungslinie der unteren Kontur bei Kontrast- oder Luftfüllung und ein Wegrücken dieser Basislinie von der Symphyse (ALKEN, HECKENBACH). Auf dieser unveränderlichen Basis bauen sich sozusagen die späteren Veränderungen der Blase auf bis zur Birnen- oder Baumform. Die gelegentlich recht spärlichen endoskopisch oder röntgenologisch feststellbaren Veränderungen können die Diagnose in eine falsche Richtung lenken. DILLON hat auf die Abgrenzung gegen die nerval gestörte Blase und die Irrtümer der Beurteilung aufmerksam gemacht.

Der Befund nach Eröffnung der Blase kann eine ausgesprochene Verziehung des Trigonums in die Harnröhre hinein ergeben oder an Stelle des weichen Ausgangstrichter ein flaches Grübchen oder einen dicken harten Ring (CHWALLA), in den mit dem Finger einzudringen unmöglich oder zumindest schwierig ist (PRÄTORIUS, RIHMER). Auch in einer entsprechend tiefen Anaesthesie bleibt dieser Ring unnachgiebig.

### g) Therapie

Es ist außerordentlich schwierig, die einzelnen Behandlungsverfahren gegeneinander abzuwägen. Die schwerste Aufgabe ist die Abgrenzung der transurethralen Resektion gegen die transvesicale Operation. Manche Ansicht hat eine historische Begründung, vieles ist Mode, schließlich ist die Übung in diesem oder jenem Verfahren ein entscheidender Faktor. Man kann, etwa der Schule MARIONs folgend, die durch zahlreiche Angaben als erfolgreich belegte zirkuläre Ausschneidung des Blasenausgangs zum besten Verfahren erklären. Demgegenüber werden die Resektionisten mit einigem Recht behaupten dürfen, daß sie die gleiche Gewebsmenge in gleicher Ausdehnung resezieren können. Was an einleuchtenden Argumenten für und wider vorgebracht wurde, ist folgendes: Alle Veränderungen kleinen Ausmaßes — typischerweise der „median bar" — sind ohne weiteres mittels der transurethralen Resektion entfernbar und heilbar. Man darf an dieser Stelle eine interessante historische Reminiszenz bringen. PRÄTORIUS pflegte die Blasenausgangsstarre von einer Boutonnière aus zu operieren, er führte zwei seitliche Schnitte aus und beschrieb ein fühlbares Auseinanderweichen der Harnröhre. Er meinte in diesem Zusammenhang, daß das Verfahren nach BOTTINI doch zu früh aufgegeben worden sei. Die Resektion erfüllt jedenfalls bei den nicht sehr ausgedehnten Blasenausgangsstarren alle Ansprüche, die man an ein Operationsverfahren zur Behebung einer Entleerungshemmung stellen kann. Sie kann technisch dann schwierig sein, wenn das Kaliber der Harnröhre in längerer Ausdehnung zu gering ist. Falls man in solchen Fällen nicht langsam dehnt, kann man der Blasenausgangsstarre noch einige Strikturen hinzufügen. BLATT ist deshalb so sehr für die transvesicale Operation eingetreten, weil nach den Erfahrungen der Schule RUBRITIUS erst bei der Keilexcision die kleinen Adenomknoten zum Vorschein kommen und man erst durch die Enucleation dieser Knoten ein einwandfreies Resultat zu erzielen imstande war. GAYET hat an Hand einer Beobachtung auf die sicher nicht so seltene Kombination des überschießend hypertrophen Trigonums, einer Prostatahypertrophie kleinsten Ausmaßes und einer Blasenausgangsstarre hingewiesen. BRUNI u. Mitarb., LILLA, SALLERAS u. Mitarb. sowie WALKER treten für eine radikale Excision des Blasenhalses ein. Die Schule RUBRITIUS propagierte die Ausschneidung eines

Keiles von einer dem jeweiligen Falle angepaßten Tiefe aus der hinteren Commissur, RIHMER berichtete über die erfolgreiche Kerbung an zwei Stellen und Entfernung des dazwischen liegenden Gewebes in Gestalt eines Halbmondes. NICOLICH betont, daß die keilförmige Resektion häufig sehr gute Resultate ergäbe, aber auch Mißerfolge und Versager beobachtet wurden. HELLSTRÖM bezeichnete die Resultate der transurethralen Resektion gerade bei den Kontrakturen des Blasenhalses als außerordentlich gut. MILLIN äußerte sich kritisch. Gerade die Erfolge der Resektion bei der Sklerose des Blasenausgangs sollen viel zu wünschen übriglassen. DENIS sagte, daß die Ergebnisse beim „col sclereux" manchmal so schlecht seien, daß die Elektroresektion dadurch in Mißkredit geraten könne. BOEMINGHAUS gibt zu bedenken, daß weder die transurethrale Resektion noch die keilförmige Excision in allen Fällen befriedigen. Bei ausgedehnten zirkulären Verhärtungen sind nach BOEMINGHAUS, MILLIN, NESBIT u. Mitarb. sowie SINATRA plastische Erweiterungen des Blasenausgangs vorzuziehen oder notwendig. Dafür stehen folgende Verfahren zur Verfügung: Längsincision des Blasenhalses und quere Vernähung des Schnittes, die Y-V-Plastik, das Einlegen von gedrehten Lappen aus der vorderen Blasenwand in den längsincidierten Blasenausgang, die Kombination aller dieser Verfahren mit der gleichzeitigen Excision der hinteren Zircumferenz des Blasenausgangs und schließlich das Verfahren von BABICS, eine Längsincision des Blasenausgangs ohne Durchtrennung der Mucosa. Mit jeder dieser Methoden sind auch nach Versagen anderer Operationen einigermaßen gute Erfolge und eine vollständige Entleerung der Blase erreicht worden.

## 2. Die Blasenausgangsstarre der Frau

Früher ein wohl oft übersehenes oder falsch diagnostiziertes Leiden, bildet die Blasenausgangsstarre der Frau jetzt eine klinische Einheit, allerdings ohne ganz scharfe Grenzen gegen gynäkologisch, neurologisch, endokrin oder auch psychosomatisch bedingte Krankheiten. Es ist sicher nicht immer leicht, eine Blasenausgangsstarre, die auf Grund geringfügiger Veränderungen des Blasenausgangs vermutet wird, von solchen Entleerungshemmungen zu unterscheiden, die nach der Hysterektomie, bei Lageanomalien des Genitales oder im Gefolge der sklerosierenden Veränderungen nach der Strahlentherapie auftreten. Hier haben die Gynäkologen das Wort. Ich deute nur einige Meinungen an. JUNG hat auf diese Differenzierungen aufmerksam gemacht und auch die klimakterischen Entleerungsstörungen in die Überlegungen mit einbezogen. Mit der Differentialdiagnose haben sich auch CAMINO, HOCK, HUTCHINS sowie THÉVENARD auseinandergesetzt. HOCK hat durch eine Harnröhrendarstellung bewiesen, daß der Hauptfaktor einer Entleerungshemmung die Veränderung des Winkels Blase zur Harnröhre sein kann und nach erfolglosen Dehnungen sowie Elektroresektionen entsprechend der Diagnose Blasenausgangsstarre Lagekorrekturen die entscheidende Besserung bringen können. THÉVENARD wies darauf hin, daß die Cystocele allein Beschwerden und Gefühle einer Hemmung machen kann, die sehr ähnlich denen der Ausgangsstarre geschildert werden. Allerdings erfordert die Miktion nicht jene Anstrengung, die zur Entleerung der Blase bei wirklich engem Ausgang notwendig ist. Die jetzt gebräuchliche Therapie, nämlich die transurethrale Resektion, kann theoretisch auch dann Erfolg haben, wenn gar kein nachweisbares Hindernis vorhanden ist, sondern nur ein gewisses Mißverhältnis zwischen der Austreibungskraft des Detrusors und dem Harnröhrenwiderstand. Dieser letztere Faktor wird z.B. von HOCK in einem Spasmus der Beckenbodenmuskulatur vermutet, weshalb der Autor eine operative Schwächung dieses

Muskelkomplexes mittels einer Längsspaltung der pubovesicalen Fascie allen anderen Maßnahmen vorzieht.

Die Schwierigkeiten der Differentialdiagnose sind zum Teil dadurch bedingt, daß der Nachweis von sichtbaren, tastbaren, meßbaren oder röntgenologisch darstellbaren Veränderungen gar nicht oder nicht eindeutig gelingen muß. Wenn die später gefundenen geweblichen Veränderungen als chronische Entzündung, Cystitis glandularis, Vermehrung der Brunnschen Epithelformationen, Epithelmetaplasien, fibromuskuläre Hyperplasie, glanduläre Hyperplasie, polypöse Drüsenwucherungen, adenomähnliche Gebilde, Fibrose usw. bezeichnet werden, ist dies alles sehr wenig greifbar, weshalb auch EMMETT u. Mitarb. sagen konnten, daß die Suche nach einer Ätiologie nicht immer ertragreich sein muß, oder O'CONOR, in einer Diskussionsbemerkung es als eine Zeitverschwendung bezeichnete, über die genaue Natur des den Blasenausgang verengernden Gewebes nachzudenken. Man muß sich wohl in diesem Abschnitt auf jene Entleerungshemmungen beschränken, die tatsächlich auf einer Starre, einer Unnachgiebigkeit, einer Einmauerung des Blasenausgangs beruhen. Diese besteht in einer Narbenbildung, zumindest aber einem Verlust der Dehnbarkeit. Man müßte alle „weichen" Hindernisse am Blasenausgang eliminieren, was aber aus zwei Gründen nicht immer leicht ist. HEITZ-BOYER hat durch seine Untersuchungen begründet, daß auch polypöse Veränderungen am Blasenausgang dann, wenn sie sehr voluminös sind, partielle bis komplette Retentionen verursachen können. In einer Diskussionsbemerkung hat er geäußert, daß nicht alles eine Sphincterstarre sei, was ein Hindernis der Entleerung bewirke. In eine ganz andere Richtung weisen die Überlegungen von DAVIS, seine dynamische Auffassung über den Harnröhrenwiderstand, die weitgehend konform den früheren Arbeiten von PRÄTORIUS beschrieben werden. Wenn die Dehnungsfähigkeit der engsten Stelle einer weiblichen Harnröhre unter Ch. 28 bleibt, kann es schon zu einer klinischen Manifestation kommen, die allerdings in erster Linie in Gestalt der rezidivierenden oder unbehandelbaren Cystitis auftritt, sicherlich im Zusammenhang mit einer unvollständigen Entleerung der Blase. Damit wäre aber eine lückenlose Kette vom kaum noch nachweisbaren, allein in der Funktionsstörung Ausdruck findenden Hindernis (der „weiten Striktur") bis zur tatsächlichen Einmauerung des Blasenausgangs gegeben.

Damit wird aber auch die Schwierigkeit einer exakten Diagnose verständlich. Wenn es nicht möglich ist die Tatsache des engen, dem einzuführenden Instrument einen Widerstand entgegensetzenden Blasenausgangs zu beweisen, müssen andere eindeutige Symptome herangezogen werden. Dazu gehört zunächst die wenn möglich mehrmalige Registrierung eines Restharnes. SCHUMAKER u. Mitarb. behaupteten, daß die Restharnmenge bei der weiblichen Blasenausgangsstarre stark schwankt. Alle Autoren sind sich aber darin einig, daß ein Restharn immer vorhanden ist, es wurden Restharnmengen bis zu 1000 cm³ erwähnt. Ein weiteres wesentliches Symptom ist die an der Trabekelbildung erkennbare Wandhypertrophie der Blase. Es ist durchaus möglich die groben, über die ganze Blase in allerdings verschiedener Stärke verteilten Balken von jener feinen netzförmigen Zeichnung zu unterscheiden, die als Ausdruck einer Tonuserhöhung bei Frauen am Beginn der Menopause oder bei anderen Endokrinopathien zu sehen sind und von Gynäkologen schon oft beschrieben wurden. Auch jene Ausbuchtungen flacher Art bei sehr alten Frauen oder nach Operationen, die man als Pseudo- oder Traktionsdivertikel bezeichnen kann, sind abgrenzbar. Der Nachweis dieser Trabekelbildung wird von manchen Urologen als die Hauptbedingung zur Indikation eines operativen Eingriffes gefordert. Die Diagnose kann also eine vorwiegend klinisch unterbaute sein, wenn man nach DENIS eine bleibende Dysurie, einen bleibenden Restharn und eine Blasenwandhypertrophie nachweisen konnte. Alle anderen Folgen des Entleerungshindernisses wie Blasendivertikel, Refluxe und alle Rückstauungszeichen an den oberen Harnwegen unterscheiden sich nicht von den bekannten Symptomen. Lediglich zur Blasensteinbildung bei der Frau ist zu bemerken, daß abgesehen von der Steinbildung um Fremdkörper und Nahtmaterial die Entstehung eines Blasensteines bei der Frau ein Ausgangshindernis zur unbedingten Voraussetzung haben muß. Die häufigste, aber zweifellos zu wenig scharfe Formulierung ist die, daß Blasensteine bei der Frau eine Verengerung des Blasenausgangs zur Voraussetzung haben können (BIBUS, THÉVENARD).

Die cystoskopischen oder urethroskopischen Bilder des Blasenausgangs selbst können diagnostisch ganz wertlos sein oder nur minimale Veränderungen (MOORE), Barrieren, eine Ring- oder Kragenbildung (BAIRD u. Mitarb., THOMPSON), eine auffallende Blässe der Schleimhaut und ähnliche Veränderungen, die als Formation eines median bar beim Mann bekannt sind, also die plötzlich ins Gesichtsfeld tretende steile Falte, die dann ebenso unvermittelt wieder gegen das Trigonum zu abfällt, wenn man mit der Vorwärtsoptik des Urethrocystoskops betrachtet, ergeben. Diese Befunde gestatten aber dem Erfahrenen doch ein gewisses Urteil über die Art und Ausdehnung der Veränderungen. Narbige Verziehungen, ausgesprochene Verkürzungen des Trigonums, die Annäherung der Ureterostien an den Blasenausgang sind sehr charakteristisch.

Die Röntgendiagnostik kann im Sinne des Miktionsurogramms, des Cystogramms und der intravenösen Urographie die bereits beschriebenen Veränderungen der Blase und des ganzen Systems zeigen (FOLSOM u. Mitarb., McKINNON u. Mitarb., WEYENETH). Das Cystogramm kann dem einer Divertikelblase bei kleinen Prostatamittellappen täuschend ähnlich sein.

Aus der Klinik ist zu erwähnen, daß alle Lebensalter betroffen sein können, die häufigsten Beobachtungen wurden zwischen dem 40. und 70. Lebensjahr gemacht. Die Klagen der Patientinnen betreffen die Dauerinfektion, die Anstrengung bei jeder Miktion, den dünnen Strahl, auch eine Ischuria paradoxa vor allem des Nachts. Plötzliche Zwischenfälle sind eher selten, die Krankheit kann sehr ereignislos und still bis zur Niereninsuffizienz verlaufen. Die bisher zusammengetragene Kasuistik (ALESSANDRO, CAPACCI, FITE, FORET, FRIEDRICH, GAYET, GUILLEMIN u. Mitarb., HELLER, HENCZ, HERTOGHE, HICKS, VAN HOUTUM, JACOBSON, KNORR, LHEZ u. Mitarb., MALGRAS, MAY, MAYOCK u. Mitarb., MELVILLE, MIGLIARDI, MILLS, MOONEN, NEFF, NELSON u. Mitarb., NESBIT, NEY u. Mitarb., NORTWICK u. Mitarb., O'BRIAN u. Mitarb., PAPIN, PATTON, PÉRARD, RICHER, RITTER u. Mitarb., RIVES, THOLEN, WEIJTLANDT, WINSBURY-WHITE, YOUNG) ergibt eine Fülle von klinischem Material und erlaubt vor allem ein Urteil über die Therapie. Seit der ersten transurethralen Resektion, die CAULK 1921 durchführte, ist diese Methode für die meisten Autoren das Verfahren der Wahl geworden (als Elektroresektion oder cold punch). Ganz außerordentlich wichtig ist die von vielen Seiten geäußerte Mahnung, daß von der richtigen Dosierung und der nachfolgenden Heilung bis zur Inkontinenz nur ein ganz kleiner Schritt ist. COUVELAIRE hat betont, daß die transurethrale Resektion nicht als kleiner Eingriff bezeichnet werden darf, und DENIS hat empfohlen, die Resektion bei gleichzeitiger digitaler Kontrolle vorzunehmen. Man begnügt sich meist mit einigen wenigen Gewebsstreifen. Gelegentlich sind Nachresektionen nötig. Damit sind in einem hohen Prozentsatz zufriedenstellende Ergebnisse und eine völlige Beseitigung des Restharnes zu erreichen. Ob die Indikation zur Resektion so weit gestellt werden darf, wie dies POWELL u. Mitarb. angeben, wird wohl strittig bleiben. Es wird gefordert, auch dann zu resezieren, wenn ohne oder bei ganz geringem Restharn eine Cystitis durch die üblichen Methoden nicht geheilt werden konnte. Zu diesen üblichen Methoden gehört auch die Dehnung der Harnröhre, die von manchen Autoren als Testbehandlung empfohlen wird. Erst beim Versagen der Dilatation soll man radikaler vorgehen. Die Blasenausgangsstarre ist nach einer gelungenen Resektion sehr rezidivbereit. THOMPSON hat daher die Nachbehandlung mit dem Kollmann-Dilatator empfohlen. Das gänzliche Versagen der geschilderten Therapie ist aber ein seltenes Ereignis. Bei ausgedehnt zirkulären Sklerosierungen des Blasenausgangs wird ebenso wie bei der Blasenausgangsstarre des Mannes die Schrumpfungsneigung unaufhaltsam sein. Daher hat man auch bei Frauen plastische Erweiterungen des Blasenausgangs durchgeführt wie eine Längsincision und quere Naht oder Lappenplastiken (FALK, HUDSON u. Mitarb.). Die suprapubische Keilexcision aus dem Blasenausgang, die halbmondförmige oder kegelförmige Resektion können gelegentlich eine spezielle Indikation haben in Form einer besonderen Ausdehnung des veränderten Gewebes. Die Indikation zur Blaseneröffnung wird aber oft der persönlichen Einstellung des Operateurs entspringen.

## II. Verschiedene Ursachen der Entleerungsstörung
### 1. Entleerungshemmung als Folge einer Prostatitis

Man muß mehrere Gruppen der gegenseitigen Abhängigkeit Prostataentzündung—Entleerungshemmung unterscheiden:

1. Die mehr oder weniger akute Verschlimmerung im Verlaufe der Prostatahypertrophie durch eine Entzündung in den Adenomknoten selbst ist nicht unbestritten anerkannt. Man hat dafür den Ausdruck Adenomitis geprägt, ein Wort, das auch nicht ungeteilten Beifall fand. Daß solche Entzündungen vorkommen, ist aber schon von TANDLER-ZUCKERKANDL bewiesen worden. In der betreffenden Monographie sind Protokolle und Bilder veröffentlicht, die alle Übergänge von einer schleichenden, teils interstitiellen, teils die Drüsenschläuche betreffenden Entzündung bis zur totalen Abscedierung demonstrieren. Es wird ausdrücklich darauf hingewiesen, daß es ein Endstadium dieser Entzündung gibt, das mit einer Atrophie verwechselt werden kann. Allerdings kann man meist Reste des charakteristischen Gewebes in den Randpartien nachweisen. Vom klinischen Verlauf wird gesagt, daß die Entzündung in der Prostatahypertrophie wenig in Erscheinung treten muß, in anderen Fällen wieder zu einer plötzlichen Verschlechterung der Miktion führen kann. Anscheinend hat man früher solche Komplikationen häufiger gesehen, siehe etwa den Aufsatz von LEGUEU, in dem entzündliche Schübe in die Prostatahypertrophie selbst bei der Hälfte aller Fälle beschrieben werden. MALTESE LE ROY berichtete über totale Vereiterungen der Prostatahypertrophie und multiple Abscesse in den Knoten, die eine unbedingte Indikation für die Prostataektomie bedeuten. SSEMENJAKO schilderte 17 Abscedierungen bei 115 Prostatikern. Solche Zahlen kann man jetzt nirgends mehr lesen. Die Durchsicht der Protokolle über 300 enucleierte Adenome aus den letzten Jahren ergibt im eigenen Material Entzündungsherde innerhalb der Knoten gegenüber entzündungsfreien Knoten in einem Verhältnis von 1:7. Entzündungen in den Knoten können Volumvergrößerungen bedingen, die rasch zustande kommen und ebenso rasch wieder verschwinden. Möglicherweise gehören hierher manche Fälle bemerkenswerter Unterschiede des Palpationsbefundes innerhalb von wenigen Wochen.

2. Es gibt sowohl eine akute, subakute und chronische Prostatitis neben der Prostatahypertrophie. Auch der retroprostatische (subprostatische, periprostatische) Absceß gehört hierher (CRISTOL, eigene Beobachtung). CHWALLA

betont die Häufigkeit der Prostatitis außerhalb der Adenome. RITTER u. Mitarb. glauben, daß bei 20% der konservativ mit Erfolg behandelten Prostatahypertrophien eine Prostatitis vorhanden gewesen sein muß. Hier ergeben sich auch Zusammenhänge mit der sog. Kongestion, der Wirksamkeit der Röntgentherapie usw.

3. Ganz außerhalb der Klinik der Prostatahypertrophie, als selbständige Ursache der Entleerungshemmung, sind die Folgen der unspezifischen Prostatisis wohl bekannt. BAUCHARD u. Mitarb. haben die chronische Prostatitis so eingereiht, daß sie der Häufigkeit und Bedeutung entsprechend zwischen der Prostatahypertrophie und der Blasenausgangsstarre steht. Dies gilt vor allem für die Gefährdung des ganzen Systems der Harnorgane. BOEMINGHAUS betonte, daß derart weitreichende Folgen im Vergleich zur großen Zahl der Erkrankung sehr selten seien, vermutlich aber ein Teil der als Sphinktersklerose und als sog. weite Striktur der Urethra posterior registrierten Veränderungen ausschließliche Folgen der chronischen Prostatitis sind. Zusammenhänge zwischen der chronischen Prostataentzündung und Veränderungen der Region des Sphincter internus sind bei BOSHAMER beschrieben. HECKENBACH hat nachdrücklich auf die schweren Veränderungen der oberen Harnwege im Gefolge der Prostatitis hingewiesen. SWINNEY hat die derzeitige Ansicht über die geschilderten Zusammenhänge so formuliert, daß die chronische Prostatitis zu einer Fibrose der Prostata führen kann, die dann ein klinisches Bild bedingt vom Charakter der ,,obstructive prostatic disease‘‘. Eine Sonderform der chronischen Prostatitis sind die besonders von HEITZ-BOYER und dann von A. und E. DE LA PENA beschriebenen multiplen eitergefüllten Höhlenbildungen in der Prostata, die in der Pathogenese der Entleerungshemmungen eine gewisse Rolle zu spielen scheinen. Man hat durchaus den Eindruck, daß derzeit die Tendenz besteht, die Bedeutung dieser Zusammenhänge mehr zu unterstreichen und daraus auch entsprechende Konsequenzen hinsichtlich der Therapie und deren Radikalität zu ziehen.

## 2. Folgen der Prostatatuberkulose

Miktionshemmungen durch einen tuberkulösen Prozeß in einer Prostatahypertrophie sind außerordentlich selten. Bisher wurde die Diagnose ausschließlich am Operationspräparat gestellt (BRANDEN, MINGERS, WEISER). Eine noch seltenere Spätfolge ist die Tuberkulose im Wundbett. Die hier interessierenden Formen sind die Folgen der Prostatatuberkulose in zweierlei Hinsicht, der Steinbildung in Kavernen und der Schrumpfung im Sinne einer Heilung der Tuberkulose, aber einer Einengung des Blasenausganges. GIL VERNET bezeichnet es als eine allgemeingültige Regel, daß entzündliche Prozesse, seien sie unspezifisch oder spezifisch, dann zu einer kompakten Fibrose mit entsprechenden Folgen führen müssen, wenn sie im kranialen Teil der Prostata lokalisiert sind und Heilungstendenzen zeigen. Es ist verständlich, daß Blasenausgangsstarren nach einer Prostata- oder einer Blasentuberkulose dank der Erfolge der Chemotherapie häufiger als früher beobachtet werden können. Nur ein kleiner Teil davon verursacht tatsächliche Entleerungshindernisse mit Restharn, andere bedingen nur das Gefühl der gehemmten Miktion und eine eben merkbare Verschlechterung der Entleerungsrate. Besteht die Notwendigkeit einer Therapie der Blasenausgangsstarre dieser Ätiologie (BAKER u. Mitarb., CIBERT u. Mitarb., MOONEN, WINSBURY-WHITE), wird die transurethrale Resektion oder die transvesicale Operation je nach dem Standpunkt des Operateurs oder der Lokalisation der Veränderung zur Verfügung stehen. Die Indikation richtet sich dann überhaupt nicht nach der Ätiologie (LJUNGGREN). Hier nicht angeführte Berichte handeln von Zufallsbefunden. Auch wird die spezifische Ätiologie manchmal auf Grund der Anamnese und früherer Befunde vermutet, ohne daß der histologische Nachweis möglich wäre.

## 3. Die unspezifische granulomatöse und allergische Prostatitis als Ursache einer Entleerungshemmung

Eine Erwähnung dieser seltenen Krankheitsbilder ist durch die Angabe von Nesbit u. Mitarb. gerechtfertigt, daß die chronische granulomatöse Erkrankung der Prostata im klinischen Verlauf nicht so ohne weiteres zu unterscheiden ist von einer Prostatahypertrophie. Dem Tastbefund nach ist die Abgrenzung auch gegen das Prostatacarcinom gelegentlich schwierig. Die Biopsie der Prostata kann in solchen Fällen die Differentialdiagnose entscheiden (Thompson u. Mitarb.). Die allergische (eosinophile) granulomatöse Prostatitis führt gelegentlich zu einer Harnverhaltung (Harrison u. Mitarb., Melicow sowie Nickey u. Mitarb.). Entsprechend dem Charakter der Erkrankung kommt es zu eher akuten Zwischenfällen. Fanger u. Mitarb. haben anscheinend als einzige eine Kasuistik über Miktionsbeschwerden bei der Granulomatose nach Wegener gebracht. In diesem Falle mußte sogar eine Prostatektomie ausgeführt werden.

## 4. Prostatainfarkt als Entleerungshindernis

Die pathologisch-anatomisch wohl definierte, klinisch aber fast unbekannte Infarzierung der Prostata im Bereiche knotiger Bezirke dürfte insofern größeres Interesse beanspruchen, als damit möglicherweise eine nicht so seltene Ursache der akuten Harnverhaltung gegeben ist. Rogers berichtete über eine vollständige Retention nach einem Katheterismus und eine andere ebenfalls plötzlich aufgetretene ohne vorherige instrumentelle Untersuchung. Beide Male hatte die Diagnose Prostatahypertrophie und akute Entzündung gelautet. Die Feststellung des Infarktes erfolgte am enucleierten Präparat. Roth wies auf die Möglichkeit der Diagnose durch den plötzlichen Beginn hin. Hubly u. Mitarb. berichteten über die deutliche Größenzunahme der Prostata durch den Infarkt, Golden u. Mitarb. gaben einen Überblick über 70 Beobachtungen und heben als besondere Merkmale die Hämaturie und die akute Retention hervor. Interessant ist auch der Hinweis, daß bei Nachresektionen in 50% der Präparate ein Prostatainfarkt gefunden wurde.

Man ist versucht, den Prostatainfarkt in das Kapitel Kongestionen einzureihen und muß es wohl begrüßen, daß der sehr allgemeine und verwaschene Begriff Kongestion wenigstens zu einem kleinen Teil geklärt sein dürfte. Damit wäre es andererseits auch verständlich, daß manche Harnverhaltung, wenn auch nicht schlagartig, so doch in verhältnismäßig kurzer Zeit und ohne besondere Therapie einer spontanen restharnfreien Miktion weicht.

## 5. Prostatasteine als Entleerungshindernis

Prostatasteine machen in der überwiegenden Mehrzahl überhaupt keine Erscheinungen. Die auf Grund der Beschwerden diagnostizierten gehören entweder in die Gruppe der chronischen Prostataentzündung oder zu jenen, die sich einen Weg in die Harnröhre bahnen. Eine vorwiegend auf die Steinbildung zurückzuführende Entleerungshemmung ist beschrieben, aber sicherlich selten (Fillenz, Riches u. Mitarb.). Die Anhäufung einer Unzahl ganz kleiner Konkremente außerhalb einer Prostatahypertrophie in der Schicht der Enucleation ist keine besondere Rarität. Weyrauch gibt an, daß Prostatasteine neben einer Prostatahypertrophie in 7,9% nachgewiesen werden konnten. Angeblich soll dieser Nach-

weis die Operationsindikation im Sinne einer Dringlichkeit beeinflussen. Die
Therapie zur Beseitigung einer Entleerungshemmung wird dann eine aktive sein
müssen, wenn der Zusammenhang Prostatasteine—Schrumpfung—Entleerungshindernis eindeutig feststeht. Die transurethrale Resektion kann dann Gutes
leisten (BERRY u. Mitarb., DELPORTE).

## 6. Entleerungshemmung als Folge einer Prostataatrophie

Früher faßte man in dieser Bezeichnung alle Prozesse zusammen, die zu einer
Verkleinerung der Prostata führten, also auch alle Schrumpfungen nach Entzündung und Abscedierung. BLUM und RUBRITIUS gebrauchten noch den Ausdruck
„senile Prostataatrophie" als Sammelbegriff für alle Verkleinerungen im Alter und
vieles von dem, was man heute zur Blasenausgangsstarre zählt. CHOLZOFF hat in
einer kritischen Arbeit versucht, die Atrophie von anderen kleinen Drüsen zu trennen, er grenzt die Adenomatose des Blasenausgangs mit vielen winzigen Knötchen davon ab, die Rückbildungsvorgänge bei Erschöpfungszuständen und alle
Schrumpfungen nach Entzündung. RIHMER berichtete über operative Eingriffe
bei der Prostataatrophie, bezeichnete die reine Atrophie als etwas sehr Seltenes
und differenzierte die vorwiegend sklerotischen Veränderungen, die von der
subcervicalen Drüsengruppe ausgehen, als ein eigenes Krankheitsbild. ROSEN-
STEIN andererseits verstand unter Atrophie die Schrumpfung verschiedenster
Ursachen. Frühere Statistiken setzten die Prostataatrophie mit sehr hohen
Zahlen ein (DITTEL: 30,5% Atrophien bei Insassen eines Altersheimes; ENGLISCH:
über 10% kleine Drüsen bei fortlaufenden Untersuchungen des Materials einer
urologischen Abteilung). CHOLZOFF hingegen gibt nur 2—3% Atrophien an, und
CHWALLA bezeichnet die Prostataatrophie als etwas ausgesprochen Seltenes.
STAEHLER grenzt die Atrophie von Gewebssklerose ab und meint, daß eine
Blasenausgangsstarre allein durch atrophische Vorgänge im Bereiche der Prostata
zustande kommen könne. Er bezeichnet die echte Atrophie als eine Rarität.
CRABTREE unterscheidet die kleine geschrumpfte Prostata, die an sich eine Harnverhaltung verursachen kann, von der Verhärtung der Prostata, die durch eine
chronische Infektion bedingt ist. STAEMMLER erwähnt Literaturangaben, in
denen von einer Dysurie und Harnverhaltung durch eine Atrophie berichtet wird.
Die Prostata des Greises zeigt ein verändertes Epithelbild und eine Vermehrung
des Zwischengewebes. Gerade dies wird immer wieder zur Erklärung einer
gewissen Unnachgiebigkeit der Urethra prostatica angeführt. Bei der Prüfung
der Durchflußgeschwindigkeit kann man bei alten Männern tatsächlich eine
Abnahme ohne andere nachweisbare Veränderungen außer einer Verkleinerung
der Drüse feststellen. Ein Beweis dafür, daß die einfache Verkleinerung und Rückbildung der Drüse im Gefolge des Alterns zu einer wesentlichen Entleerungshemmung und zu Restharnbildung führt, ist nicht erbracht worden. ILLYES hat
in einer Aussprache zu einem Vortrag von NOSZKAY auf die große Verwirrung
hinsichtlich des Gebrauches der Bezeichnung Prostataatrophie hingewiesen. Er
betonte auch, daß der Nachweis einer Prostataatrophie durch die rectale Palpation
das Vorhandensein einer Prostatahypertrophie (diagnostiziert durch die Cystoskopie) nicht ausschließe.

Wahrscheinlich gehören verschiedene degenerative Prozesse in der Prostata
hierher, teils unbekannter Ätiologie, teils Folgen einer Durchblutungsstörung
oder neurotrophischer Einflüsse, die von einer Verkleinerung oder Konsistenz-
veränderung der Prostata gefolgt sind und Ursache von Miktionsschwierigkeiten
sein können. Da darüber nur eine einzige ausführliche, vorwiegend pathologisch-
anatomische Arbeit existiert, sei auf diese Arbeit selbst verwiesen (GIL VERNET:
Lesiones degenerativas del estroma fibrovascular).

## 7. Infiltrationen und Vergrößerungen der Prostata bei Erkrankungen des hämatopoetischen Systems

Früher nur selten, mit Hilfe der Prostatapunktion eher diagnostizierbare Prostataschwellungen durch leukämische Infiltrate können ein beträchtliches, ja sogar vollständiges Entleerungshindernis bedeuten. Berichte über terminale Harnverhaltungen gaben Ascoli, Casarini u. Mitarb. sowie Kummer. Über eine zunächst als Prostatitis diagnostizierte Veränderung mit Miktionsstörungen berichtete Pecherstorfer. Jacobi u. Mitarb. sowie Lowsley u. Mitarb. beschrieben Prostatektomien, Hare, Johnson u. Mitarb. sowie Lubin u. Mitarb. Elektroresektionen zur Behebung einer Harnverhaltung. Bemerkenswert sind zwei Kasuistiken über Harnverhaltungen bei Frauen durch leukämische Infiltrate am Blasenausgang (Excue sowie Hermann u. Mitarb.). In beiden Fällen waren transurethrale Eingriffe erfolgreich. Leukämische Infiltrate der Prostata werden im allgemeinen als weich beschrieben, es existieren aber auch Angaben über harte Knoten, die zu Verwechslungen mit einem Prostatacarcinom Anlaß gaben.

## 8. Proliferationen der Schleimhaut des Blasenausgangs als Abflußhindernis

Wenn über dieses interessante Kapitel hier nur kurze Andeutungen gemacht werden, wird dies damit begründet, daß die reichlichen Hinweise und zahlreichen Kasuistiken mangels genauer histologischer Bezeichnungen nicht einzuordnen sind. Im Prinzip handelt es sich um die Zunahme der Ausdehnung, der Dicke und besondere Lokalisationen von Veränderungen, die an sich zu den alltäglichen Beobachtungen des Urologen gehören, die Young als Cystitis colli vesicae proliferans bezeichnet hat und die wohl auch durch die besondere Dauer der Einwirkung schließlich zu echten Miktionshindernissen führen. Ich beobachte seit 14 Jahren eine Frau, die jene so oft gesehenen teils polypösen, teils kleincystischen Veränderungen des Blasenausgangs hat, eine Behandlung mangels besonderer Beschwerden bisher ablehnte, jetzt aber über eine schwächere Miktion klagt und immer deutlicher eine Trabekelbildung der Blase erkennen läßt. Solche Beobachtungen sind wohl identisch mit der von Heitz-Boyer beschriebenen maladie néoformante du col de la vessie. Heitz-Boyer hat mehrmals darauf hingewiesen, daß Verengerungen des Blasenausgangs mit Restharnbildung nur bei besonderer Volumzunahme oder ungewöhnlich langer Krankheitsdauer zustande kommen. Hyams u. Mitarb. beschreiben hyperplastische Veränderungen im Rahmen einer Cystitis und Urethritis cystica, die später zu fibrösen Verengerungen des Blasenausgangs führen können. Powell u. Mitarb. haben im histologischen Bild (Blasenausgangsresektionen bei Frauen) polypöse Wucherungen und Schleimhauthyperplasien nachweisen können. Über die besser definierte Cystitis follicularis und deren Zusammenhänge mit Entleerungsstörungen orientiert die Arbeit von Kretschmer. Besonders interessant sind Veröffentlichungen über gewisse Formen der Cystitis glandularis. Brack sowie Mathé beschäftigten sich mit dieser Frage. Den bemerkenswertesten Fall konnten Bibus sowie März untersuchen und unter dem Eindruck der schweren Veränderungen die Bezeichnung „tumorbildende Cystitis" prägen. Eine ähnliche Beobachtung hat Boeminghaus bereits viele Jahre vorher publiziert. Tramoyeres veröffentlichte eine ähnliche Beobachtung, und schließlich berichtete Roll über die Cystitis glandularis als Ursache von Hydronephrosen. Auch Bibus demonstrierte in seinem Fall weniger eine Hemmung der Blasenentleerung als die der Uretertätigkeit. Dies stimmt ganz mit den drei Beobachtungen überein, die ich selbst machen konnte. Die Hauptbeschwerden meiner Patienten bezogen sich aber doch auf die Miktion. Zweimal war ein Restharn vorhanden. Alle drei hatten eine Rückstauung bis in die Nierenbecken, allerdings nur einer davon in einem höheren Maße. Das cystoskopische Bild ist unverkennbar. Statt der normalen Oberfläche eines Trigonums sieht man eine höckerige Masse, nicht so intensiv rot wie ein bullöses Ödem, sondern mit einem gelblichen Stich, nicht so unregelmäßig wie ein Carcinom, sondern mehr gleichmäßig gewellt, ausgedehnt unter Einbeziehung der Ureterenostien, aber ohne palpable Resistenz. Entscheidend ist Befund einer Probeexcision, die wohl unumgänglich notwendig ist.

## 9. Cysten in der Prostata und der Umgebung des Blasenausgangs

Cysten in der Prostata, zwischen der Prostata und dem Rectum, in die Urethra prostatica hineinragend, wie ein Mittel- oder Seitenlappen den Blasenausgang deformierend, machen dann Entleerungsstörungen, wenn sie eine Ventilwirkung entfalten oder durch ihre progressive Größe eine Verdrängung oder Abwinkelung bewirken.

Die Mediancysten zwischen Prostata und Rectum, deren Herkunft und Pathologie PRIESEL ausführlich beschrieben hat, erreichen nur selten eine solche Größe (meist zwischen wenigen Millimetern und 2 cm Durchmesser), daß sie klinisch manifest werden. Häufig sind sie ein Zufallsbefund, auf den man aufmerksam wird, weil gerade diese Gebilde gut tastbar sind. EMMETT u. Mitarb. betonen, daß viele Cystenbildungen keinerlei Beschwerden machen. Andererseits sind auch vollständige Harnverhaltungen bekannt geworden, und man findet in allen Lehrbüchern entsprechende Angaben. Charakteristisch ist das Auftreten der Symptome bis zur Retention bei Personen zwischen dem 20. und 50. Lebensjahr. Berichte über die Notwendigkeit einer Operation (perineale Drainage, suprapubische oder transurethrale Eröffnung) oder nur einer Punktion sowie über die Heilung nach solchen Maßnahmen stammen seit 1926 von BARRINGER, DUVERGEY, HALLOCK, HUGGINS, CERQA, PAPIN u. Mitarb., SERVETTO, FRITZ, ANDRÉ, DEES, HAMER, HANCKE-OLSEN, LAZARUS, MELEN, ROBERTS, WEYRAUCH u. Mitarb., SSEMENJAKO. Recht charakteristisch sind die Berichte über ein Platzen während der Cystoskopie (TELTSCHER), während der Operation (HAMER, MARGOLD, PLESCHNER) oder im Moment des Einführens von Radiumnadeln (KEYES). Letztere Beobachtung ist insofern wertvoll, als anscheinend nicht allzuselten ein Prostatacarcinom diagnostiziert wurde bei prall gespannten, tiefer gelegenen Cysten. Eine Fluktuation vom Rectum aus festzustellen, scheint recht selten möglich zu sein. Das richtige Erkennen einer Cyste im Urethroskop oder Cystoskop ist wohl beschrieben, viel häufiger findet man Angaben über asymmetrische Vorwölbungen und die Merkmale des Entleerungshindernisses wie Trabekel.

Echinococcuscysten gehören insoferne in dieses Kapitel, als sie durch ihre Lage und auch Größe zu einer Einengung des Blasenausgangs führen können (LIAKHOVITZKY, TRABUCCO u. Mitarb., TZSCHIRNTSCH). Durch die Entfernung der Cysten kann die Miktionsstörung vollkommen behoben werden. Wesentlich ist die Tatsache, daß bisher anscheinend nur 19 Echinococcuscysten in der Prostata selbst veröffentlicht wurden. GRASSI hat bis 1943 18 Fälle zusammengestellt, SCHINDLER hat den 19. beschrieben und in seiner Arbeit die bisherigen Beobachtungen und Kenntnisse über diese Lokalisation zusammengefaßt. Damit ist der Echinococcus der Prostata als etwas außerordentlich Seltenes deklariert.

Die Entleerungshemmung entsteht genau so wie durch den Knoten einer Prostatahypertrophie. Nach den Angaben der Literatur wurde die Diagnose vor der
Operation nicht gestellt. Auch war eine Fluktuation selbst bei größeren Cysten
nicht eindeutig nachweisbar. Bezüglich der Operation sei auf die ausführliche
Darstellung Schindlers verwiesen. Eine Auslösung aus dem Bett in der Prostata
dürfte möglich sein, womit die einzig erstrebenswerte Therapie, nämlich die
Radikaloperation erreicht ist. Alle anderen mit einer Entleerungshemmung
verbundenen Echinokokken waren hinter der Blase lokalisiert oder in einer solchen
Lage, daß eine Veränderung der Blase mit Kompression des Blasenausgangs
erfolgte. Wenn es sich dabei um einen im Douglas entwickelten Echinococcus
handelt, sind stets andere abdominale Lokalisationen nachweisbar.

## 10. Das Leiomyom der Prostata als Ursache einer Abflußstörung

Kleine Leiomyome sind möglicherweise gar nicht so selten. Sie sind Zufallsentdeckungen bei der Rectaluntersuchung und sind als ausgezeichnet abgrenzbare, glatte Knoten zu tasten, die derber sind als das umgebende Drüsengewebe.
Diejenigen Leiomyome, die operativ entfernt werden mußten, um eine Harnverhaltung zu beheben, waren durchwegs als Prostatahypertrophien diagnostiziert worden. Die Berichte darüber, ob die Loslösung des Tumors aus der Umgebung einen Vergleich mit der Enucleation der Prostata zuläßt, sind spärlich
und kaum verwertbar. Die Operation kann deshalb schwierig sein, weil das
Leiomyom größer werden kann (bis 3,6 kg). In der Literatur wird ein Typ gesondert erwähnt, der sich gegen das Rectum zu entwickelte und nicht eine Harnverhaltung, sondern eine Rectumstenose bewirkte (Deuticke, Gleichmann,
Pelkonen). Interessante Kasuistiken stammen von Cibert u. Mitarb., Dial u.
Mitarb., Gray u. Mitarb., Kornitzer, Kunstmann, Magoun, Mitchell u. Mitarb.
sowie Rubritius. In den Veröffentlichungen von Kaufman u. Mitarb. sowie McIntyre sind neben eigenen Fällen interessante Angaben über die bisherigen Beobachtungen zu finden.

## 11. Seltene Ursachen von Entleerungshemmungen

In den Referaten über die Endometriose der Blase findet man nur spärliche
Angaben über Entleerungshemmung und Harnverhaltungen, obwohl diese auch
nach eigenen Beobachtungen vorkommen. Was die urologischen Aspekte der
Endometriose betrifft, verweise ich auf die Arbeiten von Couvelaire, Blum
u. Mitarb. sowie Moore. Papillome können so ungünstig sitzen, daß sie wie Kugelventile wirken (Fuchs, Wigger). Eine cystische Dilatation des unteren Ureterendes kann entsprechend einer eigenen Beobachtung beträchtliche Entleerungsstörungen verursachen (Übelhör). Hardebeck beschrieb ein Boecksches Sarkoid
mit einer Miktionshemmung, McGavran ein Neurofibrom, Trabucco viele kleine
Fibrome und Burkert ein Endotheliom. Eine besondere Rarität ist wohl der
kleine Amyloidtumor am Blasenausgang mit vollständiger Harnverhaltung, den
Chwalla beschrieben hat. Verdrängungen der Blase mit Miktionshemmung
(ausgenommen die Geschwülste der Nachbarorgane) beschrieben Blum durch
ein besonders lokalisiertes Blasendivertikel und Goodwin u. Mitarb. durch ein
Aneurysma der A. hypogastrica. Über die möglichen Folgen der Bilharzia für die
Blasenentleerung findet man viel Wissenswertes bei Makar.

## 12. Der isolierte ventrale Adenomknoten

Nach der Statistik von Randall ist die ventrale Lokalisation einer Prostatahypertrophie die weitaus seltenste (0,45%). Unvollständige Harnverhaltungen scheinen ab einer gewissen Größe die Regel zu sein. Eine gesonderte Bearbeitung verdient der ventrale Lappen deshalb, weil bei sonst normalen Verhältnissen am Blasenausgang die Diagnose sehr schwierig sein kann: Man tastet nichts, man fühlt kein Hindernis, man sieht wohl die Folgen der Entleerungshemmung in Gestalt der Blasenwandhypertrophie, muß aber cystoskopisch selbst dann nichts Auffallendes entdecken, wenn man mit einem der üblichen Instrumente und mit Rechtwinkeloptik den Kreis des Blasenausgangs absucht. Durch den Schaft des Cystoskopes kann ein kleinerer, beweglicher ventraler Lappen weggeschoben werden. LOWSLEY sowie LOWSLEY u. Mitarb. haben eine Übersicht über die spärlichen Beobachtungen und eigene Fälle publiziert, CHWALLA, BOUTEAU u. Mitarb. sowie CRAN berichteten über eigene Erfahrungen und über gelungene Operationen.

## 13. Veränderungen des Trigonums als Abflußhindernis

Kongenitale Veränderungen, die vom Trigonum ausgehen und zu Verschlüssen des Blasenausgangs führen, werden hier nicht erwähnt. Im übrigen wird dieses Kapitel mit Vorbehalten aus einem größeren Zusammenhang herausgenommen. Die Frage einer tatsächlichen selbständigen Abflußbehinderung durch ein polsterartig vorspringendes Trigonum, eine Hypertrophie des M. trigonalis, eine auffallende Stufe im Sinne des retrotrigonal pouch oder überhaupt nur durch eine besondere Ausbildung der Interureterenfalte kann nicht eindeutig beantwortet werden. Es dürfte richtig sein, daß hierher alle jene Fälle gehören, bei denen ein sehr unscheinbares Hindernis in Gestalt ganz kleiner Adenome (LOWSLEY u. Mitarb.), einer Blasenausgangsstarre (FRONTZ u. Mitarb., MATHE, REDI), eine überschießende Hypertrophie des Trigonums und im weiteren Verlauf den erwähnten Recessus retrotrigonalis zur Folge haben. Kasuistiken, in denen lediglich die Hypertrophie des interureteralen Muskels als Ursache einer Harnverhaltung angegeben wird, sind vereinzelt (MICHON). Der Satz von HINMAN u. Mitarb., daß das Trigonum ein Faktor der Harnverhaltung sein kann, besteht wohl in sehr seltenen Fällen zu Recht. Man trägt dieser Erkenntnis Rechnung, wenn man (was offenbar nicht extrem selten ist) bei der transurethralen Resektion das nach Wegnahme der vorspringenden Teile des Blasenausgangs noch immer ins Gesichtsfeld ragende polsterartige Trigonum in der Mitte spaltet, was vor allem dann zu geschehen pflegt, wenn der tiefe retrotrigonale Recessus zu dieser Spaltung geradezu auffordert.

## 14. Entleerungsstörungen als Folge von Operationen am Blasenausgang

Nach allen Eingriffen am Blasenausgang, der Prostatektomie, der Elektroresektion, der Excision von keilförmigen oder halbmondförmigen Stücken oder Gewebszylindern kann es — im allgemeinen innerhalb der ersten 6 Monate nach dem Eingriff — zu einer narbigen Verengerung, zu diaphragmaartigen Scheidewänden, zu Knickungen und sogar zur Obliteration kommen. Alle diese Veränderungen bedeuten eine neuerlich zunehmende Miktionsschwierigkeit, die je nach dem Ausmaß der Verengerung und der Härte des Gewebes verschiedene klinische Folgen hat. Es gibt Falten, die nur die Einführung von Instrumenten erschweren, aber kein Hindernis für den Harnstrahl sind. Es gibt vollständige Verschlüsse, die eine neuerliche Operation erheischen. Diagnostisch stehen außer dem Katheterismus und der Sondierung der Harnröhre die Urethroskopie und Urethrographie zur Verfügung, als besonders schönes und beweisendes Verfahren das Miktionsurethrogramm siehe die Bilder und Angaben in der Arbeit von EKMAN.

Nur mit dieser Methode ist es möglich, die Erweiterungsfähigkeit und Trichterbildung des Blasenausgangs, die noch nachgiebige oder schon unnachgiebige
Stenose und deren maximalen Durchmesser zu erfassen. Caine, dessen besonderes
Verdienst es ist, darauf hingewiesen zu haben, daß die Nachkontrollen des Prostatikers nach jeder Operation sehr wichtig sind und die Aufgabe des Arztes mit
der Prostatektomie nicht abgeschlossen ist, hat in Übereinstimmung mit vielen
anderen Autoren auf die ungeahnte Häufigkeit neuerlicher Veränderungen des
Blasenausgangs aufmerksam gemacht. Die entsprechenden Gewebsveränderungen treten bald nach der Operation auf und sind meist in 6—9 Monaten abgeschlossen. Ekman erwähnt zwar klinische Manifestationen erst 1—2 Jahre
nach dem Eingriff, doch ist dies selten. Besondere Raritäten, wie eine Tuberkulose
des Prostatabettes 1 Jahr nach der Operation (Sturlese) oder eine schwere
inkrustierende Entzündung des ehemaligen Adenombettes, die sogar zur Verwechslung mit einem Neoplasma führte, erst Jahre nach dem Eingriff (Bartfeld),
seien nur gestreift. Besondere Beachtung verdient die oft und nachdrücklich erwähnte Beobachtung der persistierenden Pyurie mit und ohne Restharn.
Andersen zählte 12 Stenosen nach 250 Prostatektomien verschiedener suprapubischer Technik, André 10 Stenosen nach 300 Prostatektomien, die bereits
3 Monate nach der Operation feststellbar waren. Bergmann u. Mitarb. erwähnten
2,6% Kontrakturen des Blasenausgangs nach 1000 Elektroresektionen, Bitschai
eine 2%ige Vernarbung gleichgültig der Operationstechnik, Bulkley 11 Kontrakturen nach 724 Elektroresektionen und 142 Prostatektomien. Capacci errechnete 4% Verengerungen durch fehlerhafte Vernarbung des Prostatabettes.
Cecil berichtete über die verschiedensten Veränderungen nach der perinealen
Prostatektomie. Ekman fand 15 Stufenbildungen („posterior rim") nach 248
Prostatektomien, Henninger 4% Strikturen, Farman 4 Abflußstörungen bei
100 Prostatektomien, Gärtner 2 Strikturen nach 329 Prostatektomien. Millin
brachte eine Liste von 11 verschiedenen Komplikationen nach der Prostatektomie,
darunter auch die narbigen Stenosen, Perrin zählte die verschiedenen Grade
der neuerlichen Verengerung bis zur Obliteration auf, Polkey sowie Swan
errechneten einen recht hohen Prozentsatz unbefriedigender funktioneller Resultate, Marinescu betonte die unbehandelbare Pyurie bei neuerlichen Blasenaus-
gangsstenosen, Puigvert erörterte in einem umfassenden Referat alle stenosierenden Folgen nach sämtlichen Blasenausgangsoperationen (Fibrosklerose).
Rizzi berichtete über nichtheilende suprapubische Fisteln bei unregelmäßiger
Vernarbung des Blasenausgangs und Shivers u. Mitarb. schenkten uns die wohl
größte Statistik (Nachuntersuchungen von 14 865 Operierten) mit der Angabe,
daß nach der einzeitigen suprapubischen Prostatektomie in 6,1%, nach der zweizeitigen in 2,9%, nach der perinealen in 0,6% und nach der Elektroresektion
in 6,5% ein enger Blasenausgang mit klinischen Symptomen gefunden wurde.
Turner u. Mitarb. fanden nach 1694 perinealen Prostatektomien 64 Strikturen
der Harnröhre und Kontrakturen des Blasenausgangs. Die Harnröhrenstriktur
im engeren Sinne muß ich der Vollständigkeit halber erwähnen, obwohl sie auch
funktionell nicht hierher gehört. In einigen Statistiken wird leider kein genauer
Unterschied zwischen der Narbenbildung am Operationsort oder entfernt davon
in der Harnröhre gemacht. Andererseits ist die Meinung über die Entstehung der
Harnröhrenstrikturen und Stenosen der äußeren Harnröhrenmündung durchaus
einheitlich. Diese Strikturen und Stenosen entstehen durch unregelmäßige
Einrisse während des Einführens dicker Instrumente oder zu dicker Katheter mit
nachträglicher Geschwürsbildung und Sekretstauung. Daher wird auch allgemein
die Forderung erhoben, die Harnröhre zuerst und langsam zu dehnen, eventuell
eine innere Urethrotomie oder eine Meatotomie auszuführen (Caine, Ekman,
Emmett, Green, Lyons, Mimpriss, Warres).

Die narbigen Veränderungen des Blasenausgangs können als eine Art Diaphragma zwischen der Blase und der persistierenden Wundhöhle auftreten (Chauvin, Greco, Irwin, Marion, Michon u. Mitarb., Millin) oder als unregelmäßige Schleimhautfalten an gleicher Stelle (Darget, Millul). Ekman beschreibt die Striktur am apikalen Ende der Prostatahöhle als eine eher seltene Veränderung. Diese und die davon nur ungenau abzugrenzende Striktur der restlichen prostatischen Harnröhre wird als Folge schwieriger Enucleationen und langdauernder Entzündungen angenommen. Fast vollständige Verschlüsse durch narbige Obliteration sind selten. Kasuistiken existieren von Darget, Goldstein u. Mitarb., Brillembourg sowie Power. Narbige Stenosen des Blasenausganges unregelmäßiger Art mit verschiedener Begründung (unvollständige Excision von Schleimhautresten, Unterlassung einer Excision vorstehender Teile der hinteren Commissur, Entzündung im und um das Adenom, Abscesse in der zurückbleibenden Prostata, langdauernde Eiterungen, die schwierige Entfernung fibröser oder steinhaltiger Drüsen) werden nach den verschiedensten Techniken angegeben, auch nach der Elektroresektion (Cook, Rolnick u. Mitarb.). Eine Auseinandersetzung über die Frage der operativen Technik in Hinsicht auf die genannten Folgen möchte ich vermeiden. Man kann richtig oder falsch ausschälen, zart oder gewaltsam. Die Sprengung der „Adenomhüllen" aus welchem Grunde immer wird die Stenosenrate beträchtlich steigern. Wenn der Nahttechnik viel Schuld gegeben wird, so darf ich ohne auf die mannigfaltigen Einzelheiten einzugehen nur auf folgendes wichtige Prinzip hinweisen: Die früher geübte Tamponade verursacht verhältnismäßig wenige Stenosen. Der Nahtverschluß des Wundbettes (nicht die Blutstillung durch Umstechung) hat ganz unabhängig vom Zugangsweg und sonstigen technischen Besonderheiten verhältnismäßig viele Stenosen, Verziehungen des Blasenausgangs, Diaphragmenbildungen, Trennungen der Loge von der Blase usw. zur Folge. Die Forderung von Boeminghaus, daß es besser sei eine offene Kommunikation des Wundbettes mit der Blase zu erhalten, muß unterstrichen werden. Bei unsachgemäßer Ausdehnung und Naht eines Vertikalschnittes zur retropubischen Freilegung scheint die Stenose relativ häufig zu sein. Das Wundbett nach der Enucleation bleibt bekanntlich auch nach abgeschlossener Heilung in Form einer Höhle oft bestehen. Borchers hat bewiesen, daß die Höhlenbildung nicht von der Operationstechnik abhängt. Hennig hat darauf aufmerksam gemacht, daß die Persistenz der Höhle auch von den Regenerationsvorgängen der Prostatadrüse abhängt. Selbst eine große Höhle, deren vollständige Glättung und Epithelisierung Monate braucht, bedeutet funktionell keinerlei Einbuße. Es besteht nach allen Erfahrungen keinerlei Anlaß, sich um einen dichten Verschluß des Wundbettes zu bemühen. Zahlreiche Kasuistiken haben zu diesen Fragen wichtige Beiträge geliefert (Ajamil u. Mitarb., Albrecht u. Mitarb., Brea, Dax, Emmett, Fabre u. Mitarb., Gauthier, Millin, Papin, Rubritius, Thomson-Walker, Wilhelm).

Eine andere höchst unangenehme Folge der Operation, die Inkontinenz, wird hier nur deshalb erwähnt, weil die Zusammenhänge zwischen Vernarbung und Harnverlust bewiesen sind. Wenn nämlich die Narbenbildung nicht zu einer Stenose, sondern nur zur Erstarrung der Höhlen- und Harnröhrenwand führt und diese Erstarrung den größten Teil der Strecke Blasenausgang—distales Ende der prostatischen Harnröhre betrifft, ist die Inkontinenz auch bei intakten Sphincteren unvermeidlich. Alberti u. Mitarb. haben durch histologische Untersuchungen diese Annahme erhärtet. Capacci hat in seinen ausführlichen Untersuchungen auch von der therapeutischen Seite her bewiesen, daß Entzündung und Sklerose einander bedingen und mitunter rückgängig gemacht werden können.

Die Eiterung des Wundbettes nach der Prostatektomie in schon infiziertem Gebiet kann spätere Inkrustationen bedingen und im weiteren Verlauf die Ent-

stehung von Steinen begünstigen. DEUTICKE hat darauf hingewiesen, daß eine
cystoskopische Untersuchung jedes Prostatektomierten vor der Entlassung schon
in Hinsicht auf Inkrustationen zweckmäßig sei. Eine Frühbehandlung könne das
spätere Steinwachstum verhüten oder einschränken. In mehreren Aussprachen
zu diesem Thema (GROLITSCH, KRONIK) wurde auch die Frage erörtert, ob Inkrustationen des Nahtmaterials möglich seien. Diese Frage wurde natürlich
bejaht im Falle von Seidennähten, als Steinkern wurden aber auch Catgutfäden
einwandfrei nachgewiesen, Partikel von Tupfern, Coagula und nekrotisches Gewebe. Die Logensteine sind dann als nahtbedingt anzusehen, wenn sie am Rande
des Blasenausganges festsitzen. CORBINEAU hat viele Berichte über solche Logensteine gesammelt. HARROW fand 9 Steine nach 300, KNIPPER 2 Steine nach
200 Prostatektomien, MAILLE sowie ZETENKOVIČ wiesen auf die Gleichzeitigkeit
narbiger Veränderungen und Logensteinen hin. Die Logensteine können in die
Blase hineinwachsen und Hantelform erhalten. Es ist anzunehmen, daß diese
Steinbildungen viel häufiger sind, als man nach der Literatur annehmen könnte.
Ich selbst habe in den letzten 10 Jahren mindestens 12 Logensteine behandelt,
dies aber nirgends veröffentlicht. Das gleiche dürfte von eigentlichen Blasensteinen nach der Prostatektomie gelten, wenn der Abfluß wieder gehemmt ist.
GROLITSCH berechnete, daß die postoperative Steinbildung zu $^2/_3$ in der Blase,
zu $^1/_3$ in der Wundhöhle erfolgt.

Veränderungen des Trigonums können, wenn sie persistieren, den Abfluß
auch nach der Operation hemmen. Durch einen retrotrigonalen Recessus (pouch),
der nach der Prostatektomie nicht verschwindet, kann eine gewisse Entleerungsstörung bestehenbleiben (CAINE beschrieb dies mehrmals). PUIGVERT hielt eine
Zunahme der Spannung im Bereiche der Muskulatur des Lig. interuretericum für
möglich, wenn eine Gegenspannung infolge der daruntergelegenen Adenome wegfällt. Voraussetzung dafür ist eine schon sehr ausgeprägte Veränderung des
Trigonums vor der Operation.

Die Beseitigung vieler Stenosen nur des Blasenausgangs ist durch eine Elektroresektion auch dann möglich, wenn die Stenose zunächst das Instrument nicht
passieren läßt. Man kann die engen Kanäle urethroskopisch lokalisieren, unter
Sicht mit einer Dehnung beginnen, Scheidewände durchtrennen usw. Alle
ausgedehnten Strikturen werden in üblicher Weise langsam aufgedehnt. Die
Urethrotomia interna wurde früher empfohlen (MARION). Von PUIGVERT u. a.
stammt die Empfehlung einer Excision des gesamten Narbengewebes. Nach der
Narbenexcision soll die Deckung der Wundränder mit Blasenschleimhaut im
Sinne der Retrigonisation nach HARRIS zweckmäßig sein. Hochgradige zirkuläre
Verengerungen bedürfen einer Plastik (Y-V-Plastik).

Die Frage einer Prophylaxe der Blasenausgangstenosen ist außerordentlich
wichtig. In den letzten Jahren ist bezüglich der Excision der hinteren Commissur
ein Streit entbrannt. Jene die Blase von der Wundhöhle deutlich trennende
Falte ist besonders dann, wenn entzündliche Schrumpfungen eintreten, ein Faktor
späterer Stenosen. Dies ist anerkannt. Ob eine Excision die Stenose verhütet
oder nicht und in welcher Form und Tiefe der Eingriff erfolgen soll, ist Gegenstand der Kontroverse. MILLIN hat an seinem eigenen Material bewiesen, daß
die Excision eine Blasenausgangsstenose tatsächlich verhütet, ebenso JACOBS.
Doch meldeten sich viele Skeptiker zu Wort. Ich glaube allerdings, daß man nach
dem Studium der Arbeiten von ANDERSEN und vor allem von EKMAN ein Anhänger der Excision werden muß. Die Formulierung von EKMAN, daß die Enucleation der Prostatahypertrophie ohne Bereinigung von Stufen und Excision
des „posterior rim" nicht als eine ausreichende Operation bezeichnet werden
könne, sollte allgemein als richtig anerkannt werden. Die Überlegung, wo, in

welcher Ausdehnung und Dicke eine solche Excision vorgenommen werden soll, ist eher theoretisch. Man muß zwischen der Höhle und dem Trigonum eine Ebene herstellen, so daß der eingeführte Katheter keinerlei Stufen zu überwinden hat. Oft ist eine solche Maßnahme ganz überflüssig. Wenn man jedoch glaubt, die Excision ausführen zu müssen, bietet sich die Entfernung eines halbmondförmigen Gewebsstückes eher an als die einfache Einkerbung oder die Excision eines Keiles und Belassen vorspringender Teile zu beiden Seiten.

## III. Die sog. Prostatahypertrophie

### (I) Die Pathogenese der Prostatahypertrophie unter besonderer Berücksichtigung der Endokrinologie

(Von R. CHWALLA)

### 1. Vorbemerkungen und Gliederung des Stoffes

Jeder Versuch, die Pathogenese der Prostatahypertrophie[1] (PH) zu klären, begegnet der besonderen Schwierigkeit, daß der Begriff der PH kein anatomisch und histologisch einheitlicher (vgl. S. 425f.) und damit scharf begrenzter, sondern ein klinischer Sammelbegriff für eine Mehrzahl von anatomisch (s. S. 425) und geweblich (s. S. 427) verschiedenen Veränderungen ist, denen nicht einmal eine Vergrößerung der Prostata allen gemeinsam ist (vgl. S. 426, 478f.). Ja sogar die Frage, wann eine Prostata überhaupt als vergrößert anzusehen ist, wird von den Klinikern wie Pathologen mehr auf Grund der Erfahrung als exakt feststellbarer Merkmale (Messung der Dimensionen, Wägung) beantwortet, zumal für die Diagnose einer Prostatavergrößerung die Kenntnis der Größenverhältnisse der normalen Prostata in verschiedenen Lebensaltern Voraussetzung ist und diese Kenntnis bis zu den Untersuchungen von R. CHWALLA und E. ZANDANELL (1958) fehlte.

Im klinischen Sprachgebrauch wird unter PH gewöhnlich das Prostataadenom verstanden, doch ist auch dieser Begriff, zumindest klinisch, nicht scharf definiert (vgl. S. 426). Es empfiehlt sich daher, bei der Erörterung der Pathogenese analytisch vorzugehen, die PH in ihre anatomischen Formen zu zerlegen und die Pathogenese jeder Form für sich zu behandeln.

Eine Theorie der Pathogenese der PH hat nicht nur die Verschiedenartigkeit ihres anatomischen Bildes (s. S. 426) und geweblichen Aufbaues (S. 427) zu berücksichtigen und zu erklären, sondern auch die Unterschiedlichkeit des Auftretens und des Zeitpunktes des Einsetzens der einschlägigen Veränderungen bei verschiedenen Männern, ferner die Zunahme der PH-Häufigkeit mit fortschreitendem Alter, die die klinische Erfahrung und die Sektionsstatistik ausweisen, und ihre verschiedene Häufigkeit bei verschiedenen Menschenrassen unter differenten Lebensbedingungen (s. S. 474f.) verständlich zu machen.

Obwohl nämlich die PH seit jeher als Alterskrankheit gilt, besteht heute kein Zweifel mehr, daß die klinisch noch symptomlosen anatomischen Anfänge des Leidens, zumindest bei gewissen Formen der PH, weit in die Vergangenheit des Individuums, etwa zwischen das 40. und 50. Lebensjahr, ausnahmsweise noch früher zurückreichen. Sehr selten ist das klinische Krankheitsbild der PH schon zwischen dem 30. und 40. Lebensjahr entwickelt. Der Zeitpunkt des Auftretens der Erkrankung ist keineswegs einheitlich. Die jüngsten Prostatiker des klinischen Schrifttums zählten 23 (?) Jahre (MARION), 32 (A. DE LA PEÑA), 33 (S. GIL VERNET) und 39 Jahre (MOORE 1944), in meinem Operationsgut 42 Jahre. KNEUCKER in Chicago hat (persönliche Mitteilung) einen 21jährigen Neger wegen großer Prostataadenome prostatektomiert. Ein von VESEEN (1922) beobachteter Träger eines fibromyomatösen Homeschen Lappens und einer gleichartigen geweblichen Veränderung der Prostata war im Alter von erst 33 Jahren durch diese Prostataerkrankung bereits urämisch. S. GIL VERNET

---

[1] PH = Abkürzung für Prostatahypertrophie.

erwähnt einige Fälle von Hypertrophie der periurethralen Drüsen, verbunden mit Hypertrophie der kranialen Prostata, ebenso Fälle von periurethraler Myom- und Adenombildung oder Adenom der Prostatadrüsen bei Männern zwischen 33 und 47 Jahren. Fast alle diejenigen Prostataveränderungen, die wir gewöhnlich erst im Greisenalter antreffen, kommen auch bei Männern auf der Höhe des Lebens ausnahmsweise bereits vor. Im allgemeinen dürfte das Adenomwachstum jedoch um das 40. Lebensjahr herum einsetzen, denn zwischen 40 und 49 Jahren habe ich (unter 61 Männern) autoptisch bereits etwa 7% erkrankt und zwischen 50 und 60 Jahren (unter 196 Männern ohne Leberzirrhose und ohne chronische Tuberkulose) ungefähr 26% Prostataadenomhäufigkeit angetroffen.

Am Sektionstisch zeigt sich in der gleichen Bevölkerung bei einem 75jährigen lediglich eine ganz beginnende Adenomatose der Prostata, bei einem 80jährigen überhaupt keine, während ein dritter im Alter von 45 Jahren schon zahlreiche große Prostataadenome aufweisen kann.

Für die Deutung der Pathogenese ist es von fundamentaler Bedeutung, ob die PH, wie S. GIL VERNET (1953) u. a. angeben, eine physiologische Alterserscheinung — mit lediglich verschiedener Gradausprägung — oder aber eine Alterskrankheit, eine pathologische Veränderung des männlichen Seniums, ist, und auch diesbezüglich herrscht heute noch keine Übereinstimmung.

Hierzu sei auf Grund eigener Nachforschungen festgestellt, daß die PH, entgegen einer verbreiteten irrtümlichen Ansicht, die sogar in Lehrbücher Eingang gefunden hat, zumindest als makroanatomische Veränderung keine allgemeine und regelmäßige Alterserscheinung des Mannes ist (s. S. 473). Nach den auf einem großen Obduktionsgut basierenden anatomischen Feststellungen von FLAMM und HOCHMILLER (1926) befällt sie nur ungefähr $^1/_3$ der alten Männer und selbst in den höchsten Altersstufen zwischen 80 und 90 Jahren erst etwas mehr als die Hälfte der Männer. Andere anatomische Untersuchungen liefern, zwar mit zahlenmäßigen Schwankungen, ein im Grunde ähnliches Bild (vgl. S. 473).

Nicht alle anatomisch erkrankten Männer sind jedoch klinisch PH-leidend, d.h. Prostatiker. Als klinisches Leiden ist die PH wesentlich seltener, als ihrer anatomischen Häufigkeit entspricht. Ob eine mikroskopische Adenombildung eine physiologische Eigentümlichkeit des männlichen Alters ist, wie verschiedentlich behauptet worden ist (HOWALD; J. ROTT), haben die Pathologen zu entscheiden und ist noch offen.

Jede Theorie der Pathogenese der PH hat von den normalen Altersvorgängen in der Prostata auszugehen. Auch diese sind bisher noch unzureichend geklärt.

Nach den Feststellungen von R. CHWALLA und E. ZANDANELL (1958) verliert die normale Vorsteherdrüse nach dem 60. Lebensjahr an Gewicht, während ihre Größe ansteigt. Gewicht und Größe des Organs gehen auch sonst nach diesen Autoren — unaufgeklärterweise — vielfach nicht parallel. Die adenomatöse Prostata hingegen nimmt — unbehandelt — im Durchschnitt der Fälle bis ins höchste Alter an Größe und Gewicht zu und ein gleiches scheint für die diffus-hyperplastische Vorsteherdrüse (vgl. S. 447f.) zu gelten.

Über die geweblichen Veränderungen, die die Prostata normaliter im Alter erfährt und deren Kenntnis Voraussetzung für das Verständnis der Altershypertrophie wäre, liegen keine ausreichenden Untersuchungen vor. Die sog. Altersfibrose, d.h. eine Zunahme des Bindegewebes im Senium, zum Teil infolge Ersatzes der glatten Muskulatur, zum Teil als Folge einiger Rückbildung von Drüsen, bedarf noch der Bestätigung, ebenso die Vermehrung der elastischen Fasern im Alter (W. v. MÖLLENDORF 1930). Es ist notwendig, das Verhalten der drei hauptsächlichen geweblichen Aufbauelemente der Prostata in verschiedenen Lebensaltern und im Senium zu kennen und einerseits zu den hormonalen Veränderungen im alternden Organismus, andererseits zu Gewicht und Größe der Vorsteherdrüse in Beziehung zu setzen, dabei ferner den Zustand der Prostatagefäße zu berücksichtigen, wenn man zu Klarheit über die physiologischen Alterserscheinungen in der Prostata gelangen will. Hinsichtlich ihrer Ursachen ist derzeit lediglich die Vermutung begründet, daß die Altersatrophie der Prostatadrüsen auf einen Rückgang der Androgenproduktion (und das Ansteigen des Oestrogens?) mit zunehmendem Alter zurückgeht und die vorerwähnte Fibrose wenigstens zum Teil auf eine Zunahme des Oestrogens (R. CHWALLA 1958).

Es ist ferner notwendig, die Ausgangsbedingungen der Adenombildung in der Prostata zu studieren, die den Boden für sie vorbereiten. Dazu genügt es nicht, die morphologischen, geweblichen und endokrinen Voraussetzungen der Adenomentwicklung zu erkunden, sondern es muß auch die Funktion der Prostata, ihre lebendige Leistung, vor Einsetzen der Adenombildung im Vergleich zu nicht adenomatösen Drüsen erforscht werden. Wir müssen daher auch der Pathophysiologie der Prostata eine kurze Betrachtung widmen, um zu erfahren, inwieweit etwa eine Insuffizienz der Prostatadrüsen der Adenombildung den Weg ebnet (vgl. dazu S. 482).

Eine Besonderheit der Prostata besteht darin, daß sie, obwohl eine Drüse mit äußerer Sekretion, ein ausgesprochen hormonabhängiges Organ ist, und zwar ist sie als Anhangsdrüse des männlichen Geschlechtsapparates in besonderem Maße von den Geschlechtshormonen, dem Androgen und dem Oestrogen im männlichen Organismus, und deren Steuerungsfaktoren abhängig, sowohl in ihrer intrauterinen Entwicklung und ihrem postnatalen Ausbildungsgrad, als auch in ihrer Funktion während des ganzen Lebens (vgl. darüber bei R. CHWALLA 1956). Die endokrine Steuerung der Tätigkeit der normalen Prostata hat schon frühzeitig den Gedanken nahegelegt, daß auch krankhafte Veränderungen, unter ihnen die PH, von den gleichen Hormonen ausgelöst oder beeinflußt werden könnten, die auf die normale Prostata wirken. Es ist daher zu untersuchen, ob die Pathogenese der PH durch Hormonwirkung erklärt werden kann.

In unserem Zusammenhang muß auch geprüft werden, ob die Ernährung und die Lebensweise einen Einfluß auf die Entstehung der PH und ihr Wachstum haben.

Weiters ist es nötig, einen Blick auf etwaige rassische Verschiedenheiten im Auftreten und in der Häufigkeit der PH zu werfen, um zu sehen, ob sich daraus ein Gewinn für die Erforschung der Pathogenese ergibt.

Von grundlegender Bedeutung ist schließlich die Frage, ob für das Entstehen einer PH ein Erbfaktor eine Rolle spielt, wie zahlreiche Beobachtungen es nahelegen (vgl. S. 478f.).

Die Adenombildung in der Prostata kann nun aber nicht als isolierte Erscheinung gesehen werden. Adenome kommen ja auch in anderen drüsigen Organen, sowohl mit exo- als auch mit endokriner Tätigkeit vor, z.B. in der Schilddrüse, in den Brustdrüsen, Nebennieren, Epithelkörperchen usw., und es darf vermutet werden, daß die Entstehungsbedingungen für die Adenombildung allgemein nicht grundsätzlich verschieden sind. Es ist infolgedessen angezeigt, das Problem der Prostataadenomentstehung auch unter einem einheitlichen Gesichtspunkt mit der Adenombildung in anderen Körperorganen und auch beim Tier, bei dem PH ebenfalls vorkommt (vgl. S. 485), zu betrachten. Der Erörterung der sich dabei ergebenden interessanten Parallelen dienen die Kapitel auf S. 482—485.

Ganz allgemein ist bei jeder Gewebsneubildung und so auch bei der PH der gewebliche Ursprung der Neubildung, ihre formale Genese, zu trennen von der Ursache ihres Entstehens, der kausalen Genese oder Ätiologie. Der gewebliche Ausgangspunkt ist eine Frage, die die Pathologen bzw. Pathohistologen, gegebenenfalls im Verein mit der experimentellen Forschung ,zu entscheiden haben; obwohl sie daher hier nur gestreift werden kann, ist sie für die Pathogenese so bedeutungsvoll, daß sie als erstes erörtert werden soll.

## 2. Anatomische Formen, Ausgangspunkt und geweblicher Aufbau der Prostatahypertrophie und ihre Bedeutung für die Pathogenese der Prostatahypertrophie

Unter den klinischen Begriff PH fällt, wie schon angeführt, eine ganze Reihe von gutartigen proliferativen anatomischen Veränderungen, die nur das eine gemeinsam haben, daß sie von den normalen Gewebselementen der Prostata, der prostatischen Harnröhre oder des Blasenhalses ausgehen, eine Vergrößerung bzw.

Auftreibung der Ursprungsregion herbeiführen und die Harnentleerung aus der Blase beeinträchtigen, wodurch Miktionsbeschwerden entstehen. Dazu gehören: 1. Das Adenom der Prostatadrüsen und 2. das Adenom der periurethralen Drüsen, beide in Einzahl oder, weit häufiger, in Vielzahl und meistens gemeinsam, viel seltener für sich allein vorkommend und beide gewöhnlich unter der Bezeichnung „Prostataadenom" zusammengefaßt. Sie bilden die weitaus häufigste und klinisch am meisten interessierende Veränderung aus der Gruppe der PH. 3. Die diffuse drüsige Hyperplasie der Prostata, 4. die diffuse fibromuskuläre Hyperplasie der Prostata, 5. umschriebene Fibromyome, die sowohl in der Prostata als auch besonders periurethral relativ häufig gefunden werden und nach Zahl und Größe verschieden sind (vgl. S. 429), im Gegensatz zu den großen Einzelmyomen der Prostata, die in allen Lebensaltern vorkommen und mit Recht allgemein aus dem Bild der PH herausgenommen werden. 6. Die „Mittellappen"-Bildungen, sog. Homeschen Lappen (HOME 1813), die aus Drüsen-, Muskel- oder Bindegewebe oder deren Mischung in bunter Variation aufgebaut sind und isoliert oder in Kombination mit pathologischen Seitenlappen beobachtet werden und gewöhnlich dorsal, ausnahmsweise auch ventral am Orificium urethrale internum entwickelt sind, 7. das seltene ventrale suprakollikuläre periurethrale Drüsenadenom und 8. das — extrem seltene — infrakollikuläre Adenom der distalen, sog. Harnröhrendachgruppe der periurethralen (paraprostatischen) Drüsen (CAMMERATH 1923), 9. die fibröse PH und 10. das seltene Fibrom der Vorsteherdrüse. GIL VERNET unterscheidet (1953) 6 morphologische Typen der PH, die in reiner Form oder gemischt vorkommen.

Die mannigfachsten Kombinationen der aufgezählten Veränderungen untereinander werden beobachtet, setzen die PH der urologischen Klinik zusammen und schaffen eine bunte Vielfalt von Veränderungen, in die nur der Pathologe am Sektionstisch restlose Einsicht gewinnt und die in jedem unvoreingenommenen Beobachter von vornherein den Eindruck erweckt, daß die Pathogenese nicht in allen Fällen die gleiche sein kann.

Noch deutlicher wird das, wenn man sich darüber hinaus den verschiedenen geweblichen Aufbau der angeführten anatomischen Veränderungen im einzelnen und dazu die außerordentlich große Häufigkeit von geweblich gemischten Neubildungen in der Prostata (vgl. S. 430) vor Augen führt: Neben rein drüsigen Adenomen gibt es da Fibroadenome und Adenomyome, Fibromyome, Angiofibrome und eine diffuse Angiofibromatose des Harnröhrenmantels sowie der Prostata (J. ROTT). Sämtliche die Prostata aufbauenden Gewebe scheinen im höheren Alter in Wucherung geraten zu können und „nicht eine PH gleicht der anderen", wie S. GIL VERNET (1953), ein hervorragender Kenner der Histologie der Prostata, treffend bemerkt. Es läßt sich kaum eine buntere gewebliche Mannigfaltigkeit auf so engem Raum beisammen denken wie die in der Prostata. Fast möchte man angesichts dieser Vielzahl von krankhaften Veränderungen resignieren, wenn man das Zustandekommen eines so variierenden Bildes erklären soll.

Bisher sind lediglich hormonale Proliferationsreize für die verschiedenen, die Prostata aufbauenden Gewebe bekannt, und zwar hat die experimentelle Erforschung der Wirkungen der Geschlechtshormone ergeben (s. S. 440), daß das männliche Geschlechtshormon, das Androgen, hauptsächlich auf das Drüsenepithel der Prostata wirkt und dieses zur Proliferation veranlaßt, während das weibliche Hormon oder Oestrogen das Zwischengewebe der Prostata zur Vermehrung bringt. Es ist durchaus möglich, daß die so verschiedene Zusammensetzung des Geschlechtshormonquotienten bei verschiedenen Männern zu dem verschiedenen geweblichen Aufbau der Prostata schon in der Norm — normaliter schwankt nämlich das Verhältnis der Prostatadrüsen zur glatten Muskulatur und zum Bindegewebe in weiten Grenzen (vgl. darüber bei R. CHWALLA 1956 und R. CHWALLA u. E. ZANDANELL 1958) — und erst recht unter krankhaften Verhältnissen in Beziehung steht. Rein fibromyomatöse Wucherungen in der Vorsteherdrüse erwecken auf Grund der Tatsache, daß Oestrogenzufuhr beim Versuchstier, aber auch beim Prostatakrebskranken das Stroma der Vorsteherdrüse vermehrt (vgl. S. 443), den Verdacht, daß ein absoluter oder relativer Hyperoestrogenismus (Hyperfollikulinismus) ihre Ursache sein könnte. Andererseits sind drüsige Wucherungen auf eine vermehrte Einwirkung von Androgen verdächtig (vgl. S. 440). Bewiesen ist beides bis jetzt nicht. Das Verhalten der verschiedenen Gewebsbestandteile der Prostata, des Blasenhalses und der prostatischen Harnröhre unter der Wirkung von Hormonen und auch anderer Hormone als der Sexualhormone, vor allem der Wirkstoffe der Nebennierenrinde, bedarf noch genaueren Studiums am Menschen.

In der urologischen Klinik spielt das „Prostataadenom" der Häufigkeit nach die Hauptrolle: In der überwiegenden Mehrzahl der Fälle, in denen prostatische Miktionsbeschwerden beklagt werden, ist ein „Prostataadenom" die Ursache, und zwar steht dabei die Adenombildung der periurethralen Drüsen im Vordergrund, weil sie die lichte Weite von Blasenhals und prostatischer Harnröhre am stärksten beeinträchtigt. Vom Prostataadenom soll daher im folgenden hauptsächlich die Rede sein.

Lediglich S. GIL VERNET hält (1956) eine periurethrale Fibromyomatose für die häufigste Ursache der Miktionsbeschwerden im Alter. F. REISCHAUER fand (1925) Fibromyome bei 97% der von ihm untersuchten PH-Fälle.

Einzeladenome in der Prostata treten gegenüber multiplen an Häufigkeit sehr zurück. Sie kommen ausnahmsweise schon in jungen Jahren zur Beobachtung.

So fand ich in dem großen Sektionsgut der Krankenanstalt Rudolfstiftung in Wien ein erbsengroßes Adenom in der Prostata bei einem 27jährigen und ein kirschkerngroßes solches bei einem 33jährigen (Sektionsbeobachtungen von A. PRIESEL); es ist kein Zweifel, daß ihre Träger als Kandidaten für eine vorzeitige PH (s. S. 423f.) anzusehen sind.

Sehr merkwürdig ist, daß alle Knotenbildungen, ob sie nun vom Drüsen- oder vom Zwischengewebe ausgehen, ganz vorwiegend im suprakollikulären und präspermatischen Teil der Vorsteherdrüse zur Entwicklung kommen. Von der Bedeutung dieses Umstandes für die Pathogenese wird auf S. 431 die Rede sein.

## 3. Der gewebliche Ursprung (die formale Genese) der Prostatahypertrophie

Beim Prostataadenom handelt es sich um eine glanduläre Gewebsneubildung, die von den meisten als echte gutartige Geschwulst-, eben als Adenombildung angesehen wird. Gegen die Auffassung als drüsige Hyperplasie, die von einigen Autoren vertreten worden ist (HADA, BORST, KAUSCH, HRYNTSCHAK) spricht, daß das Prostataadenom, soweit es sich um Prostatadrüsenadenome handelt, in morphologischer Hinsicht teilweise, vor allem aber in seiner Funktion von normalen Prostatadrüsen abweicht, wie wir noch hören werden (s. S. 480f.). Ein Abweichen vom Mutterboden aber widerspricht der Definition der Hyperplasie nach BORST.

Was den Ausgangspunkt der drüsigen Gewebsneubildung betrifft, sieht die große Mehrzahl der Autoren die periurethralen (submukösen oder paraprostatischen) Drüsen als den Ursprung des „Prostataadenoms" und praktisch als die Hauptquelle der sog. PH an. Demgegenüber haben erfahrene Urologen schon lange geltend gemacht, daß nicht einzusehen sei, warum nicht auch die Prostatadrüsen selber in der Lage sein sollen, Adenome zu entwickeln (MARION; CHEVASSU;

JEANBRAU; HINMAN; RANDALL; JACOBY; DEMING, JENKINS und VAN WAGENEN; R. CHWALLA) und HORN und ORATOR haben bereits 1922 das Vorkommen echter Prostataadenome im Zentrum der Vorsteherdrüse hervorgehoben. Am Sektionstisch sind andererseits klare Fälle von isolierter periurethraler Adenombildung beobachtet (R. CHWALLA 1953; E. ZANDANELL, persönliche Mitteilung). Die Adenome umgeben in solchen Fällen in einer schmalen gürtelförmigen Zone die Harnröhrenlichtung, sind also ausgesprochen im sog. „Urethralmantel" entwickelt. Ferner kommen bisweilen submuköse Einzeladenome in der Urethra posterior dem Pathologen zu Gesicht, die meist klein sind.

Andererseits gibt es zweifelsfrei intraprostatische, auf das Organ Prostata beschränkte und innerhalb seiner Grenzen gelegene, also echte Adenome der Prostatadrüsen. Meist sind sie mit periurethralen Adenomen vergesellschaftet (E. ZANDANELL, persönliche Mitteilung) und diese Kombination ist häufig; seltener treten sie isoliert auf. Ein gleiches gilt für die Adenome der periurethralen Drüsen.

In vorgeschrittenen Fällen von PH mit hochgradiger Vergrößerung der Prostata ist es schwierig, mit Sicherheit festzustellen, ob die Adenombildung von den periurethralen Drüsen oder den Prostatadrüsen ihren Ursprung genommen hat, und daher rührt der seit Jahrzehnten hin und her wogende Streit darüber, von welchen der beiden vorerwähnten Drüsen die glandulär-knotige PH ausgeht. Dieser Streit wäre für die Pathogenese bedeutungslos, wenn sicher wäre, daß die periurethralen Drüsen auf humorale und hormonale Einwirkungen in der gleichen Weise reagieren wie die Prostatadrüsen, denen sie morphologisch und vermutlich auch funktionell — sie können nämlich Corpora amylacea enthalten so wie die Prostatadrüsen — völlig gleichen. Tatsächlich liegen jedoch Anhaltspunkte dafür vor, daß das nicht der Fall ist (vgl. S. 461). Solange das identische Reagieren beider Drüsenarten und die Identität der Pathogenese ihrer Adenombildungen jedoch nicht feststeht, muß korrekterweise zwischen dem Adenom der Prostatadrüsen oder eigentlichem Prostataadenom und dem Adenom der periurethralen Drüsen ein Unterschied gemacht werden, auch wenn sie für das Auge des Betrachters nur durch ihren Sitz verschieden sind. Die Reaktion der periurethralen Drüsen des Menschen auf Androgen und Oestrogen, die den Urologen am meisten interessiert, ist noch ebensowenig erforscht wie ihr Ansprechen auf Wirkstoffe im allgemeinen (vgl. S. 450).

JACOBY nimmt eine Mittelstellung zwischen den Verfechtern der Herkunft der PH aus den periurethralen und den Prostatadrüsen ein, insofern, als er die glanduläre PH von den mehr zentral gelegenen Prostatadrüsen, den sog. „urethralen Prostatadrüsen" RIBBERTs herleitet, während jüngste Untersucher der PH und gründliche Kenner der Prostatahistologie, wie S. GIL VERNET und J. ROTT dahin — und höchstwahrscheinlich endgültig — Klarheit schaffen, daß sowohl die Prostata- wie die periurethralen Drüsen drüsige Wucherungen aus sich hervorgehen lassen, und diese Auffassung durch histologische Bilder belegen. Den periurethralen Drüsen erkennt S. GIL VERNET sogar, im Gegensatz zur großen Mehrzahl aller Untersucher, nur eine bescheidene Rolle bei der Entstehung der PH zu.

Es darf demnach heute wohl als entschieden angesehen werden, daß es sowohl Prostataadenome als auch periurethrale Drüsenadenome gibt. Damit dürfte der alte Meinungsstreit nach Ansicht des Verfassers endgültig beigelegt sein.

Offen ist nur noch, wie häufig beide Formen von Adenom tatsächlich vorkommen, bzw. einen wie hohen prozentualen Anteil an der glandulär-knotigen PH des Menschen sie stellen. Nach DEMING, JENKINS und VAN WAGENEN (1934) sollen beide Arten von Adenomen mit je 50% gleich häufig sein. RANDALL bezeichnet (1931) die submukösen Drüsen als den häufigsten Ausgangspunkt des „Prostataadenoms".

Nicht wenige Untersucher, teils Pathologen, teils Kliniker, verfechten indessen eine komplizierte Auffassung von der formalen Genese des Prostataadenoms, in dem Sinn, daß dieses primär überhaupt nicht von Drüsen ausgeht, sondern als mesenchymale Wucherung beginnt, die sekundär eine Proliferation anliegender Prostatadrüsen induziert, nach REISCHAUER vermittels eines androgenähnlichen humoralen Wirkstoffes, der von den primären Fibromyomen ausgeht. Der primäre Wachstumsimpuls wäre in diesem Fall für die adenomatöse Neubildung in der Prostata der gleiche wie für die mesenchymalen Wucherungen (über diese vgl. unten) und würde beide Male am Zwischengewebe angreifen. Diese mesenchymale Entstehungstheorie geht auf F. REISCHAUER (1925) zurück. Ihr haben sich in der Folge GRASSMANN (1928), POLLAK (1937), DEMING und NEUMANN (1939), LE DUC (1939), R. A. MOORE (1943) u. a., teilweise in modifizierter Form, angeschlossen. Die Entscheidung dieser Frage, die für die Pathogenese des Prostataadenoms offenkundig von wesentlicher Bedeutung ist, vor allem für eine endokrine Entstehung desselben, ob Ausgang primär von den Drüsen oder vom Mesenchym, liegt bei den Histopathologen und beim Tierexperiment.

Dennoch scheint sich eine Entscheidung auch dieser Frage bereits abzuzeichnen, indem S. GIL VERNET angibt (1953), histologisch beides beobachtet zu haben, eine Adenomentstehung sowohl durch primäre Drüsenwucherung als auch durch sekundäres Einwachsen von Drüsengewebe in ursprünglich mesenchymale Proliferationsherde, und Schnitte abbildet, aus denen beide Entstehungsweisen hervorgehen.

Nach ihm gibt es in der Prostata Knoten, die ausschließlich von den Prostatadrüsen ohne jegliche Beteiligung des Stromas ausgehen, die also reine Adenome sind, und drüsige „Sphäroide". JOSEF ROTT tritt jüngst für die vollständige Unabhängigkeit der drüsigen Wucherungen in der Prostata von den mesenchymalen ein, auch wenn sie häufig nebeneinander vorkommen. Die drüsigen Wucherungen fand er stets von einer Vermehrung der glatten Muskulatur begleitet, weshalb er nicht von Adenomatose, wie bisher üblich, sondern von Adenomyomatose der Prostata spricht. Das induzierte Einwuchern von Drüsen in mesenchymale Herde, das den Kern der Reischauerschen Vorstellung bildet, stellt ROTT ausdrücklich in Abrede und hält derartige Bilder für ein bloßes Umwachsen von Drüsen, gibt hingegen das Vorkommen von gemischt drüsig-mesenchymalen Knoten in der Prostata zu. Mit Recht prangert ROTT „die ganze Unkenntnis, die über die Morphologie der Prostata als Organganzes herrscht", an und hebt das Vorkommen von Mischgeschwülsten in der Vorsteherdrüse in der Form von Adenofibromen, Adenofibroleiomyomen und reinen Leiomyomen hervor. Nach Zahl und Größe überwiegen allerdings auch nach seinen Beobachtungen in der Vorsteherdrüse die Adenome bzw. Adenomyome.

Für die fibromyomatösen Wucherungen, die Leiomyome und Fibrome der Prostata und ihre Mischformen liegt ihr geweblicher Ursprung und damit ihre formale Genese eindeutig klar: Sie gehen aus dem ortseigenen glatten Muskel- und Bindegewebe der Vorsteherdrüse, bzw. soweit sie periurethral gelegen sind, der Harnröhrenwand hervor. Wir kennen bisher nur einen einzigen endogenen Wachstumsimpuls für diese mesenchymalen Gewebe und dieser ist, wie schon erwähnt, hormonaler Art, nämlich das Oestrogen (vgl. S. 426). S. GIL VERNET vermerkt in einem Fall von großem fibromyomatösem Mittellappen und histologisch gleichartigen „Seitenlappen" eine extreme Atrophie der caudalen Prostata, die er für hormonal verursacht hält (hyperoestrogene Ätiologie ?). Das Vorkommen sowohl von periurethralen fibromyomatösen wie von drüsigen Knoten in der Wand der prostatischen Harnröhre und das verschiedene und unabhängige Reagieren von Drüsen und Stroma der Prostata auf Geschlechtshormone führen nach GIL VERNET zu einer dualistischen Entstehungstheorie des Ursprungs der

Neubildungsprozesse in der Gegend der hinteren Harnröhre und der Prostata, die die sog. PH der Klinik ausmachen.

Wie steht es aber mit den zahlreichen vorerwähnten Mischgewächsen in der Prostata? Warum wuchert das eine Mal lediglich das Bindegewebe, das andere Mal nur die glatte Muskulatur, obwohl beide dem oestrogenen Wachstumsimpuls unterliegen, während sich in manchen Fällen von PH glanduläre und fibromyomatöse Knoten nebeneinander oder bilateral (R. CHWALLA 1931; DEMING und WOLF 1939) oder in der Wandung der prostatischen Harnröhre ein und desselben Individuums übereinander vorfinden? KAUFMAN-BERNEIKE fanden in der Vorsteherdrüse eines 80jährigen Leiomyome neben Adenomen (1951). Diese Fragen lassen sich heute nicht beantworten; sie hängen eng mit dem allgemeinen Problem der Ursachen mesenchymaler Neubildungen zusammen, das noch nicht gelöst ist. Es ist fraglich, ob hier überhaupt eine kausale Bedingtheit waltet (s. S. 486). Vorläufer der fibromyomatösen Knoten ist nach GIL VERNET eine histiocytäre Infiltration des Mutterbodens.

Eine ganz neue Theorie über den Ausgangspunkt der PH hat W. H. RICHTER 1942 und 1950 aufgestellt. Er sieht ihn ebenfalls im Interstitium der Prostata, aber in einer besonderen Zellart desselben, die er als „neurohormonale" Zellen bezeichnet und die nach ihm in innigster Verbindung mit den vegetativen Nerven stehen. Ihre Wucherung unter gonadotropem Stimulus (vgl. S. 465) soll zum histologischen Bild der PH führen. Das Wort zu dieser Hypothese haben auch hier die Pathohistologen.

Die sog. „Hellen Zellen" (F. FERYTER) sind an den Knoten der PH nicht oder kaum beteiligt (F. FEYRTER 1951).

Noch gänzlich unentschieden ist auch die grundlegend wichtige Frage, ob und inwieweit die verschiedene Lokalisation periurethraler Drüsenadenome, die einmal als pathologischer (Homescher) Mittellappen, ein andermal als pathologische Seitenlappen, bald bilateral, bald unilateral entwickelt sind, einmal kranial, ein andermal caudal von der Ebene des Samenhügels, bald dorsal, bald als ventrales Adenom erscheinen, wie auf S. 426 angeführt, mit der bei verschiedenen Männern unterschiedlichen Entwicklung der periurethralen Drüsen zusammenhängt, deren Ausbildung nämlich nach Ort und Zahl, punctum maximum der örtlichen Entwicklung und nach Vorhandensein überhaupt, außerordentlich schwankt. Es ist bekannt, daß die Zahl der periurethralen Drüsen, ihr Entwicklungsgrad und der Ort der Entwicklung bei verschiedenen Männern verschieden ist. Sie sind in verschiedenen Abschnitten des Umfanges der prostatischen Harnröhre verschieden stark ausgebildet, können reichlich oder spärlich sein und bald dorsal, bald ventral, oder seitlich und dorsal vermißt werden (R. CHWALLA 1931). An der lateralen Circumferenz des Blasenhalses fand sie R. CHWALLA (1931) nur in der Hälfte der von ihm untersuchten operativen Blasenhalsexcisionen ausgebildet; wo das nicht der Fall ist, ist die Entstehung periurethraler Adenom-„Seitenlappen" nicht denkbar. Es mag also sein, daß bei einem Individuum eine periurethrale Adenombildung nur aus dem Grunde ausbleibt, weil periurethrale Drüsen bei ihm überhaupt nicht entwickelt sind (F. REISCHAUER 1925) oder an der entsprechenden Stelle fehlen. DEMING, JENKINS und VAN WAGENEN haben das Fehlen von PH bei Affen auf eine Nichtentwicklung der periurethralen Drüsen bei diesen Tieren zurückgeführt (1934), während beispielsweise Ratten diese Drüsen besitzen und dementsprechend von ihnen ausgehende Adenome vorkommen. Es ist bisher nicht geklärt und überhaupt nicht erwogen worden, ob das Ausbleiben einer — periurethralen — PH auch beim Menschen nicht vielleicht lediglich darin seinen Grund hat, daß etliche Männer diese Drüsen nicht besitzen oder sie nur rudimentär entwickelt sind. Für die Darstellung der Pathogenese mangeln also elementare anatomische Voraussetzungen.

Bei anderen Männern sind andererseits die periurethralen Drüsen nicht nur besonders umfangreich entwickelt, sondern gehen auch ohne Grenze in die Prostatadrüsen über, so daß dann ein geschlossenes Drüsenlager von der rectalen Fläche der Prostata bis unmittelbar unter das Schleimhautepithel der Urethra posterior reicht. Daß beiderlei Drüsen unter Umständen nicht scharf voneinander geschieden sind, darauf hat JACOBY bereits 1923 aufmerksam gemacht. Im Falle von Adenombildung wird dann keine Trennungslinie zwischen periurethralen und Prostatadrüsenadenomen zu ziehen möglich sein.

Eine sehr wichtige Rolle für die Deutung der Pathogenese der pathologischen Veränderungen der PH spielt die Frage, ob diese Veränderungen in allen Teilen der Prostata vorkommen oder nur in bestimmten. Sind doch zwischen einzelnen Anteilen der Prostata Unterschiede entwicklungsgeschichtlicher Art und im Ansprechen auf Hormone behauptet worden. Diesem Problem ist der folgende Abschnitt gewidmet.

Am Schlusse dieses Kapitels ist festzustellen, daß unter der klinischen Bezeichnung PH sehr verschiedenartige Veränderungen zusammengefaßt sind, deren Polymorphie eine gleiche Ursache von vornherein schwerlich annehmen läßt.

## 4. Lokalisation des Prostataadenoms und Pathogenese

In fast sämtlichen urologischen und pathologisch-anatomischen Darstellungen des Prostataadenoms, darunter auch der jüngsten deutschsprachigen von den Pathologen GÖGL und LANG (1957), wird ausgeführt, daß das Prostataadenom lediglich den suprakollikulären Teil der Prostata befällt, und damit eine besondere Stellung des oberhalb des Colliculus seminalis gelegenen Prostataanteils festgelegt, dessen Bevorzugung als Sitz von Wucherungen verschiedentlich zu begründen versucht worden ist, teils entwicklungsgeschichtlich, teils mit einer besonderen geschlechtlichen Determination dieses Prostataanteils (vgl. S. 467f.), die eine spezifische Reaktion auf Geschlechtshormone zur Folge haben soll. Mit diesen Besonderheiten des suprakollikulären Prostataanteils ist auch die Pathogenese des Prostataadenoms in Verbindung gebracht worden.

Tatsächlich lehrt jedoch ein Sagittalschnitt durch eine hochgradig adenomatöse Prostata, daß Adenome in solchen Fällen auch unterhalb der Ebene des Samenhügels entwickelt sein können: bei sehr hochgradiger Adenomatose ist die gesamte Prostata bis auf den apex prostatae von Adenomknoten durchsetzt. Mit anderen Worten, auch die anderen Prostatateile haben an sich die Fähigkeit, Adenome zu entwickeln, nur gedeiht der Adenombildungsprozeß nicht in allen Fällen so weit. Es liegt klar, daß in Fällen von „totaler" Adenomatose der Prostata nicht die periurethralen Drüsen allein den Ausgangspunkt der Adenomentwicklung bilden können.

Warum ist nun „fast ausschließlich" (GIL VERNET 1953) die suprakollikuläre Prostata Sitz der Adenome (und nach J. ROTT auch der Angiofibrome)? Im Schrifttum wird angegeben, daß die periurethralen Drüsen lediglich suprakollikulär (supramontanal) vorkommen. Wenn das zutrifft, können naturgemäß periurethrale Drüsenadenome nur blasenwärts vom Samenhügel zu finden sein. R. CHWALLA hat allerdings (1931) Anlagen der periurethralen Drüsen auch caudal vom Samenhügel bei einem männlichen Embryo von 16 cm Steiß-Scheitellänge gesehen, und HORN und ORATOR haben eine sog. Harnröhrendachgruppe der periurethralen Drüsen festgestellt, die sich distal vom Samenhügel und in der ventralen Urethralwand findet, und es ist auch eine Adenombildung dieser Drüsen beschrieben (vgl. S. 426), die allerdings recht selten zu sein scheint. Es trifft also nicht zu, daß Adenome der periurethralen Drüsen nur kranial vom Samenhügel vorkommen.

Adenome der Prostatadrüsen selbst können sich aus jedem Drüsenläppchen der Prostata entwickeln und kommen tatsächlich überall in der Prostata vor mit Ausnahme des Apex prostatae, also des untersten Abschnittes der Prostata caudalis (persönliche Mitteilung von A. PRIESEL), in der sie — merkwürdigerweise — weder isoliert noch in Begleitung sonstiger Prostatadrüsenadenome (S. GIL VERNET 1953) bis jetzt gefunden worden sind. Retrospermatisch, d. h. dorsal von den Ausspritzungskanälchen, sind Einzelknoten sehr selten (derartige Beobachtungen haben MOORE und A. PRIESEL gemacht). Im allgemeinen bevorzugen die Prostatadrüsenadenome, so wie die periurethralen Drüsenadenome, die kraniale oder suprakollikuläre Prostata, während sie in der caudalen Vorsteherdrüse nur in sehr vorgeschrittenen Fällen von Adenombildung beobachtet werden (S. GIL VERNET 1953) und selbst dann den untersten Abschnitt des Apex prostatae, wie erwähnt, frei lassen. Die Adenome der Prostatadrüsen kommen also hauptsächlich und bevorzugt suprakollikulär zur Entstehung und erst in der Folge greift die Adenombildung auf die caudale Prostatadrüse über oder kann übergreifen.

Wir haben also eine gewisse Reihenfolge in der Entwicklung der Prostatadrüsenadenome vor uns: sie vollzieht sich in kranio-caudaler Richtung und schreitet zugleich von zentral, d. h. Harnröhrennähe, peripherwärts fort.

Das erinnert unverkennbar an die ähnliche Reihenfolge im Ablauf der Oestrogenwirkungen in der Prostata (vgl. S. 444), die ebenfalls in der harnröhrennahen Region der Prostata zuerst sichtbar werden und sich von hier aus nach der Peripherie der Vorsteherdrüse ausbreiten. Warum diese Reihenfolge auftritt und worin sie ihren Grund hat, ist weder für die Oestrogenwirkung noch für die Adenombildung der Prostatadrüsen bisher bekannt. Am nächsten liegt es meines Erachtens, den Grund in einer unterschiedlichen Blutversorgung oder ungleichen Tätigkeit der verschiedenen Prostataabschnitte (vgl. S. 437) oder aber in der zusätzlichen Wirkung des Adenom-auslösenden Wachstumsreizes, so wie des Oestrogens, vom Harn aus zu suchen (vgl. unten). Das Oestrogen wirkt nicht nur auf dem Blutwege, sondern auch über den Harn, soweit es in biologisch aktiver Form in den Harn übergeht, und eine Einwirkung vom Harn aus kann nur in Harnröhrennähe stattfinden. Einen ähnlichen Wirkungsweg wie das Oestrogen scheint auch die adenomerzeugende Noxe einzuschlagen. Ich halte es nicht für ausgeschlossen, daß der Miktionsdruck Harn in die kurzen, stiftförmigen und harnröhrenwärts gerichteten Ausführungsgänge der periurethralen Drüsen hineinzupressen vermag. Die eigentliche Prostata kann auf diese Weise nicht erreicht werden. Eine gewisse Stütze für eine urinogene Wirkung der Adenomnoxe sehe ich in der klinischen Beobachtung (R. CHWALLA 1949), daß nach dem ersten Akt einer zweizeitigen Prostatektomie, der suprapubischen Fistelung der Blase und dadurch Ableitung des Harnes, die rectale Prostatagröße auffallend zurückgeht; mit dem Rückgang einer Entzündung der Prostata allein ist das nicht ausreichend erklärt. Eine andere Möglichkeit sehe ich in dem anscheinend ungleichmäßigen Arbeiten der Prostatadrüsen (vgl. S. 437). Solange nicht bekannt ist, warum sich die Oestrogenwirkung sukzessive entfaltet, ist auch nicht zu hoffen, zu einer fundierten Vorstellung darüber zu gelangen, warum die kraniale Prostata gleich den suprakollikulären periurethralen Drüsen zuerst und bevorzugt Adenome entwickelt.

Was die bis jetzt vorliegenden Deutungen dieses Sachverhaltes anlangt, so hat L. MOSZKOWICZ die Auffassung entwickelt, daß die Prostata aus zwei genetisch verschiedenen Teilen besteht, einem kranialen bisexuellen Abschnitt, der bei Embryonen beiderlei Geschlechts angelegt wird und bis zum Samenhügel (Müllerschen Hügel) hinabreicht — in diesem Abschnitt sollen sich nach Moszkowicz die Adenome ausschließlich entwickeln —, und einem caudalen, ausschließlich männlichen Abschnitt, der sich nur bei männlichen Embryonen entwickelt. Demgegenüber hat R. Chwalla (1931) beobachtet, daß auch bei weiblichen Früchten Prostatadrüsensprossen unterhalb des Müllerschen Hügels auswachsen können. In einem solchen Fall ist die erste Prostataanlage bei beiden Geschlechtern vollständig gleich und man kann daher nicht behaupten, daß die caudale oder infrakollikuläre Prostata zumindest in statu nascendi eine „ausschließlich" männliche Bildung sei (vgl. dazu auch die Ausführungen über die Prostata der Pseudohermaphroditen auf S. 467). Ausdrücklich zu betonen ist ferner, daß es, wie schon gesagt, auch eine Adenombildung in der caudalen Prostata gibt, wenn auch nur in Begleitung vorgeschrittener Knotenbildung in der kranialen Prostata und später als diese auftretend. Für die Adenombildung, die von den periurethralen Drüsen ausgeht, ist es überhaupt bedeutungslos, ob es einen „männlichen" und „weiblichen" Prostataanteil gibt, sofern man nicht einen von diesen beiden mit den periurethralen Drüsen gleichsetzt. Das aber, wie L. Moszkowicz, zu tun, ist nicht statthaft, weil R. Chwalla die Anlagen der periurethralen Drüsen gesondert neben den Anlagen der Prostatadrüsen nachweisen konnte. Die periurethralen Drüsen sind somit — trotz ihrer morphologischen Ähnlichkeit mit den Prostatadrüsen — entwicklungsgeschichtlich selbständige Bildungen.

Hinsichtlich der Reaktion der kranialen und der caudalen Prostata des Menschen auf Geschlechtshormone ist bisher lediglich bekannt, daß der suprakollikuläre Abschnitt oestrogen- bzw. stilbenempfindlicher ist als die übrige Prostata (Huggins und Webster 1948). Nach Gil Vernet sprechen die kraniale und die caudale Prostata auf Hormone in derselben Weise, aber graduell verschieden an; er belegt diese Behauptung aber nicht durch entsprechende experimentelle Ergebnisse. J. Rott schließt aus seinen umfangreichen histologischen Untersuchungen, daß die suprakollikuläre Prostata des Menschen „reaktionsfähiger" sei als die übrige Prostata; warum sie es ist, bildet jedoch das eigentliche Problem.

## 5. Die kausale Pathogenese der Prostatahypertrophie

### a) Die älteren Entstehungstheorien der Prostatahypertrophie

Die älteren Entstehungstheorien der PH aus der Zeit vor der Jahrhundertwende findet man bei A. v. Frisch (1906) übersichtlich dargestellt. Von den zahlreichen Ursachen, die man damals für das Auftreten der PH angeschuldigt hat und die zum großen Teil nichts als Vermutungen sind, können heute nur mehr wenige noch eine gewisse Geltung beanspruchen, allerdings mehr im Sinne von Beschwerden des Prostatikers verschlimmernden, denn als kausale Faktoren. Das gilt z.B. von geschlechtlichen Exzessen. Wohl sind etliche Prostatiker in bezug auf ihr Geschlechtsleben wahre Don Juans, solange aber die Vita sexualis einer genügend großen Zahl von PH-freien Kontrollfällen nicht untersucht und der Normbereich der Geschlechtstätigkeit nicht abgegrenzt ist, läßt sich die Dignität von Hypersexualität als Ursache der PH nicht beurteilen. Das um so weniger, als die PH bei Klerikern und bei sehr religiösen Männern in der gleichen Weise vorkommt, bei Junggesellen ebenso wie bei Verheirateten — Häufigkeitsstatistiken liegen darüber allerdings nicht vor —, somit das Zölibat bzw. Mäßigkeit im Geschlechtsverkehr das Auftreten der PH zumindest nicht verhindert (vgl. die übereinstimmenden Ausführungen von S. Gil Vernet 1953 über diesen Punkt). Die Angaben der Patienten über ihr Geschlechtsleben sind zudem nicht überprüfbar. Immerhin kann man sich vorstellen, daß eine abnorm häufige Hyperämisierung der Urethra posterior das Entstehen von Wucherungen der periurethralen Drüsen begünstigen könnte, möglicherweise auch ein vermehrter Bedarf an Prostatasekret bei übermäßiger Geschlechtsbetätigung (zwecks Deckung desselben) eine Proliferation der Prostatadrüsen anregt. FRANK LYDSTON hat (1893) die Entstehung der PH aus geschlechtlicher Überanstrengung abgeleitet, EDWIN HIRSCH (1931) umgekehrt aus häufiger Unterdrückung des Geschlechtstriebes und diese Ansicht damit begründet, daß die Länder, in denen die PH selten ist (vgl. S. 474), diejenigen sind, in denen das sexuelle Sichausleben keinen Beschränkungen unterliegt und nicht die PH der Preis für die sog. höhere Moral der kaukasischen Rasse ist, wie E. HIRSCH sich ausdrückt. Nach KENNETH WALKER ist nämlich die PH eine Erkrankung des weißen Mannes (vgl. S. 475), eine Ansicht, der man heute nicht mehr beipflichten kann. Analog ist auch das Zölibat als Ursache der PH vermutet worden, doch läßt sich das nicht aufrecht halten und ist zu allem Überfluß durch das Ergebnis einer Umfrage des *Brady* Institutes in Baltimore, das S. GIL VERNET (1953) anführt, widerlegt.

Ein anderes Problem jedoch ist es, ob nicht Beziehungen zwischen geschlechtlicher Triebstärke und PH bestehen. Sie scheinen mir eher an die tiefgründigen Zusammenhänge heranzuführen, als die Häufigkeit der tatsächlichen Ausübung des Geschlechtsverkehrs.

Alle übrigen, im älteren Schrifttum als Ursachen der PH angeschuldigten Faktoren können heute nur mehr als nachteilige, d.h. das Prostataleiden verschlimmernde Einflüsse angesehen werden, z.B. Exzesse in baccho, Erkältungen usw.

Ein Ergebnis, das heute noch im Zusammenhang mit anderen Feststellungen (s. S. 473) Beachtung und sorgfältige Nachprüfung verdient, haben die Untersuchungen von A. Joss aus dem Jahre 1900 geliefert. Er hat an 400 Fällen von PH zunächst ein mehr als doppelt so häufiges Vorkommen der PH in den Städten als auf dem Lande festgestellt. Ohne Sicherung dieses Sachverhaltes durch Obduktionen erhebt sich allerdings sofort der Zweifel, ob er nicht vielleicht dadurch bedingt ist, daß die Landbevölkerung der prostatischen Miktionsbeschwerden wegen weniger häufig zum Arzt geht als die Stadtbevölkerung. Da sich die Verhältnisse seit 1900 in dieser Beziehung und in Hinsicht auf die ärztliche Versorgung der Landbevölkerung wesentlich geändert, bzw. gebessert haben, wäre eine moderne Untersuchung über die Verteilung der PH auf Stadt und Land sehr willkommen. Ferner fand A. Joss Berufsarten mit sitzender Beschäftigung viel häufiger und früher von PH befallen als andere, für die das nicht gilt, und schloß daraus, daß eine durch langes Sitzen und Bewegungslosigkeit hervorgerufene Blutstauung in den venösen Beckenplexus die PH hervorruft. Wieder erhebt sicht die Frage, ob eine solche Blutstauung kausale oder bloß subjektiv krankheitsverschlimmernde Bedeutung hat. Daß sich Kongestionen für den Prostatiker schädlich auswirken, ist hinreichend bekannt; daß sie aber die PH verursachen, hypothetisch. Dagegen spricht der hereditäre Einfluß bei der PH (s. S. 478) und die Konkordanz eineiiger Zwillinge in bezug auf PH (vgl. S. 479), wenn auch bisher nur ein einziger solcher Fall bekannt geworden ist. In den gleichen Zusammenhang gehört die Angabe, daß ein höherer Hundertsatz der Prostatiker Kopfarbeiter und Handwerker als Bauern sind (zit. nach J. ROTT). Bei dem heutigen Stand unseres Wissens kann ein kausaler Zusammenhang der PH mit der Lebensweise bzw. ein Einfluß der Ernährung auf die Manifestationshäufigkeit der PH nicht von vornherein in Abrede gestellt werden (vgl. dazu insbesondere S. 475f.).

Allgemein abgelehnt wird heute die *entzündliche Entstehungstheorie* der PH, die deren Entstehung auf eine chronische Prostatitis zurückführt und folgerichtig mit der häufigsten Ätiologie der Prostatitis in der vorantibiotischen Zeit, der Gonorrhoe, in Zusammenhang gebracht hat. Diese Theorie geht auf CIECHANOWSKI (1900) zurück. Er und ROTHSCHILD (1904) hielten die PH für ein spätes Entwicklungsstadium einer chronischen Prostatitis. Konsequenterweise sah ROTHSCHILD die Gonorrhoe als Ursache der PH an. Es ist nun richtig, daß die chronische Prostatitis eine Entleerungsstörung der Blase als Spätfolge hervorzurufen vermag, und zwar in Gestalt der sog. Prostatitis chronica cystoparetica, die wir heute als mit der entzündlichen Sphinctersklerose nach Prostatitis identisch ansehen. Diese hat jedoch mit der PH gar nichts zu tun. Wäre die PH eine Folge der Gonorrhoe, so hätten wir heute, wo die Gonorrhoe wesentlich zurückgegangen ist, auch einen Rückgang der PH festzustellen; tatsächlich ist eher das Gegenteil der Fall (s. S. 474). Nach ROVSING sollen überdies 93% der Prostatiker keine Gonorrhoe in der Vorgeschichte aufweisen. Der Endausgang einer — höhergradigen — chronischen Prostatitis ist, wie schon A. v. FRISCH kritisch bemerkt hat und wie die urologische Erfahrung an Hand von Rectalpalpation am Kranken immer wieder bestätigt, eine Atrophie und nicht eine Hypertrophie des Prostatagewebes. Der Münchener Pathologe S. OBERNDORFER hat überdies gegen die entzündliche Theorie ins Treffen geführt, daß die PH durch eine bloße Erweiterung der Prostatadrüsen auf Basis einer entzündlichen Stenosierung der Ausführungsgänge nicht erklärt werden kann. Die vorkommenden Rundzelleninfiltrate im Stroma einer hypertrophen Prostata, die bei oberflächlicher Betrachtung als für die entzündliche Theorie sprechend aufgefaßt werden könnten, zumal eine chronische Prostatitis in hypertrophen Vorsteherdrüsen verhältnismäßig häufig ist, hält OBERNDORFER für eine zwar sehr häufige, aber sekundäre Veränderung. Die chronische Prostatitis ist ganz allgemein eine außerordentlich häufige Erkrankung. — J. ROTT hat das jüngst von neuem bestätigt — und auch in adenomfreien Vorsteherdrüsen oft zu finden. Es sind daher die entzündlichen Veränderungen in der Vorsteherdrüse von Prostatikern als zusätzlich, konkurrierend, möglicherweise sekundär (CASPER; TSUNODA; MOTZ; J. ROTT) zu deuten. Überdies hat sich herausgestellt, daß banale Entzündungen und Tuberkulose gerade die Prostataadenome mit Vorliebe frei lassen und gewöhnlich im nicht-adenomatösen Prostatagewebe zu sitzen pflegen, daß also eine Prostatitis und nicht eine „Adenomitis" in der chronisch-entzündeten hypertrophen Prostata die Regel ist. Viele Urologen sind darüber hinaus mit S. GIL VERNET der Ansicht, daß eine hochgradige Entzündung in der Prostata oder eine Prostatatuberkulose sogar PH-verhindernd wirken. Für alle Fälle dieser Erkrankung gilt das sicher nicht, denn ich kenne etliche Männer mit chronischer Prostatitis, die im Alter ein Prostataadenom erwarben, allerdings bisher keine — floride — Prostatatuberkulose, zu der ein Adenom dazutrat, wie überhaupt die chronische Tuberkulose allgemein der Entstehung von PH entgegenwirkt (vgl. S. 451). Es ist dies eine an chronisch Lungentuberkulösen gewonnene Erfahrungstatsache (R. CHWALLA 1948), die noch viel zu wenig beachtet und für die Ätiologie der PH nicht ausgewertet ist (toxische Wirkung des Tuberkelbacillus?). Es ist hingegen denkbar, ja wahrscheinlich, daß eine schwere Urethritis posterior, z.B. gonorrhoischen Ursprungs, mit konsekutiver Atrophie der Schleimhaut einschließlich der submukösen Drüsen, ebenso eine hochgradige Prostatitis, die zu Verödung der Prostatadrüsen geführt hat, eine PH nicht zustande kommen lassen, indem das Substrat der glandulären Wucherung, die Drüsen, ihre Proliferationsfähigkeit eingebüßt haben oder aber keine wucherungsfähigen Drüsen mehr vorhanden sind. Andererseits darf nicht vergessen werden, daß (periurethrale?) Adenombildung selbst in atrophischen Vorsteherdrüsen am Sektionstisch beobachtet ist (SIMMONDS 1918). Es liegt klar, daß auch die schwerste Urethritis posterior die

Bildung von Adenomen in der Prostata selbst nicht zu beeinflussen braucht und umgekehrt eine nicht urethrogene Prostatitis das Wachsen von periurethralen Drüsenadenomen nicht verhindert. Ich sah beispielsweise bei einem 71jährigen Hypertoniker mit periurethralen Adenomen und Purpura vesicae die Prostata von Staphylokokkenabscessen durchsetzt. Sogar nach Incision eines Prostataabscesses habe ich bemerkenswerterweise später eine PH zur Entstehung kommen sehen.

CASPER hat bereits die Seltenheit von Harnröhrenstrikturen bei Prostatikern gegen eine gonorrhoische Ätiologie der PH geltend gemacht. Die relative Seltenheit des Zusammentreffens von PH und gonorrhoischer Striktur der Harnröhre war schon CRUVEILHIER bekannt und ist später vielfach (MERCIER; JEANBRAU; GIL VERNET; PAETZEL) bestätigt worden. Allerdings mangelt es bis heute an exaktem Zahlenmaterial über die Häufigkeit der PH und der postgonorrhoischen Harnröhrenverengung für sich allein in der männlichen Bevölkerung, so daß eine mit Ziffern belegte Angabe, daß eine Harnröhrenstriktur beim Prostatiker abnorm selten sei, nicht vorliegt. Es handelt sich mehr um einen klinischen Eindruck, der auf dem Übersehen eines größeren Krankengutes fußt, aber noch der statistischen Bestätigung harrt.

Abschließend ist festzustellen, daß der Ausspruch von H. THOMPSON (1861), den A. v. FRISCH zitiert hat, „aus der Liste der ursächlichen Momente der PH muß die Entzündung ganz und gar gestrichen werden", seine Gültigkeit behalten hat.

Abgelehnt wird heute auch die Guyon-Launoissche *arteriosklerotische Entstehungstheorie der PH* (1885) und ihre spätere Erneuerung nach dem ersten Weltkrieg durch den Mannheimer Pathologen LOESCHCKE (1920) und dessen Schüler ADRION (1922) und KAUSCH (1929). In der alten Form, die ihr die französische Schule gegeben hat, ist sie wohl unhaltbar, denn man kann sich schwer vorstellen, wie eine arteriosklerotische Entartung der Blutgefäße der Prostata mit ihrer Folge, der Verringerung der Blutzufuhr, Adenombildung hervorrufen soll, was die Kritiker dieser Theorie schon seinerzeit mit Recht hervorgehoben haben (CASPER; VIRCHOW; THOMPSON). Allerdings ist bis heute nicht bekannt, wie sich die Arteriosklerose der Prostatagefäße tatsächlich an der Vorsteherdrüse auswirkt, während an anderen Organen die Folgen der Arteriosklerose sehr genau studiert sind. Das bestechende an der arteriosklerotischen Entstehungstheorie ist, daß bei Prostatikern die Arteriosklerose bedeutend häufiger und in schwererer Form gefunden wurde als bei Nichtprostatikern (FLAMM und HOCHMILLER 1926), daß es sich ferner bei Prostatikern überwiegend um alte Menschen handelt und die Arteriosklerose gewöhnlich ebenso eine Alterskrankheit ist wie die PH. Zudem kann, wie wir bereits erfahren haben, sogar eine Atrophie der Prostata von Adenombildung begleitet sein und es wäre denkbar, daß in solchen Fällen die Prostataatrophie wenigstens teilweise auf eine Arteriosklerose der Prostataschlagadern zurückgeht. Ich selbst konnte mich in Zusammenarbeit mit dem Wiener Pathologen E. ZANDANELL (1958) überzeugen, daß die (periurethrale) Adenombildung gar nicht selten in Vorsteherdrüsen gefunden wird, die leichter und kleiner sind als adenomfreie Vorsteherdrüsen im Durchschnitt der Fälle zu sein pflegen. Dasselbe ist SIMMONDS (1918), hinsichtlich der Größe adenomhaltiger Drüsen auch JACOBY (1923), und bezüglich des Gewichtes NIEMEYER (1921) schon aufgefallen. NIEMEYER berichtet, daß in einer ganzen Reihe von ihm untersuchter Fälle das Gewicht der hypertrophierten Prostata das Normalgewicht nicht überstieg oder sogar leicht darunter blieb, so daß die Gewichtsbestimmung für die Unterscheidung zwischen normalen und hypertrophen Prostaten, wie er feststellt, „sehr oft wertlos bleibt".

Derartige Beobachtungen bilden die morphologische Grundlage für eine weitere Entstehungstheorie der PH, die sog. *kompensatorische Theorie* (Simmonds 1918; Niemeyer 1921; Kornitzer und Zanger 1923; R. Chwalla und E. Zandanell 1958), die besagt, daß die adenomatöse Drüsenwucherung in der Prostata (oder in den periurethralen Drüsen) einen Insuffizienzzustand der Prostatadrüsen kompensiere. Man muß sich aber bei dieser Annahme bewußt sein, daß die Insuffizienz der Prostatadrüsen bis jetzt nicht bewiesen ist und daß andererseits die Zahl der Fälle von Prostataadenombildung, in denen Gewicht und Masse der Prostata hinter der Norm zurückbleiben, doch nur einen kleinen Teil aller PH-Fälle ausmacht (R. Chwalla und E. Zandanell 1958), demnach die kompensatorische Theorie solange nicht für alle Fälle von PH Gültigkeit beanspruchen kann, als nicht wenigstens eine vorhergehende Insuffizienz der Prostatadrüsen in allen Fällen von (periurethraler und intraprostatischer) Adenombildung bewiesen ist. S. Gil Vernet sieht einen Gegenbeweis gegen die kompensatorische Theroie in dem Fehlen von Ausführungsgängen der Adenome, so daß ihr Sekret absorbiert werden und in den Kreislauf gelangen müsse, ferner in dem stark toxischen Charakter des Adenomsekretes (s. S. 480), und verweist darauf, daß die kompensatorische Theorie für die Fibromyome der Prostata keine Gültigkeit beanspruchen könne. Sie steht jedenfalls in Übereinstimmung mit der heutigen Auffassung adenomähnlicher Hyperplasien in anderen Organen, z. B. den Nebennieren, die von den Pathologen als Ausgleichsversuche — hierin liegt eine gewisse Ähnlichkeit mit dem Prostataadenom — angesehen werden.

Das Nebennierenrindenadenom ist im hohen Alter weit häufiger als im Kindes- und jugendlichen Alter und bedeutet ein Plus an Funktion, wie sich aus der Vermehrung der 17-Ketosteroide und der Corticoide im Harn von Nebennierenadenomträgern ergeben hat. Auf dem Nachweis einer Überausscheidung von Nebennierenrindenwirkstoffen und deren Abbauprodukten im Harn beruht heute die klinische Diagnose des Nebennierenrindenadenoms zu einem guten Teil.

Ein Insuffizientwerden der Prostatadrüsen könnte die Folge von angeborener Minderwertigkeit, von Altersveränderungen (Androgenmangel, Oestrogenüberschuß) im Geschlechtsquotienten (vgl. S. 443) sein, oder aus einer Verschlechterung der Blutversorgung der Vorsteherdrüse resultieren.

Tatsächlich ist jedoch eine Arteriosklerose der Prostatagefäße nur in einem Teil der Fälle von PH gefunden worden und andererseits selbst stärkste Knotenbildung in der Prostata bei Fehlen von Gefäßveränderungen beobachtet (Motz 1897; Casper, Ciechanowski 1901; Niemeyer 1921; Cammerath 1923). Ferner kommen umgekehrt Fälle von hochgradiger Arteriosklerose sämtlicher Prostatagefäße ohne Vergrößerung der Prostata vor (Jacoby 1923; Oberndorfer 1931).

Letztere Beobachtungen sind allerdings gegen die arteriosklerotische Entstehungstheorie nicht so unbedingt beweisend wie die ersterwähnten, denn Gefäße können beträchtlich arteriosklerotisch wandverändert sein, ohne daß die Blutzufuhr nennenswert leidet. Das ist dann der Fall, wenn die Gefäßlichtung keine wesentliche Einbuße erfahren hat. Entscheidend ist also der Grad der Abnahme der Prostatadurchblutung und darauf ist bisher überhaupt nicht untersucht worden. Beweisend sind nur Gefäßinjektionen, welche die Verschlechterung der Blutversorgung der Vorsteherdrüse dartun. Die bloße Existenz einer Sklerose der Gefäßwände beweist noch nicht sicher eine Ernährungsstörung. Cammerath hat angegeben, daß das Prostataadenom gefäßärmer sei als die Prostata. Ebenso sind nach Kausch Prostataadenome gefäßärmer als ihre Umgebung. Es wäre denkbar, daß das Prostataadenom mit einer geringeren Blutzufuhr auskommt als normale Prostatadrüsen, weil sein Stoffwechsel ein anderer ist (vgl. S. 481). Ist einmal eine arteriosklerotische Ernährungsstörung in der Prostata eingetreten, dann würde man eine Atrophie und nicht eine Hypertrophie der Prostata als Folge erwarten.

Das Problem der Arteriosklerose der Prostata und ihrer Auswirkungen bedarf meines Erachtens noch gründlichen Studiums auf moderner Grundlage und mit verbesserten Methoden. Einer sorgfältigen Nachprüfung bedürften meiner Meinung nach auch die Ergebnisse der Loeschckeschen Schule. Ihre Schlußfolgerung, daß die arteriosklerotische Atrophie der „Außendrüse" eine vikariierende Hypertrophie der — besser mit Blut versorgten — „Innendrüse" zur Folge habe, gründet sich darauf, daß Adrion, ebenso Kausch, arteriosklerotische Veränderungen an den Gefäßen der Außendrüse bei PH niemals vermißt haben. Nach Loeschcke ist die Innendrüse aus dem Grunde besser durchblutet als die Außendrüse, weil sie auch von den Blasenarterien mit gespeist wird, die Außendrüse hingegen nicht. Die beim Prostatiker stets vorhandene Arteriosklerose der Prostatagefäße ist nach Kausch (1929) vorwiegend auf die Gefäße der Außendrüse beschränkt (unter Außendrüse versteht Kausch die eigentlichen Prostatadrüsen); im Gegensatz dazu soll eine arteriosklerotische Veränderung der Gefäße der Innendrüse, die der Zone der periurethralen Drüsen entspricht, häufig fehlen. Nach der Loeschckeschen Schule ist also die PH eine durch Arteriosklerose der Prostata (Außendrüse) hervorgerufene vikariierende Wucherung der periurethralen Drüsen. Man erkennt sofort, daß diese ebenfalls „kompensatorische" Auffassung die Adenombildung in der eigentlichen Prostata gar nicht berührt und überhaupt nicht zu erklären versucht. Eine Hypertrophie der Außendrüse ist nach Kausch zwar selten, kommt aber vor, wie auch S. Gil Vernet bestätigt, der in sehr vorgeschrittenen Fällen von PH auch Adenome in der Außendrüse beschreibt und abbildet. Unter 211 von Kausch untersuchten Fällen fand sich 144mal eine Arteriosklerose der Prostatagefäße, und zwar 82mal sowohl der Gefäße der Außen- wie der Innendrüse, 59mal nur der Außendrüse, und lediglich 3mal eine — isolierte — Sklerose der Innendrüsengefäße, allemal ohne Hypertrophie der Innendrüse. Die schon erwähnte bessere Blutversorgung der Innendrüse, welche zum Teil auch von der A. vesicourethralis erfolgt, soll nach Kausch die Erklärung dafür geben, daß, trotz Sklerose der Arterien beider Drüsenzonen, nur die Innendrüse hypertrophiert, während in der Außendrüse von Kausch niemals Adenome gefunden wurden. Diese Deutung wirkt reichlich gekünstelt und schematisch. Häufig kommt sogar nach Kausch Arteriosklerose ohne PH vor, selten jedoch eine PH ohne (!) Arteriosklerose; diese tritt nach ihm vor der PH auf. Man erkennt, daß Kausch die allgemeine Gültigkeit seiner Theorie selbst durchlöchert und Ausnahmen zugibt, die die ganze Theorie schwer erschüttern.

Die von Loeschcke gefundene und von seinem Schüler Adrion näher beschriebene getrennte Gefäßversorgung der Innen- und Außendrüse ist überdies von Cammerath (1923) auf Grund von zahlreichen Injektionen bestritten und eine arteriosklerotische Verursachung der PH abgelehnt worden. Kausch hat seinerseits die Schlüsse von Cammerath zurückgewiesen und seine Angaben aufrechterhalten. Das Problem ist also nicht endgültig bereinigt. Die Ansicht von Kausch, daß die PH keine Adenom-, also Neubildung sei, sondern — nach der Definition von Borst — eine echte Hypertrophie, ist nicht haltbar, seit sich ergeben hat (s. S. 481 f.), daß das Prostataadenom funktionell weitgehend von normalen Prostatadrüsen abweicht; Borst definierte nämlich ein hypertrophisches Wachstum als einen rein quantitativen Exzeß, der qualitativ den Charakter des Mutterbodens wahrt.

Ein vertieftes Studium der Blutgefäßversorgung der verschiedenen Teile der Prostata sowie der prostatischen Harnröhre und der Adenome erscheint nötig, desgleichen eine Nachprüfung der Angabe von Flocks, daß sich die „Harnröhrengruppe" der Prostataarterien, die die Hauptquelle der Blutversorgung des hypertrophierten Teiles der Vorsteherdrüse bildet, mit dem Alter beträchtlich und mit dem Auftreten der PH sehr stark vergrößert, während die zweite Gruppe von Prostataschlagadern, die äußere Kapselgruppe, sich nur wenig verändert. Diese Angabe läuft auf eine Hyperämisierung der „Innendrüse" im Alter hinaus, in der sich die Adenome vorwiegend und zuerst entwickeln (s. S. 431). Nach S. Gil Vernet bildet sich die caudale Prostata im Vorgreisenalter zurück, ihre Arterien werden dünner und weisen häufig arteriosklerotische Veränderungen auf (entsprechend der sog. Außendrüse); Hand in Hand damit erweitern sich die Arterien der kranialen Prostata. Man sieht, daß diese Probleme noch keineswegs erledigt sind.

J. Rott fand jüngst lediglich bei einem Teil der Prostataadenomträger eine Arteriosklerose der Prostatagefäße. Es gibt nach ihm sichere Fälle mit erheblicher Arteriosklerose der Prostata und ihrer zuführenden Arterien ohne Adenom und umgekehrt einer erheblichen Adenomatose (Adenomyomatose nach Rott) ohne eine Spur von Arteriosklerose (!) der Prostata, selbst im hohen Greisenalter. Die Häufigkeit des Prostataadenoms geht ferner nach Rott nicht konform mit dem steigenden Befall an allgemeiner und Prostataarteriosklerose. In den höheren Lebensaltern zeigen nach seinen Befunden im Alter zwischen 75 und 86 Jahren fast 100% aller Männer Adenome, dagegen nur 50—60% eine Prostatagefäßsklerose. Schließlich weist Rott darauf hin, daß die allgemeine Arteriosklerose außerhalb der Prostata nicht mit der Gefäßsklerose in der Prostata parallel geht und daß die allgemeine Arteriosklerose um rund $^1/_3$ häufiger ist als die Prostatagefäßsklerose.

Sehr frühzeitig tauchen Gedankengänge auf, die eine Abhängigkeit der PH-Entstehung von Hormonen beinhalten. Das Auftreten der PH zur Zeit der abnehmenden Hodentätigkeit bildete ihre Grundlage. Wenn auch die *Theorien der hormonalen Entstehung der PH* erst ungefähr in den 30er Jahren begonnen haben, zunehmend in den Vordergrund zu treten, und seither beträchtliche Wandlungen durchgemacht haben, so reichen ihre Wurzeln doch schon in das vorige Jahrhundert zurück. Ihre erste praktische Verwirklichung stellt die therapeutische Kastration bei PH dar, da sie auf der Annahme einer Abhängigkeit der PH-Entstehung von den Hoden und ihren Hormonen fußt. Die Kastrationstherapie der PH darf als die früheste Form einer systematischen Behandlung dieses Leidens auf hormontherapeutischer Grundlage aufgefaßt werden.

Bevor wir uns den einschlägigen Hormonproblemen zuwenden, erscheint es angezeigt, einen Überblick über die allgemeinen Grundlagen der Entstehungstheorien der PH durch Hormonwirkung zu geben.

## b) Die allgemeinen Grundlagen der hormonalen Entstehungstheorien der Prostatahypertrophie

Die Prostata ist ein ausgesprochen endokrin abhängiges Organ, und zwar als Anhangdrüse des männlichen Geschlechtsapparates, sog. akzessorische Geschlechtsdrüse, in besonderem Maße von den Geschlechtshormonen, dem Androgen und dem Oestrogen im männlichen Organismus, in ihrer intrauterinen Entwicklung, ihrem postnatalen Ausbildungsgrad und in ihrer Funktion zeitlebens abhängig (vgl. darüber bei R. Chwalla 1956).

Das Androgen wirkt, wie wir schon erfahren haben, hauptsächlich auf die Drüsen der Prostata, und zwar wachstumsstimulierend, das Oestrogen hingegen auf das Bindegewebe und die glatte Muskulatur der Prostata und vermehrt ihr Stroma (s. S. 443), während es das Drüsenepithel der Prostata zur Atrophie bringt (Huggins und Clark 1940). Die Produktion von beiderlei Geschlechtshormonen im Organismus des Mannes, entsprechend seiner bisexuellen Anlage, ist biologisch sinnvoll, weil durch sie auf sämtliche Hauptaufbauelemente der Vorsteherdrüse im angeführten Sinn Einfluß gewonnen wird.

Die endokrine Steuerung der Prostata darf allerdings nicht als eine ausschließliche Abhängigkeit von Hormonen aufgefaßt werden. Vielmehr besitzt die einmal entwickelte Prostata auch ein individuell variables Maß von Selbständigkeit und eigenständiger Fortentwicklung, selbst wenn der hormonale Stimulus nachläßt. Das zeigt sich darin, daß sie nach Kastration, also Entzug des Hodenandrogens und -oestrogens, nicht vollständig atrophiert, ferner bei Eunuchoiden, trotz hochgradigem Androgenmangel, dennoch normale Größe aufweisen kann (F. ALTMANN 1930), wobei allerdings in beiden Fällen die bei verschiedenen Individuen in ihrem Ausmaß verschiedene Fähigkeit der Nebennierenrinde, den Verlust der Hodenhormone auszugleichen, berücksichtigt werden muß. Eine eigenständige Entwicklung tritt jedoch sehr ausgesprochen in dem Umstand zutage, daß Prostata und Samenblasen bei ein und demselben Individuum in Größe, Gewicht und Aufbau der Wand beträchtlich auseinandergehen können (R. CHWALLA und E. ZANDANELL 1958), obwohl beide Organe auf Androgen und Oestrogen in analoger Weise ansprechen.

Die hormonale Abhängigkeit der normalen Prostata (vgl. darüber das nächste Kapitel) legte den Gedanken nahe, daß auch krankhafte Veränderungen der Vorsteherdrüse, unter ihnen die PH, von den gleichen Hormonen beeinflußt werden, die auf die normale Prostata wirken, ja vielleicht durch sie ausgelöst würden.

Wir haben demnach zu untersuchen, ob die Pathogenese der PH tatsächlich hormonal erklärt werden kann. Vorher müssen wir uns zum besseren Verständnis des folgenden mit den Tatsachen bekannt machen, die bisher über die Abhängigkeit der Prostata von Hormonen und Hormondrüsen zutage gefördert worden sind, und wollen hernach die einzelnen hormonalen Entstehungstheorien der PH kritisch durchgehen.

### α) Der Einfluß von Hormonen und von endokrinen Drüsen auf die Prostata (Endokrinologie der Prostata)

Das *Wachstum und Funktion der Prostatadrüsen* fördernde Hormon ist das Androgen. Von ihm hängt die normale Entwicklung der Prostata ab: intrauterine Kastration führt bei Kaninchen zu einer Entwicklungsverzögerung der Prostata (JOST 1946), die sich durch Testosteronpropionatzufuhr verhindern läßt. Androgen bringt das Organ während der Pubertät zur Reife und bestimmt nicht nur den Entwicklungsgrad, den die Prostata beim geschlechtsreifen Mann erreicht, sondern auch das Ausmaß der funktionellen Leistung der Vorsteherdrüse des Erwachsenen. Sie funktionstüchtig zu erhalten, ist eine der Hauptaufgaben des männlichen Geschlechtshormons nach der Reife. Androgenzufuhr an trächtige Ratten und Mäuse führt zu Entwicklung einer Prostata selbst bei der weiblichen Nachkommenschaft, analog Kastration weiblicher Tiere nach der Geburt (dadurch Ausschaltung des Oestrogens der Eierstöcke) und anschließende Androgenzufuhr. Daraus geht die spezifische Wirkung des männlichen Hormons auf die Prostata — unabhängig vom Geschlecht des Versuchstieres — hervor, die in der Verwendung der Prostata kastrierter Tiere zum — qualitativen und quantitativen — Nachweis von Androgen ihren Niederschlag gefunden hat (Prostata-Samenblasentest an der kastrierten Ratte oder Maus zur Androgenbestimmung). Größere Dosen von Androgen erzeugen eine Vergrößerung und eine Gewichtszunahme der Prostata, die als diffuse Hyperplasie des Organes in Erscheinung tritt und sich als drüsige Hyperplasie kennzeichnet. Näheres darüber auf S. 447 ff. und im Kapitel über die androgene Entstehungstheorie der PH auf S. 460. Umgekehrt hat die Kastration eine Atrophie der Prostata zur Folge (s. S. 460).

Das Androgen im männlichen Organismus stammt nun aus den Hoden — aus diesen in erster Linie — und aus den Nebennieren bzw. deren Rinde. Auch das Nebennierenrindenandrogen ist prostatawirksam (vgl. darüber bei H. BURROWS 1949 und das folgende). Wir haben daher auch den Einfluß der Nebennieren auf die Prostata zu berücksichtigen.

Auf S. 439 wurde bereits ausgeführt, daß die therapeutische Kastration des Prostatikers, also der Entzug des Hodenandrogens, einen Vorläufer der heutigen

Hormontherapie bei PH bildet. Die Kastrationstherapie war vor der Jahrhundertwende ziemlich viel in Übung und ist erst durch die suprapubische Prostatektomie (FREYER 1900) verdrängt worden. Noch stärker als die Kastration wirkt der totale Androgenentzug durch die Kombination der Kastration mit der Entfernung beider Nebennieren. Die bilaterale Adrenalektomie beschleunigt und verstärkt nämlich die Kastrationsatrophie der Prostata (BURRILL und GREENE 1939). Wenn andererseits die Nebennieren nach der Kastration ein Adenom, das ist (in der Regel) ein überfunktionierendes Nebennierenrindengewächs, entwickeln, so bleibt die Kastrationsatrophie der Prostata nicht nur aus, sondern wird durch das Adenom überkompensiert und die Prostata hyperplasiert sogar, wie SPIEGEL (1939) an frühkastrierten Meerschweinchen beobachtete. Die Nebennieren vermögen also den Ausfall der Hodenhormone wettzumachen. Hyperandrogene Nebennierenrindengewächse und die Hyperplasie der Nebennierenrinde sind analog beim Menschen imstande, schon im Kindesalter eine Hyperplasie der Prostata — als Teilerscheinung einer geschlechtlichen Frühreife — hervorzurufen und die kindliche Prostata verfrüht zur Lieferung normalen Prostatasekretes, wie normalerweise erst zur Zeit der Geschlechtsreife, zu veranlassen (REILLY 1942). Gibt man unreifen männlichen Ratten nach Kastration und Hypophysektomie täglich einen adrenocorticotropen Extrakt, frei von gonadotropem und von Wachstumshormon, so vergrößern sich mit der Nebennierenrinde auch Prostata und Samenblasen (DAVIDSOHN und MOON 1936; NELSON 1941), indem die Androgenproduktion der Nebennierenrinde durch das ACTH des Hypophysenvorderlappens stimuliert wird. Werden die Nebennieren vorher entfernt, so bleiben diese Effekte aus (DAVIDSOHN 1937). ACTH vergrößert das Prostatavolumen (BATRINOS 1959).

Nebennierenrindendefekte führen beim Mann zu Atrophie der Hoden, Prostata und Samenblasen und zu Impotenz. COREY und BRITTON erzeugten 1931 andererseits durch Verabreichung von Nebennierenrindenextrakten an junge Rattenmännchen eine vorzeitige Geschlechtsreife, ähnlich wie durch Zufuhr von Hypophysenvorderlappenextrakt. Umgekehrt bewirkt Nebennierenexstirpation bei Ratten eine Atrophie der Prostata (SCHILLER 1935) neben Stillstand der Geschlechtsfunktionen und der Samenzellbildung. Bei hypoorchen und bei primär sterilen Männern, desgleichen bei jungen Früheunuchoiden habe ich oft auch einen Hypokortikalismus klinisch und an Hand der Corticoidausscheidung im Harn feststellen können. Allgemein bekannt ist heutzutage die günstige Wirkung der Kastration beim Prostatacarcinom, aber auch in einem Teil der Fälle von PH (vgl. darüber S. 460). Sie ist bei beiden Erkrankungen nicht in allen Fällen zu beobachten, ein Zeichen dafür, daß nicht jede Prostatakrebszelle und nicht jede Drüsenzelle eines Prostataadenoms in gleichem Maße androgenabhängig ist. Aber auch die bloße Adrenalektomie bringt bisweilen eine Rückbildung eines Prostatacarcinoms hervor (PEARSON, WHITMORE et al. 1953) oder erzeugt Nekrosen darin (FRANKS 1953), ebenso die Hypophysektomie (GRAYHACK, DE KLERK und SCOTT 1953). Die Wirkung dieser ist daraus verständlich, daß nach Entfernung der Hypophyse Hoden und Nebennieren atrophieren. Daher verfällt auch die Prostata nach der Hypophysektomie beim Tier einer fortschreitenden Rückbildung (CUSHING und GOETSCH 1915; SMITH 1926; NOBLE 1938). Durch Androsteroninjektionen läßt sich diese Atrophie verhindern (WALSH, CUYLER und McCULLAGH 1933, 1934; CALLOW und DEANESLY 1935). Andererseits löst Hypophysentransplantation bei jungen gesunden Tieren eine vorzeitige Pubertät aus (SMITH und SMITH 1922) und ruft eine diffuse Hyperplasie der Prostata neben einer Hodenvergrößerung hervor (SMITH und ENGLE 1927). Ähnlich wie Hypophysenüberpflanzung wirkt verständlicherweise Hypophysenextraktverabreichung. Eine starke fördernde Wirkung auf die akzessorischen männlichen Geschlechtsdrüsen, darunter die Prostata, hat Schwangerenharnextrakt vermöge seines Reichtums an placentärem zwischenzellstimulierendem Hormon, das die Androgenausschüttung der Hoden steigert. Schwangerenharnextraktinjektion vergrößert nach LEONARD (1933) die Prostata nichtkastrierter Ratten und bringt intraoculäre Prostataimplantate zum Wachsen (HECKEL und KRETSCHMER 1935; MOORE, MELCHIONNA, TOLINS und ROSENBLUM 1937). Auch bei Macacusaffen und beim Menschen (POWELL 1939; SCHWARTZ 1942) erzeugt das chorial-placentäre Gonadotropin eine diffuse Hyperplasie der Prostata (s. S. 448). In besonders eleganter Weise bewiesen MARTINS und ROCHA (1931) den Einfluß der Hypophyse durch parabiotische Vereinigung zweier männlicher Ratten, von denen die eine kastriert war: die überfunktionierende Kastrationshypophyse stimulierte durch ihre übermäßige Gonadotropininkretion die Hoden des nichtkastrierten Partners und brachte dadurch dessen Prostata zu einer Gewichts- und Größenzunahme von 300—500%. McCULLAGH und WALSH bestätigten 1935 diesen Effekt. Wurde der eine Partner vorher hypophysektomiert, wodurch seine Hoden und Prostata atrophierten, so konnte diese Atrophie durch nachträgliche Kastration der zweiten Partnerratte verhindert werden (CUTULY und CUTULY 1938).

Das *Wachstumshormon des Hypophysenvorderlappens* hat keinen Einfluß auf die Prostata (SIMPSON, EVANS und LI 1949; TALBOT, SOBEL, McARTHUR und CRAWFORD 1952), während es nach BATRINOS (1959) die Prostata auch beim hypophysektomierten, kastrierten und adrenalektomierten Tier vergrößert und gleich dem ACTH die Androgeninkretion der Nebennierenrinde stimuliert, das *Prolaktin* wirkt nach SCOTT (1953) und nach BATRINOS (1959) stimulierend. Von injiziertem, radioaktiv gemachtem Prolaktin wird die Hälfte in der Prostata fixiert (SONNENBERG und MONEY 1955).

Aus dem Einfluß von Hypophyse, Nebennieren und Hoden auf die Prostata ergibt sich, daß die normale Prostata von den Organen des „hormonalen Geschlechtssystems" (R. CHWALLA 1951), zu denen diese Organe gehören, hormonal hauptsächlich abhängig ist. Darüber hinaus haben noch andere endokrine Organe einen — mittelbaren — Einfluß, z.B. die *Schilddrüse.*

Ohne Schilddrüse kommt nämlich das Gonadotropin des Hypophysenvorderlappens nicht zur Wirkung. Das Thyroxin der Schilddrüse scheint für die normale Gonadotropinbildung von Bedeutung zu sein (EARTLEY und LEBLOND 1954), da die Hodenreifung bei thyreoidektomierten und jodarm ernährten infantilen Ratten ausbleibt. Schilddrüsenverfütterung erhöht umgekehrt die gonadotrope Aktivität des Hypophysenvorderlappens (EVANS und SIMPSON 1930; COHEN 1935). Hypothyreote Individuen ohne Kropf sind dementsprechend hypogenital (LEVITT 1954). Das tierexperimentelle Korrelat dieses Sachverhaltes ist die Rückbildung der akzessorischen männlichen Geschlechtsorgane, darunter der Prostata, nach Entfernung der Schilddrüse. Andererseits vergrößert Verabreichung von thyreotropem Hormon des Hypophysenvorderlappens die Prostata der Ratte (F. BÜHLER 1931); beim kastrierten Tier bleibt diese Wirkung aus, die daher über die Hoden erfolgt. Radioaktiv markiertes thyreotropes Hypophysenvorderlappenhormon reichert sich, außer — in besonderem Maße — in der Schilddrüse, charakteristischerweise in den Keimdrüsen (und in der Leber) an (SONNENBERG, KEATON, MONEY und RAWSON 1952).

Das stärkste und gesichert prostatahemmende Hormon, das wir kennen, ist das Oestrogen. Alle bekannten Prostatafunktionen erfahren durch Oestrogen eine Herabsetzung bis zum Stillstand, je nach der verabreichten Dosis. Morphologisch erzeugt Oestrogen in hohen Dosen in der Prostata eine Hyperplasie des fibromuskulären Stromas bei gleichzeitiger Atrophie und Metaplasie der Prostataepithelien (BURROWS 1935), die das Prostatasekret bereiten. Die Sekretbildung der Prostata nimmt daher ab oder hört auf. Androgen im Überschuß verhindert diese Oestrogenwirkung, schützt also vor dem Effekt überschüssigen Oestrogens auf die Vorsteherdrüse. Auch die Verabreichung von Gonadotropin, das die Androgenausschüttung der Hoden steigert, verhindert die Oestrogenwirkung auf die Prostata von Versuchstieren (DE JONGH 1935).

Jüngst ist im 19-Nor-äthinyltestosteron ein Stoff gefunden worden, der das Wachstum der normalen Rattenprostata stark hemmt (SCOTT, HOPKINS, LUCAS und TESAR 1957).

Kleine Dosen Oestrogen, wie sie im männlichen Organismus physiologisch produziert werden, scheinen hingegen die Androgenwirkung zu unterstützen. Sie vermögen nämlich, bald nach der Kastration verabreicht, die Kastrationsatrophie der Prostata (und der übrigen akzessorischen männlichen Geschlechtsdrüsen des Tieres) bis zu einem gewissen Grad aufzuhalten oder, wenn die Atrophie bereits eingetreten war, die Prostataepithelien ein wenig aufzubessern und das Stroma der Prostata, wie eben gesagt, zur Wucherung zu bringen, wodurch die Kastrationsatrophie — sowohl der Prostata als auch der Samenblasen — sogar einer gewissen Volumenvermehrung Platz machen kann (DAVID, FREUD und DE JONGH 1934) und scheinbar hintangehalten wird. Eine Wiederherstellung der Prostatafunktion tritt jedoch dadurch nicht ein (BURROWS 1949). Außer der glatten Muskulatur (vgl. S. 460) und dem bindegewebigen Stroma vermehrt Oestrogenzufuhr auch die Fibroblasten und das Kollagen in der Prostata und den übrigen Anhangdrüsen des männlichen Genitaltraktes, aber auch in anderen Organen, wenngleich dort nicht so hervorstechend wie im männlichen Genitale. Dementsprechend ist beobachtet worden, daß Oestrogen ein medulläres Prostatacarcinom in ein scirrhöses verwandelt (SIMONS und RANDERATH 1950). Eine geringe Zulage von Oestrogen zu verabreichtem Testosteron erhöht das Prostatagewicht etwas stärker als Testosteron allein (KORENCHEVSKY, HALL, BURBANK und ROSS 1939).

Wirkt das Androgen auf das Epithel der Prostata und der Samenblasen und erhält diese in normaler Funktion, so beeinflußt das weibliche Hormon nach dem Gesagten die fibromuskuläre Komponente beider Organe, so daß für eine normgerechte Ausbildung ihrer wichtigsten Aufbauelemente die Oestrogenwirkung ebenso nötig ist wie die Androgenwirkung. Die antagonistische Wirkung des Oestrogens zum Androgen tritt nur dann in Erscheinung, wenn das normale Verhältnis beider, der normale Geschlechtshormonquotient, gestört ist.

Kleine, aber dauernde Abweichungen im Geschlechtshormonquotienten dürften sich im Verhältnis der Prostatadrüsen zum Stroma auswirken. Schon in der Norm, d.h. bei gesunden Männern, gibt es drüsenarme und drüsenreiche Vorsteherdrüsen und schwankt das Verhältnis von Bindegewebe plus Muskulatur zur Drüsenmasse nach BRAUS (zit. nach OBERNDORFER) wie 5:1, 3:1 oder 2:1, also in sehr weiten Grenzen. Der prozentuale Anteil des Stromas ist nach VAN HELLENS (1956) umgekehrt proportional den Androgenwerten, dem Gewicht nach nimmt es von der Pubertät an zu, während die Epithelien nach dem 40. Lebensjahr einen Rückgang erfahren.

Exzessive tägliche Dosen Oestrogen rufen beim Versuchstier eine Gewichtsabnahme und Verkleinerung der normalen Prostata (MOORE und PRICE 1932; KORENCHEVSKY und DENNISON 1935; WADE und DOISY 1935) bis zu Atrophie derselben (MATTHEWS, EMERY und SCHWABE 1941; MORELL und HART 1941; FRAZIER und MU 1941; GREENE und THOMPSON 1942; FACCINI und ARDUINI 1948; bestätigt an intraoculären Prostataimplantaten des Kaninchens durch KRICHEVSKY und BENJAMIN 1947) hervor. Parallel damit atrophieren, so wie beim Prostatiker und Prostatacarcinomkranken nach entsprechend großen Oestrogendosen, bei allen studierten Tierarten (Thorborg 1948) die Hoden und ihr Samenepithel (del Castillo und Pinto 1931; Thorborg 1948). Die Gewichts- und Größenabnahme der Hoden kann 80% der ursprünglichen Werte erreichen (Wade und Doisy 1921). Bei hochdosierter Oestrogenbehandlung der PH und des Prostatacarcinoms ist, außer der Schädigung und Schrumpfung der Hoden, auch eine Verkleinerung des Penis zu beobachten. Offenbar tritt der Größenrückgang der Prostata unter Oestrogenwirkung dann ein, sobald jeglicher Androgeneinfluß durch das zugeführte Oestrogen neutralisiert ist. Nach Überpflanzung eines Eierstockes entwickelt sich, der Oestrogenwirkung entsprechend, die Rattenprostata nicht weiter als bei kastrierten Tieren (Pfeiffer 1936). Die normale Prostata läßt sich nach dem Gesagten durch eine entsprechend hohe Oestrogenzufuhr zur Atrophie bringen. Man hat hier von „hormonaler Kastration" gesprochen, jedoch ist dieser Effekt nach Absetzen der Oestrogenzufuhr reversibel.

Die Hyperplasie des fibromuskulären Stromas der Prostata durch Oestrogen kommt bei allen untersuchten Tierarten einschließlich der Affen und Primaten zustande und kann zu einer beträchtlichen Vergrößerung der Prostata führen (Zuckermann und Parkes bei Primaten 1936; Zuckermann und Sandys 1939 bei kastrierten Rhesusaffen; Kok 1936 beim Hund), die naturgemäß mit einer Adenombildung nichts zu tun hat. Bei gewissen Tieren mit aus mehreren Anteilen zusammengesetzter Prostata und anscheinend in gewissem Grade auch beim Menschen ist die Oestrogenwirkung in verschiedenen Prostataanteilen unterschiedlich und tritt zeitlich verschieden ein.

Sie zeigt sich bei der Maus zuerst und vor der Prostata in der sog. Koagulationsdrüse (Burrows 1935). Diese Drüse stellt ein die Samenflüssigkeit coagulierendes Ferment her und ist von der Prostata anatomisch getrennt und funktionell wie histologisch geschieden. Die erste Oestrogenwirkung in der Koagulationsdrüse der Maus ist der vollständige Verlust der sekretorischen Tätigkeit; hernach folgt eine Atrophie und metaplastische Umwandlung des Epithels mit Verhornung desselben, welch letztere von den Ausführungsgängen peripherwärts fortschreitet und begleitet wird von einer Wucherung des fibromuskulären Stromas der Koagulationsdrüsen. Ganz ähnliche Veränderungen greifen in den Samenblasen Platz.

In der Prostata der Maus treten diese Oestrogenwirkungen erst später ein, sind aber gleichartig. Sie entwickeln sich auch in ihr von der harnröhrennahen Region in peripherer Richtung.

Der Umstand, daß das Maximum der Oestrogenwirkung die ventralen Prostatalappen der Maus betrifft, hat auf Grund der Erfahrung, daß die adenomatöse Wucherung der periurethralen Drüsen des Menschen gewöhnlich ebenfalls nur einen beschränkten Bereich der Prostataregion umfaßt (s. S. 431), nämlich den harnröhrennahen Bezirk, zu der Vermutung geführt, daß die periurethale Adenombildung des Menschen eine Wirkung überschüssigen Oestrogens darstellt (de Jongh 1935; Burrows 1935). Den letzten Schritt zu dieser Analogisierung hat R. Geissendörfer getan, indem er die periurethralen Drüsen des Mannes mit der Koagulationsdrüse der Maus identifizierte. Er bestätigte ferner, daß die eigentliche Prostata der Maus unter Oestrogenwirkung atrophiert, worin sich eine — oberflächliche — Analogie mit der Kompressionsatrophie des Prostatamuttergewebes durch große Prostataadenome und große periurethrale Adenome ergab, die ihm die oestrogene Ätiologie des Prostataadenoms weiter zu bestätigen schien. Daß es sich tatsächlich nicht um eine hormonale Atrophie handelt, geht daraus hervor, daß sich die menschliche Vorsteherdrüse nach der Prostatektomie vollständig regeneriert und, per rectum betastet, normale Größe gewinnt, überdies gar nicht selten, sofern der Kranke lang genug weiter lebt, Sitz eines Prostatarezidivs wird. Eine hormonal ausgelöste Atrophie würde fortbestehen bleiben, denn die Prostatektomie hat an den Hormonverhältnissen nichts geändert. Ob die periurethralen Drüsen beim Menschen eine rudimentäre Koagulationsdrüse sind, ist eine Frage, die die vergleichende Anatomie und Histologie zu entscheiden hat. S. Gil Vernet lehnt die Homologisierung entschieden ab (1953). Tatsache ist, daß eine stark hypertrophe Prostata so wie ein Prostatacarcinom durch die Oestrogenbehandlung eine Reduktion auf normale Größe, sowohl bei rectaler Beurteilung als auch bei Messung der Prostatagröße nach Peirson (1946), nach manchen Untersuchern sogar eine tatsächliche Atrophie (Kunstmann und Lohmüller; Reinhard) erfahren kann. Leider ist die Wirkung des Oestrogens und des Androgens auf die periurethralen Drüsen noch nicht systematisch studiert. Wohl aber haben Huggins und Webster an menschlichen Prostataadenomen unter Stilbenwirkung Rückbildungserscheinungen festgestellt (1948).

Die Wirkungen des Oestrogens treten — begreiflicherweise — beim kastrierten Tier leichter ein als beim nichtkastrierten. Fällt doch nach Entfernung der Hoden die Gegenwirkung des Hodenandrogens weg. Beim nichtkastrierten Tier hängt ihr Ausmaß vom vorhandenen Androgenspiegel, daher auch vom Alter und etwaiger Brünstigkeit des Tieres, und von seinen Nebennieren, von der verabreichten Oestrogendosis und von der Art des zugeführten Oestrogens ab. Überdies existieren Artunterschiede in der Reaktionsweise, deren Zustandekommen nicht aufgeklärt ist (Artunterschiede in der Ansprechbarkeit der Erfolgsorgane ?). Die Vergrößerung der Prostata unter Oestrogenwirkung hat nach dem Ausgeführten mit einer Adenombildung nichts zu tun. Ein übermäßiger Oestrogeneinfluß vermag beim Versuchstier weder eine Adenombildung der periurethralen Drüsen noch eine solche der Prostatadrüsen hervorzurufen und daher auch die Adenomatose der menschlichen Vorsteherdrüse, soweit bis jetzt bekannt ist, nicht zu erklären.

Ein sehr wichtiges histologisches Kriterium übermäßigen oestrogenen Einflusses ist die metaplastische Umwandlung des in der Norm zylindrischen bis einreihigen Epithels der Ausführungsgänge und der Drüsenacini der Prostata in ein geschichtetes und eventuell verhornendes Plattenepithel. Diese Veränderung wird beim Prostataadenom vermißt. Der metaplasierende Prozeß beginnt in der Gegend um den Utriculus masculinus, der als ein Homologon der weiblichen Vagina aufgefaßt wird. Diese Region bildet im allgemeinen ein Zentrum der Oestrogenempfindlichkeit. Die dem Utriculus prostaticus anhängenden Drüsen reagieren auf die oestrogene Stimulierung besonders ausgesprochen mit einer Wucherung und Hyperplasie des Epithels, so daß derartige Veränderungen, wie sie R. GEISSENDÖRFER in der Prostata I (Koagulationsdrüse) der Maus und Ratte (vgl. S. 444) im histologischen Bild beobachtet hat, an die PH des Menschen erinnern können. Analog erzeugt Oestrogen auch beim Mann eine Metaplasie des Epithels des Utriculus prostaticus und der Ductus prostatici (ROSE und WATTENBERG 1945), ebenso beim menschlichen Säugling (SHARPEY-SCHÄFER und ZUCKERMAN 1941). Gleichartige Veränderungen sind in hypertrophen und in carcinomatösen Vorsteherdrüsen histologisch dann beobachtet worden, wenn die Kranken hohe Dosen Oestrogen bekommen hatten (E. WILDBOLZ 1948).

*Progesteron*zufuhr hat eine androgenartige Wirkung auf die Prostata (und die Samenblasen): sie führt nämlich bei hohen Dosen zu einer beträchtlichen Vergrößerung dieser Organe bei kastrierten Meerschweinchen (CLAUSEN 1942) und Ratten (LAMAR 1937; GREENE, BURRILL und IVY 1939). Andererseits schützt Progesteron, ebenso wie Androgen, die Prostata (und die Samenblasen) der Maus bis zu einem gewissen Grad vor der Oestrogenwirkung.

Stark antiprostatisch soll das sog. *Thymushormon* bzw. Thymusrohöl von BOMSKOV und LIPP (1942) wirken. Im Hinblick auf diesen Effekt ist interessant, daß bei der Dystrophia adiposogenitalis mit ihrer Unterentwicklung der äußeren und inneren Genitalien ein Thymus persistens gefunden werden kann (PENDE 1938; R. GREENE 1948). Ich vermißte kürzlich bei einem 50jährigen, bei dem die Obduktion eine Thymuspersistenz aufdeckte, eine PH. Die Wirkstoffe des Thymus sind bisher für die Therapie weder des Prostatacarcinoms noch der PH eingesetzt oder erprobt worden. Ich habe deshalb Versuche in die Wege geleitet, die — vor der Erprobung am Prostatiker — dazu dienen sollten, die Wirkung des Thymus auf die normale Rattenprostata zu prüfen. Dr. H. ISELSTÖGER vom Hormonlaboratorium der Wiener Firma Sanabo war so freundlich, diese bisher unveröffentlichten Versuche auf meine Anregung durchzuführen. Wir prüften einen 30%igen wäßrigen Extrakt aus dänischem Thymustrockenpulver, den mir die Wiener Firma Chemosan Union AG. für diesen Zweck freundlichst zur Verfügung stellte, auf seine Prostatawirkung. 1 cm³ dieser wasserlöslichen Wirkstoffe des Thymus wurden 4 männlichen Ratten im Gewicht von 250 g einmal wöchentlich subcutan injiziert; 4 Kontrolltiere erhielten 1 cm³ Kochsalzlösung (Placebo) subcutan. Tier I und II bekam 13 solche Thymusinjektionen, Tier III und IV 7 in der halben Zeit. Das Ergebnis dieser Thymusbehandlung, die von den Tieren anstandslos vertragen wurde, war, daß bei den behandelten Tieren weder das Gewicht der Gesamtprostata noch das ihrer Teile (Kraniallappen, Dorsallappen und Ventrallappen der Prostata) von dem Gewicht der Kontrolltiere signifikant abwich. Innerhalb der — allerdings — kurzen Versuchszeit wurde also das Prostatagewicht durch die Zufuhr der wasserlöslichen Wirkstoffe aus dem Thymus in der angegebenen Darreichung nicht deutlich erkennbar beeinflußt. Ich habe deshalb von der Erprobung an Prostatikern vorläufig Abstand genommen. Versuche mit einer Zubereitung, die die Gesamtwirkstoffe des Thymus, die lipoidlöslichen, wie sie Bomskov verwendet hat, und die wasserlöslichen, enthielt und damit eine Nachprüfung der von Bomskov und Lipp veröffentlichten Ergebnisse ermöglicht hätte, stehen noch aus.

Von den Wirkstoffen der *Zirbel* haben einzelne Autoren (Sander und Schmidt 1952) im Rahmen von Versuchen mit einer antitumoralen Therapie durch Zirbelextrakt über auffallende Besserungen bei Prostatikern berichtet. Bekannt ist die Empfehlung der Zirbelbehandlung des Prostatacarcinoms durch Sorrentino (1956), der die günstige Wirkung der Zirbel auf ihren antigonadalen Effekt zurückführt. Extrakt aus Glandula pinealis hemmt nach P. Engel (1936) die Wirkung des hypophysären Gonadotropins: die Vergrößerung der Rattenprostata durch Gonadotropininjektionen wird nämlich durch gleichzeitige Injektion hoher Zirbeldosen hintangehalten. Nach neueren Annahmen soll die Zirbel auch antagonisch zum Wachstumshormon des Hypophysenvorderlappens, also im mehr als einer Hinsicht antihypophysär wirken. Auf Grund der Erfolge, die Sorrentino von der Zirbeltherapie des Prostatacarcinoms berichtet hat und die nach ihm denen der Oestrogenbehandlung ungefähr gleichwertig sein sollen, hat R. Chwalla in noch unveröffentlichten Experimenten den Zirbelextrakt „Epiphysan" der Firma „Disperga" in Wien auch bei PH erprobt. Eine eindeutige Abnahme des Restharns, die nicht mit den üblichen Schwankungen desselben zusammenhängt, konnte durch 5 cm³ Epiphysan, jeden 2. Tag intraglutäal durch 4 Wochen an 2 Prostatiker verabreicht, der eine mit sehr wenig, der andere mit 300 bis 400 cm³ klarem Restharn, nicht beobachtet werden, ebensowenig ein rectalpalpatorisch feststellbarer Größenrückgang der Prostata. Dagegen fühlte sich einer von den beiden behandelten Prostatikern frischer und aktiver, wie das nach Einverleibung von Organextrakten vielfach vorkommt. Bei einem 70jährigen Prostatiker mit sehr großer, weich-elastischer Prostata, klarem Harn, Divertikelblase am intravenösen Urogramm, sehr wenig Miktionsbeschwerden, die sich auf einen dünner gewordenen Harnstrahl seit einigen Jahren und eine zweizeitige Miktion frühmorgens beschränkten, wurde die Zirbelbehandlung mit Oestrogen kombiniert und wurden im Laufe von 3 Monaten 120 mg Oestradiolvalerianat, dazu 7 intramuskuläre Injektionen von je 100 mg Oestradiol D (Schering), zusammen mit 12 Epiphysanininjektionen intraglutäal gegeben. Der Restharn sank geringfügig von 50 auf 40 cm³ ab, der Harnstrahl besserte sich bedeutend, ebenso verlor sich der Übergang in nur tropfenweises Urinieren am Schluß der Miktion unter dieser Behandlung. Vor ihrem Beginn hatte ich mich vergewissert, daß kein hochgradiger Hyperoestrogenismus bestand: die 24 Std-Ausscheidung an Follikelhormon hatte 285 iE betragen, die der 17-Ketosteroide 8,9 mg, die 24 Std-Ausscheidung des Androgens, biologisch im Prostata-Samenblasentest an der kastrierten Ratte geprüft, 18 iE, der 17-ketogenen Steroide 14,8 mg.

Vor diesen Versuchen am Prostatiker wurde die Wirkung des „Epiphysan" auf die Rattenprostata von Dr. H. Iselstöger geprüft. Zwei ausgewachsene männliche Inzuchtratten erhielten 50 Tage täglich 1 cm³ Epiphysan subcutan, 2 weitere Tiere als Kontrollen täglich 1 cm³ physiologische Kochsalzlösung subcutan. Zwei Tage nach der letzten Injektion wurden die Tiere getötet, ihre Hoden, Prostata und Samenblasen sorgfältig auspräpariert, frisch gewogen, formolfixiert und histologisch untersucht. Es ergab sich, daß das Hodengewicht der mit Epiphysan behandelten Tiere gegenüber den Kontrollen etwas, nämlich um 9%, vermindert war, hingegen das Gewicht des Komplexes Prostata plus Samenblasen um 19% höher war als das der Kontrolltiere. Die verschiedenen Anteile der Prostata waren dabei nicht gleichmäßig vergrößert, sondern verhielten sich bemerkenswerterweise verschieden: während der kraniale Lappen, die sog. Koagulationsdrüse (vgl. S. 444), an Gewicht um 10% hinter dem der Kontrollratten zurückblieb, waren der dorsale und ventrale Prostatalappen der Epiphysantiere gegenüber den Kontrollen um 90% (!) schwerer und dementsprechend signifikant vergrößert. Die Samenblasen der Epiphysantiere wogen um 14% weniger als die Kontrollen, waren also gleich den Hoden und dem Kraniallappen der Prostata an Gewicht zurückgeblieben, dabei jedoch merkwürdigerweise fast doppelt so lang als die Samenblasen der Kontrollen, also beträchtlich vergrößert. Es reagierten somit gewichtsmäßig Hoden, Samenblasen und kraniale Prostata gleichartig, hingegen der dorsale und ventrale Prostatalappen entgegengesetzt. Da auch das Körpergewicht der Kontrolltiere mit 225 g niedriger war als das der Versuchstiere, das 323 g betrug, gingen Körpergewicht, Hodengewicht, Samenblasengewicht und Gewicht des Kraniallappens der Prostata parallel. Sämtliche Gewichtsangaben wurden auf 100 g Körpergewicht bezogen. Es war also eine Wirkung des Epiphysans auf die Genitalorgane der Ratte unzweifelhaft vorhanden.

Bei der histologischen Untersuchung, für die ich Herrn Prosektor Dr. E. ZANDANELL der Krankenanstalt Rudolfstiftung in Wien zu Dank verpflichtet bin, wiesen die Hoden und die Samenblasen der Kontrollratten das gleiche feingewebliche Bild auf wie die Epiphysanratten. Die vergrößerten Prostataanteile dieser Tiere zeigten die Prostatadrüsen gegenüber den Kontrollen besonders dicht gelagert und in größerem Ausmaß deutlich erweitert, dementsprechend ihr Epithel überwiegend niedrig-zylindrisch oder kubisch-abgeplattet, gegenüber der hochzylindrischen Epithelauskleidung der Prostatadrüsen der Kontrolltiere. Die vergrößerten Prostataanteile boten somit das Bild einer drüsigen Hyperplasie. Die Epiphysaninjektionen hatten also in der dorsalen und ventralen Prostata und in den Samenblasen eine Hyperplasie hervorgerufen; in welcher Weise, läßt sich derzeit nicht sagen.

Wenn auch die geschilderten Veränderungen der Rattenprostata unter Epiphysan keinen Schluß auf die Epiphysanwirkung auf die menschliche Vorsteherdrüse und auf eine hypertrophierte Prostata des Menschen zulassen, so mahnen sie doch zur Vorsicht mit einer Verabreichung von Zirbelextrakt bei PH und bei Prostatacarcinom. Eine schädigende Wirkung des Epiphysans auf den Rattenhoden war bei den angewandten Dosen histologisch nicht nachweisbar.

### β) Hormonale Entstehungsursachen der diffusen Hyperplasie der Prostata

Eine diffuse Hyperplasie der Prostata („essentielle Prostatahypertrophie" nach GIL VERNET 1953) läßt sich beim Versuchstier durch Androsteron und durch Testosteron (KORENCHEVSKY, DENNISON und KOHN-SPEYER 1932 an der kastrierten Ratte; FREUD 1933; ITHO und KON bei jungen Hunden 1935; BOTTOMLEY 1938 bei unreifen Meerschweinchen; PRICE 1936 an präpuberalen Ratten; RÖSSLE und ZAHLER 1938 am Hund), durch placentäres Gonadotropin (LOWER und JOHNSTON 1931; LEONARD 1933; ZONDEK 1935; GESCHICKTER 1937; RÖSSLE und ZAHLER 1938; W.H. RICHTER 1950), Hodenextrakt (RÖSSLE und ZAHLER 1938; vgl. S. 461), durch Nebennierenrindenextrakt oder Implantation einer Nebenniere (KLEIN; COREY und BRITTON 1931), ACTH-Injektionen (DAVIDSON und MOON 1936; NELSON 1941), schließlich durch alkalischen Hypophysenvorderlappenextrakt (MOORE, MELCHIONNA, TOLINS und ROSENBLUM 1937) und durch Hypophysen-implantation (SMITH und ENGLE 1927) erzeugen. In allen diesen Fällen dürfte hauptsächlich die drüsige Form der diffusen Prostatahyperplasie (R. CHWALLA und E. ZANDANELL 1958) entstanden sein (LOWER 1933).

Eine andere, fibromuskuläre Form (R. CHWALLA und E. ZANDANELL 1958) der Prostatahyperplasie (mit gleichzeitiger Atrophie und Metaplasie der Prostata-epithelien, letztere vor allem in den Ausführungsgängen) erzeugt (s. S. 442 f.) Oestrogenverabreichung in hohen Dosen (BURROWS 1935). Charakteristischer-weise wird die spontane fibromuskuläre Prostatahyperplasie des Menschen von einer ebensolchen Hyperplasie der Samenblasen begleitet (R. CHWALLA und E. ZANDANELL 1958) oder kann begleitet werden. Das verstärkt den Verdacht, daß diese Form das Produkt einer verstärkten Oestrogenwirkung ist, doch fehlt noch morphologisch der Nachweis von metaplastischen Epithelveränderungen.

Auch in den Samenblasen verschiedener untersuchter Tiere wird nämlich, so wie in der Prostata, das Bindegewebe und die glatte Muskulatur durch hohe Oestrogendosen zur Wuche-rung gebracht und tritt die gleiche metaplastische Epithelveränderung mit Verhornung ein wie in der Vorsteherdrüse. Dieser Prozeß beginnt, ebenso wie in der Prostata, in den Aus-führungsgängen der Samenblasen und schreitet in die Drüsen hinein fort (DE JONGH 1934; KORENCHEVSKY und DENNISON 1935; VAN WAGENEN 1935).

Die durch Oestrogen entstandene Prostatahyperplasie kann zu Behinderung des Harnabflusses aus der Blase und dadurch zu hochgradiger Ausweitung der Blase bei mit Follikelhormon behandelten Mäusen und Ratten führen (BURROWS und KENNAWAY 1934; GEISSENDÖRFER 1940), die um so stärker ist, je mehr sich die kraniale Prostata vergrößert. Diese Beobachtung hat die Vermutung sehr bestärkt, daß die PH des Menschen eine Oestrogenwirkung sei. Bei $^1/_5$ der von ihm mit Oestrogen behandelten Ratten und Mäusen konnte GEISSENDÖRFER eine Harnabflußbehinderung aus der Blase und konsekutive Blasenerweiterung fest-stellen, die auf eine Vergrößerung der Koagulationsdrüse (Prostata I nach GEISSENDÖRFER) infolge Wucherung des Muskel-Bindegewebes und des Epithels in ihr mit Umbau desselben zu verhornendem Plattenepithel zurückzuführen war, während die eigentliche Prostata atrophierte. Die Kastration hatte Atrophie der gesamten Prostata einschließlich der Koagulationsdrüse zur Folge. Die Ähnlichkeit mit Fällen von periurethraler Adenombildung des Menschen bei verkleinerter Pro-stata springt in die Augen. GLAZENBURG hingegen führt (1951) die Miktions-störung bei männlichen Mäusen durch Oestrogen auf eine Hypertrophie der Heißschen Muskelschlinge zurück, kommt also zu einer ganz anderen Deutung des Geschehens, ähnlich wie H. BURROWS, der die Miktionsstörung durch Oestro-gen bei der Maus als „prostatisme sans prostate" auffaßt.

Eine ganz ähnliche Auswirkung auf die Blase und ihre Entleerung hat die durch Androgen, den Antagonisten des Oestrogens, aber auch durch Hodenwirkstoffe noch unbekannter Art hervorgerufene diffuse Prostatahyperplasie des Hundes (RÖSSLE und ZAHLER 1938): sie kann durch die entstehende Harnverhaltung lebensgefährlich werden. Beim Menschen vermag die diffuse Prostatahyperplasie eine gewisse, am Sektionstisch sichtbare (persönliche Mitteilung von Prosektor Dr. E. ZANDANELL) Einengung der hinteren Harnröhre, ferner Trabekelblase und Blasensteinbildung zu verursachen (R. CHWALLA 1953). Bei einem 17jährigen Kryptorchen, der 1 Jahr lang mit Gonadotropin behandelt worden war, sah POWELL eine Prostatahyperplasie mit Erschwerung der Miktion und Restharn entstehen, ähnlich SCHWARTZ (1942).

Diesen künstlich hervorgerufenen Fällen von diffuser Prostatahyperplasie stehen Beobachtungen von spontan entstandener solcher bei Trägern von Chorionepitheliom des menschlichen Hodens und bei Knaben mit hyperandrogenen Zwischenzellengewächsen des Hodens zur Seite.

Ferner liegen veterinärmedizinische Beobachtungen von spontaner Prostatahyperplasie bei Hunden mit feminisierenden Hodengewächsen vor. ZUCKERMAN und GROOME beobachteten (1937) bei einem Hund mit Hodenatrophie, vergrößerten Brustwarzen, Verdickung des Harnröhrenepithels und homosexuellem Gebaren eine hochgradige, cystische, spontane Vergrößerung der Prostata nach Art der durch Oestrogeninjektionen künstlich erzeugten, ein Typus, der von der gewöhnlichen Altershypertrophie der Vorsteherdrüse des Hundes verschieden war. Die eingangs erwähnte suprarenale Auslösung einer experimentellen diffusen Prostatahyperplasie beim Versuchstier, die, sofern durch ACTH entstanden, vermutlich durch eine vermehrte Androgenproduktion der Nebennierenrinde bedingt ist, hat ein Korrelat in der Humanmedizin in dem Befund von R. CHWALLA (1953), daß in 18 obduzierten Fällen von diffuser Prostatahyperplasie 33% Nebennierensubstanzzunahme am Sektionstisch nachweisbar waren; analoge weitere Beobachtungen haben CHWALLA und ZANDANELL 1958 mitgeteilt. In diesen Zusammenhang gehört ferner die Prostatavergrößerung bei Knaben mit Pseudopubertas praecox infolge von virilisierenden Nebennierenrindengewächsen und Nebennieren(rinden)hyperplasien, bei renalen Hypernephromen (R. CHWALLA und E. ZANDANELL 1958) und bei Eierstockzwittern mit hyperplastischen Erscheinungen an den Nebennieren (A. PRIESEL 1931).

Wenn ich noch Beobachtungen von Vergrößerung der Prostata bei Männern mit Hypophysenvorderlappenadenomen (JONES 1939; s. S. 453) anführe, so haben die eingangs angeführten verschiedenen Arten der experimentellen Erzeugbarkeit von diffuser Hyperplasie der Prostata fast alle Gegenstücke von spontanem Vorkommen solcher bei Veränderungen derselben endokrinen Drüsen, von denen die eingangs genannten Hormone stammen, beim Menschen wie beim Tier, so daß es sehr wahrscheinlich ist, daß die gleichen hormonalen Ursachen von experimentell hervorgerufener Prostatahyperplasie, die am Beginn dieses Kapitels angeführt worden sind, auch spontan realisiert vorkommen.

Eine hormonale Ätiologie der spontanen diffusen Prostatahyperplasie des Menschen ist zusätzlich gestützt durch die Feststellung (R. CHWALLA und E. ZANDANELL 1958), daß sie auffallend häufig von übergroßen, übergewichtigen oder hyperplastischen Samenblasen begleitet wird und umgekehrt die Samenblasenhyperplasie in $^3/_4$ der Fälle mit Vergrößerung der Prostata verschiedener Art einhergeht (R. CHWALLA und E. ZANDANELL 1958).

Aus dem Gesagten geht hervor, daß in die Ursachen der diffusen Prostatahyperplasie schon einigermaßen Licht gebracht ist. Weitere Klärung darf von der Veterinärmedizin und vom Experiment erwartet werden, da erstere ebenfalls eine diffuse Hyperplasie der Vorsteherdrüse, beispielsweise bei alten Hunden, kennt (FREY; ZUCKERMAN und GROOME) und damit ein experimentell studierbares Versuchsobjekt in der Hand hat, das allerdings bis jetzt noch nicht entsprechend ausgenützt ist.

Merkwürdig ist, daß manche Autoren die Existenz einer diffusen Prostatahyperplasie rundweg in Abrede stellen, z.B. REISCHAUER (1925) und BLUM-RUBRITUS, ja selbst erfahrene Pathologen wie S. OBERNDORFER. Dabei ist sie keineswegs selten: wie Nachforschungen von mir am Obduktionsgut der Krankenanstalt Rudolfstiftung und am Pathologisch-anatomischen Universitätsinstitut in Wien ergeben haben, darf ihre Häufigkeit auf etwa 3% der Männer über 50 Jahre grob geschätzt werden. Beim Hund scheint sie nach ZUCKERMAN und GROOME (1937) ziemlich häufig zu sein.

### γ) Hormone und Adenom der periurethralen Drüsen

Nach H. Burrows (1949) ist das Stroma der männlichen Harnröhre, von welchem nach Reischauer u. a. der Anstoß zur Adenombildung ausgeht (s. S. 429), sehr androgenempfänglich und reagiert auf Hodenandrogen sehr empfindlich. Unterschwellige Dosen Androgen, die noch keinerlei Reaktion in den Samenblasen hervorrufen, erzeugen bei unreifen männlichen Ratten bereits ein verstärktes Wachstum des periurethralen Gewebes (Freud und Laqueur 1934). Androgenzufuhr macht eine Hypertrophie der Harnröhre bei normalen Männchen, an der sämtliche Schichten der Harnröhrenwand teilnehmen, und bei kastrierten männlichen Tieren vermag Androgen die atrophisch gewordene Harnröhre zu normalisieren (H. Burrows 1949).

Oestrogenzufuhr erzeugt in der Harnröhre von Maus und Affen eine metaplastische Veränderung des Harnröhrenepithels und der Harnröhrendrüsen mit Verhornung (Burrows 1935; van Wagenen 1935); nur die prostatische Harnröhre und die weibliche Urethra bleiben von diesen Veränderungen frei (zit. nach H. Burrows 1949). Der prostatische Teil der Urethra stellt die sog. primäre Harnröhre dar und eignet beiden Geschlechtern. Das Verschontbleiben der primären Harnröhre ist um so bemerkenswerter, als J. Rott gerade diesen Teil der männlichen Urethra in besonderem Maße und sogar noch häufiger als die Prostata von Plattenepithelumwandlungen befallen gefunden hat.

Über das Verhalten der periurethralen Drüsen des Menschen unter Hormonwirkung ist nichts bekannt, ebensowenig über ihr Verhalten bei Pseudhermaphroditen und bei Androgenmangel, beispielsweise bei männlichen Kastraten und Eunuchoiden. Lediglich Gil Vernet vermerkt bei einem männlichen Pseudhermaphroditen, daß submuköse Drüsen kaum vorhanden waren und eine leichte Metaplasie ihres Epithels aufwiesen, die im Bereich der außergewöhnlich hypertrophierten (!) kranialen Prostata hochgradig war. Die caudale Prostata war dagegen unterentwickelt und nur im kranialen Teil metaplastisch verändert. Es fehlt daher noch jede Grundlage für eine hormonale Deutung der Pathogenese von pathologischen Wucherungen, vor allem der Adenome, der periurethralen Drüsen. Lediglich bei Zahler fand ich angegeben (1940), daß er bei einem kastrierten Hund eine Rückbildung periurethraler Adenome beobachtet habe. Ob die periurethralen Drüsenadenome des Menschen durch Oestrogen verkleinert werden können, ist noch unentschieden; beobachtete Verkürzungen der Harnröhrenlänge unter Oestrogenwirkung um mehrere Zentimeter (Boshamer; Stähler) scheinen dafür zu sprechen. Ebensowenig ist eine spontane Verkleinerung einer PH gesichert, die auf Grund klinischer Regressionen des Prostataleidens und seiner Symptome vermutet wird. Nach Gil Vernet sind die periurethralen Drüsen beim Menschen inkonstant und sehr verschieden entwickelt (vgl. S. 430) und reagieren nicht oder minimal auf Oestrogen. Derselbe Autor beschreibt jedoch einen dieser Angabe widersprechenden Befund bei einem männlichen Pseudhermaphroditen.

Der verschiedene Entwicklungsgang der periurethralen Drüsen bei männlichen und weiblichen Embryonen macht einen Einfluß der Geschlechtshormone auf die Entwicklung dieser Drüsen wahrscheinlich. Das Studium ihrer Entwicklung lehrt nämlich, daß die periurethralen Drüsen bei männlichen und weiblichen Keimlingen angelegt werden, aber in der weiblichen Harnröhre von vornherein viel schwächer entwickelt und weniger zahlreich sind als in der Harnröher männlicher Embryonen. In der Urethra der erwachsenen Frau habe ich in einigen untersuchten Fällen periurethrale Drüsen vermißt.

### δ) Endokrine Einflüsse beim Prostataadenom

Bei Prostataadenomträgern sind teils morphologische, teils endokrinologische Befunde erhoben worden, die, ähnlich wie bei der diffusen Prostatahyperplasie, auf eine Überfunktion des hormonalen Geschlechtssystems (R. CHWALLA 1951) auch beim Prostataadenom hindeuten. Bezüglich der Hormonausscheidung bei dieser Erkrankung, die in mancher Hinsicht in gleichem Sinn spricht, vgl. die Kapitel auf S. 453 und 454. An morphologischen Befunden sind zu nennen: hinsichtlich Nebennieren am Sektionstisch festgestellte hyperplastische Erscheinungen an den Nebennieren bei 13—22% der Prostataadenomträger, je nach dem Typus der Adenombildung (R. CHWALLA 1953), die offenbar die anatomische Entsprechung klinischer Befunde von Hypercorticoidurie (s. S. 455) und von erhöhter 17-Ketosteroidausscheidung (s. S. 453) bei Prostatikern darstellen; allerdings muß erst die durchschnittliche Häufigkeit von Überschußbildungen an den Nebennieren bei Nichtprostatikern gleichen Alters ermittelt werden, bevor feststeht, daß suprarenale Exzeßbildungen bei Prostatikern abnorm häufig sind. Dazu umgekehrt eine überdurchschnittliche Häufigkeit von PH bei Männern mit Nebennierenrindenadenom und Nebennierenrindenhyperplasie, ferner bei überbehaarten Männern (R. CHWALLA 1953, 1956) und andererseits eine Seltenheit von PH bei Hypoadrenalen und beim Extrem der Nebennierenunterfunktion, bei Addisonkranken (R. CHWALLA 1953). Hierher gehört ferner die Seltenheit der PH bei chronischer Tuberkulose (R. CHWALLA 1948 bei chronisch Lungentuberkulösen), eine Erkrankung, die anatomisch und klinisch (RIVOIRE und PASZKOWSKI 1952) durch einen Hypocorticalismus ausgezeichnet ist. In diesem Zusammenhang ist überdies die ausgesprochen hyperadrenale Begleitpathologie der Prostatiker (R. CHWALLA 1953) anzuführen, die der der anatomisch hyperadrenalen Individuen außerordentlich ähnlich ist und die darauf hinweist, daß die Nebennierenaktivität beim Prostatiker eine Rolle spielt. Ferner die relative Vermehrung des Dehydroisoandrosterons, die MILLER im Harn der Prostatiker festgestellt hat. Pykniker werden von allen Konstitutionstypen am häufigsten von PH befallen (vgl. S. 477) und bei ihnen sind hyperplastische Erscheinungen an den Nebennieren oder ihrer Rinde bedeutend häufiger als bei Asthenikern, bei denen die PH am seltensten angetroffen wird (ALKEN, REUTTER und OTT 1954).

Die Annahme einer Abhängigkeit der PH von den Hoden stützt sich auf das Fehlen von PH bei frühkastrierten — bei Spätkastraten ist PH beobachtet (R. CHWALLA 1949) — und früheunuchoiden Männern — das Beweisgut ist allerdings noch sehr klein —, auf die günstige Wirkung der Kastration (LOWER 1933) zumindest bei einem Teil der Prostatiker (s. S. 460), auf die Seltenheit von PH bei hypogenitalen und hypoorchen Männern (R. CHWALLA 1953; S. GIL VERNET 1953) und bei zwischenzellenfreien Hoden (R. CHWALLA 1953) — letzteres ist ebenfalls bisher nur durch ganz wenige Beobachtungen gestützt — und schließlich auf das Studium der Beziehungen Hoden-Prostata, das eine weitgehende Parallelität zwischen beiden Organen bzw. von Hodenzwischenzellen und der normalen (!) Vorsteherdrüse ergeben hat (S. GIL VERNET 1953; vgl. unten), während andererseits bei Prostatikern ein Konformgehen von Prostata und Samenblasen, welche letztere ebenfalls hodenabhängig sind, doch sehr häufig vermißt wird (R. CHWALLA und E. ZANDANELL 1958). Dem Schwanken der biologisch geprüften Androgenausscheidung im Harn von Prostatikern vom völligen Fehlen des Androgens bis zu erhöhten Werten (s. S. 454) scheint ein ähnliches Schwanken in der Zahl und Qualität der Leydigschen Zellen parallel zu gehen. Nach McCULLAGH, GOLD und KENDRY (1950) soll die Größe der Prostata von diesen Zwischenzellenverhältnissen abhängen. Nach M. VAN BUREN TEEM (1935) ist die altersbedingte Abnahme der Zahl der Hodenzwischenzellen (s. auch S. 462f.) bis zum Alter von 69 Jahren bei Männern mit und ohne PH die gleiche. Nach dem 69. Lebensjahr nimmt hingegen die Durchschnittszahl der Zwischenzellen in den Hoden bei Prostatikern schneller ab als bei Männern ohne

PH. Ob diese Beschleunigung der Rückbildung der Zwischenzellen bei Prostatikern Folge oder Ursache der PH ist, läßt sich derzeit nicht sagen. Ähnlich fand WALKER (1922) die Zwischenzellen bei PH eher vermindert als vermehrt, die Spermiogenese bei 8 von 11 Prostatikern intakt, ähnlich aber auch bei PH-freien Kontrollen. A. BIESE hat jüngst (1958) das Fehlen von Hodenatrophie bei Prostatikern gegenüber H. WILDEGANS (1954) betont.

Über die scheinbare (bis jetzt noch problematische) Häufung von PH und Prostatacarcinom bei Zwischenzellengewächsen des Hodens s. S. 463; ihr steht das vorerwähnte Fehlen von PH in den wenigen, bisher bekanntgewordenen Fällen von histologisch zwischenzellfreien Hoden (R. CHWALLA 1953) gegenüber. Im Gegensatz dazu fand H. WILDEGANS Fehlen von Zwischenzellen oder nur spärliche solche bei Prostatikern häufig.

Die Zwischenzellenbefunde scheinen demnach bei vorgeschrittenen Prostatikern im Einklang mit der Verschiedenheit ihrer Androgenausscheidung im Harn (s. S. 453 f.) zu variieren. TEEM stellte (1935) bei Prostatikern die gleiche Abnahme der Zwischenzellen wie bei Nichtprostatikern im Alter fest. GOLDHAMMER und LÖWY fanden bei PH eine Überfunktion der Hoden und F. HARTL (1949) — im Gegensatz zu anderen Untersuchern — eine Hodenatrophie häufig; er glaubt daher an einen Zusammenhang zwischen Hodenatrophie und PH. Dieses Problem kann nur durch Feststellung der statistischen Häufigkeit der Hodenatrophie bei Prostatikern und Nichtprostatikern geklärt werden. Dagegen spricht nicht nur das Ausbleiben von PH bei Kastraten und Eunuchoiden, sondern sprechen auch die Befunde verschiedener Autoren, die eine Rückwirkung der Hoden auf die Prostata beinhalten.

Beispielsweise fanden McCULLAGH und WALSH (1935) eine Gewichtsabnahme der Prostata von Ratten nach Verfütterung von getrockneten Rinderhoden oder Injektion eines Preßsaftes aus Gesamthoden vom Rind und führten sie auf die Wirkung eines hypothetischen Stoffes „Inhibin" der Samenkanälchen zurück. In den gleichen Zusammenhang gehören gewisse klinische Erfolge, die beim Prostatiker von der Verabreichung von Hodensubstanz oder Hodenextraktion — wäßrige Hodenextrakte sind nämlich testosteronfrei — berichtet worden sind.

Im Fetalleben soll nach S. GIL VERNET eine Parallelität in der Entwicklung der Hodenzwischenzellen und der caudalen Prostata nachzuweisen sein und dasselbe zeigt sich nach ihm in der Kindheit. Die Leydigschen Zellen erscheinen nach GIL VERNET beim Embryo zeitlich etwas vor den ersten Prostatadrüsenanlagen, so daß eine Einwirkung des Androgens der Zwischenzellen auf letztere möglich ist. Weitere Untersuchungen über das Verhalten der Zwischenzellen bei akut gestorbenen Männern mit beginnender PH und ohne hodenschädigende Begleitkrankheiten sind nötig, vor allem hinsichtlich der noch offenen Frage, ob die Zwischenzellen beim Prostatiker im Durchschnitt der Fälle vermehrt sind, wie das für das Prostatacarcinom behauptet worden ist, oder vermindert sind. Im Lipoidgehalt der Hodenzwischenzellen fanden LYNCH und SCOTT (1950), außer den altersbedingten Veränderungen, bei PH (und bei Prostatacarcinom) keine Besonderheit. Bei 77 über 58jährigen Männern konnten sie keine für diese Prostataerkrankungen charakteristischen Abweichungen im Verhalten des Lipoids der Zwischenzellen und der Sertolischen Zellen feststellen. Das Lipoid der letzteren soll im Alter zunehmen. TEILUM hingegen fand (1950) beim Prostatiker mehr Lipoid in den Sertolischen Zellen als in den Leydigschen Zellen des Hodens.

Auch auf einen Einfluß der *Hypophyse*, die den Hoden und den Nebennieren übergeordnet ist, deuten vorliegende morphologische Befunde beim Prostatiker hin. So die Basophilie der Adenohypophyse, die MELLGREN bei ihm gefunden hat (in die basophilen Zellen wird heute die Gonadotropin- und die ACTH-Produktion des Hypophysenvorderlappens verlegt), wobei allerdings erst gewisse Begleitkrankheiten, wie Hypertension oder Erscheinungen von Cushing-Syndrom, als eventuelle Ursache des hypophysären Basophilismus eines Prostatikers ausgeschlossen werden müßten. In den gleichen Zusammenhang gehört ferner die übermäßige Gonadotropinausscheidung, die manche Untersucher bei Prostatikern als häufig beschrieben haben (s. S. 464), sofern dabei eine Hodenatrophie als

Ursache auszuschließen ist. Die Angabe von CLOSE (1934), bei Prostatikern über 50% chromophobe Hypophysenvorderlappenadenome festgestellt zu haben, bedarf der Nachprüfung, zumal dieser Adenomtypus als nicht endokrin tätig gilt und andererseits F. HARTL (1949) keinen Unterschied zwischen Hypophysen von Prostatikern und Nichtprostatikern gefunden hat, ebenso JONES (1939). Umgekehrt sah JONES (1939) bei Männern mit Hypophysenadenomen im Durchschnitt größere (diffus hyperplastische?) Vorsteherdrüsen und weitaus häufiger eine Vergrößerung der Prostata als bei Männern mit normaler Hypophyse, umgekehrt jedoch bei Männern mit großer Prostata nicht öfters Adenome im Hypophysenvorderlappen als bei solchen mit normaler Adenohypophyse.

Ich selbst fand unter 3 Männern mit Hypophysenadenom einmal eine PH. In 4 Fällen von Atrophie des Hypophysenvorderlappens habe ich eine PH vermißt (R. CHWALLA 1951), ähnlich ARCHER (1953). Eine größere Zahl von derartigen Beobachtungen steht noch aus. Bei einem 68jährigen, fettsüchtigen Mann mit Hauptzellenadenom des Hypophysenvorderlappens (Todesursache Bronchuscarcinom) fand ich die Prostata gering, jedoch nicht adenomatös vergrößert, wahrscheinlich infolge diffuser Hyperplasie vergrößert (vgl. auch bei R. CHWALLA 1951).

Beim hypophysären Zwergwuchs soll PH nicht vorkommen (MOORE 1944); bei dieser Affektion sind die Hodenkanälchen ebenso atrophisch wie die Zwischenzellen (FASSBENDER 1956), ein für das Ausbleiben der PH aufschlußreicher Befund.

### ε) Die Hormonausscheidung beim Prostatiker

*Nach dem Schrifttum*

*Die Gonadotropinausscheidung* des Prostatikers ist von einigen Untersuchern (WALLIS 1937; GIVANOVIČ und GOSTIMIROVIČ 1935; GOSTIMIROVIČ 1937) erhöht, von anderen nicht erhöht gefunden worden (s. S. 464).

Die *17-Ketosteroide* fanden BRENDLER und SCOTT (1948) im Prostatikerharn absolut oder relativ erhöht, VALK und OZAR bei 32 Prostatikern auf Grund einer Durchschnittsausscheidung von 8,5 mg/24 Std eher niedrig. Es ist klar, daß bei der Beurteilung erniedrigter Werte den Allgemeinzustand beeinflussende Weiterungen des Prostataleidens und nebenherlaufende andere Erkrankungen berücksichtigt werden müssen, die die 17-Ketosteroide ebenso wie das Harnandrogen zu senken vermögen.

Was die *Oestrogen-(Follikelhormon-)ausscheidung* des Prostatikers im Harn betrifft, so heben die meisten Untersucher das Fehlen einer Hyperoestrogenurie hervor (OESTERREICHER 1933, 1934; HAMILTON, DEMING und ALLEN 1936; OWEN und CUTLER 1936; RUSCH und KUNDERT 1937; DINGEMANSE und LAQUEUR 1940; HEIBERG 1941; HAMBURGER und HALVORSEN 1942; BAKER 1953) und verwerten dieses Fehlen gegen die oestrogene Entstehungstheorie der PH, während VALERIO (1938), ebenso MILLER und MOORE (1943), ferner SALTER, HUMM und GOETSCH (1947) eine Hyperoestrogenurie beim Prostatiker häufig feststellten. DINGEMANSE und LAQUEUR hingegen fanden die Ausscheidung von Oestrogen gleich der des Androgens im Harn von Prostatikern vermindert, die Oestrogenausscheidung aber stärker reduziert als die des Androgens; daraus müßte ein relativer Hyperoestrogenismus resultieren. Aus diesen divergierenden Angaben folgert, die Zuverlässigkeit der angewandten Untersuchungsmethoden vorausgesetzt, ein verschiedenes Verhalten des Oestrogens beim Prostatiker.

Hinsichtlich der *Androgenausscheidung* des Prostatikers gehen die Angaben der Untersucher ebenfalls sehr auseinander. Die einen fanden sie höher als bei

Nichtprostatikern (Lower 1933; Bühler 1933; McCahey, Hansen und Soloway 1937) oder keinen wesentlichen Unterschied gegenüber Männern gleichen Alters ohne PH (Miller und Moore 1942, 1947) oder überhaupt keinen Unterschied gegenüber Normalen (Pedersen-Bjergaard und Tønnesen 1948), während andere Untersucher von einer leichten Verminderung des Harnandrogens beim Prostatiker berichten (Rusch und Kundert 1937; Moore, Miller und McLellan 1940; Dingemanse und Laqueur 1940).

Alle Untersucher mit Ausnahme von Rusch und Kundert haben sich zur quantitativen Androgenbestimmung des Kapaunenkammtestes bedient. Lediglich Rusch und Kundert haben den Prostata-Samenblasentest an der kastrierten Ratte angewendet, der für den Prostatiker zweckmäßiger und maßgeblicher sein dürfte als ein „Vogeltest" und außerdem die Prostatawirksamkeit des Harnandrogens des Prostatikers testet, also die Prostata als Erfolgsorgan zur Prüfung heranzieht. Ich glaube, daß der Prostata-Samenblasentest aus diesem Grunde für den Prostatiker geeigneter und deshalb vorzuziehen ist.

Eine erhöhte *Corticoidausscheidung* beim Prostatiker hat R. Chwalla in einem Teil der Fälle gefunden (s. S. 455).

Die im Schrifttum vorliegenden Angaben über die Gonadotropin-, 17-Ketosteroid-, Follikelhormon- und Androgenausscheidung des Prostatikers durchlaufen, zusammengefaßt, die ganze Skala von unternormalen bis übernormalen Werten und es fehlte bisher jede Korrelierung mit dem klinischen Befund des Prostatikers bzw. dessen Berücksichtigung bei der Beurteilung der Ausscheidungswerte (vgl. das anschließende Kapitel).

*Die Hormonausscheidung beim Prostatiker nach Befunden von* R. Chwalla

Die nachfolgende Zusammenstellung gibt die bei 14 Prostatikern meiner Privatpraxis im Alter von 45—80 Jahren, davon 2 über 70 und 2 unter 50 Jahre alt, von H. Iselstöger und mir erhobenen Mindest- und Höchstwerte für die Ausscheidung der am Kopf der Aufstellung angeführten Hormone wieder. Die Werte liefern erstmalig ein ziemlich vollständiges Bild von der hormonalen Situation beim Prostatiker und sind in Beziehung zum urologischen und zum sonstigen klinischen Befund des Prostatikers gebracht. Sämtliche 14 Prostatiker der Zusammenstellung hatten eine per rectum stark und gleichmäßig vergrößerte Prostata, klaren, eiweißfreien Harn und befanden sich zum Großteil im ersten, restharnfreien Stadium der PH oder hatten mäßige Restharnmengen unter 100 cm³. Nur bei einem einzigen schwankte der Restharn zwischen 300 und 420 cm³. Alle waren wegen Miktionsbeschwerden oder akuter Harnverhaltung in meine Behandlung getreten und bis auf einen erhöhten Blutdruck in einigen wenigen Fällen (essentielle Hypertonie) bzw. einem Altersdiabetes in einem Fall, von dem Prostataleiden abgesehen, beschwerdefrei. Alle angeführten Ausscheidungswerte beziehen sich auf einen 24 Std-Harn und sind fast immer aus einem 48stündigen Sammelharn, ausnahmsweise an einem 24 Std-Harn gewonnen worden. Vergleiche dazu die aus dem Schrifttum zusammengestellten Werte für die normale Androgen- und Oestrogenausscheidung im Männerharn auf der Tabelle S. 471. Die Hormonbestimmungen sind im Hormonlaboratorium der Firma Sanabo in Wien von Herrn Dr. H. Iselstöger durchgeführt worden. Über einen Großteil dieser Fälle hat R. Chwalla an anderer Stelle 1958 bereits zusammenfassend berichtet und sei auf diese Veröffentlichung verwiesen.

Das auffälligste an meinen Ergebnissen ist, außer dem regelmäßigen Fehlen einer Gonadotropinvermehrung und der guten, bisweilen für das Alter der Kranken deutlich erhöhten 17-Ketosteroidausscheidung, die relative Häufigkeit des Fehlens einer biologischen Androgenwirkung des Prostatikerharns im Prostata-Samenblasentest an der kastrierten männlichen Ratte — sie fehlte in der Mehrzahl der

Fälle (kleines Beobachtungsgut!) — und andererseits die ziemliche Häufigkeit einer erhöhten Follikelhormonausscheidung (über die Normalwerte vgl. die Tabelle auf S. 471). Obwohl diese letzten beiden Befunde im allgemeinen für das sog. Klimakterium virile geschlechtshormonal kennzeichnend sind, stand der sonstige Befund der Prostatiker der Aufstellung zu einem solchen durchaus in Widerspruch, wie denn auch die Konstitutionsanalyse des Prostatikers diesen im allgemeinen als Hypertheniker ausweist (vgl. S. 477). Es fehlte eine Hodenatrophie oder Hodenverkleinerung, fehlten die Erscheinungen eines vorzeitigen Gealtertseins wie der genitalen Rückbildung und die Beschwerden des Klimakterium virile, darunter im allgemeinen die Klage über eine gestörte geschlechtliche Potenz. Es mangelten also die gewöhnlichen, sichtbaren Zeichen eines Androgendefizits. Bei anderen Prostatikern fanden sich denn auch Androgenausscheidungswerte, die im Verhältnis zum Alter des Prostatikers als außerordentlich gut oder ziemlich hoch angesprochen werden müssen, z.B. eine Ausscheidung von 17 i E je 24 Std bei einem 80jährigen Prostatiker aus meinem Beobachtungsgut (vgl. die untenstehende Tabelle).

Ferner habe ich wiederholt eine erhöhte Ausscheidung der 17-ketogenen Nebennierenrindensteroide und der 17-Hydroxycorticoide beobachtet, der die relativen anatomischen Häufigkeit von hyperplastischen Erscheinungen an den Nebenieren des Prostatikers (vgl. S. 451) entspricht.

| Gonadotropin in i E | | 17-Ketosteroide in mg | Follikelhormon in i E | Androg. in i E | Pregnandiol in mg | 17-KGS in mg | 17-HCS in mg |
|---|---|---|---|---|---|---|---|
| 44—50 Jahre | 5—16, meistens unter 10 | 7,7—11,5 | 120— 150 | 0 | 2,7 | — | — |
| 50—60 Jahre | | 8,7—16,7 | unter 80— 615 | — | 1,3—3 | 27,6 | 0,92—4,13 |
| 60—70 Jahre | | 12,1—16,3 | unter 80—1065 | 0—18 | 1,5—3,1 | 7,6—27,6 | 1,01—1,42 |
| 70—80 Jahre | | 6,1—12,5 | unter 80— 135 | 0—17 | 1,7—2,6 | 8,6—14,8 | 0,3 |

Nach HINMAN, STEINBACH und FORSHAM (1957) beträgt die normale 17-hydroxycorticoidausscheidung beim Mann 6—14 mg/24 Std (bei der Frau 4—10 mg) und sprechen über 12 mg für Cushing-Syndrom. Demgegenüber wiesen einige gut erhaltene Prostatiker aus dem der Zusammenstellung zugrundeliegenden Beobachtungsgut Ausscheidungswerte bis zu 27,6 mg/ 24 Std auf, ohne die Erscheinungen eines Cushing-Syndromes zu zeigen.

Die *Pregnandiolausscheidung* meiner Prostatiker war mit 0,3—4,13 mg/24 Std unauffällig.

Alle angeführten Eigentümlichkeiten sind jedoch keineswegs als für Prostatiker spezifisch anzusehen, denn ich habe sie in gleicher Weise und in ähnlicher Kombination auch bei Männern ähnlichen Alters ohne PH (rectal und cystoskopisch) vorgefunden (vgl. auch S. 456). Da es sich in allen Fällen der Zusammenstellung um sehr große Vorsteherdrüsen gehandelt hat, die zu ihrem Wachstum zweifellos Jahre gebraucht haben, spiegelt das verarbeitete Material nicht die endokrine Situation in statu nascendi der PH wider. Nur beginnende Fälle von PH lassen jedoch diejenige Hormonlage erkennen, bei der die PH zur Entstehung kommt, und sind allein maßgebend für die Beruteilung einer eventuellen hormonalen Genese der PH.

Von beginnenden PH-Fällen verfüge ich lediglich über 2 hormonal untersuchte (über ihre Krankengeschichten vgl. bei R. CHWALLA 1958), von denen der eine, 52 Jahre alt, eine isolierte Mittellappenhypertrophie der Prostata hatte. Bei ihm fehlte eine Androgenausscheidung im Harn und er klagte über zeitweise Erektionsschwäche, während der zweite, 49jährige, der ebenfalls wegen Potenzschwäche in meine Behandlung getreten war, leicht hyperoestrogen war; im biologischen Test war seine Androgenausscheidung nicht geprüft worden.

Aus meinen bisherigen Beobachtungen geht jedenfalls hervor, daß bei Prostatikern mit hochgradig vergrößerter Prostata und den charakteristischen

Miktionsbeschwerden von einer Hypergonadotropinurie, Hyperandrogenurie oder Hyperoestrogenurie als regelmäßigem und charakteristischem Befund nicht gesprochen werden kann, in einem Teil der Fälle jedoch ein Hyperoestrogenismus und in einigen eine überdurchschnittliche Androgenausscheidung vorhanden war, häufig jedoch eine Androgenausscheidung im Harn bei biologischer Prüfung fehlte. Dabei ging das Fehlen einer Androgenausscheidung im biologischen Versuch keineswegs in allen Fällen mit einer Hyperoestrogenurie parallel, sondern es kam auch vor, daß das Androgen im Harn ohne gleichzeitige Hyperoestrogenurie fehlte oder eine gute, ja für das Alter überdurchschnittlich hohe Androgenausscheidung neben einer Hyperoestrogenurie bestand.

### ζ) Das Verhältnis der Androgen- zur Oestrogenausscheidung in der Norm und beim Prostatiker

Die Oestrogenausscheidung im Harn nimmt beim normalen Mann nach den auf einem großen Untersuchungsgut basierenden Ermittlungen von H. Iselstöger in Wien im Durchschnitt der Fälle nach dem 30. Lebensjahr bis zum 50. Lebensjahr zu. In diese Zeit kontinuierlichen Ansteigens beim normalen Mann fällt das erste Adenomwachstum beim Prostatiker. Nach dem 50. Lebensjahr, in dem bereits die prostatischen Miktionsbeschwerden fühlbar werden können, sinkt die Oestrogen-(Follikelhormon-)ausscheidung normalerweise steil ab bis nach dem 60. Lebensjahr und steigt dann wieder in der Hauptperiode der klinischen Beschwerden des Prostatikers, zwischen dem 65. und 75. Lebensjahr, von durchschnittlich 180 auf 230 i E. Sie erreicht damit einen zweiten Gipfel um das 70. Lebensjahr, der allerdings nicht so hoch ist wie der erste Gipfel der Ausscheidung um das 50. Lebensjahr. Nach dem 72. Lebensjahr, also in der Zeit, in der die PH meist nicht mehr gefährlich wird, sinkt die Follikelhormonausscheidung steil ab auf etwa 45 i E nach dem 80. Lebensjahr. Man kann also sagen, daß in der Zeit, in der beim Prostatiker das erste Adenomwachstum einsetzt (s. S. 424), in der Norm die Oestrogenausscheidung steigt, und zwar bis auf 260 i E, und in der Zeit der klinischen prostatischen Beschwerden beim normalen Mann einen abermaligen Anstieg erfährt.

Die 17-Ketosteroidausscheidung beim normalen Mann verläuft anders. Sie fällt, von der Zeitspanne zwischen dem 70. und 80. Lebensjahr abgesehen, vom 30. Jahr an kontinuierlich ab, sinkt demnach in der dem ersten Adenomwachstum beim Prostatiker entsprechenden Periode zwischen dem 35. und 50. Lebensjahr in der Norm ständig ab, und zwar von 12,5 mg Durchschnittswert im Alter von 35 Jahren auf 10 mg im Alter von 50 Jahren, und sinkt dann noch weiter bis zum 70. Lebensjahr, in dem sie 9 mg erreicht. Von da ab erfolgt merkwürdigerweise ein Ansteigen auf 11 mg im 80. Lebensjahr (Zunahme der Nebennierenrindentätigkeit im Senium ?).

In der Norm sinken also während der Zeit des ersten Adenomwachstums bei einem Prostatiker die 17-Ketosteroide und steigt die Follikelhormonausscheidung. Um das 70. Jahr erreicht die 17-Ketosteroidausscheidung ihren Tiefwert (9 mg), hingegen die Oestrogenausscheidung noch einen zweiten Gipfel und abermals eine Höhe wie um das 30. Lebensjahr, die nur übertroffen wird von dem höchsten Gipfel um das 50. Jahr.

Der Beginn des Adenomwachstums beim Prostatiker fällt in eine Zeit, in der in der Norm die Oestrogenausscheidung ansteigt und die 17-Ketosteroidausscheidung abnimmt. Dadurch verschiebt sich das Verhältnis Androgen-Oestrogen in dieser Zeit beim Durchschnitt der normalen Männer im Sinne eines Überwiegens des Oestrogens. Zwischen dem 60. und 70. Lebensjahr, in dem die klinischen Beschwerden des Prostatikers meistens einsetzen oder, anders ausgedrückt, die Dekompensation des Prostataleidens zu beginnen pflegt, fallen ebenfalls die 17-Ketosteroide steil ab und nimmt die Oestrogenausscheidung zu.

In beiden Perioden, in statu nascendi des Prostataadenoms und in der Zeit seiner klinischen Blüte, hat das Androgen bei biologischer Prüfung fallende Tendenz, besteht also beim Durchschnitt der normalen Männer ein relativer (und absoluter) Hyperoestrogenismus. Dieser Sachverhalt kann jedoch nicht zugunsten der oestrogenen Entstehungstheorie des Prostataadenoms ausgelegt werden, weil er sich nur auf die normalen Verhältnisse bezieht. Wir wissen nichts über den Verlauf der Androgen- und Oestrogenausscheidungskurve bei Männern, die im Alter eine PH bekommen, also bei Prostatikern. Einzelbefunde von der Androgen- und Oestrogenausscheidung bei verschiedenen Prostatikern, wie sie bisher veröffentlicht sind, bedeuten lediglich Stichproben aus dem pathologischen Geschehen, das sich nur bei kontinuierlicher Verfolgung von der Jugend bis ins Alter und bei ein und demselben Individuum dem Betrachter enthüllt. Übernormale Werte der Oestrogen- und Androgenausscheidung, wie sie bei manchen alten Prostatikern zu finden sind (s. S. 456 oben), sprengen den Rahmen der Norm, deren Verhalten im vorangehenden aufgezeigt wurde, und es wäre denkbar, daß beim Prostatiker die Ausscheidungskurven für das Androgen und Oestrogen im Harn anders verlaufen wie beim Nichtprostatiker. Sie müssen für den Prostatiker erst ermittelt werden. H. ISELSTÖGER hat die normalen Ausscheidungskurven beider Geschlechter für die 17-Ketosteroide, das Follikelhormon und das Pregnandiol in einem — noch nicht veröffentlichten — Diagramm übersichtlich und instruktiv zusammengestellt. Für den Prostatiker fehlt noch ein solches Ausscheidungsdiagramm.

Es ist daher notwendig, will man klare Einsicht in etwaige Beziehungen der Geschlechtshormonausscheidung zum Prostataadenomwachstum gewinnen, das Verhalten der Androgen- und Oestrogenausscheidung in den aufeinanderfolgenden Lebensjahrzehnten bei Männern, die später eine PH entwickeln und solchen, die zeitlebens davon verschont bleiben, zu studieren und zu vergleichen. Es genügt nicht, wie bisher, in einem bestimmten Zeitpunkt bei bereits ausgebildeter PH vorgefundene Ausscheidungswerte in Beziehung zur Durchschnittsnorm zu setzen, sondern es muß bei Prostatikern und Nichtprostatikern der Verlauf der Ausscheidungskurve des Androgens und Oestrogens während des ganzen Lebens, wenigstens aber durch die kritischen 3—4 Jahrzehnte fortlaufend verfolgt werden, um zu sehen, ob Unterschiede vorhanden sind. Fehlen sie, dann hat die Entstehung der PH keine Beziehung zur Geschlechtshormonausscheidung und damit wird das Problem ein für alle Male entschieden sein.

### c) Die Theorien der Entstehung der Prostatahypertrophie durch Hormonwirkung

#### α) Die Theorie der Entstehung der Prostatahypertrophie (des Prostataadenoms) durch Oestrogen (oestrogene Entstehungstheorie)

Die oestrogene Entstehungstheorie besagt, daß das Prostataadenom eine Follikelhormonwirkung ist und durch eine verstärkte Oestrogenwirkung im männlichen Organismus zustande kommt, die entweder durch ein relatives Überwiegen des Oestrogens gegenüber dem Androgen infolge Altersrückgang der Androgenproduktion oder durch eine absolute Zunahme des Oestrogens hervorgerufen sein kann. Organpathologisch betrachtet, kann beides durch eine endokrine Dysfunktion der Hoden oder der Nebennierenrinde oder beider dieser Organe zustande kommen, von denen ja jedes männliche und weibliche Hormone herstellt oder herzustellen in der Lage ist. Derartige Störungen sind bekannt, und zwar teils als Folge anatomischer Erkrankungen, z. B. ein hepatogener Hyperoestrogenismus bei diffusen krankhaften Veränderungen des Leberparenchyms, allen voran der Cirrhose der Leber, ein testikulärer Hyperoestrogenismus bei feminisierenden Hodengewächsen und einem Teil der Hodenzwitter (s. S. 469), ein suprarenaler Hyperoestrogenismus bei hyperoestrogenen Nebennierenrindengewächsen, teils und viel häufiger als funktionelle Abweichung in der Endokrinie der beiden Geschlechtshormonproduzenten, wie sie vor allem bei den diversen Erscheinungsformen des Hypogenitalismus und beim Hypoorchidismus festzustellen ist. Ein absoluter oder relativer Hyperoestrogenismus findet sich ziemlich häufig bei Kastraten (BINGEL 1935; QUENTAL 1937), bei Impotentia coeundi und bei Ejaculatio praecox (R. CHWALLA 1960), bei Kryptorchen und Gynäkomasten (KENYON, GALLAGHER, PETERSON, DORFMAN und KOCH 1937; R. CHWALLA 1960). Bei keiner von diesen primär endokrinen Störungen ist bisher eine PH oder eine besondere Häufung dieser aufgefallen, ganz im Gegenteil hemmen sie nach mehrfachen Beobachtungen an Lebercirrhosekranken (BENNETT, BAGGENSTOSS und BUTT 1950; DOHAN, RICHARDSON, BLUEMLE und GYÖRGY 1952; S. GIL VERNET 1953; ferner S. 469) und an Hypoorchen und Hypogenitalen (R. CHWALLA 1953) das Prostataadenom und seine Häufigkeit. Diese Tatsachen sprechen gegen eine oestrogene Entstehung desselben, ebenso eine Reihe weiterer Tatsachen. So ist es bisher noch niemals gelungen, mit Oestrogen ein Adenom der periurethralen oder der Prostatadrüsen zu erzeugen (s. S. 445). Die typische Oestrogenwirkung in der Prostata, die Metaplasie des Epithels, fehlt kennzeichnenderweise beim Prostatiker. Beim Hund sind übermäßig Oestrogen sezernierende Hodengewächse beobachtet, die alle Wirkungen des Hyperoestrogenismus einschließlich Metaplasie der Prostata erzeugen, jedoch keine Adenombildung hervorrufen (GREULICH und BURFORD 1936; HUGGINS und MOULDER 1945).

Ganz im Gegenteil antworten menschliche Prostataadenome auf Oestrogen-(Stilben-)zufuhr mit Rückbildungserscheinungen (HUGGINS und WEBSTER 1948). Das Oestrogen stellt in Übereinstimmung mit diesem Befund das stärkste bekannte antiprostatische Hormon dar (vgl. S. 442), das sämtliche Prostatafunktionen hemmt oder zum Stillstand bringt und die Prostatadrüsen zurückbildet. Nicht geklärt ist allerdings bis heute die Wirkung des Oestrogens auf die periurethralen Drüsen des Mannes (s. S. 450), die ebenfalls sehr häufig Adenome produzieren (vgl. S. 427). Die klinische Erfahrung hat ferner gelehrt, daß Oestrogenzufuhr an Prostatiker in vielen Fällen die Prostata bei rectaler Beurteilung sowohl als auch bei klinischer Messung der Prostatagröße (PEIRSON und WILSON 1941) verkleinert oder auf normale Größe reduziert (R. CHWALLA 1957) — dieser Effekt bleibt verständlicherweise nur bei kontinuierlicher Verabreichung bestehen —, die Miktionsbeschwerden des Prostatikers bessert oder beseitigt, den Harnstrahl kräftigt und die Restharnmenge senkt (vgl. den Abschnitt über die Oestrogenbehandlung der PH).

Sämtliche abnorme klinische Befunde beim Prostatiker einschließlich Reststickstofferhöhung und krankhaftem Ausfall des Verdünnungs- und Konzentrationsversuches vermögen sich unter der Oestrogenbehandlung zu normalisieren (s. ebendort). Die PH seniler Hunde wird durch Oestrogen zur Rückbildung gebracht (HUGGINS und CLARK 1940). Es gibt keine konservative Therapie, die derartige Erfolge aufzuweisen hat, und man kann schwerlich annehmen, daß etwas, was therapeutisch wirksam ist, die Krankheitsursache sein soll. Ich hatte in mehreren Fällen von hyperoestrogenen Prostatikern den Eindruck eines auffallend gutartigen klinischen Verlaufes der PH trotz hochgradiger rectaler Vergrößerung der Prostata. Allerdings ist bisher nicht sichergestellt, daß periurethrale Drüsenadenome durch Oestrogen zum Schwund gebracht werden können; eine Verkürzung der Harnröhrenlänge um einige Zentimeter (BOSHAMER; STÄHLER) und Normalisierung des cystoskopischen Befundes lassen das zwar vermuten, aber die anatomische Bestätigung fehlt noch. Bei Eierstockzwittern, die durch einen weiblichen Einschlag und vielfach während des ganzen Lebens durch eine Hyperoestrogenurie gekennzeichnet sind (vgl. S. 471), ist ein Prostataadenom bisher nicht beobachtet (R. CHWALLA 1949), ebensowenig bei Hodenzwittern, bei denen eine übernormale Oestrogenausscheidung im Harn (s. S. 470) und atrophische Veränderungen in den Hoden (A. PRIESEL) gefunden worden sind (R. CHWALLA 1951). Über PH bei Homosexuellen s. S. 467. Gegen die Deutung der PH als Oestrogeneffekt spricht ferner die Häufigkeit des Zusammentreffens von PH mit Prostatacarcinom, von dem noch nie eine oestrogene Ätiologie behauptet worden ist, und bei dem die Oestrogenbehandlung bekanntermaßen sehr günstig wirkt. Trotz vieltausendfacher Anwendung hoher Dosen von Oestrogen bei Prostatacarcinomkranken ist bisher noch keine PH bei ihnen hervorgerufen worden. Bei alten Männern mit auffallend großem Utriculus prostaticus hat R. CHWALLA überdies eine PH vermißt (R. CHWALLA 1951). S. GIL VERNET weist darauf hin, daß sich der Utriculus prostaticus, das Homologon der Vagina, und seine Drüsen im Alter zurückbilden und ein gleiches beim Prostatiker der Fall ist. Andererseits vermag Cyren (ein Stilben) nach J. ROTT eine echte Hyperplasie des Utriculus zu erzeugen. Ihr Fehlen müßte demnach ebenso gegen das Vorliegen eines hochgradigen Hyperoestrogenismus beim Prostatiker verwertet werden, wie das Fehlen von metaplastischen Epithelveränderungen (s. S. 445) bei ihm. S. GIL VERNET hält die PH des Menschen für sicher nicht durch einen Hyperoestrogenismus bedingt. Nicht nur, daß sie nach ihm mit dem Utriculus prostaticus und seinen Drüsen in keinem Zusammenhang steht, macht auch das Oestrogen beim Mann nach GIL VERNET keine periurethralen Fibromyome, die dieser Autor, abweichend von allen übrigen Urologen, als die Hauptursache der Miktionsbeschwerden im Alter ansieht.

Was spricht nun *für* die oestrogene Entstehungstheorie der PH? Wenn man nicht die Ergebnisse gewisser Tierversuche, die bei Maus und Ratte eine — nicht adenomatöse (!) — Vergrößerung der kranialen Prostata (Coagulationsdrüse) unter Follikelhormonzufuhr ergeben haben (vgl. S. 448), auf den Menschen übertragen will, weil diese Vergrößerung erstens nicht adenomatöser Natur ist und zweitens nicht feststeht, daß die Coagulationsdrüse der Nager der Prostata cranialis des Menschen entspricht (s. S. 444), so in erster Linie das Vorkommen von Hyperoestrogenurie aller Grade bei einem Teil (!) der Prostatiker (s. S. 455). Wenn aus der Ausscheidung im Harn auf die Produktionsgröße geschlossen werden darf, dann sind solche Prostatiker hyperoestrogen. Das bedeutet aber keineswegs, daß ein vorfindlicher Hyperoestrogenismus auch die Ursache ihrer PH ist. Er kann ein Nebenbefund sein, der mit der PH ursächlich nichts zu tun hat. Tatsächlich ist ein Hyperoestrogenismus im Alter relativ häufig auch bei Nichtprostatikern festzustellen (s. S. 456). Mit zunehmendem Alter steigt nämlich die Follikelhormonausscheidung häufig an (H. ISELSTÖGER, im Druck (s. S. 456). Ob ein Hyperoestrogenismus bei Prostatikern signifikant häufiger ist als bei Nichtprostatikern, wird an Hand der Oestrogenausscheidung von den bisherigen Untersuchern sehr verschieden beurteilt: nur VALERIO (1936), MILLER und MOORE (1944) sowie SALTER, HUMM und GOETSCH (1947) fanden eine Hyperoestrogenurie beim Prostatiker häufig (vgl. darüber S. 453). Unter den von mir bis zum Abschluß dieses Manuskriptes untersuchten 21 Prostatikern war die Follikelhormonausscheidung oft genug nicht erhöht. Leider liegen bei den von mir beobachteten stark hyperoestrogenen Prostatikern keine histologischen Prostatabefunde vor, so daß eine fibromuskuläre Prostatahyperplasie (s. S. 448) nicht mit Sicherheit auszuschließen ist. Die Vergrößerung der Prostata, die sich beim Hund durch Oestrogen erzeugen läßt, ist mit der spontanen cystischen Hyperplasie der Prostata seniler Hunde nicht wesensgleich (HUGGINS und CLARK 1940). Eine Zunahme der glatten Muskulatur ist in der menschlichen Prostata durch Oestrogenverabreichung beobachtet (FRANZ 1948) und MOORE, ROSENBLUM, TOLINS und MELCHIONNA fanden, daß in die vordere Augenkammer des Kaninchens überpflanzte Prostatastücke eine beträchtliche Hyperplasie der glatten Muskulatur erkennen ließen, während glatte Muskulatur anderer Organe mit der gleichen Methode keine (!) Stimulierung zeigte. Bei manchen Eierstockzwittern fällt überdies der Reichtum der Prostata an glatter Muskulatur auf (A. PRIESEL 1931).

Daß die experimentelle Basis im Tierversuch für eine oestrogene Entstehung des Prostataadenoms durchaus unzulänglich ist, geht aus den Ausführungen auf S. 445 hervor.

### β) Die Theorie der Entstehung des Prostataadenoms durch Androgen (hyperandrogene Entstehungstheorie)

Die Auffassung, daß das Androgen bei der Entstehung des Prostataadenoms eine Rolle spielt, ruht auf einer Reihe von Tatsachen. Zunächst auf dem seit langem bekannten (s. S. 440), schon von JOHN HUNTER (1740; zit. nach H. BURROWS) beobachteten Sachverhalt, daß die Prostata nach Entfernung der Hoden atrophiert und analog eine hypertrophierte menschliche Vorsteherdrüse nach Kastration sich bisweilen zurückbildet (WHITE 1895; R. JONES 1897; LOWER 1933; HUGGINS und STEVENS 1940). LEGUEU stellte eine Atrophie der hypertrophen Prostata bei 6,7% von 68 kastrierten Prostatikern und bei 60% eine Volumsabnahme der Prostata fest — nur in $^1/_3$ der Fälle zeigte die Vorsteherdrüse nach der Kastration keine Veränderung — und HUGGINS und STEVENS 86 bzw. 91 Tage nach der Kastration eine Atrophie der Prostatadrüsen, ähnlich DEMING, JENKINS und VAN WAGENEN nach 91 Tagen, und zwar mittels transurethraler Resektion der Prostata, fast nur fibromuskuläres Gewebe mit kleinen Drüsenacini. Die hyperplastische Prostata alternder Hunde erfährt durch die Entfernung der Hoden eine beträchtliche Atrophie (HUGGINS und CLARK 1940). Ist diese eingetreten, so entsteht durch Testosteronpropionatinjektionen neuerlich eine cystische Hyperplasie der Vorsteherdrüse wie vorher. Selbst wenn die Prostatavergrößerung des alternden Hundes histologisch mit der des Menschen nicht völlig identisch sein mag, so dürfen doch beide zweifellos als wesensgleich angesehen werden. Gibt es doch auch eine cystische Adenomatose der menschlichen Prostata. Man wird aus den angeführten Beobachtungen schließen, daß die Kastration bei PH berechtigt ist und in einem Teil der Fälle auffallende Erfolge zeitigt. Dazu ist darauf zu verweisen, daß auch beim Prostatacarcinom eine therapeutische Wirkung des Oestrogens nicht in allen Fällen eintritt. Zum Teil hängt sie in beiden Fällen offenbar von der Aktivität der Hoden und der Nebennieren bzw. beider vor der Kastration ab. Einen je größeren Anteil die Hoden am Prostatawachstum haben, desto mehr wird von ihrer Entfernung zu erwarten sein, hingegen um so weniger, je größer die androgene Aktivität der Nebennieren ist. Schwierig ist nur, das vorher zu entscheiden. Daß die Kastrationswirkung eine humorale ist, geht daraus hervor, daß Prostatagewebe auch nach Verpflanzung in die vordere Augenkammer atrophiert, wenn das Tier kastriert wird (KRICHEVSKY und BENJAMIN 1947). Androgenverabreichung nach der Kastration hält die Atrophie der Prostata hintan, so daß anzunehmen ist, daß der Ausfall des androgenen Hodenhormons Testosteron die Ursache der Kastrationsatrophie der Prostata ist, bei der hauptsächlich die Prostatadrüsen atrophieren.

Aber auch die periurethralen Drüsen, der zweite Ausgangspunkt der menschlichen PH, bleiben von der Kastration nicht unbeeinflußt. Sie sind beim kastrierten Tier nach John Hunter (zit. nach Burrows), klein, derb und sekretarm. Bei der Ratte nehmen sie nach Deming, Jenkins und van Wagenen (1935) an der Kastrationsatrophie nicht teil. Beim kastrierten Hund jedoch hat Zahler (1940) eine Rückbildung periurethraler Drüsenadenome beobachtet. Beim Menschen ist über das Verhalten der periurethralen Drüsen nach Kastration nichts bekannt, obgleich diese Frage für die Kastrationstherapie periurethraler Adenome, die in der urologischen Klinik die Hauptrolle spielen, von grundlegender Bedeutung ist. Daß der Hauptangriffspunkt des Androgens an der Prostata die Prostatadrüsen sind, ist eine weitere wichtige Stütze der androgenen Entstehungstheorie des Prostataadenoms. Das Epithel der Prostatadrüsen wird durch Androgen zur Wucherung und zur maximalen sekretorischen Leistung gebracht.

Die Entwicklung eines Prostataadenoms ohne Androgen läßt sich schwer vorstellen. Auch beim Hund hängt die cystische Hyperplasie der Prostata im Alter (vgl. S. 485) mit der Androgenproduktion der Hoden zusammen (Huggins und Clark 1940) und wird durch Kastration und durch Diäthylstilboestrol verkleinert (Huggins und Clark 1940). Rössle und Zahler erzeugten andererseits mit Androgen beim Hund eine diffuse drüsige Hyperplasie der Prostata, während eine Stromawucherung unter Androgen nicht auffällig ist, im Gegensatz zur Oestrogenverabreichung. Sogar nach Kastration vermag Zufuhr von Testosteronpropionat in entsprechenden Dosen das Prostatagewicht auf ein vielfaches der Norm zu steigern (Korenchevsky, Dennison und Kohn-Speyer 1932; Freud 1933). Dasselbe läßt sich mit Androsteron, aber auch mit Hodenextrakt (Moore, Gallagher und Koch 1929; Freud 1933; Rössle und Zahler 1938) und durch Verfütterung getrockneter Hodensubstanz (Kornitzer und Lieben) erreichen, in denen nur minimale Mengen von Androgen enthalten sind. Es scheinen also im Hoden noch andere prostatastimulierende Stoffe vorhanden zu sein, die wir noch nicht kennen, und es würde sich für das Prostataproblem lohnen, sie näher zu erforschen, um so mehr als sich bisher mit Androgen selbst in ziemlich hohen Dosen weder beim Menschen (Lesser u. Mitarb. 1955) noch beim Tier ein Prostataadenom hat erzeugen lassen. Das ist der schwache Punkt der androgenen Entstehungstheorie. Zwar fanden Rössle und Zahler bei einigen ihrer Hunde, deren Prostata sie mittels Testosteronpropionat zur diffusen Hyperplasie gebracht hatten, kleine Adenome in der Prostata, doch läßt sich nicht ausschließen, daß diese nicht schon vor der Behandlung vorhanden waren. Während Keller und Hull (1940) nach Testosteronpropionatverabreichung an Prostatiker den Eindruck einer vermehrten Drüsenwucherung in der Prostata hatten, analog Boleng eine Steigerung der glandulären Hyperplasie sah, vermißten Moore und McLellan (1938) histologische Veränderungen in operativ ausgeschälten Adenomknoten bei 5 Männern, die vor der Prostataektomie Injektionen von Testosteronpropionat in Dosen von 385—1225 mg durch 12—95 Tage erhalten hatten. Andererseits beobachtete Stimpfl (1938) bei Cystokopie durch eine suprapubische Blasenfistel ein Wachstum des rechten Lappens einer hypertrophen Prostata nach Injektion von 2020 mg Testoviron (= Testosteronpropionat) innerhalb von 81 Tagen (vgl. dazu S. 440). Stähler entfernte ein 500 g wiegendes Prostataadenom bei einem seit Jahren mit hohen Androgendosen behandelten Prostatiker und Boshamer sah gelegentlich eine Größenzunahme der Prostata unter Androgenzufuhr. Ein gleiches beobachtete Heckel (1940) bei Testosteronmedikation. Es ist zu vermuten, daß auch der Einfluß der Nebennieren auf die PH (s. S. 451) wenigstens zum Teil, über eine gesteigerte Androgenproduktion der Nebennierenrinde zustande kommt. Qualitative Änderungen in der Androgenausscheidung des Prostatikers im Harn sind nicht gefunden worden (Mary Miller 1943): der Harn des Prostatikers enthält keine anderen Androgene als der des Nichtprostatikers.

R. Chwalla hat, fußend auf dem Vorkommen jugendlicher Prostatiker (s. S. 423), gleich Lower (1933), erwogen, ob nicht das Auftreten des Prostataadenoms vielleicht auf einen Hyperandrogenismus zurückzuführen ist. Ein solcher würde verständlich machen, daß nur gewisse Männer, nämlich hyperandrogene, ein Prostataadenom bekommen. Ist doch Androgen in jedem normalen männlichen Organismus vorhanden, und doch bekommt nicht jeder Mann im Alter eine makroskopisch adenomatöse Prostata. Die Basis für eine hyperandrogene Entstehungstheorie des Prostataadenoms liefern die Prostatiker mit einer gegenüber Nichtprostatikern erhöhten Ausscheidung im Harn im biologischen Androgentest (Lower 1933; Bühler 1933; McCahey, Hansen und Soloway 1937; Miller und Moore 1942) und mit einem erhöhten Androgenspiegel im Blut (Lower 1933; Törnblom 1946), sofern nicht eine Niereninsuffizienz an der Hyperandrogenämie Schuld trägt. Eine Nachprüfung dieser Befunde auf breiter Grundlage im Initialstadium der PH wäre außerordentlich wichtig und die größte Stütze für die Theorie. Ich selbst konnte bisher, allerdings bei vorgeschrittenen Prostatikern und nicht in statu nascendi der PH, keine überzeugende Überausscheidung von Androgen im Harn im Prostatasamenblasentest an der kastrierten Ratte feststellen (s. S. 454f.). Das eigenartige an der endokrinen Situation des Prostatikers ist, daß vielmehr relativ häufig eine Androgenausscheidung im Harn fehlt, während im Gegensatz dazu eunuchoide Zeichen oder Symptome nicht zu erheben sind. Dieser Sachverhalt scheint gegen einen Ausfall der Androgenproduktion zu sprechen. Es läßt sich aber derzeit nicht sagen, wodurch das Fehlen des Androgens im Harn in vielen Fällen von PH zustande kommt (Androgenspeicherung im Adenom?). Vielleicht erweist sich in dieser Hinsicht ein Befund als bedeutungsvoll, den R. Chwalla zusammen mit H. Iselstöger an operativ ausgeschälten periurethralen Adenomen erheben konnte, nämlich ein beträchtlicher Gehalt an Androgen bei biologischer Prüfung und an 17-Ketosteroiden (R. Chwalla 1958).

Die Erfolge der Oestrogenbehandlung der PH sind kein Beweis für eine Entstehung der PH durch Androgen, ebensowenig der Umstand, daß die Mehrzahl der Prostatiker noch geschlechtlich tätig ist. Daß die Entwicklung des Prostataadenoms in der Blütezeit des Mannesalters fällt (s. S. 424), läßt auch keinen Schluß auf das Verhalten der Androgenproduktion im Beginn des Adenomwachstums zu, nachdem Pedersen-Bjergard und Tønnesen die Androgenausscheidung bereits zwischen dem 30. und 35. Lebensjahr absinken fanden. Angaben über die biologisch geprüfte Androgenausscheidung im Initialstadium des Prostataadenoms liegen noch nicht vor, denn die Anfänge des Adenomwachstums lassen sich am Lebenden schwer erfassen. Der Hormongehalt der Hoden von Prostatikern im Vergleich mit Nichtprostatikern ist meines Wissens nicht untersucht. In diesem Zusammenhang ist daran zu erinnern (vgl. S. 451), daß beim Prostatiker Erscheinungen von Hypoorchidismus und Hypogenitalismus selten sind. R.Chwalla fand z.B. (1951) unter vier über 70jährigen Kryptorchen nur einmal eine PH, ebenso nur einmal unter 6 Männern mit Eichelhypospadie.

Was das hier interessierende Verhalten der Hodenzwischenzellen als der Androgenproduzenten der Hoden betrifft, so wird angegeben (vgl. dazu auch S. 451f.), daß im Zuge der normalen Altersinvolution der Hoden, die nach S. Gil Vernet ungefähr um das 40. Lebensjahr beginnt, die Zahl der Hodenzwischenzellen zwischen 40 und 50 Jahren abnimmt, ebenso ihr Lipoidgehalt, und schließlich eine Umwandlung der Zwischenzellen in Fibrocyten erfolgt, aus denen sie ursprünglich hervorgegangen waren. Der Lipoidgehalt der Hodenzwischenzellen erreicht sein Maximum nach KENNETH, LYNCH und SCOTT zwischen 17 und 35 Jahren und sinkt dann mit dem Alter fortschreitend ab. Nach dem 58. Lebensjahr überwiegt das Lipoid in den Sertolischen Zellen und nicht mehr, wie früher, in den Zwischenzellen. In diesem Vorherrschen des Lipoids in den Sertoli-Zellen, das er als Oestrogen anspricht, glaubt TEILUM (1949) die Ursache der PH zu sehen dürfen. S. GIL VERNET hat jedoch Befunde erhoben, die dieser Schlußfolgerung widersprechen.

Da wir bisher nichts über die Auswirkungen eines testikulären und eines suprarenalen Hyperandrogenismus beim erwachsenen Mann und im besonderen auf die Prostata wissen, habe ich versucht, aus dem Verhalten der Prostata bei hyperandrogenen Zwischenzellengewächsen des Hodens darüber Aufschluß zu bekommen. In Hinsicht auf ihre Inkretion gesicherte derartige Beobachtungen bei Männern im prostatischen Alter sind jedoch bisher nicht bekannt. Immerhin ist auffällig, daß von 5 — seltenen — Trägern von Zwischenzellengewächsen eines Hodens im Alter von 67—82 Jahren, bei denen wohl Prostatabefunde, aber leider keine Angaben über die Geschlechtshormonausscheidung im Harn vorliegen, wo also nicht sichergestellt ist, ob es sich um hyperandrogene Leydig-Zellengewächse gehandelt hat, zwei eine PH und einer ein Prostatacarcinom hatten (R. CHWALLA 1956). Von überfunktionierenden Nebennierenrindengewächsen im prostatischen Alter kennt das Schrifttum eine einzige Beobachtung (WALTERS und SPRAGUE 1949) bei einem 67jährigen, und hier wird von einer PH berichtet; allerdings fehlt auch hier der Nachweis einer vermehrten Androgenproduktion. Untersuchungen über die Zahl und die endokrin-funktionelle Qualität der Hodenzwischenzellen des Prostatikers stehen noch aus. Über das Verhalten der Prostata bei Männern im prostatischen Alter mit feminisierenden Blastomen, z.B. der Hoden oder Nebennieren, ist nichts bekannt, da derartige Beobachtungen nicht vorliegen. Eine gewisse Stütze für die androgene Entstehungstheorie des Prostataadenoms darf man in den Befunden sehen, die MUSCHAT, LABESS und MERANZE an Hand des Kreatinverwertungstestes beim Prostatiker erhoben haben (vgl. darüber bei R. CHWALLA 1951).

Gegen diese Theorie spricht das Verhalten der Samenblasen, deren Dimensionen bei der Mehrzahl der Prostatiker keine signifikante Abweichung vom Durchschnitt und gegenüber Nichtprostatikern erkennen lassen; lediglich 11,7% der Prostataadenomträger wiesen eindeutig vergrößerte Samenblasen auf (R. CHWALLA und E. ZANDANELL 1958). Da Prostata und Samenblasen beim Versuchstier auf Androgen und auf Oestrogen qualitativ gleichartig und nur quantitativ unterschiedlich reagieren, letzteres vor allem auf verschiedene Androgene (vgl. darüber bei H. BURROWS 1949), spricht das Fehlen einer mit der Prostata parallelgehenden Vergrößerung der Vesiculae seminales gegen eine geschlechtshormonale Verursachung der PH, zumindest für die Mehrzahl der Fälle von PH. Gegen die androgene Entstehungstheorie sprechen ferner die Fälle von Prostataadenom lediglich in einem Prostatalappen — ich kenne sogar einen Fall von Atrophie eines Prostatalappens und Adenombildung im zweiten Lappen bei einem 77jährigen — und Beobachtungen von Adenom auf der einen Seite der prostatischen Harnröhre und Leiomyom auf der anderen (R. CHWALLA 1931; DEMING und WOLF 1939; s. S. 430), schließlich der Umstand, daß es bisher nicht gelungen ist, mittels Androgen ein Prostataadenom zu erzeugen. Die Besserungen, die Androgenzufuhr beim Prostatiker herbeiführt, sind symptomatischer Natur; sie vermindert ein bestehendes und anscheinend häufig vorhandenes (s. S. 454f.) Androgendefizit und bessert die Entleerung der Harnblase (LIPPROS 1938; EGGER

1944). Die Androgentherapie ist jedoch allem Anschein nach keine causale Behandlung.

Diese symptomatischen Besserungen sowie der Umstand, daß hohe Dosen von Androgen ohne Überempfindlichkeitsreaktionen an Prostatiker verabreicht werden können, spricht gegen die Deutung des Prostataadenoms als Ausdruck einer individuellen Allergie der Prostatadrüsen gegenüber Androgen in dem Sinne, daß beim Prostatiker eine abnorm gesteigerte Empfindlichkeit der Prostatadrüsenepithelien gegenüber dem androgenen Wachstumsreiz bei nicht erhöhter Androgenproduktion bestehe.

### γ) Die Theorie der Entstehung des Prostataadenoms durch gonadotropes Hormon (Gonadotropin)

Der Umstand, daß durch Gonadotropin bei Ratten, Mäusen, Affen und anderen Versuchstieren und analog beim Menschen eine Hyperplasie der Prostata erzeugt werden kann (s. S. 447), hat zur Annahme verleitet, daß das Prostatadrüsenadenom und das periurethrale Drüsenadenom durch eine Überproduktion von hypophysärem Gonadotropin verursacht sei (LOWER und JOHNSTON; WILDEGANS; WUGMEISTER; BÖMINGHAUS). Adenomatöse und diffuse Prostatahyperplasie wurden hierbei miteinander verwechselt. Gestützt schien die Hypothese von der Entstehung des Prostataadenoms durch eine übermäßige Einsonderung gonadotropen Hypophysenvorderlappenhormons durch Mitteilungen über eine erhöhte Gonadotropinausscheidung im Harn bei einem beträchtlichen Hundertsatz untersuchter Prostatiker (WALLIS 1937; GOSTIMIROVIĆ 1937; GIVANOVIĆ und GOSTIMIROVIĆ 1937; McCULLAGH und CUYLER 1937; STIMPFL 1940). Diesen Befunden stehen jedoch negative von nicht gesteigerter Gonadotropinurie (OWEN und CUTLER 1936; SIEBMANN 1936; R. CHWALLA 1958, vgl. S. 454f.) entgegen, so daß sich die Frage stellt, ob nicht eine Hypergonadotropinurie bei einem Prostatiker, sofern sie unzweifelhaft vorhanden ist [eine solche kann nach den Befunden von R. CHWALLA (s. S. 455 und später) nur selten sein] und Mängel der Bestimmungsmethode auszuschließen sind, einen Nebenbefund bildet, der mit der PH nichts zu tun hat. Sie könnte beispielsweise die Folge einer Insuffizienz der Hodenkanälchen sein. Es ist heute noch sehr unzureichend geklärt, unter welchen Umständen es überhaupt beim Mann zu einer vermehrten Gonadotropinausscheidung kommt. Experimentell ist es weder beim Menschen noch beim Tier gelungen, ein Prostataadenom durch Gonadotropinzufuhr zu erzeugen, sondern es entsteht dadurch immer nur eine diffuse Prostatahyperplasie. Da ich bei keinem von 21 bisher auf ihre Gonadotropinausscheidung quantitativ untersuchten Prostatikern eine erhöhte Ausscheidung (zusammen mit H. ISELSTÖGER) feststellen konnte, halte ich mit R. GEISSENDÖRFER die Annahme einer gonadotropen Entstehung des Prostataadenoms für nicht haltbar. Ich habe weder ausgesprochene Tiefwerte des Harngonadotropins bei Prostatikern noch Steigerungen gefunden. Selbst in 2 Frühfällen von PH hat SCHWARTZ (1942) solche vermißt. Dennoch bestehen gewisse morphologische Anhaltspunkte dafür, daß beim Prostatiker eine (partielle ?) Überfunktion des Hypophysenvorderlappens, zumindest aber eine kräftige Vorderlappenfunktion besteht (s. darüber S. 452).

Bei Tieren, bei denen verschiedene Abschnitte der Prostata auf Zufuhr bestimmter Hormone verschieden reagieren, sind die Folgen einer Gonadotropinverabreichung an der Vorsteherdrüse ganz ähnlich denen einer Androgenzufuhr (GEISSENDÖRFER 1940); durch das zwischenzellenstimulierende Hormon des Hypophysenvorderlappens und durch placentäres Gonadotropin werden nämlich die Leydigschen Zellen des Hodens stimuliert und zu verstärkter Hormonausschüttung angeregt. Die gonadotrope Entstehungstheorie läuft daher auf eine

Verursachung der PH. durch Androgen hinaus und ist in diesem Sinne mit der androgenen Theorie verwandt. All das erweckt den Verdacht, daß eine Steigerung der Hypophysenvorderlappenfunktion, die bei einem Prostatiker in Form einer echten Hypergonadotropinurie gefunden wird, nicht die Ursache der Adenombildung, sondern einer neben ihr vorhandenen diffusen Prostatahyperplasie oder das Produkt einer Hodeninsuffizienz ist.

Wenn wir nämlich die Zustände betrachten, bei denen bisher ein „Hypergonadotropismus" festgestellt worden ist, so schließen sie PH und Prostataadenom zum Teil geradezu aus, z.B. Kastratentum und Eunuchoidismus, bei denen das Harnandrogen erniedrigt und gleichzeitig das Harngonadotropin nicht selten erhöht ist. In anderen Fällen von Hypergonadotropinurie kann eine Hyperplasie der Prostata gefunden werden, beispielsweise bei Hodenteratomen (FERGUSON 1933), bei Seminom (MONTPELLIER und HERLANT 1933) sowie beim Chorionepitheliom des Hodens (HEIDRICH, FELS und MATHIAS 1930), ferner bei Hypophysentumoren (vgl. das über Hypophysenadenome auf S. 453 Gesagte), beim hypophysären Basophilismus (vgl. die Befunde von MELLGREN S. 452) und bei sexueller Frühreife.

In jüngster Zeit hat W. H. RICHTER eine neuartige gonadotrope Entstehungstheorie der PH. veröffentlicht, die das bloße relative Überwiegen des Gonadotropins bei an sich nicht erhöhter Gonadotropinproduktion, das sich durch den Altersrückgang des Androgens ergibt, als Ursache des Vorsteherdrüsenwachstums der PH. ansieht.

Abgesehen davon, daß die Gonadotropinausscheidung bei der großen Mehrzahl der Prostatiker nicht gesteigert und nicht hoch ist (s. S. 464), so daß sehr berechtigte Zweifel entstehen, ob derartige Gonadotropinwerte zur Auslösung einer PH überhaupt ausreichen können, steht ihr oft eine normale, ja sogar erhöhte Androgenausscheidung gegenüber (vgl. S. 455); in diesen Fällen kann nicht einmal von einem relativen Hypergonadotropismus die Rede sein, so daß die sehr gekünstelte Richtersche Theorie in den endokrinologischen Tatsachen keine Stütze findet, ganz abgesehen davon, daß eine biologische Androgenwirkung im Harn vieler Prostatiker vollständig fehlt (s. S. 454) und das gonadotrope Hormon, wie bereits festgestellt, als auf dem Wege über eine Steigerung der Androgenproduktion der Hoden und nicht unmittelbar prostatawirksam angesehen wird.

Aus dem Gesagten ergibt sich der Schluß, daß gonadotrope Stimulierung der Prostata, ähnlich wie die androgene, nach unseren bisherigen Kenntnissen zu diffuser und nicht zu adenomatöser Hyperplasie der Vorsteherdrüse führt.

### d) Die Schwierigkeiten der geschlechtshormonalen Entstehungstheorien der Prostatahypertrophie

Es ist kein Zweifel, daß die Aussichten, die Entstehung des Prostataadenoms durch Hormonwirkung erklären zu können, nach anfänglichem Überschwang der Begeisterung für die hormonale Pathogenese heute beträchtlich gesunken sind, so daß sich bereits ablehnende Stimmen melden (J. ROTT). Keine der bisherigen hormonalen Theorien vermag Anerkennung zu beanspruchen. Wir vermögen derzeit nicht zu sagen, ob die PH, außer vom Androgen und vom Oestrogen, nicht auch von unbekannten Hodenwirkstoffen abhängt oder beeinflußt wird, wofür gewisse experimentelle Beobachtungen sprechen (s. S. 461). Nicht einmal die Abhängigkeit von den Hoden steht für alle Fälle von Prostataadenom fest (vgl. die Beobachtungen von PH bei Spätkastraten; Ersatz des Hoden- durch Nebennierenrindenandrogen?). Gegen einen ursächlichen Zusammenhang und nicht lediglich eine zeitliche Koinzidenz der PH mit der Altersinvolution der Hoden sprechen — außer gewissen hormonanalytischen Befunden (s. S. 454 f.) — die Beobachtungen von PH bei noch jungen Männern (s. S. 423) einerseits und das Fehlen von PH bei früheunuchoiden Männern, die durch den stärksten Grad von spontaner Hodenunterfunktion ausgezeichnet sind, dazu die therapeutische Wirksamkeit der Kastration bei Prostatikern, die man nicht generell in Abrede stellen kann (s. S. 460). Ich vermißte eine PH am Sektionstisch bei einem 49-jährigen Vollkastraten, der 5 Jahre vorher wegen Hodentuberkulose kastriert worden war (Effekt einer Prostatatuberkulose? vgl. S. 435). S. Gil Vernet glaubt sich aus dem Dilemma, daß die Involution der Hoden die PH zugleich verursachen und hemmen soll, dadurch helfen zu können (1953), daß er die PH durch ein „noch kompensiertes Klimakterium virile" entstehen läßt. Was ist aber ein solches? Man kann sich darunter nichts klares vorstellen, es sei denn einen Ausgleich einer verminderten Androgenproduktion der Hoden durch Nebennierenrindenandrogen. Gegen eine solche Ursache der PH spricht aber, daß ich die β-Fraktion der 17-Ketosteroide, die man von der Nebennierenrinde herleitet, bei zwei untersuchten Prostatikern nicht erhöht gefunden habe. Voraussetzung ist, daß das Nebennierenandrogen in der β-Fraktion enthalten ist. Ich möchte glauben, daß eine gute Hodenfunktion, die Gil Vernet als Voraussetzung für das Entstehen einer PH bezeichnet, das Wachstum eines Prostataadenoms wohl begünstigt und fördert, aber eine conditio sine qua non für die Adenombildung lediglich das Vorhandensein von Androgen ist, und diese Vorbedingung ist auch im Falle einer reduzierten Androgensekretion der Hoden erfüllt. Das Androgen dürfte ein Teilfaktor der Prostataadenombildung sein, der in verschiedenen Fällen dieser Erkrankung von verschiedener Wertigkeit ist, nachdem Androgenentzug nur in einem Teil der Fälle eine vollständige Rückbildung des Prostataadenoms auslöst (s. S. 460) und ein gleiches von der Oestrogenzufuhr gilt (vgl. S. 458). Die Begründung, die Gil Vernet für den Zusammenhang der PH mit der Altersinvolution der Hoden gibt, liegt im Parallelgehen der Hodenzwischenzellen und der Prostata während der Entwicklung. Ob diese Parallele jedoch auch für das Prostataadenom gilt und nicht lediglich für eine normale Vorsteherdrüse während ihrer Entwicklung, harrt noch der Bestätigung und ist nach den auf S. 452 angeführten Zwischenzellenbefunden bei Prostatikern zweifelhaft. Einen Ausweg aus dem aufgezeigten Dilemma könnte vielleicht der auf S. 462 erwähnte, von R. Chwalla erhobene beträchtliche Androgengehalt operativ gewonnener Prostataadenome, richtiger gesagt, periurethraler Drüsenadenome, in dem Sinn weisen, daß diese Androgen absorbieren und derart das Fehlen einer Androgenausscheidung im Harn nicht weniger Prostatiker zustande kommt, obwohl sie keine Zeichen eines Ausfalles der Androgenproduktion erkennen lassen. Darnach wäre das Fehlen des Harnandrogens in derartigen Fällen nicht die Ursache, sondern die Folge des Prostataadenoms (vgl. dazu auch die Ergebnisse von Lassen auf S. 480). Eine Adsorption zugeführten Androgens an die Androgenerfolgsorgane findet bei Kastraten statt (Kochakian 1939; Dorfman 1940); ich habe eine solche bei einem jugendlichen Früheunuchoid festgestellt, bei dem selbst nach Zufuhr von 250 mg Testosteronester eine Androgenausscheidung im Harn nicht nachweisbar war, obwohl sich Erscheinungen des Eunuchoidismus fast völlig rückgebildet hatten. Eine Androgenwirkung war also unzweifelhaft vorhanden, obwohl eine Androgenausscheidung im Harn fehlte. Eine Speicherung von Androgen ist z. B. von der Winterschlafdrüse einer Entenart während ihres Winterschlafes bekannt (s. darüber bei H. Burrows 1949). Zu betonen ist, daß die Androgenausscheidung keineswegs im Harn aller Prostatiker fehlt, sondern nur bei einem Teil derselben.

Solange die Reaktion der periurethralen Drüsen des Menschen auf Geschlechtshormone und andere Hormone sowie auf Hodenwirkstoffe nicht erforscht ist, bleibt jede Stellungnahme zu den hormonalen Theorien der (periurethralen) Drüsenadenome verfrüht. Ferner wissen wir noch sehr wenig über den Abbau von Androgen und Oestrogen im Organismus und diese Frage stellt sich stets, wenn man die Ausscheidung dieser Hormone mit ihrer Produktion mengenmäßig in Beziehung zu setzen versucht.

Was überdies zur Vorsicht mit einer voreiligen Ablehnung einer geschlechtshormonalen Entstehung des Prostataadenoms mahnt, ist das Fehlen von Prostataadenom (im weiteren Sinne) bei menschlichen Pseudhermaphroditen. Davon im nächsten Kapitel.

## 6. Das Verhalten der Prostata und der Geschlechtshormonausscheidung bei Intersexen und seine Bedeutung für die Pathogenese der Prostatahypertrophie

Wenn man dem Problem nachgeht, ob die PH durch eine abnorme Zusammensetzung des Geschlechtshormonquotienten verursacht ist, wird es notwendig, dem Verhalten der Prostata bei den Zwittern und Intersexen Augenmerk zu schenken, weil Hoden- und Eierstockzwitter anscheinend von Prostataadenomen verschont bleiben (R. CHWALLA 1949; MORRIS 1953 an 6 Hodenzwittern zwischen 52 und 80 Jahren) und überdies zumindest ein Teil dieser Individuen zeitlebens einen abnormen Geschlechtshormonquotienten aufweist, wie wir sehen werden (s. S. 470). Eine weitere Begründung für eine solche Untersuchung im Rahmen des Pathogeneseproblems liegt darin, daß die PH von den Anhängern der oestrogenen Entstehungstheorie folgerichtig als Intersexualitätserscheinung gedeutet worden ist (K. HUTTER 1929; L. MOSZKOWICZ 1932; R. GEISSENDÖRFER 1940; V. BLUM 1949) und wir uns daher mit dieser Auffassung hier auseinanderzusetzen haben. Eine gewisse Stütze schien sie in den Untersuchungen von P. BLATT über die Konstitution des Prostatikers zu finden, indem BLATT bei Prostatikern Zeichen von Intersexualität festgestellt hat.

Solche kommen in der Tat bei einem Teil (!) der Prostatiker vor, äußerst fraglich und unbewiesen ist jedoch, ob sie mit dem Prostataadenom in ursächlichem Zusammenhang stehen und nicht einen bloßen Nebenbefund darstellen, der causal mit der PH gar nichts zu tun hat. Mit großer Wahrscheinlichkeit sind sie auf die Zunahme des weiblichen Hormons im Alter bei vielen Männern (s. S. 456 und 458) zurückzuführen und werden auch bei Fehlen von Prostataadenom angetroffen; andererseits gibt es Prostatiker ohne Hyperoestrogenismus. Gegen eine Deutung des Prostataadenoms als Verweiblichungserscheinung sprechen alle jene Argumente, die auf S. 458 ff. gegen eine Entstehung der PH durch Follikelhormon ins Treffen geführt worden sind. Überdies sind die Feminisierungserscheinungen, die BLATT aufgefallen sind, keineswegs bei allen Prostatikern festzustellen. Daß eine PH auch bei Homosexuellen vorkommt, ist nicht verwunderlich, denn die Homosexualität geht keineswegs in allen Fällen mit einem Hyperoestrogenismus und mit Fehlen der Androgenproduktion einher (B. BRAHN 1931). Daß die PH bei homosexuellen Männern besonders häufig und häufiger ist als bei Normosexuellen, wie V. BLUM (1949) angibt, müßte erst durch große Untersuchungsreihen bewiesen werden.

K. HUTTER folgert aus einzelnen Beobachtungen von Zusammentreffen von Hypospadie mit PH, daß die PH eine Manifestation von Intersexualität sei. L. MOSZKOWICZ hat nämlich die Hypospadie als Intersexualitätserscheinung bezeichnet. Auch hierzu muß gesagt werden, daß der Nachweis erst erbracht werden muß, daß eine Hypospadie bei Prostatikern häufiger ist als bei Nichtprostatikern und daß umgekehrt Hypospadiker überdurchschnittlich häufig an PH erkranken; beides ist nach R. CHWALLAS — wenn auch nur kleinem Nachforschungsgut — zweifelhaft (s. S. 462).

L. MOSZKOWICZ unterscheidet, wie schon auf S. 432 f. erwähnt, zwei genetisch verschiedene Anteile der menschlichen Prostata, einen kranialen bisexuellen Abschnitt, der bei Embryonen beiderlei Geschlechts angelegt wird und bis zum Müllerschen Hügel hinabreicht, und einen caudalen, ausschließlich männlichen Abschnitt, der sich angeblich nur bei männlichen Früchten entwickelt. Letzterer atrophiert nach MOSZKOWICZ im Greisenalter, während der kraniale, bisexuelle Prostataabschnitt hypertrophiert und die PH darstellt. Warum bekommt aber, wenn dem so ist, ein Gutteil aller Männer (vgl. S. 424) im Alter keine PH? Bislang fehlt, wie ich bereits 1951 ausgeführt habe, ferner der Nachweis, daß bei der — seltenen — senilen Atrophie der Prostata nur der infrakollikuläre Teil atrophiert, und andererseits ist nur in einem Teil der Fälle von Prostataadenom der bisexuelle kraniale Abschnitt der Vorsteherdrüse adenomatös entartet. Häufig sind vielmehr die periurethralen submucösen Schleimhautdrüsen der hinteren Harnröhre und des Blasenhalses adenomatös gewuchert (vgl. S. 427) und in diesen Fällen ist es gar nicht der kraniale Prostataanteil, der im Alter in Wucherung gerät. Die periurethralen Drüsen sind aber, wie ihre Entwicklung zeigt (R. CHWALLA 1931), trotz ihrer morphologischen Ähnlichkeit mit den Prostatadrüsen embryologisch selbständige Bildungen, die man daher nicht mit einem Teil der Prostata homologisieren kann. Entscheidend ist außerdem, daß Oestrogen keine Adenome in der Prostata hervorruft, vielmehr beim Menschen zu sogar besonders hochgradigen Rückbildungsveränderungen in der kranialen, bisexuellen Prostata und in ihr enthaltenen Adenomen führt, wie die Untersuchungen von HUGGINS und WEBSTER (1948) ergeben haben.

Nicht einmal vom entwicklungsgeschichtlichen Standpunkt läßt sich eine strenge Scheidung der Prostata in zwei genetisch verschiedene Teile im Sinne von MOSZKOWICZ durchführen. R. CHWALLA hat nämlich (1931), wie bereits erwähnt, bei weiblichen Embryonen eine Anlage von Prostatadrüsensprossen unterhalb des Müllerschen Hügels beobachtet. In solchen Fällen ist die erste Prostataanlage bei beiden Geschlechtern gleich, so daß der infrakollikuläre Prostataanteil nicht als ausschließlich männlich bezeichnet werden kann. Wir werden ferner im folgenden sehen (s. S. 469), daß auch Pseudohermaphroditen eine infrakollikuläre Prostata aufweisen können und nicht nur normale Männer eine solche haben. Mit Recht bestreitet daher GIL VERNET, daß die kraniale Prostata eine bisexuelle Bildung sei, denn auch die caudale Prostata wird nach ihm bei beiden Geschlechtern angelegt, bildet sich aber beim weiblichen Geschlecht infolge der Hemmwirkung des Eierstockes frühzeitig und vollständig zurück. REISCHAUER unterscheidet sogar einen rein weiblichen Bezirk der Prostata, von dessen Stroma die PH ausgehen soll und der kranial vom Utriculus prostaticus liegen soll, bleibt allerdings einen Beweis für diese Hypothese schuldig. HENNIG deutet in Anlehnung an REISCHAUER die PH (1954) als eine „verspätete Pubertät mit einem Versuch einer uterusartigen Bildung am untauglichen Objekt".

Die Vorsteherdrüsen der Hoden- und Eierstockzwitter stehen zwischen der Prostata des normalen Mannes und dem — inkonstanten — Prostatarest der erwachsenen Frau, der sog. weiblichen Prostata, in der Mitte, ganz entsprechend dem Umstand, daß die Scheinzwitter als „Intersexe" zwischen den Geschlechtern stehen.

*Eierstockzwitter*, also genische Frauen mit einem übermäßigen, dem männlichen Teil der Ovarien oder den Nebennieren entstammenden Androgeneinschlag, weisen ein verschiedenes Verhalten der Prostata auf. In den einen Fällen ist sie nur oberhalb des Samenhügels entwickelt, so wie die „weibliche Prostata" der Frau, ist jedoch umfänglicher als diese und nicht bloß ein rudimentärer Organrest wie bei der normalen Frau (und bei dieser nicht konstant). Zufolge des abnorm starken männlichen Einschlages (übermäßige Androgenwirkung?) im Organismus der Eierstockzwitter ist in den angeführten Fällen der suprakollikuläre Teil der Prostata zur vollen Ausbildung gelangt, die übrige, infrakollikuläre Prostata fehlt.

Der infrakollikuläre Teil der Vorsteherdrüse (und der Harnröhre) ist, im Gegensatz zum suprakollikulären, als postnatale (!) Bildung spezifisch männlich und seine Entwicklung bzw. sein Erhaltenbleiben offenbar an ein Dominieren des Androgens im Geschlechtshormonquotienten geknüpft, wie es beim normalen Mann und beim Hodenzwitter (bei einem Teil derselben während des ganzen Lebens nachweisbar) der Fall ist (s. S. 470). Nach S. GIL VERNET geht die Entwicklung der infrakollikulären Prostata mit den Leydigschen Zwischenzellen der Hoden parallel und wird dieser Prostataabschnitt durch Androgen stimuliert. Die Hyperfollikulinämie im 7. bis 8. Schwangerschaftsmonat hemmt nach GIL VERNET die caudale Prostata und bringt gleichzeitig die kraniale zur Hypertrophie. Die Rückbildung der caudalen Prostata scheint nach ihm durch das Ovar bedingt zu sein (vgl. oben). R. CHWALLA hat (1925, 1931) festgestellt, daß die erste Prostataanlage bei beiden Geschlechtern und daher unabhängig vom Keimdrüsengeschlecht erfolgt und daß sich die Geschlechtsunterschiede an der Prostata erst nachträglich geltend machen. Beide Prostataabschnitte sprechen beim Erwachsenen auf Oestrogen mit Hemmung (der kraniale nach HUGGINS und WEBSTER mehr als der caudale), auf Androgen mit Stimulierung an, doch hat nach HUGGINS und WEBSTER (1948) der Lobus posterior der menschlichen Prostata eine höhere Schwelle für Androgen und ist andererseits bedeutend gegen Stilboestrol empfindlicher als die „vordere" Prostata, die im Alter die „Sphäroide" entwickelt. Nur der Lobus posterior der menschlichen Außendrüse, der der Prostata caudalis von GIL VERNET zu entsprechen scheint, sezerniert nach HUGGINS und WEBSTER trotz Oestrogenverabreichung weiter Cholesterin und Cephalin. Während der Entwicklungsphase ist es offenbar die endokrine Tätigkeit der Eierstöcke, die die Ausdifferenzierung der Prostataanlage zu einem männlichen Organ verhindert, für das das Hinzutreten der infrakollikulären Prostata zur suprakollikulären charakteristisch ist.

Gegen die Deutung von MOSZKOWICZ sprechen ferner die eindrucksvollen klinischen Besserungen der PH durch Oestrogen. Diese Deutung geht von der — keineswegs immer zutreffenden (s. S. 431) — Voraussetzung aus, daß Prostataadenome ausschließlich im suprakollikulären Prostataanteil entstünden, und an der periurethralen Adenombildung ganz vorbei. Die therapeutischen Erfolge der Kastration bei PH widersprechen der Folgerung von MOSZKOWICZ aus seiner Schau der Dinge, daß eine Besserung der PH durch eine Stärkung der Männlichkeit und nicht etwa durch eine Kastration zu erwarten sei.

Gegen die ähnliche Ansicht R. GEISSENDÖRFERS, daß das Nachlassen der Hodentätigkeit, welche das Wachstum der periurethralen Drüsen hemme, eine Wucherung dieser Drüsen veranlaßt, spricht, daß gerade die höchsten Grade von Hodenunterfunktion das Auftreten der PH deutlich unterdrücken.

Eine lediglich suprakollikuläre Prostata besitzen nun die Eierstockzwitter mit kurzem Sinus urogenitalis. Ist dieser jedoch lang und röhrenförmig, so daß er einer normalen männlichen Harnröhre näherkommt, so ist bemerkenswerterweise auch die Prostata dem normalen männlichen Typ angenähert: es findet sich dann nämlich neben der suprakollikulären auch eine infrakollikuläre Prostata, wie zwei von POLZER und PRIESEL beobachtete Fälle erkennen lassen, und der infrakollikuläre Anteil umgibt ringförmig die Vagina dieser Eierstockzwittertypen. In diesen Fällen von vollständig vorhandener Vorsteherdrüse macht auch das äußere Genitale, dem angeführten Verhalten der Harnröhre entsprechend, einen ziemlich männlichen Eindruck. Man kann daher sagen, daß eine Parallelität des Verhaltens der Prostata mit dem äußeren Genitale besteht. Anders ausgedrückt, je stärker die Vermännlichung des Eierstockzwitters ist, desto besser und vollständiger entwickelt ist seine Prostata und desto näher steht sie dem normalen männlichen Organ.

Ein 3. Typus (A. PRIESEL 1931) von Eierstockzwittern verfügt nur über eine kümmerliche, lediglich mikroskopisch erkennbare Prostata im Septum urethrovaginale, in welchem auch das Rudiment der „weiblichen Prostata" zu finden ist, und steht derart hinsichtlich Prostata der normalen Frau näher, oder besitzt eine drüsenlose Prostata (vgl. die Kasuistik der Eierstockzwitter von L. MOSZKOWICZ 1936). Der Mangel an Androgen und das Dominieren des Oestrogens erscheinen hier akzentuiert, Habitus und sekundäre Geschlechtsmerkmale, wie z. B. im Fall MONSCH (1934) von drüsenloser Prostata, weiblich. Je weiblicher also das Individuum, desto weiblicher seine Prostata.

*Hodenzwitter*, also Männer mit weiblichem (oestrogenem) Einschlag, der testikulären Ursprungs ist (MORRIS 1953) oder auch aus der Nebennierenrinde stammen kann (R. CHWALLA 1951; GURTNER 1955), und durch ihn verweiblicht, haben nach L. MOSZKOWICZ (1955) eine vollständige Prostata wie ein normaler Mann. Der infrakollikuläre Teil der Prostata ist vorhanden, jedoch der suprakollikuläre, nach HUGGINS und WEBSTER Oestrogen-empfindlichere, bei ihnen rudimentär oder unterentwickelt, im übrigen die Prostata normal gebildet. GIL VERNET beschreibt allerdings bei einem „männlichen (?) Pseudohermaphroditen" den umgekehrten, bisher vereinzelten Befund von außergewöhnlicher Hypertrophie der kranialen und Unterentwicklung der caudalen Prostata (s. S. 450), bei dem die metaplastische Umwandlung des Epithels in fast der ganzen Prostata den Hyperoestrogenismus klar erkennen ließ. Es kann aber auch beim Hodenzwitter — eine 2. Form — die ganze Prostata, ähnlich wie bei manchen Eierstockzwittern (vom 3. Typ, s. oben), rudimentär sein (GURTNER 1955), wie z. B. im eigenen Fall GURTNERs, einem Hodenzwitter im Säuglingsalter mit männlichem Zellgeschlecht (!), weiblichen äußeren Genitalien (!) und verminderter Zwischenzellenzahl in den Hoden (!) bei kongenitaler Hyperplasie der Nebennieren und ihrer Rinde.

Gurtner hebt die Häufigkeit von rudimentärer Prostata in acht bisher veröffentlichten Beobachtungen von Hodenzwittern mit angeborener Überschußbildung von Nebennierenrindengewebe hervor und äußert an anderer Stelle, daß — und das ist sehr bemerkenswert — bei unzweideutig weiblichem äußerem Genitale nie eine typische Prostata ausgebildet sei (Wirkung eines Oestrogenüberschusses ?), hingegen bei zwittrig geprägtem äußerem Genitale eine Vorsteherdrüse mikroskopisch festgestellt werden könne. Je stärker also der weibliche Einschlag, wird man folgern dürfen, desto intensiver ist die Hemmung der Prostataentwicklung.

Die Hodenzwitter stellen nach dem Gesagten meist das Gegenstück zu den Eierstockzwittern hinsichtlich Prostataausbildung dar. Derjenige Prostataabschnitt, der bei den weiblichen Männern (Hodenzwittern) unterentwickelt ist, ist bei den vermännlichten Frauen (Eierstockzwittern) ausschließlich vorhanden.

Auch die *Zwicken* besitzen, so wie andere Zwitter, eine Prostata, die der primären Harnröhre anhängt.

Bei *echten (Zweidrüsen)zwittern* mit Ovotestis verhält sich die Prostata nach Moszkowicz (1932) so wie bei Hodenzwittern. Im Falle Goedel (1928) war sie rein fibromuskulär.

Zwei Fälle von *angeborenem Eierstockmangel* hatten eine weibliche Prostata und ein Fall von *angeborenem Hodenmangel* mit Eunuchoidismus eine zwar etwas kleine, aber bemerkenswerterweise dem männlichen Typus folgende Vorsteherdrüse.

Wenn die Prostata der Intersexe nach dem Ausgeführten im allgemeinen der geschlechtlichen Differenzierung des äußeren Genitales folgt, so darf hierzu darauf verwiesen werden, daß eine ähnliche Parallele sich auch im Zuge einer hochdosierten Oestrogenbehandlung beobachten läßt, insofern als auch hier die Rückbildung der Prostata der Rückbildung des äußeren Genitales (und der Hoden) durch Oestrogen im gewissen Grade parallel verläuft.

Was läßt sich nun aus dem Verhalten der Prostata der Intersexe für die Pathogenese des Prostataadenoms, das bei ihnen auszubleiben scheint, soweit bisher Beobachtungen vorliegen, schließen ? Wir haben gesehen, daß bei den Hoden- und Eierstockzwittern jeweils ein bestimmter Teil der Prostata oder das gesamte Organ in der Entwicklung zurückgeblieben ist. Dieses von Anfang an Zurückgebliebensein der Prostata oder ihres suprakollikulären, hauptsächlich Adenome entwickelnden Anteils läßt offenbar die Entstehung einer Adenomatose als Exzeßbildung und Wucherungserscheinung in der Form wie beim Prostatiker nicht zu. Dazu kommt, daß die Geschlechtshormonproduktion der Hoden- und Eierstockzwitter, beurteilt nach ihrer Geschlechtshormonausscheidung im Harn, gewöhnlich von der Norm abweicht. Das bedeutet eine geänderte Geschlechtshormoneinwirkung auf die Prostata. Die nebenstehende Tabelle gibt eine Übersicht über diejenigen Fälle von Hoden- und Eierstockzwittern des Schrifttums, in denen bisher Angaben über die Androgen-Oestrogen- und die 17-Ketosteroidausscheidung vorliegen, und stellt sie der normalen Androgen- und Oestrogenausscheidung im Männerharn gegenüber.

Was die Geschlechtshormonausscheidung der Hodenzwitter vom normalen Mann unterscheidet, ist eine erhöhte Follikelhormonausscheidung (Mishell 1938; Drips und Osterberg 1940; Witschi und Mengert 1942; Justin-Besançon, Pierre-Klotz, Rubens Duval und Sors 1950; Morris 1953), so daß sie mit Männern unter Oestrogenzufuhr verglichen werden dürfen. Aber auch ihre Androgenausscheidung kann abnorm niedrig sein, so daß die Prostata dann von 2 Seiten zugleich eine Hemmung erfährt, einerseits durch den Überschuß an Oestrogen und andererseits durch den Mangel an Androgen, so daß es, hormonal gesehen, verständlich ist, wenn eine Adenombildung der Prostatadrüsen ausbleibt.

Tabelle 22. *Normale Androgenausscheidung (in iE) im Männerharn*

Durchschnittlich 64 iE/Tag GLASS und BERGMAN 1938);
durchschnittlich 40 iE/Tag (Kapaunenkammtest: KENYON, GALLAGHER, PETERSON, DORF-
MAN und KOCH 1937);
20—109 iE (Kapaunentest; R. K. CALLOW 1938, Durchschnitt 99,3 iE/Tag bei 20—34jähri-
gen, Extreme 15—170 iE, im Alter von 50—67 Jahren nur mehr 20,3 iE);
37,8 iE (Extreme 18—86 iE) zwischen 23 und 37 Jahren (McCULLAGH und LILGA 1940).
Mittelwert 50—100 iE/Tag nach W. HOHLWEG (1944).

### *Normale Oestrogenausscheidung im Männerharn*

  5—15  iE (DINGEMANSE, BORCHARDT und LAQUEUR 1937)
  9—12  iE/Tag (KOCH 1937)
 15—150 iE/Tag, Durchschnitt 44 iE/Tag (W. HOHLWEG 1944)
Etwa 170 iE/Liter (= 7 µg, SPENCE 1953)
 10—30  iE/Liter (CALLOW, CALLOW und EMMENS 1940)
  5—40  ME/Tag (PEDERSEN-BJERGAARD und TØNNESEN 1946)
   20   ME/Tag (SPENCE, 1 ME nach SPENCE ungefähr gleich 1 iE)
   10   γ/Tag (Extreme 2—29 γ) nach KENYON, GALLAGHER, PETERSON, DORFMAN und
        KOCH (1937)
    5   γ/Tag (GLASS und BERGMAN 1938)
0,6—1,2 µg/24 Std (MADDOCK und NELSON 1952, geprüft am Uterus der unreifen Ratte
        bei 17 Männern)
  5—15  γ (TOMPSETT 1949; K. HINSBERG 1957)
 20—80  iE/24 Std, zwischen dem 45. und 55. Lebensjahr 120 iE (H. ISELSTÖGER 1959).

### *Androgen- und Oestrogenausscheidung im Harn bei Hodenzwittern*

Alter 17 Jahre *Oestrogen:* 67 γ,              *Androgen:* 89 iE = 8,9 mg Andosteron
                                                           (DRIPS und OSTERBERG 1940)
     23 Jahre *Oestrogen:* 30—37 RE/24 Std   *Androgen:* 4 Kapauneneinheiten/Liter
                                                           (MISHELL 1938)
     30 Jahre *Oestrogen:* 32 RE (MORRIS 1953 bei einem testikulären Hodenzwitter,
                           17-Ketosteroide 13,4 mg/24 Std)
     35 Jahre *Oestrogen:* 20—35 RE/24 Std (MISHELL 1938)
     56 Jahre *Oestrogen:* 160 iE Oestron/24 Std, 17-Ketosteroidausscheidung „erhöht"
                           (JUSTIN-BESANČON, PIERRE-KLOTZ, RUBENS DUVAL und SORS
                           1950).

*Oestrogen* „erhöht" (WITSCHI und MENGERT 1942), „noch im Normbereich" (WEISMAN und
SCHWARZ 1941), „nicht erhöht" (HAIN und SCHOFIELD; WACHSTEIN und SCORZA 1951;
EVANS und RILEY 1953; ARMSTRONG 1953; CAVALLERO und ZANARDI 1953).

*17-Ketosteroidausscheidung* „normal" (HERWEG; HAIN und SCHOFIELD; WACHSTEIN und
SCORZA 1951; MORRIS 1953), „leicht erhöht" (WARD-McQUAID und LENNON 1950), „stark
erhöht" (HAMBLEN, CARTER, WORTHAM und ZANARTU 1951; WILKINS, GRUMBACH, VAN
WYK, SHEPARD und PAPADATOS 1955).

### *Androgen- und Oestrogenausscheidung im Harn bei Eierstockzwittern*

*Androgen* erhöht (biologisch geprüft, McCAHEY; zit. nach R. CHWALLA 1951).

*17-Ketosteroidausscheidung* fast immer erhöht (EVANS und RILEY 1953; PERLOFF, CONGER
und LEVY 1953).

*17-Ketosteroidausscheidung* exessiv erhöht (McKENNA, KIEFER und BRONSTEIN 1942; SOLO-
MONS 1943; ENGSTRÖM, MASON und KEPLER 1944; DEMING, GOETSCH und HUMM 1949;
BROSTER, PATTERSON und CAMBER 1953; GOLDBERG 1954; PRATT 1954).

*17-Ketosteroidausscheidung* normal (HOWARD und HINMAN 1951).

*Oestrogenausscheidung* normal bis exessiv erhöht (EVANS und RILEY 1953), niedrig (2—6 ME
in einem Fall von DEMING, GOETSCH und HUMM; 2 iE in einem Fall von HAIN und
SCHOFIELD).


Bei Eierstockzwittern ist eine erhöhte Androgenausscheidung im Harn fest-
gestellt, sowohl bei biologischer Prüfung auf Androgen (McCAHEY, zit. bei R.
CHWALLA 1951) als auch an Hand der 17-Ketosteroidausscheidung im Harn
(McKENNA, KIEFER und BRONSTEIN 1942; SOLOMONS 1943; ENGSTRÖM, MASON

und Kepler 1944; Deming, Goetsch und Humm 1949; Broster, Patterson und Camber 1953; Evans und Riley 1953; Perloff, Conger und Levy 1953; Goldberg 1954), während die Oestrogenausscheidung sich verschieden verhielt. Das Verhältnis von Androgen:Oestrogen bestimmt nun die jeweilige Ausgestaltung der Prostata. Die Eierstockzwitter sind vermännlichte genische Frauen, so daß bei ihnen das Nichtvorkommen von PH schon zufolge ihrer weiblichen Natur bzw. weiblichen Gonaden verständlich ist; gibt es doch keine wirklich gesicherte Adenomatose der weiblichen Prostata.

Eine neuere Entstehungstheorie der Hodenzwitter (Grumbach, van Wyk und Wilkins 1955) deutet sie auf Grund der Ergebnisse von Jost (1947) und von Raynaud und Frilley (1955) als durch eine fetale Hodeninsuffizienz, einen „fetalen Eunuchoidismus" verursacht; ein solcher macht eine Unterentwicklung der Prostata ebenso verständlich wie das Ausbleiben eines Prostataadenoms. Drüsenlosigkeit der Prostata läßt die Entwicklung eines solchen naturgemäß zu.

Über das Verhalten der periurethralen Drüsen, des zweiten Ausgangspunktes des „Prostataadenoms", bei den Pseudohermaphroditen ist nichts bekannt, so daß sich über das Fehlen von periurethralen Adenomen bei ihnen aus der hormonalen Situation kein Verständnis gewinnen läßt.

Das Ausbleiben von Prostataadenom bei den Scheinzwittern weist auf eine Mitwirkung geschlechtshormonaler Einflüsse bei dieser Vorsteherdrüsenerkrankung hin, zum anderen Teil auf einen Einfluß des Entwicklungsgrades der Prostata, ihrer biologischen Konstitution vor Einsetzen des Adenomwachstums.

Andere Formen der sog. PH, außer dem Adenom, kommen bei Zwittern vor, z.B. fibromatöse Mittellappen (Zahn 1948 bei einem 76jährigen Eierstockzwitter).

## 7. Der Einfluß der Ernährung auf die Entstehung der Prostatahypertrophie

Dem Einfluß der Ernährung auf die Entstehung oder Manifestation der PH und die Häufigkeit ihres Auftretens ist bisher fast kein Augenmerk geschenkt worden, und es ist daher darüber nichts Sicheres bekannt. Immerhin liegen gewisse Verdachtsmomente vor, welche auf einen Einfluß der Nahrung auch auf die Entstehung, oder vielleicht besser gesagt, Entwicklung dieses Leidens hindeuten. Mir ist nämlich bei einigen Männern im prostatischen Alter, die seit vielen Jahren oder Jahrzehnten rein vegetarisch lebten, aufgefallen, daß sie per rectum keine PH hatten und, soweit sie cystoskopiert wurden, auch cystoskopisch keine sicheren Zeichen von PH erkennen ließen. Für eine Rolle der Ernährung spricht weiter die sehr auffallende Tatsache, daß die noch unberührt von der Zivilisation, „wild" lebenden Neger Afrikas anscheinend von PH verschont bleiben und sich dabei vegetabilisch ernähren, wie wir im nächsten Kapitel hören werden (vgl. S. 475f.). Anderen ärztlichen Berichten zufolge (s. S. 476) steigt mit dem Eindringen der Zivilisation der Weißen und der Aneignung ihrer Lebens- und Ernährungsgewohnheiten die Häufigkeit der PH in direkt proportionaler Abhängigkeit. Hierbei dürfte noch ein anderer Umstand ins Gewicht fallen, nämlich die Minderung des Geschlechtstriebes unter einer rein vegetarischen Kostform. Man kann in diesem Zusammenhang auch nicht an der Tatsache vorübergehen, daß eine PH bei unseren Haushunden eine nahezu regelmäßige Erkrankung im Alter (geworden?) ist; diese enorme Häufigkeit erweckt, wenngleich über das Verhalten der Prostata bei älteren Wildhunden nichts bekannt ist, den Eindruck, daß hier eine Domestikationserscheinung vorliegt. Ferner ist an dieser Stelle auf die

Statistik zu verweisen, die eine größere Häufigkeit der PH bei Berufen mit sitzender Lebensweise ergeben hat (s. S. 434 und unten). Es scheint, daß gewisse Krankheiten um so häufiger auftreten, je mehr man sich von der Natur entfernt. Die Prähistoriker verweisen darauf, daß die altsteinzeitlichen Menschenschädel ein cariesfreies Gebiß besitzen, während es heute in Europa fast keine Menschen mehr gibt, die im Laufe ihres Lebens keinen Zahnarzt brauchen. Überdies vermitteln vorliegende Statistiken den Eindruck, daß die Häufigkeit der PH bei uns zunimmt, auch wenn man die Überalterung der heutigen Bevölkerung und die Schwierigkeiten eines Vergleiches von Statistiken gebührend berücksichtigt. Während z. B. FLAMM und HOCHMILLER (1926) eine Statistik veröffentlicht haben, die bei über 50jährigen eine PH-Häufigkeit von 17,7% der von ihnen obduzierten 931 Männer, von Großstädtern, die ernährungsmäßig die böse Zeit nach dem ersten Weltkrieg durchgemacht hatten, ergeben hat, HADA (1914) bei 30% aller Männer über 50 Jahre Prostataadenom feststellte, THOMPSON 1861 bei Leichen von Männern über 60 Jahre 34% PH errechnete, fand ich für die Jahre 1956 und 1957 im Obduktionsgut des Pathologischen Institutes der Krankenanstalt Rudolfstiftung in Wien unter 409 obduzierten Männern im Alter von 51—94 Jahren 58,8% bzw. 62% Prostataadenomhäufigkeit, in welcher Ziffer allerdings sämtliche Fälle von makroskopischer Adenombildung, auch die geringgradigsten, enthalten sind. Von den 51—89jährigen Männern wiesen 38,1% makroskopisch eine adenomfreie Prostata auf. Demgegenüber verzeichneten FLAMM und HOCHMILLER im 8. Jahrzehnt, in dem die PH-Häufigkeit ihren Gipfel erreicht, erst 27,2% PH, SOCIN-BURCKHARDT (300 Sektionen) 50% im gleichen Jahrzehnt.

Parallel damit scheint die Häufigkeit der senilen Prostataatrophie sehr bedeutend abgesunken zu sein. Während nämlich THOMPSON 1861 bei 164 Männern über 60 Jahre (Leichenmaterial) 6,7% senile Prostataatrophie feststellte, MESSER 1860 20 Fälle unter 100 Männern = 20% und v. DITTEL und CHRASTINA (1867) an Lebenden, und zwar 115 Insassen eines Wiener Versorgungshauses im Alter von 52—100 Jahren mit einem Durchschnittsalter von 70 Jahren, gar 30,3% (neben nur 15,6% PH), fand ich unter den vorerwähnten 409 obduzierten 51- bis 94jährigen kaum eine einzige richtige Atrophie der Prostata. Ob an diesem anscheinenden Rückgang das Seltenerwerden der Gonorrhoe allein Schuld trägt, darf bezweifelt werden. Das, was sich in den dazwischenliegenden Jahrzehnten geändert hat, ist hauptsächlich die Ernährung, die seinerzeit in breiten Bevölkerungsschichten sicher viel knapper war als heute und die in den letzten 20 Jahren, Hand in Hand mit dem sozialen Aufstieg der unteren Bevölkerungsschichten, sich sehr im Sinne einer Luxuskonsumption und Überernährung eines sehr großen Teiles der Bevölkerung geändert hat (vgl. dazu auch die Zunahme der Thrombo-Emboliehäufigkeit, zumindest bis zum Aufkommen der Antikoagulantia).

KENNETH M. WALKER ist auf Grund seiner Nachforschungen über die geographische Verbreitung der PH zu dem Schluß gekommen (vgl. S. 434), daß, allgemein gesprochen, die PH bei Fleischessern und bei Menschen mit sitzender Lebensweise in den Großstädten häufiger zu sein scheint als bei Vegetarianern und den frugaler lebenden Bauern (vgl. dazu die Angabe von JOSS auf S. 434). In diesem Zusammenhang muß auch darauf hingewiesen werden, daß der Cholesteringehalt von Prostataadenomen doppelt so hoch gefunden wurde als der einer adenomfreien (normalen) Prostata (s. S. 481). Wenn K. M. WALKER berichtet, daß in Japan und China in der Zeit vor dem ersten Weltkrieg die PH äußerst selten war und daß sie in Indien bei den wohlhabenden Bevölkerungsklassen häufiger, in Ägypten sogar weit häufiger vorkäme als bei den niedrigeren Klassen, so läßt das in erster Linie an eine Unterernährung der unbemittelten Bevölkerungsteile als Ursache der Häufigkeitsunterschiede denken. Es ist ferner nicht auszuschließen, daß die Verschiedenheit der PH-Häufigkeit bei verschiedenen Menschenrassen (s. unten) nicht mindestens teilweise auf Verschiedenheiten der Ernährung zurückgeht. Das ist deshalb wahrscheinlich, weil eine Umstellung der Ernährung und der Lebensgewohnheiten eine Zunahme der PH zu bewirken vermag (vgl. S. 476). Die festgestellte größere Häufigkeit von PH bei Pyknikern (FLAMM und HOCHMILLER 1926; R. CHWALLA 1953; ALKEN et al. 1954) gegenüber Asthenikern (s. S. 477) darf wenigstens zum Teil einer bei Pyknikern erhöhten Nahrungszufuhr und besseren Nahrungsverwertung zur Last gelegt werden. Es ist wahrscheinlich, daß die PH zu den hypersthenischen Krankheiten zu zählen ist, bei deren Entstehung die Überernährung eine nicht unbeträchtliche Rolle spielt. Ich glaube, es verlohnte sich, dem Zusammenhang von PH und Ernährung in Zukunft systematisch nachzugehen, desgleichen der Frage, ob die PH in Europa tatsächlich häufiger wird. Sichere Aufschlüsse liefert diesbezüglich nur die Sektionsstatistik. Ich habe versucht, an Hand dieser das Häufigerwerden der PH in den letzten Jahrzehnten unabhängig von der eingetretenen Überalterung der Bevölkerung zu objektivieren, bin aber zu keinem verwertbaren Ergebnis gekommen, weil in Wien zwar Sektionsprotokolle seit 1818 vorhanden sind, der Zustand der Prostata sich aber erst in den letzten Jahrzehnten seit dem ersten Weltkrieg in jedem einzelnen Fall in den Protokollen beschrieben findet, demnach die Vergleichsbasis aus dem vorigen Jahrhundert fehlt.

## 8. Geographische Verbreitung der Prostatahypertrophie und Pathogenese

Es ist bekannt, daß die PH bei verschiedenen Völkern und Rassen ungleich häufig ist. Da jedoch die biologischen Rassenunterschiede noch nicht erforscht sind und über die Unterschiede der Ernährungsweise, der auch ein Einfluß auf die PH zuzukommen scheint (s. S. 472), sich nichts mitgeteilt findet, lassen sich aus der unterschiedlichen Verbreitung der PH heute noch keine verwertbaren Anhaltspunkte für die Pathogenese gewinnen. Auf Grund der Nachforschungen von K. M. WALKER ist die PH bei der gelben (und bei der Negerrasse?) äußerst selten, wobei natürlich das Durchschnittsalter, das die männliche Bevölkerung erreicht, entsprechend berücksichtigt werden muß (vgl. S. 475). TAKAHASHI bestätigt, gleich den Statistiken von T. KITAGA (1909) und von S. TAGAKI (1911), die Seltenheit der PH (s. S. 473) in Japan, CHANG und CHAR an Sektionsgut für China: unter 1900 Autopsien bei über 45jährigen in Peiping fanden sie nur 6,7% Chinesen mit PH gegenüber 47% Weißen. KNEUCKER (Chicago), der 8 Jahre in China als Arzt tätig war, bestätigte mir die Seltenheit der PH bei den Chinesen (persönliche Mitteilung). Außerordentlich selten ist die PH auch in Java (LANGEN). S. GIL VERNET weist darauf hin, daß alle diese Angaben nur für die Klinik und für eine makroskopisch-nekroptische Beurteilung gelten, makroskopisch normal erscheinende Vorsteherdrüsen jedoch mikroskopisch Knoten enthalten können, so daß die Frage der rassischen Bedingtheit der PH nur durch sehr gründliche weitere Untersuchungen entschieden werden kann. Es bedarf ferner noch der Feststellung, wie sich innerhalb ein und derselben Menschenrasse die verschiedenen Konstitutionstypen in bezug auf die Häufigkeit der PH verhalten und ob diesbezüglich Parallelen zur weißen Rasse bestehen (s. S. 476f.). Überflüssig schließlich auch hier, zu erwähnen, daß praktisch nur Sektionsgut die wahre Häufigkeit der PH enthüllt, ganz abgesehen von der Möglichkeit, daß die Bevölkerung von Ländern mit geringer PH-Häufigkeit weniger zum Arzt geht oder ihre Arztversorgung ungenügend ist. Für die Juden hat bereits CASPER auf die große Häufigkeit der PH bei ihnen aufmerksam gemacht. Dasselbe gilt für die Ägypter (K. M. WALKER). Die Araber sollen nur $^1/_3$ sooft wie die Europäer an PH erkranken. PFISTER bezeichnet die PH als in Ägypten, Japan, Südchina, Indien und besonders auf den Philippinen als weit seltener als in Europa. Nach den Beobachtungen von JOHN R. M. DILL am Philippine General Hospital in Manila soll sie dort nicht vorkommen, in Ägypten nach eigener Erfahrung von PFISTER selten sein. Hinsichtlich der Negerrassen sagt MOORE, daß für die Afrikaneger keine genauen Ziffern über die PH-Häufigkeit bekannt sind, hingegen bei den Negern in den USA die PH nicht weniger häufig ist als bei der weißen Bevölkerung. Außerdem tritt sie bei den nordamerikanischen Negern weit früher auf als bei den Weißen, nach WHITFIELD, KAHLE, BEACHEN D'ANNOY, SCHENKEN und BURNS zwischen 40 und 50 Jahren 6mal häufiger und zwischen 51 und 60 Jahren $2^1/_2$mal sooft als bei den Weißen. Die Sektionsstatistik bestätigt, daß kein Unterschied in der PH-Häufigkeit zwischen amerikanischen Negern und Weißen vorhanden ist (SMITH und JAFFE an Hand von 1093 Autopsien in Chicago). S. GIL VERNET gibt daher der Ansicht Ausdruck, daß der Häufigkeitsunterschied zwischen den afrikanischen und den amerikanischen Negern hinsichtlich PH auf den Einfluß der Zivilisation bei letzteren mit ihren Tendenzen zur Kongestion der Prostata zurückzuführen sei.

In Anbetracht der Wichtigkeit der Entscheidung der Frage, ob die PH bei den noch urtümlich lebenden Afrikanegern wirklich seltener ist als bei ihren in USA „amerikanisierten" Rassegenossen, für das Pathogeneseproblem hat R. CHWALLA Nachforschungen über das Vorkommen der PH bei noch unzivilisierten Negerstämmen Afrikas angestellt, die nichtsdestoweniger heute ärztlich unvergleichlich besser versorgt sind als in der Zeit vor dem ersten Weltkrieg, aus der die Angaben von WALKER stammen. Besteht der Unterschied zwischen den „Urwaldnegern" und den USA-Negern hinsichtlich PH-Häufigkeit tatsächlich zu Recht, so würde die PH als eine Zivilisationskrankheit erscheinen.

Der Vermittlung von Prof. F. C. ROULET in Basel verdanke ich eine Mitteilung von Prof. J. N. P. DAVIES vom Pathologischen Institut der Ostafrika-Universität in Kampala, Uganda. Prof. DAVIES berichtet mir, gestützt auf die Autopsien und die Häufigkeit von Prostataoperationen am dortigen „Makerere College", daß nur ungefähr 11% der Ostafrikaneger dieses Gebietes ein Alter von über 45 Jahren erreichen und unter diesen PH und Prostatacarcinom mindestens ebenso häufig, wenn nicht häufiger seien als in Europa; er bezweifelt, daß die PH bei den noch wild lebenden Stämmen selten sein soll, weil das für die in seinem Spital aufgenommenen Neger aus entfernten und einsamen Gegenden nicht zutrifft, ohne allerdings exakte Ziffern als Unterlagen angeben zu können. Prof. ROULET selbst hat, wie er mir mitteilt, bei einem von ihm obduzierten 70jährigen und einem 60jährigen Senegalneger eine PH vermißt. Einzelbeobachtungen beweisen aber nichts.

Frau Dr. MARGARETE BUNDSCHUH, die im Bukoba Distrikt Tanganyikas östlich des Viktoriasees als Chirurgin ein Missionsspital leitet, ist auf Grund ihrer dortigen Erfahrungen gleichfalls der Ansicht, daß die PH bei dem Bantu-Negerstamm ihres Tätigkeitsgebietes so häufig ist wie in Europa, und belegt das durch die Zahl von 11 Prostatektomien in 11 Monaten des Jahres 1958 wegen zum Teil bis faustgroßer hypertrophierter Prostaten. Sie verweist ferner als interessante Parallele auf die auffallende Häufigkeit des Uterusmyoms in ihrem Gebiet. Der Chefpathologe von Dar-es Salaam, J. P. MACKEY, teilt mir seinen Eindruck mit, daß die PH bei den Eingeborenen Tanganyikas ebenso häufig sei wie in Europa.

Es gibt aber auch gegenteilige Erfahrungsberichte. Der bekannte Nobelpreisträger Dr. ALBERT SCHWEITZER z. B. teilte mir mit, daß er seit 1913 in Gabon (Französisch-Äquatorialafrika) noch nie mit einer PH bei Schwarzen zu tun gehabt habe, und fügt hinzu, daß die Schwarzen in seiner Gegend noch ziemlich naturgemäß von Bananen, Maniok und Reis leben, Fleisch und Salz sehr wenig genießen (keine Viehzucht).

Dr. KOHL, der in der Gegend von Fort Portal, Uganda, ein Missionsspital leitet, hat nur einen einzigen Fall von PH (per rectum) beobachtet. Er bestätigt, gleich ALBERT SCHWEITZER und anderen Berichterstattern, die immense Häufigkeit von postgonorrhoischen Harnröhrenstrikturen in seinem Gebiet, so daß man versucht sein könnte, an eine Hemmwirkung der Gonorrhoe auf das Entstehen der PH im Sinne von S. 435f. zu denken. Er ist im Gegenteil meist überrascht, schreibt er mir, wie klein die Prostata bei alten Negern sei. Immerhin werden aber doch vereinzelte Prostatektomien in Fort Portal ausgeführt, so daß die PH im ganzen als wesentlich seltener bezeichnet werden muß als in Europa. Die Ernährung der dortigen Negerbevölkerung ist eine gemischte, wenn auch in der Hauptsache pflanzlich (Kochbananen und Süßkartoffeln), aber auch Rinder- und Ziegenfleisch, dazu große Mengen Bananensaftbier.

Ähnlicher Ansicht ist der Johannesburger Urologe Dr. DORRIEN VENN. Er hat den Eindruck, daß bei den in der Stadt lebenden Schwarzen die PH ungefähr ebenso häufig ist wie in Europa, während die noch in ihrer ursprünglichen Lebensgemeinschaft lebenden südafrikanischen Eingeborenen zwar auch an PH erkranken, aber weniger häufig als in der Stadt, so daß wahrscheinlich anzunehmen ist, schließt Dr. VENN, daß die PH durch die europäische Ernährung und Lebensgewohnheit gefördert wird. Statistische Unterlagen stehen ihm jedoch weder für die Stadt noch für die urtümlich lebenden Schwarzen Südafrikas zur Verfügung, ebensowenig Autopsien.

Frau Dr. MARTHA SIGMUND, die einem Missionsspital (St. Joseph's Hospital) in Basutoland vorsteht, hat ebenfalls die Erfahrung gemacht, daß die PH in ihrem, etwa 25000 Schwarze umfassenden Distrikt auffallend selten ist. Dieser Eindruck wird dadurch verstärkt, daß sie während einer fast 10jährigen ärztlichen Tätigkeit nur drei komplette Harnverhaltungen zu behandeln hatte, und daß die Jahresberichte des Medical Department des Basutolandes für 1955 lediglich 2 PH-Fälle unter 14193 Spitalpatienten und 34 solche unter 153260 Sprechstundenpatienten aufweisen. 1956 entfielen 9 Prostatahypertrophien auf 16979 Spitals- und 49 auf 159704 Sprechstundenpatienten. Die Eingeborenen, auf die sich dieser Bericht bezieht, können nach Mitteilung von Frau Dr. SIGMUND noch als ziemlich ursprünglich und von der Zivilisation unberührt bezeichnet werden, obwohl sich das auch dort schon ändert, und leben laut ihrem Bericht monatelang von Kafirkorn, Mais sowie ganz wenig Fleisch.

Frau Dr. M. DITTON, die an einem Negerspital der Kapprovinz arbeitet und 26 Jahre als Ärztin in Afrika tätig ist, hat den Eindruck, daß die PH heute, wo die Lebensgewohnheiten der Neger sich der Zivilisation nähern, viel häufiger zu beobachten ist als früher. Zugleich nimmt der Fleischkonsum in ihrer Gegend zu; Mais und Kafirkorn werden als Hauptnahrung angegeben.

Eine Zusammenschau der nur teilweise auf meine Fragebögen eingelaufenen Antworten spricht doch dafür, daß die Angaben über die Seltenheit der PH bei den noch nicht zivilisierten Afrikanegern im allgemeinen auf Richtigkeit beruhen, daß regionäre Verschiedenheiten in der PH-Häufigkeit bestehen und daß in dem Maße, als die Zivilisation der Weißen eindringt und deren Lebensgewohnheiten angenommen werden, auch die PH-Häufigkeit zunimmt. Europäische Erfahrungen (s. S. 434) finden damit Bestätigung auch für die Negerrasse. Das verstärkt die Vermutung, daß die PH eine Zivilisationskrankheit ist. Leider stand mir nicht genügend Zeit zur Verfügung, um Auskünfte bezüglich der PH-Häufigkeit auch aus anderen Teilen der Welt, beispielsweise bei den Indianern Nord- und Südamerikas usw., einzuholen und damit weitere Unterlagen sammeln zu können. Durch Vermittlung von Frau Prof. Dr. CARMEN CORONINI in Wien erhielt ich vor kurzem von Dr. NAHM in Bethesda die Angabe eines französischen Chirurgen, der viele Jahre in Indochina tätig war, daß er bei den Annamiten niemals eine PH zu sehen bekam. Ich hoffe aber, daß meine spärlichen Angaben vielleicht außereuropäische ärztliche Leser dieses Beitrages zu eigenen Nachforschungen über diesen zentralen Aspekt der PH-Forschung anregen, oder daß das Thema auf einem Internationalen Urologenkongreß behandelt werden möge.

Vorläufig sind auch in diesem Kapitel mehr offene Fragen als Antworten zu verzeichnen und ist nicht einmal mit Sicherheit zu sagen, ob die verschiedene PH-Häufigkeit bei verschiedenen Menschenrassen überhaupt ein anthropologisches, an der Rasse haftendes Merkmal darstellt oder nur das Ergebnis verschiedener Ernährungs- und Lebensgewohnheiten ist.

## 9. Konstitution des Prostatikers und Pathogenese der Prostatahypertrophie

Einen wichtigen Beitrag zur Aufklärung der Pathogenese der PH vermag die Konstitutionsforschung zu liefern, zu der sowohl Kliniker (P. BLATT 1926;

R. Chwalla 1951; Alken et al. 1954) als auch Pathologen (Flamm und Hoch-miller 1926) auf dem Gebiet der PH grundlegende Beiträge geliefert haben. Es ist auch eine konstitutionelle Entstehungstheorie der PH vertreten worden (Flamm und Hochmiller; Oppenheimer; Blatt; Walker; Pfister; Larbeau), wozu zu bemerken ist, daß Abweichungen in der Funktion der endokrinen Drüsen sehr oft konstitutionell bedingt sind. Bis jetzt hat sich allerdings keine Konstitution herausschälen lassen, die für den Prostatiker charakteristisch, d.h., nur ihm eigentümlich ist. Voraussetzung für eine fruchtbare Verwertung der beim Prostatiker feststellbaren Konstitutionseigentümlichkeiten ist Klarheit darüber, was sie bedeuten und was ihre Ursache ist, und diesbezüglich stehen wir erst am Anfang unserer Kenntnisse. Als zusätzliche Forschungsrichtung ist heute die Endokrinologie zur Konstitutionsforschung hinzugetreten, aus der Erkenntnis heraus, daß die Vorsteherdrüse sehr hormonabhängig ist (s. S. 439). Die endo-krine Konstitution des Prostatikers, d.h. der Status seiner endokrinen Drüsen, steht heute im Vordergrund des Interesses.

So viel scheint jedoch hinsichtlich des Einflusses der Konstitution auf die PH festzustehen, daß der pyknische Konstitutionstyp unter den Prostatikern der häufigste scharf umrissene ist (P. Blatt 1926; R. Chwalla 1954; Alken et al. 1954). Beim Pykniker sticht nun, was die Bedeutung dieses Sachverhaltes für die Pathogenese der PH anlangt, im Vergleich zum Astheniker eine größere ana-tomische Häufigkeit von Hypercorticoadrenalismus hervor (R. Chwalla 1955). Besonders zeigt sich nach Alken u. Mitarb. das Überwiegen der Pykniker unter den Prostatikern bei den weichen, saftreichen Hypertrophien, weniger bei den fibrösen Formen der PH. Enorm selten ist der phthisische Habitus von Prostata-adenom befallen (P. Blatt 1926; R. Chwalla 1948, 1951) und dieser ist durch eine Unterfunktion der Nebennieren(rinde) — im allgemeinen — ausgezeichnet. In den gleichen Zusammenhang gehört die Seltenheit und der gutartige Verlauf der (hypoadrenalen) Tuberkulose beim Prostatiker (R. Chwalla 1948), eine Tatsache, die man immer wieder feststellen kann und die in der Rarität eines Todes an Tuberkulose beim Prostatiker ebenfalls hervortritt. Seine zarte, weiche, glatte und feuchte Haut gegenüber der runzeligen und atrophischen Haut an-derer alter Männer, die P. Blatt aufgefallen ist und in der Tat bei vielen Pro-statikern zu beobachten ist, fügt sich gut zu der von Alken et al. bei Prostatikern häufig gefundenen leichten Hyperthyreose, die vielleicht auf eine gesteigerte Hypophysenvorderlappentätigkeit hindeutet; um das zu beweisen, müßte man allerdings das thyreotrope Hormon quantitativ bestimmen. Der häufig mangel-haften oder fehlenden Stammbehaarung in dem Untersuchungsgut von Blatt (Auswirkung einer Oestrogenvermehrung? vgl. S. 467) steht eine meist etwas stärkere Rumpfbehaarung des Prostatikers nach R. Chwalla sowie Alken u. Mitarb. gegenüber. R. Chwalla fand umgekehrt unter 31 überbehaarten Männern autoptisch 58% PH (1955). Nach W. Pollak sind Prostatiker durch eine starke Rumpfbehaarung ausgezeichnet, während andererseits Männer mit weiblicher Schambehaarung eher weniger zu PH zu neigen scheinen (R. Chwalla 1951). P. Blatt fand eine heterosexuelle Schambehaarung unter 72 sicheren Prostatikern nur 29mal (1926). Im vermehrten Auftreten von Naevi, Fibromen, Angiomen, Lipomen und Warzen in der Haut des Prostatikers sind sich alle Unter-sucher (Flamm und Hochmiller; R. Chwalla; Alken et al.) einig, ebenso in der großen Seltenheit von aktiver Lungentuberkulose, und andererseits der be-sonderen Häufigkeit von Lungenemphysem (48,8% im anatomischen Material von Flamm und Hochmiller) und von Arteriosklerose (je 60% Häufigkeit nach Alken u. Mitarb.). Auch diese Eigentümlichkeiten deuten nach R. Chwalla auf einen Hypercorticoadrenalismus hin, der an Hand der Messung der Corticoid-ausscheidung im Harn bei etlichen Prostatikern zu objektivieren ist (R. Chwalla

1958; s. S. 455). Umgekehrt sollen nach GUYON (1893) Individuen ohne Arteriosklerose keine PH bekommen. FLAMM und HOCHMILLER haben ferner ein häufi-
geres Befallensein des Prostatikers mit Neubildungen, Bildungsfehlern und Gallen-
steinen gegenüber Nichtprostatikern festgestellt; R. CHWALLA fand allerdings
(1951) unter 185 Todesfällen an PH in den Sektionsprotokollen nur 3 Carcinome
und insgesamt lediglich 2,4% bösartige Gewächse, hingegen in Übereinstimmung
mit FLAMM und HOCHMILLER 28,7% Cholelithiasis, bei stark behaarten Prostatikern sogar 50% Gallensteinhäufigkeit. Von der besonderen Häufigkeit der Arteriosklerose beim Prostatiker (FLAMM und HOCHMILLER 1926) war schon die
Rede. Die 57,8% Herzhypertrophien, die FLAMM und HOCHMILLER gefunden
haben, dürften zum Teil mit der Häufigkeit von arteriellem Hochdruck beim
Prostatiker (R. CHWALLA 1951) zusammenhängen.

Besonders bedeutungsvoll ist die Seltenheit der Hypoplasie der Hoden und
des Genitales (R. CHWALLA 1953; ALKEN et al. 1954) und von Hodenatrophie
(R. CHWALLA 1951; A. BIESE 1958) sowie parallel damit die Häufigkeit einer
ausgesprochen kräftigen Sexualität und eine Seltenheit von Potenzschwäche
beim Prostatiker (im nicht zu vorgeschrittenen Stadium seines Leidens), die
nicht nur ALKEN u. Mitarb., sondern auch R. CHWALLA und andere Autoren
betonen. Umgekehrt scheint PH bei Kryptorchen, ferner Männern mit auffallend großem Utriculus prostaticus, Hypospadikern, Gynäkomasten und anderen
Intersexen eher selten zu sein (R. CHWALLA 1951). Manche Prostatiker fallen
durch auffallend große Hoden auf. Schließlich ist unter den Konstitutionseigentümlichkeiten des Prostatikers noch auf die auffallend große Thrombo-
Emboliehäufigkeit, auch bei nicht operierten Prostatikern, zu verweisen (R.CHWAL-
LA und E. ZANDANELL 1958); auch das scheint in Zusammenhang mit einer gesteigerten Nebennierentätigkeit zu stehen (R. CHWALLA am Thrombo-Embolie-
Kongreß in Basel 1954). BLUM-RUBRITIUS erwähnen, daß nach Beobachtungen
von SIMMONDS frühzeitiges Senium in manchen Fällen von PH vorkommt und
sich, außer in der PH selbst, in vorzeitigem Ergrauen, Haarausfall und Pres-
byopie zu erkennen gibt; Ähnliches hat auch R. CHWALLA beobachtet (1958).
Die Hemmung der PH durch eine bestehende Lebercirrhose (S. GIL VERNET 1956)
darf vielleicht als bereits aufgeklärt gelten (s. S. 458). Ich selbst fand unter 13
Lebercirrhosen bei Männern im prostatischen Alter 3mal Prostataadenome, doch
waren diese 2mal klein oder winzig (Sektionsgut). Zu erwähnen wäre noch das
Freisein von PH bei 4 Männern im prostatischen Alter mit Thymus persistens
(R. CHWALLA 1959; vgl. dazu S. 445) und die vermutliche Hemmung des Prostataadenoms (R. CHWALLA, bisher unveröffentlichte Beobachtungen) durch
chronischen Alkoholismus (vgl. dazu die Alkoholwirkung auf die Prostata), und
zwar auch in Fällen, wo das Potatorium nicht zu Cirrhose der Leber geführt hat.
Das ist mir neuestens aufgefallen. Würde der Alkoholabusus öfter zu Harnverhaltung führen, wie das beim Prostatiker sooft zu beobachten ist, so wäre die Re-
tentio urinae wahrscheinlich das wirksamste spontane Entwöhnungsmittel.

## 10. Die Rolle der Heredität in der Pathogenese der Prostatahypertrophie

Sehr wichtig und noch nicht systematisch erforscht ist der Erbeinfluß bei der
PH. Familiäre Heredität ist nämlich bei zahlreichen Prostatikern zu erheben,
doch liegen Zahlenangaben über ihre Häufigkeit auf Grund sorgfältiger Nachforschungen einschließlich Geschwisteruntersuchungen, ferner Angaben über den
Erbgang nicht vor. Eine sehr große Schwierigkeit liegt hierbei auf diagnostischem
Gebiete, nämlich unter anderem darin, daß in Fällen von Fehlen einer Vergrößerung der Prostata per rectum ohne Cystoskopie und ohne Urethroscopia posterior

eine PH nicht ausgeschlossen werden kann; dieser Schwierigkeit läßt sich nur durch Autopsie aus dem Wege gehen. Ohne Kenntnis der Erblichkeitsverhältnisse kann in der Klinik das Ausmaß der Gefährdung eines mit PH erblich Belasteten nicht abgeschätzt werden.

Die ältere französische Schule (GUYON; LEGUEU) kannte bereits das Auftreten von PH bei Vätern und Söhnen. BLUM-RUBRITIUS erwähnen PH (neben Hypospadie) bei einem Vater und 2 Söhnen.

Besonders bemerkenswert an dieser Beobachtung ist, abgesehen von der Ähnlichkeit der Symptome der PH, daß ihre Erscheinungen bei beiden Söhnen bis auf das 35. Lebensjahr zurückreichten, sich also auffallend früh manifestierten. Es zeigt sich hierin ein ähnliches Phänomen wie beim ererbten Diabetes, bei dem die Erscheinungen in der Deszendenz immer früher zum Ausbruch kommen.

Nach einer Beobachtung von O. KAUFMANN verhalten sich eineiige, also erbgleiche Zwillinge, in bezug auf PH konkordant; noch dazu trat bei beiden Zwillingsbrüdern die erste prostatische Harnverhaltung im gleichen Jahr ihres Lebens auf, obwohl beide Brüder in verschiedenen Erdteilen lebten. Ein schöneres Beispiel von dem schicksalhaften Ablauf des Leidens läßt sich kaum vorstellen. BLUM-RUBRITIUS haben darauf hingewiesen, daß aus Anamnesen zahlreicher Prostatiker hervorgeht, daß ihre Väter, Großväter oder andere Verwandte der Aszendenz an PH erkrankt waren, und nach P. BLATT gibt es richtige Prostatikerfamilien. Unter 72 Prostatikern fand er 22 erblich belastet und in einem Fall 4, in einem anderen 5 Brüder an PH erkrankt. Es ist somit eine hereditär-familiäre Disposition zur PH durch unzweifelhafte Beobachtungen gesichert. Wenn wir aber mindestens ebensooft von Prostatikern erfahren, daß ihre männlichen Angehörigen keine Miktionsbeschwerden haben oder hatten, so schließt eine solche Angabe eine PH keineswegs aus (s. S. 424). Bisher ist nicht bekannt, in welcher Weise der Erbfaktor die PH realisiert und gerade hierin liegt ein zentrales Problem der Pathogenese der PH. Über letztere läßt sich ohne Klärung der Erblichkeitsverhältnisse überhaupt nichts aussagen.

## 11. Pathophysiologie des Prostataadenoms und Pathogenese

Über die Pathophysiologie der adenomatösen Prostata und des isolierten Prostataadenoms ist noch wenig bekannt. Ohne Kenntnisse auf diesem Gebiet ist jedoch eine wohlfundierte Deutung der Pathogenese schwer denkbar. Das Sekret einer adenomatösen Prostata weist, per urethram exprimiert, äußerlich bei der großen Mehrzahl der Prostatiker gegenüber dem Sekret einer normalen Prostata makroskopisch keinen Unterschied auf; auch mikroskopisch ist es nicht nennenswert verschieden (NYLANDER 1955). Über seine qualitative Zusammensetzung liegen allerdings noch keine Untersuchungen vor. Daher ist auch über die Produktion der zahlreichen, von der normalen Prostata erzeugten Fermente sowie des v. Eulerschen Prostaglandins seitens einer adenomatösen Prostata und ihr Verhalten im Sekret einzelner Adenomknoten nichts bekannt. Die Sekretmenge ist bei den weichen, saftreichen Formen von PH, entsprechend der Wucherung der Drüsen, gesteigert. Die reichliche Sekretion offenbart sich auch an der Schnittfläche der adenomatösen Prostata und operativ ausgeschälter Adenomknoten. Es wird mit Recht vermutet, daß die große Sekretmenge nur zum Teil durch die Ausführungsgänge nach außen entleert wird — solche sollen den Adenomen nach S. GIL VERNET (1953) teilweise fehlen — und daß es infolgedessen zum anderen Teil der Resorption verfällt und derart in den Kreislauf gelangt. Auf diese Weise kommt es zu charakteristischen verschiedenartigen Fernwirkungen des resorbierten Sekretes, die nach der Vorstellung von S. GIL VERNET den Allgemeinzustand des Prostatikers beeinträchtigen. Wir kennen Fernwirkungen des Prostatasekretes von der Prostatamassage her. Eine Vermehrung der sauren Phosphatase im Blutserum, ähnlich wie beim Prostatacarcinom mit Knochenmetastasen, ist beispielsweise nach Massage einer adenomatösen wie auch einer normalen (Hock und Tessier 1949) Prostata und insbesondere einer adenomatös-cystischen (Daniel und van Zyl 1952) beobachtet, kommt aber auch spontan bei PH vor (Aabye 1950). Die sekretreiche Prostata weist selber einen hohen Gehalt an saurer Phosphatase auf (Schreier 1948) und in hypertrophen Vorsteherdrüsen kommen stark erhöhte saure Phosphatasewerte vor (Schreier 1948). Solche Drüsen erzeugen mehr Phosphatase als die normale Prostata (Fishman, Chamberlin, Cubiles und Schmidt 1948). Dennoch ist eine Erhöhung der sauren Serumphosphatase bei Prostatikern keineswegs die Regel. Die Ausscheidung der sauren Phosphatase im Harn sinkt, wie gewöhnlich im Greisenalter, bei alten Männern mit PH auf einen Bruchteil des Wertes von jungen Männern; Männer über 50 Jahre mit PH scheiden ungefähr $1/_6$ von jungen Männern und annähernd ebensoviel wie Frauen aus (E. J. King 1953/54). Die Abnahme erstreckt sich sowohl auf die renale als auch auf die prostatische Ausscheidung von saurer Phosphatase. Zwischen ihrer Ausscheidung im Harn und dem Blutplasmaspiegel an saurer Phosphatase besteht keine Beziehung (E. J. King 1955).

Prostataadenomextrakt und Prostataadenomsekret wirken, einem Versuchstier injiziert, außerordentlich toxisch (Legueu und Gaillardot). Injektion von Adenompreßsaft von Mensch und Hund wirkt nach Legueu und Gaillardot tödlich, ein solcher aus normaler Prostata hingegen nicht; die hypertrophe Prostata des Menschen wie des Hundes ist demnach ein Gewebe von großer Giftwirkung. Die atrophische Vorsteherdrüse des Ochsen wirkt dagegen nach den Versuchen von Thaon (zit. nach Blum-Rubritius) ebensowenig toxisch wie eine normale Vorsteherdrüse. Aus dem Umstand, daß die Giftwirkung des Adenomsaftes über die normalen menschlichen Prostatasekretes und Prostataextraktes (Barnes 1936) beträchtlich hinausgeht, ergibt sich, daß das Adenomsekret Stoffe enthalten muß, die im normalen Prostatasekret nicht vorkommen, so daß also die Zusammensetzung des Sekretes einer adenomatösen Prostata, trotz seiner äußerlichen Ähnlichkeit mit dem normalen Sekret, dennoch von der Norm verschieden ist. Die sekretorische Leistung des Prostataadenoms ist also keine einfache Nachahmung und bloß quantitative Vermehrung der normalen Sekretionstätigkeit, sondern bringt qualitative Verschiedenheiten hervor. Diese Tatsache stützt die neoplastische Entstehungstheorie des Prostataadenoms (vgl. S. 427). Lecocq hat die toxische Wirkung von Prostataadenomextrakt vor kurzem bestätigt (1950). Er zählt an Effekten auf: eine Hemmung der Entwicklung der Hoden und der Prostata und eine Blutdrucksenkung. Eine Hemmungswirkung auf die Hoden ist auch vom Extrakt aus normaler Prostata behauptet (Serralach und Parés 1914; Winkler 1931; Zawadowsky 1936), aber auch bestritten worden (Walker 1911; Lawlah 1930). Andererseits soll Prostataextrakt die Prostataentwicklung fördern (S. Gil Vernet 1953). Lassen hat gefunden (1939), daß alkalische Auszüge aus hypertropher Prostata die Entwicklung der Samenblasen und der Prostata infantiler Ratten hemmen, und zwar durch eine histologisch erkennbare Hodenschädigung. Gleichzeitige Androgenverabreichung hebt diese Wirkung auf, die Lassen als Schädigung der Hodenfunktion und als Androgenantagonismus deutet. Lassen schließt aus seinen Versuchen, daß die hypertrophe Prostata die Hodenaktivität auf hormonalem Wege hemmt. Wurde bisher ein Hypo- bis Anandrogenismus beim Prostatiker von sehr vielen Autoren als Ursache der PH vermutet, so wecken die Ergebnisse von Lassen, wenn sie bestätigt werden, den Verdacht, daß eine Hodenschädigung und ein Defizit der

Androgenausscheidung (s. S. 466) beim Prostatiker sekundär, d.h. ein Produkt des Prostataadenoms sein könnten. Andererseits konnte R. Chwalla in Zusammenarbeit mit H. Iselstöger eine Stimulierung des Prostata- und Samenblasenwachstums der Ratte durch natives Prostataadenomsekret, gewonnen aus operativ ausgeschälten Prostataadenomen, also gerade das Gegenteil der Lassenschen Ergebnisse, feststellen (verschiedenes Verhalten des Prostataadenoms in verschiedenen Fällen?). Andererseits ist auch denkbar, daß die hypertrophe Prostata (vermehrt?) Androgen verbraucht und an sich zieht und dadurch das Androgen im Harn fehlt. Daß die adenomatöse Prostata Testosteron abbaut, haben die Untersuchungen von Lemon, Wotiz und Robitscher (1953), ferner von Wotiz und Lemon (1954) gezeigt. Ferner ist eine androgenartige Wirkung des Prostatasekretes beobachtet worden, ihr Träger bisher allerdings nicht bekannt. Prostataadenome können einen beträchtlichen 17-Ketosteroidgehalt aufweisen (R. Chwalla 1951), während ein solcher in der normalen Prostata fehlt (Scott 1953), ebenso wie Oestrogen (Hamilton, Deming und Allen 1936). Ferner konnte R. Chwalla zusammen mit H. Iselstöger in operativ ausgeschälten Prostataadenomen einen beträchtlichen Androgengehalt bei biologischer Prüfung im Prostata-Samenblasentest an der kastrierten Ratte nachweisen (vgl. dazu den Abbau von Testosteron in der adenomatösen Prostata). Dieser Befund ist sehr auffällig und sein Zustandekommen und seine Bedeutung noch ungeklärt. Das normale Aussehen der Hoden im histologischen Bild beim Prostatiker (S. Gil Vernet) beweist nicht, daß die Zwischenzellen solcher Hoden eine normale Menge Androgen erzeugen. Falls das Prostataadenom die Androgenproduktion der Hoden schädigt, wäre zu erwarten, daß sie sich nach einer erfolgreichen Prostatektomie erholt, vorausgesetzt, daß nicht auch andere Eingriffe eine ebensolche Wirkung hervorbringen.

Das Problem einer Rückwirkung der Prostata auf die Hoden bedarf jedenfalls sorgfältiger weiterer Prüfung, denn eine reziproke Wirkung der Vorsteherdrüse auf die Hoden wäre von größter Bedeutung für unsere pathogenetischen Auffassungen und würde zu einer Modifizierung der geltenden Ansichten über die prostatotesticulären Beziehungen zwingen, naturgemäß auch die Deutung des Verhaltens der Hoden und ihrer Zwischenzellen bei Prostatikern gewaltig beeinflussen.

Welche Substanz oder Substanzen die vorerwähnte toxische Wirkung des Prostataadenomextraktes hervorrufen, ist nicht festgestellt. Wir wissen bisher lediglich, daß Prostataadenome mehr saure Phosphate enthalten können als normales Prostatagewebe (s. S. 480) und daß sie cholesterinreicher sind als dieses. Prostataadenome können doppelt soviel Cholesterin enthalten wie die übrige Prostata (Swyer 1942). Dieser Befund, von dem noch nicht bekannt ist, wie er biochemisch zu deuten ist, ist besonders bemerkenswert im Hinblick auf die überdurchschnittliche Neigung des Prostatikers zu Arteriosklerose (s. S. 477) und zu Cholesterinsteinbildung in der Gallenblase (R. Chwalla 1951; s. S. 478). Andererseits ist im Blut von Prostatikern eine Hypocholesterinämie und Lipopenie gefunden worden (Boyd und Berry 1939). Nachprüfungen dieser beiden Befunde, vor allem aber des Cholesteringehaltes der Prostata, des Prostataadenoms und des Blutes bei ein und demselben Individuum sind zur Klärung erforderlich.

Menschliche Prostataadenome haben eine niedrigere Atmung und einen schlechteren Kohlenhydratstoffwechsel als normales Prostatagewebe (Barron und Huggins 1944). Oestrogen senkt den Stoffwechsel des Prostataadenoms (de Gironcoli 1957).

Nicht nur eine vermehrte Bildung von saurer Phosphatase, sondern auch von Prostatafibrinolysin kommt in der adenomatösen Prostata vor. In solchen Fällen vermag eine transurethrale Prostataresektion oder die Prostatektomie zum Übertritt großer Mengen des fibrinolytischen Enzyms aus der Prostata ins Blut zu führen. Durch die Fibrinolyse im Blut wird die Blutgerinnung gehemmt und es kommt dann zu schweren, unter Umständen tödlichen, weil nicht stillbaren Blutungen (Scott, Matthews, Butterworth und Frommeyer 1954).

Bei PH nimmt die den $\alpha$-Globulinen des Blutes entsprechende sog. Fraktion I, die in der Norm mit 5% die mengenmäßig kleinste ist, auf 31% zu (G. Nylander 1955).

Schließlich ist festgestellt worden (Dubois und Boulet), daß ein Extrakt aus hypertropher Prostata keine harnblasenerregende Wirkung besitzt, während ein solcher aus normaler Prostata Harnblasenkontraktion verursacht; das steht in Einklang mit der die glatte Muskulatur kontrahierenden Wirkung von Prostatasekret und -extrakt bei Injektion am Versuchstier. Sie kommt auch dem v. Eulerschen Prostaglandin zu, das nach v. Euler ein spezifischer Wirkstoff der akzessorischen männlichen Geschlechtsdrüsen ist.

Wenn wir das Ausgeführte überblicken, so läßt sich daraus entnehmen, daß die adenomatöse Prostata, schon auf Grund des heute Bekannten, teils eine quantitative Leistungssteigerung ihrer Sekretion, teils qualitative Änderungen ihres Sekretes gegenüber der Norm, d. h., einer normalen Vorsteherdrüse aufweist. Das Ausmaß dieser Abweichungen vom normalen Prostatasekret hängt von der glandulären Komponente in der hypertrophen Prostata ab, ebenso wie der Grad der toxischen Wirkung.

Über das Prostatasekret bei einfacher Hyperplasie der Prostatadrüsen und seine Zusammensetzung ist bisher nichts bekannt.

Während von den Schleimhautdrüsen der Harnröhre festgestellt ist (Schreier 1948), daß sie, im Gegensatz zur Prostata und auch den Cowperschen Drüsen (Q. u. W. Lehmann 1957), keine saure Phosphatase enthalten, ist von den — schwer isolierbaren — periurethralen Drüsen nicht bekannt, ob sie saure Phosphatase bilden.

Man kann — bei teleologischer Betrachtungsweise — in der die normale Prostata zum Teil übertreffenden, zum Teil von ihr abweichenden Sekretionstätigkeit des Prostataadenoms den Versuch eines — nur unvollkommen gelungenen — Ausgleiches einer insuffizient gewordenen (?) Prostataleistung erblicken und darin eine Stütze für die kompensatorische Entstehungstheorie der PH sehen. Allerdings müßte vorerst nachgewiesen werden, daß der Adenombildung eine Prostatainsuffizienz oder aber eine unzureichende Androgeninkretion der Hoden mit sekundärer Prostatadrüseninsuffizienz vorausgeht. Ersteres stößt auf die Schwierigkeit, daß bis jetzt keine Funktionsprüfung der Prostata existiert und keine der dafür in Betracht kommenden Proben androgenunabhängig ist. Vielleicht eröffnet die Citronensäureproduktion der Prostata einen gangbaren Weg. (Nähere Einzelheiten s. Abschnitt Comuzzi, S. 486.)

## 12. Pathogenetische Parallelen
### zwischen Prostata- und Schilddrüsenaffektionen

Die diffuse Hyperplasie der Prostata hat Analogien in der diffusen Hyperplasie der Schilddrüse (H. G. Fassbender 1956) und in der Hyperplasie der Hypophyse, der Nebennieren, Epithelkörperchen und anderer endokriner Drüsen, das Prostataadenom in den Adenomen der Glandula thyreoidea, mit denen es auch verglichen worden ist („Struma prostatae" Aschoff; Tsunoda; Stähler) und in der Adenombildung diverser innersekretorischer Drüsen (Hypophyse, Nebennieren, Gl. parathyreoideae usw.). Eine weitere Parallele zwischen Schilddrüsen- und Prostataadenom besteht darin, daß die Schilddrüsenadenome das dazwischenliegende Schilddrüsengewebe zur Atrophie und fibrösen Umwandlung bringen

(FASSBENDER 1956), ähnlich wie multiple große Prostataadenome das Vorsteher-drüsenparenchym komprimieren und druckatrophisch machen. Auch kommt neben Schilddrüsenadenom eine diffuse parenchymatöse Struma vor (FASS-BENDER 1956), analog die Vergesellschaftung von Prostataadenom mit diffuser Hyperplasie der Prostata. Wenn auch heute die Entstehung des Schilddrüsen-adenoms nicht aufgeklärt ist und daher ein Analogieschluß auf die Genese des Prostataadenoms nicht möglich ist, so bestehen doch gewisse unverkennbare genetische Parallelen zwischen Schilddrüsenadenom und Adenomen anderer drüsiger Organe einerseits und dem Prostataadenom andererseits, die in unserem Zusammenhang Beachtung verdienen und daher aufgezeigt werden sollen.

So erscheint in den heutigen Vorstellungen über die Ätiologie des Schilddrüsenadenoms, das die Grundlage der endemischen Struma des Erwachsenen bildet, stets das thyreotrope Hormon des Hypophysenvorderlappens, das der Motor der Schilddrüsenleistung ist. Für die Neubildungen der Glandula thyreoidea wird in ähnlicher Weise wie für die Rolle des Androgens beim Prostatacarcinom vermutet, daß sie durch langdauernde Stimulierung des Schilddrüsen-parenchyms durch das thyreotrope Hormon zustande kommen können (VAN DYKE 1953; TONUTTI 1956). Auf experimentellem Wege sind in der Schilddrüse Knoten, darunter auch carcinomatöse Knoten, bei der Ratte durch alternierende Zufuhr von Propylthiouracil, das eine Hyperplasie der Glandula thyreoidea erzeugt, und von KJ, das eine Involution der Schild-drüse hervorruft, erzeugt worden (ZIMMERMANN, SHUBIK, BASERGA, RITCHIE und JACQUES 1954); Verabreichung von Propylthiouracil allein macht bedeutend geringere Knoten-bildung (!). Andererseits weist das hyperplastische Schilddrüsengewebe einen gesteigerten Stoffwechsel auf, während adenomatöse Strumen herabgesetzte oder negative histochemische Reaktionen geben (HALEY, DEWS und SOMMERS 1955). Über den Stoffwechsel des Prostata-adenoms vgl. S. 481, über den einer diffus hyperplastischen Prostata im Vergleich zu einer normalen Vorsteherdrüse ist nichts bekannt.

Ein Plus an Schilddrüsenleistung wird bei Steigerung des Bedarfes an Schilddrüsenhormon gefordert, aber auch dann, wenn bei normalem Bedarf die Leistungsfähigkeit des vorhandenen Parenchyms unzureichend ist (FASSBENDER 1956); leider kann die biologische Leistung eines Organs aus dem histologischen Befund gewöhnlich nicht abgelesen werden. Alle bisher be-kannten Kropfursachen lassen sich nach FASSBENDER auf diese beiden Nenner bringen. Kropfbildung kann nämlich nach ihm einmal durch einen erhöhten peripheren Bedarf an Schilddrüsenhormon zustande kommen, ferner von einem unzureichenden Angebot an „Roh-stoffen" für den Aufbau der Schilddrüsenhormone abhängen, und schließlich durch eine Kropfnoxe bedingt sein, die an der Schilddrüse selbst angreift und ihre biologische Funktion beeinträchtigt. Diese verschiedenen ursächlichen Faktoren können sich untereinander kombinieren.

Man erkennt, daß allen diesen Theorien die Vorstellung von einem Ersatzcharakter des Schilddrüsenadenoms zugrunde liegt, und erinnert sich dabei der Auffassung, die im Prostata-adenom eine kompensatorische Bildung sieht (s. S. 437). Die kropferzeugenden Substanzen stören nach GARDINER-HILL (1958) die Synthese des Thyroxins in der Schilddrüse; der Thyroxinmangel ruft eine verstärkte Ausschüttung von thyreotropem Hormon hervor, das die Schilddrüse zur Hyperplasie bringt. Zu den „goitrogenen" gehört die p-Aminosalicylsäure und das Sulfaguanidin, die Kropf plus Hypothyreoidismus (!) erzeugen.

## 13. Prostataadenom und Mammaadenom

Auch ein Vergleich zwischen Prostata- und Brustdrüsenadenom bietet inter-essante pathogenetische Parallelen, die in der endokrinen Abhängigkeit blasto-matöser und hyperplastischer Veränderungen der Mamma und in dem Ansprechen gewisser Brustdrüsenveränderungen auf Hormone gegeben sind. Die Mamma ist nämlich ein hormonabhängiges Organ ähnlich wie die Prostata.

So kommen in der Brustdrüse reine Adenome vor, die meist während der Schwangerschaft mit ihrer hohen Produktion von placentärem Follikelhormon (!) gefunden werden (GÖGL und LANG 1957), ferner — häufiger — Fibroadenome so wie in der Prostata, die mit der Pubertät auftreten können, während einer Gravidität rasch wachsen und ihre größte Häufigkeit im Alter zwischen 21 und 30 Jahren, also — zum Unterschied vom Prostataadenom — in der weiblichen Hochblüte erreichen (GÖGL und LANG 1957). Ein Einfluß des Follikelhormons auf diese Neubildungen der Brustdrüse drängt sich demnach in ähnlicher Weise auf wie ein andro-gener Einfluß beim Prostataadenom.

Die Diskussion über die Rolle oestrogener Stoffe bei der Entstehung des Mammacarcinoms ist hinlänglich bekannt. Sie hat eine Parallele in der androgenen Entstehungstheorie des Prostatacarcinoms. Die Bildung kleiner oder größerer Cysten ist in der Prostata und in den Prostataadenomen von Mensch und Hund ein nicht seltener Befund („Prostatopathia cystica"); die Cystenbildung in der Prostata läßt sich mit der Cystenmamma („Mastopathia cystica") vergleichen. Für diese ist, wie für das Prostataadenom (s. S. 429), eine Bindegewebswucherung als Initialveränderung behauptet worden (vgl. darüber bei GÖGL und LANG 1957). Die genetische Abhängigkeit der cystischen Mastopathie von den Eierstöcken bzw. von einer hormonalen Dysfunktion dieser „scheint hinreichend gesichert" (GÖGL und LANG 1957; vgl. dazu die Hormonabhängigkeit der cystischen Hyperplasie der Prostata alter Hunde auf S. 485). Mit Oestrin läßt sich beim Tier eine Art Mastopathie experimentell erzeugen (GESCHICKTER 1943). Im Vordergrund steht bei der cystischen Mastopathie heute ätiologisch ein Hyperfollikulinismus und therapeutisch eine auf ihm basierte Testosteronbehandlung. Allerdings scheiden Frauen mit cystischer Mastopathie nicht immer vermehrt Oestrogen im Harn aus (H. BURROWS 1949), doch ist das Verhältnis Follikelhormon:Progesteron stets gestört (GESCHICKTER 1943). Aber auch das Gegenteil, ein Hypofollikulinismus, ist als Ursache angeschuldigt worden und es sind therapeutische Erfolge von einer hochdosierten Oestrogentherapie (L. MOSZKOWICZ 1927) mitgeteilt worden. Die Analogie mit der gegensätzlichen Androgen- und Oestrogentherapie des Prostataadenoms ist offenkundig. Auch über eine Rückbildung von Fibroadenomen der Brustdrüse durch hohe Oestrogendosen hat MOSZKOWICZ (1931, 1937) berichtet. 1938 hat SORENSEN über die Erfolge der Oestrogentherapie des Mammafibroadenoms zusammenfassend referiert, während andererseits VALLE eine Behandlung mit Testosteron wirksam gefunden hat (1949). Auch ATKINS empfiehlt eine Androgenbehandlung der „Mammafibroadenose" und bezeichnet Oestrogengaben als schädlich (1949). Nach PULLINGER entsteht die cystische Mamma durch übermäßiges Oestrogen, das auf ein atypisch reagierendes Brustdrüsenepithel einwirkt (1947). Man sieht, die Ansichten sind ähnlich kontrovers wie beim Prostataadenom.

Der Pubertäts- und Graviditätshyperplasie der Brustdrüse wird man die diffuse Hyperplasie der Prostata zur Seite stellen dürfen, der Gynäkomastie des Mannes mit (absolutem oder relativem) Hyperoestrogenismus die Vergrößerung der weiblichen Prostata beim Hyperandrogenismus der Frau (s. S. 468), den Epithelwucherungen in der alternden Mamma die „gutartigen atypischen Epithelwucherungen" in der Prostata alter Männer (NELLER und NEUBURGER 1926; OBERNDORFER 1931; J. ROTT). Beim Aufbau der Brustdrüse wie bei der Lactation spielt neben 2 Hypophysenhormonen, dem Mammogen und dem Prolactin, das Oestrogen, aber auch das Progesteron des Eierstockes, eine wichtige Rolle. Das Oestrogen gehört zu den das Wachstum der Brustdrüse stimulierenden Substanzen und nach Kastration sowie Hypophysektomie atrophiert die Mamma, ähnlich wie die Prostata nach diesen beiden Eingriffen.

## 14. Prostataadenom und Uterusmyom

Eine gewisse Ähnlichkeit von Uterusmyom und Prostataadenom, vor allem aber mit dem Prostatamyom und den periurethralen Fibromyomen, ist schon lange aufgefallen. A. v. FRISCH erwähnt sie bereits 1906 und es ist eigentlich beschämend, daß man darüber heute — nach mehr als 50 Jahren — nicht viel mehr aussagen kann als damals. Analog wie beim Prostataadenom ein Hypoandrogenismus ist beim Myoma uteri verschiedentlich ein Hyperoestrogenismus als Ursache angenommen worden (GROSSE-BROCKHOFF; TIMONEN und VÄÄNÄNEN 1959). Auffallend ist in diesem Zusammenhang auch die überdurchschnittliche Häufigkeit von uterinem Myom bei Frauen mit Mammacarcinom (R. CHWALLA 1951). Oestrogen erzeugt jedoch beim Mann nach GIL VERNET keine periurethralen Fibromyome, bringt aber die glatte Muskulatur der Prostata elektiv zur Hyperplasie, wie MOORE, ROSENBLUM, TOLINS und MELCHIONNA nachgewiesen haben. Wenngleich über eine hyperoestrogene Ätiologie des Uterusmyoms ein Urteil noch nicht gefällt werden kann, so wird doch von sehr vielen Frauenärzten ein Zusammenhang desselben mit der Eierstockfunktion angenommen. Das Uterusmyom wächst nach der Menopause und nach Kastration nicht mehr weiter, sondern geht verschiedene Rückbildungsveränderungen ein; daraus geht ein fördernder Einfluß der Eierstocktätigkeit hervor. Analog scheint das Prostataadenom beim anandrogen gewordenen Prostatiker klinisch weitgehend stationär zu bleiben (R. CHWALLA

1958), soweit bisher Erfahrungen vorliegen. Im gleichen Sinn wie ein Androgenmangel, nämlich günstig, wirkt sich beim Prostataadenomträger ein Hyperoestrogenismus aus. Bei Kombination beider ist mir wiederholt trotz rectal hochgradiger Vergrößerung der Prostata ein Fehlen von Restharn und nennenswerter Miktionsbeschwerden aufgefallen. Der Oestrogenbehandlung der PH steht die Androgenbehandlung des uterinen Myoms und von Myomblutungen gegenüber. Erwähnt sei an dieser Stelle, daß E. Dupuy (1901) zu dem Schluß gekommen ist, daß Prostatiker auffallend häufig die Söhne von Müttern mit Uterusmyomen seien (vgl. dazu die Parallelität in der Häufigkeit des Vorkommens von PH und Uterusmyomen bei afrikanischen Negerstämmen auf S. 475).

## 15. Die Prostatahypertrophie beim Tier

Alternde Hunde erkranken außerordentlich häufig, ähnlich wie der Mensch, und, wie dieser, in verschiedenem Alter an PH und können daran urämisch zugrunde gehen, ferner an Obstipation leiden. Anatomisch handelt es sich dabei, wie mir Herr Prof. Dr. H. Köhler, Vorstand des Pathologischen Institutes der Wiener Tierärztlichen Hochschule, mitteilt, um eine knotige Hyperplasie mit Cystenbildung in der Prostata. Über ihre Ursachen ist in der Veterinärmedizin nichts Sicheres bekannt, ebensowenig (nach Mitteilung von Prof. Köhler), ob Kastration das Auftreten der PH beim Hund verhindert. Wohl aber soll es sicher sein, daß bei bereits bestehender PH die Kastration nichts ausrichtet. Im Gegensatz zu dieser Angabe fanden Huggins und Clark (1940) eine beträchtliche Atrophie der hyperplastischen Prostata seniler Hunde nach Kastration (s. S. 460). Da über das Vorkommen von PH bei Wildhunden keine Untersuchungen vorliegen, läßt sich nicht sagen, ob die große Häufigkeit der PH beim alternden Hund nicht vielleicht eine Domestikationserscheinung ist, wie auf Grund der nicht artgemäßen Ernährung und Lebensweise der Haushunde in der Großstadt zu vermuten naheliegt. Die PH des Hundes gleicht nach den Angaben von Huggins und Clark (1940) in vielem auffällig der PH des Menschen (vermehrte Vascularisation der Prostata, erweiterte Venen, erhaltene Spermiogenese, geringere Sekretproduktion der Prostata im Vergleich zur normalen Hundeprostata, Verkleinerung der Hunde-PH durch Oestrogen und durch Kastration). Ob eine PH bei anderen Haustieren vorkommt, läßt sich nach Prof. Köhler schwer sagen, da diese in der Regel der Kastration unterworfen werden. Bei der Ratte und beim Löwen ist PH beobachtet, jedoch nicht feststehend, ob es sich dabei, wie wahrscheinlich ist, um Tiere in der Gefangenschaft (Zoos) oder um frei lebende gehandelt hat. Nach Kenneth M. Walker vergrößert sich die Prostata auch bei vielen anderen Tieren im Alter. Von Interesse ist in unserem Zusammenhang, daß Kropf bei Tieren in freier Wildbahn so gut wie unbekannt ist, bei domestizierten jedoch, ebenso wie Uterusmyom, nach C. Krause (1939) nicht selten sein soll.

## 16. Schluß

Zusammenfassend ist festzustellen, daß unser heutiges Wissen zu einer gesicherten Vorstellung über die Ursache der PH bei weitem nicht ausreicht. Noch viele Forschungsarbeit ist nötig, um Licht in das verwickelte Problem der Prostataadenomentstehung zu bringen. Dieses Problem kann auch nicht isoliert gesehen werden. Nicht zu verhehlen ist, daß die Chancen der hormonalen Entstehungstheorien beträchtlich gesunken sind, wie aus dem vorangegangenen zur Genüge hervorgeht, so daß man zunächst gut daran tut, die Hormonbehandlung der PH, so wie die des Prostatacarcinoms, nicht als kausale Therapie, sondern, soweit sie mit Oestrogen betrieben wird, als Anti-Prostatatherapie im pharmakologischen Sinn und daneben als symptomatische Behandlung (vgl. S. 464) anzusehen. Dennoch wäre es nach der Meinung des Verfassers verfrüht, eine hormonale Genese der PH bei dem derzeitigen Stand unseres Wissens über Bord zu werfen. Ein Einfluß des Androgens ist beim Prostataadenom unverkennbar, zumindest als fördernder Faktor. Es ist sogar bezweifelt worden, ob es überhaupt eine Ursache der PH im Sinne kausalen naturwissenschaftlichen Denkens gibt. Ist doch heute die strenge Gültigkeit kausaler Zusammenhänge für den mikrophysikalischen und erst recht für den mikrobiologischen Bereich cellulärer Feinstrukturen sehr erschüttert. Was jedoch für die kausale Determiniertheit des Prostataadenoms spricht, ist das familiäre Vorkommen desselben, das gegen eine Zufallsentstehung nach Art etwa einer Mutation zeugt. Noch nicht ins Auge gefaßt wurde bisher die Möglichkeit einer Auslösung durch örtliche irritative Faktoren (noch unbekannter Art) innerhalb der Prostata, etwa durch eine abnorme Tätigkeit der Prostatadrüsen selbst, die einen wucherungsauslösenden Reizstoff hervorbringt. Hat doch die vorangegangene Analyse ergeben, daß gewisse toxische Einflüsse (s. S. 435) und langdauernde, sehr frühzeitig einsetzende hormonale (oestrogene) Gegenwirkung (vgl. S. 469f.) zum Androgen die Prostataadenomentstehung hemmen oder zu unterdrücken vermögen. Nicht studiert ist bisher der Einfluß anderer, natürlicher Faktoren, außer Hormonen und Erbanlagen, z.B. der Ernährung, des Sexus und der Lebensweise, ferner die Auswirkung chronischer Blutstauung (Beruf!) auf die Vorsteherdrüse. Dieses Problem scheint dem Verfasser auf Grund bestimmter Erfahrungen (s. S. 434 und 475f.) besonders vordringlich. Das Versuchstier wird zur Entscheidung dieser offenen Fragen weit mehr als bisher eingesetzt werden müssen.

## (II) Der normale und pathologische Stoffwechsel der Vorsteherdrüse[1]

(Von U. Comuzzi)

### 1. Allgemeines

Die Vorsteherdrüse ist ein sekundäres männliches Geschlechtsorgan, dessen wesentliche äußere Sekretion den physiologischen Prozessen der Zeugung dient. Die unzähligen Debatten, ob die Vorsteherdrüse außer einer äußeren auch eine innere, hormonartige Sekretion besitzt, bestehen noch heute. Die Meinungen der verschiedenen Autoren gehen hier stark auseinander.

Zweifellos unterliegt die Prostatafunktion den Einflüssen der Geschlechtshormone, die vom Hoden stammen und auch — wenn auch in geringerem Maße — von anderen innersekretorischen Drüsen wie Hypophyse, Nebennierenrinde und Schilddrüse.

Vom biochemischen Standpunkt aus betrachtet besitzt das Prostatasekret ganz merkwürdige Eigenschaften; es enthält eine biologisch ganz ungewöhnlich hohe Konzentration von Citronensäure, ferner Fructose, freies Cholin und Cholinester, Zink und mehrere Enzyme, unter denen an erster Stelle die saure Phosphatase zu nennen ist. Das Vorhandensein dieser Metaboliten im prostatischen Sekret und im Innern des Drüsengewebes, die in der Vorsteherdrüse der verschiedenen Säugetiere verschieden verteilt ist, hat Mann [1] zu der Behauptung

---

[1] Aus der urologischen Abteilung des Spitals Camerata in Florenz (Primararzt: Prof. Dr. med. F. de Gironcoli).

geführt, es bestehe eine Art Spezifität der biochemischen Charaktere der sekundären Geschlechtsmerkmale bei diesen Tieren. Diese verschiedenen physiologischen Eigenheiten, die nicht nur in der Prostata der verschiedenen Tiergattungen, sondern manchmal auch in den verschiedenen Abschnitten ein und desselben Organs vorkommen, verleihen dieser Drüse einen einzig dastehenden Stoffwechsel, der eine ausführliche Besprechung verdient. Deswegen wird, nach einer ganz kurzen Beschreibung über die Anatomie und Physiologie des Stoffwechsels im allgemeinen, der intermediäre prostatische Stoffwechsel beim Manne und bei jenen Tierarten besprochen, die den verschiedenen Forschern eine weitgehende experimentelle Arbeit erlaubten.

## a) Anatomische Hinweise

Die Prostata besteht aus einem Konglomerat von drüsigen Elementen, welches in ein mesenchymales Gewebe eingebettet ist, das bei den verschiedenen Tierarten verschiedene Eigenheiten besitzt.

Beim Manne, dem Affen und dem Hund, besteht die Prostata aus einem paarigen Organ, das nach Ringart den ersten Harnröhrenabschnitt umgreift. Beim Manne unterscheidet man, embryogenetisch, zwei verschiedene Portionen: den vorderen und den hinteren Lappen [2], die verschiedentlich auf hormonale Einflüsse reagieren. Bei der Maus und der Ratte, den gewöhnlichsten Labortieren, besteht die Prostata aus einem kranial gelegenen plurilobulären Komplex, der latero-dorsal und frontal vom ersten Harnröhrensegment sich befindet. Am meisten ist der vordere ventrale Lappen untersucht worden, da sich derselbe strukturell und chemisch von den anderen Portionen unterscheidet. Diese ventrale Prostata wurde als empfindlicher Bioindicator der männlichen Hormonwirkung ausgenützt [3].

Das Epithel der Drüsengänge und -schläuche ist zylindrisch und einschichtig, nur selten zweischichtig. Viele Forscher haben den Einfluß der hormonalen Reizung auf die Morphologie, besonders die der Drüsenepithelien studiert [4—8], vor kurzem auch mittels des elektronischen Mikroskops [9, 10].

## b) Physiologische Hinweise

Die Hauptfunktion der Drüse besteht in der Ausscheidung der prostatischen Flüssigkeit; diese wird in häufigen Stößen und in kleinen Mengen hergestellt, die durch die Harnröhre mit dem Harn entleert werden. Bei sexueller Erregung nimmt die sekretorische Tätigkeit zu. Beim Hund regt die Reizung der N. hypogastrici die Ausscheidung an, während die der N. erigentes eine Kontraktion der prostatischen Muskulatur verursacht und die Entleerung der Flüssigkeit hervorruft [11—13].

Einige pharmakologische Stoffe sind imstande, die Erzeugung der prostatischen Flüssigkeit abzuändern. So verursacht das intramuskulär einverleibte Pilocarpin beim Hund eine sichtliche Steigerung des prostatischen Sekretes, während das Nicotin, das Adrenalin und das Acetylcholin eine geringere Reizwirkung zeigen. Das Atropin bringt die Sekretion fast zum Stillstand und neutralisiert die Wirkung des Pilocarpins [14].

Vor kurzer Zeit durchgeführte Experimente [15—19] haben gezeigt, daß das Prostatasekret eine pharmakodynamische Wirkung auf den arteriellen Blutdruck, die Atmung und die Beweglichkeit der Blasenmuskulatur, Darm und Gebärmutter ausübt.

Diese Wirkung beruht scheinbar auf zwei Stoffen [20, 21]. Der erste wird als „nebennierenähnlich" bezeichnet, da er wie Adrenalin wirkt. Dieser Stoff könnte aus den chromaffinen Zellen der menschlichen Prostata herrühren, die von Pretl [22] beschrieben wurden. Der zweite Stoff, das Prostatoglandin, hat eine contractile Wirkung auf die glatte Muskulatur des isolierten Zwölffingerdarms des Kaninchens, ähnlich der des Acetylcholins [23]; es bewirkt Tonus- und Motilitätserhöhung in vielen Organen mit glatter Muskulatur und besitzt auch gefäßerweiternde und druckerniedrigende Wirkung [24, 25]. Das Prostatoglandin ist aus dem Sekret und aus dem Extrakt von Prostata und Samenbläschen des Menschen und des Schafes isoliert worden. v. Euler [21] hat seine biologischen und chemischen Eigenschaften beschrieben. Es handelt sich um eine gesättigte organische Säure, die nicht stickstoffhaltig ist, sich im Wasser und den Lösungsmitteln der Lipide löst [23]. Vogt [26] hat bewiesen, daß, wenn man eine gewisse Menge von aus dem Eirot stammenden Lecithins mit A-Lecithinase vermengt und in den Brutofen legt, aus dem Lecithinmolekül eine Fettsäure frei wird, die eine Wirkung auf die glatte Muskulatur ausübt, die der des Prostatoglandins ähnlich ist. Francioli [27] hat die Gegenwart von Lecithinase in der Vorsteherdrüse verschiedener Tiere beschrieben und Eliasson [28] hat beobachtet, daß Lecithinase A in vitro die Bildung von Prostatoglandin aus den Samenbläschen des Schafes steigert. Dieser Autor hat auch Forschungen über die Menge, Bildung und biologische Wirksamkeit dieses Stoffes angestellt [29, 30].

Die pharmakologischen Eigenheiten der aus der Prostata stammenden Stoffe ist noch zum größten Teil unbekannt und unsere Kenntnisse darüber noch sehr dürftig. Grundkenntnis über die sekretorische Arbeit dieses Organs ist nur die, daß dieselbe von der androgenen Tätigkeit des Hodens abhängt und nur sekundär durch nervöse und chemische Reize bedingt ist [31].

## 2. Der organische Stoffwechsel
### a) Umsatz der Glucide

Von seiten einiger Autoren ist der Kohlenhydratstoffwechsel in der Prostata verschiedener Tiere und auch im menschlichen Prostataadenom studiert worden. Barron u. Huggins (1944) [32] haben sich mit der Gewebeatmung und der aeroben und anaeroben Glykolyse in der Prostata von Hund, Katze und menschlichem Prostataadenom beschäftigt, indem sie den Sauerstoffverbrauch ($Q_{O_2}$) in Gegenwart von Glucose und Piruvat die Ausnützung des Piruvates und die Bildung von Lactat bestimmten. Sie konnten feststellen, daß die Prostata von Tieren eine ziemlich hohe Atmung besitzt, mit einem $Q_{O_2}$-Äquivalent von —4,32 für den Hund und —6,13 für die Ratte, wobei sehr aktiv das Piruvat verbrannt wird. Die adenomatöse menschliche Prostata zeigt hingegen eine niedrige Atmung (das mittlere $Q_{O_2}$-Äquivalent in Gegenwart von Glucosium ist —1,95) und eine bedeutende anaerobe Glykolyse. Die Kargheit der Benutzung des oxydativen Prozesses im Glucidstoffwechsel ist durch die Gegenwart von Milchsäure in aerobem Zustand und durch den niedrigen Verbrauch von Piruvat bewiesen. Tolins u. Moore [33] hatten bereits früher noch niedrigere Atmungswerte in denselben Geweben gefunden. Weitere Untersuchungen von Barron u. Huggins [34, 35] beschäftigten sich mit dem Verhalten der Citronensäure, diesen wichtigen Metaboliten des intermediären Zuckerstoffwechsels (wie auch der Fette und der Proteine). Sie bestätigten vor allem den Befund anderer Forscher [36, 37], die den hohen Gehalt dieser Oxysäure in der Prostata und in der prostatischen Flüssigkeit verschiedener Tiere bereits festgestellt hatten. Noch andere Autoren konnten später all diese Befunde nochmals bestätigen [38 bis 40], indem sie einen ganz besonders hohen Gehalt an Citronensäure auch in der Prostata von erwachsenen Ratten fanden. MANN [*41*] hatte 112 mg pro 100 g Gewebe aus der ventralen Prostata dieses Tieres gefunden, während die dorsalen Lappen desselben Organs viel ärmer an Citronensäure, dafür aber reicher an Fructose erschienen [*42*].

BARRON u. HUGGINS [*34*] und zusammen mit ihnen auch andere Autoren [*43*] fanden, daß Prostatascheiben von Maus und Hund, denen man Piruvat und Fumarat hinzufügte, Citrat synthetisieren. Sie beobachteten auch, daß in diesen Geweben die Oxydation des Citrates und des $\alpha$-Ketoglutarates fehlte. Diese Ergebnisse führten obengenannte Autoren zum Schluß, daß der von KREBS [*44*] beschriebene Cyclus der Tricarboxylsäuren, wegen dem Fehlen der Oxydation von Citrat und $\alpha$-Ketoglutarat, in den untersuchten Prostatageweben nicht tätig ist.

Die Wichtigkeit des Krebsschen Cyclus, bei dem die Citronensäure eine sehr wichtige Etappe darstellt und der einen biochemischen Prozeß vorstellt, der für die Oxydation der Kohlenhydrate, der Fettsäuren und der Aminosäuren gemeinsam ist, besteht darin, daß jedes Produkt des Stoffwechsels in den Cyclus miteinbezogen, vollständig zu $CO_2$ und $H_2O$ oxydiert werden kann. KREBS [*45*] ist der Meinung, daß der Cyclus der Tricarboxylsäuren (auch Citronensäure-cyclus genannt) in jedem tierischen Gewebe tätig sei, da er der meistgegangene Stoffwechselweg und wahrscheinlich auch den nicht zu ersetzenden Oxydations-prozeß der energetischen Stoffe darstellt.

Die Ergebnisse in der Prostataforschung von BARRON u. HUGGINS [*34*] und die sich gleich anschließenden von AWAPARA [*46, 47*] in der Ratte ließen mut-maßen, daß der so wichtige oxydative Mechanismus, der vom Krebsschen Cyclus dargestellt ist, in der Prostata einiger Tiere und im menschlichen Adenom nicht existiert.

Doch beobachteten andere Autoren in weiteren Untersuchungen, daß die Enzyme sich an dem Krebsschen Cyclus beteiligen und daher für die sich ab-spielenden oxy-reduktiven Prozesse verantwortlich sind, die in der Ratten-prostata wie auch in anderen Geweben desselben Tieres stattfinden. DAVIS u. Mitarb. [*48*] bestätigten die Gegenwart der Succinooxydase und der Cyto-chromoxydase, WILLIAMS-ASHMAN [*49*] die der Fumarase, Aconitase, Malico-dehydrogenase und Isocitrico-dehydrogenase. Die Untersuchungen von NYDEN u. Mitarb. [*50*] über den Einfluß des 2,4-Dinitrophenols auf die Atmungsprozesse und auf die Phosphorylisierung von ventralen Prostatascheiben der Ratte er-wiesen eine oxydative Phosphorylisierung in diesem Gewebe. Auch die succino-dehydrotischen Prozesse wurden im menschlichen Adenom nachgewiesen und studiert [*51*].

WILLIAMS-ASHMAN u. Mitarb. [*52*] haben nachweisen können, daß gewaschene Reste der ventralen Prostata der Ratte imstande sind, Citrat und $\alpha$-Ketoglutarat sehr rasch zu oxydieren, wenn man Pyridinnucleotide und Coenzym A hinzufügt. Weiter waren dieselben Autoren in der Lage, auf Grund des Verhaltens der Aconitase und der Isocitrico-dehydrogenase, Gegenwart und Wirksamkeit des Krebsschen Cyclus auch in der Prostata zu beweisen [*49*].

COMUZZI [*53*] experimentierte mit normalen Ratten und kam zu der Vor-stellung, daß in der Prostata nur der Cyclus der Dicarboxylsäuren tätig wäre (SZENT-GYÖRGYI [*54, 55*]), da er durch das Hinzufügen der Suspensionsflüssig-keit von Acetat, Fumarat, Malat und Succinat eine beträchtliche Steigerung des $Q_{O_2}$ beobachten konnte, aber keine Zunahme durch das Hinzufügen von $\alpha$-Ketoglutarat. COMUZZI konnte auch eine aktive Oxydation des Citrates beob-achten, ohne aber feststellen zu können, durch welchen Weg das Citrat oxydiert wurde. Derselbe Autor, zusammen mit Capacci [56], fand auch im menschlichen Adenom ähnliche Befunde, weshalb auch für dieses Gewebe die Hypothese der Wirksamkeit des Cyclus der Dicarboxylsäuren in Aussicht genommen wurde.

Der reiche Gehalt an Citronensäure, den die bereits erwähnten Autoren in der Prostata von verschiedenen Tierarten und im menschlichen Adenom fanden, ist durch Cooper u. Imfeld [57] der Gegenwart eines im Sperma vorhandenen Inhibitors, der die Oxydation der Citrate durch das tierische Gewebe verhindert, zugeschrieben worden. Dieser Inhibitor wurde bereits von Humphrey u. Mann (1946) [38] beschrieben und würde den durch die bereits angeführten Autoren [34, 46, 47] Ausfall eines Citratverbrauches erklären.

Es scheint, daß der hohe Gehalt an Citrationen der Prostata und der spermatischen Flüssigkeit dazu beiträgt, das in der Flüssigkeit gegenwärtige Calcium [35] in Lösung zu halten, ferner auch mit der Kaogulation und Verflüssigung des Sperma [37] und endlich auch mit der Beweglichkeit der Spermatozoen verbunden ist [58]. Lundquist [59, 60] hat die Vorstellung gehabt, daß die Citronensäure auch ein Aktivator der sauren Prostataphosphatase sein könnte.

Trotzdem ist die physiologische Rolle der Citronensäure, die in der Prostata der verschiedenen Tierarten und auch der des Menschen enthalten ist, noch sehr wenig bekannt. Der eine oder andere Autor [57] ist der Meinung, daß eine Verminderung der Citronensäure zusammen mit der der Aconitsäure in der krebsig entarteten menschlichen Prostata noch früher nachzuweisen ist als eine histologische oder klinische Untersuchung die Diagnose erlaubt.

Brandes u. Bourne [61] suchten histochemisch im prostatischen Gewebe der Maus nach Stoffen, die auf die Perjodsäure von Schiff (PAS-Reaktion für die Polysaccharide) reagieren; es gelang ihnen dabei zu beweisen, daß derartige Stoffe in der Basalmembran der Drüsenschläuche, im Capillarendothel und in dem Sekret der Ausführungsgänge der Drüse vorhanden sind. Nach Arcadi [62] sind diese Stoffe in den Epithelzellen des Hundes, und zwar in der Nähe des ins Lumen schauenden Saumes, in Form von Granula vorhanden, nach Leblond [63] im Golgischen Apparat. Auch Seaman hat in der Prostata von erwachsenen Hunden die histochemische Lokalisation der PAS-reagierenden Stoffe studiert [64].

Weiter konnten Brandes u. Bourne [65] auch in der normalen und in der hypertrophischen Prostata des Menschen eine Verteilung dieser Stoffe finden, die der bei den Tieren erhobenen ähnlich ist, während in der krebsig entarteten Drüse dieselben Autoren eine Verminderung obengenannter Stoffe nachweisen konnten. Eine Verminderung, die in der Basalmembran der Drüsenschläuche und in den weniger differenzierten Teilen der Geschwulst lokalisiert war.

## b) Umsatz der Lipide

Das Vorhandensein von Lipiden in den Prostatazellen ist zum erstenmal von Thompson (1873) [66], später von Posner u. Scheffer [67] sowie Plenge [68] beschrieben worden.

Den Großteil der neutralen Fette, die mit den verschiedenen, für diese Stoffe geeigneten Färbungsmethoden nachgewiesen wurden, trifft man in Form von ziemlich großen Tropfen zwischen den Kernen der Epithelzellen [69, 70]. Diese Tropfen können auch zusammenfließen und ein einziges breites Depot unter den Kernen des Zellenbodens bilden. Kleine neutrale Fetttropfen sind auch juxta- und supranucleär beobachtet worden, wahrscheinlich im Zusammenhang mit der Durchwanderung dieses Stoffes in die Lichtung der Drüsenschläuche [69]. Öfters kann man neutrale Fetttropfen in der Flüssigkeit der prostatischen

Schläuche zu Gesicht bekommen, weshalb man annehmen kann, daß eine ununterbrochene Wanderung dieser Substanz durch die Basalmembran der Zellen in die Lichtung der Drüsenschläuche (Acini) bestehe.

Jeder einzelne Prostatalappen besitzt eine Menge von neutralen Fetten, die seiner sekretorischen Tätigkeit entspricht. Das Epithel, das wenig ausscheidet, zeigt ganz kleine Fetttropfen, die im Cytoplasma zerstreut sind.

Der Gehalt an Lipoiden des prostatischen Sekretes des Menschen ist großen Schwankungen unterworfen. MOORE u. Mitarb. [71] haben einen Mittelwert von 940 mg auf je 100 cm³ gefunden; SCOTT [72] einen Mittelwert von 286 mg-% und IVERSEN [73] von 460 mg-%.

Nach den Untersuchungen der verschiedenen Autoren steigt der Gehalt von Fett in den Zellen mit dem Alter und bei Prostatahypertrophie [69, 74—77]. BRANDES u. BOURNE [78] fanden eine beträchtliche Zunahme der neutralen Fette beim Krebs im Gegensatz zur Hypertrophie. Der größte Teil der Lipoide in der Prostata ist durch die neutralen Fette vertreten; der übrige Anteil besteht aus Phospholipiden, Cholesterol und Cholesterolester. Nach MOORE u. Mitarb. [71] und SCOTT [72] ist der Gehalt an Cholesterol der prostatischen Flüssigkeit um 25% niedriger als der aller Lipide, die im Sekret selbst enthalten sind. Unter den Phospholipiden hat SCOTT [72] die Gegenwart von Lecithin in der menschlichen Prostata selbst, nicht aber im Drüsensekret nachweisen können. SEAMAN [79], welcher der Meinung ist, daß der größte Teil der Phospholipide durch das Lecithin vertreten sei, war nicht imstande, Lecithin in der Hundeprostata nachzuweisen. NYLANDER [80], der den Inhalt und das Verhalten der Lipide in der prostatischen Sekretion des Menschen elektrophoretisch studierte, hat eine bedeutende Steigerung der totalen Lipide in der hypertrophischen Prostata beobachtet.

Karge Untersuchungen besitzen wir über den inneren Stoffwechsel der Fette in der Prostatadrüse. Die Arbeiten von NYDEN u. WILLIAMS-ASHMAN [81], die mit Acetat-1-C¹⁴ durchgeführt wurden, haben gezeigt, daß die ventrale Prostata der Ratte imstande ist, lange Ketten von Fettsäuren des Acetates zu synthetisieren. Diese Lipogenese ist den hormonalen Veränderungen gegenüber, die in der Prostata durch Kastration entstehen, sehr empfindlich.

BRANDES u. BOURNE [78] waren in ihren histochemischen Untersuchungen an normalen, adenomatösen und carcinomatösen menschlichen Vorsteherdrüsen nicht imstande einen Lipasegehalt, weder in der normalen noch in der pathologischen Prostata, nachzuweisen. MANETTI [82] hingegen fand in seinen histochemischen Untersuchungen die Lipase gegenwärtig, sei es in der pathologischen wie in der normalen Prostata.

### c) Umsatz der Proteine

Die recht spärlichen Untersuchungen über den Proteinhaushalt der Prostata haben gezeigt, daß dieses Organ einen ganz besonders lebhaften Proteinstoffwechsel besitzt, wie er sich aus dem hohen Gehalt an Aminosäuren und der Gegenwart einer transaminasischen Tätigkeit ergibt.

Die Untersuchungen von AWAPARA zusammen mit MARVIN [83—85] haben eben bewiesen, daß die ventrale Prostata der Ratte eine ungewöhnlich hohe Konzentration von freier Aminosäure besitzt, während die Dorsallappen desselben Organs viel ärmer an diesem Stoff erscheinen. AWAPARA hat ferner beobachtet, daß in der Prostata die Übertragung der Aminogruppe nicht sosehr von der oxydativen Desamination abhängt, da doch eine sehr lebhafte Transaminationstätigkeit in diesem Sinne besteht [86]. Doch scheint es nicht, daß das Niveau der freien Aminosäure in der Rattenprostata nur unter der Kontrolle der Transaminase steht; in der Tat würde die Transaminase dieses Niveau kontrollieren, wenn ihre Wirksamkeit durch die Kastration vermindert wird, wie es bewiesen wurde [84]. Es müßte dann eher eine Steigerung als eine Verminderung der Aminosäure stattfinden, da der Übergang von Aminogruppen zum α-Ketoglutarat merklich gesunken ist. Dies geschieht aber nicht, weil die Kastration auch eine Verminderung der Konzentration der Aminosäuren in der Prostata verursacht [85]. AWAPARA [84] meint, daß der hohe Prozentsatz dieser Proteinmetaboliten eine Folge des hohen Citratgehaltes in diesen Geweben sei. Da AWAPARA keine Oxydation der Citrate nachweisen konnte, ist er der Ansicht, daß sich α-Ketoglutarat nicht bilden könne. Da die α-Ketoglutaminsäure eine Aktivierung der Aminogruppen hervorruft, ist es wahrscheinlich, daß in Abwesenheit dieser letztgenannten Säure die Desamination niedrig ist und daher eine hohe Konzentration der freien Aminosäure besteht.

Daß die Transamination eine wichtige Rolle im Proteinhaushalt der Vorsteherdrüse spielt, waren sich schon BARRON u. HUGGINS [87] in ihren Untersuchungen an Hundeprostata und am menschlichen Adenom bewußt. Diese Autoren hatten auch eine bemerkenswerte Transamination auf einem höheren Niveau stehender freier Aminosäuren in diesen Geweben gefunden, weshalb sie die Hypothese aufstellten, daß die Anhäufung von Citronensäure in diesen Geweben von einem hohen Grade von Transamination abhänge, und zwar durch Wirkung auf die Glutaminsäure mit Bildung von Oxalessigsäure und endlich Citronensäure.

Es ist nicht ganz klar, worin die wirkliche Rolle der Transaminase in der Prostata bestehe; möglicherweise hängt der Großteil des Proteinstoffwechsels in diesem Gewebe von ihrer Tätigkeit ab. Allerdings hätte PADOVAN im menschlichen Adenom und Carcinom ein niedriges globales Gewebeniveau von Transaminase gefunden [88, 89].

COMUZZI [90] konnte mittels Alanin in der ventralen Prostata der Ratte eine mäßige oxydative Desaminationstätigkeit finden. In weiteren Versuchen [91] gelang es ihm, diesen Befund für die menschliche Hypertrophie zu bestätigen. Außerdem beobachtete er in diesen Geweben die Fähigkeit, den ammoniakalen Stickstoff für die Synthese stickstoffhaltiger Substanzen reichlich auszunützen.

### d) Umsatz der Nucleoproteine

Äußerst wenige Nachrichten findet man im Schrifttum über den intermediären Stoffwechsel der Nucleoproteine.

Es ist bekannt, daß die Nucleinsäure eine grundlegende Rolle in den Phänomenen des Wachstums und der Zellvervielfältigung spielen [92—101]. Während der Gehalt an Desoxyribonucleinsäure eng verbunden ist mit den Chromosomen der Zellen und auf die Prozesse der Gewebsproliferation eingreift, scheint der Gehalt an Ribonucleinsäure eher zusammenhängend mit der Stoffwechseltätigkeit zu variieren, und zwar mit der synthetischen Wirksamkeit der Proteine in den Zellen selbst. Nach den Untersuchungen von CASPERSSON [102] und von BRACHET u. Mitarb. [103—106] sind die Reproduktions- und Wachstumsphänomene der Zelle mit einer Umgestaltung der Ribonucleinsäure eng verbunden. Diese Säure ist im Cytoplasma der Zellen und im Nucleolus gegenwärtig, während sie nur sehr schwach im Zellkern vertreten ist. Desoxyribonucleinsäure ist nur im Zellkern vorhanden. In der Vormitose verschwinden die Nucleoli immer mehr aus dem Zellkern, während längs der Genketten mit Desoxyribonucleinsäure vollgepfropfte Elemente erscheinen [107—113], aus denen die Chromosome entstehen. Wenn einmal die Mitose vollendet ist, nimmt der Gehalt dieser Nucleoproteine ab, während die Ribonucleinsäure wieder erscheint und die Nucleoli bilden sich wieder.

Die Beobachtungen über den Stoffwechsel der Nucleoproteine beschränken sich, was die Prostata betrifft, im allgemeinen auf das Verhalten von DNA und RNA bei der Hypertrophie und den Krebs der menschlichen Prostata.

PERSKY u. LEUCHTENBERGER [114] beschäftigten sich mit den quantitativen Schwankungen der DNA in den Epithelzellen der Prostata im Zusammenhang mit dem Bestehen einer Hypertrophie oder eines Krebses. Diese Autoren beobachteten, daß der Gehalt an Nucleoproteinen in der menschlichen normalen Prostata und im Adenom im großen und ganzen gleich dem Gehalt der Zellen anderer Organgewebe ist. Beim Prostatakrebs war die DNA reichlich vorhanden und auch weiter verbreitet als in normalen Zellen. Dadurch haben diese Autoren auch für die Prostata einen Befund [115] bestätigen können, den sie bei den Krebszellen anderer Organe bereits erhoben hatten. Sie kamen zu dem Schluß, daß der DNA-Gehalt maligner Neubildungen die charakteristische Beständigkeit, die bei dem verschiedenen normalen menschlichen Gewebe vorhanden ist, verliert.

LASNITZKI u. PELC [116] haben in vitro Veränderungen in der Synthese der DNA im prostatischen Alveolarepithel der Maus unter dem Einfluß von 20-Methylcholanthren beobachten können.

Auch COMUZZI [117] fand bei Untersuchungen von hypertrophischen und carcinomatösen Vorsteherdrüsen eine bedeutende Zunahme von DNA und von RNA-Gehalt in den Zellen der bösartigen Formen und nicht bei den einfach adenomatösen. Bei Experimenten an Ratten, die er zusammen mit CAPACCI [118] durchführte, fand COMUZZI einen ganz besonders hohen Gehalt von RNA in den Epithelzellen der ventralen Prostata; ein Zeichen einer besonders lebhaften synthetischen Tätigkeit der Proteine in diesem Gewebe.

Immer auf Grund der Verbreitung der Nucleinsäuren in den Zellen und besonders in den Zellkernen wurde die Kernstruktur, mit Rücksicht auf ganz bestimmte Momente des normalen und pathologischen Zellenlebens, mikrospektrographisch und mikrochemisch studiert. Einige Autoren [110—113, 119—125] konnten dabei beobachten, daß es im Krebsgewebe zwei Typen von Zellen gibt, die sich durch eine verschiedene Kernstruktur unterscheiden: sog. Zellen vom Typus A, die ein Ausdruck des Proliferationsprozesses sind und Zellen vom Typus B, die den degenerativen Prozeß charakterisieren.

VENTURA [126] studierte auch das Prostatacarcinom, wobei er besondere Kerne A und B in dem durch Prostatamassage erhaltenen Material beobachtete. Bei normalen Individuen oder solchen mit Prostataadenom erhob er keine besonderen cytologischen Befunde, da Zellen vom Typus A und B nicht vorhanden waren [127].

## 3. Die Enzyme

### a) Die Phosphatasen

Die Prostata und das prostatische Sekret enthalten verschiedene Enzyme, darunter überwiegen der Menge nach die Phosphatasen, insbesondere die sauren Phosphatasen. Diese Enzyme waren das Objekt zahlreicher Untersuchungen, besonders seit der Möglichkeit, ein besonderes Verhältnis zwischen Phosphatasen und Prostatasekret nachzuweisen.

Die Phosphatasen gehören zu den hydrolysierenden Enzymen, d. h. zu jenen Katalysatoren, die durch Entziehung oder Hinzufügen von $H_2O$ zu den verschiedenen Metaboliten ihre Wirkung entfalten; deshalb zählt man sie zur Gruppe der Esterasen, die die Ester der Phosphorsäure hydrolysieren. Vom Standpunkt des Stoffwechsels sind die organischen Ester des Phosphors (im allgemeinen) sehr wichtige Stoffe; ihre Hydrolyse, auch Dephosphorylisierung genannt, bildet in vielen Prozessen des energetischen Stoffwechsels eine grundlegende Etappe; wie die Glykolyse, die Glucoseresorption durch den Dünndarm, durch die gewundenen Kanälchen, die Bildung von Knochen usw.

Diese phosphatischen Enzyme sind besonders schwer klassifizierbar. Alle können auf dasselbe Substrat wirken, indem sie dasselbe Endresultat der Hydrolyse ergeben. Aus diesem Grunde ist uns die Möglichkeit genommen, sie nach Art fast aller anderen Enzyme zu klassifizieren. und zwar nach der Spezifität des Substrates. Deswegen sind sie nach gewissen Eigentümlichkeiten klassifiziert worden, und zwar auf Grund ihrer Eigenheit, bei einem optimalen $p_H$ unter dem Einfluß von verschiedenen Ionen des Lösungsmittels zu wirken.

Nach FOLLEY u. KAY [128] gibt es vier verschiedene Phosphormonoesterasen, darunter eine alkalische und drei saure, jede von diesen mit einem verschiedenen optimalen $p_H$. In der menschlichen Prostata und auch in den verschiedenen Tierarten spielt die saure Phosphatase eine hervorragende, wenn auch noch nicht ganz bekannte Rolle, bei einem optimalen $p_H$ zwischen 4 und 6 und mit der Eigenheit, stark durch Fluor [129], Oxalate, D-Tartarischesäure [130] und andere Stoffe mit stereospezifischen Eigenschaften [131], weniger stark durch Phosphate, Arseniate, Molybdate, gehemmt zu werden. Neben der sauren Phosphatase gibt es in der Prostata auch eine alkalische mit optimalem $p_H$ zwischen 7 und 9.

MARBERGER u. Mitarb. [132] sind der Meinung, daß es in der menschlichen Prostata höchstwahrscheinlich mehrere Phosphatasen gibt, die bei verschiedenen $p_H$ wirken, während nach WOODARD [133] die hydrolytische Wirksamkeit der Drüsengewebe durch Glycerophosphate geeicht, stärker bei einem $p_H$ 7 erscheint, nach REIS [134] bei einem $p_H$ 7,7, wenn mit Phenylphosphat getestet.

Die saure Phosphatase wurde durch GOMORI [135] im prostatischen Gewebe und in der prostatischen Sekretion des Menschen entdeckt. WOLF u. Mitarb. [136] verlegten ihre Gegenwart in die Kerne und ins Cytoplasma der Epithelien. BRANDES u. BOURNE [137] verlegten sie nach Untersuchungen an Mäusen in die Gegend des Golgischen Apparates der Zellen; PALADE [138], SIEBERT u. Mitarb. [139] haben beobachtet, daß die Tätigkeit der sauren Phosphatase eher mit den mitochondrialen Strukturen der Zellen als mit dem Cytoplasma derselben oder den Chromosomen verbunden ist.

Die Bedeutung der Lokalisation des Enzyms im Golgischen Apparat der Zellen ist nicht ganz klar [140]. Diese Gegend enthält eine hohe phospholipidische Komponente, die ganz besonders in der menschlichen Prostata von Bedeutung ist. Deswegen hat man auch gedacht, daß der Golgische Apparat in die Synthese der Phospholipide verwickelt sei. Wahrscheinlich ist auch die saure Phosphatase diesen synthetischen Prozessen nicht fremd [137].

Beim Menschen enthält das prostatische Sekret 2,6—17 King-Armstrong-Einheiten [141] von Enzym pro Kubikzentimeter und im prostatischen Gewebe erreicht die Konzentration 500—2000 E pro Gramm frischer Substanz (GUTMAN u. Mitarb. [142]). Die Affenprostata enthält dieselbe Menge saurer Phosphatase. Beim Hund, Kaninchen, Katze und Ratte sind die Werte niedriger [143]. Nach FLEISCH u. Mitarb. [144] enthält der ventrale Prostatalappen der Ratte zweimal mehr Enzym als die dorsalen Lappen. Es gibt Unterschiede in den Resultaten der verschiedenen Autoren bezüglich des Gehaltes an saurer Phosphatase. Dies läßt sich, wie auch bei der alkalischen Phosphatase mit den verschiedenen Inkubationszeiten erklären, die angewendet werden, um die Phosphatase auf das Substrat wirken zu lassen.

Die alkalische Phosphatase ist in der menschlichen Prostata wie auch in fast allen Organen enthalten; doch scheint ihre Wirksamkeit in der Prostata schwächer zu sein als die, die in der Prostata der verschiedenen Tierarten enthalten ist.

Die alkalische Phosphatase ist in der Basalmembran der Drüsenschläuche (Acini) der drei Lappen der Maus, im Epithel der kleinen Gefäße und in den fibrösen Muskelscheiden des Stroma enthalten [137]. BERN u. Mitarb. [145, 146] STAFFORD u. Mitarb. [147], DEMPSEY u. Mitarb. [148] haben sie auch bei längeren Inkubationszeiten im Epithel des ventralen Prostatalappens der Ratte beschrieben. GOMORI [135], KABAT u. FURTH [149] haben einige Male die alkalische Phosphatase in den Zellen des menschlichen Prostatasekretes gefunden, wenn sie auch normalerweise nur im Stroma auffindbar ist. Einige Autoren bezeichnen die Epithelzellen der Prostata als vollkommen frei von alkalischen Phosphatase [133, 150].

Im Prostataadenom und -carcinom des Menschen verhalten sich die zwei Enzyme, das alkalische und das saure, sehr verschieden. Im Adenom ist der Gehalt an alkalischer Phosphatase immer eher niedrig und das Enzym befindet sich im allgemeinen in den Stromazellen [137, 151]. Beim Carcinom erscheint das Enzym in noch geringeren Mengen und immer in den Stromazellen und nicht in den Epithelzellen [151]. Demgegenüber zeigt die saure Phosphatase höhere Werte sowohl beim Adenom als auch beim Carcinom, wenn man sie mit denen der normalen Prostata vergleicht. Nach einigen Autoren [152, 153] scheinen große Mengen besonders beim Adenom vorhanden zu sein, und zwar in den Drüsengängen und Sammelröhren der hypertrophischen Prostata, wo das Enzym sehr reichhaltig nachzuweisen ist. In Wirklichkeit ist aber der Enzymgehalt der Zellen viel höber in den Epithelien des Krebses als des Adenoms. GOMORI [135], DOWNEY u. Mitarb. [154] und andere Autoren [150, 155] haben histochemisch nachgewiesen, daß die Krebszellen reich an saurer Phosphatase waren, und BRANDES u. BOURNE [137] stellten fest, daß diese Enzymzunahme hauptsächlich in den Kernen und besonders in den Chromosomen der in Mitose befindlichen Zellen stattfindet. Diese Verschiedenheit in der endocellulären Verbreitung des Enzyms ist wahrscheinlich durch die rapide Teilung der Krebszellen gegeben, die nicht dazukommen, das Enzym zu synthetisieren, um es im Cytoplasma anzuhäufen. Dagegen haben HOARE, DELORY u. PENNER [156] bei Prostatakrebs niedrige Werte von saurer Phosphatase gefunden, die durch orale Einverleibung von Oestrogenen vor der Operation noch verringert wurden.

Die Erkennung dieses Austausches in der Verteilung der sauren Phosphatasen in den Zellen beim Prostatakrebs hat einige Autoren [157—159] auf die Idee gebracht, mit phosphorylierten Oestrogenen direkt auf die Krebszellen therapeutisch einzugreifen. Solche diphosphatische Verbindungen sind an und für sich wenig aktiv, können aber durch die saure Phosphatase hydrolysiert werden, wodurch in den in Teilung begriffenen Zellen aktive oestrogenwirkende Stoffe frei werden. BRANDES u. BOURNE [160] haben effektiv bewiesen, daß das Enzym imstande ist, Oestrogene im Gewebe zu dephosphorylieren.

Die eben besprochene Hypothese, die klinisch ausgebeutet wurde, ist durch verschiedene Autoren verworfen worden [153]. Ihrer Meinung nach sind die besseren Resultate, die man durch Einverleibung der phosphorylierten Verbindungen erzielt, der größeren Menge von Oestrogenen zuzuschreiben, die auf intravenösem Wege die Prostata erreicht und nicht dem Vermögen der sauren Phosphatase, diese Verbindungen zu hydrolysieren. Es ist ja noch gar nicht sicher, ob das

Enzym der menschlichen Prostata so reich an Hydrogenionen ist, um aktiv auf diese sauren orthophosphorischen Ester der obengenannten cytostatischen oder cytotoxischen Verbindungen, die im Blute kreisen, zu wirken. Es steht außer Zweifel, daß die Wirkung der sauren Phosphatasen, die auch in anderen Geweben desselben Organismus enthalten sind, nicht außer acht gelassen werden dürfen.

Was die physiologische Funktion der prostatischen Phosphatasen, namentlich der sauren betrifft, die, wie erwähnt, in der menschlichen Vorsteherdrüse reichlich vorhanden sind, wissen wir noch sehr wenig.

Nach LUNDQUIST [*161—163*] würde die saure Phosphatase die Scheidung des Phosphorocholin, welches von den Samenbläschen ausgeschieden wird, in phosphorische Säure und in Cholin katalysieren. Man weiß, daß Cholin ein biogenes Amin ist, das eine gewisse biologische Wirksamkeit zeigt, die stärker wird, wenn es durch Acetylierung zu Acetylcholin umgewandelt wird. Doch weiß man noch nicht, ob diese Verbindung in der menschlichen Prostata vorkommt.

Das Bestehen eines Verhältnisses zwischen alkalischer Phosphatase und Proteosynthese ist durch einige Autoren erörtert worden [*164—166*]. Doch ist noch nicht ganz klar, ob diese Verhältnisse durch den Stoffwechsel der Nucleinsäure zustande kommt, die wie bekannt mit der Proteosynthese eng verbunden sind. MEYERHOFER u. GREEN [*167, 168*] würden für die alkalische, AXELROD [*169*] für die saure Phosphatase eine transphosphorolysierende Katalysation annehmen, wodurch der Übergang eines Phosphorradikals von der phosphorolysierten Aminosäure zur Ribonucleinsäure begünstigt werde. Nach NIGHAM u. FISHMAN [*170*] würde diese Reaktion auch zwischen einem sauren monophosphorischen Esterspender und einem alkoholischen Empfänger stattfinden. Die Untersuchungen von SCHNEIDER u. LORING [*171*] hatten festgestellt, daß die prostatischen Phosphatasen imstande wären, die Synthesen eines Nucleosid, dem organischer oder anorganischer Phosphor hinzugefügt wird, zu einem Nucleotid zu ermöglichen. Doch wäre diese synthetische Wirkung nicht spezifisch für Phosphatasen.

Das Bestehen eines Verhältnisses, das die Phosphatasen mit den Proteosynthesen verbindet, erscheint unleugbar, abgesehen von der Möglichkeit, daß diese Synthese den Weg der Nucleinsäuren geht oder nicht. Wahrscheinlich hängt der hohe Gehalt an saurer Phosphatase der normalen menschlichen Prostata von diesem Verhältnis ab, bedingt durch bestimmte Proteosynthesen von seiten der Drüsen, die uns noch nicht bekannt sind.

## b) Fibrinolysin

HUGGINS u. Mitarb. [*172, 173*] haben im prostatischen Sekret des Menschen und des Hundes ein fibrinolytisches Enzym gefunden. Das im menschlichen Prostatasekret vorhandene Enzym hat mehr fibrinolytische als fibrinogenolytische Eigenschaften. Das im Sekret des Hundes enthaltene Enzym hat größere Wirksamkeit Fibrinogen gegenüber.

Das in der Prostata enthaltene Fibrolysin ähnelt dem im Blute enthaltenen; wie dieses besitzt es nicht nur die Fähigkeit, Fibrin zu verdauen, sondern auch bestimmte Proteine, die bei der Blutgerinnung eine Rolle spielen. Es handelt sich also nicht nur um ein fibrinolytisches Enzym, sondern auch um ein proteolytisches. Das im Blute enthaltene Fibrolysin muß, um wirksam zu werden, durch eine Kinase aktiviert werden. Der Aktivator, die Fibrinolysokinase, wirkt auf das profibrinolytische Proenzym und verändert es zu Fibrinolysin. Im normalen Blut ist diese Aktivationsphase durch ein antagonistisch wirkendes

Proenzym, das Antifibrinolysin, gehemmt. TAGNON u. Mitarb. [*174—176*] haben beobachtet, daß das Fibrolysin nicht nur im normalen prostatischen Gewebe, sondern auch im Krebsgewebe und in den Fernmetastasen vorhanden ist. Sie haben bewiesen, daß dieses Enzym im kreisenden Blut von 12% der Kranken mit Prostatakrebs und Metastasen vorhanden war. Scheinbar greift es direkt das Fibrin an, ohne durch die Fibrinokinase erst aktiviert werden zu müssen. Die Fibrinolyse, die daraus entsteht, verursacht schwere Blutungen. Es sind Fälle von fibrinolytischem Syndrom nicht nur beim Prostatakrebsträger [*177*], sondern auch bei wegen einfacher Hypertrophie Prostatektomierten beschrieben worden [*178*].

KARHAUSEN u. TAGNON [*179*] sind jedoch nicht imstande gewesen, irgendeine fibrinolysokinasische Wirkung in einem Falle von Prostatahypertrophie nachzuweisen. Diese Autoren halten es für möglich, da Extrakte verschiedener Gewebe diesen Stoff enthalten, den Aktivator des fibrinolytischen Enzyms auch im Gewebe des Prostataadenoms zu finden. Doch ist nach einigen Autoren [*180*] die Möglichkeit gegeben, daß auch bei Abwesenheit dieses Enzyms im Prostataextrakt das proteolytische Enzym der in den Kreislauf geratenen Extrakte das Antifibrinolysin zerstört und so die spontane Aktivierung des im Plasma enthaltenen Proenzyms (Profibrolysin) gestattet. Auf diese Weise wäre die Wirkung auf das Fibrin ermöglicht.

### c) Vesiculase

Nach WALKER [*181*] und WAGENEN [*182*] scheidet die Prostata des Meerschweinchens, der Ratte und des Affen ein Enzym aus, die Vesiculase, dessen Wirksamkeit darin besteht, daß es Samenbläschensekret coaguliert, nicht aber Blut oder Milch. Das menschliche Sperma coaguliert nach seiner Ausscheidung nur wenig, doch ist kein Ferment von diesem Typus im menschlichen Prostatasekret nachgewiesen worden.

In der Prostata des Hundes ist eine bactericide Wirkung für B. coli, Staphylococcus aureus und gewisse Streptokokken beobachtet worden. Es ist aber nicht die Gegenwart irgendeines Komplements oder Lysozyms beobachtet worden [*183*].

## 4. Anorganischer Stoffwechsel

Das prostatische Sekret ist nur leicht saurer als das Plasma ($p_H$ 6,5), beim Menschen enthält es größere Mengen von Kationen des Na, K und Ca als das Plasma. Das Calcium kann als Phosphat ausfallen und so Konkrementbildung in der Drüse verursachen. Geringer ist der Gehalt des Sekretes an anorganischen Anionen wie Chloriden, Phosphaten und Bicarbonaten [*184*].

Ein metallischer Stoff, der besonders interessant ist, das Zink, ist reichlich in der Prostata und in ihrem Sekret vorhanden. Nur aus Vereinfachungsgründen, die mit der Erörterung der behandelten Argumente verbunden sind, wird im vorliegenden Kapitel, das als anorganischer Stoffwechsel betitelt ist, über Zink gesprochen, da man wahrscheinlich berechtigt wäre dieses Metall, auch wenn wir darüber noch nicht informiert sind, im Kapitel des organischen Stoffwechsels zu besprechen.

Das Sperma enthält eine sehr große Konzentration von Zink (2000 $\mu$g pro Gramm Trockensubstanz), eine Konzentration, die ungefähr 100mal größer ist als die, die dieses Metall im größten Teil anderer Organe besitzt. Sowohl die Spermien wir auch die Samenflüssigkeit enthalten Zink, welches zum guten Teil aus der Prostata herrührt. Deswegen enthält auch die erste Portion des Ejaculates, die fast ausschließlich aus Prostatasekret besteht, den Hauptanteil dieses Metalls [*185*].

BERTRAND u. VLADESCO (1931) [*186*] beschrieben als erste das in der Prostata enthaltene Zink und MAWSON u. FISCHER [*187, 188*] fanden hohe Konzentrationen dieses Metalls in der menschlichen Prostata und auch in der dorsolateralen Portion der Rattenprostata. Bei der Ratte ist die Zinkkonzentration 10mal stärker als die in jedem anderen fleischigen Gewebe. Nach GUNN u. GOULD [*189*] ist der Inhalt an Zink 65 in den dorsolateralen Lappen der Ratte 15—20mal höher als der jedes anderen Gewebes. Die Zunahme des Radioisotops gibt das normal hohe Niveau dieses Metalls in der Prostata wieder.

Autoradiographische Untersuchungen haben festzustellen erlaubt, daß das Zink 65 in den acinösen Prostatazellen lokalisiert ist und daß man es auch im Sekret der Drüse findet [*190, 191*]. MAGER u. Mitarb. [*192*] haben histochemisch nachgewiesen, daß das Zink in den Epithelien der Acini der Vorsteherdrüse gespeichert wird.

Welche Bedeutung hat die reichliche Anwesenheit von Zink in der Prostata? Seit den Untersuchungen von VALLEE u. ALTSCHULE [*193*] weiß man, daß das Zink eine wichtige Rolle in den Fortpflanzungsprozessen spielt, nur weiß man noch nicht, worin diese Rolle besteht. Bekannt ist nur, daß das Metall in der Bildung des Moleküls der Kohlenhydrate mitbeteiligt ist [*193, 194*] und daß es mit den Proteinen verbunden in den Leukocyten vorkommt [*195*].

MAWSON u. FISCHER [*196*] haben beobachtet, daß die Prostatasekretion zur zahlreich vorhandenen Zinkmenge in der Samenflüssigkeit beiträgt. Da die Samenflüssigkeit einen sehr aktiven Stoffwechsel besitzt und eine Reizwirkung auf die Beweglichkeit der Spermien ausübt, ist es nicht unwahrscheinlich, daß das Metall in der Samenflüssigkeit an sehr wichtigen Stoffwechselprozessen teilnimmt, die für die Beschleunigung der Spermienbeweglichkeit notwendig sind. Andererseits könnte die Metallreserve in der dorsolateralen Prostata der Ratte irgendeine Rolle in der Synthese jener Enzyme spielen, die zur Bildung der Citronensäure, wie bekannt das wichtigste Produkt der Drüse, beisteuern [*197*].

Auch das Zink ist, wie alle Stoffwechselprozesse in der Prostata, gegenüber dem hormonalen „Status" und seinen Veränderungen sehr empfindlich.

GUNN u. GOULD [*198—200*] haben beobachtet, daß der Gehalt an Zink 65 der dorsolateralen Rattenprostata hormonal abhängig ist und daß es ein Funktionsstadium der Prostata darstellt. Diese Autoren haben auch beobachtet, daß es jahreszeitliche Schwankungen im Gehalt dieses Isotops gibt, mit Spitzen in den Monaten Februar-März und Juni-Juli, was der Brunstzeit vieler Nagetiere entspricht. Weitere Untersuchungen derselben Autoren haben, immer durch Prüfung mittels radioaktiven Zinks, gezeigt, daß es jahreszeitliche Schwankungen des Metalls im prostatischen Gewebe des Tieres gibt, wenn man Hormone verabfolgt. Das Testoviron und das Choriongonadotropin steigern die Menge des Metalls in der dorsolateralen Rattenprostata kurz vor oder während der Tätigkeit des aktiven Reproduktionscyclus, sind aber wirkungslos während der übrigen Phasen des Cyclus [*201, 202*]. Derartige jahreszeitliche Schwankungen sind auch bei Verabreichung von Nebennierenhormonen beobachtet worden [*203*].

Die Hundeprostata ist nach den Versuchen von PROUT u. SIERP [*204*] imstande Zink 65, welches endovenös einverleibt wurde, zu konzentrieren und auszuscheiden. Die Zinkmenge, die in der Drüse enthalten ist, verringert sich nach Orchidektomie und steigt zusehends nach Verabreichung von Testosteron. Auch KAR, POVER u. BOSCOTT [*205*] haben gezeigt, daß die Verabreichung von Oestradiolbenzoat die Menge des Zink 65, die in der Drüse gespeichert ist, zu vermindern scheint, während kein Einfluß auf die wahren Proportionsschwankungen der in der Prostata der Untersuchungstiere enthaltenen Zinkmenge beobachtet wurde, da das radioaktive Metall nur einen Teil der im Organismus enthaltenen Metallmenge entspricht.

Die Verteilung des Zinks in der normalen, der adenomatösen und der krebsigen Prostata des Menschen wurde histochemisch durch VOIGT [*206*] und biochemisch durch HOARE, DELORY u. PENNER [*207*] studiert. Diese Autoren hatten einen niedrigen Zinkgehalt in der Hypertrophie und bei Prostatitis und einen noch niedrigeren beim Krebs festgestellt. Diese Befunde scheinen nach Verabreichung von Stilboestrol noch eine weitere Verringerung zu erfahren.

PROUT u. SIERP [*204*] haben das Verhalten des Zinks 65 in der menschlichen Prostata nach präoperativer endovenöser Injektion von 108—150 $\mu$c Metall studiert. Das normale oder pathologische Material wurde dann operativ entfernt und histologisch untersucht. Sie haben beobachtet, daß das normale Organ mehr Zink enthält als jedes andere Gewebe und daß das krebsige Prostatagewebe weniger enthält als das normale oder das hypertrophische Prostatagewebe.

DANIEL u. Mitarb. [*191*] haben, allerdings in einem einzigen Fall, gefunden, daß das Krebsgewebe höhere Konzentrationen von Zink 65 enthält als irgendein anderes Gewebe. In einer weiteren Untersuchung am Hund [*208*] konnten sie die Verminderung der Tätigkeit dieses Isotopes nach Verabreichung von Oestradiol beobachten.

KERR, KERESTECI u. MAYOH [*209*] sahen, daß in der normalen menschlichen Prostata die Zinkkonzentration, die biochemisch geprüft wurde, sehr verschieden in den verschiedenen Abschnitten der Drüse verteilt ist. Sie nimmt in der Nähe des Apex zu. In einem Falle von lokalisiertem Prostatakrebs stellten sie fest, daß der Zinkgehalt in der krebsigen Zone niedriger war als im übrigen Gewebe.

## 5. Vitamine

Spärliche Untersuchungen besitzen wir über die Rolle der verschiedenen Vitamine beim prostatischen Stoffwechsel. Man weiß nur, daß gewisse Avitaminosen erst sekundär die Prostata befallen können, wenn sie bereits die biologische Tätigkeit anderer hormonaler Drüsen, mit denen die Prostata eng verbunden ist und von denen sie funktionell abhängt, betroffen haben [*210*].

So ruft die A-Avitaminose wahrscheinlich dadurch, daß sie von seiten der Hypophyse die Herstellung von Gonadotropin beeinträchtigt [*211, 212*], in den prostatischen Ausführungsgängen und im Anfangsteil der Harnröhre eine squamöse Veränderung des Epithels hervor, die jener ähnelt, die man bei Männchen durch Verabreichung hoher Oestrogendosen erreicht.

Die B-Avitaminose wirkt in ähnlicher Weise durch Reduktion der gonadotropischen Tätigkeit der Hypophyse [*213*] und vielleicht auch durch direkte Wirkung auf die Hoden [*214*].

Endlich erzeugt die E-Avitaminose eine Schrumpfung der sekundären Geschlechtsorgane und folglich auch der Prostata durch direkte Wirkung auf die Hoden, ein Bild, das dem der Kastration ähnlich wird [*215, 216*].

## 6. Wirkung der Geschlechtshormone und anderer Steroide auf den prostatischen Stoffwechsel

Bei den Erörterungen über die verschiedenen Aspekte des prostatischen Stoffwechsels wurde bereits auf die metabolischen Veränderungen hingewiesen, die durch Hormone entstehen. Die große Menge von Untersuchungen, die über den Einfluß der männlichen und weiblichen Hormone auf die Prostata berichten, verlangen die Besprechung dieses Themas in einem eigenen Kapitel. Hier sei nur betont, daß jeder Stoffwechselprozeß in der Prostata sehr stark durch die Geschlechtshormone beeinflußt wird und daß die Drüse auf diese Reize verschieden reagiert: von der vollständigen Involution unter Einfluß der weiblichen Hormone bis zur Hyperfunktion und manchmal Hypertrophie durch den Einfluß des männlichen Hormons.

## (III) Verlauf der Prostatahypertrophie

### (Von R. Übelhör)

Über die Entwicklungszeit der Prostatahypertrophie vom mikroskopischen Gebilde bis zum diagnostizierbaren Knoten ist die Vermutung erlaubt, daß dazu Jahre nötig sind. Wenn man andererseits die zeitliche Differenz von der ersten klinischen Erscheinung zwischen dem 50. und 55. Lebensjahr und der höchsten Operationsfrequenz zwischen dem 67. und 69. Lebensjahr mit mehr als einem Jahrzehnt im Durchschnitt annimmt, korrespondiert dies ganz gut mit der Zeitspanne, die von der Enucleation bis zur Feststellung eines „echten" Rezidivs verstreicht. Auch diese Entwicklung benötigt mehr als ein Jahrzehnt. Ein Beweis dafür, daß das Wachstumstempo ein schnelleres ist und merkliche Größenzunahmen in Monaten registriert werden können, wurde bisher nicht erbracht. Allerdings ist ein langsameres Wachstum jenseits des 70. Lebensjahres und ein rascheres zwischen dem 50. und 60. Lebensjahr nach übereinstimmenden klinischen Erfahrungen wahrscheinlich.

Die Frage, wie die durch keinerlei Therapie beeinflußte Entwicklung der Prostatahypertrophie erfolgt, führt mitten in große Meinungsverschiedenheiten. Es ist strittig, ob die Prostatahypertrophie ein gleichmäßig progredientes Leiden ist, ob es einen Wachstumsstillstand gibt oder sogar spontane Rückbildungen. Sorrentino hat von der Prostatahypertrophie als einer Krankheit progressiven Charakters gesprochen. Boeminghaus hat wörtlich erklärt: Man muß sich darüber klar sein, daß es bei der Prostatahypertrophie keinen dauernden Stillstand und keine rückläufige Bewegung gibt. An anderer Stelle spricht er von dem grundsätzlich progredienten Charakter der Erkrankung. Gil Vernet erklärt, daß die Entwicklung der Prostatahypertrophie nicht so verhängnisvoll progredient sei, wie etwa die eines Carcinoms. Und an anderer Stelle: L'H.P. s'arrête souvent spontanément dans son évolution. Die Ansicht von Boeminghaus ist zweifellos die geläufigere, sie wird vor allem durch den klinischen Unterricht den künftigen Praktikern als ein Gesetz eingeprägt. E. Wildbolz hat andererseits mehrmals darauf hingewiesen, daß nur ein Teil der Prostatiker einen progredienten Verlauf erkennen lasse, ein Drittel der Patienten zeige deutliche spontane Besserung. Auch sei auf die Ausführungen Chapmans hingewiesen, der von einem „non progressive type" der Prostatahypertrophie als einer verhältnismäßig häufigen Abart berichtet. Wenn man versucht bei guter ärztlicher Versorgung der Bevölkerung und daher frühzeitiger Diagnose, bei rascher Bekämpfung von Komplikationen wie der Harninfektion, also bei einem verhältnismäßig ungestörten Verlauf der Erkrankung, einen Überblick über entsprechend lange Zeitabschnitte zu gewinnen, hat man tatsächlich den Eindruck, daß eine Verlangsamung des Leidens bis zum Stillstand keine besondere Rarität sein kann. Taylor verfolgte Patienten, die die Operation verweigerten, und fand auch nach vielen Jahren nur geringfügige Veränderungen. Daß sich die Urologen wenig für diesen spontanen Verlauf der Erkrankung interessieren, hat E. Wildbolz kritisiert. Hellström bezeichnete es als möglich, daß die Prostatahypertrophie bis zu einer bestimmten

Größe wachse und dann stationär bleibe. Gil Vernet hat nach Untersuchungen an einem großen Vergleichsmaterial zwischen sehr alten und verhältnismäßig jungen Prostatikern ausdrücklich betont, daß man von einer Progredienz des Leidens nicht in allen Fällen sprechen könne.

Die Beantwortung der Frage, ob es spontane Rückbildungen gäbe, ist noch schwieriger und uneinheitlicher. Wenn man jenes Agens, das für die Entstehung und das Wachstum verantwortlich ist und dessen Fehlen Stillstand und Rückgang der Prostatahypertrophie bedingen würde, als Faktor $x$ bezeichnet, ist es wohl erlaubt, diesen Faktor $x$ als einen höchstwahrscheinlich endokrin verankerten, nicht nur mit den in Lebensjahren ausgedrücktem Altern, sondern von anderen Komponenten abhängigen zu bezeichnen. Es existieren Berichte über sehr junge Männer, die schon operiert werden mußten (Guitian 26jährigen, Cifuentes 40- und 45jährigen, Cibert 43jährigen) und Berichte über sehr alte Patienten, bei denen es auch noch gelang eine Heilung durch die Prostatektomie zu erreichen (Mayock u. Mitarb. 100jährigen und 102jährigen, Clark 110jährigen). Das Gewicht des enucleierten Gewebes schwankt zwischen wenigen Gramm und 820 g bei einem 79jährigen Mann (A. de la Pena u. Mitarb.) und einem gleichgroßen Gewicht bei einem 86jährigen (Ockerblad). Andererseits kann man, wenn man Gelegenheit hat, Prostatiker zwischen dem 60. und 80. Lebensjahr regelmäßig selbst zu untersuchen, Befunde erheben, die kaum anders denn als tatsächliche Rückbildung der Knoten zu deuten sind. Daß dies so selten festgestellt wird, könnte als besondere Rarität eines solchen Verlaufes aufgefaßt werden. Vielleicht wäre der Nachweis einer Rückbildung aber doch häufiger möglich, wenn größere Erfahrungen bei fortlaufendender Beobachtung von Prostatikern über mehr als 10 Jahre gesammelt werden könnten. Man darf andererseits schon von einem großen Experiment sprechen, das mit dem reichlichen Gebrauch von Oestrogenen zur Beeinflussung auch der Prostatahypertrophie in manchen Ländern seit Jahren im Gange ist. Aus vielen einschlägigen Berichten scheint hervorzugehen, daß Adenomknoten im Verlaufe einer längeren Behandlung kleiner werden, wenn es auch niemals zu erwarten sein wird, daß große Knoten ganz verschwinden. Sehr kritische Autoren wie Alken haben allerdings betont, daß die Oestrogentherapie in keinem Falle eine tastbare oder meßbare Rückbildung oder Verkleinerung der Adenomknoten erreicht habe. Alken hat auch Röntgenbilder demonstriert, die ein völliges Gleichbleiben endovesical entwickelter Adenome nach einjähriger intensiver Oestrogenbehandlung beweisen. Andere Autoren — ich gestehe, daß auch ich zu diesen gehöre — zweifeln nicht mehr daran, daß eine Therapie gleicher Art, Dosierung und Dauer, wie sie beim Prostatacarcinom üblich ist, auch eine Prostatahypertrophie zu deutlicher Rückbildung zwingen kann, eine Rückbildung, die wahrscheinlich irreversibel ist.

Das gleiche wird wohl eintreten, wenn der Faktor $x$ aus inneren Gründen schwächer wird oder verschwindet. Von diesem Faktor $x$ hängt es offenbar auch ab, was nach der Prostatektomie geschieht, ob die druckatrophische Drüse wieder wächst (Davies u. Mitarb.) bis zur palpatorisch vollkommenen Restitution oder die Atrophie bestehen bleibt. Vielleicht hängt auch die Entstehung des „Kapselcarcinoms" nach der Prostatektomie von einem solchen Wachstumsimpuls als Mitbedingung ab.

Schließlich ist es sehr interessant die Rezidivbildung nach der Prostatektomie darauf zu prüfen, ob Beweise für einen solchen weiterwirkenden Wachstumsfaktor zu finden sind. Blum und Rubritius haben kleinste zurückgelassene Knötchen als Ausgangspunkt von Rezidiven in den meisten Fällen bezeichnet. Lapides gibt an, daß bei mehr als 10000 Nachuntersuchungen in 3,6% zurückgelassene

Teile gefunden wurden. Jeder Operateur weiß, wie schwierig es sein kann und welche Aufmerksamkeit es erfordert, wirklich alles ausschälbare Gewebe zu entfernen. Manchmal beendet man die Operation nach mehrmaliger Revision des Wundbettes mit dem Bewußtsein, daß die Vollständigkeit des Eingriffes nicht sicher ist. Autoren, die Rezidive nur auf eine unvollständige Enucleation zurückführen, sind Bazy, Ekman, Rebaudi u. Mitarb. Pereira hat eine lange Liste von Rezidiven zusammengestellt, Gregora sowie Fronstein u. Mitarb. bringen umfassende Literaturübersichten. Die Rezidivhäufigkeit wird von Weyrauch mit 2% beziffert (einschließlich der Rezidive nach der Elektroresektion), von Illyes mit 1% nach der Prostatektomie. Caine fand 14 Rezidive nach 519 Prostatektomien, Uhle u. Mitarb. 1,3% Rezidive, und Ekman hält es bei 32 von 243 Prostatektomien für wahrscheinlich, daß Adenome zurückgelassen worden waren. Wenn man diese besonders exakten Nachuntersuchungen Ekmans studiert, erscheint die unvollständige Entfernung tatsächlich als eine recht fatale aber häufige Unzulänglichkeit jeder Prostatektomie, die vielleicht deshalb und relativ selten zu neuerlichen klinischen Erscheinungen führt, weil die Patienten ihr Rezidiv bei dem langsamen Wachstum nicht immer erleben. Fronstein, Gregora sowie Kretschmer halten echte Rezidive für möglich, also eine neuerliche Adenombildung nach radikaler Entfernung. Die Schwierigkeit ein echtes Rezidiv überhaupt als denkbar anzunehmen, da doch der Mutterboden jeglicher Adenombildung bei der typischen Prostatektomie zur Gänze entfernt wird, ist groß. Über diese Frage findet man viele Angaben bei Chwalla sowie bei Gil Vernet. Eine Trennung von falschen und echten Rezidiven versucht Kretschmer dadurch zu erreichen, daß er einen entsprechend langen Zeitraum zwischen der Operation und der klinischen Manifestation des Rezidivs als Bedingungen für die Annahme einer echten Neubildung fordert. Uteau u. Mitarb. glauben, daß die neuerliche Entdeckung eines Adenoms innerhalb von 3 Jahren einen zurückgelassenen Knoten beweist. Andere Angaben der Literatur sind folgende: Ekman fand 2 Rezidive nach 2 Jahren, Laskey 1 nach 2 Jahren und 1 nach 5 Jahren, Frtiz sowie Turner je 1 nach 5 Jahren, Takahashi berichtet über ein Rezidiv nach 6 Jahren, Cunningham über eines nach 7 und eines nach 8 Jahren, Turner ebenfalls nach 8 Jahren, Ekman nach 9 Jahren, Kretschmer je eines nach 10 und 12 Jahren, Maille nach 10 Jahren, Oraison nach 11 Jahren, Cunningham, Fronstein sowie Turner je eines nach 12 Jahren, Cunningham, Illyes sowie Lewis je eines nach 13 Jahren, Fritz sowie Gregora nach 14 Jahren, Cochems nach 15 Jahren, Ekman sowie Gregora nach 16 Jahren, Thévenot nach 18 Jahren und Tzschirntsch nach 25 Jahren. Uhle u. Mitarb. berichteten über einen 3mal operierten Prostatiker, die gleiche Angabe machte Nédélec. Ich demonstrierte einen Patienten, der zwischen seinem 59. und 80. Lebensjahr 3mal prostatektomiert wurde. Die 2. und 3. Prostatektomie führte ich selbst aus. Das jeweilige Rezidiv war ein beträchtlich großes, weiches, vielknotiges, leicht und anscheinend vollständig ausschälbares. Gerade solche Beobachtungen legen den Gedanken nahe, daß das Zurücklassen von winzigen Knötchen ein verhältnismäßig belangloses Detail dieses Fragenkomplexes ist. Wesentlicher scheint die einigermaßen begründete Vermutung, daß die (echten oder falschen) Rezidive das Weiterwirken jenes Faktor $x$ zur Voraussetzung haben, der überhaupt erst die Prostatahypertrophie bedingt. Alle Vorgänge, sei es ein einfaches Weiterwachsen beim falschen Rezidiv, die neuerliche Adenombildung beim echten Rezidiv, die physiologische Regeneration der Prostata oder die pathologische Proliferation setzen aber sicherlich eine gleiche Ursache voraus.

# F. Die Therapie der Entleerungsstörungen (mit besonderer Berücksichtigung der sog. Prostatahypertrophie)

(Von R. ÜBELHÖR)

## I. Die konservative Therapie

### Einleitung

Ganz im Gegensatz zu früheren Ansichten tritt die konservative Therapie in den Hintergrund, wenn man damit nicht etwa die Vorbereitung zur Operation oder die Behandlung von Komplikationen versteht. Ausgenommen davon ist die von CHWALLA bearbeitete Hormontherapie als eine Art ursächlicher Maßnahme. In der überwiegenden Mehrzahl wird das mechanische Problem der Entleerungshemmung durch die operative Korrektur gelöst. Die unerhörten Erfolge aller Arten von Operationen haben die konservative Therapie ganz in den Hintergrund gedrängt. Sicher nicht ganz mit Recht. Wenn auch das augenblicklich bestehende Hindernis eine radikale und rasche Lösung zu verlangen scheint, gehört es zu den Eigenschaften des Organismus, daß der jeweilige scheinbar fixierte Zustand biologischen Wandlungen unterliegt, was der nichtoperativen Therapie immer wieder Anregungen vermittelt. COSBIE ROSS hat es beklagt, daß man so wenig über die nicht operative Behandlung erfährt. CLARK berichtete über den Erkrankungsverlauf bei nicht operierten Prostatikern und kam zu dem Schluß, daß viele Patienten auch ohne Operation ein dauerndes Auslangen finden. E. WILDBOLZ hat in einer sehr kritischen Studie gezeigt, daß ein beträchtlicher Teil der Prostatiker ohne operiert zu werden von den gefürchteten Folgen der Entleerungsstörung vor allem der Niereninsuffizienz verschont bleibt. G. G. SMITH äußerte sich in ähnlicher Weise. GIRONCOLI hat in dem Schlußwort der so aufschlußreichen Umfrage über die frühe Prostatektomie die Ansicht von WILDBOLZ besonders unterstrichen, aber auch auf die vielen Arbeiten früherer Zeiten hingewiesen und die seinerzeit so verheerend schlechten Resultate der nichtoperativen Therapie. Es ist leider ganz unmöglich, die konservative der operativen Therapie auf Grund der Krankenhausstatistiken gegenüberzustellen. Diesbezügliche Arbeiten aus letzter Zeit (ich nenne nur BOSHAMER, BARNES, EKMAN, MAY, THAM) berichten eigentlich nur über die Adenomkranken. Die Unterscheidung von ALKEN zwischen Adenomkranken, temporär Adenomkranken und Adenomträgern ist in diesem Zusammenhang besonders wertvoll. Die Adenomkranken werden vom Kliniker in die Inoperablen, die Operablen, die Operationsverweigerer usw. eingeteilt. Der Urologe in der Praxis sieht die temporär Adenomkranken häufiger und in letzter Zeit auch viele Adenomträger, die auf Grund der medizinischen Belehrung, zum Zwecke der Begutachtung von Lebensversicherungen, bei der periodischen Untersuchung zur Krebsfürsorge, früher zum Arzt kommen als seinerzeit. Die Pathologen erklären, daß die Prostatahypertrophie nahezu alle Männer ab einem bestimmten Alter befällt. Es ist immer noch nicht bekannt, welcher Prozentsatz davon überhaupt eine ärztliche Behandlung braucht, wie viele Adenomträger davor bewahrt bleiben, Adenomkranke zu werden. Vielleicht ändert die zunehmende Überalterung einiges an diesem Problem.

Jeder, der sich mit den vielen Methoden der konservativen Therapie beschäftigt, sollte zur Selbstkritik die Arbeit von PRÄTORIUS lesen. Der Autor kritisiert folgendes: Die akut entstandene Harnverhaltung verschwindet fast immer, sie ist ein Symptom des Frühstadiums der Prostatahypertrophie. Man behandle diese Verhaltung wie man will! Mit einfachem Katheterismus, mit dem Dauerkatheter, mit einer „Sexualoperation", mit der Sprengung, einer Elektroresektion, mit Hormonen usw., usw. Der Erfolg ist von vornherein gesichert. Vielleicht ist in diesem Zusammenhang auch die Angabe von HINMAN wertvoll, daß bei 50% aller Männer unter 70 Jahren, die eine akute Harnverhaltung erleiden, die Spontanmiktion wieder eintritt, während bei den über 70jährigen die Verhaltung viel häufiger bestehen bleibt. PRÄTORIUS bemängelt ferner, daß der Zeitfaktor nicht genügend berücksichtigt wird und bestätigt damit die Erfahrung aller Praktiker, daß eine kurzfristige Beobachtung die Langsamkeit der biologischen Regelungen und Kompensationen unberücksichtigt läßt. Daß überdies die Zahl der Beobachtungen, auf deren Basis schon ein Verfahren als gut bezeichnet wird, gelegentlich ärmlich klein ist, sei nur nebenbei erwähnt.

## 1. Allgemeine hygienische Maßnahmen

In früheren Monographien und Lehrbüchern nimmt die Diätetik und Regelung der Lebensweise einen großen Raum ein. Begreiflicherweise, aber nicht berechtigt, wird dies jetzt sehr dürftig behandelt. Auch wenn man den Ablauf aller Entleerungsstörungen als einen gesetzmäßig progressiven versteht, kann man durch hygienische Maßnahmen Zwischenfälle verhüten oder auch bereinigen. Da die Exacerbation einer Entleerungsstörung sehr oft mit den sog. Kongestionen der Prostata und anderer Gewebe des Blasenausgangs in Zusammenhang gebracht wird, sei zunächst auf diesen etwas unklaren Begriff der Schwellung durch Kongestion eingegangen. Man darf darunter alle Schwellungen bakteriell entzündlicher Natur verstehen, von der akuten Schleimhautentzündung angefangen bis zur Infiltration der Prostatadrüse, der Adenome, des Adenombettes oder der periprostatischen Bindegewebsspalten. Schon FRISCH hat in seiner Monographie gesagt, daß die Entzündung in und um die Prostatahypertrophie verhältnismäßig häufig ist. TANDLER und ZUCKERKANDL haben Bilder und genaue Beschreibungen solcher Fälle veröffentlicht. GIL VERNET fügt den Prostatainfarkt als eine besondere Form plötzlicher Volumsänderung hinzu. RITTER u. Mitarb. berechnen, daß in etwa $^1/_5$ aller konservativ erfolgreich behandelten Prostatiker eine Entzündung vorhanden gewesen sein muß. Bezüglich der abakteriellen Entzündungen dieser Region verweise ich auf den Abschnitt von HARTMANN. Eine therapeutisch wichtige Bemerkung stammt von KELLER: Bei entzündlichen Kongestionen mit Harnverhaltung soll man den Dauerkatheter vermeiden und nur katheterisieren. Die gleiche Vorschrift gibt CATHELIN. Die Therapie der entzündlichen „Kongestion" wird heute fast automatisch eine antibiotische sein. Eine gänzlich andere „Kongestion" wird mit der venösen Stauung in Verbindung gebracht und Zusammenhänge mit varicösen Zuständen gesucht. Bekanntlich wird langes Sitzen, eine lange Fahrt im Auto oder in der Bahn für die Verschlechterung der Miktion verantwortlich gemacht. Daher auch die Vorschläge für den „Prostatiker", dem Alter angemessenen Sport zu betreiben (WILDBOLZ) oder auf den täglichen Spaziergang nicht zu verzichten (WINSBURY-WHITE empfiehlt 3—4 Meilen). Die vielen Vorschriften über die Stuhlregelung gehören hierher. WALKER hat auf die Reflexe zwischen Genitalorganen—Miktion—Defäkation hingewiesen. Besonders konsequent ist CANTOR, der ein „hemorrhoidal-prostatic-impotence-syndrome" beschreibt und über einen Rückgang der Prostatagröße nach der Beseitigung von Hämorrhoiden berichtet.

Die dritte Möglichkeit einer Schwellung ist die Sekretionszunahme oder die Behinderung der Sekretabgabe. Es sind lediglich Vermutungen, Besonderheiten des Geschlechtslebens hierher zu rechnen, vor allem dann, wenn die Prostatadrüse selbst noch nicht druckatrophisch und daher inaktiv geworden ist. Fraglich ist

die Möglichkeit einer Sekretionszunahme und -abnahme in Adenomen, die einmal
Ausführungsgänge haben, ein anderes Mal nicht (GIL VERNET). Die Hygiene des
Geschlechtslebens bildet bekanntlich ein besonderes Kapitel der konservativen
Therapie. Die Beschwerden zeigen eine steile Zunahme bei jenen Männern, deren
Libido unverändert erhalten, deren Potentia coeundi aber erloschen ist. Das Mißverhältnis zwischen dem lokal gesteigerten Reiz, der aber gänzlich inadäquat ist
(die durch den Restharn induzierte Erektion), macht sich besonders bemerkbar.
Die spezifische Wirkung der Oestrogene im Sinne einer Verminderung der Drüsen-
tätigkeit ist in diesem Zusammenhange besonders zu erwähnen, aber ebenso auch
die unspezifischen Folgen der gegengeschlechtlichen Hormonbehandlung bis zum
endokrinen Psychosyndrom von BLEULER, dem die Urologen seit der Oestrogentherapie des Prostatacarcinoms und jetzt auch der Prostatahypertrophie ständig
begegnen und das wahrscheinlich als ein sehr maßgeblicher Faktor einzusetzen
ist. Es ist sicher ein Fehler vieler Therapeuten, die seelischen Belange überhaupt
nicht oder nur nebensächlich zu behandeln. KELLER muß als einer derjenigen genannt werden, der immer wieder treffliche Bemerkungen über die Bedeutung
psychischer Faktoren einstreut (,,das schicksalsmäßig an den älteren Mann heran-
tretende Leiden ist oft eine schwere seelische Belastung").

In das Kapitel der dekongestionierenden Maßnahmen gehört die Prostata-
massage. Früher eine geradezu zentrale Methode, wird das Ausdrücken gestauter
Sekrete aus der Drüse oder den Adenomen nur mehr ausnahmsweise empfohlen
oder ausgeführt. HINMAN hält die Expression eines ,,toxic agent" für möglich.
BALLENGER u. Mitarb. bezeichnen eine intraprostatisch entstehende Substanz als
einen der Faktoren des Wachstums der Prostatahypertrophie und empfehlen die
Massage als eine vorbeugende Maßnahme. Die überwiegende Mehrzahl der
Autoren denken nur an die Herausbeförderung entzündlicher oder gestauter
Sekrete (MINDER).

Die Wärmebehandlung verschiedenster Art sei am Rande erwähnt. In eigenen,
der Behandlung des Prostataleidens gewidmeten Kuranstalten spielt diese Therapie eine besondere Rolle. ZAAIJER erwähnt das Verfahren von REMIJNSE (Diathermiebehandlung). CUTURI lobt die Prostatadiathermie mit Rectalelektroden.
Der diätetische Versuch einer Beeinflussung der lästigen Nykturie wird von
HEISLER angeführt (zit. bei KELLER): Am Morgen ist ein Diureticum und abends
eine Salzzulage zu verordnen. Dies ist eine besondere Variation aller Ratschläge
über eine geregelte Flüssigkeitszufuhr. Patienten, die ihr Leiden mit Aufmerksamkeit verfolgen, berichten oft von dem guten Einfluß einer Miktion ,,in Raten".
Solche Patienten können demonstrieren, wie die Höhe des Restharnes durch eine
mehrmalige Entleerung in kurzen Intervallen gesenkt werden kann. COSBIE-
ROSS hat schon früher beschriebene Anweisungen zu einer ,,double micturition"
wiederholt. Wenn man die günstigen Erfahrungen bedenkt, die STEPHENS einerseits, LATTIMER u. Mitarb. andererseits über die wiederholte Entleerung (triple
voiding) bei Kindern mit großen Blasen gemacht haben, findet man Parallelen
zur Behandlung der Prostatiker. Man müßte nur die Einschränkung machen, daß
solche Ratschläge eher für diejenigen Patienten gelten, bei denen der Faktor
Hypertrophie der Blasenwand wenig in Erscheinung tritt, die Restharnmenge
hingegen hoch und der Blasendruck niedrig ist.

## 2. Medikamentöse Behandlung

Die medikamentöse, immer symptomatische Behandlung beginnender Entleerungsstörungen ist von der Therapie jener Stadien zu trennen, in denen man
beabsichtigt, die Austreibungskraft des Blasenmuskels zu bessern. O. SCHWARZ

hat bei seinen Untersuchungen sehr schöne Differenzierungen der Pilocarpinwirkung auf die Miktion beschrieben. Beim gesunden Menschen steigt nach der Pilocarpininjektion der Blasendruck, die Entleerungsrate bleibt aber gleich, weil Austreibungs- und Verschlußmuskulatur ausgeglichen sind. Bei Entleerungshindernissen kann das Pilocarpin aber wohl zu einer Steigerung des Druckes und trotzdem zu einer Verminderung der Abflußrate führen. Bei Restharn kann die Reflexempfindlichkeit des ganzen Systems erhöht werden, der Druck, unter dem der Restharn steht, steigt, ohne daß an der Menge des Restharnes irgend etwas geändert wird. Wenn Mittel wie das Doryl nach POVLSEN durch die Reduktion des Blasenvolumens wirkt und nicht durch eine Steigerung des Miktionsdruckes, wird die Fragwürdigkeit einer solchen Medikation beim Prostatiker klar. Anders liegt das Problem der Therapie hypotoner und überdehnter Blasen nach der Beseitigung des Hindernisses. Hier haben solche Mittel (wie auch das Prostigmin u. a. m.) gesicherte Indikationen. SCHNEIERSON u. Mitarb. haben in einer Abhandlung über die akute Harnverhaltung, die durch Medikamente entsteht, derartige Zwischenfälle beim Prostatiker sehr schön beschrieben. Eine Harnverhaltung kann z. B. durch Ephedrin ausgelöst werden. Es ist viel zu wenig bekannt, daß ephedrinhaltige Arzneimittelmischungen (zur Behandlung des Asthma bronchiale) die Miktion des Prostatikers sehr erschweren können. WALLACE erwähnt die Verlangsamung des Harnabflusses, BALYEAT u. Mitarb. beschreiben mehrere vollständige Harnverhaltungen durch Ephedrin. Bezeichnenderweise betonen andererseits WIEGMINK für das Adrenalin und FICARRA u. Mitarb. für einen Vasokonstriktor die günstige Wirkung auf die initiale Pollakisurie. SCHNEIERSON wieder beschreibt eine Harnverhaltung nach Adrenalin, gegeben beim asthmatischen Anfall. Was also im „Reizstadium" der Entleerungsstörung im Sinne einer Hemmung der muskulären Aktion erwünscht sein kann, ist bei der schon drohenden Dekompensation schlecht. SCHNEIERSON beschreibt eine Harnverhaltung nach Antrenyl und eine nach Banthin. Andererseits haben alle Atropin-Belladonna-Scopolamin-Hyoscyaminpräparate in entsprechender Dosierung den besten Einfluß auf die Pollakisurie des restharnfreien Prostatikers, selbstverständlich auch bei anderen Entleerungshemmungen. SCHNEIERSON zieht folgenden Schluß: Kein Patient mit bereits ausgeprägten Symptomen eines Prostatismus sollte anticholinergische, adrenergische oder ganglienblockierende Arzneimittel erhalten. STAEHLER hat eine einfache Formel angegeben: Kein Prostatiker mit einem Restharn über 100 cm³ darf ein Belladonnapräparat erhalten.

Andere Überlegungen betreffen Versuche, die Medikation dem Typus des Patienten anzupassen. Man kann etwa mit WILLINSKY überlegen, ob der betreffende Kranke eher parasympathicoton oder sympathicoton reagiert, ob das Individuum zu jener Gruppe gehört, die von Kindheit an die Blase sehr oft oder auffallend selten entleert. Erwähnenswert ist der verhängnisvolle Einfluß von Beruhigungsmitteln (WILDBOLZ betont, daß Prostatiker starke Sedativa schlecht vertragen), von Alkaloiden und Alkohol bei schon vorhandener Dekompensation der Entleerung. Das praktisch wichtigste Beispiel ist gegeben in dem bedenklichen Zusammentreffen der Sensibilitätsverminderung durch Alkohol und der ungewöhnlich hohen Flüssigkeitszufuhr. Diese Kombination ist ja die häufigste Ursache der vollständigen Retention. Ferner ist die ungünstige und oft katastrophale Folge eines Diureticums bekannt. Die plötzliche, sehr schmerzhafte Harnverhaltung als Folge einer Diuresesteigerung durch Quecksilberdiuretica oder Saluretica wird immer wieder beschrieben (SCHNEIERSON, PAVONE, PLASCHKES). Daher wird auch immer angegeben, daß vor einer Entwässerung bei alten Männern der Zustand der Blasenentleerung studiert werden soll.

Auf die große Zahl jener Medikamente, die angeblich eine Entleerungshemmung günstig beeinflussen, einzugehen, ist ganz unmöglich. Dazu gehören auch zahlreiche homöopathische Kombinationen mit dem Hauptbestandteil Sabal serrulat., die Magnesiumtherapie von DELBET, die Versuche, eine Blasenausgangsstarre mit Vitamin E zu bessern (BOUVEYRON), die angeblich abschwellende Wirkung der Antiallergica (FEINBLATT) und schließlich alle Versuche mit Prostataextrakten. Die Organotherapie der Prostatahypertrophie ist schon sehr alt. Extrakte von Prostataadenomen und auch der Prostatadrüse selbst sind wohl mit toxischen Nebenwirkungen behaftet, haben aber sonst androgenartige blutdrucksenkende und muskelanregende Wirkungen. LINO u. Mitarb. haben die therapeutische Anwendung eines solchen Drüsenextraktes befürwortet und aus jüngster Zeit existieren einige Berichte über das Prostatapräparat Raveron. CIEPIELOWSKI u. Mitarb. berichteten über 2jährige Erfahrungen und gute Erfolge in 30% ohne Beeinflussung der Adenomgröße, wahrscheinlich infolge einer Verbesserung der Austreibungskraft des Blasenmuskels. BAUMANN versuchte diese Wirkung durch Druckmessungen zu beweisen. OTT äußerte sich positiv und auch KUNZ erklärte, daß ein Erfolg in der Mehrzahl der Fälle konstatiert werden kann.

### 3. Die Katheterbehandlung

Der Katheter war einst die Hauptwaffe im Kampf gegen die Entleerungsstörungen. Noch vor nicht allzu langer Zeit ging die Diskussion darum, ob man einen Mann mit 100 cm³ Restharn nur einmal täglich entleeren soll und wie oft derjenige zu katheterisieren sei, der 200—300 cm³ Restharn hat. Es war zwar längst bekannt, daß die unentrinnbare Folge des Katheters die Infektion des gesamten Harnapparates ist und man hat daher die größte Sorgfalt der Kathetertechnik und der Behandlung der Katheterfolgen gewidmet. Der geschichtlich Interessierte findet in allen älteren Lehrbüchern eine minutiöse Beschreibung der Technik. 1935 hat HINMAN — fast möchte man sagen abschließend — bemerkt, daß wahrscheinlich mehr Patienten am Katheter starben als an der Operation. Die Diskussion darüber, ob eine lange Katheterbehandlung imstande ist, die mechanische Entleerungshemmung durch eine vergrößerte Prostata oder durch eine Blasenausgangsstarre zu beheben und damit die Krankheit zu heilen, ist längst abgeschlossen. Früher hat man ja behauptet, es komme zu einer Verkleinerung von Blasenausgangshindernissen vor allem dann, wenn man eine Dauerableitung mit anderen Methoden kombinierte (WOLFSOHN). OELSNER berichtete über langjährige Remissionen nach konsequenter Katheterbehandlung. Es ist jedoch durch unzählige Erfahrungen belegt, daß die Kathetertherapie nur eine Notlösung ist.

Der Katheter dient jetzt — abgesehen von seiner Verwendung als diagnostisches Hilfsmittel — nur mehr zur Behebung der vollständigen Harnverhaltung und zur Dauerableitung bei der Rückstauungsinsuffizienz der Nieren meist im Sinne einer Vorbereitung zur Operation. Immer seltener wird die Katheterbehandlung bei solchen Kranken, die nicht mehr operabel werden oder die einen Eingriff ablehnen (was ja auch eine Rarität zu werden beginnt). Eine Chirurgie der Blasenausgangshindernisse ohne je einen Katheter eingeführt zu haben ist möglich, siehe die diagnostischen Verfahren der Restharnbestimmung, der Nierenfunktionsprüfung usw. Besondere Gegner eines Katheterismus oder der Endoskopie vor der Operation (HEY-WILSON u. a.) beurteilen die Gefahren besonders pessimistisch. COUVELAIRE hat bewiesen, daß es sehr wertvoll sein kann, auf Katheter und Cystoskop ganz zu verzichten. Von internistischer Seite wird die Gefahr des Katheterismus zweifellos übertrieben. Daß dem Katheterismus gesetzmäßig eine Harninfektion folgt, ist unrichtig. Man muß die Arbeiten von SCHLAGINTWEIT lesen, um zur Überzeugung zu kommen, daß auch ein jahrelang wiederholter Katheterismus keinerlei schlechte Folgen haben muß, daß der Ka-

theterismus aber eine wertvolle Therapie darstellt und seine Anwendung eine sehr
kritische Einstellung gegenüber allen möglichen Behandlungsarten erlaubt, weil
man erst beim Nachweis gleichbleibender Restharnmengen die Ergebnisse der Behandlungsverfahren und der Operation beurteilen darf. In einem der Artikel von
SCHLAGINTWEIT wird auf ein Problem hingewiesen, das wieder sehr aktuell geworden
ist. Der Autor sagt, daß die entlastende Folge des Dauerkatheters oder der Blasenfistel die gleiche ist wie die der wiederholten Entleerung mit dem Katheter. Dies
mag hinsichtlich der Rückstauungsfolgen insoferne stimmen, als nur ein zeitlicher
Unterschied zwischen einer echten und einer intermittierenden Dauerableitung sein
wird. Es steht aber fest, daß in besonderer Berücksichtigung der Pyelonephritis
die Prophylaxe und Therapie der Katheterinfektion nur dann wirklich wirksam
sind, wenn keinerlei Harnrückstände übrigbleiben. Gerade in letzter Zeit sind
einige Arbeiten zu diesem Thema erschienen. J. M. THOMPSON stellte fest, daß bei
Blasenausgangshindernissen die effektvolle Harnableitung entscheidend ist. TAL-
BOT u. Mitarb. bewiesen, daß 72% der von ihnen untersuchten Dauerkatheter-
träger keine Nierenerkrankung hatte. Es wurden auch dann gesunde Nieren gefunden, wenn ein Katheter 14 Jahre verwendet werden mußte. PRATHER u. Mitarb. verteidigen den Dauerkatheter unter Hinweis auf die besondere Begünstigung
der Pyelonephritis durch die Harnstauung. Es scheint allerdings, wie die Studien
von HALKIER zeigen, ausgeschlossen zu sein, eine bakterielle Invasion der Harnorgane zu vermeiden, wenn ein Katheter häufig verwendet werden muß. Diese
Infektion ist aber derzeit in Schranken zu halten, wenn ein Restharn (in der Blase,
in den Ureteren, den Nierenbecken und Kelchen) dauernd abgeleitet wird. Auf
dies immer wieder hinzuweisen, ist neuerlich eine wichtige Aufgabe der Urologen
geworden.

Da die Katheter jeglicher Beschaffenheit als Fremdkörper wirken und auch
bei zartester Anwendung Schleimhautläsionen und damit Einbruchsstellen für die
bakterielle Infektion schaffen, andererseits die Pezzer-Fistel genauso wie die Ballon-
katheter in den suprapubischen Öffnungen die gleichen Gefahren, wenn auch vielleicht verzögert, haben, sind Bemühungen Dauerfisteln anzulegen, die ohne
Schlauchableitung funktionieren, aus denen der Harn in einen Behälter rinnt, als
bemerkenswerte Neuerungen zu registrieren. PONCET hat vor sehr langer Zeit die
Cystostomia suprapubica mit Herausnähen der Blasenschleimhaut angegeben,
damals nur zur Vermeidung langer schrumpfender Kanäle. LAPIDES u. Mitarb.
hatten die Idee, suprapubische Fisteln mit Hilfe von gestielten Blasenwandlappen
zu bilden, aus denen der Harn ständig in geeignete Behälter abfließt. Ich halte es
für möglich, daß dies im Sinne einer Infektionsprophylaxe ein Fortschritt ist.

Andere Ableitungen haben vorläufig nur Seltenheitswert. Dazu gehört die
Intubation der hinteren Harnröhre, die ROYER empfiehlt. Mir sind auch andere
noch nicht veröffentlichte Versuche dieser Art bekannt geworden. Es ist ferner
notwendig auf eine Arbeit zu verweisen, die früher sicher häufigere Zwischenfälle
in Erinnerung ruft. WENDT hat Blasenperforationen an Stelle von Decubital-
geschwüren durch die Katheterspitze beschrieben, WILLE-BAUMKAUFF sowie BOS-
HAMER haben unter Anführen eigener Beobachtungen auf die Möglichkeiten solcher
Katastrophen hingewiesen. Bei der zunehmenden Verwendung von Kunststoff-
kathetern (wenn sie zu den halbsteifen Kathetern gehören) ist es theoretisch
möglich, daß sich derartige Zwischenfälle häufen. Bei den immer mehr in Verwendung kommenden Ballonkathetern mit Nélaton-Spitze ist eine Schädigung
der Blasenwand allerdings gänzlich unwahrscheinlich.

BLUM und RUBRITIUS haben im Handbuch der Urologie 1926 noch angegeben,
daß der Katheterismus bei Restharnmengen zwischen 250 und 500 cm³ auch
mehrmals täglich unbedingt nötig sei. Auch in neueren Lehrbüchern findet man

ähnliche Angaben. Die therapeutische Überlegung ist aber eine andere geworden. Ob eine Entleerungsstörung zunächst mit Kathetern behandelt werden muß oder nicht, hängt nicht von dem Faktum Restharn allein ab, sondern eher davon, ob schon eine Rückstauung vorhanden ist, ob diese Rückstauung mit einem erst geringen Schaden der Nierenfunktion oder schon einer Rückstauungsinsuffizienz verbunden ist. Über die entsprechenden diagnostischen Methoden (intravenöse Urographie, Nierenfunktionsprüfungen und Druckmessung) siehe die betreffenden Kapitel. Man entkleidet damit den Restharn seiner bisher dominierenden Stellung. Daß ein Restharn unter aseptischen Bedingungen auch erheblicher Menge, jedoch bei normaler intravenöser Urographie in kurzer Frist deletär werden kann, wie dies RUBRITIUS einmal behauptet hat, ist nicht bewiesen. In den zahlreichen zusammenfassenden Referaten, die für Praktiker auf den Fortbildungslehrgängen gehalten werden, wird die Prognose der Harnstauung aus begreiflichen Gründen sehr pessimistisch dargestellt.

Wie schwer es ist, sich von überlieferten Vorstellungen frei zu machen, beweist die hartnäckig wiederholte Angabe, daß man eine chronisch distendierte Blase nicht auf einmal ganz entleeren darf. Bis in die letzten Auflagen bekannter Lehrbücher wird damit eine seit 100 Jahren feststehende Ansicht weitergegeben. Da ich diese Frage in Abschnitt „pathologische Physiologie" bereits behandelt habe, sei hier nur auf die praktischen Belange der Therapie eingegangen. Wenn man die besonders drastischen Zwischenfälle früherer Zeiten liest, versteht man allerdings die Warnungen vor dem gedankenlosen Katheterismus. H. THOMPSON beschreibt einen plötzlichen Todesfall in der Sprechstunde unmittelbar nach dem Ablassen von 3 Liter Restharn bei stehendem Patienten. Nach allen Erfahrungen ist es auch heute gültig, daß eine ambulante Entleerung der Blase bei vollständiger Harnverhaltung riskant ist, vor allem dann, wenn nicht alle Voraussetzungen für einen aseptischen Katheterismus im strengsten Sinne gegeben sind. Die Überlegung von PRÄTORIUS über die verschiedenen Arten der Harnverhaltung haben auch heute Geltung, sie entsprangen ja einer klugen Beobachtung am Krankenbett. Eine entsprechende Anamnese führt meist auf den richtigen Weg. Seit GUYON ist es erlaubt, eine erstmalige akute Harnverhaltung bis zum letzten Tropfen zu entleeren. Die Folgen können lediglich Blasenkrämpfe und gelegentlich ein merkbarer aber vorübergehender Blutdruckabfall sein. Die Entleerung der totalen Harnverhaltung als dem Endzustand nach einer schon lange bestehenden Miktionshemmung kann unter Einhaltung aller Vorsichtsmaßregeln durchgeführt werden, wenn der Zustand des Patienten ein guter ist. Hingegen wird immer wieder gewarnt vor der gänzlichen Entleerung der Blase bei denjenigen Patienten, die bereits klinische Zeichen einer Niereninsuffizienz bieten. Wenn nicht alle Möglichkeiten zur Therapie eines Nierenversagens vorhanden sind, hat eine solche Entleerung zu unterbleiben. Der Patient ist einer entsprechenden Fachabteilung zu überweisen. Alle Vorschriften aber über die Entleerung innerhalb von 4—5 Tagen (H. WILDBOLZ), dem teilweisen Ersatz des abgelassenen Harnes durch eine antiseptische Lösung (WILDBOLZ, CECIL), die gedrosselte Entleerung durch dünne Katheter (MARION, MAY), die Angabe, eher eine Blasenfistel anzulegen als einen Dauerkatheter (MIGLIARDI, MICHON), sind ebenso kritisch zu überlegen wie andere ablehnende Bemerkungen, von denen ich nur die von HERBST, HINMAN, ORTH, RABINOWITSCH, RICHES anführe. Die Arbeit von HOMB, der für eine sofortige Entleerung eintritt, ist vor gleichlautenden Artikeln deshalb zu erwähnen, weil er einer der ersten war, der auf die Behandlung von Komplikationen hinwies. Eine gezielte Therapie muß durch die entsprechenden diagnostischen Grundlagen geleitet sein. Genau wie vor 100 Jahren wird man in therapeutischer Hinsicht im Dunklen tappen, wenn man über die Veränderungen des Wasserhaushaltes und der Elektrolytverschiebungen nicht orientiert ist. Man muß mit aller Schärfe betonen, daß eine Therapie der chronischen Harnverhaltung ohne die Diagnostik des Nierenschadens nicht diskutabel ist, daß man andererseits jede vollständige Harnverhaltung sofort und dauernd ableiten darf, wenn für den entsprechenden Ersatz bei Wasser- und Elektrolytverlusten gesorgt ist. Man sollte wenigstens die Empfehlungen von LAPIDES beherzigen, daß einige wenige Bestimmungen über die des Reststickstoffes hinaus überall möglich sein müßten. HEUSSER hat das besondere Verdienst, die Wasser- und Salzmangelzustände, die Acidose und die sonstigen Elektrolytverschiebungen bei den Entleerungshemmungen durch die Prostatahypertrophie zusammenfassend dargestellt zu haben. Seitdem sind eine Reihe wertvoller Arbeiten erschienen, von denen ich besonders die ausführliche Darstellung des Rückstauungsschadens durch P. P. FIGDOR erwähnen muß.

Die sofortige Entleerung der Blase beim Prostatiker kann die sog. Entlastungsreaktion auslösen. Es ist dies ein Begriff, der schon früheren Urologen vor PRÄTORIUS geläufig war und der dann von PRÄTORIUS als prognostisch positiv beurteilt wurde, wenn die besonders auffallende Folge eine Polyurie war. Diese Polyurie stellt eine Kompensationsmaßnahme der Konzentrationsschwäche tubulär geschädigter Nieren dar. Um den Nieren diese Kompensation zu ermöglichen, muß für eine entsprechende bilanzmäßig errechnete Wasserzufuhr gesorgt werden. Die Infusionsbehandlung ist eine primäre Forderung. Eine solche Entlastungsreaktion kann zu enormen Wasserverlusten führen. Eine weitere Folge sind Salzverluste, für deren Ersatz unbedingt zu sorgen ist. Die durch entsprechende Elektrolytbestimmungen nachweisbare Folge einer Entlastung kann sehr stürmisch verlaufen. Selbst dann, wenn die Behandlung sofort einsetzt, kann sich der Zustand des Patienten zunächst verschlechtern. WILDBOLZ hat auf diese klinische Erfahrung aufmerksam gemacht. Eine besondere Diskussion erfordert die Angabe von STAEHLER über eine paradoxe Harnstoffreaktion. Wertvoll ist der Hinweis, daß hohe Harnstoffwerte im Magensaft auf eine schlechte Prognose aufmerksam machen sollen. Daß eine Dauerableitung wesentlich schlechtere Ergebnisse hätte (die paradoxe Harnstoffreaktion ist ein katastrophaler Harnstoffanstieg trotz Behebung der Harnstauung) als der wiederholte Katheterismus, bleibt jedoch der Diskussion offen. Reststickstoff und Harnstoff werden so lange ansteigen, bis eine hohe Diurese das Angebot überbieten kann. Eine gezielte Therapie bedarf als Unterlage nicht nur der Serumwerte, sondern auch der Elektrolytabgabe im Harn ausgerechnet in mÄq/24 Std. Die Prinzipien der Therapie sind an sich die gleichen wie die jeder akuten Nierenschädigung, jedoch mit besonderer Berücksichtigung der Eigenart einer Rückstauungsschädigung und deren Entlastungsreaktion. Ein besonders erfreuliches Kennzeichen der Rückstauungsschädigung ist die gute Prognose. Damit ist aber auch die Frage, ob langsame oder rasche Entleerung, entschieden. Nur die sofortige und dauernde Entleerung der Blase bedeutet ein Optimum der Therapie. In diesem Zusammenhange ist es bemerkenswert, daß die Urämiebehandlung mittels der Hämodialyse für die „Rückstauungsniere" keine besondere Rolle zu spielen scheint. ALWALL erwähnt in seinem reichen Material nur einige wenige Behandlungen von Prostatikern. Darunter befindet sich auch der älteste 76jährige Patient, bei dem eine Dialyse mit Erfolg angewendet wurde.

Die Behandlung der Niereninsuffizienz des Prostatikers muß wohl immer darauf Rücksicht nehmen, daß die Nierenschädigung meist eine kombinierte ist. Die Eigenart des tubulären Rückstauungsschadens ist oft durch die Veränderungen der chronischen Pyelonephritis verwischt. Andererseits spielen alle Angiosklerosen, die diabetische Nephropathie usw. eine gewisse Rolle. Auf jeden Fall aber ist die Behebung der Rückstauung ein zentrales Anliegen. Diese Behandlung kann in durchaus glücklicher Weise mit der Langzeittherapie der Pyelonephritis kombiniert werden. Die Notwendigkeit einer Therapie der sekundären Folgen (Anämie!) sei nur am Rande erwähnt. Wenn man die Prinzipien der Therapie einer Niereninsuffizienz (MERRILL) auch auf die hier besprochenen Nierenschädigungen anwendet zusätzlich der peinlichen und gewissenhaften Beseitigung der Abflußhindernisse, kann man auch in schwersten Fällen Erfolge registrieren. Leider gibt es nur wenig Hinweise, daß eine solche kombinierte Therapie auf jeden Fall eine langdauernde ist. Wir haben auch schwere Niereninsuffizienzen bei Prostatikern so weit wieder herstellen können, daß die operative Korrektur möglich wurde, wenn die Harnableitung, die diätetische und antibiotische Therapie lange genug durchgeführt wurde, was allerdings auch ein Jahr und länger beanspruchen kann.

## 4. Strahlentherapie

Schon um die Jahrhundertwende stand der Wert bzw. die Nutzlosigkeit der Strahlenbehandlung einer Prostatahypertrophie fest. SCHLAGINWEIT und dann FRISCH haben festgestellt, daß die Röntgentherapie alle unkomplizierten Harnverhaltungen infolge einer Prostatahypertrophie unbeeinflußt lassen. Hingegen könne eine Besserung der begleitenden Entzündung erreicht werden. Reizzustände im ersten Stadium können gelindert werden. Da das erste Stadium gelegentlich lange dauert, sei eine günstige Beeinflussung durch eine Bestrahlung als Bereicherung der Therapie zu bezeichnen. LAZARUS hat neuerdings die Erfahrungen des Urologen präzisiert. Der gute Effekt der Bestrahlung hängt davon ab, ob der Restharn oder die Harnverhaltung durch eine entzündliche Kongestion mitbedingt ist. Jede durch eine Entzündung verstärkte Prostataschwellung kann günstig beeinflußt werden. WOLFF hat über histologische Veränderungen in bestrahlten Adenomen berichtet, einen herdförmigen Zellzerfall inmitten ganz intakter Bezirke. Neben ganz negativen Arbeiten (ROSENSTEIN, BLÜMEL) liest man befürwortende Äußerungen, die von einer bloßen Empfehlung bis zum enthusiastischen Lob reichen (ABEL, ALKEN, HALPERIN u. Mitarb., GRÜNTHAL, NOETZEL, SCHNEIDER, WEBB u. Mitarb.). Für die nicht mehr operablen Prostatiker wird die Bestrahlung von BOIT, FISCHER u. Mitarb. und GAVAZZENI zustimmend beurteilt. Ein Abschwellen der Prostata beobachteten BRACK sowie GONZÀLES. HALDRE sowie WEBB garantieren dafür, daß bei einer später doch notwendigen Operation keine zusätzlichen Schwierigkeiten entstehen. HINTZE berichtet über schöne Erfolge mit der Kombination Bestrahlung und Tierblutinjektionen. HENNINGSEN äußert sich kritisch zustimmend zugunsten einer Radiumtherapie von der Harnröhre aus.

## 5. Sklerosierende Injektionen

Obwohl BLUM und RUBRITIUS die Injektion Schrumpfung erzeugender Mittel in die Prostatahypertrophie als eine Methode erwähnen, die man bereits wieder verlassen hat, bleibt das verständliche Verlangen nach ungefährlichen Maßnahmen besonders beim inoperablen Prostatiker dauernd wach und führt immer wieder zur Aufnahme früherer Versuche und Anwendung anderer Mittel. Die Einspritzung der Pregl-Pepsinlösung in die Adenomknoten vom Damm her wird von PAYR selbst, dann von GRUNERT, HOFFHEINZ und LANGE erwähnt. Alle Autoren betonen, daß die Injektion nur bei solchen Patienten gemacht werden soll, die wahrscheinlich niemals operabel werden. HOFFHEINZ u. Mitarb. berichten über 40%ige Erfolge, die über 2 Jahre anhielten. In erster Linie ist darunter der

Wiedereintritt der Spontanmiktion zu verstehen. Negro hat an jene alte Erfahrung, daß eine Entzündung der hinteren Harnröhre im vorprostatischen Alter die Entstehung von Adenomen verhindert, anzuknüpfen versucht. Er weist ferner darauf hin, daß Adenome, in deren Umgebung oder in deren Substanz selbst Entzündungen abgelaufen waren, anläßlich einer späteren Operation einen sklerotischen Charakter boten. Bei noch kleinen Adenomen müßte es demnach möglich sein solche Vorgänge nachzuahmen, ein weiteres Wachstum zu verhindern und größere Knoten zu verkleinern. Negro gab einen Glycerinalkohol an, der von der Harnröhre aus unter Sicht wiederholt in einzelne Knoten gespritzt werden kann. Nach einem anfänglichen Anschwellen kommt es angeblich zu einer erheblichen Schrumpfung. Über Erfolge bis zu $2^1/_2$jähriger Dauer wurde berichtet. Costa hat sich ebenfalls mit diesem Verfahren beschäftigt.

## 6. Andere Methoden, die Prostatahypertrophie durch Schrumpfung zu verkleinern

Die ersten diesbezüglichen Anwendungen einer Koagulation, etwa die Methode von Rosenberg mit einer eigens angegebenen Elektrode, erfuhren eine Fortsetzung durch Serralach, der versuchte, in mehreren Sitzungen und multiplen Koagulationen eine Schrumpfung des so behandelten Gewebes zu erreichen. Kirwin hat ganz ähnliche Gedankengänge entwickelt, transurethral vorstehendes Gewebe nicht wegzuschneiden, sondern durch vorsichtig dosierte Koagulation zum Schrumpfen zu bringen. Ich habe vor vielen Jahren eine Methode zu ähnlichen Zwecken demonstriert (und wieder aufgegeben), die punktförmige multiple Koagulation der Prostatahypertrophie mittels einer vom Perineum aus eingestochenen Nadel, die mit Ausnahme der Spitze vollständig von einer isolierenden Hülle umgeben war. Felber hat die Beobachtung einer Selbstheilung durch Vereiterung der Adenomknoten zum Anlaß genommen, über die Möglichkeit einer Provokation von Prostataabscessen zu diskutieren. Wenn man bei der vorhandenen Katheterurethritis eine gezielte und intensive Wärmebehandlung durchführt, kann man gelegentlich eine Abszedierung zu Einschmelzung auch der Adenomknoten erreichen. Besserungen nach der Entleerung eines solchen Abscesses sind wohl jedem Urologen bekannt. Die Idee Felbers wurde allerdings in der der Demonstration folgenden Aussprache einhellig abgelehnt.

## 7. Die sog. „Sexualoperationen"
### (Vasoligatur, Vasektomie, Steinach II und Kastration)

Mit dem Ausbau der Hormontherapie haben alle Arten von „Sexualoperationen" ihren Sinn verloren. Diese Skizze ist daher nicht viel mehr als eine historische Reminiszenz. Was schon vor vielen Jahrzehnten über die schlechte Verwertbarkeit vieler einschlägiger Publikationen gesagt wurde, kann ohne Einschränkung wiederholt werden. Frisch hat 1910 am Ende einer umfassenden Darstellung des Themas allerdings auch zugeben müssen, daß trotz aller Bedenken und ungeachtet der zahlreichen Mißerfolge der sexuellen Operationen eine gewisse Wirkung auf die Prostatahypertrophie nicht geleugnet werden kann. Die Dekongestion wird angeführt, Besserung oder Aufhören der Blutungen, Besserung der Dysurie und Pollakisurie, ein leichterer Katheterismus. Es wird noch erwähnt, daß (1910!) die Publikation und wohl auch die Ausführung solcher Operationen immer spärlicher geworden und Berichte darüber fast ganz verschwunden seien. Bald danach erschienen jedoch wieder zum Teil sogar zustimmende

Arbeiten. Die Publikation von v. HABERER z. B. hat der Vasektomie zur Therapie der Prostatahypertrophie einigen Aufschwung verliehen. IRGER hat wenig später gefordert, daß man die Prostatektomie nur dann ausführen solle, wenn die Vasektomie als Therapie fehlschlägt. GEISSENDÖRFER beurteilte die Ergebnisse der Vasektomie wieder durchaus negativ. Der größte Teil der Arbeiten, die über Erfolge berichten, ist wegen der geringen Zahlen kaum verwertbar (DUNAJEWSKY u. Mitarb., VOITASEVSKIJ u. Mitarb., D'ALFONSO, HENRICHSEN, FISCHER u. Mitarb.). Einzelkasuistiken sind interessant, wie die von HEITZ-BOYER sowie MEKSIN. Über größere Zahlen und längere Nachkontrollen berichtet HENNINGER (Besserung der Beschwerden bei noch reaktionsfähigen Individuen) und MINDER, der nach 192 Vasektomien und 54 Albugineotomien (LAKATOS) immerhin 18% objektive und 33% subjektive Besserungen registrierte. CHEVASSU äußerte sich kritisch zustimmend hinsichtlich einer längeren subjektiven Besserung ohne nachweisbare Verkleinerung der Adenomknoten. BIRKELBACH mußte trotz einer länger zurückliegenden Vasektomie prostatektomieren, er beschreibt aber einen günstigen Einfluß der Vasektomie auf das Allgemeinbefinden, eine Besserung der Nierenfunktion und anscheinend eine Prophylaxe der Thromboembolie. PETTAVEL registriert das gelegentliche Sinken des Restharnes. Dieser Autor nimmt auch Bezug auf die Veröffentlichungen von NIEHANS und die unerhört guten Erfolge der Steinach II-Operation. Die Behauptung von NIEHANS über 96%ige Erfolge müssen wohl kommentarlos erwähnt werden. ROSENSTEIN sowie JÄKI bezogen eine ganz negative Stellung. Sehr interessant sind die Äußerungen von PAPIN, der die Vasoligatur scharf kritisiert. Dabei wird auch LICHTENSTERN angegriffen, was diesen Autor zu einer Replik veranlaßte, in der festgestellt wird, daß nur im ersten restharnfreien Stadium der Prostatahypertrophie die Vasektomie als selbständiger Eingriff eine gewisse Bedeutung habe. Vieljährige Beobachtungen hätten eine Verzögerung des Wachstums bewiesen. In einer Aussprache anschließend an eine kritische Demonstration von MARION äußerten sich fast alle Diskussionsredner skeptisch. GARRISON u. Mitarb. untersuchten den Einfluß der Vasektomie auf die Psyche. Befragungen über die Libido nach der Operation ergaben entweder eine Steigerung, aber auch eine Abnahme, entsprechend den verschiedenen psychischen Situationen. GRUNERT empfahl die einseitige Kastration, die Vasektomie der anderen Seite und eine Blasenfistel bei inoperablen Prostatikern.

Die Kastration selbst fand nach der ersten Mitteilung von WHITE eine zunächst enorme Verbreitung. Ich zitiere wieder FRISCH: Man operierte ohne Auswahl, ohne Kritik, die Patienten waren weder vor noch nach der Operation genügend lange und sorgfältig beobachtet. Eine große Zahl dieser Publikationen läßt für den vorurteilslosen Leser eine Entscheidung der Frage, ob der Erfolg überhaupt einen Zusammenhang mit der Operation hat, gar nicht zu. Ein anderer Teil weiß über so verblüffende Ergebnisse zu berichten, daß die Glaubwürdigkeit der Verfasser ernstlich bezweifelt werden muß. FRISCH faßte die damalige Meinung aber durchaus nicht im Sinne einer völligen Ablehnung folgendermaßen zusammen: Die Prostata zeigt nach einiger Zeit eine auffallende Volumsabnahme. Diese Verkleinerung stellt sich oft überraschend schnell ein. „Solche günstigen Berichte liegen auch von verläßlichen und wahrheitsliebenden Beobachtern vor." Die Kastration hat insoferne an Aktualität wieder gewonnen, als die theoretischen Grundlagen besser fundiert sind, da ein Einfluß der Kastration auch auf die Prostatahypertrophie nicht mehr bestritten werden kann, wenn man jetzt auch kritisch genug ist, ein Verschwinden größerer Adenommassen gar nicht zu erwarten. Es gibt einzelne Bemerkungen, aus denen man schließen darf, daß die Kastration auch heute noch einen allerdings sehr kleinen Platz im Behandlungsplan inoperabler Prostatiker einnimmt. Zwischen einer hinreichend dosierten

Oestrogentherapie und der Kastration bestehen sicherlich auch sehr praktische Unterschiede. Man denke etwa an die Nebenwirkungen der Oestrogene beim ödembereiten dekompensierten Hypertoniker, andererseits muß man die früher so drastisch geschilderten Zusammenbrüche nach der Kastration nicht fürchten, da man über hinreichende Substitutionsmöglichkeiten verfügt. Daß nach einer Kastration die Prostatahypertrophie weiter wächst, wird wohl gelegentlich als wahrscheinlich bezeichnet, direkt behauptet aber nur von LUNPERT (zit. bei GEISSENDÖRFER). In den zahlreichen Berichten über die Kastration beim Prostatacarcinom wird über die Beeinflussung einer gleichzeitigen Prostatahypertrophie nichts erwähnt. SCHMID hat in letzter Zeit als einziger über die Kastration als Therapie der Prostatahypertrophie berichtet mit einer sehr positiven, allerdings kleinen Kasuistik.

## 8. Die Sprengung des Prostataringes

Sir H. THOMPSON berichtete vor fast 100 Jahren über den Versuch, in die Harnröhre einen Gummischlauch einzuführen, diesen Schlauch mit Hilfe einer Wasserspritze gewaltsam zu erweitern und damit eine starke Dehnung der prostatischen Harnröhre zu erreichen. Das Verfahren wurde als erfolglos aufgegeben. Später wurden eigene Instrumente zur Dehnung angegeben (s. die Zusammenstellung bei FRISCH) und schließlich der Kollmann-Dilatator auch zur Behandlung der Prostatahypertrophie verwendet. Offenbar sind alle diese Methoden wieder verlassen worden, weil sie nur auf dem Prinzip der Dehnung und nicht einer Sprengung beruhten und schon deshalb wirkungslos bleiben mußten. Die Sprengung des Blasenausgangs ist aber sicher eine alte Methode. Wahrscheinlich war jeder perineale Steinschnitt von einer Sprengung auch des Blasenausgangs begleitet. Das Herausziehen großer Steine samt der umschließenden Faßzange kann ohne Sprengung wohl nicht durchführbar gewesen sein. FRANCK hat dann eine Sprengung der vorderen und hinteren Commissur mittels einer von der eröffneten Blase her eingeführten Klemme vorgeschlagen und auch ausgeführt. Er hat folgende Resultate angegeben: Die Entleerungshemmung wird wahrscheinlich mit dem gleichen Dauerresultat beseitigt wie nach der Enucleation. Wesentlich erscheint die Feststellung, daß eine Zerreißung an 2 Stellen notwendig ist (daher auch 2 solche Stellen vorhanden sein müssen wie bei der Seitenlappenhypertrophie, während die Mittellappenbildung als ungeeignetes Objekt dieser Methode bezeichnet wird). Wenn man den Mechanismus einer solchen Sprengung überlegt, denkt man an jene Teile des Blasenausgangs, die durch einen hypertrophen Muskelring gebildet werden. Dieser Muskelring vermag die Prostatahypertrophie hantelförmig in der Mitte abzuschnüren und ist jenes Gebilde, das man nach der Enucleation keilförmig oder halbmondförmig ausschneiden muß. Die große subvesicale Höhle und der enge Zugang von der Blase aus kann ja charakteristisch sein für den Zustand nach der Enucleation bestimmter Adenomformen. Wenn dies nicht korrigiert wird, kann die Entleerung wieder beträchtlich behindert sein. Die einen korrigieren also diesen Ring durch partielle aber doch ausgiebige Excision, so daß eine neuerliche Abschnürung des Blasenausganges vor Einsetzen der funktionellen Dehnung durch den Harnstrahl schwerlich möglich ist — die anderen sprengen diesen Ring und beabsichtigen mehrfache Einrisse in der gleichen Hoffnung eines dauernden Offenbleibens. DEISTING hat die Sprengung zu einer transurethralen Methode mittels eines eigenen Instrumentes — Prostatadilatator — ausgebaut. Theoretisch sei die Voraussetzung eines bleibenden Erfolges nicht allein die Zerreißung des Prostataringes, sondern auch eine solche Dehnung (Überdehnung) der Prostatakapsel, daß ein Zusammenschnurren der

Gewebe des Blasenausganges vor der Epithelisierung und funktionellen Dehnung durch den Harnstrahl unmöglich wird. Deisting hat bereits Erfolge bei weit über 100 Patienten mitgeteilt mit mehrjährigen positiven Dauerergebnissen. Das Urethrocystogramm nach der Sprengung zeigt eine Trichterbildung auch noch 2 Jahre nach dem Eingriff. Götz hat sich auf Grund eigener Erfahrungen sehr zustimmend geäußert, ebenso Pilgård und Spotoff. Kolberg hat betont, daß die Sexualfunktionen nach der Sprengung nicht gestört sind. Kontraindikationen gegen diesen Eingriff werden von keinem der Autoren angegeben. Es darf nicht verschwiegen werden, daß über die Berechtigung eines nicht in jeder Phase kontrollierbaren Eingriffes in Hinblick auf die übrigen transurethralen Methoden eine einhellige Zustimmung zur Sprengung des Prostataringes nicht zu erwarten sein wird. Die letzten Berichte von Hasche-Klünder über 41 und von Oravisto über 34 Sprengungen bereichern die noch recht spärliche Kasuistik, werden aber wahrscheinlich die zögernde Aufnahme des Verfahrens nicht wesentlich beeinflussen.

## 9. Die Prophylaxe oder Abortivbehandlung der Prostatahypertrophie

Über die Frühoperation der Prostatahypertrophie ist hier nicht zu referieren. Thévenard mit seiner Empfehlung einer sehr frühzeitigen Elektroresektion oder Elektrokoagulation kleinster Adenomknoten gehört zu denjenigen, die — ausgehend von der Tatsache der Entwicklung einer Prostatahypertrophie bereits beim 40jährigen Manne — versuchen, die schon vorhandenen Veränderungen im allerersten Stadium zu beseitigen. Boeminghaus war aber derjenige, der die Idee entwickelte, alle Gewebselemente, aus denen sich später die sog. Prostatahypertrophie entwickelt, vorbeugend zu zerstören. Man muß die Mucosa und Submucosa der Hinterwand und der Seitenwände der Harnröhre zwischen Samenhügel und Blasenausgang vernichten. Gil Vernet hat sich in mehreren Arbeiten zustimmend zu dieser Idee geäußert und eine ergänzende Oestrogenbehandlung empfohlen, um jede Regeneration zu unterbinden. Er hat auch betont, daß das Freibleiben jener Teile der supracolliculären Harnröhre, die irgendeine tiefergreifende Entzündung durchmachten, die Richtigkeit einer artefiziellen „Verödung" der Schleimhaut beweisen. In der Literatur wird gelegentlich erwähnt, daß Adenome an jenen Stellen nicht zur Entwicklung kommen, an denen eine Elektroresektion wegen irgendeiner Blasenausgangsveränderung bei jüngeren Männern ausgeführt werden mußte. Eigene Beobachtungen bestätigten diese Angabe. Prophylaktische Operationen werden nur schwer populär. Auch die Autorität von Boeminghaus sowie Gil Vernet vermochte anscheinend eine häufigere Anwendung der Abortivbehandlung nicht durchzusetzen.

## 10. Die Unterbindung der arteriellen Blutzufuhr

Bier hat 1893 die Unterbindung beider A. iliac. int. vorgeschlagen, um eine Verkleinerung der Prostatahypertrophie zu erreichen. Die wenigen Berichte anderer Autoren über dieses Verfahren waren alles andere als ermutigend. Auch die Gefäßstudien von Flocks, Kraas, Moore und Bumpus haben keine eindeutigen Hinweise dafür erbracht, daß die Unterbindung des Hauptstammes der Beckenarterien sinnvoll wäre. Es existiert lediglich ein Hinweis von Craig, daß man vielleicht eine Atrophie der Prostata durch die Arterienunterbindung erzielen könnte. Eigene Untersuchungen nach Arterienunterbindungen aus anderen Indikationen (in erster Linie wegen unstillbarer Blasenblutung) haben keinen Beweis

dafür erbracht, daß irgendeine Verkleinerung der Prostata oder der Prostatahypertrophie zustande kommt. MÜLLER-MEERNACH gibt die Arterienunterbindung nur zum Zwecke der Vorbereitung vor der Prostatektomie an.

## 11. Die Therapie der Prostatahypertrophie mit Androgen

### (Von R. CHWALLA)

Die Androgenbehandlung der Prostatahypertrophie, die noch zu Beginn des
zweiten Weltkrieges im deutschen Sprachgebiet verhältnismäßig viel geübt wurde,
ist heute sehr zurückgegangen, nicht nur auf Grund der Erfahrung der Fachleute,
daß sich damit eine Verkleinerung der hypertrophierten Prostata nicht erreichen
läßt, sondern auch der Erkenntnis, daß es sich in der Hauptsache um eine symptomatische Therapie der Prostatahypertrophie mit Angriffspunkten außerhalb der
Vorsteherdrüse (vgl. später) und daneben in vielen Fällen um eine Androgen-
substitution handelt (vgl. S. 454). Darüber hinaus haben sich begründete Bedenken ergeben, daß das Prostataadenom durch Androgenzufuhr gefördert werden
könnte, und sprechen vorliegende klinische Beobachtungen (s. S. 461) in gleichem
Sinn. Wir wissen heute, daß Androgen die Prostatadrüsen zu Proliferation und
zu maximaler sekretorischer Tätigkeit bringt (s. S. 439) und daß dies auch für
eine hypertrophe Vorsteherdrüse gilt (s. S. 461). Für die periurethralen Drüsen
des Menschen ist eine solche Wirkung allerdings bis jetzt nicht festgestellt, doch
ist damit zu rechnen (vgl. die Beobachtung von ZAHLER auf S. 518). Man wird
also gut daran tun, Prostatikern keine großen Androgendosen durch längere Zeit
zu verabreichen. Dagegen können kleine Gaben, z. B. die übliche Einzeldosis bis
zu 25 mg, 2—3mal wöchentlich durch 1—3 Wochen, ohne Bedenken gegeben
werden, weil solche Mengen im Verhältnis zur Höhe der spontanen Androgenproduktion der Hoden nicht ins Gewicht fallen (vgl. S. 520) und erfahrungsgemäß
keinen Schaden stiften, außerdem beim Prostatiker relativ häufig ein Androgendefizit vorliegt (s. S. 456). Offenbar überwiegen die günstigen Wirkungen des Androgens auf die Blasenentleerung (s. später) zusammen mit der Verringerung eines vorhandenen Androgendefizits die ungünstigen Wirkungen auf die Prostata und ihre
Drüsen im Sinne einer Volumsvermehrung und einer Wachstumsförderung bzw.
überkompensieren sie. Eine Androgenzufuhr ist insbesondere beim anandrogenen
oder hypandrogenen Prostatiker nützlich, weil sie seinen Androgenmangel vermindern hilft, und ist bei der akuten vollständigen Harnverhaltung eines Prostatikers geradezu indiziert, weil in diesem Fall alles daran gesetzt werden muß, die
Austreibekraft des insuffizient gewordenen Blasendetrusors zu heben und zu
stärken. Für diese Anzeigen sowie für die aseptische Pollakisurie und Dysurie
des ersten und des beginnenden zweiten Stadiums der Prostatahypertrophie
(wasserretinierende Wirkung der Geschlechtshormone!) ist eine mäßig dosierte
und kurzzeitige Testosteronverabreichung nach wie vor durchaus berechtigt und
in den erwähnten Dosen für das Prostataadenom ungefährlich. Es ist zu empfehlen, sich, wenn möglich, vor Beginn einer Androgenbehandlung durch eine
quantitative Bestimmung der Androgenausscheidung im Harn (von 48 Std) mittels
eines biologischen Tests (Prostata-Samenblasentest) über die Androgenverhält-
nisse des Prostatikers zu informieren, wenn nicht schon die Inspektion (schwache
Schambehaarung, weibliches Schambehaarungsmuster, kleine oder verkleinerte
Genitalien und Hoden), Potenz- und Libidoverlust oder die Symptome eines
Klimakterium virile auf einen Androgenmangel hindeuten, den die Hormon-
analyse dann zu objektivieren die Aufgabe hat.

Die günstigen symptomatischen Wirkungen des Androgens beim Prostatiker bestehen in Stärkung der Detrusorkraft (LIPPROS 1938, EGGER 1944)

und dadurch Besserung des Harnstrahls sowie Verminderung des Restharns, gleichzeitig Senkung der gesteigerten Miktionsfrequenz auch durch Detonisierung des hypertonischen Detrusors und durch Wasserretention. Diese Wirkungen sind es, die nach unseren heutigen Kenntnissen eine Androgenzufuhr beim Prostatiker begründen. Daß durch diese eine Rückbildung der anatomischen Veränderung, der Prostataadenome oder auch nur des sie umgebenden Prostatagewebes erzielt werden kann, ist weder theoretisch noch auf Grund der klinischen Erfahrung anzunehmen und eine Verkleinerung oder Normalisierung der hypertrophen Prostata durch Androgen von seriösen Fachleuten denn auch nicht bestätigt. Sie hat daher als nicht erwiesen zu gelten. Von einer Dauerbehandlung eines Prostatikers mit Androgen ist unter diesen Umständen abzuraten und dort, wo z. B. eine Potenzschwäche eines Prostatikers eine länger dauernde Androgentherapie angezeigt erscheinen läßt, zu anderen, harmlosen Mitteln zu greifen. Auch Hodenextrakte, mit Ausnahme wäßeriger solcher, sollen beim Prostatiker auf Grund der experimentellen Ergebnisse auf S. 461 nicht lange Zeit hindurch gegeben werden. Exzessive Dosen Androgen aus dem Gesichtspunkt heraus zu verabreichen, die körpereigene Androgenproduktion lahmzulegen, was sich für den Prostatiker günstig auswirken würde, ist nach dem Gesagten ein sehr zweischneidiges Schwert. Eine Neutralisierung seiner Androgenproduktion läßt sich in einfacher, unschädlicher und viel zweckmäßigerer Weise mit Oestrogen in entsprechenden Dosen erreichen (vgl. später).

Dagegen ist gegen eine kombinierte Verabreichung von Androgen (mit den vorerwähnten Einschränkungen: keine großen Einzeldosen und nicht zu lange) und Oestrogen (VALERIO, CHRIST, CASSUTO, STÄHLER) nichts einzuwenden, sofern das Oestrogen das Androgen in der Kombination überwiegt bzw. die weibliche Hormonwirkung vorherrscht. Darauf ist vor allem dann zu achten, wenn die Kombination länger gegeben wird, damit nicht am Ende eine Stimulierung des Prostatawachstums als Effekt resultiert (vgl. die zum Androgen synergistische Wirkung kleiner Oestrogendosen auf die Prostata S. 443). Da nicht bekannt und begreiflicherweise nicht leicht festzustellen ist, bei welchen wechselseitigen Mengenverhältnissen für die menschliche Prostata die Grenze zwischen synergistischer und antagonistischer Wirkung von Androgen und Oestrogen bei Kombination beider liegt, ziehe ich selbst die Behandlung mit den reinen Hormonen Androgen und Oestrogen vor. Ob man sich von ihrer gemischten Anwendung eine Verkleinerung der Prostata erwarten darf, ist von vornherein sehr fraglich, denn die kombinierte Verabreichung von Androgen und Oestrogen auf — in die vordere Augenkammer des Kaninchens — verpflanztes Prostatagewebe hatte keinen antagonistischen Effekt (MOORE, MELCHIONNA, TOLINS und ROSENBLUM 1937), sondern bewirkte eine Größenzunahme des Implantates. Auch gleichzeitige Implantation eines Hodens und eines Eierstockes zeitigte nach MOORE (zit. bei LOWER 1933) keinen Antagonismus, sondern eher eine Stimulierung der Prostata und „Testovis" ruft nach GALLONE und LAINO (1948) eine Zellstimulierung in der hypertrophen Prostata hervor. Analog läßt sich die Wirkung injizierten Androgens auf die Prostata des Hundes durch Oestrogenverabreichung nicht vollständig aufheben (HUGGINS und CLARK 1940). OVERHOLSER und NELSON fanden (1935), daß Androgen, gleichzeitig mit Oestrogen verabreicht, auf die glatte Muskulatur und das Epithel der Rattenprostata synergistisch wirkt. Der Effekt hängt von den relativen Mengenverhältnissen beider Hormone und vom Oestrogen-(Androgen-)präparat und dessen Potenz ab. Was die Klinik anstrebt, ist eine Atrophie der hypertrophierten Prostata und ihrer Drüsen.

Wenn trotz dieser Bedenken gute klinische Erfolge von der Kombinationsbehandlung berichtet worden sind, so rühren diese bei den verwendeten Dosen in erster Linie von den extraprostatischen Wirkungen des Androgens und Oestrogens (vgl. S. 516f. und 522f.), vor allem auf die Blase her, analog wie die klinischen Besserungen durch niedrige Dosen Androgen oder Oestrogen allein. Die meisten Kombinationspräparate des Handels, die männliches plus weibliches Hormon enthalten, sind für das weibliche Klimakterium geschaffen, enthalten überwiegend Androgen und sind daher beim Prostatiker nur als Einzelgaben bei den vorher angegebenen Indikationen (übermäßige Pollakisurie und Dysurie des ersten und zweiten Stadiums der Prostatahypertrophie, die nicht auf Kälteeinfluß beruhen; akute Totalretention; Anandrogenismus) zulässig, hingegen für eine Dauerbehandlung des Prostatikers zu widerraten. Ist doch das Androgen das stärkste bekannte Wachstumsstimulans der Prostatadrüsen und fördert auch das Drüsenwachstum in der hypertrophierten Vorsteherdrüse (s. S. 461). Auch schon die bloße Stimulierung des drüsigen Zwischengewebes der Prostata zwischen den Adenomknoten und des Stromas (durch Oestrogen; s. S. 442f.) ist unerwünscht.

Hinsichtlich der Erfolge der Androgenbehandlung der Prostatahypertrophie und des ausgedehnten Schrifttums darüber verweise ich auf das einschlägige Kapitel in meiner „Urologischen Endokrinologie" (1951) und die Zusammenstellung der Ergebnisse von Orth und Haslocher (1939).

## 12. Die Therapie der Prostatahypertrophie mit Oestrogen
### (Von R. Chwalla)

Die Behandlung des Prostataadenoms mit weiblichem Hormon ist nach dem heutigen Stand unseres Wissens die zweckmäßigste und erfolgreichste Sexualhormontherapie und darüber hinaus, man kann ruhig sagen, medikamentöse Behandlung des Prostataadenoms, allerdings nicht in allen Fällen gleich erfolgreich. Sie ist, im Gegensatz zur protrahierten Androgenbehandlung, völlig harmlos, sofern das Oestrogen reaktionslos vertragen wird. Das soll zu Beginn einer Oestrogenbehandlung stets getestet werden, bevor man auf größere Dosen übergeht. Es gibt nämlich Männer, bei denen schon geringe Oestrogendosen Unverträglichkeitserscheinungen auslösen, z. B. von seiten des Herzens oder Magens, die dann ein Absetzen der Oestrogenzufuhr ratsam erscheinen lassen.

Die Oestrogenbehandlung des Prostataadenoms gründet sich darauf, daß das Oestrogen, wie bereits ausgeführt (s. S. 442), das Antiprostatahormon schlechtweg ist und in entsprechenden Dosen die Prostata bzw. ihre Drüsen zur Atrophie zu bringen vermag. Es ist in dieser Hinsicht der stärkste heute bekannte (körpereigene) Wirkstoff und vermag in geeigneter Dosierung, wie ich mich überzeugen konnte, eine Normalisierung der rectalen Größe selbst einer stark hypertrophierten Prostata herbeizuführen (R. Chwalla 1957; s. S. 458). Da dieser Effekt jedoch nach Aufhören der Oestrogenzufuhr reversibel ist, kann nur eine ständige Hormonzufuhr den erreichten Erfolg behaupten, genau wie beim Prostatacarcinom. Beim alternden Hund mit PH haben Huggins und Clark (1940) eine Verkleinerung der PH durch Oestrogen (Diäthylstilboestrol) bis zur Atrophie beobachtet, ein Ergebnis, das zugunsten einer Erreichbarkeit desselben Effektes auch beim Prostatiker aufgefaßt werden darf. Es ist ein Glück, daß uns die PH (cystische Hyperplasie) des Hundes die — noch nicht ausgeschöpfte — Möglichkeit gibt, die Wirkung der Oestrogenbehandlung auf die Altershypertrophie der Hundeprostata experimentell noch weiter zu erforschen. Zahler hat ferner eine Rückbildung auch von periurethralen Drüsenadenomen des Hundes durch Oestrogen gesehen (1940).

An objektiven Wirkungen der Oestrogentherapie der PH sind Normalisierung der rectalen Prostatagröße und Verkürzung der Harnröhrenlänge um 6—8 cm beobachtet, geben jedoch noch keine Sicherheit, sondern lediglich eine gewisse

Wahrscheinlichkeit dafür, daß eine wirkliche Schrumpfung oder gar Rückbildung der Prostataadenome eingetreten ist. Der Beweis hierfür kann nur durch Biopsie oder Autopsie geliefert werden und steht noch aus. Die Verminderung der Blutfülle und des Sekretgehaltes der Prostata, regressive Veränderungen des Prostatagewebes außerhalb der Adenome, die Verkleinerung des Penis unter Oestrogenwirkung und die aus ihr resultierende Verkürzung der Harnröhre, das alles sind Faktoren, die beim Rückgang der Prostatagröße und der Harnröhrenlänge berücksichtigt werden müssen. Bisher haben lediglich HUGGINS und WEBSTER (1948) histologische Untersuchungen über den Einfluß des Oestrogens auf die menschliche Prostata mit und ohne Adenome angestellt und dabei degenerative Veränderungen, vor allem im supracolliculären Prostataabschnitt und in ihm enthaltenen Adenomen festgestellt, die eine wesentliche Stütze für die Oestrogenbehandlung der PH bilden, ja zu einer solchen geradezu herausfordern. Da heute noch nicht feststeht, ob eine Rückbildung oder ein Schwund der Prostataadenome durch Oestrogen überhaupt erzielt werden kann, läßt sich derzeit das Ziel der Oestrogenbehandlung nicht exakt umgrenzen, sondern vorläufig nur die Normalisierung der Prostatagröße und die Beseitigung der Krankheitsäußerungen der PH als Behandlungsziel bezeichnen; ob (drüsige) Mittellappen auf die Oestrogenbehandlung ansprechen, ist noch nicht bekannt.

Mein bisheriger Eindruck, was den reagierenden Typus der PH anlangt, geht dahin, daß die subvesicale PH, die offenbar hauptsächlich auf Adenombildung der Prostatadrüsen selbst beruhen dürfte, am besten auf Oestrogen anspricht. Von den histologischen Formen der PH (s. S. 426) ist die fibromuskuläre und die fibröse Hypertrophie ebenso wie das Prostatamyom offenkundig ungeeignet. Nur drüsige Hyperplasien kommen für die Oestrogenbehandlung in Betracht.

Welche Dosen sind nun zur Normalisierung der Prostatagröße erforderlich? Sie sind individuell verschieden und hängen ab von der Höhe der Androgen- und Oestrogenproduktion des Prostatikers, seinem Androgen-Oestrogenspiegel und von der Oestrogen-Neutralisierungsfähigkeit der Hoden und der Nebennieren, die das Ausmaß der Gegenregulation des Organismus auf die Oestrogenzufuhr bestimmen, vom Oestrogenpräparat und dessen Prostatawirksamkeit, in gewissem Grade auch vom Alter des Prostatikers, weil im allgemeinen mit zunehmendem Senium die Androgenausscheidung sinkt und die Oestrogenausscheidung im Harn steigt, vom Zustand seiner Hoden und Nebennieren und vom Oestrogenabbau im Organismus. Hat das Prostataleiden den Allgemeinzustand beeinträchtigende Weiterungen gesetzt, z. B. chronische Überdehnung der Blase mit Urotoxämie oder eine chronische Pyelonephritis, dann ist als wahrscheinlich anzunehmen, daß diese Weiterungen die Androgenproduktion zusätzlich gesenkt haben, und ist daher weniger Oestrogen nötig. Da wir auf S. 444 erfahren haben, daß die Atrophie der Prostata durch Oestrogen auf dem Wege über eine Hodenatrophie zustande kommt — auch in der Klinik läßt sich unter einer Oestrogenbehandlung ein Parallelreagieren von Hoden und Prostata feststellen —, soll dem Prostatiker, allgemein gesprochen, die sog. „Kastrationsdosis" Oestrogen verabreicht werden. Der Ausdruck ist insofern irreführend, als es eine „hormonale" Kastration durch Oestrogen nicht gibt, weil die Oestrogenwirkung, wie ich schon sagte, reversibel ist.

Die erste Aufgabe der Oestrogentherapie ist die Neutralisierung des Hodenandrogens, d. h. die Aufhebung seiner Wirkung (auf die Prostata). Die dazu erforderliche Menge Oestrogen ist nicht bekannt und nach dem vorhin Gesagten für verschiedene Individuen sicherlich verschieden groß. Sie kann in der Weise ermittelt werden, daß man so viel Oestrogen zuführt, daß entweder die Metaboliten des Androgens im Harn verschwinden oder aber keine Androgenwirkung im biologischen Test mit dem Harn mehr erzielbar ist. Daß die Aufhebung der Androgenwirkung ziemlich hohe Dosen Oestrogen erfordert, geht aus den folgenden Angaben hervor. Die tägliche Androgenproduktion des geschlechtsreifen (!) Mannes wird auf unter 17 bis maximal 36 mg geschätzt (FUKASHIMA, BRADLAW, DOBRINER und GALLAGHER 1954; DOBRINER, GALLAGHER et al. 1955), von W. HOHLWEG auf 5—15 mg Androsteronäquivalent veranschlagt. Beim Prostatiker ist sie meistens nicht mehr so hoch. Diese Androgenproduktion muß nun nicht nur durch das zugeführte Oestrogen neutralisiert werden, sondern es soll darüber hinaus auch noch, als zweite Aufgabe der Oestrogenbehandlung, ein Hyperoestrogenismus erzeugt werden. BIRKE, FRANKSSON und PLANTIN betrachten auf Grund ihrer (1955) sorgfältigen Untersuchungen 30 mg Stilboestrol täglich, allerdings bei Prostatakrebskranken mit niedriger 17-Ketosteroidausscheidung im Harn, die in keinem der von ihnen untersuchten Fälle 6,4 mg/24 Std überstieg, als die ungefähre Kastrationsdosis, weil 30 mg Stilboestrol, durch 5 Tage verabreicht, die Metaboliten des Androgens im Harn, das Androsteron und Ätiocholanolon, nachweislich zum Verschwinden brachten. Tagesdosen von 10 und 15 mg Stilboestrol (=20 bis 30 Tabletten Cyren B forte „Bayer") erreichten denselben Effekt erst nach 2—3 Wochen. Daraus geht einerseits hervor, welch große Dosen Oestrogen selbst bei herabgesetzter Androgenproduktion eines Carcinomkranken nötig sind, um die Androgenausscheidung ganz zu unterdrücken, und andererseits, daß bei protrahierter Darreichung des Oestrogens eine größere Oestrogenmenge zur Erreichung des gleichen Effektes aufgewendet werden muß, eine für die Praxis gleichfalls sehr wichtige Tatsache.

Die Dosis Oestrogen, die nötig ist, um die Wirkung von 1 mg Testosteron aufzuheben, wird nach experimentellen Ermittlungen am Versuchstier verschieden angegeben und schwankt naturgemäß je nach dem Zustand des Tieres und der gewählten Testmethode, also dem geprüften Effekt. So läßt sich z. B. die Gewichtszunahme der Prostata kastrierter Ratten unter Androgenverabreichung durch Oestrogen nicht verhindern (GRAYHACK, KEARNS, BUNCE und SCOTT). MÜHLBOCK fand (1939), daß 2 mg Stilboestrol notwendig sind, um die Wirkung von 0,1 mg Androsteron auf den Kapaunenkamm zu stören, und daß erst die 5fache Gewichtsmenge Oestradiolbenzoat, das ein starkes Oestrogen ist, die Wirkung von Testosteronpropionat auf den Kapaunenkamm aufhob. Andererseits liegen Angaben vor, daß Oestrin die etwa 20fache Gewichtsmenge Androgen neutralisiert (HUGGINS und CLARK 1940; CAROLL 1947; BAKER 1953). So viel läßt sich aus diesen wenigen vorliegenden und auseinandergehenden Angaben jedenfalls entnehmen, daß laufend große Mengen Oestrogen notwendig sind, um einen dauernd hyperoestrogenen Zustand des Prostatikers aufrecht zu erhalten. Das zu erreichen aber ist über die Neutralisierung der Androgenwirkung hinaus nötig.

Eine hohe Oestrogendosierung erscheint aber auch noch aus einem anderen Grund angezeigt. Auf S. 443 haben wir bereits erfahren, daß kleine Dosen Oestrogen zum Androgen synergistisch wirken, also die Prostata stimulieren statt zur Rückbildung zu bringen, höhere durch Vermehrung des Prostatazwischengewebes sogar eine Vergößerung des Organs im Sinne einer fibromuskulären Hyperplasie herbeiführen. Für den Menschen sind weder diejenigen Oestrogenmengen bekannt, die einen Synergismus zum Androgen bzw. zu einer bestimmten Androgenmenge entfalten, noch die Quantitäten, die zu einer fibromuskulären Hyperplasie der Prostata führen, noch auch die die Prostata zur Atrophie bringende Dosis Oestrogen.

Auf Grund der vorgebrachten Erwägungen wird man sich auch beim Prostataadenom, so wie beim Prostatakrebs, für hohe Einzeldosen und eine hohe Gesamtdosis Oestrogen beim Prostatiker entscheiden, obwohl bereits von mäßigen Dosen günstige Wirkungen beobachtet sind (s. S. 523). Es empfiehlt sich, auch bei ihm bis zur höchsten Tagesdosis Oestrogen zu gehen, die noch ohne Nebenwirkung vertragen wird, und diese beizubehalten, und zwar bis zu einer Gesamtdosis von mindestens 1—2 g Oestradiolester, unter zeitweiser rectaler Kontrolle der Prostata und des Restharns auf den erreichten Effekt. Gleichzeitig soll die angestrebte schädigende Wirkung des Oestrogens auf die Prostatadrüsen durch eine Röntgenbestrahlung der Prostata gesteigert und unterstützt werden, um die — ja reversible — Oestrogenwirkung einigermaßen zu stabilisieren, also eine Zusatztherapie zur Oestrogenbehandlung hinzugefügt werden, die den Zweck hat, das durch Oestrogen erreichte ohne ständige weitere Oestrogenzufuhr möglichst zu erhalten, und dazu verwende ich die heute — zu Unrecht — außer Mode gekommene Röntgenbestrahlung der adenomatösen Prostata. Dabei braucht man sich vor einer Carcinomdosis nicht zu scheuen, wenn die Inoperabilität des Kranken einmal feststeht.

Ein weiteres Mittel, die Oestrogenwirkung zu verstärken und zu prolongieren, ist die Kastration oder, um dieser und ihren seelischen Folgen aus dem Weg zu gehen, eine massive Röntgenbestrahlung der Hoden, die in erster Linie die Hodenzwischenzellen außer Funktion setzen muß. Es ist verständlich, daß der völlige Fortfall des Hodenandrogens die Wirkung der Oestrogenzufuhr hochgradig steigert, denn danach bleibt nurmehr die Gegenwirkung des Nebennierenrindenandrogens als Antagonist der Oestrogenwirkung übrig. Ferner fallen durch die Kastration die noch unbekannten prostatastimulierenden Wirkstoffe des Hodens nicht androgener Natur weg.

Ob eine Thymus- oder Zirbeltherapie zur Verstärkung der Oestrogenwirkung herangezogen werden kann, ist noch nicht entschieden.

Exzessive Tagesdosen Oestrogen zu geben, wie z. B. Reinhard (50 mg Stilboestrol), ist weder nötig noch empfehlenswert, da Fish, Hudson und Jost (1954), die 500 mg Diäthylstilboestrol täglich beim Prostatacarcinom versucht haben, von so hohen Dosen im allgemeinen keine erhöhte Wirkung feststellen konnten und die Unverträglichkeitserscheinungen naturgemäß mit der Dosis wachsen. Man wird sich also bei der Festsetzung der Tagesdosis lediglich von der Verträglichkeit leiten lassen und die Oestrogenbehandlung mit kleinen Dosen einleiten, um diese vorerst zu testen und Nebenwirkungen zu erkennen. Würde man die Behandlung mit einer hochdosierten Oestrogeninjektion beginnen, so ließen sich auftretende Unverträglichkeitserscheinungen nicht mehr rückgängig machen.

In der Praxis ist es natürlich für die zweckmäßige Dosierung von Wert, die Höhe der Oestrogenproduktion des Prostatikers vor Beginn der Behandlung zu kennen und als ungefähres Maß derselben die Oestrogenausscheidung im Harn, in einem Sammelharn von 48 Std zu bestimmen. Stellt sich dabei heraus, daß der Prostatiker von vornherein hyperoestrogen ist, dann braucht er weniger Oestrogen zugeführt zu bekommen als im Falle einer niedrigen spontanen Oestrogenbildung. Ist andererseits seine Androgenausscheidung hoch, so benötigt er mehr Oestrogen zu ihrer Neutralisierung als bei darniederliegender Androgenproduktion. Es ist daher zweckmäßig, die Oestrogenbehandlung auf einer quantitativen Messung der Androgen- und Oestrogenausscheidung zu basieren. Besteht dazu keine Möglichkeit, so richtet man sich nach der Beschaffenheit der Hoden, die im übrigen vor Beginn jeder Oestrogentherapie inspiziert werden müssen, ferner nach der Entwicklung der äußeren Genitalien des Prostatikers, seinen Behaarungs- und Hautpigmentierungsverhältnissen und äußerlich sichtbaren Zeichen von Hypoandrogenismus und Hyperoestrogenismus (Stärke und Muster der Schambehaarung, Verhalten der Stamm- und Körperbehaarung, Gynäkomastie, Hoden- und Penisgröße, Verhalten der geschlechtlichen Potenz und Libido).

Verursacht Oestrogen, wie das bisweilen vorkommt, eine Pollakisurie oder steigert eine bestehende solche, oder macht es Herzklopfen, Tachykardie, Nausea oder Erbrechen, dann versucht man ein anderes Präparat oder ist zum Absetzen der Oestrogenbehandlung gezwungen. Wegen der Na-retinierenden Wirkung des Oestrogens empfiehlt sich eine NaCl-arme Kost während der Oestrogenbehandlung. Eine Fettsucht als ihre Folge habe ich bis jetzt nicht gesehen.

Ich selbst bevorzuge zur Oestrogenbehandlung natürliches Eierstockhormon, und zwar das Äthinyloestradiol, weil dieses derzeit als das potenteste Oestrogenpräparat gilt, und zwar in Tablettenform. 6—8 Progynon M-Tabletten (Schering), über den Tag gleichmäßig verteilt (= 1,2 bzw. 1,6 mg Äthinyloestradiol), werden von der Mehrzahl der Prostatiker meiner Erfahrung nach anstandslos vertragen. Diese perorale Behandlung unterstütze ich alsbald mit Injektionen von Oestradiol D zu 100 mg (Schering) alle 14 Tage. In den Versuchen von KRICHEVSKY und BENJAMIN (1947) hatte Oestrogenzufuhr eine Verkleinerung intraoculärer Prostataimplantate um ungefähr 40% durch Involution der Prostatadrüsen zur Folge, die Kastration eine Atrophie der Implantate. Kastration und Oestrogenzufuhr sind selbstverständlich nicht gleichwertig. Daß allerdings die hypertrophe Prostata durch Oestrogen „zu nicht mehr fühlbarer Größe" schrumpft, wie REINHARD angibt, und die Prostatahypertrophie klinisch zur Heilung gebracht werden könne, habe ich noch nicht beobachtet.

Selbstverständlich muß die Oestrogenbehandlung, wenn nur sie durchgeführt wird, dauernd, wenn auch mit Intervallen, fortgesetzt werden, genau wie beim Prostatacarcinom. Andernfalls kommt es in wenigen Monaten und allmählich zur Rückbildung des erreichten Erfolges. Es ist dabei zweckmäßig, im Lauf der Behandlung die Oestrogendosis zu steigern, um die Gegenregulation des Organismus gegen die Oestrogenzufuhr, seine Abwehr, die sich mit der Zeit herausbildet, zu überspielen.

Eine unmittelbare Einbringung von Oestrogen in die hypertrophierte Prostata ist bis jetzt meines Wissens, im Gegensatz zum Prostatacarcinom, noch nicht versucht worden und müßte am Versuchstier (prostatischen Hund) geprüft werden.

Was die Wahl des Oestrogenpräparates anlangt, so hat JENTZER unlängst angegeben, daß mit natürlichem Eierstockhormon behandelte Prostatacarcinomkranke länger lebten als mit synthetischen Oestrogenen behandelte. Wenn sich das bestätigt, so darf ein gleiches auch für die Prostatahypertrophie angenommen werden bzw. ist den natürlichen Oestrogenen in der Therapie der Vorzug zu geben. Daß die natürlichen und die synthetischen Oestrogene in Hinsicht auf ihre Wirkung am kranken Menschen nicht immer und nicht in allen Effekten identisch sind, ist auf Grund von Erfahrungen mit der Oestrogentherapie beim weiblichen Geschlecht sicher (vgl. darüber bei R. CHWALLA 1951): es kann vorkommen, daß Diäthylstilboestrol versagt und Oestradiol wirksam ist. Diese Unterschiede bedürfen hinsichtlich ihres Zustandekommens noch der Aufklärung.

Zu der Frage, in welcher Weise das Oestrogen beim Prostatiker seine Wirkung entfaltet, ist folgendes bekannt. Summarisch betrachtet, setzt sich die Oestrogenwirkung bei ihm aus mehreren Komponenten zusammen, und zwar einer Wirkung auf die Hypophyse im Sinne einer Bremsung von deren Gonadotropininkretion, einer morphologisch erweislichen Wirkung auf die Hoden, und zwar sowohl auf die Hodenzwischenzellen als auch auf die Hodentubuli bzw. die Spermiogenese, welch letztere zum Erliegen kommt, einem Neutralisierungseffekt auf das Androgen, zumindest der Hoden, hinsichtlich bestimmter Androgenwirkungen, die durch Oestrogen gehemmt oder aufgehoben werden, und schließlich einer histologisch nachweisbaren unmittelbaren schädigenden Wirkung auf die Prostatadrüsenzellen, die ihren funktionellen Ausdruck in der Hemmung sämtlicher

(s. S. 442) physiologischer Leistungen der Prostata durch Oestrogen hat. Dazu kommt eine stark mitosehemmende (DRUCKREY 1952) und eine dekongestionierende, beträchtlich durchblutungsverringernde Wirkung auf die Prostata, die man sich bei Blutungen aus der hypertrophierten Prostata mit Vorteil zunutze macht, und schließlich eine Wirkung auf die Harnblase, bestehend in einer Tonisierung des Blasendetrusors (WOOLSEY und BROOKS 1937; MURRAY und STEINKAMM 1937; BROSIG und VOITH 1950) und anderseits einer Detonisierung des Blasenauslasses (H. U. REUTER 1955), welch letztere beim stilboestrolbehandelten Prostatiker außerordentlich konstant nachweisbar sein soll. Beide Effekte erklären allein schon die Verbesserung der Blasenentleerung, die Abnahme des Restharns und die subjektive Erleichterung der — beim Prostatiker erschwerten — Miktion. Die bessere Entleerung der Blase geht auch aus dem Experiment von FERRANDU in Paris (1948) am Tier hervor. FERRANDU injizierte einem Hund steriles Paraffin. liquid. in die Prostata und erzeugte dadurch Dysurie und Harnverhaltung, die hernach durch Oestrogen beseitigt werden konnten, obwohl das anatomische Hindernis in Gestalt der erzeugten Anschwellung der Prostata unverändert fortbestand. Zu allem scheint noch eine zentrale Wirkung des Oestrogens hinzuzukommen, das nämlich, so wie Androgen, eine sichtbare hyperämisierende Wirkung auf das Gehirn entfaltet (E. STEINACH 1936; REISS und GOLLA 1940). Durch diese Wirkungen läßt sich der in der Klinik beobachtbare günstige Einfluß der Oestrogenbehandlung auf die meisten Fälle von Prostatahypertrophie (WUGMEISTER 1937; KAHLE und MALTRY 1940; KEYSER 1942; HECKEL 1944; HAINES und MICELI 1943; SKIBBA und IRWIN 1944; PEIRSON 1946; BISOTTO und CAMILLO 1948; FACCINI und ARDUINI 1948; REINHARD 1949; E. WILDBOLZ 1948/49; SAMSONOVITSCH; STÄHLER 1950; BOSHAMER 1950; R. CHWALLA 1951; KUNSTMANN und LOHMÜLLER 1952; MASSON 1951; ALKEN 1955) erklären und verstehen.

Von den *Gefahren* einer intensiven Oestrogenbehandlung ist nur die Auslösung eines Brustdrüsenkrebses von Bedeutung und ernst. Ihretwegen die Brustdrüsen des Prostatikers präventiv zu exstirpieren, wie REINHARD (1949), halte ich für übertrieben, dagegen eine sorgfältige Kontrolle der Brustdrüsen des Behandelten während der Oestrogenzufuhr für angezeigt, ganz besonders bei Vorliegen eines Mammacarcinoms in der Familienanamnese, nach welchem bei jedem, der einer Dauerbehandlung mit Oestrogen unterzogen werden soll, vor ihrem Beginn nachgeforscht werden muß. In einem solchen Fall ist besondere Vorsicht notwendig.

Ein Problem ist die Ausschaltung des Nebennierenrindenandrogens beim Prostatiker. Die „blutlose Adrenalektomie" mittels Cortison wie beim Prostatacarcinomkranken kann bei ihm nicht verantwortet werden. Im allgemeinen wird man das Nebennierenandrogen beim Prostatiker im Gegensatz zum Prostatacarcinom vernachlässigen dürfen. Möglicherweise erklärt sich die Verschiedenheit des Ausmaßes der Wirkung ein und desselben Oestrogens in der gleichen Dosierung bei verschiedenen Prostatikern und ein und derselben Form ihrer Prostatahypertrophie aus der verschiedenen Höhe des Nebennierenrindenandrogenanteils im Gesamtandrogen. Das Nebennierenrindenandrogen soll nämlich nach BIRKE, FRANKSSON und PLANTIN durch Oestrogen selbst in ziemlich hohen Dosen nicht neutralisierbar, ja nicht einmal reduzierbar sein.

Es dürfte vorteilhaft sein, nach längerer Behandlung mit Oestrogen das Präparat zu wechseln. FISH, HUDSON und JOST sahen nämlich bei gegen Oestradiol refraktär gewordenem Prostatacarcinom eine günstige Wirkung von einem Übergehen auf Diäthylstilboestrol, ähnlich wie z. B. bei den klimakterischen Beschwerden oder bei der relativen Harninkontinenz der Frau ein Oestrogen wirksam sein kann und ein anderes nicht (R. CHWALLA 1951), wie ich schon auf S. 522 sagte.

Außer der Beeinflussung der Prostata vermag die Oestrogenzufuhr, vermutlich durch Bremsung der Hypophysenvorderlappenaktivität (R. Chwalla 1957), auch günstige extraprostatische Nebenwirkungen zu zeitigen, z. B. einen die Prostatahypertrophie begleitenden Altersdiabetes zu bessern, bzw. eine Hyperglykämie und Glykosurie zum Verschwinden zu bringen (R. Chwalla am Kongreß der Deutschen Gesellschaft für Urologie in Wien 1957), ferner das Tempo der Nachfüllung einer blanden Altershydrocele beim Prostatiker nach Punktion deutlich zu verzögern und eine vom — zu kurzen — Praeputium entblößte Glans penis von der Vorhaut bedeckt zu machen, sei es, daß die Eichel durch die Oestrogenzufuhr kleiner wird oder das Praeputium länger wird (R. Chwalla 1959).

## II. Indikationsstellung zur Operation

Die richtige Zeit und die passende Technik einer Operation zu bestimmen, ist eine Kunst. Ein Schema dafür aufzustellen, ist müßig. Dies gerade in der Einleitung zu den Operationen der Blasenentleerungsstörungen zu betonen, ist insofern am Platze, als dieser Zweig der operativen Urologie nur selten Dringlichkeitscharakter hat und durchaus nicht immer den Stempel des Unausweichlichen trägt. Es ist derzeit üblich und durchaus sinnvoll, zunächst nur die operative Therapie zu planen, die entsprechenden Voruntersuchungen durchführen zu lassen und nur dann eine konservative Behandlung in Betracht zu ziehen, wenn die Operation aus irgendwelchen Gründen nicht durchführbar ist oder vom Patienten abgelehnt wird. Die Begründung dieses Vorganges ist nach wie vor eine unbestrittene: Die Prostatektomie oder die operative Erweiterung des Blasenausgangs sind die einzigen Verfahren, die eine ideale und dauernde Heilung gewährleisten können — allerdings nicht immer müssen. Wenn aus diesem möglichst vielseitigen Überblick nicht klar hervorgeht, daß vor allem die Operation an erster Stelle des Behandlungsplanes stehen soll (was auch meine persönliche Überzeugung ist), so sei dies als die Ansicht der Mehrheit aller Urologen vorangestellt.

Zunächst muß allerdings betont werden, daß der Nachweis einer Prostatahypertrophie oder sonst eines Blasenausgangshindernisses an sich kein Anlaß in Richtung einer bestimmten Schlußfolgerung oder Handlung sein muß. Zwar ist dies allgemein anerkannt, jedoch ist es notwendig, daß immer wieder darauf aufmerksam gemacht wird. Alken hat scharf präzisiert: Es gibt Adenomträger und Adenomkranke. Sorrentino formulierte den Satz: Esiste quindi un'ipertrofia della prostata senza prostatismo. Wenn die Pathologen — woran kein ja Zweifel besteht — mit ihren Statistiken recht haben, muß es mehr Adenomträger als Adenomkranke geben. Man darf ferner den Schluß ziehen, daß aus einer gewissen Anzahl von Adenomträgern niemals Adenomkranke werden. Dieser Satz erfordert allerdings einige Einschränkungen. Nicht das weitere Wachstum der Prostatahypertrophie muß für die klinische Manifestation verantwortlich sein, ganz außerhalb des speziellen pathologischen Geschehens eintretende Ereignisse können den Adenomträger zum Adenomkranken machen. Dafür gibt es genügend Beispiele. Ein bisher beschwerdeloser älterer Mann bekommt ein Diureticum, und die einsetzende Harnflut macht ihn plötzlich zum Adenomkranken. Eine Operation oder ein Unfall zwingen zu vollständiger Bettruhe, und von diesem Augenblick an ist die Miktion beträchtlich gestört. Ein belangloser Infekt verursacht eine Prostatitis, und die entstehende „Kongestion" bedingt eine Harnverhaltung. Es ist nicht möglich, aus der Konstitution oder den individuellen Eigenarten darauf zu schließen, wie das System der Harnorgane jeweils reagieren wird. Die beträchtlichen Unterschiede dieser Reaktionen sind schon oft beschrieben worden, zuletzt und eindringlich von ALKEN. Es ist entsprechend dieser und anderer Überlegungen einfach nicht möglich, Gültiges über den Entwicklungsprozeß der Krankheit vorauszusagen, wenn etwa bei einem 50jährigen Mann eine beginnende Prostatahypertrophie festgestellt wird.

Man behauptet, daß die Adenomträger nicht zum Arzt gehen. Dies stimmt schon längst nicht mehr. Durch die medizinische Aufklärung der Bevölkerung und die immer häufiger durchgeführte Gesundenuntersuchung gehen zahllose Männer zum Arzt und werden nun dem Aufklärungsbedürfnis des Untersuchten und dem Mitteilungsbedürfnis des Untersuchers entsprechend innerhalb von Minuten zu „Adenombewußten". RICHES sowie VAN GELDEREN haben auf diese Probleme hingewiesen.

Soll man zum Zeitpunkt der ersten Feststellung den Operationsrat geben, um den vielen möglichen späteren Komplikationen auszuweichen? GIL VERNET hat dies verneint, und es lohnt sich, seine Argumente zu studieren. Ich glaube allerdings, daß eine prophylaktische Operation wenig Anhänger hat. Es ist damit nichts gegen den Plan von BOEMINGHAUS gesagt, der bekanntlich durch seinen prophylaktischen Eingriff die Entwicklung des Leidens verhindern will, nicht aber eine schon vorhandene, nur klinisch unterschwellige Prostatahypertrophie zur Vermeidung späterer Zwischenfälle zu beseitigen beabsichtigt. Sicherlich wird es Überschneidungen geben, wenn man einen winzigen, aber schon Beschwerden erzeugenden Mittellappen reseziert und damit auch in gleicher Sitzung die Matrix weiterer Knollenbildung entfernt.

Ein weiterer Einwand gegen eine allzu einfache Unterteilung in Adenomträger und Adenomkranke ist der, daß die Prostatahypertrophie sehr still verlaufen kann. Zwar ist dies ein eher seltenes Ereignis, man weiß aber, daß vermeintliche Adenomträger nicht als Adenomkranke, sondern als Magenkranke, als Anämiker usw. den Arzt aufsuchen und dann erst — und dies nur bei gründlicher Untersuchung — die Ursache des Leidens entdeckt wird.

Ist die Krankheit „Prostatahypertrophie" einmal klinisch manifest, erhebt sich die Frage der möglichst frühzeitigen Operation. Das Wort Frühoperation hat den Nachteil einer Identifikation mit der gleichen Maßnahme beim malignen Neoplasma, der grundlegende Unterschied verbietet aber eine Gleichstellung. GIRONCOLI hatte die glänzende Idee, das Stichwort „Prostatectomia precoce" einer internationalen Umfrage zugrunde zu legen. Die 69 Antworten sind wohl eine der ergiebigsten Fundgruben für die derzeitige Lage. Ganz ausdrücklich als Gegner einer frühzeitigen Operation bekennen sich nur wenig, dazu gehören GIL VERNET und WILDBOLZ. Vielleicht wird eine kurze prägnante Antwort durch die Überfülle der Meinungen hindurchgeleiten. PISANI formulierte: Prostatectomia precoce senza disturbi — no! GIRONCOLI hat in der Zusammenfassung auch versucht, eine gewisse Ordnung in die verschieden ausgedrückten, das gleiche Ziel verfolgenden Meinungen zu bringen, wenn er etwa die auswählende Prostatektomie (PRATHER) mit der frühzeitigen Operation identifiziert. PISANI, wahrscheinlich aber fast alle Autoren, meinen letztlich das gleiche: Eine Operation nur deshalb, weil die Prostatahypertrophie entdeckt ist, steht — fast — außer Diskussion. Ist eine Behandlung aber einmal durch die Krankheitserscheinungen und Krankheitsfolgen nötig geworden, soll man nicht zögern. Man soll — und dies ist die sinngemäße Formulierung — rechtzeitig operieren.

Um diesen Begriff der Rechtzeitigkeit zu definieren, muß allerdings noch manches überlegt werden. Bisher ist es gebräuchlich, die Entleerungsstörungen in Stadien einzuteilen und diese Stadien gelegentlich ohne besondere Überlegung und dankbar, einen geistigen Krückstock zu haben, zur Indikationsstellung zu benützen. Der erste Abschnitt ist bekanntlich das Reizstadium, die veränderte Miktion, die Pollakisurie, noch kein Restharn, nach Alken das Stadium der Kompensation. Der zweite Abschnitt ist gekennzeichnet durch das Auftreten von Restharn und die Zunahme aller klinischen Erscheinungen, nach Alken das Stadium der beginnenden Dekompensation. Im dritten Stadium steht die komplette Retention im Vordergrund mit oder ohne Ischuria paradoxa, die schon manifeste Niereninsuffizienz, nach Alken das Stadium der Dekompensation. Man pflegt nun den Standpunkt zu vertreten, daß die Operation im zweiten Stadium indiziert und rechtzeitig sei und präzisiert dies noch dahin, daß der Restharn eine gewisse Höhe überschritten haben müsse. Nach dem einen Autor liegt die Grenze bei 100 cm³, nach dem anderen bei 150 cm³, bei 200 cm³ usw. Mit vollem Recht fragen Boeminghaus, Glas, Mombaerts u. a., wieso das Erreichen gerade einer bestimmten Restharnmenge der Anlaß zur Operation sein soll. In der von Gironcoli veranstalteten Umfrage haben sich überraschend viele Autoren für den Wert der Restharnbestimmung ausgesprochen und dies auch mit Zahlen zu belegen versucht (Barnes, Redi). Nach allen Erkenntnissen, die ich in diesem Beitrag über die Entstehung und Bedeutung des Restharnes zusammenzutragen versuchte, ist es klar, daß das Erscheinen des Restharnes wohl ein ernst zu nehmendes Symptom ist, die Höhe des Restharnes jedoch, aus den Zusammenhängen genommen, wenig aussagt, zu wenig, um allein aus dieser Zahl weitgehende Schlüsse zu ziehen. Nicht die Menge des Restharnes ist entscheidend, sondern der Druck, der mit dem Auftreten des Restharnes im ganzen System der Harnorgane steigt — oder aber gleichbleibt. Es genügt demnach nicht, einen Restharn nachzuweisen und zu messen, es ist wichtiger, die Folgen herauszuarbeiten. Je jünger der Patient ist, bei dem ein Restharn entsteht, desto wahrscheinlicher werden Systemfolgen auftreten, je älter der Patient, desto weniger Bedeutung mag auch ein Restharn haben, der 500 cm³ und mehr beträgt, wenn er unter einem normalen oder sogar erniedrigtem Druck steht. Das ist nur ein einfaches Beispiel aus vielen, die man hier anführen könnte. Prather hat in seinem Artikel bedauert, daß wir über keine zuverlässigen Informationen verfügen, welche Folgen die Menge und die Dauer des Restharnes für die Nierenfunktion haben. Die Schädigung der Nierenfunktion hängt aber nicht nur von der Höhe und Dauer des Restharnes ab. Über die Dauer können wir oft nichts Genaues erfahren, die Höhe ist höchstens von einer relativen Bedeutung, es ist daher empfehlenswert die Nierenfunktion und deren Schädigung zu bestimmen, zunächst ganz ohne Bezugnahme auf den Restharn.

Um die Entleerungsstörungen in Stadien einzuteilen — solche Gliederungen sind wahrscheinlich zur Übersicht und Verständigung notwendig —, steht uns eine Reihe von zuverlässigen Prüfungen zur Verfügung. Drei davon seien herausgegriffen, allerdings wird damit kein Vorschlag verbunden, den Ausfall dieser Prüfungen zum Anlaß einer neuen Stadieneinteilung zu nehmen. Die erste hier anzuführende Methode ist die intravenöse Urographie. Was in diesem Zusammenhang darüber zu sagen ist, steht im Kapitel Nierenfunktion. Couvelaire hat es durch seine unermüdlichen Publikationen erreicht, daß sich die intravenöse Urographie in der Klinik der Entleerungsstörungen endgültig durchgesetzt hat. Man darf allerdings von dieser Methode nicht alles verlangen. Es stehen doch genug Proben zur Verfügung, die in viel präziserer Weise über die Nierenfunktionsstörungen Auskunft geben und gewisse Differenzierungen der Art der Nierenschädigung ermöglichen. Ich setze also an die zweite Stelle eine Auswahl aus den verschiedenen Nierenfunktionsprüfungen und verweise wieder auf das entsprechende Kapitel. Die dritte Untersuchungsmethode, die brauchbare Zahlen ergeben kann, ist die Uroflowmetrie. Wollte man auf Grund dieser drei Prüfungen

tatsächlich an die Festlegung einer neuen Stadieneinteilung schreiten, müßte
man sich erst über bestimmte Zahlen als Grenzwerte einigen. Dies kann natürlich
niemals Sache eines einzelnen sein. Um aber nochmals auf die Stadieneinteilung
zurückzukommen, wird es ein Stadium I mit einem negativen Urogramm, einer
ganz normalen Nierenfunktion und einer normalen Durchflußrate überhaupt
nicht geben. Gerade bezüglich der Nierenfunktion ist dies nicht allgemein
anerkannt. Um so bemerkenswerter sind Arbeiten, die sich mit den spezifischen
Funktionsstörungen im Beginn der Prostatahypertrophie beschäftigen und damit
auch von der Wichtigkeit der Restharnmessung abrücken (MEDICI u. Mitarb.).
Das Stadium I wäre jenes, in dem die intravenöse Urographie noch keine Veränderung der oberen Harnwege, keinen Restharn, aber vielleicht schon eine
Zähnelung der Blasenkontur und eine Veränderung des Blasenausgangs zeigt.
Die Nierenfunktionsprüfung (nach internationalen Gepflogenheiten etwa als
Konzentrationsvermögen, als prozentuale Phenolrotausscheidung oder beides
kombiniert) ergäbe unter Zugrundelegen eines Alterslimits Werte etwa einer
geringfügigen Herabsetzung dieser altersbedingten Normalwerte. Ich habe
früher dargelegt, daß die RN-Bestimmung nicht in Frage kommt. Die Prüfung
der Durchflußrate müßte eine eben erkennbare Verzögerung ergeben. Man
könnte z. B. mit DAVIS das Sinken der Sekundenrate (bei normaler Kapazität)
unter 22 cm³ als einen Grenzwert in Erwägung ziehen.

Im Stadium II wird die intravenöse Urographie neben dem Restharn die schon
erkennbare Rückstauung ergeben bei guter Kontrastdichte, die Nierenfunktionsprüfung eine weitere Verschlechterung innerhalb feszulegender Grenzen und die
Bestimmung der Durchflußrate eine bereits beträchtliche Verzögerung. Im
III. Stadium ist die intravenöse Urographie wegen der geringen Kontrastdichte
schlecht oder nicht mehr verwertbar, die Nierenfunktion ist bis zur Isosthenurie
gestört, und es besteht eine subtotale oder totale Durchflußsperre.

Wenn man die Operation dann als rechtzeitig bezeichnet, wenn sie nach
COUVELAIRE avant les complications, nach MARSHALL before sure disaster erfolgt — dieser Definition wird wohl allgemein zugestimmt werden —, dann
muß die Operation im I. Stadium durchgeführt werden, womit sich frühzeitig
und rechtzeitig sinngemäß decken.

Die Uroflowmetrie ist — obwohl so einfach und aufschlußreich — nicht sehr
populär. Wenn man diese Untersuchung wegläßt, wird man mit den beiden
anderen Methoden immer noch zu verläßlichen Schlüssen kommen. Ferner kann
man, um die Person des Kranken nicht zu vernachlässigen, alle subjektiven
Aussagen entsprechend bewerten und wird ungeachtet des Stadiums die Operationsindikation stellen, wenn Beschwerden heftig, Schlaf und Arbeit empfindlich gestört sind und der Wunsch des Patienten, von der Krankheit befreit zu
werden, begründet erscheint.

Die Rechtzeitigkeit der Operation wird von vielen Autoren noch nach gewissen Gesichtspunkten geordnet. WINSBURY-WHITE hält die ausgesprochene
Nykturie für eine solche Begründung, BOEMINGHAUS, COUVELAIRE, MAY u. a.
stehen auf dem Standpunkt, daß die klinische Manifestation einer Abflußstörung
schon in jüngeren Jahren zu größerer Aktivität auffordert, MAY befürwortet
die Operation dann, wenn man unter noch günstigen Bedingungen die Krankheitsursache beseitigen kann, KAIRIS hält viel von der Feststellung der Progression,
BABICS bezeichnet die Operation für indiziert, wenn die Miktionsstörung den
Ablauf des täglichen Lebens und die Arbeitsfähigkeit empfindlich stört, WILD-
BOLZ fordert eine Beachtung des biologischen Alters, eines Mißverhältnisses
zwischen den Lebensjahren und einem deutlichen Altern. BITSCHAI und MILLIN
messen dem Nachweis der Trabekelbildung besondere Bedeutung bei auch dann,

wenn kein Restharn meßbar ist. Daß die Menge des Restharnes nur von untergeordneter Bedeutung ist, wurde schon erwähnt, dieser Faktor spielt bei der Frage der Rechtzeitigkeit eine ganz untergeordnete Rolle. Es ist dies ganz ähnlich wie mit dem Zusammenhang zwischen der Größe der Knoten und der darauf begründeten Operationsindikation. Knoten mit einem Gewicht von 0,4—1,0 g (Ortiz u. Mitarb., Maraini u. Mitarb.) können vollständige Harnverhaltungen bewirken, in dem Fall von McCrea mit einer der größten bekanntgewordenen Prostatahypertrophien fand man keine Spur einer Erweiterung der Harnleiter oder Nierenbecken.

Auch das Alter bedeutet nicht mehr einen Faktor, den man als absolut beachtenswert einsetzen kann. Mayor wies auf die Erweiterung der Indikationsstellung durch das allgemeine Hinaufrücken des Lebensalters ein. Altieri u. Mitarb. brachten bemerkenswerte Krankengeschichten von gelungenen Operationen bei Männern zwischen dem 80. und 90. Lebensjahr.

Alle diese Hinweise auf die Rechtzeitigkeit der Therapie bedürfen einer wichtigen Ergänzung. Jede Untersuchung, und sei sie noch so umfassend‘ gibt nicht mehr als ein Momentbild. Die einzelnen Stadien können ineinander übergehen, nicht nur in der Richtung von besser zu schlechter, sondern auch umgekehrt. Man muß Alken durchaus beistimmen, wenn er eine mindestens dreimonatige Beobachtungszeit fordert (ob man diese nun mit einer konservativen Behandlung ausfüllt oder nicht). Gil Vernet meint, es sei kein Nachteil für den Patienten, wenn man auch noch länger wartet und beobachtet.

Die Rechtzeitigkeit der Operation ist ferner an eine anatomische Besonderheit gebunden. Staemmler hat geschrieben, daß das wesentliche Merkmal der Prostatahypertrophie nicht die Vergrößerung der Drüse, sondern die Bildung von Knoten ist. Der Kliniker fügt hinzu, daß dies ausschälbare Knoten sein müssen. Gil Vernet hat besonders betont, daß die Operation zu jenem Zeitpunkt ausgeführt werden sollte, in dem der Zwischenraum zwischen Knoten und Umgebung gut ausgebildet ist und die Enucleation daher ohne Nebenverletzungen leicht gelingen muß. Tatsächlich ist es für den Operateur sehr enttäuschend, wenn er statt enucleieren zu können, scharf präparieren und dann erwarten muß, daß das Resultat kein ideales sein wird. In der Literatur findet man immer wieder Bezeichnungen wie diffuse glanduläre Prostatahyperplasie oder -hypertrophie. Bei Chwalla und Gil Vernet sind dies gut definierte Formen einer Prostatavergrößerung und gehören nicht zur sog. Prostatahypertrophie und nicht zu jenen Vergrößerungen der Drüse, die man enucleieren kann! Ohne dafür einen Beweis erbringen zu können, vermute ich, daß manche Angaben der Literatur (besonders jüngere Leute betreffend) zu dieser Art von Prostatavergrößerungen gehören. Man findet etwa schon bei Legueu die Beschreibung einer Blasenhalshypertrophie bei jüngeren Männern, in der man nicht nur eine Muskel-, sondern auch eine Drüsenvermehrung findet. Hellström beschreibt unter 30 Fällen einer Blasenausgangsstarre 4 Beobachtungen einer muskuloglandulären und einen Fall einer glandulären Hypertrophie. Wilhelmi brachte eine hochinteressante Kasuistik von Zwillingen, die beide im Alter von 27 Jahren Miktionsbeschwerden bekamen. Bei beiden wurde eine verdickte Prostata festgestellt. Peyton gibt folgendes an: Bei 26 jungen Männern, die wegen Miktionsbeschwerden reseziert werden mußten, wurde in fast der Hälfte der Fälle eine „benigne Hyperplasie der Prostata“ nachgewiesen. Marion selbst hat in seiner Unterteilung der „maladie du col“ eine Gruppe erwähnt, die vorwiegend eine Proliferation von Drüsen zeigte. Ich füge hinzu, daß man im Gefolge einer unzweckmäßig dosierten Gonadotropin- oder Testosterontherapie des Kryptorchismus Prostataschwellungen tastet und dann erfährt, daß auch eine gewisse, bisher nicht beobachtete Hemmung der Entleerung eingetreten war. Möglicherweise gehört ein Großteil dieser skizzierten Prostatavergrößerungen in die Gruppe der Endokrinopathien und würde eine viel größere Aufmerksamkeit verdienen. Diese Vergrößerungen sind aber kein Objekt einer Operation. Der Vollständigkeit halber und um Mißverständnisse zu vermeiden, betone ich, daß es selbstverständlich Operationsindikationen gibt, auch wenn man von der Nichtnucleierbarkeit des Blasenausgangshindernisses vor der Operation weiß. Dazu gehören ja alle Eingriffe bei der Blasenausgangsstarre.

Wenn man über die rechtzeitige Operation der sog. „Prostatahypertrophie" spricht, gehört zur Planung die genaue Diagnose. Aus vielen Berichten greife ich den von RICHES u. Mitarb. über die Abhängigkeit der Resultate von der Struktur der vergrößerten Prostata heraus. Die als gut bezeichneten Endresultate fallen von 88% bei glatter Enucleation auf 17% beim Ausschneiden eines fibrösen Gebildes ab. POWER hat erklärt, daß die Prostatahypertrophie genau so reif sein müsse wie die Linse beim senilen Katarakt.

Von einer zu späten Operation zu sprechen, erübrigt sich wohl. Man kann aber darauf hinweisen, daß jede Operation an der Grenze des II. zum III. Stadium als sehr spät zu bezeichnen ist. Die Verschiebung der Operationsindikation von einem so späten zu dem rechtzeitigen Zeitpunkt wurde erst mit den immer besseren Operationsresultaten möglich. Noch 1930 warnte CASPER vor einer zu leichten Handhabung der Operationsindikation, da eine Durchschnittsmortalität von 8% die Gefährlichkeit des Eingriffes beweise. Wenn sich heute ganz allgemein die Operationsmortalität der 2%-Grenze nähert, ist dies sehr erfreulich, aber immer noch kein Anlaß zur Erklärung (die man immer noch liest), daß man unbedenklich zur Operation raten könne. Diese Mortalitätsrate weiter zu senken, ist der größten Mühe wert. Der Apell von DAVIS über die Resultate, die zu erwarten man heute durchaus berechtigt wäre, ist beherzigenswert.

Alle diese Überlegungen über die Zeitwahl der Operation wären unvollständig, würde man nicht jene faszinierende Idee von GIRONCOLI erwähnen, daß die Prostatahypertrophie wohl untrennbar mit dem Altern zusammenhängt, daß sie aber — einmal vorhanden — zu einem Faktor wird, der seinerseits den Prozeß des Alterns beschleunigt. Der Prostatiker ist alt, weil er eben ein Prostatiker ist. Die Prostatahypertrophie ist ein „agente di invecchiamento". GIRONCOLI faßt mit seiner These vieles zusammen, was bisher über den Einfluß der Prostatahypertrophie auf den Organismus bekannt geworden ist. Zum Teil wird Bezug genommen auf die Ansichten über eine Allgemeinerkrankung der inneren Sekretion oder des Stoffwechsels (ANTOGNETTI u. Mitarb., BOYD u. Mitarb., RITTER), zum Teil auf die direkten Wirkungen, die von der Prostatahypertrophie ausgehen. Dazu gehören die toxischen Einflüsse des Adenomproduktes und der Adenomextrakte, mit denen sich CHWALLA, GEISSENDÖRFER, LASSEN, MUSSGNUG sowie PERRACCHIA auseinandersetzen. MAY verlieh einer sehr verbreiteten Meinung wieder Ausdruck, daß die so oft erstaunliche Besserung des Allgemeinbefindens nach der Prostatektomie mitbedingt sei durch den Wegfall toxischer Adenomwirkungen. GIL VERNET hält es für möglich, daß Produkte der Adenome mangels normaler in die Urethra mündender Ausführungsgänge erhöht in die Blutbahn abgegeben werden können. GIRONCOLI hat schließlich in Zusammenfassung aller bekannten, nur vermuteten oder tatsächlich festgestellten Faktoren die Prostatahypertrophie als den Multiplikator eines körperlichen Vorganges bezeichnet, der in Form einer schwerwiegenden Erkrankung und raschen Alterns in Erscheinung tritt. Es ist eine logische Folgerung, daß nur die Prostatektomie die Heilung bringen kann und ja auch tatsächlich erstaunliche Änderungen im Befinden der operierten Männer bewirkt. Der behandelnde Arzt muß es als eine besondere Aufgabe übernehmen, auch die biologischen Vorgänge zu studieren. Das, was Gironcoli hier schildert, gilt ja nicht in gleicher Weise für alle Patienten.

Was nun die Wahl der Operationsmethode betrifft, werden in Übersichtsreferaten und Zusammenfassung von Diskussionen meist keine Urteile abgegeben über die Vorteile des einen oder anderen Operationsverfahrens und besondere Komplikationen, die an eine bestimmte Methode gebunden sind. Wenn genügend große Zahlen bearbeitet werden, schrumpfen die von den Erfindern einzelner Methoden oder auch nur Modifikationen angegebenen Vorteile auf ein Maß, das nicht mehr signifikant ist. Es entspricht auch durchaus eigener Erfahrung, wenn ich erkläre, nicht in der Lage zu sein, eine besondere Methode herauszustellen.

Im einzelnen allerdings ist folgendes zu bemerken: Seitdem sich die Endergebnisse und Mortalitätsziffern der transurethralen und offenen Verfahren nähern, fällt ein besonderes Argument zugunsten der transurethralen Methode weg. Diejenigen (offenbar nicht sehr zahlreichen) Urologen, die eine perfekte Entfernung der Prostatahypertrophie auf transurethralem Wege erreichen, stehen sicher gleichberechtigt den Operateuren gegenüber. Man kann nur von der transurethralen Resektion das gleiche behaupten wie von der perinealen Prostatektomie. Beide erfordern ein wesentlich größeres Maß an Übung und Erfahrung, die transurethrale Resektion wohl ein besonderes Geschick in der Endoskopie. Wenn die Ergebnisse größerer Statistiken über die perineale Prostatektomie etwa hinsichtlich der Kontinenz und der Potenz etwas schlechter sind, berührt dies die Bedeutung der Methode in den Händen einiger weniger Operateure nicht im geringsten. Für alle anderen Methoden, ob sie nun transvesical, retropubisch, ischiorectal usw. durchgeführt werden, bestehen bestimmte Forderungen, deren Erfüllung unbedingt erwartet werden darf. Dies sind neben der wirklich vollständigen Entfernung aller Knoten, der Excision aller Barrieren, der exakten Blutstillung, der Vermeidung aller Nähte, die die eben geschaffene Eröffnung des Blasenausgangs wieder aufheben, vor allem der primäre Verschluß der Blase. Bezüglich der nicht enucleierbaren Hindernisse hat sich die transurethrale Resektion einen konkurrenzlosen Platz erobert. Die transvesicale Excision aus dem Blasenausgang behält natürlich ihren bewährten Platz. Das Glück, verschiedene Operationsverfahren zur Verfügung zu haben, ist dann eng verbunden mit der Verantwortung, das jeweils beste auszuwählen.

# Literatur

**A. Die pathologische Anatomie der zu Entleerungsstörungen führenden Veränderungen am Blasenauslaß mit besonderer Berücksichtigung der sog. Prostatahypertrophie**

*Sammelwerke*

Blum, V., u. H. Rubritius: Die Erkrankungen der Prostata. In Handbuch der Urologie von Lichtenberg-Voelcker-Wildbolz, Bd. V. Berlin: Springer 1928. — Gil-Vernet, S.: Patologia urogenital, Tomo II, Vol. I. Madrid: Montalvo 1953. — Gögl, H., u. F. J. Lang: Geschlechtsorgane. In Lehrbuch der speziellen pathologischen Anatomie von Kaufmann-Staemmler, Bd. II. Berlin: Walter de Gruyter 1957. — Gruber, G. B., W. Putschar u. R. Hückel: Pathologie der Wege der Harnableitung. In Handbuch der speziellen pathologischen Anatomie und Histologie von Henke-Lubarsch, Bd. VI/2. Berlin: Springer 1934. — Joseph, E.: Geschwülste der Blase. In Handbuch der Urologie von Lichtenberg-Voelcker-Wildbolz, Bd. V. Berlin: Springer 1928. — Latzko, W.: Gynaekologische Urologie. In Handbuch der Urologie von Lichtenberg-Voelcker-Wildbolz, Bd. V. Berlin: Springer 1928. — Oberndorfer, S.: Die inneren männlichen Geschlechtsorgane. In Handbuch der speziellen pathologischen Anatomie und Histologie von Henke-Lubarsch, Bd. VI/3. Berlin: Springer 1931. — Paschkis, R.: Die Erkrankungen der Harnblase ohne Entzündungen. In Handbuch der Urologie von Lichtenberg-Voelcker-Wildbolz, Bd. V.

Berlin: Springer 1928. — STAEHLER, W.: Lehrbuch der Urologie. Stuttgart: Georg Thieme 1959. — STAEMMLER, M.: Die Harnorgane. In Lehrbuch der speziellen pathologischen Anatomie von KAUFMANN-STAEMMLER, Bd. II. Berlin: Walter de Gruyter 1957. — TANDLER, J., u. O. ZUCKERKANDL: Studien zur Anatomie und Klinik der Prostatahypertrophie. Berlin: Springer 1922. — WILDBOLZ, E.: Lehrbuch der Urologie. Berlin: Springer 1959.

### *I. Hindernisbildungen des Blasenauslasses in der Schleimhautschicht*

### *1. Die Leukoplakie oder Xerose der Harnblase*

ALBARRAN, J.: Zit. nach PASCHKIS. — ASKANAZY, M.: Zit. nach PASCHKIS. — BIEDERMANN, E.: Blasenveränderungen bei Follikelhormonversuchen. Zbl. allg. Path. path. Anat. **72**, 307 (1939). — BRUCHANOW, N.: Cholesteatom der Harnwege. Prag. med. Wschr. **1898**, 42/43. — CORSDRESS, O.: Ein Fall von Leukoplakie des Nierenbeckens mit Bildung eines Epithelpfropfes (sog. Cholesteatom). Z. urol. Chir. **13**, 1 (1923). — ENGLISCH, J.: Über Leukoplakie und Malakoplakie. Z. Urol. **1**, 641, 745 (1907). — FÖRSTER, A.: Zit. nach PASCHKIS. — FRANCKE, H.: Die Leukoplakie des Nierenbeckens. Beitr. path. Anat. **78**, 315 (1927). — FRISCH-ZUCKERKANDL, O.: Zit. nach PASCHKIS. — FRONTALI: Zit. nach STAEMMLER. — HALLÉ, N.: Leucoplasie et cancroides dans l'appareil urinaire. Ann. Mal. Org. gén.-urin. **1896**, 481, 577. — HEDENBERG, I.: Macroscopic and microscopic changes and stone formation in the urinary tract in experimentally produces Vit. A deficiency in rats. Acta chir. scand. Suppl. **192** (1954). — HIRSCHFELD: Zit. nach PASCHKIS. — IKEDA, R.: Beitrag zur Lehre von der epidermoidalen Umwandlung des Harnblasenepithels. Z. Urol. **1**, 329 (1907). — KAFKA, R.: Zit. nach PASCHKIS. — KRETSCHMER, H. L.: Zit. nach GÖGL-LANG. — LAUBER, H.: Zit. nach GÖGL-LANG. — LAVONIUS, H.: Über die Leukoplakiebildung im Nierenbecken. Arb. path. Inst. Helsingfors, N.F. **1**, 273 (1913). — LEBER, TH.: Ein Fall von Hydrocephalus mit neuritischer Sehnervenatotrophie und kontinuierlichem Abträufeln wäßriger Flüssigkeit aus der Nase. Albrecht v. Graefes Arch. Ophthal. **29**, 232 (1883). — LECÈNE, P.: Zit. nach PASCHKIS. — LÖWENSON, N.: Cholesteatom der Blase. Petersb. med. Z. **1892**. — NEY, CH., and J. EHRLICH: Squamous epithelium in the trigon of the human female urinary bladder. J. Urol. (Baltimore) **73**, 809 (1955). — PATCH, F. S.: The association between leukoplakia and squamous-cell carcinoma in the upper urinary tract. New Engl. J. Med. **200**, 423 (1929). — PRETO, G.: Infektion der Harnwege bei A-Avitaminose. Z. Kinderheilk. **61**, 469 (1929). — RAVASINI, C.: Zit. nach PUTSCHAR. — SCHRIDDE, H.: Zit. nach PASCHKIS. — SCHWIMMER, M.: Zit. nach PASCHKIS. — STAEMMLER, M., u. FRANCKSON: Leukoplakie der oberen Harnwege beim Kind. Z. Urol., Sonderheft **1954**. — STEINER, M., B. ZUGER and B. KRAMER: Production of renal calculi in guinea pigs by feeding them a diet deficient in vitamin A. Arch. Path. (Chicago) **27**, 104 (1939). — WILHELMI, O.: Leukoplakia of the bladder. J. Urol. (Baltimore) **14**, 653 (1925).

### *Anhang: Lichen ruber planus der Harnblase*

HEYMANN, F.: Lichen ruber planus der Harnblase. Z. urol. Chir. **22**, 224 (1927). — ZERKOWITZ, F.: Über einen Fall von Lichen ruber mit bemerkenswerter Schleimhautbeteiligung. Derm. Z. **42**, 282.

### *2. Cystenbildungen der Schleimhaut am Blasenauslaß*

BAYER, R.: Ein schleimbildendes Kystadenom der Harnblase. Virchows Arch. path. Anat. **196**, 350 (1909). — BIBUS, B., u. G. R. MÄRZ: Ein Fall von tumorbildender Cystitis. Z. Urol. **48**, 170 (1955). — BJÖRKLUND: Zit. nach BRÜNING. — BRÜNING, E. J.: Die Pathologie der weiblichen Urethra und des Parurethrium. Beilagenheft zur Z. Geburtsh. Gynäk. **152** (1959). — BRUNN, A. v.: Über drüsenähnliche Bildungen in der Schleimhaut des Nierenbeckens, des Ureters und der Harnblase beim Menschen. Arch. mikr. Anat. **41**, 294 (1893). — BÜRGER, L., and A. OPPENHEIM: Cysts of the prostatic urethra. Z. Urol. **303** (1910). — CRAIG, L. G.: Cystitis cystica glandularis. J. Urol. (Baltimore) **42**, 1097 (1939). — EMMETT, J., and W. F. BRAASCH: Cysts of the prostate gland. J. Urol. (Baltimore) **36**, 236 (1936). — EMMETT, J., and J. R.. McDONALD: Proliferations of glands of the urinary bladder simulating malignant neoplasmas. J. Urol. (Baltimore) **48**, 257 (1942). — ENGLISCH, J.: Zit. nach BLUM-RUBRITIUS. — FEYRTER, F.: Zur Pathologie des Polysaccharidstoffwechsels im Epithel der menschlichen Harnblase. Virchows Arch. path. Anat. **328**, 378 (1956). — GOODALE, R. H.: Cystadenoma of the bladder from aberrant prostatic gland. Arch. Path. (Chicago) **6**, 210 (1928). — GOUYGOU, CH.: La dystrophie kystique des muqueuses excréto-urinaires. Ann. anat. path., N.S. **1**, 170 (1956). — HELLER, J., u. O. SPRINZ: Beiträge zur vergleichenden Anatomie des Colliculus seminalis. Z. urol. Chir. **7**, 196 (1921). — HOTTINGER, R.: Über Zysten der Harnblase. Fol. urol. **7**, 453. — HOUTUM, F. VAN: Zit. nach JOSEPH. — HOYT, S.: Cystitis cystica as a single tumor. J. Urol. (Baltimore) **59**, 424 (1948). —

IVERSEN: Zit. nach OBERNDORFER. — LANE, T. J. D.: An uncommon bladder condition simulating carcinoma. Glandular proliferation in the epithelium of the urinary tract, with special reference to cystitis cystica and cystitis glandularis. Brit. J. Urol. 20, 175 (1948). — LANGE, J. M.: Pseudo-tumeur inflammatoire de la vessie. J. Urol. méd. chir. 56, 706 (1950). — LENDORF, A.: Beitrag zur Histologie der Harnblasenschleimhaut. Anat. H. 17, 55 (1901). — LIMBECK, R. v.: Zur Kenntnis der Epithelzysten der Harnblase und der Ureteren. Z. Heilk. 8, 55 (1887). — LLOYD, F. A., and D. BONNETT: Muellerian ducts cysts. J. Urol. (Baltimore) 64, 777 (1950). — LOWRY, E. C., F. C. HAMM and D. E. BEARD: Extensive glandular proliferation of the urinary bladder resembling malignant neoplasma. J. Urol. (Baltimore) 52, 133 (1944). — MAEDA, K.: Über die Urocystitis glandularis beim weiblichen Geschlecht. Virchows Arch. path. Anat. 245, 388 (1923). — MARCKWALD: Die multiple Zystenbildung in den Ureteren und der Harnblase. Sog. Ureteritis cystica. Münch. med. Wschr. 1898, H. 33, 1049. — NELATON: Zit. bei ENGLISCH. — NITZE: Zit. bei JOSEPH. — OPPENHEIMER, W.: Schleimhautzysten der Muskulatur der Blasenwand. Frankfurt. Z. Path. 25, 334 (1921). — PRIESEL, A.: Die Mißbildungen der männlichen Geschlechtsorgane. Handbuch der speziellen pathologischen Anatomie und Histologie, Bd. VI/3. 1931. — PRIVESS, M.: Ref. Z. urol. Chir. 23, 448 (1927). — RAVINA, A., et M. PESTEL: Un cas de dystrophie kystique des muqueuses excréto-urinaires. Presse méd. 1956, 2217. — RIBBERT, H.: Die Adenome der Prostata. Beitr. path. Anat. 61, 149 (1916). — ROSENHAGEN: Zit. nach BRÜNING. — SACCHI, G.: Cistadenoma della vesica. Contributo casistica. Arch. ital. Chir. 7, 161 (1923). — SAUER, H. R., u. M. S. BLICK: Zit. nach GÖGL-LANG. — SCHMIDT: Zit. nach BRÜNING. — SINNER, W.: Über einen seltenen Fall einer adenomyomatösen Bildung der Harnblase. Z. Urol. 48, 447 (1955). — SPRINGER, C.: Zur Kenntnis der Zystenbildung aus dem Utriculus prostaticus. Z. Heilk. 19, 459 (1898). — STIRLING, C.: Extensive bilateral pyelo-uretero-cystitis cystica and glandularis producing pyelo-nephrosis: Report of cases. J. Urol. (Baltimore) 48, 237 (1942). — STIRLING, C., and E. ASH: Chronic proliferative lesions of the urinary tract. Amer. J. Urol. 45, 342 (1941). — STOERK, O., u. O. ZUCKERKANDL: Über Cystitis glandularis und den Drüsenkrebs der Harnblase. Z. Urol. 1, 133 (1907). — TOLMATSCHEW, N.: Ein Fall von semilunaren Klappen der Harnröhre und von vergrößerter Vesicula prostatica. Virchows Arch. path. Anat. 49, 348 (1870). — UNDERHILL, A. J.: Cysts of the prostatic urethra. J. Amer. Ass. 26 (1914). — WESSON, M. B.: Zit. nach BLUM-RUBRITIUS. — YOUNG, H. H., u. R. VAN DENBURG: Zit. nach BLUM-RUBRITIUS.

### 3. Teleangiektasien, insbesondere die Varicose des Blasenhalses

ALBARRAN, J.: Zit. bei VOGEL. — BELL, JOHN: Zit. bei MATUSOWSKY. — BOURG: Zit. bei BRÜNING. — BRÜNING, E. J.: Die Pathologie der weiblichen Urethra und des Parurethriums. Beilagenheft zur Z. Geburtsh. Gynäk. 152 (1959). — CASANELLO, G.: Supra un caso di voluminoso linfangioma cistico congenito della vesica urinaria et considerazioni sull'istogenese del limfangioma in generale. Ref. in. Jber. ges. Chir. 15, 2 (1919). — CASPER, L.: Handbuch der Zystoskopie. Leipzig 1921. — HEISS, R.: Beiträge zur Anatomie der Blasenvenen. Arch. f. Anat. 1915, 265. — KUBINYI, P.: Gefährliche Blutungen aus den Harnwegen während der Schwangerschaft. Zbl. Gynäk. 48, 1473 (1904). — MATUSOVSKY, A.: Über die Varizen der Harnblase. Z. Urol. 19, 207 (1925). — PROUST, R.: Zit. bei WEISE. — SCHIFFMANN, J.: Zit. nach WEISE. — STOECKEL, W.: Zit. nach WEISE. — VOGEL, J.: Über variköse Blasenblutungen. Berl. klin. Wschr. 1910, 781. — WEISE, H.: Verblutung aus Harnblasenvarizen. Zbl. allg. Path. path. Anat. 86, 266 (1950). — ZANGEMEISTER, W.: Die Beziehungen der Erkrankungen der Harnorgane zu Schwangerschaft, Geburt und Wochenbett. Verh. dtsch. Ges. Gynäk. 15, I, 64 (1913).

### 4. Die Endometriose des Blasenhalses

BRADY, L.: An adenomyoma of the vesico-vaginal-septum and a supernumerary ovary. Bull. Johns Hopk. Hosp. 36, 266 (1925). — BRÜNING, E. J.: Die Pathologie der weiblichen Urethra und des Parurethrium. Beilagenheft zur Z. Geburtsh. Gynäk. 152, (1959). — CRONE-MÜNZEBROCK, H.: Beitrag zur Endometriose der Harnblase. Z. Urol. 49, 9 (1956). — JOSEPH, E.: Endometriosis der Harnblase. Zbl. Chir. 57, 113 (1930). — KRETSCHMER, H. L.: Endometriosis of the bladder. J. Urol. (Baltimore) 53, 459 (1945). — LIND, E.: Kasuistischer Beitrag zum Thema der Blasenendometriose. Geburtsh. u. Frauenheilk. 17, 11 (1957). — MACDOUGALL, T. G., and S. J. DEUR: Blasenendometriose. West. J. Surg. 57 (1949). — MEYER, R.: Adenomyosis des Septum cervicovesicale und der Blasenwand. In Handbuch der Gynäkologie (VEIT-STOECKEL), Bd. VI/1, S. 459. 1930. — MÜLLER, J.: Endometroide Adenomatose (Adenomyosis) und Zystadenomatose der Harnblase. Langenbecks Arch. klin. Chir. 145, 394 (1927). — OEHLECKER, F.: Endometriose (Adenomyosis) der Harnblase. Zbl. Chir. 1930, 2. — OTTOW, B.: Wesen, Diagnose und Therapie der heterotopen Endometriose der weiblichen Harnblase. Zbl. Gynäk. 53, 3330 (1929). — WHITEHOUSE, H. B.:

Endometrioma invading the bladder removed from a patient who never had menstruated. Proc. roy. Soc. Med. **19**, No 3, Sect. obstet. 15 (1926).

## 5. Die zelligen und substantiellen Infiltrate und Ablagerungen in der Wand des Blasenhalses und der Prostata

AKIMOTO, K.: Über amyloidartige Eiweißniederschläge im Nierenbecken. Beitr. path. Anat. **78**, 239 (1927). — ALBERTINI, A.: Über lokales Amyloid der Urethra. Schweiz. med. Wschr. **55** (1925). — Über lokales Amyloid der Urethra. Frankfurt. Z. Path. **33**, 2 (1925). — ANDERSEN, W. A. D.: Pathology. St. Louis 1957. — ASCOLI, R.: Alterazione leucemice della regione vesico-prostatica come causa de ritenzione urinosa. Atti Soc. ital. Urol. **1934**, 236. — BEAMES, R. P.: Primary amyloidosis of the bladder. J. Urol. (Baltimore) **73**, 804 (1955). — BLAUSTEIN, N.: Angioneurotic oedema of entire genito-urinary system. J. Urol. (Baltimore) **16**, 379 (1926). — BRÜNING, E. J.: Die Pathologie der weiblichen Urethra und des Par-urethrium. Beilagenheft zur Z. Geburtsh. Gynäk. **152** (1959). — CASARINI, A., e M. NINNI: Sulla localizzazione vesicale e prostatica della leucemia. Haematologica **37**, 827 (1953). — CHWALLA, R.: Zit. nach STAEMMLER. — CRAIG, L. G.: Amyloid tumor of the bladder. J. Urol. (Baltimore) **61**, 365 (1949). — DALLENBACH, F. D.: Über Harnaustritte und Harnnieder-schläge im Nierenhilus. Virchows Arch. path. Anat. **330**, 498 (1957). — DINSTL, K.: Zwei außergewöhnliche Fälle gutartiger Hülsenstenosen des Ureters. Zbl. allg. Path. path. Anat. **101**, 466 (1961). — DOMANIG jr., E.: Über experimentelle Erzeugung von Harnaustritten bzw. von sog. Harnniederschlägen. Virchows Arch. path. Anat. **330**, 651 (1957). — EXCUE, H. M.: Vesical neck obstruction caused bei leukemia. Urol. cutan Rev. **50**, 658 (1946). — FAIN-GOLD, J., C. HANSEN and L. G. RIGLER: Cystitis emphysematosa. Radiology **61**, 346 (1953). FLAHERTY, S. A., H. E. COPE and H. A. SHECKET: Prostatic obstruction as presenting symptom of acute monocytic leukemia. J. Urol. (Baltimore) **44**, 488 (1940). — GERSUNY, R.: Zit. nach LATZKO. — GILBERT, L. W., and J. R. MACDONALD: Primary amyloidosis of the renal pelvis and ureter: Report of case. J. Urol. (Baltimore) **68**, 137 (1952). — HAMPERL, H.: Über „Schleimgranulome" und „glanduläre Erosionen" in der Speicheldrüse und Magen-schleimhaut. Beitr. path. Anat. **88**, 193 (1932). — Gewebsreaktion („Fremdkörperreaktion") gegen Schleim und Urin. Nord. Med. **41**, 66 (1949). — HARE, D. M., H. M. SPENCE and F. FUQUA: Leukemic infiltration of the prostae. J. Urol. (Baltimore) **62**, 845 (1949). — HERMANN, H. B., M. M. GOLDBERG and FR. M. SALERNO: Leukemic infiltration of the bladder neck in a female patient. J. Urol. (Baltimore) **83**, 51 (1960). — JACOBI, M., C. E. PANOFF and J. HERZLICH: Leukemic infiltration of the prostate. J. Urol. (Baltimore) **38**, 494 (1937). — JOHNSON, M. A., and A. H. GUNDERSEN: Infiltration of the prostate gland by chronic lymphatic leukemia. J. Urol. (Baltimore) **69**, 681 (1953). — JOSEPH, E.: Lehrbuch der diagnostischen und operativen Zystoskopie. Berlin 1929. — KARVONEN, I. J.: Über Urethritis petrificans und Steine der Harnröhre. Derm. Zbl. **6**, 1 (1903). — KAUFMANN, E.: Lehrbuch der speziellen Pathologie, S. 1016, 1116. 1922. — KOLISCHER, G.: Das Ödem der weiblichen Blase. Zbl. Gynäk. **19**, 113, 723 (1895). — KUMMER, E.: Tumeur lymphomateuse de la prostate. Manifestation d'une lymphadénose aleucémique. Arch. franco-belg. Chir. **31**, 752 (1928). — LEHMANN, G.: Über örtliche Amyloidablagerung (lokales Amyloid) in der Wand des Harnleiters. Zbl. allg. Path. path. Anat. **68**, 209 (1937). — LETTERER, E.: Lehrbuch der allgemeinen Pathologie. Stuttgart 1959. — LOWSLEY, O. S.: Enlargement of the prostate gland with characteristic resembling Hodgkin's disease. Ann. Surg. **86**, 556 (1927). — LUBIN, E. N., TH. R. FETTER and L. A. ERF: Subacute monocytic leukemia presenting symptoms of prostatism. J. Urol. (Baltimore) **58**, 272 (1947). — MACCREA, L. E.: Sclerosing lipogranu-loma of the spermatic cord. J. Urol. (Baltimore) **72**, 239 (1954). — MARESCH, R., u. H. CHIARI: Penis und Urethra. In Handbuch der speziellen pathologischen Anatomie und Histo-logie (HENKE-LUBARSCH), Bd. VI/3. Berlin 1931. — MARION, G., et LEROUX: Plasmo-cytome vésicale. J. Urol. méd. chir. **18**, 121 (1924). — PECHERSTORFER, M.: Leukaemisches Prostatainfiltrat, eine Prostatitis vortäuschend. Z. Urol. **45**, 663 (1952). — PELOUZE, P. S.: Lympho-cystic urethral lesions: an evidence of systematic tuberculosis. J. Urol. (Baltimore) **7**, 165 (1922). — REINHARDT, A.: Steinleiden und Krebs der Harnblase. Langenbecks Arch. klin. Chir. **164**, 574 (1930). — SCHIFFMANN, I., u. W. LATZKO: Erkrankungen des weiblichen Harnapparates. In Biologie und Pathologie des Weibes (HALBAN-SEITZ), Bd. V/4. 1928. — SCHMID, K. O.: Lokalisierte Amyloidose (Paramyloidose) der Harnblase. Zugleich ein Bei-trag zur Kenntnis der Pseudotumoren der Urethra. Krebsarzt **11** (1956). — SCHUHMACHER, H.: Lipophage Granulomatose des Blasenbodens und der Urethra nach Dondreninfiltration wegen Descensus uteri. Zbl. Gynäk. **78**, 816 (1950). — SENGER, F. L., M. W. THOMLEY and R. G. MACMANUS: Primary amyloidosis of the bladder. J. Urol. (Baltimore) **63** (1950). — SIMON, C.: Lokales Amyloid der Harnblase (Amyloidtumor). Z. Urol. **36**, 217 (1942). — SOLOMIN, P.: Über lokales zirkumskriptes Amyloid in der Harnblase. Prag. med. Wschr. **1897**, 3, 17. — STOERK, O.: Beiträge zur Pathologie der Schleimhaut der harnableitenden Wege. Beitr.

path. Anat. **26**, 367 (1899). — TILP, A.: Über lokales tumorförmiges Amyloid der Harnröhre. Zbl. allg. Path. path. Anat. **20**, 913 (1909). — WARREN, J.: Zit. nach G. B. GRUBER.

## II. Die Blasenhalsstarre

BACHRACH, R.: Blasenklappe bei einem 7jährigen Knaben. Wien. klin. Wschr. **1912**, Nr. 17. — BIBUS, B.: Zit. nach BRÜNING. — BROSIG, W.: Sphinktersklerose oder Sphinkterhypertonus? Bruns' Beitr. klin. Chir. **178**, 387 (1949). — BRÜNING, E. J.: Die Pathologie der weiblichen Urethra und des Parurethriums. Beilagenheft Z. Geburtsh. Gynäk. **152** (1959). — CAULK, I. R.: Zit. nach CHWALLA. — CHOLZOFF, B. N.: Zit. nach BLUM-RUBRITIUS. — CHWALLA, R.: Die Starre des inneren Blasenmuskels. Bruns' Beitr. klin. Chir. **147**, 578 (1929). — CHWALLA, R., u. E. ZANDANELL: Untersuchungen über die Samenblasengröße bei Prostatikern, über die diffuse Prostatahyperplasie und die Samenblasenhyperplasie. Urol. int. (Basel) **7**, 199 (1958). — CLARKE, B. G., and R. LATORRACA: Pathology of median prostatic var. Arch. Path. (Chicago) **61**, 37 (1956). — COUVELAIRE, R., u. I. LECA: Zit. nach GÖGL-LANG. — DELEFOSSE, E.: Contracture du col de la vessie. Paris 1879. — DUBS, H.: Stenosierende Atrophie der Prostata. Bruns' Beitr. klin. Chir. **90**, 2 (1902). — EIGENBRODT, K.: Ein Fall von Blasenhalsklappe. Bruns' Beitr. klin. Chir. **8**, 123 (1892). — ENGLISCH, J.: Kleinheit der Vorsteherdrüse. Z. Heilk., Abt. Chir. **22**, 307 (1890). — Atrophie der Prostata. Berl. klin. Wschr. **1890**, Nr 41. — FENWICK, H.: Ulcus simplex of the bladder. Brit. med. J. **1896** II. — FRIEDRICH, H.: Sphinktersklerose bei der Frau. Z. Urol. **29**, 601 (1935). — FULLER, E.: Chronic contraction of the vesical neck. Amer. J. med. Sci. **2**, 440 (1897). — GERAGHTY, I. T.: Zit. nach PUTSCHAR. — GUTHRIE, J. G.: Anatomy and diseases of the neck of the bladder. London 1832. — GUYON, F.: Zit. nach BLUM-RUBRITIUS. — HAND, L.: Interstitial cystitis. J. Urol. (Baltimore) **61**, 291 (1949). — HECKENBACH, W.: Über die Sphinktersklerose. Z. Urol. **33**, 204 (1939). — HELLENS, A.: Veränderungen des Prostatagewebes mit zunehmendem Alter. Ann. Chir. Gynaec. Fenn. **45**, Suppl. 5, 1 (1956). — HUNNER, G. L.: Elusive ulcer of the bladder. Amer. J. Obstet. Gynec. **78**, 374 (1918). — ISHIHARA, M.: Über das Lipoidpigment der Prostatadrüsen und über die Pigmente der Ductus ejaculatorii und der Prostatamuskulatur. Fol. urol. (Lpz.) **9** (1915). — JUNG, F.: Studie zur Pathogenese der Harnverhaltung der Frau. Zbl. Gynäk. **74**, 982 (1952). — KEENE, F. E.: Elusive ulcer of the bladder. Amer. J. Obstet. Gynec. **10**, 380—443 (1925). — KEYES, E. L.: Retention vesicale. Congr. internat. d'urol. 1908, S. 342. — KLEINWÄCHTER, L.: Strikturen der weiblichen Urethra. Wien. med. Presse **1895**, Nr. 46. — KNORR: Zit. nach BRÜNING. — LACASSAGNE, BURROWS and KENNEWAY: Zit. nach WEYENETH. — LE FUR, R. F.: L-ulcère simple de la vessie. Paris. 1901. — LISSER, H.: Absence of the prostate associated with endocrine diseases. Calif. St. J. Med. **20**, 430 (1922). — MacDONALD, H. P., W. E. UPCHURCH and C. E. STURDEVANT: Interstitial cystitis in children. J. Urol. (Baltimore) **70**, 890 (1953). — MAY, F.: Ein Fall von Sphinktersklerose bei der Frau. Z. urol. Chir. **42**, 308 (1936). — MERCIER: Zit. nach BLUM-RUBRITIUS. — MITCHELL, J. P., and G. S. ANDREWS: Clinical aspects and pathology of bladderneck obstruction. Proc. roy. Soc. Med. **46**, 549 (1953). — NECKER, F.: Zit. nach BRÜNING. — NESBIT, R. M.: Zit. nach BRÜNING. — OTTOW, B.: Zit. nach BRÜNING. — PEYTON, A. B.: Bladder neck obstruction in the young male adult. J. Urol. (Baltimore) **69**, 109 (1953). — POPPERT: Erwähnt bei ENGLISCH. — POWELL, N. B.: External urethral meatostomy in the females. J. Urol. (Baltimore) **72**, 389 (1954). — PRÄTORIUS, G.: Zit. nach BLUM-RUBRITIUS. — RANDALL, A.: Prostatisme sans prostate. N.Y. med. J. **1915**; — Varying types of prostatic obstruction. J. Urol. (Baltimore) **5**, 287 (1921); — Pathology of bladder neck obstruction. J. Urol. (Baltimore) **28**, 509 (1932). — RÖSSLE, R., u. F. ROULET: Maß und Zahl in der Pathologie. In: Pathologie und Klinik in Einzeldarstellungen, Bd. 5. Berlin u. Wien: Springer 1932. — SCHWARZ, Osw.: Zit. nach BLUM-RUBRITIUS. — SHEN SHUPAO: Über Prostataatrophie und ihre Behandlung mittels transvesikaler Durchschneidung der Blasenhalskuppe. Bruns' Beitr. klin. Chir. **130**, 606 (1924). — SIMMONDS, M.: Über Prostatahypertrophie. Frankfurt. Z. Path. **21**, (1919). — SMITH, C. G.: Interstitial cystitis. J. Urol. (Baltimore) **67**, 903 (1952). — SOCIN, A., u. E. BURCKHARDT: Die Verletzungen und Krankheiten der Prostata. Dtsch. Z. Chir. **53** (1902). — STIEVE, H.: Männliche Genitalorgane. In Handbuch der mikroskopischen Anatomie des Menschen (v. MÖLLENDORF), Bd. VII/2. 1930. — TAHARA, C., C. LECHNER and E. HESS: Acute interstitial cystitis. J. Urol. (Baltimore) **56**, 535 (1946). — TEEM, M. VAN BUREN: Size and weight of the normal and of the pathologic prostate gland. Arch. Path. (Chicago) **22**, 817 (1936). — THOMPSON, S.: Diseases of the prostate. London 1883. — TRUSZ, F.: Die Blasenhalsstarre. Med. Klin. **40**, 1701 (1955). — VIDAL, D. C.: Zit. nach BLUM-RUBRITIUS. — WASKONIG, H.: Zur Pathologie und Pathogenese der Sphinktersklerose. Z. Urol., Sonderheft **1952**, 348. — WEYENETH, R.: Etio-pathogénie de la dysectasie cervicale de la vessie chez l'homme. Praxis **1958**, Nr 28, 661 u. Nr 33, 772. — WYNNE, M.: Urethral-stricture in the female. Surg. Gynec. Obstet. **34**, 208 (1922). — YOUNG, H. H., and M. B.

Wesson: The anatomy and surgery of the trigon. Arch. Surg. (Chicago) 1, 3 (1921). — Zinser, H. K.: Die urologischen Erkrankungen der Frau. In Handbuch der Biologie und Pathologie des Weibes. (Seitz-Amreich), Bd. X/4. München 1954.

### III. Die sog. Prostatahypertrophie

Abeshouse, B. S.: Infarct of the prostate. J. Urol. (Baltimore) 30, 97 (1933). — Adrion, W.: Ein Beitrag zur Ätiologie der Prostatahypertrophie. Beitr. path. Anat. 70, 179 (1922). — Albarran, J., et B. Motz: Hypertrophie et néoplasies épithéliales de la prostate. Ann. Mal. Org. gén.-urin. 1898, 797; 1902, 769. — André: De la prostatectomie secondaire a la cystostomie. Ann. Mal. Org. gén.-urin. 1905, 1309. — Bohdanowicz: Zit. nach Blum-Rubritius. — Cammerath, R.: Zur Frage der Prostatahypertrophie. Virchows Arch. path. Anat. 245, 27 (1923). — Chwalla, R.: Über die Entwicklung der Harnblase usw. Z. Anat. Entwickl.-Gesch. 83, 615 (1927). — Über Cysten an der inneren Harnröhrenmündung. Z. Anat. Entwickl.-Gesch. 94, 140 (1931). — Chwalla, R., u. E. Zandanell: Untersuchungen über die Samenblasengröße bei Prostatikern usw. Urol. int. (Basel) 7, 199 (1958). — Ciechanowski, A.: Anatomische Untersuchungen über die sog. Prostatahypertrophie. Mitt. Grenzgeb. Med. Chir. 7, 252 (1901). — Coutts, W. E., and E. Silva-Inzunza: Untersuchungen von Geschlechtschromatin in Zellen des Prostataadenoms und -carcinoms. Verh.ber. Dtsch. Ges. Urol. 1955, 1957. — Demming, J.: Zit. bei Henning. — Downey, M., B. B. Hickey and M. E. Sharp: The acid phosphatase content of the enlarged and malignant prostate gland with some observations on histopathology as revealed by Gomori's staining. Brit. J. Urol. 26, 160 (1954). — Ducreux, M.: Rundzellenanhäufungen in der nichtvergrößerten und in der vergrößerten Prostata. Beitr. path. Anat. 98, 492 (1936/37). — Enfedjieff, M.: Prostatapathologie, Klinik und Therapie der Prostataerkrankungen. Z. Urol. 49, 505 (1956).— Englisch, J.: Über den Verschluß des Sinus pocularis. Jb. Ges. Ärzte Wien 1873, H. 1, 61. — Ewatt: Zit. nach Gil Vernet. — Feyrter, F.: Zur Pathologie des urogenitalen Helle-Zellen-Systems. Virchows. Arch. path. Anat. 320, 564 (1951). — Flamm, L., u. R. Hochmiller: Die Prostatahypertrophie. Eine allgemeine biologische Studie. Z. Konstit.-Lehre 12, 178 (1926). — Frank, E. R. W.: Zit. nach Blum-Rubritius. — Franks, L. M.: Atrophy and hyperplasia in the prostata prope. J. Path. Bact. 68, 617 (1954). — Freyer: Zit. nach Blum-Rubritius. — Frisch, A. v.: Krankheiten der Prostata. In: Spezielle Pathologie und Therapie von Nothnagel, Bd. XIX/2. 1899. — Geissendörfer, H.: Prostata. Geschlechtshormone und Genese der sog. Prostatahypertrophie. Leipzig 1940. — Golden, M. R., and B. S. Abeshouse: A further clinical and pathological study of prostatic infarction. J. Urol. (Baltimore) 70, 930 (1953). — Grassmann, W.: Beitrag zur Histogenese der sog. Prostatahypertrophie. Virchows Arch. path. Anat. 270, 514 (1929). — Griffiths, M.: The prostatic gland, its enlargement of hypertrophy. J. Anat. and Physiol. 24 (1890). — Grinenko, A. P.: Zur Frage der totalen Entfernung der Prostata bei der sog. Hypertrophie derselben. Langenbecks Arch. klin. Chir. 103, 559 (1914). — Henning, O.: Neuere anatomische und physiologische Erkenntnisse über Prostata-Blasenauslaß in ihrer Bedeutung für operative Eingriffe. Z. Urol. 47, 457 (1954). — Home, E.: On the account of a small lobe of the human prostate gland. Phil. Trans. 1806. — Horn, W., u. V. Orator: Zur Frage der Prostatahypertrophie. Frankfurt. Z. Path. 28, 340 (1922). — Hubly, J. W., and G. J. Thompson: Infarction of the prostate and volumetric changes produced bei the lesion. J. Urol. (Baltimore) 43, 459 (1940). — Jacoby, M.: Zur Prostatahypertrophie. Z. urol. Chir. 14, 6 (1923). — Klin. Wschr. 1923, 807. — Jenkins, W., u. G. van Wagenen: Zit. nach Chwalla (dieser Band). — Jores, L.: Über die Hypertrophie des sog. Mittellappens der Prostata. Virchows Arch. path. Anat. 135, 224 (1894). — Kapsammer, G.: Ein gänseeigroßer Stein im Vaginalsack beim Menschen. Zbl. Krkh. Harn- u. Sexualorg. 1, 1 (1900). — Kaufmann, E., u. J. Berneike: Zit. nach Chwalla (dieser Band). — Kausch, H.: Die Prostatahypertrophie. Frankfurt. Z. Path. 38, 333 (1929). — Kinoshita, M.: Die Lipoide der Prostata. Z. Urol. 14, 145 (1920). — Krogius, A.: Zit. nach Gögl-Lang. — Kudish, H. G., and H. M. Bauer: Chromosomal sex determination of the prostate. J. Urol. (Baltimore) 79 (1958). — Légueu: Zit. nach Blum-Rubritius. — Lissauer, M.: Über Prostatahypertrophie. Med. Klin. 1912, 10. — Zur Histologie der Prostatahypertrophie. Zbl. allg. Path. path. Anat. 21, 22 (1910). — Loeschke: Über Wesen und Entstehung der Prostatahypertrophie. Münch. med. Wschr. 1920, Nr 10, 302. — Loumeau: Zit. nach Blum-Rubritius. — Lowsley, O. S.: Surgical pathology of the human prostate gland. Ann. Surg. 1918, No 14. — Embryology, anatoma and surgery of the prostate gland. Amer. J. Surg. 8, 526 (1930). — Marion, G.: La cystoscopie dans l'hypertrophie de la prostate. J. Urol. méd. chir. 2, 33. — Moore, V.: Zit. nach Gögl-Lang. — Mostofi, F. K., and W. H. Morse: Epithelial metaplasia in "prostatic infarction". Arch. Path. (Chicago) 51, 340 (1951). — Moszkowicz, L.: Die Prostata der Intersexe. Wien. klin. Wschr. 1932, 29. — Motz, B., et Perearneau: Contribution a l'évolution de l'hypertrophie de la prostate. Ann. Mal. Org. gén.-urin. 2,

1521 (1905). — MOULIN: Zit. bei GIL VERNET. — MULHOLLAND, ST. W.: Genesis of hypertrophy of the prostate. Geriatrics 6, 227 (1951). — NELLER, K., u. K. NEUBURGER: Über atypische Epithelwucherungen und beginnende Karzinome in der senilen Prostata. Münch. med. Wschr. 1926, 57. — NOGUÉS: Zit. nach BLUM-RUBRITIUS. — OCKERBLAD, N. F.: Giant prostate: the largest recorded. J. Urol. (Baltimore) 56, 81 (1946). — PALLIN: Zit. bei GIL VERNET. — PAPIN, E.: Les cicatrices vicieuses après la prostatectomie suspubienne. J. Urol. méd. chir. 21, 157 (1926). — PAUCHET: Zit. nach BLUM-RUBRITIUS. — PETERSEN, W.: Zit. nach PASCHKIS. — PLENGE: Lipoide und Pigmente der Prostata. Zbl. allg. Path. path. Anat. 35, 271 (1924/25). — POLLAK, W.: Zur Genese der Prostatahypertrophie. Z. Urol. 31, 49 (1937). — PRETL, K.: Zur Frage der Endokrinie der menschlichen Vorsteherdrüse. Virchows Arch. path. Anat. 312, 392 (1944). — Zur Frage des Lipoid- bzw. Lipoproteidstoffwechsels der menschlichen Vorsteherdrüse. Virchows Arch. path. Anat. 315, 229 (1948). — PROUST, P.: Zit. nach BLUM-RUBRITIUS. — RANDALL, A.: Varying types of prostatic obstruction. J. Urol. (Baltimore) 5, 287 (1921). — REISCHAUER, F.: Die Entstehung der sogen. Prostatahypertrophie. Virchows Arch. path. Anat. 256, 357 (1925). — Über die formale und kausale Genese von Prostatahypertrophie und Prostatacarcinom. Z. Urol. 43, 353 (1950). — RIBBERT, H.: Die Adenome der Prostata. Beitr. path. Anat. 61, 149 (1916). — Lehrbuch der Pathologie, 7. Aufl. 1920. — RICHTER, W. H.: Morphologisch-experimentelle Untersuchungen zum Problem der Prostatahypertrophie. Z. Urol. 43, 185 (1950). — Zum Problem der Prostatahypertrophie. Experimentelle Untersuchungen zur Wirkung der Hormone auf die Trophik der Prostata. Z. Urol. 49, 481 (1956). — ROGERS, W. G.: Infarction of the prostate. J. Urol. (Baltimore) 57, 484 (1947). — ROMEIS, B.: Hoden, samenableitende Organe und akzessorische Geschlechsdrüsen. In Handbuch der normalen und pathologischen Physiologie, Bd. XIV/1. 1926. — ROTH, R. B.: Prostatic infarction. J. Urol. (Baltimore) 62, 474 (1949). — ROTHSCHILD, A.: Anatomische Untersuchungen zur Frage der beginnenden Prostatahypertrophie. Virchows Arch. path. Anat. 173, 113 (1903). — ROTT, J.: Zit. nach CHWALLA (dieser Band). — RUNGE, W.: Über die Pathogenese der Prostatahypertrophie. Mitt. Grenzgeb. Med. Chir. 20 (1909). — SACHS, O.: Beiträge zur Anatomie und Histologie des weiblichen Urethralwulstes mit bes. Berücksichtigung der weiblichen Prostata. Z. Urol. 19 (1925). — SCHERRER, M.: Tumorähnliche Wucherung histiozytärer Phagozyten bei chronischer Prostatitis. Frankfurt. Z. Path. 62, 115 (1951). — SIMMONDS, M.: Über Prostatahypertrophie. Frankfurt. Z. Path. 21, 178 (1918). — SPANGARO: Zit. nach GÖGL-LANG. — STIEVE, H.: Männliche Genitalorgane. In Handbuch der mikroskopischen Anatomie des Menschen (v. MÖLLENDORFF), Bd. VII/7. 1930. — TEEM, M. VAN BUREN: Size and weight of the normal an of the pathologic prostate gland. Arch. Path. (Chicago) 22, 817 (1936). — TSUNODA, T.: Beiträge zur Pathologie der sogenannten Prostatahypertrophie. Z. Krebsforsch. 9, 22 (1910). — VIRCHOW, R.: Die krankhaften Geschwülste, Bd. III, S. 133. 1863. — WEYRAUCH, H. M., R. P. BEAMES and M. L. ROSENBERG: Histopathology of prostatic cortex following transurethral prostatectomy. Surg. Gynec. Obstet. 100, 175 (1955). — YOUNG, H. H.: Zit. nach BLUM-RUBRITIUS. — ZANNINI, G.: Sulle alterazioni vasali nella ipertrofia prostatica. Riv. Pat. Clin. 2, 470 (1947).

*Anhang: Die granulomatöse Prostatavergrößerung*

ACKERMAN, L. V.: Surgical pathology. St. Louis 1953. — FANGER, H., and M. HOFFMAN: WEGENER'S granulomatosis. A case report. J. Urol. (Baltimore) 77, 1218 (1957). — HARRISON, F. G., and D. G. NEANDER: Allergic granuloma of the prostate. J. Urol. (Baltimore) 72, 1218 (1954). — KUHNEN, W.: Ungewöhnliche histiozytäre Reaktionen in der Prostata. Zbl. allg. Path. path. Anat. 95, 66 (1956). — MELICOW, D. G.: Allergic granulomas of the prostate gland. J. Urol. (Baltimore) 65, 288 (1951). — METTLER, C.: Epidydmitis und Prostatitis eosinophilica. Chirurg 17/18, 173 (1947). — NESBIT, R. M., and J. M. LYNN: Subtotal exstirpation of the granulomatous prostate. J. Urol. (Baltimore) 61, 766 (1949). — PEDROTTI, R.: Su di un caso d granulomatosi aspecifia iperplastica della prostata. Minerva urol. (Torino) 3, 126 (1951). — SCHEIDEGGER, H.: Chronisch fibröse Riesenzellprostatitis. Schweiz. Z. Path. 10, Suppl. 1 (1947). — SCHERRER, M.: Tumorähnliche histiozytäre Prostatitis. Frankfurt. Z. Path. 62, 155 (1951). — STEWART, M. J., S. WRAY and M. HALL: Allergic prostatitis. J. Path. Bact. 67, 423 (1954). — SYMMERS, W. ST. C.: Non-specific-granulomatous prostatitis. Brit. J. Urol. (Baltimore) 22, 6 (1950). — TANNER, F. H., and J. R. MACDONALD: Granulomatous prostatitis; histologic study of group of granulomatous lesions collected from prostate glands. Arch. Path. (Chicago) 36, 358 (1943). — THOMPSON, G. J., and D. D. ALBERS: Granulomatous prostatitis. A Condition which clinically may be confused with carcinoma of the prostate. J. Urol. (Baltimore) 69, 530 (1953). — VONDRA, A.: Allergische Granulome der Prostata. Z. urol. Chir. 44, 357 (1938). — WEGENER, F.: Über generalisierte septische Gefäßerkrankungen. Verh. dtsch. path. Ges. 29, 202 (1936). — Über eine eigenartige rhinogene Granulomatose mit besonderer Beteiligung des Arteriensystems und der Nieren. Beitr. path. Anat. 102, 36 (1939).

## B. Die pathologische Physiologie der Entleerungsstörungen

ALLEMANN, R.: Zum Mechanismus der prostatogenen Retention. Helv. chir. Acta 14, 315 (1947). — Die prostatogene Retention als Ausdruck einer latenten Tetanie. Schweiz. med. Wschr. 1948, 778. — AUVERT, J.: Les reflux a partir du bassinet. J. Urol. méd. chir. 63, 824 (1957). — BABICS, A., u. F. RENYI-VAMOS: Über den Lymphkreislauf der Niere und dessen Bedeutung für einzelne pathologische Prozesse. Z. Urol. 48, 618 (1955). — BAILEY, H.: Decompression of bladder. Brit. J. Urol. 6, 225 (1934). — BALLI, L.: Studi sulla chimografia rotatoria, l'esame morfodinamico della vescica nella ipertrofia prostatica nonoperata. Ref. Excerpta. med. Surg. Nr. 7553, 1501 (1951). — BAUER, K.: Der Tonus der Harnblase. Z. Urol. 44, 752 (1951). — BAUMANN, W.: Prüfung der Blasenphysiologie mit Cystometrie und Sphinkterometrie. Urol. int. (Basel) 1, 427—439 (1955). — BELL, E. T.: Renal diseases. Philadelphia 1950. — BENJAMIN, J. A., F. T. JOINT, G. H. RAMSAY, J. S. WATSON, S. WEINBERG and W. W. SCOTT: Cinefluorographic studies of bladder function. J. Urol. (Baltimore) 73, 525 (1955). — BIBUS, B., u. R. HOHENFELLNER: Morphologische Hinweise aus dem Ausscheidungsurogramm bei Prostatavergrößerung. Urol. int. (Basel) 8, 102—116 (1959). — BISCHOFF, P.: Zur chirurgischen Behandlung des kindlichen Megalureters. Urol. int. (Basel) 6, 12 (1958). — BLUM, V.: Zur Theorie des Residualharnes. Wien. klin. Wschr. 1917, Nr. 39. — BLUM, V., u. H. RUBRITIUS: Handbuch der Urologie, Bd. III, S. 426. Berlin: Springer 1928. — BOEMINGHAUS, H.: Beiträge zur Physiologie der Harnleiter. Z. urol. Chir. 14, 71 (1924). — Über funktionelle Zusammenhänge zwischen Harnblase und Niere (vesico-renaler Reflux). Langenbecks Arch. klin. Chir. 154, 114 (1929). — Über die Niereninsuffizienz bei chronischer Harnstauung insbesondere beim Prostatiker. Dtsch. med. Wschr. 53, 222 (1927). — BOYCE, W. M.: Clinical renal function studies. Proceedings of postgraduate semminar. University of Tennessee, 1958. — BRAASCH, F., and J. L. EMMET: Excretory urography as a test of renal function. J. Urol. (Baltimore) 35, 630 (1936). — BRECHER, E., u. R. CHWALLA: Neues zur Therapie der Harnretention nebst Untersuchungen über die Entlastungsreaktion und die Diurese bei chronischer Harnstauung. Z. urol. Chir. 31, 5—6, 266—312 (1931). — BRENNER, A.: Ein Beitrag zur Lehre von der Funktion des Blasenschließmuskels. Z. urol. Chir. 27, 241 (1929). — BROD, J.: Chronische Pyelonephritis. Berlin: VEB Verlag Volk u. Gesundheit 1957. — BRODNY, M. L., and S. A. ROBINS: Urethrocystographic classification of prostatism. Schweiz. med. Wschr. 86, 541 (1956). — Urethrographic study: A guide for selective prostatectomie. J. int. Coll. Surg. 21, 351 (1954). — BROSIG, W.: Der praktische Wert der Blasen- und Sphinkterdruckmessung. Med. Mschr. 6, 242 (1952). — Experimentelle Untersuchungen über den Blasentonus. Z. Urol. 46, 456 (1953). — BUNGE, R. G.: Further observations with delayed cystogramms. J. Urol. (Baltimore) 71, 4, 427 (1954). — BURGESS, L. E., D. T. ROLFE, P. F. HALM and E. L. CAROTHERS: Permeability of the urinary bladder to radioactive phosphorus, mercury and gold. Fed. Proc. 9, 20, Abstr. (1950). — Permeability of the urinary bladder to radioactive mercury, calcium and sulfur. Fed. Proc. 10, 21, Abstr. (1951). — CARTER, R. G.: Vesical neck obstruction with over 800 cc residual urine. J. Urol. (Baltimore) 69, 118 (1953). — COMARR, A. E.: Further observations on excretory cystometry. J. Urol. (Baltimore) 79, 4, 714 (1958). — COUVELAIRE, R.: L'urologue devant les néphrites ascendantes. J. Urol. méd. chir. 60, 753 (1954). — CRABTREE, E. G., and M. L. BRODNEY: An estimate of the value of urethrogram and cystogram in the diagnosis of prostatic obstruction. J. Urol. (Baltimore) 29, 235 (1933). — CREEVY, C. D.: Sudden decompression of the chronic distended urinary bladder. Arch. Surg. (Chicago) 25, 356 (1932). — Vesical distention. Arch. Surg. (Chicago) 29, 723 (1934). — DARGET, M. R.: Refluxe vesico-ureteral chez un prostatique guérison du reflux aprés la prostatectomie. J. Urol. méd. chir. 26, 464 (1928). — DAVIS, D. M.: The hydrodynamics of the upper urinary tract. Ann. Surg. 140, 839 (1954). — Urinary tract obstruction. J. Urol. (Baltimore) 80, 93 (1958). — DENNY-BROWN, D., and E. GRAEME-ROBERTSON: On the physiology of micturition. Brain 56, 149 (1933). — DORTENMANN, S., u. K. M. BAUER: Untersuchungen über den Einfluß der quergestreiften Muskulatur auf die Blasenfunktion mit Hilfe eines Muskelrelaxans. Medizinische 1955, 528. — DRAKE jr., D. M.: The uroflowmeter. J. Urol. (Baltimore) 59, 650 (1948). — EISENMAN, B. C., and J. VIVIAN: Fluid and electrolyte changes following the relief of urinary obstruction. J. Urol. (Baltimore) 74, 222 (1955). — EKMAN, H.: Views on the value of urethrocystography in determining indications for surgery in prostatic hypertrophy. Acta chir. scand. 115, 18—24 (1958). — ENGER, R., H. GERSTNER u. H. SARRE: Die Abhängigkeit der Nierendurchblutung vom Ureterdruck. Zbl. inn. Med. 58, 865 (1937). — ENGLISCH, J.: Über Blasenentzündung nach Tripper. Allg. Wien. med. Z. 1889. — ENGLUND, S. E.: Observation on the migration of some labelled substances between the urinary bladder and the blood in the rabbit. Acta radiol. (Stockh.) Suppl. 135 (1956). — FALCI, E.: Contributo anatomo ed istopatologico alla conoscenza delle dilatazioni ureterali consecutive ad ipertrofia prostatica senza ritenzione vescicale. Pathologica (Genova) 25, 91 (1933). — FENDER, FR. A.: Absorption of urea from the bladder. Arch. Surg. (Chicago) 28, 180 (1934). — FEY, B., F. STOBBAERTS, P. TRUCHOT and G. WOLFROMM: Exploration radiologique. Paris:

Masson & Cie. 1949. — FISCHER, J.: Cystometrische Erhebungen bei Prostatikern. Z. Urol. 48, 743 (1955). — FLOCKS, R. H.: The roentgen visualisation of the posterior urethra. J. Urol. (Baltimore) 30, 711—741 (1933). — FORSYTHE, W. E., W. I. HUFFMAN, P. J. SCHILDT and L. PERSKY: Spontaneous extravasation during urography. J. Urol. (Baltimore) 80, 393 (1958). — FREY, E. K.: Über Rückresorption aus den abführenden Harnwegen bei Abflußstörung. Langenbecks Arch. klin. Chir. 167, Kongr.-Ber., 121 (1931). — FREY, S.: Über das Resorptionsvermögen der Blase und der Harnröhre. Bruns' Beitr. klin. Chir. 155, 577 (1932). — FRISCH, A.: Zit. BRECHER-CHWALLA. — FUCHS, F.: Hydromechanik der Niere. Z. urol. Chir. 33, 1 (1931). — Theorie der Harnwegefunktion. Z. urol. Chir. 37, 154 (1933). — Neuere Forschungsergebnisse in der Nierenpathologie. Z. urol. Chir. u. Gynäk. 44, 52 (1939). — GALBRAITH, W. W.: VIII. Congr. de la Sociedad Internat. de Urologia, Barcelona, 1949. Paris: Gaston Doin 1950. — GARRELTS, B. v.: Analysis of micturition. Acta chir. scand. 112, 326 (1957). — Eine neue Methode der Aufzeichnung der Blasenentleerung. Acta chir. scand. 112, 340 (1957). — Micturition in disorders of prostate and posterior urethra. Acta chir. scand. 115, 227 (1958). — GIBEL, W.: Ergebnisse von Blasendruckmessungen. Med. Klin. 10, 1178 (1951). — GIL-VERNET, S.: Patologia urogenital, Bd. II, Vol. I. Madrid: Paz Montalvo 1953. — GITSCH, E., u. F. BRANDSTÄTTER: Phasen-Sphinktero-Cystometrie. Zbl. Gynäk. 39 (1954). — GLEISNER, O.: Über den Tonus der entzündeten Blase. Z. Urol. 45, 765 (1952). — GÖTZEN, F. J.: Über eine cystographische Besonderheit bei nerval gestörter Harnblase. Z. Urol. 49, 340 (1956). — GRAUHAN, M.: Ziele und Wege der Prognosestellung vor der Prostatektomie. Dtsch. Z. Chir. 179 (1923). — Zum Verständnis der postoperativen Niereninsuffizienz. Langenbecks Arch. klin. Chir. 133, 267 (1924). — GREGOIRE, W.: Les troubles moteurs de l'arbre urinaire superieur. Brüssel 1951. — XI. Congr. de la Société Internat. d'Urologie. Stockholm. Uppsala: Almqviste & Wiksell 1958. — HARTL, H.: Zur Frage des tonometrischen Index bei Blasendruckstörungen. Klin. Wschr. 32, 267 (1954). — HELLSTRÖM, J.: Zur Kenntnis der isolierten Dilatation des pelvinen und juxtavesicalen Ureterabschnittes. Acta radiol. (Stockh.) 18, 141 (1937). — HENNIG, O.: Das Wesen des Prostataleidens unter besonderer Berücksichtigung der nephrogenen Azidose. Z. Urol. 43, 304 (1950). — Neuere anatomische und physiologische Erkenntnisse über Prostata und Blasenauslaß in ihrer Bedeutung für operative Eingriffe. Z. Urol. 47, 457 (1954). — HENNINGER, H.: Zur Chirurgie und Pathogenese der echten Harnblasendivertikel. Z. Urol. 29, 457 (1935). — HERMANN, J., u. A. KRAUS: Zur Indikationsstellung der Prostatektomie auf Grund der Ausscheidungsurographie. Z. urol. Chir. 41, 441 (1936). — HEUSSER, H.: Die Manometrie der Harnblase (Cystometrie). Z. urol. Chir. 44, 312 (1939). — Die akute Anurie und ihre Behandlung. Acta chir. Helv. 18, 113 (1951). — Verh.-Ber. der Dtsch. Ges. für Urologie, Wien, 1957. Leipzig: Georg Thieme 1958. — HINMAN jr., F.: Vesical physiology demonstrated by cineradiography and serial roentgenography. Radiology 62, 713—719 (1954). — HLAD, C. J., R. NELSON and H. J. HOLMES: Transfer of electrolytes across the urinary bladder in dog. Amer. J. Phys. 184, 406 (1956). — HRYNTSCHAK, TH.: Die Hypertrophie und das Carcinom der Prostata. Wien: Wilhelm Maudrich 1948. — Sudden and complete decompression versus slow emptying of the distended urinary bladder. J. Urol. (Baltimore) 61, 545 (1949). — ILLYES, G. v.: Die Niereninsuffizienz des Prostatikers. Z. Urol. 28, 612 (1934). — ISREAL, W.: 1. Harnleitermündungen und Blasenkontraktion. 2. Über die Funktion der oberen Harnwege nach Neueinpflanzung des Harnleiters in die Blase. Z. urol. Chir. 33, 423 u. 442 (1931). — JOHNSON, J. A., H. M. CAVERT, N. LIFSON and M. B. VISSCHER: Permeability of the bladder to water studied by means of isotopes. Amer. J. Phys. 165, 87 (1951). — KATZ, TR.: Contribution à l'étude de l'insuffisance rénale chez les prostatiques sans résidu vesical. J. Urol. méd. chir. 32, 207 (1931). — KEYES, E. L.: Cases illustrating the use of bladder decompression. Ref. Z. urol. Chir. 30, 263 (1930). — KIELLEUTHNER, L.: Über die zweckmäßige Entleerung hochgradig und chronisch gestauter aseptischer Harnblasen. Chirurg 3, 716 (1931). — KNEISE, O., u. K. L. SCHOBER: Die Röntgenuntersuchung der Harnorgane. Leipzig: Georg Thieme 1958. — KÖHLER, R.: Observations on tonus increase in the upper urinary tract. Urol. int. (Basel) 3, 1—13 (1956). — KRETSCHMER, H. L., and F. H. SQUIRE: The incidence and extent of hydronephrosis in prostatic obstruction. J. Urol. (Baltimore) 60, 1 (1948). — KREUTZMANN, H. A. R.: Renal back pressure. J. Amer. med. Ass. 92, 213 (1929). — KUSS, R., et F. MATHIEU: Incontinence d'urine postopératoire chez l'homme. J. Urol. méd. chir. 61, 701 (1955). — LAPIDES, J.: Fluid and electrolyt disturbances in prostatism. J. Amer. med. Ass. 152, 1305 (1953). — Physiopathology and therapy of fluid disorders in prostatism. Geriatrics 9, 20 (1954). — Structure and function of the internal vesical sphincter. J. Urol. (Baltimore) 80, 341 (1958). — LAWSON, J. D., A. L. SCHNEEBERG and W. B. TOMLINSON: Observations on dynamics of acute urinary retention in men. J. Urol. (Baltimore) 67, 951 (1952). — Observations on the dynamics of acute urinary retention in the dog. J. Urol. (Baltimore) 66, 678 (1951). — LEMOINE, G.: Physiologie et pathologie de la miction. Acta urol. belg. 25, 137 (1957). — LENGGENHAGER, K.: Rasche oder langsame Entleerung der gestauten Prostatikerblase? Schweiz. med. Wschr. 82 (1954). —

LEPOUTRE, M. C.: Douleur lombaire á la miction et reflux vésico-rénal actif chez un prostatique. J. Urol. méd. chir. 29, 196 (1930). — LICH, R.: Renal dysfunction in prostatism. J. Urol. (Baltimore) 74, 475 (1952). — LUNDBERG, S.: On the importance of absorption from the urinary bladder in the examination of the vesico-ureteral reflux. Acta chir. scand. 64, 551 (1929). — MALUF, N. S. R.: Further studies on absorption through the human bladder. J. Urol. (Baltimore) 73, 830 (1955). — MARUCCI, H. D.: The differential absorption of radioactiv isotopes in artificially constructed and normal bladders in dosg. Surg. Gynec. Obstet. 101, 285 (1955). — MAY, F.: Die Geschwulstbildungen des Blasenhalses. Berlin u. München: Urban & Schwarzenberg 1949. — MAY, R. D., and BR. BARELARE: A study of factors influencing urinary output increased intravesical pressure. J. Urol. (Baltimore) 80, 337 (1958). — MAYER, K. O.: Untersuchungen über mechanische Einwirkungen des Ductus deferens auf den Ureter bei peripheren Harnabflußhindernissen. Z. Urol. 41, 79 (1948). — MEDICI, A., e G. ULERI: Considerazioni etiopatogenetiche sulle modificazioni della funzionalità renale nell'ipertrofia della prostate. Minerva med. (Torino) 47, 1673 (1956). — MEHL, R.: Die Blasendruckmessung. Med. Klin. 42, 809 (1947). — MERILL, J. P.: Die Behandlung der Niereninsuffizienz. München u. Berlin: Urban & Schwarzenberg 1959. — MIGLIARDI, L.: Le traitement des prostatiques distendus. Presse méd. 1934 I, 1000. — MINDER, J.: Über den diagnostischen und klinischen Wert der Ausscheidungsurographie. Z. urol. Chir. 42, 312 (1936). — MITCHELL, J. P., and G. S. ANDREWS: Clinical aspects and pathology of bladder-neck obstruction. Proc. roy. Soc. Med. 46, 549 (1953). — MOELLER, J.: Pathophysiologie und Diagnose der sekundären Niereninsuffizienz. Medizinische 1959, 632. — MOELLER, J., u. W. REX: Nierenfunktionsstörungen bei tubulärer Insuffizienz. Z. klin. Med. 150, 103 (1952). — MOORE, TH.: Bladder neck obstruction in women. Proc. roy. Soc. Med. 46, 558 (1953). — MUELLNER, S. R.: Voluntary control of micturition in man. J. Urol. (Baltimore) 80, 473 (1958). — MUELLNER, S. R., and F. G. FLEISCHNER: Normal and abnormal micturition. J. Urol. (Baltimore) 61, 233 (1949). — MUSCHAT, M.: A study of the response of the trigone and detrusor musculature to vesical neck obstruction. J. Urol. (Baltimore) 30, 221 (1933). — NARATH, P. A.: Renal pelvis and ureter. New York: Grune & Stratton 1951. — NECKER, F.: Pathologie und Therapie der Niereninsuffizienz. Verh. Dtsch. Ges. Urol., Kongr. 1929, München. — NEGRO, M.: Un raro caso di distensione vescicale. Boll. Soc. piemont. Chir. 2, 374 (1932). — NELSON, R. E., C. F. HLAD and J. H. HOLMES: Transfer of electrolytes across the normal urinary bladder. Amer. J. Med. 12, 611 (1952). — NESBIT, M. R., et J. LAPIDES: The physiology of micturition. XI. Congrès de la Société internationale d'Urologie, Stockholm. Uppsala: Almqviste & Wiksell 1958. — OEHLERT, G.: Cystometrische Untersuchungen über das Verhalten des Blasendruckes nach der Wertheimschen Radikaloperation. Z. Gynäk. 76, 39, 1763 (1954). — PAPIN, E.: Le reflux vésico-urétéral chez les prostatiques. J. Urol. méd. chir. 28, 580 (1929). — PARSONS, F. M.: Chemical imbalance occuring in chronic prostatic obstruction. Brit. J. Urol. 26, 7 (1954). — PASCHKIS, R.: Nierenfunktion und Prostatektomie. Wien. klin. Wschr. 1909, Nr. 22, 711. — PILCHER jr., F., J. L. BOLLMAN and F. C. MANN: Intra-ureteral pressure and renal function. J. Urol. (Baltimore) 38, 202 (1937). POVLSEN, O.: Zur cystometrischen Technik. Z. urol. Chir. 45, 72 (1940). — Untersuchungen über die Konstanz cystometrischer Befunde. Z. Urol. 37, 109 (1943). — Cystometrische Untersuchungen über die Wirkung der transurethralen Prostataresektion (t. u. PR.). Z. Urol. 37, 118 (1943). — Der praktische Wert der Cystometrie bei der transurethralen Prostataresektion. Z. Urol. 37, 121 (1943). — PRÄTORIUS, G.: Über die Ursachen der Retention bei der Divertikelblase. Z. urol. Chir. 14, 46 (1924). — Über die erstmalige Behandlung hochgradiger Harnverhaltungen. Dtsch. med. Wschr. 1929, I, 875. — Akute Ischuria paradoxa. Münch. med. Wschr. 1931 I, 717. — PYTEL, A. J.: Chirurgija 7, 8 (1950). — RAASCHOU, F.: Chronic pyelonephritis. Kopenhagen 1948. — RATTNER, W. H., S. FINK and J. J. MURPHY: Pressure studies in human ureter and renal pelvis. J. Urol. (Baltimore) 78, 359 (1957). — RENYI-VAMOS, F., F. BALOGH u. Z. SZENDRÖI: Über einige Probleme des Pyelonverschlusses. Schweiz. med. Wschr. 82, 1084 (1952). — REUTER, U. H.: Ein neues Gerät zur Cystometrie und Sphinkterometrie. Z. Urol. 47, 597 (1954). — RICHTER, K.: Der tonometrische Index als Hilfsmittel zur Auswertung cystometrischer Untersuchungsergebnisse. Klin. Wschr. 31, 1002 (1953). — Zur Frage des tonometrischen Index bei Blasendruckmessung. Klin. Wschr. 33, 531 (1955). — ROSE, D. K.: Cystometric bladder pressure determinations: Their clinical importance. J. Urol. (Baltimore) 17, 487 (1927). — ROTHAUGE, C. F.: Zur Rückresorption von Natrium aus der Harnblase bei Harnabflußstörung. Z. Urol. 49, 426 (1956). — ROUSSAK, N. J., and S. OLEESKY: Water losing nephritis. Quart J. Med. 23, 147 (1954). — RUBRITIUS, H.: Die Ursache der Niereninsuffizienz durch Harnrückstauung und ihre Bedeutung für die Prostatachirurgie. Wien. klin. Wschr. 1932 II, 1551. — VI. Kongr. Internat. Ges. Urol., Wien, 1936. Paris: Librairie Octave Doin 1936. — RUMMELHARDT, S.: Über juxtavesikalen, angelhakenförmigen Ureterverlauf. Z. Urol. 50, 214 (1957). — RUSZNYAK, ST.: Über die Möglichkeit einer zytogenen Azotämie. Verh. dtsch. Ges. inn. Med. 42, 569 (1930). — SAPHIR, O., and B. TAYLOR: Pyelonephritis lenta. Ann. Intern. Med. 36, 1017 (1952). — SARRE, H.:

Nierenkrankheiten. Stuttgart: Georg Thieme 1959. — SCHÄR, W.: Experimentelle Untersuchungen über das Resorptions- und Ausscheidungsvermögen der Blasenschleimhaut. Z. urol. Chir. 44, 183 (1938). — SCHNEIDER, W.: Beitrag zur Blasendruckmessung. Dtsch. Gesundh.-Wes. 11, 829 (1956). — SCHULTHEIS, TH.: Der unfreiwillige Harnabgang. Berlin: W. de Gruyter & Co. 1951. — SCHULTZE-SEEMANN, F.: Beobachtungen zur Blasenentleerung. Z. Urol. 50, 689 (1957). — SCHWARZ, O.: Handbuch der Urologie, Bd. I. Berlin: Springer 1926. — SCOTT, W. W.: The year book of urology, p. 273. 1952. — SEIFERT, E.: Über die Grenzen der Operabilität bei Prostatahypertrophie. Dtsch. Z. Chir. 198, 371 (1926). — SELKURT, E. E., M. BRANDFONBRENER and H. M. GELLER: Effects of ureteral pressure increase on renal hemodynamics and the handling of electrolytes and water. Amer. J. Physiol. 170, 61 (1952). — SERRALACH, F.: La cyste et la spinctéro-manométrie dans l'étude de la fonction vésicale. J. Urol. méd. chir. 60, 397 (1954). — SERRALACH, J.: Warum können die Prostatiker keinen Harn lassen? Rev. esp. Cir. y Urol. 11, 348 (1929). — SHAKMAN, R., A. O. WILSON and I. G. GRABER: Biochemical disturbances in chronic prostatic and urethral obstruction. Brit. J. Urol. 27, 125 (1955). — SHARE, L.: Effect of increased ureteral pressure on renal function. Amer. J. Physiol. 168, 97 (1952). — STAEMMLER, M.: Lehrbuch der speziellen pathologischen Anatomie, Bd. II, Teil 1. Berlin: W. de Gruyter 1957. — STAHL, J., H. JAHN et CH. MAURER: Acidose hyperchlorémique et insuffisance tubulaire distale au cours de la rétention vésicale incomplète chronique. Gaz. méd. Fr. 62, 631 (1955). — STELLER, L., u. N. VONDRA: Resorption aus der Blase. Z. urol. Chir. 46, 57 (1941). — STEWART, CH. M.: Delayed cystogramms. J. Urol. (Baltimore) 71, 588 (1953). — TANDLER, I., u. O. ZUCKERKANDL: Studien zur Anatomie und Klinik der Prostatahypertrophie. Berlin: Springer 1922. — THELEN, A., K. ROTHER u. H. SARRE: Experimentelle Untersuchungen zur Pathogenese der pyelonephritischen Schrumpfniere. Urol. int. (Basel) 3, 359 (1956). — TOLLS,, R. E., and J. M. DILLE: The relation between bladder pressure and urine formation. J. Urol. (Baltimore) 74, 197 (1955). — UEXKÜLL: Zit. H. RUBRITIUS. — VACCARI, F.: L'insufficenza degli orifici ureterali rivelata e studiata con l'indagine uretrografica. Arch. ital. Urol. 18, 425—469. — VALENTINO, A., e A. MAZZA: Arch. ital. Urol. 74, 26 (1953). — VIVION, C. G., C. J. HLAD and B. EISEMAN: The absorption of sodium from the human urinary bladder. J. Urol. (Baltimore) 79, 471 (1958). — WAKIM, K. G.: Physiological basis for anuria. Proc. Mayo Clin. 29, 65 (1954). — WALLACE, D. M.: The bladder neck in urinary obstruction. Proc. roy. Soc. Med. 44, 434 (1951). — WEINBERG, S. R., and A. A. SIEBENS: Activity of ureter after surgery. J. Urol. (Baltimore) 80, 326 (1958). — WILDBOLZ, E.: Lehrbuch der Urologie. Berlin-Göttingen-Heidelberg: Springer 1959. — WILDBOLZ, H.: Lehrbuch der Urologie. Berlin: Springer 1924. WILLIAMS, D. J.: Urology in Childhood. In Handbuch der Urologie, Bd. XV. Berlin-Göttingen-Heidelberg: Springer 1958. — WILSON, B., D. D. REISMAN and C. A. MOYEN: Fluid balance in the urological patients: Disturbances in the renal regulation of the excretion of water and sodium salt following decompression of the urinary bladder. J. Urol. (Baltimore) 66, 805 (1951). — WINTON, F. R.: The Harvey Lecture. New York: Academic Press 1951. — WIRZ, H.: Druckmessung in Kapillaren und Tubuli der Niere durch Mikropunktion. Helv. physiol. pharmacol. Acta 13, 42—49 (1955). — Der osmotische Druck des Blutes in der Nierenpapille. Helv. physiol. pharmacol. Acta 11, 20 (1953). — Der osmotische Druck in den corticalen Tubuli der Rattenniere. Helv. physiol. pharmacol. Acta 14, 353 (1956). — Druckverhältnisse in der normalen Niere. Schweiz. med. Wschr. 86, 377 (1956). — WÜLLENWEBER, G.: Klinischer Beitrag zur Frage des Verhaltens der Harnorgane bei organischen Nervenkrankheiten. Dtsch. Z. Nervenheilk. 117/119, 804 (1931). — Beitrag zur Frage des vesicoureteralen Refluxes. Z. Urol. 24, 176 (1930). — Untersuchungen über die Druckverhältnisse in den abführenden Harnwegen des Menschen. Verh. Ges. für Inn. Med., Wiesbaden 1929. — YOUNG, H. H., and M. B. WESSON: Anatomy and surgery of the trigone. Arch. Surg. (Chicago) 3, 1 (1921). — YOUNG, H. H., and D. I. MACHT: The physiology of micturition. J. Pharmacol. exp. Ther. 11, 329 (1923). — ZOLLINGER, H. U.: Die interstitielle Nephritis. Basel u. New York: S. Karger 1945.

## C. Die Diagnostik

### I. Die Endoskopie

BARNES, R. W., R. T. BERGMANN and H. L. HADEY: Endoscopy. In Handbuch der Urologie, Bd. VI. Berlin: Springer 1959. — BLUM, V., u. H. RUBRITIUS: Handbuch der Urologie, Bd. V. Berlin: Springer 1928. — BOSHAMER, K.: Lehrbuch der Urologie. Jena: Gustav Fischer 1939. — BUMPUS, H. C.: Indications for visuel examination of lower urinary tract. J. Amer. med. Ass. 123, 615 (1943). — CATHELIN, F.: Le traitement du prostatisme et des prostatiques. Progr. méd. (Paris) 1929 II, 1823—1827. — CHWALLA, R.: Erfahrungen über die operative Behandlung der Prostatahypertrophie. Z. urol. Chir. 32, 245 (1931). — FEY, B., F. STOBBAERTS, P. TRUCHOT et G. WOLFROM: Exploration radiologique. Paris: Masson & Cie. 1949. — GIL VERNET: Abortivbehandlung der Prostatahypertrophie. Z. Urol. 45, 30 (1952). — GLINGAR, A.: Endoskopie der Harnröhre. Wien: Wilhelm Maudrich 1947. —

HERTOGHE, C.: Particularité du col vésical dans la maladie de Marion. J. belge Urol. 8, 195 (1947). — HINMAN, F.: Principles and practice of urology. Philadelphia: W. B. Saunders Company 1935. — KELLER, J.: Urologie. Dresden: Theodor Steinkopff 1958. — KIRWIN, TH. J.: The treatment of prostatic hypertrophy by a new "shrinkage" method. J. Urol. (Baltimore) 32, 481 (1934). — KNEISE, O., u. M. STOLZE: Handatlas der Cystoskopie und Urethroskopie. Leipzig: Georg Thieme 1955. — LAZARUS, J. A.: The importance of routine cystoscopy in prostatism. J. Urol. (Baltimore) 55, 79 (1946). — LOWSLEY, O. S., and TH. J. KIRWIN: Clinical urology. Baltimore: Williams & Wilkins Company 1956. — MACALPINE, J. B.: Cystoscopy and urography. Bristol 1936. — MAY, F.: Prostatectomia precoce? Treviso: Eduzioni di Urologia 1958. — MINDER, J.: Das Risiko der instrumentellen Untersuchung bei Prostatakranken. Schweiz. med. Wschr. 75, 781 (1945). — MITCHELL, J. P., and G. S. ANDREWS: Symposium on bladder neck. Proc. roy. Soc. Med. 46, 549 (1953). — NECKER, F.: Verh.ber. Dtsch. Ges. Urologie, Berlin 1926. Z. urol. Chir., Sonderband. — PÉRARD, J.: La maladie du col vesical chez la femme. J. Urol. méd. chir. 50, 128 (1942). — SCHER, S.: Some observations on the anatomy of the bladder neck and posterior urethra with reference to prostatic obstruction. J. Urol. (Baltimore) 22, 116 (1950). — SCRUFARI, V., e M. D. POZZA: Ricerche anatomiche sull'uretra prostatica. Urologia (Treviso) 18 (I), 27 (1951). — SHIVERS, C. H. DE: The medical findings in benign prostatic hyperplasia. J. Urol. (Baltimore) 49, 847 (1943). — STAEHLER, W.: Klinik und Praxis der Urologie. Stuttgart: Georg Thieme 1959. — STEGEMAN, W.: His interpretations of enlarged prostates gained through cystoscopy. J. Urol. (Baltimore) 57, 479 (1947). — TANDLER, J., u. O. ZUCKERKANDL: Studien zur Anatomie und Klinik der Prostatahypertrophie. Berlin: Springer 1922. — THÉVENARD, P.: Clinique et endoscopie de l'hypertrophie prostatique ses débuts. J. Urol. méd. chir. 57, 335 (1951). — TRUC, E., GUILLAUME et BAUMEL: La maladie du col vésical dans les affections neurologiques. Nécessité de l'uréthrocystoscopie. J. Urol. méd. chir. 61, 424 (1955). — TZSCHIRNTSCH, K.: Atlas der Abflußhindernisse der hinteren Harnröhre und des Blasenhalses. Leiden: L. Stafleu 1953. — WEYRAUCH, H. M.: Surgery of the prostate. Philadelphia: W. B. Saunders Company 1959.

## II. Die Röntgenuntersuchung

ABESHOUSE, B. S., and M. E. RUBEN: Prostatic and periprostatic phlebography. J. Urol. (Baltimore) 68, 640 (1952). — AJAMIL, L. F., and M. VALVERDE: Stenosis of vesical neck. J. Urol. (Baltimore) 72, 1201 (1954). — ALBRECHT, K. F.: Über die präoperative Größenbestimmung des Prostataadenoms. Z. Urol. 49, 557 (1956). — ALKEN, C. E.: Blasenentleerungsstörungen. Med. Welt 37, 1126 (1951). — ARRIGONI, G., e G. COLOMBO: Importanza dell'urografia nell'indagine funzionale renale del prostatico. Arch. ital. Urol. 24, 388 (1950).— Late clinical and roentgenologic control of patients following prostatectomies according to Hey and Millin technics. Arch. ital. Urol. 23, 237 (1959). — ASCOLI, R.: La vesiculografia nella diagnosi del carcinoma prostatico. Atti e Mem. Soc. Chir. 3, 2725 (1935). — BACHRACH, R.: Die Cystographie bei der Prostatahypertrophie. Z. urol. Chir. 20, 459 (1926). — Cystogramme von Prostatikern. Z. urol. Chir. 21, 380 (1927). — Urethrogramme nach Prostatektomie. Z. urol. Chir. 44, 61 (1938). — BARSONY, T., u. E. KOPPENSTEIN: Eine neue Methode zur röntgenologischen Darstellung des Harnblasenbodens. Z. urol. Chir. 35, 194 (1932). — BAUER, K. M.: Das Rücklaufcystogramm. Medizinische 1957, 47. — BEARD, D., W. GOODYEAR and S. WEENS: Radiologic diagnosis of the lower urinary tract, p. 111. Springfield 1952. — BELOT et PASTEAU: Radiologie prostatique. Proces-verb. 31. Congr. franç. Urol., p. 335, 1931. — BENJAMIN, J. A., F. T. JOINT, G. H. RAMSAY, J. S. WATSON, S. WEINBERG and W. W. SCOTT: Cinefluorographic studies of bladder function. J. Urol. (Baltimore) 73, 525 (1955). — BEZZI, E., G. MACALUSO, L. ROSSI e A. RABAIOTTI: Aspetti arteriografici della patologia prostatica. Minerva chir. (Torino) 12, 867 (1957). — BIBUS, B., u. R. HOHENFELLNER: Diagnostische Bedeutung des asymmetrischen Kontrastmittelaufstaus im Ausscheidungsurogramm. Z. Urol. 52, 606 (1959). — BILGER, GUNSETT et HAESSLER: L'urétrographie. Mém. Soc. Electro-Radiol. méd. France 27, 525 (1939). — BITSCHAI, J.: Prostatectomia precoce? Edizioni di „Urologia" Treviso 1958. — BLUM, E., D. SICHEL, R. WOLFF et J. P. WAGNER: L'exploration radiologique du prostatique. J. Urol. méd. chir. 63, 308 (1957). — BLUM, V.: Blasendivertikel und Prostatahypertrophie. Verh. dtsch. Ges. Urol. VIII. Kongr., Berlin, S. 57, 1929. — BLUM, V., u. H. RUBRITIUS: Handbuch der Urologie. Berlin: Springer 1926. — BOEMINGHAUS, H.: Über funktionelle Zusammenhänge zwischen Harnblase und Niere. Langenbecks Arch. klin. Chir. 154, 114 (1929). — Zur operativen Behandlung der Prostatahypertrophie. Langenbecks Arch. Chir. 166, 579 (1931). — BOEMINGHAUS, H., u. L. ZEISS: Die Erkrankungen der Harnorgane im Röntgenbild. Leipzig: Johann Ambrosius Barth 1933. — BONETTI, CL.: La deferentovescicolografia nella diagnosi differenziale tra adenoma e cancro delle prostata. Romagna med. 9, 582 (1957). — BOONE, A. W.: Cystourethrograms before prostatectomy. J. Urol. (Baltimore) 67, 358 (1952). — BOYCE, W. H., J. A. HARRIS and S. A. VEST: The dorsal cystogram or "squat shot"; A technique for roentgenography of posterior bladder and pelvic ureter. J. Urol. (Baltimore) **70**, 969 (1953). — BRAILSFORD, J. F., H. DONOVAN and E. H. MUCKLAW: A simple estimation of residual urine in cases of prostatic disease following the ingestion of hippuran by mouth. Brit. J. Radiol. **27**, 183 (1954). — BRODNY, M. L., and S. A. ROBINS: Morbility after prostatectomy; an urethrocystographic study. J. int. Coll. Surg. **14**, 143 (1950). Etiology of strictures occuring after prostatic operations. J. int. Coll. Surg. **15**, 459 (1951). The prostatic cavity after surgical intervention. J. int. Coll. Surg. **19**, 189 (1953). Urethrocystographic study: A guide for selective prostatectomy. J. int. Coll. Surg. **21**, 351 (1954). — Urethrocystographic classification of prostatism. Schweiz. med. Wschr. **86**, Suppl., **20**, 541 (1956). — BUNGE, R. G.: Further observations with delayed cystogramms. J. Urol. (Baltimore) **71**, 427 (1954). — BUSSON et MICHEL: Restharnbestimmung bei Prostatikern mittels der Urographie. Französische Gesellschaft für Urologie. Z. Urol. **36**, 182 (1942). — CASSUTO, A.: Prostatectomia precoce? Edizioni di "Urologia". Treviso 1958. — CHAUVIN, H. F., et A. ORSONI: Rétrécissement du col vésical après prostatectomie. Présentation de radiographie. J. méd. chir. Urol. **57**, 739 (1951).—CHEVASSU, M.: L'intérêt primordial de uréthroprostatographie. Procèsverb. etc. 45. Congr. franç. Chir., p. 495, 1936. — CHEVASSU, M., et F. MORET: L'exploration radiographique de l'urètre et de la prostate. Bull. Acad. Méd. (Paris), III.s. **113**, 302 (1935). — CHIAUDANO, C.: La vesiculografia nella ipertrofia e nel cancro della prostata. Med. contemp. **1**, 874 (1935). — CHRISTOFFERSEN, J. C.: Transurethral prostatic resection and upper urinary tract. Acta urol. **2**, 81 (1948). — State of upper urinary tract after transurethral resection. Nord. med. (Hospitalstid.) **25**, 241 (1945). — CHWALLA, R.: Pathophysiologie der Prostata und der Prostatahypertrophie. Urol. int. (Basel) **3**, 273 (1956).—CIBERT, J., et H. CAVAILHER: L'exploration radiographique chez les prostatiques. J. Urol. méd. chir. **52**, 35 (1944). — CIFUENTES, P.: Über den Wert der Cystographie. Rev. esp. Cir. y Urol. **11**, 139 (1929). — Prostatectomia precoce? Edizioni di "Urologia". Treviso 1958. — CIVINO, A., e G. LOVATI: Controllo clinico-radiologico di un gruppo di prostatectomizzati secondo il metodo di Hryntschak. Osped. maggiore **44**, 558 (1956). — COHEN, H.: Air in the bladder in conjunction with the X-ray as a means of diagnosing bladder conditions. Med. J. Rec. **127**, 124 (1928). — COLOMBO, G., e G. LOVATI: Studio uretrocistografio della prostata cancerosa prima e dopo trattamento con estrogeni. Minerva urol. (Torino) **4**, 236 (1952). — COMARR, A. E.: Position of patient for roentgen interpretation of prostatogram. Amer. J. Roentgenol. **75**, 893 (1956). — CONRADT, J.: Les suites opératoires locales de la prostatectomie étudiées par l'urétrographie. J. belge Urol. **11**, 31 (1938). — COUTTS, W. E.: Die vordere und seitliche Cystographie beim Prostataadenom. Rev. méd. lat.-amer. **11**, 749 (1926). — COUVELAIRE, R.: Chirurgie de la vessie. Paris: Masson & Cie. 1955. — Sur l'urographie considérée comme moyen d'exploration des prostatiques. J. Urol. méd. chir. **53**, 111 (1946/47). — Des limites de la cystostomie. J. Urol. méd. chir. **54**, 588 (1948). — Considérations sémiologiques sur les „grosses prostates". Rev. prat. **5**, 1179 (1955). — Chirurgie de la vessie. Paris: Masson & Cie. 1955. — COUVELAIRE, R., et J. FORET: Sur la signification de l'asymètrie urographique des images urétéro-pyélo-calicielles du prostatique. J. Urol. méd. chir. **59**, 17 (1953). — COUVELAIRE, R., et C. LEREY: Sur la deferento-vésiculographie en exploration génito-urinaire. J. Urol. méd. chir. **59**, 447 (1953). — CRABTREE, E., and M. L. BRODNEY: An estimate of the value of urethrogram and cystogram in the diagnosis of prostatic obstruction. J. Urol. (Baltimore) **29**, 235 (1933). — CRUZ, M.: Dynamische Störungen der Urethra posterior und ihre Untersuchungen mit Hilfe der Urethrographie. Z. Urol. **28**, 675 (1934). — DAMM, E.: Die funktionelle Cystourethrographie. Z. Urol. **42**, 68 (1949). — DANNHEISSER, F.: Die Bedeutung der Ausscheidungspyelographie für die Beurteilung des Harnapparates bei alten Harnröhrenstrikturen. Z. Urol. **26**, 409 (1932). — DARGET, R., et H. DUVERGEY: La résection endoscopique contrôlée par l'urétrographie dans la maladie du col et le néo de la prostate. J. Urol. (Baltimore) **50**, 131 (1942). — DONNA, D. DI: L'urografia per eliminazione nella calcolosi vescicale. Minerva urol. (Torino) **7**, 29 (1955). — DRESSLER, L.: Neuere Untersuchungen zur röntgenologischen Darstellung der männlichen Harnröhre, Prostata und Samenblase. Fortschr. Röntgenstr. **39**, 872 (1929). — DURANTI, L.: Uretrocistografia nei prostatici. Radiol. med. (Torino) **13**, 914 (1926). — DUVERGEY, H.: Sur deux cas de reflux urétro-vesiculo-déférentiel. J. Méd. Bordeaux **16**, 355 (1939). — DUVERGEY, H., et MURET: L'uréthrographie dans le diagnostic des affections prostatiques. J. Méd. Bordeaux **116**, 626 (1939). — DUVERGEY, H., u. PUJO: Was wird aus der Wundhöhle nach Prostatektomie? Z. Urol. **36**, 343 (1942). — EDLING, N. P. G.: Urethrocystography in the male with special regard to micturition. Acta radiol. (Stockh.) Suppl. 58 (1945). — Further studies of the interureteric ridge of the bladder. Acta radiol. (Stockh.) **30**, 69 (1948). — On the roentgen aspect of prostatic atrophy. Acta radiol. (Stockh.) **31**, 145 (1949). — Die Darstellung der Harnröhre und der Harnblase mittels wasserlöslicher Kontrastmittel. Fortschr. Röntgenstr. **73**, 18 (1950). — The roentgen diagnosis of the diseases of the prostate. J. Urol. (Baltimore) **67**, 197 (1952). — EDWARDS, D.: Cine-radiology of congenital bladder-neck obstruction and the megaureter. J. Urol. (Baltimore) **29**, 410 (1957). — EKMAN, H.: Views on the value of urethrocystography in determining indications for surgery in prostatic hypertrophy. Acta chir. scand. **115**, 18 (1958). — Late results of prostatectomy for benign prostatic hyperplasia. Acta chir. scand. Suppl. **250** (1959). — ENGEL, W. J.: Intravenous urography in study of vesical neck obstruction. Amer. J. Roentgenol. **62**, 661 (1949). — ENGELS, H.: Formänderungen bei Funktionsgeschehen des Blasenbodens und des oberen Harnröhrenabschnittes. Z. Urol. **33**, 708 (1939). — FERGUSSON, J. D.: The peripheral control of micturition in the male. XI. Congr. de la Soc. internat. d'Urologie, Stockholm 1958, Bd. II, p. 136. — FEY, B., F. STOBBAERTS, P. TRUCHOT et G. WOLFROMM: L'appareil urinaire inférieur. Paris: Masson & Cie. 1949. — FITZPATRICK, R. J., and L. M. ORR: Pelvioprostatic venography. J. Urol. (Baltimore) **68**, 647 (1952). — FLOCKS, R. H.: The roentgen visualization of the posterior urethra. J. Urol. (Baltimore) **30**, 711, 741 (1933). — FLOCKS, R. H., and D. A. CULP: A modification of technique for anastomosing membranous urethra and bladder neck following total prostatectomy. J. Urol. (Baltimore) **69**, 411 (1953). — FORET et DELSEMME: L'urographie intraveineuse chez les prostatiques. J. belge Urol. **1**, 6 (1947). — FORSYTHE, W. E.: The cystourethrographic diagnosis of prostatic disease. Urol. cutan. Rev. **47**, 669 (1943). — FRAIN-BELL, L., and J. GRIEVE: The micturating cystourethrogramm in relation to function after prostatectomy. Brit. J. Urol. **29**, 15 (1957). — FRANZAS, F.: Prostatectomia precoce? Edizioni di "Urologia". Treviso 1958. — FREI, A.: Zur Röntgenkontrastdarstellung und Beurteilung von Blasendivertikeln. Fortschr. Röntgenstr. **75**, 83 (1951). — FRIEDHOFF, E.: Die intravenöse Urographie bei der Blasenhalsgeschwulst. Langenbecks Arch. klin. Chir. **274**, 132 (1953). — FRUMKIN, A. P.: Röntgenographie von Hypertrophie der Vorsteherdrüse. Röntgenprax. **1**, 498 (1929). — FUCHS, F.: Über das reflexbedingte Verhalten der oberen Harnwege und seine Bedeutung für die Ausscheidungsurographie. Z. urol. Chir. **35**, 169 (1932). — GALBRAITH, W., and J. R. RIDDELL: The radiological examination of the urinary tract. Urol. cutan. Rev. **31**, 1 (1927). — GAMBETTA, G., et L. BORINI: La vesiculographie dans les tumeurs de la prostate. Acta urol. belg. **24**, 297 (1956). — GERNER-SMIDT, M.: Vesiculography as a diagnostic aid in cancer and hypertrophy of the prostate. Acta chir. scand. **114**, 387 (1957). — GIL, VERNET: Patologia urogenital. Madrid: Paz Montalvo 1955. — GINESTIÉ, J.: L'urétrographie en position debout en particulier dans l'hypertrophie de la prostate. J. Urol. méd. chir. **50**, 171 (1942). — GLINGAR, A.: Verh. der Dtsch. Ges. für Urol., 5. Kongr., 1921, S. 314. — GONZALEZ, J. V.: Urétro-cystographie dans un cas de diaphragme intervésico-prostatique. J. Urol. méd. chir. **26**, 236 (1928). — GOTTLIEB, J. G., et F. J. STROKOFF: La prostatographie. J. Urol. méd. chir. **25**, 451 (1928). — GRAAS, G., u. H. MILLER: Neue Methode für die radiographische Demonstration der Blase. Fortschr. Röntgenstr. **87**, 218 (1957). — GUDBJERG, C. E., L. K. HANSEN and E. HASNER: Micturition cystourethrography. Acta radiol. (Stockh.) **50**, 310 (1958). — GÜNTHER, G. W.: Röntgenuroskopie. Stuttgart: Georg Thieme 1952. — HAAS, L., u. K. FILLENZ: Ungewöhnliches Röntgenbild von Prostatahypertrophie. Fortschr. Röntgenstr. **55**, 298 (1937). — HAAS, L., et K. FILLENZ: Contribution en radiodiagnostic de la prostate. J. Radiol. Électrol. **22**, 103 (1938). — HAGER, B. H., and W. F. BRAASCH: Cystography. Surg. Gynec. Obstet. **45**, 502 (1927). — HECKENBACH, W.: Physiologie und Pathologie der Harnleiterdynamik bei der Ausscheidungsurographie unter besonderer Berücksichtigung der Andexerkrankungen. Z. urol. Chir. **35**, 34 (1932). — Über die Sphinktersklerose. Z. Urol. **33**, 204 (1939). — HEITZ-BOYER: Urétrographie et formations diverticulaires prostatiques. J. Urol. méd. chir. **39**, 247 (1935). — HELLSTRÖM, J.: Zur Kenntnis der isolierten Dilatation des pelvinen oder juxtavesicalen Harnleiterabschnittes. Acta radiol. (Stockh.) **18**, 141 (1937). — Endouretral elektroresektion vid andra tillstand än prostatahypertrofi. Nord. med. **25** (I), 397 (1945). — HENNIG, O.: Die röntgenologische Darstellung der Prostatikerblase mit Bariumaufschwemmung und Luft am liegenden und stehenden Kranken. Langenbecks Arch. klin. Chir. **275**, 418 (1953). — HERBST, R. H.: Fibrosis of the vesical neck. J. Amer. med. Ass. **91**, 1614 (1928). — HERSHMAN, H. A.: New method of determining bladder residual urine volume. J. Urol. (Baltimore) **83**, 283 (1960). — HICKEL, R.: Contribution à l'étude du retentissement fonctionnel et anatomique, urétéro-rénal, de l'augmentation de volume de la prostate. J. Urol. méd. chir. **65**, 369 (1959). — HINMAN, F.: The principles and practice of urology. Philadelphia and London: W. B. Saunders Company 1935. — HORTOLOMEI, N., et T. KATZ-GALATZI: Contribution à l'étude de l'urétrographie. J. Urol. méd. chir. **36**, 321, 437 (1933). — HORTOLOMEI, N., GH. OLANESCU, B. FINGERHUT, J. J. ZISU, J. ROVINESCU, A. LUPU et P. COSTACHE: Etudes des séquelles de la prostatectomie par l'uréthrocystographie. Chirurgia (Bucureşti) **3**, 121 (1954). — HRYNTSCHAK, TH., u. M. SGALITZER: Nachuntersuchungen an Prostatektomierten mit besonderer Berücksichtigung der Röntgenuntersuchung. Wien. klin. Wschr. **39**, 1152 (1926). — HYAMS, J. A., H. R. KENYON and S. E. KRAMER: Urethrocystography in the male. J. Amer. med. Ass. **101**, 2030 (1933). — ICHIKAWA, T.: Über unsere Methode der Prostatographie. Z. Urol. **48**, 114 (1955). — JULIANI, G., e A. GIBBA: Quadri deferento-vesiculografici negli adenomi e nei carcinomi della prostata. Nunt. radiol. (Firenze) **21**, 165 (1955). — JASIENSKI, G.: L'insuffisance chez les prostatiques et les prostatectomisés. J. Urol. méd. chir. **39**, 131 (1935). — KJELL-BERG, S. R.: The lower urinary tract in childhood. Stockholm: Almquist 1957. — KLOSTER-HALFEN, H., u. H. BOEMINGHAUS: Urographische Schätzung des Restharnes bei Entleerungsstörungen der Blase. Z. Urol. **53**, 253 (1960). — KNEISE, O., u. K. L. SCHOBER: Die Röntgenuntersuchung der Harnorgane. Leipzig: Georg Thieme 1958. — KNUTSON, F.: Urethrography. Acta radiol. (Stockh.) Suppl. **28**. — KRAAS, E.: Die röntgenologisch gleichzeitige Darstellung der männlichen Harnröhre und Blase. Langenbecks Arch. klin. Chir. **178**, 361 (1933). — KRAUS, A. F.: Die Ausscheidungsurographie beim Prostatiker. Z. urol. Chir. **40**, 383 (1935). — The diagnosis of "back pressure" kidneys in cases of enlarged prostate. Brit. med. J. **1942** I, 109. — KRETSCHMER, H. L., and F. H. SQUIRE: The incidence and extent of hydronephrosis in prostatic obstruction. J. Urol. (Baltimore) **60**, 1 (1948). — KUČERA, J., u. J. FISCHER: Prostatopelvische Phlebographie. Z. Urol. **50**, 81 (1957). — LALOR-MOTTA, A. DE: Urologic aspects of pelvic phlebography. J. int. Coll. Surg. **25**, 578 (1956). — LAPIDES, J.: Observations on normal and abnormal bladder physiology. J. Urol. (Baltimore) **70**, 74 (1953). — LARRÚ, E.: Vorteile der Röntgenuntersuchung der Blase mit seitlicher Bestrahlung. Ann. Acad. méd.-quir. esp. **13**, 760 (1926). — LEDOUX-LEBARD, R., J. GARCIA-CALDERON et J. PETETIN: L'exploration radiologique de l'urèthre masculin et de la prostate. J. Radiol. Électrol. **15**, 473 (1931). — LIEDBERG, N.: Die Urographie als Untersuchungsmethode vor der Prostatektomie. Z. urol. Chir. **46**, 156 (1942). — LIESS, G., u. K. BERWING: Fehlermöglichkeiten bei der röntgenologischen Darstellung der Prostatahypertrophie mit Hilfe der Abrodilpfütze. Z. Urol. **48**, 240 (1955). — LOWSLEY, O. S., and A. GENTILE: Retropubic prostatectomy. J. Urol. (Baltimore), **59**, 281 (1948). — LOWSLEY, O. S., and TH. J. KIRWIN: Clinical urology. Baltimore: Williams & Wilkins Company 1956. — MACKINNON, K. J., and E. C. SMITH: Vesical neck obstruction in women. Canad. med. Ass. J. **71**, 356 (1954). — MACQUET, P., et G. PATOIR: Le sténose du col vésical aprés prostatectomie suspubienne. J. Urol. méd. chir. **50**, 143 (1942). — MADARO, A.: I quadri radiologici della vescica e dell'uretra posteriore negli operati di prostatectomia. Radiologia (Roma) **12**, 379 (1956). — MARCHAND, J. M., M. BARAG, G. CLÉMENT, L. LE VIZOM et M. GRIMBERG: Contribution a l'étude radiologique de la prostate. J. Radiol. Électrol. **38**, 838 (1957). — MARTIN-LAVAL, A.: Uretères ,,en hameçon". J. Urol. méd. chir. **55**, 964 (1949). — MARTIN-LUQUE, T.: La radiographie de la miction dans les affections prostatourétrales. J. Urol. méd. chir. **28**, 237 (1929). — MAY, F.: Die Geschwulstbildungen des Blasenhalses. Berlin u. München: Urban & Schwarzenberg 1949. — MAZUREK, L.: The radiological state of the prostatic bed after prostatectomy by the methods of Millin and Freyer. Pol. Przegl. chir. **22**, 316 (1950). — MENTHA, C.: L'examen radiologique de la vessie. J. Urol. méd. chir. **53**, 89 (1946/47). — MIDDLEMISS, J. H.: Radiology in diseases of prostate. J. Fac. Radiol. (Lond.) **4**, 115 (1952). — MIKULICZ-RADECKI, F. V.: Röntgenologische Studien zur Ätiologie der urethralen Inkontinenz. Zbl. Gynäk. **55**, 795 (1931). — MILLIN, T.: Retropubic urinary surgery. Edinburgh: E. & S. Livingstone 1947. — MINDER, J.: Über den klinischen und diagnostischen Wert der Ausscheidungspyelographie. Z. urol. Chir. **42**, 312 (1936). — MORALES, O., and R. ROMANUS: Urethrography in the male with a highly viscous, water-soluble contrast medium, Umbradil-viscous ,,U". Acta radiol. (Stockh.) Suppl. **95**, 91 (1952). — Function of the male urethra under normal conditions and in structures. Nord. Med. **52**, 1179 (1954). — MOULONGUET, A.: Urethrographie retrograde et cancer prostatique. J. Urol. méd. chir. **59**, 629 (1953). — MUELLER, S. R., and F. G. FLEISCHNER: Normal and abnormal micturition. J. Urol. (Baltimore) **61**, 233 (1949). — NAUMIDIS, SP.: Prostatectomia precoce? Edizioni di ,,Urologia". Treviso 1958. — NÉDÉLEC, M.: Vérification des resultats anatomiques des prostatectomies sus-pubiennes par l'urétrographie. Arch. Mal. Reins **8**, 147 (1934). — NORDENSTRÖM, B. E. W.: Roentgenologic demonstration during micturition of pathologic changes in the female urethra. Arta radiol. (Stockh.) **38**, 264 (1952). — NOSZKAY, A.: Die Röntgenuntersuchung der durch Prostatahypertrophie bzw. durch ihre Operationen veränderten hinteren Harnröhre und Blasenmündung. Orvosképzés **32**, 190 (1942). — ORAVISTO, K. J., and S. SCHAUMAN: Urethrocystography in the differential diagnosis of prostatic cancer. J. Urol. (Baltimore) **75**, 995 (1956). — ORTMANN, K. K., and H. CHRISTIANSEN: Roentgenologic studies of the male urethra, the closing mechanism of the bladder and the micturition under normal and pathologic conditions. Acta radiol. (Stockholm) **15**, 258 (1934). — OVNATANIAN, K. T., u. A. A. STUSS: Urethrocystoprostatographie. Zbl. Radiol. **24**, 333 (1937). — PALUGYAY, J.: Über Irrtumsmöglichkeiten in der röntgenologischen Blasendiagnostik. Fortschr. Röntgenstr. **44**, 795 (1931). — PAPIN, E.: Laterale Cystographie bei Prostatahypertrophie. Z. urol. Chir. **29**, 109 (1930). — PAPIN, E., CHAUFFOUR et BOULAND: La rétention dans l'hypertrophie de la prostate. J. Urol. méd. chir. **25**, 373 (1928). — PEIRSON, E. L.: A study of the effect of stilbestrol therapy. J. Urol. (Baltimore) **55**, 73 (1946). — PEIRSON, E. L., and ST. A. WILSON: A method of estimating the size of the prostate gland. J. Urol. (Baltimore) **45**, 82 (1941). — PEÑA, A. DE LA: Zit. O. KNEISE u. K. L. SCHOBER, Die Röntgenuntersuchung der Harnorgane. Leipzig: Georg Thieme 1958. — Röntgendarstellung der Gefäße des Beckens beim Mann. Z. Urol. **43**, 474 (1950). — PERARD, I.: La maladie du col vesical chez la femme. J. Urol. méd. chir. **50**, 128 (1942). — PEREIRA, A.: Roentgen diagnosis of diseases of the neck of the bladder. Amer. J. Roentgenol. **56**, 489 (1946). — Roentgen interpretation of vesiculograms. Amer. J. Roentgenol. **69**, 361 (1953). — PEREZ-CASTRO, E.: Diagnostic value of lacunar cystography. J. Urol. (Baltimore) **64**, 484 (1950). — PFLAUMER, E.: Prostatographie. Z. Urol. **20**, 721 (1926). — PLESCHNER, H. G.: Zur Physiologie und Pathologie der Miktion. Z. urol. Chir. **5**, 148 (1920). — PUHL, H.: Die Röntgenuntersuchung der männlichen Harnröhre. Dtsch. Z. Chir. **220**, 372 (1929). — PUIGVERT, A.: Obstructione del cuello vesical secundarias a prostatectomias. VIII. Congr. de la Sociedad internacional de Urologia, Barcelona, 1949, p. 192. — PUIGVERT, A., y A. COLS: Uretrografia en los operados de adenomectomia perineal. Arch. esp. Urol. **5**, 104 (1948). — L'urethrographie chez les operes d'adenomectomie perineale. J. Urol. méd. chir. **55**, 57 (1949). — RAFFAELLI, M.: Studio radiologico del fondo vesciale nella diagnosi differenziale tra ipertrofia semplice e tumore maligno della prostata. Quad. radiol. **1**, 41 (1937). — RAFFO, V., et A. VALLEBONA: Quelques remarques à propos de la cystoradiographie. J. Urol. méd. chir. **27**, 216 (1929). — REISER, E.: Zur Röntgenuntersuchung der Blase. Fortschr. Röntgenstr. **35**, 756 (1927). — RENANDER, A.: Roentgenologic differentiation between hypertrophy of prostate and vesical uroliths. Acta radiol. (Stockh.) **26**, 329 (1945). — RINALDI, R.: L'urethrografia retrograda nelle stenosi del collo vescicale. Boll. Soc. piemont. Chir. **1**, 263 (1931). — RITTER, J. S., and H. RITTER: Congenital and acquired obstructions of the urinary tract. J. int. Coll. Surg. **31**, 553 (1959). — ROLNICK, D., R. R. CROSS jr. and F. A. LLOYD: Urethrogramms in the diagnosis and management of benign prostatic hypertrophy. J. int. Coll. Surg. **31**, 683 (1959). — ROSENSTEIN, P.: Die Prostatahypertrophie, ihre Erkennung und Behandlung. Med. Klin. **1929 I**, Beih. 3/4, 45. — ROSS, N.: Radiographic diagnosis of prostatic enlargement. Lancet **1933 I**, 14. — RUCKENSTEINER, E.: Die Urethrocystographie. Wien. klin. Wschr. **71**, 168 (1959). — RUMMELHARDT, S.: Röntgenologische Indikationen zur Prostatektomie. Medizinische und soziale Altersprobleme. Wien 1958. — SANTAELLA, A.: Cystographie et prostatectomie. J. Urol. méd. chir. **57**, 551 (1951). — SCHULTHEIS, TH.: Der unfreiwillige Harnabgang. Berlin: W. de Gruyter & Co. 1951. — SCHWARZ, O. A.: Handbuch für Urologie. Berlin: Springer 1926. — SGALITZER, M., u. TH. HRYNTSCHAK: Die Röntgenuntersuchung der Blase in seitlicher Richtung. Z. Urol. **15**, 399 (1921). — SHIVERS, C. H. DE T., and C. E. GROOM: Prolonged morbidity following operation for benign prostatic hyperplasia. J. Urol. (Baltimore) **59**, 893 (1948). — SICELUFF, J. G.: Voiding cystourethrograms. J. Urol. (Baltimore) **66**, 593 (1951). — SICHEL, D., et E. BLUM: Radiographie et tomographie de la prostate. J. Radiol. Électrol. **39**, 487 (1958). — STAEHLER, W.: Klinik und Praxis der Urologie. Stuttgart: Georg Thieme 1959. — STEFANINI, P.: Prostatectomia precoce? Edizioni di „Urologia". Treviso 1958. — STEINBÖCK, A.: Prostatectomia precoce? Edizinoi di „Urologia". Treviso 1958. — STEWART, CH. M.: Delayed cystography and voiding cystoureterography. J. Urol. (Baltimore) **74**, 749 (1955). — STOBBAERTS, F.: Prostatectomia precoce? Edizioni di „Urologia". Treviso 1958. — STREJA, M.: Considérations sur l'image uréthrographique de la portion sus-montanale de l'urètre. J. Urol. méd. chir. **48**, 193 (1939). — STRICKER-BAROLIN, O.: Cystographie bei Prostatahypertrophie. Z. urol. Chir. **41**, 557 (1936). TAGER, J., u. M. SANTOCKIJ: Die Darstellung der Harnblasentumoren mit Hilfe der Kontrastpneumographie. Fortschr. Röntgenstr. **53**, 882 (1936). — TAMURA, S.: Urethrocystograms in prostatism. Zbl. ges. Radiol. **57**, 283 (1958). — TANDLER, J., u. O. ZUCKERKANDL: Studien zur Anatomie und Klinik der Prostatahypertrophie. Berlin: Springer 1922. — TEMELIESCO, I.: La cystopolygraphie. J. Urol. méd. chir. **62**, 482 (1956). — THOMPSON, G. J., and H. J. HAMMER: Rare type of prostatic hypertrophia with unusual clinical observation. J. Urol. (Baltimore) **42**, 47 (1939). — THUMANN, R. C., and D. RANDALL: Cystourethrography in the diagnosis of diseases of the prostatic urethra. Amer. J. Roentgenol. **64**, 640 (1950). — THUMANN jr., R. C.: Estimation of the weight of the hyperplastic prostate from the cystourethrogram. Amer. J. Roentgenol. **65**, 593 (1951). — TISSOT, J., et M. NEL: Radiographie en Urologie. Les éditions Varia. Paris 1957. — TRATTNER, H. R.: The introduction of solution into the tubuloalveolar system of the prostate gland. J. Urol. (Baltimore) **48**, 710 (1942). — TROELL, A.: Intravenöse Pyelographie zur Prüfung der Nierenfunktion bei Prostatikern. Chirurg **7**, 513 (1935). — ÜBERALL, R.: Strahlenbelastung und Strahlenschutz der Gonaden bei urologischer Röntgendiagnostik. Urol. int. (Basel) 1960 (im Druck). — VACCARI, F.: La calcolosi endogena della prostata e il contributo della uretrografia alla sua diagnosi. Arch. ital. Urol. **17**, 241 (1940). — VALENTINO, A., e A. MAZZA: Un segno radiologica della adenoma prostatico: peculiare alterazione del tratto terminale dell'uretere, sue modificazioni dopo adenomectomia. Arch. ital. Urol. **26**, 74 (1953). — VALLEBONA, A.: Il metodo combinato di cistoradiografia nell'ipertrofia prostatica. Radiol. med. (Torino) **14**, 494 (1927). — VANWELKENHUYZEN, P.: Remarques sur l'interpretation des vesiculographies en cas de lésion de la prostate. Acta urol. belg. **26**, 38 (1958). — VESTBY, G. W.: Vasoseminal vesiculography in hypertrophy and carcinoma of the prostate. Acta radiol. (Stockh.) **50**, 273 (1958). — VOELCKER, F.: Die Röntgendiagnostik der Harnwege. Bruns' Beitr. klin. Chir. **139**, 56, 86

(1927). — Waldron, E. A.: Urethrocystographie. J. Fac. Radiol. (Lond.) 4, 54 (1952). — Weber, B., u. A. Weber: Urethrographie mit blutverträglichen viskösen Kontrastmitteln. Z. Urol. 49, 1 (1956). — Weyrauch, H.: Surgery of the prostate. Philadelphia and London: W. B. Saunders Company 1959. — Weyrauch, H. M., and S. McMahon: Renal colic caused by early obstruction of the lower urinary tract. Surgery 7, 602 (1940). — Wideröe, S.: Urethrography and prostatography. Acta radiol. (Stockh.) 8, 563 (1927). — Williams, I.: Urology in childhood. In Handbuch der Urologie. Berlin: Springer 1958. — Wolfromm, G., et A. Sorin: La cystographie par la méthode de précipitation de Stobbaerts. J. Urol. méd. chir. 53, 33 (1946/47). — Wolfromm, G., D. Berge, J. P. Ecoiffier, M. Gilson et R. Serra: De la dilatation des voies urinaires supérieures dans l'adénome prostatique. J. Urol. méd. chir. 65, 77 (1959). — Zeidler, W.: Neobar, ein neues Blasenkontrastmittel. Z. Urol. 33, 179 (1939). — Zuckerkandl, O.: Über die Diagnose der Prostatahypertrophie. Z. urol. Chir. 5, 135 (1920). — Zuppinger, A.: Die Gefährdung durch ionisierende Strahlen. Schweiz. med. Wschr. 88, 1171 (1958).

## III. Die Prüfung der Nierenfunktion

Alberti, C., e G. Ghiron: Contributo allo studio della funzionalitâ renale del prostatico. Arch. „Maragliano" Pat. clin. 13, 917 (1957). — Arnholdt, F.: Die Stellung der Inulinclearance zu den üblichen Nierenfunktionsprüfungen. Z. Urol. 43, 475 (1950). — Band, D.: Discussion on chronic retention of urine. Proc. roy. Soc. Med. 42, 992 (1949). — Becher, E.: Nierenkrankheiten. Jena: Gustav Fischer 1944. — Belk, W. P., and F. W. Sundermann: A survey of the accuracy of chemical analyses in clinical laboratories. Amer. J. clin. Path. 17, 852 (1947). — Bettge, S., and C. F. Rothauge: Die Bedeutung der Clearanceuntersuchung getrennter Nierenharne für die Operationsindikation bei chirurgischen Nierenerkrankungen. Z. Urol. 50, 544 (1957). — Bibus, B., u. R. Hohenfellner: Morphologische und funktionelle Hinweise aus dem Ausscheidungsurogramm bei Prostatavergrößerung. Urol. int. (Basel) 8, 103 (1959). — Das Ausscheidungsurogramm als Nierenfunktionsprobe beim Prostatiker. Helv. chir. Acta 25, 43 (1958). — Blum, V., u. H. Rubritius: Handbuch der Urologie, Bd. V. Berlin: Springer 1928. — Boeminghaus, H.: Zur Nephro-Pyelographie und Funktionsprüfung der Nieren mit Uroselectan. Z. urol. Chir. 29, 471 (1930). — Über die Niereninsuffizienz bei chronischer Harnstauung, insbesondere bei Prostatikern. Dtsch. med. Wschr. 53, 222 (1927). — Urologie. München-Gräfelfing: Werk-Verlag Dr. Edmund Banaschewski 1960. — Boeminghaus, H., u. L. Zeiss: Die Erkrankungen der Harnorgane im Röntgenbild. Leipzig: Johann Ambrosius Barth 1933. — Braasch, W. F., and J. L. Emmett: Excretory urography as a test of renal function. J. Urol. (Baltimore) 35, 630 (1936). — Brat, L., u. H. Goldhammer: Experimentelle Untersuchung und klinische Ergebnisse der PAH-Kreatininclearance. Z. Urol. 47, 193 (1954). — Brod, J.: Chronische Pyelonephritis. Berlin: Volk u. Gesundheit 1957. — Bugbee, H. G.: The role of kidney function in urologic surgery. J. Urol. (Baltimore) 20, 541 (1928). — Chwalla, R.: Nierenfunktion und Prostatektomie. Langenbecks Arch. klin. Chir. 166, 1 (1931). — Cibert, J., et J. Perrin: L'urographie intraveneuse, méthode d'exploration fonctionelle des reins chez les prostatiques. J. Urol. méd. chir. 48, 458 (1939). — Couvelaire, R.: A propos d'actuatité sur le traitement de l'adénome prostatique. Paris méd. 36, 465 (1946). — Couvelaire, R., et P. Burgot: La place de l'urographie intraveneuse dans l'exploration du prostatique porteur d'un adénome. J. Urol. méd. chir. 55, 643 (1949). — Davis, D. F., and N. W. Shock: Age changes in glomerular filtration rate, effective renal plasma flow and tubular excretory capacity in adult males. J. clin. Invest. 29, 486 (1950). — Dettmar, H.: Gedanken zur Clearance. Z. Urol. 50, 418 (1957). — Dettmar, H., u. W. Brenner: Der Adiuretintest als Nierenschnellfunktionsprüfung bei der Prostatahypertrophie. Z. Urol. 46, 221 (1953). — Earley, L. E.: Extreme polyuria in obstructive uropathy. New Engl. J. Med. 255, 600 (1956). — Edling, N. P. G., C. A. Edvall, C. H. Helander and B. Pernow: Comparison of urography with selective clearance as tests of renal function. Acta radiol. (Stockh.) 45, 85 (1956). — Edvall, C. A.: Renal function tests. Acta chir. scand. 114, 293 (1957). — Ewert, E. E., and H. J. Summons: "Silent" prostatism. Surg. Clin. N. Amer. 31, 659 (1951). — Figdor, P. P.: Rückstauung und Nierenfunktion. Z. Urol. 53, 543 (1960). — Findley, T., J. C. Edwards, E. Clinton and H. L. White: Intravenous urography: a test of renal function. J. Urol. (Baltimore) 48, 119 (1942). — Foret, E., et Delsemme: L'urographie intraveineuse chez les prostatiques. J. belge Urol. 1947, 6. — Fuchs, F.: Hydromechanik der Niere. Z. urol. Chir. 33, 1 (1931). — Görlitz, F.: Nierenfunktionsprüfung mit Clearancemethoden. Z. Urol. 49, 385 (1956). — Gomez, J. M.: La urografia excretora como elemento de valoracion funcional renal en el prostatico. Urologia (Milano) 21, 346 (1954). — Greene, L. F., and G. J. Thompson: Transurethral prostatic resection in patients with advanced renal insufficiency. J. Urol. (Baltimore) 54, 166 (1945). — Heckenbach, W.: Funktionsuntersuchungen bei der Ausscheidung des Uroselectans. Klin. Wschr. 1930 I,

684. — HELLSTRÖM, J.: Über den praktischen Wert der intravenösen Indigocarminprobe. Acta chir. scand. 68, 225 (1931). — HENNIG, O.: Polyurie und Niereninsuffizienz bei chronischer Harnstauung infolge Prostatahypertrophie. Langenbecks Arch. klin. Chir. 171, 66 (1932). — Das Wesen des Prostataleidens unter besonderer Berücksichtigung der nephrogenen Acidose. Z. Urol. 43, 304 (1950). — HENNINGER, H.: Einseitig renal bedingter Hochdruck und Wert der Clearance-Untersuchung. Z. Urol. 46, 30 (1953). — HENNINGER, H., u. H. PFEIFFER: Die Clearance in der Urologie. Wien. klin. Wschr. 68, 928 (1956). — HERMANN, J. V., u. A. F. KRAUS: Zur Indikationsstellung der Prostatektomie auf Grund der Ausscheidungsurographie. Z. urol. Chir. 41, 440 (1936). — HEUSSER, H.: Le métabolisme de l'eau et des électrolytes au cours de l'hypertrophie prostatique. Urol. int. (Basel) 3, 311 (1956). — HRYNTSCHAK, TH.: Die Hypertrophie und das Carcinom der Prostata. Wien: Wilhelm Maudrich 1948. — ILLYÉS, G. v.: Über die Niereninsuffizienz bei Prostatikern. Z. Urol. 28, 612 (1934). — KAUFHOLD, N.: Eine Methode zur quantitativen Auswertung der Ausscheidungsurographie für die Beurteilung der Nierenfunktion. Z. Urol. 46, 732 (1953). — KEUTEL, H. J.: Clearance-Untersuchung getrennter Nierenharne. Z. Urol. 47, 71 (1954). — KIRSCHNER, M.: Meine Erfahrungen bei der Behandlung der Prostatahypertrophie. Langenbecks Arch. klin. Chir. 164, 487 (1931). — KLOSTERHALFEN, H.: Zur Operabilität niereninsuffizienter Prostatiker. Urol. int. (Basel) 9, 1 (1959). — KRONIK, P.: Clearancebestimmungen getrennter Nierenharne. Wien. med. Wschr. 28, 901 (1953). — LANZ, R.: Die Beurteilung der Nierenfunktionsprüfungen bei Prostatikern. Schweiz. med. Wschr. 88, 1187 (1958). — LAPIDES, J.: Fluid and electrolyte disturbances in prostatism. J. Amer. med. Ass. 152, 1305 (1953). — LICH, R.: Renal dysfunction in prostatism. Surg. Gynec. Obstet. 74, 475 (1942). — LOWSLEY, O. S., and TH. J. KIRWIN: Clinical urology. Baltimore: Williams & Wilkins Company 1956. — MARTINI, P.: Die Entwicklung des Begriffes der Nephrose seit FR. v. MÜLLER. Münch. med. Wschr. 40, 1513 (1958). — MAURER, L. L.: Observations on Thomas-index of elimination as a test of renal function. J. Urol. (Baltimore) 24, 155 (1930). — MAY, F.: Die Geschwulstbildungen des Blasenhalses. Berlin u. München: Urban & Schwarzenberg 1949. — Voruntersuchung und Vorbereitung zur Prostataoperation. Helv. chir. Acta 23, 80 (1956). — MECCHIA, M., e G. MARZOLLA: Funzionalità renale nell'ipertrofia prostatica. Atti della societa Italiana di Urologia. XXX. Congr. Napoli 1957. — MILLIKEN, L. F.: The index of elimination of phenolsulphonephthalein as an indication of surgical risk. Urol. cutan. Rev. 27, 473 (1923). — MINDER, J.: Klassische und moderne Nierenfunktionsprüfungen in der urologischen Praxis und Forschung. Helv. chir. Acta 21, 155 (1954). — MOELLER, J.: Pathophysiologie und Diagnose der sekundären Niereninsuffizienz. Medizinische 14, 632 (1959). — MOELLER, J., u. W. REX: Nierenfunktionsstörungen bei tubulärer Insuffizienz. Z. klin. Med. 150, 103 (1952). — NESBIT, R. M.: Urologic roentgenology. Amer. J. Roentgenol. 80, 557 (1958). — OLBRICH, O., E. WOODFORD-WILLIAMS, R. E. IRWINE and D. WEBSTER: Renal function in prostatism. Lancet 1957 I, 1322. — PAALANEN, A.: Examination of patients kidney function. Urol. int. (Basel) 10, 85 (1960). — PAETZEL, W.: Urologie. Berlin: W. de Gruyter 1955. — PARSONS, F. M.: Chemical imbalance occuring in prostatic chronic obstruction; a preliminary survey. Brit. J. Urol. 26, 7 (1954). — RETLEV-ABRAHAMSEN, H., u. V. AALKJAER: Die Urämie bei Hypertrophia prostatae. Z. Urol. 32, 505 (1938). — REUBI, F.: Nierenkrankheiten. Bern u. Stuttgart: H. Huber 1960. — ROTHAUGE, C. F., u. G. MENSE: Kritik, Grenzen und Indikation der Clearance in der Urologie. Z. Urol. 52, 89 (1959). — RUBRITIUS, H.: Die Ursachen der Niereninsuffizienz durch Harnrückstauung und ihre Bedeutung für die Prostatachirurgie. Med. Klin. 1933 I, 241. — SARRE, H.: Nierenkrankheiten. Stuttgart: Georg Thieme 1959. — SCHAFFNER, A.: Die Inulin-Clearance als Nierenfunktionsprüfung bei der Prostatahypertrophie. Helv. chir. Acta 13, 429 (1946). — SCHETTLER, G., F. DIETRICH, H. DUDAS u. R. SCHUBERT: Klinische Ergebnisse mit Clearance-Methoden. Dtsch. med. Wschr. 77, 705 (1952). — SCHMIEDT, E., u. K. H. LÖW: Zur Clearance-Untersuchung an urologischem Krankengut. Z. Urol. 48, 673 (1955). — SCHNEIDER, A.: Untersuchungen über Funktionsstörungen menschlicher Nieren bei Hydronephrosen und Verlegungen des Harnleiters. Z. Urol. 39, 385 (1935). — SCULTÉTY, A.: Die Beurteilung der Nierenfunktion auf Grund der PAH-Ausscheidung. Z. Urol. 52, 292 (1959). — SEILS, H.: Der Wert der intravenösen Urographie als Nierenfunktionsprüfung. Z. Urol. 45, 592 (1952). — SHAW, E. C.: A study of the curve of elimination of PSP by the normal and diseased kidneys. J. Urol. (Baltimore) 13, 575 (1925). — SORRENTINO, M.: Wert der Chromocystoskopie zum Studium der Funktion der Nieren und der Harnleiter. XIII. Kongr. der ital. urol. Ges. Rom, 1934. Ref. Z. urol. Chir. 40, 470 (1935). — SQUIER, B. J., C. G. BANDLER and V. C. MYERS: Significance of chemical blood findings in urologic conditions. J. Amer. med. Ass. 79, 1384 (1922). — STAEHLER, W.: Klinik und Praxis der Urologie. Stuttgart: Georg Thieme 1959. — STOBBAERTS, F.: Prostatectomia precoce? Edizioni di Urologia. Treviso 1958. — THOMAS, B. A.: The quantitative determination of functional renal insufficience by the Duboscq colorimeter. Indigocarmin versus phenolsulphonephthalein. Amer. J. med. Sci. 142, 376 (1911). — The role of functional kidney tests and preoperative and

548 R. ÜBELHÖR:

postoperative treatment in the reduction of prostatectomy mortality. J. Amer. med. Ass. **63**, 1909 (1914). — Comparative results of various functional kidney tests. J. Amer. med. Ass. **69**, 1747 (1917). — Comparative values of indigocarmin and blood biochemical tests. J. Amer. med. Ass. **79**, 1387 (1922). — Studies on the output of indigocarmin and phenol-sulphonephthalein after intravenous and intramuscular injection. With a special reference to the index of elimination as a control of surgical risk. Urol. cutan. Rev. **26**, 407 (1922). — Vital factors in the management of prostatic obstruction. Ann. Surg. **86**, 563 (1927). — Present status of kidney functional tests. J. Urol. (Baltimore) **24**, 141 (1930). — THOMPSON, G. J.: Transurethral resection in the presence of marked renal insufficiency. Proc. Mayo Clin. **14**, 401 (1939). — WAKIM, K. G.: Appraisal of kidney function tests. J. Urol. (Baltimore) **84**, 1 (1960). — WEIS, I.: Normale und pathologische Werte in der klinischen Chemie. Wien: Brüder Hollinek 1952. — WEISSENBORN, W.: Zur Frage der Nierenfunktions-prüfung vor der Prostatektomie. Dtsch. med. Wschr. **50**, 855 (1950). — WILDBOLZ, H.: Über Nierenfunktionsprüfungen bei Prostatikern. Z. urol. Chir. **22**, 416 (1927). — WINTER, CH. C.: The excretory urogram as a kidney function test. J. Urol. (Baltimore) **83**, 313 (1960). — WOLLHEIM, E.: Verh. dtsch. Ges. inn. Med. **58**, 211 (1952). —

## IV. Die Blasendruckmessung

ARTNER, J., F. BRANDSTÄTTER u. H. HASCHEK: Die Reizblase der Frau. Z. Urol. **53**, 295 (1960). — BALLENGER, E. G.: Voiding distance decrease an important early symptom of prostatic obstruction. Sth. med. J. (Bghm, Ala) **25**, 863 (1932). — BAUER, K. M.: Der Tonus der Harnblase. Z. Urol. **44**, 752 (1951). — Zur pharmakologischen Beeinflussung des Blasen-tonus. Verh.ber. 1951. Z. Urol. Sonderh. 1952, S. 245. — Zur Cysto-Sphinkterometrie: Ein verbessertes Cystometer. Z. Urol. **49**, 641 (1956). — Die hypotone Blase. Medizinische 1956, 792. — BAUMANN, W.: Prüfung der Blasenphysiologie mit Cystometrie und Sphinktero-metrie. Urol. int. (Basel) **1**, 427 (1955). — BISCHOFF, P.: Zur Ätiologie und operativen Be-handlung des kindlichen Megaureters. S.-B. Ges. der Ärzte Wien. Wien. klin. Wschr. **71**, 164 (1959). — BLUM, V., u. H. RUBRITIUS: Die Erkrankungen der Prostata. In Handbuch der Urologie. Berlin: Springer 1926. — BOYD, M. L., and W. A. SMITH: Are cystograms indispen-sable? J. Urol. (Baltimore) **42**, 410 (1939). — BRODNY, M. L., and S. A. ROBINS: The se-quelae of prostatic surgery. J. Urol. (Baltimore) **67**, 962 (1952). — BROSIG, W.: Der praktische Wert der Blasen- und Sphinkterdruckmessung. Med. Mschr. **6**, 242 (1952). — Experimentelle Untersuchungen über den Blasentonus. Z. Urol. **46**, 456 (1953). — BROSIG, W., u. E. VOITH: Über die Wirkung androgener und oestrogener Substanzen auf den Blasentonus bei Prostati-kern. Langenbecks Arch. klin. Chir. **265**, 689 (1950). — Untersuchungen über die Wirkung an-drogener und oestrogener Substanzen auf den Sphinktertonus. Klin. Wschr. **29**, 214 (1951). — CAVAZZANA, P.: Urologia (Treviso) **16**, 351 (1949). — CHRISTOFFERSEN, J. C.: State of upper urinary tract after transurethral resection. Nord. med. (Hospitalstid) **25**, 241 (1945). — COMARR, A. E.: Further observations on excretory cystometry. J. Urol. (Baltimore) **79**, 714 (1958). — COUVELAIRE, R.: Sur l'urographie considérée comme moyen d'exploration des prostatiques. J. Urol. méd. chir. **53**, 111 (1946/47). — Cox, H. T.: Decompression for chronic prostatic retention controlled by intravesical pressure. Lancet **1945 I**, 138. — DAVIS, M. D.: The urodynamics. Ann. Surg. **140**, 839 (1954). — Urinary tract obstruction. J. Urol. (Baltimore) **80**, 93 (1958). — DRAKE, W. M.: The uroflowmeter. J. Urol. (Baltimore) **59**, 650 (1948). — The uroflowmeter in the study of bladder neck obstruction. J. Amer. med. Ass. **156**, 1079 (1954). — EGGER, K.: Zur Frage der hormonellen Beeinflußbarkeit des Miktionsvorganges des Prostatikers. Schweiz. med. Wschr. **74**, 676 (1944). — EKMAN, H.: Late results of pro-statectomy for benign prostatic hyperplasia. Acta chir. scand. Suppl. 250 (1959). — FISCHER, J.: Cystometrische Erhebungen bei Prostatikern. Z. Urol. **48**, 743 (1955). — Diagnostik und Therapie der Harninkontinenz. Z. Urol. **51**, 129 (1958). — GARRELTS, B. v.: Analysis of micturition. Acta chir. scand. **112**, 326 (1956). — Intravesical pressure and urinary flow during micturition in normal subjects. Acta chir. scand. **114**, 49 (1957). — Micturition in the normal male. Acta chir. scand. **114**, 197 (1957). — Micturition in urethral stricture. Acta chir. scand. **114**, 466 (1957). — Micturition and cholinergic blocking drugs. Acta chir. scand. **115**, 66 (1958). Micturition in disorders of the prostate and posterior urethra. Acta chir. scand. **115**, 227 (1958). — GIBEL, W.: Ergebnisse von Blasendruckmessungen. Med. Klin. **10**, 1178 (1951). — GITSCH, E., u. F. BRANDSTÄTTER: Phasen-Sphinktero-Cystometrie. Zbl. Gynäk. **76**, 1746 (1954). — GIULIANI, L. e E. PISANI: L'indagine cistometrica nei prostatectomizzati. Boll. Soc. tosco-umbra chir. **20**, 367 (1959). — GLAZENBURG, J.: Experiments bearing on disturbed micturition in cases of adenoma peri-urethrale. Arch. chir. neerl. **3**, 35 (1951). — GLEISNER, O.: Über den Tonus der entzündeten Blase. Z. Urol. **45**, 765 (1952). — HALTER, G.: Die ana-tomischen Grundlagen der funktionellen Blasenstörungen nach Radikaloperationen des Collumcarcinoms. Wien. med. Wschr. **1953**, 463. — HALTER, G., u. K. RICHTER: Das funktionelle Verhalten des Harnapparates nach Radikaloperation des Collumcarcinoms.

Wien. med. Wschr. **99**, 278 (1949). — HARTL, H.: Zur Frage des tonometrischen Index bei Blasendruckstörungen. Klin. Wschr. **32**, 267 (1954). — HEUSSER, H.: Die Manometrie der Harnblase (Cystometrie). Z. urol. Chir. **44**, 312 (1939). — HIRSCH, E. W.: Relation of bladder pressure to bladder function. J. Amer. med. Ass. **91**, 772 (1928). — HOFFMANN, FR.: Über den Einfluß der Oestradiolkristalle auf die Funktion der weiblichen Harnblase. Geburts- u. Frauenheilk. **1950**, p. 838. — HOFFMANN, FR., u. P. TREITE: Über den Einfluß des Follikelhormons auf die Blasenkapazität. Zbl. Gynäk. **65**, 783 (1941). — HORTOLOMEI, N., M. STREJA u. TH. BURGHELE: Über die Pathogenese der Niereninsuffizienz im Verlaufe von Blasenentleerungsstörungen. Z. Urol. **32**, 226 (1938). — IRAZU, J., u. J. NOLAZCO: Cystotonometry. Rev. argent. Urol. **17**, 385 (1948). — KAUFMAN, J. J.: A new recording uroflowmeter. J. Urol. (Baltimore) **78**, 97 (1957). — KELLER, O.: De la sphinctérométrie notamment dans l'hypertrophie prostatique. J. Urol. méd. chir. **50**, 15 (1942). — LAPIDES, J., E. P. AJEMIAN, B. H. STEWART, B. A. BREAKY and J. R. LICHTWARDT: Further observations on kinetics of urethrovesical sphincter. J. Urol. (Baltimore) **84**, 86 (1960). — LEIBOWITZ, S., and M. B. O'DONNELL: Cystometry in megaureter-megacystis syndrome. J. Urol. (Baltimore) **29**, 399 (1957). — LEMOINE, G.: Vessies hypertensives et vessies hypertoniques. Scalpel (Brux.) **1**, 406 (1931). — LIPPROSS, O.: Ergebnisse der Behandlung mit männlichen Keimdrüsenhormonen. Münch. med. Wschr. **1938 II**, 1668. — MEHL, R.: Die Blasendruckmessung. Med. Klin. **42**, 809 (1947). — MUELLNER, S. R., and J. B. HAMILTON: The effect of testosteron propionate on the tonus of the urinary bladder. J. Urol. (Baltimore) **52**, 139 (1944). — MURPHY, J. J., and H. W. SCHOENBERG: Observations on intravesical pressure changes during micturition. J. Urol. (Baltimore) **84**, 106 (1960). — MUSCHAT, M.: The value of cystometry. J. Urol. (Baltimore) **33**, 366 (1935). — MUSCHAT, M., J. CARP and C. W. CHARNY: The normal cystometrogram. J. Urol. (Baltimore) **37**, 718 (1937). — NAHSER, W.: Über den Blasentonus bei Prostataerkrankungen. Z. Urol. **51**, 727 (1958). — NARATH, P. A.: Renal pelvis and ureter. New York: Grune & Stratton 1951. — NESBIT, R. M.: Management of atonic bladder associated with chronic prostatism. Urol. cutan. Rev. **55**, 331 (1951). — NOVAK, R.: Cystometry and its use in the indication for prostatectomy. Acta chir. iugosl. **6**, 69 (1959). — PASTORI, M., e G. RAIMONDI: Influenza e meccanismo di azione della vitamina E e degli ormoni sessuali (testosterone, follicolina e progesterone) in alcune malattie prostato vescicali. Minerva urol. (Torino) **11**, 156 (1959). — POVLSEN, O.: Zur cystometrischen Technik. Z. urol. Chir. **45**, 72 (1940). — Untersuchungen über die Konstanz cystometrischer Befunde. Z. Urol. **37**, 109 (1943). — Cystometrische Untersuchungen über die Wirkung der transurethralen Prostataresektion. Z. Urol. **37**, 118 (1943) . — Der praktische Wert der Cystometrie bei der transurethralen Prostataresektion. Z. Urol. **37**, 121 (1943). — REUTER, U. H.: Ein neues Gerät zur Cystometrie und Sphinkterometrie. Z. Urol. **47**, 597 (1954). — Cystosphinkterometrische Untersuchungen bei Prostatikern vor und nach Stilbenbehandlung. Z. Urol. **48**, 442 (1955). — RICHTER, K.: Der tonometrische Index als Hilfsmittel zur Anwendung cystometrischer Untersuchungsergebnisse. Klin. Wschr. **31**, 1002 (1953); **33**, 531 (1955). — RICHTER, K., u. W. ALBRICH: Ergebnisse der Sphinkterometrie nach erweiterter Totalexstirpation. Geburtsh. u. Frauenheilk. **12**, 637 (1952). — ROSE, D. K.: Changes in the wall of the bladder secondary to prostatic obstruction. Arch. Surg. **25**, 783 (1932). — Various cystometrograms and their interpretation. J. Urol. (Baltimore) **27**, 207 (1932). — SCHNEIDER, W.: Beiträge zur Blasendruckmessung. Dtsch. Gesundh.-Wes. **11**, 829 (1956). — SCHWARZ, O.: Pathologische Physiologie der Harnblase. In Handbuch der Urologie. Berlin: Springer 1926. — SERRALACH, F.: La function vesical reflejada en la cistomanometria. Folia clin. int. (Barcelona) **4**, 302 (1954). — La cysto- et la sphinctero-manométrie dans l'étude de la fonction vésicale. J. Urol. méd. chir. **60**, 397 (1954). — SHIELDS, J. R., R. A. BAIRD and D. F. McDONALD: Differential Uroflowmetry. J. Urol. (Baltimore) **79**, 580 (1958). — STAEHLER, W.: Klinik und Praxis der Urologie. Stuttgart: Georg Thieme 1959. — Die Behandlung der sog. Prostatahypertrophie, des Prostatacarcinoms und der Blasenpapillome mit Keimdrüsenhormonen. Neue med. Welt **1**, 11 (1950). — TERRUZZI, B.: Arch. ital. Urol. **22**, 360 (1948). — TERRUZZI, B., e A. GALLIVANONE: Studio sulle variazioni del tono del detrusore vescicale dopo somministrazione di vitamina E ed ormoni sessuali. Arch. ital. Urol. **27**, 211 (1954). — TORRE, D.: Urologia (Treviso) **17**, 437—444 (1950). — WEYRAUCH, H. M., E. L. LUCIA and J. HOWARD: The failure of the cystometrogram as a diagnostic test. J. Urol. (Baltimore) **51**, 191 (1944). — WILLINSKY, B., and J. WILLINSKY: Modern conception of prostatic obstruction. J. int. Coll. Surg. **20**, 149 (1953).

## V. Die Palpation

ADLERMAN, E. J.: Giant prostate palpable suprapubicaly. N.Y. St. J. Med. **54**, 2993 (1954). — BLUM, V., u. H. RUBRITIUS: Handbuch für Urologie, Bd. V. Berlin: Springer 1928. — COUVELAIRE, R.: Considérations sémiologiques sur les „grosses prostates". Rev. Prat. (Paris) **5**, 1179 (1955). — JEWETT, H. J.: Significance of the palpable prostatic nodule.

J. Amer. med. Ass. **160**, 838 (1956). — MARION, G.: De l'interprétation des modifications pathologiques de la région prostatique. Progr. méd. **1931**I, 853. — YOUNG, H. H.: Some problems encountered in cases of prostatic hypertrophy. Sth. med. J. (Bgham, Ala.) **21**, 1038 (1928).

## VI. Die Prostatapunktion

BAUER, K. M.: Die transperineale Probeexcision der Vorsteherdrüse (Prostatabiopsie). Medizinische **1955**, 1129. — BÜSCHER, H. K.: Histologische Veränderungen am Prostataadenom unter Oestrogeneinfluß. Verhandlungsber. der Dtsch. Ges. für Urologie, Hamburg, 1955. Z. Urol. Sonderbd. 40 (1957). — CHIEREGO, F., e P. FABRIS: Valutatione critica della biopsia prostatica. Arch. ital. Urol. **30**, 319 (1957). — EKMAN, H.: Prostatapunktion — en diagnostisk metod. Nord. Med. **51**, 729 (1954). — FRANZÉN, S., G. GIERTZ and J. ZAJICEK: Cytological diagnosis of prostatic tumors by transrectal aspiration biopsy. Brit. J. Urol. **32**, 193 (1960). — GASSER, G.: Diagnostische Prostatapunktion. Wien. klin. Wschr. **73**, 1 (1961). — GRIESSMANN, H., u. O. DRÜCKE: Welche Hormone sollen bei Prostatahypertrophie verabfolgt werden? Z. Urol. **48**, 34 (1955). — GUILLEMIN, A., et P. GUILLEMIN: Ponction-biopsie de la prostate par voie trans-rectale (300 cas). J. Urol. méd. chir. **62**, 496 (1956). — HJORT, E.: Svikten i den palpatoriske diagnose av hypertrofi og cancer prostatae. T. norske laegeforen. **76**, 916 (1956). — KLAMROTH, J., u. P. MELLIN: Zur Technik der Prostatagewebspunktion. Chirurg **26**, 302 (1955). — KRÖNKE, E., K. ADERHOLD u. W. BAUMANN: Zur Zytodiagnostik des Prostatacarcinoms. Z. Urol. **49**, 449 (1956). — MELICK, W. F.: Needle biopsy of the prostate. J. Urol. (Baltimore) **66**, 408 (1951). — MELLIN, P.: Gewebspunktion der Prostata als Grundlage gezielter Therapie. Z. Urol. **46**, 7 (1953). — Prostatabiopsie mit einer neuen Nadel. Z. Urol. **52**, 699 (1959). — NEEDELL, M. H., G. E. SLOTKIN, F. D. MITCHELL and M. FRIEDMANN: Prostatic needle biopsy. J. Urol. (Baltimore) **74**, 138 (1955). — PEIRSON, E. L., and D. A. NICKERSON: Biopsy of the prostate with the Silverman needle. New Engl. J. Med. **228**, 675 (1943). — PETERS, H., and I. N. FRANK: The cytologic interpretation of the prostatic smear. Surg. Gynec. Obstet. **94**, 69 (1952). — RINKER, J. R., and W. G. SHUMANN: Perinealpunchbiopsy of the prostate with statistical analyses. J. Urol. (Baltimore) **67**, 709 (1952). — SILVA-INZUNZA, E., and W. E. COUTTS: Cytology in clinically benign cases of prostatic hypertrophy. J. Urol. (Baltimore) **77**, 648 (1957). — TORRES, E., y P. F. ALBUQUERQUE: Biopsia da prostata por agulha de puncão. Rev. bras. Med. **12**, 219 (1955). — VEENEMA, R. J.: A simplified prostatic perineal biopsy punch. J. Urol. (Baltimore) **69**, 320 (1953). — WILDEGANS, H.: Diagnostische perineale Prostatapunktion bei Carcinomverdacht. Chirurg **22**, 453 (1951).

## D. Symptomatik

ALKEN, C. E.: Prostatectomia precoce? Edizioni di Urologia. Treviso 1958. — Rückwirkungen des Blasenhalsadenoms auf die Dynamik der oberen Harnwege. Urol. int. (Basel) **3**, 297 (1956). — BALLENGER, E. G., O. F. ELDER and H. P. McDONALD: The diagnosis and management of affections of the deep urethra and neck of the bladder. Urol. cutan. Rev. **37**, 107 (1933). — BANG, O.: Significance of residual urine in prostatic obstruction. Acta med. scand. **142**, Suppl. 266, 199 (1952). — BARNES, R. W.: Prostatectomia precoce? Edizioni di Urologia. Treviso 1958. — BITSCHAI, J.: Prostatectomia precoce? Edizioni di Urologia. Treviso 1958. — BOEMINGHAUS, H.: Urologie. München-Gräfelfing: Dr. Edmund Banaschewski 1960. — BRAASCH, W., and G. J. THOMPSON: Treatment of the atonic bladder. Surg. Gynec. Obstet. **61**, 379 (1935). — BRODNY, M. L., and S. A. ROBINS: The sequelae of prostatic surgery. J. Urol. (Baltimore) **67**, 962 (1952). — BROSS, H.: Das Krankengut bei der Prostatahypertrophie und seine klinische Beurteilung. Chirurg **22**, 289 (1951). — BRÜGEL, S.: Untersuchungen über das Verhalten des vegetativen Nervensystems bei Prostatahypertrophie. Wien. klin. Wschr. **1936**II, 1141. — CAINE, M.: The late results and sequelae of prostatectomy. Brit. J. Urol. **26**, 205 (1954). — The after care of the post-prostatectomy patient. Urol. int. (Basel) **5**, 129 (1957). — CAMPBELL, E. W.: The significance of hypertension in prostatics with chronic urinary retention. J. Urol. (Baltimore) **45**, 70 (1941). — CARTER, G.: Vesical neck obstruction with over 8000 cm³ residual urine. J. Urol. (Baltimore) **69**, 118 (1953). — CHAPMAN, T. L.: Expectant treatment of benign prostatic enlargement. Lancet **1949** II, 684. — CHWALLA, R.: Erfahrungen über die operative Behandlung der Prostatahypertrophie. Z. urol. Chir. **32**, 245 (1931). — CIBERT, J., F. TJONG AYONG et H. BLANCHET: Urémie sans résidu vésical chez les dysuriques. J. Urol. méd. chir. **55**, 877 (1949). — CORDONNIER, J.: Prostatectomia precoce? Edizioni di Urologia. Treviso 1958. — COUVELAIRE, R.: Prostatectomia precoce? Edizioni di Urologia. Treviso 1958. — CRABTREE, E. G., and S. R. MUELLNER: The bladder in prostatism: an operation for excessive bladder hypertrophy. J. Urol. (Baltimore) **60**, 593 (1948). — CRABTREE, E. G., and R. S. MUELLNER: The bladder in prostatism. J. Urol. (Baltimore) **60**, 593 (1948). — CREEVY,

C. D.: Partial cystectomy for the hypotonic bladder. Report of eleven cases. J. Urol. (Baltimore) 75, 456 (1956). — DAVIS, M. D.: The urodynamics. Ann Surg. 140, 839 (1934). — DICK, V. S.: Unrecognized prostatism. J. Amer. med. Ass. 148, 925 (1952). — DONOVAN, H.: Severe anaemia and hypertony associated with prostatic obstruction. Brit. J. Urol. 19, 126 (1947). — Discussion on chronic retention of urine. Proc. roy. Soc. Med. 42, 1000 (1949). — DUMAS, A.: Enorme dilatations et hypertrophie vésicale. Ref. Z. urol. Chir. 22, 295 (1927). — EKMAN, H.: Late results of prostatectomy for benign prostatic hyperplasie. Acta chir. scand. Suppl. 250 (1959). — ELFRING, A. R.: Über Blutdruck und Nierenfunktion der Prostatiker. Z. urol. Chir. 26, 305 (1929). — ELLIOT, J. S.: Treatment of the atonic bladder. J. Urol. (Baltimore) 74, 76 (1955). — ENFEDJIEFF, M.: Prostatapathologie, Klinik und Therapie der Prostataerkrankungen. Zit. Z. Urol. 49, 505 (1956). — FISH, G. W.: Surgery of the delated bladder. J. Urol. (Baltimore) 63, 802 (1950). — FITZPATRICK, R. J., L. M. ORR, J. C. HAYWARD and J. B. GLANTON: Subtotal cystectomy for atonic bladder. J. Urol. (Baltimore) 68, 206 (1952). — FRANZAS, F.: Prostatectomia precoce? Edizioni di Urologia. Treviso 1958. — FRONSTEIN, R.: Die primäre Harnblasenatonie. Z. Urol. 23, 445 (1929). — GEISSENDÖRFER, R.: Prostata. Leipzig: Johann Ambrosius Barth 1940. — GÖTZEN, F. J.: Die subtotale Cystektomie zur Behandlung der Atonie der Harnblase. Z. Urol. 48, 577 (1955). — HEINERMANN, A.: Über die Anamnese bei der sog. Prostatahypertrophie und beim Prostatakarzinom. Wien. klin. Wschr. 64, 17 (1952). — HENNINGSEN, O.: Nierenschädigung bei Prostatahypertrophie ohne Restharn in der Blase. Z. Urol. 30, 772 (1936). — HIGBEE, D. R.: Benign prostatic obstruction. A comparison of results. J. Urol. (Baltimore) 56, 83 (1946). — HOUTAPPEL, H. C. E. M.: Subtotal cystectomy for atonic bladder. J. Urol. (Baltimore) 24, 222 (1952). — HRYNTSCHAK, TH.: Die Hypertrophie und das Carcinom der Prostata. Wien: Wilhelm Maudrich 1948. — IRAZU, J., and R. SACHEZ: Atonic myogenic bladder due to obstructive barrier. Rev. argent. Urol. 22, 27 (1953). — JÖNSSON, G.: Subtotal cystectomy for atonic bladder. Acta chir. scand. 112, 51 (1956). — KAIRIS, Z.: Prostatectomia precoce? Edizioni di Urologia. Treviso 1958. — KATZ, T.: Contribution à l'étude de l'insuffisance rénale chez les prostatiques sans résidu vésical. J. Urol. méd. chir. 32, 207 (1931). — KIRWIN, T. J., and A. G. HAWES: The diagnostic value of residual urin estimation. J. Urol. (Baltimore) 41, 413 (1939). — KISTHINIOS et J. VAFIADIS: Contribution à l'étude des troubles circulatiores chez les prostatiques. Arch. Mal Reins 8, 83, 177 (1934). — KRETSCHMER, H. L., and N. J. HECKEL: Atony of the bladder. Amer. J. Surg., N.s. 16, 84 (1932). — LASKOWNICKI, S.: Prostatectomia precoce? Edizioni di Urologia. Treviso 1958. — LAZARUS, J. A., and M. S. MARKS: Significance of hyposthenuria in prostatism with special reference to nocturia. N.Y. St. J. Med. 45, 1218 (1945). — MARION, G.: Traité d'urologie. Paris: Masson et Cie. 1935. — MARSHALL, V. M.: Management of prostatic obstruction. Bull. N.Y. Acad. Med. 33, 99 (1957). — MAY, F.: Die Geschwulstbildungen des Blasenhalses und ihre Behandlung. Berlin u. München: Urban & Schwarzenberg 1949. — Klinische Fragen zur Prostatahypertrophie. Urol. int. (Basel) 3, 304 (1956). — McLELLAN, F. C.: The neurogenic bladder. Springfield, Ill.: Ch. C. Thomas 1939. — MEHROTRA, R. M. L.: An experimental study of the vesical circulation during distension and in cystitis. J. Path. Bact. 66, 79 (1953). — MINDER, J.: Leitfaden für Prostatiker. Stuttgart: Georg Thieme 1950. — NAGAMATSU, G. R.: Unrecognized vesical neck obstruction in the elderly. Bull. N.Y. med. Coll. 1955, 50. — NAUMIDIS, S.: Prostatectomia precoce? Edizioni di Urologia. Treviso 1958. — NEGRO, M.: Un raro caso di distensione vescicale. Boll. Soc. piemont. Chir. 2, 374 (1932). — NESBIT, R. M.: Management of atonic bladder associated with chronic prostatism. Urol. cutan. Rev. 55, 331 (1951). — NOGUÉS, P.: A propos des hémorragies prostatiques. J. Urol. méd. chir. 36, 23 (1933). — NORA, G.: Les distendus chroniques à vessie flasque. Procès-verb. etc. 35. Congr. Franç. Urol. 1933, p. 521. — OHKOSHI, M.: Prostatectomia precoce? Edizioni di Urologia. Treviso 1958. — PACES, V.: Prostatectomia precoce? Edizioni di Urologia. Treviso 1958. — PÄSSLER, H. W.: Megacolon und Megacystis. Leipzig: Johannes Ambrosius Barth 1938. — PRATHER, G. C.: Elective prostatectomy. J. Urol. (Baltimore) 76, 131 (1956). — RAASCHOU, F.: Does urine stasis have any influence on the development of arterial hypertension? Acta med. scandinav. 133, 31 (1949). — REDI, R.: Prostatectomia precoce? Edizioni di Urologia. Treviso 1958. — RIIS, J.: Examination of blood pressure in patients. Nord. Med. 36, 2510 (1947). — ROSE, D. K.: Geriatic management of prostatic. J. Geront. 7, 71 (1952). — SCHWARZ, O.: Handbuch der Urologie, Bd. III. Berlin: Springer 1926. — SENG, M. I.: Study of blood pressure in prostatism. J. Urol. (Baltimore) 25, 313 (1931). — SHIVERS, C. H. DE T.: Uncontrollable hemorrhage from benign prostatic enlargement. J. Urol. (Baltimore) 34, 417 (1935). — STAEHLER, W.: Klinik und Praxis der Urologie, Bd. I. Stuttgart: Georg Thieme 1959. — STANLEY, B. E. C.: Prostatic dyspepsia. Brit. med. J. 1953 II, 423. — STEINBÖCK, A.: Prostatectomia precoce? Edizioni di Urologia. Treviso 1958. — STEWART, H. H.: Prostatic obstruction. Brit. med. J. 1949 II, 1011. — SURRACO, L. A., et J. LOCKHART: Les hématuries microscopiques chez les prostatiques. J. Urol. méd. chir. 64, 794 (1958). — SUTER, F.: Über Haemospermie. Schweiz. Ges. Urol.

20. 6. 1952. Ref. Helv. chir. Acta **2**, 148 (1953). — THÉVENARD, P.: Clinique et endoscopie de l'hypertrophie prostatique a ses débuts. J. Urol. méd. chir. **57**, 335 (1951). — VINTICI, V., et A. LAROCHE: Hémorragies de la prostate et hémorragies chez prostatiques. J. Urol. méd. chir. **28**, 140 (1929). — WARD, R. O.: Zit. T. L. CHAPMAN, Lancet **1949** II, 684. — WEBER, H. F. J.: Die neurovegetativen Funktionsstörungen des Urogenitalsystems. Wien: Springer 1958. — WELLS, CH.: Studies in chronic retention. Proc. roy. Soc. Med. **43**, 43 (1950). — WEYRAUCH, H. M.: Surgery of the prostate. Philadelphia and London: W. B. Saunders Company 1959. — WILLIAMS, I. D.: Discussion on chronic retention of urine. Proc. roy. Soc. Med. **42**, 996 (1949). — WILLINSKY, A. J., B. WILLINSKY and J. WILLINSKY: Modern conception of prostatic obstruction. J. int. Coll. Surg. **20**, 149 (1953). — WINSBURY-WHITE, H. P.: Prostatectomia precoce? Edizioni di Urologia. Treviso 1958. — WÜLLENWEBER, G.: Zur Frage der arteriellen Hypertonie bei Harnabflußhindernis. Klin. Wschr. **1931** I, 730. — ZICKGRAF, H.: Voruntersuchung und Vorbereitung zur Prostataoperation. Helv. chir. Acta **23**, 90 (1956).

## E. Klinik der Entleerungsstörungen

### I. Die Blasenausgangsstarre

ALESIO, C., e L. PISANI: Le malattie del collo vescicale. Torino: Tipografia Barattini 1931. — Der normale und der pathologische Blasenhals. X. Kongr. der italienischen urologischen Ges. Z. urol. Chir. **34**, 292 (1932). — ALESSANDRO, A. DE: La malattia del collo vescicale nella donna. Rif. med. **65**, 662 (1951). — ALKEN, C. E.: Blasenentleerungsstörungen. Med. Welt **1951**, Nr 37, 1126. — ALLEMANN, R.: Zur Frage der genuinen Sklerose des Blasensphinkters. Helv. chir. Acta **20**, 299 (1953). — BABICS, A.: Traitement chirurgical de la sclérose du col vésical. Acta urol. belg. **26**, 327 (1958). — BAIRD, S. S., and H. M. SPENCE: Transurethral resection of the female bladder neck. Urol. cutan. Rev. **52**, 658 (1948). — BAUCHARD, J., et J. GARRIGUES: Du retentissement des dysectasies cervicales sur les voies urinaires sus-jacentes. J. Urol. méd. chir. **54**, 16 (1948). — BEDRNA, J.: Pathologie des Blasenhalses. Z. urol. Chir. **35**, 381 (1932). — BIBUS, B.: Die Starre des Blasenschließmuskels bei der Frau. Z. urol. Chir. **44**, 159 (1939). — BLANCHOT: Sur un cas de sténose du col vésical. J. Urol. méd. chir. **26**, 256 (1928). — BLATT, P.: Die Sphinkterkeilexcision in der Technik der Prostatektomie, gleichzeitig ein Beitrag gegen die endovesicale Behandlung der Prostatahypertrophie. Z. urol. Chir. **40**, 294 (1935). — Die Sphinkterkeilexcision bei den Erkrankungen des Blasenhalses (Sphinkterhypertonien und Sphinktersklerosen). Z. urol. Chir. **42**, 31 (1936). — BLUM, E.: Maladie du col et maladie de système. J. Urol. méd. chir. **61**, 162 (1955). — BLUM, V., u. H. RUBRITIUS: Handbuch der Urologie. Berlin: Springer 1928. — BODIAN, M.: Some observations on the pathology of congenital idiopathic bladder neck obstruction. Brit. J. Urol. **29**, 393 (1957). — BOEMINGHAUS, H.: Urologie. München-Gräfelfing: Dr. Edmund Banaschewski 1960. — BOUILLIÉ, M.: L'hypertrophie du col vésical. J. Urol. méd. chir. **27**, 97 (1929). — BOURGEOIS, P.: Hypertrophie congénitale du col vésical. Resection. Guérison. Un. méd. Can. **62**, 218 (1933). — BRUNI, P.: Prognosi e therapia della malattia del collo vescicale. VIII. Congr. de la Sociedad Internac. de Urologia, Barcelona 1949. Paris: Librairie Gaston Doin et Cie. 1950. — BRUNI, P., e O. B. COMAR: Prognosi e terapia della malattia del collo vescicale. Urologia (Treviso) **17**, 13 (1950). — CAMINO, T. Ritenzione di urina da irrigidimento della regione del collo vescicale. Atti Soc. ital. Urol. **1933**, 139. — CAPACCI, P.: La cosidetta malattia del collo vescicale nella donna. Urologia (Treviso) **20**, 245 (1953). — CAULK, J. R.: The value of the cautery punch operation for contracture of the vesical neck. Boston med. surg. J. **190**, 700 (1924). — CHWALLA, R.: Die Starre des inneren Blasenschließmuskels. Bruns' Beitr. klin. Chir. **147**, 579 (1929). — Zur Ätiologie der Blasendivertikel. Langenbecks Arch. klin. Chir. **160**, 567 (1930). — Sphinkterstarre und Blasendivertikel. Wien. Urol. Ges. 31. 5. 1933. Ref. Z. Urol. **38**, 126 (1933). — Zum Problem der Sphinkterstarre, ihrer Ätiologie und ihrer operativen Behandlung. Z. Urol. **28**, 185 (1934). — Ätiologie der Sphinkterstarre. Z. urol. Chir. **39**, 194 (1934). — Zur Ätiologie der idiopathischen Sphinkterstarre. Wien. urol. Ges. 20. 2. 1935. Ref. Z. urol. Chir. **41**, 533 (1936). — CIBERT, J., et J. DECHAUME: Dysectasie congénitale du col vésical. J. Urol. méd. chir. **33**, 290 (1932). — CLARKE, B. G., and R. LATORRACA: Pathology of the prostatic median bar. Arch. Path. (Chicago) **61**, 37 (1956). — COLLINGS, C. W.: Fibrous obstruction of the vesical outlet. New Engl. J. Med. **203**, 107 (1930). — COUTTS, W. E., and R. VARGAS-ZALAZAR: Contribution to the etiology of the acquired fibrosis of the bladder neck. Brit. J. Urol. **17**, 136 (1945). — COUVELAIRE, R.: Quelles directives thérapeutiques découlent de la nation de maladie du col? Presse méd. **65**, 2019, 2020, 2021 (1957). — CROWELL, A. J., R. THOMPSON, C. B. SQUIRES and B. M. PALMER: Prostatic surgery. Trans Amer. Ass. gen.-urin. Surg. **23**, 415 (1930). — DAVIS, D. M.: Vesical orifice obstruction in woman and its treatment by transurethral resection. J. Urol. (Baltimore) **73**, 112 (1955). — The relationship between urethral resistance and chronic urinary tract disease in women. J. Urol. (Baltimore)

**76**, 270 (1956). — Denis, R.: Adénomectomie endo-urétrale de l'adénome prostatique. Paris: Masson & Cie. 1959. — Dillon, J. R.: Obstruction at the neck of the bladder incorrectly diagnosed as neurogenic bladder. J. Urol. (Baltimore) **46**, 759 (1941). — Duvergey: Un cas d'hypertrophie congénitale du col vésical chez un jeune homme de vingt ans. J. Urol. méd. chir. **38**, 560 (1934). — Emmett, J. L., S. P. Rice Hutschins and J. R. McDonald: The treatment of urinary retention in women by transurethral resection. J. Urol. (Baltimore) **63**, 1031 (1950). — Fabre, R., et F. Regey: La maladie du col. Toulouse méd. 194 (1947). — Falk, D.: Treatment of resistent contracture of the bladder neck in women by plastic revision of the vesical orifice. J. Urol. (Baltimore) **79**, 447 (1958). — Fite, E. H.: Vesical neck obstruction in the female treated by resection with the McCarthy resectoscope. Urol. cutan. Rev. **38**, 163 (1934). — Folsom, A. J., and H. A. O'Brien: Female obstructing prostate. J. Amer. med. Ass. **121**, 573 (1943). — Foret, E.: Dysectasie du col vésical chez la femme. J. Urol. belg. **15**, 531 (1947). — Friedrich, H.: Sphinktersklerose bei der Frau. Z. Urol. **29**, 601 (1935). — Gayet, M.: Dysectasie du col vésical avec hypertrophie de la barre interurétérale. J. Urol. méd. chir. **44**, 73 (1937). — Gérard, M.: Trois cas de maladie du col vésical. J. Urol. méd. chir. **33**, 279 (1932). — De la sténose hypertrophique du col vésical. J. Urol. belg. **5**, 309 (1932). — Gil Vernet, S.: Patologia urogenital. Madrid: Editorial Paz Montalvo 1955. — Gloor, H. U.: Zur Symptomatologie der essentiellen Sphinkterhypertonie. Schweiz. med. Wschr. **1930** I, 528. — Guillemin, Grandineau et Cayotte: Maladie du col et rétention d'urine chez la femme. Rev. méd. Nancy **1947**, 247. — Un cas de dysectasie du col vésical chez la femme. J. Urol. méd. chir. **56**, 61 (1950). — Heckenbach, W.: Über die Sphinktersklerose. Z. Urol. **33**, 204 (1939). — Heitz-Boyer: Diskussion anläßlich der Demonstration von Richer: Resektion wegen Sphinkterstarre bei der Frau. Franz. Ges. Urol. 21. 6. 1937. Ref. Z. Urol. **32**, 281 (1938). — Heller, M.: Maladie du col de la vessie chez une jeune fille. J. Urol. méd. chir. **58**, 381 (1952). — Hellström, J.: Über die sogenannten Blasenhalskontrakturen. [Schwedisch.] Svenska Läk.-Tidn. **1941**, 1585. — Endourethral elektroresection in disorders other than hypertrophy of prostate. Nord. med. (Hygiea) **25**, 397 (1945). — Hencz, L.: Old age dysfunction of vesical neck in women. Acta urol. (Budapest) **1**, 72 (1947). — Henninger, H.: Sphinkterstarre und echtes Blasendivertikel. Wien. Urol. Ges. 22. 5. 1935. Ref. Z. urol. Chir. **41**, 558 (1936). — Hertoghe, C.: Peculiarities of vesical neck in Marion's disease. J. Urol. belg. **15**, 774 (1947). — Hicks, J. B.: Bladder neck contracture in women. Surg. Clin. N. Amer. **14**, 1219 (1934). — Hinman, F.: The principles and practice of urology. Philadelphia and London: W. B. Saunders Company 1935. — Hirsch, E. W.: The questionable bladder neck bar. Urol. cutan. Rev. **35**, 449 (1931). — Hock, E. F.: Vesical neck obstruction in the female: etiology and treatment. J. Urol. (Baltimore) **72**, 657 (1954). — Houtum, G. v.: Six cases of chronic retention of urine in women caused by dysectasia of the bladder neck. Proc. roy. Soc. Med. **28**, 1511 (1935). — Hudson, P. B., and P. L. Scardino: Full-thickness bladder flap for reconstruction of contracted vesical neck. Surg. Gynec. Obstet. **107**, 795 (1958). — Huguenin, R., et M. Bouillié: Hypertrophie congénitale du col vésical. Ann. anat. path. **7**, 733 (1930). — Hutchins, S. P. R.: Vesical neck obstruction in women. J. Urol. (Baltimore) **69**, 102 (1953). — Hyams, J. A., and S. R. Kramer: Chronic inflammatory vesical neck obstructions. Amer. J. Surg., N. s. **9**, 530 (1930). — Prefibrotic median bar. J. Urol. (Baltimore) **27**, 165 (1932). — Jacobson jr., C. E.: Unrecognized vesical neck obstruction in women. New Engl. J. Med. **235**, 645 (1946). — Janke, H.: Erfahrungen mit der operativen Behandlung der Sphinkterhypertrophie. Verh. Dtsch. Ges. Urol. VIII. Kongr. Berlin 1928. Leipzig: Georg Thieme 1929. — Jung, Fr.: Studie zur Pathogenese der Harnverhaltung der Frau. Zbl. Gynäk. **74**, 982 (1952). — Jungano, M.: Contribution à l'étude histopathologique du col vésical. J. Urol. méd. chir. **32**, 314 (1931). — Keyes, E. L.: The clinical course of bladder neck obstructions attributed to sclerosis or bar. Amer. J. Surg., N. s. **19**, 215 (1933). — A comparison of clinical and pathological characteristics of fifty prostatic bars and scleroses. J. Urol. (Baltimore) **29**, 383 (1933). — Knorr, R.: Über Kontraktur und Sklerose des Blasenhalses beim Weibe. Zbl. Gynäk. **51**, 1154(1927). — Lasio, G.: La sclerosi del collo vescicale e la sindrome disurica secondaria. Atti Soc. lomb. Chir. **1**, 789 (1933). — Lemoine, G.: La maladie du col vésical. J. Urol. belg. **8**, 26 (1935). — Lendorf, A.: On the so-called „hypertrophy" of the prostate combined with a sclerosis and the cause of the retention in lesions of the prostate. Acta chir. scand. **91**, 393 (1944). — Lhez, A., et J. Caissel: Maladie du col vésical chez la femme. J. Urol. méd. chir. **56**, 740 (1950). — Lichtenberg, A. v.: Die Sphinktersklerose, ein wichtiges Syndrom bei Harnretentionen. Jkurse ärztl. Fortbild. **23**, 33 (1932). — Lilla, P.: La malattia del collo vescicale. Boll. Soc. tosco-umbra Chir. 567 (1948). — Lowsley, O. S., and Th. J. Kirwin: Clinical urology. Baltimore: Williams & Wilkins Company 1956. — Lozzi, V., e A. Vitale: Contributo clinico allo studio della ipertrofia congenita del collo vescicale. G. veneto Sci. med. **5**, 748 (1931). — Malgras, P.: Un cas de maladie du col chez la femme. J. Urol. méd. chir. **50**, 97 (1942). — Maltese le Roy, C.: Hypertrophie congénitale du col vésical. J. Urol.

méd. chir. **32**, 343 (1931). — Sul un caso d'ipertrofia congenita del collo della vescica. Atti Soc. med.-chir. Padova **10**, 359 (1932). — Contributo allo studio delle disectasie del collo vescicale. Arch. ital. Urol. **10**, 52 (1933). — Nota clinica anatomica sull'ipertrofia congenita del collo vescicale. Arch. ital. Urol. **11**, 175 (1934). — MARION, G.: Maladie du col vésical. Verh. internat. Ges. Urol. **1**, 392 (1933). — Maladie du col vésical. J. Urol. méd. chir. **36**, 513 (1933); **37**, 1 (1934). — MARION, G., et M. CHEVASSU: Un nouveau cas d'hypertrophie congénitale du col vésical. J. Urol. méd. chir. **24**, 161 (1927). — MAY, F.: Ein Fall von Sphinktersklerose bei der Frau. Z. urol. Chir. **42**, 308 (1936). — MAYOCK, P. P., and C. N. BURNS: Vesical neck obstruction in women. Geriatrics **11**, 79 (1959). — McKINNON, K. J., and E. C. SMITH: Vesical neck obstruction in women. Canad. med. Ass. J. **71**, 356 (1954). — MELVILLE, B.: Resection of the bladder neck in the female. Aust. N.Z. J. Surg. **15**, 299 (1946). — MICHON, L., et MOUZON: Un cas de dysectasie du col. J. Urol. méd. chir. **31**, 498 (1931). — MIGLIARDI, L.: Sulla stenosi larga del collo vescicale. Arch. ital. Urol. **8**, 386 (1931). — Ulteriore contributo alla sindrome del collo vescicale nella donna. Minerva chir. (Torino) **4**, 378 (1949). — MILLIN, T.: Median bar: the uses and abuses of transurethral resection. J. Urol. (Baltimore) **79**, 145 (1958). — MILLS, W. G.: The treatment of chronic urinary retention in women by transurethral resection of the bladder neck. J. Urol. (Baltimore) **24**, 236 (1952). — MINGAZZINI, E.: Contributo clinico allo studio delle afezzioni del collo vescicale. Policlinico, Sez. prat. **1932**, 168. — MITCHELL, J. P., and G. S. ANDREWS: Symposium on bladder neck obstruction. Proc. roy. Soc. Med. **46**, 549 (1953). — MOMBAERTS, J.: Blasenentleerungsstörungen. Med. Welt **37**, 1126 (1951). — La sclérose du col vésical, conséquence de certaines cystopathies. Acta urol. belg. **23**, 224 (1955). — MOONEN, W. A.: Maladie du col vésical chez la femme. J. Urol. méd. chir. **58**, 667 (1952). — MOORE, T.: Bladder neck obstruction in women. Proc. roy. Soc. Med. **46**, 558 (1953). — NEFF, J. H.: Resection of prolapsed mucosa at the vesical neck for retention of urine in the female. Trans. Amer. Ass. gen.-urin. Surg. **31**, 263 (1938). — NELSON, N. M., R. W. BARNES, H. L. HADLEY and R. TH. BERGMANN: Transurethral resection of the bladder neck in the female. J. Urol. (Baltimore) **77**, 198 (1957). — NESBIT, R. M.: Vesical neck contracture in the female with urinary obstruction. Urol. cutan. Rev. **37**, 291 (1933). — NESBIT, R. M., and W. B. CRENSHAW: Treatment of bladder neck contracture by plastic operation. J. Urol. (Baltimore) **73**, 516 (1955). — NEY, CH., and R. HYMAN: Complete urinary retention in the female. Amer. J. Surg. **87** (I), 34 (1954). — NICOLICH, G.: Vier Fälle von Harnverhaltung durch entzündliche Veränderungen des Blasenhalses bedingt. Verh. Dtsch. Ges. Urol., VIII. Kongr., Berlin 1928. Leipzig: Georg Thieme 1929. — VIII. Congr. de la Sociedad Internac. de Urologia, Barcelona 1949. Paris: Librairie Gaston Doin et Cie. 1950. — NORTWICK, W. A., R. B. McIVER and R. J. BROWN: Bladder neck obstruction in females. Sth. med. J. (Bgham, Ala.) **46**, 691 (1953). — NOSZKAY, A. v.: Die Symptomatologie und Therapie des Prostatismus, ohne Vergrößerung der Prostata. Z. urol. Chir. **37**, 374 (1933). — O'BRIAN, J. H., and B. D. PINCK: Vesical neck obstruction in female. J. med. N. J. **46**, 400 (1949). — O'CONOR, V. J.: Abstruct of discussion. J. Amer. med. Ass. **128**, 413 (1945). — ORMOND, J. K., and R. B. ROTH: Benign prostatic obstruction in a young adult. J. Urol. (Baltimore) **50**, 590 (1943). — ORTIZ, A. B., and A. R. BOUTA: Sclerosis of vesical neck and diverticular lithiasis. Rev. argent Urol. **17**, 489 (1948). — PAPIN, M.: Contribution à l'étude des dysurie dues aux maladie du col vésical. J. Urol. méd. chir. **25**, 254 (1928). — „Maladie" du col vésical chez la femme. J. Urol. méd. chir. **36**, 108 (1933). — Un cas de maladie du col chez la femme. J. Urol. méd. chir. **50**, 97 (1942). — PATTON, J. F.: Bladder neck obstruction in women and children. Rocky Mtn med. J. **46**, 540 (1949). — PÉRARD, J.: Über einen Fall von Sphinktersklerose bei der Frau. Franz. Ges. Urol. 20. 10. 1941. Ref. Z. Urol. **36**, 301 (1942). — PEYTON, A. B.: Bladder neck obstruction in the young male adult. J. Urol. (Baltimore) **69**, 109 (1953). — PICQUET et BONNECAZE: Malformation congénitale du col vésical. J. Urol. méd. chir. **25**, 159 (1928). — PISANI, L.: La cosidetta „malattia del collo vescicale" (studio anatomo-pathologico). Arch. ital. Anat. Istol. pat. **2**, 197 (1931). — POWELL, N. B., and E. B. POWELL: Transurethral bladder neck resection in the female. J. Urol. (Baltimore) **80**, 479 (1958). — POWER, ST.: Bladder neck. Lancet **1955** I, 591. — PRÄTORIUS, G.: Zur Pathologie der Pars prostatica und der Prostata. Z. Urol. **17**, 129 (1923). — RANDALL, A.: Surgical pathology of prostatic obstructions. Baltimore: Williams & Wilkins Company 1931. — The pathology of bladder neck obstructions. J. Urol. (Baltimore) **28**, 509 (1932). — RATHBUN, N. P.: Prostatic obstruction. Amer. J. Surg. **22**, 106 (1933). — RICHER: Résection pour maladie du col chez la femme. Franz. Ges. Urol. 21. 6. 1937. Ref. Z. Urol. **32**, 280 (1938). — RIHMER, B. v.: Über die durch Sperre des inneren Blasenschließmuskels bedingten Harnretentionen und operative Behandlung derselben. Z. urol. Chir. **27**, 20 (1929). — Durch einfache Hypertonie verursachte chronische Retention. 29. wissenschaftl. Sitzg. der Ungar. Urol. Ges. 1929. Z. urol. Chir. **30**, 161 (1930). — RITTER, J. S., and L. A. SHIFRIN: Vesical neck obstruction in the female. Urol. cutan. Rev. **52**, 147 (1948). — RIVES, H. F.: Vesical neck obstruction in the female. Tex. St. J. Med. **51**, 8 (1955). — RUBRITIUS, H.: Die Hypertonie des inneren Blasensphinkters.

Die Urologie in Einzeldarstellungen. Leipzig: Georg Thieme 1938. — Über die Pathogenese der Harnverhaltungen prostatischer und nichtprostatischer Natur. Wien. klin. Wschr. **39**, 1168 (1926). — SALLERAS, J., u. G. VILAR: Angeborene Hypertrophie des Blasenhalses mit Divertikeln. Sem. méd. (B. Aires) **1929 II**, 707. [Spanisch.] — SALSANO, D.: La malattia del collo vescicale con particolare riguardo alla patogenesi e alla terapia. Policlinico, Sez. chir. **55**, 170 (1948). — La malattia del collo vescicale. Urologia (Treviso) **23**, 284 (1956). — SCHUMAKER, L. B., and F. C. HENDRICKSON: Contracture of the vesical neck in female. Urol. cutan. Rev. **52**, 205 (1948). — SECRÉTAN, M.: Rétention d'urine complète. Schweiz. med. Wschr. **1933 II**, S. 952. — SINATRA, TH. J.: Use of Y-plastic for obstruction of vesical neck. J. Urol. (Baltimore) **77**, 614 (1957). — STAEHLER, W.: Klinik und Praxis der Urologie, Bd. I, S. 735. Stuttgart: Georg Thieme 1959. — SUTER, F.: Sphinkterhypertrophie als Ursache chronischer Harnverhaltung. Schweiz. med. Wschr. **1928 II**, 719. — TADDEI, D.: La sclerosi primitiva della prostata. Rinnov. med., Gazz. internaz. med.-chir. **29**, Nr 8, 183 (1926). — THÉVENARD, P.: La maladie du col vésical chez la femme. J. Urol. méd. chir. **48**, 296 (1940). — THOLEN, A.: Prostatismus bei der Frau. Gynaecologia (Basel) **132**, 389 (1951). — THOMAS, G.K.: MARION's disease of the bladder neck. J. Urol. (Baltimore) **82**, 523 (1959). — THOMPSON, G. J.: Transurethral operations on women for relief of dysfunction of the vesical neck. J. Urol. (Baltimore) **41**, 349 (1939). — VALÉRIO, A.: Syndromes du col de la vessie et diverticules uro-génitaux. Rev. sud.-amér. Méd. **5**, 626 (1934). — VOLAVSEK, W.: Beziehungen der Induratio penis plastica zur Dupuytrenschen Fingerkontraktur. Med. Klin. **16**, 428 (1941). — WALKER, K.: The surgery of the bladder neck. Verh. internat. Ges. Urol. **1**, 516 (1933). — WASKONIG, H.: Zur Morphologie und Pathogenese der Sphinktersklerose. Verh. Dtsch. Ges. Urol. Düsseldorf 1951. Z. Urol. Sonderh. 1952, S. 348. — WEIJTLANDT, J. A.: Prostatisme bij de vrouw. Ned. T. Geneesk. **1939 II**, 2297. — WESSON, M. B.: The prostatic median bar. J. Urol. (Baltimore) **22**, 397 (1929). — WEYENETH, R.: La maladie du col de la vessie chez la femme. Rev. méd. Suisse rom. **75**, 760 (1955). — WILLIAMS, D. I.: Urology in childhood. Handbuch der Urologie, Bd. XV. Berlin-Göttingen-Heidelberg: Springer 1958. — WINSBURY-WHITE, H. P.: Two cases of retention of urine in women. Lancet **1936 I**, 1008. — A series of 320 consecutive personal cases of bladder neck obstruction. VIII. Congr. de la Sociedad Internac. de Urologia, Barcelona 1949. Paris: Librairie Gaston Doin & Cie. 1950. — Early signs of bladder neck disease. Brit. J. Urol. **1956 I**, 662. — WOLFROMM, G.: Un cas de maladie du col vésical rebelle au traitement transvésical guéri par intervention endoscopique. 34. Congr. franç. Urol., J. Urol. méd. chir. **37** (1934). — YOUNG, H. H.: Contracture of the vesical neck in female. J. Amer. med. Ass. **115**, 2133 (1940).

*II. Verschiedene Ursachen der Entleerungsstörung*

AJAMIL, L. F., e M. M. VALVERDE: Estenosis cicatricial del cuello de la vejiga como complicacion de la prostatectomia retropubica. Med. quirurg. Oriente **14**, 57 (1953). — Arch. Hosp. univ. (Habana) **5**, 433—436 (1953). — Cicatrical stenosis of vesical neck. J. Urol. (Baltimore) **72**, 1201 (1954). — ALBERTI, D. C., and D. TOMASO GERMINALE: Considerazioni sull'incontinenza di urina dopo prostatectomia. Pathologica **49**, 511, 757 (1957). — ALBRECHT, K. F., u. E. SCHMIEDT: Die narbige Stenose des Blasenhalses nach Prostatektomie. Chirurg **29**, 185 (1958). — ANDERSEN, R.: Benign prostatic obstruction. Acta chir. scand. **112**, 363 (1957). — ANDRÉ: Rétrécissements et décentrements de l'urètre après la prostatectomie. J. Urol. méd. chir. **21**, 374 (1926). — Un cas de kyste de la prostate. J. Urol. méd. chir. **23**, 30 (1927). — ASCOLI, R.: Die Leukämie der Prostata. XII. Kongr. der Ital. Urol. Ges. 21. 10. 1933. Ref. Z. urol. Chir. **39**, 143 (1934). — Alterazioni leucemiche delle regione vescicoprostatica come causa di ritenzione urinosa. Atti Soc. ital. Urol. **1934**, 236—243. — BAKER, W. J., and E, C. GRAF: Tuberculosis in the obstructive prostate gland. J. Urol. (Baltimore) **66**, 254 (1951). — BARTFELD: Chronische ulcerierende und inkrustierende Entzündung der Prostatanische nach Prostatektomie mit Ausgang in Heilung. Österr. Urol. Ges. 16. 2. 1938. Ref. Z. urol. Chir. **44**, 109 (1938). — BAUCHARD, J., et J. GARRIGUES: Du retentissement des dysectasies cervicales sur les voies urinaires sus-jacentes. J. Urol. méd. chir. **54**, 16 (1948). — BERGMANN, U. T., R. TURNER, R. W. BARNES and H. L. HADLEY: Comparative analysis of one thousend consecutive cases of transurethral prostatic resections. J. Urol. (Baltimore) **74**, 533 (1955). — BERRY, N. E., and E. P. WHITE: The treatment of vesical neck obstruction by endoscopic resection. Brit. J. Urol. **21**, 215 (1949). — BIBUS, B., u. G. R. MÄRZ: Ein Fall von tumorbildender Cystitis. Z. Urol. **48**, 170 (1955). — BITSCHAI, J.: Bladder neck contracture following retropubic prostatectomy treated by transurethral resection. Brit. J. Urol. **22**, 63 (1950). — BLUM, E., et L. FRUHLING: Aspects urologique de l'endométriose. Gynéc. et Obstet. **50**, 404 (1951). — BLUM, V.: Blasendivertikel und Prostatahypertrophie. Verh. Dtsch. Ges. Urol. VIII. Kongr. Berlin 1928. Leipzig: Georg Thieme 1929. — BOEMINGHAUS, H.: Cystitis productiva (hyperplastica). Langenbecks Arch. klin. Chir. **169**, 246 (1932). — Urologie, 3. Aufl. München: Werk Verlag

Dr. Edmund Banaschewski 1960. — BORCHERS, E.: Bei der Prostatahypertrophie-Operation nach FREYER oder MILLIN? Langenbecks Arch. klin. Chir. **273**, 353 (1953). — BOSHAMER, K.: Die Bedeutung der fokalen Infektion für verschiedene urologische Erkrankungen. Z. urol. Chir. **46**, 237 (1942). — BOUTEAU et G. MOTZ: Un cas de lobe médian supérieur. J. Urol. méd. chir. **53**, 446 (1946/47). — BRACK, E.: Normale und pathologische Anatomie des männlichen Harnblasenhalses. Z. Urol. **31**, 106 (1937). — BRANDEN, V. D. F.: La tuberculose de l'adénome de la prostate. J. belge Urol. **16**, 53 (1947). — BREA, L. M.: Ureterovesical obstruction following adenomectomy. Rev. argent. Urol. **17**, 366 (1948). — BRILLEMBOURG, J.: Complete occlusion of the bladder neck after suprapubic prostatectomy. Bol. Hosp. Carlos J. Cello (Caracas) Cruz roja venezol. **6**, 22—25 (1950). — BULKLEY, G., and J. W. KEARNS: Analyses of results of prostatic surgery in 866 cases. J. Urol. (Baltimore) **68**, 724 (1952). — BURKERT, S.: Endotheliom der Prostata. Sitzg. Österr. Ges. Urol. 28. 1. 1953. Ref. Z. Urol. **46**, 830 (1953). — CAINE, M.: The fate of the bladder neck and prostatic cavity after prostatectomy. Proc. roy Soc. Med. **46**, 555 (1953). — The persistence of urinary infection following prostatectomy. Brit. J. Urol. **25**, 9 (1953). — The after care of the post-prostatectomy patient. Urol. int. (Basel) **5**, 129 (1957). — CAPACCI, P.: Esiti a distanza della prostatectomia alla Hryntschak con speciale riferimento alla cavità prostatica. Urologia (Treviso) **21**, 445 (1954). — La incontinenza di orina dopo adenomectomia. Urologia (Treviso) **22**, Suppl. 3 (1955). — CASARINI, A., e M. NINNI: Sulla localizzazione vescicale e prostatica della leucemia. Hematologica (Palermo) **37**, 827 (1953). — CECIL, A. B.: Immediate and remote results of prostatectomy. Urol. cutan. Rev. **32**, 709 (1928). — CERQA, S.: Prostata-Zyste durch Bilharzia verursacht. Arch. Schiffs- u. Tropenhyg. **34**, 58 (1930). — CHAUVIN, H. F., et A. ORSONI: Rétrécissement du col vésical après prostatectomie. J. Urol. méd. chir. **57**, 739 (1951). — CHOLZOFF, B.: Über Störungen der Urinentleerung, hervorgerufen durch mechanische Hindernisse in der Blasenhalsgegend, ohne Hypertrophie der Prostata. (Prostatisme sans prostate). Z. urol. Chir. **23**, 1 (1927). — CHWALLA, R.: Ein Fall von Amyloidtumor am Blasenhals. Wien. Urol. Ges. 28. 10. 1931. Ref. Z. urol. Chir. **34**, 153 (1932). — Ventrales Prostataadenom. Wien. Urol. Ges. 2. 5. 1934. Ref. Z. urol. Chir. **40**, 361 (1935). — CIBERT, J., et H. CAVAILHER: Dysectasie cervicale chez un tuberculeux urinaire. J. Urol. méd. chir. **52**, 33 (1944). — CIBERT, J., H. MEUSER et F. T. AYONG: Myome vésicale. J. Urol. méd. chir. **56**, 897 (1950). — COOK, E. N.: Causes and treatment of symptoms recurring after transurethral prostatectomy. Proc. Mayo Clin. 18, 156 (1943). — CORBINEAU: Calcul prostato-vésical, complication éloignée d'une prostatectomie. J. Urol. méd. chir. **34**, 199 (1932). — COUVELAIRE, R.: Chirurgie de la vessie. Paris: Masson & Cie. 1955. — CRABTREE, E. G.: Surgery of the fibrous prostate. Amer. J. Surg., N. s. 8, 958 (1930). — CRAN, B. S.: Enlargement of the anterior portion of the prostate gland. Brit. J. Surg. **21**, 453 (1934). — CRISTOL, V.: Infection aigue d'un adénome chez un cystomisé prostatectomie. Guérison. J. Urol. méd. chir. 28, 95 (1929). — DARGET, R.: Quelques cas de dysurie par obstacles muqueux au niveau du col vésical. Proc. verb. etc. 32. Congr. franç. Urol. p. 479, 1932. — Oblitération de l'urètre après opération de Millin. J. Urol. méd. chir. **56**, 709 (1950). — DAX, L.: Obstructions et rétrécissements de l'urètre après la prostatectomie transvésicale. Arch. franco-belg. Chir. **29**, 101 (1926). — DEES, J. E.: Congenital cyst of prostate. Surg. Gynec. Obstet. **85**, Suppl., 275 (1947). — DELPORTE, T. V.: Stones in the prostate, treated by endoscopic resection. Bol. Soc. Cir. Rosario 17, 127 (1950). — DEUTICKE, P.: Ein Fall von Prostataleiomyom. Dtsch. Z. Chir. **236**, 475 (1932). — Ligatursteine nach Prostatektomie. Z. Urol. **52**, 210 (1959). — DIAL, D. L., and B. HALPERT: Leiomyoma of the prostate. Arch. Path. (Chicago) **16**, 332 (1933). — DUVERGEY, J., and H. BLANC: Epithélioma kystique de la prostate. J. Urol. méd. chir. **34**, 212 (1932). — EKMAN, H.: Late results of prostatectomy. Acta. chir. scand. **250**, Suppl. (1959). — EMMETT, G. M.: Relief of post-prostatectomy vesical dysfunction by transurethral surgery. J. Urol. (Baltimore) **37**, 569 (1937). — EMMETT, J. L., and W. F. BRAASCH: Cysts of the prostate gland. Ref. Z. urol. Chir. **36**, 236 (1936). — EMMETT, J. L., D. KIRCHHEIM and L. F. GREENE: Prevention of postoperative stricture from transurethral resection by preliminary internal urethrotomy. J. Urol. (Baltimore) **78**, 456 (1957). — EMMETT, J. L., and J. R. WINTERRINGER: Urethral stricture following transurethral resection prevented by internal urethrotomy. J. Urol. (Baltimore) **72**, 867 (1954). — EXCUE, H. M.: Vesical neck obstruction caused by leukemia. Urol. cutan. Rev. **50**, 658 (1946). — FABRE, P., et A. LHEZ: Rétention après adénomectomie. J. Urol. méd. chir. **58**, 203 (1952). — FANGER, H., and M. HOFFMAN: WEGENER's granulomatosis. J. Urol. (Baltimore) **77**, 78 (1957). — FARMAN, F.: Complications in prostatectomy with end results. Urol. cutan. Rev. **49**, 85 (1945). — FILLENZ, K.: Steine in der Prostata. Ž. Urol. 24, 401 (1930). — FRITZ, W.: Retrovesicale Cyste. Wien. Urol. Ges. 22. 6. 1927. Ref. Z. urol. Chir. **23**, 329 (1927). — FRONTZ, W. A., and H. E. LANDES: The clinical significance of trigonal hypertrophy. J. Urol. (Baltimore) **27**, 145 (1932). — FUCHS, F.: Ein Blasenpapillom unter dem klinischen Bilde der Prostatahypertrophie. Wien. Urol. Ges. 30. 10. 1929. Z. urol. Chir. **29**, 300 (1930). — GÄRTNER, F.: Über die Ergebnisse der suprapubischen Prostatektomie.

Z. Urol. **43**, 443 (1950). — GAUTHIER, CH.: Considérations sur la pyurie persistante après la prostatectomie. J. Urol. méd. chir. **20**, 413 (1925). — GIL VERNET, S.: La tuberculose génitale masculine. Acta urol. belg. **27**, 269 (1959). — GLEICHMANN, H. G.: Die Myome der Prostata. Z. Urol. **47**, 224 (1954). — GOLDEN, M. R., and B. S. ABESHOUSE: A further clinical and pathological study of prostatic infarction. J. Urol. (Baltimore) **70**, 930 (1953). — GOLDSTEIN, A. E., and S. W. RUBIN: Complete occlusion of the vesical orifice following suprapubic prostatectomy. J. Urol. (Baltimore) **61**, 499 (1948). — GOODWIN, W. E., and H. B. SHUMACKER: Aneurysm of the hypogastric artery producing urinary tract obstruction. J. Urol. (Baltimore) **57**, 839 (1947). — GRASSI: Zit. E. SCHINDLER, Echinokokkus der Prostata. Z. Urol. **46**, 683 (1953), — GRAY, C. P., and G. J. THOMPSON: Leiomyoma of the prostate. J. Urol. (Baltimore) **64**, 511 (1950). — GRECO, F.: Diaframma intervescico-prostatico consecutivo a prostatectomia. Boll. Soc. Med. Chir. Catania **2**, 73 (1934). — GREEN, J. A. S.: Post-prostatectomy obstruction. E. Afr. méd. J. **31**, 229 (1954). — GROLITSCH, K.: Steinbildungen in der Prostataloge. Z. Urol. **35**, 400 (1941). — HALLOCK, L. A.: Large hemorrhagic cyst of the prostate gland. Amer. J. Cancer **15**, Suppl., 2331 (1931). — HAMER, H. G.: Retention of urine due to cyst of the prostate. J. Amer. med. Ass. **97**, 1384 (1931). — HANCKE-OLSEN, A.: Prostate cysts. T. norske Laegeforen. **78**, 1129 (1958). — HARDEBECK, H.: Boecksches Sarkoid der Prostata. Z. Urol. **46**, 202 (1953). — HARE, D. M., H. M. SPENCE and FORSTER FUQUA: Leukemic infiltration of prostate. J. Urol. (Baltimore) **62**, 845 (1949). — HARRISON, F. G., and D. G. NEANDER: Allergic granuloma of the prostate. J. Urol. (Baltimore) **72**, 1218 (1954). — HARROW, B. R.: Vesical calculi following suprapubic prostatectomy. Amer. J. Surg. **19**, 1184 (1953). — HECKENBACH, W.: Die Auswirkung der chronisch-entzündlichen männlichen Adnexerkrankungen auf die oberen Harnwege. Verh. Dtsch. Ges. Urol. VIII. Kongr. Berlin 1928. Leipzig: Georg Thieme 1929. — HEITZ-BOYER, M.: Formations diverticulaires de la prostate, et maladie du col. J. Urol. méd. chir. **36**, 368 (1933). — La maladie diverticulaire de la prostate. Procès. verb. etc. 34. Congr. franç. Urol. p. 451, 1934. — La maladie néoformante du col de la vessie chez la femme. J. Urol. méd. chir. **42**, 216 (1936). — HENNIG, O.: Die sogenannte „Vorblase" und ihre klinische Bedeutung. Z. urol. Chir. **32**, 302 (1931). — HENNINGER, H.: Fernresultate bzw. Spätkomplikationen nach suprapubischer Prostatektomie. Z. Urol. **28**, 323 (1934). — HERMANN, H. B., M. M. GOLDBERG and FR. M. SALERNO: Leukemic infiltration of the bladder neck in a female patient. J. Urol. (Baltimore) **83**, 51 (1960). — HINMAN, F., and M. B. WESSON: The trigone of the bladder as a factor in urinary obstruction. Surg. Gynec. Obstet. **43**, 1 (1926). — HUBLY, J. W., and G. J. THOMPSON: Infarction of the prostate. Proc. Mayo Clin. **13**, 401 (1938). — Infarction of the prostate and volumetric changes. J. Urol. (Baltimore) **43**, 459 (1940). — HUGGINS, C. B.: The syndrome of diverticulum of the spermatic system in the neighbourhood of the prostate, obstructing the neck of urinary bladder. J. Urol. (Baltimore) **24**, 100 (1930). — HYAMS, J. A., and S. R. WEINBERG: Hyperplastic changes at the vesical neck in the female. J. Urol. (Baltimore) **51**, 149 (1944). — IRWIN, W. K.: Three cases of obstruction at the vesical outlet after prostatectomy. Brit. med. J. **10**, 3417 (1926). — JACOBI, M., C. E. PANOFF and S. HERZLICH: Leukemic infiltration of the prostate. J. Urol. (Baltimore) **38**, 494 (1937). — JACOBS, A.: Retropubic prostatectomy. Lancet **1951** I, 1088. — JOHNSON, M. A., and A. H. GUNDERSEN: Infiltration of the prostate gland by chronic lymphatic leukemia. J. Urol. (Baltimore) **69**, 681 (1953). — KAUFMAN, J. J., and R. R. BERNEIKE: Leiomyoma of the prostate. J. Urol. (Baltimore) **65**, 297 (1951). — KEYES, E. L.: Cases of retention of urine due to posterior urethral valve and cyst of prostate. J. Urol. (Baltimore) **14**, 553 (1925). — KNIPPER, W.: Postoperative Steinbildung nach Prostatektomie (Millin). Z. Urol. **50**, 349 (1957). Schaukasten. — KORNITZER, E.: Zur Kenntnis der myomatösen Geschwülste des Blasenausganges. Z. urol. Chir. **40**, 367 (1935). — KRETSCHMER, H. L.: On the occurrence of lymphoid tissue in the urinary organs. J. Urol. (Baltimore) **68**, 252 (1952). — KRONIK, P.: Ligatursteine nach Prostatektomie. Z. Urol. **52**, 210 (1959). — KUMMER, E.: Tumeur lymphomateuse de la prostate. Arch. franco-belg. Chir. **31**, 752 (1928). KUNSTMANN, H.: Über zwei Fälle von Leiomyom der Prostata. Z. Urol. **44**, 63 (1951). — LAZARUS, J. A.: Retention cysts of the prostate gland. Urol. cutan. Rev. **40**, 178 (1936). — LEGUEU: Infection de l'adénome prostatique. J. Prat. (Paris) **39**, 44, 707 (1925). — LIAKHOVITZKY, M.: Kyste hydatique de la prostate. J. Urol. méd. chir. **44**, 398 (1937). — LJUNGGREN, E.: Handbuch der Urologie, Bd. IX/2. Berlin-Göttingen-Heidelberg: Springer 1959. — LOWSLEY, O. S.: Persistent anterior lobe. J. Urol. (Baltimore) **71**, 469 (1952). — LOWSLEY, O. S., and F. W. HARRAH: Enlargement of the prostate gland with caracteristic resembling Hodgkins disease. Ann. Surg. **86**, 556 (1927). — LOWSLEY, O. S., and E. PORRAS: The cure of vesical neck obstructions due to hypertrophy of interureteric ridge in the male. Surg. Gynec. Obstet. **92**, 701 (1951). — LOWSLEY, O. S., and A. P. VENERO: Persistent anterior lobe of the prostate gland. J. Urol. (Baltimore) **71**, 469 (1954). — LUBIN, E. N., TH. R. FETTER and L. A. ERF: Subacute monocystic leukemia presenting symptoms of prostatism. J. Urol. (Baltimore) **58**, 272 (1947). — LYONS, M. K.: Stricture of the urethra. Seminar International Nr 3, 1959. — MÄRZ, G. R.: Über einen Fall mit ungewöhnlicher Epithelpro-

liferation in der Harnblasenschleimhaut. Wien. med. Wschr. **104**, 582 (1954). — MAGOUN,
J. A. H.: An unusual form of prostatic obstruction. J. Urol. (Baltimore) **24**, 419 (1930). —
MAILLE: Une cause fréquente de calculose vésicale à la suite de la prostatectomie. Proc.
verb. etc. Congr. franç. Urol., p. 340, 1938. — MAKAR, N.: Bilharziasis as a means of obstruction at the neck of the bladder. VIII. Congr. de la Sociedad Internac. de Urologia, Barcelona
1949, p. 143. Paris: Librairie Gaston Doin & Cie. 1950. — MALTESE LE ROY, C.: De suppura-
tions locales dans l'hypertrophie de la prostate. J. Urol. méd. chir. **23**, 311 (1937). — MAR-
GOLD, A. K.: Cysts of the prostate. Amer. J. Surg., N. s. **16**, 529 (1932). — MARINESCU, G.:
Pyurie nach Prostatektomie. Rev. ştiinţ. med. **15**, 295 (1926). — MARION, G.: Le diaphragme
intervésica-prostatique après la prostatectomie. J. Urol. méd. chir. **22**, 257 (1926). — MATHÉ,
CH. P.: Obstructions of the vesical neck. Amer. Med. (Philad.) **33**, 613 (1927). — Vesical
neck obstruction in the female. J. int. Coll. Surg. **21**, 146 (1954). — McGAVRAN, H. G.:
Giant prostate without symptoms: neurofibroma. J. Urol. (Baltimore) **60**, 254 (1948). —
McINTYRE, D. W.: Massive leiomyoma of prostate. J. Urol. (Baltimore) **59**, 1198 (1948). —
MELEN, D. R.: Multilocular cysts of the prostate. J. Urol. (Baltimore) **27**, 344 (1932). —
MELICOW, M. M.: Allergic granulomas of the prostate gland. J. Urol. (Baltimore) **65**, 288
(1951). — MICHON, L.: Rétention due à l'hypertrophie du muscle interurétéral. Proc. verb. etc.
33. Congr. franç. Urol., p. 600, 1933. — MICHON, L., PASTEAU et JANET: Les décentrements
et rétrécissements de l'urétre profond consécutifs à la prostatectomie. J. Urol. méd. chir.
**21**, 528 (1926). — MILLIN, T.: Retropubic urinary surgery. Edinburgh: E. & S. Livingstone
1947. — MILLUL, G.: Su di un esito non comune dell'operazione di Freyer. Gaz. Osp. Clin. **44**,
1108 (1925). — MIMPRISS, Z. W., and M. T. PHEILS: Urethral stricture following prostatectomy. J. Urol. (Baltimore) **23**, 153 (1951). — MINGERS, P.: Un cas d'adénome de la prostate
compliqué de tuberculose. J. belge Urol. **7**, 104 (1934). — MITCHELL, T. R., and J. L. BLAIS-
DELL: Leiomyoma of the prostate. Brit. J. Urol. **5**, 381 (1933). — MOONEN, W. A.: Stricture
of the ureter and contracture of the bladder and bladder neck due to tuberculosis: their
diagnosis and treatment. J. Urol. (Baltimore) **80**, 218 (1958). — MOORE, T. D.: Some urologic aspects of endometriosis. J. Urol. (Baltimore) **49**, 171 (1943). — NESBIT, R. M., and
J. M. LYNN: Subtotal exstirpation of the granulomatous prostate. J. Urol. (Baltimore)
**61**, 766 (1949). — NICKEY, W. M., and P. O'B. MONTGOMERY: Eosinophilic granulomatous
prostatitis. J. Urol. (Baltimore) **75**, 730 (1956). — NOSZKAY, A. v.: Der Symptomenkom-
plex des Prostatismus ohne Prostatahypertrophie und dessen Behandlung. 52. Sitzg der
Ungar. Urol. Ges. 27. 2. 1933. Ref. Z. urol. Chir. **37**, 448 (1933). — PAPIN, E.: Les cicatrices vicieuse après la prostatectomie sus-pubienne. J. Urol. méd. chir. **21**, 156 (1926). —
Arch. Mal. Reins **2**, 553 (1927). — PAPIN, E., et H. VERLIAC: Kyste de la prostate. J. Urol.
méd. chir. **23**, 52 (1927). — PECHERSTORFER, M.: Leukämisches Prostatainfiltrat eine
Prostatitis vortäuschend. Sitzung österr. Ges. Urol. 20. 2. 1952, Ref. Z. Urol. **45**, 663
(1952). — PELKONEN, A.: Über die Prostatamyome. Acta chir. Scand. **93**, 352 (1946). —
PEÑA, A. DE LA, and E. DE LA PEÑA: Diverticular or cavitary chronic prostatitis. J. Urol.
(Baltimore) **55**, 273 (1946). — PERRIN, J.: Resultats éloignés défectueux de la prostatectomie
sus-pubienne pour hypertrophie de la prostate. Sud méd. chir. **58**, 20, 55 (1926). — PLESCH-
NER, H. G.: Ein Fall von Prostatacyste. Wien. Urol. Ges. 9. 6. 1926. Ref. Z. urol. Chir. **21**,
403 (1927). — POLKEY, H. J.: Incomplete late results after suprapubic prostatectomy. Urol.
cutan. Rev. **30**, 65 (1926). — POWELL, N. B., and E. B. POWELL: Transurethral bladder neck
resection in the female. J. Urol. (Baltimore) **80**, 479 (1958). — POWER, ST.: Urethral obstruction following prostatectomy. Lancet **1939** II, 553. — PRIESEL, A.: Handbuch der speziellen
pathologischen Anatomie und Histologie von HENKE-LUBARSCH, Bd. VI/3. Berlin 1931. —
PUIGVERT, A.: Obstruccione del cuello visecal secundatias a prostatectomias. VIII. Congr.
de la Sociedad Internac. de Urologia, Barcelona 1949, p. 192. Paris: Librairie Gaston Doin
& Cie. 1950. — Quelques séquelles obstructives de la prostatectomie. J. Urol. méd. chir.
**56**, 156 (1950). — RANDALL, A.: Surgical pathology of prostatic obstructions. Baltimore:
Williams & Wilkins Company 1931. — REDI, R.: La „barra interureterale", à sempre con-
genita? Prat. chir. **4**, 113 (1934). — RICHES, E. W., and E. H. MUIR: The relationship of the struc-
ture of the enlarged prostate to the endresults of prostatectomy. Brit. J. Surg. **20**, 366 (1933).
RIHMER, B. v.: Operierte Fälle von Prostata-Atrophie. Z. urol. Chir. **25**, 311 (1928). — RIT-
TER, L., u. M. RITTER: Zur Pathogenese und Therapie der Prostataerkrankungen. Ärztl.
Praxis **12**, 373 (1960). — RIZZI, R.: Sulle cause di persistenza della fistola urinosa. Urologia
(Treviso) **7**, 103 (1940). — ROBERTS, F. W.: Cyst of the prostate gland with congenital absence
of the right kidney. Amer. J. Surg. **4**, 221 (1928). — ROBERT, L. C., W. M. COPPRIDGE and
J. HUGHES: Tumors and cysts of the male pelvis which interfere with urination. J. Urol.
(Baltimore) **79**, 159 (1958). — ROGERS, W. G.: Infarct of the prostate. J. Urol. (Baltimore)
**57**, 484 (1947). — ROLL, W. A.: Cystitis glandularis as cause of hydronephrosis. J. Urol.
(Baltimore) **84**, 76 (1960). — ROLNICK, H. C., and M. A. ROBBINS: Functional results following
transurethral resection and retropubic prostatectomy. J. Urol. Baltimore) **65**, 408 (1951). —
ROSENSTEIN, P.: Die Prostatahypertrophie, ihre Erkennung und Behandlung. Med.

Klin. 3/4, Beih. 45 (1929). — ROTH, R. B.: Prostatic infarction. J. Urol. (Baltimore) 62, 474 (1949). — RUBRITIUS, H.: Harnröhrenunwegsamkeit nach Prostatektomie. Sitzg Wien. Urol. Ges. 22. 4. 1927. Ref. Z. urol. Chir. 23, 322 (1927). — Leiomyom der Prostata. Z. urol. Chir. 24, 418 (1928). — Narbenstriktur nach Prostatektomie. Z. Urol. 29, 191 (1935). — SCHINDLER, E.: Echinokokkus der Prostata. Z. Urol. 46, 683 (1953). — SERVETTO, R.: Su di un caso non comune di retenzione vescicale da formazione cistica prostatica in sede anomala. Urologia (Treviso) 19, 278 (1952). — SHIVERS, CH. H., and C. E. GROOM: Prolonged morbidity following operation for benign prostatic hyperplasie: a statistical survey. J. Urol. (Baltimore) 59, 893 (1948). — SSEMENJAKO, E.: Ein Fall von Cyste der Vorsterdrüse. Z. Urol. 24, 195 (1930). — Die Eiterungen in der hypertrophierten Prostata. Z. urol. Chir. 29, 495 (1930). — STAEHLER, W.: Klinik und Praxis der Urologie. Stuttgart: Georg Thieme 1959. — STAEMMLER, M.: Lehrbuch der speziellen pathologischen Anatomie, Bd. II/1. Berlin: W. de Gruyter & Co. 1957 — STURLESE, P.: Tubercolizzazione della loggia prostatica dopo adenomectomia prostatica ipogastrica-fistelizzazione urinosa ipogastrica secondaria. Arch. ital. Urol. 12, 200 (1935). — SWAN, CH. S.: Functional results after prostatectomy. New Engl. J. Med. 198, 137 (1928). — SWINNEY, J.: Modern trends in urology. (Chronic prostatitis.) London: Butterworths 1960. — TANDLER, J., u. O. ZUCKERKANDL: Studien zur Anatomie und Klinik der Prostatahypertrophie. Berlin: Springer 1922. — TELTSCHER, E.: Große Cyste am Blasenhals. Z. Urol. 44, 172 (1951). — THOMPSON, G. J., and D. D. ALBERS: Granulomatous prostatitis. J. Urol. (Baltimore) 69, 530 (1953). — THOMSON-WALKER, J.: An address on failures of prostatectomy. Lancet 1927, 1009. — TRABUCCO, A.: Fibrome du col vésical. J. Urol. méd. chir. 38, 435 (1934). — TRABUCCO, A., F. J. MÂRQUEZ and L. KATZ-DINER: Urinary obstruction due to retrovesical hydatid cyst. Rev. argent. Urol. 18, 171 (1949). — TRAMOYERES, A.: Vesical tumor form constituted by cellular nests. Arch. esp. Urol. 11, 131 (1955). — TURNER, R. D., and E. BELT: The results of 1694 consecutive simple perineal prostatectomies. J. Urol. (Baltimore) 77, 853 (1957). — TZSCHIRNTSCH, K.: Echinokokkus im Bereiche der Prostata als Ursache einer akuten Harnverhaltung. Z. Urol. 37, 450 (1943). — ÜBELHÖR, R.: Ein Fall von cystischer Dilatation des vesicalen Ureterendes mit Ventilverschluß der Blase. Z. urol. Chir. 38, 135 (1934). — WARRES, H. L.: Urethral stricture following transurethral resection of the prostate. J. Urol. (Baltimore) 79, 989 (1958). — WEISER, J.: Prostatahypertrophie und Prostatatuberkulose. Sitzung Wien. Urol. Ges. 16. 3. 1927. Ref. Z. urol. Chir. 23, 305 (1927). — WEYRAUCH, H. M., C. S. HARROD and P. O. MUSTACCHI: Mucous cysts causing vesical neck obstruction. Stanf. med. Bull. 99 (1952). — WIGGER, K.: Über ein Papillom der hinteren Harnröhre, ein großes Prostataadenom vortäuschend. Z. Urol. 46, 188 (1953). — WILHELM, S. F., and S. Z. FREED: Postoperative stricture and periostitis pubis following retropubic prostatectomy. J. Urol. (Baltimore) 62, 660 (1949). — WINSBURY-WHITE, H. P.: Some observations on bladder neck obstruction. J. Urol. (Baltimore) 21, 342 (1949). — YOUNG, H. H.: The pathology and treatment of obstruction at the vesical neck in women. J. Amer. med. Ass. 115, 2133 (1940). — ZETENKOVIČ, A.: Calculi in prostatic bed as cause of urinary disorders following prostatectomy. Čas. Lěk. čes. 91, 987 (1952).

### III. Die sog. Prostatahypertrophie

#### (I) Die Pathogenese der Prostatahypertrophie unter besonderer Berücksichtigung der Endokrinologie

AABYE, AF R.: Fosfatasebestemmelser ved cancer prostate. Nord. Med. 44, 1866 (1950). — ADRION, W.: Ein Beitrag zur Ätiologie der Prostatahypertrophie. Beitr. path. Anat. 70, 179 (1922). — ALKEN, C. E., U. H. REUTTER u. B. OTT: Die Konstitution des Prostatikers. Z. Urol. 47, 1 (1954). — ALTIERI, A., u. F. SORRENTINO: Über eine neue Hormontherapie des Prostatakrebses. Urol. int. (Basel) 2, 312 (1956). — Wirkung der Epiphysenextrakte im Experiment auf den menschlichen Hoden. Urol. int. (Basel) 2, 350 (1956). — ALTMANN, F.: Über Eunuchoidismus. Virchows Arch. path. Anat. 276, 455 (1930). — AMELAR, R. D.: Anorchism without eunuchism. J. Urol. (Baltimore) 76, 174 (1956). — ARCHER, B. H.: The incidence of peripheral malignancy in SIMMOND's disease, with special reference to cancer of the breast. N.Y. State J. Med. 53, 328 (1953). — ARMSTRONG, C. N.: Male pseudhermaphroditism. Proc. roy. Soc. Med. 46, 301 (1953). — ASCHOFF, L.: Zur normalen und pathologischen Anatomie des Greisenalters. Berlin u. Wien: Urban & Schwarzenberg 1938. — ATKINS, H. J. B.: The effect of endocrines on fibro-adenosis. Brit. med. J. 1949 I, 750. — BAKER, R.: Studies on cancer prevention in urology. Ann. Surg. 137, 29 (1953). — BARNES, R. W.: Toxic hyperplasia of the prostate gland. J. Urol. (Baltimore) 35, 70 (1936). — An experimental study of the pharmacology of prostatic fluid. J. Urol. (Baltimore) 42, 1207 (1939). — BARR, M. L.: An interim note on the application of the skin biopsy test of chromosomal sex to hermaphrodites. Surg. Gynec. Obstet. 99, 184 (1954). — Cytological tests of sex. Lancet 1956 I, 47. — BARRON, E. G., and CH. HUGGINS: Metabolism of prostate. J. Urol. (Baltimore) 55, 358 (1946). — BENNETT, H. S., A. H. BAGGENSTOSS and H. R. BUTT:

The testis, breast and prostate of men who die of cirrhosis of the liver. Amer. J. clin. Path. 20, 814 (1950). — BIESE, A.: Über den Status der Spermiogenese bei der sog. Prostatahypertrophie. Z. Urol. 51, 405 (1958). — BINGEL, A.: Verschwinden von Polycythämie und Rückbildung einer „Vermännlichung" nach Entfernung eines Luteinzellentumors des Ovariums. Dtsch. med. Wschr. 1924, 331. — BLATT, P.: Prostatahypertrophie und Konstitution. Z. urol. Chir. 20, 275 (1926). — BLUM, V.: Beitrag zur Anatomie, Physiologie und Pathologie der Prostatadrüse. Wien. klin. Wschr. 1949, 433. — BLUM, V., u. H. RUBRITIUS: Die Krankheiten der Prostata. In LICHTENBERG, VOELCKER, WILDBOLZ, Handbuch der Urologie, Bd. 5. Berlin: Springer 1928. — BOLEND: Zit. bei K. EGGER, Zur Frage der hormonalen Beeinflußbarkeit des Miktionsvorganges beim Prostatiker. Schweiz. med. Wschr. 74, 676 (1944). — BOMSKOV, CHR., u. H.-G. LIPP: Über den Antagonismus zwischen Thymus und Keimdrüsen. Endokrinologie 23, 239 (1941). — BOSHAMER, K.: Die Behandlung des Blasenhalsadenoms und Prostatakarzinoms. Z. Urol. 43, 376 (1950). — BOTTOMLEY, A. C., u. S. J. FOLLEY: Zit. nach H. BURROWS 1949. — BOYD, E. M., and N. E. BERRY: Prostatic hypertrophy as metabolic disease. Evidence of a lipopenia. J. Urol. (Baltimore) 41, 406 (1939). — BRAHN, B.: Haben homosexuelle Männer mehr Ovarialhormon in ihrem Harn als normale? Klin. Wschr. 1931, 504. — BRENDLER, H., and W. W. SCOTT: New diagnostic methods in prostatic cancer: I. Investigation of the chromatographic adsorptions technique for qualitative analysis of urinary 17-ketosteroids. J. Urol. (Baltimore) 60, 937 (1948). — BROSTER, L. R., J. PATTERSON and B. CAMBER: Adrenal pseudhermphroditism. Brit. med. J. 1953 II, 1288. — BÜHLER, F.: Sexualhormonbefunde im Harn von Männern verschiedenen Alters. Z. ges. exp. Med. 86, 650 (1933). — Über den Einfluß verschiedener Hormone auf die Prostata der Ratte. Z. ges. exp. Med. 104, 249 (1939). — BURRILL, M. W., u. R. R. GREENE: Zit. nach BURROWS 1949. — BURROWS, H.: Biological actions of sex hormones, 2nd edit. Cambridge: Cambridge University Press 1949. — Changes induced in the interstitial tissue of the testis of the mouse by certain oestrogens. J. Path. Bact. 41, 218 (1935). — Amer. J. Cancer 23, 490 (1935). — BURROWS, H., and N. M. KENNAWAY: Amer. J. Cancer 20, 48 (1934). Zit. nach BURROWS 1949. — CALLOW, R. K.: The significance of the excretion of the sex hormones in the urine. Proc. roy. Soc. Med. 31, 841 (1938). — CALLOW: Biochem. J. 33, 559 (1939). Zit. nach BURROWS 1949. — CALLOW, N. H., and R. K. CALLOW: Biochem. J. 34, 276 (1940). Zit. nach BURROWS 1949. — CALLOW, N. H., R. K. CALLOW and C. W. EMMENS: J. clin. Endocr. 2, 88 (1940). Zit. nach BURROWS 1949. — CALLOW, R. K., and R. DEANESLY: Effect of androsterone and of female hormone concentrates on the accessory reproductive organs of castrated rats, mice and guinea-pigs. Biochem. J. 29, 1424 (1935). — CAMMERATH, R.: Zur Frage der Prostatahypertrophie. Virchows Arch. path. Anat. 245, 27 (1923). — CASPER, L.: Zit. nach A. v. FRISCH 1906. — CASTILLO, E. B. DEL, u. A. PINTO: Zit. nach VIDGOFF 1939. — CAVALLERO, C., and F. ZANARDI: Male pseudhermaphroditism in three siblings. Arch. Path. (Chicago) 55, 142 (1953). — CHANG u. CHAR: Zit. nach S. GIL VERNET 1953. — CHEVASSU: Zit. nach S. GIL VERNET 1953. — CHWALLA, R.: Die Entwicklung der Harnblase und der primären Harnröhre des Menschen usw. Z. Anat. Entwickl.-Gesch. 83 (1927). — Über Zysten an der inneren Harnröhrenmündung nebst einem Beitrag zur Entwicklung und Histologie der Drüsen des Blasenhalses und der prostatischen Harnröhre. Z. Anat. Entwickl.-Gesch. 94, 140 (1931). — Hormone und Blastomwachstum. Wien. med. Wschr. 1949, 563, 589. — Urologische Endokrinologie. Wien: Springer 1951. — Untersuchungen über die endokrine Abhängigkeit der diffusen Prostatahyperplasie und des Prostataadenoms. Z. Urol., Sonderheft, Aachener Kongreßber. 1953 der Dtsch. Ges. Urol., S. 339—385. Leipzig: Thieme 1953. — Thrombo-Embolie und Nebennieren, Thrombo-Emboliekongr. Basel 1954. Basel: Benno Schwabe & Co. 1954. — Die Überfunktion der Nebennieren. Wien u. Bonn: Wilhelm Maudrich 1955. — Funktion und endokrine Abhängigkeit der Prostata. Ärztl. Praxis 8, Nr 12/13 (1956). — Pathophysiologie der Prostata und der Prostatahypertrophie. Urol. int. (Basel) 3, 273—296 (1956). — Die endokrine Situation beim Prostatiker. Klin. Med. 13, 469 (1958). Festschrift für L. SCHÖNBAUER. — Die Wirkung von Thymus- und Zirbelextrakt auf die Prostata. Berl. Kongreßber. der Dtsch. Ges. für Urol. 1959. Leipzig: Georg Thieme. — CHWALLA, R., u. E. ZANDANELL: Untersuchungen über die Samenblasengröße bei Prostatikern, über die diffuse Prostatahyperplasie und die Samenblasenhyperplasie. Urol. int. (Basel) 7, 199—242 (1958). — CIECHANOWSKI: Zit. nach A. v. FRISCH 1906. — CLAUSEN, H. J.: Effect of progesterone and desoxycorticosterone on accessory sex organs of the castrate male guinea-pig. Endocrinology 31, 187 (1942). — CLOSE, H. G.: The incidence of adenoma of the pituitary body in some types of new growths. Lancet 1934 I, 732. — COHEN, R. S.: Effect of experimentally produced hyperthyroidism upon the reproductive and associated organs of the male rat. Amer. J. Anat. 56, 143 (1935). — COREY, E. L., and S. W. BRITTON: The induction of precocious sexual maturity by cortico-adrenal extract. Amer. J. Physiol. 99, 33 (1931). — CRUVEILHIER: Zit. nach A. v. FRISCH 1906. — CUSHING, H., and E. GOETSCH: Hibernation and the pituitary body. J. exp. Med. 22, 25 (1915). — CUTULY, E., and E. C. CUTULY: Inhibition of gonadotropic activity by sex hormones in parabiotic rats. Endocrinology **22**, 568 (1938). — DANIEL, O., and J. J. VAN ZYL: Rise of serum-acid phosphatase level following palpation of the prostate. Lancet **1952 I**, 998. — DAVID, K., J. FREUD and S. E. DE JONGH: Conditions of hypertrophy of seminal vesicles in rats. Biochem. J. **28**, 1360 (1934). — DAVIDSOHN, CH. J.: Effect of adrenocorticotropic extract upon the accessory reproductive organs of castrated rats. Proc. Soc. exp. Biol. (N.Y.) **36**, 703 (1937). — DAVIDSOHN, CH. J., and H. D. MOON: Effect of adrenocorticotropic extracts on accessory reproductive organs of castrate rats. Proc. Soc. exp. Biol. (N.Y.) **35**, 281 (1936). — DEMING, C. L., J. B. GOETSCH and F. D. HUMM: Clinical and hormonal studies in familial pseudhermaphroditism. J. Urol. (Baltimore) **61**, 144 (1949). — DEMING, C. L., R. H. JENKINS and G. VAN WAGENEN: Some endocrinological relationships of prostatic hypertrophy. J. Urol. (Baltimore) **33**, 388 (1935). — Further studies in the endocrinological relationships of prostatic hypertrophy. J. Urol. (Baltimore) **34**, 678 (1934). — DEMING, C. L., and CH. NEUMANN: Early phases of prostatic hyperplasia. Surg. Gynec. Obstet. **68**, 155 (1939). — DEMING, C. L., and J. WOLF: Anatomical origin of benign prostatic enlargement. J. Urol. (Baltimore) **42**, 506 (1939). — DINGEMANSE, E., H. BORCHARDT u. E. LAQUEUR: Zit. nach H. BURROWS 1949. — DINGEMANSE, E., and E. LAQUEUR: The content of male and female hormone in the urine of patients with prostatic hypertrophy. J. Urol. (Baltimore) **44**, 530 (1940). — DITTEL, L. v., u. CHRASTINA: Zit. nach A. v. FRISCH 1906. — DOBRINER, K., F. T. GALLAGHER et al: Zit. nach E. T. ENGLE, Physiology of testis. J. Urol. (Baltimore) **73**, 544 (1955). — DOHAN, F. C., E. M. RICHARDSON, L. W. BLUEMLE and P. GYÖRGY: Hormone excretion in liver disease. J. clin. Invest. **31**, 481 (1952). — DOHAN, F. C., E. J. EIMAN, E. M. RICHARDSON and H. ZINTEL: Increased urinary estrogen excretion associated with adrenal tumors: report of four cases. J. clin. Endocr. **13**, 415 (1953). — DORFMAN, R. D.: The fate of testosterone in the human. Proc. Soc. exp. Biol. (N.Y.) **45**, 739 (1940). — DRIPS, D. G., and A. E. OSTERBERG: An evaluation of a colorimetric and a biologic method for determining urinary androgens. Endocrinology **27**, 348 (1940). — DUBOIS, u. BOULET: Zit. nach BLUM-RUBRITIUS 1928. — LE DUC, I. E.: The anatomy of the prostate and the pathology of early benign hypertrophy. J. Urol. (Baltimore) **42**, 1217 (1939). — DUPUY, E.: Zit. nach A. v. FRISCH 1906. — DYKE, J. H. VAN: Experimental thyroid tumorigenesis in rats. Arch. Path. (Chicago) **56**, 613 (1953). — EARTLY, H., and C. P. LEBLOND: Identification of the effects of thyroxine mediated by the hypophysis. Endocrinology **54**, 249 (1954). — EGGER, K.: Zur Frage der hormonalen Beeinflußbarkeit des Miktionsvorganges beim Prostatiker. Schweiz. med. Wschr. **74**, 676 (1944). — ENGEL, P.: Die physiologische und pathologische Bedeutung der Zirbeldrüse. Ergebn. inn. Med. Kinderheilk. **50**, 116 (1936). — EVANS, N. M. and M. E. SIMPSON: Anat. Rec. **45**, Suppl. 216 (1930). Zit. nach BURROWS 1949. — EVANS, T. N., and G. M. RILEY: Pseudohermaphroditism: a clinical problem. Obstet. and Gynec. **2**, 363 (1953). — FACCINI, L., e M. ARDUINI: Azione sulla prostata e vescichette seminali dei ratti albini e delle cavie degli estrogeni sintetici somministrati per via di iniezione e di impianto sottocutaneo: suoi riflessi clinici in rapporto al trattamento estrogeno dell'ipertrofia prostatica. Ann. ital. Chir. **25**, 632 (1948). — FASSBENDER, H. G.: Pathologische Anatomie der endokrinen Drüsen. A. Die Schilddrüse. B. Die Nebenniere. Im Lehrbuch der speziellen pathologischen Anatomie von E. Kaufmann, 11. u. 12. Aufl., herausgeg. von M. STAEMMLER. Berlin: W. de Gruyter & Co. 1956. Bd. I, 2. Hälfte. — FERGUSON, R.: Pathologic physiology of teratoma testis. J. Amer. med. Ass. **101**, 1933 (1933). — FEYRTER, F.: Zur Pathologie des urogenitalen Helle-Zellen-Systems. Virchows Arch. path. Anat. **320**, 564 (1951). — FISH, G. W., P. B. HUDSON and H. M. JOST: Prostatic cancer III: Advantages of large oral dosage of diethylstilbestrol. J. Urol. (Baltimore) **72**, 1222 (1954). — FISHMAN, J., H. A. CHAMBERLIN, R. CUBILES and G. SCHMIDT: Quantitative determinations of acid phosphatase in the prostate under various normal and pathological conditions: preliminary report. J. Urol. (Baltimore) **59**, 1194 (1948). — FLAMM, L., u. R. HOCHMILLER: Die Prostatahypertrophie. Z. Konstit.-Lehre **12**, 178 (1926). — FLOCKS, R. H.: The arterial distribution within the prostate gland: its role in transurethral prostatic resection. J. Urol. (Baltimore) **37**, 524 (1937). — FRANKS, L. M.: Structural changes in prostatic cancer after bilateral adrenalectomy; report of case. Brit. med. J. **1953 II**, 359. — FRANZ: Anatomische Untersuchungen über ein mit Cyren B behandeltes Prostatakarzinom. Zbl. Chir. **73**, 647 (1948). — FRAZIER, CH. N., and CH-UAN-K'UEI MU: Development of female characteristics in adult male rabbits following prolonged administration of estrogenic substance. Proc. Soc. exp. Biol. (N.Y.) **32**, 917 (1935). — Increased resistance to syphilis in the rabbit following prolonged administration of urinary estrogens. 1. Feminizing effects of estrogens on adult male rabbits. Endocrinology **28**, 283 (1941). — FREEMAN, H., O. A. PARSONS, M. H. FEFFER, L. PHILLIPS, E. DANEMAN, F. ELMADJIAN, E. BLOCH, R. DORFMAN and G. PINCUS: Steroid replacement in old men. J. clin. Endocr. **16**, 779 (1956). — FREUD, J.: Conditions of hypertrophy of the seminal vesicles in rats. Biochem. J. **27**, 1438 (1933). — FREUD, J., u. E. LAQUEUR: Zit. nach H. BURROWS 1949. — FRISCH, A. v.: Die Krankheiten der Prostata. In Handbuch der Urologie von A. v. FRISCH und O. ZUCKERKANDL, Bd. III. Wien: Alfred Hölder 1906. — FUKASHIMA,

D. K., H. L. BRADLOW, K. DOBRINER and T. F. GALLAGHER: The fate of testosterone infused intravenously in man. J. biol. Chem. **206**, 863 (1954). — GALLONE, L.: Le influenze ormoniche nella genesi della mastosi fibrocistica. Chirurgia (Milano) **3**, 147 (1948). — GALLONE, L., e E. LASIO: Le modificazioni cliniche e anatomohistologiche dell'adenomiomatosi prostatica doppo trattamento con testosterone. Chirurgia (Milano) **3**, 253 (1948). — GARDINER-HILL, H.: Modern trends in endocrinology. London: Butterworth & Co 1958. — GEISSENDÖRFER, R.: Prostata. Leipzig: Johann Ambrosius Barth 1940. — GESCHICKTER, C. F.: Zit. nach H. BURROWS 1949. — GIL VERNET, S.: Patologia urogenital, tomo II, vol. I, Biologia y patologia de la prostata. Edit. Paz Montalvo. Madrid 1953. — Acta urol. belg. **124**, 197 (1956). — Die Abortivbehandlung der Prostatahypertrophie. Z. Urol. **50**, 1 (1957). — GIRONCOLI, F. DE: Über den Stoffwechsel der Vorsteherdrüse. Verh. der Dtsch. Ges. für Urol., Kongr. in Wien 1957. Leipzig: Georg Thieme. — GIVANOVIČ, u. GOSTIMIROVIČ: Zit. bei GOSTIMIROVIČ 1937. — GLASS, S. J., and H. C. BERGMAN: Subclinical adreno-genital syndrome. Endocrinology **23**, 625 (1938). — GLAZENBURG, J.: Experiment bearing on disturbed micturition in cases of adenoma periurethrale. Arch. chir. neerl. **3**, 35 (1951). — GOEDEL, A.: Zit. bei A. PRIESFL 1931. — GÖGL, H., u. F. LANG: In E. KAUFMANNs Lehrbuch der speziellen pathologischen Anatomie, 11. u. 12. Aufl., Bd. II/1. Berlin: W. de Gruyter & Co. 1957. — GOLDBERG, M. B.: Experience with long-term cortisone therapy on congenital adrenocortical hyperplasia. J. clin. Endocr. **14**, 389 (1954). — GOLDHAMMER, H., u. P. LÖWY: Follikelreifungshormon im Harn vegetativ-stigmatisierter junger Männer mit Potenzstörungen. Klin. Wschr. **1935**, 704. — GOSTIMIROVIČ, D.: Über die Hormonbehandlung der Prostatahypertrophie. Z. Urol. **31**, 736 (1937). — GRASSMANN, W.: Beitrag zur Histogenese der sog. Prostatahypertrophie. Virchows Arch. path. Anat. **270**, 514 (1928). — GRAYHACK, J. T., J. N. DE KLERK u. W. W. SCOTT: Zit. nach SCOTT 1953. — GREENE, R.: The practice of endocrinology. London: Eyre & Spottiswoode 1948. — GREENE, R. R., and A. C. IVY: Science **86**, 200 (1937). Zit. nach BURROWS 1949. — GREENE and THOMPSON: Endocrinology **30**, 85 (1942). Zit. nach BURROWS 1949. — GREENE, R. R., M. W. BURRILL and A. C. IVY: Progesterone is androgenic. Endocrinology **24**, 351 (1939). — J. Physiol. (Lond.) **43**, 32 (1940). Zit. nach BURROWS 1949. — GREULICH, W. W., and BURFORD: Amer. J. Cancer **28**, 496 (1936). Zit. nach BURROWS 1949. — GRINBERG, R.: Modificaciones provocadas en la prostata de la rata por los tratamientos hormonales. Rev. Soc. argent. Biol. **29**, 21 (1953). — GROSSE-BROCKHOFF: Zit. nach B. FLASCHENTRÄGER u. E. LEHNARTZ, Physiologische Chemie, Bd. II/2b. Berlin-Göttingen-Heidelberg: Springer 1957. — GRUMBACH, M. M., J. J. VAN WYK and L. WILKINS: Chromosomal sex in gonadal dysgenesis (ovarian agenesis): relationship to male pseudhermaphroditism in theories of human sex differentiation. J. clin. Endocr. **15**, 1161 (1955). — GURTNER, H. P.: Pseudohermaphroditismus masculinus und kongenitale Nebennierenrindenhyperplasie. Virchows Arch. path. Anat. **326**, 409 (1955). GUYON-LAUNOIS: Zit. nach A. v. FRISCH 1906. — HADA, B.: Zit. nach S. OBERNDORFER 1931. — HAIN, A. M., u. J. E. SCHOFIELD: Zit. nach MORRIS 1953. — HALEY, H. L., C. M. DEWS and S. C. SOMMERS: A histochemical comparison of primary thyroid hyperplasia and adenomatous goiter. Arch. Path. (Chicago) **59**, 635 (1955). — HAMBLEN, E. C., F. B. CARTER, J. T. WORTHAM and J. ZANARTU: Male pseudhermaphroditism: some endocrinological and psychosexual uspects. Amer. J. Obstet. Gynec. **61**, 1 (1951). — HAMBURGER, CHR., u. HALVORSEN: Zit. bei THORBORG 1948. — HAMILTON, J. B., CL. L. DEMING and E. ALLEN: Assay of hypertrophied prostatic tissue and of urine for estrogenic substances. Proc. Soc. exp. Biol. (N.Y.) **34**, 193 (1936). — HARTL, F.: Anatomische Befunde an inkretorischen Drüsen, insbesondere an den Hoden, bei der sog. „Prostatahypertrophie". Z. Urol. **42**, 316 (1949). — HECKEL, N. J.: Evaluation of sex hormones in the treatment of benign prostatic hypertrophy, carcinoma of the prostate and other diseases of the genito-urinary system. J. clin. Endocr. **4**, 166 (1944). — HECKEL, N. J., and H. L. KRETSCHMER: Physiological responses of transplanted prostatic tissue in the anterior chamber of the eyes of rabbits. Surg. Gynec. Obstet. **61**, 1 (1935). — HEIBERG: Zit. bei THORBORG 1948. — HEIDRICH, L., E. FELS u. E. MATHIAS: Testikuläres Chorionepitheliom mit Gynäkomastie und mit einigen Schwangerschaftserscheinungen. Bruns' Beitr. klin. Chir. **150**, 349 (1930). — HENNIG, O.: Wandlungen der Erkenntnisse über die Entstehung des gutartigen Prostataleidens und ihr Einfluß auf die Therapie. Z. Urol. **45**, 335 (1952). — Neuere anatomische und physiologische Erkenntnisse über Prostata und Blasenauslaß und ihre Bedeutung für operative Eingriffe. Z. Urol. **47**, 457 (1954). — HERWEG, J. C.: Zit. nach MORRIS 1953. — HINMAN jr., F., H. L. STEINBACH and P. H. FORSHAM: Preoperative differentiation between hyperplasia and tumor in CUSHING's syndrome. J. Urol. (Baltimore) **77**, 329 (1957). — HINSBERG, K.: In Hoppe-Seyler-Thierfelders Handbuch der physiologischen und pathologischen chemischen Analyse, 10. Aufl. Berlin-Göttingen-Heidelberg: Springer 1953. — HIRSCH, E. W.: The sexual factor in prostatic hypertrophy. Amer. J. Surg. **13**, 34 (1931). — Pathology of prostatic hypertrophy. J. Urol. (Baltimore) **35**, 227 (1936). — HOCK, E., and R. N. TESSIER: Elevation of serum acid phosphatase following prostatic massage. J. Urol. (Baltimore) **62**,

488 (1949). — Hohlweg, W.: Über die Ausscheidung der Hormone im Harn. Klin. Wschr. 1944, 45. — Horn, W., u. V. Orator: Zur Frage der Prostatahypertrophie. Frankfurt. Z. Path. 28, 340 (1922). — Howald: Zit. bei J. Minder, Lehrbuch der Urologie 1953. — Howard, F. S., and F. Hinman jr.: Female pseudohermaphroditism with supplementary phallic urethra: report of two cases. J. Urol. (Baltimore) 65, 439 (1951). — Huggins, Ch., and Ph. J. Clark: Quantitative studies of prostatic secretion. J. exp. Med. 72, 747 (1940). — Huggins, C., and P. V. Moulder: Estrogen production by Sertoli cell tumors of the testis. Cancer Res. 5, 510 (1945). — Huggins, Ch., and R. A. Stevens: The effect of castration on benign hypertrophy of the prostate in man. J. Urol. (Baltimore) 43, 705 (1940). — Huggins, Ch., and W. Webster: Duality of human prostate in response to estrogen. J. Urol. (Baltimore) 59, 258 (1948). — Hutter, K.: Zur Theorie und Therapie der Prostatahypertrophie. Zbl. Chir. 29, 2465 (1929). — Ingle, D. J.: The functional interrelationship of the anterior pituitary and the adrenal cortex. Ann. intern. Med. 35, 652 (1951). — Iselstöger, H.: Pro memoria 1959 der Wiener pharmazeutischen Firma Sanabo, Wien XII. — Itho, M., et T. Kon: Action de l'hormone mâle sur les organes génitaux des jeunes chiens males. C. R. Soc. Biol. (Paris) 120, 678 (1935). — Jacoby, M.: Zur Prostatahypertrophie. Z. urol. Chir. 14, 6 (1923). — Jeanbrau: Zit. nach S. Gil Vernet 1953. — Jones, H. M.: Possible anatomic relations between pituitary body and prostate gland. J. Urol. (Baltimore) 41, 84 (1939). — Possible anatomic relations between the pituitary body and the prostate gland. II. The pathologic pituitary body. J. Urol. (Baltimore) 42, 50 (1939). — Jones, R.: Zit. nach Lower, New Engl. J. Med. 208, 878 (1939). — Jongh, S. E. de (1933): Acta brev. neerl. 4, 69, 98 (1934); 5, 28 (1935). Zit. nach H. Burrows 1949. — Joss, A. (1900): Zit. bei A. v. Frisch 1906. — Jost, A.: Zit. nach H. Burrows 1949. Sur les effets de la castration precore de l'embryon mâle de lapin. C. R. Soc. Biol. (Paris) 141, 126 (1947). — Action de la testostérone sur l'embryon mâle castré de lapin. C. R. Soc. Biol. (Paris) 141, 275 (1947). — Mme. Justin-Besançon, L., H. Pierre-Klotz, A. Rubens-Duval et C. Sors: Étude morphologique, psycho-sexologique et biologique d'un cas de pseudo-hermaphroditisme mâle. Ann. Endocr. (Paris) 11, 247 (1950). — Kaufmann, J. J., and R. R. Berneike: Leiomyoma of the prostate. J. Urol. (Baltimore) 65, 297 (1951). — Kaufman, O.: Konkordantes Vorkommen von Prostatahypertrophie bei einem eineiigen Zwillingspaar. Med. Klin. 34, 680 (1938). — Kausch, H.: Die Prostatahypertrophie. Frankfurt. Z. Path. 38, 333 (1929). — Keller, W., and W. M. Hull: Histopathological changes in the prostate following testosterone propionate therapy. Urol. cutan. Rev. 44, 18 (1940). — Kenneth, Lynch u. Scott: Zit. nach S. Gil Vernet 1953. — Kenyon, A. T., T. F. Gallagher, D. H. Peterson, R. T. Dorfman and F. C Koch: The urinary excretion of androgenic and estrogenic substances in certain endocrine states. Studies in hypogonadism, gynecomastia and virilism. J. clin. Invest. 16, 705 (1937). — King, E. J.: Lectures on the scientific basis of medicine, III, 1953/54. University of London: The Athlone Press 1955. Kitaga, Wa. T.: Zit. nach Pfister 1923. — Klein, O.: Der Einfluß der Nebennierenrinde auf die Entwicklung der männlichen Geschlechtsorgane. Endokrinologie 9, 401 (1931). — Koch, F. G.: Zit. nach A. Jores, Klinische Endokrinologie. Berlin: Springer 1942. — Kochakian, Ch. D.: Excretion of male hormones I. Endocrinology 21, 60 (1937). — The excretion and fate of androgens. Endocrinology 24, 330 (1939). — The tolerance of male and female mice respectively to androgens and estrogens. Endocrinology 26, 54 (1940). — Kok, D. J.: Zit. nach H. Burrows 1949. — Korenchevsky, V.: The female prostatic gland and its reaction to male sexual compounds. J. Physiol. (Lond.) 90, 371 (1937). — Korenchevsky, V., and M. Dennison: Histological changes in the organs of rats injected with oestrone alone or simultaneously with oestrone and testicular hormone. J. Path. Bact. 41, 323 (1935). — Korenchevsky, V., M. Dennison and A. Kohn-Speyer: The rat unit of testicular hormone. Biochem. J. 26, 2097 (1932). — Korenchevsky, V., K. Hall, R. Burbank and A. Ross: The manifold activity of testosterone dipropionate as compared with that of testosterone propionate in gonadectomized rats. Biochem. J. 33, 36 (1939). — Kornitzer, E., u. Lieben: Zit. nach Posner, Pathologische Physiologie der männlichen Geschlechtsorgane. Im Handbuch der Urologie von v. Lichtenberg-Voelcker-Wildbolz, Bd. I. 1929. — Kornitzer, E., u. C. Zanger: Über myomatöse und adenomyomatöse Prostatahypertrophie. Z. urol. Chir. 11, 137 (1922). — Krause, C.: Ergebnisse der allgemeinen Pathologie und pathologischen Anatomie des Menschen und der Tiere, Bd. 34, S. 367, 1939. — Krichevsky, B., and J. A. Benjamin: Endocrinologic studies on the prostate gland in the male rabbit: II. The response of intraocular prostatic implants to estrogens in the completely prostatectomized animal, intact and castrate. J. Urol. (Baltimore) 58, 114 (1947). — Kunstmann, H., u. W. Lohmüller: Behandlung gutartiger und bösartiger Prostatatumoren mit Östrogenen. Z. Urol. 45, 85 (1952). — Lamar: Zit. nach H. Burrows 1949. — Laqueur, E.: Zit. nach H. Burrows 1949. — Larbeau: Zit. nach S. Oberndorfer 1931. — Lassen, H.: Prostatektomie und Verjüngung. Langenbecks Arch. klin. Chir. 194, 621 (1939). — Lawlah, J.: Studies in the physiology of the accessory glands of reproduction of the male guinea-pig and

the effects of removal of the prostate. Anat. Rec. 45, 163 (1930). — LECOCQ, M. P.: V. Kongr. der lateinamerikanischen Mittelmeerländer. Ref. J. d'Urol. — LEDUC, I. E.: The anatomy of the prostate and the pathology of early benign hypertrophy. J. Urol. (Baltimore) 42, 1217 (1939). — LEGUEU, F.: Zit. nach STÄHLER 1950. — LEGUEU u. GAILLARDOT: Zit. nach BLUM-RUBRITIUS 1928. — LEHMAN, N. Q., and W. LEHMAN: Acid phosphatase activity in bulboure-thral glands. J. Urol. (Baltimore) 77, 642 (1957). — LEMON, H. M., H. H. WOTIZ and T. RO-BITSCHER: Metabolism of testosterone by neoplastic human prostate. J. clin. Endocr. 13, 948 (1953). — LEONARD: Zit. nach H. BURROWS 1949. — LESSER, M. A., S. N. VOSE and G. M. DIXEY: Effect of testosterone propionate on the prostate gland of patient over 45. J. clin. Endocr. 15, 297 (1955). — LEVITT, I.: The thyroid. Edinburgh u. London: E. & S. Livingstone Ltd. 1954. — LIPPROS, O.: Ergebnisse der Behandlung mit männlichem Keimdrüsenhormon. Münch. med. Wschr. 85, 1668 (1938). — LOESCHCKE: Über Wesen und Entstehung der Prostatahypertrophie mit Demonstrationen. Münch. med. Wschr. 67, 302 (1920). — LOWER, WM. E.: Endocrine influence in the production of prostatic hypertrophy. Amer. J. Surg. 20, 250 (1933). — The endocrine influences on the male sex organs. New Engl. J. Med. 208, 878 (1933). — LOWER, W. E., and R. L. JOHNSTON: Further studies on experi-mental work on probable causes of prostatic hypertrophy. J. Urol. (Baltimore) 26, 599 (1931). — LUMPERT: Zit. bei HORN u. ORATOR 1922. — LYDSTON, F.: Zit. nach A. v. FRISCH 1906. — LYNCH, K. M., and W. W. SCOTT: Lipid content of Leydig cell and Sertoli cell in testis as related to age, benign prostatic hypertrophy and prostatic cancer. J. Urol. (Baltimore) 64, 767 (1950). — MADDOCK, W. O., and W. O. NELSON: The effect of chorionic gonadotropin in adult men: increased estrogen and 17-ketosteroid excretion, gynecomastia, Leydig cell stimulation and seminiferous tubule damage. J. clin. Endocr. 12, 985 (1952). — MARBERGER, E., u. W. NELSON: Geschlechtsbestimmung in der menschlichen Haut. Bruns' Beitr. klin. Chir. 190, 103 (1955). — MARION, H.: Zit. nach S. GIL VERNET 1953. — MARTINS, TH., and A. ROCHA: The regulation of the hypophysis by the testicle, and some problems of sexual dynamics. Endocrinology 15, 421 (1931). — MATTHEWS, CH. S., F. E. EMERY and E. L. SCHWABE: Regressive changes in the reproductive system of male rats induced by stilbestrol. Endocrinology 28, 761 (1941). — McCAHEY, J. F., L. P. HANSEN and D. SOLOWAY: Testis hormone in the urine in normal and pathologic cases. J. Urol. (Baltimore) 38, 397 (1937). — McCULLAGH u. LILGA: Zit. nach H. BURROWS 1949. — McCULLAGH, D. R., and E. L. WALSH: Experimental hypertrophy and atrophy of the prostate gland. Endocrinology 19, 466 (1935). — McKENNA, KIEFER and BRONSTEIN: Trans. Amer. Ass. gen.-urin. Surg. 35, 41 (1942). — MELLGREN, J.: Acta path. microbiol. scand. Suppl. 60, 1 (1945). — MERCIER, Zit. nach S. GIL VERNET 1953. — MESSER: Zit. nach A. v. FRISCH 1906. — MILLER, M. L.: The neutral steroids in the urine of individuals with benign hypertrophy of the prostate. J. Urol. (Baltimore) 47, 846, (1942). — MILLER, M. L., and R. A. MOORE: Variations in the daily urinary excretion of androgens in relation to benign hypertrophy of the prostate. J. Urol. (Balti-more) 48, 544 (1942); 49, 861 (1943). — MINDER, J.: Lehrbuch der Urologie. Bern u. Stuttgart: Hans Huber 1953. — MISHELL, D. R.: Familial intersexuality. Amer. J. Obstet. 35, 960 (1938). MÖLLENDORF, W. v.: Handbuch der mikroskopischen Anatomie des Menschen, Bd. VII/2, Harn- und Geschlechtsapparat. Berlin: Springer 1930. — MONSCH, H.: Zit. bei R. CHWALLA 1951. — MONTPELLIER, J., et M. HERLANT: A propos d'un cas de chorio-épithéliome du testicule, réactions de Aschheim et Zondek. C. R. Soc. Biol. (Paris) 114, 277 (1933). — MOORE, C. R., T. F. GALLAGHER and F. C. KOCH: The effects of extracts of testis in correcting the castrated condition in the fowl and in the mammal. Endocrinology 13, 367 (1929). — MOORE, C. R., and D. PRICE: Gonad hormone functions and the reciprocal influence between gonads and hypophysis with its bearing on the problem of sex hormone antagonism. Amer. J. Anat. 50, 13, (1932); 71, 39 (1933). Zit. nach H. BURROWS 1949. — MOORE, R. A.: Amer. J. Path. 12, 599 (1936). Zit. nach H. BURROWS 1949. — Benign hypertrophy of prostate. J. Urol. (Baltimore) 50, 695 (1943). — Benign hypertrophy and carcinoma of the prostate. Sur-gery 16, 152 (1944). — MOORE, R. A., and A. M. McLELLAN: A histological study of the effect of the sex hormones on the human prostate. J. Urol. (Baltimore) 40, 641 (1938). — MOORE, R. A., R. H. MELCHIONNA, S. H. TOLINS and H. B. ROSENBLUM: The physiological response of prostatic and vesicular transplants in the anterior chamber of the eye. J. exp. Med. 66, 281 (1937). — MOORE, R. A., M. L. MILLER and A. McLELLAN: The urinary excre-tion of androgens by patients with benign hypertrophy of the prostate. J. Urol. (Baltimore) 44, 727 (1940). — MOORE, R. A., H. B. ROSENBLUM, S. H. TOLINS and R. H. MELCHIONNA: Variations in the size of transplants of the prostate and seminal vesicle in the anterior chamber of the eye. J. exp. Med. 66, 273 (1937). — MORRELL, T., and HART: Endocrinology 29, 995 (1941). — MORRIS, J. McL.: The syndrome of testicular feminization in male pseudo-hermaphrodites. Amer. J. Obstet. Gynec. 65, 1192 (1953). — MORTENSEN, H., and L. MUR-PHY: A feminizing adrenal tumor in an adult male. J. Urol. (Baltimore) 65, 709 (1951). — MOSES: Zit. bei HORN u. ORATOR 1922. — MOSZKOWICZ, L.: Sexualzyklus, Mastopathie und Geschwulstwachstum. Langenbecks Arch. klin. Chir. 144, 138 (1927). — Prostata-hypertrophie und Intersexualität. Virchows Arch. path. Anat. 284, 408 (1932). — Blastom und Intersexualität. Wien. klin. Wschr. 1932, 1529. — Die Prostata der Zwitter und die Systematik des Zwittertums. Virchows Arch. path. Anat. 295, 211 (1935). — Hermaphroditismus und geschlechtliche Zwischenstufen beim Menschen. Ergebn. allg. Path. path. Anat. 31, 236 (1936). — Biologische Grundlagen zum Problem des männlichen Klimakteriums (und zur Entstehung und Hormontherapie der Prostatahypertrophie). Wien. klin. Wschr. 1937, 1443. — Motz: Contribution a l'étude de la structure de l'hypertrophie de la prostate. Thèse Paris 1896. Ann. Mal. Org. gén.-urin. 1897, 1117. — Muschat, M., M. Labess and D. Meranze: Gonadal activity in prostatic hypertrophy. J. Urol. (Baltimore) 40, 805 (1938). — Neller, K., u. K. Neuburger: Über atypische Epithelwucherungen und beginnende Karzinome in der senilen Prostata. Münch. med. Wschr. 73, 57 (1926). — Nelson, W. D.: Zit. nach H. Burrows 1949. — Nemenow, M.: Über die Einwirkung der Röntgenbestrahlung der Hoden auf die Prostata. Z. Urol. 15, 45 (1921). — Niemeyer, R. R.: Über die Hypertrophie der Vorsteherdrüse. Dtsch. Z. Chir. 167, 65 (1921). — Noble, R. L.: Functional impairment of the anterior pituitary gland produced by the synthetic oestrogenic substance 4:4'dihydroxy-$\alpha$: $\beta$-diethylstilbene. J. Physiol. (Lond.) 94, 177 (1938). — Nylander, G.: The electrophorettic pattern of prostatic proteins in normal and pathologic secretion. Acta chir. scand. 109, 473 (1955). — Oberndorfer, S.: Die inneren männlichen Geschlechtsorgane. Im Handbuch der pathologischen Anatomie und Histologie von Henke-Lubarsch 1931, Bd. 6/3. Berlin: Springer 1931. — Oesterreicher, W.: Die Ausscheidung des gonadotropen Hormons des Hypophysenvorderlappens und des weiblichen Sexualhormons (Follikelhormon) bei Manie, Depressionen und Schizophrenie im geschlechtsreifen Alter. Wien. klin. Wschr. 13, 1385 (1934). — Oppenheimer, R.: Zit. nach Oberndorfer 1931. — Owen, S. E., u. M. Cutler: Zit. nach Geissendörfer 1940. — Paetzel, W.: Urologie. Berlin: W. de Gruyter & Co. 1955. — Pearson, O. H., W. F. Whitmore, Ch. D. West, J. H. Farrow and H. I. Randall: Clinical and metabolic studies of bilateral adrenalectomy for advanced cancer in man. Surgery 34, 543 (1953). — Pedersen-Bjergaard, K., and M. Tønnesen: Sex hormone analyses II. Acta med. scand. Suppl. 213, 284 (1948). — Peirson, E. L.: A study of the effect of stilbestrol therapy on the size of the benignly hypertrophied prostate. J. Urol. (Baltimore) 55, 73 (1946). — Peirson, E. L., and S. A. Wilson: A method of estimating the size of the prostate gland. J. Urol. (Baltimore) 45, 82 (1941). — Peña, A. de la: Zit. nach S. Gil Vernet 1953. — Perloff, W. H., K. B. Conger and L. M. Levy: Female pseudohermaphroditism: a description of 2 unusual cases. J. clin. Endocr. 13, 783 (1953). — Pfeiffer, C. A.: Sexual differences of the hypophysis and their determination by the gonads. Amer. J. Anat. 58, 195 (1936). — Pfister, E.: The geographical distribution of prostatic hypertrophy. Urol. cutan. Rev. 27, 737 (1923). — Pollak, W.: Zur Genese der Prostatahypertrophie. Z. Urol. 31, 49 (1937). — Polzer, K., u. A. Priesel: Weibliches Zwittertum bei Geschwistern. Frankfurt. Z. Path. 51, 257 (1938). — Powell, T. O.: Precocious hypertrophy of prostate following persistent treatment with gonadotropic hormone. J. Urol. (Baltimore) 41, 206 (1939). — Price, D.: Normal development of the prostate and seminal vesicles of the rat with a study of experimental postnatal modifications. Amer. J. Anat. 60, 79 (1936). — Priesel, A.: Die Mißbildungen der männlichen Geschlechtsorgane. In Handbuch der speziellen pathologischen Anatomie und Histologie von Henke-Lubarsch, Bd. 6. Berlin: Springer 1931. — Pullinger, B. D.: Cystic disease of the breast. Lancet 1947 II, 567. — Quental, B.: Zum Studium des weiblichen Sexualhormons beim normalen und beim kastrierten Mann. Dtsch. med. Wschr. 1937, 1585. — Randall, A.: Surg. Pathology of prostatic obstruction. Baltimore: Williams & Wilkins Company 1931. — Raynaud, A. u. M. Frilley: Zit. nach Grumbach, van Wyk u. Wilkins 1955. — Raynaud, A.: Formation d'un urètre mâle, d'un pénis et absence de vagin chez les souris femelles intersexuées. C. R. Soc. Biol. (Paris) 127, 503 (1938). — Masculinisation des embryons femelles de souris par injection de déhydroandrosterone à la mère en gestation. C. R. Soc. Biol. (Paris) 129, 289 (1938). — Reilly: Clinics 1942, 669. Zit. bei A. T. Cameron, Recent advances in endocrinology, fifth edition. London: J. & A. Churchill Ltd. 1945. — Reinhard, W.: Die östrogene Hormonbehandlung der Prostatahypertrophie, ihre biologische Deutung und Dosierung. Ärztl. Forsch. 3, 101 (1949). — Reischauer, F.: Die Entstehung der sog. Prostatahypertrophie. Virchows Arch. path. Anat. 256, 357 (1925). — Über die formale Genese der sog. Prostatahypertrophie. Bruns' Beitr. klin. Chir. 160, 460 (1934). — Über die formale und kausale Genese von Prostatahypertrophie und Prostatakarzinom. Z. Urol. 43, 353 (1950). — Richter, W. H.: Morphologisch-experimentelle Untersuchungen zum Problem der Prostatahypertrophie. Z. Urol. 43, 185 (1950). — Rivoire, R., et Mme. Paszkowski: Le dosage des corticoïdes urinaires. Presse méd. 11, 214 (1952). — Rössle, R., u. H. Zahler: Experimentelle Untersuchungen über Hoden- und Prostataveränderungen durch Zufuhr von Hodenwirkstoffen. Virchows Arch. path. Anat. 302, 251 (1938). — Rothschild, A.: Zit. nach A. v. Frisch. — Rott, J.: Über gesteuerte Reaktionen der Prostata und der Urethra prostatica. Magdeburg. Medizin. Klinik der Medizin. Akademie (im Druck). — Rovsing, Th.: Die Behandlung der Prostatahypertrophie. Langenbecks Arch. klin. Chir. 68, 934 (1902). — Rusch, H. P., and P. R. Kundert: Hormone excretion in cases of prostatic hypertrophy. J. Urol.

(Baltimore) **38**, 316 (1937). — Salter, W. T., F. D. Humm and J. B. Goetsch: Urinary sex steroid balance in prostatic diseases. Cancer Res. **7**, 23 (1947). — Sander, G., u. S. Schmidt: Über die Wirkung von Epiphysenimplantationen und Epiphysenextrakten bei malignen Tumoren. Wien. klin. Wschr. **64**, 505 (1952). — Schiller: Zit. nach H. Burrows 1949. — Schreier, K.: Über das Verhalten der Prostataphosphatase bei Prostatahypertrophie und bei anderen Erkrankungen. Klin. Wschr. **26**, 270 (1948). — Schröder, F.: Über die Wirkungen der östrogenen Hormontherapie auf die Miktionsstörungen bei der Prostatahypertrophie. Dtsch. med. Wschr. **1949**, 1335. — Schwarz, J.: A study of excretion of gonadotrophic hormone on benign prostatic hypertrophy. J. Urol. (Baltimore) **48**, 170 (1942). — Scott, E. V. Z., W. F. Matthews, Ch. F. Butterworth and W. B. Frommeyer: Abnormal plasma proteolytic activity. Surg. Gynec. Obstet. **99**, 679 (1955). — Scott, W. W.: What makes the prostate grow? J. Urol. (Baltimore) **70**, 477 (1953). — Scott, W. W., W. J. Hopkins, W. M. Lucas and Ch. Tesar: A search for inhibitors of prostate growth stimulators. J. Urol. (Baltimore) **77**, 652 (1957). — Serralach u. Parés: Zit. bei Geissendörfer 1940. — Sevringhaus, A. E.: Amer. J. Anat. **70**, 73 (1942). Zit. nach H. Burrows 1949. — Sharpey-Schafer and S. Zuckerman: J. Endocrinol. **2**, 431 (1941). Zit. nach H. Burrows 1949. — Siebmann: Zit. bei Stimpfl 1940. — Simmonds, M.: Über Prostatahypertrophie. Frankfurt. Z. Path. **21**, 178 (1918). — Simons, B., u. E. Randerath: Zur Frage der hormonalen Beeinflussung des Prostatakarzinoms. Chirurg **21**, 129 (1950). — Simpson, M. F., H. M. Evans and C. H. Li: Growth **13**, 151 (1949). — Smith, P. E.: Anat. Rec. **32**, 221 (1926). Zit. nach H. Burrows 1949. — Smith, Ph. E., and E. T. Engle: Experimental evidence regarding the rôle of the anterior pituitary in the development and regulation of the genital system. Anat. Rec. **40**, 159 (1927). — Smith, Ph. E., and I. R. Smith: The effect of intraperitoneal injection of fresh anterior lobe substance in hypophysectomized tadpoles. Anat. Rec. **23**, 38 (1922). — Socin-Burckhardt: Zit. nach A. v. Frisch 1906. — Sonnenberg, M., A. S. Keston, W. S. Money and R. W. Rawson: Radioactive thyrotrophic hormone preparations. J. clin. Endocr. **12**, 1269 (1952). — Sorensen, F.: Acta path. microbiol. scand. **15**, 333 (1938). — Spence, W. A.: Clinical endocrinology. London: Cassell & Co. Ltd. 1953. — Spiegel, A.: Über das Auftreten von Geschwülsten der Nebennierenrinde mit Vermännlichungswirkung bei frühkastrierten Meerschweinchenmännchen. Virchows Arch. path. Anat. **305**, 367 (1940). — Stähler, W.: Die Behandlung der sog. Prostatahypertrophie, des Prostatakarzinoms und der Blasenpapillome mit Keimdrüsenhormonen. Med. Welt **19**, 363 (1950). — Steinach, E., H. Kun u. O. Peczenik: Beiträge zur Analyse der Sexualhormonwirkungen. Wien. klin. Wschr. **49**, 899 (1936). — Stimpfl, A.: Das männliche Keimdrüsenhormon in der Behandlung der Prostatahypertrophie. Fortschr. Therap. **14**, 566 (1938). — Über die Prolanausscheidung beim alten Mann, insbesondere beim Prostatiker. Klin. Wschr. **1940**, 597. — Sullivan, J. J., and C. H. Hartwig: Use of estrogen therapy preliminary to radical perineal prostatoseminal vesiculectomy in cancer of the prostate. J. Urol. (Baltimore) **70**, 499 (1953). — Swyer, H. I. M.: The cholesterol content of normal and enlarged prostate. Cancer Res. **2**, 372, 447 (1942). — Takagi, S.: Zit. nach Pfister 1923. — Takahashi: Zit. nach S. Gil Vernet 1953. — Talbot, Sobel, McArthur and Crawford: Functional endocrinology. Cambridge (Mass.): Harvard University Press 1952. — Buren Teem, M. van: The relation of the interstitial cells of the testis in prostatic hypertrophy. J. Urol. (Baltimore) **34**, 692 (1935). — Teilum, G.: Oestrogen production by Sertoli cells in the etiology of benign senile hypertrophy of the human prostate. "Testicular" lipoid cell ratio and oestrogen-androgen quotient in male. Acta endocr. (Kbh.) **4**, 43 (1950). — Thaon: Zit. nach Geissendörfer 1940. — Thompson, H.: Zit. nach A. v. Frisch 1906. — Thorborg: Über den Einfluß östrogener Hormone auf das männliche akzessorische Genitalsystem. Copenhagen: Einar Munksgaard 1948. — Törnblom: Acta med. scand. **170**, 10 (1946). — Tompsett, S. L.: Analyst **74**, 6 (1949). Zit. nach B. Flaschenträger u. E. Lehnartz, Physiologische Chemie. Berlin-Göttingen-Heidelberg: Springer 1951. — Tonutti, E.: Die Nebennieren. Im Lehrbuch der speziellen pathologischen Anatomie von E. Kaufmann, 11. u. 12. Aufl., Bd. I, 2. Hälfte. Berlin: W. de Gruyter & Co. 1956. — Tsunoda: Zit. nach S. Oberndorfer 1931. — Valerio, A.: Die Behandlung der Prostatahypertrophie mit männlichen und weiblichen Sexualhormonen. Dtsch. med. Wschr. **62**, 1133 (1936). — Valle, G.: Per un ragionato trattamento ormonico della mastopatia fibrosocistica e della frigidità femminile. Fol. endocr. (Pisa) **2**, 149 (1949). — Veseen, L. L.: Fibromuscular hyperplasia of the prostate. J. Urol. (Baltimore) **22**, 302 (1929). — Vidgoff, B.: The hormonal control of the prostate and its relation to clinical prostatic hypertrophy. J. Urol. (Baltimore) **42**, 359 (1939). — Wachstein, M., and A. Scorza: Male pseudohermaphroditism. Amer. J. clin. Path. **21**, 10 (1951). — Wade, N. J., and E. A. Doisy: The prolonged administration of theelin and theelol to male and female rats and its bearing on reproduction. Endocrinology **19**, 77 (1935). — Wagenen, G. van: Anat. Rec. **63**, 387 (1935). Zit. nach H. Burrows 1949. — Science **81**, 366 (1935). Zit. nach H. Burrows 1949. — Walker, G.: The effect on the breeding of removal of prostate or seminal vesicles or both; together with observations on the condition of the testes after such operation on the withe rats. Johns

Hopk. Hosp. Rep. 16, 223 (1911). — WALKER, H.: Zit. bei CHASE u. SCOTT, Experimental prostatectomy in the rat. J. Urol. (Baltimore) 73, 866 (1955). — WALKER, K. M.: Nature and cause of old-age enlargement of the prostate. Brit. med. J. 1922 I, 297. — WALLIS, O.: Über die Ausscheidung von Prolan im Harn der Prostatiker. Wien. klin. Wschr. 1937, 599. — WALSH, E. L., W. K. CUYLER and D. R. McCULLAGH: Effect of testicular hormone on hypophysectomized rats. Proc. Soc. exp. Biol. (N.Y.) 30, 848 (1933). — The physiologic maintenance of the male sex glands. Am. J. Physiol. 107, 508 (1934). — WALTERS, W., and R. G. SPRAGUE: Hyperfunctioning tumors of the adrenal cortex with report of eight cases. Ann. Surg. 129, 677 (1949). — WARD-McQUAID, J. N., and H. H. LENNON: Zit. nach MORRIS 1953. — WATTENBERG, C. A., and D. K. ROSE: Side effects caused by diethylstilbestrol and correlated with cancer of prostate gland. J. Urol. (Baltimore) 53, 135 (1945). — WHITE: Zit. nach A. v. FRISCH 1906. — WILDBOLZ, E.: Die Physiopathologie und nichtoperative Behandlung der Prostatahypertrophie. Schweiz. med. Wschr. 1949, 63. — Helv. chir. Acta 15, 250 (1948). — WILDEGANS, H.: Die Spermiogenese des Prostatikers. Langenbecks Arch. klin. Chir. 279, 392 (1954). — WILKINS, L., M. M. GRUMBACH, J. J. VAN WYK, TH. H. SHEPARD and C. PAPADATOS: Hermaphroditism: Classification, diagnosis, selection of sex and treatment. Pediatrics 16, 287 (1955). — WINKLER, F.: Prostata-Studien. Dermat. Wschr. 93, 162 (1931). — WITSCHI, E., and W. F. MENGERT: Endocrine studies on human hermaphrodites and their bearing on the interpretation of homosexuality. J. clin. Endocr. 2, 279 (1942). — WOTIZ, H. H., and H. M. LEMON: Studies in steroid metabolism. J. biol. Chem. 206, 525 (1954). — WUGMEISTER, J.: Ist die Prostatahypertrophie eine endokrine Krankheit? Med. Welt 27, 931 (1937). — ZAHLER, H.: Die Auffrischung greisenhafter Hunde mittels Hodenwirkstoffen und ihre Wirkung auf Hoden und Prostata. Virchows Arch. path. Anat. 305, 65 (1940). — ZAHN, J.: Über Intersexualität und Nebennierenrindenhyperplasie. Schweiz. med. Wschr. 1948, 480. — ZAWADOWSKY: Zit. nach GEISSENDÖRFER 1940. — ZIMMERMANN, L. M., P. SHUBIK, R. BASERGA, A. C. RITCHIE and L. JACQUES: Experimental production of thyroid tumors by alternating hyperplasia and involution. J. clin. Endocr. 14, 1367 (1954). — ZONDEK: Zit. nach H. BURROWS 1949. — ZUCKERMANN, S., and J. R. GROOME: The aetiology of benign enlargement of the prostate in the dog. J. Path. Bact. 44, 113 (1937). — ZUCKERMANN, S., and A. S. PARKES: The effects of oestrone on the prostate and uterus masculinus of various species of primate. J. Anat. (Lond.) 70, 323 (1935/36). — Effect of sex hormones on the prostate of monkeys. Lancet 1936 I, 242.

## (II) Der normale und pathologische Stoffwechsel der Vorsteherdrüse
### 1. Allgemeines

[1] MANN, T.: Ciba Foundation Symposium on the "Physiology of Mammalian Germ Cells" 1953. — [2] HUGGINS, C., and W. WEBSTER: Duality of human prostate in response to estrogen. J. Urol. (Baltimore) 59, 258—266 (1948). — [3] MOORE, C. R., D. PRICE and T. F. GALLAGHER: Rat-prostate cytology as testis-hormone indicator and prevention of castration changes by testis-extract injections. Amer. J. Anat. 45, 71—107 (1930). — [4] BRANDES, D., W. D. BELT and G. A. BOURNE: Preliminary remarks concerning the fine structure of the epithelium of the coagulating gland. Exp. Cell Res. 16, 683—685 (1959). — [5] LASNITZKI, I.: Effect of testosterone propionate on organ cultures of mouse prostate. J. Endocr. 12, 236—240 (1955). — [6] LASNITZKI, I.: Effect of estrone alone and combined with 20-methylcholanthrene on mouse prostate glands grown in vitro. Cancer Res. 14, 632—639 (1954). — [7] FERGUSSON, J. D., and L. M. FRANKS: Response of prostatic carcinoma to oestrogen treatment. Brit. J. Surg. 40, 422—428 (1953). — [8] BENGMARK, S., B. INGEMANSSON and B. KÄLLÉN: Endocrine dependence of rat prostatic tissue in vitro. Acta endocr. (Kbh.) 30, 459—471 (1959). — [9] FRANKS, L. M., and A. A. BARTON: The effect of testosterone on the ultrastructure of the mouse prostate in vivo and in organ cultures. Exp. Cell Res. 19, 35—50 (1960). — [10] HARKIN, J. C.: A electron microscopic study of the castration changes in the rat prostate. Endocrinology 60, 185—199 (1957). — [11] ECKARD, C.: In O. A. BERG, The normal prostate gland of the dog. Acta endocr. (Kbh.) 27, 129—139 (1958). — [12] MISLAWSKY, N., and W. BORMANN: In O. A. BERG, The normal prostate gland of the dog. Acta endocr. (Kbh.) 27, 129—139 (1958). — [13] GEISSENDÖRFER, R.: Prostata. Leipzig 1940. — [14] HUGGINS, C.: Physiology of prostate gland. Physiol. Rev. 25, 281—295 (1945). — [15] JAPPELLI, G., et G. M. SCAFA: In A. FLEISCH et C. KRÄHENBÜHL, Physiologie de la prostate. Urol. int. (Basel) 3, 261—272 (1956). — [16] LEGUEU, F., et B. GAILLARDOT: Toxicité générale des extraits de prostate hypertrophiée. J. Urol. méd. chir. 2, 1—20 (1912). — [17] DUBOIS, C., et L. BOULET: Action des extraits de prostate sur le mouvements de l'intestin. C. R. Soc. Biol. (Paris) 71, 536 (1911). — [18] DUBOIS, C., et L. BOULET: Action des extraits de prostate sur la vessie. C. R. Soc. Biol. (Paris) 72, 701 (1912). — [19] DUBOIS, C., et L. BOULET: Action des extraits de prostate hypertrophiée sur la vessie. C. R. Soc. Biol. (Paris) 82, 1054 (1919). — [20] EULER, U. S. v.: Adrenaline-like action in extracts from prostatic and related glands. J. Physiol. (Lond.) 81, 102—112

(1934). — [21] EULER, U. S. v.: Weitere Untersuchungen über Prostaglandin, die physiologische aktive Substanz gewisser Genitaldrüsen. Skand. Arch. Physiol. 81, 65—80 (1939). — [22] PRETL, K.: Zur Frage der Endokrinie der menschlichen Vorsteherdrüse. Virchows Arch. path. Anat. 312, 392 (1944). — [23] BERGSTRÖM, S.: Chemistry of prostaglandin. Nord. Med. 42, 1465 (1949). — [24] EULER, U. S. v.: Zur Kenntnis der pharmakologischen Wirkungen von Nativsekreten und Extrakten männlicher accessorischer Geschlechtsdrüsen. Naunyn-Schmiedeberg's Arch. exp. Path. Pharmak. 175, 78—84 (1934). — [25] GOLD-BLATT, M. W.: Properties of human seminal plasma. J. Physiol. (Lond.) 84, 208—218 (1935).— [26] VOGT, W.: In R. ELIASSON, Formation of prostaglandin in vitro. Nature (Lond.) 26, 256—257 (1958). — [27] FRANCIOLI, M.: In R. ELIASSON. Nature (Lond.) 26, 256—257 (1958). — [28] ELIASSON, R.: Formation of prostaglandin in vitro. Nature (Lond.) 26, 256—257 (1958). — [29] ELIASSON, R.: Studies on prostaglandin: occurrence, formation and biological actions. Acta physiol. scand. 46, 1—73 (1959). — [30] ELIASSON, R.: Prostaglandin. Nord. Med. 63, 233—236 (1960). — [31] HUGGINS, C.: Physiology of the prostate and seminal vesicles. In: M. CAMPBELL, Urology, vol. I, p. 114. Philadelphia and London: W. B. Saunders Company 1954.

## 2. Der organische Stoffwechsel

### a) Umsatz der Glucide

[32] BARRON, E. S. G., and C. HUGGINS: The metabolism of isolated prostatic tissue. J. Urol. (Baltimore) 51, 630—634 (1944). — [33] TOLINS, S., and R. A. MOORE: The metabolism of surviving prostatic tissue in relation to benign hypertrophy of the prostate. J. Urol. (Baltimore) 46, 138—142 (1941). — [34] BARRON, E. S. G., and C. HUGGINS: The metabolism of the prostate: transamination and citric acid. J. Urol. (Baltimore) 55, 385—390 (1946). — [35] BARRON, E. S. G., and C. HUGGINS: Citric acid and aconitase content of prostate. Proc. Soc. exp. Biol. (N.Y.) 62, 195—196 (1946). — [36] DICKENS, F.: Citric acid content of animal tissues, with reference to its occurrence in bone and tumour. Biochem. J. 35, 1011—1023 (1941). — [37] HUGGINS, C., and W. J. NEAL: Coagulation and liquefaction of semen; proteolytic enzymes and citrate in prostatic fluid. J. exp. Med. 76, 527—541 (1942). — [38] HUMPHREY, G. F., and T. MANN: Studies on metabolism of semen; citric acid in semen. Biochem. J. 44, 97—105 (1949). — [39] MANN, T., and U. PARSON: Studies on metabolism of semen; role of hormones; effect of castration, hypophysectomy and diabetes; relation between blood glucose and seminal fructose. Biochem. J. 46, 440—450 (1950). — [40] MANN, T., and C. LUTWAK-MANN: Secretory function of male accessory organs of reproduction in mammals. Physiol. Rev. 31, 27—55 (1951). — [41] MANN, T.: Metabolism of semen. Advanc. Enzymol. 9, 329—390 (1949). — [42] HUMPHREY, G. F., and T. MANN: Citric acid in semen. Nature (Lond.) 161, 352—353 (1948). — [43] OCHOA, S., and J. R. STERN: Carbohydrate metabolism. Ann. Rev. Biochem. 21, 547—602 (1952). — [44] KREBS, H. A., and W. A. JOHNSON: Role of citric acid in intermediate metabolism in animal tissues. Enzymologia 4, 148—156 (1937). — [45] KREBS, H. A.: Chemical pathways of metabolism, vol. 1, p. 109. New York: Academic Press 1954. — [46] AWAPARA, J.: Action of sex hormones on metabolism of amino-acids in prostate. Tex. Rep. Biol. Med. 10, 22—31 (1952). — [47] AWAPARA, J.: The influence of sex hormones on the transaminases of the accessory sex organs of the male rat. Endocrinology 51, 75—79 (1952). — [48] DAVIS, J. S., R. K. MEYER and W. H. MCSHAN: Effect of androgen and estrogen on succinic-dehydrogenase and cytochrome oxidase of rat prostate and seminal vesicle. Endocrinology 44, 1—7 (1949). — [49] WILLIAMS-ASHMAN, H. G.: Changes in enzymatic constitution of ventral prostate gland induced by androgenic hormones. Endocrinology 54, 121—129 (1954). — [50] NYDEN, S. J., and H. G. WILLIAMS-ASHMAN: Influence of androgens on synthetic reactions in ventral prostate tissue. Amer. J. Physiol. 172, 588—600 (1953). — [51] COMUZZI, U., e P. CAPACCI: Ricerche sul metabolismo della prostata. V. L'attività succinodeidrasica nell'adenoma prostatico umano. Urologia (Treviso) 24, 47—51 (1957). — [52] WILLIAMS-ASHMAN, H. G., and J. BANKS: The synthesis and degradation of citric acid by ventral prostate tissue. I. Enzímatic mechanism. J. biol. Chem. 208, 337—344 (1954). — [53] COMUZZI, U.: Ricerche sul metabolismo della prostata. III. Il ciclo degli acidi tricarbossilici nella prostata ventrale di ratto e sue variazioni sotto trattamento ormonale. Urologia (Treviso) 23, 546—551 (1956). — [54] SZENT-GYÖRGYI, A.: Oxydation, Fermentation, intermediärer Stoffwechsel. Schweiz. med. Wschr. 66, 885—888 (1936). — [55] SZENT-GYÖRGYI, A.: Studies on biological oxidation and some of its catalysts ($C_4$ dicarboxylic acids, vitamin C and P etc.). Barth; Budapest: Eggenbergersche Buchh. Karl Rényi 1937. — [56] COMUZZI, U., e P. CAPACCI: Ricerche sul metabolismo della prostata. IV. Il ciclo degli acidi tricarbossilici nell'adenoma prostatico umano. Urologia (Treviso) 23, 551—554 (1956). — [57] COOPER, J. F., and H. IMFELD: The role of citric acid in the physiology of the prostate: a preliminary report. J. Urol. (Baltimore) 81, 157—164 (1959). — [58] LARDY, H. A., and P. H. PHILLIPS: Studies of fat and

carbohydrate oxidation in mammalian spermatozoa. Arch. Biochem. **6**, 53—61 (1945). — [*59*] LUNDQUIST, F.: Studies on biochemistry of human semen; natural substrate of prostatic phosphatase. Acta physiol. scand. **13**, 322—333 (1947). — [*60*] LUNDQUIST, F.: Studies on biochemistry of human semen; some properties of prostatic phosphatase. Acta physiol. scand. **14**, 263—275 (1947). — [*61*] BRANDES, D., and G. H. BOURNE: The histochemistry of the prostate in normal and in castrated and hormone-treated mice and of prostatic homografts exposed to 20-methylcholanthrene. Brit. J. exp. Path. **35**, 577—588 (1954). — [*62*] ARCADI, J. A.: Some polysaccharide components of the prostate gland of the dog. Anat. Rec. **112**, 593—607 (1952). — [*63*] LEBLOND, C. P.: Distribution of periodic acid-reactive carbohydrates in adult rat. Amer. J. Anat. **86**, 1—49 (1950). — [*64*] SEAMAN, A. R.: A histochemical study of the PAS-reactive materials in the prostate gland of the adult dog. Acta histochem. (Jena) **5**, 261—282 (1958). — [*65*] BRANDES, D., and G. H. BOURNE: Histochemistry of the human prostate: normal and neoplastic. J. Path. Bact. **71**, 33—36 (1956).

*b) Umsatz der Lipide*

[*66*] THOMPSON, H.: The Diseases of the prostate, 4th edit. Philadelphia: H. C. Lea 1875. — [*67*] POSNER, C., u. W. SCHEFFER: Beiträge zur klinischen Mikroskopie und Mikrophotographie. Berl. klin. Wschr. **46**, 254—257 (1909). — [*68*] PLENGE, C.: Über Lipoide und Pigmente der Prostata des Menschen. Virchows Arch. path. Anat. **253**, 665—684 (1924). — [*69*] KINOSHITA, M.: Die Lipoide der Prostata. Z. Urol. **14**, 145—167 (1920). — [*70*] KUNZE, A.: Das physiologische Vorkommen morphologisch darstellbarer Lipoide in Hoden und Prostata mit besonderer Berücksichtigung der Haussäugetiere. Arch. mikr. Anat. **96**, 387—433 (1922). — [*71*] MOORE, R. A., M. L. MILLER and A. McLELLAN: Chemical composition of prostatic secretion in relation to benign hypertrophy of prostate. J. Urol. (Baltimore) **46**, 132—137 (1941). — [*72*] SCOTT, W. W.: Lipids of prostatic fluid, seminal plasma and enlarged prostate of man. J. Urol. (Baltimore) **53**, 712—718 (1945). — [*73*] IVERSEN, K.: The lipid content of the prostatic secretion in adolescent children and aged adults and its relation to the acid phosphatase activity. Acta med. scand. **145**, 34—39 (1953). — [*74*] SCHLAGENHAUFER, F.: Über lipoiddoppelbrechende Substanzen in Prostata-Karzinom. Verh. dtsch. path. Ges. **30**, 332—334 (1909). — [*75*] KAWAMURA, R.: Die Cholesterinesterverfettung. Jena: Gustav Fischer 1911. — [*76*] SWYER, G.: Cholesterol content of normal and enlarged prostates. Cancer Res. **2**, 372—375 (1942). — [*77*] ZUCKERMANN, S., and T. McKEOWN: The canine prostate in relation to normal and abnormal testicular changes. J. Path. Bact. **46**, 7—19 (1938). — [*78*] BRANDES, D., and G. H. BOURNE: Histochemistry of the human prostate: normal and neoplastic. J. Path. Bact. **71**, 33—36 (1956). — [*79*] SEAMAN, A. R.: The lipids in the prostate gland of the dog. J. Urol. (Baltimore) **75**, 324—333 (1956). — [*80*] NYLANDER, G.: The electrophoretic pattern of prostatic lipid secretion in normal and pathological conditions. Scand. J. clin. Lab. Invest. **7**, 250—253 (1955). — [*81*] NYDEN, S. J., and H. G. WILLIAMS-ASHMAN: Influence of androgens on synthetic reactions in ventral prostate tissue. Amer. J. Physiol. **172**, 588—600 (1953). — [*82*] MANETTI, E.: Ricerche sulla lipasi nell'apparato uro-genitale dell'uomo. II. La lipasi nella prostata normale e patologica. Riv. Anat. pat. **11**, 483—496 (1956).

*c) Umsatz der Proteine*

[*83*] AWAPARA, J.: The action of sex hormones on the metabolism of amino acids in the prostate. Tex. Rep. Biol. Med. **10**, 22—31 (1952). — [*84*] AWAPARA, J.: The influence of sex hormones on the transaminases of the accessory sex organs of the male rat. Endocrinology **51**, 75—79 (1952). — [*85*] MARVIN, H. N., and J. AWAPARA: Effect of androgen on concentration of certain amino acids in rat prostate. Proc. Soc. exp. Biol. (N.Y.) **72**, 93—95 (1949). — [*86*] AWAPARA, J., and B. SEALE: Distribution of transaminases in rat organs. J. biol. Chem. **194**, 497—502 (1952). — [*87*] BARRON, E. S. G., and C. HUGGINS: The metabolism of the prostate: transamination and citric acid. J. Urol. (Baltimore) **55**, 385—390 (1946). — [*88*] PADOVAN, Q.: Attività transaminasica nell'adenoma prostatico e nel siero. Urologia (Treviso) **26**, 244—248 (1959). — [*89*] PADOVAN, Q.: La transaminasi nel siero e nel tessuto neoplastico di pazienti affetti da carcinoma prostatico. Arcisp. S. Anna di Ferrara, Riv. **12**, 1129—1134 (1959). — [*90*] COMUZZI, U.: Ricerche sul metabolismo nella prostata. I. Attività respiratoria e ricerche sul metabolismo azotato della prostata ventrale di ratto sotto trattamento ormonale. Urologia (Treviso) **23**, 42—48 (1956). — [*91*] COMUZZI, U.: Ricerche sul metabolismo della prostata. II. La attività desaminante e la utilizzazione dell'N ammoniacale nell'adenoma prostatico. Urologia (Treviso) **23**, 49—55 (1956).

*d) Umsatz der Nucleoproteine*

[*92*] BOIVIN, A., R. VENDRELY et C. VENDRELY: L'acide désoxyribonucléique du noyau cellulaire dépositaire des caractères héréditaires; arguments d'ordre analytique. C. R. Acad.

Sci. (Paris) **226**, 1061—1063 (1948). — [*93*] CASPERSSON, T.: Recent investigations on function of cell nucleus. Nord. Med. **12**, 3106—3111 (1941). — [*94*] CASPERSSON, T.: Die Untersuchung der Nukleinsäureverteilung im Zellkern. Z. wiss. Mikr. **53**, 403—419 (1937). — [*95*] CASPERSSON, T.: Relations between nucleic acid and protein synthesis. Symp. Soc. exp. Biol. **1**, 127—151 (1947). — [*96*] CASPERSSON, T., B. MALMGREN, B. THORELL and E. BJERKELUND: Nucleotide metabolism and nucleal organisation in bacteria. Nord. Med. **28**, 2636—2639 (1945). — [*97*] THORELL, B.: Behaviour of nucleolar apparatus during growth and differentiation of normal blood cells in adult stage. Acta med. scand. **117**, 334—375 (1944). — [*98*] HYDÉN, H.: Protein metabolism in nerve cells in connection with function. Nord. Med. **22**, 904—908 (1944). — [*99*] HYDÉN, H.: Protein metabolism in nerve cells during growth and function. Acta physiol. scand. **6**, Suppl. 17, 1—136 (1943). — [*100*] HYDÉN, H.: Protein and nucleotide metabolism in nerve cell under different functional conditions. Symp. Soc. exp. Biol. **1**, 152—162 (1947). — [*101*] BRACHET, J.: Nucleic acids in cell and embryo. Symp. Soc. exp. Biol. **1**, 207—224 (1947). — [*102*] CASPERSSON, T.: Studies on nucleic acid metabolism during cell cycle. Arch. exp. Zellforsch. **22**, 655—657 (1939). — [*103*] BRACHET, J.: La localisation des acides pentose-nucléiques dans les tissus animaux et les oeufs d'Amphibiens en voie de développement. Arch. Biol. (Liège) **53**, 207—257 (1942). — [*104*] BRACHET, J., R. JEENER, M. ROSSEEL et L. THONET: Etude des variations de la teneur en acide ribonucléique du foie au cours des divers états physiologiques. Bull. Soc. Chim. biol. (Paris) **28**, 460—465 (1946). — [*105*] BRACHET, J., et R. JEENER: Phosphatase alcaline des noyaux et vitesse de remplacement du phosphore de l'acide thymonucléique. C. R. Soc. Biol. (Paris) **140**, 1121—1123 (1946). — [*106*] BRACHET, J., et R. JEENER: Protéines de structure et thymonucléohistone. C. R. Soc. Biol. (Paris) **140**, 559—561 (1946). — [*107*] KOLLER, P. C.: Origin of malignant tumour cells. Nature (Lond.) **151**, 244—246 (1943). — [*108*] KOLLER, P. C.: Experimental modification of nucleic acid systems in cell. Symp. Soc. exp. Biol. **1**, 270—290 (1947). [*109*] KOLLER, P. C.: Abnormal mitosis in tumours. Brit. J. Cancer **1**, 38—47 (1947). — [*110*] KOLLER, P. C.: X-rays and cells. Nature (Lond.) **155**, 778—780 (1945). — [*111*] CASPERSSON, T.: Exposé sur la répartition des acides nucléiques dans le noyau cellulaire. Bull. histol. appl. physiol. **14**, 33—43 (1937). — [*112*] CASPERSSON, T., and L. SANTESSON: Studies on protein metabolism in cells of epithelial tumours. Acta radiol. (Stockh.) **25**, 113—120 (1944). — [*113*] CASPERSSON, T., and L. SANTESSON: Studies on protein metabolism in cells of epithelial tumours. Acta radiol. (Stockh.) Suppl. 46, 1—105 (1942). — [*114*] PERSKY, L., and C. LEUCHTENBERGER: Cytochemical studies of prostatic epithelium. I. The desoxyribosenucleic acid (DNA) content in individual cells. J. Urol. (Baltimore) **78**, 788—795 (1957). — [*115*] LEUCHTENBERGER, C., R. LEUCHTENBERGER and A. DAVIS: A microspectrophotometric study of the desoxyribosenucleic acid (DNA) content in cells of normal and malignant human tissue. Amer. J. Path. **30**, 65—85 (1954). — [*116*] LASNITZKI, I., and S. R. PELC: Effect of 20-methylcholanthrene on DNA synthesis in mouse prostates grown in vitro. Exp. Cell Res. **13**, 140—146 (1957). — [*117*] COMUZZI, U.: Comportamento degli acidi nucleinici e della fosfatasi alcalina nell'adenoma e nel carcinoma della prostata. Urologia (Treviso) **22**, 409—411 (1955). — [*118*] COMUZZI, U., e P. CAPACCI: Ricerche sul metabolismo della prostata. VI. Comportamento delle fosfatasi acida e alcalina e degli acidi nucleinici nella prostata ventrale di ratto e loro variazioni sotto trattamento ormonale. Urologia (Treviso) **24**, 462—474 (1957). — [*119*] CUSMANO, L.: Cariologia del tessuto neoplastico epiteliale maligno; i nuclei in riposo. Tumori **21**, 10—19 (1947). — [*120*] CUSMANO, L.: Cariologia del tessuto neoplastico epiteliale maligno; i diversi tipi di cellule e la loro distribuzione. Tumori **21**, 107—121 (1947). — [*121*] CUSMANO, L.: Cariologia del tessuto neoplastico epiteliale maligno; i nuclei in divisione. Tumori **21**, 178—188 (1947). — [*122*] BARIGOZZI, C., L. CUSMANO, G. DELLEPIANE, P. FELETIG e C. MOSSETTI: La cariologia nella diagnosi delle neoplasie. Torino: Ed. Minerva Med. 1957. — [*123*] DELLEPIANE, G.: La fisiopatologia nucleare nei suoi rapporti con problemi ginecologici. Minerva med. (Torino) **1**, 81—86 (1949). — [*124*] DELLEPIANE, G.: Les recherches sur la structure du noyau appliquées au diagnostic des tumeurs. Gynéc. et Obstét. **47**, 890—892 (1948). — [*125*] DELLEPIANE, G.: La prophylaxie en gynécologie et obstétrique. Genève 1954. — [*126*] VENTURA, M.: Introduzione allo studio cariologico delle neoplasie prostatiche. Urologia (Treviso) **24**, 358—364 (1957). — [*127*] VENTURA, M.: Studio cariologico nell'adenoma prostatico. Minerva chir. (Torino) **13**, 799—802 (1958).

### 3. Die Enzyme

#### a) Die Phosphatasen

[*128*] FOLLEY, S. J., and H. D. KAY: In J. B. SUMNER and G. F. SOMERS, Chemistry and methods of enzymes, edit. 3, p. 68—94. New York: Academic Press 1953. — [*129*] SMITH, Q. T., W. D. ARMSTRONG and L. SINGER: Inhibition of human salivary and prostatic acid phosphatase and yeast enolase by low fluoride concentrations. Proc. Soc. exp. Biol. (N.Y.)

102, 170—173 (1959). — [*130*] ABUL FADL, M. A. M., and E. J. KING: Properties of acid phosphatases of erythrocytes and of human prostate gland. Biochem. J. 45, 51—60 (1949). — [*131*] KILSHEIMER, G. S., and B. AXELROD: Inhibition of prostatic acid phosphatase by α-hydroxycarboxylic acids. J. biol. Chem. 227, 879—890 (1957). — [*132*] MARBERGER, H., R. D. RIEDESEL, D. O. ANDERSON and L. H. MALEK: Comparative study of phosphatases activities of various human tissues. J. Urol. (Baltimore) 75, 857—864 (1956). — [*133*] WOODARD, H. Q.: Acid and alkaline glycero-phosphatase in tissue and serum. Cancer Res. 2, 497—508 (1942). — [*134*] REIS, J. L.: The specificity of phosphomonoesterase in human tissues. Biochem. J. 48, 548—551 (1951). — [*135*] GOMORI, G.: Distribution of acid phosphatase in the tissues under normal and pathologic conditions. Arch. Path. (Chicago) 32, 189—199 (1941). — [*136*] WOLF, A., E. A. KABAT and W. NEWMAN: In D. BRANDES and G. H. BOURNE, Brit. J. exp. Path. 35, 577—588 (1954). — [*137*] BRANDES, D., and G. H. BOURNE: The histochemistry of the prostate in normal and in castrated and hormone-treated mice and of prostatic homografts exposed to 20-methylcholanthrene. Brit. J. exp. Path. 35, 577—588 (1954). — [*138*] PALADE, G. E.: Intracellular localisation of acid phosphatase; comparative study of biochemical and histomemical methods. J. exp. Med. 94, 535—548 (1951). — [*139*] SIEBERT, G., G. JUNG u. K. LARY: Intracelluläre Verteilung von saurer Phosphatase in der Bullenprostata. Biochem. Z. 326, 464—468 (1955). — [*140*] DEANE, H. W., and E. W. DEMPSEY: Localisation of phosphatases in Golgi region of intestinal and other epithelial cells. Anat. Rec. 93, 401—417 (1945). — [*141*] KING, E. F., and A. R. ARMSTRONG: Convenient method for determining serum and bile phosphatase activity. Canad. med. Ass. J. 31, 376—381 (1934). — [*142*] GUTMAN, A. B., and E. B. GUTMAN: Adult phosphatase levels in prepubertal rhesus prostate tissue after testosterone propionate. Proc. Soc. exp. Biol. (N.Y.) 41, 277—281 (1939). — [*143*] GUTMAN, A. B., and E. B. GUTMAN: "Acid" phosphatase and functional activity of prostate (man) and preputial glands (rat). Proc. Soc. exp. Biol. (N.Y.) 39, 529—532 (1938). — [*144*] FLEISCH, A., et C. KRÄHENBÜHL: Physiologie de la prostate. Urol. int. (Basel) 3, 261—272 (1956). — [*145*] BERN, H. A.: Distribution of alkaline phosphatase in genital tract of male mammals. Anat. Rec. 104, 361—377 (1949). — [*146*] BERN, H. A., and R. S. LEVY: Effects of castration, estrogen administration, and methylcholanthrene carcinogenesis on phosphatase activities in genital tract of male rats, guinea pigs, and rabbits. Amer. J. Anat. 90, 131—165 (1952). — [*147*] STAFFORD, R. O., I. N. RUBINSTEIN and R. K. MEYER: Effect of testosterone proprionate on phosphatases in seminal vesicle and prostate of rat. Proc. Soc. exp. Biol. (N.Y.) 71, 353—357 (1949). — [*148*] DEMPSEY, E. W., R. O. GREEP and H. W. DEANE: Changes in distribution and concentration of alkaline phosphatases in tissues of rat after hypophysectomy or gonadectomy and after remplacement therapy. Endocrinology 44, 88—103 (1949). — [*149*] KABAT, E. A., and J. FURTH: Histochemical study of distribution of alkaline phosphatase in various normal and neoplastic tissues. Amer. J. Path. 17, 303—318 (1941). — [*150*] GUTMAN, E. B., E. E. SPROUL and A. B. GUTMAN: Significance of increased phosphatase activity of bone at site of osteoplastic metastases, secondary to carcinoma of prostate gland. Amer. J. Cancer 28, 485—495 (1936). — [*151*] COMUZZI, U.: Comportamento degli acidi nucleinici e della fosfatasi alcalina nell'adenoma e nel carcinoma della prostata. Urologia (Treviso) 22, 409—411 1955). — [*152*] WOODARD, H. Q.: Factors leading to elevations in serum acid glycero-phosphatase. Cancer (Philad.) 5, 236—241 (1952). — [*153*] MARBERGER, H., R. D. RIEDESEL, D. O. ANDERSON and L. H. MALEK: Comparative study of phosphatases activities of various human tissues. J. Urol. (Baltimore) 75, 857—864 (1956). — [*154*] DOWNEY, M., B. B. HICKEY and M. E. SHARP: The acid phosphatase content of the enlarged and malignant prostate gland with some observations on histopathology as revealed by Gomori's staining. Brit. J. Urol. 20, 160—165 (1954). — [*155*] FERGUSSON, J. D.: Carcinoma of prostate treated with oestrogen. (Hunterian lecture, abridged) Lancet II, 551—556 (1946). — [*156*] HOARE, R., G. E. DELORY and W. D. PENNER: Zinc and acid phosphatase in human prostate. Cancer (Philad.) 9, 721—726 (1956). — [*157*] DRUCKREY, H., u. S. RAABE: Organspezifische Chemotherapie des Krebs (Prostata-Karzinom). Klin. Wschr. 30, 882—884 (1952). — [*158*] HUGGINS, C.: Ciba Foundation Colloquia of Endocrinology, vol. 1, p. 166. Philadelphia: Blakiston 1952. — [*159*] WILMANNS, H.: Gezielte organspezifische Chemotherapie beim Prostata-Karzinom. Medizinische 2, 17—23 (1954). — [*160*] BRANDES, D., and G. H. BOURNE: Stilboestrol phosphate and prostatic carcinoma. Lancet I, 481—482 (1955 — [*161*] LUNDQUIST, F.:). Studies on biochemistry of human semen; some properties of prostatic phosphatase. Acta physiol. scand. 14, 263—275 (1947). — [*162*] LUNDQUIST, F.: Studies on biochemistry of human semen; natural substrate of prostatic phosphatase. Acta physiol. scand. 13, 322—333 (1947). — [*163*] LUNDQUIST, F.: Function of prostatic phosphatase. Nature (Lond.) 158, 710—711 (1946). — [*164*] PASQUINELLI, F., e A. D'ALESSANDRO: Fosfatasi alcalina e sintesi proteiche. Sperimentale 102, 241—265 (1952). — [*165*] VAIL, V. N., and C. D. KOCHAKIAN: Effect of adrenalectomy, adrenal cortical hormones, and testosterone propionate plus adrenal cortical extract on "alkaline" and "acid" phosphatases of liver and kidney of rat. Amer.

J. Physiol. 150, 580—587 (1947). — [166] JEENER, R.: Cytochemical effects of oestradiol. Nature (Lond.) 159, 578 (1947). — [167] MEYERHOF, O., and H. GREEN: Synthetic action of phosphatase. I. Equilibria on biological esters. J. biol. Chem. 178, 655—667 (1949). — [168] MEYERHOF, O., and H. GREEN: Synthetic action of phosphatase. II. Transphosphorylation by alkaline phosphatase in the absence of nucleotides. J. biol. Chem. 183, 377—390 (1950). — [169] AXELROD, B.: A new mode of enzymatic phosphate transfer. J. biol. Chem. 172, 1—13 (1948). — [170] NIGAM, V. N., and W. H. FISHMAN: Catalysis of phosphoryl transfer by prostatic acid phosphatase. J. biol. Chem. 234, 2394—2398 (1959). — [171] SCHNEIDER, A. J., and H. S. LORING: The synthetic activity of prostatic phosphatase in the presence of cytidine and inorganic phosphate. J. biol. Chem. 220, 129—141 (1956).

### b) und c) Fibrinolysin, Vesiculase

[172] HUGGINS, C., and W. NEAL: Coagulation and liquefaction of semen; proteolytic enzymes and citrate in prostatic fluid. J. exp. Med. 76, 527—541 (1942). — [173] HUGGINS, C., and V. C. VAIL: Plasma coagulation and fibrinogenolysis by prostatic fluid and trypsin. Amer. J. Physiol. 139, 129—144 (1943). — [174] TAGNON, H. J., W. F. WHITMORE jr. and N. R. SHULMAN: Fibrinolysis in metastatic cancer of prostate. Cancer (Philad.) 5, 9—12 (1952). — [175] TAGNON, H. J., P. SHULMAN, W. F. WHITMORE jr. and L. A. LEONE: Prostatic fibrinolysin; study of case illustrating role in hemorrhagic diathesis of cancer of prostate. Amer. J. Med. 15, 875—884 (1953). — [176] TAGNON, H. J., W. F. WHITMORE jr., P. SHULMAN and S. C. KRAVITZ: Significance of fibrinolysis ccourring in patients with metastatic cancer of prostate. Cancer (Philad.) 6, 63—67 (1953). — [177] DOSSOGNE, M.: La syndrome de fibrinolyse prostatique. Acta urol. belg. 27, 145—150 (1959). — [178] LEDENT, J., et L. DE GEETER: Fibrinolyse et hémorragie après prostatectomie. Acta urol. belg. 27, 151—159 (1959). — [179] KARHAUSEN, L., et H. J. TAGNON: La syndrome de fibrinolyse prostatique; nature de l'activitè protéolytique de la prostate. Acta clin. belg. 10, 471—476 (1955). — [180] PHILLIPS, L. L., V. SKRODELIS and C. A. FUREY: The fibrinolytic enzyme system in prostatic cancer. Cancer (Philad.) 12, 721—730 (1959). — [181] WALKER, G.: A special function discovered in a glandular structure hitherto supposed to form a part of the prostate gland in rats and guinea pigs. Bull. Johns Hopk. Hosp. 21, 182—185 (1910). — [182] WAGENEN, G. VAN: Coagulating function of cranial lobe of prostate gland in monkey. Anat. Rec. 66, 411—421 (1936). — [183] HUGGINS, C.: Physiology of the prostate and seminal vesicles. In: Urology, edit. M. CAMPBELL, vol. I, p. 117. Philadelphia and London: W. B. Saunders Company 1954.

### 4. Anorganischer Stoffwechsel

[184] HUGGINS, C.: Physiology of the prostate and seminal vesicles. In: Urology, edit. M. CAMPBELL, vol. I, p. 116. Philadelphia and London: W. B. Saunders Company 1954. — [185] FLEISCH, A., et C. KRÄHENBÜHL: Physiologie de la prostate. Urol. int. (Basel) 3, 261—272 (1906). — [186] BERTRAND, G., et R. VLADESCO: Intervention probable du zinc dans les phénomènes de fécondation chez les animaux vertébrates. C. R. Acad. Sci. (Paris) 173, 176 (1921). — [187] MAWSON, C. A., and M. I. FISCHER: Zinc content of genital organs of rat. Nature (Lond.) 167, 859 (1951). — [188] MAWSON, C. A., and M. I. FISCHER: Occurrence of zinc in human prostate gland. Canad. J. med. Sci. 30, 336—339 (1952). — [189] GUNN, S. A., and T. C. GOULD: Difference between dorsal and lateral components of dorsolateral prostate of the rat in $Zn^{65}$ uptake. Proc. Soc. exp. Biol. (N.Y.) 92, 17—20 (1956). — [190] MAWSON, C. A., and M. I. FISCHER: Proc. 19th Int. Physiol. Congr., Montreal, 1953 a). — [191] DANIEL, O., F. HADDAD, G. R. PROUT and W. F. WHITMORE jr.: Some observations on occurrence of radioactive zinc in prostatic and other human tissue. Brit. J. Urol. 28, 271—278 (1956). — [192] MAGER, M., W. F. McNARY jr. and F. LIONETTI: The histochemical detection of zinc. J. Histochem. Cytochem. 1, 493—504 (1953). — [193] VALLEE, B. L., and D. M. ALTSCHULE: Zinc in mammalian organism, with particular reference to carbonic anhydrase. Physiol. Rev. 29, 370—388 (1949). — [194] KEILIN, D., and T. MANN: Carbonic anhydrase. Purification and nature of the enzyme. Biochem. J. 34, 1163—1166 (1940). — [195] HOCH, F., and B. L. VALLEE: Extraction of zinc-containing protein from human leucocytes. J. biol. Chem. 195, 531—540 (1952). — [196] MAWSON, C. A., and M. I. FISCHER: Zinc and carbonic anhydrase in human semen. Biochem. J. 55, 696—700 (1953). — [197] MANN, T.: Biochemistry of semen. London: Metheun & Co. 1954. — [198] GUNN, S. A., and T. C. GOULD: The relative importance of androgen and estrogen in selective uptake of $Zn^{65}$ by dorsolateral prostate of rat. Endocrinology 58, 443—452 (1956). — [199] GUNN, S. A., and T. C. GOULD: Hormone interrelationships affecting the selective uptake of $Zn^{65}$ hy the dorso-lateral prostate of the hypophysectomized rat. J. Endocr. 16, 18—27 (1957). — [200] GUNN, S. A., and T. C. GOULD: Role of zinc in fertility and fecundity in the rat. Amer. J. Physiol. 193, 505—508 (1958). — [201] GUNN, S. A., and T. C. GOULD: Influence of archaic reproduction cycle on sensitivity response of rat dorsolateral prostate to sex hormones. Proc. Soc. exp. Biol.

(N.Y.) **100**, 651—653 (1959). — [*202*] GUNN, S. A., and T. C. GOULD: The effect of psycho-sexual stimuli on an archaic reproductive cycle. Psychosom. Med. **21**, 204—207 (1959). — [*203*] GUNN, S. A., and T. C. GOULD: Role of the adrenals on seasonal variations in sensitivity response of the rat dorso-lateral prostate to sex hormones. Acta endocr. (Kbh.) **32**, 54—58 (1959). — [*204*] PROUT jr., G. R., and M. SIERP: Radioactive zinc in the prostate. J. Amer. med. Ass. **169**, 1703—1710 (1959). — [*205*] KAR, A. B., W. F. POVER and R. J. BOSCOTT: The influence of sex hormones on the uptake of $Zn^{65}$ by the dorso-lateral prostate of the rat. Acta endocr. (Kbh.) **22**, 390—394 (1956). — [*206*] VOIGT, G. E.: Histochemische Unter-suchungen über das Zink in der normalen, hypertrophischen und carcinomatösen Prostata. Acta path. microbiol. scand. **42**, 242—246 (1958). — [*207*] HOARE, R., G. E. DELORY and W. D. PENNER: Zinc and acid phosphatase in human prostate. Cancer (Philad.) **9**, 721—726 (1956). — [*208*] PROUT, G. R., O. DANIEL and W. F. WHITMORE jr.: The occurrence of intravenously injected radioactive zinc in the prostate and prostatic fluid of dogs. J. Urol. (Baltimore) **78**, 471—482 (1957). — [*209*] KERR, W. K., A. G. KERESTECI and H. MAYOH: The distribution of zinc within the human prostate. Cancer (Philad.) **13**, 550—554 (1960).

## 5. Vitamine

[*210*] THOMSON, R. V., and J. E. ASH: Benign hyperplasia of the prostyte gland. In: Urology, edit. M. CAMPBELL, vol. II, p. 1106—1107. Philadelphia and London: W. B. Saun-ders Company 1954. — [*211*] MAYER, J., and A. P. TRUANT: Effects of administration of testosterone on vitamin A deficient rats. Proc. Soc. exp. Biol. (N.Y.) **72**, 436—438 (1949). — [*212*] MAYER, J., and J. W. GODDARD: Effects of administration of gonadotropic hormone on vitamin A deficient rats. Proc. Soc. exp. Biol. (N.Y.) **76**, 149—151 (1951). — [*213*] BUR-ROWS, H.: Biological actions of sex hormones, edit. 2, London: Cambridge University Press 1949. — [*214*] PARKES, A. S.: The nature of the anaestrous condition resulting from vitamin B deficiency. Quart. J. exp. Physiol. **18**, 397—401 (1928). — [*215*] EVANS, H. McL., and G. O. BURR: The antisterility vitamine fat-soluble E. Memoirs University of Cali-fornia, vol. 8. Berkeley: University of California Press 1927. — [*216*] MASON, K. E.: Differ-ences in testis injury and repair after vitamin A-deficiency, vitamin E-deficiency, and inani-tion. Amer. J. Anat. **53**, 153—239 (1933).

## (III) Verlauf der Prostatahypertrophie

ALKEN, C. E.: Gleichgeschlechtliche und gegengeschlechtliche Hormonbehandlung des Adenomleidens. Verhandlungsber. der dtsch. Ges. für Urologie, Hamburg 1955. Z. Urol., Sonderbd. 1957. — BAZY, M.: De l'hypertrophie prostatique récidivante. Bull. Acad. Méd. (Paris) **97**, 843 (1927). — BLUM, V., u. H. RUBRITIUS: Handbuch der Urologie. Berlin: Springer 1928. — BOEMINGHAUS, H.: Aussichten der hormonellen und operativen Behand-lung des Prostatikers. Dtsch. med. Wschr. **76**, 404 (1951). — Urologie, 3. Aufl. München: Werk-Verlag Dr. Edmund Banaschewski 1960. — CAINE, M.: The late results and sequelae of prostatectomy. Brit. J. Urol. **26**, 205 (1954). — CHAPMAN, T. L.: Expectant treatment of benign prostatic enlargement. Lancet **1949 II**, 684. — CHWALLA, R.: Pathophysiologie der Prostata und der Prostatahypertrophie. Urol. int. (Basel) **3**, 273 (1956). — CIBERT, J., et HENRY: Adénome prostatique à 43 ans. J. Urol. méd. chir. **57**, 813 (1951). — CI-FUENTES, P.: Le prostatisme précoce. Arch. franco-belg. Chir. **31**, 486 (1929). — CLARK, J. B.: Prostatectomy at the age of 110. J. Amer. med. Ass. **113**, 587 (1939). — COCHEMS, F. M.: The recurrence of benign enlargement of the prostate. J. Urol. (Baltimore) **25**, 661 (1931). — CUNNINGHAM, J. H.: Recurrent benign prostatic obstruction. Trans. amer. Assoc. gen.-urin. Surg. **23**, 362, 422 (1930). — Recurrent benign prostatic obstruction. J. Urol. (Baltimore) **26**, 271 (1931). — DAVIES, D. S., and F. Mc. G. LOUGHNANE: Analysis of a series of cases after suprapubic prostatectomy with special reference to the reappearance of the prostate. Lancet **1927 II**, 1014. — EKMAN, H.: Late results of prostatectomy for benign prostatic hyper-plasia. Acta chir. scand. Suppl. **250** (1959). — FRITZ, W.: Recidiv nach Prostatektomie. Sitzg der Wiener Urol. Ges. vom 22. 6. 1927. Z. urol. Chir. **23**, 329 (1927). — FRONSTEIN, R., u. G. MESCHEBOWSKI: Über Recidive nach der Freyerschen Prostatektomie. Z. urol. Chir. **20**, 222 (1926). — GIL VERNET, S.: Biologia y patologia de la prostata. Madrid: Paz Montalvo 1955. GREGORA, H. W.: Zur Frage der Rezidivbildung nach Prostatektomie. Z. Urol. **22**, 929 (1928). GUITIAN, L.: Prostato-adenoma precox. Galicia clin. **23**, 255 (1951). — HELLSTRÖM, J.: Pro-statectomia precoce? Edizioni di Urologia. Treviso 1958. — ILLYES, G. V.: Über einzelne Fragen zur Therapie der Prostatahypertrophie. Z. urol. Chir. **17**, 229 (1925). — KRETSCH-MER, H. L.: Recurrence following suprapubic prostatectomy for benign hypertrophy. Surg. Gynec. Obstet. **53**, 829 (1931). — LAPIDES, J.: Observations on normal and abnormal bladder physiology. J. Urol. (Baltimore) **70**, 74 (1953). — LASKEY, N. F.: Recurrent benign prostatic hypertrophy. Amer. J. Surg. **18**, 259 (1932). — LEWIS, B.: Recurrent prostatic hypertrophy.

J. Urol. (Baltimore) **24**, 319 (1930). — Maille: Un cas récidive vraie d'adénome prostatique. Proces. verb. etc. 31. Congr. Franç. Urol., p. 381, 1931. — Mayock, P. P., and Ch. N. Burns: Prostatic surgery in centenarians. J. Urol. (Baltimore) **74**, 546 (1955). — Nédélec, M.: Prostatectomia precoce? Edizioni di Urologia. Treviso 1958. — Ockerblad, N. F.: Giant prostate, the largest recorded. J. Urol. (Baltimore) **56**, 81 (1946). — Oraison, M.: Sur un cas de récidive vraie d'adénome de la prostate. J. Urol. méd. chir. **28**, 621 (1929). — Peña, A. de la, M. Oliveras and S. Mintz: Giant prostatic adenoma. Urol. int. (Basel) **5**, 317 (1957). — Pereira, A.: Tecnicas e resultados das prostatectomias perineais. São Paulo 1953. — Rebaudi, L., e C. R. Curpi: Sobre dos casos de recidivas de adenoma de prostata. Rev. argent. Urol. **17**, 1, 73 (1948). — Sorrentino, M.: Prostatectomia precoce? Edizioni di Urologia. Treviso 1958. — Takahashi, A.: Récidive vraie d'hypertrophie de la prostate après la prostatectomie sus-pubienne de Freyer. J. Urol. méd. chir. **23**, 414 (1927). — Taylor, J.: Prostatectomia precoce? Edizioni di Urologia. Treviso 1958. — Thévenot: Reproduction fibromateuse après la prostatectomie pour hypertrophie de la prostate. Lyon. chir. **23**, 85 (1927). — Turner, R. D., and E. Belt: The results of 1,694 consecutive simple perineal prostatectomies. J. Urol. (Baltimore) **77**, 853 (1957). — Tzschirntsch, K.: Atlas der Abflußbehinderungen. Leiden: Stafleu 1953. — Übelhör, R.: Prostataerkrankungen im Alter. Aktuelle Geriatrie. Wien: Bergland-Druckerei 1959. — Uhle, C. A. W., and P. D. Melvin: Tertiary prostatic hypertrophy. J. Urol. (Baltimore) **38**, 497 (1937). — Uteau et H. Grépinet: Des séquelles et des complications après la guérison chez les opérés des prostatectomie sus-pubienne. J. Urol. méd. chir. **40**, 5, 124 (1935). — Weyrauch, H.: Surgery of the prostate. Philadelphia and London: W. B. Saunders Company 1959. — Wildbolz, E.: Die Physiopathologie und nicht operative Behandlung der Prostatahypertrophie. Helv. chir. Acta **15**, 251 (1948). — Die Hormonbehandlung der Prostataerkrankungen. Schweiz. med. Wschr. **81**, 999 (1951). — Elective prostatectomy. Proc. roy. Soc. Med. **51**, 1029 (1958). — Prostatectomia precoce? Edizioni di Urologia. Treviso 1958.

## F. Die Therapie der Entleerungsstörungen

### I. Die konservative Therapie

Abel, K.: Die Röntgentiefenbestrahlung der Prostatahypertrophie. Bruns' Beitr. klin. Chir. **164**, 396 (1936). — D'Alfonso, F.: La legature dei deferenti nell'adenoma della prostata. Atti Mem. Soc. Rom. Chir. **3**, 101 (1941). — Alken, C. E.: Leitfaden der Urologie. Stuttgart: Georg Thieme 1955. — Alken, C. E.: Verh. der Dtsch. Ges. für Urol., Kongr. Hamburg 1955. — Alwall, N.: On renal failure complicating surgical disease. Acta chir. scand. **108**, 95 (1954). — Baker, R.: Studies on cancer prevention in urology. Ann. Surg. **137**, 29 (1953). — Ballenger, E. G., H. P. McDonald and O. F. Elder: The prevention of prostatic hypertrophy. Urol. cutan. Rev. **34**, 374 (1930). — Balyeat, R. M., and H. J. Rinkel: Urinary retention due to the use of ephedrine. J. Amer. med. Ass. **98**, 1545 (1932). — Barnes, R. W.: Prostatectomia precoce? Edizioni di Urologia. Treviso 1958. — Baumann, W.: Beitrag zur konservativen Behandlung der Prostatahypertrophie. Schweiz. med. Wschr. **86**, 1029 (1956). — Birke, G., C. Franksson and L. O. Plantin: Estrogen therapy in carcinoma of the prostate. Acta chir. scand. **109**, 1 (1955). — Carcinoma of the prostate. Acta chir. scand. **109**, 129 (1955). — Birkelbach, H.: Vasektomie bei Hypertrophie der Prostata. Diss. Gießen 1930. — Bisotti, R., e C. Camillo: Ulteriori risultati della terapia con estrogeni sintetici nella cosi detta ipertrofia prostatica. Minerva med. (Torino) 1948, 45—50. — Bleuler, M.: Hormone und Psyche. Fünftes Symposion der Dtsch. Ges. für Endokrinologie, 1957. Berlin-Göttingen-Heidelberg: Springer 1958. — Blümel, P.: Was leistet die Röntgenbestrahlung in der Behandlung der Prostatahypertrophie? Bruns' Beitr. klin. Chir. **162**, 545 (1935). — Blum, V., u. H. Rubritius: Handbuch der Urologie. Berlin: Springer 1928. — Boeminghaus, H.: Zur Elektrocoagulation und Elektroresektion des Prostatikers. Med. Welt **14**, 488 (1939). — Frühbehandlung des Prostatikers (Hormonbehandlung, prophylaktische Elektroresektion, Frühoperation). Med. Welt **1**, 132; **2**, 162 (1941). — Boit, H.: Erfahrungen mit der Röntgenbestrahlung der Prostatahypertrophie. Zbl. Chir. **1930**, 3196—3200. — Erfahrungen mit der Röntgenbestrahlung bei der Prostatahypertrophie. Dtsch. med. Wschr. **1931 I**, 351. — Boshamer, K.: Die Behandlung des Blasenhalsadenoms und Prostatakarzinoms. Z. Urol. **43**, 376 (1950). — Bouveyron, A.: Traitement par de hautes doses prolongées d'éphynal d'une rétention complète d'urine par sclérose du col vésical. Lyon. méd. **88** (33) (1956). — Brack, E.: Normale und pathologische Anatomie des männlichen Harnblasenhalses. Z. Urol. **31**, 106 (1937). — Brosig, W., u. E. Voith: Über die Wirkung androgener und östrogener Substanzen auf den Blasentonus bei Prostatikern. Langenbecks Arch. klin. Chir. **265**, 689 (1950). — Bumpus, H. C.: Distribution of blood to the prostatic urethra. J. Urol. (Baltimore) **32**, 354 (1934). — Cantor, A. J.: Hemorrhoidal-prostatic-impotence-syndrome. N.Y. St. J. Med. **46**, 1455 (1946). — Caroll, G.: The problem of the prostate gland. J. Urol. (Baltimore) 57, 42 (1947). — Cassuto: Zit. nach R. Geissendörfer, Prostata. Leipzig: Johann Ambrosius Barth 1940. — Cathelin, F.: Le traitement du prostatisme et des prostatiques. Progrès méd. 1929 II, 1823. — Cecil, A. B.: The preoperative treatment of prostatic obstruction. Surg. Gynec. Obstet. 58, 630 (1934). — Chevassu, M.: Prostatectomie d'un malade cliniquement guéri pendant deux ans et demie a la suite d'une opération de Steinach. Procès. verb etc. 35. Congr. Franç. Urol., p. 867, 1935. — Christ: Zit. nach R. Geissendörfer, Prostata. Leipzig: Johann Ambrosius Barth 1940. — Chwalla, R.: Ein Beitrag zum Problem Hormone und Blastomwachstum und zur Entstehung der Prostatahypertrophie. Wien. med. Wschr. 99, 563, 589 (1949). — Urologische Endokrinologie. Wien: Springer 1951. — Wiener Kongreßber. der Dtsch. Ges. für Urol. 1957. Z. Urol. Sonderbd. 1958, 327. — Der Hyperöstrogenismus beim Mann und seine Wirkungen. Wien. med. Wschr. 110, 641 (1960). — Ciepielowski, J., u. F. Kubli: Zweijährige Erfahrungen mit dem Prostataextrakt „Raveron" in der Behandlung der Prostatahypertrophie und Harninkontinenz. Urol. int. (Basel) 5, 310 (1957). — Clark: Zit. E. Wildbolz, Prostatectomia precoce ? Edizioni di Urologia. Treviso 1958. — Cosbie-Ross, J.: Prostatectomia precoce ? Edizioni di Urologia. Treviso 1958. — Costa, J.: O tratamento esclerosante do adenoma prostatica. Médico (Porto) 7, 91 (1956). — Couvelaire, R.: Prostatectomia precoce ? Edizioni di Urologia. Treviso 1958. — Craig, C.: A further note on the possibility of inducing atrophy of the hypertrophied prostate gland by cutting its blood supply. Med. J. Aust. 43, 15 (1956). — Cuturi, L.: La terapia diatermica nella ritenzione vescicale da ipertrofia prostatica. Riv. Pat. Clin. 11, 321 (1956). — Deisting, W.: Transurethral dilatation of the prostate. Urol. int. (Basel) 2/3, 158 (1956). — Die transurethrale Dilatation der Prostata. Verh.ber. Dtsch. Ges. für Urol., Wien 1957, S. 331. Leipzig: Georg Thieme 1958. — Dobriner, K., T. F.. Gallagher: Zit. nach Engle, The physiology of testis. J. Urol. (Baltimore) 73, 544 (1955). — Druckrey, H.: Experimentelle Grundlagen der Chemotherapie des Krebses. Dtsch. med. Wschr. 77, 1495 (1952). — Dunajewsky, L., u. I. Tjomkin: Vasektomie bei Hypertrophie der Prostata. Z. urol. Chir. 28, 244 (1929). — Ekman, H.: Late results of prostatectomy. Acta chir. scand. Suppl. 250 (1959). — Faccini, L., e M. Arduini: Azione sulla prostata e vescichette seminali dei ratti albini e delle cavie degli estrogeni sintetici somministrati per via di iniezione e di impianto sottocutaneo: suoi riflessi clinici in rapporto al trattamento estrogeno dell' ipertrofia prostatica. Ann. ital. Chir. 25, 632 (1948). — Feinblatt, H. M., and J. C. Gant: Palliative treatment of benign prostatic hypertrophy. J. Maine med. Ass. 49, 99 (1958). — Felber, E.: Selbstheilung der Prostatahypertrophie nebst Versuchen, dieselbe nachzuahmen. Med. Klin. 1929 II, 1359. — Selbstheilung von Prostatahypertrophie durch Prostataabsceß und Versuche durch eitrige Einschmelzung der Adenome die Prostatahypertrophie zu heilen. Sitzg der Wiener Urologischen Ges. vom 13. 3. 1929. Z. urol. Chir. 28, 361 (1929). — Ferrandu, S.: Recherches expérimentales sur le mécanisme d'action et sur l'efficacité des oestrogènes synthétiques à haute dose pour faire cesser un état de dysurie provoqué et maintenu par une augmentation de volume de nature non hormonale de la prostate. Sem. Hôp. Paris 24, 3141 (1948). — Ficarra, B. J., and W. Marshall: Acute benign prostatic hypertrophy treated with a new microcirculatory constrictor. Brit. J. clin. Pract. 12, 646 (1958). — Figdor, P. P.: Rückstauung und Nierenfunktion. Z. Urol. 53, 543 (1960). — Fischer, K., u. H. Schreus: Behandlungserfolge bei Prostatahypertrophie durch Röntgenbestrahlung und Vasektomie. Münch. med. Wschr. 1930 II, 1265. — Fish, G. W., P. B. Hudson and H. M. Jost: Prostatic cancer II. Advantages of large oral dosage of diethylstilbestrol. J. Urol. (Baltimore) 72, 1222 (1954). — Flocks, R. H.: The arterial distribution within prostatic gland. J. Urol. (Baltimore) 37, 524 (1937). — Franck, O.: Die Sprengung des Prostataringes. Münch. med. Wschr. 1938, 777. — Frisch, v. A.: Die Krankheiten der Prostata. Wien u. Leipzig: A. Hölder 1910. — Fukashima, D. K., H. L. Bradlow, K. Dobriner and T. F. Gallagher: The fate of testosterone infused intravenously in man. J. biol. Chem. 206, 863 (1954). — Garrison, P. L., and C. J. Gamble: Sexuelle Folgen nach Vasektomie. J. Amer. med. Ass. 144, 193 (1950). — Gavazzeni, A.: Il trattamento roentgenterapico nelle varie forme e nei diversi stadi dell'ipertrofia della prostata. Radiol. med. (Torino) 29, 169 (1942). — Geissendörfer, R.: Prostata. Leipzig: Johann Ambrosius Barth 1940. — Gil Vernet, S.: Abortivbehandlung der Prostatahypertrophie. Z. Urol. 45, 30 (1952). — Patologia urogenital. Editorial paz. montalvo. Madrid 1955. — Die Abortivbehandlung der Prostatahypertrophie. Z. Urol. 50, 1 (1957). — Gironcoli, F. de: Prostatectomia precoce ? Edizioni di Urologia. Treviso 1958. — Götz, H.: Erfahrungen mit der Prostatadilatation. Verh.ber. Dtsch. Ges. für Urol., Wien 1957, S. 340. Leipzig: Georg Thieme 1958. — Gonzàlez-Martinez, I.: The progress, indications, technic and successful results of radiotherapy in prostatic hypertrophy. Radiology 24, 66 (1935). — Grayhack, J. T., J. W. Kearns, P. L. Bunce and W. W. Scott, Zit. nach W. W. Scott: What makes the prostate grow ? J. Urol. (Baltimore) 70, 477 (1953). — Grünthal, J.: Die Röntgenbehandlung der Prostatahypertrophie. Röntgenpraxis 3, 364 (1931). — Grunert, E.: Über Bestrebungen, die Rückbildung der vergrößerten periurethralen Drüsen ohne Ektomie zu erzielen. Zbl. Chir. **53**, 2544 (1926). — Zur Behandlung inoperabler Fälle von Prostata-hypertrophie mit der Pepsin-Pregllösung. Zbl. Chir. **54**, 3088 (1927). — HAINES, W. H., and S. MICELI: Clinical observation on estrogenic therapy in bladder carcinom and benign prosta-tism. Penn. med. J. **46**, 1025 (1943). — HALDRE, J.: Über die Röntgenbehandlung der Prostatahypertrophie. Röntgenpraxis **12**, 96 (1940). — HALKIER, E.: Changes in the urinary flora during treatment with indwelling catheter. Acta chir. scandinav. **104**, 478 (1953). — HALPERIN, N. S., u. E. D. DUBIVYJ: Die Resultate der Röntgenbehandlung der Prostata-hypertrophie. Sovjet. Chir. H. 2, 20 (1935). [Russisch.] — HASCHE-KLÜNDER, R.: Pro-statahypertrophiebehandlung nach DEISTING. Nordrhein-Westfälische Ges. Urol. 27. 5. 1960. Ref. Z. Urol. **54**, 165 (1961). — HECKEL, N. J.: Evaluation of sex hormones in the treatment of benign prostatic hypertrophy, carcinoma of the prostate and other diseases of the genitourinary system. J. clin. Endocr. **4**, 166 (1944). — HEITZ-BOYER: Un autre opéré par la ligature de Steinach, après dix-huit mois de l'intervention. J. Urol. méd. chir. **35**, 75 (1933). — HENNINGER, H.: 10 Jahre Vasektomie bei Prostatahypertrophie. Z. Urol. **38**, 181 (1933). — HENNINGSEN, O.: Neue Wege zur Behandlung inoperabler Prostatiker. Zbl. Chir. **1936**, 2608. — HENRICHSEN, A.: Über den Einfluß der Vasektomie — Resek-tion des Ductus deferens — auf die Hypertrophie der Prostata. Dtsch. Z. Chir. **201**, 278 (1927). — HERBST jr., W. P.: Factors involved in management of prostatic obstruc-tion. J. Amer. med. Ass. **157**, 579 (1955). — HEUSSER, H.: Le métabolisme de l'eau et des électrolytes en cours de l'hypertrophie prostatique. Urol. int. (Basel) **3**, 311 (1956). — HEY-WILSON, H.: The catheter and the prostate. Brit. med. J. **1946I**, 757. — HINMAN, F.: Principles and practice of urology. Philadelphia: W. B. Saunders Company 1935. — HINTZE, A.: Die Behandlung der Prostatahypertrophie mit Einspritzung von Tierblut und mit Röntgen-bestrahlung. Dtsch. Z. Chir. **200**, 450 (1927). — HOFFHEINZ, S.: Technisches zur Behandlung der Prostatahypertrophie nach Payr. Zbl. Chir. **1929**, 2645. — HOFFHEINZ, S., u. W. LANGE: Weitere Erfahrungen mit der Behandlung von Prostatahypertrophie und -carcinom mittels Injektionen von Payrscher Pepsin-Pregl-Lösung. Dtsch. Z. Chir. **235**, 115 (1932). — HOHL-WEG, W.: Zit. nach R. CHWALLA, Urologische Endokrinologie. Wien: Springer 1951. — HOMB, A.: The significance of the so called reaction of decompression in chronic retention of urine. Acta chir. scand. **96**, 307 (1948). — HUGGINS, CH., and PH. J. CLARK: Quantitative studies of the prostatic secretion. II. The effect of castration on the normal and the hyper-plastic prostate glands of dogs. J. exp. Med. **72**, 747 (1940). — HUGGINS, CH., and W. O. WEBSTER: Duality of human prostate in response to estrogen. J. Urol. (Baltimore) **59**, 258 (1948). — IRGER, J.: Der Einfluß der Unterbindung der Vasa deferentia auf die Prostata. Z. urol. Chir. **24**, 425 (1927). — JÄKI, J.: Über den Wert der Vasektomie bei Prostata-hypertrophie. Zbl. Chir. **1936**, 491, 497. — JENTZER, A.: Traitement du cancer de la prostate au moyen des hormones naturelles. Praxis **1954**, 870. — KAHLE, P. J., and E. MALTRY: Treatment of hyperplasia of the prostate with diethyl-stilbestrol-diproprionate. New Orleans Med. & Surg. **93**, 121 (1940). — KAUFMAN, J. J., u. W. E. GOODWIN: Hormonal management of the benign obstructing prostate: use of combined androgen-estrogen therapy. J. Urol. (Baltimore) **81** (1959). — KELLER, J.: Urologie. Dresden: Theodor Steinkopff 1958. — KEYSER, L. D.: Hormonal treatment of benign prostatic hypertrophy. Virginia med. Monthly **69**, 544 (1942). — KIRWIN, TH. J.: The treatment of prostatic hypertrophy by a new "shrink-age" method. J. Urol. (Baltimore) **32**, 481 (1934). — KOLBERG, ST.: Diskussionsbemerkung zu W. DEISTING. Verh.ber. der Dtsch. Ges. für Urol., Wien 1957, S. 331. Leipzig: Georg Thieme 1958. — KRAAS, E.: Die arterielle Gefäßversorgung von Blasenhals und Prostata. Langenbecks Arch. klin. Chir. **183**, 595 (1935). — KRICHEVSKY, B., and J. A. BENJAMIN: Endocrinologic studies on the prostate gland in the male rabbits. J. Urol. (Baltimore) **58**, 114 (1947). — KUNSTMANN, H., u. W. LOHMÜLLER: Behandlung gutartiger und bösartiger Prostatatumoren mit Oestrogenen. Z. Urol. **45**, 85 (1952). — KUNZ, A.: Erfahrungen mit Raveron in der Behandlung der Prostatahypertrophie und der chronischen Prostatitis. Wien. klin. Wschr. **69**, 124 (1957). — LAKATOS, V.: Die innere Sekretion des Hodens verbessernde Operationsmethoden. XXXI. wissenschaftliche Sitzung der ungarischen urol. Ges. 25. 11. 1929. Z. urol. Chir. **30**, 171 (1930). — LANGE, W.: Achtjährige Erfahrungen auf dem Gebiete der Prostatahypertrophie. Behandlung mittels Pepsin-Pregl-Lösung. Diss. Leipzig 1932. — LAPIDES, J.: Siehe Abschnitt path. Physiologie. — LATTIMER, J. K., A. L. DEAN and C. A. FUREY: The triple voiding technique in children with dilated urinary tracts. J. Urol. (Balti-more) **76**, 656 (1956). — LAZARUS, J. A.: Deep roentgen therapy in disease of the prostate gland. J. Urol. (Baltimore) **17**, 37 (1927). — LINO, E., e A. ANELLO: Funzione ormonica della prostata e nuova terapia medica dell'ipertrofia prostatica. Minerva urol. (Torino) **10**, 8 (1958). — LIPPROSS, O.: Ergebnisse der Behandlung mit männlichen Keimdrüsenhormonen. Münch. med. Wschr. **1938**, 1668. — LOWER, E.: Endocrine influence in the production of prostatic hypertrophy. Amer. J. Surg. **20**, 230 (1933). — MARION, G.: A propos de l'opération de Steinach. J. Urol. méd. chir. **35**, 213 (1933). — MASSON, E.: Essai de traitement de l'adé-nome prostatique au moyen des oestrogènes de synthèse. J. belge Urol. **19**, 297 (1951). —

MAY, F.: Die Geschwulstbildungen des Blasenhalses. Berlin u. München: Urban & Schwarzenberg 1949. — MEKSIN, S.: Ein Fall von Behandlung der Prostatahypertrophie mit der „Verjüngungsoperation" nach Steinach und mit der Alkoholisation der Gefäße des Samenstranges. Vestn. Chir. 78/79, 199 (1932). — MERILL, J. P.: Die Behandlung der Niereninsuffizienz. München u. Berlin: Urban & Schwarzenberg 1959. — MICHON, L., et VINCENT: Sonde à demeure à débit ralenti ou cystotomie d'emblée chez les rétentionistes avec distension? Französische Ges. für Urologie, Sitzung 17. 2. 1941. Z. Urol. 36, 33 (1942). — MIGLIARDI, L.: Le traitement des prostatiques distendus. Presse méd. 1934I, 1000—1002. — MINDER, G.: Meine Erfahrungen über die chirurgischen Verfahren, die eine Aufmunterung des alternden Organismus bezwecken. Orvosképzés 24, 782 (1934). — Urologie. Bern: H. Huber 1946. — MOORE, R. A.: Benign hypertrophy of the prostate, a morphologic study. J. Urol. (Baltimore) 50, 680 (1943). — MOORE, R. A., R. H. MELCHIONNA, S. H. TOLINS and H. B. ROSENBLUM: The physiologic response of prostatic and vesicular transplants in the anterior chamber of the eye. J. exp. Med. 66, 281 (1937). — MÜHLBOCK, O.: Versuche über die hormonale Beeinflussung der Federfarbe bei rebhuhnfarbigen Leghorn-Hähnen. Acta brev. neerl. Physiol. 9, 264 (1939). — MÜLLER-MEERNACH, W.: Blutstillung bei Prostatektomien durch beiderseitige Unterbindung der Arteria ilica interna. Z. Urol. 49, 74 (1956). — MURRAY, E., u. E. STEINKAMM: Über die Wirkung langdauernder Zufuhr von Follikelhormon auf die Harnblase weiblicher, kastrierter Ratten. Arch. Gynäk. 164, 1 (1937). — NEGRO, M.: La terapia sclerosante dell'ipertrofia prostatica. Boll. Soc. piemont. chir. 23/10, 608 (1953). — La thérapeutique sclérosante de l'hypertrophie prostatique. J. Urol. méd. chir. 60, 3 (1954). — NIEHANS, P.: Prostata-Hypertrophie und Steinach-Ligatur II in hormonaler Beleuchtung. Schweiz. med. Wschr. 1934I, 557. — 10 Jahre hormonale Behandlung der Prostata-Hypertrophie. Bern: H. Huber 1937. — NOETZEL, W.: Zur Behandlung der Prostatahypertrophie. Med. Welt 1936, 1179. — OELSNER, G.: Zur Behandlung der Prostatahypertrophie. Z. urol. Chir. 23, 638 (1929). — ORAVISTO, K. J.: Indications for DEISTING's prostatic dilatation in the treatment of prostatic hypertrophy. Urol. int. (Basel) 11 (3) 202 (1961). — ORTH, O.: Wie sollen wir uns bei Prostatikern mit hochgradiger Harnretention therapeutisch verhalten? Verh. Dtsch. Ges. für Urol. VII. Kongr., 30. 9. 1926. Leipzig: Georg Thieme 1927. — ORTH, O., u. O. HASSLOCHER: Zur Hormontherapie der Prostata. Chirurg 11, 217 (1939). — OTT, W.: Über die medikamentöse Behandlung der Harninkontinenz und Harnretention mit besonderer Berücksichtigung der Prostatahypertrophie. Praxis 1957, 49. — OVERHOLSER u. NELSON: Zit. nach H. BURROWS, Biological actions of sex hormones, 2. edit. Cambridge, University Press 1949.— PAPIN, ED.: La déconfiture de l'opération dite de Steinach. Arch. Mal. Reins 8, 113 (1934). — PAYR, E.: Zur Behandlung inoperabler Fälle von Prostatahypertrophie mit der Pepsin-Pregl-Lösung. Zbl. Chir. 54, 1858 (1927). — PEIRSON, E. L.: A study of the effect of stilbestroltherapy on the size of the benignly hypertrophied prostate gland. J. Urol. (Baltimore) 55, 73 (1946). — PEIRSON, E. L., and S. A. WILSON: A method of estimating the size of the prostate gland. J. Urol. (Baltimore) 45, 82 (1941). — PETTAVEL, C. A.: À propos du traitement de l'hypertrophie prostatique. Schweiz. med. Wschr. 1935I, 54. — PILGÅRD, A.: Prostate dilatation after Deisting. Svenska Läh.-Tidn. 54, 3637 (1957). — PLASCHKES, S.: Akute Harnretention der Prostatiker bei starker Diurese. Med. Klin. 1933I, 152. — PONCET: Zit. A. FRISCH: Die Krankheiten der Prostata. Wien: Hölder 1910. — POVLSEN, O.: Untersuchungen über die Konstanz cystometrischer Befunde. Z. Urol. 37, 109 (1943). — PRÄTORIUS, G.: Eine grundsätzliche Bemerkung zurProstata-Literatur. Z. Urol. 32, 795 (1938).— PRATHER, G. C., and B. R. SEARS: Pyelonephritis: In defense of the urethral catheter. J. Urol. (Baltimore) 83, 337 (1960). — RABINOWITSCH, W.: Unser Vorgehen bei der Behandlung der Prostatahypertrophie. Z. urol. Chir. 36, 361 (1933). — REINHARD, W.: Die oestrogene Hormonbehandlung der Prostatahypertrophie, ihre biologische Deutung und ihre Dosierung. Ärztl. Forsch. 3, 101 (1949).— REUTER, U. H.: Cysto-sphinkterometrische Untersuchungen bei Prostatikern vor und nach Stilbenbehandlung. Z. Urol. 48, 442 (1955). — RICHES, E. W.: Discussion on chronic retention of urine. Proc. roy. Soc. Med. 42, 989 (1949).— RITTER, L., R. BEDACHT, J. RULL u. S. P. ROMMERSBERGER: Zur Pathogenese und Therapie der Prostataerkrankungen. Ärztl. Praxis 12, 373 (1960). — ROSENSTEIN, P.: Das Schicksal des Prostatikers. Med. Klin. 1930I, 113. — ROYER: L'intubation prostatique. Rec. Méd. Nancy 82, 375 (1957). — SAMSONOVITCH, L. L.: Treatment of prostatic neoplasms with oestrogens (preliminary communication). Klinicheskaya Meditsina (Moskau) 27, H. 10, 54—57 (1949). Ref. Excerpta med. (Amst.), Sect. III, 4 (1950). — SCHLAGINTWEIT, F.: Die konservative Behandlung der Prostatahypertrophie. Z. ärztl. Fortbild. 24, 708 (1938). — SCHMID, R.: Die Kastration in der Therapie der Prostatahypertrophie. Zbl. Chir. 78, 144 (1953). — SCHNEIDER, G. H.: Die Strahlenbehandlung der Vorsteherdrüse. Med. Welt 1937I, 679. — SCHNEIERSON, S. J.: Mercurial diuretics and acute urinary retention. J. Amer. med. Ass. 141, 382 (1949). — Acute urinary retention due to drugs. J. Urol. (Baltimore) 75, 342 (1956). — SCHRÖDER, F.: Über die Wirkung der östrogenen Hormontherapie auf die Miktionsstörungen bei der Prostatahypertrophie. Dtsch. med. Wschr. 1949, 1335. — SCHWARZ,

O.: Die Physiologie und Pathologie der Miktion. Handbuch der Urologie. Berlin: Springer 1926. — SEGAL, S. J., H. MARBERGER and R. H. FLOCKS: Tissue distribution of stilbestrol-diphosphate: concentration in prostatic tissue. J. Urol. (Baltimore) 81, 474 (1959). — SERRALLACH, N., u. F. SERRALLACH jr.: Resultate der Elektrokoagulation des Blasenhalses als Behandlung der senilen Dysurie. Rev. esp. Cir. y Urol. 11, 93 (1929). — SHIBBA, J. P., and R. IRWIN: Effect of stilbestrol on benign hypertrophy of the prostate. J. clin. Endocr. 4, 178 (1944). — SMITH, G. G.: The obstructing prostate: Its treatment surgical and otherwise. J. Urol. (Baltimore) 42, 145 (1939). — SPOTOFF, F.: Prostatic hypertrophy. Transurethral tearing of the prostate. Nord. Med. 55, 655 (1956). — STAEHLER, W.: Die Behandlung der sog. Prostatahypertrophie, des Prostatakarzinoms und der Blasenpapillome mit Keimdrüsenhormonen. Med. Welt 19, 369 (1950). — Klinik und Praxis der Urologie. Stuttgart: Georg Thieme 1959. — STEINACH, E.: Zur Geschichte des männlichen Sexualhormons und seiner Wirkung am Säugetier und beim Menschen. Wien. klin. Wschr. 49, 161 (1936). — STEPHENS, F. D.: Megaureter. Anst. N.Z. J. Surg. 24, 197 (1954). — TALBOT, H. S., E. M. MAHONEY and S. R. JAFFEE: The effects of prolonged urethral catheterization. J. Urol. (Baltimore) 81, 138 (1959). — TANDLER, J., u. O. ZUCKERKANDL: Studien zur Anatomie und Klinik der Prostatahypertrophie. Berlin: Springer 1922. — THAM, I.: Ergebnisse bei prostatischer Harnretention. Wien. med. Wschr. 5, 104 (1959). — THÉVENARD, P.: L'hypertrophie prostatique est-elle bien une maladie de l'homme vieillissant? Presse méd. 1940 II, 957. — THOMPSON, H.: Krankheiten der Harnwege. München: Finsterlin 1889. — THOMPSON, J. M.: Current concepts in control of urinary infections. J. Mich. med. Soc. 57, 1433 (1958). — ÜBELHÖR, R.: Die Unterbindung der Arteria ilica interna als selbständiger Eingriff. Z. Urol. 50, 480 (1957). — VALERIO: Die Behandlung der Prostatahypertrophie mit männlichen und weiblichen Sexualhormonen. Dtsch. med. Wschr. 62, 1133 (1936). — VOITASEVSKIJ, J., u. V. SPERANSKIJ: Die Vasektomie bei der Prostatahypertrophie. Vrac. Delo 18, 455 (1935). [Russisch.] — WALKER, K. M.: The mechanism and treatment of prostatic obstruction. Brit. med. J. 1930 I, 811. — WALLACE, D. M.: The bladder neck in urinary obstruction. Proc. roy. Soc. Med. 44, 434 (1951). — WEBB, J. C. and ST. L. MUCKLOW: Non-operative treatment of the senile prostate. Lancet 1931 I, 957. — WENDT, H.: Über die Begleitmaßnahmen bei der Dauerkathetertherapie der Prostatiker, Betrachtungen anläßlich zweier Harnblasenperforationen infolge Dekubitus durch die Katheterspitze. Z. Urol. 49, 333 (1956). — WIEGMINK, H. G.: Adrenalintherapie prostatischer Beschwerden. Dtsch. med. Wschr. 1950, Nr 9, 293. — WILDBOLZ, E.: Prostatectomia precoce? Edizioni di Urologia, Treviso 1958. — Lehrbuch der Urologie. Berlin-Göttingen Heidelberg: Springer 1959. — Die Physiopathologie und nichtoperative Behandlung der Prostatahypertrophie. Helv. chir. Acta 15, 251 (1948) und gleicher Titel. Schweiz. med. Wschr. 1949, 63. (XXXV. Jahresverslg der Schweiz. Ges. für Urologie.) — WILLE-BAUMKAUFF: Zit. H. WENDT, Z. Urol. 49, 333 (1956). — WILLINSKY, I.: Modern conception of prostatic obstruction. J. int. Coll. Surg. 20, 149 (1953). — WINSBURY-WHITE, H. P.: Genito-urinary disturbances in old age. Practitioner 165, 135 (1950). — WOLFF, K.: Die histologischen Veränderungen der hypertrophischen Prostata nach Behandlung mit Röntgenstrahlen. Z. urol. Chir. 27, 138 (1929). — WOLFSOHN, G.: Zur Beurteilung der Vasektomie bei Prostatahypertrophie. Zbl. Chir. 1930, 597. — WOOLSEY, CH., and MC. C. BROOKS: Factors influencing micturition volume in the unanesthetized cat. Amer. J. Physiol. 119, 423 (1937). — WUGMEISTER, J.: Ist die Prostatahypertrophie eine endokrine Krankheit? Med. Welt 11, 931 (1937). — La traitement de l'hypertrophie de la prostate par doses massives de folliculine. Paris méd. 1, 535 (1937). — ZAAIJER, J. H.: Diathermiebehandlung der Prostatahypertrophie. Zbl. Chir. 1936, 2714. — ZAHLER, H.: Die Auffrischung greisenhafter Hunde mittels Hodenwirkstoffen und ihre Auswirkung auf Hoden und Prostata. Virchows Arch. path. Anat. 305, 65 (1940).

## II. Indikationsstellung zur Operation

ALKEN, C. E.: Rückwirkungen des Blasenhalsadenoms auf die Dynamik der oberen Harnwege. Urol. int. (Basel) 3, 297 (1956). — ALTIERI, A., e P. LEONETTI: La prostatectomia negli ultraottantenni. Rif. med. 15, 416 (1957). — BABICS, A.: Prostatectomia precoce? Edizioni di Urologia (Treviso) 1958. — BARNES, R. W.: Prostatectomia precoce? Edizioni di Urologia (Treviso) 1958. — BITSCHAI, J.: Prostatectomia precoce? Edizioni di Urologia (Treviso) 1958. — BOEMINGHAUS, H.: Urologie. München: Werk-Verlag, Dr. E. Banaschevski 1960. — BOYD, E. M., and N. C. BERRY: Prostatic hypertrophy as a part of a generalized metabolic disease. J. Urol. (Baltimore) 61, 416 (1939). — CASPER, L.: Die Indikationsstellung in der Behandlung der Prostatahypertrophie. Med. Klin. 1930 I, 729. — CHWALLA, R.: Pathogenese der Prostatahypertrophie (s. diesen Beitrag). — COUVELAIRE, R.: Prostatectomia precoce? Edizioni di Urologia (Treviso) 1958. — DAVIS, M. D.: Notes on prostatic surgery and the results which should be expected of it. J. Urol. (Baltimore) 69, 539 (1953). — Urinary tract obstruction. J. Urol. (Baltimore) 80, 93 (1958). — GEISSENDÖRFER, R.:

Prostata. Leipzig: Johann Ambrosius Barth 1940. — GELDEREN, CH. V.: Prostatavergrößerung oder Prostataleiden. Zbl. Chir. 67, 1717 (1940). — GIL VERNET, S.: Patologia urogenital,
tomo II/2. Madrid: Paz Montalvo 1955. — GIRONCOLI, F. DE: Prostata e senilità. Relazione
V. Congreso nazionale della Società italiana di Gerontologia e Geriatria, Torino 1955. Fidenza:
Tipografia Tito Mattioli 1955. — Prostatectomia precoce? Edizioni di Urologia (Treviso)
1958. — GLAS, R.: Prostatectomia precoce? Edizioni di Urologia (Treviso) 1958. — HELL-
STRÖM, J.: On contracture of the neck of the bladder. Acta chir. scand. 88, 227 (1943). —
KAIRIS, Z.: Prostatectomia precoce? Edizioni di Urologia (Treviso) 1958. — LASSEN, A.:
Prostatektomie und Verjüngung. Langenbecks Arch. klin. Chir. 194, 621 (1939). — LEGUEU,
F.: L'hypertrophie du col vésical. J. Urol. méd. chir. 24, 534 (1927). — MARAINI, B., et coll.:
Komplette Harnretention. Ref. Z. urol. Chir. 22, 151 (1927). — MARION, G.: Maladie du col
vésical. J. Urol. méd. chir. 36, 513 (1933); 37, 1 (1934). — MARSHALL, V. M.: Prostatectomia
precoce? Edizioni di Urologia (Treviso) 1958. — MAY, F.: Klinische Fragen zur Prostatahypertrophie. Urol. int. (Basel) 3, 304 (1956). — MAYOR, G.: Principielle Fragen zur Prostata-
behandlung. Praxis 45, 818 (1956). — MCCREA, L. E.: Massive enlargement of the prostate.
Amer. J. Surg. 71, 284 (1946). — MEDICI, A., e G. ULERI: Considerazioni etiopatogenetiche
sulle modificazioni della funzionalità renale nell'ipertrofia della prostata. Minerva med.
(Torino) 47, 1673 (1956). — MILLIN, T.: Retropubic urinary surgery. Edinburgh: E. & S. Livingstone 1947. — MOMBAERTS, J.: Prostatectomia precoce? Edizioni di Urologia (Treviso)
1958. — MUSSGNUG, H.: Über die Entstehung der Nierenerkrankung bei der Prostatahypertrophie. Z. urol. Chir. 43, 497 (1937). — ORTIZ, A. F., u. Mitarb.: Vollständige Harnretention
infolge eines kleinen Prostataadenoms. Rev. méd. lat.-amer. 12, 1550 (1927). — PERRACCHIA,
G. G.: Ricerche sperimentali sulla funzione della prostata in rapporto al metabolismo basale.
Estratto da endocrine. Pat. costituzionale 3, 47 (1928). — PEYTON, A. B.: Bladder neck
obstruction in the young male adult. J. Urol. (Baltimore) 69, 109 (1953). — PISANI, L.:
Prostatectomia precoce? Edizioni di Urologia (Treviso) 1958. — POWER, ST.: The bladder
neck. Lancet 1955 II, 591. — PRATHER, G. C.: Elective prostatectomy. J. Urol. (Baltimore)
76, 131 (1956). — REDI, R.: Prostatectomia precoce? Edizioni di Urologia (Treviso) 1958. —
RICHES, E. W.: Enlarged prostate. Brit. Med. J. 1, 633 (1951). — RICHES, E. W., and E. H.
MUIR: The relationship of the structure of the enlarged prostate to the end-results of prostat-
ectomy. Brit. J. Surg. 20, 366 (1933). — RITTER, L., u. M. RITTER:: Zur Pathogenese und
Therapie der Prostataerkrankung. Ärztl. Praxis 12, 373 (1960). — SORRENTINO, M.:
Prostatectomia precoce? Edizioni di Urologia (Treviso) 1958. — STAEMMLER, M.: Lehrbuch
der speziellen pathologischen Anatomie. Berlin: W. de Gruyter Company 1957. — WILDBOLZ,
E.: Die Physiopathologie und nichtoperative Behandlung der Prostatahypertrophie. Helv.
chir. Acta 15, 251 (1948). — WILHELMI, O. J.: Congenital median bars occuring in twins. J.
Amer. med. Ass. 101, 847 (1933). — WINSBURY-WHITE, H. P.: Prostatectomia precoce?
Edizioni di Urologia (Treviso) 1958).

# Entleerungsstörungen der Harnröhre

Von

FRANCO DE GIRONCOLI

Mit 15 Abbildungen

## Einleitung

Der funktionelle Begriff „Entleerungsstörung" bildet heutzutage, die unerläßliche Grundlage jeder urologischen Betrachtung, handle es sich um das Verständnis rein morphologischer Phänomene oder physiopathologischer Ereignisse, im Bereiche des ganzen Harnapparates.

Wenn wir aber die dazugehörige Literatur nachschlagen, so fällt uns sofort auf, daß die Arbeiten, die sich mit Entleerungsstörungen (ES) befassen, wohl die oberen Harnwege und die Blase in den Kreis ihrer Betrachtungen ziehen, die Harnröhre aber ganz außer acht lassen. Es sieht aus, als hätten alle Forscher, die sich mit derartigen Problemen beschäftigen, einmal in die Gegend der Blasensphincteren gelangt, vergessen, daß das Harnsystem an der äußeren Harnröhrenöffnung aufhört.

Damit soll nicht gesagt sein, daß man in anderen Arbeiten über Pathologie und Klinik der Harnröhre nicht interessante Hinweise auf ES zu lesen bekommt. Nur handelt es sich immer um verstreute Kenntnisse über den uns hier interessierenden Gegenstand. Man kann also behaupten, daß auf dem Gebiet der ES die Harnröhre bis heute das Stiefkind geblieben ist.

Dieser Beitrag versucht durch eine einheitliche Bearbeitung aller mit ES der Harnröhre zusammenhängenden Faktoren diese Lücke auszufüllen.

Wollen wir also einmal die klinische Bedeutung der ES richtig erfassen, so müssen wir erstens die pathologisch-anatomischen Vorgänge kennen, die ES veranlassen, fernerhin die reichhaltige Symptomatologie, die diese Funktionsstörungen hervorruft, richtig deuten. Diese Unterscheidung der verschiedenen Ursachen, welche ES hervorrufen, und die genaue Kenntnis ihrer funktionellen Phänomenologie, erleichtert unser Vorhaben zu einer ethiopathogenetisch begründeten Diagnose zu gelangen, die uns die notwendigen Aufschlüsse gibt, um eine richtige Therapie einzuleiten. Natürlich dürfen wir nie vergessen, daß Harnblase und Harnröhre sowohl anatomisch als funktionell voneinander schwer zu trennen sind, daß wir häufig Schwierigkeiten finden werden, die sich überschneidende vesico-urethrale Symptomatologie zu unterscheiden und richtig zu trennen (s. Tabellen 1—4, S. 610—611).

Mit anderen Worten, wir müssen den Weg einhalten, den uns die klinische Erfahrung angewiesen hat. Wie bei jeder klinischen Forschung, müssen wir auch bei der der ES, mit jenen analytischen Erhebungen beginnen, die sich vor allem auf die Aufnahme der Anamnese, die Beschreibung der subjektiven Beschwerden, den objektiven Befund, beziehen. Um aber eine richtige Anamnese aufnehmen zu können, um die subjektiven Beschwerden richtig zu bewerten, um endlich eine klärende Krankenuntersuchung vorzunehmen, müssen wir vor allem über die

Ursachen, welche die ES hervorrufen, und über ihre Symptomatologie unterrichtet sein. Nur die genaue Kenntnis dieser zwei, für die ES ausschlaggebenden Grundzüge des Krankheitsgeschehens, erlauben uns die folgerichtige Aufnahme jener Erhebungen, die wir soeben genannt haben.

# I. Entleerungsstörungen

Unter ES der Harnröhre (HR) verstehen wir alle jene Veränderungen der normalen Harnentleerung, die durch mechanische, dynamische oder nervöse Ursachen bedingt, eine Verstopfung, Behinderung, Außerstandsetzung, Entgleisung oder Schmerz, Unbehagen, Ausfluß aus der HR, vor, während oder nach der Miktion hervorrufen oder aber sie auf den normalen anatomischen Weg verhindern.

Obstruktion, Inkontinenz und Abwegigkeit des Harnstrahls durch mißgebildete oder pathologisch entstandene Öffnungen stellen die Hauptmerkmale jeder ES dar.

Eine feinere Differenzierung der ES erhalten wir, wenn wir nach den Krankheitsursachen fahnden, die sie hervorrufen. Dadurch erreichen wir auch, daß wir mit der sachgemäßen Einteilung der Harnsystemerkrankungen wichtige Aufschlüsse über die einzuschlagende Therapie erhalten (v. Lichtenberg).

Die Krankheitsursachen, die zu ES führen können, kann man in angeborene und in erworbene unterteilen.

## a) Angeborene Ursachen

Eine der schwersten angeborenen Fehlbildungen, die öfters zusammen mit anderen das Leben nicht gestattenden Mißbildungen auftreten, ist das *angeborene Fehlen der HR*, mit oder ohne gleichzeitigem *Fehlen des Penis*, wobei die HR auch bei normal oder rudimentär entwickeltem Penis ganz fehlen kann (Goodyear, Haller, Schumaker u. Furness, McCrea, Miller, Stoll). Da ein Harnlassen bei diesen schweren Mißbildungen ausgeschlossen ist, handelt es sich fast immer um Autopsiebefunde, außer in den wenigen Fällen, in denen das Vorhandensein einer Darm- oder Urachusfistel dem Harn seinen Weg nach außen finden läßt, wodurch die Nierenfunktion erhalten bleibt (Argento, M. Campbell, Cifuentes, de Mattos Ferreira, Moonen u. Ausems, Smith u. Boone, Stewart u. Ross).

Öfters wird das Fehlen der HR mit dem angeborenen Harnröhrenverschluß verwechselt, der ein viel größeres klinisches Interesse besitzt und nicht nur, wie das vollständige Fehlen der HR, rein teratologisch gewertet werden kann. Der *angeborene Harnröhrenverschluß* unterscheidet sich von der vorhin beschriebenen Mißbildung insofern, als die Harnröhre, wenn auch in ihrem ganzen Verlauf nicht durchgängig, so doch selbst in den schwersten Fällen durch einen Gewebestrang vertreten ist, in dem mehr oder weniger alle Elemente der HR enthalten sind. Es besteht also sozusagen ein Leitfaden der HR, der uns gestattet, in der Erwartung auf einen sofortigen dauernden Erfolg, eine Gangbarmachung des Kanals zu bewirken.

Tatsächlich gibt es eine ganze Reihe von Fällen, in denen der dringende Eingriff beim Neugeborenen das Hindernis entfernt, die ES behebt und dadurch lebensrettend wirkt (Birdsall, Silvestri, Doumashkin).

Dourmashkin hat 5 Fälle von komplettem Harnröhrenverschluß bei lebendig geborenen Kindern beschrieben, in denen eine normale Miktion durch einen erzwungenen Durchbruch in die Blase erzielt wurde. Der Verschluß betraf in 2 Fällen die ganze peniene HR, in einem Fall die kavernöse, in einem die prostatische und in einem anderen die weibliche HR. Diese Fehlbildung ist bei der Frau noch seltener als beim Manne und gewöhnlich auf die äußere Harnröhrenöffnung beschränkt. Bei 25 Fällen von angeborenem HR-Verschluß, die von Arduini (1951) beschrieben wurden, überwogen die Knaben. Nach Silvestri (1956) sind die Fälle von lebend geborenen Mädchen, die wegen angeborenen HR-Verschluß nicht harnen konnten, wie in dem von ihm beschriebenen Fall, nur noch drei (Leonard 1880; Rocher u. Riviere 1927; Dourmashkin 1943); davon überlebten zwei die instrumentelle Öffnung der HR, das dritte (Rocher u. Riviere) starb nach vergeblichen Katheterversuchen und suprapubischer Cystozentese. Drei andere Mädchen mit derselben Mißbildung wurden totgeboren (Bar 1871; Olshausen 1881; Nunez 1882). Bei allen gab es schwere Erweiterungen des Harnapparates neben anderen schweren Mißbildungen. In weiteren 19 Fällen war eine Fistel vorhanden, entweder in Verbindung mit der Scheide oder mit der Nabelgegend, oder es gab ein Harnträufeln durch den After (Middleton) (Abb. 1). Im allgemeinen ist die Diagnose dieser Mißbildung nicht schwer und wird schon in den ersten Lebenstagen gemacht. Es gibt aber Fälle, die erst in vorgerücktem Alter diagnostiziert wurden. So beschreibt Blum einen Fall, der 7 Jahre alt war und Oberteufer einen, bei dem erst im 42. Jahre die richtige Diagnose gestellt wurde. Bei beiden floß der Harn durch eine Nabelfistel.

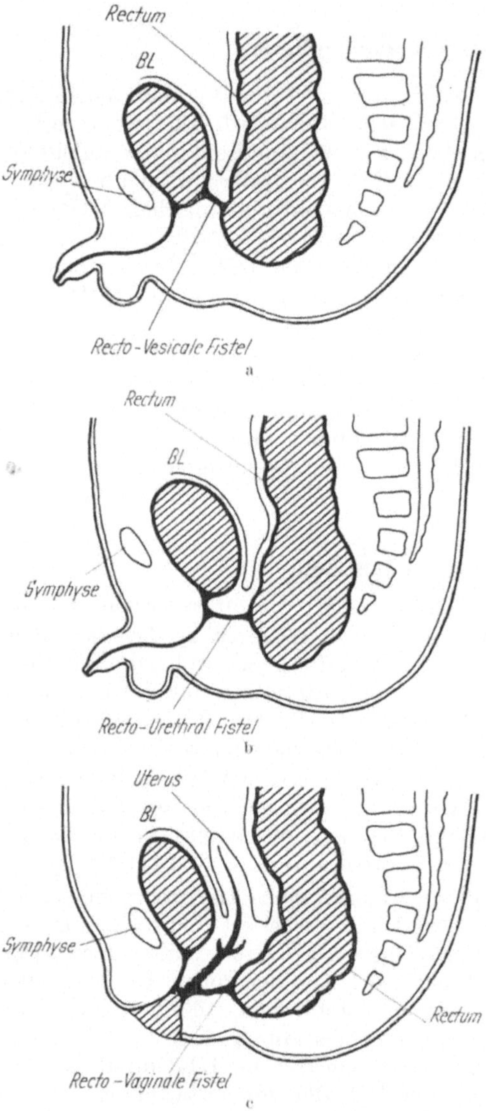

Unter den häufigsten angeborenen Ursachen von ES sind die *Klappenbildungen der hinteren HR* zu erwähnen (Fowler, Jorup u. Kjelberg, Kringel, Raper, Williams u.a.). Sie rufen eine Obstruktion hervor, die in einzelnen Fällen das Harnen ganz verbietet. In ganz wenigen Fällen wurden auch echte *Klappenbildungen der vorderen HR* beschrieben (Birdsall, Dimitrieff, Jablonski, Tseng, Boissonat u. Bouteau) (Abb. 2). Thompson fand unter 63 Fällen von Obstruktionen des Blasenhalses und der hinteren HR angeborenen Ursprungs 14mal Klappenbildungen, und Williams



Abb. 1a—c. Verschiedene angeborene Rectal-urethral-vaginal-Fisteln. [Nach M. F. Campbell: J. Urol. (Baltimore) 76, 2 (1956)]

(1954) hat in 2 Jahren 14 derartige Fälle behandelt. Ich möchte hier an den bekannten Fall von GUCCIONE erinnern, der bei einem 7 Monate alten Kind beobachtet wurde, bei dem eine Pseudoklappenbildung eine enorme Rückstauung mit beiderseitigem Hydroureter und Hydronephrose hervorgerufen hatte. Derartige schwere Schädigungen der oberen Harnwege, auf die wir später noch zurückkommen werden, können natürlich durch jeden Prozeß, der die HR in Mitleidenschaft zieht, hervorgerufen werden, wenn die ES eine chronische Harnverhaltung zur Folge hat.

Neben den Klappenbildungen gehören die *angeborene Stenose der äußeren HR-Öffnung* und die *angeborene Phimose* zu den häufigsten Ursachen von ES.

M. F. CAMPBELL nennt die angeborene Stenose der HR-Öffnung „den verlorenen Sohn", da diese Fehlbildung sowohl in der pädiatrischen wie in der urologischen Literatur sehr wenig Beachtung gefunden hat. Der Grund dafür liegt nach Meinung des amerikanischen Autors in der Nichterkennung des angeborenen Leidens, das öfters mit anderen Erkrankungen verwechselt wird, die eine ihm ähnliche Symptomatologie zeigen, wie dauernde Enurese, chronische Pyelitis oder Phimose. Was die Häufigkeit dieser HR-Stenose betrifft, so ist die jüngst von ARDUINI (1951) zusammengestellte Statistik einleuchtend: unter 52 Fällen von angeborenen HR-Strikturen gab es 47 Stenosen der äußeren HR-Öffnung.

Schließen wir die Klappen-, Pseudoklappenbildungen der hinteren HR und die angeborenen Stenosen der äußeren HR-Öffnung aus, so bleiben die *angeborenen Strikturen* der übrigen HR im Bereich der Seltenheiten. Dazu gehört der von BIRDSALL (1929) beschriebene Fall eines neugeborenen Knaben, der 6 Stunden nach der Geburt an Urethrotomie operiert wurde, da ein fast vollständiger Verschluß der ganzen penienen HR, von wenigen Zentimetern hinter der äußeren HR-Öffnung bis zur hinteren HR bestand. Oder der Fall von TSENG (1951) bei einem 13jährigen Burschen, bei dem eine diaphragmatische Klappenbildung im mittleren Drittel der HR existierte und gleichzeitig auch eine Fistelbildung an der ventralen Seite des Penis, durch die der Harn rieselte.

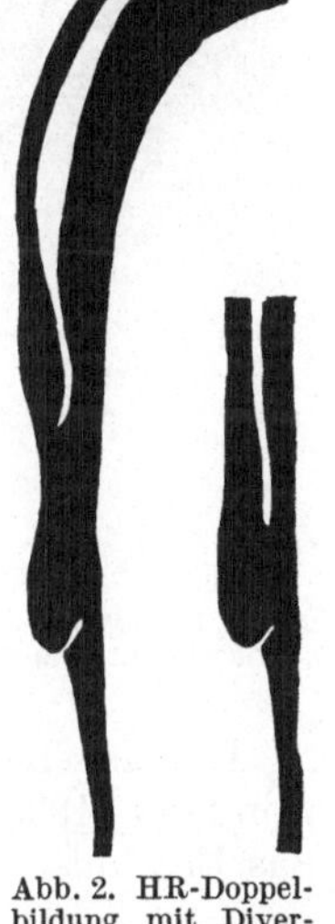

Abb. 2. HR-Doppelbildung mit Divertikel und Klappenbildung der vorderen HR (schematisch). [Nach P. BOISSONAT u. Mitarb.: J. Urol. méd.-chir. **60**, 949, (1954)]

Eine Sammlung aus der Literatur von derartigen Strikturbildungen der HR finden wir bei FRONTZ (1932), auf deren Beschreibung wir uns hier nicht einlassen können.

Ursache einer ES, im Sinne einer Verstopfung, kann auch die angeborene *Hypertrophie des Veru montanum* sein. Auch hier handelt es sich um eine seltene Erscheinung, obwohl BUGBEE u. WOLLENSTEIN (1924) statistisch herausgefunden haben, daß 33% der von ihnen beobachteten Fälle von beiderseitigem Hydroureter und beiderseitiger Hydronephrose durch Hypertrophie des Veru montanum hervorgerufen waren. Andere derartige Fälle sind von BOLDRINGER (1935), DI MAJO (1935) und anderen Autoren beschrieben worden (Abb. 3).

Unter den häufigsten angeborenen Ursachen von ES müssen wir auch die *Phimose* nennen. Ist die Öffnung der Phimose sehr eng, so verhindert sie die Miktion, ruft Rückstauung hervor und führt zu schweren Veränderungen in den oberen Harnwegen. M. F. CAMPBELL erzählt von 5 Fällen, die er in New York beobachten konnte, bei denen die Phimose Ursache des Todes durch Urämie war.

Seltenere Fehlbildungen, die zu ES führen können, sind die *angeborenen Divertikel* der HR. Ohne auf die verschiedenen Klassifikationen einzugehen

(WATTS, OBERHOLTZER, ERCOLE u.a.), muß man sagen, daß die Divertikel beim Manne hauptsächlich die vordere HR (MURPHY, FORSHALL u. Co.), seltener die hintere oder die weibliche HR befallen (C. M. JOHNSON), wo gewöhnlich die erworbenen Divertikel entstehen. Die angeborenen Divertikel sind nicht allzu häufig, wenn sie auch nicht gerade zu den Seltenheiten gehören. ALPI (1951) hat 279 Fälle aus der Weltliteratur zusammengestellt, darunter 113 angeborene.

Unter Divertikel oder Urethrocele verstehen wir alle jene permanenten Höhlungen der HR, die eine eigene Schleim- und Bindegewebshautwandung besitzen und mit der HR in Verbindung stehen. Sie müssen eine gewisse Größe erreichen, um ES hervorzurufen, die hauptsächlich durch die in ihnen entstandenen Komplikationen (Entzündung, Stein, Geschwulst) gefördert werden. Sie können aber auch völlig symptomlos verlaufen, namentlich wenn der Sack klein ist.

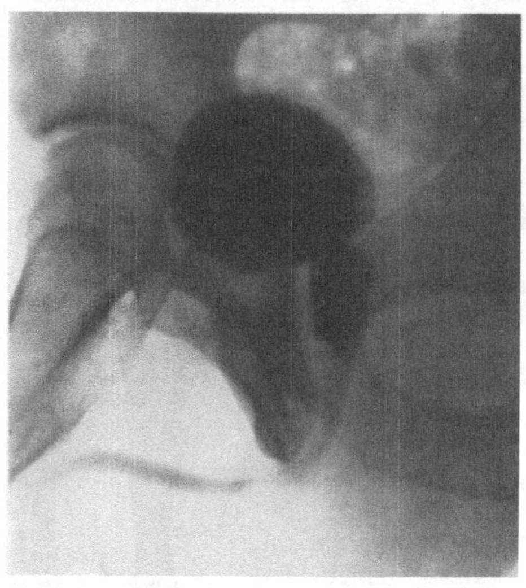

Abb. 3. Hypertrophie des Veru montanum mit Erweiterung der darüberstehenden HR. Schwere ES. (Eigener Fall)

Die angeborenen weiblichen Divertikel verdanken ihre Entstehung nach JOHNSON (1938) dem Gartnerschen Gang, dem Wolffschen Gang, oder sie sind das Ergebnis von Fehlbildungen der Grundelemente, von Zellresten oder Scheidencysten. Die erworbenen hingegen entstehen nach Geburtstrauma, nach Infektion der HR-Drüsen, durch instrumentale Öffnung von Abscessen, namentlich durch Perforation nach Elektrokoagulation, sekundär nach Strikturen oder HR-Steinen (Abb. 4).

Was ihre besondere Symptomatologie betrifft, so besteht dieselbe hauptsächlich aus der Trias: palpable Masse durch die Scheide, Pyurie und Schmerzen in der HR, in der Perinealgegend oder beim Sitzen. Weniger häufig sind Brennen, Pollakisurie, Strangurie, Hä-

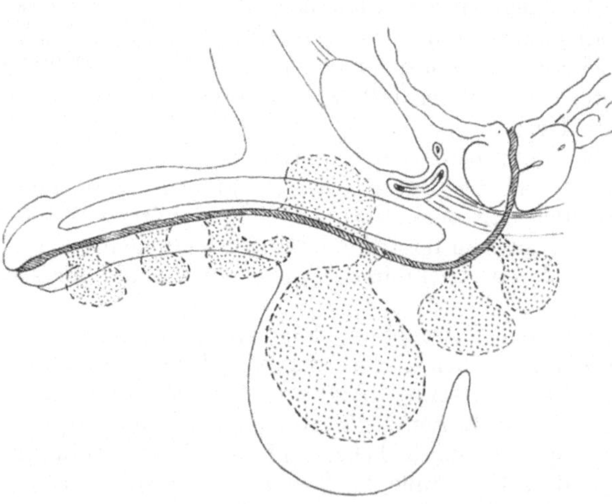

Abb. 4. Schematische Divertikelbildung der HR. (Nach M. F. CAMPBELL: Urologie, Bd. I, S. 428)

maturie, Schwerharnen, Harnverhaltung (BERGMAN, JOHNSON, GAROFALO). Bei vielen Patientinnen gibt es einen periodischen intermittierenden Ausfluß aus der HR, der durch Pressen auf den Divertikelsack, durch einen in die Scheide eingeführten Finger, vom Patienten selbst befördert wird (PARMENTER). Für viele Beobachter soll auch der schmerzhafte Beischlaf (Dyspaneurie) pathognomonisch sein (ENGEL, DOWNER u. VIRGILIO, HERMAN u. GREENE, V. LANE u. a.).

Ein Sonderfall ist der von REBAUDI (1937) beschriebene einer 37jährigen Frau, die seit einem Jahr an unangenehmem Gefühl in der Vulva, Jucken, Schmerzen, Pollakisurie bei Tag und bei Nacht, Brennen und Schmerzen während der Miktion litt. Seit 5 Monaten bemerkte die Patientin eine nußgroße Geschwulst zwischen den Schamlippen. Es handelte sich um einen, in einem Divertikel entstandenen Polypen, der chirurgisch entfernt wurde. Die Patientin wurde geheilt. Nicht ganz klar ergab sich, ob die Natur des Divertikels angeboren oder erworben war. Öfters sind die Trägerinnen von Divertikeln nervöse Personen, bei denen die ES als psychisch bedingt angesehen werden kann (BANCHIERI u. MARAZZINI).

Angeborene Divertikel werden auch bei Kindern und Knaben beobachtet (ERCOLE, ARMEND u. BAIRD).

Andere angeborene Mißbildungen der HR, die Ursache von ES sein können, sind die *Doppelbildungen* der HR und die falsch angelegten HR-Öffnungen, die *Epi-* und *Hypospadie*.

Bei den Doppelbildungen der männlichen und vereinzelt auch der weiblichen HR handelt es sich um Überschußbildungen, die nicht immer die ganze HR betreffen. Ja man kann sagen, daß echte doppelte HR, d.h. solche, bei denen die ganze HR von der Harnblase bis zur äußeren HR-Öffnung doppelt angelegt ist, außerordentlich selten vorkommen. ARDUINI hat aus der Literatur elf solche Fälle bis 1950 gesammelt, FUNFACK (1953), der einen eigenen Fall mitgeteilt hat, spricht von nur etwa 8 Publikationen über komplette Urethra duplex beim Manne. Einen anderen Fall von echter Doppelbildung der HR beim Manne hat unlängst MAY (1954) veröffentlicht.

Viel häufiger sind die sogenannten akzessorischen Harnkanäle (RINKER, BOISSONAT), die eine große Verschiedenheit, was Anlage und Verlauf betrifft, aufweisen. Es handelt sich um zusätzliche unvollständige Harnkanäle, die teils vorne, teils hinten blind enden, mehr oder minder lang sind und manchmal in die echte Harnröhre münden. Die Kasuistik ist hier sehr reich und verschiedene Autoren, die auf diesem Gebiet eine gewisse Ordnung schaffen wollten, haben den Versuch einer Klassifikation gemacht (O'HEERON u. WEBSTER, BOISSONAT, CHAUVIN u. a.). Die doppelten HR bei mehrfach angelegtem Penis (doppelt, dreifach, vierfach) gehören zu den Raritäten und fügen dem Bilde der durch diese Mißbildungen entstehenden ES nichts hinzu (D. M. DAVIS, FERULANO u. ALFANO, KIRSCH, PENDINO, C. A. PEREZ, MINGAZZINI, VILANOVA u. RAVENTOS).

Bei den echten Doppelbildungen der HR gibt es immer eine ES in Form eines Doppelstrahls bei der Miktion einer Inkontinenz. Vereinzelt steht der von MISURACA (1951) beschriebene Fall bei einem 12jährigen Schüler, bei dem außer doppeltem Harnstrahl die obere HR-Öffnung leicht inkontinent war, die Ejaculation aber nur durch die untere erfolgte.

Bei vielen akzessorischen HR ist der Verlauf ganz asymptomatisch, so daß sie auch jahrelang unerkannt bleiben können, bis endlich durch den entstandenen Ausfluß eine Urethritis störend wirkt und die anatomische Mißbildung endlich entdeckt wird. Sonst schwankt die Symptomatologie der ES bei akzessorischen Harnkanälen zwischen Schwerharnen, Harnverhaltung, dünnem Strahl (s. Abb. 5).

Wie schon erwähnt, ist die Mißbildung bei der Frau noch seltener, was vielleicht dadurch zu erklären ist, daß die weibliche HR das Homologon der hinteren männlichen HR darstellt. DE NICOLA u. MCCARTHY, die einen Fall von akzessorischer HR bei einem 6jährigen Mädchen beschrieben haben (1949), behaupten, in der Literatur nur einen Fall von echter doppelter HR (DAUNREUTHER) und 4 Fälle von akzessorischen Harnkanälen (STEVENS) gefunden zu haben. Bei der

Frau gibt die Doppelbildung fast keine Symptomatologie. Allerdings führte im Falle von DE NICOLA u. McCARTHY eine Infektion der akzessorischen HR zur Obstruktion.

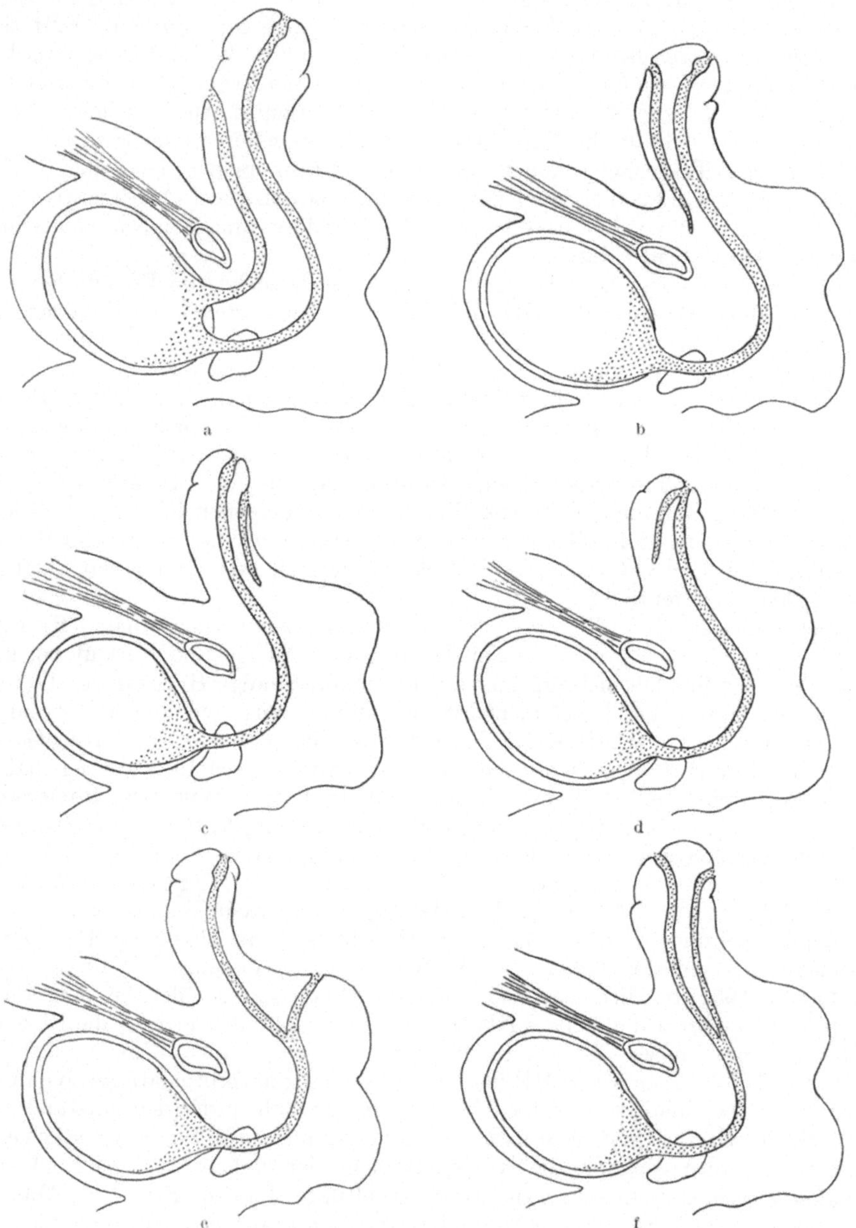

Abb. 5 a—f. Verschiedene Doppelbildungen der HR (schematisch)

Auch die *Epi-* und die *Hypospadie* können manchmal zu schweren ES führen. Dies hängt bei beiden Entwicklungsstörungen vom Grade der Mißbildung ab. Balanitische und peniene *Epispadien* erzeugen eine störende Ablenkung des Harnstrahls, weshalb viele Träger derartiger Fehlbildungen hockend urinieren müssen, um sich nicht anzuharnen und Wäsche und Kleidung zu durchnässen. In den schweren Formen kann eine Inkontinenz beim Stehen oder Pressen vorhanden sein; bei der suprapubischen Epispadie ist der Kranke vollkommen inkontinent.

Bei der *Hypospadie* ist die HR-Öffnung, im Gegenteil zu dem, was bei der Epispadie geschieht, in die untere Peniswand verschoben. Die verschiedenen Grade der Hypospadie entsprechen verschiedenen Graden von Hypoplasie der unteren Peniswand (OMBREDANNE), da an der Fehlbildung die Peniswand selbst interessiert ist (MARION). Bei der balanitischen Hypospadie sind ES kaum vorhanden, auch wenn der Harnstrahl nicht in der Achse des Penis herausschießt, vorausgesetzt, daß keine Striktur der äußeren HR-Öffnung vorhanden sei, was öfters zutrifft. Auch die Zeugungsfähigkeit ist bei der einfachen balanitischen Hypospadie nicht gestört. Schwere ES kann die peniene, schwerere die penoscrotale, ganz schwere die perineoscrotale Hypospadie erzeugen. Letztere kann durch ihr Aussehen, welches dem einer Vulva ähnelt, bei der Geburt Zweifel über das Geschlecht des Neugeborenen erwecken. Aber abgesehen davon ist die Richtung und das Aussehen des Harnstrahls derartig, daß die Kranken, um harnen zu können, wie die Weiber hocken müssen, was sie aber dennoch nicht gänzlich davor schützt, ihren Körper und ihre Kleidung zu berieseln.

Auch bei der Frau kommen Epi- und Hypospadie vor. Was die Häufigkeit der weiblichen Epispadie betrifft, so bringt CAMPBELL (1954) folgende Zahlen: klinisch beobachtet wurde sie im Verhältnis von 1:30000; Autopsiebefunde sprechen von 1:4761. DEES (1949) zählte auf 5292212 Spitalaufnahmen (von verschiedenen Spitälern) 1:117604 beim Mann und 1:481110 bei der Frau. Vielleicht ist aber diese Fehlbildung doch nicht so selten wie DEES meint, denn CAMPBELL (1952) hat 18 Fälle veröffentlicht, von denen er 15 operiert hatte. GROSS u. CRESSON (1952) haben unter 18 Fällen, die sie im Kinderspital zu Boston beobachtet haben, 3 Mädchen gehabt. Wie immer es sei, die angeführten Zahlen beweisen, daß die Epispadie bei der Frau viel seltener auftritt als beim Mann.

Wie bei der männlichen, so handelt es sich auch bei der weiblichen Epispadie um eine Defektbildung der oberen HR-Wand, dessen allmähliche Verschiebung kranialwärts eine klitorische, eine suprasymphysäre und eine komplette Epispadie zu unterscheiden erlaubt. Die mit der Epispadie verbundenen Mißbildungen, wie Auseinanderlaufen der Schamlippen, Bifidität der Klitoris, Offenbleiben der Schamfuge, entsprechen dem Grad der HR-Defektbildung, deren schwerste Entwicklungsform als der erste Grad der Blasenekstrophie anzusehen ist. Bei der kompletten Epispadie, bei der auch der Blasenhals inbegriffen ist, ist immer Inkontinenz vorhanden, die bei Kindern als Enurese betrachtet und behandelt wird. Bei Erwachsenen kann dieser Zustand mit seinen unvermeidbaren Komplikationen (Nässen, Hauterytheme, widerlicher Geruch, soziale Verbannung) zu einem fixierten genitalen Komplex Anlaß geben (NOVAK 1948).

Auch die Hypospadie kommt bei Frauen äußerst selten vor. Nach den Angaben von MANGIAGALLI (1930) wären aus der Literatur nur 33 Fälle bekannt. Zwei andere Fälle haben, soweit es mir bekannt ist, SORRENTINO (1944) und BOUWDJICK (1947) veröffentlicht. Bis 1954 sind nach CAMPBELL 46 Fälle von Hypospadie bekannt geworden, alle bei erwachsenen Frauen. Ich habe eine schwere Hypospadie mit Inkontinenz bei einem jungen Mädchen beobachtet.

Bei der weiblichen Hypospadie handelt es sich, im Gegensatz zur Epispadie, um eine Defektbildung der unteren HR-Wand, wodurch die äußere HR-Öffnung von ihrer normalen Implantationsstelle, längs der vorderen Scheidenwand, immer weiter caudal rücken kann, bis sie, in den schwersten Fällen, den Blasenhals einbegreift, wodurch eine richtige vesico-vaginale Fistel entsteht, die mit Inkontinenz

verbunden ist. In allen anderen Fällen, außer den ganz leichten, besteht aber
gewöhnlich Harnträufeln. Öfters ist die hypospadische Öffnung strikturiert und
kann zur Obstruktion führen.

## b) Erworbene Ursachen

Der großen Mannigfaltigkeit der angeborenen Ursachen entspricht eine ebenso
reiche von erworbenen, die imstande sind, ES hervorzurufen. An erster Stelle
seien hier die *akuten und chronischen Entzündungsprozesse der HR* genannt, unter
denen in der vorantibiotischen Epoche der Vorrang der Gonorrhoe gebührte.
Heutzutage hat die gonorrhoische Urethritis diese ihre „Vorzugsstellung" zugunsten der sog. unspezifischen Urethritiden eingebüßt (*Symposium* zu *Monaco*,
1957). Es handelt sich hier um verschiedene Arten von „viralen" HR-Entzün-
dungen, unter denen auch die Poroadenolymphitis von Nicolas Favre, oder
4. Krankheit genannt werden muß, da ihre erste Invasion-Lokalisation die HR
interessiert (A. Borias 1948), und die sehr aktuellen, durch Trichomonas vaginalis hervorgerufenen Urethritiden (C. Cella 1935, P. Brookebland u. A. L.
Rakoff 1940, Lela 1951 u. a.).

Bei all diesen akut-entzündlichen Urethritiden, sofern sie die vordere HR
befallen, besteht die ES, je nach der Schwere des entzündlichen Prozesses und der
subjektiven Sensibilität des Kranken, in einem leichten Jucken oder Brennen
während und nach der Miktion, in einem schleimigen oder eitrigen oder eitrig-
schleimigen Ausfluß, der oft mit Verklebung der äußeren HR-Öffnung vor der
ersten Frühmiktion verbunden ist. In schweren Fällen, oder wenn der Entzündungsprozeß sich auf die hintere HR erstreckt hat, klagen die Kranken über Oftharnen, Schwerharnen, manchmal über schmerzhaftes Harnen, und sie leiden auch
an Anfällen von Harnverhaltung. Aber selbst wenn die Schmerzen an und für
sich nicht sehr stark sind, vermögen sie auf dem Wege eines psychosomatischen
Reflexmechanismus den Kranken zu einer längeren willkürlichen Harnverhaltung
zu drängen, die manchmal schwere Folgen für die oberen Harnwege haben kann.

Wird der urethrale Prozeß chronisch, gesellt sich womöglich eine Cavernitis
hinzu, so kann es zum umschriebenen periurethralen Infiltrat kommen, zur
Harnphlegmone, zum Harnabsceß mit Durchbruch nach außen und Fistelbildung,
was die ES noch verschlimmert.

Auch die chemischen Entzündungsprozesse durch zu hoch dosierte Medikamente oder durch Einführung besonders stark reizender Lösungen in die HR,
wie man sie bei Soldaten zwecks Selbstbeschädigung beobachten kann, führen
zu schweren ES, die letzten Endes in eine Striktur enden. Darüber werden wir
noch bei Besprechung der Verletzungen der HR zurückkommen.

Von anderen spezifischen Infektionen, die durch Entzündung und eventuell
durch Geschwürbildung ES fördern, sei hier an die Tuberkulose der HR erinnert.
Es handelt sich um die seltene Lokalisation einer bereits in anderen Segmenten
des Urogenitaltraktes bestehenden Tuberkulose (Puigvert, Smorlesi), die anfänglich nur eine schmerzhafte Miktion hervorruft, später jedoch durch Infiltration und Strikturierung der HR-Wand auch den Harnstrahl stark verändert
(Pisani, Gambetta).

Äußerst selten sind die Harnröhrenlokalisationen der Lues, die auch in ihrer
Endphase zur Strikturbildung führen. Einige Fälle von Primär- und Sekundär-
affekt der HR sind von Casoli, Albarran, Julien, Funes, Pini u. a. beschrieben
worden. Von Tertiäraffekten, die zur vollständigen Zerstörung der vorderen HR
geführt haben, ist der Fall erwähnenswert, den Borgno (1948) schildert.

Auch die Bilharziose führt zu chronischen Entzündungsprozessen, die sich mit Striktur der HR zum periurethralen Absceß und zur Fistelbildung komplizieren.

Bei der Frau rufen die akuten Entzündungsprozesse der HR, seien sie spezifischer oder unspezifischer Natur, Brennen während der Miktion, Pollakisurie, Dysurie und manchmal Blutharnen hervor. Die HR ist rot, ödematös, verhärtet. Da für gewöhnlich zu gleicher Zeit die Infektion der Scheide und des Muttermundes stattfindet, beobachtet man in den meisten Fällen von Gonorrhoe einen abundanten eitriggrünen Vaginalausfluß. Bei subakuten Fällen ist die beschriebene Symptomatologie sehr abgeflaut, und chronische Formen verlaufen symptomlos, doch sind als Folge des chronischen urethralen Prozesses manchmal polypöse Neubildungen am Blasenhals zu beobachten, die obstruktive Symptome verursachen können. Dies gilt besonders bei chronischen Trichomonas-vaginalis-Urethritiden, bei denen allen, wie SALERNO mitteilt, immer Urethralkarunkel gefunden wurden.

Die ES, die durch *Steine* entstehen, sind sehr verschieden und manchmal schwer zu erklären. Sie hängen hauptsächlich mit dem Ursprung des Steines (ob primär oder sekundär) zusammen, ferner von seiner Größe, Form und Lokalisation. Wir unterscheiden primäre HR-Steine, d.h. solche, die in der HR entstanden sind, von solchen, die sekundär in die HR von anderen Abschnitten des Harnapparates (Niere, Ureter, Blase) eingewandert sind. Erstere sind viel seltener als die anderen.

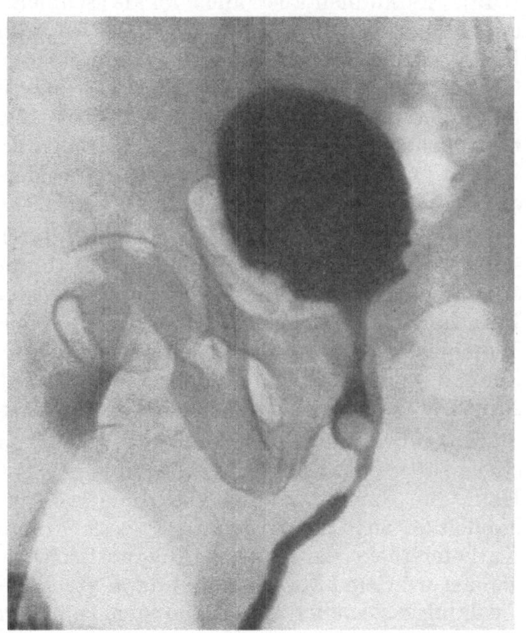

Abb. 6. Primitiver HR-Stein. [Nach GENTILI: Urologia 10, 126, (1943)]

Einige Forscher berechnen sie auf 1,3% der gesamten Harnsteine. Man findet sie öfters bei reifen Männern und in allen HR-Abschnitten, doch ihre Häufigkeit nimmt ab, je mehr man bei der Beobachtung von der hinteren HR nach vorne rückt (GENTILI 1943) (Abb. 6). Sie haben fast immer eine ovoide Form und sind gewöhnlich der Ausguß einer praestenotischen Erweiterung oder eines Divertikels. Meistens handelt es sich um Phosphatsteine. Bei den sekundär in die HR eingewanderten Steinen handelt es sich um Urate, Oxalate, Harnsäure oder auch Phosphatsteine. Sie bleiben in der HR stecken, wenn in ihr irgendein Hindernis (Striktur, Divertikel) besteht. Auch genuine nervöse Störungen der Spinalzentren können segmentäre Paralysen in der HR hervorrufen und dadurch die günstige Voraussetzung für das Sich-Einnisten eines Steines bedingen (ROEMER 1954). Die Toleranz der HR dem Stein gegenüber, namentlich dem in der HR primär entstandenem, ist manchmal so groß, daß der Kranke Jahre hindurch ohne oder mit kaum merkbaren Beschwerden leben kann (TRACZYK 1936; KNEISE 1950).

Die Mehrzahl der Steine gelangen von der Blase aus in die HR. Ihre Wanderung durch die HR hängt von ihrer Größe, ihrer Oberfläche und vom Zustand der HR ab; sie kann sich zeitlich einstellen und dann infolge Expulsion oder Einbetten des Steines aufhören.

Wird ein Stein mit Gewalt in die HR getrieben, so kann er plötzlich stecken bleiben. Dadurch wird der Kranke von sehr schweren Schmerzen ergriffen; sein Harnstrahl kann plötzlich unterbrochen werden. Tritt eine derartige Harnverhaltung ein, so ist sie komplett und dauert trotz aller Anstrengungen an, die der Kranke macht, besonders bei Kindern wegen der Enge der Harnröhre. Handelt es sich hingegen um flache Steine, sog. Rinnensteine, so kann der Harn trotz der Einkeilung am Stein entlang vorbeifließen (FINKELBERG 1940; DRUMMOND 1949). Es können aber auch lokale Schmerzen, Pollakisurie, lokale Schwellung und bei Steinen in der hinteren HR Abszeßbildungen vorhanden sein, die eine Rectalreizung hervorrufen und in dem einen oder anderen Fall zur Darmblutung führen (VAUSE GREIG 1951). Stöpselsteine, die am Blasenhals sitzen und in die HR hineinragen, können zur Inkontinenz führen (MUSIANI 1944). Auch gibt es bewegliche Steine, die mit einem Katheter leicht in die Blase zurückgeschoben werden und beim nächsten Harnlassen wiederum in die HR eindringen. Die ES, die durch Steine entstehen, entsprechen also dem Vorgang der Steinwanderung.

Viel seltener werden bei der Frau ES durch Steine erzeugt. Dies hängt einerseits von der Kürze der weiblichen HR ab, die ein Durchgleiten des Steines eher erlaubt, und von der Seltenheit der Blasensteine überhaupt bei Frauen. Bei der Frau handelt es sich fast immer um Divertikel- oder um paraurethrale Steine. Manchmal werden diese Steine sehr groß (GAROFALO, MARION, CACCHI, LAKE, STEVENS). Die ES haben denselben Charakter wie beim Manne: Pollakisurie, Nykturie, Dysurie, Schmerzen, Blut im Harn, manchmal Inkontinenz.

Ebenso schwere ES wie durch Steine können auch durch *Fremdkörper* entstehen, die, entweder durch die äußere HR-Öffnung oder aber auch durch die Haut, die Nachbargewebe und die Blase, in die HR eindringen. Bei ersteren handelt es sich um Instrumente oder Fragmente von Instrumenten (Bougies-Katheterstücke usw.), die zu diagnostischen oder therapeutischen Zwecken eingeführt wurden, abbrachen und dann steckenblieben, oder aber um Gegenstände, die infolge sexueller Handhabungen zum Zwecke der Selbstbefriedigung in die HR gelangten. Wenn wir einen, auch nur oberflächlichen Blick in die Literatur werfen, die diese Fremdkörper betrifft, so erhalten wir ein recht buntes Bild über die Mannigfaltigkeit der Gegenstände, die unversehens mit der HR in Konflikt geraten sind. Auf die verschiedenen Fremdkörper hier einzugehen ist nicht nur zwecklos, sondern, wie F. MAY richtig sagt, ein Ding der Unmöglichkeit, „da wir nicht imstande sind, alle zu erwartenden Möglichkeiten aufzuzählen, die in dieser Hinsicht der menschliche Geist oder Ungeist aufsucht".

Fremdkörpern begegnen wir häufiger in der männlichen als in der weiblichen HR, da erstere durch ihre Länge, Enge und unregelmäßigen Verlauf ein Steckenbleiben des Fremdkörpers erleichtert (NICOLICH).

Das dürfte weniger für die Fremdkörper gelten, die aus Anlaß von Verletzungen durch die äußere Haut direkt in die HR gelangen oder später in sie einwandern (Geschosse, Geschoßsplitter, Nadeln, Holzsplitter usw.).

Im Augenblick ihrer Einführung rufen die Fremdkörper, wenn sie klein und glatt sind, keine Schmerzen hervor, wohl aber wenn sie dicker sind, eine rauhe Oberfläche oder Spitzen haben. Im letzteren Falle kann es auch zu schweren Blutungen kommen. Einige Male wird der Fremdkörper mit den ersten Miktionen, die auf die Einführung folgen, wieder hinausgetrieben, andere Male wandert der Fremdkörper gegen die Blase zu, die manchmal in erstaunlich kurzer Zeit erreicht wird, um dann die typische Symptomatologie des Blasenfremdkörpers zu ergeben.

Die in der HR steckengebliebenen Fremdkörper werden manchmal merkwürdigerweise für längere Zeit gut vertragen. Der Harn läuft in solchen Fällen zwischen Fremdkörper und HR-Wand durch oder, wenn der Fremdkörper hohl ist, durch ihn hindurch. Gewöhnlich macht sich die ES bald bemerkbar. Die Obstruktion ruft Dysurie, Ablenkung des Harnstrahls, Brennen, Pollakisurie, Harndrang hervor. Mit der Zeit kann eine partielle oder totale Harnverhaltung entstehen. Fast immer beobachten wir reichlichen, eitrigen oder blutig-eitrigen Ausfluß aus der HR. Befindet sich der Fremdkörper in der hinteren HR und ragt er bis in die Blase hinein, so kann durch die daraus sich ergebende Unmöglichkeit, daß der Blasenhalsverschluß funktioniert, eine Inkontinenz entstehen (MUSIANI). Eitrige, periurethrale Komplikationen, die eine Spontanausstoßung des Fremdkörpers manchmal zur Folge haben, sind nicht auszuschließen.

Zu den schwersten Ursachen einer ES gehören die *Verletzungen der Harnröhre*. Diese Verletzungen entstehen auf verschiedene Weise. Wir unterscheiden solche, die durch stumpfe Gewalt (Rittlingsfall oder Fußtritt gegen den Damm) herbeigeführt werden, von solchen, die durch Pfählung oder als Komplikationen von Frakturen des knöchernen Beckens entstehen. Im Kriege überwiegen die Schußverletzungen der HR und des Penis, die in vielen Arten auftreten; dann die komplizierten Verletzungen mit Zertrümmerung der Symphyse oder des Beckens durch Granatsplitter. Alle diese Verletzungen können mehr oder minder eine Ursache von ES sein, deren Schwere davon abhängt, ob nur eine Quetschung, eine teilweise

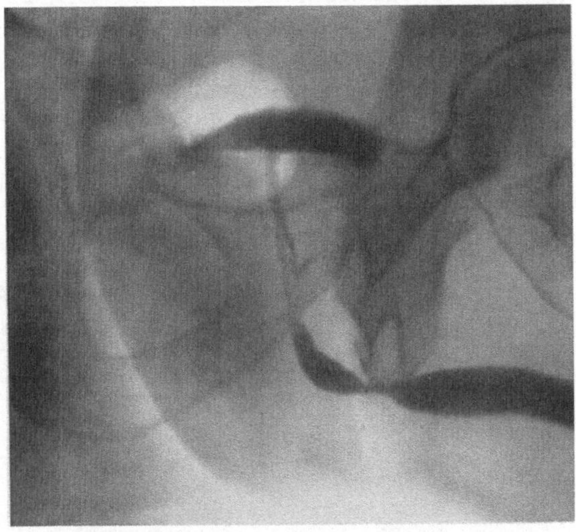

Abb. 7

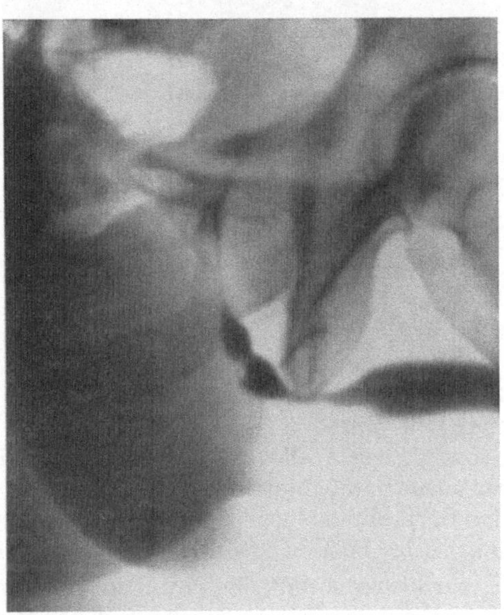

Abb. 8

Abb. 7 u. 8. Strikturen der vorderen HR nach Gonorrhoe

oder vollständige Zerreißung, eine vollständige oder unvollständige Unterbrechung der Harnröhrenkontinuität erfolgt ist. Liegt die Verletzung im beweglichen Teil des Penis, so sind die Folgen nicht so schlimm, als wenn die Pars bulbaris oder noch weiter hinten gelegene Teile der HR betroffen werden, da hier die Gefahr der Harninfiltrationen in die Gewebe droht, die durch die fast unausbleibliche Infektion zum jauchigen Zerfall und zur Urinphlegmone führt. Bei den leichtesten Fällen von Harnröhrenkontusion kann der blutige Ausfluß aus der HR ES verursachen, die durch die hinzutretende Schwellung am Damm, infolge Blut- und Harndurchtränkung, noch erschwert werden.

Eine andere Art von Harnröhrenverletzungen kann durch das unvorsichtige Handhaben von ärztlichen Instrumenten entstehen. Das gewaltsame Einführen von starren Instrumenten (Metallkathetern, Dilatatoren, Operationscystoskopen) in die HR kann eine Verletzung der Pars membranacea oder Prostatica urethrae veranlassen. Derartige Verletzungen werden im gewöhnlichen urologischen Sprachgebrauch als „falsche Straßen" bezeichnet. Sie führen öfters zur periurethralen Phlegmone, Abszeß- und Fistelbildung, wodurch die bereits bestehenden ES sich verschlimmern.

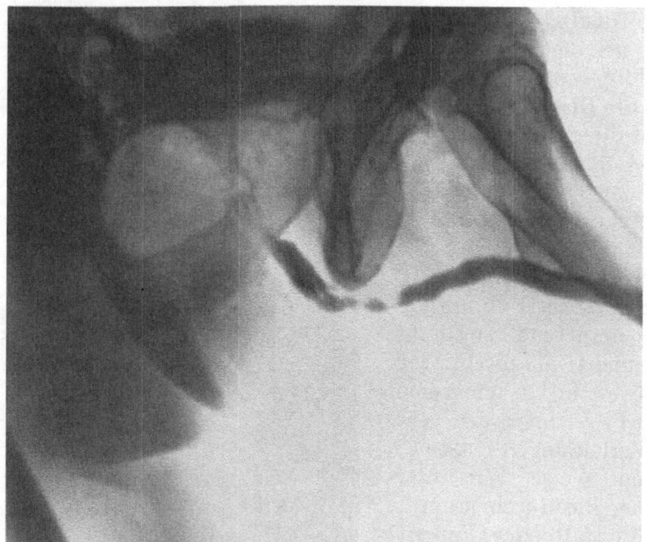

Abb. 9. Multiple Strikturen der vorderen HR (nach Gonorrhoe)

*Die erworbenen Strikturen* der HR gehören zu den häufigsten Ursachen von ES. Unter Striktur versteht man jene Verschmälerungen der Harnröhrenlichtung, die durch einen narbigen Prozeß der Harnröhrenschleimhaut und der Schwellkörper, als Folge von Entzündungen, Verletzungen, Fremdkörperreizungen usw., entstehen. Nicht unter die Strikturen zählt man die Einengungen der Harnröhrenlichtung, die infolge Kompression der HR von außen her, durch Ödeme des Penisschaftes oder durch Neubildungen eintreten (Abb. 7 und 8).

Strikturen lösen beim Kranken unangenehme Empfindungen aus, die sich bei einer Veränderung der Stärke und der Richtung des Harnstrahls einstellen und unter gegebenen Umständen die Entleerung der Blase erschweren oder verhindern.

Man unterscheidet zwischen engen Strikturen, bei denen die Harnröhrenlichtung eine erhebliche Einengung erlitten hat, und weiten Strikturen, bei denen mehr als die Einengung der Harnröhrenlichtung, die Starre und Unnachgiebigkeit der Harnwand ausschlaggebend ist. Die Harnwand hat sich hier in ein unelastisches Rohr verwandelt, welches dem kommenden Harnstrahl ebenso einen Widerstand entgegensetzt wie die Einengung bei den erstgenannten Strikturen.

Hinter jeder Striktur erweitert sich die HR durch den sich in ihr stauenden Harn, was mit der Zeit zu Divertikelbildung Anlaß geben kann. Gesellt sich zur Striktur eine Infektion, so kompliziert sich das Krankheitsbild durch die Entstehung einer periurethralenPhlegmone und manchmal durch eine Fistelbildung, wodurch die schon schwerenES noch ärger werden (Abb. 9).

Wegen ihrer anatomischen Kürze ist die weibliche HR viel weniger Strikturen ausgesetzt als die männliche. Nichtsdestoweniger treten Strikturen der weiblichen HR viel häufiger auf als man annimmt und haben immer ES zur Folge, die sehr oft übersehen werden (BRAUNAU, SINCLAIR, TZAMALOUKAS) (Abb. 10a u. b).

Ursache von ES können auch die *erworbenen Divertikel oder Urethrocelen* sowohl der männlichen wie der weiblichen HR sein. Beim Manne befallen sie, im Gegenteil zu den angeborenen, hauptsächlich die hintere HR. Bei Frauen werden sie besonders nach Geburten oderVaginaltraumen beobachtet (R. TAUBER 1947). Andere veranlassende Momente für das Entstehen derartiger Aussackungen können Infektionen der HR-Drüsen, Öffnungen von Abscessen, Perforationen durch Instrumentierung oder Elektrokoagulation bei Strikturen, Komplikationen nach HR-Steinen (JOHNSON 1938) sein. Ohne hier auf die Genese aller erworbenen HR-Divertikel einzugehen, ist doch noch an jene zu erinnern, die manchmal beim Manne nach Prostatektomie beobachtet werden und schwere ES zur Folge haben. Nach CARLSTON (1942), FAGERSTROM (1943) u. a. stellen sie eine Schädigung des Innervationssystems dar, die Prostata und Harnröhrenspongiosa gemeinsam haben. Ihrer Entstehung nach wären sie also

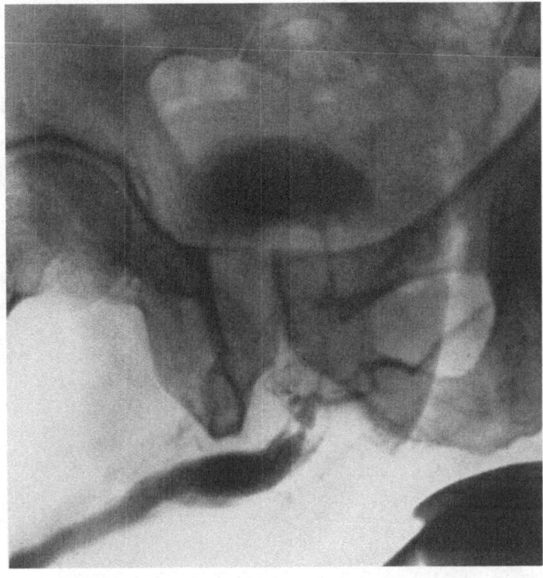

Abb. 10a

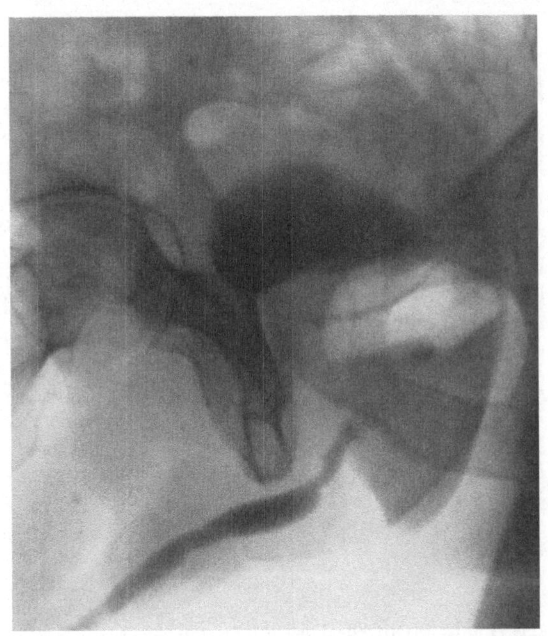

Abb. 10b

Abb. 10a u. b. a (Vor Urethrorrhaphie): Posttraumatische HR-Striktur. b (Nach Urethrorraphie): Posttraumatische HR-Striktur

denen gleichzustellen, die man bei Paraplegikern beobachtet (Patej u. Bunts) (Abb. 11 und 12).

Mit einer Steinbildung oder einer Geschwulstentstehung im Divertikel ist sowohl beim Manne wie bei der Frau, ja auch bei Kindern, zu rechnen (Kirby u. Reynolds, Kraubig, Higgins u. Roen, Langhof, Miller u. Zeitlin, Rebaudi, Sandbrock u. Eikner, Wood), wodurch die bestehenden ES sich weiter verschlechtern.

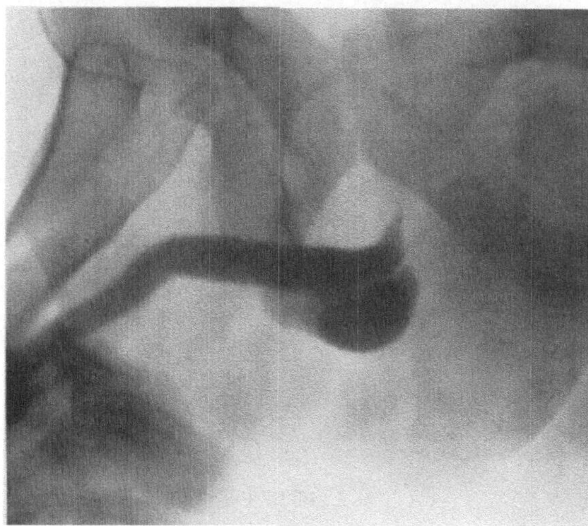

Abb. 11

Wenngleich verhältnismäßig selten, so können auch *Geschwulstbildungen* Ursache von ES werden. Im allgemeinen unterscheidet man, sowohl beim Manne wie bei der Frau, zwischen gut- und bösartigen Neubildungen. Unter den gutartigen sei beim Manne an die seltenen Angiome (Bruni, Civino, Dominici) und Varicen (de Benedetti) erinnert, an die fast die ganze Harnröhre einnehmenden Condilomata acuminata (Lindner u. Pasquier), an die gutartigen Papillome (Ashworth, Wigger, Zaragoza Gonzales u. a.); bei der Frau an die polypenartigen Gewächse und Cystenbildungen entzündlicher Natur und an die echten Geschwülste, meist epithelialer Natur, wie die Papillome, Kondylome, mucoide Polypen, Adenome, oder bindegewebiger Natur, wie die Fibrome, Fibromyome, Myome, Myxome, Angiome (Psacharopulo). Unter den bösartigen zählt man bei beiden Geschlechtern die Carcinome, Sarkome und Melanome.

Primitive Carcinome sind beim Manne selten. Ihre Lokalisation ist entweder die Gegend der äußeren HR-Öffnung oder aber die bulbäre, membranöse und prostatische HR. Nach McCrea u. Furlong, Dickinson, Graves u. Guiss, Dean, Riches u. Cullen u. a. ist die vordere HR in ungefähr einem Fünftel der Fälle weniger beteiligt als die hintere. Eine gleichzeitig in beiden Harnröhrenanteilen auftretende Geschwulst wurde in 5% der Fälle beobachtet (McCrea u. Furloy), und zwar in Alterslagen zwischen 18—91 Jahren; das häufigste Vorkommen um das 58. Jahr. Die gewöhnlichste Initialsymptomatologie besteht in Brennen und Oftharnen, unterscheidet sich also nicht von anderen

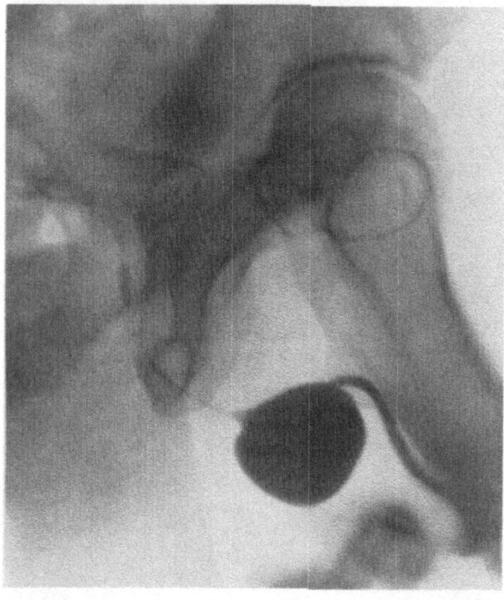

Abb. 12

Abb. 11 u. 12. Divertikelbildung nach Prostatektomie. (Eigene Fälle)

Harnröhrenerkrankungen. Hie und da gibt es eine Hämaturie, manchmal blutiger Ausfluß, der verdächtig wird. Eine Harnverhaltung liegt durchaus nicht im Bereich der Seltenheit.

Nach McCREA sind die Carcinome der weiblichen HR nicht selten, aber auch nicht gerade häufig. Er hat 546 Fälle von bösartigen Geschwülsten bei Frauen gesammelt, die alle in punkto Echtheit histologisch kontrolliert wurden. Was die Symptomatologie betrifft, so ähnelt sie bei allen Geschwulstarten. Die gewöhnlichsten Harnsymptome sind Brennen und Oftharnen. Nicht selten beobachtet man Schwerharnen und Harnverhaltung. Bei einer Geschwürbildung ruft jeder Reiz im Bereiche der Geschwulst starken Schmerz hervor. Die Entwicklung einer tastbaren Geschwulst geschieht nur allmählich. Oft besteht Blutung oder blutiger Ausfluß aus der HR. Viele Autoren sehen die Dyspaneurie als ein pathognomonisches Symptom an (McCREA, ADNO u.a.); dem ist aber in Wirklichkeit nicht so.

Öfters liest man, daß der Krebs für lange Zeit (Monate oder Jahre) unbemerkt geblieben ist (DOTTA u. DELPORTE, DEAN), weshalb eine Frühdiagnose außerhalb des Bereiches der Möglichkeit liegt. Aber ebenso oft wird die Geschwulst mit einer Striktur verwechselt (SANCHEZ, VERNON u. WILKINS, RILEY, BARRON, LINO, DICKSON, WRIGHT, SANSEVERINO, LOWER u. HAUSFELD, BALDERI u. CAZZAMALLI u.a.). Ein fast einzig dastehender Fall ist der von PEREZ COUTINO u. PERAL ARANDA beschriebene, bei einem 3jährigen Knaben, der an vorübergehendem Schwerharnen litt; am Damm war eine harte Geschwulst zu spüren, die den Verdacht auf Stein erweckte, in Wirklichkeit aber sich als ein Carcinom herausstellte.

Auch die seltenen primitiven Peniscarcinome können ES veranlassen, sei es durch die zerstörenden Prozesse, mit denen sie sich, wenn vorgerückt, verbinden (MARAZZINI), sei es durch den, maligner Priapismus genannten Erektionszustand des Penis (GAYET, IKEDA, FOLEY u. ROSENOW, PAYNE). Bei 3 derartigen Fällen wurde schmerzhaftes Harnen, Abnahme des Harnstrahls, Dysurie und Harnverhaltung beobachtet. In einem Falle war eine Blutung vorausgegangen.

Ebenso können auch sekundäre maligne Penisgeschwülste ES hervorrufen. CATTEL u. MACE haben 4 Fälle von metastatischen Peniscarcinomen beschrieben, die vom Rectum her stammten, von denen zwei mit Harnverhaltungssymptomen, zwei mit Priapismus starben.

## II. Symptomatologie der Entleerungsstörungen

Bei der Symptomatologie der ES unterscheidet man eine allgemeine, den gesamten Organismus betreffende, von jener, die sich hauptsächlich, wenn nicht ausschließlich, auf den Urogenitalapparat bezieht, und die nicht nur die Veränderungen der Miktion und des Harnstrahls, sondern auch die Einwirkungen dieser funktionellen Störungen auf die oberen Harnwege, die Niere und das Genital einbegreift.

Was man immer vor Augen halten muß, ist die bekannte Tatsache, daß jedes Einzelsymptom an und für sich noch nichts Bestimmtes über die Ursache und den Entstehungsmechanismus irgendeiner ES aussagt. Gewöhnlich handelt es sich um Symptome, die, wenn nicht allen, so doch den meisten ES gemeinsam sind. Deswegen kann nur die Zusammenkettung mehrerer Symptome, möglicherweise einen Fingerzeig für das Bestehen einer bestimmten Ursache geben. Auch darf nicht vergessen werden, daß gerade bei den ES der HR eine genaue Trennung zwischen subjektiven und objektiven Erscheinungen, wie es üblich ist, nicht immer möglich, ja manchmal vielleicht gar nicht wünschenswert ist. Der Kranke wird wohl dem untersuchenden Arzt die durch seine Sinne vernehmbaren Störungen oder Schmerzen umständlich erzählen, womöglich auch versuchen, dieser seiner Leidensgeschichte nach der Eigenart seiner geistigen Entwicklung und Bildung eine klinische Deutung zu geben. Für den Zweck einer brauchbaren Anamnese ist so eine Krankengeschichte unverwertbar. Der Arzt wird den Bericht seines Kranken wohl genau aufnehmen, er wird aber nicht vernachlässigen, die beschriebenen subjektiven Beschwerden sofort zu kontrollieren. Das heißt er wird danach trachten, die subjektive Symptomatologie zu objektivieren. Für die später zu stellende Diagnose ist nur ein derartig korrektes Verfahren annehmbar.

## a) Allgemeine Symptomatologie

Unter den subjektiven Symptomen gebührt dem spontanen *Schmerz* in seinen verschiedenen qualitativen und quantitativen Abstufungen die größte Beachtung. Vom unangenehmen Jucken, dem ganz leichten Brennen, dem leichten Schmerzgefühl bis zum unerträglichen Schmerz, der in der ganzen HR ausstrahlt und sich besonders in der Höhe des peno-scrotalen Winkels und der Eichel stark bemerkbar macht, zeigt der HR-Schmerz alle möglichen Nuancen. Dieser spontane Schmerz kann mit der Miktion verbunden sein, wobei ihm ein eigenes Gepräge zukommt, das noch später besprochen wird: oder aber er kann von der Miktion unabhängig sein. Einem derartigen Schmerz begegnet man gewöhnlich im Laufe von entzündlichen Prozessen der HR, bei Steinen, Fremdkörpern und Neubildungen.

Der Schmerz, der durch eine lokale HR-Erkrankung hervorgerufen wird, muß vom Schmerz unterschieden werden, der von weitentfernten Krankheitsprozessen in die HR weitergeleitet wird. Bekannt ist der in die HR, namentlich die Eichel, weitergeleitete Schmerz bei Blasenhalserkrankungen, namentlich bei Prostatikern, Blasensteinträgern, letzteres besonders bei Kindern.

Die hochempfindliche HR-Schleimhaut kann aber schon als Schmerz jene Reizerscheinungen empfinden, die durch einen hochkonzentrierten Urin oder durch Eiterbeimengungen gegeben sind (v. Lichtenberg). Periurethrale Prozesse, Harnabscesse, chronische Prostatitiden rufen HR-Schmerz hervor. Nicht zu vergessen sind endlich jene HR-Neuralgien, die man bei gewissen Dyskrasien, wie bei Diabetikern oder Neuropatienten beobachtet.

Andere, von der HR entfernte oder aber ausstrahlende Schmerzen beobachtet man entweder, wenn die ES mit Rückstauung in der HR und in der Blase sich komplizieren, oder aber in einem fortgeschrittenen Stadium gewisser, die ES bedingenden Grundkrankheiten. Auch ist es bekannt, daß alle jene Erkrankungen, die morphologisch und funktionell eine Harnblasenstörung im Sinne einer Harnverstopfung bedingen, Schmerzen in der Lumbalgegend verursachen; zu diesen gehören alle Krankheiten, die ES durch ein Hindernis in der HR oder in der Blase hervorrufen. Doch schon die einfache Überdehnung der Blase ruft Unbehagen und Schmerzgefühl in der Unterleibsgegend hervor. Schmerzen im Unterleib kommen, namentlich bei Frauen, beim HR-Krebs vor (Dean) oder aber bei HR-Divertikeln (Herman u. Green). Schmerzen in der Lendengegend, im Kreuzbein, im Harnleiterverlauf, in der Schambein- und Aftergegend, Schmerzreiz im Rectum, den Glutäen, der Perinealgegend, beim Sitzen oder beim Gehen können sowohl beim Manne wie bei der Frau in vorgeschrittenen Stadien eines HR-Krebses auftreten (Sanchez, Menville u. Mitchell, Bergman, Parmenter, C. M. Johnson).

Ein anderes Symptom, welches zu der hier zu beschreibenden Gruppe gehört, sind die *Temperatursteigerungen*. Im allgemeinen hat jede Temperatursteigerung die klinische Bedeutung einer Infektion. Da jede Stauung in den Harnwegen zur

Infektion neigt, dürfen wir bei jeder Temperatursteigerung den Stauungsfaktor nicht außer acht lassen. Handle es sich um eine Blasenverhaltung oder um eine solche im Nierenbecken, möge die Ursache der Harnstauung ein mechanisches Hindernis oder eine dynamische Störung sein, stets ergeben sich Temperaturerhöhungen, die, nach Entleerung der Stauung, sofort nachlassen oder rasch verschwinden.

In derartigen Fällen wird, merkwürdigerweise, das Fieber auf lange Zeit gut vertragen, verursacht keinen Schüttelfrost und verschlechtert eine Zeitlang nicht den Allgemeinzustand des Kranken. Das Bild ändert sich aber sofort, wenn zu dieser sozusagen einfachen Schleimhautentzündung ein parenchymatöser Prozeß hinzutritt. Wir werden noch Gelegenheit haben, über die Einwirkung der ES der HR auf die oberen Harnwege und auf die Niere zu sprechen, deswegen beschränken wir uns hier nur auf einige Betrachtungen über die parenchymatösen Geschlechtsorgane, wie die Prostata und die Nebenhoden.

Das Übergreifen des infektiösen Prozesses auf diese 2 Geschlechtsadnexe führt zu typischen Temperaturschwankungen, die besonders bei Nebenhodeninfektion einen septischen Charakter annehmen können. Die richtige Bewertung dieser Temperatursteigerungen ist nur im Zusammenhang mit der übrigen objektiven Symptomatologie möglich.

*Magen-Darmstörungen* im Sinne einer Appetitlosigkeit und eines Durstgefühls finden wir bei Kranken, bei denen die ES mit chronischer Harnstauung oder mit Fieberverlauf oder mit beiden verbunden sind. Entwickelt sich ein derartiger Zustand bei einem bereits infizierten Kranken, so tritt zur subjektiven Appetitlosigkeit und zum Durstgefühl auch das objektiv nachweisbare Symptom einer trockenen Zunge, die nicht nur rot, sondern manchmal wie mariniert aussieht. Auch eine Entzündung der Mundschleimhaut kann sich entwickeln, die den Kranken sehr belästigt und das Schlucken erschwert. Das vollendete Bild einer Urosepsis mit urämischen Erscheinungen läßt nicht mehr viel auf sich warten, falls man nicht rechtzeitig eingreift. Bei akuten ES durch Harnverhaltung beobachtet man fast nie reflektorische Magen-Darmstörungen.

Harndrang und Schmerzen können weitgehend den normalen Schlaf beeinflussen. Ja, es kann zu *Schlafstörungen* kommen, die den Kranken in ein anxiöses Stadium versetzen (mental distress), das sich auf den *Allgemeinzustand* des Kranken stark bemerkbar macht. Schwere Störungen des Allgemeinbefindens beobachten wir bei ES der HR nur selten, und zwar in Fällen, in denen entweder infolge Vernachlässigung des Kranken oder einer nicht richtigen Wertung von seiten des Arztes die ES sich bereits dermaßen auf die hohen Harnwege ausgewirkt haben, daß sie sich durch schwere Störungen des Grundstoffwechsels kundgeben.

Derartige schwere Störungen des Allgemeinbefindens kann man auch schon bei neugeborenen Kindern beobachten, was den Schluß zuläßt, daß die ES bereits im Laufe des intrauterinen Lebens sich in fortgeschrittener Entwicklung befand.

Andererseits können Erwachsene, die an ES leiden, durch die sie auslösende Ursache heruntergekommen sein. So zeigen z.B. Kranke mit fortgeschrittenen bösartigen Geschwülsten der HR, mit und ohne Metastasen, jenes kachektische Aussehen, welches solchen Kranken eigen ist. Bei frischen HR-Verletzungen kann der wohlbekannte Schockzustand (Blässe, Benommenheit, Blutdrucksenkung, fliegender Puls, oberflächliche Atmung usw.) das ganze Krankheitsbild bestimmen. Bei schweren Infektionen mit hohen Temperaturen kann die Phänomenologie des septischen Zustandes vorherrschen.

## b) Veränderungen der Miktion

Neben den Schmerzen haben unter den subjektiven Symptomen die Veränderungen der Miktion eine ganz hervorragende diagnostische Bedeutung. Da es sich um Störungen handelt, die durch unsere Sinne leicht erfaßbar sind, werden sie von intelligenten Kranken sehr bald als Abnormalitäten erkannt und oft auch richtig beschrieben.

Unter *Oftharnen* oder *Pollakisurie* verstehen wir die schmerzlose Zunahme der Miktionshäufigkeit, wobei wir eine Tages- von einer Nachtpollakisurie unterscheiden und diagnostisch verschieden werten.

Gewöhnlich entleert der Mensch alle 3—4 Std seine Blase. Bei einer großen Zahl von Erkrankungen wird dieses Bedürfnis viel häufiger ausgelöst.

An und für sich kommt der Tagespollakisurie keine besondere pathologische Bedeutung zu, da wir wissen, daß schon normalerweise verschiedene Faktoren ihre Häufigkeit beeinflussen können. Es ist allgemein bekannt, daß Mahlzeiten, Getränke, Kälte, gewisse Medikamente, seelische Einflüsse, sexueller Verkehr usw. auf die Häufigkeit der Miktion einwirken. Deswegen muß der Arzt, der sich mit diesem Symptom beschäftigt, vor allem die allgemeinen Ursachen, die nichts mit einer Krankheit zu tun haben, aus dem Bereich seiner Betrachtung ausscheiden.

Der diagnostische Wert der Tagespollakisurie ist mit ihrer Beständigkeit, und nicht mit ihrer Abhängigkeit von leicht nachweisbaren Ursachen verbunden. Haben wir also mit einer den ganzen Tag hindurch dauernden Pollakisurie zu tun, so werden wir an einen Reizzustand der Blase und des Blasenhalses denken, der gegebenenfalls auch durch eine ES der Harnröhre hervorgerufen sein kann.

Einen größeren diagnostischen Wert hat die *Nachtpollakisurie* oder *Nykturie*. Während gesunde Menschen die Nacht durchschlafen, klagen die Patienten bei gewissen Erkrankungen, daß sie 2—3mal oder auch öfter aufwachen, um Harn zu lassen, wobei die Portionen des entleerten Harns eher klein sind, außer es handelt sich um Kreislauf- und Herzkranke, bei denen gleichzeitig auch eine *Polyurie*, d.h. eine Harnflut bestehen kann. Eine ausgesprochene Nykturie läßt mit Sicherheit auf eine Erkrankung der Harnwege schließen. Aus diesem Grunde verdient dieses Symptom unsere größte Aufmerksamkeit.

Auch eine gleichmäßige Verteilung zwischen Tages- und Nachtharnen erlaubt gewisse diagnostische Schlüsse, auf die wir später noch zurückkommen werden.

Steigert sich das Miktionsbedürfnis und wird es unaufhaltsam, so sprechen wir von *Harndrang*. Ursächlich sind für den Harndrang, der sozusagen den Endzustand einer Pollakisurie darstellt, mit der er immer verbunden ist, organische und nervöse Störungen verantwortlich, welche die Blasenentleerung vorzeitig zur Auslösung bringen. Sie werden einerseits durch Veränderungen der Blasenwand (Cystitis, Ulcus, Tumoren) und des Blaseninhalts (Steine, Pyurie), andererseits durch peripher und zentral bedingte, gesteigerte Reflexerregbarkeit auf organischer Grundlage (Prostatahypertrophie, Vaginalprolaps, intramuraler Ureterstein, multiple Sklerose usw.), dann durch biologische Besonderheiten, die die Änderung der Blutzirkulation im kleinen Becken hervorrufen (Menses, Schwangerschaft, Kohabitation), endlich durch eine Dysfunktion des vegetativen Nervensystems verursacht.

Die Imperiosität des Harndranges kann so weit gehen, daß der Kranke den Harn nicht mehr verhalten kann, was zu einem unwillkürlichem *Harnträufeln* Anlaß gibt. Dieser Zustand wird vom Kranken und manchmal auch von einem nicht richtig geschulten Arzt als *Inkontinenz* angesehen. Das ist aber keineswegs richtig, da bei der wahren Inkontinenz der Harn unwillkürlich die Blase verläßt. Beim Harnträufeln infolge Harndranges ist sich dagegen der Kranke wohl bewußt, den Harn zu verlieren, er ist aber nicht imstande, trotz aller Anstrengungen, diesen Verlust zu verhindern. Der Kranke merkt den Harndrang, dieser wiederholt sich aber in so rascher Reihenfolge, daß der Kranke nicht dazu kommt, ihn rechtzeitig anzuhalten.

Wie bei Tag, kann sich dieses unaufhaltsame Miktionsbedürfnis auch bei Nacht wiederholen, wie man dies bei Prostatikern mit Blasenentzündung beobachtet.

Der Harndrang ist mehr als die Pollakisurie ein Symptom, das auf einen krankhaften Zustand der Blase hinweist, der natürlich auch auf eine ES der HR folgen kann. Um diesen krankhaften Zustand richtig zu erfassen, werden wir die Begleitsymptome des Harndranges genau studieren müssen.

Das sog. *Schwerharnen* oder *Dysurie* ist ein weiteres wichtiges Symptom, das eine genaue Erläuterung verdient. Bei der erschwerten Harnentleerung klagt der Kranke nicht nur über die Kraftanstrengung, die er anwenden muß, um den Harn zu lassen, sondern auch über den Schmerz, der durch diese Kraftanstrengung entsteht. Um einen richtigen Einblick in dieses Symptom zu erhalten, müssen wir uns vor allem klar machen, wieviel dem einen und wieviel dem anderen dieser zwei Faktoren zukommt.

Jede Erschwerung des Harnlassens ist durch die Gegenwart eines Hindernisses hervorgerufen. Sehen wir von einer Schwächung der Blasenkontraktilität ab, die auch eine Dysurie erzeugen kann, so müssen wir entweder an einen Verlust der Elastizität und Geschmeidigkeit der HR oder an eine mehr oder weniger schwere Verlegung der HR-Lichtung durch einen pathologischen Prozeß oder durch die Gegenwart eines Fremdkörpers in der HR denken. Unter derartigen Umständen kann die Miktion in *ihrer Dauer* gestört sein. Um sie aufrechtzuerhalten, muß der Kranke eine immer größere Kraftanstrengung anwenden, bis endlich auch der Harnstrahl Veränderungen erleidet.

Dysurien können aber manchmal durch Krankheitsprozesse entstanden sein, die außerhalb des Harnapparates liegen. An erster Stelle sei hier an die Erkrankungen des Rückenmarks gedacht, die bekanntlich die Harnentleerung erschweren. Aber auch Neurastheniker können unter solchen Schwierigkeiten leiden. In einem solchen Falle erhält die Dysurie das Gepräge einer psychosomatischen Störung.

Diese kurzen Hinweise auf die Vielheit von Ursachen, die eine Dysurie hervorrufen können, bedingt auch die Schwierigkeit einer richtigen Einschätzung dieses Symptoms.

Eine *Verlängerung der Dauer der Miktion* kann von der Langsamkeit abhängen, mit der die Miktion vor sich geht, oder aber von der Verspätung, mit der sie beginnt. Eine Verlängerung der Miktionsdauer beobachten wir bei einer Verminderung der Blasenkapazität bei Prostatikern, bei HR-Strikturen und bei Neurasthenikern. Die verspätete Miktion, die für eine andere Krankheitsgruppe charakteristisch ist, hat einen ausnehmend wichtigen diagnostischen Wert. Was verstehen wir eigentlich unter „verspäteter Miktion"? Der Kranke stellt sich zum Harnlassen an, muß aber viel länger warten, bis die ersten Tropfen aus der äußeren HR-Öffnung abfließen, als es normalerweise der Fall ist. Es handelt sich also hier nicht um ein langsames Harnen, sondern um ein langes Warten, ehe die Miktion beginnt. Dieses lange Warten beobachten wir ganz besonders bei nervösen Menschen. Die Scheu, in Gegenwart anderer das Harnbedürfnis zu befriedigen, hemmt die zeitige Öffnung des Blasenschließmuskes. Einen verzögerten Miktionsbeginn beobachten wir auch bei geschwächter Blasenkontraktilität, bei Prostatahypertrophie und bei HR-Striktur. Dieser verzögerte Miktionsbeginn kann sich bei Tag wie bei Nacht zeigen. Öfters klagen die Patienten über Schwierigkeiten in der zweiten Nachthälfte und in den ersten Morgenstunden. Die Patienten sind nicht nur gezwungen, zu warten, sondern sie suchen auch durch

Anstrengungen, Ziehen am Glied, Auf- und Abgehen im Zimmer, den Miktionsbeginn zu beschleunigen.

Endlich vollzieht sich das Harnlassen in mehreren Schüben und die Harnblase wird entleert. Bei Tag bessert sich der Zustand durch Ablenkung, Bewegung usw. derartig, daß manchmal das Schwerharnen vollkommen verschwinden kann. Ein solches Verhalten zeigen die Prostatiker.

In anderen Fällen geben uns die Kraftanstrengungen, die zum Ingangsetzen der Miktion notwendig sind, keine genügenden diagnostischen Hinweise. Sie können durch die Unfähigkeit der Blasenwand, sich genügend zu kontrahieren, hervorgerufen sein; ein Zustand, den wir bei Prostatikern, aber auch bei HR-Strikturen beobachten können. Je schwächer die Blasenwand und je bedeutender das Harnröhrenhindernis wird, desto größer ist die angewandte Kraftanstrengung und die damit verbundene Langsamkeit der Miktion, was für ein bevorstehendes Eintreffen der Harnverhaltung spricht.

Entstehen bei der Miktion irgendwelche Schmerzen, so fördern sie einerseits die Kraftanstrengung, andererseits verleiten sie den Kranken, oft den Harn zurückzuhalten, was sowohl „zeitlich als auch empfindungsgemäß verschieden auftreten kann" (Hüdepohl).

Wir treffen den Schmerz entweder zu Beginn, während des ganzen Verlaufes oder gegen Ende der Miktion an. Der initiale Schmerz läßt den Verdacht auf eine Erkrankung der HR zu, während der terminale Miktionsschmerz, der von Männern häufig in der Eichel, von Frauen im Schoß oder in der Tiefe des Dammes empfunden wird, an eine Blasen- oder Adnexerkrankung denken läßt. Entleert ein Kranker die Blase nur unter starken Schmerzen und findet er auch bei leerer Blase keine Linderung, so bezeichnen wir diesen Zustand als *schmerzhaftes Harnlassen* oder *Strangurie*. Die Krankheitsbilder, die uns dieser Zustand bietet, gehören zu den eindrucksvollsten: der arme Kranke sieht sich durch diese qualvolle zweifache Peinigung gezwungen, sich an jeden Gegenstand anzuklammern, sich zu winden, zu beugen, sich hinzuknien, um den Schmerz zu überwinden; dabei stöhnt er, jammert und preßt, er wird cyanotisch und gleichzeitig in kaltem Schweiß gebadet, unwillkürlich gehen Winde und Kot ab, trotz alledem gelingt es ihm nur, einige Tropfen Harn zu lassen, was ihn nicht lindert, sondern im Gegenteil die Schmerzen steigert. Derartige jammervolle Krankheitszustände beobachten wir bei gewissen Steinkranken, Prostatikern, weniger bei Strikturkranken. Im allgemeinen stellt das Krankheitsbild eine inkomplette Harnverhaltung zusammen mit akuter Blasenentzündung dar.

Merkwürdigerweise zeigen Strikturkranke eine weit geringere Neigung zu Entleerungsanstrengungen, und wenn es solche gibt, stehen sie jedenfalls in keinem Verhältnis zur Schwere der Striktur. Eine Tatsache, die uns die Möglichkeit nimmt, aus der Stärke der Anstrengungen einen Schluß auf den Grad der HR-Striktur zu ziehen. Länge der Striktur, Dicke und Steifheit der HR-Wand stellen einen Widerstand dar, der eine stärkere Muskelanstrengung verlangt, als die auch noch so große Einengung der Harnröhrenlichtung sie bietet. Die funktionelle Störung bei diesen „weiten Strikturen", wie sie Guyon genannt hat, steht in keinem Verhältnis zur kaum merklichen Verengung der Harnröhrenlichtung. Die Länge und die Starre der HR-Wand bieten also dem Fortschreiten der Harnsäule einen weit stärkeren Widerstand, als das kurzbegrenzte Hindernis einer ringförmigen, wenn auch engen Striktur.

Von *Harnverhaltung* oder *Retention* spricht man, wenn die Blase aus irgendeiner Ursache nicht imstande ist, sich zu entleeren. Diese Verhaltung kann eine vollständige sein; man spricht in solchen Fällen von einer *kompletten Retention*, d.h. die Blase ist nicht imstande, von selbst auch nur einen Tropfen Harns zu entleeren; oder aber nur einen Teil ihres Inhalts, dann spricht man von einer *inkompletten* Retention. Die komplette Retention kann plötzlich einsetzen *(akute Retention)*, um dann nach Stunden oder Tagen ganz zu verschwinden. Sie kann sich aber allmählich entwickeln, oder aber eine akute Retention bildet sich nicht mehr vollständig zurück: dann spricht man von einer *chronischen* Retention.

Die Bedeutung dieser zwei verschiedenen Retentionsarten ist klinisch verschieden zu werten, weshalb sie auch gesondert besprochen werden müssen. Das Bild der akuten Retention ist immer eindrucksvoll. Der Kranke, mehr und mehr vom Harndrang gequält, kann trotz aller Anstrengungen unter Zuhilfenahme der Bauch- und Dammuskulatur nicht einen einzigen Tropfen Urins entleeren. Diese akut einsetzende ES kann durch krankhafte Zustände in der HR, der Blase oder Vorsteherdrüse entstehen, kann aber auch durch benachbarte Organe veranlaßt sein. Wenn die Krankenuntersuchung irgendwelche pathologische Veränderungen aller in Betracht kommender Organe ausschließt, so kann die Harnverhaltung durch eine Erkrankung des Zentralnervensystems gegeben sein.

Im Verlauf akuter Entzündungen der HR können Schwellungen derselben irgendeine Stelle ihrer Lichtung verlegen. Am häufigsten kann dies bei der gonorrhoischen Urethritis posterior und Prostatitis geschehen. Dieselbe Wirkung haben prostatische Anschwellungen, oder vorangehende Entzündungen und Abscesse der HR. Periurethritiden, Schleimhautschwellungen im Anschluß an instrumentelle Untersuchungen können, besonders bei bereits strikturierten HR, durch eine hinzukommende akute Entzündung, die Lichtung der HR vollständig verlegen. Auch bei Verletzungen, Einrissen oder völligen Durchtrennungen der HR, wie sie durch scharfe Werkzeuge, Waffen, Projektile, Hiebe auf den Damm, usw. entstehen, verursacht der Blut- und Harnerguß in die beschädigten Gewebe eine Anschwellung und infolgedessen eine Verlegung der Harnröhrenlichtung. Auch Steine, die plötzlich von der Blase her in die HR getrieben werden, können sie verschließen, ebenso wie es dies von außen her eingeführte Fremdkörper tun können, oder auch die feste Umschnürung des Gliedes mit Ringen, Fäden und dergleichen.

Unter den angeborenen Ursachen, die eine plötzliche Harnverhaltung bewirken können, müssen die klappenförmigen Bildungen der hinteren HR, die angeborene Phimose und gewisse epitheliale Verklebungen der äußeren HR-Öffnung genannt werden. Im späteren Lebensalter können die entzündliche Phimose und auch die Paraphimose die Ursache sein.

Eine mechanische Verlegung des Blasenhalses und der hinteren HR, wie sie durch Steine und Geschwülste denkbar ist, kann gelegentlich zu einer akuten Verhaltung führen. Andererseits kann es nach Strikturen, nach chronischen Urethritiden und, im höheren Alter, zu sklerotischen Veränderungen der hinteren HR kommen, welche die Erschlaffbarkeit des Sphincters stark herabsetzen, so daß schon ein geringer äußerer Anlaß (Alkoholgenuß, übermäßige Mahlzeiten usw.) genügt, um den Harnabfluß zu verhindern.

Dauernd bestehende Hindernisse für den Harnabfluß können chronische Veränderungen des Blasenschließmuskels und der Pars prostatica urethrae sein, oder aber mechanische Verlegungen der inneren HR-Mündung, schließlich auch Störungen der Innervation.

Strikturen der HR sind, in einem gewissen Entwicklungsstadium, wo immer sie sitzen, schädlich. Zunächst führen sie zur unvollständigen Harnverhaltung; bei immer mehr zunehmender Verengerung genügt eine der schon erwähnten äußerlichen Schädlichkeiten, um einen vollständigen Verschluß der Harnröhrenlichtung herbeizuführen. Je näher die Striktur der Blase sitzt, desto schwerer wirkt sie sich auf die Harnentleerung aus. Am folgenschwersten sind daher die

Strikturen der Pars prostatica. Dieser, zwischen den beiden Schließmuskeln gelegener Teil der HR, muß völlig elastisch bleiben, wenn er beim Verschluß und der Öffnung des Blasenhalses mitarbeiten soll. Der Verlust dieser Eigenschaft durch bindegewebige Veränderungen bewirkt, daß der Sphincter bei Kontraktion des Detrusors sich nicht rasch genug und weit genug öffnet, was zur chronischen Verhaltung führt, auch wenn die HR-Lichtung noch verhältnismäßig weit genug ist.

Die chronische Harnverhaltung jeder Art ist im weiteren Verlauf ihrer Entwicklung mit lästigem Einnässen als Folge der Sphinctersklerose verbunden. Als Endeffekt einer vollständigen Störung der Blasensphincterfunktion kann sich ein Zustand entwickeln, der die gegenteilige ES der Harnverhaltung hervorruft, nämlich die *Inkontinenz*, d.h. der unwillkürliche und unbewußte Harnabgang. Vielfach werden heute andere klinische Begriffe wie Harnträufeln und Enurese mit dem der Inkontinenz zusammengeworfen, was mit der alten klinischen Auffassung der Inkontinenz, die von Guyon geprägt wurde, sich eigentlich schlägt. Guyon verlangt, daß nur der durch eine normale HR stattfindende, unwillkürliche und unbewußte Harnabgang als wahre Inkontinenz angesehen werde. Beim Harnträufeln und bei der Enurese handelt es sich auch um einen unwillkürlichen Harnabgang, doch unter anderen Bedingungen. Deshalb rät v. Lichtenberg die Begriffsbestimmung der Inkontinenz in 2 Gruppen zu gliedern: je nachdem der unwillkürliche Harnabgang per vias naturales oder per vias non naturales aus angeborenen oder erworbenen Gründen erfolgt. Wir kennen eine ganze Reihe von angeborenen und erworbenen Schädigungen der HR, die eine Inkontinenz bedingen. Bei der echten Enurese handelt es sich nicht um eine ES der HR, auch wenn verschiedene organische Veränderungen an derselben (ektopische Harnleitermündung, lokale Entzündung und Reizung durch Balanitis, Phimose, Urethritis) sie vortäuschen können.

## c) Veränderungen des Harnstrahls

Um die Veränderungen des Harnstrahls richtig zu erfassen, müssen wir uns vor allem den normalen Harnstrahl vergegenwärtigen. Die Flüssigkeitsmenge, die mit einer gewissen Wucht während der normalen Miktion aus der Harnblase herausgepreßt wird, dehnt, nachdem sie den Blasenhals überschritten hat, die HR, die im Ruhezustand einen virtuellen Kanal darstellt. Die Geschmeidigkeit und Nachgiebigkeit der HR-Wandungen gestatten das regelrechte Weiterkommen der Flüssigkeitssäule längs der ganzen HR bis zum Meatus externus, dessen relative Enge und Undehnbarkeit die Stoßkraft der Flüssigkeitssäule steigert, ihre Projektion und Kontinuität regelt. Dieser Musterstrahl hat eine rundliche Form und wird frei, mit einer parabolischen Kurve, weit herausgeschleudert. Charakterisiert ist dieser normale Harnstrahl durch seine *Form, Flüssigkeitsmenge, Projektionsstärke und Kontinuität*. Jede Einwirkung auf das eine oder andere dieser formenden Elemente bedingt eine Veränderung des Harnstrahls. So z. B. wenn am Ende der Miktion das Harndepot in der Blase zur Neige geht, ändert sich normalerweise der Harnstrahl in seiner Form und Projektion. Dieselbe Veränderung können wir aber auch bei voller Blase beobachten, wenn ihre Kontraktionskraft geschwächt ist. Aber auch das geringste Nachlassen der Geschmeidigkeit und Nachgiebigkeit von Blasenhals und HR rufen eine Veränderung des Harnstrahls hervor.

Was die Gestaltung des Harnstrahls betrifft, so gibt es der Formveränderungen mehrere. Wir unterscheiden einen spiraligen Strahl von einem abgeplatteten, einen degenförmigen verbreiterten von einem schlangenzungenartig geteilten, einen gießkannenförmig gestreuten usw. Alle diese Formveränderungen haben einen diagnostischen Wert nur, wenn sie sich ständig bei jeder Miktion wiederholen. In diesem Falle gestatten sie uns, eine Vermutung auf eine Zustandsänderung der Blase oder der HR zu formulieren. An und für sich besagen sie nichts.

Wichtiger ist die *Abnahme des Strahlvolumens*, wenn sie ständig vorkommt. Sie erlaubt uns eine beiläufige Einschätzung der Verminderung der HR-Lichtung. Diese Abnahme des Strahlvolumens beobachten wir besonders bei Strikturkranken. Sie täuscht aber, wie dies bereits GUYON hervorgehoben hat, über den reellen Zustand der HR; weshalb es nicht erlaubt ist, auf Grund dieser Veränderung des Harnstrahls Schlüsse zu ziehen auf die Bougienummer, die man brauchen wird, um die HR zu untersuchen (GUYON).

Beachtung verdient die *Verminderung der Projektion*, vorausgesetzt, es handelt sich um eine ständige Erscheinung, auch wenn sie mehr Prostatikern als Strikturkranken eigen ist. Sie muß nicht den ganzen Strahl in Anspruch nehmen. So gibt es Kranke, die einen guten Teil des Harnstrahls regelmäßig nach vorne schleudern, gleichzeitig aber auch den Boden zwischen ihren Füßen mit Harn benässen. Dies geschieht dadurch, daß der Harnstrahl in der Höhe der äußeren HR-Öffnung einen Teil seiner Flüssigkeitsmenge verliert, indem sie in einer mehr oder minder schnellen Tropfenfolge zu Boden fällt. Oder aber es erfolgt eine Teilung des Harnstrahls, die bald nach rechts, bald nach links gerichtet ist. Auch diese Art der Harnstrahlteilung beobachtet man bei Strikturkranken. Das Aufhören jeder Projektion verändert den Harnstrahl in eine schnelles Träufeln, das gleich zu Boden fällt. In diesem Falle harnen sich die Kranken auf die eigenen Stiefel oder sogar auf die eigenen Knie. Diese Projektionsveränderungen des Harnstrahls weisen auf ein Hindernis hin, dem der Harnstrahl seiner Bahn entlang begegnet. Über Sitz und Natur der Schädigung besagt sie aber noch nichts, auch wenn sie erfahrungsgemäß öfters bei Prostatikern als bei Strikturkranken zu beobachten ist.

Die *Veränderungen der Kontinuität* des Harnstrahls, besonders wenn es sich um eine *brüske Unterbrechung* handelt, können unter gegebenen Bedingungen, wenn sie mit Sicherheit festgestellt werden, einen pathognomonischen Wert haben. Sie beziehen sich aber mehr auf die Blasen- als auf die HR-Pathologie, weshalb wir sie hier nur erwähnen, ohne auf sie besonders einzugehen. Bei Besprechung der Diagnostik werden wir, in den seltenen Einzelfällen, welche die ES der HR betreffen, noch auf sie zurückkommen.

Nicht gerade zu den Harnstrahlveränderungen, aber sie manchmal stark beeinflussend, gehören der *Blut- und Eiterausfluß* aus der HR. Blutabgang aus der HR kann mit der Miktion stattfinden. In diesem Falle spricht man gewöhnlich von Hämaturie. Tropfenweise kann Blut auch außerhalb der Miktion oder nach derselben abgehen. Diese Art des Blutausflusses wird Urethrorrhagie genannt. Sie kann nach instrumentellen HR-Untersuchungen auch sehr reichlich sein. In diesem Falle ist sie traumatischen Ursprunges, wie bei HR-Verletzungen jeder Art (Rittlingsfall, Fußtritt am Damm, Zerreißung, Schnitt, Schuß, falscher Beischlaf). Die Intensität des Blutausflusses entspricht im allgemeinen nicht der Schwere der Verletzung, da man öfters reichlichen Blutabgang bei geringfügigen Verletzungen beobachtet und kein Blut bei totalen HR-Abrissen beobachtet. In letzterem Falle verhindert die Verschiebung der Fragmente der HR und die Hämatombildung jeden Blutausfluß. Sonst beobachtet man Blutabgang bei entzündlichen Prozessen, Fremdkörpern, Geschwülsten.

Eiterabgang aus der HR in kleineren und größeren Mengen beobachten wir bei entzündlichen Prozessen, namentlich bei den Urethritiden, die durch Trichomonas und Gonorrhoe verursacht sind, mitunter auch bei Tuberkulose der HR oder des Geschlechtsapparates (Prostatovesikulitis). Das eitrige Material kann von verschiedener Konsistenz und Farbe sein: mehr oder minder dickflüssig,

gelbgrün, schaumig-braun mit Blutbeimengungen oder weiß-milchig, je nach dem
Zustand des entzündlichen Prozesses und der Bakterienflora. Bei Tuberkulose
ist der Abfluß weißlich, bei Gonorrhoe gelblich-grün, wenn akut. Bei der Frau
ist die Gegenwart von HR-Ausfluß schwerer zu bestimmen. Ein leichter Druck
auf die HR von der Scheide aus kann den Ausfluß fördern.

## d) Einwirkungen auf die oberen Harnwege und die Nieren

Es ist allgemein bekannt, daß beim Menschen die Harnwege nicht nur morphologisch, sondern auch funktionell ein einheitliches System bilden, in dem jede
physiologische Zustandsänderung, die an irgendeinem Abschnitt des Harnapparates eintritt, zwangsläufig gesetzmäßige Zustandsänderungen in den anderen
Abschnitten hervorruft (FUCHS). Dies gilt in ganz besonderem Maße für jene
ES der HR, die im Sinne einer Verstopfung wirken. Die Rückwirkung dieser ES
auf die kranial von der Verstopfung liegenden Abschnitte hängt vom Grade der Verstopfung (totale, partielle) und vom Einsetzen derselben (akut, chronisch) ab.
Die totale Verstopfung ruft den höchsten Grad von ES hervor, d.h. sie hat die
Unmöglichkeit zur Folge, den in den Nieren produzierten Harn aus dem Körper
zu entfernen. Typisch dafür sind die angeborenen Mißbildungen, wie Mangel der
HR verbunden mit Penismangel bei männlichen Neugeborenen und der angeborene
HR-Verschluß in irgendeinem HR-Segment. Die partielle Verstopfung der HR
kann die Folge einer der vielen angeborenen oder erworbenen Ursachen sein, die
wir im ersten Kapitel erwähnt haben.

Ist das Eintreten der Verstopfung ein akutes, wie es bei einem in der HR
steckengebliebenen Stein der Fall sein kann, und ist sie von kurzer Dauer, so
entstehen kaum Veränderungen in den oberen Harnwegen, oder wenn sie schon
entstanden sind, so sind sie reversibel, d.h. sie verschwinden ohne Spuren zu
hinterlassen. Dauert aber die Verstopfung längere Zeit an, so ergeben sich Veränderungen, die so schwer sein können, daß sie, wenn man nicht rechtzeitig eingreift, den Tod des Kranken hervorrufen können. Deshalb muß jede ES, die
durch eine Verstopfung entsteht, immer als ein ernstes Ereignis betrachtet und
darf nicht vernachlässigt werden.

Jede Verstopfung hat eine Rückstauung zur Folge, die kranialwärts vom
Hindernis eine Dehnung der HR in diesem Abschnitt zur ersten Folge hat und
mit der Zeit eine ganz beträchtliche Weite erreichen kann. Auch erleidet die HR-
Schleimhaut durch die wiederholten Rückstauungsschübe, die bei jeder Miktion
stattfinden, schwere morphologische Veränderungen; sie wird dadurch durch-
lässig und erlaubt das Durchsickern von Harn in das periureterale Gewebe.

Der Entzündungsprozeß, den der gestaute Harn hervorrufen kann, hat nicht
nur die Widerstandsfähigkeit der HR-Wand vernichtet und der Harnsickerung
den Weg gebahnt, sondern er verursacht auch die Bildung des periurethralen
Abscesses (manchmal kann die Absceßbildung der Harnsickerung vorausgehen),
und eventuell auch die eines falschen Divertikels. Der Harnabsceß kann sich
auch nach außen öffnen und eine Harnfistel bilden. Kommt es zu keinem infektiösen Prozeß, was selten der Fall ist, so wirkt die Rückstauung auf die HR
nur als mechanische Erweiterung.

Anders verhält sich die Harnblase gegenüber einer talwärts entstandenen
Verstopfung. Die Antwort auf die größere Kraftbeanspruchung, die für ihre
Entleerung notwendig wird, hat eine Hypertrophie der Blasenmuskulatur zur
Folge, die der Blasenwand ein eigenes Gepräge verleiht, welches bei der Blasen-
spiegelung als Trabekulation, sog. Wespennester und Divertikelöffnungen zum

Ausdruck kommt. Auch der *M. trigonalis* kann sich an dieser Hypertrophie beteiligen, wenn die Verstopfung die Blasenöffnung beansprucht, wodurch die physiologische Entspannung des Blasenhalses verhindert oder unmöglich wird (FRONTZ u. LANDES 1932). Auch der intraureterale Wulst kann mächtig hypertrophieren, wodurch kranial bzw. caudal von ihm sich tiefe Mulden bilden können, die manchmal das Aussehen richtiger Sackbildungen haben. Bei Verstopfungen caudalwärts vom Sphincter, wie dies bei HR-Strikturen oder Klappenbildungen der hinteren HR zu sehen ist, hypertrophiert nur der *Detrusor*, nicht das *Trigonum*.

Durch die kompensatorische Hypertrophie sucht die Blase zeitweise die Verstopfung zu bekämpfen und die ES gut zu machen. Bald aber, sei es durch Zunahme der Verstopfung oder durch Nachlassen der Muskelkraft, wird das mit Mühe aufrecht gehaltene Gleichgewicht gebrochen: die Blase ist nicht mehr imstande, sich ihres Gehaltes vollständig zu entledigen. Es beginnt die Periode der Restharnbildung, die mit der Zeit zunimmt, zeitweise zu einer vollständigen Harnverhaltung oder zum Harnträufeln durch Überlaufen führen kann. Das Fortschreiten der Dekompensation steigert immer mehr die Blasenerweiterung. Die stark verdickte Blasenwand wird atonisch: es kommt zur Bildung der sog. Sackblase, die bis zum Nabel und auch noch höher reichen kann und mehrere Liter Harn enthält. Unter solchen Umständen ist auch bei zweckmäßiger Behandlung eine Wiederherstellung der normalen Miktion kaum mehr möglich, denn die Dehnung und der unausbleibliche Entzündungsprozeß haben den Blasenmuskel in ein starres, unelastisches Gewebe umgewandelt, das einer Kontraktion nicht mehr fähig ist.

Die Wirkung der Verstopfung in der HR beschränkt sich aber nicht nur auf die Harnblase, sondern greift bald auch auf die höhergelegenen Harnwege über.

Die morphologischen Veränderungen in den oberen Segmenten des Harnapparates hängen mit der Kampfbereitschaft der Blase zusammen, weshalb sie viel früher als irgendeine morphologische Blasenwandveränderung eintreten können. Der Hauptfaktor dafür ist und bleibt die Rückstauung, von deren Ausmaß schließlich auch die Erweiterungen im Sinne einer Uretero-Hydronephrose abhängen. Die ersten Veränderungen, die den Harnleiter betreffen, beobachten wir an jenen Abschnitten, die oberhalb seines intramuralen Verlaufes gelegen sind. Im intramuralen Harnleiterverlauf, dank des Widerstandes, den die Blasenwand und auch die hypertrophische Blasenschleimhaut leisten, behalten die Harnleiter, wenigstens für eine gewisse Zeit, ihre Engstellung. Läßt aber der Blasendruck nach und ist die darüberliegende Harnsäule — begünstigt durch die Überlastung der Regulierung, die die gesteigerte Beanspruchung der Harnwege mit sich bringt — imstande, den Reflexmechanismus zwischen Engstellung und Weitstellung der HR-Öffnung zu durchbrechen, so unterliegt auch der intramurale Harnleiterabschnitt der Dehnung.

Die Reaktion der intramuralen Harnleiterportion ist, den Störungen gegenüber, die eine tieferliegende Verstopfung mit sich bringt, nicht immer die gleiche. Es gibt Fälle, in denen die Harnleiteröffnung ihren Verschlußmechanismus sehr bald einbüßt: die Harnleiteröffnung wird undicht und gestattet dem Blaseninhalt, frei in antiperistaltischer Richtung in den Harnleiter aufzusteigen. Dadurch wird der Harnleiter gedehnt, er verlängert sich zusehends, legt sich in Schlingen und Schleifen, die sich dicht zusammenballen und durch entzündliche Prozesse, die nie ausbleiben, zusammenkleben.

Das Eintreten von Reflux aus der Blase in den Harnleiter, das Nierenbecken und die -kelche verschlimmert das klinische Bild. Auch das Nierenbecken, dessen Muskulatur durch Hypertrophie dem steigenden Innendruck standzuhalten suchte, wie vorher der Harnleiter, läßt endlich nach, erweitert sich: es beginnt die Entwicklung der Rückstauungshydronephrose. Dabei ist zu beachten, daß bei tiefliegenden Verstopfungen schon frühzeitig eine Pyelektasie, bei ureteropyelischen Verstopfungen eine Kalizektasie, namentlich eine solche der kleinen Kelche, zu beobachten ist.

Der von der allgemeinen Pathologie herstammende und wohlbekannte Zusammenhang zwischen Stauung und Infektion kommt bei jeder Art Verstopfung des Harnsystems ganz besonders zum Ausdruck. Die Schäden, welche die Verstopfung hervorruft, werden durch die öfters hinzukommende Infektion vielfach gesteigert. Verstopfungen der HR neigen ganz besonders dazu, sich durch den zurückstauenden Harn in den oberen Harnwegen bemerkbar zu machen, wobei es dahingestellt bleiben mag, ob diese Verbreitung der Infektion auf urinogenen, canaliculären oder lymphogenen Weg vor sich geht. In derartigen Fällen kann man auch nicht die hämatogene Verbreitung der Infektion bestreiten.

Die Folgen der Infektion sind für die HR eine Urethritis mit Geschwürsbildungen und Erosionen, die zu periurethraler Absceßbildung, Phlegmone und Fistelbildung nach außen führt oder aber durch die Spalträume sich in andere Hohlorgane verbreitert. In der Harnblase kommt es zu einer mehr oder minder starken Schleimhautentzündung mit Geschwürbildungen oder Inkrustationen von Kalk, Ammonium oder Phosphatsalzen, welche die dort befindlichen Fremdkörper oder Geschwulstbildungen vollständig inkrustieren können. Durch die Infektion wird der Harnleiter zuerst ödematös, dann werden seine Wände starr und speckig; je nach Grad und Dauer der Infektion bilden sich fibröse Strikturen, Geschwüre oder sogar Nekrosen aus, die nach Behebung des grundlegenden Prozesses nicht mehr rückbildungsfähig sind und deshalb den Bestand der betreffenden Niere schwer gefährden. Durch die aufsteigende Infektion wird der in der Niere sich stauende Harn eitrig; sind Nierenbecken und -kelche bereits erweitert, so kommt es zur Pyonephrose.

Die Infektion bleibt fast nie auf die Nierenbeckenschleimhaut begrenzt: größere oder kleinere Parenchymbezirke werden von der Infektion betroffen. Dadurch wird die Funktion schwer geschädigt; es entwickelt sich eine Pyelonephritis. Natürlich hängen die Schwere und die Geschwindigkeit, mit der sich derartige Prozesse entwickeln, nicht nur vom Grad der Verstopfung, sondern auch von der Virulenz der Keime, vom Widerstand des Gastes und von vorausgegangenen pathologischen Veränderungen ab. Zweifellos gibt es Kranke, bei denen Verstopfung und Infektion so milde verlaufen, daß sie Jahre hindurch wohlauf leben, bis sie plötzlich aus nicht ganz klaren Ursachen zugrunde gehen (V. F. Marshall). Auch dürfen wir nicht vergessen, daß Nierenstauung und Infektion öfters die Hauptursachen für die Steinbildung sind. Einleuchtend dafür sind die Befunde von Doumarskin u. Salomon (1942), die in 19 (22,6%) ihrer 84 Strikturkranken röntgenologisch Steine in den Nieren und Harnleitern nachweisen konnten. Diese Autoren sind allerdings nicht überzeugt, daß die Stauung als einziger Faktor der Steinbildung anzusehen ist, denn mehrere ihrer Kranken hatten keinen nennenswerten Restharn, andere überhaupt keinen; doch die vorgenommene Urographie zeigte leichte Stauungsgrade in den hohen Harnwegen. Nach diesen Autoren ist die Infektion der weit wichtigere ätiologische Faktor für die Steinbildung.

Jedenfalls, mit oder ohne Infektion führt die Verstopfung der HR, falls die ES nicht baldigst behoben wird, zu einem schweren und nicht mehr zu beseitigenden Funktionsausfall der Nieren, der die Kranken durch Urämie oder Urosepsis zum Tode verurteilt.

**e) Veränderungen des Genitalapparates (Störungen der Genitalfunktion)**

Keinem anderen Segment des Harnapparates ist die Benennung „urogenital" so angemessen, wie der vorderen HR des Mannes. Hier sind normale Morphologie und Funktion unbedingte Voraussetzungen nicht nur für eine normale Harnentleerung, sondern auch für einen normalen und den Gesetzen der Fortpflanzung entsprechenden geschlechtlichen Verkehr. Jede strukturelle und funktionelle Veränderung längs dieses „urogenitalen" Kanals hat nicht nur ES, sondern auch Beeinträchtigungen des normalen geschlechtlichen Verkehrs und der Samenausscheidung zur Folge. Dieses gegenseitige Sich-Beeinflussen zweier biologisch verschiedener, aber funktionell innig verbundener Organelemente äußert sich bei fast allen pathologischen Veränderungen der HR.

Es würde zu weit führen, wollte man die zumeist komplizierte Symptomatologie des uns hier interessierenden erkrankten Urogenitaltraktes ausführlich beschreiben. Störungen der Erektion und der Samenentleerung können durch dieselben Veränderungen hervorgerufen werden, welche die ES verursachen; umgekehrt beobachten wir ES bei in der HR gelegenen Affekten des Sexualapparates. So z.B. verursacht unter den angeborenen Mißbildungen die perineale Hypospadie, mit ihren Varianten, nicht nur schwere ES, sie erschwert oder verhindert sogar einen normalen Beischlaf. Andererseits führen Mißbildungen des Samenhügels, also eines rein sexuellen Apparates zu ES, die durch Verstopfung und sich daraus einstellende Rückstauung schwere Nierenschädigungen verursachen können. Unter den erworbenen Erkrankungen möchte ich als Beispiel den solitären Polypen des Samenhügels nennen, der nicht nur ES, sondern auch schwere sexuelle Störungen zur Folge hat.

Die Wichtigkeit der sexuellen Symptomatologie für die richtige Einschätzung einer ES steht außer Zweifel. Sie ermöglicht uns öfters, richtige diagnostische Schlüsse zu ziehen, und infolgedessen auch den richtigen therapeutischen Weg einzuschlagen, der uns erlauben wird, nicht nur die ES, sondern auch die sexuelle Störung zu beheben.

# III. Klinische Diagnostik der Entleerungsstörungen

Wie jede Diagnostik, so ist auch diejenige der ES der HR auf die Anamnese, die Symptomatologie, den objektiven Befund gegründet.

Was die Wichtigkeit der Anamnese anlangt, sowohl der allgemein klinischen wie der speziell urologischen, erachte ich es als überflüssig, hier nachdrücklich darauf einzugehen: sie ist eine längst erworbene Tatsache jedes ärztlichen Denkens und Handelns. Eines möchte ich aber hervorheben: die Aufnahme jeder Anamnese von seiten des Arztes gerade bei den ES setzt nicht nur gründliche Kenntnisse auf dem Gebiete der Erkrankungen des Harn- und Geschlechtsapparates voraus, sondern auch solche auf jedem anderen Gebiete der Medizin, insbesondere in den sog. Grenzgebieten.

Der große Altmeister der Urologie, v. LICHTENBERG, verlangt, daß wir uns für die Aufnahme einer brauchbaren Anamnese, 4 Hauptmomente stets vor Augen zu halten haben: 1. die Harnentleerung; 2. die Harnbeschaffenheit; 3. die eventuellen Störungen der Gesundheit; 4. die Störungen des Geschlechtslebens. Daraus ergibt sich, daß die Diagnostik der ES uns vor die schwere Aufgabe stellt, aus der Fülle der anamnestischen Resultate, soweit sie sich auf die Gesamtheit des Harn- und Geschlechtsapparates beziehen, jene herauszuholen, die uns eine Lokalisation der ES in der HR erlauben. Um das zu erreichen, müssen wir

nicht nur über die Erkrankungsformen, sondern auch über ihre Erscheinungsformen, d.h. ihre Symptomatologie, ausreichend informiert sein. Krankheitsursachen und Symptomatologie der ES sind in den vorhergehenden Kapiteln
ausgiebig behandelt worden, so daß wir jetzt mit dem „Verhör" des Kranken
beginnen können.

Die ersten Fragen werden sich auf die Art der Harnentleerung beziehen. Wir
werden vor allem feststellen müssen, ob eine Harnentleerung überhaupt möglich
ist; und wenn nicht, so werden wir zu erfahren trachten, wann die Unmöglichkeit
des Harnlassens eingetreten ist, ob plötzlich oder allmählich, ob schmerzlos oder
mit Schmerzen verbunden.

Besteht eine Harnentleerung, so werden wir zu erforschen suchen, in welchen
Zeitabständen das Harnlassen stattfindet, ob die Zahl der Miktionen bei Tag oder
bei Nacht zugenommen hat, ob die Harnmenge, die jedesmal entleert wird, normal
ist oder nicht, ob die Miktion mit unangenehmen Empfindungen verbunden ist,
ob auch Schmerzen dabei auftreten, ob der Kranke zum Harnlassen pressen muß
oder ob ein unbewußtes Harnträufeln besteht, ob bei Auftreten von Harndrang
der Kranke den Harn verhalten kann oder aber ihn sofort herauslassen muß usw.

Je gründlicher, je exakter wir uns über die bestehende ES informieren, desto
geringer wird die Zahl der diagnostischen Irrtümer sein, denen wir anheimfallen
können. Natürlich werden wir uns nicht nur mit der Aufnahme der eben vorhandenen Symptomatologie zufriedengeben, wir werden vielmehr auch zu erfahren suchen, ob schon in vergangenen Zeiten ähnliche oder andere Vorkommnisse vom Kranken selbst beobachtet wurden. Wir wissen, daß gewisse Erkrankungen gerade des Harnapparates eine ausgesprochene Periodizität aufweisen,
d.h. daß schwere Krankheitserscheinungen abwechseln mit beschwerdefreien
Zeiten, die auch mehrere Jahre dauern können. Diese beschwerdefreien Perioden
können so lange andauern, daß der Kranke die viele Jahre zurückliegenden
Krankheitserscheinungen völlig vergessen hat, und daß der befragende Arzt die
größten Anstrengungen machen muß, die Erinnerung daran aus der Grube der
Vergessenheit heraufzuholen.

Anschließend werden wir uns über die Beschaffenheit des Harns, seines Ge-
ruchs, seiner Farbe, seiner Klarheit oder Trübung, seiner eventuellen pathologischen Beimengungen und unter Umständen über den Abgang von Sand oder
Steinen zu erkundigen haben. Schließlich werden wir noch nach Störungen des
Geschlechtslebens, nach vorhergegangenen venerischen Erkrankungen, nach
schmerzhaften oder blutigen Ejaculationen, nach Abnahme der Potenz, bei der
Frau nach schmerzhaften Beischlaf (Dyspanurie) usw. fragen müssen, da uns
wohl bekannt ist, daß ES sehr oft mit Störungen des Geschlechtslebens zusammenhängen.

Sind wir am Ende unseres „Verhörs" angelangt, dann fordern wir den Kranken
auf, wenn möglich, vor uns zu harnen, um die Art der Entleerung und namentlich
eventuelle Strahlveränderungen zu beobachten, aus denen wir Schlüsse für unsere
klinische Diagnose ziehen können.

Während wir den Harn und eventuell andere Sekrete, die wir gesammelt
haben (Eiter, Blut, Sperma), zur Untersuchung schicken, gehen wir auf die objektive Untersuchung des Kranken über.

Wie bereits erwähnt, soll eine allgemein klinische Untersuchung der spezifischen urologischen vorangehen. Durch diese allgemeine Untersuchung gelingt es
uns manchmal, Zusammenhänge zwischen Harnapparat und anderen Apparaten
zu entdecken, die, nicht nur für die meisten Erkrankungen des urogenitalen
Systems, sondern auch für die funktionellen Mißzustände, die wir ES nennen,
von größter Wichtigkeit sind.

Die spezielle urologische Untersuchung beginnt mit der *Inspektion* der äußeren Genitalien, der unteren Bauchgegend, der Dammgegend, der Leistengegend. Schon sie können uns aufschlußreiche Feststellungen für eine bestehende ES erlauben. So bedürfen das Bestehen einer Blasenextrophie, das Fehlen oder die Verkümmerung des männlichen Gliedes keiner weiteren Erläuterungen. Es handelt sich hier um ernste Entwicklungsstörungen, die, wenn überhaupt mit einer Lebensfähigkeit verbunden, schwere ES mit sich bringen. Die weitere Inspektion des männlichen Gliedes wird mit der Untersuchung der äußeren Harnröhrenöffnung beginnen, die epispadisch oder hypospadisch doppelt angelegt sein kann; eine angeborene Enge, verbunden mit einer Phimose, oder längs des Schaftes durch das Vorhandensein einer Harnfistel, einer Cyste oder einer Geschwulst, Formveränderungen aufweist.

Zusammen mit der Besichtigung des männlichen Gliedes nehmen wir auch die des Hodensackes und der Dammgegend vor, da eventuelle Veränderungen in diesen Bereichen, wie Farbenveränderungen der Haut oder Geschwulstbildungen, für die Erkennung der Ursache einer bestehenden ES von Bedeutung sein können.

Auch bei der Frau werden wir unsere Besichtigung nicht nur auf das Aussehen und auf die Lagerung der äußeren Harnröhrenöffnung beschränken, sondern nach Auseinanderziehen der Schamlippen uns über die Gegenwart einer Cysto- oder Rectocele, eines Prolapses oder einer in die Scheide vorspringenden Geschwulst versichern.

Zum Schluß möchte ich noch erwähnen, was eigentlich zu Beginn dieses, die Inspektion beschreibenden Absatzes hätte gesagt werden sollen, daß man bei jungen Leuten und nicht zu fetten Erwachsenen die gefüllte oder überfüllte Harnblase durch die Bauchdecken als kugelige Vorwölbung oberhalb der Symphyse zu sehen bekommt, was uns in gewissen Fällen Schlüsse über ihre Entleerungsfähigkeit zu ziehen erlaubt.

Auf die Inspektion folgt die *Palpation*, welche die durch die einfache Besichtigung gesammelten Erhebungen, durch unseren Tastsinn zu bestätigen, vervollständigen oder korrigieren gestattet. Bleiben wir bei der Harnblase. Das Betasten der kugeligen Vorwölbung über dem Schambein wird uns also sagen, daß es sich hier um eine bald cystenartige, bald hartwandige Geschwulst handelt, die in der Mittellinie des Körpers liegt, manchmal aber leicht nach rechts oder links geneigt ist, manchmal bis zur Nabelhöhe reicht, nahezu unverschiebbar ist, bei der *Perkussion* reinen Schenkelschall gibt, so daß sie von nicht gut geschulten Beobachtern öfters mit einer Bauchgeschwulst oder, wenn es sich um eine Frau handelt, mit einem graviden Uterus verwechselt wird. Diesen Fehlgriff macht man aber bald gut: man braucht nur einen Katheter in die Harnblase einzuführen, und die verdächtige Geschwulst oder Schwangerschaft zerfließt wie Schnee an der Sonne. Den Inhalt sammeln wir in einem Meßkrug, wir können uns dann eine Vorstellung über die Fassungsmöglichkeit der Harnblase machen.

Die Palpation der Leistengegend läßt uns etwaige vergrößerte oder entzündete Lymphdrüsen erkennen, die einen Fingerzeig für die entzündliche oder neoplastische Natur einer bestehenden ES zu geben vermögen. Auch die Palpation des männlichen Gliedes und der weiblichen Harnröhre kann uns lokalisierte Verhärtungen, periurethrale Infiltrate, Geschwulstbildungen, ja sogar Steine und Fremdkörper, die in der HR liegen, wahrnehmen lassen. Der einfachen Betastung der Pars pendula der männlichen HR können wir die durch ein in die HR eingeführtes Metallinstrument hinzufügen, was uns noch besser über den Zustand der HR-Wandung aufklärt.

Zur Betastung der Pars fixa benützen wir die bimanuelle Exploration. Ein Finger wird in den Mastdarm eingeführt, der andere tastet suprapubisch ab. Auf

Tabelle 1. *Entleerungsstörungen bei Blasenerkrankungen*

| Schmerzempfindung | | | Beschaffenheit des Harns | Veränderungen des Harnstrahls | Sondierung | Palpation Inspektion | Ursache der Störungen |
|---|---|---|---|---|---|---|---|
| Zeitliches Auftreten | Art | Sitz | | | | | |
| Am Schluß der Miktion oder unmittelbar danach. Höhepunkt am Ende | starkes Brennen, Strangurie | Blasengegend | Pyurie oder Hämaturie | gar nicht oder tröpfelnd oder plattgedrückt | frei | evtl. schmerzhaft rectal | jede Cystitis tuberculosa |
| | Strangurie, die bei Bewegung zunimmt | Harnröhre Glans Hoden Darm | Blut, öfters trüb, evtl. kleine Konkremente | manchmal plötzliche Unterbrechung während der Miktion | Konkrement in der Blase | bimanuell gewöhnlich schmerzhaft | Blasensteine |
| | wie oben oder nur leichtes Brennen | evtl. Bauchdecken | manchmal normal, sonst wie oben | meist normal | bei Kindern bimanuell | manchmal palpabel | Fremdkörper |
| Schmerz vor oder im Beginn der Miktion | heftiger Harndrang, der plötzlich einsetzt | Blasengegend Damm Rectum, Eichel | stark trüb, sauer oder alkalisch Fetzchen | normal oder verändert je nach Intensität von Harndrang | schmerzhaft | gewöhnlich negativ | Cystitis |

Tabelle 2. *Entleerungsstörungen bei Harnröhrenerkrankungen*

| Entstehung der Störung | Charakter der Störung | Sonstige Beschwerden | Katheterismus Sondierung | Inspektion Palpation | Ursache der Retention |
|---|---|---|---|---|---|
| plötzlich | Partielle oder totale Harnverhaltung | mehr oder minder intensive Schmerzen evtl. Blutung | die Harnröhre ist verlegt | zuweilen circumskripte Verdickung des Penis In späteren Stadien evtl. Abscesse und Fisteln | Fremdkörper in der Harnröhre |
| | Meist nur relative Behinderung der Miktion | Schmerzen im Damm, Leibschmerzen, Fieber, Stuhlbeschwerden | die Harnröhre ist frei | durch Exploration per rectum oder per vaginam und durch Palpation von außen periproktitischer Absceß oder Parametritis oder Haematocele retrouterina u. a. ähnliche Affektionen festgestellt | Kompression der Harnröhre durch Entzündungsprozesse in der Umgebung |
| allmählich | erschwerte Entleerung | Schmerzen beim Urinieren Enuresis nocturna | die Harnröhre ist frei | enges Praeputium | Phimose |
| | Zunehmende Erschwerung der Miktion später u.U. totale Retention und Iscuria paradoxa | Pollakiurie Strangurie später Symptome von Cystitis | Harnröhre nur für dünne Bougies, später gar nicht mehr durchgängig | zuweilen Verhärtung in der Harnröhre von außen fühlbar | narbige Striktur der Harnröhre |
| | | Schmerzen in der Harnröhre bei der Miktion oder kontinuierlich Ausfluß | Striktur der Harnröhre, evtl. Blutung trotz sachkundiger Bougierung | endoskopische höckerige oder beerenförmige Wucherung, evtl. Verhärtung des periurethralen Gewebes | Krebs der Harnröhre |
| | meist nur behinderte Miktion, selten totale Retention | Leibschmerzen Metrorrhagien Stuhlbeschwerden | Harnröhre nicht verändert | per vaginam palpabel: Lageveränderungen des Uterus. Myom, Collumkrebs, Ovarialcystom, Adnextumoren | Kompression der Harnröhre durch genitale Affektionen |

diese Weise läßt sich die ganze fixe Portion der HR bis in die Prostata hinein gut durchuntersuchen.

Nicht zu vernachlässigen sind die Schmerzempfindungen, die wir durch unser Abtasten erwecken; sie können von großer Bedeutung sein, da sie uns einen sicheren Hinweis auf entzündliche Prozesse, Fremdkörper oder Steine geben.

### Tabelle 3. *Blutung aus der Blase*

| Zeitpunkt der Entleerung | Art der Entleerung | Blutmenge | Aussehen von Harn und Blut | Andere dd. Momente | Ursache der Blutung |
|---|---|---|---|---|---|
| Selten im Beginn, meist erst im Laufe der Miktion gegen Ende zunehmend | das Blut geht mit dem Harn ab, meist mit Schmerzen in der Blasengegend, ohne Nierenkolik. Unregelmäßig | gering, aber anhaltend | Harn ist ungleichmäßig mit Blut gemischt, bei Beginn rosarot, zum Schluß dunkelrot. Zuw. geronnen | Dysurie, Tenesmus, Pyurie | Cystitis |
|  |  | meist gering Blutung kurz |  | Heftige, in die Glans ausstrahlende Schmerzen. Bei Bewegung stärker. Evtl Strahlunterbrechg. | Blasensteine |
|  |  | Meist reichhaltige Blutung |  | Setzt plötzlich ein ohne Schmerzen. Setzt plötzlich aus Evtl. Geschwulstpartikeln im Harn | Blasengeschwülste |

### Tabelle 4. *Blutung aus der Harnröhre*

| Zeitpunkt der Entleerung | Art der Entleerung | Blutmenge | Aussehen des Harnes oder Blutes | Weitere dd. Momente | Ursache der Blutung |
|---|---|---|---|---|---|
| Vor der Miktion | spontan oder durch Herauspressen | Tropfen oder profuse Bl. | reines flüssiges Blut Harn gefärbt | Anamnese (Einführen in die HR von Instrument oder Fremdkörper) Dysurie evtl. Fieber | Schleimhautverletzung |
|  |  | meist nur wenige Tropfen | reines Blut totale Harnverhaltung | Anamnese (Rittlingsfall auf den Damm oder ähnliches Trauma) Schmerzhafte Schwellung am Damm Ausdehnung der Blase Harninfiltration | Ruptur der Harnröhre |
|  |  | verschieden | Blut ebenso. Wenn Harn vorhanden, etwas blutig | Erschwerte Miktion oder totale Retention Schmerzen, evtl. circumscripte Verdickung am Glied Sonde stößt auf Hindernis Anamnese! | Fremdkörper in der Harnröhre |
| Terminale Blutung: die letzte Harnportion ist blutig Oft wurmförmiges Gerinnsel im Beginn der Miktion | das Blut geht mit dem Harn ab, evtl. unter Schmerzen in der Harnröhre und am Damm | gering | Harn im Laufe der Miktion klar, am Schlusse rosa bis dunkelrot. Seltener reines Blut | Schmerzhafter Harndrang Eitriger Ausfluß aus der Harnröhre. Gonokokken | Schwere Gonorrhoe |
|  |  |  |  | Heftige ausstrahlende Schmerzen unter dem Schambein. Harn und Stuhlbeschwerden. Schmerzhafter Prostatatumor per rectum | Prostatitis |
|  |  |  |  | Zunehmende Harnretention Vergrößerung der Prostata | Prostatahypertrophie |
|  |  |  |  | Unbestimmte Harnbeschwerden und Schmerzen. Neg. Befund Anamnese! | Gewohnheitsmäßiger Coitus interruptus |
| Blutige Pollutionen |  |  | Harn klar | Heftige im Penis und Rectum ausstrahlende Schmerzen in der Gegend des Blasenhalses. Blasentenesmus Stuhlbeschwerden Schmerzhafter Tumor neben der Prostata | Akute Samenblasenentzündung |

Sind wir soweit, dann haben wir an jene diagnostischen Hilfsmaßnahmen zu denken, die den Abschluß unserer Krankenanalyse darstellen. Bevor wir aber dazu greifen, müssen wir uns über die ermittelten Wahrnehmungen von Art und Ursache der ES bereits weitgehend informiert haben. Sie reichen aber nicht immer aus. In vielen Fällen genügen nämlich die Erhebungen nicht, die gesammelten Elemente erlauben uns noch keine Indikation für ein röntgenologisches oder instrumentelles oder endoskopisches Eingreifen. Wir werden in derartigen Fällen den Patienten einer längeren oder kürzeren klinischen Beobachtung unterziehen müssen. Die Untersuchung in Verbindung mit der klinischen Beobachtung werden uns dann Befunde geben, die für die Klinik brauchbar sind (v. LICHTENBERG). Wir dürfen nicht vergessen, daß wir uns bei der Diagnose von ES nicht nur mit der Erkennung einer solchen begnügen können, sondern auch das erkennen wollen, was sie heraufbeschworen hat und was für die Behandlung maßgebend ist.

Es gibt ES, die wir schon bei der einfachen Betrachtung des Kranken zu erkennen vermögen, wie z.B. die angeborenen Mangel- oder Fehlbildungen der HR und des Penis. Andere ES lassen sich durch die Anamnese feststellen, bei wieder anderen müssen wir alle unsere Künste in Bewegung setzen, um klinisch brauchbare Bilder zu erhalten. Im allgemeinen werden wir grobe diagnostische Schlüsse vermeiden, wenn wir uns nicht nur auf einen einzigen Faktor stützen, wie wir uns auch nicht durch eine noch so lockende Symptomatologie verleiten lassen dürfen. Nur die Zusammenfassung und nach klinischen Gesetzen richtig vorgenommene Einreihung sämtlicher Erhebungen wird uns eine klinische Diagnose und daher die allein gültige Indikation für unser weiteres diagnostisches Vorgehen geben.

# IV. Untersuchungsmethoden

## a) Röntgenologische Untersuchungsmethoden

Wie bei Erkrankungen der oberen und mittleren Harnwege die Urographie jeder anderen Untersuchungsmethode vorausgeschickt wird, so muß heutzutage die Urethrographie jeder instrumentellen oder endoskopischen Untersuchung vorangehen.

Triftige Gründe für ein derartiges Vorgehen sind: die Gefahrlosigkeit der urethrographischen Untersuchung und die wertvollen Auskünfte, die uns dieselbe über die Morphologie der Harnröhre gibt, welche unsere anamnestischen und objektiven Erhebungen vervollständigen und uns weitere Indikationen anzeigen.

Es ist wirklich erstaunlich, daß sich die Urethrographie, die bereits seit bald 30 Jahren in die urologische Diagnostik eingeführt wurde, heute noch nicht den ihr gebührenden Platz gefunden hat. Der Grund dafür mag einerseits in der Handsicherheit der älteren Urologen zu suchen sein, die gewohnt sind, mit irgendeiner Untersuchungssonde die feinsten pathologischen Veränderungen der HR zu erkennen, eine Routine, die auch den jüngeren Generationen vermittelt wird; andererseits in der noch heute zu Unrecht bestehenden Angst vor Komplikationen, die das Einspritzen von schattengebenden Substanzen in die HR zur Folge haben kann. Haben sich seinerzeit schwere, manchmal sogar tödliche Zwischenfälle bei der Urethrographie ereignet, so lag die Schuld nicht direkt an der Methode, sondern vielmehr an den schattengebenden Lösungen, die man verwendete (VACCARI, CRABTREE, BALL u. PELZ, MORELLI-GUALTIEROTTI, FAZEKAS, SCHEELE, GAUDIN).

Bei den heute verwendeten wäßrigen, isotonischen, kontrastreichen Mitteln (DEUMAN u.a.) kann man sicher sein, daß, auch wenn das Mittel in den Blutkreislauf eindringt, es keine unangenehmen Folgen nach sich zieht.

Was die spezielle Technik der Urethrographie betrifft, so wird im allgemeinen, vor der Einverleibung des Kontrastmittels, eine Leeraufnahme gemacht, die uns in vielen Fällen Verkalkungen, Steine, Fremdkörper, Knochensplitter usw. zu beobachten erlaubt.

Als Kontrastmittel dienen, außer den bereits erwähnten, schattengebenden Flüssigkeiten, auch Luft. In letzterem Falle spricht man von einer Pneumourethrographie (GIROTTO), die namentlich Fremdkörper zu Gesicht bringen soll.

Bei jeder mit einem Kontrastmittel vorzunehmenden Urethrographie, muß man entweder von einer vorangehenden instrumentellen Untersuchung ganz absehen, oder, wenn eine solche stattgefunden hat, eine geraume Zeit verfließen lassen, bevor man urethrographiert. Man muß abwarten, bis man sicher ist, daß auch ganz oberflächliche Schleimhautabschürfungen, die bei der zartesten instrumentellen Untersuchung vorkommen, geheilt sind; denn durch diese oberflächlichen Kontinuitätstrennungen kann das eingespritzte Kontrastmittel seinen Weg in den Blutkreislauf finden. Ein Ereignis, welches, wie gesagt, bei den heutigen Mitteln nicht gefährlich ist, aber doch, durch Sichtbarmachung von Venenplexusse und eventuell von Lymphbahnen, den jeweils bestehenden morphologischen Zustand verändert.

Ganz unschädlich ist auf jeden Fall die miktionelle Urethrographie, die, nach vorgenommener endovenöser Einführung von schattengebenden Mitteln, vorgenommen wird. Diese Art der Urethrographie ist, vom rein physiologischen Standpunkt aus diejenige, die uns die wertvollsten diagnostischen Hinweise bei ES gibt, da die Sphincteren durch die von unten her eingespritzte Flüssigkeit überreizt werden. Diese Art der Urethrographie ist aber öfters aus psychischen Gründen nicht möglich, da der Kranke nicht immer geneigt ist, auf Befehl den Harn zu lassen. Außerdem sind manchmal die Kontrastbilder, durch die große Verdünnung des Kontrastmittels, sehr flau und daher, was Einzelheiten betrifft, schwer zu entziffern.

Aus diesen Gründen ist die Urethrographie mit Injektion des Kontrastmittels von unten her vorzuziehen. Die Erfahrung hat gezeigt, daß, wenn man die ganze HR röntgenologisch zu Gesicht bekommen will, man die Aufnahme während der Einspritzung vornehmen muß, da andernfalls die eingespritzte Flüssigkeit von der hinteren HR in die vordere refluiert. Wenn es aber möglich ist, füllt man die Blase mit dem eingespritzten Kontrastmittel und läßt den Kranken unter dem Schirm harnen (FASIANI). Aber auch hier stoßen wir manchmal auf jene Schwierigkeiten, die wir schon früher bei der sog. miktionellen Urethrographie erwähnt haben.

Was die Einzelheiten der Lagerung des Kranken, der Röntgenaufnahme, der Technik des Einspritzens betrifft, verweise ich auf Bd. V dieses Handbuches, wo alle Details angeführt sind. Hier sei nur auf die Nützlichkeit der Urethrographie im Dienste der Diagnose bei ES aufmerksam gemacht und nur die Indikationen dieser besonderen Untersuchungsmethode seien besprochen.

Die Urethrographie läßt sich, auch wenn sie, vom rein theoretischen Standpunkt aus betrachtet, immer durchführbar ist, doch nicht bei jeder ES anwenden. Es gibt ES, die wir schon mit der klinischen Diagnose in allen Einzelheiten klären können. Andererseits gibt es auch solche, bei denen wir alle Mittel, die uns zur Verfügung stehen, anwenden müssen, daher auch die Urethrographie, um ans Ziel zu gelangen. Was die Urethrographie leisten kann, erhellt aus dem von SCHUMANN beschriebenen eigenartigen Fall, bei dem eine durch Stein entstandene HR-Perforation nach 36jährigem Bestehen durch die Urethrographie endlich geklärt wurde. Ganz besonders ist die Urethrographie bei HR-Verletzungen indiziert. SABADINI, der auf diesem Gebiet vielleicht die größte Erfahrung besitzt, plädiert für die sofortige Urethrographie nach Traumatismus, wie er in solchen Fällen überhaupt für den sofortigen Eingriff ist. Er hat in 70 derartigen Fällen die

Urethrographie ohne jede Komplikation ausgeführt. Dies gilt für alle Arten von Verletzungen der vorderen und der hinteren HR, da nur das urethrographische Bild uns die Möglichkeit für eine rationelle Behandlung gibt.

Sofort nach den Verletzungen kommen die Strikturen. Wenn es außer Zweifel steht, daß die Diagnose von Strikturen durch das Einführen einer Tastsonde in die HR gestellt wird, dann ist es ebenso wahr, daß weder die Tastsonde noch die urethroskopische Betrachtung uns über die Länge, Enge, Lokalisation, Multiplizität der Striktur unterrichtet. Nur die Urethrographie ist imstande, uns bis in alle Einzelheiten des pathologischen Geschehens zu informieren, weshalb die Urethrographie unumgänglich notwendig ist, bevor man sich zu irgendeinem Eingriff entscheidet. Ja, auch bei Divertikeln, den angeborenen oder den erworbenen, den paraurethralen Gängen, den Varietäten von sog. Doppel-HR, bei Fistelgängen und bei Geschwülsten erlaubt es die Urethrographie, einen diagnostischen Verdacht zu bestätigen. Dasselbe gilt auch für die gefährlichen Harninfiltrate, den periurethralen Abscessen.

## b) Instrumentelle Untersuchungsmethoden

Der Weg, den die instrumentelle Untersuchung nimmt, ist die HR. Bevor wir eine derartige Untersuchung vornehmen, müssen wir über den Zustand der HR durch die Anamnese, den subjektiven und objektiven Befund unbedingt unterrichtet sein und auch wissen, was wir von der vorzunehmenden Untersuchung zu erwarten haben.

Eine instrumentelle Untersuchung der HR bedarf also wie jeder andere Eingriff einer strikten Indikation, da wir uns immer vergegenwärtigen müssen, daß jede instrumentelle Untersuchung die Gefahr der Verletzung und der Infektion in sich birgt.

Daß jede instrumentelle Untersuchung unter aseptischen Vorsichtsmaßregeln vorgenommen werden muß, erübrigt sich zu betonen. Der untersuchende Arzt muß nicht nur eine sorgfältige Händedesinfektion vornehmen, er muß auch das Genitale gründlich waschen und zu entkeimen suchen (Penis, Glans, Hoden beim Manne, äußere Schamlippen, Vulva und eventuell Scheide bei der Frau), an dem instrumentiert werden soll. Wie bei jeder chirurgischen Prozedur wird die Umgegend der Geschlechtsteile mit sterilisierten Tüchern zugedeckt. Ist der untersuchende Arzt aus äußeren Gründen nicht in der Lage, eine sorgfältige Händereinigung durchzuführen, so werden die anzuwendenden Instrumente mit einer sterilisierten Pinzette angefaßt, das männliche Glied mit einer Kompresse. Doch stellt dieses letztere Vorgehen einen Ausweg dar, der dem untersuchenden Arzt einen Teil des „Fingerspitzengefühls" wegnimmt, welches gerade bei HR-Untersuchungen besonders notwendig ist (s. Abb. 13—14).

In gewissen Fällen kann außer der äußeren Desinfektion auch eine HR-Irrigation nützlich sein. Dafür gibt es 2 Methoden: Spritzen- und Schwergewichtsmethode.

*1. Die Spritzenmethode.* Von Spritzen gibt es mehrere Typen: kleine für Injektionen und Instillationen, große für Irrigationen. Von den kleinen ist die brauchbarste die mit einem konisch-olivären Ansatz, der sich in die männliche äußere HR-Öffnung sehr gut einpaßt. Auch für die weibliche HR gibt es eigens gebaute Spritzen.

Für Irrigationen eignet sich am besten die populäre Janetsche Spritze.

*2. Schwergewichtsmethode.* Dem Spritzensystem ist das Schwergewichtssystem vorzuziehen, da sich dabei größere Flüssigkeitsmengen anwenden lassen, die Spülung reichhaltiger ausfällt, wodurch wiederum gewisse therapeutische Effekte erzielt werden. Der geeignete Druck wird durch Heben oder Senken des Gefäßes geregelt, in dem sich die Irrigationslösungen befinden. Bei genügender Hebung kann man auch eine urethral-vesicale Irrigation durchführen. Als Irrigationslösungen werden nichtreizende antiseptische Lösungen verschiedenartiger

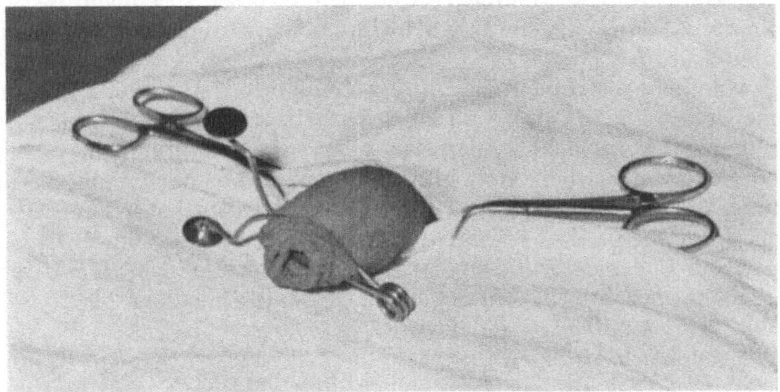
Abb. 13. Penisklemme nach Lokalbetäubung der HR-Schleimhaut

Zusammensetzung gebraucht. Im Absatz medizinische Therapie wird später noch darüber berichtet.

Was die Sterilisierung der Instrumente betrifft, so können wir sie mit physischen oder chemischen Mitteln erreichen. Für Metallinstrumente eignet sich am

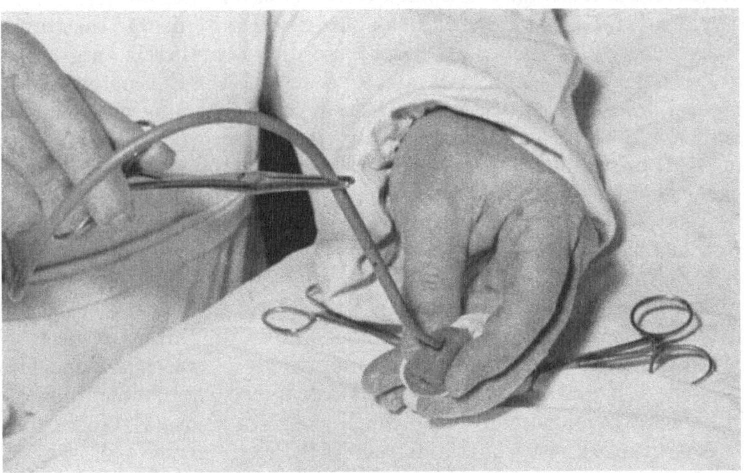
Abb. 14. Harnröhrenkatheterung

besten das Abkochen in siedendem Wasser, 10 min lang; auch Trockenhitze im Autoklaven bis 140° kann dazu dienen. Instrumente aus Gummi oder plastischen Substanzen (Polyvinyle) können ebenso durch Abkochen sterilisiert werden, doch schadet das Wiederholen dieser Prozedur dem Gummi und der Plastik: ersteres wird spröde, rauh und brüchig, letztere hart und steif und dadurch unbrauchbar. Nicht auskochbar sind Instrumente, die aus Seiden- oder Baumwollgespinst mit Firnislackierung bestehen. Alle nicht auskochbaren Instrumente kann man dadurch entkeimen, daß man sie entweder 24 Std in einer antiseptischen Lösung liegenläßt oder 24—48 Std in eigens dafür gebauten Zylindern [Desnos-Zylinder (Abb. 15, Nr. 12)] Formalindämpfen aussetzt. Es gibt auch Formalinöfen, die durch einen elektrischen Heizer auf 40—50⁰ Wärme gebracht werden, was den Entkeimungsvorgang beschleunigt. Man darf nicht vergessen, diese formalinisierten Instrumente vor Gebrauch in sterilem Wasser zu spülen, da sonst das ihnen anhaftende Formalin die HR-Schleimhaut reizen und ein heftiges Brennen hervorrufen würde.

Die gewöhnliche instrumentelle Untersuchung erfordert weder lokale noch eine allgemeine Betäubung, da sie, wenn mit leichter Hand ausgeführt, für gewöhnlich keine Schmerzen verursacht. Allerdings gibt es hochempfindliche oder nervöse Patienten, bei denen es sich empfiehlt, schmerzlindernde oder gemütsberuhigende Maßnahmen anzuwenden. Auch auf die Schmerzlinderung bei ES werden wir noch zu sprechen kommen. Hier sei nur daran erinnert, daß wir durch Einspritzung in die HR von Cocainderivatlösungen nur die unempfindliche HR-Schleimhaut erreichen, nicht aber ihre tieferen Schichten, weshalb auch der kleinste Dehnungsversuch als schmerzhaft empfunden wird.

Die instrumentelle Untersuchung wird am besten in Rückenlage des Patienten ausgeführt, wobei das Becken durch ein unterschobenes Kissen leicht gehoben wird, die Beine in der Hüfte leicht abduziert und im Kniegelenk leicht gebogen werden. Der untersuchende Arzt steht an der rechten Seite des Patienten (wenn Rechtshänder, an der linken wenn Linkshänder). Zwischen 4. und 3. Finger der linken Hand erfaßt er das männliche Glied und hebt es hoch, mit dem 1. und 2. Finger spreizt er den Meatus. In der rechten Hand hält er das einzuführende Instrument, welches kurz vorher mit einem Gleitmittel reichlich versorgt wurde. In einer normalen HR dringt das Instrument bis zu einem gewissen Punkt leicht und ohne Widerstand ein, dann plötzlich spürt die Hand, die das Instrument hält, einen Widerstand; es ist auch der einzige, den die normale HR entgegenzusetzen hat. Der Widerstand will sagen, daß man an dem äußeren Sphincter angekommen ist, er bedeutet die Antwort des Sphincters auf die Berührung mit dem Eindringling: Spasmus! Läßt man jetzt den Kranken tief atmen, wodurch die Bauchpresse entspannt wird, und redet ihm zu, ohne Pressen an Harnlassen zu denken, übt aber gleichzeitig einen leichten Druck auf das eingeführte Instrument aus, so wird man durch das plötzliche Nachgeben des Widerstandes überrascht. Das Instrument gleitet leicht weiter bis in die Harnblase, ohne daß der Kranke irgendein unangenehmes Gefühl empfindet. Ein erfahrener Meister in derartigen Untersuchungen sagte, er habe immer den besten Erfolg mit der „Überlistung" des Schließmuskels gehabt. Damit meinte L. Kielleutner, daß man durch schnelles Arbeiten imstande sei, die Spitze einer Knopfsonde so rasch an das Hindernis heranzubringen, daß der Sphincter gar nicht Zeit hat, sich zu kontrahieren. Heutzutage sind solche Erfahrungen durch die Vorbereitung des Kranken mit einem der vielen Antispastica fast vollständig aus der Praxis verschwunden.

Doch nicht immer erfolgt die Untersuchung so glatt, wie sie eben beschrieben wurde. Es gibt Fälle, in denen der Sphincterspasmus nicht nachgibt. Der Anfänger wäre geneigt, das Hindernis durch „Anlauf" zu überwinden. Ein derartiges Vorgehen ist nicht nur zu verpönen, sondern auch als schadenbringend zu vermeiden. Viel richtiger ist es, „ante portas" stehen zu bleiben und abzuwarten, bis sich der Spasmus von selbst gelöst hat; oder das weiche Instrument mit einer Metallsonde zu vertauschen, die den Sphincter viel leichter überwindet.

Wie bereits zu Beginn dieses Abschnittes gesagt wurde, bedarf jede instrumentelle Untersuchung der HR einer ganz strikten Indikation, die durch die gesammelten klinischen Elemente gestellt wird. Mit anderen Worten: wir wollen dadurch nicht nur eine Bestätigung unserer Diagnose erhalten, sondern sie auch verfeinern, d.h. die einzelnen anatomischen Details kennenlernen, welche die ES hervorgerufen haben; nachdem es sich hier in der großen Mehrzahl der Fälle um ES handelt, denen eine Verengung der HR-Lichtung zugrunde liegt, wollen wir durch die instrumentelle Untersuchung über den Sitz, die Ausdehnung, die Anzahl, wenn möglich auch über die Natur der Prozesse informiert sein, die diese ES hervorrufen. Es handelt sich also nicht nur um die Erkenntnis einer Striktur im Sinne des engeren Sprachgebrauches, sondern auch um die Erkenntnis eines Fremdkörpers, einer Urethritis, Littritis, einer Geschwulst oder eines Divertikels.

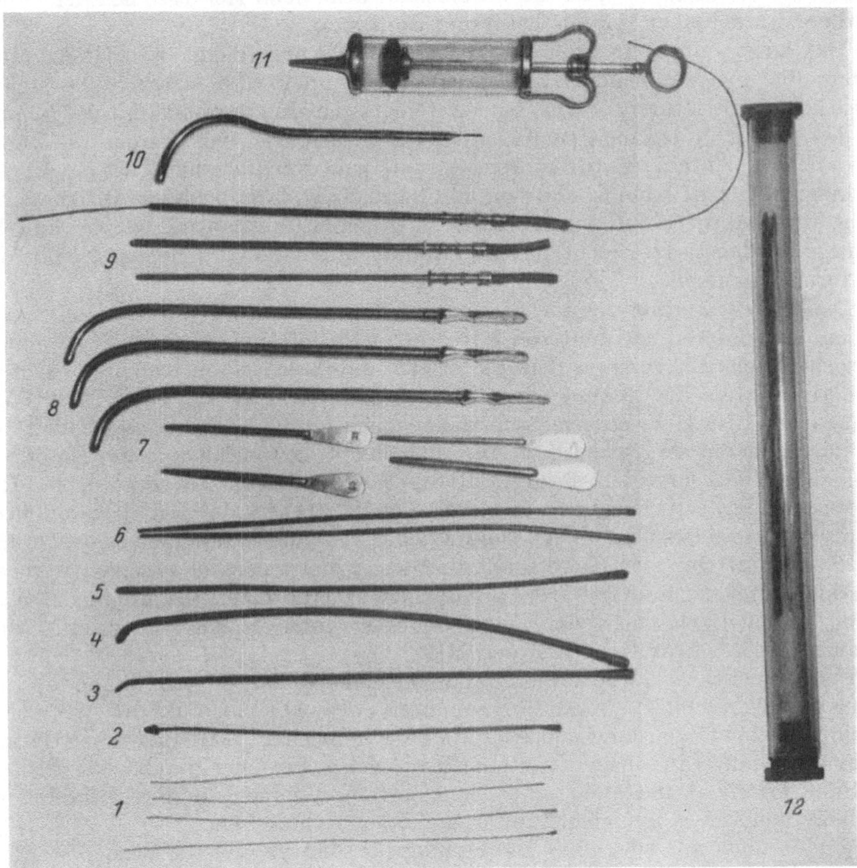

Abb. 15. Verschiedene Sonden, Bougie und Metallkatheter. Spritze. *1* Filiforme Bougies; *2* Knopfsonde nach GUYON; *3* Tiemann-Katheter; *4* Mercier-Katheter; *5* gerader Katheter (Coudé); *6* weiche Dilatationssonden; *7* gerade Metallsonden für die vordere Harnröhre; *8* Dittelsche Metallsonden; *9* gerade Metallkatheter nach MAY; *10* Benniqué-Sonden; *11* Blasenspritze; *12* Glasröhre (auch Plastik) zum Aufbewahren der Sonden

Eine allgemeine Kontraindikation zur instrumentellen Untersuchung ist nur durch akut entzündliche Prozesse im Urogenitaltrakt gegeben (Urethritis, Prostatavesikulitis, Epidydimitis).

Für die Untersuchung der HR stehen uns zur Verfügung: Sonden, Bougies, Katheter. Das wichtigste Untersuchungsinstrument ist die altbekannte Tastsonde von GUYON (Sonde a boule, s. Abb. 15, Nr. 2). Ursprünglich wurde sie aus lackiertem Seidengespinst hergestellt, heute fertigt man Knopfsonden auch aus plastischen Substanzen an. Diese haben im Vergleich zu jenen den großen Vorteil einer sehr glatten Oberfläche, wodurch die zarte Schleimhaut vor Abschürfungen während der Betastung geschützt wird. Der Stiel dieser Sonden ist bedeutend dünner als der olivenförmige Ansatz, wodurch seine freie Beweglichkeit in der

HR gesichert ist. Auch die Biegsamkeit des Stiels ist eine unumgänglich notwendige Eigenschaft dieses Instrumentes, da es dadurch allen Krümmungen der HR folgen kann. Gleichzeitig muß aber der Stiel auch eine gewisse Steifheit besitzen, um den Eindruck von Widerständen zu vermitteln, welchen die Knopfolive auf ihrem Weg durch die HR begegnet. Die Untersuchung mit der Knopfsonde endet nicht mit ihrer Einführung bis in die Blase, sondern nach ihrem Herausziehen aus der HR. Der „Rückweg" ist möglicherweise noch aufschlußreicher als der „Hinweg", da die Gefühlseindrücke beim Herausziehen der Sonde stärker wahrnehmbar sind als bei ihrem Einführen.

Das Anwendungsgebiet der Knopfsonde ist sehr ausgedehnt, welcher Art auch immer die angenommene HR-Erkrankung sein mag. An erster Stelle stehen natürlich die Strikturen. Durch eine systematische Untersuchung mit der Knopfsonde sind wir in den meisten Fällen imstande, den Sitz, das Kaliber, die Länge und auch die Anzahl der Strikturen festzustellen. Dazu beginnen wir die Untersuchung mit einer Knopfsonde von 20 Charr.; falls diese beim ersten Hindernis nicht weitergeht, greifen wir zu einem niedrigeren Charr. usw., bis wir auf die richtige Sondenstärke treffen, die uns erlaubt, durch alle vorhandenen Strikturen hindurchzukommen.

Die Knopfsonde gibt uns auch Auskünfte über Vorkommen und Art von Sekretionen der vorderen und hinteren HR, was nicht nur eine genauere Feststellung über chronische Eiterung im Bereich der HR und ihrer Drüsenelemente bedeutet, sondern auch die Entdeckung einer bösartigen Geschwulst oder eines Divertikels erlaubt. Zu diesem Zwecke müssen wir ziemlich großkalibrige Knopfsonden anwenden, denn nur sie gewähren uns die Möglichkeit, Unterschiede in der Empfindlichkeit und Geschmeidigkeit der HR durch den Tastsinn zu empfangen. Die Knopfsondenuntersuchung gibt uns auch die Gelegenheit, das HR-Sekret mikroskopisch zu untersuchen. Beim Herausziehen der Sonde sammelt sich nämlich das Sekret am Hals der Knopfsonde und kann hier leicht aufgefangen werden. Um das Sekret der hinteren HR zu untersuchen, muß man die vordere HR ausgiebig waschen, ehe man die Knopfsonde einführt. Danach entstammt das herausgeförderte Sekret der hinteren HR.

Endlich sei noch daran erinnert, daß die Knopfsonde für die Diagnose von Steinen und Fremdkörpern nützlich sein kann, obwohl das Gefühl des Anstoßens an einen harten Gegenstand auch durch eine sehr enge und harte Strikturnarbe gegeben sein könnte. In solchen Zweifelsfällen dürfen wir zu einer Metallsonde greifen.

Sind wir nicht imstande, mit der kleinsten Knopfsonde durchzukommen, dann werden wir es mit einem filiformen Bougie versuchen.

Metallsonden mit oder ohne Krümmung für Männer und für Frauen werden angewendet, um tiefliegende HR-Strikturen, infektiöse Herde oder Infiltrate der vorderen HR zu lokalisieren. Ein Reibungsgefühl wird manchmal die Gegenwart eines Steines in der prostatischen HR oder in der Blase erkennen lassen. Auch hier wird mit großen Sonden begonnen: Charr. 24 oder 26. Kleinkalibrige Sonden werden am besten vermieden, da sie leicht zu falschen Strassen führen. Die Palpation auf die Sonde erlaubt Infiltrate zu erkennen, die mit Knopfsonden oder weichen Bougies nicht festzustellen sind. Sonden werden auch benützt, um geschlossene infizierte Littresche Drüsen zu lokalisieren und durch Massage zu entleeren.

Gewöhnliche Gummikatheter (Nélaton, Tiemann) oder halbsteife (Mercier) haben im Rahmen der HR-Untersuchungen keinen rechten Sinn. Ihre Wirkungssphäre entspricht mehr der Therapie als der Untersuchung, wenn man auch in vereinzelten Fällen zum Zwecke der HR-Untersuchung einen Katheter benutzen kann.

## c) Endoskopische Untersuchungsmethoden

Die Urethroskopie, d.h. die Besichtigung der HR mit eigenen optischen Instrumenten, wird mit eben denselben aseptischen Vorsichten vorgenommen wie jede andere instrumentelle Untersuchung. Wir unterscheiden eine rein diagnostische von einer therapeutischen Urethroskopie, je nachdem es sich darum handelt, entweder nur den jeweiligen morphologischen Zustand der HR-Schleimhaut wahrzunehmen oder pathologische Veränderungen therapeutisch zu beeinflussen oder aber Gewebestücke zwecks Biopsie zu entfernen.

Die Urethroskopie kann sowohl beim Manne als bei der Frau vorgenommen werden. Bei der Frau hat sie mehr den Charakter der Urethro-Cystoskopie, da durch die Kürze der weiblichen HR gleichzeitig auch der Blasenhals und die Blase besichtigt werden. Beim Manne unterscheidet man eine „vordere" von einer „hinteren" Urethroskopie, je nachdem man die Besichtigung der vorderen oder der hinteren HR durchführt.

Es gibt auch verschiedene Urethroskope, die für die Besichtigung der vorderen oder der hinteren HR bestimmt sind. Auf die Eigenart dieser Instrumente hier einzugehen, dürfte überflüssig sein, da im 6. Band dieses Handbuches, das der Endoskopie gewidmet ist, ausführlich über alle Instrumente berichtet wird.

In der Zeit, da die Therapie der Gonorrhoe ein kompliziertes und nicht leicht lösbares Problem darstellte, griff man öfters zur Urethroskopie, um chronische inkrustierte Entzündungsherde, Drüsenabscesse, Fistelgänge zu lokalisieren und zu behandeln. Die moderne Behandlung der Gonorrhoe mit Antibiotica, die eine rasche und radikale Heilung gestattet, hat alle diese Komplikationen fast völlig beseitigt, infolgedessen auch das Wirkungsfeld der Urethroskopie, namentlich der „vorderen", ganz bedeutend eingeschränkt. Heute kommt nur noch die Pathologie der hinteren HR für die urethroskopische Untersuchung in Betracht. Die Besichtigung der hinteren HR kann noch heute, bei gewissen Fällen, von außerordentlicher Bedeutung sein. Die Besichtigung der hinteren HR kann nicht nur die klinische Diagnose einer ES bestätigen, sondern auch ihre Ursache erkennen lassen, was für die einzuleitende Therapie von der allergrößten Wichtigkeit ist.

Bei Urethritiden gelingt es uns, mit der Urethroskopie weiche von harten Infiltraten, entzündliche Polypen vom einfachen Ödem, cystische Drüsenbildungen usw. zu unterscheiden. Beim weichen Infiltrat sieht die HR-Schleimhaut dunkelrot oder violett gefärbt aus und ist geschwollener und glänzender als die normale Schleimhaut.

Bei harter Infiltration, ein fortgeschrittener Zustand der vorherigen, neigt die Schleimhaut zur Sklerose: das Epithel wird platt und hornig. Die Farbe schlägt von dunkelrot ins weißgraue und wird silbrig wie bei den Leukoplakien. Die so veränderte Schleimhaut hat ein derbes Aussehen und die HR-Lichtung, die normalerweise punktförmig ist, erscheint wie eine starre Öffnung (MARION). Diese Veränderungen findet man für gewöhnlich in der HR hier und da verstreut, besonders in der Nähe der Ausführungsgänge der Drüsen.

Bei der chronischen Urethritis ist die Besichtigung der Drüsen, welche die eigentlichen Infektionsherde darstellen, von besonderem Interesse. Diese chronisch entzündeten Drüsen haben verschiedenes Aussehen. Das eine Mal beobachtet man einen stark geröteten Ausführungsgang mit tiefrotem Saum, der manchmal das danebenliegende Gewebe überragt und aus dem Eiter herausfließt. Das andere Mal sehen wir aus dem Ausführungsgang den dickbreiigen Eiterwurm herausspritzen. In wieder anderen Fällen ist der Ausführungsgang geschlossen, wodurch die Drüse zur Cyste wird. Diese Cystenbildungen können auch Walnußgröße erreichen und zu schweren ES Anlaß geben.

Polypen sind für gewöhnlich entzündlicher Natur. Sie können vereinzelt oder gruppenweise vorkommen. Bullöses Ödem, als Ausdruck eines Entzündungsprozesses, tritt vorwiegend am Blasenhals auf, kann aber auch in jedem Abschnitt der hinteren HR beobachtet werden.

Ein ganz besonderes Interesse verdient das Verumontanum wegen der seltenen pathologischen Veränderungen, die schwere ES hervorrufen können. Entzündliche und echte Polypen sind leicht zu erkennen. Bei hartnäckigen Urethritiden wird das Verumontanum besonders groß und wulstig, verliert seine Zartheit, ist mit Ödem belegt, was ihm ein eigenes Gepräge — das einer Himbeere — verleiht. Daneben kann man Geschwürbildungen, blutige Suffusionen, Exsudate und entzündete Drüsen beobachten. Auch die angeborenen Ventilbildungen in der äußeren Portion des Verumontanum, die schwere ES herbeiführen können, sind urethroskopisch sichtbar. Erworbene Divertikel der hinteren und angeborene der vorderen HR sind durch die Urethroskopie erkennbar, ihr Fassungsvermögen und ihre Ausdehnung aber nur durch Urethrographie bestimmbar.

Leicht zu erkennen sind Steinbildungen, die auch leicht mit der Faßzange entfernt werden können. Die Geschwülste der HR werden bei Männern seltener als bei Frauen angetroffen. Ihr Gewohnheitssitz ist in der Nähe der äußeren HR-Öffnung, doch kann man sie in jedem beliebigen Bezirk der HR antreffen. Es kann sich um gutartige wie um bösartige Geschwülste handeln. Erstere sind häufiger. Ist eine terminale Hämaturie vorhanden, so kann die Urethroskopie sehr aufschlußreich sein, indem sie eine bösartige Geschwulst entdeckt.

Harnröhrenprolapse sind eine Domäne der weiblichen Urologie. Bei der Frau kann man die kurze HR bis in die Blase hinein leicht mit einem einfachen, geradsichtigen Urethroskop untersuchen, weshalb die Urethroskopie bei der Frau eigentlich eine Urethro-Cystoskopie ist. Die HR-Veränderungen bei der Frau entsprechen denen des Mannes: man kann Absceßbildungen, Cysten, Divertiköffnungen, Fistelgänge und Geschwülste beobachten.

Bei den Strikturen der männlichen HR sind die Indikationen der Urethroskopie fast nicht vorhanden, da das Instrument höchstens bis zum Eingangspunkt der Striktur geführt werden kann, weiter aber nicht.

# V. Therapie der Entleerungsstörungen

## a) Medizinische Therapie

Die medizinische Behandlung der ES hat ihre bestimmten Indikationen, die der Vielseitigkeit der Symptomatologie entsprechen. Will man eine erfolgreiche medizinische Therapie anwenden, so muß man trachten, über die den ES zugrunde liegenden Ursachen genau informiert zu sein. Dabei darf sich unser Augenmerk nicht nur auf die örtliche Störung beschränken, sondern muß auch nach entlegenen Reaktionen fahnden und nicht zuletzt die Beeinflussung auf den Allgemeinzustand des Kranken berücksichtigen.

ES behandeln heißt also, auf die Ursachen und auf die Folgen derselben therapeutisch einzuwirken.

Unter medizinischer Therapie, wie dieser Absatz betitelt ist, verstehe ich nicht nur die medikamentöse Therapie, sondern auch alle jene Maßnahmen (physikalischer, diätetischer, hygienischer, klimatischer Natur usw.), die für alle ES der HR, wie für jede andere Erkrankung des Harnapparates gültig sind.

Unter den *allgemeinen Maßnahmen* kann man nie genug auf der Nützlichkeit von Bettruhe und -wärme bei akuten ES jeder Art, ganz besonders bei solchen entzündlicher Natur bestehen, wobei noch hervorgehoben werden soll, daß auch bei chronisch verlaufenden ES Bettruhe von Vorteil ist. Wollen wir bei diesen letzten nicht ganz so streng vorgehen, so werden wir doch körperliche Anstrengungen jeder Art verbieten.

Es erübrigt sich, auf die Wichtigkeit *diätetischer Einschränkungen* einzugehen (RIEUNAU, STEPP). Wir alle wissen, wie schlimm gewürzte, blähende Speisen, Alkohol, Kaffee usw. sich auf akut entzündliche Prozesse auswirken (BORST, COOMBS, CZECH, JOHNSON, WELCH). Ferner kann man durch ganz besondere Diäten (ketogene) den $p_H$ des Harnes stark im Sinne einer Ansäuerung beeinflussen, was für die Bekämpfung gewisser Infektionen von Nutzen ist (CLARK u. BIGSBY, NARATH). Verursacht eine ES Rückstauung und Nierenbelastung, dann muß auch die Flüssigkeitsaufnahme geregelt werden. Andererseits dürfen wir nicht vergessen, daß bestimmte mineralarme Quellen (Wildungen, Vittel, Fiuggi usw.) reichlich genossen ein ausgezeichnetes Entkeimungsmittel darstellen (KESTERMANN, MUSIANI). Auch klimatische Behandlung in eigenen Badeorten (CZECH) oder Sanatorien kann bei bestimmten Krankheitserscheinungen von Nutzen sein.

Neben den hygienisch-diätetischen Maßnahmen, die wir eben erwähnt haben, spielt gerade bei ES die physikalische Therapie unter Form von Wärmeapplikationen eine bedeutende Rolle. Wir haben bereits auf die lindernde Wirkung der Bettwärme hingedeutet. Heiße Bäder in Form von Sitz- oder Vollbädern lindern den Harndrang und den mit ihm verbundenen Schmerz. Auch warme Packungen auf das Genitale oder den Damm wirken krampflösend und beruhigend, besonders wenn man durch Abdecken der Packung mit einem wasserdichten Stoff die Abdunstung verhindert und dadurch die Tiefenwirkung der Wärme fördert. Auch Heißwassereinläufe in den Darm und in die HR, mit bestimmten Röhren, können ihre Indikation haben. Hitzewirkungen, die tiefer in die Gewebe eindringen und länger dauern, erhalten wir durch die modernen, wärmeerzeugenden elektrischen Apparate (Diathermie, Radar usw.), die jedoch mehr für die Nachbehandlung als für den akuten Verlauf einer ES geeignet sind.

Was die spezifische *medikamentöse Therapie* betrifft, so müssen wir gerade bei den ES zwischen einer Therapie unterscheiden, die den ganzen Organismus beeinflußt, und einer solchen, die nur einen örtlich beschränkten Wirkungskreis hat. Dies gilt ganz besonders für die Harninfektionen, deren Bekämpfung zu den schwierigsten und zu gleicher Zeit verantwortungsvollsten Aufgaben der Urologie gehört: sei es, daß es sich bei der Harninfektion um eine eigene Krankheit handle, sei es, daß die Infektion als Komplikation einer bereits bestehenden ES hinzugekommen ist. Solange die krankhaften Erscheinungen, die mit einer ES zusammenhängen, auf die HR beschränkt bleiben, können wir unsere Medikamente örtlich anbringen, was durch die Zugänglichkeit des Erkrankungsherdes ermöglicht ist. Treten aber Allgemeinerscheinungen auf, so werden wir unserer medikamentösen Therapie einen weiteren Wirkungskreis einräumen müssen. Im großen und ganzen kann man behaupten, daß, mit Ausnahme schwerer Allgemeininfektionen und Nierenschädigungen als Folgen einer ES, die große Mehrzahl der Fälle einer symptomatischen Therapie bedarf, deren Ziel außer der Bekämpfung der spezifischen und unspezifischen Infektionen, die Reinigung von pathologischen Ausflüssen der HR, die Linderung von Schmerzen und Krämpfen, seltener das Stillen einer gefährlichen Blutung, manchmal die Veränderung gewisser Gewebszustände sein kann. Aber auch die Prophylaxe gegen Infektionen und Schmerz wie auch die unterstützende Therapie mittels instrumenteller und endoskopischer Eingriffe, sei es zum Zwecke der Untersuchung oder der Behandlung, gehören hierher.

Was die medikamentöse Therapie der Infektionen betrifft, so sind wir uns alle der großen Umwälzung bewußt, welche die Entdeckung der Sulfamide und der Antibiotica auf diesem Gebiete hervorgerufen hat. Nichtdestoweniger glaube ich, behaupten zu können, daß wir trotz der großen Fortschritte gerade bei der medikamentösen Therapie der ES auf die sog. alten Medikamente nicht ganz verzichten können (Musiani).

Es ist nicht meine Sache, mich hier mit dem fast grenzenlosen Gebiet der modernen Pharmakologie abzugeben, noch die Therapie der spezifischen und unspezifischen Infektionen des Harnapparates zu behandeln. Dafür verweise ich auf das Kapitel: „Pharmakologie der Urogenitalorgane" im Bd. II, sowie auf die entsprechenden Aufsätze im Band IX dieses Handbuches. Meine Aufgabe beschränkt sich auf allgemeine Hinweise medizinischer Therapie der ES und ihrer Symptome. Da aber ein beträchtlicher Teil der ES entzündlich-infektiösen Ursachen ihre Entstehung verdankt, werde ich nicht umhin können, auf gewisse, mit der modernen Behandlung mit Chemotherapeutica und Antibiotica verbundene Probleme hinzuweisen.

Schicken wir uns nun an, eine nicht spezifische Infektion, die eine ES verursacht hat oder ihr gefolgt ist, mit Chemotherapeutica oder Antibiotica zu behandeln, so müssen wir eine ganze Reihe von Faktoren berücksichtigen, die das Medikament, seine Dosierung und die Art seiner Einverleibung, die Natur der Erreger, die Reaktion des erkrankten Organismus und auch die pathologischen Veränderungen des Organs, in unserem Falle der HR, betreffen. Ja, wir müssen auch eine einfache Infektion anders betrachten als eine komplizierte, da uns bekannt ist, daß in Gegenwart von Fremdkörpern, Steinen, Geschwülsten usw., die eine Rückstauung verursacht haben, die Infektion nicht nur schwer heilt, sondern auch zur Chronizität und zur Rezidive neigt, was bei einfachen Infektionen nicht vorkommt. Außerdem birgt die bestehende Rückstauung die Gefahr schwerer toxischer Komplikationen in sich, die durch das Aufspeichern des Medikamentes im Blute entstehen. Wir werden deshalb, bevor wir mit unserer medikamentösen Therapie beginnen, die komplizierte Infektion in eine einfache umzugestalten trachten. Ein derartiges Vorgehen ist grundlegend, wollen wir, daß die Chemotherapeutica oder Antibiotica, die wir anwenden, ohne eine allzugroße Gefährdung für den Kranken schnell und gründlich die pathogenen Erreger aus dem Wege schaffen. Eine Behandlung mit obengenannten Präparaten kann, wenn sie allzulange dauert, zu einer Resistenz der Erreger dem Mittel gegenüber führen: ein nachteiliges Ereignis, welches manchmal leider unvermeidlich ist, da es mit der Wirkungsweise dieser Medikamente eng verbunden ist. Ja, eine ausgiebige Laborerfahrung hat uns über die unerwartete, von Haus aus bestehende Keimresistenz unterrichtet, der sich keines der Sulfonamide und der Antibiotica entzieht (Dammermann u. Hallmann, Eufinger u. Mitarb., Florey, Maffeis u. Guizzetti, Nesbit u. Mitarb., Schulze).

Um eine Heilung zu erreichen, dürfen wir deshalb nicht wahllos irgendein Sulfonamid oder Antibioticum verabreichen, sondern danach trachten, durch eine Harnkultur den oder die Erreger zu erkennen und durch ein Antibiogramm ihre Empfindlichkeit gegenüber den einzelnen Medikamenten zu eichen. Nur eine gezielte Chemo- oder Antibioticatherapie hat Aussicht auf Erfolg (Eufinger, Fischer u. Buescher, Meuser u. Haschek, Rieder, Trivellato u. Malesani, Ventura).

Wir werden also immer mit strikter Indikation und mit Vorsicht diese Medikamente handhaben, um den genannten Gefahren zu entgehen. Dies gilt für spezifische und besonders für unspezifische Infektionen, die heutzutage bei den ES der HR eine besondere Rolle spielen: Unspezifische Urethritiden entstehen nicht nur durch die gemeinen Eitererreger (Coli, Strepto-Staphylokokken, Proteus u. a.), sondern auch durch Viren verschiedener Art und zum Großteil durch Einwanderung in die HR eines Flagellaten, des Trichomonas vaginalis, wie wir schon an anderer Stelle erwähnt haben. Während wir für die erstgenannten Erreger über eine ganze Schar von Chemotherapeutica und Antibiotica verfügen (für Viren kommen besonders Aureomycin, Chloromycetin, Terramycin in Betracht), waren wir bisher dem Trichomonas gegenüber fast machtlos. Nun scheinen neue Mittel, wie das Trichomycin, ein Antibioticum, und das Tritheon, ein Chemotherapeuticum, u. a. einen Fortschritt zu bringen (H. BAUER).

Im Vergleich zu den unspezifischen Urethritiden sind die seinerzeit vorherrschenden gonorrhoischen, sowohl die akuten wie die chronischen, stark in den Hintergrund getreten. Diese Abnahme von gonorrhoischen Urethritiden dürfte zum Teil auf die seit 10 Jahren auf der ganzen Welt eingeführte Penicillinbehandlung zurückzuführen sein, die nach wie vor für alle Formen, akute und chronische, komplizierte und nichtkomplizierte, die Therapie der Wahl bleibt, die trotz ihres langen Bestehens noch keine Resistenzsteigerung der Gonokokken hervorgerufen hat (MARCHIONINI u. ROECKL).

Die Indikation zur Anwendung der alten, sog. „klassischen" Harndesinfizentien beruht auf den Kontraindikationen der Chemotherapeutica und Antibiotica und ihren Fehlschlägen. Im Gegenteil zu diesen, die alle Körpergewebe durchdringen, wirken jene alten Präparate ausschließlich auf den Harn. Aus diesem Grunde können sie bei ES, bei denen es keine Allgemeininfektion gibt, mit Nutzen verabfolgt werden, ohne die Gefahr zu laufen, eine schwer störende, kumulative Wirkung zu erleben, was man z.B. in Gegenwart einer Stauung von den Sulfonamiden zu fürchten hat.

Unter diesen alten Präparaten erwähne ich an erster Stelle das Hexamethylentetramin (Urotropin), dessen antibakterielle Wirkung auf der langsamen Befreiung von Formaldehyd in Gegenwart eines saueren Milieus beruht. Reagiert der Harn stark alkalisch, so nimmt seine Wirkung ab. Um diesen Nachteil zu beheben, hat man daran gedacht, das Urotropin an eine organische Säure zu binden (Citronensäure), wodurch das Helmitol entstanden ist. Doch hat man bald beobachtet, daß die Citronensäure, wie jede andere organische Säure, im Körper rasch oxidiert wird, wodurch das Präparat seine Wirkung verliert. Bei sehr niedrigem $p_H$ hat das Hexamethylentetramin eine stockende Wirkung auf das Blut der Schleimhäute, weshalb es bei gewissen Prozessen (Tuberkulose) eine Blutung hervorrufen kann. Die täglichen Gaben schwanken zwischen 1—3 g.

Eine ganz schwache bakteriostatische Wirkung im Urin hat das Methylenblau. Es wird zu $^3/_4$ der aufgenommenen Menge im Harn ausgeschieden. In Gegenwart von gewissen fermentativen Prozessen bildet Methylenblau Leukoderivate im Harn, wodurch die charakteristische Grün-Blaufärbung des Harns entfällt, jedoch sofort auftritt, wenn man den Harn ansäuert und erwärmt. Das Methylenblau wird sehr gut vertragen und hat auch eine leicht beruhigende Wirkung auf die Schleimhäute. Man verschreibt es in Dosen von 0,20—0,30 g pro die per os, endomuskel oder intravenös.

Die Azofarben der Oridinserie (Pyridium, Neotropin) sind gute Antiseptica, die die Schleimhäute fast gar nicht reizen, aber den Nachteil haben, den Harn tief orangerot zu färben und dadurch die Wäsche zu verunreinigen. Sie werden in Dosen von 0,50—0,80 g pro die verabreicht.

Die Acridinpräparate (Gonakrin, Tripaflavin) haben eine gewisse Wirkung auf Staphylokokken und hemmen das Wachstum des B. Coli. Sie sind aber bei Nierenschädigung mit Harnstoffspeicherung im Blut kontraindiziert. Die täglichen Dosen sind von 2mal 0,25 g.

Die Mandelsäure, die durch HELMHOLTZ (1931) eingeführt wurde, hat die Wirkung der ketogenen Diät, doch ist sie billiger als diese und wird auch besser vertragen. Mandelsäure wird in Dosen von 12 g pro die verabreicht. Ihre größte Wirkung übt sie bei niedrigem $p_H$ aus, weshalb sie manchmal mit anderen, ansäuernden Chemikalien verbunden wird: 2 g Ammonium Mandelat + 1 g Chlormandelat 4mal pro die. Die Mandelsäure ist sehr wirksam gegen Coli, Staphylo- und Streptococcus faecalis, während Proteus ganz unempfindlich reagiert (DU-VERGEY u. CAPERA, ASCOLI, MELTON, HRYNTSCHAK u.a.). Die Behandlung soll mindestens 10—12 Tage dauern, während die Flüssigkeitszufuhr geregelt wird. Auch Benzoesäure wirkt ähnlich.

Während die Balsamica (Sandalöl u.a.) wegen ihrer zu schwachen antiseptischen und die Magenschleimhaut stark reizenden Wirkung schon seit langem verlassen wurden, sind in neuerer Zeit die verwandten ätherischen Öle wieder in die Praxis eingeführt worden, nicht nur als „steinlösende" Substanzen, sondern auch als Harnantiseptica (Rowatin) (DE GIRONCOLI u. E. TANA).

Als Wirkungsmechanismus mehr zu den alten, aber als Intensität mehr zu den neuen gehörend, ist seit kurzer Zeit das Nitrofurantoin (Furadantin) in Gebrauch gekommen. Es handelt sich um ein Medikament, das relativ ungiftig ist und eine ausnehmend starke, antiseptische Wirkung ausübt, auf grampositive und gramnegative Stämme, in ganz besonderem Maße auf den anderen Chemotherapeutica widerstehenden Proteus vulgaris. Per os verabreicht wird das Furadantin in hoher Konzentration im Harn ausgeschieden, während es im Blut und in den Geweben kaum eine wirksame Schwelle erreicht (BRYER, RICHARDS u. Mitarb., HEFFERNAN u. Mitarb., McGEOWN, MIDDLETON u.a.).

Während es selbstverständlich erscheint, daß die Heilung einer Harninfektion von der Konzentration eines Medikamentes nicht nur im Harn, sondern auch in den Geweben abhängt, so gibt es doch einen Platz im urologischen Therapieschatz für die lokale Anwendung vieler Medikamente, wie ich bereits vorher erwähnt habe.

Natürlicherweise stehen wir heute auch auf dem Gebiet der lokalen medikamentösen Behandlung der HR auf einem anderen Standpunkt als vor ungefähr 20 Jahren. Einerseits ist der Gebrauch stark reizender Lösungen — wobei ich an erster Stelle an die konzentrierten Silbernitrat- oder Zinksulfatlösungen denke — sehr eingeschränkt, wenn nicht ganz verlassen worden, da uns die Erfahrung gezeigt hat, wie sehr derartige Präparate zur Entwicklung einer HR-Striktur beitragen können; andererseits haben wir die ausgezeichnete Lokalwirkung von Sulfonamiden und Antibiotica kennengelernt (PARKER). O'CONNOR, PULASKI u. BAKER empfehlen als keimtötende Substanzen Terramycin oder Chloramphenicol + Gantrisin gegen E. Coli; Chlortetracyclin, Oxytetracyclin, Chloramphenicol + Gantrisin und Penicillin gegen *Str. faecalis*; Oxytetracyclin, Streptomycin + Gantrisin gegen *Pseudomonas aeroginusa;* Chloramphenicol + Gantrisin gegen *Proteus vulgaris;* Oxytetracyclin, Chloramphenicol, Streptomycin + Gantrisin gegen *B. aerogenes;* Chlortetracyclin + Penicillin gegen *Mikrokokken;* Penicillin-Gantrisin gegen *Str. haemolyticus* und Chloramphenycol oder Streptomycin gegen *Klebsiella pneumoniae* (zit. nach PARKER).

Wir können aber auch nichtreizende, antiseptisch wirkende Lösungen von längst bekannter chemischer Zusammensetzung zur Reinigung und Desinfizierung der HR unter Form von Spülungen oder Instillationen gebrauchen. Darunter nenne ich an erster Stelle die in der Urologie weitverbreitete Oxycyanatlösung 1:2000; die einfache Borsäurelösung 3:100 oder die stärker wirkende, gar nicht reizende Kombination von Kaliumpermanganat 1:10000 + Borsäure 3:100 nach v. MEZOE. Nichtreizend auf die Schleimhäute mit guter Desinfektionsstärke wirken auch Silberpräparate wie Targesin 1—2:100, Silbernitrat 1:1000, Zephyrol 1:4000 und viele andere.

Die Indikation einer lokalen Entkeimung der HR ist bei ES dann am Platz, wenn der Entzündungsprozeß noch auf die HR lokalisiert und mit starkem Ausfluß verbunden ist, weiterhin auch als vorbeugende Maßnahme gegen Infektionen vor instrumentellen Eingriffen jeglicher Art.

## b) Instrumentelle Therapie

Unter instrumenteller Behandlung der ES der HR verstehen wir alle jene unblutigen Eingriffe, die mittels Bougies, Sonden und Kathetern oder durch Anwendung von endoskopischen Apparaten vorgenommen werden.

Das Wirkungsgebiet dieser instrumentellen Tätigkeit erstreckt sich hauptsächlich auf jene ES, die durch HR-Strikturen jeder Art hervorgerufen wurden. Erst an zweiter Stelle kommen die ES, die durch eingekeilte Steine oder Fremdkörper verursacht sind.

Die heutige instrumentelle, also nichtoperative Behandlung der HR-Strikturen unterscheidet sich insofern von der noch vor 30 Jahren allgemein üblichen, als wir fast völlig von der absichtlichen, brüsken Sprengung des Narbenringes, der sog. „Divulsion", abgekommen sind. Nur MAY (1957) vertritt noch bei gewissen Strikturen die Sprengung des Narbenringes mit seinen geraden Metallbougies, ein Verfahren, das nach ihm sogar die Urethrotomia interna vollkommen verdrängt hat.

Im allgemeinen hat die Erfahrung gezeigt, daß jede Gewalteinwirkung, abgesehen von den unberechenbaren Verletzungen, die sie mit sich bringt, neue Einrisse der HR-Schleimhaut und auch tiefergehende hervorruft, d. h. den Boden zu neuem Narbengewebe vorbereitet. Wenn ein derartiges, beabsichtigtes Vorgehen zu vermeiden ist, so ist auch das unbeabsichtigte Hervorrufen von HR-Einrissen zu vermeiden, wenn wir uns der heute üblichen, schonenden, schmerzlosen Technik bedienen (PFLAUMER). Das oberste Gebot der modernen Dehnungstechnik lautet: schmerzlos und langsam, allmählich dehnen.

Die Dauerdehnung in Form der andauernden Erweiterung durch Liegenlassen einer Bougie, einer Sonde oder eines Katheters steigenden Kalibers hat den Vorzug vor der ambulanten, etappenweisen Dehnung, die häufig nur als eine aus äußeren Umständen nötige Konzession durchgeführt wird. Die Wirkung des Dauerkatheters als eine einfache, mechanische Dilatation anzusehen, ist schon deshalb nicht statthaft, da wir ja wissen, daß eine Sonde, die wir durch eine Striktur nicht durchbringen können und nur „ante portas" liegen lassen, eine dilatierende Wirkung auf die ganze Striktur ausübt (HRYNTSCHAK). Es handelt sich also um eine biologische Wirkung (OECONOMOS). Durch das Liegenlassen des Katheters entsteht scheinbar in der Wand der HR eine Hyperämie, die einerseits zur Resorption von Infiltraten, andererseits zu einer Erweichung und erhöhten Dehnbarkeit des vorher starren Narbengewebes führt (Biersche Hyperämie?).

Schmerzen, Blutung und Fieber sind bei diesem Verfahren viel seltener geworden. Wir können nach 24stündigem Liegenlassen des Katheters ohne jede Schwierigkeit einen um ein oder zwei Charr. stärkeren Kaliber einführen. Es bleibt noch die Frage offen, bis zu welchem Kaliber aufgedehnt werden soll. Dies hängt von verschiedenen Umständen ab: Konfiguration des Gliedes; Leichtigkeit bzw. zunehmende Schwierigkeit der fortschreitenden Dehnung; Verträglichkeit des Patienten. Nach PFLAUMER soll ein 23 Charr.-Katheter als Mindestziel gelten und nur bei rasch rezidivierenden Strikturen soll man bis

28—30 Charr. dehnen. Marberger führt auf Grund von Erfahrungen an einem großen Krankengut die Dilatationen grundsätzlich nur bis höchstens 20 Charr. durch, wiederholt aber den Eingriff in relativ kurzen Abständen.

Ich habe auf die Verträglichkeit dieses Verfahrens hingewiesen. Tatsächlich sind uns Fälle von Urethritis, periurethralen Phlegmonen, Abscessen, Fistelbildungen, ja sogar von HR-Induration (Eufinger) nach Dauerkatheterbehandlung bekannt. Deshalb das Bestreben gewisser Autoren (Boeminghaus) nach einer möglichst kurzen Katheterbehandlung. Abgesehen von der Seltenheit derartiger Komplikationen, darf eine Dehnungsbehandlung nicht vom letzten Assistenten durchgeführt werden. Wie sehr richtig Marberger hervorhebt: „Erfahrung und Sachkenntnis des Operateurs bei Einhaltung peinlicher Asepsis, Verwendung eines geeigneten Gerätes, Verabreichung von Sulfonamiden und Antibiotica während der Behandlungsperiode vermindern das Risiko auf ein erträgliches Maß und bilden die Voraussetzung für ein ausreichendes Behandlungsergebnis." Auch dürfte die Anwendung der Polyvinyl-Instrumente, die viel besser vertragen werden als die Gummikatheter und das Gewebe weniger reizen, diese Komplikationen gänzlich aus dem Wege schaffen. Ich bin mit der Ansicht Marbergers nicht einverstanden, daß die Dehnung durch Dauerkatheter gefährlich und nur als Notmaßnahme anzuwenden sei. Meine persönliche Erfahrung mit der Methode bringt mich zu einem gegenteiligen Urteil. Trotz dieser vereinzelt widersprechenden Ansichten ist die Methode der Dauerdehnung als zufriedenstellend anzusehen und jedenfalls der periodischen Dehnung überlegen (Oeconomos, Winsbury-White, Mack, Reid u. Moore, Giraud, Anghel, Vintici, Teodor, Alken u. Zumach).

Ist einmal die Dehnungsbehandlung beendet, d. h., hat man die notwendige Erweiterung der Striktur erreicht, so darf man sich damit noch nicht zufrieden geben. Es ist allgemein bekannt, daß jede frisch gedehnte HR mehr oder weniger zur raschen Verengerung neigt. Wollen wir daher den Erfolg festhalten, dann müssen wir dem Patienten beibringen, sich in regelmäßigen Abständen einer Kontrolle zu unterziehen. Dabei gehen wir so vor, daß wir bei der jeweils folgenden Kontrolle immer mit der zweitnächst tieferen Katheternummer beginnen, mit der wir die vorhergehende Dehnung beschlossen haben. Die erste Kontrolle pflegt man nach 15 Tagen vorzunehmen. Geht der verwendete Katheter leicht durch, so lassen wir ihn einige Minuten liegen und führen dann den nächstgrößeren ein usw. Von der Leichtigkeit, mit der wir durch die Striktur kommen, können wir über die Rezidivneigung der Striktur einen Schluß ziehen und dementsprechend die Kontrollen alle 15 oder 30 Tage vornehmen. Mit der Zeit kann eine befriedigende Stabilisierung der Striktur eintreten und dann können wir unsere Kontrollen alle 2, 3, 6 oder 12 Monate vornehmen.

In neuester Zeit sind verschiedentliche Versuche vorgenommen worden, durch Verwendung freier Transplantationen konservierten Gewebes, im Sinne Filatows, oder aber durch Einverleibung von hormon-ähnlichen Stoffen, die auf das Bindegewebe einwirken, sowohl die Dehnungsbehandlung der Strikturen zu erleichtern, als auch ihrer Rezidivneigung entgegenzuarbeiten. So berichtet Laskownicki (1957) über zufriedenstellende Erfolge bei 22 Kranken mit HR-Strikturen verschiedenen Ursprungs, mit Implantation von konserviertem Allantois. In allen so behandelten Fällen gelang es, die HR in kürzester Zeit ohne eine lokale oder allgemeine Reaktion bis zu 24 Charr. zu dehnen. Das weitere Sondieren fuhr leicht fort, die Hindernisse wurden ohne Schwierigkeit überwunden. Die Kranken meldeten sich nach 6 Monaten zur Kontrolle, wobei es immer gelang, einen Tiemann-Katheter von 16—21 Charr. leicht einzuführen. Mit Ausnahme von 2 Fällen reicht die Beobachtungszeit für die übrigen auf über 2 Jahre hinaus.

Ein ähnliches Ziel zu erreichen versuchte schon ADERHOLD (1955), indem er vor der vorzunehmenden Bougierung 25 Einheiten Hyaluronidase in die HR einspritzte und dort durch Penisklemme 30 min lang wirken ließ. Bei 3 Fällen konnte er nicht nur einen Abbau des vorhandenen Strikturcallus erreichen, sondern auch Blutung und Ödembildung nach durchgeführter Dehnung vermeiden. Auch K. M. BAUER (1956) berichtet über konservative Strikturbehandlung mit lokaler Applikation von Hyaluronidase und Hydrocortison. BONNER, LYON u. SHIELDS (1955) erzielten gute Erfolge bei 18 Patienten mit lokaler Einverleibung von Hydrocortison; ebenso H. ROALD (1956) mit ACTH, INSAUSTI CORDON (1956) mit Hydrocortison. Die angegebene Behandlung bezieht sich hauptsächlich auf hochgradige, entzündliche Strikturen, die auch für den feinsten Tieman undurchgängig waren.

Bei derartigen hochgradigen Strikturen gelingt es, unter Anwendung sehr großer Geduld, zartem Tasten und Drehen, die Striktur mit verschieden starken und verschieden geformten filiformen Bougies (Korkzieher, Bajonett u. dergl.) meist zu passieren. Oft führt auch das alterprobte „Bündelverfahren" zum Ziel. Ein Bündel feinster filiformer Bougies wird nach ausgiebiger Schmierung mit einem Gleitmittel bis zur Striktur eingeführt; so dann tastet man sich abwechselnd bald mit einer, bald mit der anderen Bougie vorsichtig vor. Schließlich nimmt eine den Weg durch die Striktur. Diese wird mindestens 24 Std liegengelassen und als Dauerkatheter fixiert. Auch wenn Harnsperre bestand, kann nun der Patient neben der Bougie urinieren. Am nächsten Tag wird nochmals ein Gleitmittel neben der Bougie eingespritzt und nach ihrer Entfernung die nächststärkere Bougie eingeführt. Meistens gelingt dies sehr leicht. So weiter verfahrend, ist man innerhalb weniger (meistens 8) Tage in der Lage, eine Striktur von der filiformen Bougie bis zu 20 Charr. zu dehnen (ALKEN u. ZUMACH). Diese Behandlungsmethode ist heute die häufigste. Nach BOSHAMER wird sie in 85—90% der Fälle ausgeführt.

F. MAY will das veraltete Bündelverfahren durch eine modernere Methode ersetzt sehen. Er geht folgendermaßen vor: nach Anaesthesierung wird die HR mit dem Fischer-Urethroskop eingestellt. Unter Sicht wird eine 50 cm lange Leitsonde von 5 Charr. in und durch die Striktur geführt. Hierauf wird das Urethroskop entfernt. Über die Leitsonde wird eine gerade Metallbougie (MAY-HEYWALT) von 9 Charr. eingeführt. Hierauf wird bis 18—20 Charr. gedehnt. Eine Schlingenbildung der Leitsonde wird durch leichtes Zurückziehen derselben vor dem Eindringen in die Striktur vermieden. Bei der Einführung der ersten Bougie muß die Narbe mit einem starken Druck überwunden werden (Divulsion). Das weitere Bougieren läßt sich meist ohne Schwierigkeiten vollziehen. Nach genügender Dehnung der Striktur wird die letzte Bougie samt der Leitsonde entfernt. Ein etwa 2 Nummern kleinerer Tieman wird als Verweilkatheter für 4—6 Tage eingelegt. Dieser Katheter kann nun in zweitägigen Abständen mit ansteigenden Nummern gewechselt werden, wobei man bis zu 22 Charr. dehnen kann.

Bei kurzen Strikturen, deren Sondierung unter Sicht nicht gelingt, versucht MAY mit einer geraden Metallbougie Charr. 12 die Striktur blind zu überwinden, was meistens unter Zug am Penis gelingt. Nun schiebt er die Leitsonde durch die liegende Bougie und dehnt die Striktur auf. Diese Art der Dehnung darf auf keinen Fall mit gebogenen Metallbougies (BENIQUES, DITTEL) vorgenommen werden, da die Gefahr einer Verletzung der HR mit solchen Instrumenten groß ist.

Weitere instrumentelle Eingriffe können noch bei Steinen oder Fremdkörpern angezeigt sein. Kleine Steine in der vorderen HR können auch ohne jeden instrumentellen Zubehör einfach mit der Hand herausgemolken werden. Auf dieselbe Weise lassen sich auch gewisse Fremdkörper (Nadeln) herausbefördern.

40*

Im allgemeinen hängt die Behandlung von der Größe und der Lokalisation des Steines ab. Eine Mobilisierung des Steines durch das Urethroskop ist oft möglich. Auch kann man gelegentlich den mobilisierten Stein mit einer geeigneten Steinfaßzange herausbefördern. Sitzt der Stein in einem Divertikel, so wird der Divertikelsack elektrotomisch eröffnet und der Stein in die HR gebracht, von wo er, wenn die Größe es gestattet, auf die oben beschriebene Weise herausbefördert wird.

Die instrumentelle Behandlung von Strikturen, Steinen und Fremdkörpern, wie sie eben für die männliche HR beschrieben worden ist, gilt auch für die weibliche und für die kindliche HR. Die anatomischen Eigenheiten der weiblichen HR erleichtern im allgemeinen die notwendigen Eingriffe.

## c) Chirurgische Therapie

Wenn medikamentöse und instrumentelle Behandlungsmethoden nicht imstande sind, das therapeutische Problem zu lösen, das irgendeine ES an den Arzt stellt, so bleibt nichts anderes übrig, als zum Messer zu greifen. Dabei darf man nicht glauben, daß die Chirurgie immer ans Ziel führe. Es gibt immer wieder Fälle, wo die gewagtesten Eingriffe nicht in der Lage sind, normale Abflußzustände durch die Harnwege herzustellen und man daher gezwungen ist, Harnableitungen außerhalb der Harnwege herzustellen, um die Nierenarbeit und dadurch das Leben erhalten zu können. Andererseits hilft auch der bestausgeführte und bestgelungene operative Eingriff nichts, wenn er nicht rechtzeitig ausgeführt wird, d.h., wenn die durch die ES entstandenen Schädigungen der oberen Harnwege noch reversibel sind. Von diesem Standpunkt aus gesehen gibt es, wie Marberger es betont hat, eine „dringliche Harnröhrenchirurgie", deren Anwendungsgebiet außer Mißbildungen auch Verletzungen und Erkrankungen der männlichen HR erfaßt. Daraus ergibt sich, daß die HR-Chirurgie nicht gegen die ES als solche, sondern gegen ihre Ursachen gerichtet ist. Der Vorteil, den die chirurgische Therapie der ES vor anderen bisher besprochenen Behandlungsmethoden hat, ist der, daß sie fast immer die jeweilige Ursache der ES nicht nur momentan beseitigt, sondern ein für allemal aus dem Wege schafft und, wenn möglich, physiologische Entleerungsmöglichkeiten wiederherstellt.

Zweck der vorliegenden Abhandlung ist nicht, technische Einzelheiten der verschiedenen operativen Eingriffe zu schildern — da diese ausgiebig im anderen Kapitel bereits besprochen worden sind —, sondern ihre Anwendbarkeit, Nützlichkeit und Zweckdienlichkeit zu erläutern.

Als „dringender Eingriff", der, wie wir dies bereits im Kap. I erwähnt haben, lebensrettend wirken kann, ist die Behebung des Abflußhindernisses bei *angeborenem HR-Verschluß*. Ist die äußere HR-Öffnung durch eine durchsichtige Membran verschlossen, so wird es keine Schwierigkeit bedeuten, diese mit einem Messerstich oder mit einem Scherenschlag zu sprengen. Ist die HR-Öffnung nicht vorhanden oder gar nicht angedeutet, so werden wir vorsichtig mit einer Knopfsonde die Spitze des Glans betasten, um zu sehen, ob Narbenreste oder eine richtige, sternförmige Narbe uns den Sitz des Meatus externus andeutet. Kommt so eine Narbe zu Gesicht, dann können wir auch versuchen, mit der Knopfsonde in die Tiefe zu dringen, in Erwartung, daß der Verschluß nur die Fossa navicularis oder eventuell den Anfangsteil der HR betrifft.

Erreichen wir durch dieses Manöver nicht, den Harn aus der HR herauszubefördern, so müssen wir an das Vorhandensein einer oder mehrerer, tiefer gelegener HR-Obstruktionen denken. In derartigen Fällen ist es nach Fevre nicht angezeigt, mit komplizierten Operationen Zeit zu verlieren, sondern man soll ohne weiteres eine suprabubische Blasenfistel anlegen. Wobei man nicht vergessen darf, daß wir im Schrifttum Fälle beschrieben finden, bei denen erst nach vielen Stunden, ja sogar nach Tagen nach vollzogener Durchstechung der Verschluß-membran die kleinen Patienten zu harnen begannen (PIGNALOSA, DOURMASHKIN, GIANGRASSO).

Die äußere Urethrotomie ist nur dann angebracht, wenn man mit größter Genauigkeit den Sitz der Sperre bestimmen kann, was sehr schwer gelingt. Andererseits gibt es auch Fälle, bei denen man darauf gefaßt sein muß, die ganze HR nach dem Verschluß zu durchsuchen. Aus der älteren Literatur ist der Fall von CAMPBELL (1891) bekannt, der den Harnverschluß nicht fand und nach einigen Durchstechungsversuchen sich genötigt sah, die Blasenfistel anzulegen. Aus dem neueren Schrifttum erinnere ich an den Fall von GOODYEAR (1938), der auf der Suche nach dem HR-Verschluß bis zum Blasenhals gelangte, den er dann öffnen mußte, um den Harn zu entleeren.

Ich bin der Ansicht, daß uns das Gebot der Vorsicht, der Grundsatz „primum non nocere", vor blutigen Forschungen an einer HR, deren Morphologie wir nicht imstande sind, genau zu erkennen, zurückhalten soll. Gelingt es nicht, durch einen „lege artis" durchgeführten Katheterismus nach Durchstechung der sog. Sperrmembrane die bestehende Harnverhaltung zu lösen, dann müssen wir uns mit der Blaseneröffnung begnügen und den eventuellen retrograden Katheterismus auf spätere, günstigere Zeiten verschieben.

Die Dauerergebnisse der chirurgischen Behandlung des angeborenen HR-Verschlusses sind im allgemeinen gut. Ich möchte hier an einen Fall von LASIO erinnern, der seinen Patienten 25 Jahre später wohlauf wiedersehen konnte. Bei komplizierten Eingriffen benötigen diese Patienten eine langdauernde Nach-behandlung, die in periodischen Dehnungen besteht, wie dies bei vielen Fällen von HR-Plastik wegen Striktur notwendig ist.

Ein nicht leicht zu lösendes therapeutisches Problem stellen die *angeborenen Klappenbildungen der hinteren HR* dar. Bei der Behandlung dieser Klappen-bildungen kann man nicht von der chronischen Harnverhaltung im allgemeinen, der elektrolyten Gleichgewichtsstörung im besonderen und von der allen anderen Maßnahmen vorangehenden Behebung der Obstruktion absehen.

Die Zerstörung der Klappenbildungen kann transurethral oder durch offenes Operieren vorgenommen werden. Das „blinde" Zerstören der Klappen durch eine Stahlbougie von der Blase her ist schwer und nicht befriedigend. Die Bougie kann manchmal einen größeren Schaden der HR-Wand als der Klappe selbst zufügen. Nach D. INNES WILLIAMS gelingt bei größeren Kindern die Einstellung der Klappen durch die suprapubische Blaseneröffnung gut, besonders wenn man einen Längsschnitt in die hintere HR-Wand anlegt. Bei kleinen Kindern ist dieser Zugangsweg sehr schwierig und blutig, wie dies bereits NESBIT (1951) angegeben hat. Bei den 14 Fällen, die D. INNES WILLIAMS 1954 veröffentlicht hat, ist dieser Autor bei 4 Kindern durch suprapubische Blaseneröffnung vor-gegangen. Drei dieser Kinder im Alter von $1^{1}/_{2}$, 4 Monaten und 3 Jahren starben kurz nach der Operation; nur eines von $3^{1}/_{2}$ Jahren kam durch und wurde ein Jahr später als gesund befunden.

Die beste Operationsmethode ist ohne weiteres die endoskopische, wobei die Klappen durch Hochfrequenzstrom zerstört werden. Aber auch dieses Vorgehen hat gewisse Schwierigkeiten. Bei ganz kleinen Kindern besteht immer ein Gegen-satz zwischen der HR-Weite und dem Kaliber des Instrumentes. Ganz besonders bietet die Pars pendula urethrae Schwierigkeiten für das Durchkommen des Endoskoprohres, wobei auch Schleimhautverletzungen entstehen können, die sekundär zur Striktur führen. NESBIT (l.c.) überwindet diese Schwierigkeit dadurch, daß er eine perineale Boutonnière anlegt und dadurch sein Instrument leicht in die hintere HR einführt.

Es wird aber sicher immer wieder Fälle geben, bei denen wir uns mit einer suprapubischen Blasendrainage werden begnügen müssen, um das Kind am Leben zu erhalten und um erst später, zu einer günstigeren Zeit, die radikale Ausrottung der Klappen vorzunehmen. Die seltenen Fälle von *Klappenbildungen in der vorderen HR* stellen uns keine chirurgischen Probleme: sie können transurethral durch Elektrotomie zerstört werden oder aber offen durch die Strikturoperation von B. Johanson.

Die *angeborene Striktur der äußeren HR-Öffnung* und die *angeborene Phimose* werden blutig angegangen.

Handelt es sich um eine richtige Phimose, wie wir sie nicht gerade selten bei Säuglingen beobachten können, so ist jeder Dehnungsversuch, wie er hie und da noch empfohlen wird, zu unterlassen. Auch bei noch so zartem Vorgehen sind Einrisse nicht zu vermeiden. Die Folge davon sind Narbenbildungen (May), die zu einer Rezidive der Phimose führen. Der radikalste und sicherste Eingriff ist die Circumcision. Von den vielen angegebenen Methoden (Schloffer, Druener, Lowsley, Kirwin u. a.) werden wir diejenige wählen, die uns im bestimmten Falle am geeignetsten erscheint. Dabei muß man immer Sorge tragen, daß die abgetragenen und wieder zusammengenähten Blätter keinen einklemmenden Ring um den Sulcus coronarius bilden, der zu Zirkulationsstörungen des Glans führt.

Mit der Phimose ist sehr oft eine angeborene Enge der äußeren HR-Öffnung verbunden, die man auch korrigieren muß. Am besten geht man so vor, daß man die HR-Öffnung mit einem Schnitt gegen unten zu spaltet und die HR-Schleimhaut mit feinen Nähten an die aufgefrischte Oberfläche des Glans fixiert, wie dies Ballenger, Elder und MacFonald verlangen.

Grant und Lich haben 1947 eine Methode der Meatotomie ausgearbeitet, die sehr gute Erfolge gibt.

Die seltenen *angeborenen Strikturen* im übrigen Bereich der HR können durch eine Urethrotomia interna behoben werden.

Die ebenso seltene *Hypertrophie des Verumontanum* wird, wenn sie ES verursacht, durch Elektrokoagulation oder noch besser durch Elektroresektion beseitigt.

Das chirurgische Vorgehen stellt die radikale Behandlung für alle Arten von Divertikeln dar. Je nach dem Sitz des Divertikels wird derselbe durch die Ventralwand des Penis oder perineal angegangen. Bei der Frau muß der Eingriff von der Vagina aus vorgenommen werden. Der Divertikelsack wird freigelegt, ausgeschält und dann von der HR abgetragen. Die HR wird hierauf über einem Katheter mit Knopfnähten geschlossen und womöglich mit paraurethralem Gewebe eine zweite Schicht gebildet, die die erste deckt. Der Katheter wird dann entfernt und der Harn durch die vorher angelegte Blasenfistel abgeleitet.

*Doppelbildungen* der HR, die auch als akzessorische HR-Gänge bezeichnet werden, sind, wenn sie ES zur Folge haben und durch konservative Maßnahmen nicht zur Obliteration gebracht werden können, chirurgisch zu entfernen. Der Eingriff bietet gewöhnlich keine Schwierigkeiten. Eine Sonde wird in den Kanal eingeführt, darüber wird die Haut aufgeschlitzt, der Kanal von Beginn bis zum Ende exstirpiert und die Hautwunde wiederum vernäht. In einem von May beobachteten Falle erwies es sich als zweckmäßig, erst den peripheren Anteil von einem Hautschnitt am Penis aus zu lösen und nach Eröffnung des retropubischen Raumes die mobilisierte HR unter der Symphyse durchzuziehen und von der Blase abzutragen.

Weitere durch angeborene Ursachen hervorgerufene ES, die ein operatives Eingreifen erfordern, sind die Epispadie und die Hypospadie. Die chirurgische Korrektur der Epispadie muß in zwei Etappen vorgenommen werden. Der erste Eingriff dient dazu, die fast immer vorhandene Inkontinenz zu beseitigen. Das beste Vorgehen ist das von YOUNG beschriebene: durch einen nach oben konvexen Schnitt am unteren Rande der Symphyse werden die Corpora cavernosa urethrae vollständig freigelegt und dann mit einigen Nähten aus nichtresorbierbarem Material zusammengerafft, wodurch auch der Blasenhals verengt wird. In Form eines verkehrten Y werden subcutanes Gewebe und Haut verschlossen. Der zweite Eingriff dient dazu, die neue Harnröhre zu bilden. Die zwei Verfahren, die miteinander konkurrieren, sind das von THIERSCH und das von YOUNG, welch letzteres eine Abänderung des ersten darstellt. Das kosmetische und funktionelle Resultat kann bei beiden sehr gut sein. Auch hier muß natürlich vor Beginn des rekonstruktiven Vorgehens eine Blasenfistel zur Harnableitung angelegt werden. Technische Einzelheiten sind im entsprechenden Kapitel nachzulesen. Nach MAY soll die Voroperation schon im Alter von 2—3 Jahren vorgenommen werden, die Hauptoperation nicht vor 12—14 Jahren.

Ich möchte hier erwähnen, daß die Rekonstruktionsoperation bei Epispadie auch nur zur Wiederherstellung einer normalen Geschlechtsfunktion indiziert ist. Ich habe bei zwei erwachsenen jungen Männern, bei denen ich vor 7 bzw. 5 Jahren wegen angeborener Ecstrophie der Harnblase eine Ureterosigmoidostomie angelegt hatte, aus sexueller Indikation die epispadische HR rekonstruiert. Beide hatten normale Erektionen und Ejaculationen. Der eine von den zwei Burschen heiratete vor 2 Jahren und hatte ein Kind.

Der Widerstand einiger Autoren zu solchen Verfahren bei Extrophia vesicae wegen der angeblichen Vererbung der Mißbildung ist nicht berechtigt, da es sich bei diesem Leiden nicht um eine Mißbildung des Gen handelt.

Von den verschiedenen Varietäten der Hypospadie verlangen nur die penienen, die penoscrotalen und die perineoscrotalen Formen eine chirurgische Korrektur. Die Hypospadia glandis und die coronarica brauchen keine plastische Ausbesserung, da beide für den Träger keine funktionellen Harn- oder Samenentleerungsstörungen abgeben.

Zur Operation der Hypospadie ist eine Unzahl von Methoden angegeben worden, die nach Einführung der Operation von DENIS BROWN nurmehr eine medizinhistorische Bedeutung haben. Bei glatt verlaufenden Fällen sind keine Strikturbildungen zu beobachten, noch etwaige andere Komplikationen.

Selbstverständlich verlangen auch die weiblichen Epi- und Hypospadien, wenn sie mit ES verbunden sind, eine chirurgische Korrektur, die dieselben Prinzipien verfolgt, wie bei den Operationen am Manne.

ES, die durch Steine oder Fremdkörper hervorgerufen sind, bedürfen eines blutigen Eingriffes sobald der Stein oder Fremdkörper nicht mit der Steinfaßzange, mit dem Urethroskop oder einfach manuell aus der HR entfernt werden kann.

Ist ein größerer Stein längere Zeit in der HR liegengeblieben, so kommt in gewissen Fällen sogar eine Urethrotomia externa in Frage, wobei aber nicht vergessen werden darf, daß die äußere HR-Öffnung der Pars pendula urethrae die Gefahr einer Fistelbildung mit sich bringt. In der Fossa navicularis eingekeilte Steine werden durch Meatotomie herausbefördert.

Steine, die eben in die hintere HR gelangt sind und eine ES hervorrufen, werden, wenn möglich, in die Harnblase zurückgeschoben und dann dort mit dem Lithotriptor gebrochen. In der tiefen HR eingekeilte große Steine werden perineal oder suprapubisch, je nach Ansicht des Chirurgen, entfernt. Wird ein Stein durch eine Striktur aufgehalten, so kann eine Urethrotomia interna die Situation lösen

und die ES beheben. Bei Steinen, die in Divertikeln liegen, wird die Divertikulo-
tomie vorgenommen.

Auch bei den Fremdkörpern hängt die Behandlung wie bei den Steinen von
ihrer Größe, Form und Lage ab. Ist die Extraktion eines Fremdkörpers nicht
möglich, so wird er durch eine Urethrotomie entfernt. Manchmal ist eine äußere
Urethrotomie schonender als komplizierte Extraktionsmanöver. Bei der Frau
sind eingekeilte Steine, die ES geben, selten. Fremdkörper gleiten sehr leicht
in die Blase hinein.

Divertikelsteine werden wie beim Manne durch Divertikulektomie behandelt.

Eine ganz besondere chirurgische Stellungnahme bedürfen die ES, die durch
Verletzungen irgendwelcher Art hervorgerufen werden. Trotz des überreichen
Schrifttums, das auf diesem Gebiete existiert, kann man dennoch nicht behaupten,
daß die Behandlung dieser Verletzungen vollkommen systematisiert sei (Sabadini). Bei den perineobulbaren Verletzungen unterscheidet man, ob der Patient
harnt oder nicht, ob das perineale Hämatom klein oder groß ist, um von jeglichem
Eingriff Abstand zu nehmen oder aber sofort einzugreifen. Weiter wird bei derartigen Verletzungen noch debattiert, ob cystotomiert werden soll oder nicht —
was bei den mit Beckenbruch verbundenen allgemein angenommen wird. Sodann
sind noch nicht alle Chirurgen einig, ob eine Kathetereinlage angezeigt ist oder
nicht.

Durch diese verschiedenen Ansichten sind eine ganze Reihe von chirurgischen
Eingriffen angegeben worden, die, an den jeweiligen Fall angepaßt, günstige
Voraussetzungen für eine rasche Heilung ohne allzu schwere Nachklänge geben.

Wenn wir uns vergegenwärtigen, daß die große Gefahr jeder nicht die Pars
pendula betreffenden HR-Verwundung in der Harninfiltration mit all ihren
Komplikationen liegt, die öfters das Leben des Patienten bedrohen, und daß die
fast unausbleibliche Spätkomplikation einer derartigen Verletzung, sei sie noch
so korrekt behandelt worden, die HR-Striktur ist, die ihrerweits wieder ES
hervorruft, so glaube ich, daß das einzig richtige Verfahren darin besteht, vor
allem die Vorbedingungen für eine Harninfiltration aus dem Wege zu schaffen;
mit anderen Worten, durch eine Blaseneröffnung und Anlegen eines Pezzer-
Katheters den Harn vom Verletzungsherd abzuleiten und zur Vermeidung jeder
Sekret- und Harnstauung den ganzen, infiltrierten Bezirk (Ödem, Rötung am
Damm, Scrotum und Glied) weit zu spalten. Ich kann Boeminghaus nur recht
geben, wenn er sagt: ,,Wer solche Zustände selbst häufig gesehen hat, weiß, wie
schnell die Harnphlegmone sich ausbreiten und zum Tode führen kann". Ja,
schon das kleinste, unansehnliche Dammhämatom kann die Gefahr einer tödlich
endenden Phlegmone in sich bergen und muß deshalb aufgeschnitten und entleert werden.

Die Notwendigkeit der sofortigen Blasenfistelung bei allen echten Verletzungen
der HR habe ich bereits in einem Referat am 18. Kongreß der Italienischen Gesellschaft für Urologie, 1939, betont.

Heutzutage ist ein derartiges Vorgehen um so mehr angezeigt, als uns die
Strikturbildungen der HR nicht mehr die großen Sorgen bereiten, die sie uns
einmal bereiteten. Mit der Operation von B. Johanson ist fast jede tiefgelegene,
noch so unpassierbare Striktur in eine ausgezeichnet entleerende HR zu ver-
wandeln. Dies bringt natürlich mit sich, daß viele der chirurgischen Eingriffe,
die bei nichtpassierbaren Strikturen ausgedacht wurden (retrograde Katheterung
mit Faden ohne Ende, Durchzugsmethoden, plastische HR-Operationen usw.),
allmählich durch das Verfahren von B. Johanson verdrängt werden.

Eine primäre HR-Naht kann bei ganz frischen HR-Verletzungen nur noch
versucht werden, wenn der Verletzte mit Sicherheit noch keinen Harn gelassen

hat und keine schweren Veränderungen der Gewebe der perinealen Gegend nachweisbar sind. Nach Blasenableitung des Harnes kann man die HR-Naht vornehmen, ohne zu dicht zu nähen und natürlich wird das Einlegen eines Katheters in die HR vermieden, da es eine Infektionsgefahr darstellt.

Trotz der Fortschritte in der Behandlung der entzündlichen Erkrankungen und der verschiedenartigen Verletzungen der HR stellen die erworbenen Strikturen, als Endresultat jeder im Bereiche der HR stattfindenden Gewebsläsion, eine der häufigsten Ursachen von ES und sind deshalb immer ein aktuelles medizinisches Problem (MARBERGER).

Für die Mehrzahl dieser Strikturen stellt die Dehnungsbehandlung mit einer der bereits beschriebenen Methoden noch heute die Therapie der Wahl dar. Nichtsdestoweniger gibt es eine ganze Anzahl von HR-Strikturen, bei denen man gezwungen ist, chirurgisch vorzugehen.

Bis vor einigen Jahren standen uns folgende Operationsmethoden zur Verfügung: 1. Die innere Urethrotomie nach MAISONNEUVE-NICOLICH, mit oder ohne Harnableitung; 2. die äußere Urethrotomie, mit oder ohne Durchtrennung der Striktur; 3. die HR-Plastiken nach Resektion der Striktur. Diese verschiedenen Operationsmethoden gaben uns zum Teil auch gute Ergebnisse, in anderen Fällen führten sie zu Mißerfolg. Aus diesem Grunde sind die Indikationen dieser Eingriffe heutzutage bedeutend eingeschränkt worden. Bei der Urethrotomia interna besteht immer die Gefahr einer Verletzung der Schwellkörper mit ihren Folgen; bei der Urethrotomia externa die einer Fistelbildung. Auch die Operationserfolge bei den Resektionen der Strikturen mit darauffolgender Plastik — wenn sie auch in der Hand einiger genialer und ganz hervorragender Chirurgen eine fast völlige restitutio ad integrum erreichen — geben in vielen Fällen keine befriedigenden Resultate. Die Notwendigkeit einer erfolgreicheren chirurgischen Technik war daher seit langer Zeit empfunden.

Das von DENIS BROWN angegebene Prinzip gab uns die Möglichkeit, mit dem Strikturproblem fertig zu werden (MARBERGER). Die Methode war aber auf bestimmte HR-Abteile beschränkt. Erst B. JOHANSON gelang es, alle Abschnitte der HR den von DENIS BROWN angegebenen Prinzipien zugängig zu machen. Es ist das große Verdienst B. JOHANSONs, uns eine äußerst einfache Technik angegeben zu haben, die uns ermöglicht, jede HR-Striktur, die auf konservative Mittel nicht günstig reagiert, chirurgisch definitiv zu erledigen und wieder normale Entleerungsbedingungen zu schaffen.

Die chirurgische Behandlung der *erworbenen Divertikel* oder *Uretherocelen* entspricht, was Indikation und operative Technik betrifft, den bei den angeborenen Divertikeln angegebenen Richtlinien.

Was die chirurgische Behandlung der *Geschwulstbildungen* der HR betrifft, die ES verursachen, so müssen wir zwischen gut- und bösartigen Neubildungen unterscheiden. Gutartige können mittels Elektrokoagulation oder -resektion, je nach dem Sitz, mit oder ohne Urethroskop abgetragen werden.

Bei den bösartigen Neubildungen der HR oder des Penis sind die Richtlinien der Behandlung mehr durch die Natur der Geschwulst als durch die von ihr hervorgerufenen ES angegeben. Aus diesem Grunde sind wir oftmals in derartigen Fällen zu radikalen Eingriffen gezwungen, von denen man sich eine Wiederherstellung normaler Entleerungsverhältnisse der HR nicht mehr erwarten kann. Was die Zusammenarbeit von Chirurgie und Radiotherapie bei solchen Fällen betrifft, so sei auf die entsprechenden Kapitel dieses Handbuches hingewiesen.

# Literatur

Mit Ausnahme der wichtigsten Text- und Handbücher sowie einiger zusammenfassender Einzeldarstellungen ist die in den urologischen und in anderen Zeitschriften gebrachte Literatur, insofern sie auf das behandelte Thema näher eingeht, ab 1930 durchgesehen worden.


## Textbücher

Ainsworth-Davis, J. C.: Essentials of urology. Oxford: Blackwell 1950. — Alken, C. E.: Leitfaden der Urologie. Stuttgart: Georg Thieme 1955. — Beard, D. E., W. E. Goodyear and H. S. Weens: Radiologic diagnosis of the lower urinary tract. Springfield, Ill.: Charles C. Thomas Publisher 1952. —Boeminghaus, H.: Verletzungen der Harnorgane. Leipzig: Georg Thieme 1949. — Urologie. München: Dr. E. Banaschewski 1954. — Boshamer, K.: Lehrbuch der Urologie. Stuttgart: Gustav Fischer 1953. — Campbell, M.: Urology. Philadelphia u. London: W. B. Saunders Company 1954. — Principles of urology. Philadelphia u. London: W. B. Saunders Company 1957. — Caporale, L.: Manuale di urologia. Torino: Minerva Med. 1952. — Di Maio, G.: Urologia in bambini. Milano: Med. italiana 1948. — Everett, H.: Gynecological and obstetrical urology. Baltimore: Williams & Wilkins Company 1947. — Frisch, A. v., u. O. Zuckerkandl: Handbuch der Urologie. Wien: A. Hölder 1904. — Guyon, F.: Leçon cliniques des voies urinaires. Paris: J. B. Baillière et fils 1903. — Hanley, H. G.: Recent advances in urology. London: J. & A. Churchill Ltd. 1957. — Hinman, F.: The principles and practice of urology. Philadelphia u. London: W. B. Saunders Company 1935. — Hüdepohl, F.: Harn- und Geschlechtsorgane (aus dem Lehrbuch für Chirurgie von Wullstein u. Wilms, 11. Aufl.). Leipzig: Gustav Fischer 1956. — Kneise-Schober: Die Röntgenuntersuchung der Harnorgane. Leipzig: Georg Thieme 1943. — Langer, E.: Die Röntgendiagnostik der männlichen Harnröhre. Leipzig: L. Voss 1931. — Lichtenberg, A. v., F. Voelker u. H. Wildbolz: Handbuch der Urologie. Berlin: Springer 1926. — Lowsley, O. S., and T. J. Kirwin: Clinical urology. Baltimore: Williams & Wilkins Company 1944. — Marberger, H.: Praktische Harnröhrenchirurgie. Im Manuskript nachgelesen 1958. — Marshall, V. F.: Textbook of urology. New York: A. Hoerber-Harper Book 1957. — May, F.: Urologische Chirurgie (aus Bd. 3, Chirurgische Operationslehre von K. Breitner). Wien: Urban & Schwarzenberg 1957. — Minder, J.: Lehrbuch der Urologie. Bern u. Stuttgart: H. Huber 1953. — Mingazzini, E.: Trattato di urologia. Roma: Ed. Ital. 1946. — Nicolich, G.: Manuale di urologia. U.T.E.T. 1927. — Pflaumer, E.: Harnorgane (Sonderdruck aus „Therapeutische Technik für ärztliche Praxis"). Leipzig: Georg Thieme 1942. — Pousson, A., et E. Desnos: Encyclopédie française d'urologie. Paris: O. Doin et fils 1914. — Riches, E. W.: Modern trends in urology. London: Butterworth & Co. Ltd. 1953. — Sorrentino, M.: Trattato ital. di urologia. Napoli: Ed. Scientifiche 1957/58. — Staehler, W.: Operative Cystoskopie. Leipzig: Georg Thieme 1941. — Winsbury-White, H. P.: Textbook of genito-urinary surgery. Edinburgh: E. & S. Livingstone Ltd. 1948. — Young, H. H., and D. M. Davis: Practice of urology. Philadelphia u. London: W. B. Saunders Company 1926.

## I. Entleerungsstörungen
### a) Angeborene Ursachen
#### *Harnröhren- und Penismangel, Harnröhrenverschluß*

Birdsall, J. C.: Congenital obstrucion of urethra in a male child operated 6 hours after births. J. Urol. (Baltimore) 22, 438 (1929). — Browne, H. S.: Congenital obstruction of the deep urethra. J. Urol. (Baltimore) 23, 275—279 (1930). — Cochrane, W. J., and R. L. de C. H. Saunders: A rare anomaly of the penis associated with imperforated anus. J. Urol. (Baltimore) 47, 810—817 (1942). — Dourmashkin, R. L.: Complete urethral occlusion in living newborn. J. Urol. (Baltimore) 50, 747—755 (1943). — Goodyear, E. S.: Congenital absence of cavernous urethra. J. Urol. (Baltimore) 40, 52—54 (1938). — Haller, J. R., Leroy B. Schumaker and T. D. Furness: Congenital absence of the penis: case report. J. Urol. (Baltimore) 78, 155—157 (1957). — McCrea, L. E.: Congenital absence of the penis. J. Urol. (Baltimore) 47, 818—823 (1942). — Miller, H. L.: Agenesia of the urinary bladder and urethra. J. Urol. (Baltimore) 59, 1156—1163 (1946). — Nambiar, P. P. Chanda: A case of absent uterus, fallopian tubes and urethra. Indian J. Surg. 11, 45—50 (1950). — Silvestri, E.: Imperforazione dell'uretra femminile. Arch. ital. Urol. 29, 255—264 (1956). — Stoll, H. G.: Angeborener Penismangel. Z. Urol. 47, 360—364 (1954). — Thompson, G. J.: Urinary obstruction of the vesical neck and posterior urethra of congenital origin. J. Urol. (Baltimore) 47, 591—601 (1942).

#### *Harnröhrenstrikturen*

Adams, W.: Report of a case of congenital stricture of the female urethra. Urol. cutan. Rev. 44, 451—452 (1940). — Bakken, N. J.: Aangeborene klepper in de urethra. Ned. T.

Geneesk. **100**, 1848—1855 (1956). — Boissonat, P.: Rétrécissements congénitaux de l'urètre. I. Rétrécissement rétroméatique ayant déterminé un reflux vésico-pyélique bilatéral, chez une fillette de deux ans et demi. Rétrécissement du méat urétral et reflux vésico-urétéral droit, chez un garçon de douze ans. J. d'Urol. **61**, 399—404 (1955). — Boissonnat, P., et P. Bouteau: Valvule de l'urèthre antérieur. Canal accessoir diverticulaire et maladie du col vésical, chez un garçon de dix ans. J. d'Urol. **60**, 949—954 (1954). — Bonino, M.: Malformazioni congenite dell'uretra (Terapia ed esiti). Atti Soc. ital. Urol. **24**, 5—9 (1951). — Bracci, U.: Sulle stenosi disontogenetiche dell'uretra maschile con particolare riguardo a quelle valvolari della porzione prostatica. Policlinico, Sez. chir. **45**, 554 (1938). — Brachetto-Brian, D., E. C. Brewer y S. Alzaga: Las valvulas congénitales de la uretra posterior en el lactante. Pren. méd. argent. **25**, 12—22 (1938). — Campbell, M. F.: Stenosis of the external urethral meatus. J. Urol. (Baltimore) **50**, 740—746 (1943). — Cocuzza, C., e O. Motta Mello: Estreche congénita de la uretra posterior. Arch. bras. Urol. **1**, 128—151 (1942). — Ehrlich, A.: Congenital stenosis of prostatic urethra. Amer. J. Dis. Child. **91**, 625—627 (1956). — Foret, J., et J. Lecarte: Les valvules congénitales de l'urèthre postérieure. J. d'Urol. **64**, 674—677 (1958). — Fowler, M. F.: The diagnosis and management of congenital valves at the vesical neck: Report of cases. J. Urol. (Baltimore) **49**, 178—183 (1943). — Fritzsche, F.: Kongenitale Meatusstenose; Stenose des Orificium urethrae externum. Chirurg **28**, 56—59 (1957). — Gambetta, G.: Malformazioni uretrali (considerazioni medico-legali, militari e religiose). Atti Soc. ital. Urol. **24**, 52—88 (1951). — Guccione, F.: Su una rara anomalia dell'uretra maschile determinante idronefrosi. Arch. ital. Urol. **1**, 390—404 (1925). — Hahn, L. B., and I. J. Carp: Urinary tract obstruction in an infant due to congenital anomalies of the posterior urethra. J. A. Einstein med. Cent. **5**, 247—250 (1957). — Hansen, H. B., and Y. S. Song: Congenital valvular obstruction of the posterior urethra in two brothers. J. Pediat. **47**, 207—215 (1955). — Hansen, S.: Svaer foetal urinretention som følgeaf congenit urethra obstruction. Ugeskr. Laeg. **119**, 1279—1280 (1957). — Hearn, J. B.: Urinary obstruction in a male infant. Brit. J. Radiol. **27**, 248—251 (1954). — Hortolomei, N., et G. Cojan: Un caz de valvula congenitala a uretrei posterioare. Rev. romana Urol. **1**, 434 to 438 (1935). — Howell, C., E. T. Lisanski and E. Scott: Congenital cysts of urethra in 3 weeks old male infant causing pyonephrosis and death: case. Bull. Sch. Med. Univ. Maryland **26**, 241—246 (1942). — Joffre, H. H., W. E. Hatsh and A. H. Wells: Congenital urethral valve. A report of two cases. Minn. Med. **30**, 56—59 (1947). — Jorup, S., and S. R. Kjellberg: Congenital valvular formations in the urethra. Acta radiol. (Stockh.) **30**, 197—208 (1948). — Kringel, U.: Kongenitale klappenförmige Stenose der weiblichen Harnröhre (Beobachtung eines Falles). Zbl. Gynäk. **72**, 1443—1451 (1950). — Macquet, P., O. Dubois, C. Dupois et A. Combaut: Les valvules de l'urèthre postèrieur du nourisson. Pédiatrie **12**, 450—453 (1957). — Marquardt, C. R., and A. J. Frederick: Congenital imperforatus meatus. Urol. cutan. Rev. **47**, 78—79 (1943). — Muschat, M.: Occlusion of meatus. Amer. J. Dis. Child. **67**, 275—277 (1944). — Nesbit, R. M.: Congenital valvular obstruction of the prostatic urethra: notes on surgical procedure. J. Urol. (Baltimore) **51**, 167—169 (1944). — Nisio, G.: Su alcune malformazioni uretrali. Atti Soc. ital. Urol. **24**, 98—101 (1951). — Pignalosa, M.: Fimosi e stenosi papillare sinistra congenita con idronefrosi secondaria. Urologia (Treviso) **7**, 73 (1940). — Poole-Wilson, D. S.: Congenital valvular obstruction of the neck of the bladder. Brit. J. Urol. **15**, 11—16 (1943). — Raper, F. P.: The recognition and treatment of congenital urethral valves. Brit. J. Urol. **25**, 136—141 (1953). — Robinson, W. W.: Congenital hypertrophy of the verumontanum as a cause of urinary retention. J. Urol. (Baltimore) **17**, 381 to 390 (1927). — Stevens, W. E.: Congenital obstructions in female urethra. J. Amer. med. Ass. **106**, 89—92 (1936). — Streja, M., et Z. Zelicovici: Stenoza uretrala congenitale. Rev. romana Urol. **6**, 240—246 (1939). — Tseng, H. C.: Congenital diaphragm and fistula of penile urethra. J. Urol. (Baltimore) **65**, 590—594 (1951). — Vermelin, H., J. Richon, M. Braye et C. Colette: A propos de deux cas d'atrésie de l'urèthre membraneux. Bull. Féd. Gynéc. Obstét. franç. **9**, 432 (1957). — Williams, D. I.: Congenital valves in the posterior urethra (two cases). Proc. roy. Soc. Med. **46**, 427—428 (1953). — Congenital valves in the posterior urethra. Brit. med. J. **1954 I**, 623—627. — Wolgin, W., M. Rosenberg and M. Muschat: Co-existence of congenital median bar and urethral valves. J. Urol. (Baltimore) **68**, 506—509 (1952).

### Recto-urethral fistula

Argento, V. D.: Considerazioni sul trattamento delle fistole retto-uretrali congenite. Fracastoro **49**, 443—448 (1956). — Campbell, M. F.: Urethrorectal fistula. J. Urol. (Baltimore) **76**, 411—418 (1956). — Cifuentes, L.: Fistule recto-urétrale congénitale et son traitement chirurgical. J. d'Urol. **57**, 553 (1951). — Cifuentes Delatte, L., y I. Albala: Fistulas recto-uretrales congenitas. Arch. esp. Urol. **7**, 101—113 (1951). — Mattos Ferreira, R. de: Fistula da uretra prostatica perinela (congenita). Rev. port. Med. milit. **4**, 145—146 (1956). — Moonen, W. A., u. M. M. Ausems: Aangeborene rectourethrale fistels. Ned. T. Geneesk.

**99,** 2568—2573 (1955). — SMITH, A. G., and A. W. BOONE: Ectopie urethral anus in recto-urethral fistula. Arch. Surg. (Chicago) **74,** 215—219 (1955). — STEWART, R. L., and J. A. ROSS: Congenital rectourethral fistula. Brit. J. Urol. **23,** 129—138 (1951).

### Doppelbildungen

ASTUNI, A.: Contributo alla conoscenza delle malformazioni uretrali: uretra doppia completa. Urologia (Treviso) **4,** 32—39 (1937). — AZAGRA, L.: Las llamadas uretras dobles. Aportacion a su casuistica. Arch. esp. Urol. **5,** 217—224 (1949). — BERNE-LEFARDE: L'urétre double. Arch. Mal. Reins **7,** 39 (1932). — BOISSONAT, P.: Duplicité urétrale méconnue chez un garçon de 7 ans operé pour hypospadias balanique, et découverte par cysto-urétrographie systématique. J. d'Urol. **60,** 68—69 (1954). — BOISSONNAT, P.: Cinq cas de canaux uréthraux accessoires, suivis d'un essai de classification anatomique de ces conduits surnuméraires. J. d'Urol. **60,** 954—962 (1954). — BONANOME, L.: Contributo allo studio delle anomalie dell'uretra (un caso di uretra bifida). Arch. ital. Urol. **19,** 361—372 (1942). — CAFFORT, M.: Un cas d'urétre double avec pénis simple. J. d'Urol. **55,** 954—955 (1949). — CASINI, A.: Su di un caso di uretra doppia incompleta. Policlinico, Sez. chir. **59,** 628—633 (1952). — DAUNREUTHER, W. T.: Complete double urethra in a female. J. Amer. med. Ass. **81,** 1016 (1923). — DAVIS, D. M.: A case of double, triple, or quadruple penis associated with dermoid of the perineum. J. Urol. (Baltimore) **61,** 111—115 (1949). — DE NICOLA, R. R., and R. C. McCARTHY: Urethral duplication in a female child. J. Urol. (Baltimore) **61,** 1065—1067 (1949). — FERGUSSON, J. D.: Double urethra in a male. Proc. roy. Soc. Med. **39,** 198—199 (1946). — FERULANO, O., e C. ALFANO: Su di un raro caso di difallia associata a poliorchidismo. Rif. med. **71,** 1145—1151 (1957). — FEY, B., P. BOUTEAU et G. MOTZ: Un cas d'urétre bifide. J. d'Urol. **51,** 45—46 (1943). — FONY, E. E.: Accessory urethral channel: case report. Radiology **46,** 380 (1946). — FUCHS, F.: Uretra doppia. Urologia (Treviso) **2,** 249—251 (1935). — FUNFACK, M.: Komplette doppelte Harnröhre beim Manne. Z. Urol. **46,** 391—399 (1953). — GRAMPA, G., e B. CARLETTI: Malformazione uretrale complessa e gigantismo delle vie urinarie. Contributo allo studio dei canali accessori e della prostatite purulenta neonatale. Fol. hered. path. (Pavia) **7,** 7—23 (1958). — GROSS, R. E., and T. C. MOORE: Duplication of urethra. Arch. Surg. (Chicago) **60,** 749—761 (1960). — HASLINGER, K.: Doppelbildungen der männlichen Harnröhre. Z. Urol. **33,** 24—31 (1939). — HOOKS, C. A.: Clinical aspects of intersexuality. J. Urol. (Baltimore) **62,** 528—534 (1949). — KIRSCH, E.: Totale Dyphallie. Z. Urol. **48,** 711—720 (1955). — LENGEMANN, F., u. C. W. HOFFMANN: Zwei Fälle einer akzessorischen Harnröhre beim Manne. Bruns' Beitr. klin. Chir. **189,** 122—125 (1954). — MARTON, K.: Ausnehmend lange zweite Harnröhre. Acta urol. (Kyota) **2,** 118—123 (1948). — MAY, F.: Doppelbildung der Harnröhre beim Manne und ihre operative Behandlung. Urologia (Treviso) **21,** 319—321 (1954). — MEETER, U. L.: Double urethra. U.S. armed Forces med. J. **6,** 430 (1955). — MINGAZZINI, E.: Caso di pene doppio. Urol. int. (Basel) **1,** 188—190 (1955). — MIOLA, L.: Canale parauretrale congenito. Atti Soc. ital. Urol. **24,** 89—97 (1951). — MISURACA, S.: Contributo allo studio delle malformazioni dell'uretra. Un caso di uretra bifida. Urologia (Treviso) **18,** 350—355 (1951). — MOORE, C. B.: Reduplication of the urethra. J. Urol. (Baltimore) **56,** 130—132 (1946). — O'HEERON, M. K., and F. A. WEBSTER: Report of two cases od double urethra in male. J. Urol. (Baltimore) **55,** 391—396 (1946). — PENDINO, J.: Diphallus. J. Urol. (Baltimore) **64,** 156—157 (1950). — PÉREZ CASTRO, A.: Difalia completa. Arch. esp. Urol. **13,** 10—20 (1957). — PURCELL, H. M.: Another cause of urinary obstruction. J. Urol. (Baltimore) **62,** 748—750 (1949). — RINKER, J. R.: Accessory urethra in a boy. J. Urol. (Baltimore) **50,** 331—334 (1943). — SCHILDT, P. J., and J. W. BEST: Incomplete duplication of urethra (accessory urethra): Case report. Urol. cutan. Rev. **51,** 461—462 (1947). — SCHURR, P. H.: Accessory urethral canal in the male. Brit. J. Surg. **142,** 181—184 (1948). — VILANOVA, X., and A. RAVENTOS: Pseudodiphallia: a rare anomaly. J. Urol. (Baltimore) **71,** 338—346 (1954). — WRENN, E. L., and A. J. MICHIE: Complete duplication of the male urethra. Ann. Surg. **145,** 119—122 (1957).

### Epi- und Hypospadia

CAMPBELL, M. F.: Epispadias; a report of 15 cases. J. Urol. (Baltimore) **67,** 988—999 (1952). — DEES, J. E.: Congenital epispadias with incontinence. J. Urol. (Baltimore) **62,** 513—522 (1949). — DE GIRONCOLI, F.: Inkontinenz infolge schwerer Hypospadie der weiblichen Harnröhre und gleichzeitiger ektopischer Harnleitermündung. Z. urol. Chir. Gynäk. **42,** 152—159 (1936). — DI GIACOMO, A.: Epispadia totale e ricostruzione plastica di tutta l'uretra. Atti Soc. ital. Urol. **18,** 210 (1939). — DOBRITZ, O.: Ein Fall von peniler Epispadie. Z. Urol. **32,** 622—624 (1938). — SHARNE, R. N.: Hypospadias and other anomalies of the urethra. Indian J. Surg. **19,** 289—311 (1957). — THOMPSON, R.: Hypospadias. Its effects, symptoms and treatment: a review of 101 cases. Lancet **1937** II, 429—432. — WEHRBEIN, H. L.: Hypospadias. J. Urol. (Baltimore) **50,** 335—340 (1943).

*Andere Mißbildungen*

ABESHOUSE, B. S., A. E. GOLDSTEIN and L. H. TANKIN: Ectopic ureteral orifice: a report of four cases. Urol. Rev. **54**, 7—17 (1950). — ARDUINI, M.: Malformazioni uretrali. (Relazione 24. Congr. S.I.U. Torino 1951.) Un Vol. Roma: Ed. E.M.E.S. 1951. — DELZOTTO, L.: Contributo allo studio delle malformazioni sistemiche dell'apparato urinario. Urologia (Treviso) **20**, 251—264 (1953). — GLENISTER, T. W.: Correlation of the normal and abnormal development of the penile urethra and of the infra-umbilical abdominal wall. Brit. J. Urol. **30**, 117—126 (1958). — KOETZSCHKE, G. H.: Unfreiwilliger Harnabgang und dystope Harnleitermündung. Dtsch. med. Wschr. **80**, 210—213 (1955). — LIBAN, E.: Rare malformation of urethra as a cause of congenital obstruction of lower urinary tract. Amer. J. Dis. Child. **84**, 340—343 (1952). — NESBITT, T. E.: Congenital megalo-urethra. J. Urol. (Baltimore) **73**, 839—842 (1955). — PAUL, M., and R. KANAGASUNTHERAM: The congenital anomalies of the lower urinary tract. Brit. J. Urol. **28**, 118—125 (1956). — SCHWARTS, J. W., and J. L. FARR: Congenital torsion of penis. J. Urol. (Baltimore) **78**, 425—427 (1957). — WILLE-BAUMKAUFF, H.: Urethrale Dystopie der Mündung eines Ureters fissus mit doppelter Hydroureter- und Hydronephrosebildung links. Sekundäre Pyonephrose. Z. Urol. **44**, 309—311 (1951). — WILLMARTH, C. L.: Ectopic ureteral orifice within an urethral diverticulum: report of case. J. Urol. (Baltimore) **59**, 47—49 (1948).

b) Erworbene Ursachen

*Entzündliche Prozesse*

BALLENTER, E. G.: Affections and lesions of the prostatic urethra. J. Urol. (Baltimore) **42**, 481—487 (1939). — BAUER, H.: Zur Symptomatologie der urogenitalen Trichomonadenkrankheit des Mannes. Z. Urol. **45**, 293—301 (1952). Les infestations à trichomonas (les Symposium international de Reims 1957). Z. Urol. **51**, 200—205 (1958). — BORIAS, A.: Urinary tract localization of poradenolymphitis (Nicolas-Favre disease). Urol. cutan. Rev. **52**, 227—230 (1948). — BROOKEBLAND, P., and A. E. RAKOFF: Trichomonas infestation of the female urinary tract. Urol. cutan. Rev. **44**, 698—703 (1940). — CAPACCI, P.: Tubercolosi pseudotumorale dell'uretra femminile. Urologia (Treviso) **21**, 89—91 (1954). — CELLA, C.: Il trichomonas vaginalis nell'uretra maschile. Urologia (Treviso) **2**, 44—47 (1935). — CURBELO, P. G.: Tuberculosis rare cause de stenosis. Bol. Asoc. méd. Puerto Rico **39**, 162—163 (1947). — DE BENEDETTI, H.: Sulla patologia dell'uretra posteriore. Diagnosi e cura. Atti Soc. ital. Urol. **16**, 219—220 (1937). — EBERHART, C.: Etiology and treatment of urethritis in female. J. Urol. (Treviso) **79**, 293—299 (1958). — FERGUSON, C., C. D. MILLER and R. W. HERMANN: Local use of antibiotics in chronis urethritis. Milit. Surg. **3**, 174—178 (1952). — GAMBETTA, G.: La tubercolosi dell'uretra. Urologia (Treviso) **17**, 166—175 (1950). — GRIMES, W. A., J. J. CORDONNIER and C. F. HUMPHREYS: Chronic urethritis: a clinical study. J. Urol. (Treviso) **76**, 83—89 (1956). — HANDFORTH, C. P.: Non-specific urethritis. Brit. J. vener. Dis. **34**, 44—45 (1958). — KEAN, B. A., and W. H. WOLINSKA: Urethral trichomoniasis: a cytologic study. Amer. J. clin. Path. **26**, 1142—1144 (1956). — KEUTEL, H. J.: Ascendierende Trichomoniasis beim Mann. Z. Urol. **48**, 492—499 (1955). — Trichomonas vaginalis -Infektion beim Manne. Z. Urol. **51**, 25—32 (1958). — KUNSTMANN, H.: Trichomonadeninfektion der männlichen Harnröhre und der Prostata. Z. Urol. **43**, 248—254 (1950). — LECA, J.: Uréthrite et trichomonas chez l'homme. J. d'Urol. **57**, 511—513 (1951). — Uréthrites allergiques. J. d'Urol. **59**, 383—386 (1953). — MARCHIONINI, A., u. H. ROECKL: Ätiologie, Diagnose, Therapie der gonorrhoischen und nicht gonorrhoischen Urethritiden. Münch. med. Wschr. **99**, 173 (1957). — MERLIN, H. E., and B. G. CLARKE: Non gonococcical urethritis in male (report of 50 cases treated with tetracycline). New Engl. Med. **255**, 663—664 (1956). — MIDDLETON, J. E.: Proteus infection of urinary tract, with special reference to treatment with nitrofurantoin. Brit. med. J. **1957 I**, No 5043, 497—500. — NAGY, E.: Frequent occurrence of non specific urethritis. Acta urol. (Kyoto) **2**, 62—64 (1948). — PUIGVERT, A.: La uretritis tbc terminal estenosante. Rev. argent. Urol. **22**, 187—190 (1953). — RAVASINI, G.: Patologia urologica e uretriti non gonococciche. Minerva derm. (Torino) **32**, 177—180 (1957). — RICCIARDI, M. L., C. MCRLUNGIH e G. GABRIELLI: Osservazioni sulla tricomoniasi vaginale. Omnia med. (Pisa) **35**, 209—242 (1957). — SANCHEZ COVISA, A. A.: Trichomoniasis uretral masculina. Rev. Urol. (Méx.) **10**, 95—103 (1952). — SCRUFARI, V.: Le uretriti da virus. Urologia (Treviso) **18**, 573—577 (1951). — SHIN HSI-EN, CH'I AN SHENG, OUYANG CH'IEN and LEI AI TEH: Tuberculosis of the penis. Chin. med. J. **74**, 765 (1956). — SIBOULET, A.: Urétrites à virus et à organisme L. J. d'Urol. **58**, 16—26 (1952). — SIBOULET, M.: Urètrites non gonococciques leur fréquence, leur éventuelle gravité. J. d'Urol. **61**, 74—80 (1955). — SMORLESI, L.: Rari reperti del meato uretrale femminile: tubercolosi neoplastiforme, carcinoma solido primitivo. Arch. Vecchi anat. pat. **16**, 329—340 (1951). — SOREL, C.: Le „trichomonas vaginalis" chez l'homme. J. d'Urol. **58**, 109—117 (1952). — STEPHENSON, E.: Non gonorrheal urethral discharge. Canad. med. Ass. J. **74**, 633—636 (1956). — TUDOR, J. M.: Chronic posterior urethritis in the female. J. Tenn. med. Ass. **49**, 181—195 (1956). — VALDES, R. G.: Uretritis hipertrofica granular y obstruction del cuello vesical en la mujer. Rev. Urol. (Mexico) **15**, 285 (1957). — WALTHER, H.: Der fluor vaginalis als Symptom der Trichomonosiasis der Frau als Ursache der Urethritis beim Manne. Ther. d. Gegenw. **12** (1954). — WEBER, B.: Antibakterielle Hemmstoffbildung durch Keime der normalen Harnröhrenflora. Z. Urol. **48**, 231—235 (1955). — Die klinische Bedeutung der normalen Harnröhrenflora. Z. Urol. **48**, 236—240 (1955). — YOUNGBLOOD, V. H., E. M. TOMLIN and J. B. DAVIS: Senile urethritis in women. J. Urol. (Baltimore) **78**, 150—152 (1957).

### Steine und Fremdkörper

(1) BODEN, O.: Über Fremdkörper in und neben der Blase und in der Urethra. Z. Urol. **48**, 385—389 (1955). — CARSON, R. B., and L. M. ORR: Straight pin in the posterior urethra. A method of removal. Urol. cutan. Rev. **42**, 732 (1938). — DE LUCA, A.: Corpi estranei nell'uretra maschile. Atti Soc. ital. Urol. **12**, 246—249 (1933). — GORDON, L. Z.: Safety pins in the male urethra. Urol. cutan. Rev. **45**, 500—501 (1941). — GUTIERREZ, R.: Unusually long foreign body impacted in the urethra, causing painful priapism for seven days. Removal and cure by external urethrotomy. J. Urol. (Baltimore) **49**, 865—871 (1943). — KRAFT, K.: Fremdkörper der männlichen Harnröhre. Z. Urol. **37**, 139 (1943). — LANGE, K.: Sicherheitsnadel in der Harnröhre. Z. Urol. **45**, 188 (1952). — SALEWSKI, A. D.: Fremdkörper in der Harnröhre. Zbl. Chir. **81**, 2342—2346 (1956). — SIMON, S.: Rifle bullet impacted in the anterior urethra. J. Urol. (Baltimore) **61**, 785—789 (1949). — STOLZ, K.: Inkrustierte Fremdkörper der Harnröhre und Blase unter dem Bild einer „urethritis calcinosa". Z. Urol. **45**, 602—605 (1952). — WALDER, H. J., R. A. PETERSEN and M. P. ERSFELD: Foreign body in urethra. Urol. cutan. Rev. **53**, 287—288 (1949). — ZOEDLER, D.: Versteinerter Geschoßsplitter in der hinteren Harnröhre. Z. Urol. **45**, 721—723 (1952). — (2) ARGENTO, V. D.: Calcolo dell'uretra femminile. Fracastoro **49**, 368—371 (1956). — BAILEY, H.: Obstructive anuria probably due to calculus. Brit. J. Urol. **17**, 148—151 (1945). — BARELLA, A.: Grosso calcolo dell'uretra perineale posttraumatico. Boll. Soc. piemont. Chir. **10**, 355—356 (1940). — BEILIN, L. M., and J. GRUENBERG: Giant urethral calculs. J. Urol. (Baltimore) **52**, 596—598 (1944). — BODGAN, E.: Klinik und Therapie der Urethralsteine. Z. Urol. **48**, 778—786 (1955). — BUTT, A. J.: Multiple urethral calculi. Urol. cutan. Rev. **53**, 404—405 (1949). — CACCHI, R.: Calcolo givante dell'uretra femminile. Urologia (Treviso) **12**, 36—40 (1945). — DAL POZZO, A.: Ascesso perineo-scrotale rilevatore di voluminoso calcolo uretrale in soggetto già mutilato del pene. Arch. ital Urol. **5**, 138—147 (1928). — DAYANANDA, B.: An unusual case of multiple urethral calculi. Brit. J. Urol. **28**, 93—94 (1956). — DE LUCA, A.: Un raro e voluminoso calcolo nell'uretra membranosa di bambino. Atti Soc. ital. Urol. **10**, 268—271 (1931). — DI MAIO, G.: Calcolo dell'uretra prostatica curato per cistite tubercolare. Urologia (Treviso) **15**, 223—226 (1948). — DRUMMOND, A. C.: Channeled urethral stone. Urol. cutan. Rev. **53**, 12—14 (1949). — FANCIOTTI, R.: Calcul volumineux de l'urètre prostatique. Rev. romana Urol. **3**, 468—474 (1936). — FERNANDEZ, M.: Sulla calcolosi dell'uretra. Arch. ital. Urol. **20**, 126—138 (1943). — FINKELBERG, I. L.: Urethral calculus of twenty-two years duration. Urol. cutan. Rev. **44**, 614—615 (1940). — FROMM, C. S.: Unusual primary urethral calculus: case report. Urol. cutan. Rev. **51**, 646 (1947). — GARDINI, U.: Tre casi di calcolosi uretrali con uretrocele in donne. Atti Soc. ital. Urol. **2**, 185—188 (1923). — GENTILI, F.: Aspetti della calcolosi primitiva dell'uretra. Urologia (Treviso) **10**, 126—128 (1943). — GIOACCHINI, B.: Calcolo gigante dell'uretra. Urologia (Treviso) **19**, 188—191 (1952). — GREIG, G. W. V.: Stone formation in the urethra: report of two cases. Brit. J. Urol. **23**, 60—61 (1951). — HIRSCH, E. W., and H. H. BASS: Calculus in the prostatic urethra simulating stricture. Urol. cutan. Rev. **44**, 291—292 (1940). — KAHLE, P. J., and G. T. MELLINGER: Urethral calculi. Urol. cutan. Rev. **53**, 674—677 (1949). — KNEISE, G.: Riesenharnröhrenstein. Z. Urol. **43**, 261—262 (1950). — KOESTER, K.: Stein in der Urethra. Z. Urol. **44**, 644 (1951). — LAKE, N. C.: Giant urethral calculus in the female. Brit. med. J. **1946 II**, 328. — LOWSLEY, O. S., and A. GENTILE: Urethral calculus in the male, with particular reference to giant primary stone. Urol. cutan. Rev. **54**, 1—7 (1950). — MARCHINI, F.: Voluminoso calcolo uretrale rimasto in sede quattro anni. Arch. ital. Urol. **4**, 275—279 (1927). — MOLONEY, G. E.: Case of multiple urethral calculi. Brit. J. Urol. **19**, 95—97 (1947). — MUSIANI, U.: Osservazioni su di un calcolo vescico-uretrale a tappo di bottiglia. Arch. ital. Urol. **21**, 272—279 (1944). — NAVAS, J., y F. GOMEZ: Calculo uretral. Arch. esp. Urol. **5**, 76—78 (1948). — ORTEGA, F. E.: Aportacion a la casuistica de la litiasis uretral. Arch. esp. Urol. **4**, 53—56 (1947). — PEREZ JREZABAL, J.: Calculos uretrales. Arch. esp. Urol. **6**, 234—239 (1950). — PIGNALOSA, M.: Elefantiasi penoscrotale con uretrite e periuretrite fistolosa multipla da calcolosi uretro-vescicale gigante. Atti Soc. ital. Urol. **18**, 210 (1939). — ROEMER, K. H.: Großes urethroprostatisches Konkrement bei spina bifida. Z. Urol. **47**, 526—534 (1954). — SARAFOFF, D.: Großer im Bulbus urethrae eingekeilter Stein bei induratio penis plastica. Z. Urol. **44**, 701—704 (1951). — SCRUFARI, V.: Calcolo gigante dell'uretra

con calcolo vescicale e coxite destra tubercolare. Urologia (Treviso) 19, 356—359 (1952). — STABLER, A. A.: Foreign bodies in urethra: six-penny nails present for 12 years. J. Urol. (Baltimore) 55, 397—400 (1946). — STEVENS, W. E.: Giant calculus in the female urethra. Urol. cutan. Rev. 44, 613—614 (1940). — TERRUZZI, B.: Su un caso di calcolosi gigante dell'uretra secondario ad intervento per epispadia. Minerva urol. (Torino) 4, 234—236 (1952). — TRACZYK, S.: Les calculs de l'urètre. J. d'Urol. 41, 224—235 (1936). — VAUSE GREIG, G. W.: Stone formation in the urethra: Report of two cases. Brit. J. Urol. 23, 60—61 (1951). — VOIGT, E.: Steinbildung in der weiblichen Harnröhre. Z. Urol. 50, 105—106 (1957). — WILLIAMS, R. J.: Foreign body retained in the urethra. Brit. J. Surg. 44, 429—430 (1957).

*Verletzungen*

AULONG, J.: A propos du traitement précoce des plaies et ruptures de l'urèthre. J. d'Urol. 63, 87—99 (1957). — BADENOCH, A. W.: Later complication of urethral injuries. Proc. roy. Soc. Med. 49, 690—694 (1956). — BIRDSALL, J. C.: Complete traumatic severance of urethra in boy of nine years-operation with recovery. J. Urol. (Baltimore) 22, 438—440 (1929). — BROSCH, W.: Über einen Fall einer Harnröhrenstriktur nach stumpfer Dammverletzung bei einer kongenitalen Zweiteilung der urethra posterior. Z. Urol. 49, 119—121 (1956). — BROWN, J. J. M.: Lesions of the anterior urethra in infancy and childhood. Proc. roy. Soc. Med. 49, 891—894 (1956). — CIRCELLA, G.: Sulle fratture del pene. Urologia (Treviso) 22, 59—68 (1955). — COMPAGNON, L.: Un cas de plaie recto-urétrale par empalement. J. d'Urol. 57, 101—102 (1951). — CONGER, K.: War wounds of the urethra. A report of five cases. J. Urol. (Baltimore) 52, 590—595 (1944). — COSTANTIAN, H. M., and L. M. FELTON: Separation of the urethra from the bladder due to fracture of the pelvis. J. Urol. (Baltimore) 68, 823—830 (1952). — CREECY, A. A., and F. S. BEAZLIE: Fracture of the penis: Traumatic rupture of corpora cavernosa. J. Urol. (Baltimore) 78, 620—627 (1957). — CURR, J. F.: Dislocation of penis. Brit. J. Urol. 18, 66—67 (1946). — DERYCKE, P.: Accidents causés par des solutions anesthèsiantes mises au contact de la muqueuse urétrale. Acta urol. belg. 23, 84—86 (1955). — FALK, A. C., and M. L. TAUCER: Loss of the urethra: report of three cases. Obstet. and Gynec. 9, 458—465 (1957). — FORSHALL, I., and P. P. RICKHAM: Transposition of the penis and scrotum. Brit. J. Urol. 28, 250—252 (1956). — GALLIZIA, F., e G. GAMBETTA: Rottura traumatica della vescica e dell'uretra membranosa. Urologia (Treviso) 21, 84—88 (1954). — GARTMAN, E.: Ruptured urethra. J. Urol. (Baltimore) 76, 419—428 (1956). — GORDON-TAYLOR, G.: Complicated injuresi of the urinary tract. Brit. J. Urol. 12, 75—103 (1940). — HARTMANN, K.: Blasen- und Harnröhrenverletzungen bei Beckenbrüchen. Langenbecks Arch. klin. Chir. 282, 943—948 (1955). — HOFFMAN, H. A., and G. H. COLBY: Incarceration of the penis. J. Urol. (Baltimore) 54, 391—399 (1945). — HORTOLOMEI, N., et D. D. ZANNE: Consideratiuni asupra lezurnilor de razboin ale uretrei. Rev. romana Urol. 9, 1—60 (1942). — JOHNSTON, J. H.: Postmeatal urethral strictur following prostatectomy. Brit. J. Urol. 25, 155—158 (1953). — KNEISE, G.: Über eine seltene stumpfe Harnröhrenzerreißung. Z. Urol. 43, 324—325 (1950). — KOJEN, L., and S. PETKOVIC: Treatment of urethral injuries. Urol. cutan. Rev. 53, 89—98 (1949). — LAMY, M. et coll.: Arrêt de la croissance chez un enfant après une rupture traumatique de l'urèthre. Arch. franç. Pédiat. 3, 366—368 (1946). — LEADBETTER, W. F.: Repair of complete tear of membranous urethra: case report and suggested new technique for operation. J. Urol. (Baltimore) 54, 549—555 (1945). — LOBELLO, F.: Studio clinico statistico di 92 casi di rotture uretrali trattate dal 1930. Ann. ital. Chir. 25, 204—214 (1948). — MARSELLA, A.: Il trattamento e la prognosi della rottura dell'uretra membranosa dopo l'avvento degli antibiotici. Atti Soc. ital. Urol. 25, 253—256 (1952). — MAURER, J. E., and G. C. PRATHER: A unique late complication of a war injury of the urinary tract. Urol. cutan. Rev. 52, 533—544 (1948). — MOORE, H.: Traumatic rupture of the urethra and its treatment. Med. J. Aust. 1, 657—661 (1938). — MULHOLLAND, S. W., and H. M. MADONNA: Urethral rupture: early and late posterior complications. J. Urol. (Baltimore) 68, 489—495 (1953). — PAUL, M.: A rare type of rupture of the bulbous urethra. Brit. J. Urol. (Baltimore) 18, 133—134 (1946). — PETKOVIC, S.: Contribution à l'étude des traumatismes de l'urètre et leur traitement. J. d'Urol. 56, 857—870 (1950). — La patologia e la terapia dei traumi aperti dell'uretra. Arch. ital. Chir. 74, 213—224 (1951). — Verletzungen der Harnröhre bei Kindern. Z. Urol. 47, 737—742 (1954). — Clinical study of urethral injuries. J. Urol. (Baltimore) 75, 81—94 (1956). — POOLE-WILSON, D. S.: Missile injuries of the urethra. Brit. J. Surg. 36, 364—376 (1949). — The immediate treatment of urethral injuries. Proc. roy. Soc. Med., Sect. Urol. 49, 685—689 (1956). — ROUFFILARGE, F.: Les plaies de l'urèthre. Rev. Cps. Santé milit. 13, 181—193 (1957). — ROWLANDS, B. C.: Traumatic rupture of the bulbous urethra. Brit. J. Urol. 25, 50—55 (1953). — RUMMELHARDT, S.: Penisfrakturen. Z. Urol. 46, 597—600 (1953). — SAGNOTTI, G.: La rottura dell'uretra. Policlinico, Sez. chir. 63, 395—414 (1956). — SANTAELLA, R. A.: Trauma to the pelvic girdle and the urethra and its treatment. Brit. J. Urol. 18, 135—137 (1946). — SARAFOFF, D.: Hochgradige röhrenförmige Striktur der vorderen Harnröhre nach Verätzung mit Saft der Wolfsmilchpflanze. Urologia (Treviso) **22**, 41—46 (1955). — THOMPSON, R.: Injuries of the urethra. Brit. J. Urol. **12**, 29—42 (1940). — THOMPSON, R. F.: Rupture (fracture) of the penis. J. Urol. (Baltimore) **71**, 226—229 (1954). — TRAFFORD, H. S.: Traumatic rupture of the posterior urethra. Brit. J. Urol. **27**, 165—171 (1955). — TROELL, L.: Diagnosis and therapy of subcutaneous (injuries) and traumatic strictures. Acta chir. scand. **92**, 181—197 (1945). — TZSCHIRNTSCH, K.: Völliger Abriß der urethra posterior infolge Unfalles. Z. Urol. **44**, 289 bis 290 (1951). — ULLMAN REAVES, J.: Surgical injuries to the urinary tract. J. Urol. (Baltimore) **57**, 65—72 (1947). — VERMOOTEN, V.: Rupture of the urethra, a new diagnostic sign. J. Urol. (Baltimore) **56**, 228—236(1946). — VOELCKER, F.: Die Behandlung von Verletzungen der männlichen Harnröhre. Chirurg **42**, 152—155 (1940). — WERNSDOERFER, R.: Blutungen aus der männlichen Harnröhre und ihre Bedeutung. Med. Klin. **29**, 1909 (1956). — WORMLEY, L. C.: Trauma to the scrotum and male perineum. Urol. cutan. Rev. **45**, 392—394 (1941). — YOUNG, H. H.: Wounds of urogenital tract in modern warfare. J. Urol. (Baltimore) **47**, 50—108 (1942).

### Strikturen, Phimosis und Priapismus

(1) ARDRAN, G. M., C. A. SIMMONS and J. H. STEWART: Closure of the female urethra. J. Obstet. Gynaec. (Ludhiana) **63**, 26—35 (1956). — BEARD, D. E., and W. E. GOODYEAR: Urethral stricture: a pathological study. J. Urol. (Baltimore) **59**, 619—625, 626 (1948). — BEAUFOND, F. H.: Accidents vagotoniques localisés aux organes génitaux externes et consécutifs à la dilatation urètrale. J. belge Urol. **9**, 261—263 (1936). — BLASUCCI, P.: Studio clinico statistico di 70 ammalati affetti da restringimento uretrale. Minerva med. (Torino) **29**, 493—500 (1938). — BRANTIGAN, O. C.: Impermeable strictures of the urethra. Results of internal electrourethrotomy. Urol. cutan. Rev. **42**, 816—817 (1938). — BRAUNAU, D.: Stricture of female urethra. J. Urol. (Baltimore) **66**, 242—253 (1951). — CANTINEAUX, V.: Rétrecissement tuberculeux de l'urètre chez un enfant. J. belge Urol. **8**, 151—155 (1935). — DA MOTTA PACHECO, A. A.: Stricture of the urethra due to lymphogranuloma. Urol. cutan. Rev. **52**, 728—729 (1948). — DANIEL, O.: Delayed traumatic stricture of the anterior urethra. Brit. J. Urol. **24**, 225—228 (1952). — DANIEL, W. E.: Urethral stricture in the female. Urol. cutan. Rev. **43**, 269—271 (1939). — DE MERITT, C. L.: Urethral stricture following cystoscopy. Urol. cutan. Rev. **42**, 893—894 (1938). — DOURMASHKIN, R. L.: Urethral stricture: a study of 227 cases. J. Urol. (Baltimore) **68**, 496—505 (1952). — GIRONCOLI, F. DE: Contributo allo studio delle stenosi uretrali impermeabili profonde. Atti 14. Congr. Soc. Ital. Urol. 1936, S. 384. — HASSELBACHER, K.: Spätschäden durch Harnröhrenstrikturen. Bruns' Beitr. Klin. Chir. **195**, 94—101 (1957). — JOHNSTON, J. M.: Postmeatal urethral stricture following prostatectomy. Brit. J. Urol. **25**, 155—158 (1953). — LAST, R. J.: Chronic urethral obstruction in children. Brit. med. J. **1949** I, 179—181. — LE BRUN, H. I.: Tuberculous urethral stricture. Brit. J. Urol. **30**, 82—83 (1958). — MARSHALL, A.: The complications of urethral stricture. Brit. J. Urol. **30**, 348—355 (1958). — MAYERS, M. M.: Strictures of the urethra. Urol. cutan. Rev. **50**, 627—628 (1946). — MIMPRISS, T. W., and M. T. PHEILS: Urethral stricture following prostatectomy. Brit. J. Urol. **23**, 153—155 (1951). — PITZALIS, A., e M. ROMANO: Considerazioni su 162 casi di stenosi uretrale osservati nella clinica chirurgica dell'Universita di Bari durante il decennio 1944—1954. Atti Soc. ital. Urol. **27**, 244—246 (1954). — POPESCU BUZEU, M.: Rétrecissement large urétral, urétro-cystite, urétérite inferieure bilatérale neisserienne, néphrosclerose: mort par oedem pulmonaire bilatérale. Rev. romana Urol. **3**, 529—265 (1936). — RICHARDS, D. T.: Stricture formation following sulphonamide therapy of gonorrhea. Brit. J. vener. Dis. **22**, 84—85 (1945). — SHELDON, W.: Posterior urethral obstruction in childhood. Proc. roy. Soc. Med. **31**, 1366—1372 (1937/38). — SINCLAIR, D. A.: Stricture of the female urethra. Urol. cutan. Rev. **50**, 389—394 (1946). — STEVENS, W. E.: Stricture of urethra in women. Calif. State J. med. **20**, 51—53 (1922). — TURNER jr., A. F., L. M. ORR and J. C. HAYWARD: Retroperitoneal crepitant cellulitis following urethral instrumentation: Report of a case of the clostridial type. J. Urol. (Baltimore) **61**, 432—436 (1949). — TZAMALOUKAS, G.: Über hochgradige Stenosen der weiblichen Urethra. Klin. Med. **1**, 553—556 (1946). — WANG, K. H., and G. Y. CHAR: Traumatic stricture of the male urethra. Chin. med. J. **52**, 2540 (1937). — WARRES, H. I.: Urethral stricture following transurethral resection. J. Urol. (Baltimore) **79**, 989—993 (1958). — WHITE, E. P., and N. E. BERRY: Stricture formation following transurethral resection: its prevention and treatment. Urol. cutan. Rev. **50**, 662—663 (1946). — ZEISS, L.: Zwei Fälle von Harnröhrenstriktur. Z. Urol. **33**, 403—404 (1939). — (2) BERRY, C. D., and R. C. CROSS: Urethral meatal caliber in circumcised and uncircumcised males. Amer. J. Dis. Child. **92**, 152—156 (1956). — CARRARI, P.: Fimosi o aderenze balanoprepuziali. Riv. Clin. pediat. **50**, 772—773 (1952). — COLOMBI, M.: Contributo allo studio delle fimosi acquisite. Urologia (Treviso) **23**, 633—637 (1956). — GLENISTER, T. W.: Consideration of the processes involved in the development of the prepuce in man. Brit. J. Urol. **28**, 243—249 (1956). —LOVEN, K. A.: Five cases of phimosis in old men. Acta chir. scand. **91**, 191—208 (1937). — SCHOORL, M.: Phimosis.

Ned. T. Geneesk. **101**, 1443—1446 (1957). — (3) DELZOTTO, L.: Qualche considerazione su di un caso di priapismo ormonico. Urologica (Treviso) **21**, 358—361 (1954). — FRASER, W. J.: Case of priapism. Brit. med. J. **1955** II, No 4936, 419. — FREEDMAN, S. Z.: Idiopathic priapism: case report. Urol. cutan. Rev. **50**, 728—729 (1946).

### *Divertikel (auch angeborene) und Urethrocele*

ABESHOUSE, B. S.: Diverticula of the anterior urethra in the male: a report of four cases and a review of the literature. Urol. cutan. Rev. **55**, 690—707 (1951). — ALBRECHT, K. F.: Faustgroßses Harnröhrendivertikel bei einem Querschnittgelähmten. Z. Urol. **49**, 731—733 (1956). — ALPI, M.: Contributo alla conoscenza dei diverticoli dell'uretra maschile. Urologia (Treviso) **18**, 235—251 (1951). — ARMEND, D. R., and H. H. BAIRD: Diverticulum of the prostatic urethra producing complete obstruction in a nine month old child. Sth. med. J. (Bgham., Ala.) **48**, 489—490 (1955). — BANCHIERI, F. R., e Z. MARAZZINI: Contributo sulla diverticolosi dell'uretra famminile. Urologia (Treviso) **23**, 512—519 (1956). — BERGMAN, R. T.: Diverticulum of the female urethra. Urol. cutan. Rev. **53**, 590—593 (1949). — BERRY, N. E., and H. GREENE: Prolapse of the female urethra. J. Urol. (Baltimore) **39**, 92—96 (1938). — BOURNE, W. I.: Congenital diverticulum of the urethra. Brit. J. Radiol. **30**, 327 to 328 (1957). — BROCATE, J. M., and T. BRADLEY: Diagnosis and treatment of urethral diverticulum in female patients. J. Louisiana med. Soc. **609**, 85—90 (1957). — BROWN, E. W.: Diverticulum of the female urethra: report of 23 cases with adenocarcinoma in one. Sth. med. J. (Bgham., Ala.) **49**, 982—987 (1956). — COMAR, A., and E. BORS: Perineal urethral diverticulum. Complication of removal of ischium. J. Amer. Med. Ass. **168**, 2000—2003 (1958). — COOK, E. N.: Diverticulum of the female urethra. Problems in diagnosis and treatment. Surg. Gynec. Obstet. **99**, 273—276 (1954). — COOK, E. N., and T. L. POOL: Urethral diverticulum in the female. J. Urol. (Baltimore) **62**, 495—497 (1949). — DEES, J.: Congenital diverticulum of the anterior male urethra. Urol. cutan. Rev. **54**, 480—481 (1950). — DE LA PEÑA, A., and J. A. HENDRICK jr.: An unusual type of diverticulum of the urethra. J. Urol. (Baltimore) **39**, 678—682 (1938). — DOWNER, I. G., and F. D. VIRGILIO: Diverticulum of the female urethra: review of literature with case report. J. Urol. (Baltimore) **54**, 53—58 (1945). — DOYSA, E.: Über Harnröhrendivertikel. Z. Urol. **44**, 78—79 (1938). — DUNN, R. D.: Urethral diverticulum in the female. West J. Surg. **63**, 689—694 (1955). — ELLIK, M.: Diverticulum of the female urethra. J. Urol. (Baltimore) **77**, 243—246 (1957). — ENGEL, W. J.: Diverticulum of the female urethra. J. Urol. (Baltimore) **45**, 703—709 (1941). — ERCOLE, R.: Diverticulo congenital de uretra anteriora. Rev. argent. Urol. **16**, 103—112 (1947). — FAGERSTROM, D. D.: Etiology of acquired diverticulum of the anteriore urethra and its relation to the cause of post-prostatectomy incontinence. J. Urol. (Baltimore) **49**, 357—369 (1943). — FORSHALL, I., and P. P. RICKHAM: A case of congenital diverticulum of the anterior urethra in a male infant. Brit. J. Urol. **25**, 142—146 (1953). — GARDI I, U.: Tre casi di calcolosi uretrale con uretrocele in donne. Atti Soc. ital. Urol. **2**, 185—188 (1923). — GAROFALO, F.: I diverticoli dell'uretra muliebre. Arch. ital. Urol. **27**, 255—269 (1954). — GIRONCOLI, F. DE: Diverticolo dell'uretra anteriore. Urologia (Treviso) **13**, 251 (1946). — GRAUBERG, P. O., and F. SVARTHOLM: Urethral diverticula in the female, with special reference to the roentgenographic diagnosis and the results of surgery. Acta chir. scand. **115**, 78—88 (1958). — GUIXA, H. L., y J. E. OTTURI: Contribution al estudio del diverticulo de la uretra femenina. Sem. méd. (B. Aires) **107**, 277—285 (1955). — HENNESSY, J. D.: Urethral diverticulum in the female. Brit. J. Urol. **30**, 415—422 (1958). — HERMAN, L., and L. B. GREENE: Diverticulum of the female urethra. J. Urol. (Baltimore) **52**, 599—610 (1944). — HIGGINS, C. C., and P. R. ROEN: Calculus-containing urethral diverticulum in a woman: report of a case. J. Urol. (Baltimore) **49**, 715—719 (1943). — HUNNER, G. L.: Calculus formation in urethral diverticulum in women. Urol. cutan. Rev. **42**, 336—341 (1938). — JOHNSON, C. M.: Diverticula and cyst of female urethra. J. Urol. (Baltimore) **39**, 506—516 (1938). — KIGHT, J. R., and N. N. HILL: Diverticulum of the female urethra. Amer. J. Obstet. Gynec. **70**, 1214, 1218 (1955). — KIRBY jr., E. W., and C. J. REYNOLDS: Diverticula of the female urethra: report of four cases, one containing a calculus. J. Urol. (Baltimore) **62**, 498—502 (1949). — KNOX, W. C.: Congenital diverticulum of the male urethra. J. Urol. (Baltimore) **58**, 344—348 (1947). — KRAUBIG, H.: Urethraldivertikel und Steinbildung. Zbl. Gynäk. **76**, 2176—2180 (1954). — KRIEGER, J. S., and E. F. POUTASSE: Diverticulum of the female urethra. Amer. J. Obstet. Gynec. **68**, 760—712 (1954). — LANE, V.: Diverticulum of the female urethra. Case report and review of the literature. Brit. J. Urol. **29**, 155—158 (1957). — LANGHOF, J.: Steinbildendes Divertikel der weiblichen Urethra. Z. Urol. **48**, 385—389 (1955). — MCMAHON, S.: Congenital diverticulum of female urethra. J. Urol. (Baltimore) **55**, 69—72 (1946). — MENVILLE, J. G., and J. D. MITCHELL: Diverticulum of the female urethra. J. Urol. (Baltimore) **51**, 411—423 (1944). — MICHALOWSKI, E., u. J. KRAKOWSKI: Die Divertikel der vorderen männlichen Harnröhre. Urol. int. (Basel) **5**, 301—309 (1957). — MILLER, C. O., and A. B. ZEITLIN: Acquired diverticulum of the male urethra with calculi. J. int. Coll. Surg. **29**, 168—170 (1958). — Mills, W. G. Q.: Chronic retention in boys caused by diverticula in the anterior urethra. Brit. J. Urol. **27**, 292—293 (1955). — Miola, L.: Contributo allo studio dei diverticoli canalicolari dell'uretra peniena. Giorn. ital. Chir. **9**, 501—512 (1953). — Miotti, T.: Contributo allo studio della calcolosi autoctoma in diverticolo dell'uretra maschile. Friuli med. **4**, 225—229 (1949). — Mulholland, S. W.: Diverticula of the female urethra. Amer. Surg. **23**, 73—81 (1957). — Munoz Escoda, J.: Diverticulo uretral femenino. Arch. esp. Urol. **12**, 122—126 (1956). — Murphy, L.: Diverticulum of the anterior portion of the urethra. Med. J. Aust. **2**, 922—924 (1955). — Naumidis, S.: Diverticolo dell'uretra maschile. Urologia (Treviso) **25**, 528—530 (1958). — Nel, J. B.: Diverticulum of female urethra. J. Obstet. Gynaec. Brit. Emp. **62**, 90—97 (1955). — Oberholtzer, A.: Contributo allo studio degli uretroceli. Urologia (Treviso) **7**, 127—146 (1940). — Gli uretroceli. Atti Soc. ital. Urol. **24**, 102—104 (1951). — Padovan, Q.: Diverticolo dell'uretra femminile. Urologia (Treviso) **24** (Suppl. 4) (1957). — Pandya, S. C.: Urethral diverticulum (a case report). J. Obstet. Gynaec. India **7**, 66—67 (1956). — Parmenter, F. I.: Diverticulum of the female urethra. J. Urol. (Baltimore) **45**, 479—496 (1941). — Patej, V. A., and R. C. Bunts: Urethral diverticula in paraplegics. J. Urol. (Baltimore) **65**, 108—125 (1951). — Pinkerton, I. H. M.: Diverticulum of the female urethra. J. Obstet. Gynaec. Brit. Emp. **63**, 72—82 (1956). — Pratt, J. P.: Diverticulum of the female urethra. Urol. cutan. Rev. **42**, 903—906 (1938). — Puigvert, A., y A. Cols: Diverticolo de la uretra femenina. Arch. esp. Urol. **13**, 173—189 (1957). — Rebaudi, G.: Polipo in diverticolo della mucosa dell'uretra femminile. Arch. ital. Urol. **14**, 218—223 (1937). — Repman, H. J., and J. W. Warren: Diverticula of the male urethra. J. Urol. (Baltimore) **57**, 44—46 (1948). — Richard, C., A. Gilbert and F. J. Rivera Cintron: Urethral diverticula in the female: review of the subject and introduction of a different surgical approach. Amer. J. Obstet. Gynec. **67**, 616, (1954). — Rioseco, E., and J. Vargas: Congenital diverticulum. Urol. cutan. Rev. **48**, 209—211 (1944). — Rivoir, J.: Divertikel und divertikelähnliche Aussackung infolge Harnröhrenstriktur und ihre Therapie. Z. Chir. **64**, 2612 (1937). — Rocchi, A., V. A. Alvarez y J. S. Llorens: Diverticulo de la uretra anteriora. Rev. argent. Urol. **18**, 151 to 154 (1949). — Rose, D. K.: Urethrokele in urology. J. Urol. (Baltimore) **58**, 349—358 (1947). — Sandbrock, W. E., and W. C. Eikner: Urethral diverticulum containing calculi. Urol. cutan. Rev. **55**, 390—392 (1951). — Tauber, R.: Diverticulum of female urethra. A case report. Urol. cutan. Rec. **51**, 511 (1947). — Townsend, J. M.: Diverticulum of the female urethra. A report of three cases. Urol. cutan. Rev. **42**, 706—708 (1938). — Tratton, A. M.: Urethral diverticulum. S. Clin. N. Am. **25**, 589—596 (1945). — Walde, J.: Periurethral, cyster og divertikler hos Kvinner. Nord. Med. **55**, 657—658 (1956). — Waller, J. I.: Diverticulum of the urethra in the male. J. Kans. med. **56**, 369—371 (1955). — Wenner, R.: Urethraldivertikel. Gynaecologia (Basel) **154**, 332—334 (1958). — Wharton, L. R., and W. Kearn: Diverticula of the female urethra. J. Urol. (Baltimore) **63**, 1063 to 1070 (1950). — Wharton jr., L. R., and R. W. Telinde: Urethral diverticulum. Obstet. and Gynec. **7**, 503—509 (1956). — Wood, K.: Urethraldiverticula and calculi. Brit. J. Urol. **30**, 198—202 (1958). — Younger, C.: Diverticulos de la uretra femenina: dos casos. Arch. esp. Urol. **9**, 148—158 (1953).

### *Fisteln*

Albouker, P., Ch. Motz et J. Mueller: Fistule urétrorectale spontanée d'origine tuberbuleuse. J. d'Urol. **56**, 944—947 (1950). — Cameron, J. R.: Umbilical urinary fistula. Brit. J. Urol. **24**, 39—41 (1942). — Comarr, A. E., and E. Bors: An unusual urethral fistula site. Amer. J. Surg. **90**, 151—152 (1955). — Cominelli, E.: Considerazioni su alcuni casi di fistole uretro-perineali. Giorn. ital. Chir. **3**, 565—571 (1947). — Cordonnier, J. J.: Fistula of the penile urethra. A method of repair ecc. J. Urol. (Baltimore) **55**, 278—286 (1946). — Couvelaire, R.: Sur les fistules urétroréctales "spontanées". J. d'Urol. **57**, 71—72 (1951). — Gallizia, F.: Le fistole perineali d'origine urinaria. Urologia (Treviso) **14**, 129—153 (1947). — Meade, H. S.: Urinary fistula following vasotomy. Brit. J. Urol. **19**, 35 (1947). — Wyndham, N.: Fistula between the rectum and urinary tract. Brit. J. Surg. **36**, 175—182 (1948).

### *Geschwulstbildungen*

Adno, J.: Primary carcinoma of the female urethra with special reference to the urethral caruncle. Brit. J. Urol. **29**, 52—57 (1957). — Alexander, R. C.: Primary carcinoma of the male urethra. Brit. J. Urol. **23**, 139—141 (1951). — Anscombe, A. R., and R. D. Catterale: Occult carcinoma of the male urethra. Brit. J. Surg. **44**, 214—215 (1956). — Arnal, M.: Cancer primitif de l'urètre. J. d'Urol. **51**, 70—72 (1943). — Ashworth, A.: Papillomatosis of the urethra. Brit. J. Urol. **28**, 3—11 (1956). — Baillie, M. H.: Primary carcinoma of the urethra. Brit. J. Urol. **11**, 251—255 (1939). — Balderi, G., e P. Cazzamalli: Sui tumori maligni mesenchimali dell'uretra. Arch. ital. Chir. **55**, 600—630 (1939). — Barron, W. R.: Squamous cell epithelioma of urethra. Case report. Urol. cutan. Rev. **44**, 637—638 (1940). —

BARTRINA CALVO, I. M.: Un caso de epitelioma primitivo de uretra feminina. Arch. esp. Urol. 4, 353—357 (1948). — BOLL, G.: Der Krebs der männlichen Harnröhre. Zbl. Chir. 79, 66—74 (1954). — BORGHETTI, U.: Il cancro primitivo dell'uretra femminile. Arch. ital. Chir. 16, 253 (1937). — BOYD, H. L.: Metastatic carcinoma of the penis secondaru to carcinoma of the rectum: a review of the literature and report of a case. J. Urol. (Baltimore) 71, 82—90 (1954). — BRACK, C. B., and R. J. DICKSON: Carcinoma of the female urethra. Amer. J. Roentgenol. 79, 472—478 (1958). — BRACK, C. B., and G. J. FARBER: Carcinoma of the female urethra. J. Urol. (Baltimore) 64, 710—715 (1950). — BRAVETTA, G.: Epitelioma dell'uretra maschile simulante una periuretrite cronica da stenosi uretrale. Urologia (Treviso) 13, 246—251 (1946). — BRUNI, P.: Angioma dell'uretra e reflusso uretrovenoso dopo radiografia: caso. Giorn. ital. Chir. 4, 515—523 (1948). — CARSON, W. J.: Tumor of the penis. J. Urol. (Baltimore) 44, 307—313 (1940). — CASTRO, E. P.: Epitelioma de la fossa naviculare. Arch. esp. Urol. 2, 140—151 (1945). — CATTELL, R. B., and A. J. MACE: Metastasie to the penis from carcinoma of the rectum. J. Amer. med. Ass. 146, 1230—1232 (1951). — CIRCELLA, M. G.: Considerazioni su 9 casi di epitelioma del pene. Rass. ital. Chir. Med. 5, 371 (1956). — CIVINO, A.: Angioma dell'uretra prostatica. Arch. ital. Urol. 29, 49—57 (1956). — COSTANTINESCU, N. N., et BURLUI: Un cas de papillomatoza uretrale. Rev. romana Urol. 15, 35—36 (1948). — COX, R.: Radiotherapy in malignant disease of the testicle and penis. Brit. J. Urol. 26, 350—363 (1954). — DEAN, A. L.: Carcinoma of the male and female urethra. Pathology and diagnosis. J. Urol. (Baltimore) 75, 505—513 (1956). — DE BENEDETTI, H.: Un caso di varici dell'uretra maschile. Atti Soc. Ital. Urol. 12. Congr., pp. 243—146, 1933. — DE MAURIZI, M.: Sull'adenocarcinoma dell'uretra femminile. Pathologica 48, 151—153 (1956). — DICKSON WRIGHT, A.: Carcinomatous urethritis. Brit. med. J. 18, Feb. 1956, No 4963, 384. — DI MAIO, G.: Cancro primitivo dell'uretra maschile (studio istopatologico). Atti Soc. ital. Urol. 9, 248—256 (1930). — DOMINICI, P.: Angiome de l'urètre. J. d'Urol. 42, 51 (1936). — DOTTA, J. S., e T. V. DELPORTE: Carcinoma de la uretra femenina. Urologia (Treviso) 22, 505—517 (1955). — FAGAN, G. E., and A. T. HERTIG: Carcinoma of the female urethra. Review of the literature: report of eight cases. Obstet. and Gynec. 6, 1—11 (1955). — FLOCKS, R. H.: The treatment of urethral tumors. J. Urol. (Baltimore) 75, 514—526 (1956). — FLORÉ, L.: Sarcoma primitivo dell'u. maschile. Urologia (Treviso) 14, 302—308 (1947). — FOULDS, G. S.: Epithelioma of the male urethra. Urol. cutan. Rev. 42, 634—637 (1938). — FRICKE, R. C., and J. T. McMILLAN: Radiumtherapy in carcinoma of the female urethra. Radiology 52, 533—537 (1949). — FURLORY jr., J. H., and C. A. W. UHLE: Cancer of penis: a report of 88 cases. J. Urol. (Baltimore) 69, 550—555 (1952). — GAILEY, H. A., and J. W. BEST: Primary carcinoma of the male urethra: report of two cases. J. Urol. (Baltimore) 62, 507—512 (1949). — GENTILE, G.: Sopra un angioma dell'uretra (contributo clinico). Policlinico, Sez. chir. 45, 521—528 (1938). — GIGLIOLI, O.: Due casi di cancro primitivo dell'uretra. Boll. Soc. tosco-umbra chir. 10, 171—182 (1949). — GRAVES, R. C., and L. W. GUISS: Tumors of the urethra. J. Urol. (Baltimore) 46, 925—947 (1941). — GUILLEMEIN, A., P. GUILLEMEIN et A. BRULÈ: L'epithélioma primitif de l'urèthre chez l'homme. J. d'Urol. 60, 424—435 (1943). — HAGEMANN, E.: Dysurie durch großen ulzerierten Urethralpolyp. Z. Urol. 44, 641—642 (1951). — HARLIN, H. C.: Carcinoma of the penis. J. Urol. (Baltimore) 67, 326—327 (1952). — HASCHE-KLÜNDER, R.: Seltenes Harnröhrenkarzinom beim Manne. Z. Urol. 46, 197—211 (1953). — HICKEY, R. F., and R. C. COLEMAN jr.: Primary carcinoma of the anterior male urethra: case report. J. Urol. (Baltimore) 51, 643—645 (1944). — HOTCHKISS, R. S., and R. D. AMELAR: Primary carcinoma of the male urethra. J. Urol. (Baltimore) 72, 1181—1191 (1954). — IKEDA, K., F. E. B. FOLEY and J. ROSENOW: Malignant priapism. J. Urol. (Baltimore) 49, 732—741 (1943). — KIMBROUGH, J. C.: Carcinoma of the male urethra. Report of a case. Urol. cutan. Rev. 55, 78—80 (1951). — KIRKMAN, N. F.: Primary carcinoma of penile urethra. Brit. J. Surg. 37, 162—165 (1949). — LANGE, K.: Vulvo-urethrale Metastase eines Hypernephroms. Z. Urol. 45, 218—223 (1952). — LEDLIE, R. C. B., and D. W. SMITHERS: Carcinoma of the penis in a man circumcised in infancy. J. Urol. (Baltimore) 76, 756—757 (1956). — LINDNER, H. J., and C. M. PASQUIER jr.: Condilomata acuminata of the urethra. J. Urol. (Baltimore) 72, 875—879 (1954). — LINO, E.: Carcinoma primitivo dell'uretra. Arch. ital. Urol. 25, 192—207 (1951). — LONG, G. C., V. S. COUNSELLER and M. B. DOCKERTY: Primary melano-epithelioma of female urethra: review of literature; report of 3 cases. J. Urol. (Baltimore) 55, 520—529 (1946). — LONG, J. H.: Urethral caruncle. Urol. cutan. Rev. 55, 616—617 (1951). — LOWER, W. E., and K. F. HAUSFELD: Primary carcinoma of the male urethra: report of ten cases. J. Urol. (Baltimore) 58, 192—206 (1947). — MALTESE LE ROY, C. A.: Finro-cavernoma dell'uretra femminile. Atti Soc. Ital Urol. 17. Congr., 234—236, 1938. — MARAZZINI, Z.: Carcinoma del pene. Urologia (Treviso) 17, 182—183 (1950). — MARTINO SAVINO, F.: Cancer de pene. Arch. esp. Urol. 12, 118—121 (1956). — MASSENBACH, W. v.: Über Polypen und Carcinome der weiblichen Urethra. Zbl. Gynäk. 70, 178—188 (1948). — MAYERS, M. M.: A clinical consideration of the female urethra. Urol. and cutan. Rev. 42, 783—792 (1938). — McCREA, L. E.: Malignancy of the female urethra (review). Urol. Surv. **2**, 85—149 (1952). — McCrea, L. E., and J. H. Furlong jr.: Primary carcinoma of the male urethra. Urol. Surv. **1**, 11—30 (1951). — McKim, G. F., P. G. Smith and T. W. Rush: Urethral caruncle. J. Urol. (Baltimore) **49**, 187—191 (1943). — Meaker, S. R.: Urethral caruncle and its treatment. Urol. cutan. Rev. **43**, 392—393 (1939). — Miller, E. A.: Primary carcinoma of the male urethra. Urol. cutan. Rev. **42**, 88—90 (1938). — Montella, G.: I tumori primitivi maligni dell'uretra femminile. Arch. ital. Urol. **29**, 58—71 (1956). — Musante, C.: Un caso di fibromioma dell'uretra femminile. Pathologica **40**, 272—277 (1948). — Nanson, E. M.: Primary carcinoma of the male urethra. Brit. J. Urol. **23**, 222—229 (1951). — Norieya Limon, J.: Cancer de la uretra femenina. Ginec. Obstet. Méx. **11**, 245—253 (1953). — Paulm, S.: Cancer of the penis in Ceylon. Ann. roy. Coll. Surg. Engl. **10**, 50—56 (1957). — Payne, R. A.: Erythroplasia of Queyrat. Brit. J. Urol. **29**, 163—166 (1957). — Perez Coutino, A., y E. Peral Aranda: Carcinoma perineal en un nino simulando calculo uretral. Arch. esp. Urol. **10**, 128—132 (1954). — Piccagli, G.: Reticulosarcoma dell'uretra femminile. Pathologica **39**, 187—190 (1947). — Potampa, P. B.: Multiple papillary urethral tumors secondary to renal pelvic tumors. J. Urol. (Baltimore) **70**, 512—514 (1953). — Psacharopulo, G.: I tumori. benigni dell'uretra femminile. Boll. Soc. piemont. Chir. **11**, 830—855 (1941). — Ratner, M., and C. Schneiderman: The relationship of urethral caruncle to carcinoma of urethra. Canad. med. Ass. J. **50**, 373—376 (1948). — Riches, E. W., and T. H. Cullen: Carcinoma of the urethra. Brit. J. Urol. **23**, 209—221 (1951). — Riley, A.: Epidermoid carcinoma of the perineal urethra. Urol. Cutan. Rev. **45**, 20—22 (1941). — Rinker, J. R.: Primary carcinoma of the urethra in the male. Urol. cutan. Rev. **42**, 984—877 (1938). — Roth, A. A.: Carcinoma of the female urethra. Ohio St. med. J. **51**, 872—874 (1955). — Sala, A. M., and N. M. Levine: Carcinoma of the female urethra. Report of two cases. Urol. cutan. Rev. **44**, 62—64 (1940). — Sanchez, M. G.: Epithelioma primitivo de uretra prostatica. Arch. esp. Urol. **3**, 237—249 (1947). — Sanseverino, E.: Fibrosarcoma dell'uretra maschile. G. ital. Chir. **12**, 53—63 (1956). — Savage, C. R.: Treatment and prognosis of carcinoma of penis. Brit. J. Urol. **29**, 69—71 (1957). — Savarese, E.: Il carcinoma del pene. Policlinico, Sez. chir. **46**, 397—416 (1939). — Scopetta, F. P.: Su un caso di carcinoma dell'uretra peniena. Minerva urol. (Torino) **9**, 167 (1957). — Selvaggi, G.: Sul cancro dell'uretra maschile. Arch. ital. Urol. **11**, 487—503 (1934). — Seng, M., and M. Siminovitch: Carcinoma of the urethra in the female. Canad. med. Ass. J. **58**, 29 to 33 (1948). — Streja, M., et D. Bocancea: Sur les méoformations bénignes cervicourétrales. J. d'Urol. **62**, 780—786 (1956). — Topp, G.: Das primäre Urethralkarzinom bei der Frau. Zbl. Gynäk. **80**, 788—801 (1958). — Townsend, T. M., and T. M. Mulcahy: Primary carcinoma of the urethra. Urol. cutan. Rev. **42**, 713—714 (1938). — Vernon, H. K., and R. D. Wilkins: Primary carcinoma of the male urethra. Brit. J. Urol. **21**, 232 to 236 (1949). — Wattenberg, C. H.: Unusual tumors and secondary carcinomas of the penis: review of literature and report of case. J. Urol. (Baltimore) **52**, 169—175 (1944). — Wigger, K.: Über ein Papillom der hinteren Harnröhre, ein großes Prostata-adenom vortäuschend. Z. Urol. **46**, 188—191 (1953). — Wilson, M. C., G. R. Horton and B. F. Horton: Secondary tumors of the penis. J. Urol. (Baltimore) **71**, 721—725 (1954). — Wishard jr., W. N., and H. Bodner: Primary carcinoma of the male urethra. J. Urol. (Baltimore) **42**, 25—46 (1939). — Zaragoza Gonzales, M.: Neoformation (papiloma) de la uretra membranosa con ritenzion aguda completa de urina. Rev. esp. Cir. Traum. Ortop. **1**, 447—450 (1944). — Zaslow, J., and J. T. Priestley: Primary carcinoma of the male urethra. J. Urol. (Baltimore) **58**, 207—211 (1947).

### *Pathologie der weiblichen Harnröhre*

Boccazzi, C.: Contributo alla patologia dell'uretra femminile. Urologia (Treviso) **16**, 318—322 (1949). — Deter, R. L., G. T. Caldwell and A. I. Folsom: Clinica and pathological study of posterior female urethra. J. Urol. (Baltimore) **55**, 651—662 (1946). — Ferulano, O., e A. Mannelli: Considerazioni embriologiche a proposito della ipospadia femminile. Atti Soc. ital. Urol. **24**, 36—51 (1951). — Flaemrich, E.: Der Harnröhrenverschluß beim Weibe. Zbl. Gynäk. **75**, 529—541 (1953). — Langreder, W.: Die weibliche Urethra, funktionelle Anatomie, Pathologie und Therapie des Verschlußmechanismus. Zbl. Gynäk. **78**, 561—609 (1956). — Maurizio, E., e G. Pescetti: Patologia vagino-uretrale ed uretriti non gonorroiche. Minerva derm. (Torino) **32**, 180—184 (1957). — Moffet, J. D., and R. Banks: Prolapse of urethra in young girls. J. Amer. med. Ass. **146**, 1288 (1951). — Nordenstroem, B. E. W.: Some observations on the shape and course of the female urethra during miction. Acta radiol. (Stockh.) **38**, 125—132 (1952). — Stevens, W. E.: Some interesting urological conditions in women. J. Urol. (Baltimore) **53**, 378—380 (1945). — Zager, R. P.: Urethral prolapse in young girls. J. Dis. Child. **94**, 196—199 (1957). — Zeigermann, G. H.: Prolapse of the female urethra: its differential diagnosis with report of 5 cases. Urol. cutan. Rev. **49**, 403—409 (1945).

## II. Symptomatologie der Entleerungsstörungen
### Retention, Anurie, Inkontinenz

BIORN, C. L.: Anuria owing to urethral obstruction by mefadiazine. Calif. Med. **77**, 196 (1952). — HERRMANN, G.: Incontinentia urinae. Z. Urol. **43**, 254—258 (1950). — LAZARUS, D., and E. E. LAZARUS: Urological and genital tract relationship. Urol. cutan. Rev. **52**, 156—157 (1948). — MARGOLIN, E. S.: Acute urinary retention from the standpoint of the pathologist. Urol. cutan. Rev. **45**, 654—657 (1941). — SCRUFARI, V.: La ritenzione acuta di urina nell'infanzia. Urologia (Treviso) **11**, 29—38 (1944). — SZOLD, E.: Pollakisuria nervosa. Acta urol. (Kyoto) **2**, 65—66 (1948). — WECKOWICZ, T. E.: Psychological factors in frequency of picturition. Brit. J. med. Psychol. **28**, 257—263 (1955). — WERNSDOERFER, R.: Blutungen aus der männlichen Harnröhre und ihre Bewertung. Med. Klin. **51**, 1209—1213 (1956). — WINSBURY-WHITE, H. P.: Frequency of micturition. Brit. med. J. **1952 I**, 372 to 374. — ZANNI GIBERTI, A.: Ritenzione acuta in seguito a rezione di Herxheimer in sifiloma iniziale. Arch. ital. Derm. **19**, 138—141 (1946).

### Einwirkung auf die oberen Harnwege und Geschlechtsapparat

BOURMASHKIN, R. L., and A. A. SOLOMON: Upper urinary tract lithiasis: a frequent complication of urethral stricture. J. Urol. (Baltimore) **48**, 196—203 (1942). — HANLEY, H. G.: Female urethra and its relation to upper urinary tract infections. Proc. roy. Soc. Med. **39**, 741—750 (1946). — HOMB, A.: Significance of so-called reaction of decompression in chronic retention of urine. Acta chir. scand. **96**, 297, 307 (1948). — MARSHALL, A.: The complications of urethral stricture. Brit. J. Urol. **30**, 348—355 (1958). — MOFFET jr., J. D., and D. W. GODDARD: Upper urinary tract disease associated with urethral stricture. J. Urol. (Baltimore) **72**, 293—295 (1954). — ONETO, G.: Alterazioni del sistema urinario alto secondarie a stenosi uretrali. Atti 1. Raduno urol. pp. 86—100 (Milano, 19. 4. 1936). — PITZALIS, M., e A. ROMANO: Sofferenze renali nelle stenosi uretrali. Urologia (Treviso) **22**, 339 to 343 (1955). — ROTHAUGE, C. F.: Zur Rückresorption von Natrium aus der Harnblase bei Harnabflußstörungen. Z. Urol. **49**, 426—432 (1956). — SHACKMAN, R., A. O. WILSON and I. G. GRABER: Biochemical Disturbances in chronic prostatic and urethral obstruction. Brit. J. Urol. **27**, 125—136 (1955). — TSUJI, I., N. SATO, M. KATSUNE and H. ISHIDA: Biochemical disturbance in chronic obstruction of lower urinary tract. Urologia (Treviso) **24**, 254—261 (1957). — WILLIAMS, I.: The biochemical complications of chronic retention in infants. Brit. J. Urol. **27**, 379—386 (1955).

## IV. Untersuchungsmethoden
### a) Röntgenologische Untersuchungsmethoden

ARDRAN, G. M., C. A. SIMMONS and J. H. STEWART: The closure of the female urethra. J. Obstet. Gynaec. Brit. Emp. **63**, 26—35 (1956). — BALL, H., u. A. PELZ: Tödlicher Zwischenfall bei der Urethrographie mit Bariumsulfat. Z. Urol. **46**, 539—546 (1953). — BEARD, D. E., W. E. GOODYEAR and H. S. WEENS: Radiologic diagnosis of the lower urinary tract, Vol. I, 143 p., 274 fig. Springfield, Ill. (U.S.A.): C. C. Thomas Publisher 1952. — BRODNY, M. L., and S. A. ROBINS: Urethrocystography in the male child. J. Amer. med. Ass. **137**, 1511 to 1517 (1948). — CHEVASSU, M.: L'urèthrographie à la diodone visqueuse. J. d'Urol. **58**, 149—150 (1952). — COSSU, D., e U. SANTOBONI: Contributo clinico-radiologico alla patologia del canale uretrale e ghiandole annesse. Arch. ital. Urol. **15**, 235—247 (1938). — CRABTREE, E. G.: Venous invasion due to urethrograms made with lipoidol. J. Urol. (Baltimore) **57**, 380—389 (1947). — CRUZ, M.: Über dynamische Störungen der urethra posterior und ihre Untersuchung mit Hilfe der Urethrographie. Z. Urol. **28**, 675—681 (1934). — CUCCHINI, F.: La radiologia dell'apparato genitale maschile. (Quaderni di „Urologia".) Belluno: C.E.L.A.S. 1943. — CUTURI, L.: Considerazioni sul metodo combinato da me applicato per l'uretrografia. Arch. ital. Urol. **18**, 24—39 (1941). — L'uretrografia combinata in un caso di malattia diverticolare della prostata. Arch. ital Urol. **19**, 100—106 (1942). — DAVIS, H. J., and L. G. CIAN: Positive pressure urethrography: a new diagnostic method. J. Urol. (Baltimore) **75**, 753 to 757 (1956). — DEUMAN, J.: Thixokon: an improved uretrographic medium. J. Urol. (Baltimore) **78**, 93—96 (1957). — DRAPER, J. W., and J. G. SICELUFF: Excretory cystourethrogramms. J. Urol. (Baltimore) **53**, 539—544 (1945). — EDLING, N. P. G.: Urethrocystography in male with special regard to picturition. Acta radiol. (Stockh.) Suppl. **58**, (1945). — FAGNANO, G.: L'uretrografia ventosa. Atti Soc. ital. Urol. **25**, 249—253 (1952). — FASIANI, G. M.: Indagine radiologica dell'uretra maschile. Atti Soc. ital. Urol. **3**, 466 (1924). — Indagine radiologica dell'uretra maschile. Arch. ital. Urol. **1**, 487—511 (1925). — FAZEKAS, I. G.: Plötzlicher Tod infolge des durch die Harnröhrenperforation in den Blutkreislauf gelangten Röntgenbreies (Bariumsulfatschock). Z. Urol. **47**, 673—679 (1954). — FLETCHER, H. C., and H. I. SUBY: Cystourethrograms: roentgen visualization of the urethra, bladder and prostate. New Engl. J. Med. **223**, 85—92 (1940). — GAUDIN, H.: Fatal embolism following urethrography. J. Urol. (Baltimore) **62**, 375—377 (1949). — GIROTTO, A.: Pneumouretrografia per corpi estranei nell'uretra maschile. Ann. ital. Chir. 21, 651—657 (1942). — HARTL, H.: Zur Technik der Zystometrie und Urethrographie bei der Frau. Z. Urol. 45, 178—187 (1952). — HEITZ-BOYER, M.: Urètrographie et rétrécissement traumatique de l'urètre. J. d'Urol. 40, 438 (1935). — HENDRIOCK, A.: Beobachtungen von urethro-venösem Übertritt des Kontrastmittels bei der Urethrographie. Z. Chir. 59, 1415—1423 (1932). — KAUFMAN, J. J., and M. RUSSELL: Cystourethrography: clinical experience with the newer contrast media. Amer. J. Roentgenol. 75, 884—892 (1956). — KJELLBERG, S. V., N. O. ERICSSON and U. RUDLE: The lower urinary tract in childhood: some correlated clinical and roentgenological observations. Vol. I, pp. 310, Ill. 265. Chicago: The Year Books Publishers 1957. — KNEISESCHOBER: Die Röntgenuntersuchung der Harnorgane. 2. Aufl., Bd. I, 246 S., 282 zum Teil farb. Abb. Leipzig: Georg Thieme 1943. — LANGER, E.: Die Röntgendiagnostik der männlichen Harnröhre, B. 1, 92 S. u. 60 Bild. Leipzig: Leopold Voss 1931. — LANGER, E., u. C. ENGEL: Fortschritte in der Röntgendiagnostik der männlichen Harnröhre und ihrer Anhängegebilde. Z. Urol. 26, 30—35 (1932). — MARBERGER, H.: Die Kontrastdarstellung der Harnröhre. Chir. Praxis 2, 237—243 (1958). — MARTINET, R.: La uretrografia rétrograda. Arch. esp. Urol. 4, 318—323 (1948). — MAYNE, G. O.: Urethrography in urethral stricture. Brit. J. vener. Dis. 32, 119—126 (1956). — MIGLIARDI, L.: La cysto-urétrographie descendante. J. d'Urol. 40, 499—511 (1935). — MORALES, O., and R. ROMANUS: Urethrography in the male: the boundaries of the different urethral parts and detail studies of the urethral mucous membrane and its motility. J. Urol. (Baltimore) 73, 162—171 (1955). — MORELLI-GUALTIEROTTI, M.: Una complicazione eccezionale dell'uretrografia. Urologia (Treviso) 19, 158—165 (1952). — MUND, E.: Zur Kontrastdarstellung der männlichen Harnröhre. Dtsch. med. J. 7, 126—129 (1956). — OLTREMARE, J. H., et R. MARTINET: De l'urethrographie. Schweiz. med. Wschr. 68, 12 (1938). — POPA, I., et I. BALBUCA: Considerazioni asupra uretrografiei in fistulele uretrale. Rev. romana Urol. 3, 101—109 (1936). — PRATHER, G. C.: Urethrograms in urethral strictures: valuable aide in determining type of treatment. J. Urol. (Baltimore) 49 482—487 (1943). — PUHL, H.: Die Röntgenuntersuchung der männlichen Harnröhre. Dtsch. Z. Chir. 220, 372—417 (1929). — ROMAIN, J.: L'urétrographie. Paris: Librairies E. Le François 1936. — ROTH, R. B.: Urethrograms and cystograms in diagnosis of lower urinary tract disease. Pennsylvania med. J. 52, 130—135 (1948). — SABADINI, L.: Valeur de l'urethrographie immediate et traitement de la rupture traumatique de l'urèthre. J. Chir. (Paris) 64, 420—433 (1948). — SCHEELE, K.: Gefahren der Urethrographie. Z. Urol. 48, 141—147 (1955). — SCHUMANN, A. D.: Klärung eines jahrzehntelangen Harnröhrenleidens durch Urethro-Cystographie. Z. Urol. 46, 703—706 (1953). — SICELUFF, J. G.: Voiding cystourethrogramms. J. Urol. (Baltimore) 66, 593—596 (1951). — STEPHENS, F. D.: Urethra obstruction in childhood. The use of urethrography in diagnosis. Aust. N. Z. J. Surg. 25, 89—109 (1955). — VACCARI, F.: Incidenti secondari all'indagine uretrografica e loro prevenzione. Arch. ital. Urol. 18, 191—226 (1941). — Incidenti secondari all'indagine uretrografica e loro presenza. Arch. ital. Urol. 18, 280—293 (1941). — VALDONI, P.: Sulla uretrocistografia latero-laterale. Atti Soc. ital. Urol. 7, 211—219 (1928). — WEBER, B., u. A. WEBER: Urethrographie mit blutzuträglichen viskösen Kontrastmitteln. Z. Urol. 49, 1—9 (1956).

### b) und c) Instrumentelle und endoskopische Untersuchung und Therapie

ALKEN, C. E., u. E. ZUMACH: Die klinische Behandlung der Harnröhrenstrikturen. Z. Urol. 33, 498—508 (1939). — ANGHEL, I., V. VINTICI et I. TEODOR: Considérations sur la dilatation lente progressive et permanente dans le traitement des rétrécissements filiformes de l'urèthre. Rev. romana Urol. 5, 144—147 (1938). — ARNHOLDT, F., u. P. WESTENBERG: Über Bougierung der Harnröhrenstriktur. Z. Urol. 44, 744—751 (1951). — ASCOLI, R.: Per agevolare l'elettrocoaculazione dei piccoli polipi dell'uretra femminile. Urologia (Treviso) 13, 348—349 (1946). — BRANTIGAN, O. C.: A method of male urethral catheterization. Urol. cutan. Rev. 44, 285—286 (1940). — CIMINO, T.: Sull'estrazione, per le vie naturali, delle guide minugie cadute in vescica durante la dilatazione dei restringimenti uretrali. Settim. med. 28 (1940) (Sonderdruck). — CLABAUGH, G. F., and P. S. RHOADS: Efficacy of urethral catheterization for determination of urinary tract infection. J. Amer. med. Ass. 165, 815 to 818 (1957). — COLLINS, A. N.: Tortous urethralmethod of threading for catheterization. J. Urol. (Baltimore) 43, 720—721 (1940). — DE C. WHEELER, W. I.: Catheters and the avoidance of sepsis. Practitione 139, 284—296 (1937). — DIBLE, J. H., T. F. HEWER, A. O. Ross and C. H. WALSH: Air embolism in urethroscopy and tubal insufflation. Lancet 1938 I, 313—315. — DUETTMANN, G.: Ein neues Striktur-Bougie für die vordere und hintere Harnröhre und ein neues Metall-Bougie für die hintere Harnröhre. Z. Urol. 32, 694—696 (1938). — EUFINGER, H.: Harnröhreninduration nach Dauerkatheter. Z. Urol. 45, 107—115 (1952). — GIRAUD, D.: Du traitement des rétrécissements de l'urètre par la dilatation permanente progressive. Ses avantages sur l'urètrotopie interne. J. d'Urol. 42, 415—431 (1936). — GIRONCOLI, F. DE: Candelette metalliche di Düttmann per la dilatazione delle stenosi uretrali.

Urologia (Treviso) 4, 188 (1937). — GUTIERREZ, R.: Electrosurgical treatment of caruncles of the female urethra. Urol. cutan. Rev. 40, 223—231 (1936). — HOHENFELLNER, R.: Die Behandlung der männlichen Urethralstriktur mit Fischer-Urethroskop und Heywald-May-Bougie. Urol. int. (Basel) 3, 243—246 (1956). — Zur Behandlung der Harnröhrenstrikturen. Z. Urol. 50, 104 (1957). — KNEUKER, A. W.: Endoscopy of the female urethra. Ars medici (Bern) 15, 468 (1937). — LANDES, R. R.: Painless dilatation of urethral meatal stricture following transurethral prostatic resection. J. Urol. (Baltimore) 70, 626 (1953). — LAZARUS, J. A.: Treatment of urethral strictures and contractures of the vesical neck my means of diathermy administered through a sound. J. Urol. (Baltimore) 45, 229—233 (1941). — LOEB, M. J.: New method of removal of calculi from the male urethra. J. Urol. (Baltimore) 60, 640 to 642 (1948). — LOWSLEY, O. S.: Stricture of the urethra, with particular reference to the use of the urethroscope in diagnosis and treatment. Urol. cutan. Rev. 39, 1—8 (1935). — MACK, W. S.: Urethral strikture. Proc. roy. Soc. Med. 41 (1948). — MAY, F.: Über die Verwendung gerader Metallbougies für die Harnröhre. Z. Urol. (Sonderheft, Verh.ber. Düsseldorf. Tagg 1948), S. 295—297, 1949. — MAYNE, G. O.: Urethrography in urethral stricture. Brit. J. vener. Dis. 32, 119—126 (1956). — MILLBOURN, E.: En enkel dilatationsmetod vid urethrastricture. Svenska Läk.Tidn. 54, 3059—3060 (1957). — MILLS, W. G. G.: The treatment of chronic urinary retention in women by transurethral resection of the bladder neck. Brit. J. Urol. 24, 236—237 (1952). — MOMO, D.: Trattamento delle stenosis uretrali. Minerva med. (Torino) 3, 459—462 (1948). — OECONOMOS, S.: La dilatation des rétrécissements urétraux par les bougies à demeure. (Soc. franç. d'urol. S.E. Séance 2, 6, 1935.) J. d'Urol. 40 90 (1935). — RAVASINI, C., u. G. NICOLICH: Unsere Erfahrungen in der Therapie der Strikturen der Harnröhre. Verh. Dtsch. Ges. Urol. 9. Kongr., Berlin 1928 (Sonderabdruck). — RAVASINI, G.: Die kontrollierte urethroskopische Elektrotomie für die Behandlung der Harnröhrenstrikturen. Urologia (Treviso) 24, 229—231 (1957). — REID, R. G., and C. A. MOORE: A method of treatment of urethral stricture. Canad. med. Ass. J. 61, 278—280 (1949). — RIBA, L. W.: Treatment of small caliber strictures of anterior urethra by electro-urethrotomy. J. Urol. (Baltimore) 42, 906—907 (1939). — SCRUFARI, V.: Inconsueta terapia endoscopica in un caso di sbocco uretrale dell'uretere sinistro. G. ital. Chir. 7, 484—489 (1951). — SILBER, O.: Ein Modell für Verweilkatheter. Zbl. Chir. 58, 2027—2028 (1931). — SUTTON, G.: Some principles in the management of urethral strictures. Med. J. Aust. 1, 952—955 (1937). — WINSBURY-WHITE, H. P.: Urethral stricture. Proc. roy. Soc. Med. 41, 837—842 (1948).

## V. Therapie der Entleerungsstörungen
### a) Medizinische Therapie
#### *Diät- und Hydrotherapie*

BORST, J. G. G.: De medicamenteuse en dieetetische behandeling van infecties der urinwegen. Ned. T. Geneesk. 83, 1739—1745 (1939). — BRACK, E.: Über den Einfluß von Durstkuren auf die ableitenden Harnwege. Dtsch. med. Wschr. 64, 8—10 (1938). — COMEL, M., F. DOMENICI, I. F. GUIDI e U. MIAN: Argomenti e acquisizioni d'idrologia idropinica oligominerale. — Ein Separat von 36 S. 1950. — CZECH, A.: Balneologie und Erkrankungen der Harnorgane. Z. Urol. 32, 328—339 (7938). — Diät bei Erkrankungen der Harnwege. Z. Urol. 33, 43—48 (1939). — FERRARI, E.: Contributo all'idrologia idropinica oligominerale in chirurgia. Acta Medica, Separat von 15 S. 1951. — GERSON, M.: Meine Diät. Berlin: Ullstein 1930. — IEUNAU, G.: Diététique médicale et chirurgicale. Paris: G. Doin & Co. 1949. — JOHNSON, H. Mc C.: Influence of the endocrines, nutrition and infections in the management of genito-urinary diseases. Urol. cutan. Rev. 44, 150—160 (1940). — LAPP, F. W., u. H. NEUFFER: Diätetik bei chirurgischen Erkrankungen. Wien u. Berlin: Springer 1932. — NARATH, J. K.: A nes substitute for ketogenic diet. J. Urol. (Baltimore) 39, 75—76 (1938). — STEPP, W.: L'importanza della dieta nella moderna terapia alla luce delle indagini più recenti. Gazz. sanit. (Milano) 23, 481—489 (1952). — TURELL, R.: Intestinal phase in urologic disease. III. Role of the colon in urolothiasis. J. Urol. (Baltimore) 3, 476—480 (1940). — WELCH, P. B.: Etiologic relationship of urologic pathology to digestive symptoms. Urol. cutan. Rev. 43, 822—826 (1939).

#### *Allgemeine Therapie*

ALKEN, C. E., u. B. WEBER: Die Chemotherapie unspezifischer Infektionen des Urogenitalsystems. Dtsch. med. Wschr. 80, 1833—1835 (1955). — ARCANGELI, A.: Il furandantin nella terapia delle infezioni delle vie urinarie. Minerva urol. (Torino) 8 (1956) (Sonderdruck). — ARRIGONI, G.: Osservazioni cliniche sull'impiego della terapicina nelle infezioni delle vie urinarie. Minerva urol. (Torino) 4, 193—196 (1952). — ASCOLI, R.: Il mandelato di ammonio nelle infezioni urinarie. Min. med. (Torino) 29, 70—71 (1938). — BOETTGE, K.: Ätherische Öle und Spasmolyse. Med. Mschr. 1, 444—446 (1954). — BONDOLFI, M.: Sul l'impiego del cloroamfenicolo e delle sulfamidoassociazioni nelle infezioni delle vie urinarie. Minerva urol. (Torino) 6, 23—35 (1954). — BORGNO, M.: La terapia sulfamidica in urologia.

648           Franco de Gironcoli:

Urologia (Treviso) 13, 193—208 (1946). — Byrne, J. E.: Cortisone in the treatment of strictures of the human urethra. Missouri Med. 50, 23—27 (1953). — Culp, O. S.: Sulfathiazole treatment of urinary tract infections. J. Urol. (Baltimore) 44, 116—124 (1940). — Culver, H., and W. F. Seifert: Urinary antiseptice: collective review. Int. Abstr. Surg. 70, 574—581 (1940). — Dammermann, H. J., u. L. Hallmann: Antibiotische Behandlung von Harnweginfektionen mit fortlaufender Resistenzprüfung der Erreger. Z. Urol. 46, 105—118 (1953). — Darget, R.: Algies pelviennes. Urologia (Treviso) 21, 243—248 (1954). — Donovan, H.: The antibiotics in urology. Brit. J. Urol. 21, 318—319 (1949). — Durham, M. P., R. A. Shooter and M. P. Curven: Failure of sulfonamides to prevent urinary infections after vaginal surgery. Brit. med. J. 1954 II, No 4895, 1008—1009. — Duvergey, H., et L. Capera: La thérapeutique mandélienne dans les infections urinaires. J. d'Urol. 45, 97—119 (1938). — Eufinger, H.: Über die Penicillinempfindlichkeit von Koli- und Kokkeninfektionen der Harnwege. Z. Urol. 44, 337—345 (1951). — Untersuchungen über die Einwirkung von Terrapycin und Chloromycetin auf die Harninfektionserreger. Z. Urol., Sonderheft 1952, S. 360—363. — Über Bedeutung und Ergebnisse der gezielten antibakteriellen Therapie unspezifischer Infektionen der Harnwege. Z. Urol. 47, 749—754 (1954). — Eufinger, H., G. Mollowitz u. G. Meyer-Burgdorff: Untersuchungen über die Einwirkung von Sulfonamiden auf Erreger der Harninfektion. Z. Urol. 44, 497—507 (1951). — Fischer, G. W., u. K. H. Büscher: Über bakterioskopische Voraussetzungen für eine gezielte Chemotherapie von Harnwegsinfektionen. Z. Urol. 47, 161—171 (1954). — Flocks, R. H., and M. D. Kadesky: The medical management of urinary tract infections. Med. Clin. N. Amer. 40, 1545—1553 (1956). — Florey, M. E.: The antibiotics in urology. Brit. J. Urol. 21, 296—301 (1949). — Frossasco, S., e L. Migliardi: Primi risultati di una nuova terapia acidificante delle infezioni urinarie. Urologia (Treviso) 4, 39—41 (1937). — Gallizia, F.: Chemoterapia delle infezioni urologiche con un nuovo agente chemioterapico. Ricerche sulla sulamido-piridina. Arch. ital. med. sper. 4, 1—25 (1939). — Garrod, L. P., R. A. Shooter and M. H. Curwen: The results of chemotherapy in urinary infections. Brit. med. J. 1954 II, No 4895, 1003—1008. — Giard, R.: Le traitement de la colique néphretique par le largactil. J. d'Urol. 64, 75—78 (1958). — Giberti, A.: La tetracetina nel trattamento delle infezioni delle vie urinarie. Minerva urol. (Torino) 5, 24—28 (1953). — Giordanengo, G.: Une nouvelle methode de traitement des douleurs périphériques: son emploi dans la supression des douleurs causées par les tumeurs malignes des voies urinaires. Rev. romana Urol. 3, 197—205 (1936). — Gironcoli, F. de, e E. Tana: Il Rowatin in urologia. Urologia (Treviso) 23, 289—295 (1956). — Godena, S.: L'anestesia e l'analgesia in urologia. Urologia (Treviso) 22, 127—136 (1955). — Guizzetti, G. G., e V. Maffeis: L'importanza delle ricerche di laboratorio nella terapia antibiotica. Urologia (Treviso) 22, 17—26 (1955). — Howard, M. T., and H. M. Trafton: Furandantin in urinary tract infections. New Engl. J. Med. 252, 383—387 (1955). — Hryntschak, Th.: Neue Wege und Mittel in der Bekämpfung der Harninfektion (mandelsaures Calcium). Z. urol. Chir. Gynek. 43, 261—271 (1937). — Die Mandelsäurebehandlung der Harninfektion. Wien. klin. Wschr. (Sonderdruck aus Nr 17, 1938). — Hughes, J., W. M. Coppridge and L. C. Roberts: Office management of urinary tract infection. N. C. med. J. 17, 320—325 (1956). — Kimmelmann, L. J., H. H. Zinsser and M. Klein: Effect of combined therapy on emergence of drug resistant bacteria in urinary infections. J. Urol. (Baltimore) 65, 668—680 (1951). — Litzeyer, W.: Schmerzbekämpfung und Spasmolyse in der Urologie. Z. Urol. 50, 109—119 (1957). — Maffeis, V., e G. B. Guizzetti: L'importanza delle ricerche de laboratorio nella terapia antibiotica. Urologia (Treviso) 22, 17—26 (1955). — Marcus, R.: The antibiotics in urology. Brit. J. Urol. 21, 320—321 (1949). — Melton, G., and M. L. Rosenheim: Calcium mandelate. Lancet 1938 I, 494—495. — Menville, J. G., and C. W. Ross: Urea and sulfonamides in the treatment of gonorrhea. J. Urol. (Baltimore) 54, 211—220 (1945). — Meuser, H., u. H. Haschek: Die modernen Antibiotika in der gezielten antibakteriellen Therapie der Harninfektion. Wien. med. Wschr. 101, 840—844 (1951). — Musiani, U.: Terapia delle infezioni aspecifiche delle vie urinarie. Urologia (Treviso) 25, 417—436 (1958). — Nesbit, R. M., J. Adcock, W. C. Baum and C. R. Owen: Terramycin in refractory urinary tract infections. J. Urol. (Baltimore) 65, 336—345 (1951). — Parker, D.: Treatment of urinary tract infection. J. Amer. med. Ass. 154, 972—974 (1954). — Pavone, M.: La cura del dolore nelle affezioni delle vie urinarie. Arch. ital. Urol. 10, 88—91 (1933). — Pecco, R., G. Nazari, G. M. Beretta e S. Galdini: L'indagine batteriologica e l'antibiogramma in vitro basi fondamentali della terapia moderna delle infezioni urologiche. Minerva urol. (Torino) 9 (1957). (Sonderdruck). — Raabe, S., u. Th. Albrecht: Zur Chemotherapie der Infektion der Harnwege. Dtsch. med. Wschr. 80, 1730—1745 (1955). — Rhoads, P. S., C. E. Billings and V. O'Conor: Antibacterial management of urinary tract infections. J. Amer. med. Ass. 148, 165—170 (1952). — Riches, E. W.: The antibiotics in urology (discussion). Brit. J. Urol. 21, 323—324 (1949). — Rieder, W.: Die Bedeutung der Austestung für die gezielte antibakterielle Behandlung von chronischen Ohren- und Nasenerkrankungen. Wien.

klin. Wschr. **63**, 405—407 (1951). — RUBRITIUS, H.: Die Infektion der Harnwege und ihre Behandlung. Dtsch. Arzt (Aussig) **1**, 313—317 (1938). — SANFORD, J. P., C. B. FAVOUR, H. HARRISON and F. H. MAO: Tetracycline in genito-urinary infections. New Engl. J. Med. **1954**, 251—810. — SCHULZE, W.: Resistenzbestimmung pathogener Mikroorganismen bei Infektionen der Harnwege. Z. Urol., Sonderheft 1952, S. 233—234. — SCRUFARI, V.: Possibilità di cura delle infezioni urinarie mediante antibiotici. Ter. antibiot. chemioter. **4**, 72—75 (1954). — Nuovi orientamenti di profilassi e terapia antibiotica in chirurgia urinaria. Riv. ter. chemioter. **6**, 197—202 (1956). — SCULTZTY, S.: Zur medikamentösen Beeinflussung des vegetativen Nervensystems in der Urologie. Z. Urol. **50**, 63—70 (1957). — STAEHLER, H.: Zur Behandlung unspezifischer Infektionen der hinteren Harnröhre und Prostata. Z. Urol. **48**, 285—295 (1955). — TRIVELLATO, E., e L. MALESANI: Chemioterapia delle vie urinarie (Nota 2a). Urologia (Treviso) **25**, 356—359 (1958). — TRIVELLATO, E., e G. VETTORI: Chemioterapia delle vie urinarie (Nota 1a). Urologia (Treviso) **25**, 351—356 (1958). — VALENTI, A.: La tetracetina nelle uretriti non gonococciche. Minerva urol. (Torino) **5**, 76—78 (1953). — VENTURA, M.: Sensibilità agli antibiotici in urologia. Urologia (Treviso) **23**, 373—377 (1956). — WEBER, B.: Erfahrungen über Anwendung und Grenzen der antibakteriellen Therapie unspezifischer Harnweginfekte. Z. Urol. **48**, 424—430 (1955). — WELLS, C. A.: The antibiotics in urology. Brit. J. Urol. **21**, 302—317 (1949). — WILSON, HEY: The antibiotics in urology. Brit. J. Urol. **21**, 324—325 (1949). — WINSBURY-WHITE: The antibiotics in urology (discussion). Brit. J. Urol. **21**, 325—326 (1949). — YOUNGBLOOD, V. H.: Nitrofurazone in the treatment of non specific urethritis in women. J. Urol. (Baltimore) **70**, 926—929 (1953). — ZENKER, R.: Die Schmerzbetäubung in der Urologie an der chirurgischen Klinik Heidelberg. Z. Urol. **33**, 31—37 (1939).

## Medizinische Lokaltherapie

ADERHOLD, K.: Zur fermentativen Behandlung der Harnröhrenstrikturen. Z. Urol. **48**, 177—182 (1955). — BAKER, R., D. GOVAN and J. HUFFER: The inhibitory effect of cortisone on strictures of the urological tract. Surg. Gynec. Obstet. **95**, 446—454 (1952). — BAUER, K. M.: Konservative Strikturbehandlung, eine lokale Hydrokortison-Hyaluronidase-Applikation zur Bougiebehandlung. Medizinische **51**, 1807 (1956). — Zum derzeitigen Stand der Behandlung der Harnröhrenstriktur. Medizinische **51**, 1821—1822 (1956). — BILE, G., e A. PINTO: La jaluronidasi (proprietà ed applicazioni terapeutiche). Separat aus Z. „La Diagnosi" **8**, Nr 11 (1952). — BODNER, H., A. H. HOWARD and J. H. KAPLAN: Peyronie's disease: cortisone hyaluronidase-hydrocortisone therapy. J. Urol. (Baltimore) **72**, 400—403 (1954). — BONNER, C. D., M. K. LYONS and D. SHIELDS: Local injections of hydrocortisone as a new and effective treatment for strictures of the urethra and meatus. New Engl. J. Med. **253**, 130—134 (1955). — BRINGHAM, E. M.: Procain reaction following injection in the traumatized urethra. J. Urol. (Baltimore) **34**, 391—393 (1935). — BROSING, W.: Die Verwendung von Antrenyl in der Urologie. Dtsch. med. Wschr. **79**, 1484—1485 (1954). — CIDDIO, D.: Sulla cura incruente dei canali uretrali. Atti Soc. ital. Urol. **24**, 34—35 (1951). — DOYLE, J. O.: Hyaluronidase in treatment of sequela of paraphimosis. Brit. med. J. **1954** II, No 4901, 1401. — Editorial: Cortisone and infections. Brit. med. J. **1954** I, No 4858, 381—382. — FERULANO, O., e T. REDA: Uso topico della terramicina nel trattamento delle uretriti aspecifiche. Atti Soc. ital. Urol. **27**, 237—243 (1954). — HASCHE-KLÜNDER, R., u. F. TRUSS: Die Trypsin-Behandlung in der Urologie. Dtsch. med. Wschr. **80**, 1571—1574 (1955). — HECKER, W. CH.: Zum Verschluß von Fisteln mit Dondren nach Harnröhrenplastik von DENIS-BROWN. Z. Urol. **50**, 336—337 (1957). — HIENZSCH, E.: Die Lokalanaesthesie der Harnröhrenschleimhaut bei endoskopischen Eingriffen unter besonderer Berücksichtigung des neuen Oberflächenanaesthetikums Wolfanin „A". Z. Urol. **49**, 329—332 (1956). — INSAUSTI CORDON, J. L.: Nuevo tratamiento de la estreches uretrales. Arch. esp. Urol. **12**, 280—282 (1956). — KOCVARA, S.: Eine neue Methode der lokalen Anwendung von Antibiotika in der Therapie unspezifischer Urethritiden. Z. Urol. **50**, 662—671 (1957). — LASKOWNICKI, S., u. S. LENKI: Die Ergebnisse der Behandlung von Harnröhrenverengerungen mit freier Transplantation der Alantois nach 3jähriger Beobachtung. Urologia (Treviso) **24**, 504—509 (1957). — LYONS, M. K., and C. D. BONNER: Local injection of hydrocortisone for the effective treatment of circumscribed strictures of the urethra. J. Urol. (Baltimore) **77**, 741—755 (1957). — MEZOE, B.: Favorevoli risultati con un nuovo metodo di trattamento delle infiammazioni delle vie urinarie. Urologia (Treviso) **4**, 237—241 (1937). — MUND, E.: Cortison und ACTH in der Urologie. Z. Urol. **49**, 361 (1956). — NESBIT, R. M., and R. K. RATLIFF: Anesthetic lubrificant for urethra. J. Urol. (Baltimore) **34**, 394—395 (1935). — PAVONE, M.: L'anestesia di contatto con la cocaina e la terapia antalgica delle vie urinarie. Cultura med. moderna **18**, 150—152 (1939). — POGOJEVA, L. N.: Le traitement tissulaire appliqué aux rétrécissements de l'urèthre (méthode de Filatow). J. d'Urol. **58**, 221 (1952). Ref. von Chirurgija Nr 6, 75 (1956). — RAGAN, C., E. L. HOWES, C. M. PLOTZ, K. MEYER, J. W. BLUNT and R. LATTES: The effect of ACTH and Cortison on connective tissue. Bull. N.Y. Acad. Med. **26**, 251—254 (1950). — RATLIFF

R. K.: Hyaluronidase in the treatment of paraphimosis. J. Amer. med. Ass. 155, 746 (1954). — Roald, H.: Urethral stricture treated with ACTH+indwelling catheter. Acta chir. scand. 110, 58—61 (1955).

c) Chirurgische Therapie

Akerberg, E.: Retrograde Sondierung der Urethrastrikturen. Chirurg 4, 849—851 (1932). — Aulong, J.: A propos du traitement précoce des plaies et ruptures de l'urètre (Soc. franç. d'Urol. 21. 1. 1957.) J. d'Urol. 63, 87—99 (1957). — Austoni, G.: Le uretroplastiche nel trattamento dell'ipospadia maschile, Vol. 1, pp. 142 e 52 fig. Tip. Del Seminario di Padova, 1939. — Badenoch, A. W.: A pull-through operation for impassable traumatic stricture. Brit. J. Urol. 22, 404—409 (1950). — Bailey, H.: Reconstruction of the deep urethra. Brit. J. Urol. 2, 111—116 (1939). — Barnes, R. W., and H. S. Bhat: Reonstruction: of the urethra in women. Preliminary report. Indian J. Surg. 19, 135—137 (1957). — Bergman, R. T., A. H. Howard and R. W. Barnes: Plastic reconstruction of the penis. J. Urol. (Baltimore) 59, 1174—1182 (1948). — Biolato, D.: La derivazione di urine nelle plastiche uretrali (con una rivista dei metodi di uretroplastica). Urologia (Treviso) 9, 3—38 (1942). — Bitschai, J.: Some items of the treatment of urethral strictures: a simplifued operatice method for impassable strictures. J. int. Coll. Surg. 9, 559—562 (1946). — Remplacement de l'urèthre par un tube en plastique (Polyéthyléne). Urologia (Treviso) 21, 277—279 (1954). — Bonnin, N. J.: Replacement of urethra. Brit. J. Urol. 26, 174—182 (1954). — Borgno, M.: Sull'uretrotomia interna. Urologia (Treviso) 14, 180—181 (1947). — Boshamer, K.: Über die Operation an der Urethra nach Heller (D. Browne u. Johanson). Schweiz. med. Wschr. 86, 538—541 (1956). — Bravetta, G.: La cura chirurgica delle malformazioni dell'uretra. Atti Soc. ital. Urol. 24, 10—17 (1951). — Bruenckner, H.: Die Verwendung des Rundstiellappens zur Deckung schwer verschließbarer Harnröhrenfisteln. Bruns' Beitr. klin. Chir. 194, 310—315 (1957). — Buescher, H. K., u. S. Ishiyama: Erfahrungen mit Urethroplastik nach Bengt Johanson. Z. Urol. 50, 499—510 (1957). — Busch, F.: Operative Behandlung von Harnröhrenstrikturen. Z. Urol. 50, 328—335 (1957). — Cabanié, G.: L'urètrotomie interne: à propos de 286 interventions. J. d'Urol. 63, 1—25 (1957). — Capellen, A. van: Resection de la stenose uréthrale. J. belge Urol. 1, 25—27 (1948). — Carando, M.: Risultati prossimi e remoti di interventi per ipospadia. Atti Soc. ital. Urol. 24, 19—25 (1951). — Carswell, W. R.: Primary repair of complete rupture of the deep urethra. Aust. N.Z. J. Surg. 26, 308—311 (1957). — Caucci, M.: Contributo casistico (35 osservazioni) di plastiche per ipo- ed epispadia. Atti Soc. ital. Urol. 24, 28—34 (1951). — Cecil, A. B.: A radial operation for the cure of intractable stricture of the male urethra. J. Urol. (Baltimore) 75, 501—504 (1956). — Chiaudano, C.: La cura dell'ipospadia perineo-scrotale con plastica a lembi raddoppiati. Atti Soc. ital. Urol. 24, 26—28 (1951). — Circella, M. G.: Esiti a distanza delle uretroplastiche con politene. Arch. ital. Urol. 29, 429—455 (1956). — Claudio, P.: Contributo clinico operatorio sull'uretra duplice. Rif. med. 57, 1245—1247 (1941). — Compañ, V.: Recuperacion de la permeabilidad uretral por tunelizacion a cielo aberto. Arch. esp. Urol. 5, 132—135 (1948). — Conger, K. B.: A nes method for the repair of small defects left following urethroplasty. J. Urol. (Baltimore) 47, 689—691 (1942). — Corbus jr. and sen., B. C.: Management of urethro-rectal fistula: review of literature and report of spontaneous closure. J. Urol. (Baltimore) 52, 61—62 (1944). — Culp, O. S.: Treatment of ruptured bladder and urethra: analysis of 86 cases of urinary extravasation. J. Urol. (Baltimore) 48, 266—286 (1942). — War wounds of the genito-urinary tract: early results observed in 160 patients treated in the european theater of operations. J. Urol. (Baltimore) 57, 1117—1128 (1947). — Cuturi, L.: Considerazioni sulla ricostruzione dell'uretra estesamente distrutta da gravi forme periuretrali gangrenose. Urologia (Treviso) 11, 45—51 (1944). — Dahl, R.: Resultate nach Denis Brownescher Hypospadie-Operation. Inaug.-Diss. Univ. Köln 1947. — Da Motta Pacheco, A. A.: A proposito da tecnica da uretrorrafia. Rec. med. chir. S. Paulo 10, 534—536 (1950). — Daniel, O.: Delayed traumatic strictur of the anterior urethra. Brit. J. Urol. 24, 225—229 (1952). — Davis, E. M.: Early diagnostic and management of the ruptured urethra. J. Maine med. Ass. 48, 44—46 (1957). — Davis, E., and L. W. Lee: Lasting results following internal urethrotomy for urethral stricture. J. Urol. (Baltimore) 59, 935—938 (1948). — De Benedetti, H.: Lesioni del verumontanum e loro terapia chirurgica. Atti Soc. ital. Urol. 30, 351—358 (1957). — Dobrzaniecki, W.: La reconstitution de l'épispadias controlée par l'urèthrographie. J. d'Urol. 40, 320—326 (1935). — Druener, L.: Über Phimosen- und Paraphimosenoperationen. Chirurg 4, 847 bis 849 (1932). — Dykhuizen. H. D.: Pathology and treatment of urethral caruncles. J. Mich. med. Soc. 57, 579—581 (1958). — Emmett, J. L., and J. R. Winterringer: Urethral stricture following transurethral resection prevented by internal urethrotomy: preliminary report of experience with otis urethrotome. J. Urol. (Baltimore) 72, 867—874 (1954). — Esposito Lavina, G.: Resezione dell'uretra ed uretrorrafia. Arch. ital. Urol. 6, 45—66

(1930). — FERRIA, L.: Sulla ricostruzione immediata delle gravi rotture dell'uretra perineale e membranosa. Atti 5. Congr. S.I.U., Padova 1926. — FIGUERDA-COLON, J., L. BOGAEN, W. E. DE MUTH, A. C. BARET, K. CARRINGTON and Y. Y. MURPHY: Experimental repair of urethral defects. Surgery 38, 1043—1049 (1955). — FINOCCHIARO DE MEO: Cateterismo retrogrado in stenosi profonde dell'uretra. Atti 2. raduno urologico, Livorno 1937. Roma: L. Pozzi 1937. — Uretrotomi e uretrotomia. Urologia (Treviso) 5, 5—13 (1938). — FLOCKS, R. H.: The treatment of urethral tumors. J. Urol. (Baltimore) 75, 514—526 (1956). — FLOCKS, R. H., L. J. PRENDERGAST, H. MARBERGER and D. CULP: Newer methods for treatment of urethral stricture. Arch. Surg. (Chicago) 71, 109—114 (1955). — FORET, J.: Traitement des strictures inflammatoires. J. belge Urol. 18, 89—92 (1945). — Réfection de l'urètre par tube de polythène. J. Urol. (Baltimore) 56, 675—681 (1950). — FRUMKIN, J.: The permanent external urethrostomy. J. Urol. (Baltimore) 45, 234—237 (1941). — FUNFACK, H. J., u. K. BAUER: Zum operativen Verschluß von Harnröhrenfisteln nach HELLER. Z. Urol. 46, 185—187 (1953). — GAUTHIER, CH.: Urétrotomie interne piur rétrécissement durs. Détails techniques. J. d'Urol. 41, 83 (1936). — GAUTIER, J.: Traitement des incontinences graves d'origine urètrale par la plicature vésico-urétrale. J. d'Urol. 44, 55—68 (1937). — GELBKE, H.: Die Hypospadie-Operation nach DENIS-BROWN. Z. Urol. 45, 93—107 (1952). — Harnröhrenplastiken bei Hypospadie, Defekten, Stenosen und Fisteln. Z. Urol. 48, 65—80 (1955). — GODARD, H.: Les urèthroplasties. J. d'Urol. 42, 105—142 (1936). — Traitement d'un épispadias féminin par le premier temps de l'opération de Marion. Echec partial mais continence inesprée et durable. J. d'Urol. 49, 328—331 (1941). — GOODWIN, W. E., and W. W. SCOTT: Phallo- plasty. J. Urol. (Baltimore) 68, 903—908 (1952). — GRANT, O., and R. LICH: A method of meatotomy. J. Urol. (Baltimore) 58, 78—79 (1947). — GROSS, R. E., and S. L. CRESSON: Treatment of epispadias: a report of 18 cases. J. Urol. (Baltimore) 68, 477—488 (1952). — GUSNAR, K. V.: Zur Behandlung impermeabler Urethrastrikturen. Chirurg 4, 534—538 (1938). — HAHN, O.: Die Behandlung der schweren Harnröhrenstrikturen. Ther. d. Gegenw. 1935, Aprilheft (Separat von 5 S.). — HELLER, E.: Die operative Beseitigung von Urethralfisteln. Zbl. Chir. 75, 1382—1384 (1950). — HENNINGER, H.: Erfolge und Mißerfolge plastischer Operationen bei Totalverlust des Penis. Z. Urol. 44, 146—153 (1951). — HEYNEN, U.: Über den plastischen Ersatz der Harnröhrendefekte mit besonderer Berücksichtigung der perinealen Hypospadie. Z. Urol. 26, 338—359 (1932). — HORTOLOMEI, N.: Le cathéterisme rétrograde „sans fin" dans les rétrécissements serrés étendus à l'urètre postèrieure. J. d'Urol. 45, 423—426 (1938). — HUBINONT, J.: Traitement de l'incontinence urinaire chez l'épispade complet. Acta chir. belg. 56, 821—826 (1957). — INGRAM, J. L.: Suture meatotomy. J. Urol. (Baltimore) 57, 888 (1947). — JAFFAR, D. J., G. R. SEWELL and F. W. SCHWARZ: Johanson urethroplasty for repair of urethral strictures. J. Urol. (Baltimore) 75, 805—810 (1956). — JOHANSON, B.: Die Rekonstruktion der männlichen Urethra bei Strikturen. Z. Urol. 46, 361—375 (1953). — KAYSER, K.: Bildung einer künstlichen Urethra. Zbl. Gynäk. 75, 548 (1953). — KOJEN, L., and S. PETKOVIC: Treatment of urethral injuries. Urol. cutan. Rev. 53, 89—98 (1949). — KOTZSCHKE, G. H.: Zur operativen Behandlung der Harnröhrenstriktur. Erfahrungen mit der Methode von B. JOHANSON. Zbl. Chir. 80, 833—842 (1955). — KURTZAHN, H.: Über die operative Behandlung der perinealen Hypospadie (Harnröhren- und Präputiumplastik). Z. Chir. 58, 1945—1948 (1931). — LACHMANN, O.: Eine neue Plastik der männlichen Harnröhre. Zbl. Chir. 70, 909—912 (1943). — LAFFITTE & SUIRE (Niort) GORDJI et DJAVADI: Place du procédé de Beck von Hacker dans le traitement de l'hypospadie. J. d'Urol. 62, 462—471 (1956). — LEHNER, A.: Sollen wir die Urethralstriktur operieren? Helv. chir. Acta 15, 385—388 (1948). — LEWIS, L. G.: Repair of recto-urethral fistula. J. Urol. (Baltimore) 57, 1173—1181 (1947). — LINO, E.: Tentativo di uretra artificiale con tubo di politene. Atti Soc. ital. Urol. 26, 160—163 (1954). — LUSSANA, S.: Stenosi uretrale insuperabile e ritenzione completa (considerazioni terapeutiche). Arch. ital Urol. 4, 526—532 (1927). — MACCOLLUM, D. W., L. A. LONGINO and I. A. MEEKER jr.: The treatment of hypospadias. Surg. Clin. N. Amer. 36, 1555—1568 (1956). — MAC LEAN, J. T., and J. W. GERRIE: Repair of war wounds of the bulbous and membranous urethra using plit thickness skin grafts and penicillin. J. Urol. (Baltimore) 56, 485—497 (1946). — MARBERGER, H.: Urethroplastik nach JOHANSON bei Harnröhrenengen. Langenbecks Arch. klin. Chir. 282, 916 bis 930 (1955). — Dringliche Harnröhrenchirurgie. Chir. Praxis 2, 229—246 (1957). — MARSHALL, V. F.: Radical excision of locally extensive carcinoma of the male urethra. J. Urol. (Baltimore) 78, 252—264 (1957). — MARSHALL, V. F., and R. M. SPELLMAN: Free grafts of mucosa from the urinary bladder for construction of a urethra in human being and for production of bone in dogs. Plast. Reconstr. Surg. 20, 423—436 (1947). — MARTIN, K.: Die operative Beseitigung von Urethralfisteln. Zbl. Chir. 78, 148—150 (1953). — MARTIN, P.: Treatment of ruptured urethra by bladder traction. Lancet 1947 I, 743—744. — MATZNER, R.: Der Verschluß von Fisteln nach plastischen Operationen der Harnröhre. Z. Urol. 47, 419—421 (1954). — MAY, F.: Operationen an der Urethra. Langenbecks Arch. klin. Chir. 282, 893 bis 916 (1955). — McCague, E. I., and I. H. Semans: The management of traumatic rupture of the urethra and bladder complicating fracture of the pelvis. J. Urol. (Baltimore) 52, 36—41 (1944). — Meltzer, M.: Reconstruction of the bulbomembranous urethra in impassable stricture. Case report. Urol. cutan. Rev. 51, 672—676 (1947). — Michalowski, E.: Le traitement opératoire des rétrécissements de l'urèthre anterieure. J. d'Urol. 63, 26—34 (1957). — Mombaerts, J.: Pour les fistules de l'urètre: une variante de la technique de Duplay. J. belge Urol. 22, 53—55 (1953). — Momo, D.: Trattamento delle stenosi uretrali. Minerva chir. (Torino) 3, 459—462 (1948). — Musumeci, S.: Utile impiego della puntura sovrapubica o cistotomia minima negli interventi plastici delle malformazioni uretrali. Rass. ital. Chir. Med. 6, 977 (1957). — Nicolich, G.: Indicazioni e risultati della resezione circolare dell'uretra secondo Marion. Atti 10. Congr. S.I.U. Bari 1931. — Nugent, J. C.: Method used to cure a rectourethral fistula. J. Urol. (Baltimore) 57, 356—358 (1947). — Oberholzer, J.: Beitrag zur operativen Therapie der kongenitalen recto-urethralen Fisteln. Helv. chir. Acta 21, 126—127 (1954). — Oberniedermayr, A.: Erfahrungen mit der Operation der Hypospadie nach Denis-Browne. Langenbecks Arch. klin. Chir. 282, 936 (1955). — Panizza, I. L.: Inconvenientes de la uretrotomia interna. Rev. argent. Urol. 7, 87—88 (1937). — Petkovic, S.: La patologia e la terapiea dei traumi aperti dell'uretra. Arch. ital. Chir. 74, 213—224 (1951). — Results of treatment of urethral rupture. J. int. Coll. Surg. 18, 522—528 (1952). — Peyton, A. B., and J. W. Headstream: Construction of perineal urethra by split thickness skin graft. J. Urol. (Baltimore) 76, 90—93 (1956). — Powell, N. B.: External urethral meatotomy in female. J. Urol. (Baltimore) 72, 389—391 (1954). — Rau, U. M.: Denis Brown's operation as applied to penile urethral fistulae. J. Indiana med. Ass. 26, 301—303 (1956). — Rehn, E.: Katheterismus und Bougieren der männlichen Harnröhre mittels Faden ohne Ende. Z. Urol. 37, 73—75 (1943). — Richer, V.: Sur les urèthroplasties. J. d'Urol. 42, 339—340 (1936). — Robbitt, J. M.: Retention sutures in urethroplasty. J. Urol. (Baltimore) 76, 406—407 (1956). — Romualdi, P.: Rilievi sulla patologia e sulla cura dell'ipospadia nel bambino. Urologia (Treviso) 18, 404—429 (1951). — Rosenstein, P.: Die Heilung der Hypospadie durch Transplantation von Blasenschleimhaut. Zbl. Chir. 58, 1874—1880 (1931). — Ersatz von Harnröhrendefekten durch Blasenschleimhaut. Atti 14. Congr. Soc. Ital. Urol. pp. 198—204, Rom 1936. — Rosina, G., e S. Gladini: Sulla resezione circolare uretrografica per rottura traumatica dell'uretra. Osped. maggiore 37, Nr 1 (1949) (Separat). — Sabadini, L.: Du traitement des ruptures anciennes de l'urètre membraneuse. De la valeur de l'urétrographie ascendente et rétrograde préopératoire, et de l'emploi d'un tuteur pour la réfection de l'urètre. J. Chir. (Paris) 63, 601—626 (1947). — Traitement des péri-urétrites sténosantes et fistuleuses inflamatoires (Dits rétrécissements avec fistules). Séquelles de péri-urétrites aigues récidivées par urétrectomie et périnéectomie élargies. J. d'Urol. 54, 3—15 (1948). — Salmoni, R.: Considerazioni sulla uretrotomia interna. Atti Soc. ital. Urol. 27, 247 (1954). — Santamaria, M.: Tratamento ciriugico da estenose uretral. Rev. ass. med. Minas Gerais (Argentina) 7, 65—71 (1956). — Sargent, J. W.: Total urethrectomie for carcinoma of the female urethra. J. Urol. (Baltimore) 77, 843—849 (1957). — Scheffey, L. C., and A. R. Lang: A plastic operation for benign lesions of the urethral meatus. Urol. cutan. Rev. 55, 665—667 (1951). — Schulte, J. W.: Management of the severely injured patient-genitourinary aspects. J. Amer. med. Ass. 168, 2094—2097 (1958). — Schumann, A. D.: Die operative Beseitigung von Urethralfisteln. Zbl. Chir. 77, 584—582 (1952). — Schwerdtfeger, H.: Die Behandlung von Schußverletzungen der hinteren Harnröhre. Zbl. Chir. 70, 902—908 (1943). — Scrufari, V., e L. Zava: Esiti ed indicazioni della uretrorrafia circolare. Urologia (Treviso) 16, 379—386 (1949). — Sebastiani, M., G. Circella e A. Loizzi: Nuove possibilità nel trattamento delle stenosi uretrali traumatiche impervie. Ricerche sperimentali. Arch. ital. Urol. 26, 497—521 (1953). — Serfling, H. J.: Zur Behandlung der Verletzungen des hinteren Harnröhrenabschnittes und ihrer Folgezustände. Z. Urol. 41, 101—110 (1948). — Silverton, R. J.: The surgery of urethral obstruction. Med. J. Aust. 1, 149—159 (1954). — Sostegni, A., e R. Ascoli: Moderni concetti nella cura chirurgica delle malformazioni uretrali. Minerva pediat. (Torino) 6, 978—981 (1954). — Soto, J. L.: Simplified technique of internal urethrotomy. Urol. cutan. Rev. 43, 392—393 (1939). — Spence, H. M., and J. Dennan: Primary carcinoma of the male urethra: report of the seven-year cure by radical surgical excision. J. Urol. (Baltimore) 78, 414—420 (1957). — Staubitz, W. J., L. M. Carden, O. J. Oberkircher, M. H. Lent and W. T. Murphy: Management of urethral carcinoma in the female. J. Urol. (Baltimore) 73, 1045—1053 (1955). — Stewart, H. H.: Urethral stricture treatment. Proc. roy. Soc. Med. 41 (1948). — Strate, J. J., and J. Strate: Strictur following transurethral resection: indication for operation. Amer. Surg. 73, 503—509 (1947). — Swinney, J.: Reconstruction of the urethra in the male. Brit. J. Urol. 24, 229—235 (1952). — Urethroplasty: an assessment after seven years experience. Brit. J. Urol. 29, 293—297 (1957). — Taylor, H. B.: Immediate circumcision for infected phimosis. J. Urol. (Baltimore) 52, 615—619 (1944). — Taylor, J. A., and W. H. Berry: Congenital absence of urinary sphincter with operative cure. J. Urol. (Baltimore) **70**, 203—206 (1953). — Tramoyeres, A.: Tratamiento de las roturas de uretra posterior por la tunelisation. Arch. esp. Urol. **7**, 121 to 126 (1951). — Truc, E., Guillaume, Schilliro et Vidal: Cancer primitiv de l'urèthre chez la femme traité par urétérectomie, cystéctomie sous trigonal et colpectomie antérieure. J. d'Urol. **59**, 543—545 (1953). — Uebermuth, H.: Zur operativen Behandlung der Harnröhrenstrikturen. Langenbecks Arch. klin. Chir. **282**, 930—936 (1955). — Uhle, C. A., and H. R. Erb: Reconstruction of the membranous urethra: case report. J. Urol. (Baltimore) **52**, 42—60 (1944). — Uhle, C. A., and E. D. Holfelner: Treatment of carcinoma of male urethra by radical surgical infrapubic removal: case report. J. Urol. (Baltimore) **68**, 302—310 (1952). — Wendt, H.: Korrekturplastik nach fehlerhafter Dorsalspaltung der kindlichen Phimose. Z. Urol. **48**, 250—256 (1955). — Weyrauch, H. M., and R. P. Beames: Reconstruction of posterior portion of urethra. Surg. Gynec. Obstet. **99**, 635—637 (1954). — Wilson, R.: Phimosis. Brit. med. J. **1956 I**, No 4978, 1279. — Zanne, D. D.: Considérations sur le traitement des rétrécissements uréteraux infrachissables et indilatables. Rev. romane Urol. **5**, 381—383 (1938).

# Namenverzeichnis

Die *kursiv* gesetzten Seitenzahlen beziehen sich auf die Literaturhinweise

Goodyear, W. s. Beard, D. 336, *541, 634, 640, 645*
Gordij s. Laffitte *651*
Gordon, L. Z. *638*
Gordon, M. B. s. Schneider, D. H. *186*
Gordon, M. E. 158. 174, *199*
Gordon-Taylor, G. *639*
Gostimirovič s. Givanovič 453, 464, *562*
Gostimirovič, D. 453, 464, *562*
Gottlieb, J. 100, *194*
Gottlieb, J. G., u. F. J. Strokoff 332, *543*
Gould, T. C. s. Gunn, S. A. [*189*], [*198—203*] 498, *572, 573*
Gouverneur, R., u. H. Marion *184*
Gouygou, Ch. 208, *531*
Govan, D. s. Baker, R. *649*
Graas, G., u. H. Miller 339, *543*
Graber, I. G. s. Shackman, R. 322, *540, 645*
Graeme-Robertson, E. s. Denny-Brown, D. 287, *537*
Graf, E. C. s. Baker, W. J. 413, *555*
Grampa, G., u. B. Carletti *636*
Grandineau s. Guillemin 411, *553*
Grant, O., u. R. Lich 630, *651*
Granville, W. s. Crabtree, E. *199*, 361
Grassi 417, *557*
Grassmann, W. 243, 246, 256, 429, *535, 562*
Grauberg, P. O., u. F. Svartholm *641*
Grauhan, M. 5, 9, 72, 74, 85, 151, *184*, 317, 319, *538*
Graves, R. C., u. L. W. Guiss 594, *643*
Gray, C. P., u. G. J. Thompson 418, *557*
Grayhack, J. T., J. W. Kearns, P. L. Bunce u. W. W. Scott 520, *575*
— J. N. de Klerk u. W. W. Scott 441, *562*
Greco, F. 421, *557*
Green, H. s. Meyerhof, O. [*167*], [*168*] 496, *572*
Green, J. A. S. 420, *557*
Greene u. Thompson 443, *562*
Greene, H. s. Berry, N. E. *641*
Greene, L. B. s. Herman, L. 585, 596, *641*
Greene, L. F., J. T. Priestley, H. B. Simon u. R. H. Hempstead *188*
— u. G. J. Thompson 377, *546*
— s. Emmett, J. L. 417, *556*

Greene, R. R. 445, *562*
— M. W. Burrill u. A. C. Ivy 445, *562*
— u. A. C. Ivy *562*
— s. Burrill, M. W. 441, *560*
Greep, R. O. s. Dempsey, E. W. [*148*] 495, *571*
Gregoir, W. 3, 164, 165, 176, *183, 184, 199*
— u. P. Auvray 170, *202*
Gregoire, W. 284, 302, *538*
Gregora, H. W. 502, *573*
Greig, G. W. V. *638*
Grépinet, H. s. Uteau 502, *574*
Greulich, W. W., u. Burford 458, *562*
Griessmann, H., u. O. Drücke 390, *550*
Grieve, J. s. Frain-Bell, L. 356, 358, *543*
Griffiths, J. H. 138, *199*
Griffiths, M. 239, 260, *535*
Grimberg, J. s. Castaño, E. 17, *187*
Grimberg, M. s. Marchand, J. M. 346, *544*
Grimes, W. A., J. J. Cordonnier u. C. F. Humphreys *637*
Grinberg, R. *562*
Grinenko, A. P. 234, 256, *535*
Grolitsch, K. 422, *557*
Groom, C. E. s. Shivers, C. H. de T. 357, 420, *545, 559*
Groome, J. R. s. Zuckermann, S. 449, *567*
Gross, R. E., u. S. L. Cresson 587, *651*
— u. T. C. Moore *636*
Grosse-Brockhoff 484, *562*
Gruber, C. M. *184*
Gruber, G. B. 210, 214, 216, 218, 220, 222
— W. Putschar u. R. Hückel 530
Gruenberg, J. s. Beilin, L. M. *638*
Grünthal, J. 511, *575*
Grumbach, M. M., J. J. van Wyk u. L. Wilkins 472, *562*
— s. Wilkins, L. 471, *567*
Grunert, E. 511, 513, *575*
Guccione, F. 583, *635*
Gudbjerg, C. E., L. K. Hansen u. E. Hasner 344, *543*
Günther, G. W. 335, 339, *543*
Guérin, P. s. Blanc, H. 54, *187*
Gütgemann, A., G. Karcher u. K. H. Linke *198*
Guidi, I. F. s. Comel, M. *647*
Guiliani 150
Guillaume s. Truc, E. 329, *541, 653*

Guillemein, A., P. Guillemein u. A. Brulè *643*
Guillemein, P. s. Guillemein, A. *643*
Guillemin, Grandineau u. Cayotte 411, *553*
Guillemin, A., u. P. Guillemin 391, *550*
Guillemin, P. s. Guillemin, A. 391, *550*
Guillot, M. 101, *194*
Guiss, L. W. s. Graves, R. C. 594, *643*
Guisy, B. *191*
Guitian, L. 501, *573*
Guixa, H. L., u. J. E. Otturi *641*
Guizzetti, G. B. s. Maffeis, V. 622, *648*
Guizzetti, G. G., u. V. Maffeis *648*
Gummess, G. H., D. A. Charnock, H. J. Riddell u. C. M. Stewart 60, *188*
Gundersen, A. H. s. Johnson, M. A. 216, 416, *533, 557*
Gunn, S. A., u. T. C. Gould [*189*], [*198—203*] 498, *572, 573*
Gunsett s. Bilger 344, *541*
Gurtner, H. P. 469, 470, *562*
Gusnar, K. v. *651*
Guthmann, H., u. K. Ehrhardt 54, *191*
Guthrie, J. G. 224, 232, *534*
Gutierrez, R. *638, 647*
Gutman, A. B., u. E. B. Gutman [*142*], [*143*] 494, *571*
— s. Gutman, E. B. [*150*] 495, *571*
Gutman, E. B., E. E. Sproul u. A. B. Gutman [*150*] 495, *571*
— s. Gutman, A. B. [*142*], [*143*] 494, *571*
Guyon, F. 2, 205, 224, 317, 394, 509, *534*, 600, 602, 603, 617, *634*
Guyon-Launois 478, 479, *562*
Guze, L. B., u. P. B. Beeson 142, *184*
— u. W. O'Shea 11, *184*
György, P. s. Dohan, F. C. 458, *561*

Haas, L., u. K. Fillenz 337, *543*
Haberer, v. 513
Hada, B. 427, 473, *562*
Haddad, F. s. Daniel, O. [*191*] 498, 499, *572*
Hadley, H. L. s. Barnes, R. W. 326, 327, *540*
— s. Bergmann, U. T. 420, *555*
— s. Nelson, N. M. 411, *554*
Haessler s. Bilger 344, *541*

43*

# Sachverzeichnis

*Kursive* Seitenzahlen weisen auf die Hauptbehandlung des betreffenden Stichwortes hin